婴儿、儿童和青少年期癫痫综合征

Epileptic Syndromes in Infancy, Childhood and Adolescence

第6版

主　编　Michelle Bureau　Pierre Genton　Charlotte Dravet　Antonio V. Delgado-Escueta　Renzo Guerrini　Carlo Alberto Tassinari　Pierre Thomas　Peter Wolf

视频编辑　Pierre Thomas

主　译　秦　兵　周　东　王　群　李　卫

译　者（按姓氏汉语拼音排序）

陈述花（首都医科大学附属北京儿童医院）
丁纪强（暨南大学附属第一医院）
董　楝（贵州医科大学附属医院）
冯占辉（贵州医科大学附属医院）
高　慧（四川大学华西医院）
何　倩（暨南大学附属第一医院）
李　卫（暨南大学附属第一医院）
李敏婷（暨南大学附属第一医院）
梁锦平（重庆医科大学附属儿童医院）
刘　溪（武汉大学中南医院）
卢　强（中国医学科学院北京协和医院）
罗结仪（暨南大学附属第一医院）
慕　洁（四川大学华西医院）
齐　婧（首都医科大学附属北京天坛医院）
齐　霜（暨南大学附属第一医院）
秦　兵（暨南大学附属第一医院）
秦晓筱（首都医科大学附属北京天坛医院）
孙　磊（首都医科大学附属北京天坛医院）
陶经祥（美国芝加哥大学附属医院）
唐　芬（暨南大学附属第一医院）
王　爽（浙江大学医学院附属第二医院）
王　群（首都医科大学附属北京天坛医院）
王　晓（暨南大学附属第一医院）
王梦阳（首都医科大学北京三博脑科医院）
王新施（温州医科大学附属第一医院）
王雪梅（暨南大学附属第一医院）
吴小芳（贵州医科大学附属医院）
徐惠琴（温州医科大学附属第一医院）
余　璐（广西医科大学第一附属医院）
余建东（暨南大学粤港澳中枢再生研究院）
张　倩（首都医科大学附属北京天坛医院）
郑金瓯（广西医科大学第一附属医院）
周　东（四川大学华西医院）
周渊峰（复旦大学附属儿童医院）

人民卫生出版社

·北　京·

Translation from the English language edition:
Epileptic Syndromes in Infancy, Childhood and Adolescence, 6e by Michelle Bureau, Pierre Genton, Charlotte Dravet, Antonio V. Delgado-Escueta, Renzo Guerrini, Carlo Alberto Tassinari, Pierre Thomas, Peter Wolf.

本书所附的视频见于：https://epileptic-syndromes.jle.com/

图书在版编目（CIP）数据

婴儿、儿童和青少年期癫痫综合征 /（法）米歇尔·比罗（Michelle Bureau）等主编；秦兵等主译．—北京：人民卫生出版社，2024.5
ISBN 978-7-117-36293-1

Ⅰ. ①婴⋯ Ⅱ. ①米⋯②秦⋯ Ⅲ. ①癫痫－研究 Ⅳ. ①R742.1

中国国家版本馆 CIP 数据核字（2024）第 089894 号

人卫智网	www.ipmph.com	医学教育、学术、考试、健康，购书智慧智能综合服务平台
人卫官网	www.pmph.com	人卫官方资讯发布平台

图字：01-2020-2140 号

婴儿、儿童和青少年期癫痫综合征
Yinger、Ertong he Qingshaonianqi Dianxian Zonghezheng

主　　译：秦　兵　周　东　王　群　李　卫
出版发行：人民卫生出版社（中继线 010-59780011）
地　　址：北京市朝阳区潘家园南里 19 号
邮　　编：100021
E - mail：pmph @ pmph.com
购书热线：010-59787592　010-59787584　010-65264830
印　　刷：北京顶佳世纪印刷有限公司
经　　销：新华书店
开　　本：889 × 1194　1/16　**印张**：35　**插页**：1
字　　数：1109 千字
版　　次：2024 年 5 月第 1 版
印　　次：2024 年 6 月第 1 次印刷
标准书号：ISBN 978-7-117-36293-1
定　　价：219.00 元
打击盗版举报电话：010-59787491　E-mail：WQ @ pmph.com
质量问题联系电话：010-59787234　E-mail：zhiliang @ pmph.com
数字融合服务电话：4001118166　E-mail：zengzhi @ pmph.com

序

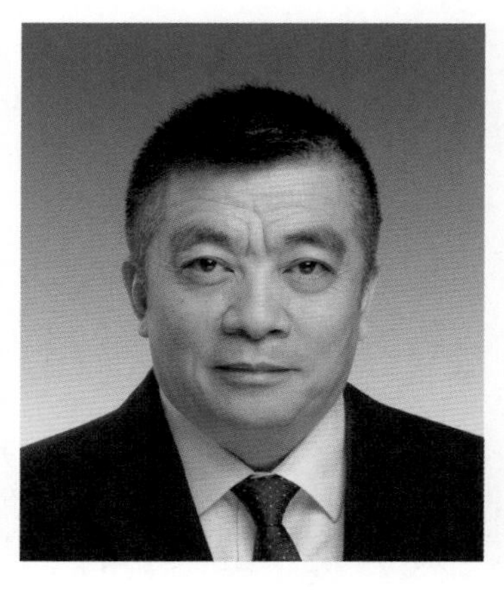

尊敬的读者朋友们，我非常荣幸地为这部举世闻名的经典专著——《婴儿、儿童和青少年期癫痫综合征》（第6版）中文版作序。随着医学科技的不断进步，我们逐渐了解到癫痫这种神经系统常见病对患者及其家庭所带来的巨大影响。在这本书中，您将能够找到极为丰富的信息，旨在增加对各种癫痫综合征的理解，以及改善对其进行治疗和关爱的方式。

癫痫综合征定义为"一组具备特征性临床和脑电图表型和通常具有特定的病因（结构、遗传、代谢、免疫和感染）的癫痫疾病"；另外，癫痫综合征常有年龄依赖特征（如起病和缓解年龄）、发作诱因、昼夜变化和预后特征；癫痫综合征还可能存在显著的共患病（如智能和精神障碍）、特征性脑电图和神经影像学异常；癫痫综合征可以在任何年龄起病，但多见于婴儿、儿童和青少年期。

癫痫综合征并非罕见病，它可能影响到任何患者，并给患者及其家人带来沉重的负担。在本书中，我们将深入探讨不同类型癫痫综合征的病因、症状和诊断方法，以帮助读者更全面地了解这一复杂的疾病。我们还将介绍最新的治疗方法和支持策略，使患者能够获得全面的关怀和支持，有助于提高他们的生活质量。

除了医学和治疗，本书还将涉及心理社会方面的问题，探讨如何帮助患者在学校和社交场合中得到支持，以及如何帮助家庭有效地应对挑战和压力。

我由衷地希望这本书能成为对癫痫综合征有所了解的每一位人士的有益工具。无论您是医务工作者、患者的家人、教育工作者，还是对这一领域感兴趣的人士，本书都将为您提供有价值的知识和见解。

最后，我要向所有为癫痫综合征患者提供无私支持的医护人员、家庭和志愿者们致以崇高的敬意。您的奉献精神和不懈努力将激励我们不断前行，为患儿创造更好的未来。

祝愿所有癫痫综合征患者们能够得到最好的治疗和关爱！

谨启

中国抗癫痫协会会长

周　东

2024年6月1日

主译前言

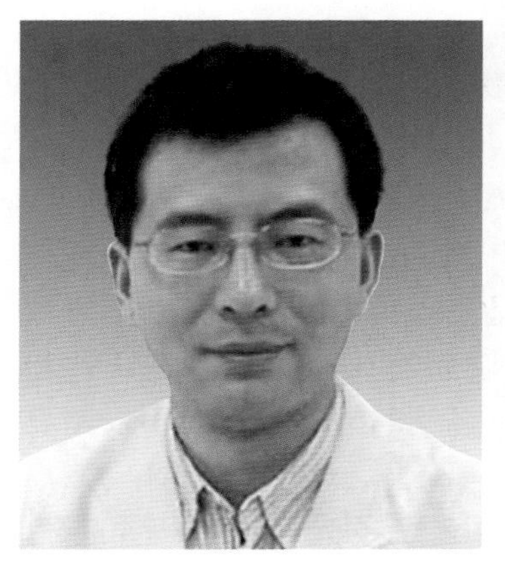

2012 年，正当笔者研习、组织翻译欧洲著名的出版公司——John Libbey Eurotext 出版社出版的 *Stereotaxy and Epilepsy Surgery*（《立体定向与癫痫外科》）一书时，John Libbey Eurotext 出版社的 Anne Chevalier 女士又致信笔者，希望笔者能够继续接下他们随后即将出版发行的另外一部经典名著——大家耳熟能详的《婴儿、儿童和青少年期癫痫综合征》（俗称"蓝皮书指南"，Blue Guide）第 5 版的中文翻译工作。俟笔者看到样书后，心潮澎湃。

回望千禧年初，笔者初入癫痫病学之门，师从廖卫平教授攻读研究生时，廖教授即赠我这部书第 3 版的英文原版复印件，叮嘱我要结合平素所见病例，认真研读这部经典著作，定有豁然开朗之所获。笔者此后的执业生涯亦步亦趋，经年累月，在"蓝皮书指南"的正确引领下，以患者为师，参透了综合征的思维方法，打通了"电 - 临床"的"任督二脉"，熟练掌握了诸多癫痫综合征的诊断和治疗方法，才能为广大癫痫患者提供精准的诊疗服务。

遗憾的是，当年笔者正沉醉于法国 SEEG 理念和技术中，无暇顾及，与"蓝皮书指南"就此错过。

光阴荏苒，2019 年末，当第 6 版的蓝皮书即将出版之际，Anne Chevalier 女士再次致信"续约前缘"。机缘巧合，笔者当时正在"暨南 Epilepsy Center"微信公众号上撰写"癫痫大师"系列微文——癫痫大师系列十《Joseph Roger：首创 89 年癫痫综合征分类、"蓝皮书指南"主编》的科普文章。此等天赐良机，实难放过。经与人民卫生出版社反复沟通、论证，他们同意立项、引进该书版权并委托笔者启动组织翻译工作，并将这部经典著作中文版的出版列为出版社重中之重的工作之一。

长盛不衰、举世闻名的癫痫病学经典名著——《婴儿、儿童和青少年期癫痫综合征》，发源于法国马赛圣·保罗中心医院。1960—1980 年初国际上陆续发现、报道了众多儿童期起病的癫痫综合征，尤以法国马赛圣·保罗中心医院贡献为著。1983 年夏季，在 Joseph Roger 教授和 Fritz Dreifuss、Peter Wolf 教授的组织下，ILAE 特别选址法国马赛圣·保罗中心医院召开专题研讨会，专门讨论当时新发现的为数众多的癫痫综合征，旨在澄清认识、取得官方共识，为将来癫痫综合征的分类奠基。经过讨论，与会专家们一致认为非常有必要编辑出版一部体现癫痫综合征最新进展的专著，由 Joseph Roger 教授纲挈目张、担任主编，邀请参加研讨会的众多专家执笔。一年后，由 Joseph Roger 任主编的 1984 年第 1 版《婴儿、儿童和青少年期癫痫综合征》（法文版）正式出版，英文版随即于 1985 年面世。该书甫一面世，旋即受到全世界神经病学家、癫痫病学家的拥趸。大家争相购阅，一时洛阳纸贵。

法国癫痫病学家 Pierre Loiseau 教授进一步鼎力相助，称其为"蓝皮书指南"。此后，"蓝皮书指南"成为癫痫病学界的"葵花宝典"。每隔数年，法国 John Libbey Eurotext 出版社即组织召集全世界各领域最顶尖的癫痫病学家，根据癫痫综合征的最新进展，推陈出新，匠心打造，修订再版，"蓝皮书指南"已成为 John Libbey Eurotext 出版社的镇社之宝。

从 1984 年第 1 版到 2019 年 6 月的第 6 版（分别是 1984 年第 1 版、1992 年第 2 版、2002 年第 3 版、2005 年第 4 版、2012 年第 5 版、2019 年第 6 版，Roger 任第 1 版至第 4 版主编），36 年间不断推陈出新。自 2005 年第 4 版开始，为了充分体现国际癫痫病学界一直倡导的"看录像、辨发作、学癫痫"的教学理念，新增了经典癫痫综合征发作和同步脑电图的视频。形象生动的视频能够让读者快速认识、理解发作症状学和脑电图特征。显然，这是仅有图文的前三版无法比拟的。而本书第 6 版更是将近年来癫痫综合征遗传学和基因检测的新发现和病因学、影像学等最新进展补充进来，增加至 100 多个弥足珍贵的癫痫综合征发作和同步脑电图视频，高清的视频记录让发作症状学细节展示无遗。

此前的前 5 个版本均以法文和英文两个版本先后或同时面市，以彰显“蓝皮书指南”的木本水源。然而，随着英语成为世界性的交流语言和使用英语的主要西方国家医学科学技术的发展壮大，参加编写的众多作者已不再是以法国癫痫病学家唱主角，而是由来自世界各地的、权威的癫痫病学家共同参与编写。尽管“蓝皮书指南”诞生于法国马赛，但法语版本曾经的强势已经不再。出于经济考虑，法国的出版商 John Libbey Eurotext 也不得不考虑制作法文版的成本和销售量的利益矛盾，第 6 版只能忍痛割爱，不再单独出版法文版了。

“蓝皮书指南”是我们学习癫痫综合征不可或缺的重要参考书，曾有日语、汉语、西班牙语和印地语译本供世界各地的神经病学、癫痫病学专业医生研读和学习。业内早有共识：“不参透蓝皮书、难成癫痫病专家”，可见这部经典著作在世界范围内的影响力之巨、之深。

“海客谈瀛洲，烟涛微茫信难求；越人语天姥，云霞明灭或可睹。”“我欲因之梦吴越，一夜飞度镜湖月。湖月照我影，送我至剡溪。”唐代诗仙李白在《梦游天姥吟留别》中假借瀛洲，以奇幻的笔法描绘人间仙境天姥山的瑰丽变幻，自古以来吸引了无数文人墨客。而“蓝皮书指南”无疑就是我心目中的天姥山。笔者深知翻译任务艰巨、责任重大，能不能将一部经典著作的中文版做好、呈现在读者面前，让读者能够毫无违和感地理解经典名著承载的厚重历史、概念和术语的更新、理念的创新、研究的进展和技术的进步，不仅需要专业知识扎实的专家团队，更需要文字功底厚重的译者队伍。

“去粗取精、删繁就简”，疫情期间，笔者心无旁骛地反复阅读经典名著，耗尽经年的光阴，逐字逐句苦行僧式的校对，终于修成正果，善莫大焉。

感谢翻译团队一年来孜孜不倦、脚踏实地、悟真求实地翻译、校对，所付出的艰辛的劳动；感谢人民卫生出版社多年来的支持和帮助，能够让这部经典名著帮助到国内专业人士，提升行业的临床诊疗水平，为广大癫痫患者造福。

“世间行乐亦如此，古来万事东流水。别君去兮何时还？且放白鹿青崖间。须行即骑访名山。安能摧眉折腰事权贵，使我不得开心颜！”“蓝皮书指南”犹如一匹白鹿，骑上这匹白鹿，即可遍访世界各地著名的癫痫中心，与传说中的癫痫大师们隔空对话，不亦说乎！

值《婴儿、儿童和青少年期癫痫综合征》（第 6 版）中文版出版在即，笔者受国家留学基金委资助在欧洲访学，在现代癫痫病学的发源地——法国马赛朝拜访问，心心念念，终于见到了马赛学派奠基人 Henri Gastuat 的遗物和传承，因缘际会、睹物思人，抚今追昔，做此序以纪念之。

秦　兵

2022 年 10 月 12 日

作于“蓝皮书指南”发源地法国马赛

原著前言

1984 年出版的第 1 版《婴儿、儿童和青少年期癫痫综合征》一书，系国际抗癫痫联盟分类和术语委员会工作组报道的总结。由马赛学派已故的传承者 Joseph Roger 教授发起、组织在法国马赛的圣·保罗中心医院召开了工作组会议。Joseph Roger 及国际抗癫痫联盟分类和术语委员会时任主席 Peter Wolf 教授和前任主席 Fritz E. Dreifuss 教授一致认为即将出台的 1989 年癫痫和癫痫综合征国际分类（ICESE），类似先前的癫痫分类，不仅要基于专家意见，还要基于坚实的科学数据。在这次会议上，工作组详细讨论了大家提交的癫痫综合征，这些癫痫综合征都经过了严格的审查，有了明确的定义，最后形成了著名的 1989 年癫痫和癫痫综合征国际分类。记载这段历史的本书能够出版，要归功于在制药业工作的 André Perret 医生的努力，是他提供了必要的资助。

我们已故的朋友、法国著名的癫痫病学家 Pierre Loiseau 教授首次将本书称为"蓝皮书指南"（Blue Guide），本书在临床实践中得到了广泛的使用，本书同时出版了英文和法文两个版本，向全球发行。

本书后续四个版本为：1992 年出版的第 2 版，对综合征做了重大的更新；2002 年出版的第 3 版，除了众所周知的综合征外，纳入了癫痫病学在遗传学和神经影像学重大进展中衍生出来的新概念；2005 年，在巴黎召开的国际癫痫大会上，本书发布了第 4 版，首次附上各种癫痫发作和癫痫综合征的视频。第 4 版还被翻译成中文和日文，进一步扩大了它在全球的影响力。

鉴于癫痫病因学的不断发展和变化，2012 年出版了本书的第 5 版（英文版和法文版），并再次被翻译成日文，还首次被翻译成西班牙语和印地语。

7 年后的 2019 年，我们推出了本书的第 6 版（英文版），其中涵盖了癫痫病学的最新进展。癫痫综合征依然是主干，但根据国际抗癫痫联盟 2017 年新分类方案进行了调整，对诸多章节进行了更新，对部分章节重新编排，仍附上了视频。这一版本的编者和作者们来自世界各地，保证了本书有关癫痫综合征方法学的客观性，它已经不再是我们以前提到的简单的"电 - 临床综合征"概念。这一版本专门为详述癫痫遗传学和神经影像学的快速发展开设了内容丰富的章节，这对大多数综合征而言非常重要。

我们一直希望"蓝皮书指南"能够成为癫痫专科医师、神经科医师、小儿神经科医师及所有对临床癫痫病学或基础研究感兴趣者的重要参考书。

感谢 John Libbey Eurotext 出版社全体工作人员一直为本书的再版而奉献的不懈努力和持之以恒的耐心。

编　者

编者免责声明：我们要感谢患者及其家属，他们同意我们使用第 6 版所附的录像。建议以下人员可以观看视频：在癫痫病学领域工作的临床医生和其他医务人员，以及从事癫痫病学临床或基础研究的科学家。作为本书各章节的补充和说明，视频仅能在个人或机构的内部计算机上播放，不能复制用于公开演示。

编者名录

Frederick Andermann
Montreal Neurological Hospital and Institute, McGill University, Montreal, Quebec, Canada
Chapter 18. Rasmussen encephalitis

Jérôme Aupy
Bordeaux University Hospital, Department of Clinical Neurosciences, Bordeaux, France
Chapter 20. The syndromes of mesio-temporal lobe epilepsy with hippocampal scleroses and temporal plus epilepsies

Stéphane Auvin
Pediatric Neurology Department, Robert-Debré Children Hospital, University of Paris, France
Chapter 11. Myoclonic epilepsies in infancy and early childhood

Nadia Bahi-Buisson
Pediatric Neurology, Hôpital Necker Enfants-Malades, Paris, France
Chapter 29. Epilepsies and chromosomal disorders

Julia N. Bailey
Epilepsy Genetics and Genomics Labs, Neurology and Research Services, Veterans Affairs Greater Los Angeles Healthcare System, West Los Angeles, USA; Department of Epidemiology, Fielding School of Public Health, University of California, Los Angeles (J.N.B.), USA
Chapter 2. Genetic basis and testing of epileptic syndromes

Thomas Bast
Department of children and adolescents, Epilepsy Centre Kork, Kehl, Germany
Chapter 24. Epilepsy and inborn errors of metabolism

Elinor Ben-Menachem
Institute for Clinical Neurosciences, Sahlgrenska Academy, Goteborg, Sweden
Chapter 20. The syndromes of mesio-temporal lobe epilepsy with hippocampal scleroses and temporal plus epilepsies

Michelle Bureau
Centre Saint-Paul, Henri-Gastaut Hospital, Marseille, France
Chapter 6. Benign neonatal and infantile seizures and epilepsies
Chapter 10. Dravet syndrome (previously severe myoclonic epilepsy in infancy)
Chapter 13. Self-limited focal epilepsies in childhood
Chapter 14. Encephalopathy related to status epilepticus during slow sleep (ESES) including Landau-Kleffner syndrome
Chapter 15. Absence epilepsies
Chapter 30. Progressive myoclonus epilepsies

Carol S. Camfield
Department of Pediatrics, IWK Health Centre and Dalhousie University, Halifax, Nova Scotia, Canada
Chapter 9. Febrile seizures and genetic epilepsy with febrile seizures plus (GEFS+)

Peter R. Camfield
Department of Pediatrics, IWK Health Centre and Dalhousie University, Halifax, Nova Scotia, Canada
Chapter 9. Febrile seizures and genetic epilepsy with febrile seizures plus (GEFS+)

Gaetano Cantalupo
Child Neuropsychiatry Unit, University of Parma, Parma, Italy; Child Neuropsychiatry Unit, University of Verona, Verona, Italy
Chapter 14. Encephalopathy related to status epilepticus during slow sleep (ESES) including Landau-Kleffner syndrome

Roberto H. Caraballo
Department of Neurology, Hospital Nacional de Pediatria "Prof. Dr. Juan P. Garrahan", Buenos Aires, Argentina
Chapter 16. Isolated focal (formerly partial) seizures in adolescence

Chiara Cirelli
Center for Sleep and Consciousness, University of Wisconsin – Madison School of Medicine, Department of Psychiatry, Madison, USA
Chapter 14. Encephalopathy related to status epilepticus during slow sleep (ESES) including Landau-Kleffner syndrome

Patrick Chauvel
Cleveland Clinic and Aix-Marseille University, Marseille, France
Chapter 20. The syndromes of mesio-temporal lobe epilepsy with hippocampal scleroses and temporal plus epilepsies

Catherine Chiron
Inserm U663; University Paris Descartes; Necker Hospital, Paris, France
Chapter 8. Infantile spasms

Harry T. Chugani
Departments of Pediatrics and Neurology, Nemours A.I. du Pont Hospital for Children, Wilmington, DE and Thomas Jefferson University, Philadelphia, USA
Chapter 8. Infantile spasms

Özlem Çokar
Department of Neurology, Haseki Research and Training Hospital, Health Sciences University, Istanbul, Turkey
Chapter 10. Dravet syndrome (previously severe myoclonic epilepsy in infancy)
Chapter 13. Self-limited focal epilepsies in childhood

Valerio Conti
Pediatric Neurology, Neurogenetics and Neurobiology Unit and Laboratories, Neuroscience Department, A. Meyer Children's Hospital, Florence, Italy
Chapter 3. Animal models of epileptic syndromes

Massimo Cossu
Department of Neurosciences, Center for Epilepsy Surgery "C. Munari", Hospital Niguarda, Milan, Italy
Chapter 21. Frontal lobe epilepsy syndromes

Arielle Crespel
Epilepsy Unit, Montpellier, France
Chapter 12. Lennox-Gastaut syndrome
Chapter 19. Epilepsy with generalized tonic-clonic seizures alone

Bernardo Dalla Bernardina
Child Neuropsychiatry Unit, University of Verona, Verona, Italy
Chapter 14. Encephalopathy related to status epilepticus during slow sleep (ESES) including Landau-Kleffner syndrome

Francesca Darra
Child Neuropsychiatry Unit, University of Verona, Verona, Italy
Chapter 14. Encephalopathy related to status epilepticus during slow sleep (ESES) including Landau-Kleffner syndrome

Paola De Liso
Department of Neurosciences, Bambino Gesù Children's Hospital, IRCCS, Rome, Italy
Chapter 6. Benign neonatal and infantile seizures and epilepsies

Maria Del Socorro Gonzalez Sanchez
Saint-Paul Center, Henri Gastaut Hospital, Marseille, France
Chapter 19. Epilepsy with generalized tonic-clonic seizures alone

Antonio V. Delgado-Escueta
Department of Neurology, David Geffen School of Medicine, University of California, Los Angeles, USA; Epilepsy Genetics and Genomics Labs, Neurology and Research Services, Veterans Affairs Greater Los Angeles Healthcare System, West Los Angeles, USA
Chapter 2. Genetic basis and testing of epileptic syndromes
Chapter 20. The syndromes of mesio-temporal lobe epilepsy with hippocampal scleroses and temporal plus epilepsies
Chapter 21. Frontal lobe epilepsy syndromes
Chapter 27. Brain parasitic infections
Chapter 30. Progressive myoclonus epilepsies

Veysi Demirbilek
Department of Neurology, Cerrahpasa Faculty of Medicine, Istanbul University-Cerrahpasa, Istanbul, Turkey
Chapter 13. Self-limited focal epilepsies in childhood

Charlotte Dravet
Centre Saint-Paul, Henri-Gastaut Hospital, Marseille, France; Infantile Neuropsychiatric Unit, Fondazionze Policlinico Universitario A. Gemelli, IRCCS, Catholic University Sacro Cuore, Rome, Italy
Chapter 10. Dravet syndrome (previously severe myoclonic epilepsy in infancy)
Chapter 11. Myoclonic epilepsies in infancy and early childhood

Reyna M. Duron
Epilepsy Genetics and Genomics Labs, Neurology and Research Services, Veterans Affairs Greater Los Angeles Healthcare System, West Los Angeles, USA; Facultad de Ciencias de la Salud, Universidad Tecnológica Centroamericana UNITEC, Tegucigalpa, Honduras
Chapter 2. Genetic basis and testing of epileptic syndromes

Maurizio Elia
IRCCS Oasi Maria SS, Troina (EN), Italy
Chapter 29. Epilepsies and chromosomal disorders

Natalio Fejerman†
Hospital de Pediatrica "Juan P. Garrahan", Buenos Aires, Argentina
Chapter 5. Syndromes and antiepilepsy drugs

Edoardo Ferlazzo
Regional Epilepsy Centre, Bianchi-Melacrino-Morelli Hospital, Reggio Calabria, Italy.
Chapter 12. Lennox-Gastaut syndrome

Stefano Francione
Department of Neurosciences, Center for Epilepsy Surgery "C. Munari", Hospital Niguarda, Milan, Italy
Chapter 21. Frontal lobe epilepsy syndromes

Lucia Fusco
Department of Neuroscience and Neurorehabilitation, Bambino Gesù Children's Hospital, Rome, Italy
Chapter 8. Infantile spasms

Aristea S. Galanopoulou
Saul R. Korey Department of Neurology, Dominick P. Purpura Department of Neuroscience, Laboratory of Development Epilepsy, Montefiore/ Einstein Epilepsy Management Center, Albert Einstein College of Medicine and Montefiore Medical Center, Bronx, New York, USA
Chapter 3. Animal models of epileptic syndromes

Hector H. Garcia
Center for Global Health – Tumbes and Department of Microbiology, Universidad Peruana Cayetano Heredia, Lima, Peru; Cysticercosis Unit, Instituto Nacional de Ciencias Neurologicas, Jirón Ancash 1271, Lima, Peru
Chapter 27. Brain parasitic infections

Elena Gardella
Danish Epilepsy Center, Epilepsihospitalet, Dianalund, Filadelfia, Denmark; Syddansk Universitet, Odense, Denmark
Chapter 4. EEG traits and epileptic syndromes

Philippe Gélisse
Epilepsy Unit, Montpellier, France
Chapter 5. Syndromes and antiepilepsy drugs
Chapter 12. Lennox-Gastaut syndrome
Chapter 17. Juvenile myoclonic epilepsies
Chapter 19. Epilepsy with generalized tonic-clonic seizures alone

Pierre Genton
Centre Saint-Paul, Henri-Gastaut Hospital, Marseille, France
Chapter 5. Syndromes and antiepilepsy drugs
Chapter 12. Lennox-Gastaut syndrome
Chapter 15. Absence epilepsies
Chapter 17. Juvenile myoclonic epilepsies
Chapter 19. Epilepsy with generalized tonic-clonic seizures alone
Chapter 30. Progressive myoclonus epilepsies

Giuseppe Gobbi
Child Neurology and Psychiatry Unit, Maggiore "C.A. Pizzardi" Hospital, Bologna, Italy
Chapter 29. Epilepsies and chromosomal disorders

Isidro Gonzales
Cysticercosis Unit, National Institute of Neurological Sciences, Jirón Ancash 1271, Lima, Peru
Chapter 27. Brain parasitic infections

Tiziana Granata
Department of Pediatric Neuroscience, Neurological Institute Foundation "Besta", Milan, Italy
Chapter 18. Rasmussen encephalitis

Renzo Guerrini
Pediatric Neurology Unit and Laboratories, Children's Hospital A. Meyer-University of Florence, Italy
Chapter 10. Dravet syndrome (previously severe myoclonic epilepsy in infancy)
Chapter 11. Myoclonic epilepsies in infancy and early childhood
Chapter 31. Epilepsy and malformations of the cerebral cortex

Édouard Hirsch
Strasbourg University Hospital, Strasbourg, France
Chapter 15. Absence epilepsies

Yushi Inoue
National Epilepsy Centre, Shizuoka Institute of Epilepsy and Neurological Disorders, Shizuoka, Japan
Chapter 28. Complex reflex epilepsies

Pierre Jallon
Thézan des Corbières, France
Chapter 16. Isolated focal (formerly partial) seizures in adolescence

Anna Kaminska
Pediatric Neurology, Hôpital Necker Enfants-Malades, Paris, France
Chapter 29. Epilepsies and chromosomal disorders

Dorothée Kasteleijn-Nolst Trenité
Department of Functional Neurosurgery and Epilepsy, University Medical Center Utrecht, the Netherlands; Faculty of Medicine and Psychology Sapienza, Rome, Italy
Chapter 22. Photosensitivity and syndromes

Christian Korff
Pediatric Neurology, University Hospitals, Geneva, Switzerland
Chapter 24. Epilepsy and inborn errors of metabolism

Greta Macorig
Epilepsy Unit, Montpellier, France
Chapter 12. Lennox-Gastaut syndrome
Chapter 19. Epilepsy with generalized tonic-clonic seizures alone

Roberto Mai
Department of Neurosciences, Center for Epilepsy Surgery "C. Munari", Hospital Niguarda, Milan, Italy
Chapter 21. Frontal lobe epilepsy syndromes

Francesco Mari
Pediatric Neurology Unit and Laboratories, Children's Hospital A. Meyer-University of Florence, Italy
Chapter 11. Myoclonic epilepsies in infancy and early childhood

Carla Marini
Child Neurology Unit, Children's Hospital A. Meyer, Florence, Italy
Chapter 9. Febrile seizures and genetic epilepsy with febrile seizures plus (GEFS+)
Chapter 29. Epilepsies and chromosomal disorders

Nancy A. McNamara
Department of Pediatrics, University of Michigan, Ann Arbor, Michigan, USA
Chapter 9. Febrile seizures and genetic epilepsy with febrile seizures plus (GEFS+)

Marco T. Medina
School of Medical Sciences, University of Honduras, Tegucigalpa, Honduras

Chapter 15. Absence epilepsies
Chapter 17. Juvenile myoclonic epilepsies
Chapter 27. Brain parasitic infections

Stefano Meletti
Department of Biomedical, Metabolic and Neural Science, University of Modena and Reggio Emilia, Italy; Neurology Unit, Azienda Ospedaliera-Universitaria Modena, Italy
Chapter 22. Photosensitivity and syndromes

Roberto Michelucci
IRCCS-Institute of Neurological Sciences of Bologna, Unit of Neurology, Bologna, Italy
Chapter 30. Progressive myoclonus epilepsies

Mathieu Milh
Inserm U910, Faculté de Médecine de la Timone, Department of Paediatric Neurology, Hôpital Timone-Enfants, Marseille, France
Chapter 7. Early severe neonatal and infantile epilepsies

Eli M. Mizrahi
Peter Kellaway Section of Neurophysiology, Department of Neurology, Section of Pediatric Neurology, Department of Pediatrics, Baylor College of Medicine, Houston, USA
Chapter 7. Early severe neonatal and infantile epilepsies

Solomon L. Moshé
Saul R. Korey Department of Neurology, Dominick P. Purpura Department of Neuroscience, Montefiore/Einstein Epilepsy Management Center, Albert Einstein College of Medicine and Montefiore Medical Center, Bronx, New York, USA; Department of Pediatrics, Albert Einstein College of Medicine and Montefiore Medical Center, Bronx, New York, USA
Chapter 3. Animal models of epileptic syndromes

Astrid Nehlig
Inserm U1129, Pediatric Neurology, Necker-Enfants Malades Hospital, Paris-Descartes University, Paris, France
Chapter 3. Animal models of epileptic syndromes

Bernd A. Neubauer
Department of Neuropediatrics, University Hospital Giessen and Marburg (UKGM), Giessen, Germany
Chapter 6. Benign neonatal and infantile seizures and epilepsies

Viet-Huong Nguyen
Epilepsy Genetics and Genomics Labs, Neurology and Research Services, Veterans Affairs Greater Los Angeles Healthcare System, West Los Angeles, USA; Chapman University School of Pharmacy, Orange County, USA
Chapter 2. Genetic basis and testing of epileptic syndromes

Marina Nikanorova
Children Department, Danish Epilepsy Centre, Dianalund, Denmark
Chapter 12. Lennox-Gastaut syndrome

Lino Nobili
Child Neuropsychiatry Unit, IRCCS G. Gaslini Institute, DINOGMI-Department of Neurosciences, Rehabilitation, Ophthalmology, Genetics, Maternal and Child Health, University of Genoa, Genova, Italy
Chapter 21. Frontal lobe epilepsy syndromes

Douglas R. Nordli Jr
Pediatric Epilepsy, Children's Memorial Hospital, Feinberg School of Medicine, Northwestern University, Chicago, USA
Chapter 24. Epilepsy and inborn errors of metabolism

Hirokasu Oguni
Tokyo Women's Medical University, Department of Pediatrics, Tokyo, Japan
Chapter 10. Dravet syndrome (previously severe myoclonic epilepsy in infancy)

Chrysostomos P. Panayiotopoulos
Clinical Neurophysiology Dpt, St Thomas'NHS Foundation Trust, London, United Kingdom
Chapter 13. Self-limited focal epilepsies in childhood

Elena Parrini
Pediatric Neurology Unit and Laboratories, Children's Hospital A. Meyer, University of Florence, Firenze, Italy
Chapter 31. Epilepsy and malformations of the cerebral cortex

Fabienne Picard
Department of Neurology, University Hospital and Medical School of Geneva, Geneva, Switzerland
Chapter 25. Genetically determined focal epilepsies

Perrine Plouin
Clinical Neurophysiology Unit, Necker Enfants Malades Hospital, Paris, France
Chapter 6. Benign neonatal and infantile seizures and epilepsies

Patrizia Riguzzi
IRCCS-Institute of Neurological Sciences of Bologna, Unit of Neurology, Bologna, Italy
Chapter 30. Progressive myoclonus epilepsies

Guido Rubboli
Danish Epilepsy Center, Epilepsihospitalet, Dianalund, Filadelfia, Denmark; University of Copenhagen, Copenhagen, Denmark
Chapter 4. EEG traits and epileptic syndromes
Chapter 14. Encephalopathy related to status epilepticus during slow sleep (ESES) including Landau-Kleffner syndrome
Chapter 22. Photosensitivity and syndromes

Javier Salas-Puig
Epilepsy Unit, Neurology Department, Hospital Universitari Vall d'Hebron, Autonoma University, Barcelona, Spain
Chapter 23. Epileptic syndromes in the elderly

Sofia S. Sanchez
Universidad Pueruana Cayetano Heredia, Lima, Peru; Cysticercosis Unit, Instituto Nacional de Ciencias Neurologicas, Jiron Ancash 1271, Lima, Peru
Chapter 27. Brain parasitic infections

Ingrid E. Scheffer
Epilepsy Research Centre, Department of Medicine, the University of Melbourne, Austin Health, Department of Paediatrics, the University of Melbourne, Royal Children's Hospital, Florey and Murdoch Children's Research Institutes, Melbourne, Australia
Chapter 9. Febrile seizures and genetic epilepsy with febrile seizures plus (GEFS+)
Chapter 25. Genetically determined focal epilepsies

Anna Serafini
Department of Neurology and Neurorehabilitation, University of Illinois, Chicago, USA
Chapter 17. Juvenile myoclonic epilepsies

Jose Maria Serratosa
Neurology Service, University Hospital Jiménez Diaz Foundation, Autonomous University of Madrid and Ciberer, Madrid, Spain
Chapter 2. Genetic basis and testing of epileptic syndromes
Chapter 30. Progressive myoclonus epilepsies

Renee A. Shellhaas
Department of Pediatrics, University of Michigan, Ann Arbor, Michigan, USA
Chapter 9. Febrile seizures and genetic epilepsy with febrile seizures plus (GEFS+)

Barbara Swartz
Hoag Memorial Hospital Presbyterian, Newport Beach, California, and Children's Hospital of Orange County, Orange, USA
Chapter 21. Frontal lobe epilepsy syndromes

Laura Tassi
Department of Neurosciences, Center for Epilepsy Surgery "C. Munari", Hospital Niguarda, Milan, Italy
Chapter 21. Frontal lobe epilepsy syndromes

Carlo Alberto Tassinari
University of Bologna, Bologna, Italy; Neurosciences Department, University of Parma, Parma, Italy
Chapter 4. EEG traits and epileptic syndromes
Chapter 14. Encephalopathy related to status epilepticus during slow sleep (ESES) including Landau-Kleffner syndrome
Chapter 21. Frontal lobe epilepsy syndromes
Chapter 30. Progressive myoclonus epilepsies

Pierre Thomas
Department of Neurology, Pasteur Hospital, Nice, France
Chapter 17. Juvenile myoclonic epilepsies

Chapter 19. Epilepsy with generalized tonic-clonic seizures alone

Giulio Tononi
Center for Sleep and Consciousness, University of Wisconsin – Madison School of Medicine, Department of Psychiatry, Madison, USA
Chapter 14. Encephalopathy related to status epilepticus during slow sleep (ESES) including Landau-Kleffner syndrome

Marina Trivisano
Department of Neurosciences and Neurorehabilitation, Bambino Gesù Children's Hospital, IRCCS, Rome, Italy
Chapter 6. Benign neonatal and infantile seizures and epilepsies
Chapter 8. Infantile spasms

Federico Vigevano
Department of Neurosciences and Neurorehabilitation, Bambino Gesù Children's Hospital, IRCCS, Rome, Italy
Chapter 6. Benign neonatal and infantile seizures and epilepsies
Chapter 8. Infantile spasms

Flavio Villani
Epilespy Monitoring Unit "Paolo Zorzi", Divison of Clinical and Experimental Epileptology, Neurological Institute Foundation "Besta", Milan, Italy
Chapter 18. Rasmussen encephalitis

Angela Vincent
Weatherhall Institute of Molecular Medicine and Nuffield Department of Clinical Neurosciences, John Radcliffe University Hospital, Oxford, United Kingdom
Chapter 26. Autoimmune epilepsies and encephalopathies

Stephan Waltz
Child Neurology, Children's Hospital of Cologne, Cologne, Germany
Chapter 22. Photosensitivity and syndromes

Peter Wolf
Danish Epilepsy Centre Filadelfia, Dianalund, Denmark; Florianópolis, Brazil
Chapter 15. Absence epilepsies
Chapter 28. Complex reflex epilepsies

Sukhvir Wright
School of Life and Health Sciences, Aston University, Birmingham, United Kingdom; Department of Paediatric Neurology, Birmingham Children's Hospital, Birmingham, United Kingdom
Chapter 26. Autoimmune epilepsies and encephalopathies

Elza Márcia Yacubian
São Paulo Federal University, São Paulo, Brazil
Chapter 17. Juvenile myoclonic epilepsies

Sameer Zuberi
Royal Hospital for Children and School Medicine, University of Glasgow, Glasgow, United Kingdom
Chapter 1. Classification, epidemiology, prognosis

目　录

第 1 章
癫痫的分类、流行病学及预后

作者：Sameer ZUBERI
单位：Royal Hospital for Children and School Medecine，University of Glasgow，United Kingdom

一、分类

纵观历史，医学分类无非是为了两个目的：一是把我们现有的观点和知识构建成一个组织有序的分类系统；二是形成一个便于交流和研究的分类诊断手册（Wolf，2003）。这二者并不相互排斥，对临床医学科学分类的发展不可或缺。临床医学的最终目标是为了提高患者的疗效，医学知识及获取医学知识的资源不再是医生的专利，因此医学分类必须有额外的目的，那就是要便于和患者及其看护者的沟通交流，并告知相应的临床治疗。在 20 世纪，只有医生及医学生才能阅读到医学图书馆中的书籍和期刊，从分类系统的进展也能看出来。我们开发的分类体系有助于医生之间的交流，但对未受过专业培训的医生、患者及其看护者却没有多大的帮助，仅维持了医学实践的神秘感，然而这种神秘感毫无意义。

与科学实践的其他领域不同，在医学领域，患者及其看护者十分重视疾病的诊治。家属或看护者对患者是最关心的，在 21 世纪他们通过电子媒体便可轻易获得大量先前无法获得的信息和资料。疾病分类应有助于患者及其看护者了解和认识疾病，能够让患者及其家庭成员更好地沟通交流。2017 年，国际抗癫痫联盟（International League Against Epilepsy，ILAE）制定了发作和癫痫的分类，反映了癫痫病学取得的进步，特别是病因学对临床诊疗的影响，鼓励临床医生使用更直接、更易理解的术语。在癫痫病学里，出于更专业化的目的，还开发了其他诸多分类系统，如解剖网络、病理或遗传学分类系统。研究啮齿类动物模型、斑马鱼和大脑切片的学者们还应对他们所研究对象的电生理事件进行分类，但我们并不奢望癫痫分类能够满足所有癫痫病学家的需要。事实上，如果我们非要这样做，可能就会有一种危险，即过分强调动物模型和癫痫患者的“发作”类型或病因的相关性。

临床分类应具有足够的灵活性，便于医疗资源充足和医疗资源匮乏的卫生保健机构都能使用。所谓的医疗资源匮乏其实很常见，因为大多数癫痫患者很难找到癫痫专科医师，开展脑电图、核磁共振、代谢和遗传检查。癫痫的分类必须适用于临床各种情况，如仅根据智能手机上提供的病史和发作视频资料，临床医生也能够做出癫痫的分类诊断；同时也要满足那些有 3T 磁共振、远程视频脑电监测和全基因组测序的住院患者癫痫分类的需求。

癫痫分类框架（图 1-1）展示了一种多层次、灵活的分类方法，主要用于临床实践和为我们提供精准医学信息（Scheffer et al.，2017）。病因学、精准医学和疾病治疗之间的关系将在下面的病因学部分进一步讨论。

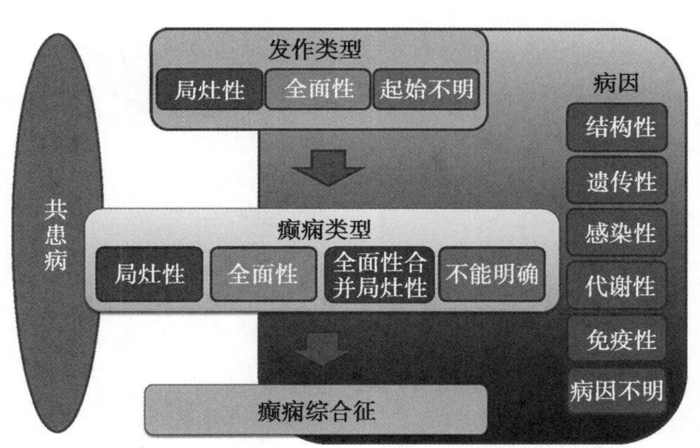

图 1-1　ILAE 2017 癫痫分类框架

由于癫痫发作是脑部多种不同疾病的共同临床表现，以我们目前的知识水平，制定统一的生物学分类尚不可行或尚不可能。上述癫痫分类框架提供了关于癫痫的全面概述，如发作类型、共患病、由发作类型和脑电图推断出的癫痫类型、癫痫综合征及病因学等临床要素。除有助于分类外，该框架还能够引导医生根据这些临床要素做出诊断，并由此从以前的诊断方案中获得指导（Engel，2001）。

二、发作类型

癫痫发作是指由于大脑神经元异常、过度、同步化放电所致的一过性症状或体征，对发作进行分类是为了满足临床诊疗、教学和科研的需要（Fisher et al.，2017a）。在分类中，发作这一术语仅与癫痫发作有关，与非癫痫性事件无关。癫痫发作症状学几乎涵盖了人类所有的行为，因此，可根据发作类型的多少来构建癫痫的分类体系。ILAE 2017 版的分类包括了一系列发作类型，对每种发作类型进行了定义，分为局灶性起始、全面性起始及起始不明（图 1-2）。操作手册中提供了附加说明、新旧术语的对比及更新的术语表（Fisher et al.，2017b）。

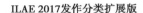

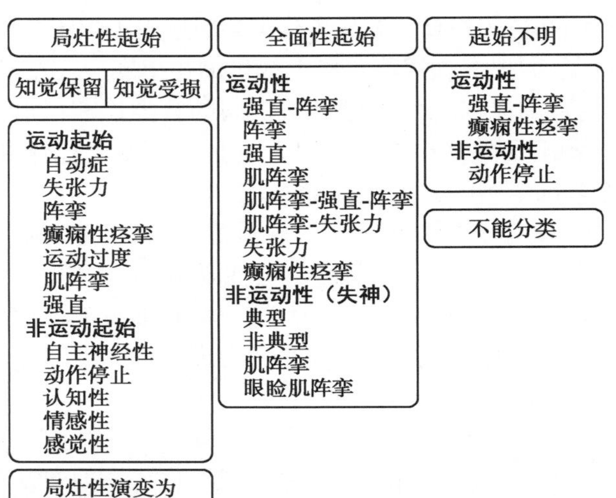

图 1-2　ILAE 2017 癫痫发作类型分类

在 2010 年 ILAE 分类委员会的提案中，就有学者建议摒弃局灶性发作和全面性发作之间的区别，然而在 2017 年 ILAE 的分类中，决定保留发作起始及扩散的概念（Berg et al.，2010）。

局灶性发作是起源于局限在一侧大脑半球的神经网络。这些神经网络可以是局灶离散分布的，也可以是广泛分布的。

当局灶性发作演变、继而累及双侧半球的神经网络时，建议使用“局灶性演变为双侧”这一术语，发作类型放在局灶性和双侧这两个术语后。如：局灶性阵挛发作（演变为）双侧强直发作或局灶性强直发作（演变为）双侧阵挛发作，与旧术语“局灶性继发全面性”相比，前者表述更为详细。

全面性发作是指起源于脑内某一点，迅速累及双侧分布的神经网络。这些神经网络包括皮质和皮质下结构，有关神经网络扩散的潜在生理机制，目前尚未提出任何假说。与失神发作相关的皮质 - 丘脑网络即为最好的例证，然而“全面性”这一术语并非指某一特定的网络（Blumenfeld，2005）。

累及双侧神经网络的全面性发作很少见于新生儿的临床或脑电图，可能是因为在 ILAE 提议的新版修订分类中，局灶性与全面性发作并未涵盖新生儿这一特殊年龄组（另见新生儿发作分类）。

1997—2001 年分类工作组建议采用“局灶性”这一术语代替“部分性”术语，得到了 2017 年 ILAE 官方的支持（Engel，2001）。部分性这一术语常被误认为是发作的一部分。事实上，部分性发作和全面性发作一样，都是一个临床发作性事件。

对儿童的意识、反应性和知觉进行评估是非常困难的或充满了不确定性，对新生儿和婴儿而言，更是如此。ILAE 将知觉保留或受损作为局灶性发作再细分的标尺。对所有不同类型的反应性、意识和知觉受损进行鉴别不影响临床治疗，除非是术前评估的需要。不论是在学习、交流、机械作业或开车等日常生活中，即便其知觉存在，反应性降低也会产生负面的影响。

有些发作类型，虽在临床实践中得到了很好的印证，但并未列入先前 ILAE 的分类中，而 2017 年 ILAE 分类则明确纳入了这些发作类型，其中包括局灶性痉挛、局灶性肌阵挛、局灶性强直及全面性发作中的肌阵挛失神、肌阵挛 - 强直 - 阵挛、肌阵挛 - 失张力和眼睑肌阵挛，眼睑肌阵挛归为失神的非运动性发作组，但因其肌阵挛比失神更显著，故也可被归类为运动性发作组。

三、癫痫类型

事实上，对全世界大多数癫痫患者而言，许多卫生医疗机构仅能对发作分类，可能无法继续对癫痫进行分类。癫痫分类的前提是个体必须符合 2014 年 ILAE 癫痫的新定义，即已明确诊断为癫痫（Fisher et al.，2014）。癫痫新定义中的一个重要特征是，患者首次发作后，如果未来再次发作的可能性很大，即可诊断为癫痫。常染色体显性遗传的遗传性癫痫综合征首次发作后即可确诊为癫痫，这是最经典的例证。若患者有癫痫家族史，如伴中央 - 颞区棘波的儿童癫痫，其发作症状学和 EEG 支持该综合征的诊断，尽管患儿系首次发作，我们也可做出癫痫的诊断。若患者有明确的病变，如继发于产前脑卒中的右侧肢体偏瘫，发作类型为右侧肢体局灶性阵挛发作，那么很容易做出局灶性癫痫的诊断。当患者系多种发作类型的组合，如全面性强直-阵挛、肌阵挛性和失神发作，我们可以明确地给出全面性癫痫的诊断。然而，在多数情况下，我们很难判断患者是局灶性癫痫还是全面性癫痫。笔者认为，癫痫分类是最不重要的，而之所以一直保留癫痫分类，主要是由于历史的原因和方便我们将不同的癫痫归入较大的分类组别中，从而便于我们开展药物临床试验。发作类型对指导临床医生进行病因学诊断、综合征诊断和治疗具有重要的价值。从疾病分类学的角度来看，与癫痫类型相比，发作类型、病因与癫痫综合征更具临床相关性。本书中讨论的许多癫痫综合征均以局灶性、全面性发作、多种发作类型和发作类型未知为特征。随着癫痫综合征概念的发展和扩大，处于癫痫分类这一级别的患者人数可能会减少。

四、癫痫综合征

自 20 世纪法国、意大利和德国的研究小组所做的开创性工作以来，已提出了关于癫痫综合征的数个定义。ILAE 至今尚未制定出癫痫综合征的官方分类或特定癫痫综合征的官方文件，尽管这是 2017—2021 年 ILAE 术语和分类委员会特别工作组需要完成的任务。在过去的 50 年里，随着临床医生发现并定义新的癫痫综合征、研究其病因（尤其是遗传学病因）与综合征之间的复杂关系，癫痫综合征的概念和癫痫综合征之间的界限发生了根本性变化。不同版本的蓝皮书指南可指导临床医生学习癫痫综合征。ILAE 官方网站（www.epilepsydiagnosis.org）也提供了有关癫痫综合征的资讯及视频。在制订 2017 年 ILAE 发作和癫痫分类的过程中，争论最激烈的问题是儿童失神癫痫、青少年失神癫痫、仅有全面性强直-阵挛发作的癫痫和青少年肌阵挛癫痫是否应统称为遗传性全面性癫痫（genetic generalised epilepsies，GGE），而不是特发性全面性癫痫（idiopathic generalised epilepsies，IGE）。在 1989 年的分类中，特发性癫痫被定义为一种原发性遗传性癫痫，无明显神经解剖或神经病理学异常（Commission on Classification and Terminology of the ILAE，1989）。必须承认的是，许多临床医生在癫痫诊疗的实践中错误地使用了这一术语，认为特发性是病因未明，而不是原发性遗传性。对这些癫痫综合征单卵双胞胎患者进行研究，发现表型一致率为 65%~80%（Berkovicet et al.，1998）。除以上争论最激烈的问题外，还围绕着下面几个问题展开了讨论，其中包括绝大多数癫痫综合征患者的一级亲属都没有罹患这些综合征，使用“遗传性”这一术语能够尽量减少其他因素的影响，包括环境因素对疾病表达的影响；在世界上大部分地区“遗传性”这一术语会对就业和婚姻造成耻辱感和社会影响。ILAE 官方文件中达成的折中方案，建议 IGE 仍可作为上述四种癫痫综合征的统称，如临床医生愿意引用原发性遗传性病因时，也可以使用 GGE（Scheffer et al.，2017）。

2017 年癫痫综合征定义包括了发作类型、脑电图、影像学、昼夜分布、共患病和年龄依赖性（就起病和缓解而言）等综合临床特征（Scheffer et al.，2017）。癫痫综合征具有病因学、预后和治疗意义，与 1989 年 ILAE 提出的癫痫综合征定义类似（Commission on Classification and Terminology of the ILAE，1989）。传统上，我们是根据电-临床的特征来定义癫痫综合征。然而，在过去的 10 年里，基因检测发现了许多新发的、但表型一致的癫痫。既往研究发现具有相同遗传学病因的队列，有一致的电-临床表型（bahi-buisson et al.，2008）。在这种情况下，构建癫痫综合征宽泛的定义具有更大的临床实用性，允许我们将预后和治疗相同的电-临床实体纳入到癫痫综合征的范畴中。

癫痫综合征以癫痫发作为特征，有一致的临床、脑电图表现，有特定的病因学、治疗和预后意义。

癫痫综合征可以有一个或多个病因。当单一病因与相关的癫痫表型一致时，该病因（如遗传性或结构性）就能最好地定义该综合征，而不是由单一的临床特征来定义。

2017 年癫痫综合征定义允许我们将儿童失神癫痫、伴局灶性发作的海马硬化、伴发笑发作的下丘脑错构瘤和伴 CDKL5 基因突变的发育性癫痫性脑病（developmental and epileptic encephalopathy，DEE）都归类为癫痫综合征。该定义可促进我们在明确的癫痫综合征和由病因学定义的电-临床综合征中开展临床试验（Devinsky et al.，2017；Mullen et al.，2018）。因该定义较为宽泛，将会带来一些概念上的挑战，这在基于症状学定义的疾病中是不可避免的。例如，患儿不仅有可能从一种癫痫综合征演变为另一种癫痫综合征（如 Ohtahara 综合征演变为婴儿痉挛综合征再演变为 Lennox-gastaut 综合征），患儿也可能同时患有一种以上的癫痫综合征，如伴 CDKL5 基因突变的 DEE 合并婴儿痉挛或伴中央-颞区棘波的儿童癫痫合并睡眠期癫痫性电持续状态（electrical status epileptics during sleep，ESES）脑病。ILAE 是否采用更具包容性的方法来定义癫痫综合征仍有待将来进一步讨论。

五、病因学及共患病

个体化治疗或精准医学推动了 2017 年 ILAE 病因学分类(Zuberi & Brunkaus,2018)。精准医学是考虑到了个体差异性的疾病预防和治疗。2017 年 ILAE 分类鼓励临床医生在诊断过程的所有阶段都应根据病因对患者进行病因学分类。这并不是癫痫分类的新概念,但以前并未强调病因学需要贯穿于诊疗过程的所有阶段及病因学亚组的概念。临床医生应通过发作类型、癫痫类型和癫痫综合征等最详尽的电 - 临床资料对癫痫分类,并始终与病因学相关联。如果初诊时病因未知,应予以重视,从而鼓励临床医生在随诊中继续思考其可能的病因。

临床上有多种病因学分类,如伴局灶性皮质发育不良的局灶性婴儿痉挛。若该患儿系 *DEPDC5* 基因突变导致的局灶性皮质发育不良,则为结构性和遗传性两种病因。结构性病因需要手术治疗,遗传性病因需要遗传咨询。病因学诊断有助于早期手术治疗并潜在性地改善预后(Braun & Cross,2018)。婴儿期起病的癫痫患者尽早行基因检测,及早作出诊断,便于我们采用特定的疗法或避免不恰当的治疗手段,防止过度的侵入性检查,有助于家庭心理调适和遗传咨询,节约医疗费用(Brunklaus et al., 2013; de Lange et al.,2018; Howell et al.,2018).

许多癫痫患者都伴有相关的共患病,癫痫分类时也应考虑共患病。将这些共患病放在癫痫分类框架内以强调其重要性,癫痫病学家也应认识到有责任处理好共患病。共患病可能是癫痫的另一后果,如伴局灶性发作的产前卒中偏瘫患儿,共患病也可能是癫痫、癫痫的心理影响或癫痫治疗不良反应的后果。共患病可以是轻微的学习困难,也可以是严重的全面智力障碍、运动障碍、孤独症和精神疾病。在严重的早发性遗传性和发育性癫痫性脑病中,病因是影响智力预后最重要的决定性因素,而不是癫痫性脑病。临床医生应该要同等对待癫痫及其共患病的评估和治疗(brunklaus et al.,2011)。就某些癫痫而言,快速有效的治疗能改善癫痫性脑病,婴儿痉挛就是最好的例证。最近的证据表明,尽早治疗可能会改善患儿精神运动发育(O'Callaghan et al.,2018)。

六、新生儿癫痫及发作分类

在出生后最初数天,年龄特异性的癫痫发作发病率最高,是新生儿期最常见的神经急症(Ronen et al.,1999)。在这一年龄段,发作是急性病因中最常见的症状,由于种种原因,脑电图发作可能很轻微或无临床相关性。这可能是因为新生儿大脑发育不成熟使得临床与脑电图分离,尤其是危重患儿、低体温或癫痫性脑病患儿(Nash et al.,2011)。而抗癫痫药物也可导致临床和脑电图分离(Scher et al., 2003)。新生儿患者,如果插管、辅助通气、镇静和瘫痪,都有较高的发作风险,如果没有持续的脑功能监测(continuous cerebral function monitor,CFAM) 或脑电图记录,可能无法识别癫痫发作(Murray et al., 2008)。基于以上的考虑,ILAE 分类和术语委员会新生儿发作工作组提议修改 2017 年分类,该分类很可能成为 2019 年 ILAE 的官方文件(Pressler et al., 2018)。

在新生儿中,很难对知觉和反应性进行判断,用以描述局灶性发作,其临床实用性有限,因此,不建议在新生儿分类中描述知觉和反应性。在新生儿癫痫发作中,我们尚不能清晰地区分全面性发作和局灶性发作,故新生儿所有的发作都被视为局灶性发作。该分类强调对新生儿行视频记录和连续振幅整合脑电图(ampilitude-integrated EEG,aEEG)或脑电图监测的重要性,以识别非痫性发作性事件及识别脑电图发作或轻微的临床症状。新生儿癫痫分类框架更适用于重症监护病房中疑似癫痫发作的较大龄患儿。

七、流行病学和预后

特定癫痫综合征的流行病学和预后将在本书相关章节中详细讨论。基于人群的前瞻性研究不仅需要时间,而且在大样本队列研究中需要保持诊断的准确性和一致性(Thurman et al.,2010)。一篇对 222 项国际上有关癫痫发病率和患病率研究的系统回顾和荟萃分析表明,癫痫点患病率为 6.38‰ (95% 可信区间为 5.57~7.30),终生患病率为 7.6‰,年发病率为 61.44/(10 万·年)(95% 可信区间为 50.75~74.38)(Fiest et al.,2017)。这篇综述指出, 222 项研究在抽样方法、病例确认和诊断方法上存在着相当大的异质性。很少有研究能够按癫痫类型或病因进行分层,更不用说按照癫痫综合征进行分层。随着电生理、影像、基因和代谢等技术的发展,将会获得儿童期起病的癫痫综合征更可靠的数据,尽管大部分研究仍然都是回顾性的。冰岛一项有关新发癫痫的前瞻性研究,使用 1989 年 ILAE 分类对

3 岁以上所有年龄段患者进行分类（Olafsson et al.，2005），该文中癫痫综合征的诊断率较低，其中良性 Rolandic 癫痫 25 例，20% 的癫痫综合征于儿童期起病，占总数的 5%。儿童失神癫痫 7 例，年发病率为 0.8/10 万，与 West 综合征发病率类似。该文作者评论：1989 年癫痫综合征分类对儿童期起病的癫痫有用，但对成人癫痫，使用有一定的缺陷。在美国康涅狄格州的一个前瞻性病例队列研究中，1993—1997 年间共纳入 613 例癫痫患儿，随访 2 年，重新评估癫痫综合征的诊断（Berg et al.，2010）。值得注意的是，84 例患儿很快修正诊断、考虑为癫痫综合征，其中 24 名患儿系癫痫综合征的演变，其余 60 例患儿修正了最初癫痫综合征的诊断。因此，在这里我们要强调的是，需要给出足够的时间，我们才能做出癫痫综合征的诊断。这篇论文中半数癫痫综合征演变为 Lennox-Gastaut 综合征，非特异性癫痫组最后也诊断为症状性局灶性癫痫综合征。

有学者认为，由于癫痫的病程和结局难以预测，因此，癫痫综合征分类不能帮助我们预测癫痫的病程和结局。但是目前已有数项有关癫痫综合征长期预后的数据（Beghi et al.，2009）。瑞典某城市调查了 60 192 例 1 个月龄到 16 岁的儿童，其中 205 例诊断为活动性癫痫，24% 的患儿在出生后第一年发病，50% 的患儿在 4 岁前发病（Larsson & Eeg-Olofsson，2006）。49.4% 的患儿诊断为癫痫综合征。Rolandic 癫痫（17%）和儿童失神癫痫（5.9%）比例与冰岛的研究数据相似。在一项关于儿童新发癫痫和癫痫综合征的研究中，28%（99/359）的患者诊断为癫痫综合征，在最后的随访中，癫痫综合征的诊断率仅增加到 29%（105/359）（Wirre，2011），即仅增加了 6 例癫痫综合征患儿，3 名患儿从一种癫痫综合征演变为另一种癫痫综合征。在 1997—2006 年赫尔辛基医院 1 岁以下癫痫患儿的回顾性研究中，纳入 158 例癫痫患儿，其中 92% 的患儿随访至 24 个月或死亡（Gaily et al.，2016）。其中 58% 的患儿为 West 综合征（41/10 万）和最常见的良性家族性和非家族性婴儿癫痫综合征（22/100，00）。17% 的患儿明确有遗传性病因，但并非所有的患儿都做了基因检测。儿童期癫痫综合征多与遗传性病因相关。通过早期基于人群的前瞻性基因检测，与癫痫的表型相关联，能够得到婴儿、儿童和青春期癫痫综合征更准确的发病率数据。

（罗结仪　王雪梅　李敏婷 译　秦　兵 校）

参考文献

Bahi-Buisson N, Kaminska A, Boddaert N, *et al.* (2008): The three stages of epilepsy in patients with CDKL5 mutations. *Epilepsia* 49: 1027–1037.

Beghi E (2009): The concept of the epilepsy syndrome. How useful is it in clinical practice? *Epilepsia* 50 (Suppl 5): 4–10.

Berg AT, Berkovic SF, Brodie MJ, *et al.* (2010): Revised terminology and concepts for organization of seizures and epilepsies: report of the ILAE Commission on Classification & Terminology, 2005–2009. *Epilepsia* 51: 676–685.

Berkovic SF, Howell RA, Hay DA, *et al.* (1998): Epilepsies in twins: genetics of the major epilepsy syndromes. *Ann Neurol* 43: 435–445.

Blumenfeld H (2005): Cellular and network mechanisms of spike-wave seizures. *Epilepsia* 46 (Suppl 9): 21–33.

Braun KPJ & Cross JH (2018): Paediatric epilepsy surgery: the earlier the better. *Expert Rev Neurother* 18: 261–263.

Brunklaus A, Dorris L, Zuberi SM (2011): Comorbidities and predictors of health-related quality of life in Dravet syndrome. *Epilepsia* 52: 1476–1482.

Brunklaus A, Dorris L, Ellis R, *et al.* (2013): The clinical utility of an SCN1A genetic diagnosis in infantile-onset epilepsy. *Dev Med Child Neurol* 55: 154–161.

Commission of Classification and Terminology of the ILAE (1989): Proposal for revised classification of epilepsies and epileptic syndromes. *Epilepsia* 30: 389–399.

de Lange IM, Gunning B, Sonsma ACM, *et al.* (2018): Influence of contraindicated medication use on cognitive outcome in Dravet syndrome and age at first afebrile seizure as a clinical predictor in SCN1A-related seizure phenotypes. *Epilepsia* 59: 1154–1165.

Devinsky O, Cross JH, Laux L, *et al.* (2017): Trial of cannabidiol for drug-resistant seizures in the Dravet syndrome. *New Engl J Med* 376: 2011–2020.

Engel J (2001): A proposed diagnostic scheme for people with epileptic seizures and with epilepsy: Report of the ILAE task force on classification and terminology. *Epilepsia* 42: 796–803.

Fiest KM, Sauro KM, Wiebe S, *et al.* (2017). Prevalence and incidence of epilepsy. A systematic review and meta-analysis of international studies. *Neurology* 88: 296–303.

Fisher RS, Cross JH, French JA, *et al.* (2017a): Operational classification of seizure types by the International League Against Epilepsy. *Epilepsia* 58: 522–530.

Fisher RS, Cross JH, D'Souza C, *et al.* (2017b): Instruction manual for the ILAE 2017 Operational Classification of Seizure Types. *Epilepsia* 58: 531–542.

Fisher RS, Acevedo C, Arzimanoglou A, *et al.* (2014): ILAE official report: a practical definition of epilepsy. *Epilepsia* 55: 475–482.

Gaily E, Lommi M, Lapatto R. (2016): Incidence and outcome of epilepsy syndromes with onset in the first year of life: A retrospective population-based study. *Epilepsia* 57: 1594–1601.

Howell KB, Eggers S, Dalziel K, *et al.* (2018): A population-based cost-effectiveness study of early genetic testing in severe epilepsies of infancy. *Epilepsia* 59: 1177–1187.

Larsson K, Eeg-Olofsson O (2006): A population based study of epilepsy in children from a Swedish county. *Eur J Paediatr Neurol* 10: 107–113.

Mullen SA, Carney PW, Roten A, *et al.* (2018): Precision therapy for epilepsy due to *KCNT1* mutations: A randomized trial of oral quinidine. *Neurology* 90: e67-e72.

Murray DM, Boylan GB, Ali I, *et al.* (2008): Defining the gap between electrographic seizure burden, clinical expression and staff recognition of neonatal seizures. *Fetal & Neonatal an addition of Arch Dis Child* 93: F187-F191.

Nash KB, Bonifacio SL, Glass HC, *et al.* (2011): Video-EEG monitoring in newborns with hypoxic-ischemic encephalopathy treated with hypothermia. *Neurology* 76: 556–562.

O'Callaghan FJK, Edwards SW, Dietrich F, *et al.* (2018): Vigabatrin with hormonal treatment *versus* hormonal treatment alone (ICISS) for infantile spasms: 18-month outcomes of an open-label randomised controlled trial. *Lancet Child Adolesc Health* 2: 715–725.

Olafsson E, Ludvigsson P, Gudmundsson G, *et al.* (2005): Incidence of unprovoked seizures and epilepsies in Iceland and assessment of the epilepsy syndrome classification: a prospective study. *Lancet Neurol* 4: 627–634.

Pressler RM, Cilio MR, Mizrahi EM, *et al.* (2018): The ILAE Classification of Seizures & the Epilepsies: Modification for Seizures in the Neonate. Proposal from the ILAE Task Force on Neonatal Seizures. https://www.ilae.org/files/dmfile/NeonatalSeizureClassification-ProofForWeb.pdf

Ronen G, Penney S, Andrew W (1999): The epidemiology of clinical neonatal seizures in Newfoundland: A population-based study. *J Pediatr* 134: 71–75.

Scheffer IE, Berkovic S, Capovilla, *et al.* (2017): ILAE classification of the epilepsies. Position paper of the ILAE Commission for Classification and Terminology. *Epilepsia* 58: 512–521.

Scher MS, Alvin J, Gaus L, *et al.* (2003): Uncoupling of EEG-clinical neonatal seizures after antiepileptic drug abuse. *Pediatr Neurol* 28: 277–280.

Thurman DJ, Beghi E, Begley CE, *et al.* (2011): Standards for epidemiological studies and surveillance of epilepsy. *Epilepsia* 52: 2–26.

Wirrell EC, Grossardt BR, Wong-Kisiel LC, *et al.* (2011): Incidence and classification of new-onset epilepsy and epilepsy syndromes in children in Olmsted County, Minnesota from 1980 to 2004: a population-based study. *Epilepsy Res* 95: 110–118.

Wolf P (2003): Of cabbages and kings: some considerations on classifications, diagnostic schemes, semiology, and concepts. *Epilepsia* 44: 1–4.

Zuberi SM & Brunklaus A (2018): Epilepsy in 2017: Precision medicine drives epilepsy classification and therapy. *Nat Rev Neurol* 4: 67–68.

第 2 章
癫痫综合征遗传学基础及基因检测

作者：Antonio V. DELGADO-ESCUETA[1,2], Viet-Huong NGUYEN[2,3], Reyna M. DURON[2,4], Julia N. BAILEY[2,5] and Jose Maria SERRATOSA[6]

单位：1. Department of Neurology, David Geffen School of Medicine, University of California, Los Angles, USA

2. Epilepsy Genetics and Genomics Labs, Neuroogy and Research Services, Veterans Affairs Greater Los Angeles Healthcare System, West Los Angeles, USA

3. Chapman Universuty School of Pharmacy, Orange County, USA

4. Facultad de Ciencias de la Salud, Universidad Tecnològica Centroamericana UNITEC, Tegucigalpa, Honduras

5. Department of Epidemiology, Fielding School of Public Health, University of California, Los Angeles (J. N. B.), USA

6. Neurology Serivice, University Hospital Jiménez Diaz Foundation, Autonomous University of Madrid and Ciberer, Madrid, Spain

一、引言

“癫痫综合征基因检测将怎样改变癫痫的临床诊疗？我现在掌握的诊疗技术依然是当年作为家庭医生所学的技术”

——这是一个常出现在美国癫痫协会会议上的话题

当基因检测成为诊断癫痫综合征临床实践的常规手段时，人们会记住《婴儿、儿童、青少年期癫痫综合征》(第 6 版）这一部著作。在本书出版期间，有以下三件事推动着临床基因检测的发展：一是人类基因组测序技术，在 2010 年，开展新一代全外显子 / 基因组测序（whole exome/genome sequencing, WGS/WES）的费用不到 1 000 美元 / 人，这使得商业化基因公司逐渐兴起；二是美国国立卫生研究院(National Institutes of Health, NIH）投资 2.15 亿美元，启动精准医学计划和基于个体基因组的新疗法，基于癫痫基因型，如何选择治疗方案；此外，现仍在验证的第三件事，上述研究结果可用来治疗某些致死性疾病，如囊性纤维化（Beugener & Moss, 2018)、Werdning Hoffman1 型脊髓性肌萎缩症（Mendell JR et al., 2017）及最近报道的婴儿晚发型和儿童早期致死性癫痫——2 型神经元蜡样脂褐质沉积症，又称 Batten 病（Schulz et al., 2018)。近年来婴儿、儿童及青少年期致死性癫痫综合征的发病机制逐渐成为基础研究和临床癫痫病学家们的研究目标。2019 年，《婴儿、儿童、青少年期癫痫综合征》第 6 版一书出版，一些致死性癫痫综合征患者正接受临床试验。2012 年，美国精神病学和神经病学委员会（the American Board of Psychiatry and Neurology, ABPN）要求对癫痫专科医生进行专业实践培训，并制定专业考试。在癫痫病学领域中，通过基因检测来诊断癫痫综合征，这也是同等重要的事情。正是由于 WGS/WES 的检测费用更低、商业化基因公司和精准医学的兴起，以及对致死性癫痫治疗的初步探索等，所有这些事件，正改变着癫痫病学日常临床实践。如今，倘若一位癫痫专科医生不知如何解读癫痫综合征的基因检测报告，他就难以通过 ABPN 癫痫委员会的专业考试。

因此，本章旨在：①介绍 19 种年龄依赖性癫痫综合征的遗传学基础和部分癫痫基因的图谱 / 染色体图谱（表 2-1 和图 2-1)；②讨论癫痫综合征及其致病性基因变异的基因检测技术，重点关注其基因型，这对临床医生 / 相关研究人员而言有实用价值；③指导癫痫专科医生根据美国医学遗传学和基因组学学会及美国分子病理学协会（the American College of Medical Genetics and Genomics and the Association for Molecular Pathology, ACMG-AMP）推荐的证据标准来判断有关癫痫基因的遗传变异是否为致病性变异，并总结在 ClinVar 数据库中（目前已发现了 84 个基因与癫痫相关、73 个基因可同时导致癫痫和神经发育障碍、约 536 个基因可导致癫痫和其他系统的异常[Wang et al.,2017]);④关注临床基因检测如何改变癫痫专科医生对癫痫综合征治疗方案的选择。

表 2-1 部分癫痫基因及其表型

染色体	基因	表型
1p35-31.1	*SLC2A1*/*Glut1*,葡萄糖转运体 Ⅰ 型	早发型失神癫痫,也可见于癫痫伴运动诱发的发作性运动障碍
1p36	*GABRD*,GABA 受体 E177A、R229H 及 Arg220His 变异	伴失神发作的全面性癫痫伴热性惊厥附加症(GEFS+)
1q21-23	*ATP1A2*,钠钾 ATP 酶 α2 亚基	伴癫痫的家族性偏瘫 - 偏头痛
1q21	*CHRNB2*,烟碱型乙酰胆碱受体 β2 亚基	常染色体显性夜发性额叶癫痫 3 型
2q22-23	*CACNB4* 基因 R482X 突变,钙通道 β4 亚基	特发性全面性癫痫、青少年肌阵挛癫痫
2q24	*SCN9A*,钠通道 α9 亚基	Dravet 综合征(SMEI)或单纯型热性惊厥、顽固性癫痫、伴海马硬化的复杂部分性发作、疼痛综合征
2q24	*SCN1A*,钠通道 α1 亚基	伴全面性强直 - 阵挛发作的顽固性儿童癫痫(ICEGTC)、全面性癫痫伴热性惊厥附加症(GEFS+)、婴儿重症肌阵挛性癫痫(Dravet 综合征)、热性惊厥 3 型(FEB3)
2q24	*SCN3A*,钠通道 α3 亚基	局灶性癫痫
2q23-24.3	*SCN2A*,钠通道 α2 亚基	良性家族性新生儿婴儿发作、热性和无热惊厥
4q13-31	*SCARB2*/*LIMP2*	进行性肌阵挛癫痫,Unverricht-Lundborg 病,也见于肌阵挛 - 肾衰综合征
5p13	*EAAT1*,胶质细胞谷氨酸转运体	伴发作、偏头痛、交替性偏瘫的发作性共济失调
5q34	*GABRA1*,GABA-A 受体 α1 亚基	青少年肌阵挛癫痫
5q34	*GABRG2*,GABA-A 受体 γ2 亚基	全面性癫痫伴热性惊厥附加症 3 型(GEFS+3)及儿童失神、热性惊厥、Dravet 综合征
6p12-p11	*Myoclonin1*/*EFHC1* 基因	青少年肌阵挛癫痫(EJM1)
6p-21.3	*BRD2*,丝裂原活化激酶基因	青少年肌阵挛癫痫(EJM2)
6p-22	*EPM2B*,malin 泛素连接酶	Lafora 进行性肌阵挛癫痫
6q24	*EPM2A*,Laforin/ 双特异性蛋白磷酸酶	Lafora 进行性肌阵挛癫痫
7q36	*CNTNAP2*	局灶性癫痫、发育迟缓、皮质移行异常
8q24	*KCNQ3*、EBN 钾通道	良性家族性新生儿惊厥
9q33.3-q34.11	*STXBP1*/*Munc18-1*,突触结合蛋白 1,散发	伴抑制 - 爆发的散发性 Ohtahara 综合征早发性婴儿癫痫性脑病
9q33.3-q34.11	*SPTAN1*,α2 谱缺失,重复	伴严重髓鞘形成减少的早发性癫痫性脑病(早发性 West 综合征)
10q22	*KCNMA1*,BK 钾通道 α 亚基	全面性癫痫和发作性运动障碍、失神发作
10q24	*LGI1*/Epitempin	伴听觉特征的常染色体显性遗传部分性癫痫
11p13	*ELP4*,延伸因子复合物基因	伴中央颞区棘波的 Rolandic 癫痫
11p15.5	*SLC25A22*/*GC1* 编码线粒体谷氨酸 /H+ 协同转运体	伴抑制 - 爆发的新生儿惊厥和肌张力减低
11q14-q23	*TSC1*(hamartin)基因	结节性硬化症

续表

染色体	基因	表型
12p13	*KCNA1*,电压门控钾离子通道	局灶性癫痫、1 型发作性共济失调中的局灶性癫痫
12p13.31	肌萎缩蛋白与 TATA 结合蛋白结合,TATA 结合蛋白是(CREB)cAMP 反应元件结合蛋白依赖的转录激活辅助因子; CREB 被抑制; 显性	齿状核 - 红核 - 苍白球 - 路易体萎缩症; CAG 重复; Haw River 综合征
12q22-q24.1	*TSC2*(tuberin)基因	结节性硬化症
16p13	*TBC1D24* 基因(ARF6 参与神经突起分支形成和延伸)	常染色体隐性遗传家族性婴儿肌阵挛癫痫(FIME)
15q21	参与 GABA 合成的 ME2 苹果酸酶	特发性全面性癫痫
15q11-15	*GABRB3*,GABA 受体 β3 亚基	缓解期儿童失神癫痫
19p13	*CACNA1-A*,电压门控 P/Q 型钙通道 α 亚基	失神癫痫、家族性偏瘫偏头痛、显性遗传的发作性共济失调 2 型、乙酰唑胺反应性、脊髓小脑变性 6 型
19q13	*SCN1β*,钠通道 β1 亚基	全面性癫痫伴热性惊厥附加症
19q13.2	*NACHR*,烟碱型乙酰胆碱受体 α4 亚基	常染色体显性遗传夜发性额叶癫痫 1 型
20q	*KCNQ2* 钾通道亚基	良性家族性新生儿惊厥(EBN1)
21q22.3	*CSTB*,胱抑素 B 基因	Unverricht-Lundborg 病、进行性肌阵挛癫痫 Baltic 肌阵挛(EPM1)
Xp22	*TREX1*,3'-5' 核酸外切酶	伴早发性婴儿癫痫性脑病和爆发 - 抑制的 Aicardi's 综合征
Xp22	*ARX*,无芒相关同源盒基因	X 连锁的 West 综合征、强直状态、精神发育迟滞、Partington 综合征(共济失调、精神发育迟滞和肌张力障碍)、Ohtahara 综合征、X 连锁的肌阵挛癫痫
Xp22	*CDKL5*,细胞周期素依赖性蛋白激酶 5	婴儿痉挛、高度失律、与 Angelman 综合征和不典型 Rett 综合征重叠的表型
Xq22.1	*PCDH19*,原钙黏蛋白 19 基因	Dravet 综合征、女性患者出现癫痫及精神发育迟滞(EFMR)
Xq22	*SPRX2*,分泌含 Sushi 重复蛋白	伴言语和口 - 咽 - 喉症状的 Rolandic 癫痫、双侧外侧裂周围多小脑回畸形
Xq22.3-q23	*DCX*,双皮质素基因	X 连锁无脑回畸形和皮质下带状灰质异位

二、构建人类癫痫基因组图谱

1969 年,Gastaut 最先提出将癫痫分为全面性癫痫和部分性癫痫,全面性癫痫可再分为原发性和继发性(Gastaut,1969)。在 20 世纪 80 年代早期,法国马赛 Gastaut 团队和德国 Janz 学派率先提出癫痫综合征概念。1989 年 ILAE 分类和术语委员会在对所有癫痫综合征进行评估后,制定出 ILAE 癫痫和癫痫综合征的分类(Commission,1989),这一分类方案见本书第 1 版(Roger et al.,1985)。

既往研究中,可将神经系统检查正常、起病前无神经系统损伤、脑影像学上无结构性病灶的年龄依赖性遗传性癫痫综合征细分为数组异质性的特定癫痫综合征。在过去的 40 年里,癫痫病学新概念不断推陈出新,源于脑影像学和视频脑电图技术的不断发展,进一步改进和完善了癫痫综合征诊断和分类概念。鉴于癫痫表型的复杂性、多样性以及临床特征的重叠,起初难以对癫痫进行分类。

1995 年,研究人员发现了癫痫基因,并证实基因变异 / 突变可导致癫痫,这改变了癫痫综合征的概念(表 2-1 和图 2-1 癫痫基因图谱)。如基因变异 / 突变可导致生殖细胞系疾病。1995 年,学者们首次发现编码 nACH 受体 α4 亚基(*CHRNA4* 基因)变异(Steinlein et al.,1995)与常染色体显性遗传夜发性额叶癫痫(autosomal dominant nocturnal frontal lobe

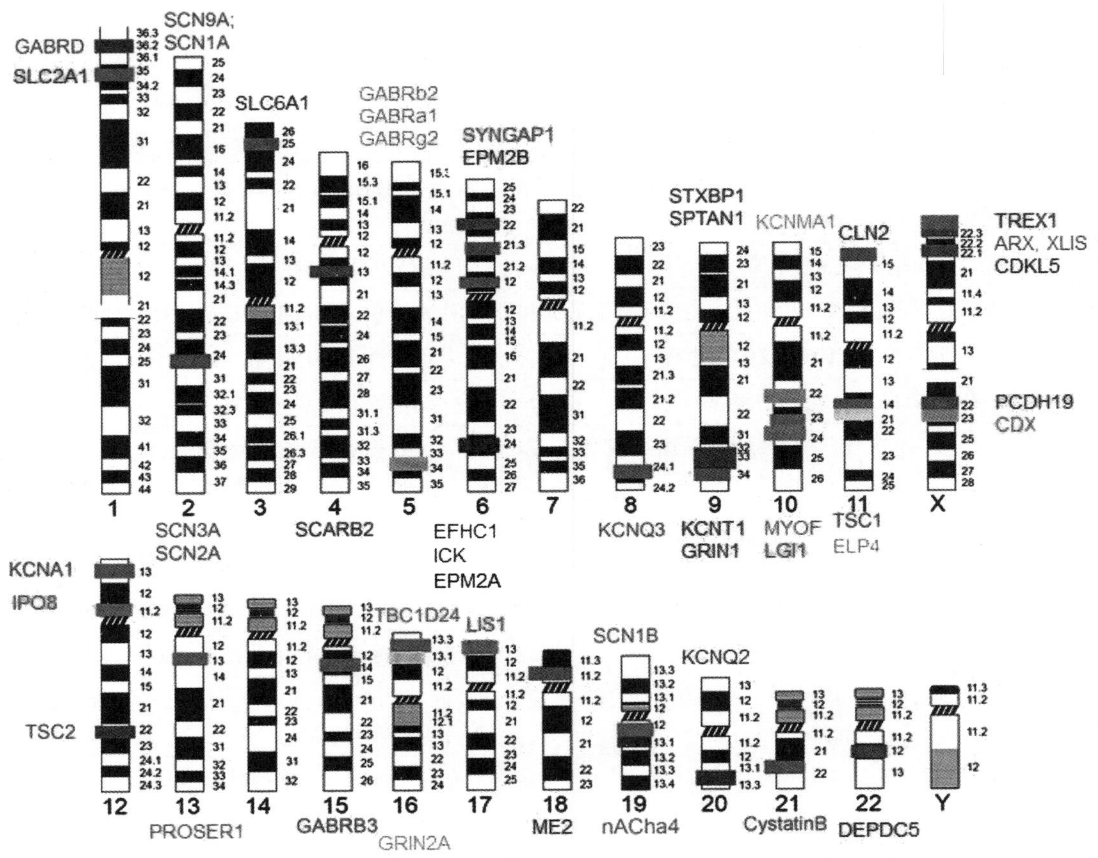

图 2-1 癫痫性脑病、常见的癫痫和进行性肌阵挛癫痫部分基因定位图谱(染色体定位图)

epilepsy,ADNFLE)相关,接着又发现了编码 nACH 受体亚单位的 *CHRNA2* 基因和 *CHRNB2* 基因也与 ADNFLE 有关;1998 年,学者们发现了 *KCNQ2* 及 *KCNQ3* 基因与良性家族性新生儿惊厥相关(Singh et al.,1998; Charlier et al.,1998; Biervert & Steilein, 1999; Biervert et al.,1998);后相继报道编码 GABA-A 受体 α2 亚基的基因与伴失神发作的热性惊厥附加症相关(Baulac et al.,2001; Wallace et al.,2001);编码 GABA-A 受体 β3 亚基的基因与缓解期的儿童失神癫痫相关(Tanaka et al.,2007);*LGI1* 基因与伴听觉特征的家族性颞叶癫痫相关(Ottman et al.,2010);*EFHC1* 和 *ICK* 基因与青少年肌阵挛癫痫(juvenile myoclonic epilepsy,JME)相关(Bailey et al.,2017, 2018)。

有趣的是,2001 年,Dravet 在散发的 Dravet 综合征中发现了体细胞新生突变,拓展了我们对癫痫综合征基因诊断的理解,如编码钠通道 α1 亚基的 *SCN1A* 基因,主要来自父源染色体;编码钠通道 β1 亚基的 *SCN1B* 基因(Wallace et al.,1998; Escayg et al.,2000,2001);编码原钙黏蛋白 19 的 *PCDH19* 基因,见于 X- 连锁的女性 Dravet 综合征患者。2013 年,在对伴发育障碍的婴儿期癫痫性脑病(如 West 综合征和 Lennox-Gaustaut 综合征)散发病例行全外显子测序,发现了新生突变,包括 *GABRb3* 基因、*CACNA1A* 基因(P/Q 型电压依赖性钙通道 α-1A 亚基)、*CHD2* 基因(染色质域解旋酶 DNA 结合蛋白 2)、*FLNA* 基因(Filamin A)、*GABRa1* 基因、*GRIN1* 基因(离子型谷氨酸受体 N- 甲基 -D- 天冬氨酸亚基 1)、*GRIN2B* 基因(离子型谷氨酸受体 N- 甲基 -D- 天冬氨酸亚基 2B)、*HNRNPU* 基因(不均一核核糖核蛋白 U)、*IQSEC2* 基因(xp11.22 智商基序和含蛋白 2 的 SEC 结构域)、*MTOR* 基因和 *NEDD4L* 基因(神经前体细胞表达发育下调基因 4)(Allen et al.,2013); 2017 年发现了 *NTRK2* 基因(神经营养受体酪氨酸激酶 2)、*GABRB2* 基因、*CLTC* 基因(参与纺锤体形成的网格蛋白重链)、*DHDDS* 基因(脱氢多萜醇焦磷酸合成酶)、*NUS1* 基因、*RAB11A* 基因(在自噬过程中形成自噬体的再循环内涵体)、*GABBR2* 基因和 *SNAP25* 基因(突触体相关蛋白 25,参与胞吐的 N- 乙基马来酰胺敏感因子附着蛋白受体复合物的核心成分)的新生变异(Hamdan et al.,2017)。

随着研究发现与特定癫痫综合征相关的致病性变异,我们意识到就像"锁匙配"一样,针对癫痫综合征的发病机制可以开发特定的抗癫痫药物。"钠通道阻滞剂之类的抗癫痫药物会加重遗传性癫痫”的概念需要纠正。钠通道阻滞剂会加重伴 *SCN1A* 基因新生变异的 Dravet 综合征或癫痫性脑病，却对伴 *SCN8A* 或 *SCN2A* 基因新生变异的 Dravet 综合征有较好的疗效。某些伴 *KCNT1* 基因缺失的婴儿期恶性游走性部分性癫痫患儿对奎尼丁有反应（Abdelnour et al.，2018），而部分患儿则对卡马西平有反应。钠通道阻滞剂也对伴 *KCNQ2* 基因变异的癫痫有反应，而生酮饮食对伴 *SCN1A*、*CDKL5*、*KCNQ2*、*STXBP1* 和 *SCN2A* 等基因变异的癫痫疗效各不相同（Ko et al.，2018）。

当商业化基因公司使用基因包检测平台来筛查潜在的基因变异时，重点筛查与癫痫相关的 84 个基因、与癫痫性脑病相关的 73 个基因（表 2-1）以及包括癫痫为重要表型的 40 种遗传病（表 2-2）。

现在，家族性和散发性、特发性全面性癫痫 15q13.3 微缺失被认为是复杂的遗传性癫痫（Dibbens et al.，2009；Helbig et al.，2009）。

表 2-2　表型包括癫痫在内的部分遗传性疾病

染色体	癫痫基因
1p15	婴儿晚发型神经元蜡样脂质沉积症
1q32	婴儿型神经元蜡样脂质沉积症（Finnish 型）；Haltia-Santavuore 病、CLN1；常染色体隐性遗传的棕榈酰蛋白硫酯酶
1p34	α-L- 岩藻糖苷酶 -1/ 岩藻糖苷病
1q21	葡糖脑苷脂酶 /Gaucher’s 病
2p21	前脑无裂畸形 2 型
3q25.2-q27	脑海绵状血管瘤（CCM3）
3p26-p25	中枢神经系统 von Hippel-Lindau 病（VHL1 和 VHL2）；视网膜血管瘤 1 型
3pter-3p1	β- 半乳糖苷酶 I/GMs 神经节苷脂沉积症
6q25-qter	岩藻糖苷病（FUCA2）
7p13-p15	脑海绵状血管瘤（CCM2）
7q	脑海绵状血管畸形；未知基因
7q21-q22	脑海绵状血管瘤（CCM1）（*Krit1* 基因）
7q36	前脑无裂畸形 3 型
8p23	青少年型神经元蜡样脂质沉积症
11p25	青少年型神经元类蜡样脂质沉积症变异型；Jansky-Bielschowshy 病、三肽基肽酶（TPP1）;（CLN2）
11q15.4-15.1	Niemann-Pick 病 A、B 型
11q21-q23	结蛋白肌病、α-β 晶体蛋白（CRY A-β）
11q22	Charcot-Marie-tooth 4B 型；肌管素相关蛋白 2
11q22-q23	多巴胺 D2 受体；常染色体显性遗传的肌阵挛 - 肌张力障碍综合征
11q22-23	共济失调性毛细血管扩张症、调节细胞周期的 *ATM* 基因、有丝分裂信号转导和减数分裂重组
12q22-q24.2	苯丙氨酸羟化酶 / 苯丙酮尿症
13p22	婴儿型神经元蜡样脂质沉积症（Finnish 型）
13q14.2-q21	Wilson’s 综合征
13q21-q32	常染色体隐性遗传的婴儿晚发型神经元蜡样脂质沉积症（Finnish 型）;（CLN5）；未知功能的新跨膜蛋白
14q	痉挛性瘫痪与癫痫
14q11.1-q13	前脑无裂畸形 4 型
15q	癫痫、面部畸形、精神发育迟滞、颞叶畸形；15q 三体（染色体 12-15 易位）
16p12	Batten’s 病；常染色体隐性遗传的青少年型神经元蜡样脂质沉积症；CLN3；未知功能的新跨膜蛋白

续表

染色体	癫痫基因
16q12.2-q21	双侧额顶叶多小脑回（BFPP）
18q11-12	Niemann-Pick 病 C 型；细胞内胆固醇运输；Dis 等位基因 NP 型
Xp22.1-p21.2	甘氨酸受体；Rett 综合征
Xq26	次黄嘌呤 - 胍基磷酸核糖转移酶 /Lesch-Nyhan 综合征
Xq27.3	伴精神发育迟滞的脆性 X 综合征；CGG 重复
Xq27.3-q28	艾杜糖醛酸 -2- 硫酸酯酶 /Hunte's 综合征
Xq27-q28	色素失调症 2 型
Xq27-q28	Rett 综合征；CpG 甲基化结合蛋白 2（MECP2）；儿乎只见于女性患者
Xq28	色素失调症；NEMO/IKBKG
Xq28	肾上腺脑白质营养不良，肾上腺脑白质脊髓神经病
Xq28	脆性 X 综合征 E 型；GCC 重复
Xq28	中脑导水管狭窄性脑积水

三、遗传性癫痫综合征的概念

根据年龄依赖性遗传性癫痫综合征及其致病性变异 / 突变，以下为有关癫痫综合征的 10 个遗传学概念。

概念 1：婴儿及儿童期癫痫性脑病是可遗传的，如 Ohtahara 综合征 *STXBP1* 基因 /*MUNC18-1* 基因、*ARX* 基因、*KCNQ2* 基因突变（Kato et al.，2007；Saitsu et al.，2008；Weckhuysen et al.，2012）。

概念 2：离子通道病，如早发型婴儿癫痫性脑病（early infantile epileptic encephalopathy，EIEE）或 Dravet 综合征 *SCN1A*、*SCN1B*、*SCN2A*、*5CN8A*、*SCN9A*、*KCNA2*、*KCNB1*、*KCNC1*、*KCNMA1*、*KCNQ2*、*KCNQ3*、*KCNT1* 等基因致病性新生变异（Claes et al.，2001；Dravet et al.，2005；Harkin et al.，2007；Wallace et al.，1998，2001，2003；Hirose et al.，2000）可引起单纯性热性惊厥；GEFS+；新生儿、婴儿期良性癫痫综合征和癫痫性脑病。

概念 3：受体病，如编码 nACH 受体的基因（*CHRNA2*、*CHRNA4*、*CHRNB2*）或编码 GABA 受体的基因（*GABRa1*、*GABRb1*、*GABRb2*、*GABRb3*、*GABRd*、*GABRg2*）致病性变异可导致遗传性局灶性癫痫（如 ADNFLE）（Steinlein et al.，1995；De Fusco et al.，2000；Hirose et al.，1999；Steinlein et al.，1997）及遗传性全面性癫痫。

——伴儿童和青少年失神癫痫的 GEFS+（Baulac et al.，2001；Cossette et al.，2002）。

——癫痫 - 失语疾病谱系中的 *GRIN2A* 基因变异，可导致 Rolandic 癫痫、不典型良性部分性癫痫、伴慢波睡眠期持续性棘 - 慢波放电的癫痫性脑病和 Landau-Kleffner 综合征。

——EIEE 中的 *GRIN2B* 与 *GRIN2D* 基因（Kearney，2017；Dibbens et al.，2004；Wallace et al.，2001）。

概念 4：非离子通道基因，如 *myoclonin 1*/*EFHC1*、*ICK*、*Importin 8*（*IPO8*）、*PROSER1*、*MYOFERLIN*、*BRD2*、*EL4*、*TBC1D24*、*CDKL5*、*STXBP1* 和 *MAG 12* 等基因变异可引起以下常见的癫痫，如青少年肌阵挛癫痫、Rolandic 癫痫、家族性婴儿肌阵挛癫痫和婴儿痉挛（Suzuki et al.，2004；de Nijs et al.，2009；Cavalleri et al.，2007；Pal et al.，2003；Lorenz et al.，2006；Strug et al.，2009；Falace et al.，2010；Corbett et al.，2010；Weaving et al.，2004；Deprez et al.，2010；Marshall et al.，2008；Mei et al.，2009）。

概念 5：编码转运体的基因：引起 EIEE 的 *SLC1A2* 基因（编码溶质转运蛋白家族 1- 胶质细胞高亲和力谷氨酸转运蛋白）、引起 EIEE 及 IGE 的 *SLC12A5* 基因（编码溶质转运蛋白家族 12- 钾 / 氯转运体）、引起 EIEE 的 *SLC25A12* 基因（编码溶质转运蛋白家族 25- 线粒体载体，线粒体转运蛋白）及 *SLC25A22* 基因（编码溶质转运蛋白家族 25- 线粒体载体，谷氨酸）、引起 IGE 的 *SLC2A1* 基因（编码溶质转运蛋白家族 2- 易化型单糖转运体）、引起肌阵挛 - 失张力癫痫（Doose 综合征）的 *SLC6A1* 基因（编码溶质转运蛋白家族 6，神经递质转运体，GABA）。

概念 6：参与膜转运和胞吐的基因：引起 GEFS+

的 *STX1B* 基因、引起 EIEE 的 *STXBP1* 基因、引起伴孤独症 EE 的 *SYNGAP1* 基因（RAS-GTP 酶激活蛋白）。

概念 7：参与细胞黏附分子形成的基因：引起 FAME 的 *CNTN2* 基因和 Dravet 综合征的 *PCDH19* 基因。

概念 8：在进行性肌阵挛癫痫中，参与细胞死亡的基因（*Laforin/DSP* 基因和胱抑素 B 基因）（Minassian et al.，1998；Seratosa et al.，1999；Pennachio et al.，1996）、参与蛋白酶体降解途径（malin/E3 泛素连接酶基因［Chen et al.，2003］）及导致糖原代谢异常的基因（Turnbull et al.，2011）可引起进行性肌阵挛癫痫。

概念 9：参与细胞增殖（引起裂脑畸形的同源异性盒 *EMX2* 基因）、迁移（引起 JME 的 *EFHC1* 基因、*ICK* 基因和 *IPO8* 基因；引起脑室旁结节性灰质异位症的 *Filamin 1* 基因；引起 X 连锁无脑回畸形和皮质下带状灰质异位的 *USI* 基因或双皮质素基因）和分化（引起双侧额顶叶多小脑回畸形的 G 蛋白偶联受体基因 6 或 *GPR56*）等特定的发育性基因，可导致伴大脑皮质畸形的癫痫（Guerrini & Marini，2006）。

概念 10：染色体微重排、微缺失和染色体缺陷是导致癫痫、畸形和轻度智力低下的常见原因（Dibbens et al.，2009；Helbig et al.，2009）（图 3）。

四、癫痫的临床基因检测（基因型）与遗传咨询

（一）临床基因检测（基因型）

神经科医生和癫痫专科医生会产生如下疑惑："在临床实践中，我们应何时对遗传性癫痫综合征患者行基因检测？检测结果有何实际临床意义？其结果是否影响癫痫患者的治疗和预后？临床基因检测有啥风险或局限性？"其实，临床医生可通过对患者及其家庭成员（甚至是第四代亲属）行基因检测以获得相关遗传学信息（见 NIH 官方网站：www.genetest.org）。

（二）遗传咨询

当神经科医生 / 癫痫专科医生想通过基因检测对癫痫综合征做出诊断时，应在对癫痫患者及其家族成员抽血行基因检测前，为其提供遗传咨询（Btandfort et al.，1987；Ottman et al.，2010）。可通过网站 www.nsgc.org 向遗传咨询师咨询。通过遗传咨询，癫痫患者及其家庭成员应了解清楚基因检测的目的、检测方法的局限性、患者自身的遗传基因可揭示什么以及癫痫遗传信息对患者及其家庭成员有什么"连锁反应"和影响。临床医生要让癫痫患者有充足的时间去权衡行基因检测的利弊。同时神经科医生和遗传咨询师还应提醒患者家属，患者可能会因为检测结果而感到悲伤、气愤甚至愤怒。此外，遗传咨询师还要评估其兄弟姐妹或后代罹患癫痫综合征的风险，如果有相关的风险，应进一步讨论癫痫基因对后代的影响；如果是女性患者，还需考虑抗癫痫药物的致畸作用。由于基因检测费用可能高达数千美元，所以在遗传咨询时，遗传咨询师也应向患者说明基因检测的相关费用及医疗保险是否能够给予报销。在美国，虽然保险公司有时会报销部分癫痫患者的基因检测费用，但共同支付的费用高达 5 000~10 000 美元或以上（Bandfort et al.，1987；Ottman et al.，2010）。

（三）何时以及为何要行基因检测？

在以下情况，神经科医生 / 癫痫专科医生可建议患者行基因检测：①对肌阵挛癫痫或婴儿阵挛 - 强直 - 阵挛惊厥性大发作进行诊治时，如临床上诊断伴 *SCN1A* 基因突变的 Dravet 综合征应避免使用钠通道阻滞剂；②诊断婴儿期和儿童早期耐药性发育性癫痫性脑病；③区分婴儿晚发型和儿童期各种类型的蜡样脂质沉积症，并为伴 *CLN2* 基因变异的 Batten 病患者行脑室内输注药物 cerliponase alpha（Brineura）（一种酶替代疗法）治疗（Schulz et al.，2018）；④在癫痫 - 失语疾病谱中，证实编码 NMDA 受体 GluN2A 亚基（*GRIN2A* 基因）的基因缺失；⑤区分失神癫痫的各种遗传学病因，如对编码 T 型钙通道的基因变异、*GABRAa1*、*GABRAb3*、*GABRg2*、*GABRb2* 等基因变异与 *SLC2A1* 基因变异（编码葡萄糖转运体或 GLUT1 缺乏）进行区别，从而选择抗癫痫药物（antiepileptic drugs，AED）治疗或生酮饮食治疗；⑥在青少年期起病的肌阵挛 - 强直 - 阵挛大发作中，区分引起 JME 和进行性肌阵挛癫痫（progressive myoclonus epilepsy，PME）的基因变异，从而对癫痫症状发生前或 Lafora 病早期诊断并予早期治疗，如 FDA 批准治疗 Lafora 病的"孤儿药"（二甲双胍）；⑦筛查 X- 连锁疾病的携带者，女性携带者常有症状，如 Dravet 综合征原钙黏蛋白 19 基因突变。

癫痫患者的其他家庭成员因个人更多的原因如

计划生育,可行基因筛查。即使致死性癫痫无法治愈,但患者的其他家庭成员或父母仍希望通过基因检测了解自己或后代是否处于疾病的早期阶段。一对新婚夫妇可能期望通过基因检测来了解自己是否为 Lafora 病或 Unverricht-Lundborg 病等常染色体隐性遗传性癫痫的携带者。如果已知一个家族中存在癫痫的致病性基因变异 / 突变,则可对高危亲属行携带者基因检测和对高危妊娠者行产前基因检测。然而,在我们的临床实践中,很少有人要求行产前 / 受精卵植入前癫痫的诊断性基因检测。

神经科医生 / 癫痫专科医生要清楚哪些人有权知道患者基因检测的结果,并对检测结果保密、遵守 2008 年《基因信息和非歧视法》(见 www.dnapolicy.org/gina)或世界其他地区类似的相关基因条例。值得注意的是,临床医生和遗传咨询师应提醒患者家庭成员,患者可能会因为查出患有严重和致死性的癫痫综合征而感到悲伤、内疚甚至愤怒。因此,心理学专家也是癫痫团队中的重要成员之一。

(四) 什么是遗传变异?

单核苷酸变异:基因核苷酸序列中单个碱基对的改变称为一个变异。致病性变异,以前称为“突变”,改变了编码蛋白的氨基酸序列,导致蛋白功能受损。这种变异出现在卵母细胞或精母细胞减数分裂阶段“生殖细胞系”形成过程中,常见于单基因癫痫病,由父母一方通过数代遗传致病(杂合子显性垂直传播)或由父母双方共同遗传给后代(杂合子隐性水平传播)。当父母双方都无基因变异时,则认为是“新生变异”。在受精卵形成后胚胎发育过程中发生的基因变异,称为“合子后突变”或“体细胞突变”,可导致皮质发育不良、半侧巨脑症和伴侧巨脑症的神经皮肤综合征。

结构性变异(如拷贝数变异、缺失 / 复制):结构性变异是指影响 50 个以上碱基对的遗传变异,包括重复、缺失、插入、倒位和易位等重排。当变异累及 20kb 左右的核苷酸数量时,称为拷贝数变异(copy number variations,CNVs)。CNVs 可以是缺失或重复。当缺失 / 重复 / 插入导致基因阅读框移位并使蛋白合成停止时,该蛋白称为截短蛋白。

(五) 使用何种基因检测方法?

癫痫专科医生应清楚需要使用何种检测方法对 CNVs、插入、微缺失 / 重复等结构性变异进行检测及该检测方法的相关费用。首先可通过微阵列比较基因组杂交技术对伴畸形、认知退行性下降和孤独症样特征的癫痫综合征患儿的 CNVs、缺失 / 重复等染色体结构性变异进行检测。

商业化基因公司采用染色体微阵列分析技术可将检测成功率提高 5%。

在单基因癫痫病中,一个特定的基因对一种疾病(如线粒体基因对进行性肌阵挛癫痫伴破碎红纤维,亦称 MERRF 综合征)或与特定表型相关的多基因,涵盖 70~120 个基因。实际上,商业化基因公司一般先采用更实际可行的全外显子测序,再对随后锚定的 70~465 个基因进行检测(如对引起早发型婴儿癫痫性脑病或婴儿痉挛、进行性肌阵挛癫痫、Dravet 综合征或失神癫痫综合征等各种基因进行批量测序)。目前有 8 个商业化癫痫基因包可供选择,神经科医生 / 癫痫专科医生应通过商业化的癫痫基因包检测疑似的癫痫综合征。目前只有 Athena232 基因包涵盖了其他商业化基因公司基因包中的所有基因(Dunn et al.,2018)。大概有 20%~50% 的概率可以检测出一个特定且有意义的癫痫基因变异。当针对特定基因的基因包未能检测出有意义的结果时,可以对基因组的非目标基因进行检测、查找嵌合体,甚至新的癫痫基因。

(六) 基因检测结果对治疗的影响

目前,随着癫痫基因包筛查和全外显子测序的灵敏性、特异性和临床实用性的不断提高,也促进了临床诊断水平不断地提升,并为癫痫专科医生指明了未来癫痫综合征的治疗方向。对许多特定的癫痫综合征而言,基因型是最直接、最具成本效益和最准确的诊断方法,可直接影响患者治疗方案的选择。下列针对特定的癫痫综合征单个病例或多个前瞻性病例队列研究,已证实某些抗癫痫药物可加重或减轻发作,未来应进行多中心双盲随机临床试验。

癫痫基因检测结果影响治疗方案的例子:① Dravet 综合征:7 个月龄内起病,热性惊厥频繁发作(5 次或以上)或发作时间长(大于 10min),钠通道阻滞剂如卡马西平或拉莫三嗪加重伴 *SCN1A* 基因变异的 Dravet 综合征(Brunklaus et al.,2012),司替戊醇、大麻二酚和芬氟拉明有较好疗效(Chiron et al.,2000; Ceulemans et al.,2012; Devinsky et al.,2017); Wolf 等研究中,大剂量苯妥英钠或卡马西平对伴 *SCN2A* 和 *SCN8A* 基因变异的 Dravet 综合征疗效较好(Wolf et al.,2017; Boerm et al.,2016; Barker et al.,2016)。②由遗传性癫痫性脑病所致的婴儿痉挛:区分各种不同的离子通道病,如对依佐加滨、卡马西平、苯妥英钠有反应的伴 *KCNQ2* 基因变异的离子通道病（Pisano et al.，2015）与对卡马西平有反应的伴 *PRRT2* 基因变异的离子通道病（Ebrahimi-Fakhari et al.，2015）及各种代谢性疾病（对肌醇有反应的伴 *PLCB1* 基因变异疾病；对吡哆醇有反应的伴 *ALDH7A1* 基因隐性变异疾病；对吡哆醇 -5- 磷酸酯有反应的伴 *PNPO* 基因变异疾病）。③婴儿恶性游走性局灶性癫痫：奎尼丁或卡马西平可治疗伴 *KCNT1* 基因功能获得性变异（Abdelnour et al.，2018）。④癫痫 - 失语疾病谱：美金刚可治疗伴 *GRIN2A* 基因变异的该类癫痫（Pierson et al.，2014）。⑤皮质发育不良：对经头颅 MRI 证实存在皮质发育不良的癫痫患者行基因检测能够区分结节性硬化症与伴细胞迁移、增殖障碍疾病，也有助于手术方式的选择和预后的判断；使用依维莫司或其他 mTOR 通路抑制剂治疗结节性硬化症和皮质发育不良。⑥对伴肌阵挛和阵挛 - 强直 - 阵挛性发作共同发作症状学的 PME、JME 和 CAE 进行基因检测，指导用药。⑦ GLUT1 缺乏所致的早发性儿童失神癫痫，生酮饮食疗法有效（Kass et al.，2016）；编码 GABR 亚基基因变异（*GABRb3*、*GABRb2*、*GABRg2* 等基因）所致的儿童期失神癫痫，氯巴占或氯硝西泮有效。

因现在已有针对进行性肌阵挛癫痫遗传学检测结果的治疗药物，所以在该病症状发生前，对患者行基因检测是合理的，如 Lafora 病，①当存在无义突变时，可为其提供针对发病机制的药物，即静脉注射庆大霉素和新研发的提前终止密码子促通读药物（如 PTC124）；② FDA 现已批准二甲双胍为治疗 Lafora 病的“孤儿药”。同样地，在症状发生前，对 Lafora-PME 患者的其他家庭成员行基因检测也是合理的，因基因检测结果异常通常能 100% 确诊 Lafora 病，对无义突变的 Lafora 病可及早启动静脉注射庆大霉素和二甲双胍治疗。然而，神经科医生和癫痫专科医生不应该自行替患者决定是否行基因检测，患者应向遗传咨询师咨询清楚后再下决定。

（七）如何判断变异是致病性的

当商业化基因公司报告一个基因变异是“致病性”“可能致病性”或“良性”时，癫痫专科医生应该知道如何对该基因检测报告进行解读，了解其意味着什么。第一步，癫痫专科医生要熟悉美国国家人类基因组研究所（the National Human Genome Research Institute，NHGRI）（MacArthur et al.，2014）的指南，该指南用于研究人类疾病中有关基因变异与疾病之间的因果关系及美国医学遗传学和基因组学学会与分子病理学协会（ACMG-AMP）推荐的证据标准（Richards et al.，2015），将基因变异分为“致病性”“可能致病性”或“良性”；其次，癫痫专科医生通过查阅 NIH 人类遗传变异公共数据库即 ClinVar 数据库，了解如何解读实验室报告基因变异的含义。ClinVar 数据库总结了基因变异的相关特点及基于 NHGRI 和 ACMG-AMP 指南对基因变异进行“致病性”或“可能致病性”分类的支持性观察结果和证据（http：//www.clinicalgenome.org/site/assets/files/1594/landrum_clinvar.pdf）。

在第一步中，癫痫专科医生可以参照图 2-2，图 2-2 第一栏描述了 NHGRI 核心指南中基因变异与疾病之间的因果关系。NHGRI 工作组认为等位基因频率<0.01 的生殖细胞系变异有较大的患病风险；在严重的单基因和复杂遗传的疾病中，变异是致病的（MacArthu et al.，2014）。

（八）关于遗传含义的概念

仅通过基因变异序列分析来明确基因与疾病之间的因果关系是不太可能的，因此，NHGRI 指南引入了“implication”的概念——即评估一个基因变异致病性的遗传学证据。

目前已报道的 27% 严重疾病的基因突变要么是常见的基因多态性，要么缺乏直接的致病性证据（MacArthur et al.，2014），甚至在 ClinVar 数据库中 11.5% 遗传性疾病为意义不明确的变异（shah et al.，2018），所以 NHGRI 指南强调“统计学上的强遗传学证据”，如家系研究中的共分离研究、病例对照关联研究、等位基因频率，①与基因变异的患者有同一祖先起源的病例队列，②在公共基因组数据库中（如 gnomAD 数据库），等位基因频率及对基因保守性和致病性的理论预测。统计学上强遗传学证据的“含义”以及发现基因变异的特定实验室证据：基因变异在功能上可破坏其表达的产物。NHGRI 指南重视疾病模型，该模型概括了人类疾病的相关病理生理，当破坏或消除疾病的分子通路时，症状即可改善。另一方面，ACMG-AMP 指南（见图 2-2 第 2 和第 3 栏）更重视临床基因检测报告为临床医生提供医疗决策，而 NHGRI 指南推荐将疾病与基因变异之间的因果关系联系起来，再对二者的关联强度分级为“非常强”“强”“中等”和“支持”。ACMG-AMP 指南根据证据强度制定基因变异的致病性等级，即“致病性”“可能致病性”“意义不明确”、“可能良性”和“良性”（图 2-2）。

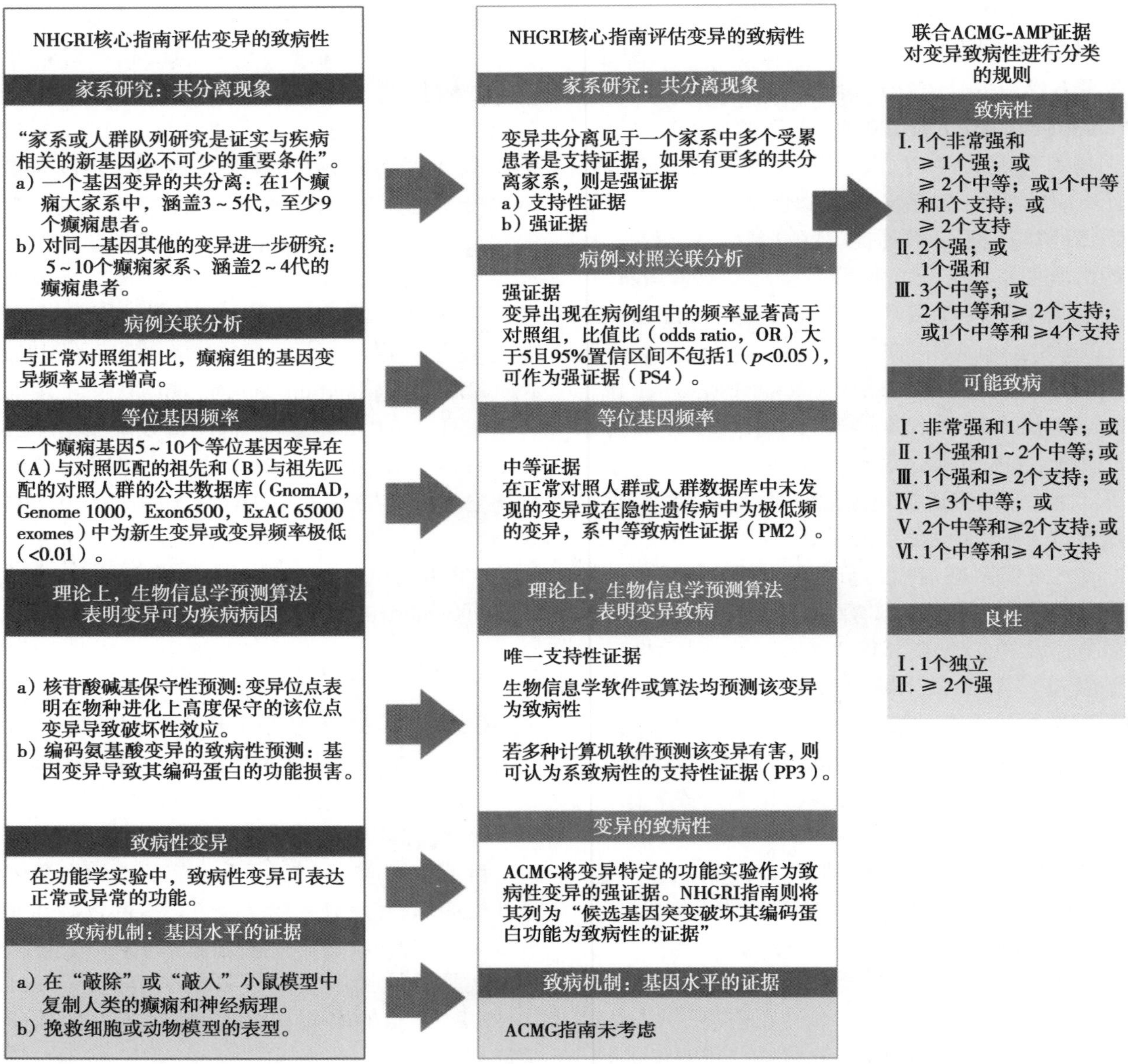

NHGRI核心指南评估变异的致病性

家系研究：共分离现象

"家系或人群队列研究是证实与疾病相关的新基因必不可少的重要条件"。
a）一个基因变异的共分离：在1个癫痫大家系中，涵盖3～5代，至少9个癫痫患者。
b）对同一基因其他的变异进一步研究：5～10个癫痫家系、涵盖2～4代的癫痫患者。

病例关联分析

与正常对照组相比，癫痫组的基因变异频率显著增高。

等位基因频率

一个癫痫基因5～10个等位基因变异在（A）与对照匹配的祖先和（B）与祖先匹配的对照人群的公共数据库（GnomAD，Genome 1000，Exon6500，ExAC 65000 exomes）中为新生变异或变异频率极低（<0.01）。

理论上，生物信息学预测算法表明变异可为疾病病因

a）核苷酸碱基保守性预测：变异位点表明在物种进化上高度保守的该位点变异导致破坏性效应。
b）编码氨基酸变异的致病性预测：基因变异导致其编码蛋白的功能损害。

致病性变异

在功能学实验中，致病性变异可表达正常或异常的功能。

致病机制：基因水平的证据

a）在"敲除"或"敲入"小鼠模型中复制人类的癫痫和神经病理。
b）挽救细胞或动物模型的表型。

NHGRI核心指南评估变异的致病性

家系研究：共分离现象

变异共分离见于一个家系中多个受累患者是支持证据，如果有更多的共分离家系，则是强证据
a）支持性证据
b）强证据

病例-对照关联分析

强证据
变异出现在病例组中的频率显著高于对照组，比值比（odds ratio，OR）大于5且95%置信区间不包括1（$p<0.05$），可作为强证据（PS4）。

等位基因频率

中等证据
在正常对照人群或人群数据库中未发现的变异或在隐性遗传病中为极低频的变异，系中等致病性证据（PM2）。

理论上，生物信息学预测算法表明变异致病

唯一支持性证据
生物信息学软件或算法均预测该变异为致病性

若多种计算机软件预测该变异有害，则可认为系致病性的支持性证据（PP3）。

变异的致病性

ACMG将变异特定的功能实验作为致病性变异的强证据。NHGRI指南则将其列为"候选基因突变破坏其编码蛋白功能为致病性的证据"

致病机制：基因水平的证据

ACMG指南未考虑

联合ACMG-AMP证据对变异致病性进行分类的规则

致病性

Ⅰ. 1个非常强和
　≥1个强；或
　≥2个中等；或1个中等和1个支持；或
　≥2个支持
Ⅱ. 2个强；或
　1个强和
Ⅲ. 3个中等；或
　2个中等和≥2个支持；或1个中等和≥4个支持

可能致病

Ⅰ. 非常强和1个中等；或
Ⅱ. 1个强和1～2个中等；或
Ⅲ. 1个强和≥2个支持；或
Ⅳ. ≥3个中等；或
Ⅴ. 2个中等和≥2个支持；或
Ⅵ. 1个中等和≥4个支持

良性

Ⅰ. 1个独立
Ⅱ. ≥2个强

图 2-2　根据 NHGRI 和 ACMG-AMP 指南，将基因变异与疾病之间的因果关系相关联

因此，癫痫专科医生应对商业化基因公司报告的"致病性"或"可能致病性"与 ACMG-AMP 指南中的"致病性或可能致病性"要加以区分，并在 ClinVar 数据库中进行注释和总结。当使用 ACMG-AMP 标准时，"致病性"一词意味着 95% 以上的致病风险，"可能致病性"意味着 90% 的致病风险。

五、婴儿期癫痫性脑病（epileptic encephalopathies of infancy，EEI）的基因检测及其治疗意义

婴儿期癫痫性脑病（EE）是持久、反复的癫痫活动导致患儿运动、感觉和认知发育障碍。神经发育性障碍合并癫痫性脑病，现在称为发育性癫痫性脑病（developmental and epileptic encephalopathies，DEE），除导致难以控制的发作外，还可引起脑病。基因检测可区分 EE、DEE。通常见于新生儿期，患儿常因癫痫发作处于嗜睡或昏迷状态，包括伴不规则肌阵挛的 Aicardi-Goutieres 早发性肌阵挛脑病（early myoclonus encephalopathy，EME）、伴强直发作的 Ohtahara 早发性婴儿癫痫性脑病、West 综合征、Dravet 综合征及婴儿恶性游走性局灶性发作。

Wolff 等（2017）率先使用钠通道阻滞剂对 66 例伴 *SCN2A* 基因功能丧失型或功能获得型突变的 EE 患者进行治疗，观察其疗效。该研究发现在伴

SCN2A 基因功能获得型突变的早发性婴儿癫痫（<3 个月）中，钠通道阻滞剂常可减少发作或无发作，但对伴 *SCN2A* 基因功能丧失型突变的晚发性癫痫（≥3 个月）疗效不佳。Wolff 等研究说明功能丧失型或获得型基因突变可能会影响钠通道阻滞剂的疗效，后来也得到了其他学者相关研究的支持。其他研究者同样在婴儿期癫痫性脑病中发现，伴 *SCN8A* 基因功能获得型突变的癫痫性脑病对苯妥英钠（钠通道阻滞剂）有较好的反应（Boerma et al.，2016；Barker，2016）。

据报道，编码 GluN2A 亚基的 *N447K* 基因功能获得型变异的 Rolandic 癫痫患者，服用丙戊酸和拉莫三嗪后，无发作（Xu et al.，2018）。在不同类型的细胞和脑组织中表达的特定离子通道对钠通道阻滞剂疗效不一样。*SCN1A* 基因在大脑皮质 GABA 能中间神经元和内嗅皮质第Ⅱ层星状神经元中表达，*SCN2A*、*SCN3A* 和 *SCN8A* 基因则在谷氨酸能锥体神经元中表达。钠通道阻滞剂可减轻伴 *SCN2A* 和 *SCN8A* 基因（EEI-13）神经发育性疾病的癫痫发作，然而却加重伴 *SCN1A* 基因突变的 Dravet 综合征（Lai et al.，Presented in AES，2017；Atkin et al.，2018；Ottolini et al.，2017）。在既往报道中，对伴 *KCNQ2* 基因变异的癫痫性脑病行回顾性分析发现苯妥英钠和卡马西平有效（Pisano，2015）。总的来说，发现 23.5% 的疾病与基因变异有关，9% 的婴儿期癫痫性脑病伴基因缺失 / 重复，其中最常见的是 *SCN1A* 和 *KCNQ2* 基因变异（Lindy et al.，2018）。在超过半数的病例中，癫痫基因型有助于治疗方案的选择。

（一）Aicardi-Goutières 早发性肌阵挛脑病（early myoclonic encephalopathy，EME）

EME 是一种以不规则肌阵挛发作、肌张力低下、认知发育障碍、基底节钙化和脑电图表现为抑制 - 爆发为特征的罕见遗传性疾病。现认为该综合征是一种自身炎症性疾病，与编码核酸代谢相关蛋白的七种基因有关，包括 SAMHD1 蛋白，系一种 dNTP 三磷酸水解酶（dNTPase），可控制脱氧核糖核苷三磷酸（dNTPs）胞内水平，在先天性免疫反应和自身免疫性疾病中发挥作用。SAMHD1 还能抑制包括 HIV 病毒在内的逆转录病毒，防止自身炎症性 Aicardi-Goutières 综合征的进展。非活性载脂蛋白 apo-SAMHD1 在单体和二聚体之间相互转化，利用 dGTP，进而聚合成有催化活性的四聚体（Ballana & Este，2015）。

（二）Ohtahara 早发性婴儿癫痫性脑病

对 Ohtahara 综合征患儿行头颅 MRI 检查，可发现大多数患儿脑部结构性异常，该综合征同时也涉及多种致病性基因变异，可用于解释其发病机制。其中编码线粒体谷氨酸转运体的 *SLC25A22* 基因致病性变异与 EEIE 有关，谷氨酸在星形胶质细胞内累积可诱发发作（Molinari et al.，2006，2009）。Milh 等（2007）研究表明，在体抑制大鼠幼仔谷氨酸转运体可诱发抑制 - 爆发脑电图。Kato 等（2007）首次报道在两个无任何血缘关系的 EIEE 患者中发现染色体 Xp21.3 无芒相关同源盒基因（aristaless-related homeobox gene，ARX）2 号外显子有 33bp 半合子重复序列，而 *ARX* 基因可产生一种对大脑神经元发育至关重要的转录因子。2010 年，Giordano 等在患 EIEE 的单卵双胞胎姐妹中发现 *ARX* 基因 5 号外显子错义突变。此外，Saitsu 等（2010a，2011）在 14 例无血缘关系的 EIEE 患者染色体 9q34 上发现了 *STXBPT/MUNC 18-1* 基因变异，同时伴父系嵌合体。STXBP1 是 SNARE 复合体的调节成分，在神经递质释放过程中参与神经元的胞吐和融合。Weckhuysen 等（2012）首次报道了 EIEE 的 *KCNQ2* 基因新生突变。既往研究发现，EIEE 也可有 *SCN2A* 基因突变（Lang et al.，2017）。中国学者报道中国早发性婴儿 EE 与 *SCN8A* 基因突变有关（Wang et al.，2017）。

（三）婴儿痉挛

1. 应何时对婴儿痉挛（West 综合征）患儿行基因检测及如何检测？

当患儿出现屈曲型、伸展型或轴性痉挛发作时，我们可通过 24h 视频脑电图记录到高度失律及发作症状学特征。除视频脑电监测外，还应对患儿行头颅 MRI 和 18- 氟 -2- 脱氧葡萄糖（2FDG）PET 检查。可首先使用 ACTH 或氨乙烯酸对患儿进行治疗，随后可用吡哆醇（100mg 静脉注射）短期治疗。60%~75% 婴儿痉挛是症状性的，提示可能与潜在的疾病有关（Jellinger，1987；Riikonen，2001，2010；Pellock et al.，2010）。头颅影像学检查可发现缺血缺氧性脑病（33%），包括结节性硬化在内的斑痣性错构瘤病（16%~25%），包括无脑回畸形在内的脑畸形（4%）、唐氏综合征（6%）、脑肿瘤、脑积水（4%）和宫内感染。现已开发出针对结节性硬化或皮质发育不良的基因筛查包。由于现已有了针对结节性硬化致病机制的特殊药物（如西罗莫司）及特异性抗发作药物(氨乙烯酸),故对该病进行正确诊断十分重要(Wong,2000; Chiron et al.,1997; Eteman et al.,2001)。对可行外科手术治疗的24—30个月龄的皮质发育不良患儿,头颅MRI难以发现异常病灶,需要行头颅2FDG-PET检查,进一步行头颅MRI和PET的融合/配准(Salamon et al.,2008; Guerrini & Marini,2006)。

25%~40%的婴儿痉挛是特发性的,患儿起病前精神运动发育正常。40%的特发性婴儿痉挛患儿有癫痫阳性家族史,提示有遗传学病因(图2-3)。因此,在头颅影像学检查提示无脑部结构性病变后,应对患儿行基因检测。ACTH对特发性婴儿痉挛疗效最佳,而氨乙烯酸对结节性硬化有较好的疗效(Lux et al.,2004,2005; Vigevano & Cilio,1997)。查清特发性婴儿痉挛的基因型后,可尝试用叶酸治疗叶酸敏感的婴儿痉挛(Gallagher et al.,2009)、吡哆醇和维生素B_6治疗伴*Antiquitin*基因突变的吡哆醇依赖性婴儿痉挛(Mills et al.,2006)、生物素治疗生物素酶缺乏症、丝氨酸治疗丝氨酸合成缺乏症(Kalscheuer et al.,2003)、肌酸治疗肌酸缺乏症以及生酮饮食疗法治疗GLUT1缺陷综合征(De Vivo综合征),可开展各种临床试验。过半数特发性婴儿痉挛患儿精神运动发育正常。

临床上,还需对头颅影像学检查正常的特发性婴儿痉挛患儿行溶酶体、过氧化物酶体和高尔基体的功能代谢、能量代谢、氨基酸分解代谢、脂质和蛋白质的合成/降解及非酮症性高血糖等检查。由于丙酮酸循环、Krebs循环和线粒体呼吸链紊乱时,兴奋毒性机制和ATP减少可导致婴儿痉挛。

此外,还可检测婴儿痉挛患儿7号染色体q11.23-q21.1上*MAG12*基因缺失(Marshall et al.,2008)、X-连锁周期素依赖性蛋白激酶5(*CDKL5/STK9*)基因和中间神经元相关的转录因子无芒相关同源盒基因(*ARX*)(Stromme et al.,2002)。所以,对该病患儿行分子细胞遗传学和核型分析是必需的。

婴儿痉挛的遗传学病因可引起不同类型的癫痫性脑病(EE)。如前所述,Dravet综合征是首个与遗传学病因有关的EE。此后,不断有研究表明其他婴儿癫痫性脑病也可由遗传学病因引起,与Dravet综合征的区别在于,婴儿痉挛更常见(见表2-1和图2-1),这种遗传性癫痫性脑病可由以下基因突变所致:①细胞周期蛋白依赖性激酶-5(*CDKL5/STK9*)基因突变可引起X-连锁婴儿痉挛、智力低下及出现与Rett综合征、Angelman综合征二者重叠的临床

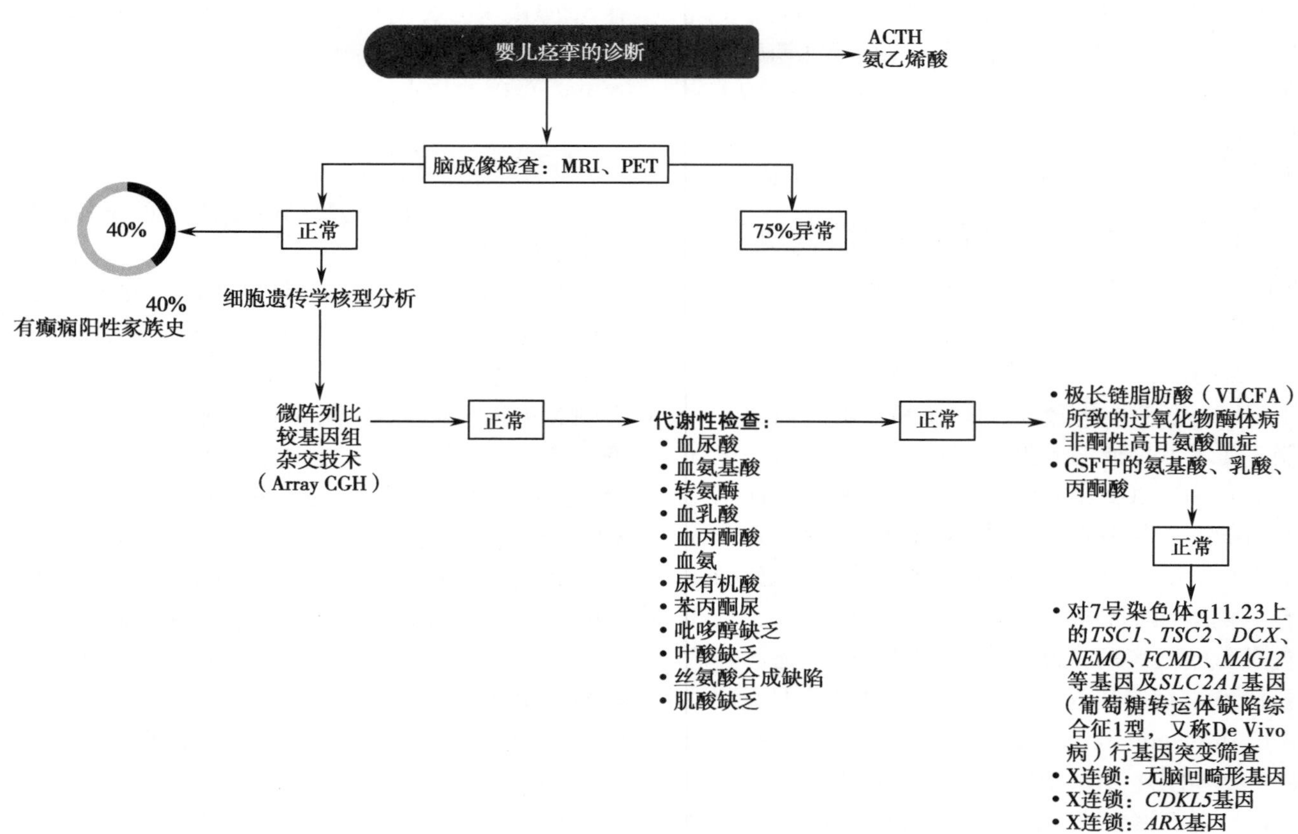

图2-3 婴儿痉挛的诊断流程

特征（Weaving et al.，2004）；② X- 连锁中间神经元相关转录因子 *ARX* 基因可导致 West 综合征、婴儿痉挛及 Partington 综合征（精神发育迟滞、共济失调和肌张力障碍），EEG 可见多灶性棘波、脑电低平、无脑回畸形和精神发育迟滞（Stromme et al.，2002；Kitamura et al.，2002）；③染色体 Xq22 上的 *SPRX2* 基因可导致伴口周及言语运动障碍、智力低下或双侧外侧裂多小脑回畸形有关的 Rolandic 癫痫（Roll et al.，2006）；④ X 连锁的原钙黏蛋白 19 基因（*PCDH19*）可致仅女性发病的伴精神发育迟滞的癫痫（Dibbens et al.，2008；Depienne et al.，2009）；⑤突触融合蛋白结合蛋白 1 基因或 *STXPB1*（*MUNC 18-1*）基因可引起早期 EIEE（Ohtahara 综合征）（Saitsu et al.，2008，2011）；⑥上文提到的 7 号染色体 q11.23-q21.11 的 *MAG12* 基因缺失（Marshall et al.，2008）；⑦ α-Ⅱ谱系蛋白的显性负性突变（Saitsu et al.，2010b）。

2. 与婴儿痉挛和 Lennox-Gastaut 综合征有关的 X 连锁、功能获得型新生变异

2013 年，Epi4k 和 EPGP 研究人员在婴儿痉挛（West 综合征）和 Lennox-Gastaut 综合征两种“典型”的癫痫性脑病中发现了新生的基因突变。研究人员对 264 例三人组外显子测序，发现了 439 个新生的基因突变，经 Sanger 一代测序验证了 329 个新生的基因突变。在这 264 例三人组的两个或两个以上先证者中发现了 9 个单核苷酸新生突变（*SCN1A* n=7、*STXBP1* n=5、*GABRB3* n=4、*CDKL5* n=3、*SCN8A* n=2、*SCN2A* n=2、*ALC13* n=2、*DNM1* n=2、*HDAC4* n=2）。在上述 9 个基因中，先前已证实 *SCN1A*、*STXBP1*、*SCN8A*、*SCN2A* 和 *CDKL5* 基因与癫痫性脑病相关。

研究人员首次发现了“*GABRB* 为引起 EE 的单一致病基因，为研究其他所有癫痫提供了迄今为止最有力的证据”，这一理念基于①在 *GABRB3* 基因中发现了四个独特的新生突变；②在 610 个正常对照中，*GABRB3* 基因外显子无类似的新生突变；③与 EE 相关的计算机模型对致使蛋白功能破坏的基因突变耐受性低，可产生有害的表型。他们用同样的方法对编码尿苷二磷酸 -N- 乙酰氨基葡萄糖转移酶亚基的 X- 连锁 *ALG13* 基因也进行推导，有学者曾在两例伴智力严重发育障碍的癫痫患者中报道过该基因。

在 2017 年，Hamdan 等运用以下方法对发育性癫痫性脑病（DEE）患者新生基因突变进行了研究：①首先在 197 例伴智力障碍癫痫患者的全基因组测序中发现了候选基因的新生突变；②在另一队列中发现其他患者也存在相同的候选基因变异；③综合了数个伴智力障碍的发育性癫痫性脑病数据库。通过上述研究，Hamdan 等发现 DEE 与 *NTRK2*、*GABRB2*、*CLTC*、*DHDDS*、*NUS1*、*RAB11A*、*GABBR2* 和 *SNAP25* 等基因之间的因果关系。总的来说，研究人员对 197 例患者行全基因组测序，明确了其中 63 例（32%）患者的基因分子诊断。

Moller 等（2017）对 22 例患者进行研究，发现了 *GABRB3* 基因杂合突变，进一步强调了 *GABRB3* 基因突变与单纯型热性惊厥、遗传性癫痫伴热性惊厥附加症、癫痫伴肌阵挛 - 失张力发作、West 综合征和其他早发性严重癫痫性脑病之间的因果关系。Moller 等将野生型和 β_3、α_5 和 γ_{2s} 突变体亚单位共表达于非洲爪蟾卵母细胞中，微电极电压钳对 *GABRB3* 基因的 7 个突变位点进行电生理分析，发现其中 5 个突变体 GABA 诱导的电流波幅或 GABA 敏感性降低。

Xq28 染色体上编码 GABA-A 受体 α3 亚基的 *GABRA3* 基因可引起不同发作类型、不同程度智力障碍和发育迟滞、伴畸形或眼球震颤（Niturad et al.，2017）。

在 West 综合征患儿中，发现了导致 GABA 能神经元间迁移缺陷的 X- 连锁无芒相关同源盒基因（*ARX*）（Katsarou et al.，2017）。

最近，研究人员发现常染色体隐性遗传的 DEE 与编码酪氨酸磷酸酶 *PTPN23* 基因双等位基因变异有关（Sowada et al.，2017）。而 Myers 等（2017）报道在 6 例 DEE 患者中，发现了 *PPP3Ca* 基因新生突变，该基因编码钙调神经磷酸酶（钙和钙调蛋白依赖性丝氨酸 / 苏氨酸磷酸酶）α 亚基。

Masnada 等（2017）曾报道了 23 例伴 *KCNA2* 基因功能丧失型或获得型突变的癫痫性脑病队列，约 50% 伴该基因功能获得型突变患者出现更严重的癫痫、发育障碍、共济失调及小脑甚至整个大脑的萎缩。Saitsu 等（2016b）描述了伴不自主运动的癫痫性脑病 *GNAO1* 基因变异的表型谱。

3. 婴儿恶性游走性局灶性发作（malignant migrating partial seizures in infancy，MMPSI）

1995 年，Coppola 等发现在起病前大脑发育良好的健康婴儿中，出生后 6 个月内，发生了起源于双侧大脑半球孤立的或连续性多灶性发作，难治性癫痫可导致严重的精神运动发育迟滞，死亡率高达 28%。McTague 等（2013）最先在两例 MMPSI 患者中发现了编码钠激活钾通道的基因或 *KCNT1* 基因突变。随后相继报道，约 50% 的 MMPSI 病例伴 *KCNT1* 致病性变异。也曾有文献报道，在独立或两个 MMPSI 病例中，发现 *GABRB3*、*SCN2A*、*SCN1A* 和 X 染色体 *SMC1A* 基因变异，这些基因编码黏连蛋白复合体。MMPSI 与复合杂合突变相关，包括母系遗传的 *SLC12A5* 基因 p.Ser399Leu 突变和 p. Arg880Leu 新生突变；*TBC1D24* 基因（p. Gln207*, p.Ala289Va）复合杂合突变。*SLC12A5* 基因编码神经元 KCC2 共转运体。Saitsu 等（2016a）对 10 例 MMPSI 散发性患者和 1 个家族性 MMPSI 患者行全外显子测序，在两个家系中发现了 *SLC12A5* 基因（编码神经元 $K^{(+)}$-$cl^{(-)}$KCC2 共转运体）复合杂合变异：在 1 号患者中发现了 c.279+1G>C 变异，导致转录本（p.E50_Q93del）3 号外显子的丢失；在 2 号患者中发现了 c.572 C>T（p.A191V）变异；在 3 号患者中发现了 c.967T> C（p.S323P）和 c.1243 A>G（p.M415V）变异。Zhou 等（2018）对 70 例 EE 患者行突变基因的筛查，发现 *KCNT1*、*KCNQ2* 及 *CLCN4* 基因是最常导致 MMPSI 的致病基因。Milligan（2014）对 7 种不同基因突变的 MMPSI 非洲爪蟾卵母细胞进行转染、通过单细胞膜片钳技术研究其电生理特性，并使用奎尼丁改善功能获得型变异的放电。Abdelnour（2018）曾报道 4 例 MMPSI 患者，使用奎尼丁后，发作减少。

（四）Dravet 综合征

1. 见于 1 岁以内的婴儿，表现为反复或长时间的热性惊厥，伴 *SCN1A*、*SCN2A*、*SCN8A*、*SCN9A*、*PCDH19* 等基因变异

在 20 世纪 70 年代，Dravet 和 Bureau 观察到某些婴儿表现为肌阵挛发作，但不符合 Lennox-Gastaut 综合征的诊断标准（Dravet，1965；Gastaut et al.，1966），这些患儿有不同的癫痫表型、预后差异较大（Genton et al.，2005），他们将这类患儿与 LGS 区别开来。他们指出，这些患儿大多在出生后第 1 年有反复和长时间的热性惊厥，睡眠中出现长时程的阵挛发作，随后可出现肌阵挛及其他发作类型。到 2 岁时，患儿认知能力明显下降，常导致智力衰退和严重发育迟缓。然而，这些患儿无全面性强直发作、跌倒发作、无与 LGS 睡眠期相关的特征性脑电图改变（快节律棘波和弥漫性慢棘 - 慢波），故他们将这种综合征称为“婴儿严重肌阵挛性癫痫”或 SMEI（Dravet，1978；Dalla Bernardina et al.，1982）。起初认为 SMEI 罕见，首次报道其发病率为 1/40 000~1/20 000（Yakoub et al.，1992）。直到 1999 年，在 1 岁以内的癫痫患儿中，SMEI 约占 8%（Dravet et al.，2005，2005a；Hattori et al.，2008）。

Claes 等（2001）报道在大多数散发的 SMEI 患儿中，发现了 *SCN1A* 基因新生突变，表明 SMEI 可能是遗传性的。癫痫专科医生现可通过基因检测发现患儿 *SCN1A*（70%）（Claes et al.，2001；Marini et al.，2007）、*SCN9A*（8%）（Singh et al.，2009）和原钙黏蛋白 19 基因或 *PCDH19*（5%）（Dibbens et al.，2008；Depienne et al.，2009；Marini et al.，2010）等基因的新生突变，从而诊断 Dravet 综合征。尚有少量的文献报道 Dravet 综合征 *SCN1B* 和 *SCN2A* 基因突变。对神经科医生而言，*SCN1A* 基因突变可支持 Dravet 综合征的诊断，所以 *SCN1A* 基因是目前商业化基因公司最常检测的癫痫基因。以上发现是离子通道病最重要的临床进展，Dravet 综合征是最常见的离子通道病，*SCN1A* 基因多为新生突变，多见于散发病例。相反，Dravet 综合征在家系中不多见（5%）。

SCN1A 基因“靶向测序”是 Dravet 综合征最主要的检测方法，可发现 70%~80% 的基因突变。文献报道了 *SCN1A* 基因超过 630 个突变位点，其中 95% 是新生突变（Mulley et al.，2005；Ferraro et al.，2006）；*SCN1A* 及毗邻基因染色体微小重排也与 Dravet 综合征相关。从 *SCN1A* 基因及其毗邻基因大片段缺失到单个 *SCN1A* 基因外显子缺失不等，*SCN1A* 隐性基因缺失少见，其缺失基因片段从 607kb~47Mb 不等（Marini et al.，2009；Wang et al.，2008）。多重连接依赖探针扩增技术（multiplex ligation-dependent probe amplification，MLPA）是一种快速、高灵敏度、相对经济的诊断工具，可检测出 *SCN1A* 基因百万个碱基到一个外显子所有拷贝数变异。约 10% 的突变无法经基因测序检测出，但可利用 MLPA 进行检测且确诊率高。

在非 Dravet 综合征的其他癫痫综合征中，也发现了 *SCN1A* 基因近 300 个新生突变。在 Dravet 综合征中，*SCN1A* 基因突变主要来自父系（Heron et al.，2007）。*SCN1A* 基因有 26 个外显子，*SCN1A* 基因新生突变包括无义突变和移码突变（52%~70%）、错义突变（12%~27%）（Claes et al.，2001；Fugwara et al.，2003，2006；Ohmori et al.，2002，2003；Ogunl et al.，2001，2005；Nabbout et al.，2003；Wallace et al.，2003；Harkin et al.，2007；Marini et al.，2007）。无义突变和移码突变主要集聚于 *SCN1A* 基因前三个结构域 C 末端及 S5-S6 片段所形成的 loop 环形上；12%~27% 的错义突变集聚于 *SCN1A* 基因的电压感受器。Ceulemans（2004）和 Kanai 等（2004）观察到

孔区和电压感受器周围的错义突变产生了最严重的表型。

Kim 等(2018)从 Dravet 综合征患者成纤维细胞诱导的多能干细胞中提取 GABA 能神经元。有趣的是,c.4261G 错义突变比 c3576_3580 del TCAAA 无义移码突变引起的症状更严重[GenBank; NM_006920.4]。电生理记录显示,在输入强电流(>60-pA)后,两例 Dravet 综合征患者 GABA 能神经元钠电流密度显著降低、动作电位频率降低。

约 5% *SCN1A* 基因突变也见于 SMEI 家系中的其他家族成员,但他们通常表现为 GEFS+ 表型,较少表现为 SMEI。在表型较轻的 SMEI 患者中较少发现 *SCN1A* 基因嵌合突变。

SCN9A 基因可引起或修饰 Dravet 综合征:在美国犹他州一个包含 21 例热性惊厥患者的大家系中,发现了 *SCN9A* 基因跨膜结构域Ⅰ和Ⅱ间胞质环上高度保守的氨基酸错义突变(p.N641Y)。Singh 等(2009)进一步分析 92 例无血缘关系的热性惊厥患者,发现其中 5% 的患者也有 *SCN9A* 基因错义突变;随后 Singh 等(2009)扩大病例数,对 109 例 Dravet 综合征患者进行分析,其中 9 例患者(8%)检测出高度保守的氨基酸序列错义变异;在这 9 例伴 *SCN9A* 基因突变的 Dravet 综合征患者中,其中 6 例同时伴 *SCN1A* 基因错义突变或剪接位点突变,首次为人类癫痫双基因突变发病机制提供了证据;而其余 3 例 Dravet 综合征患者只有 *SCN9A* 基因突变、无 *SCN1A* 基因突变。Singh 等(2009)的研究为 *SCN9A* 基因系热性惊厥及 Dravet 综合征的致病基因提供了证据,也为 *SCN9A* 基因作为 Dravet 综合征 *SCN1A* 基因突变的修饰基因(即“二次打击假说”)提供了证据。以前将 *SCN9A* 基因归类为编码外周神经系统 Nav1.7 通道的基因,主要在背根神经节和大脑神经元中表达。与 *SCN9A* 基因突变相关的疾病见于以下三种遗传性疼痛疾病,即常染色体显性遗传原发性红斑肢痛症、阵发性剧痛症和常染色体隐性遗传的无痛觉症。

PCDH19 基因(原钙黏蛋白 19 基因):Dibbens 等(2008)首次在 6 个大家系和 1 个有 2 对患病双胞胎的小家系中发现了 X- 连锁的 *PCDH19* 基因,可导致仅女性受累的伴认知功能障碍的癫痫。另外,Depienne 等(2009)在 11 例表型类似 Dravet 综合征、无血缘关系的女性患者中发现了 *PCDH19* 基因点突变。Depienne 等(2009)最先在 1 例男性 Dravet 综合征嵌合体患者中发现了整个 *PCDH19* 基因缺失。Depienne(2009)及 Marini 等(2010)经统计分析发现,5% 的 Dravet 综合征患者存在 *PCDH19* 基因突变。Higurashi(2013)通过静脉注射甲基强的松龙可减少伴 *PCDH19* 基因突变的 Dravet 综合征患者丛集性发作,而 Lotte(2016)使用氯巴占可使 68% 的伴 *PCDH19* 基因突变的 Dravet 综合发作减少 50%。

2. 除 7 个月龄内热性惊厥患儿外,临床医生还应在何种情况下检测 *SCN1A*、*SCN9A* 和 *PCDH19* 等基因?

除起始于 6—12 个月龄的热性惊厥患儿、反复热性惊厥及长时程热性惊厥、热性惊厥演变为惊厥性癫痫持续状态外,神经科医生还应在患儿出现以下三种情况时检测 *SCN1A* 和 *SCN9A* 基因:①婴儿期至出生后第 2 年出现顽固性严重的强直 - 阵挛发作或阵挛 - 强直 - 阵挛发作(SMEI 边缘型或 SMEB)(Fugiwara et al.,2003);②接种疫苗所致的癫痫性脑病,如接种百日咳疫苗后脑病(Berlovic et al.,2006);③成人顽固性癫痫和轻度精神发育迟滞可追溯到婴儿期,婴儿期已出现 SMEI(成人型 SMEI 或 SMEB)(Jansen et al.,2006)。换句话说,当临床医生怀疑患者罹患 Dravet 综合征时,应对其进行基因检测。

尽早检测出 *SCN1A* 或 *SCN9A* 基因突变,可避免使用钠通道阻滞剂及对惊厥性癫痫持续状态的过度治疗,Dravet 综合征在未来有望有所改善。一旦在 1 岁内起病的 Dravet 综合征患儿中检测出 *SCN1A* 基因突变,应该避免使用钠通道阻滞剂,如苯妥英钠、卡马西平、奥卡西平和拉莫三嗪(Ceulemans et al.,2004)。现已明确上述抗癫痫药物会加重发作并导致癫痫持续状态(Guerrini et al.,1998),而癫痫持续状态也可导致 Dravet 综合征严重精神发育迟滞和死亡。在 Dravet(1992)和 Sakauchi 等(2011),一系列报道中认为癫痫持续状态是导致 Dravet 综合征患儿死亡的原因之一。指南推荐静脉注射苯二氮䓬类药物控制急性癫痫持续状态;严格控制体温;预防高热及抗癫痫药物联合治疗慢性癫痫:如丙戊酸 + 司替戊醇(Chiron et al.,2000)、丙戊酸钠 + 左乙拉西坦、丙戊酸钠 + 托吡酯、丙戊酸钠 + 生酮饮食(Guerrini et al.,1998a,1998b;Striano et al.,2007;Ceulemans et al.,2004;Korff et al.,2007;Caraballo et al.,2005)、丙戊酸钠 + 大麻二酚(Devinsky et al.,2017)。鉴于 1/2~2/3 的基因突变是无义突变、死亡率达 6%~15.9%(Dravet et al.,1992;Sakauchi et al.,2011)及所有患儿在 2 岁时出现严重的认知功能衰退，所以今后应针对提前终止密码子促通读药物的临床试验，如静脉注射庆大霉素或口服可穿过血脑屏障的“类似外显子的促通读药物”，甚至可使用腺相关病毒血清型 9 进行基因替代治疗。

区分 Dravet 综合征与热性惊厥有两个方面的意义：证实了遗传性癫痫性脑病的存在；对 Dravet 综合征与复杂型热性惊厥、GEFS+ 行基因分型和鉴别有重要的临床意义。从 1996 年至今，在家族性热性惊厥中已报道了 6 个独立的基因：染色体 8q13-21 中的 *FEB1* 基因、染色体 19p 中的 *FEB2* 基因、染色体 2q23-24 中的 *FEB3* 基因、染色体 5q14-q15 中的 *FE84* 基因、染色体 6q22-24 中的 *FEB5* 基因和染色体 18p11 中的 *FEB6* 基因。在 2009 年，Singh 等证实 *FEB3* 基因其实就是 *SCN9A* 基因，他们的进一步研究表明，在美国犹他州，*SCN9A* 基因错义突变见于 5% 无血缘关系的热性惊厥患者。

在对一例由热性惊厥发展为 Dravet 综合征的患儿行 *SCN1A* 基因检测时，发现了一个杂合的移码突变。他们进一步对 109 例 Dravet 综合征患者进行检测，发现了 8% 的患者 *SCN9A* 基因错义突变，其中 6 例 Dravet 综合征患者同时伴 *SCN9A* 基因错义突变和 *SCN1A* 基因错义突变或 *SCN1A* 基因剪接位点突变。

（五）GEFS+ 与热性惊厥

到目前为止，文献报道了超过 160 个 GEFS+ 家系，Schefer 和 Berkovic 在 1997 年首次报道了全面性癫痫伴热性惊厥附加症，而现在则改为新术语“遗传性癫痫伴热性惊厥附加症”（Zhang et al.，2017）。此外，Schefer 和 Berkovic 建议对具有 GEFS+ 表型的患者进行基因分型。由于 GEFS+ 基因型可能影响其后续的治疗，目前我们建议对主要 GEFS+ 致病基因（*SCN1A*、*SCN2A*、*SCN1B*、*SCN9A*、*GABRg2* 和 *STX1B* 等基因突变见于 31% 的 GEFS+ 患者）和易感等位基因（*GABRD*、*CACNA1H*、*HCN2 719-722* 缺失、*PPP* 基因变异见于 18% 的 GEFS+ 患者）进行基因分型。研究人员对一个患有严重 EE 的患儿行基因检测时发现了 *SCN8A* 基因突变，而同时对其患有热性惊厥附加症（FS+）的父亲进行基因检测时发现了 *SCN8A* 基因 13% 的嵌合突变。

GEFS+ 谱系表型众多，最常见的是单纯型热性惊厥（44%），也可出现无热的全面性强直 - 阵挛发作和局灶性发作，热性惊厥附加症则是仅次于 FS 的常见表型（27%）。热性惊厥或热性惊厥附加症可伴失神、肌阵挛或失张力发作。另外，肌阵挛 - 站立不能癫痫（myoclonic-astatic epilepsy，MAE）也见于 GEFS+ 家系中。

在家庭成员计划生育并希望确定是否遗传的特殊情况下，应在婴儿出现疾病的早期行基因筛查，这有助于区分伴 *SCN1A* 基因突变的严重 Dravet 综合征与预后良好的癫痫综合征，如 GEFS+、单纯型热性惊厥及其他罕见的癫痫综合征（Colonimo et al.，2007；Grosso et al.，2007；Sugawara et al.，2001，2002）。

六、儿童和青少年期癫痫的基因检测

（一）染色体异常的儿童癫痫

临床医生对癫痫患儿行染色体核型和微阵列比较基因组杂交技术（array comparative genomic hybridzation，Array-CCH）检测的原因和时机是什么？（Kim et al.，2007；Singh et al.，2002；Battaglia & Guerini，2005；Battagiaet al.，1997；Binghamet al.，1998；Macleodet al.，2005；Schinzel & Niedrist，2001）当患儿出现无法解释的精神发育迟滞和（或）多种畸形和异常时，应对其进行检测。

先对与特定的电 - 临床综合征有关的基因行基因检测，再进一步了解特定染色体异常（染色体病）的相关知识，可加深临床医生对抗癫痫药物疗效和预后的认识。临床医生掌握上述知识后能够为患者制定合理的治疗方案，并可为其家庭成员提供更好的遗传咨询。虽然染色体异常不是癫痫的常见病因，但特定的染色体病发展为癫痫的风险较高，有些染色体病可出现特征性但并非特异性的电 - 临床表现。

图 2-3 罗列了一些与特定电 - 临床特征相关的染色体异常，最突出的是表现为伴 8~20Hz 高波幅快节律（非高度失律）的婴儿痉挛，要么与染色体 17q13.3 缺失有关，要么与 Miller-Dieker 综合征有关（Dobyns et al.，1993；Mantel et al.，1994），或与伴胼胝体发育不全的染色体 14q 间质缺失有关（Ouertani et al.，1995；Lippe & Sparkes，1981）。倘若患者无其他特征性的畸形，出现起源于额叶内侧面、2~3Hz 弥漫性慢棘 - 慢波的不典型失神持续状态或非惊厥性癫痫持续状态、行为异常、攻击性行为表现，患儿 5 岁前发育正常，6 岁左右出现轻至中度智能衰退，我们应考虑为 20 号环形染色体综合征

(Inoie et al.,1997)。在智力正常的 20 号环形染色体综合征中,癫痫是其常见的表现。利用 20 号染色体特异性探针行荧光原位杂交,可发现 20 号染色体两臂的端粒丢失,从而导致环形结构的形成。已有证据表明,所有 20 号环形染色体综合征都是耐药性癫痫。

6—12 月龄婴儿常因发热或热水浴诱发单侧局灶性运动性发作和癫痫持续状态,随后出现不典型失神和合眼后肌阵挛发作,脑电图表现为中央 - 顶和枕区不典型棘 - 慢复合波和成串的尖波,提示 4 号染色体短臂远端半合子缺失(4p16.3)(Wolf-Hirschhorn 综合征)或 15 号染色体 q11-13 缺失(Angelman 综合征)。在上述两种综合征中,编码 GABR 亚基的基因在该染色体区域(4 号染色体 p16.3 编码 α2、α4 和 γ1 亚基的基因;15 号染色体 q11-13 编码 β3、α5 和 γ3 亚基的基因)的缺失是导致 GABA 能抑制减弱从而产生癫痫的原因。

所有精神发育迟滞的男性患者必须行脆性 X 综合征的筛查

由于脆性 X 综合征患者染色体 Xq27.3 的 1 号外显子 CGG- 三核苷酸重复序列扩增,导致 *FMR-1* 基因突变(Verkerk et al.,1991)。当伴局灶性癫痫的多动症或孤独症患儿出现学习障碍、语言发育迟滞、肌张力低下、关节活动度大、巨睾症、面部畸形(面长、耳大和下颚小),应考虑脆性 X 综合征的诊断。

(二)参与 GABA 转运体形成的 *SLC6A1* 基因突变引起肌阵挛 - 失张力癫痫(Doose 综合征)

在 7 月龄至 6 岁之间起病,伴肌阵挛 - 站立不能(又称肌阵挛 - 失张力发作)、失神、失张力及强直发作的癫痫综合征归类为儿童特发性全面性癫痫,其中肌阵挛 - 失张力癫痫称为 Doose 综合征。2015 年,Carvill 等对 644 例癫痫性脑病患者行目标基因测序,在 7 例肌阵挛 - 失张力癫痫的患者中发现 6 个编码 GABA 转运体的 *SLC6A1* 基因突变。Johannesen 等(2018)回顾性分析了 34 例伴 *SLC6A1* 基因突变癫痫患者的表型,发现最常见的表型为失神、肌阵挛和失张力发作,16 例符合肌阵挛 - 失张力癫痫的诊断标准;其中 97% 患者存在认知发育障碍,28 例出现轻 - 中度智力障碍,以语言障碍最为常见。在确诊的 31/34 例癫痫患者中,平均起病年龄为 3.7 岁。Palmer 等(2016)报道 1 例伴 *SLC6A1* 基因新生突变(c.491G>A;p.Cys164Tys)的 10 岁女性 Doose 综合征患儿,生酮饮食有效。这些病例报道再次引发了肌阵挛 - 失张力癫痫是否应被称为 Doose 综合征的争论。

1. 失神癫痫(absence epilepsies,AE)的基因检测:鉴别编码 Glut1 的 *SLC2A1* 基因变异、编码 Glut2 的 *SLC45A1* 基因变异与编码 GABR、CaV2.1(P/Q 型)或 CaV3.2(T 型)的基因变异,以确定最佳的治疗方案

在以下两种情况下,我们需要区分编码 Glut1(编码葡萄糖转运体 1 型基因或参与可溶性载体 2A1 的 *SLC2A1* 基因)和编码 Glut2(编码葡萄糖转运体 2 型基因或可溶性载体 45A1 的 *SLC45A1* 基因)(Srour et al.,2017)的基因突变与编码 GABR 和 CaV2.1 或 Cav3.2 的基因突变:① 5 岁以下起病的早发性儿童失神癫痫(AE);②失神发作对丙戊酸和乙琥胺耐药。上述基因突变可帮助临床医生制定治疗方案。所有年龄段的失神发作可能是 GLUT1 缺陷综合征(也称为 De Vivo 综合征)罕见的不典型表现(Wang et al.,2002)。10% 的早发性儿童失神癫痫是由 Glut1 缺乏引起的(Suls et al.,2009a,b;Chaix et al.,2003),2—3 岁起病,失神发作可能是 GLUT1 缺陷综合征唯一的症状。大多数 *SLC2A* 基因杂合突变为新生突变,呈常染色体显性或隐性遗传。在两个有血缘关系伴严重智力障碍的癫痫大家系中发现了 *SLC45A1* 基因突变(Srour et al.,2007)。除失神发作外,患儿有轻微的学习和运动发育迟滞。当患儿出现轻微的步态异常伴罕见的、不频繁的肌张力障碍或运动诱发的发作性运动障碍时,就要想到 De Vivo 综合征可能。在 De Vivo 综合征完整、典型的表型谱中,伴精神运动发育迟滞的获得型小头畸形和痉挛见于婴儿期。患儿在母亲怀孕时和出生时均正常。在患儿出现失神发作前,发作性呼吸暂停和眼球发作性异常运动,如眼球阵挛,为本病早期的体征。

由于 Glut1 缺乏,葡萄糖不能直接通过血脑屏障(blood brain barrier,BBB),对脑脊液行葡萄糖检测时,浓度常低于 2.5mM/L 或脑脊液糖含量过少。脑脊液葡萄糖浓度降低和脑脊液乳酸水平下降均表明编码葡萄糖转运体的基因受损。腰椎穿刺或红细胞葡萄糖摄取试验(Yang et al.,2011)为 GLUT1 缺陷综合征提供了诊断线索,从而可早期诊断、早期启动生酮饮食治疗。因此,基因型对 GLUT1 缺陷综合征的诊断至关重要,因为当丙戊酸和乙琥胺等抗癫痫药物不能够减少发作时,可行生酮饮食或改良的 Adkin 饮食疗法治疗;生酮饮食疗法可使 86% 的患儿无发作,减轻 48%~71% 患者的运动障碍,并有利于精神运动发育（Ito et al.，2008，2011；Leen et al.，2010；Wang et al.，2002）。由高脂肪、低糖类饮食产生的酮体可作为大脑所需的能量替代物，生酮饮食的替代物如 α- 硫辛酸和三庚酸等新化合物也正在研究中（Kipper，2011）。由于 GLUT1 缺陷综合征患儿有严重的生长激素缺乏，生长激素替代物疗法可能有助于患儿生长（Nakagama et al.，2012）。

由编码 GABR-α1（Cossette et al.，2002）、GABRA-γ2（Kananura et al.，2002）、GABR-δ 和 GABR-β3（Tanaka et al.，2008）等基因突变引起的 AE 可用氯硝西泮或氯巴占治疗；由编码钙通道 CaV2.1 的基因突变引起的 AE 可用乙琥胺或丙戊酸治疗。Zhang，Lian 和 Xie（2017）在一例 EOEE 女性患儿 *GABRB3* 基因 1 号外显子发现一个新生的无义突变（C.5G>A），该患儿在出生后 3d 内出现多种发作类型，包括肌阵挛、痉挛和失神发作。该患儿口服 0.5mg 氯硝西泮，随访 9 个月后无发作。Kass（2016）报道指出，在 *SLC2A1* 基因缺失引起的癫痫中，生酮饮食疗法可使 46% 患者无发作，80% 患者减少 90% 以上的发作。

2. 为明确诊断，对夜发性睡眠相关的疾病与常染色体显性遗传的夜发性额叶癫痫（ADNFLE）进行鉴别，阐明家族性局灶性癫痫的基因型

1995 年，Steinlen 等对一个包括 21 例 ADNFLE 患者的澳大利亚大家系进行研究，在烟碱型乙酰胆碱受体 α4 亚基（由 20 号染色体 q13.2 上 *CHRNA4* 基因编码）第二个跨膜结构域中，发现了第 248 位点上苯丙氨酸替换为丝氨酸的错义突变（S248F）。这一发现首次证明了特发性癫痫的基因突变，这是对特发性癫痫认识的一个转折点。随后，学者们又发现了 ADNFLE 更多的基因突变，包括 *CHRNA4* 基因突变（776ins3、S252L、+L264、S256L、T265I）（Steinlein et al.，1997）、*CHRNB2* 基因突变（V287L、V287M、1312M）（De Fusco et al.，2000；Philips et al.，2001a，2001b；Bertrand et al.，2005；Diaz Otero et al.，2008）、*CHRNA2* 基因突变、编码促肾上腺皮质激素释放激素（CRH）基因突变，以及包括 1 号染色体着丝粒周围区域（Gambardella et al.，2000）、15 号染色体 q24（Phillipps et al.，1998，2000，2001）、3 号染色体 p22-24 和 8 号染色体 q11.2-q21.1（Combi et al.，2004）在内的四个染色体上尚未明确的基因。除 *S256L* 基因突变外，对突变的 CHRNA4 亚单位或突变 CHNRB2 重组的受体进行生理学研究表明，该重组受体对乙酰胆碱的亲和力增加，对钙离子的渗透性显著降低。这表明增加烟碱型胆碱受体（CHRN）α4β2 介导的兴奋性中间神经元突触递质谷氨酸的释放是诱发发作的原因（Kuryatov et al.，1997；Matsushima et al.，2002；Rodrigues-Pinguet et al.，2003）。

Klaassen 等（2006）设计了两个包含 *CHRNA4* 基因 S252F 和 +L264 等位基因突变的 ADNFLE 小鼠品系，并提出了一个有趣但截然相反的假说，即增强的 GABA 能抑制是 ADNFLE 发作间期同步化放电和自发性发作的基础。他们的数据显示，S252F 和 +L264 突变均为显性遗传突变，可导致杂合子小鼠皮质脑电图异常放电和自发发作。全细胞电压钳记录到来自Ⅱ/Ⅲ层锥体细胞自发的兴奋性和抑制性突触后电流。低剂量和非致惊厥剂量的木防己苦毒素（Picrotoxin）（一种剂量依赖性的 GABR 拮抗剂）可减少脑电图放电，抑制自发发作；而尼古丁可显著增加因锥体细胞 *CHRNA4* 基因 S252F 突变所致的抑制性突触后电流的频率和波幅，但对野生型小鼠的锥体细胞无影响。此外，尼古丁剂量的增加可诱发皮质中间神经元 *CHRNA4* 基因 S252F 或 +L264 突变所致的 GABA 释放，可解释抑制性电流的增加，而这些皮质中间神经元在锥体细胞的胞体、轴突起始段或树突形成突触。

在耐药性 ADNFLE 的罕见病例中，临床医生在制定治疗方案时应考虑谷氨酸释放与 GABA 电流增强这两种假说。

首次发现 ADNFLE 基因突变后，后续研究发现了 *KCNT1* 基因也与 ADNFLE 相关，并陆续报道了更多的常染色体显性遗传的局灶性癫痫及其各自的基因型，如伴听觉症状的家族性颞叶癫痫与 *LGI1* 基因；病灶多变的家族性局灶性癫痫与 *DEPDC5* 基因。现在认为 *DEPDC5* 基因是包括 ADNFLE、FTLE 和 FFEVF 在内的遗传性局灶性癫痫更常见的病因。

（三）癫痫 - 失语谱系的基因检测

癫痫 - 失语谱系（epilepsy-aphasia spectrum，EAS）是一种伴脑电图局灶性放电及各种言语障碍的遗传性癫痫综合征谱系。位于该谱系一端常见的是 Rolandic 癫痫（Rolandic epilepsy，RE），常伴言语和口部运动障碍及阅读障碍、注意力和记忆力受损。局灶性发作常见于睡眠期，脑电图为波峰较钝的中央 - 颞区棘波。不典型良性部分性癫痫更为罕见，癫痫也更为严重，伴言语、运动障碍和注意力衰退。慢波睡眠期持续性棘慢波（continuous spike-and-waves during slow-wave sleep，CSWS）和 Landau-

Kleffner 综合征(Landau-Kleffner syndrome,LKS)引起的癫痫性脑病病情更严重,二者均系该谱系的另一端。在 LKS 患儿中,听觉性语言和自主性语言均明显丧失。

2012 年,Aix-Marseille 大学 Inserm U901 研究所 Szepetowski 小组首次报道了癫痫 - 失语谱系 *GRIN2A* 基因突变(Lesca et al.,2012)。2013 年,来自西雅图的 Carvill 和 Mefford 及来自澳大利亚的 Scheffer(Carvill et al.,2013; von Stulpnagel et al.,2017)参照上述研究结果对 19 例 *GRIN2A* 基因突变的癫痫患者进行回顾性研究分析,上述研究着重强调了癫痫治疗的结果,19 例患者平均服用了 5.6 种 AED; 80% 的患者服用丙戊酸钠(VPA),发作频率有所改善(3 例为截断突变; 1 例为错义突变); 60% 的患者服用舒噻美(STM)发作减少(2 例为截短突变,1 例为剪接位点突变); 60% 的患者服用氯巴占(CLB)发作改善(2 例为截断突变; 1 例为剪接位点突变); 据报道,60% 的患者接受类固醇治疗后发作频率减少(1 例为截断突变、剪接位点突变或缺失)。

1. 常见复杂遗传性癫痫的基因检测

迄今为止,鲜有研究发现导致复杂遗传性癫痫易感性的基因变异(Cavalleri et al.,2007a,2007b)。其中与等位基因单核苷酸多态性(single nucleotide polymorphisms,SNP)相关的癫痫综合征的最强例证就是 JME 相关的 *BRD2* 基因,这可能是一种表观遗传现象。Greenberg 及其同事已建立了一个小鼠模型,该模型小鼠的 *BRD2* 基因单倍体剂量不足,可产生具有人类典型特征的 JME 临床表现,却从未发现与 JME 相关的 *BRD2* 基因编码区的突变。相反,Greenberg 小组研究了 *BRD2* 基因的非编码区域,如 CpG(C- 磷酸 -G 二核苷酸)岛(CpG76),这是 JME 相关表观遗传变异的研究"热点"。甲基化启动子 CpG 可引起基因沉默,通常导致基因表达减少,他们对来自 3 个不同亚群的淋巴母细胞中 10 个 BRD2 启动子 CpG 位点 DNA 甲基化的差异进行检测:① JME 患者与其未患病的家系成员比较;② JME 与其他类型 GGE 患者比较;③白种人与非白种人 JME 患者比较。研究人员发现,与未患病的家系成员相比,JME 患者的 CpG76 高度甲基化;在非 JME-GGE 家系中,启动子甲基化与癫痫无关;在非白种人 JME 家系中,启动子甲基化大多也与癫痫无关。这使得 BRD2 启动子成为 JME 特有的、种族特异性、甲基化差异性的区域(Pathak et al.,2018)。

研究发现,染色体 15q13.3 的微缺失与 1% 特发性全面性癫痫有遗传关联(Dibbens et al.,2009; Helbig et al.,2009),但目前尚未清楚这一结果在特发性全面性癫痫的临床治疗中有多大的意义和实用性。

若在诊断明确、由于基因的异质性造成基因检测的临床实用性较低;与基于癫痫家族史的经验性风险评估相比,基因检测结果无太大优势;突变基因的检测结果不会改变治疗的进程;对患者遗传和预后咨询无太大影响等诸多临床环境下,不推荐对复杂遗传性家族性特发性癫痫常规行基因检测。例如,*BRD2*、*ME2* 及 *ELP4* 基因与 JME、Rolandic 癫痫在遗传上有关系,但在多代遗传中,有疾病因果关系的突变与受累的家系成员不存在共分离现象。这些癫痫综合征的基因型在很大程度上仍只是一种研究工具。

2. 基因型有助于鉴别儿童后期非进行性肌阵挛癫痫综合征和青少年肌阵挛癫痫综合征并有助于治疗方案的选择

对青少年肌阵挛癫痫行基因检测有助于 Lafora 病(LD 或 Lafora 进行性肌阵挛癫痫或 Lafora-PME)(Serratosa,1999; Minassian et al.,1998; Chan et al.,2003; Ganesh et al.,2002; Tagliabracci et al.,2008; Rao et al.,2010)和 Unverricht Lundborg 病(ULD 或 UL-PME)(Alakurti et al.,2005; deHaan et al.,2004; Joensu et al.,2008; Lafreniere et al.,1997; Lalioti et al.,1997a,1997b; Pennachio et al.,1996; Berkovic et al.,2005)与青少年肌阵挛癫痫(JME)的鉴别(Suzuki et al.,2004)。当存在对闪光刺激敏感的肌阵挛、癫痫遗传家族史、视觉先兆、枕区棘波或 2FDG-PET 发现枕叶皮质低代谢或记录到巨大的诱发电位等情况时,基因型就显得特别重要。

在疾病早期阶段,LD、ULD 和 JME 有相似的临床表现(Delgado Escueta & Bourgeo,2008)。因无义突变及提前的终止密码子引起的疾病可通过提前的终止密码子促通读药物治疗,如静脉注射庆大霉素(Wagner et al.,2001; Politano et al.,2003; Welch et al.,2007; Wilchanski et al.,2003; Barton-Davis et al.,1999; Brooks et al.,2006; Clancy et al.,2001),所以对由 LD 的 *EPM2A* 或 *EPM2B* 基因无义突变所引起的疾病进行鉴别就显得十分重要。理论上,最好在神经系统未开始恶化、患者未出现共济失调和痴呆、尚有独立的日常生活能力、行胃造口术前,癫痫发作还是唯一症状时,开始对 LD 进行治疗。*EPM2A*(Laforin/DSP)和 *EPM2B* 基因(Malin/E3 泛素连接酶)中约 25% 的突变是无义突变(Singh & Ganesh,2009; Ianazano et al.,2005)。

对由 *myoclonin/EFHC1* 基因所致的 JME 早期诊断意味着可早期使用丙戊酸钠和避免使用钠通道阻滞剂，如苯妥英钠、卡马西平、奥卡西平和拉莫三嗪(Biraben et al.,2000; Carrazana & Wheeler,2001)。已有研究证实 *SCARB2/LIMP-2* 基因突变是导致 PME 出现类似 ULD 临床表现的重要原因(Bekovic et al.,2008; Balreira et al.,2008; Dibbens et al.,2009)。由于 *SCARR2* 基因突变引起的 ULD 比胱抑素 B 基因突变引起的经典 ULD 预后更差，故对 ULD 胱抑素 B 基因与 *SCARB2* 或 *LIMB-2* 基因突变进行鉴别是很重要的(Dibbens et al.,2009)。

在临床上，能早期对 Lafora-PME、unferricht-Lundborg-PME 与 JME 进行鉴别吗？答案是肯定的，对 PME 有治疗经验的临床医生可通过细微的临床表现和脑电图差异进行鉴别。而基因检测可明确诊断，可检测到 Lafora-PME 的 Laforin/ 双特异性磷酸酶基因(*Laforin/DSP* 基因)或 Malin 泛素连接酶 E3 基因(*Malin/E3UL* 基因)是否存在碱基缺失、移码、错义或无义突变，所以基因型对 Lafora-PME 的诊断很重要，可尽早启动对无义突变所致的癫痫进行治疗。

七、癫痫猝死的基因检测

猝死是指在无其他疾病的情况下，癫痫患者在强直 - 阵挛发作期或发作后突然死亡，常见于睡眠中。这是癫痫最常见的死亡原因，其特征为患者尸检未能发现任何明确的死因，在许多情况下有遗传性心律失常的倾向。癫痫猝死(sudden unexpected death in epilepsy,SUDEP)的风险是普通人群的 20 倍。癫痫猝死的发病机制除心律失常外，还包括脑干呼吸中枢抑制、大脑抑制和自主神经功能障碍(Aiba et al.,2016)。研究表明，具有统计学意义的癫痫猝死危险因素包括频繁的惊厥、多药治疗、16 岁以下起病的癫痫、症状性 / 病灶性癫痫及服用拉莫三嗪(Hesdorfer et al.,2011; Hirsch et al.,2011)。

何时对癫痫患者行基因检测以明确 SUDEP 可能的病因

以下三种临床情况，应检测癫痫患者的基因型以明确发生 SUDEP 的可能病因，从而降低 / 预防猝死的风险。

1. 当患者有癫痫和猝死或婴儿猝死的家族史时

若患者有婴儿猝死的家族史(1 岁以内猝死，尸检阴性)或出生 1 岁后猝死或患者反复出现晕厥或室颤时，应行心电图检查和(或)动态心电图监测。临床上，我们通过获取患者及其家庭成员的详细心脏病史，结合患者标准 12 导联心电图结果，精确测量 Q-T 间期，评估 T 波形态，可明确先天性长 QT 综合征(“long QT” syndrome,LQTS)。如有必要，还可进一步对患者行动态心电图监测。临床医生需对基因检测费用 / 效果进行分析。一般应先对患者进行筛查，随后其他受累的家庭成员也可检测。如有必要，对最常导致 LQTS 的突变基因进行筛查(Tester et al.,2005)，如 *KCNQ1* 基因(编码心脏慢激活延迟整流钾通道 α 亚基)(Summers et al.,2010)、*KCNH2* 基因(编码电压门控性 HERG 钾通道 α 亚基，是心脏延迟整流钾通道快成分)、*SCN5A* 基因(编码电压门控性 Nav1.5 钠通道 α 亚基)、*HCN2* 和 *HCN4* 基因(超极化激活环核苷酸门控阳离子通道或 HCN)以及 *KCNE1* 和 *KCNE2*(编码心脏钾通道的辅助亚基)。而 *CACNA1c* 基因(编码 L 型钙通道 1C 亚基)、*CAV3* 基因(编码质膜微囊蛋白 3、脂筏和 *SCN5A* 基因定位的肌膜细胞质表面的膜质微区)(Vatta et al.,2006)、*SCN4B* 基因(编码钠通道辅助 β4 亚基)和 *Kir3.4* 基因(编码内向整流的钾通道)等基因突变很少引起 LTQS，但可引起 Brugada 综合征、长 QT 综合征、儿茶酚胺敏感性多形性室性心动过速和短 QT 综合征(Khan and Nair,2004; Kaufman,2009; Tu et al.,2011; Shimizu & Horie,2011; Kiehne & Kauferstein,2007; Sakauchi et al.,2011; Medeiros Domingo et al.,2007; Vatta et al.,2006; Crotti et al.,2008; Gazzero et al.,2011)。

对癫痫治疗，必须避免使用钠通道阻滞剂，如苯妥英钠、卡马西平、拉莫三嗪和奥卡西平，因为这些药物可诱发 I 型 Brugada 心电图(右胸导联 Q-T 间期延长和 ST 段抬高)。因刺激迷走神经而加重心电图异常，所以应避免刺激迷走神经。此外，患者还要避免剧烈运动。如今，行基因检测是诊断 LQTS 的重要内容。患者若无 β 受体拮抗剂的禁忌证，可首先服用无 β 受体拮抗剂治疗。如患者在服用治疗剂量的 β 受体拮抗剂时出现多次晕厥，则应考虑使用植入式心律转复除颤器(implantable ardioverter-defibrillator,ICD)，但这需根据患者表现出高度的电不稳定性特征做最终决定。ICD 是最终的治疗手段(Crotti et al.,2008)。抗肾上腺素能药物和奎尼丁可作为辅助治疗药物。左乙拉西坦、丙戊酸钠和氯巴占可减少发作。

2. 当癫痫患者在心搏骤停中抢救回来时

癫痫患者因长 QT 综合征致心搏骤停而抢救回

来，这种情况在癫痫会诊中并不罕见。上文中列举了引起 LQTS 较常见的基因突变，在 Brugada 综合征、长 QT 综合征、儿茶酚胺敏感性多形性室性心动过速和短 QT 综合征也要行基因筛查。应遵循上述类似的预防措施，如避免钠通道阻滞剂和刺激迷走神经以及必要时使用 ICD 治疗。

3. 当患者罹患 Dravet 综合征时

Dravet 综合征猝死和伴急性脑病的癫痫持续状态发病率为 10%，在 1—3 岁和 6 岁时达到高峰。由于 Dravet 综合征 50% 的死因系猝死（Sakauchi et al.，2011），故应行标准心电图检查，必要时还应行动态心电图监测，需要注意心率变异和心律失常（Delogu et al.，2011）。如有心率变异或长 QT 综合征，临床上应检测 *SCN5A* 基因或导致 LQTS 的基因，这些基因还与 Brugada 综合征、长 QT 综合征、儿茶酚胺敏感性多形性室性心动过速和短 QT 综合征有关（Khan & Nair，2004；Kaufman，2009；Tu et al.，2011；Shimizu & Horie，2011；Kiehne & Kauferstein，2007）。对伴长 QT 的 Dravet 综合征患者行心电图检查和动态心电图监测是合理的，因该病有潜在的严重风险——心脏停搏。应遵循上述类似的预防措施，如避免钠通道阻滞剂和刺激迷走神经及必要时使用 ICD 治疗。

（罗结仪　何　倩　王雪梅　秦　兵 译
秦　兵 校）

参考文献

Abdelnour E, Gallentine W, McDonald M (2018): Does age affect response to quinidine in patients with KCNT1 mutations? Report of three new cases and review of the literature. *Seizure* 55: 1–3.

Aiba I, Wehrens XH, Noebels JL (2016): Leaky RyR2 channels unleash a brainstem spreading depolarization mechanism of sudden cardiac death. *Proc Natl Acad Sci USA* 113(33): E4895–903.

Alakurtti K, Weber E, Rinne R, *et al.* (2005): Loss of lysosomal association of cystatin B proteins representing progressive myoclonus epilepsy, EPM1, mutations. *Eur J Hum* Genet 13: 208–215.

Anangnostou ME, Ng YS Taylor RW, McFarland R (2016): Epilepsy due to mutations in the mitochondrial polymerase gamma (POLG) gene: A clinical and molecular genetic review. *Epilepsia* 57: 1531–1545.

Atkin TA, Maher CM, Gerlach AC, *et al.* (2018): A comprehensive approach to identifying repurposed drugs to treat SCN8A epilepsy. *Epilepsia* 59: 802–813.

Bailey JN, Patterson C, de Nijs L, *et al.* (2017): EFHC1 variants in juvenile myoclonic epilepsy: reanalysis according to NHGRI and ACMG guidelines for assigning disease causality. *Genet Med* 19: 144–156.

Bailey JN, de Nijs L, Bai D, *et al.* (2018): Variant Intestinal-Cell Kinase in Juvenile Myoclonic Epilepsy. *N Engl J Med* 15; 378: 1018–1028.

Bali B, Kull LL, Strug LJ, *et al.* (2007): Autosomal dominant inheritance of centrotemporal sharp waves in Rolandic epilepsy families. *Epilepsia* 48: 2266–2272.

Ballana E, Esté JA (2015). SAMHD1: at the crossroads of cell proliferation, immune responses, and virus restriction. *Trends Microbiol* 23: 680–692.

Balreira A, Gaspar P, Caiola D, *et al.* (2008): A nonsense mutation in the LIMP-2 gene associated with progressive myo-lonic epilepsy and nephritic syndrome. *Hum Mol* Genet 17: 2238–2243.

Barker RS, Ottolini M, Wagnon JL, *et al.* (2016): The SCN8A encephalopathy mutation p.Ile1327Val displays elevated sensitivity to the anticonvulsant phentyoin. *Epilepsia* 57: 1458–1466.

Barton-Davis ER, Cordier L, Shoturma DI, Leland SE, Sweeney HL (1999): Aminoglycoside antibiotics restore dystrophin function to skeletal muscles of mdx mice. *J Clin Invest* 104: 375–381.

Battaglia A, Guerrini R (2005): Chromosomal disorders associated with epilepsy. *Epileptic Disord* 7: 181–192.

Battaglia A, Gurrieri F, Bertini E, *et al.* (1997): The inv dup (15) syndrome: A clinically recognizable syndrome with altered behavior, mental retardation, and epilepsy. *Neurology* 48: 1081–1086.

Baulac S, Huberfeld G, Gourfinkel-An I, *et al.* (2001): First genetic evidence of GABAA receptor dysfunction in epilepsy: a mutation in the {gamma}2-subunit gene. *Nat Genet* 28: 46–48.

Berg AT, Berkovic SF, Brodie MJ, *et al.* (2010): Revised terminology and concepts for organization of seizures and epilepsies: reports of the ILAE commission on classification and terminology, 2005–2009. *Epilepsia* 51: 676–685.

Berkovic SF, Mazarib A, Walid S, *et al.* (2005): A clinical and molecular form of Unverricht-Lundborg disease localized by homozygosity mapping. *Brain* 128(pt 3): 652–658.

Berkovic SF, Harkin L, McMahon JM, *et al.* (2006): *De-novo* mutations of the sodium channel gene SCN1A in alleged vaccine encephalopathy: a retrospective study. *Lancet Neurol* 5: 488–492.

Berkovic SF, Dibbens LM, Oshlack A, *et al.* (2008): Array-based gene discovery with three unrelated subjects shows SCARB2/LIMP-2 deficiency causes myoclonus epilepsy and glome-rulosclerosis. *Am J Hum Genet* 82: 673–684.

Bertrand D, Elmslie F, Hughes E, *et al.* (2005): The CHRNB2 mutation I312M is associated with epilepsy and distinct memory deficits. *Neurobiol Dis* 20: 2799–2804.

Biervert C, Steinlein OK (1999): Structural and mutational analysis of KCNQ2, the major gene locus for benign familial neonatal convulsions. *Hum Genet* 104: 234–240.

Bievert C, Schroeder BC, Kubisch C, *et al.* (1998): A potassium channel mutation in neonatal human epilepsy. *Science* 279: 403–406.

Bingham PM, Lynch D, McDonald-McGinn D, Zackai E (1998): Polymicrogyria in chromosome 22 deletion syndrome. *Neurology* 51: 1500–1502.

Biraben A, Allain H, Scarabin JM, Schück S, Edan G (2000): Exacerbation of juvenile myoclonic epilepsy with lamotrigine. *Neurology* 55: 1758.

Blandfort ZM, Tsuboi T, Vogel F (1987): Genetic counseling in the epilepsies. I. Genetic risks. *Hum Genet* 76: 303–331.

Boerma RS, Braun KP, van den Broek MP *et al.* (2016): Remarkable phenytoin Sensitivity in 4 children with SCN8A-related epilepsy: A molecular neuropharmacological approach. *Neurotherapeutics* 13: 192–197.

Brooks DA, Muller VJ, Hopwood JJ (2006): Stop-codon read-through for patients affected by a lysosomal storage disorder. *Trends Mol Med* 12: 367–373.

Brunklaus A, Ellis R, Reavey E, Forbes GH, Zuberi SM (2012): Prognostic, clinical and demographic features in SCN1A mutation-positive Dravet syndrome. *Brain* 135: 2329–2336.

Burgener EB, Moss RB (2018): Cystic fibrosis transmembrane conductance regulator modulators: precision medicine in cystic fibrosis. *Curr Opin Pediatr* 30: 372–377.

Caraballo RH Cersosimo RO, Sakr D, Cresta A, Escobal N, Fejerman N (2005): Ketogenic diet in patients with Dravet syndrome. *Epilepsia* 46: 1539–1544.

Carrazana EJ, Wheeler SD (2001): Exacerbation of juvenile myoclonic epilepsy with lamotrigine. *Neurology* 56: 1424–1425.

Carvill GL, McMahon JM, Schneider A, *et al.* (2015): Mutations in the GABA Transporter SLC6A1 Cause Epilepsy with Myoclonic-Atonic Seizures. *Am J Hum Genet* 7;96: 808–815.

Cavalleri GL, Walley NM, Soranzo N, *et al.* (2007a): A multicenter study of BRD2 as a risk factor for juvenile myoclonic epilepsy. *Epilepsia* 48: 706–712.

Cavalleri GL, Weale ME, Shianna KV, *et al.* (2007b): Multicenter search for genetic susceptibility loci in sporadic epilepsy syndrome and seizure types: a case-control study. *Lancet Neurol* 6: 970–980.

Ceulemans B, Boel M, Claes L, *et al.* (2004): Severe myoclonic epilepsy in infancy: toward an optimal treatment. *Child Neurol* 19: 516–521.

Ceulemans B, Boel M, Leyssens, *et al.* (2012): Successful use of fenfluramine as an add-in treatment for Dravet syndrome. *Epilepsia* 53: 1131–1139.

Ceulemans B, Schoonjans AS, Marchau F *et al.* (2016): Five-year extended follow-up status of 10 patients with Dravet syndrome treated with fenfluramine. *Epilepsia* 57(7): e129–34. Erratum in: *Epilepsia* 2017 Mar; 58(3): 509–510.

Chaix Y, Daquin G, Monteiro F, Villeneuve N, Laguitton V, Genton P (2003): Absence epilepsy with onset before age three years: a heterogeneous and often severe condition. *Epilepsia* 44: 944–949.

Chan EM, Young EJ, Ianzano L, *et al.* (2003): Mutations in NHLRC1 cause progressive myoclonus epilepsy. *Nat Genet* 35: 125–127.

Charlier C, Singh NA, Ryan SG, *et al.* (1998): A pore mutation in a novel KQT-like potassium channel gene in an idiopathic epilepsy family. *Nat Genet* 18: 53–55.

Chen Y, Lu J, Pan H, *et al.* (2003): Association between genetic variation of CACNA1H and childhood absence epilepsy. *Ann Neurol* 54: 239–243.

Chiron C, Dumas C, Jambaque I, Mumford J, Dulac O (1997): Randomized trial comparing viGABAtrin and hydrocortisone in infantile spasms due to tuberous sclerosis. *Epilepsy Res* 26: 389–395.

Chiron C, Marchand MC, Tran A, *et al.* (2000): Stiripentol in severe myoclonic epilepsy in infancy: a randomized placebo-controlled syndrome-dedicated trial. *Lancet* 11;356 (9242): 1638–1642.

Claes L, Del-Favero J, Ceulemans B, Lagae L, Van Broeckhoven C, De Jonghe P (2001): *De novo* mutations in the sodium-channel gene SCN1A cause severe myoclonic epilepsy of infancy. *Am J Hum Genet* 68: 1327–1332.

Clancy JP, Bebök Z, Ruiz F, *et al.* (2001): Evidence that systemic gentamicin suppresses premature stop mutations in patients with cystic fibrosis. *Am J Respir Crit Care Med* 163: 1683–1692.

Clarke T, Strug LJ, Murphy PL, *et al.* (2007): High risk of reading disability and speech sound disorder in Rolandic epilepsy families: case control study. *Epilepsia* 48: 2258–2265.

Clarke T, Baskurt Z, Strug LJ, Pal DK (2009): Shared genetic risks factors for migraine and Rolandic epilepsy: family case-control study. *Epilepsia* 50: 2428–2433.

Colosimo E, Gambardella A, Mantegazza M, *et al.* (2007): Electroclinical features of a family with simple febrile seizrues and temporal lobe epilepsy associated with SCN1A loss-of-func-tion mutation. *Epilepsia* 48: 1691–1696.

Combi R, Dalprà L, Tenchini ML, Ferini-Strambi L (2004): Autosomal dominant nocturnal frontal lobe epilepsy-a critical overview. *J Neurol* 251: 923–934.

Commission on Classification and Terminology of the International League Against Epilepsy (1989): Proposal for revised classification of epilepsies and epileptic syndromes. *Epilepsia* 30: 389–399.

Coppola G. Plouin P, Chiron C, Robain O, Dulac O(1995): Migrating partial seizures in infancy: a malignant disorder with developmental arrest. *Epilepsia* 36: 1017–1024.

Corbett MA, Bahlo M, Jolly L, *et al.* (2010): A focal epilepsy and intellectual disability syndrome is due to a mutation in TBC1D24. *Am J Hum Genet* 87: 371–375.

Cossette P, Liu L, Brisebois K, *et al.* (2002): Mutation of GABRA1 in an autosomal dominant form of juvenile myo-clonic epilepsy. *Nat Genet* 31: 184–189.

Crotti L, Celano G, Dagradi F, Schwartz PJ (2008): Congenital long QT syndrome. *Orphanet J Rare Dis* 7(3): 18.

Dalla Bernardina BD, Capovilla G, Gattoni MB, Colamaria V, Bondavalli S, Bureau M (1982): Severe infant myoclonic epilepsy. *Rev Electroencephalogr Neurophysiol Clin* 12: 21–25.

De Fusco M, Becchetti A, Patrignani A, *et al.* (2000): The nicotinic β-receptor 2 subunit is mutant in nocturnal frontal lobe epilepsy. *Nat Genet* 26: 275–276.

de Haan GJ, Halley DJ, Doelman JC, *et al.* (2004): Unverricht-Lundborg disease: underdiagnosed in the Netherlands. *Epilepsia* 45: 1061–1063.

de Nijs L, Léon C, Nguyen L, *et al.* (2009): EFHC1 interacts with microtubules to regulate cell division and cortical development. *Nat Neurosci* 12: 1266–1274.

Delgado-Escueta AV, Bourgeois BG (2008): Debate: Does genetic information in humans help us treat patients? PRO – Genetic information in humans helps us treat patients. CON – Genetic information does not help at all. *Epilepsia* 49(S9): 13–24.

Delogu AB, Spinelli A, Battaglia D, *et al.* (2011): Electrical and autonomic cardiac function in patients with Dravet syndrome. *Epilepsia* 52(S2): 55–58.

Depienne C, Bouteiller D, Keren B, *et al.* (2009): Sporadic infantile epileptic encephalopathy caused by mutations in PCDH19 resembles Dravet syndrome but mainly affects females. *PLoS Genet* 5: e1000381.

Deprez L, Weckhuysen S, Holmgren P, *et al.* (2010): Clinical spectrum of early-onset epileptic encephalopathies associated with STXBP1 mutations. *Neurology* 75: 1159–1165.

Devinsky O, Cross JH, Laux L, *et al.* (2017): Trial of cannabidiol for drug-resistant seizures in the Dravet Syndrome. *N Eng J Med* 26,376: 2011–2020.

Diaz-Otero F, Quesada M, Morales-Corraliza J, *et al.* (2008): Autosomal dominant nocturnal frontal lobe epilepsy with mutation in the CHRNA gene. *Epilepsia* 49: 516–520.

Dibbens LM, Feng HJ, Richards MC, *et al.* (2004): GABRD encoding a protein for extra- or peri-synaptic GABAA receptors is a susceptibility locus for generalized epilepsies. *Hum Mol Genet* 13: 1315–1319.

Dibbens LM, Tarpey PS, Hynes K, *et al.* (2008): X-linked protocadherin 19 mutations cause female-limited epilepsy and cognitivie impairment. *Nat Genet* 40: 776–781.

Dibbens LM, Michelucci R, Gambardella A, *et al.* (2009): SCARB2 mutations in progressive myoclonus epilepsy (PME) without renal failure. *Ann Neurol* 66: 532–536.

Dibbens LM, Mullen S, Helbig I, *et al.* (2009a): Familial and sporadic 15q13.3 microdeletions in idiopathic generalized epilepsy: precedent for disorders with complex inheritance. *Hum Mol Genet* 18: 3626–3631.

Dobyns WB, Reiner O, Carrozzo R, Ledbetter DH (1993): Lissencephaly: A human brain malformation associated with deletion of the LIS1 gene located at chromosome 17p13. *JAMA* 270(23): 2838–2842.

Dravet C (1965): *Encéphalopathie épileptique de l'enfant avec Pointe-Onde lente diffuse (Petit Mal Variant)*. Thesis, Marseille.

Dravet C (1978): Les épilepsies graves de l'enfant. *Vie Med* 8: 543–548.

Dravet C, Bureau M, Guerrini R, Giraud N, Roger J (1992): Severe myoclonic epilepsy infants. In: Roger J, Bureau M, Dravet C, Dreifuss FE, Perret A, Wolf P (eds) *Epileptic Syndromes in Infancy, Childhood and Adolescence*, 2nd ed, pp. 75–88. London: John Libbey & Company Ltd.

Dravet C, Bureau M, Oguni H, Fukuyama Y, Cokar O (2005): Severe myoclonic epilepsy in infancy: Dravet syndrome. *Adv Neurol* 95: 71–102.

Dravet C, Bureau M, Oguni H, Fukuyama Y, Cokar O (2005a): Severe myoclonic epilepsy in infancy. In: Roger J, Bureau M, Dravet C, Genton P, Tassinari CA, Wolf P (eds) *Epileptic Syndromes in Infancy, Childhood and Adolescence*, 4th ed, pp. 89–113. Paris: John Libbey Eurotext.

Ebach K, Joos H, Doose H, *et al.* (2005): SCN1A mutation analysis in myoclonic astatic epilepsy and severe idiopathic generalized epilepsy of infancy with generalized tonic-clonic seizures. *Neuropediatrics* 36: 210–213.

Ebrahimi-Fakhari D, Saffari A, Wahlster L, *et al.* (2015): The evolving spectrum of PRRT2-associated paroxysmal diseases. *Brain* 138 (Pt 12):

3476–3495.

Edwards MJ, Hargreaves IP, Heales SJ, *et al.* (2002): N-acetylcysteine and Unverricht-Lundborg disease: variable response and possible side effects. *Neurology* 59: 1447–1449.

Eldridge R, Iivanainen M, Stern R, Koerber I, Wilder BJ (1983): "Baltic" myoclonus epilepsy: hereditary disorder of childhood made worse by phenytoin. *Lancet* ii: 838–842.

Elterman RD, Shields WD, Mansfield KA, Nakagawa J (2001): Randomized trial of viGABAtrin in patients with infantile spasms. *Neurology* 57: 1416–1421.

Epi4K Consortium; Epilepsy Phenome/Genome Project, Allen AS, *et al.* (2013): *De novo* mutations in epileptic encephalopathies. *Nature* 12;501(7466): 217–221.

Escayg A, MacDonald BT, Meisler MH, *et al.* (2000): Mutations of SCN1A, encoding a neuronal sodium channel in two families with GEFS+2. *Nat Genet* 24: 343–345.

Escayg A, Heils A, MacDonald BT, Haug K, Sander T, Meisler MH (2001): A novel SCN1A mutation associated with generalized epilepsy with febrile seizures plus and prevalence of variants in patients with epilepsy. *Am J Hum Genet* 68: 866–873.

Falace A, Filipello F, La Padula V, *et al.* (2010): TBC1D24, an ARF6-Interacting protein, is mutated in familial infantile myoclonic epilepsy. *Am J Hum Genet* 87: 365–370.

Ferraro TN, Dlugos DJ, Buono RJ (2006): Role of genetics in the diagnosis and treatment of epilepsy. *Expert Rev Neurother* 6: 1789–1800.

Fujiwara T (2006): Clinical spectrum of mutations in SCN1A gene: severe myoclonic epilepsy in infancy and related epilepsies. *Epilepsy Res* 70(S1): 223–230.

Fujiwara T, Sugawara T, Mazaki-Miyazaki E, *et al.* (2003): Mutations of sodium channel a subunit type 1 (SCN1A) in intractable childhood epilepsies with frequent generalized tonic clonic seizures. *Brain* 126: 531–546.

Gallagher RC, Van Hove JL, Scharer G, *et al.* (2009): Folinic acid-responsive seizures are identical to pyridoxine-dependent epilepsy. *Ann Neurol* 65: 550–556.

Gambardella A, Annesi G, De Fusco M, *et al.* (2000): A new locus for autosomal dominant nocturnal frontal lobe epilepsy maps to chromosome 1. *Neurology* 55: 1467–1471.

Ganesh S, Delgado-Escueta AV, Suzuki T, *et al.* (2002): Genotype-phenotype correlations for EPM2A mutations in Lafora's progressive myoclonus epilepsy: exon 1 mutations associate with an early-onset cognitive deficit subphenotype. *Hum Mol Genet* 11: 1263–1271.

Gastaut H (1969): Classification of the Epilepsies. Proposal for an International Classification. *Epilepsia* 10: S14-S21.

Gastaut H, Roger J, Soulayrol R, *et al.* (1966): Childhood epileptic encephalopathy with diffuse spike-waves (otherwise known as "petit mal variant") or Lennox syndrome. *Epilepsia* 7: 139–149.

Gazzerro E, Bonetto A, Minetti C (2011): Caveolinopathies: Translational implicatons of caveolin-3 in skeletal and cardiac muscle disorders. *Handb Clin Neurol* 101: 135–142.

Genton P, Roger J, Guerrini R, *et al.* (2005): History and classification of myoclonic epilepsies: from seizures to syndromes to diseases, Chapter 1. In: *Myoclonic Epilepsies*, Vol. 95 Advances in Neurology. Philadelphia: PA, Lippincott Williams and Wilkins.

Giordano L, Sartori S, Russo S, *et al.* (2010): Familial Ohtahara syndrome due to a novel ARX gene mutation. *Am J Med Genet A* 152A(12): 3133–7.

Greenberg DA, Cayanis E, Strug L, *et al.* (2005): Malic enzyme 2 may underlie susceptibility to adolescent-onset idiopathic generalized epilepsy. *Am J Hum Genet* 76: 139–146.

Grosso S, Orrico A, Galli L, Di Bartolo R, Sorrentino V, Balestri P (2007): SCN1A mutation associated with atypical Panayiotopoulos syndrome. *Neurology* 69: 609–611.

Guerrini R, Dravet C, Genton P, *et al.* (1998a): Antiepileptic drug worsening of seizures in children. *Epilepsia* 39(S3): 2–10.

Guerrini R, Dravet C, Genton P, Belmonte A, Kaminska A, Dulac O (1998b): Lamotrigine and seizure aggravation in severe myoclonic epilepsy. *Epilepsia* 39: 508–512.

Guerrini R, Bonanni P, Nardocci N, *et al.* (1999): Autosomal recessive Rolandic epilepsy with paroxysmal exercise-induced dystonia and writer's cramp: delineation of the syndrome and genetic mapping to chromosome 16p12–11.2. *Ann Neurol* 45: 344–352.

Guerrini R, Marini C (2006): Genetic malformations of cortical development. *Exp Brain Res* 173: 322–333.

Hamdan FF, Myers CT, Cossette P, *et al.* (2017): High Rate of Recurrent *De Novo* Mutations in Developmental and Epileptic Encephalopathies. *Am J Hum Genet* 101: 664–685.

Harkin LA, McMahon JM, IonaX, *et al.* (2007): The spectrum of SCN1A-related infantile epileptic encephalopathies. *Brain* 130(pt 3): 843–852.

Hattori J, Ouchida M, Ono J, *et al.* (2008): A screening test for the prediction of Dravet syndrome before one year of age. *Epilepsia* 49: 626–633.

Helbig I, Mefford HC, Sharp AJ, *et al.* (2009): 15q13.3 microdeletions increase risk of idiopathic generalized epilepsy. *Nat Genet* 41: 160–162.

Heron SE, Khosravani H, Verela D, *et al.* (2007): Extended spectrum of idiopathic generalized epilepsies associated with CAC-NA1H functional variants. *Ann Neurol* 62: 560–568.

Hesdorffer DC, Tomson T, Benn E, *et al.*, for the ILAE Commission on Epidemiology, Subcommission on Mortality (2011): Combined analysis of risk factors for SUDEP. *Epilepsia* 52: 1150–1159.

Higurashi N, Nakamura M, Sugai M, *et al.* (2013): PCDH19-related female-limited epilepsy: Further details regarding eaerly clinical features and therapeutic efficacy. *Epilepsy Research* 106: 191–199.

Hirose S, Iwata H, Akiyoshi H, *et al.* (1999): A novel mutation of CHRNA4 responsible for autosomal dominant nocturnal frontal lobe epilepsy. *Neurology* 53: 1749–1753.

Hirose S, Zenri F, Akiyoshi H, *et al.* (2000): A novel mutation of KCNQ3 (c.925T'C) in a Japanese family with benign familial neonatal convulsions. *Ann Neurol* 47: 822–826.

Hirsch LJ, Donner EJ, So EL, *et al.* (2011): Abbreviated report of the NIH/NINDS workshop on sudden unexpected death in epilepsy. *Neurology* 76: 1932–1938.

Huang X-J, Wang T, Wang JL, *et al.* (2015): Paroxysmal kinesigenic dyskinesia: Clinical and genetic analyses of 110 patients. *Neurology* 85: 1546–1553.

Hurd RW, Wilder BJ, Helveston WR, Uthman BM (1996): Treatment of four siblings with progressive myoclonus epilepsy of the Univerricht-Lundborg type with N-acetylcysteine. *Neurology* 47: 1264–1268.

Ianzano L, Zhang J, Chan EM, *et al.* (2005): Lafora progressive myoclonus epilepsy mutation database-EPM2A and NHLRC1 (EPM2B) genes. *Hum Mutat* 26: 397.

Imbrici P, Jaffe SL, Eunson LH, *et al.* (2004): Dysfunction of the brain calcium channel CaV2.1 in absence epilepsy and episodic ataxia. *Brain* 127: 2682–2692.

Inoue Y, Fujiwara T, Matsuda K, *et al.* (1997): Ring chromosome 20 and nonconvulsive status epilepticus: A new epileptic syndrome. *Brain* 120 (Pt 6): 939–953.

Ito S, Oguni H, Ito Y, Ishigaki K, Ohinata J, Osawa M (2008): Modified Atkins diet therapy for a case with glucose transporter type 1 deficiency syndrome. *Brain Dev* 30: 226–228.

Ito Y, Oguni H, Ito S, Oguni M, Osawa M (2011): A modified Atkins diet is promising as a treatment for glucose transporter type 1 deficiency syndrome. *Dev Med Child Neurol* 53: 658–663.

Jansen FE, Sadleir LG, Harkin LA, *et al.* (2006): Severe myoclonic epilepsy of infancy (Dravet syndrome): recognition and diagnosis in adults. *Neurology* 67: 2224–2226.

Jellinger K (1987): Neuropathological aspects of infantile spasms. *Brain Dev* 9: 349–357.

Joensuu T, Lehesjoki AE, Kopra O (2008): Molecular background of EPM1 – Univerricht-Lundborg disease. *Epilepsia* 49: 557–563.

Johannesen KM, Gardella E, Linnankivi T, *et al.* (2018): Defining the phenotypic spectrum of SLC6A1 mutations. *Epilepsia* 59: 389–402.

Kalachikov S, Evgrafov O, Ross B, *et al.* (2002): Mutations in LGI1 cause autosomal-dominant partial epilepsy with auditory features. *Nat Genet* 30: 335–341.

KalscheuerVM, Tao J, Donnelly A, *et al.* (2003): Disruption of the serine/threonine kinase 9 gene causes severe X-linked infantile spasms and mental retardation. *Am J Hum Genet* 72: 1401–1411.

Kanai K, Hirose S, Oguni H, *et al.* (2004): Effect of localization of missense mutations in SCN1A on epilepsy phenotype severity. *Neurology* 63: 329–334.

Kananura C, Haug K, Sander T, *et al.* (2002): A splice-site mutation in GABRG2 associated with childhood absence epilepsy and febrile convulsions. *Arch Neurol* 59: 1137–1141.

Kass HR, Winesett SP, Bessone SK, Turner Z, Kossoff EH (2016): Use of dietary therapies amongst patients with GLUT1 deficiency syndrome. *Seizure* 35: 106–110.

Kato M, Saitoh S, Kamei A, *et al.* (2007): A longer polyalanine expansion mutation in the ARX gene causes early infantile epileptic encephalopathy with suppression-burst pattern (Ohtahara syndrome). *Am J Hum Genet* 81: 361–366.

Katsarou AM, Moshé SL, Galanopoulou AS (2017): Interneuropathies and their role in early life epilepsies and neurodevelopmental disorders. *Epilepsia Open* 2(3): 284–306.

Kaufman ES (2009): Mechanisms and clinical management of inherited channelopathies: long QT syndrome, Brugada syndrome, catecholaminergic polymorphic ventricular tachycardia, and short QT syndrome. *Heart Rhythm* 6(S8): S51-S55.

Kearney JA (2017). Precision Medicine: NMDA Receptor-Targeted Therapy for GRIN2D Encepalopathy. *Epilepsy Curr* 17: 112–114.

Kerem E (2004): Pharmacologic therapy for stop mutations: how much CFTR activity is enough? *Curr Opin Pulm Med* 10: 547–552.

Khan IA, NairCK (2004): Brugada and longQT-3 syndromes: two phenotypes of the sodium channel disease. *Ann Noninvasive Electrocardiol* 9: 280–289.

Kiehne N, Kauferstein S (2007): Mutations in the SCN5A gene: evidence for a link between long QT syndrome and sudden death? *Forensic Sci Int Genet* 1(2): 170–174.

Kim HS, Yim SV, Jung KH, *et al.* (2007): Altered DNA copy number in patients with different seizure disorder type: by array-CGH. *Brain Dev* 29: 639–643.

Kitamura K, Yanazawa M, Sugiyama N, *et al.* (2002): Mutations of ARX causes abnormal development of fore-brain and testes in mice and X-linked lissencephaly with abnormal geni-talia in humans. *Nat Genet* 32: 359–369.

Klaassen A, Glykys J, Maguire J, Labarca C, Mody I, Boulter J (2006): Seizures and enhanced cortical GABAergic inhibition in two mouse models of human autosomal dominant nocturnal frontal lobe epilepsy. *Proc Natl Acad Sci USA* 103: 19152–19157.

Klepper J (2012): GLUT1 deficiency syndrome in clinical practice. Epilepsy Res [Epub ahead of print].

Ko A, Youn SE, Kim SH, *et al.* (2018): Targeted gene panel and genotype-phenotype correlation in children with developmental and epileptic encephalopathy. *Epilepsy Res* 141: 48–55. doi: 10.1016/j.eplepsyres.2018.02.003. Epub 2018 Feb 12.

Korff CM, Nordli DR Jr (2007): Diagnosis and management of nonconvulsive status epilepticus in children. *Nat Clin Pract Neurol* 3: 505–516.

Koskiniemi M, van Vleymen B, Hakamies L, Lamusuo S, Taalas J (1998): Piracetam relieves symptoms in progressive myoclonus epilepsy: a multicentre, randomized, double blind, crossover study comparing the efficacy and safety of three dosages of oral piracetam with placebo. *J Neurol Neurosurg Psychiatry* 64: 334–348.

Kugler SL, Bali B, Lieberman P, *et al.* (2008): An autosomal dominant genetically heterogeneous variant of Rolandic epilepsy and speech disorder. *Epilepsia* 49: 1086–1090.

Kuryatov A, Gerzanich V, Nelson M, Olale F, Lindstrom J (1997): Mutation causing autosomal dominant nocturnal frontal lobe epilepsy alters Ca2+ permeability, conductance, and gating of human alpha4beta2 nicotinic acetylcholine receptors. *J Neurosci* 17: 9035–9047.

Lafreniere RG, Rocheforg DL, Chretien N, *et al.* (1997): Unstable insertion in the 5′ flanking region of the cystatin B gene is the most common mutation in progressive myoclonus epilepsy type 1, EPM1. *Nat Genet* 15: 298–302.

Lalioti MD, Mirotsou M, Buresi C, *et al.* (1997a): Identification of mutations in cystatin B, the gene responsible for the Unverricht-Lundborg type of progressive myoclonus epilepsy (EPM1). *AmJ Hum Genet* 60: 342–351.

Lalioti MD, Scott HS, Buresi C, *et al.* (1997b): Dodecamer repeat expansion in cystatin B gene in progressive myoclonus epilepsy. *Nature* 386: 847–851.

Leen WG, KlepperJ, Verbeek MM, *et al.* (2010): Glucose transporter-1 deficiency syndrome: the expanding clinical and genetic spectrum of a treatable disorder. *Brain* 133: 655–670.

Lesca G, Rudolf G, Labalme A, *et al.* (2012): Epileptic encephalopathies of the Landau-Kleffner and continuous spike and waves during slow-wave sleep types: genomic dissection makes the link with autism. *Epilepsia* 53: 1526–1538.

Liang JS, Lin LJ, Yang MT, Wang JS, Lu JF (2017): The therapeutic implication of a novel SCN2A mutation associated early-onset epileptic encephalopathy with Rett-like features. *Brain Dev* 39: 877–881.

Lindy AS, Stosser MB, Butler E, *et al.* (2018): Diagnostic outcomes for genetic testing of 70 genes in 8565 patients with epilepsy and neurodevelopmental disorders. *Epilepsia* 59: 1062–1071.

Lippe BM, Sparkes RS (1981): Ring 14 chromosome: association with seizures. *Am J Med Genet* 9: 301–305.

Lorenz S, Taylor KP, Gehrmann A, *et al.* (2006): Association of BRD2 polymorphisms with photoparoxysmal response. *Neurosci Lett* 400: 135–139.

Lotte J, Bast T Borusiak P, Coppola A, Cross JH (2016): Effectiveness of antiepileptic therapy in patients with PCDH19 mutations. *Seizure* 35: 106–110.

Lux AL, Edwards SW, Hancock E, *et al.* (2004): The United Kingdom Infantile Spasms Study comparing viGABAtrin with prednisolone or tetracosactide at 14 days: a multicentre, randomized controlled trial. *Lancet* 364: 1773–1778.

Lux AL, Edwards SW, Hancock E, *et al.* (2005): The United Kingdom Infantile Spasms Study (UKISS) comparing hormone treatment with viGABAtrin on developmental and epilepsy outcomes to age 14 months: a multicentre randomized trial. *Lancet Neurol* 4: 712–717.

MacArthur DG, Manolio TA, Dimmock DP, *et al.* (2014): Guidelines for investigating causality of sequence variants in human disease. *Nature* 508: 469–476.

Macleod S, Mallik A, Tolmie JL, Stephenson JB, O'Regan ME, Zuberi SM (2005): Electro-clinical phenotypes of chromosome disorders associated with epilepsy in the absence of dysmorphism. *Brain Dev* 27: 118–124.

Mantel A, Leonard C, Husson B, Miladi N, Tardieu M, Landrieu P (1994): Submicroscopic deletions of 17p13.3 in type 1 lissencephaly. *Hum Genet* 94: 95–96.

Marini C, Mei D, Temudo T, *et al.* (2007): Idiopathic epilepsies with seizures precipitated by fever and SCN1A abnormalities. *Epilepsia* 48: 1678–1685.

Marini C, Scheffer IE, Nabbout R, *et al.* (2009): SCN1A duplications and deletions detected in Dravet syndrome: implications for molecular diagnosis. *Epilepsia* 50: 1670–1678.

Marini C, Mei D, Parmeggiani L, *et al.* (2010): Protocardherin 19 mutatons in girls with infantile-onset epilepsy. *Neurology* 75: 646–653.

Marshall CR, Young EJ, Pani AM, *et al.* (2008): Infantile spasms is associated with deletion of the MAG12 gene on chromosome 7q11.23-q21.11. *Am J Hum Genet* 83: 106–111.

Masnada S, Hedrich UBS, Gardella E, *et al.* (2017): Clinical spectrum and genotype-phenotype associations of KCNA2-related encephalopathies. *Brain* 1;140: 2337–2354.

Matsushima N, Hirose S, Iwata H, *et al.* (2002): Mutation (Ser284Leu) of neuronal nicotinic acetylcholine receptor alpha- 4 subunit associated with frontal lobe epilepsy causes faster desensitization of the rat receptor expressed in oocytes. *Epilepsy Res* 48: 181–186.

McTague A, Appleton R, Avula S, *et al.* (2013): Migrating partial seizures of infancy: Expansion of the electroclinical, radiological and pathological disease spectrum. *Brain* 136(Pt 5): 1578–91.

Medeiros-Domingo A, Kaku T, Tester DJ, *et al.* (2007): SCN4B-encoded sodium channel beta4 subunit in congenital long-QT syndrome. *Circulation* 116(2): 134–142.

Mei D, Marini C, Novara F, *et al.* (2010): Xp22.3 genomic deletions involving the CDKL5 gene in girls with early onset epileptic encephalopathy. *Epilepsia* 51: 647–654.

Mendell JR, Al-Zaidy S, Shell R, *et al.* (2017): Single-dose Gene-Replacement Therapy for Spinal Muscular Atrophy. *N Engl J Med* 377: 1713–1722.

Milh M, Becq H, Villeneuve N, Ben-Ari Y, Aniksztejn L (2007): Inhibition of glutamate transporters results in a "suppression-burst" pattern and partial seizures in the newborn rat. *Epilepsia* 48: 169–174.

Milligan CJ, Li M, Gazina EV, Heron SE? *et al.* (2014): KCNT1 Gain of Function in 2 Epilepsy Phenotypes is Reversed by Quinidine. *Ann Neurol* 75: 581–590.

Mills PB, Struys E, Jakobs C, *et al.* (2006): Mutations in antiquitin in individuals with pyridoxine-dependent seizures. *Nat Med* 12: 307–309.

Minassian BA, Lee JR, Herbrick JA, *et al.* (1998): Mutations in a gene encoding a novel protein tyrosine phospha-tase cause progressive myoclonus epilepsy. *Nat Genet* 20: 171–174.

Molinari F, Raas-Rothschild A, Rio M, *et al.* (2005): Impaired mitochondrial glutamate transport in autosomal recessive neonatal myoclonic epilepsy. *Am J Hum Genet* 76: 334–9.

Moller RS, Wuttke TV, Helbig I, *et al.* (2017): Mutations in GABRB3: From febrile seizures to epileptic encephalopathies. *Neurology* 88: 483–492.

Mulley JC, Scheffer IE, Petrou S, Dibbens LM, Berkovic SF, Harkin LA (2005): SCN1A mutations and epilepsy. *Hum Mutat* 25: 535–542.

Murthy JM, Yangala R, Srinivas M (1998): The syndromic classification of the International League Against Epilepsy: a hospital-based study from South India. *Epilepsia* 39: 48–54.

Myers CT, Stong N, Mountier EI, *et al.* (2017): *De Novo* Mutations in PPP3CA Cause Severe Neurodevelopmental Disease with Seizures. *Am J Hum Genet* 101: 516–524.

Nabbout R, Gennaro E, Dalla Bernardina B, *et al.* (2003): Spectrum of SCN1A mutations in severe myoclonic epilepsy of infancy. *Neurology* 60: 1961–1967.

Nakagama Y, Isojima T, Mizuno Y, Takahashi N, Kitanaka S, Igarashi T. Growth hormone deficiency: a possible complication of glucose transporter 1 deficiency? *Acta Paediatr* 101: e259–262.

Niturad CE, Lev D, Kalscheuer VM, *et al.* (2017): Rare GABRA3 variants are associated with epileptic seizures, encephalopathy and dysmorphic features. *Brain* 140: 2879–2894.

Oguni H, Hayashi K, Awaya Y, *et al.* (2001): Severe myoclonic epilepsy in infants – A review based on the Tokyo Women's medical university series of 84 cases. *Brain Dev* 23: 736–748.

Oguni H, Hayashi K, Osawa M, *et al.* (2005): Severe myoclonic epilepsy in infancy: clinical analysis and relation to SCN1A mutations in a Japanese cohort. *Adv Neurol* 95: 103–117.

Ohmori I, Ouchida M, Ohtsuka Y, Oka E, Shimizu K (2002): Significant correlation of the SCN1A mutations and severe myoclonic epilepsy in infancy. *Biochem Biophys Res Commun* 295: 17–23.

Ohmori I, Ohtsuka Y, Ouchida M, *et al.* (2003): Is phenotype difference in severe myoclonic epilepsy in infancy related to SCN1A mutations? *Brain Dev* 27: 488–493.

Ottman R, Hirose S, Jain S, *et al.* (2010): Genetic testing in the epilepsies – Report of the ILAE genetics commission. *Epilepsia* 51: 655–670.

Ouertani I, Chaabouni M, Turki I, *et al.* (2009): A 24-Mb deletion in 14q in a girl with corpus callosum hypoplasia. *Eur J Med Genet* 52(4): 256–259.

Pal DK, Evgrafov OV, Tabares P, Zhang F, Durner M, Greenberg DA (2003): BRD2 (RING3) is a probable major susceptibility gene for common juvenile myoclonic epilepsy. *Am J Hum Genet* 73: 261–270.

Palmer EE, Schofield D, Shrestha R, *et al.* (2018): Integrating exome sequencing into a diagnostic pathway for epileptic encephalopathy: Evidence of clinical utility and cost effectiveness. *Mol Genet Genomic Medicine* 6: 186–199.

Pathak S, Miller J, Morris EC, Stewart WCL, Greenberg DA (2018): DNA methylation of the BRD2 promoter is associated with juvenile myoclonic epilepsy in Caucasians. *Epilepsia* 59: 1011–1019.

Pellock JM, Hrachovy R, Shinnar S, *et al.* (2010): Infantile spasms: a US consensus report. *Epilepsia* 51: 2175–2189.

Pennachio LA, Lehesjoki AE, Stone NE, *et al.* (1996): Mutations in the gene encoding cystatin B in progressive myoclonus epilepsy (EPM1). *Science* 271: 1731–1734.

Phillips HA, Marini C, Scheffer IE, *et al.* (2000): A *de novo* mutation in sporadic nocturnal frontal lobe epilepsy. *Ann Neurol* 48: 264–267.

Phillips HA, Favre I, Kirkpatrick M, *et al.* (2001a): CHRNB2 is the second acetylcholine receptor subunit associated with autosomal dominant nocturnal frontal lobe epilepsy. *Am J Hum* Genet 68: 225–231.

Phillips HA, Favre I, Kirkpatrick M, *et al.* (2001b): CHRNB2 is the second acetylcholine receptor subunit associated with autosomal dominant nocturnal frontal lobe epilepsy. *Am J Hum Genet* 68: 225–231.

Pierson TM, Yuan H, Marsh ED, *et al.* (2014): *GRIN2A* mutation and early-onset epileptic encephalopathy: personalized therapy with memantine. *Ann Clin Transl Neurol* 1: 190–198.

Pisano T, Numis AL,Heavin SB, *et al.* (2015): Early and effective treatment of KCNQ2 encephalopathy. *Epilepsia* 56: 685–691.

Politano L, Nigro G, Nigro V, *et al.* (2003): Gentamicin administration in Duchenne patients with premature stop codon. Preliminary results. *Acta Myol* 22: 15–21.

Ramalho AS, Beck S, Meyer M, Penque D, Cutting GR, Amaral MD (2002): Five percent of normal cystic fibrosis transmembrane conductance regulator mRNA ameliorates the severity of pulmonary disease in cystic fibrosis. *AmJRespir Cell Mol Biol* 27: 619–627.

Rao SN, Maity R, Sharma J, *et al.* (2010): Sequestration of chaperones and proteasome into Lafora bodies and proteasomal dysfunction induced by Lafora disease-associated mutations of malin. *Hum Mol Genet* 19: 4726–4734.

Richards S, Aziz N, Bale S, *et al.* (2015): Standards and guidelines for the interpretation of sequence variants: a joint consensus recommendation of the American College of Medical Genetics and Genomics and the Association for Molecular Pathology. *Genet Med* 17: 405–423.

Riikonen R (2001): Epidemiological data of West syndrome in Finland. *Brain Dev* 23: 539–541.

Riikonen RS (2010): Favorable prognostic factors with infantile spasms. *Eur J Paediatr Neurol* 14: 13–18.

Rodrigues-Pinguet N, Jia L, Li M, *et al.* (2003): Five ADNFLE mutations reduce the Ca2+ dependence of the mammalian a4b2 acetylcholine response. *J Physiol (Lond)* 550: 11–26.

Roger J, Dravet C, Bureau M, Dreifuss FE, Wolf P (1985): *Epileptic Syndromes in Infancy*, Childhood *and Adolescence*, 1st ed. London: John Libbey.

Roll P, Rudolf G, Pereira S, *et al.* (2006): SRPX2 mutations in disorders of language cortex and cognition. *Hum Mol Genet* 15: 1195–1207.

Saitsu H, Kato M, Mizuguchi T, *et al.* (2008): *De novo* mutations in the gene encoding STXBP1 (MUNC18-1) cause early infantile epileptic encephalopathy. *Nat Genet* 40: 782–788.

Saitsu H, Kato M, Okada I, *et al.* (2010a): STXBP1 mutations in early infantile epileptic encephalopathy with suppression-burst pattern. *Epilepsia* 51: 2397–405.

Saitsu H, Tohyama J, Kumada T, *et al.* (2010b): Dominant-negative mutations in alpha-II spectrin cause West syndrome with severe cerebral hypomyelination, spastic quadriplegia, and developmental delay. *Am J Hum Genet* 86: 881–891.

Saitsu H, Hoshino H, Kato M, *et al.* (2011): Paternal mosaicism of an STXBP1 mutation in OS. *Clin Genet* 80: 484–488.

Saitsu H, Watanabe M, Akita T, *et al.* (2016a): Impaired neuronal KCC2 function by biallelic SLC12A5 mutations in migrating focal seizures and severe developmental delay. *Sci Rep* 6: 30072.

Saitsu H, Fukai R, Ben-Zeev B, *et al.* (2016b): Phenytoin spectrum of GNAO1 variants: Epileptic encephalopathy to involuntary movements with severe developmental delay. *Eur J Hum Genet* 24: 129–134.

Sakauchi M, Oguni H, Kato I, *et al.* (2011): Mortality in Dravet syndrome: search for risk factors in Japanese patients. *Epilepsia* 52(S2): 50–54.

Salamon N, Kung J, Shaw SJ, *et al.* (2008): FDG-PET/MRI coregistration improves detection of cortical dysplasia in patients with epilepsy. *Neurology* 71: 1594–1601.

Scheffer IE, Berkovic SF (1997): Generalised epilepsy with febrile seizures plus. A genetic disorder with heterogeneous clinical phenotypes. *Brain*

120: 479–490.

Schinzel A, Niedrist D (2001): Chromosome imbalances associated with epilepsy. *Am J Med Genet* 106: 119–124.

Schulz A, Ajayi T, Specchio N, *et al.* (2018): Study of intraventricular cerliponase Alfa for CLN2 Disease. *N Engl J Med* 378: 1898–1908.

Serratosa JM, Gomez-Garre P, Gallardo ME, *et al.* (1999): A novel protein tyrosine phosphatase gene is mutated in progressive myoclonus epilepsy of the Lafora type (EPM2).*Hum Mol Genet* 8: 345–352.

Shah N, Hou YC, Yu HC, *et al.* (2018): Identification of Misclassified ClinVar Variants *via* Disease Population Prevalence. *Am J Hum Genet* 102: 609–619. doi: 10.1016/j.ajhg.2018.02.019.

Shimizu W, Horie M (2011): Phenotypic manifestations of mutations in genes encoding subunits of cardiac potassium channels. *Ore Res* 109(1): 97–109.

Singh S, Ganesh S (2009): Lafora progressive myoclonus epilepsy: a meta-analysis of reported mutations in the first decade following the discovery of the EPM2A and NHLRC1 genes. *Hum Mutat* 30: 715–723.

Singh NA, Charlier C, Stauffer D, *et al.* (1998): A novel potassium channel gene, KCNQ2, is mutated in an inherited epilepsy of newborns. *Nat Genet* 18: 25–29.

Singh R, Gardner RJ, Crossland KM, Scheffer IE, Berkovic SF (2002): Chromosomal abnormalities and epilepsy: a review for clinicians and gene hunters. *Epilepsia* 43: 127–140.

Singh NA, Pappas C, Dahle EJ, *et al.* (2009): A role of SCN9A in human epilepsies, as a cause of febrile seizures and as a potential modifier of Dravet syndrome. *PLoS Genet* (9): e 10000649.

Sowada N, Hashem MO, Yilmaz R, *et al.* (2017): Mutations of PTPN23 in developmental and epileptic encephalopathy. *Hum Genet* 136(11–12): 1455–1461.

Srour M, Shimokawa N, Hamdan FF (2017:. Dysfunction of the Cerebral Glucose Transporter SLC45A1 in Individuals with Intellectual Disability and Epilepsy. *Am J Hum Genet* 100: 824–830.

Steinlein O, Mulley JC, Propping P, *et al.* (1995): A missense mutation in the neuronal nicotinic acetylcholine receptor alpha 4 subunit is associated with autosomal dominant nocturnal frontal lobe epilepsy. *Nat Genet* 11: 201–203.

Steinlein OK, Mgnusson A, Stoodt J, *et al.* (1997): An insertion mutation of the CHRNA4 gene in a family with autosomal dominant nocturnal frontal lobe epilepsy. *Hum Mol Genet* 6: 943–947.

Striano P, Coppola A, Pezzella M, *et al.* (2007): An open-label trial of levetiracetam in severe myoclonic epilepsy of infancy. *Neurology* 69: 250–254.

Stromme P, Mangelsdorf ME, Shaw MA, *et al.* (2002): Mutations in the human ortholog of Aristaless cause X-linked mental retardation and epilepsy. *Nat Genet* 30: 441–445.

Strug LJ, Clarke T, Chiang T, *et al.* (2009): Centrotemporal sharp wave EEG trait in Rolandic epilepsy maps to Elon-gator Protein Complex 4 (ELP4). *Eur J Hum Genet* 17: 1171–1181.

Sugawara T, Mazaki-Miyazaki E, Fukushima K, *et al.* (2002): Frequent mutations of SCN1A in severe myoclonic epilepsy in infancy. *Neurology* 58: 1122–1124.

Sugawara T, Tsurubuchi Y, Agarwala KL, *et al.* (2001): A missense mutation of the Na+ channel alpha II subunit gene Na(v)1.2 in a patient with febrile and afebrile seizures causes channel dysfunction. *Proc Natl Acad Sci USA* 98: 6384–6389.

Suls A, Kedeken P, Goffin K, *et al.* (2008): Paroxysmal exercise-induced dyskinesia and epilepsy is due to mutations in SLC2A1, encoding the glucose transporter GLUT1. Brain 131: 1831–1844.

Suls A, Mullen SA, Weber YG, *et al.* (2009): Early onset absence epilepsy caused by mutations in the glucose transporter GLUT1. *Ann Neurol* 66: 415–419.

Summers KM, Bokil NJ, Lu FT, *et al.* (2010): Mutations at KCNQ1 and an unknown locus cause long QT syndrome in a larger Australian family: Implications for genetic testing. *Am J Med Genet* 152A(3): 613–621.

Suzuki T, Delgado-Escueta AV, Aguan K, *et al.* (2004): Mutations in EFHC1 cause juvenile myoclonic epilepsy. *Nat Genet* 36: 842–849.

Tagliabracci VS, Girard JM, Segvich D, *et al.* (2008): Abnormal metabolism of glycogen phosphate as a cause for Lafora disease. *J Biol Chem* 283: 33816–33825.

Tanaka M, Olsen RW, Medina MT, *et al.* (2008): Hyperglycosylation and reduced GABA currents of mutated GABRB3 polypeptide in remitting childhood absence epilepsy. *Am J Hum Genet* 82: 1249–1261.

Tester DJ, Will ML, Haglund CM, Ackerman MJ (2005): Compendium of cardiac channel mutations in 541 consecutive unrelated patients referred for long QT syndrome genetic testing. *Heart Rhythm* 2: 507–517.

Tu E, Bagnall RD, Duflou J, Semsarian C (2011a): Post-mortem review and genetic analysis of sudden unexpected death in epilepsy (SUDEP) cases. *Brain Pathol* 21: 201–208.

Tu E, Waterhouse L, Duflou J, Bagnall RD, Semsarian C (2011b): Genetic analysis of hyperpolarisation-activated cyclic nucleotide-gated cation (HCN) channels in sudden unexpected death in epilepsy (SUDEP) cases. *Brain Pathol* 21: 692–698.

Turnbull J, DePaoli-Roach AA, Zhao X, *et al.* (2011): PTG depletion removes Lafora bodies and rescues the fatal epilepsy of Lafora disease. *PLos Genet* 7(4): e1002037

Unverricht H (1891): *Die Myoklonie*. Leipzig, Vienna: Franz Deuticke.

Vatta M, Ackerman MJ, Ye B, *et al.* (2006): Mutant caveolin-3 induces persistent late sodium current and is associated with long-QT syndrome. *Circulation* 114: 2104–2112.

Verkerk AJ, Pieretti M, Sutcliffe JS, *et al.* (1999): Identification of a gene (FMR-1) containing a CGG repeat coincident with a breakpoint cluster region exhibiting length variation in fragile X syndrome. *Cell* 65: 905–914.

Vigevano F, Cilio MR (1997): ViGABAtrin *versus* ACTH as first-line treatment for infantile spasms: a randomized, prospective study. *Epilepsia* 38: 1270–1274.

von Stülpnagel C, Ensslen M, Møller RS, *et al.* (2017): Epilepsy in patients with GRIN2A alterations: Genetics, neurodevelopmental, epileptic phenotype and response to anticonvulsive drugs. *Eur J Paediatr Neurol* 21: 530–541.

Wagner KR, Hamed S, Hadley DW, *et al.* (2001): Gentamicin treatment of Duchenne and Becker muscular dystrophy due to nonsense mutations. *Ann Neurol* 49: 706–711.

Wallace RH, Wang DW, Singh R, *et al.* (1998): Febrile seizures and generalized epilepsy associated with a mutation in the Na+ channel?1 subunit gene SCN1B. *Nat Genet* 19: 366–370.

Wallace RH, Marini C, Petrou S, *et al.* (2001): Mutant GABA(A) receptor gamma2-subunit in childhood absence epilepsy and febrile seizures. *Nat Genet* 28: 49–52.

Wallace RH, Scheffer IE, Barnett S, *et al.* (2001a): Neuronal sodium-channel 1-subunit mutations in generalized epilepsy with febrile seizures? plus. *Am J Hum Genet* 68: 859–865.

Wallace RH, Hodgson BL, Grinton BE, *et al.* (2003): Sodium channel a1 -subunit mutations in severe myoclonic epilepsy of infancy and infantile spasms. *Neurology* 61: 765–679.

Wang D, Pascual JM, De Vivo D (2009): Glucose transporter type 1 deficiency syndrome. In: Pagon RA, Bird TD, Dalon CR, Stephens K, Adams MP (eds) Gene Reviews [Internet]. Seattle: University of Washington.

Wang J, Lin Z-J, Liu L, *et al.* (2016): Epilepsy-Associated genes. *Seizure*44: 11–20.

Wang JW, Kurahashi H, Ishii A, *et al.* (2008): Microchromosomal deletions involving SCN1A and adjacent genes in severe myoclonic epilepsy of infancy. *Epilepsia* 49: 1528–1534.

Wang D, Pascual JM, De Vivo D (2018): Glucose Transporter Type 1 Deficiency Syndrome. In: Adam MP, Ardinger HH, Pagon RA, Wallace SE, Bean LJH, Stephens K, Amemiya A, editors. *Gene Reviews* [Internet]. Seattle (WA): University of Washington, Seattle; 1993–2018.

Weaving LS, *et al.* (2004): Mutations of CDKL5 cause a severe neurodevelopmental disorder with infantile spasms and mental retardation. *Am J Hum Genet* 75: 1079–1093.

Weckhuysen S, Mandebtam S, Suls A, *et al.* (2012): KCNQ2 encephalopathy: emerging phenotype of a neonatal epileptic encephalopathy. *Ann Neurol* 71: 15–25.

Welch EM, Barton ER, Zhuo J, *et al.* (2007): PTC 124 targets genetic disorders caused by nonsense mutations. *Nature* 447: 88–93.

Wilschanski M, *et al.* (2003): Gentamicin-induced correction of CFTR function in patients with cystic fibrosis and CFTR stop mutations. *N Engl J Med* 349: 1433–1441.

Wolff M, Johannessen KM, Hedrich UBS, *et al.* (2017): Genetic and phenotypic heterogeneity suggest therapeutic implications in SCN2A-related disorders. *Brain* 140: 1316–1336.

Wong M (2010): Mammalian target of rapamycin (mTOR) inhibition as a potential antiepileptogenic therapy: from tuberous sclerosis to common acquired epilepsies. *Epilepsia* 51: 27–36.

Xu XX, Liu XR, Fan CY, *et al.* (2018): Functional Investigation of a GRIN2A Variant Associated with Rolandic *Epilepsy Neurosci Bull* 34: 237–246.

Yakoub M, Dulac O, Jambaque I, Chrion C, Plouin P (1992): Early diagnosis of severe myoclonic epilepsy in infancy. *Brain Dev* 14: 299–303.

Yang H, Wang D, Engelstad K, Bagay L, Wei Y, Rotstein M, *et al.* (2011): Glut1 deficiency syndrome and erythrocyte glucose uptake assay. *Ann Neurol* 70: 996–1005.

Yang Y, Yang Y, Liang B, *et al.* (2010): Identification of a Kir3.4 mutation in congenital long QT syndrome. *Am J Hum Genet* 86: 872–880.

Zara F, Labuda M, Garofalo PG, *et al.* (1998): Unusual EEG pattern linked to chromosome 3p in a family with idiopathic generalized epilepsy. *Neurology* 51: 493–498.

Zeng LH, Xu L, Gutmann DH, Wong M, Crino PB (2008): Rapamycin prevents epilepsy in a mouse model of tuberous sclerosis complex. *Ann Neurol* 63: 444–453.

Zhang Y, Lian Y, Xie N (2017): Early onset epileptic encephalopathy with a novel GABRB3 mutation treated effectively with clonazepam: A case report. *Medicine* (Baltimore) 96(50): e9273.

Zhang YH, Burgess R, Malone JP, *et al.* (2017): Genetic epilepsy with febrile seizures plus: Refining the spectrum. *Neurology* 89: 1210–1219.

Zhou P, He N, Zhang JW, *et al.* (2018): Novel mutations and phenotypes of epilepsy-associated genes in epileptic encephalopathies. *Genes Brain Behav* 17: e1245.

第3章 癫痫综合征的动物模型

作者：Aristea S. GALANOPOULOU[1], Valerio CONTI[2], Solomon L. MOSHÉ[1,3] and Astrid NEHLIG[4]

单位：1. Saul R. Korey Department of Neurology, Dominick P. Purpura Department of Neuroscience, Laboratory of Development Epilepsy, Montefiore/-Einstein Epilepsy Management Center, Albert Einstein College of Medicine and Montefiore Medical Center, Bronx, New York, USA

2. Pediatric Neurology, Neurogenetics and Neurobiology Unit and Laboratories, Neuroscience Department, A. Meyer Children's Hospital, Florence, Italy

3. Department of Pediatrics, Albert Einstein College of Medicine and Montefiore Medical Center, Bronx, New York, USA

4. Inserm U1129, Pediatric Neurology, Necker-Enfants Malades Hospital, Paris-Descartes University, Paris, France

一、引言

我们可以通过特征性的电 - 临床特征识别众多类型的儿童癫痫综合征。这些年龄依赖性的癫痫综合征反映了如下事实：①在神经元和神经胶质细胞逐渐成熟过程中，发育期大脑对发作更敏感（Moshé et al., 1995）；②在发育早期，遗传因素首先表达；③一些影响表观遗传的因素（如创伤、窒息、感染等）更可能发生在生命早期。儿童癫痫的病因学更加多样化（包括结构性、代谢性、遗传性、感染 / 炎症性）。患儿年龄、性别、表观遗传学或生物学差异会造成不同的影响和后果，进一步增加了各种综合征表型的多样性。为深入理解这些发育性综合征的病理生理学机制，非常有必要构建相关综合征的动物模型。在本章中，我们将介绍各种早期癫痫和癫痫性脑病的动物模型，包括遗传性癫痫、炎症 / 免疫性癫痫和颞叶癫痫。颞叶癫痫可发生于任一年龄段，其预后各不相同。我们还将探讨脑发育畸形相关模型和点燃模型，后者有助于我们理解生命早期的致痫性机制。

二、不同物种的脑发育

不同物种的发育过程有非常大的差别，想要准确比较不同物种的发育阶段十分困难（Galanopoulou & Moshe, 2011）。基于脑生长、DNA 和含水量的简单测量，出生后 8—13d 的啮齿动物相当于人类足月产新生儿（Dobbing & Sands, 1979），产后第 1 周的啮齿动物则相当于早产新生儿。雌性啮齿动物青春期始于出生后 32—36d，雄性则始于出生后 35—45d；啮齿动物出生后 60d 进入成年期（Akman et al., 2014）。啮齿类幼崽出生后 2 周就能发展出行动能力，3 周即可探索周围环境，出生后 12—15d 行动能力和睁眼都已发育成熟（Scantlebury et al., 2010）。因此，如果把出生后第 3 周作为啮齿动物的"婴儿期"，并不能反映它们此时的行动能力比人类更完善的事实。每一个发育进程（如运动发展里程碑、细胞迁移、神经递质表达或信号应答、突触发生、脑发育）的成熟都遵循着各自的时间规律，因脑区、细胞类型和性别的差异而有所不同（Avishai-Eliner et al., 2002；Galanopoulou & Moshe, 2011；Akman et al., 2014）。

三、早发性癫痫动物模型

（一）伴抑制 - 爆发的婴儿早发性脑病：Ohtahara 综合征

Ohtahara 综合征或婴儿早发性癫痫性脑病（early infantile epileptic encephalopathy, EIEE）一般在出生后 1 个月内起病，主要症状为强直痉挛发作伴脑电抑制 - 爆发，预后差，病因可分为结构性、遗传性（包括 *STXBP1*、*MUNC18-1*、*SLC25A22*、*CDKL5*、*ARX*、

SPTAN1、*PCDH19*、*KCNQ2*、*SCN2A* 基因）或代谢性病因。其中部分患儿会进一步演变为 West 综合征或 Lennox-Gastaut 综合征。*stxbp1b* 基因（syntaxin binding protein1，stxbp1，突触融合蛋白结合蛋白 1）功能丧失性纯合突变的斑马鱼，脑电表现为抑制 - 爆发，在黑暗中受闪光刺激时自主活动减少（Grone et al.，2016）。*Munc18-1* 基因敲除小鼠（$Munc18\text{-}1^{-/-}$）由于呼吸功能受损导致出生即死（Verhage et al.，2000）。小鼠 *Munc18-1* 单倍体不足会诱发焦虑，但不会引起发作（Hager et al.，2014）。*Arx* 基因（aristaless related X-linked homeobox，*Arx*）缺陷的小鼠我们将在 West 综合征中讨论。已有报道发现钠通道 2A 基因（sodium channel2A，*Scn2a*）突变鼠会出现癫痫，见于成年小鼠，与 Ohtahara 综合征的关系并不明确（Kearney et al.，2001）。*Scn2a/Kcnq2* 基因双突变小鼠有严重的早发性癫痫（出生后 12d 左右起病）伴全面性强直 - 阵挛发作，早期致死，其脑电背景未知（Kearney et al.，2006）。

（二）West 综合征动物模型（婴儿痉挛）

West 综合征（West，1841）是一种癫痫性脑病，通常在出生后第 1 年起病，且至少出现以下三个特征中的两个：①典型的发作类型称为婴儿痉挛（infantile spasms，IS）或癫痫性痉挛（屈曲或外展型强直痉挛短暂发作，常成簇发作），发作期脑电呈电衰减（electrodecremental response，EDR）；②高度失律（高波幅慢波、节律紊乱、多灶性痫样放电）；③智能障碍（Pellock et al.，2010）。治疗可选用激素［促肾上腺皮质激素（adrenocorticotropic hormone，ACTH）和大剂量糖皮质激素］或 GABA 氨基转移酶抑制剂氨己烯酸（vigabatrin），特别适用于结节性硬化症（tuberous sclerosis complex，TSC）所致的婴儿痉挛（Pellock et al.，2010；Mytinger et al.，2012；Hancock et al.，2013）。对吡哆醇敏感的婴儿痉挛，可使用生酮饮食或吡哆醇治疗。婴儿痉挛整体预后很差，死亡率高，难治性癫痫的风险很高，即使 IS 缓解，仍遗留有智能和运动障碍。从病因上看，遗传性病因占 14.4%、遗传 - 结构性病因占 10%、结构 - 先天性病因占 10.8%、结构 - 获得性病因占 22.4%、代谢性病因占 4.8%、感染性病因占 2%，另外约 1/3 的患儿病因不明（Wirrell et al.，2015）。近年来，发现了越来越多的与婴儿痉挛相关的基因突变（Paciorkowski et al.，2011；EuroEPINOMICS-RES Consortium et al.，2014；Galanopoulou & Moshe，2015）。为寻找致病机制和治疗方法，学者们努力构建出各种婴儿痉挛的动物模型（Stafstrom et al.，2006），包括急性模型和慢性模型，急性模型只在诱导后出现痉挛发作，而慢性模型则表现为 West 综合征的慢性症状（Galanopoulou & Moshe，2015）。

（三）痉挛急性模型

N- 甲基 -D- 天门冬氨酸（N-methyl-D-aspartate，NMDA）模型和围产期易感性模型：在未成年和成年啮齿动物中，注射 NMDA、激活 NMDA 受体（NMDA receptors，NR），可诱导癫痫持续状态（status epilepticus，SE）（Hirayasu & Wada，1992；Stafstrom & Sasaki-Adams，2003）。“前弓反张”样发作（向前屈曲痉挛），见于出生后 7—19d 大鼠，而成年大鼠则诱导不出，一旦诱导出这种发作类型即可认为急性模型造模成功（Mares & Velisek 1992）。丙戊酸可抑制 NMDA 诱导的痉挛，而氢化可的松则加重痉挛发作，吡哆醇会增加痫样放电（Kabova et al.，1999）。早期研究发现，$ACTH_{1\text{-}24}$ 或大鼠合成的 $ACTH_{1\text{-}39}$ 对 NMDA 诱导的痉挛无效（Velisek et al.，2007），因此，可把它当作 ACTH 抗性痉挛模型。然而，随后的研究表明，大剂量猪 $ACTH_{1\text{-}39}$ 能抑制 Wistar 大鼠或 C57 小鼠 NMDA 诱导的痉挛（Wang et al.，2012；Shi et al.，2015），该模型后期不出现自发性反复发作（spontaneous recurrent seizures，SRS）。出生后 12—20d NMDA 诱导的 SE 大鼠，成年后会出现空间记忆缺陷，对戊四氮（pentylenetetrazol，PTZ）诱导发作的敏感性增加（Stafstrom & Sasaki-Adams，2003）。

通过早期干预，此模型衍生出一些亚型：①模拟出生前应激，如在出生前注射倍他米松（Velisek et al.，2007）或在妊娠第 15 天产前束缚应激（Yum et al.，2012）；②破坏应激反应，如出生后第 10 天切除肾上腺（Wang et al.，2012）；③脑畸形模型，如妊娠第 15 天注射甲基氧化偶氮甲醇醋酸（methylazoxymethanol acetate，MAM）（Kim et al.，2017）。早期干预可加重 NMDA 诱导的痉挛，产前倍他米松预处理可增加 ACTH 对痉挛的抑制效果（Velisek et al.，2007），而产前 MAM 预处理则无效（Kim et al.，2017），出生后肾上腺切除不影响 ACTH 的作用（Wang et al.，2012）。产前倍他米松处理模型中，氨己烯酸、加奈索酮（增强 $GABA_AR$ 活性）或重复高剂量给予甲基强的松龙预处理，可减少 NMDA 诱导的痉挛（Chachua et al.，2011）。尽管在该模型中，存在着 mTOR（mechanistic target of rapamycin，mTOR）的过度激活，但与 NMDA 诱导痉挛的关系并不明确，mTOR 抑制剂西罗莫司重复预处理并不影响 NMDA 诱导的痉挛（Chachua et al.，2012）。早期使用苯甲雌二醇预处理，也不会影响 NMDA 诱导的痉挛（Chachua et al.，2016）。同时，在所有模型中，后期均未出现癫痫。

上述模型表明 NR 信号通路与痉挛的发生关系密切。而且，已经发现婴儿痉挛与 *NR2D*、*NR2B*（*GRIN2B*）或 *NR1*（*GRIN1*）基因突变有关（Epi4K Consortium et al.，2013；Lemke et al.，2014）。

（四）唐氏综合征 Ts65Dn 小鼠的痉挛模型

唐氏综合征患儿有相当高的婴儿痉挛发病率（0.6%~13%），表明这两类疾病有共同的致病途径（Cortez et al.，2009；Sanmaneechai et al.，2013；Beatty et al.，2017）。唐氏综合征 Ts（17^{16}）65Dn（Ts65Dn）模型小鼠，过度表达的 $GABA_B$ 受体（$GABA_BR$）与 $GABA_BR$ 功能相关的 GIRK2 蛋白（内向整流钾通道）有关。与野生型小鼠相比，Ts65Dn 小鼠注射 γ- 丁内酯（gamma-butyrolactone，GBL）（γ- 羟基丁酸前体，$GABA_BR$ 激动剂）更易诱发伸展型痉挛，表现为面部肌阵挛和发作期电衰减。在 Ts65Dn 幼鼠中，有自发性棘 - 慢波放电（spontaneous spike wave discharges，SWDs），注射 GBL 加重放电（Cortez et al.，2009）。1 周至 2 月龄小鼠，无论雌性还是雄性，GBL 均可诱发痉挛，因此，该模型无婴儿痉挛的年龄特异性特征。在该模型中，氨己烯酸、丙戊酸和 $ACTH_{1\text{-}24}$ 均可抑制痉挛发作，但猪 $ACTH_{1\text{-}39}$ 无效。奇怪的是，乙琥胺对人类婴儿痉挛无效，却能抑制鼠模型的痉挛（Cortez et al.，2009）。通过 $GABA_BR$ 抑制剂 CGP35348 预处理和使用遗传或药物手段降低 GIRK2 表达，均可抑制 GBL 诱发的痉挛（Cortez et al.，2009；Joshi et al.，2016）。在 1 例婴儿痉挛和 3 例 Lennox-Gastaut 综合征（LGS）患者中，发现了 $GABA_BR$ 基因突变（Epi4K Consortium et al.，2013；EuroEPINOMICS-RES Consortium et al.，2014）。

（五）痉挛慢性模型

河鲀毒素（Tetrodotoxin，TTX）模型：TTX 是钠通道阻断剂。在出生后 10—40d 大鼠右侧大脑皮质和（或）海马中长期注射 TTX，数天后，大概从出生后 16—20d 一直到成年，出现与婴儿痉挛类似的临床症状，表现为痉挛发作伴发作期电衰减，睡眠脑电背景与高度失律类似（Lee et al.，2008）。尽管这种模型无婴儿痉挛年龄特异性特征，但由于模型鼠的鼠龄较大，允许更多的电极覆盖，使记录高度失律成为可能。在诱导损伤的对侧脑区，可记录到发作期高频振荡（high frequency oscillations，HFOs）（Frost et al.，2011）。而在其他模型中，虽然出生后 2 周内就会出现痉挛发作，但此时老鼠的颅骨薄而脆弱，因此不可能观察到高度失律。在 TTX 模型中，氨己烯酸可抑制痉挛、高度失律和病理性高频振荡（Frost et al.，2015）。该模型不足之处是没有做长期认知能力的观察。在注射 TTX 同侧的皮质和海马中有损伤和脑软化现象，因此，它属于结构性异常所致的痉挛动物模型（Frost et al.，2015）。

（六）ARX 模型

ARX 是一种转录因子，参与了中间神经元祖细胞的迁移和分化，与包括 West 综合征和 Ohtahara 综合征在内的多种癫痫性脑病相关（Friocourt & Parnavelas，2010）。“中间神经元病理”一词最早是用来描述 ARX 连锁疾病中间神经元切向迁移障碍（Kato & Dobyns，2005）。虽然已有多种 *Arx* 基因缺陷小鼠，但其中仅两种小鼠有发作。

在 Dlx5/6 神经节隆起的中间神经元祖细胞中，条件性敲除 *Arx*（*Arx* cKO）小鼠，出生后 14d 左右出现第 5 级（Racine 量表）发作，成年后表现为痉挛伴脑电衰减（Marsh et al.，2009）。出生后 14d $Arx^{-/Y}$ 敲除雄性小鼠，中间神经元缺陷表现为海马钙结合蛋白（calbindin）和小清蛋白（parvalbumin）阳性中间神经元减少、皮质神经肽 Y（NPY）阳性中间神经元减少和 parvalbumin 中间神经元增加（Marsh et al.，2016）。成年后，小鼠皮质钙视网膜蛋白（calretinin）和 calbindin 中间神经元以及海马 calbindin 中间神经元均减少（Marsh et al.，2016）。

GCG 三联体重复扩增导致 ARX 蛋白第一个多聚丙氨酸长度增加（$Arx^{(GCG)10+7}$），*Ark* 基因敲入（KI）小鼠出生后 7—11d 出现痉挛发作，成年鼠表现为发作时伴行为停止、边缘系统发作或全面性强直 - 阵挛发作（Price et al.，2009）。$Arx^{(GCG)10+7}$ 模型鼠皮质、海马和纹状体中 calbindin 中间神经元均减少，纹状体中胆碱能神经元和 NPY 中间神经元也减少，但 parvalbumin 和 calretinin 中间神经元并无改变。该模型鼠有轻度焦虑、联合学习能力降低和社交障碍。出生后 3—10d 的模型鼠，注射 17β- 雌二醇能预防痉挛发作和中间神经元病变，说明 17β- 雌二醇对婴儿痉挛有一定的治疗效果（Olivetti et al.，2014）。然而，该治疗方案对产前注射倍他米松或出生后注射 NMDA（Chachua et al.，2016）以及多次打击模型（Galanopoulou et al.，2017）都无效，说明该方案只对特定病因的婴儿痉挛有效。

(七) 结构性损伤致痉挛的多重打击大鼠模型

该模型主要用于模拟结构性损伤所致的婴儿痉挛模型。造模方法包括两步：①出生后 3d，右侧脑室内注射多柔比星（有细胞毒性），同时在右侧皮质注射脂多糖（可引起白质损伤和炎症）；②出生后 5d，腹腔注射对氯苯丙氨酸（Scantlebury et al.，2010）。出生后 4—13d，大鼠表现出明显的痉挛发作和发作期脑电衰减，发作间期双侧大量痫样放电及其他发作类型，成年后可见自发性运动性发作（Akman et al.，2012）。造模过程中颅内注射点周围出现结构性损伤（右侧新皮质和海马、右侧脑室）（Briggs et al.，2014；Jequier Gygax et al.，2014）。多重打击大鼠模型还出现中间神经元病变（Katsarou et al.，2017）。

采用类似的临床筛选方法，也就是痉挛起始后引入干预手段，多重打击大鼠模型可广泛应用于寻找婴儿痉挛新治疗靶点和治疗方案。这种模型诱导的痉挛，ACTH 无效，氨己烯酸仅部分有效，类似于临床上结构性病变所致的药物难治性婴儿痉挛（Scantlebury et al.，2010）。同样的，苯妥英对这类模型也无效（Ono et al.，2011）。但卡立氨酯可快速缓解此模型的痉挛（Ono et al.，2011）。CPP-115 是一种具有更高亲和力的氨己烯酸类似物，在多重打击模型中，显示出比氨己烯酸更好的疗效和耐受性，同时，在临床前期研究中还发现其肾毒性更小（Briggs et al.，2014）。因此，卡立氨酯和 CPP-115 都已被美国食品药品监督管理局（FDA）批准为婴儿痉挛的孤儿药。在 1 例婴儿痉挛患儿的临床试验中，氨己烯酸替换为 CPP-115 后，临床症状明显改善（Doumlele et al.，2016）。连续 3d 使用西罗莫司治疗，这一剂量可阻止 mTOR 信号通路的过度激活，出生后 16—19d 即可终止模型鼠的痉挛，提高大鼠的学习能力，这表明西罗莫司有效（Raffo et al.，2011）。尽管该模型是一种化学诱导模型，但西罗莫司的结果很容易让我们联想到 mTOR 通路参与了 TSC 所致的婴儿痉挛。在 TSC 中，由于遗传缺陷导致 mTOR 通路异常，出现局部皮质发育不良或脑畸形，引起婴儿痉挛，说明 mTOR 通路可能是不同病因婴儿痉挛的共同致病通路。与唐氏综合征 Ts65Dn 小鼠模型不同，CGP35348 对多重打击诱导的痉挛无效。同样，在 *Arx*$^{(GCG)10+7}$ KI 模型中有很好疗效的雌二醇，对该模型也无效（Galanopoulou et al.，2017）。上述结果说明药物多模型比较和疗效验证，特别是对有异质性病因和病理的疾病而言，非常有挑战性。在多重打击模型上学者们还测试过其他药物，包括 NAX 5055（甘丙肽受体 2 类似物）和 VX-765（胱天蛋白酶 1 抑制剂）都无效（Jequier Gygax et al.，2014；Galanopoulou et al.，2017）。

(八) 结肠腺瘤性息肉病蛋白条件性敲除小鼠模型

结肠腺瘤性息肉病蛋白（adenomatous polyposis coli，APC）是一种参与 β- 联蛋白（β-catenin）泛素化的肿瘤抑制蛋白，APC 失活会促进细胞增殖。尽管还没有 *Apc* 基因突变导致婴儿痉挛的报道，但是 APC 信号参与了神经发育性疾病和癫痫的发生。在前脑兴奋性神经元中敲除 *Apc* 基因，小鼠出生后 9d 即出现痉挛发作，成年后出现自发性发作（Pirone et al.，2017）。遗憾的是，没有关于痉挛并发症以及药物疗效方面的报道。

(九) 结节性硬化症（Tsc1+/−）模型

TSC 是痉挛的常见遗传性病因，约 38% TSC 患者会出现痉挛（Chu-Shore et al.，2010；Galanopoulou et al.，2012）。然而，在已知的 TCS 动物模型中，并未观察到痉挛，只是在出生后 12—16d TSC$^{+/-}$ 小鼠中，记录到类似 EDR（高波幅棘波后跟随快活动）（Gataullina et al.，2016）。关于该模型在体特征及电 - 临床的关系，有待进一步研究。

(十) 早发性应激慢性模型

人们很早就认为过度应激反应可能是婴儿痉挛的病因（Baram，1993）。在出生后 5—10d 大鼠脑内（皮质或海马）注射促肾上腺皮质激素释放激素（CRH），有促惊厥作用。其诱导的发作可被苯妥英抑制，却对 ACTH 无反应，一般认为此类发作是边缘系统发作，而不是痉挛。最近，通过干扰和破坏老鼠在笼内筑巢，可构建早期慢性应激模型，诱发出伴棘波和低波幅脑电的痉挛样发作（Dube et al.，2015）。

(十一) 其他早发性遗传性癫痫模型

因为篇幅所限，我们在此只对这些模型做简短介绍，如果读者想深入了解这些动物模型，可以阅读本章后面的参考文献（Galanopoulou & Moshe，2015；Katsarou et al.，2017；Pitkanen et al.，2017）。

KCNQ2 和 *KCNQ3* 相关的早发性癫痫：钾通道

Kcnq2 或 *Kcnq3* 基因突变常与自限性新生儿惊厥相关，也可引起更严重的脑病（Serino et al.，2013）。*Kcnq2* $^{A306T/+}$ 或 *Kcnq3* $^{G311V/+}$ 基因突变小鼠，出现早发性癫痫并早期致死（Singh et al.，2008）。幸存的小鼠成年后表现为全面性强直 - 阵挛发作，不伴海马硬化。其自身的遗传背景会影响到症状的严重程度。年龄依赖性自限性癫痫可能与早期 $GABA_AR$ 激活引起神经元去极化（Uchida et al.，2017）相关，也可能与 *KCNQ2* 和 *KCNQ3* 的年龄特异性表达模式相关（Kanaumi et al.，2008）。

1. *SCN8A* 相关癫痫

SCN8A 基因突变表现为癫痫和发育迟缓。*Scn8a* ^{N1768D} 基因突变小鼠表现为共济失调、全面性强直 - 阵挛发作、早期致死（Wagnon et al.，2015）。这类突变引起年龄特异性的症状与钠通通代偿性表达相关。

2. Dravet 综合征

Dravet 综合征或婴儿重症肌阵挛癫痫（severe myoclonic epilepsy of infancy，SMEI）大多与钠通道基因突变（70%~80% 为 *SCN1A*；部分为 *SCN1B*）相关，极少数与 $GABA_AR$ 基因突变（*GABRG2*）相关（Galanopoulou & Moshe 2015）。在 *Scn1a* 基因敲除小鼠中，纯合的 *Scn1a*$^{-/-}$ 小鼠出生后 9d 出现共济失调和发作，并在出生后 15d 死亡。杂合的 *Scn1a*$^{+/-}$ 小鼠在出生后 21—27d 出现自发性发作，出生 21d 后会有偶发性死亡。发作最初表现为肌阵挛发作和后肢屈曲，继而演变为前肢阵挛和点头，以肌张力松弛终止。一次典型的发作持续约 20s（Yu et al.，2006）。其他 Dravet 综合征 *Scn1a* 基因缺陷啮齿动物模型，如 GABA 能中间神经元条件性敲除 *Scn1a* 基因 25 号外显子小鼠（Cheah et al.，2012）；R1407X *Scn1a* 基因敲入小鼠（Ogiwara et al.，2007；Auerbach et al.，2013）；在抑制性中间神经元或前脑兴奋性神经元条件性敲除 *Scn1a* 基因 7 号外显子小鼠（Ogiwara et al.，2013）和 Scn1a^{N1417H} 点突变大鼠（具体可以阅读本章后的参考文献（Galanopoulou & Moshe 2015；Katsarou et al.，2017））。上述模型表明 GABA 能中间神经元在癫痫表型中起重要作用（Ogiwara et al.，2013）。我们可以进一步在这些模型上测试各种不同药物的疗效，如氯硝西泮、噻加宾、司替戊醇、哌甲酯和生酮饮食（Dutton et al.，2011；Cao et al.，2012；Han et al.，2012；Oakley et al.，2013；Ohmori et al.，2014）。通过遗传学方法降低 Tau 蛋白的表达可改善 *R1407X* 基因敲入小鼠的死亡率和发作（Gheyara et al.，2014）。斑马鱼基因敲除模型（*scn1aLab*）可用来开展药物高通量筛选，发现克立咪唑可控制 Dravet 综合征的癫痫发作（Baraban et al.，2013）。除此之外，还有 *Scn1b* 基因相关的 Dravet 综合征小鼠模型，包括 *Scn1b* 基因敲除小鼠（Chen et al.，2004）和 *Scn1b*^{C121W} 点突变敲入小鼠（Reid et al.，2014）。

3. 遗传性癫痫伴热性惊厥附加症

SCN1A 和 *SCN1B* 基因突变与遗传性癫痫伴热性惊厥附加症（Genetic epilepsies with febrile seizures plus，GEFS+）相关，表现为部分性或全面性发作、热性和无热惊厥，有显著的遗传易感性（Wallace et al.，1998；2001）。GEFS+*R1648H* 基因敲入小鼠模型，表现为海人酸诱导的更为严重的发作或 SRS（Tang et al.，2009；Martin et al.，2010）。

4. 进行性肌阵挛癫痫

进行性肌阵挛癫痫（Progressive myoclonus epilepsy，PME）主要临床症状是强直 - 阵挛发作、肌阵挛发作和进行性神经功能障碍，包括痴呆及共济失调（Berkovic et al.，1986）。Unverricht-Lundborg 病（EPM1）是由编码半胱氨酸蛋白酶抑制因子 cystatin B（CSTB）的基因突变所致的一种常染色体隐性遗传病。6—15 岁起病，出现肌阵挛和强直 - 阵挛发作。*Cstb* 基因敲除鼠可作为 EPM1 的动物模型。*Cstb* 缺陷小鼠，其发育和生育都没有问题，但小脑中有广泛的颗粒细胞丢失，睡眠期有肌阵挛发作，6 月龄时有轻微共济失调，随年龄增长加重。然而，基因突变鼠并未出现人类患者中常见的强直 - 阵挛发作、光敏性和 SWD。出现这些差异有多种原因：人类患者可能尚有其他未知的影响因素、人类与小鼠的生物学和大脑发育不同，或二者的遗传背景差异巨大，须进一步研究才能回答上述问题（Pennacchio et al.，1998）。

5. 免疫 / 炎症性引起的早发性癫痫

Rasmussen 脑炎（Rasmussen's encephalitis，RE）：RE 系难治性癫痫，10 岁前起病，一侧脑半球进行性退化，一侧性发作不断加剧伴病变脑半球逐渐萎缩和功能逐步丧失。RE 的病因和发病机制尚不清楚，体液自身免疫是可能的发病机制。实际上，使用谷氨酸受体（glutamate receptor，GLUR）亚单位 GLUR3 免疫家兔可致癫痫发作，伴皮质神经功能缺失和组织病理学改变（Rogers et al.，1994）。相应的，在一部分 RE 患者体内发现了 GLUR3 抗体。通过抗体选择性免疫吸附法行血浆置换，能有效降低 GLUR3 抗体滴度，患者发作严重程度和频率均有改善（Rogers et al.，1994；Andrews & McNamara 1996；Antozzi et al.，1998）。

在雄性新西兰大白兔中，皮下多次注射连接了谷胱甘肽 S 转移酶（glutathione-S-transferase，GST）的 GLUR3 蛋白（He et al.，1998）。第二次注射 2 周后，40% 的大白兔在行走时出现运动不协调、癫痫发作（四肢反复强直或阵挛）。随后，大白兔表现为持续的反应迟钝和发育停滞。用其他类型的 GLUR 和烟碱型乙酰胆碱受体（nicotinic acetylcholine receptor，nAChR）亚单位免疫兔，则诱导不出上述症状。造模动物的皮质和脑膜可见多灶性免疫异常，主要是小胶质细胞结节和血管周围淋巴细胞浸润。人类仅单侧脑半球出现病变，而造模动物双侧脑均出现病变（He et al.，1998）。GLUR3 免疫后出现症状的两只兔子，其皮质神经元都可被 GLUR3 抗体标记上，而免疫后无任何症状的兔子则不会被 GLUR3 抗体标记上。该模型的主要缺点是家兔的购买和饲养费较贵，适合家兔的试剂也较少。

6. 自身免疫性脑炎

把患者脑室中的自身抗体，通过立体定向注射到成年鼠脑内，对我们了解自身免疫性脑炎非常有意义。把患者 NR1 自身抗体注射到成年鼠 CA1 区及附近皮质，会增加胞外谷氨酸浓度（Manto et al.，2010）。把患者 NR1 自身抗体注射到 2 月龄的雌性大鼠，会损伤大鼠的学习能力，影响海马齿状回颗粒细胞长时程电位、动作电位点燃和兴奋性突触后电位（Wurdemann et al.，2016）。但上述大鼠均未出现自发性发作，化学方法（GABA 受体阻断剂 gabazine、8mmol 钾离子或低镁）诱导痫样放电的敏感性也无变化。有学者在成年小鼠脑内注射患者 NR1 自身抗体后，经 PTZ 诱导，癫痫发作次数增加（Wright et al.，2015）。孕期宫内暴露 CASPR2 自身抗体的小鼠，成年后易出现社交障碍，前额叶皮质和体感皮质可见谷氨酸能神经元定位障碍，谷氨酸能突触形成障碍，小胶质细胞数目增多（Coutinho et al.，2017）。

四、失神癫痫动物模型

（一）不典型失神癫痫慢性模型（Lennox-Gastaut 综合征中不典型失神模型）

大鼠出生后 3 周内多次腹腔注射 AY-9944（可抑制 7- 脱氢胆固醇还原为胆固醇），21d 开始出现失神样发作（Cenedella，1980），伴认知障碍，持续到成年。与儿童不典型失神类似，发作起始和结束都比较慢，发作时可见有目的性的动作。丙戊酸和乙琥胺能降低发作频率，而苯妥英和 GABA 激动剂则增加发作频率（Cortez et al.，2001）。

另一类模型是在妊娠 15d 时注射 MAM，导致胎鼠神经元迁移异常，幼鼠出生后 3 周内注射 AY-9944，可见多次自发性不典型失神发作，双侧同步 4~6Hz 慢棘 - 慢波。乙琥胺和丙戊酸均不敏感，类似于大脑发育不良患儿中出现的难治性不典型失神发作（Serbanescu et al.，2004）。

前脑中过表达的 $GABA_B$ 受体 1a 亚基，导致自发性不典型失神发作。$GABA_BR1a^{tg}$ 小鼠可出现不典型失神发作所有特征，包括海马可塑性受损、学习能力下降及海马中记录到慢棘 - 慢波（Wu et al.，2007）。因此，$GABA_BR1a$ 转基因小鼠是一个不太严重的不典型失神癫痫模型（Stewart et al.，2009）。

（二）失神癫痫大鼠遗传性模型（儿童失神癫痫模型）

目前有两种失神癫痫大鼠模型，表现为自发性 SWD 和失神发作。Strasbourg 遗传性失神癫痫大鼠属于 Wistar 品系，皮质脑电可记录到自发性 SWD。挑选一对自发性 SWD 大鼠，繁殖三四代后，可获得 100% SWDs 大鼠品系（Vergnes et al.，1982）。与此同时，Nijmegen 发现了一种近交系 Wistar 白化大鼠，皮质脑电可记录到 SWD，在荷兰 Rijswijk 保种繁育（van Luijtelaar & Coenen 1986）。

在这两个品系中，SWD（7~11Hz，300~1 000μV，0.5~7.5s）在低波幅、去同步化正常脑电背景下突然起始和终止，伴动作中止、凝视及胡须偶尔颤搐。在发作间期，大鼠的进食、探索、社交和学习能力均正常。SWD 可见于双侧丘脑 - 皮质环路。在 GAERS 鼠中，几乎每分钟都可见 SWD，每次持续 15~60s（Danober et al.，1998）。而 WAG/Rij 鼠，只在夜间出现 SWD，每次只持续 5s 左右。这两种模型鼠在发作特征上与儿童失神癫痫十分类似。对儿童失神癫痫有效的抗癫痫药物（如乙琥胺、三甲双酮、丙戊酸、苯二氮䓬类、拉莫三嗪）对模型鼠也有效，而加重儿童失神癫痫的药物，如卡马西平、苯妥英和所有 GABA 能药物亦会加重模型鼠的症状（Danober et al.，1998；Jarre et al.，2017b）。因此，它们是预测儿童失神癫痫对新药反应的理想动物模型。

这两种模型大鼠与人类患者的主要区别在于个体发育时间的不同。GAERS 大鼠出生后 30d 首次出现 SWD，约 30% 的大鼠出生后 40d 受累，到 3 个月时，所有大鼠都会出现 SWD。而在 WAG/Rij 大鼠中，出生后 60—80d 可见 SWD，3 个月时，约 50% 的大鼠可见 SWD；到 6 个月时，所有大鼠均表现为癫痫（Coenen & Van Luijtelaar，1987）。致痫过程均从高频振荡开始，随后出现高频振荡和棘 - 慢波，最终发展成节律性 SWD（Jarre et al.，2017a；Jarre et al.，2017b）。

伴 SWD 的 GAERS 鼠和 WAG/Rij 鼠均由（Gauguier et al.，2004；Rudolf et al.，2004）常染色体显性遗传多基因（Marescaux et al.，1992；Peeters et al.，1992）决定。在这两个模型中，都没有明显的形态学改变。在出生后 20d 和成年 GAERS 鼠，皮质和丘脑中均可见胶质原纤维酸性蛋白（GFAP）表达明显增加，说明存在表达白细胞介素 -1β（IL-1β）的反应性星形胶质细胞（Vezzani et al.，2012）。由此可见，在失神发作起始前就已有炎症存在（Dutuit et al.，2000）。

大鼠模型和人类失神癫痫之间有一些细微的不同。在患者中，SWD 频率是 3Hz，而大鼠模型为 7~11Hz，这可能是由于物种的不同。同样，人类患者 SWD 一般起始于儿童期，青春期后逐渐消失，而在 GAERS 鼠和 WAG/Rij 鼠中，SWD 在大脑成熟后才会出现，且伴随大鼠终生。

在小鼠和大鼠中，一些自发性突变共同作用才导致 SWD 和失神癫痫。迄今为止，已发现了 20 多个与失神癫痫相关的基因突变。这些基因突变主要影响钙通道、谷氨酸和 GABA 受体相关的通道。此外，学者们也开发了一些单基因突变小鼠模型（Noebels，2017）：P/Q 型钙通道 alpha 亚单位突变的 tottering（tg）鼠；钙通道 beta4 亚单位突变的 lethargic（Lh）鼠；钙通道 alpha2-delta2 亚单位突变的 ducky（du）鼠；钙通道 gamma2 亚单位突变的 stargazer（stg）鼠；钠氢交换体突变的 SWE（swe）鼠；AP3 衔接蛋白 delta 亚单位突变的 Mocha2j（mh）鼠；包含 SNA25 和磷脂酶 Cβ1 异构体微缺失的 Coliboma（Cm）鼠。绝大部分小鼠模型中，都伴有神经网络同步性和兴奋性诸多异常（Noebels，2017）。

目前已开发设计出伴 SWD 转基因小鼠，包括起搏通道 HCN2 敲除小鼠（Ludwig et al.，2003）和 T 型钙通道 a1G 亚单位敲除小鼠（Song et al.，2004）。基于在一个澳大利亚受累家系中发现的突变，学者们构建了 $GABA_A$ 受体 γ2 亚单位点突变（R43Q）敲入小鼠，该纯合点突变小鼠出生 18d 后死亡。而杂合小鼠在出生后 20d（相当于人类儿童期）会突然出现动作停止伴 6~7Hz SWD。乙琥胺可抑制异常脑电（Tan et al.，2007）。

在人类，遗传模式的复杂性表明有大量易感基因参与（Hempelmann et al.，2006）。编码 $GABA_A$ 和 $GABA_B$ 受体亚单位的 *GABRB3*、*GABRG3* 和 *GABRA5* 基因启动子多态性（Robinson et al.，2002；Urak et al.，2006）、编码 T 型钙通道 *CACNA1H* 基因突变均与儿童失神癫痫相关。编码电压门控钙通道 *CACNG3* 基因（Robinson et al.，2002；Everett et al.，2007b）和氯通道基因 *CLCN2*（Everett et al.，2007a）均为儿童失神癫痫的易感基因。同样，在 GAERS 鼠中，也发现了 *Cacna1h* 基因单核苷酸纯合错义突变，突变与发作次数和发作时间相分离。在丘脑中，有两种 *Cacna1h* 基因剪切位点突变导致功能获得性突变，而在 GAERS 鼠中，发现了一种外显子剪切变异依赖的功能获得性突变（Powell et al.，2009）。

五、早发性癫痫持续状态动物模型

颞叶癫痫（temporal lobe epilepsy，TLE）是复杂部分性发作的常见原因，常起源于颞叶内侧的病灶。回顾性研究表明，大部分颞叶癫痫患者在起病 4 年前就已存在初始诱发性损伤（initial precipitating injury，IPI）。IPI 包括常见的频繁的复杂性高热惊厥、SE、脑外伤、脑病（Mathern et al.，1997）。随后便进入无任何明显临床症状或脑电图改变的潜伏期。10~15 年后，开始出现自发性发作，通常在数年后演变为药物难治性癫痫，需要对致痫灶行手术治疗（Engel，1995）。

然而，IPI 与后续颞叶癫痫之间的因果关系尚未明确。一项前瞻性临床研究认为，在早期阶段，癫痫发作很少导致海马硬化（Shinnar，1998；Berg et al.，1999）。根据 VanLandigham 等研究报告（VanLandingham et al.，1998）和 Cendes 的综述（Cendes，2004），只有前期已存在海马病变或遗传易感性的婴儿在经历急性损伤后才会发展为伴海马硬化的颞叶癫痫。同样，经冰冻损伤的未成熟大鼠，如果进一步遭受高热惊厥，患癫痫的概率会增加到 86%。类似的，在 MAM 诱发的神经元迁移障碍大鼠中，因发育不良使不成熟脑对各种发作诱因更敏感，如出生后 14d 的高温诱导（Germano et al.，1996）或出生后 15d 的荷包牡丹碱或海人酸诱导（de Feo et al.，1995）。

在 TLE 动物模型中，IPI 通常为一段时间的

SE，SE 可由毛果芸香碱、氯化锂 - 毛果芸香碱或海人酸化学诱导，也可通过电刺激边缘系统（如杏仁核）诱导。SE 成年大鼠，在约 2 周的潜伏期后（Turski et al.，1989；Sperk，1994；Curia et al.，2008），几乎 100% 出现自发性 SRS。SRS 通常是 3-5 级的运动性发作，包括头部、前肢和后肢肌阵挛、站立和跌倒。发作起始表现为低波幅快活动，随后为高波幅快速棘波伴肌阵挛，30~60s 后，波幅降低，发作后脑电主要表现为低波幅背景下的同步化放电。

在年龄较小的大鼠中，SE 的损伤程度、临床表现及最终结果各不相同。以海人酸模型为例，出生后 15—18d 的雄性大鼠，海人酸可诱导严重的发作，但检测不到明显的脑损伤，黑质网状部（substantia nigra pars reticulata，SNR）也未检测到脱氢葡萄糖（deoxyglucose，DG）摄取有明显的改变，海马齿状回颗粒细胞上层也未发现突触重组（苔藓纤维出芽），成年后对杏仁核点燃诱导发作的敏感性也未见增加（Albala et al.，1984；Okada et al.，1984；Sperber et al.，1991）。相比之下，在出生后 33—37d 的大鼠和成年雄性大鼠中，海人酸只能引起不太严重的发作，却可见明显的坏死性病变、齿状回苔藓纤维出芽和 SNR 脱氢葡萄糖摄取增加。出生后 4—6d 的大鼠，经多次海人酸诱导 SE 后，在大脑中未发现 Fluoro Jade B 染色的细胞，成年后也未出现 SRS，但有报道称 SE 后大鼠的学习能力及 $GABA_AR$ 表达有明显的性别差异（Galanopoulou，2008；Akman et al.，2015）。

在锂 - 毛果芸香碱模型中，出生后 10d 诱导的 SE，不会出现成年后细胞丢失、SRS 或发作敏感性的改变（Nehlig et al.，2002）。在大鼠出生后 7—9d，连续 3d 重复使用毛果芸香碱诱导的 SE，导致脑电图发作伴行为停止、咀嚼和口面部自动运动。出生后 60d 以上，约 10% 的大鼠出现自发性阵挛发作。尽管没有观察到明显的神经元丢失，但大鼠表现为严重的认知障碍，CA1 区记录到持续性放电（dos Santos et al.，2000）。

大鼠出生后 12—14d 诱导的 SE，只有约 30% 的大鼠出现 SRS；而在出生后 21—25d 诱导 SE，50%~70% 的大鼠可见 SRS（Sankar et al.，1998；Kubova et al.，2004；Auvin et al.，2010）。出生后 12—14d 大鼠诱导的 SE，3 个月后，只能观察到非惊厥性发作［动作停止和（或）咀嚼、舔、触须颤动等自动运动］（Kubova et al.，2004；Suchomelova et al.，2006；Auvin et al.，2010；Kubova & Mares，2013）。但出生后 3—4 周大鼠诱导的 SE，75%~100% 的大鼠都会出现 SRS 伴阵挛（Priel et al.，1996；Sankar et al.，1998；Dube et al.，2000；2001；Kubova & Mares，2013）。

出生后 14d 大鼠诱导的 SE 只会导致 CA1 区细胞丢失，而出生后 18—24d 大鼠诱导的 SE 会导致 CA3 区、齿状回门区、内嗅皮质、梨状皮质和外侧丘脑神经元中度丢失伴海马齿状回苔藓纤维出芽（Priel et al.，1996；Sankar et al.，1998；Cilio et al.，2003）。在大鼠锂 - 毛果芸香碱模型中，不管是出生后 12d 还是 25d 造模，SRS 严重程度和发生率随时间推移而加重伴齿状回门区神经元丢失数目的增加（Kubova & Mares 2013）。

出生后 12d 诱导的 SE，会导致大鼠在转棒实验中表现变差，在旷场实验中运动减少（Kubova et al.，2000）；大鼠成年后，会出现视觉空间记忆障碍，在水迷宫实验中表现变差（Cilio et al.，2003）。上述认知 / 行为障碍，在造模后很快出现。出生后 14d，也就是诱导 SE 后第 2d，可通过超声波测试实验观察到。同时，造模大鼠在出生后 20—50d 水迷宫实验中，表现得比对照组更差，说明它们有明显的记忆受损（Rutten et al.，2002；Lopez-Meraz et al.，2010）。虽然可通过丰富环境刺激部分改善认知障碍，但这种改善与脑电图和组织学改变无关，因为这二者并不会因环境而改变（Rutten et al.，2002）。

磁共振成像（MRI）显示，成年大鼠在锂 - 毛果芸香碱诱导 SE 后，梨状皮质和内嗅皮质被快速激活，随后仅海马被激活（Roch et al.，2002a）。出生后 21d，仅部分大鼠在诱导 SE 后成为慢性癫痫。这些大鼠诱导 SE 后 24~48h，在梨状皮质和内嗅皮质可见到或检测到明显的信号改变，这些信号的出现预示着后期会出现 SRS。因此，它们可以作为标志物，在诱导 SE 后 24h 预测该大鼠是否会成为慢性癫痫（Roch et al.，2002b）。

六、早发性缺氧 / 缺血后癫痫动物模型

约 60% 的新生儿发作与缺血缺氧有关（Tekgul et al.，2006；Ronen et al.，2007）。新生儿缺血缺氧性脑病的幸存者，以后会出现脑损伤和神经功能障碍，如认知功能障碍和癫痫（Bergamasco et al.，1984；Robertson & Finer，1988）。缺氧性脑病新生儿，发作时间较长，对传统抗癫痫药物耐受。

现已建立了由缺氧引起的围产期发作大鼠模型（Jensen et al.，1991）。该模型让新生鼠在一个缺氧的密闭容器（充满 N_2，仅含 0~4% 的 O_2）中暴露 15min。用加热垫严格控制新生鼠的体温。只

有特定年龄段(出生后 10—12d)的新生鼠,在缺氧 3~7min 后出现发作。该模型操作简单,死亡率极低(Jensen et al.,1991)。95% 以上的幼崽在缺氧后 2~6min 即有急性发作,其特征是头部晃动、湿狗样抖动和强直 - 阵挛。强直 - 阵挛期脑电图可见一串快速棘波发放。强直 - 阵挛发作时间逐渐变长,并在缺氧处理 4d 后仍可见。大鼠发育成熟(出生后 50d)脑电图基本恢复正常。缺氧致幼崽发作导致 CA3 区苔藓纤维出芽明显增加,但无明显的细胞丢失或胶质细胞增生(Rakhade et al.,2011; Lippman-Bell et al.,2013)。

新生儿发作可通过给予 AMPA 受体阻断剂 NBQX(2,3- 二氧基 -6- 硝基 -1,2,3,4- 四氢苯[f]喹诺沙林 -7- 磺胺)或其他抑制 AMPA 受体的药物,如托吡酯、吡仑帕奈、左乙拉西坦抑制发作(Koh & Jensen 2001; Aujla et al.,2009; Talos et al.,2012),而对 NR 阻断剂、$GABA_AR$ 激动剂或苯妥英无反应(Jensen et al.,1995)。在缺氧所致的发作模型中,mTOR 信号通路上调,导致慢性癫痫及孤独症样社交障碍(Sun et al.,2016)。早期可给予 mTOR 抑制剂西罗莫司治疗(Talos et al.,2013)。出生后 10d 的大鼠,诱导发作后 48h 内,短暂给予 NBQX 也能抑制 mTOR 信号通路的瞬时激活。NBQX 或托吡酯还可进一步减少 SRS、社交障碍及苔藓纤维出芽(Koh & Jensen,2001; Lippman-Bell et al.,2013)。出生后 10d 缺氧诱导发作的大鼠,对各种致痫剂,如 PTZ(戊四氮)、六氟二乙酯或海人酸更敏感(Jensen et al.,1992)。

此外,学者们还建立了小鼠的缺氧模型。出生后 9d 的 C57BL/6 小鼠,间歇性缺氧可诱导急性发作(Rakhade et al.,2012)。间歇性缺氧就是让小鼠依次在氧气浓度为 9%、6%、5.5% 和 5% 的密闭容器中待 5min,每次缺氧间隔时间为 5min,整个缺氧过程共 40min。超过 85% 的小鼠在缺氧处理过程中出现急性发作,发作表现为抓挠、肌阵挛发作、摇头和姿势丧失。这种造模方式会导致小鼠海马神经元兴奋性和谷氨酸受体即时改变(Rakhade et al.,2012)。另一方面,未成熟小鼠在复氧阶段也可诱发缺氧性发作。将出生后 7—8d 的小鼠暴露于密闭、缺氧(3%~4% 的氧气)环境中 4min,复氧 2min 内即可稳定诱导出典型的脑电图发作(Zanelli et al.,2014)。脑电图起初为低波幅多棘波,逐渐演变成为节律性棘波。这两种方法都能重复出人类新生儿发作的一系列临床特征,但并不知道这些小鼠成年后是否有自发性发作。

七、发热 / 体温过高相关癫痫动物模型

3%~5% 的婴幼儿常有高热惊厥(febrile seizure, FS)(Smith et al.,1996)。但 FS 的发病机制并不完全清楚。

目前,已成功建立了大鼠和小鼠的 FS 模型。出生后 10—13d 的大鼠对高温引起的发作最为敏感。Baram 等建立的大鼠 FS 模型(Baram et al.,1997)最为经典。该 FS 模型使用出生后 10—11d 的大鼠,通过加热空气,让幼鼠身体和大脑温度缓慢升高,当温度达到 40.9℃,即可诱发发作。大鼠的大脑温度每分钟增加 2℃直至发作。发作潜伏期通常为 2~4min,维持大鼠过高体温 30min(Dube et al.,2000)。发作结束后,给幼鼠补水,并转移到凉爽的地方,直到体核温度降到 32~34℃。而小鼠 FS 造模还可用于基因突变小鼠的研究(Dube et al.,2005; van Gassen et al.,2008)。

FS 急性发作,动物最开始表现为突然静止,接着出现嘴部自动运动(咀嚼、咬)、前肢阵挛,随后身体强直性屈曲(Dube et al.,2004)。在动作停止和嘴部自动运动的同时,海马和杏仁核记录到一连串棘波和棘 - 慢波,波幅逐渐增高。但大脑皮质此时并未记录到明显的脑电改变(Dube et al.,2006)。约 88% 的大鼠可见发作间期棘波,约 35% 的大鼠成年后出现 SRS(Dube & Baram,2006)。脑室内注射白细胞介素 -1β(IL-1β)可降低小鼠幼崽高热惊厥的阈值,大剂量脑室内注射 IL-1β 甚至可诱发无热惊厥(Dube et al.,2005)。同样的,在大鼠中,经鼻腔给予 IL-1β 也可降低高热惊厥的阈值(Fukuda et al.,2009)。

在高热惊厥造模后 2 周,即可在海马、杏仁核和嗅周皮质检测到短暂的神经元损伤(Toth et al.,1998),但不导致海马神经元急性或延迟死亡(Bender et al.,2003)。长时间的高热惊厥和高温诱导的 SE(hyperthermia-induced SE,HSE),6h 后即可见星形胶质细胞大量激活和小胶质细胞轻度激活。24h 后,海马中产生 IL-1β(Dube et al.,2010)。HSE 后,MRI 可见海马和杏仁核 T2 高信号,这预示着癫痫与促炎性细胞因子的表达增多(Patterson et al.,2015)。

Schuchmann 等(2006)直接将幼鼠置于温度约 48℃的容器中,幼鼠体温上升速度要比 Baram 所用的造模方式慢。幼鼠暴露于高温 30min 后,可见高

温导致的发作(Schuchmann et al.,2006)。这项研究重点证明了高温导致的呼吸性碱中毒是高热惊厥的关键因素(Schuchmann et al.,2008)。低浓度(5%)的二氧化碳能够迅速抑制由高温引起的发作(Schuchmann et al.,2006)。

在斑马鱼幼体中,也可通过高温诱导发作(Hunt et al.,2012),在体外脑片上,也可通过高温诱导痫样放电(Tancredi et al.,1992)。

八、与脑畸形相关癫痫动物模型

皮质发育畸形(malformations of cortical development,MCD)代表了一大类大脑病理性异常。一般根据皮质首次受损所处的发育环节对 MCD 进行分类(Barkovich et al.,2012)。但是,按照这样分类,不同类型的 MCD 之间会有重叠,有些畸形是由皮质多个发育环节均出现缺陷所致(Wong & Roper,2016)。与 MCD 相关的癫痫一般起始于婴儿期或儿童早期,大多非常严重,对各种抗癫痫药不敏感(Aronica et al.,2012; Guerrini & Dobyns,2014)。现已建立了一些 MCD 的动物模型,可用来研究特定条件下癫痫的发病机制。这些模型为我们研究人类皮质畸形相关癫痫的细胞和分子机制提供了巨大的帮助(Wong & Roper,2016)。

九、遗传模型

ARX 模型:该基因突变既可导致畸形表型,又可导致非畸形表型(Kato et al.,2004; Shoubridge et al.,2010)。缺乏该基因的小鼠主要表型为大脑偏小、GABA 能中间神经元迁移和分化异常,重现了人类 X- 连锁无脑回合并两性畸形(XLAG)的一些临床特征。小鼠出生后第 1 天即死亡(Kitamura et al.,2002)。该基因其他突变及其表型,可参阅婴儿痉挛慢性模型部分。

DCX 模型:DCX 可通过调节微管的组装和稳定性,参与神经元的迁移(Gleeson et al.,1999)。通过 IU-RNA 干扰(IU-RNAi)技术,敲低大鼠胚胎期 *Dcx* 基因(KD),导致带状型灰质异位(subcortical band heterotopia,SBH),增加青春期大鼠致惊厥药诱发发作、成年期自发性局灶性发作、失神样发作的倾向,重现了 *DCX* 基因突变患者的表型(Ackman et al.,2009; Lapray et al.,2010)。

FLNA 模型:FLNA(Filamin A)是一种广泛表达的肌动蛋白结合蛋白,参与调节肌动蛋白细胞骨架的重组。*FlnA* 基因敲除,小鼠在妊娠中期死亡,无脑室旁结节状灰质异位(periventricular nodular heterotopia,PNH)或神经元错位的特征(Feng et al.,2006; Hart et al.,2006)。相反,通过 IU-RNAi 技术,在大鼠胚胎期大脑中敲低 *Flna*,会破坏放射状胶质细胞的形成,从而妨碍细胞周期进程和神经元迁移,导致 PNH,重现 *FLNA* 基因突变患者的部分表型(Fox et al.,1998; Sheen et al.,2001; Parrini et al.,2006; Carabalona et al.,2012)。同样,敲减 *FLnA* 的幼年大鼠对 PTZ 诱导的发作更敏感,尽管发作与 PNH 的相关性并未得到证实(Carabalona et al.,2012)。在临床上,PNH 与癫痫的严重程度之间也不存在相关性,在这点,动物模型和临床基本一致(Parrini et al.,2006)。

Tsc1 模型:TSC1 与 TSC2 相互作用,抑制 mTOR 通路的活性(Caban et al.,2017)。在小鼠特定神经元和特殊发育时间点条件性敲除 *Tsc1*,会导致白质异位结节和离散性结节样病变,与结节性硬化症患者类似(Feliciano et al.,2011)。尽管这些基因条件性敲除小鼠无 SRS,但与同笼的对照组小鼠相比,注射 PTZ 后,基因敲除小鼠发作潜伏期减少了 25%(Feliciano et al.,2011)。

PTEN 模型:PTEN(phosphatase and tensin homolog,PTEN)通过其脂质磷酸酶活性从而拮抗 mTOR 通路(Pezzolesi et al.,2007)。*PTEN* 纯合缺失可导致啮齿动物早期胚胎死亡(Stambolic et al.,1998; Suzuki et al.,1998)。在大脑皮质和海马神经元中条件性敲除 *Pten* 小鼠,导致大头畸形和社交异常,类似于孤独症谱系障碍患者的部分表型(Kwon et al.,2006)。这类小鼠神经元肥大、树突和轴突异常增生及突触增加。约 10% 的 *Pten* 条件性敲除小鼠出现伴重复棘 - 慢波、节律性慢活动及持续棘 - 慢波爆发的自发性发作(Kwon et al.,2006)。在成年小鼠颗粒细胞中选择性敲除 *Pten* 基因,4~6 周后出现自发性发作(Pun et al.,2012)。这类小鼠颗粒细胞发育异常,形态学特征表明有兴奋性输入增加(LaSarge et al.,2015)。

MTOR 模型:MTOR 控制蛋白质合成、能量代谢、细胞生长和自噬等基本生命活动。在大脑中,它影响神经元发育、突触可塑性和认知功能(Bockaert & Marin 2015)。Lim 及其合作者通过使用 IU 电穿孔,在小鼠中敲入 p. Leu247Pro *mTOR* 突变。基因敲入鼠出现神经元迁移异常和巨细胞神经元,而在人类中,该突变与Ⅱ型局灶皮质发育不良及难治性癫痫相关(Lim et al.,2015)。此外,超过 90% 的基因敲入鼠出现伴高波幅棘波和低波幅快活动的 SRS（Lim et al.，2015）。更重要的是，mTOR 抑制剂西罗莫司基本上可完全逆转 p. Leu247Pro 敲入鼠中观察到的痫性和组织病理学异常（Lim et al.，2015）。

物理和化学模型

鹅膏蕈氨酸（Ibotenate）模型：鹅膏蕈氨酸是 NMDA 受体激动剂。在小鼠、大鼠或仓鼠脑内注射鹅膏蕈氨酸可产生兴奋毒性脑损伤，该造模方法可模拟多小脑回畸形、PNH 和 SBH 患者中出现的神经元迁移异常（Takano et al.，2004）。到目前为止，在该模型中并未观察到癫痫发作（Luhmann，2016），但如果大鼠出生后立即注射鹅膏蕈氨酸，其成年后的脑切片上，通过电生理手段可记录到诱发的场电位，揭示了发育不良皮质附近的皮质兴奋性增高（Redecker et al.，1998）。

MAM 模型：MAM 是一种细胞毒性物质，在特定发育阶段，可造成 DNA 甲基化和烷基化异常，最终导致细胞形成和迁移异常（Luhmann，2016）。在雪貂大脑中，经 MAM 处理后，神经元迁移速度和试探行为明显降低（Abbah & Juliano，2014）。MAM 处理会引起海马和新皮质的改变及侧脑室壁神经元异位，与 PNH 患者的病理学特征非常相似（Luhmann，2016）。皮质下异位结节本身有固有的、持续重复动作电位爆发的特性（Colacitti et al.，1999）。

冰冻损伤（Freeze lesion）模型：将不锈钢或铜的探针放在液氮中冷却，然后置于感兴趣区皮质上方颅骨处 8~10s，即可建立冰冻损伤模型（Luhmann，2016）。所产生的皮质畸形严重程度和类型，与冰冻损伤的次数及持续时间有关，这表明在特定的发育阶段，不同程度的单次病理生理事件可诱导出不同类型的脑畸形（Rosen & Galaburda，2000）。新生啮齿类动物局部皮质冰冻可稳定地诱导出只有四层神经元的小脑回畸形（Luhmann，2016）。电生理实验发现，冻伤大鼠的小脑回周围区域兴奋性过高，这表明痫样放电起源于小脑回邻近区域，而不是小脑回本身（Luhmann，2016）。Andresen 及其合作者发现，冷冻损伤后立即用加巴喷丁治疗 1 周，可在体和离体抑制兴奋性过高。因此该模型可很好地模拟皮质发育性畸形的致痫过程，为这类疾病的治疗提供了帮助（Andresen et al.，2014）。

十、未成熟啮齿动物的点燃模型

点燃模型采用重复的亚惊厥刺激，逐渐诱导发作（Goddard et al.，1969）。传统的点燃模型使用一连串短促的低强度电刺激（电点燃），也可使用化学药品来点燃。点燃模型主要模拟复杂部分性发作继发全面性发作（McIntyre，1970）。电点燃是研究特定年龄阶段发作传播模式的最佳模型，是评估未成熟大脑发作易感性的可靠方法。模型一旦建立，发作会持续到动物成年。点燃模型是首个可通过刺激幼崽杏仁核增加发作易感性的模型（Moshe，1981）。

学者们在出生后 1 周的大鼠上详细研究了点燃现象（Baram et al.，1993）。在大鼠出生后前 3 周，刺激部位产生的痫样放电传播速度比成年大鼠快（Moshe，1981）。在点燃过程中，与年龄较大的大鼠相比，年龄较小的大鼠达到部分性发作（1—2 阶段）所需的时间更短。在点燃模型中，局灶性后放电并不局限于刺激点，点燃的发作在短时间内会反复出现，发展非常快（Moshe，1981；Moshe & Albala 1983；Moshe et al.，1983；Baram et al.，1993）。在出生后 7—9d，点燃的大鼠很少出现双侧阵挛发作或直立，也很难从单侧阵挛发作演变为强直发作。而出生后 15—17d，点燃的大鼠幼崽很容易出现反复发作（Moshe & Albala，1983）。同样，在未成年大鼠中，不超过 30 次刺激即可诱导出跳跃和强直发作（6—7 阶段）等严重的发作行为（Haas et al.，1990；1992），而在成年的大鼠中则需要约 100 次刺激（Pinel & Rovner，1978）。在未成年大鼠中，交替刺激两个位点均可诱发发作，同时会加快这两个位点的点燃速度（Haas et al.，1990；1992），而在成年大鼠中，这种刺激方式则会抑制其中一个位点的点燃（Burchfiel et al.，1986）。该结果说明，在幼崽中，抑制发作的神经环路还不太成熟。SNR 及其下游核团是重要的抑制性神经环路（Moshe，1987）。上述点燃结果表明，与成年动物相比，未成熟动物的发作不应期更短，这可能是未成熟动物更易诱导发作和出现癫痫持续状态的原因（Moshe & Albala，1983）。未成熟老鼠边缘系统点燃会导致大脑持久性改变。相对于成年大鼠，出生后 15—18d 的大鼠点燃后，无论是同侧刺激还是对侧刺激，均可更快地重新点燃（Moshe & Albala，1983）。模型大鼠的 CA3 或 CA1 区均未出现明显的细胞丢失或苔藓纤维出芽，这表明点燃过程并不需要出现组织学改变（Ackermann et al.，1989；Haas et al.，2001）。

研究表明，地西泮（Albertson et al.，1982）、加巴喷丁（Lado et al.，2001）和 ACTH（Holmes & Weber，1986）可抑制未成熟大鼠的点燃。孕酮对成年大鼠的点燃无影响，却能明显抑制未成熟大鼠的点燃，防止发作泛化（Holmes & Weber，1984）。

十一、结论

未成熟大脑并不是成年大脑的缩小版。事实上，大脑的成熟过程包含细胞发生、增殖、突触的形成和修剪、细胞死亡等一系列受严格调控的事件。这些事件发生在特定时间窗口内，受基因组和包括性激素在内的表观遗传因素的影响。过去 40 年，我们在癫痫动物模型方面取得了很大的进展，这些动物模型能够很好地模拟生命早期的各种癫痫综合征。因此，我们对婴儿期和儿童期癫痫发作起始与传播、潜在的治疗方法及其预后有了深入的了解。在各种儿童癫痫综合征动物模型的帮助下，我们找到了针对综合征的治疗方法。然而，各种癫痫综合征对大脑发育和个人的生活有长期影响，我们需要开发出有效、可供临床使用的方法，来预防、治疗各种癫痫综合征。有必要找到最佳的动物模型，筛选出有效阻止各类发作的药物，在不干扰大脑正常发育的同时，阻止癫痫的进一步形成。

致谢

Aristea S. GALANOPOULOU 得到了以下基金项目的支持：美国国立卫生研究院神经病学与卒中研究所基金（NINDSS91170、NINDS-1U54NS100064）；美国国防部研究基金（W81XWH-13-1-0180 和 W81XWH-18-1-0612）；Rose F. Kennedy IDDRC NICHD 启动基金（5U54HD090260-03）；CURE（癫痫研究公民联合会）基金会的婴儿痉挛项目；Heffer 家族、Segal 家族、Abbe Goldstein/Joshua Lurie 家族及 Laurie Marsh/Dan Levitz 家族基金会项目。Aristea S. GALANOPOULOU 是 *Epilepsia Open* 杂志的主编，还是 Mallinckrodt and Eisai 制药公司科学咨询委员会成员，在 Elsevier 出版社出版过多部图书。Aristea S. GALANOPOULOU 与本文无相关利益冲突。

Solomon L. MOSHÉ 是神经外科和神经内科 Charles Frost 冠名系主任，受到以下项目部分资金资助：美国国立卫生研究院基金（U54 NS100064 and NS43209）；美国国防部研究基金（W81XWH-13-1-0180 和 W81XWH-18-1-0612）；CURE（癫痫研究公民联合会）基金会的婴儿痉挛项目，Heffer 家族、Segal 家族、Abbe Goldstein/Joshua Lurie 家族和 Laurie Marsh/Dan Levitz 家族基金。Solomon L. MOSHÉ 是 *Neurobiology of Disease* 杂志副主编，*Brain*，*Development* 和 *Pediatric Neurology and Physiological Research* 杂志编辑。作为《Neurobiology of Disease》杂志副主编，领取了 Elsevier 出版社年薪报酬，同时参与编辑 Elsevier 出版社两部图书。Solomon L. MOSHÉ 接受过 Mallinkrodt 和 UCB 制药公司的顾问费。Solomon L. MOSHÉ 本人与本文无利益冲突。

Astrid NEHLIG 受到 INSERM 基金项目（U272，U398，U666，U1129）持续资助，同时受到法国医学和法国癫痫研究基金项目的支持。

（余建东 译　李敏婷　秦　兵 校）

参考文献

Abbah J, Juliano SL (2014): Altered migratory behavior of interneurons in a model of cortical dysplasia: the influence of elevated GABAA activity. *Cereb Cortex* 24: 2297–2308.

Ackermann RF, Moshe SL, Albala BJ (1989): Restriction of enhanced [2–14C]deoxyglucose utilization to rhinencephalic structures in immature amygdala-kindled rats. *Exp Neurol* 104: 73–81.

Ackman JB, Aniksztejn L, Crepel V, *et al.* (2009): Abnormal network activity in a targeted genetic model of human double cortex. *J Neurosci* 29: 313–327.

Akman O, Briggs SW, Galanopoulou AS (2012). Long-term follow up of the multiple-model of symptomatic infantile spasms. *American Epilepsy Society annual meeting*, San Diego, CA, American Epilepsy Society.

Akman O, Moshe SL, Galanopoulou AS (2014): Sex-specific consequences of early life seizures. *Neurobiol Dis* 72 Pt B: 153–166.

Akman O, Moshe SL, Galanopoulou AS (2015): Early life status epilepticus and stress have distinct and sex-specific effects on learning, subsequent seizure outcomes, including anticonvulsant response to phenobarbital. *CNS Neurosci Ther* 21: 181–192.

Albala BJ, Moshe SL, Okada R (1984): Kainic-acid-induced seizures: a developmental study. *Brain Res* 315: 139–148.

Albertson TE, Bowyer JF, Paule MG (1982): Modification of the anticonvulsant efficacy of diazepam by Ro-15-1788 in the kindled amygdaloid seizure model. *Life Sci* 31: 1597–1601.

Andresen L, Hampton D, Taylor-Weiner A, *et al.* (2014): Gabapentin attenuates hyperexcitability in the freeze-lesion model of developmental cortical malformation. *Neurobiol Dis* 71: 305–316.

Andrews PI, McNamara JO (1996): Rasmussen's encephalitis: an autoimmune disorder? *Curr Opin Neurol* 9: 141–145.

Antozzi C, Granata T, Aurisano N, *et al.* (1998): Long-term selective IgG immuno-adsorption improves Rasmussen's encephalitis. *Neurology* 51: 302–305.

Aronica E, Becker AJ, Spreafico R (2012): Malformations of cortical development. *Brain Pathol* 22: 380–401.

Auerbach DS, Jones J, Clawson BC, *et al.* (2013): Altered cardiac electrophysiology and SUDEP in a model of Dravet syndrome. *PLoS One* 8: e77843.

Aujla PK, Fetell MR, Jensen FE (2009): Talampanel suppresses the acute and chronic effects of seizures in a rodent neonatal seizure model. *Epilepsia* 50: 694–701.

Auvin S, Mazarati A, Shin D, Sankar R (2010): Inflammation enhances epileptogenesis in the developing rat brain. *Neurobiol Dis* 40: 303–310.

Avishai-Eliner S, Brunson KL, Sandman CA, Baram TZ (2002): Stressed-out, or in (utero)? *Trends Neurosci* 25: 518–524.

Baraban SC, Dinday MT, Hortopan GA (2013): Drug screening in SCN1A zebrafish mutant identifies clemizole as a potential Dravet syndrome treatment. *Nat Commun* 4: 2410.

Baram TZ (1993): Pathophysiology of massive infantile spasms: perspective on the putative role of the brain adrenal axis. *Ann Neurol* 33: 231–236.

Baram TZ, Gerth A, Schultz L (1997): Febrile seizures: an appropriate-aged model suitable for long-term studies. *Brain Res Dev Brain Res* 98: 265–270.

Baram TZ, Hirsch E, Schultz L (1993): Short-interval amygdala kindling in neonatal rats. *Brain Res Dev Brain Res* 73: 79–83.

Baram TZ, Schultz L (1995): ACTH does not control neonatal seizures induced by administration of exogenous corticotropin-releasing hormone. *Epilepsia* 36: 174–178.

Barkovich AJ, Guerrini R, Kuzniecky RI, Jackson GD, Dobyns WB (2012): A developmental and genetic classification for malformations of cortical development: update 2012. *Brain* 135: 1348–1369.

Beatty CW, Wrede JE, Blume HK (2017): Diagnosis, treatment, and outcomes of infantile spasms in the Trisomy 21 population. *Seizure* 45: 184–188.

Bender RA, Dube C, Gonzalez-Vega R, Mina EW, Baram TZ (2003): Mossy fiber plasticity and enhanced hippocampal excitability, without hippocampal cell loss or altered neurogenesis, in an animal model of prolonged febrile seizures. *Hippocampus* 13: 399–412.

Berg AT, Shinnar S, Levy SR, Testa FM (1999): Childhood-onset epilepsy with and without preceding febrile seizures. *Neurology* 53: 1742–1748.

Bergamasco B, Benna P, Ferrero P, Gavinelli R (1984): Neonatal hypoxia and epileptic risk: a clinical prospective study. *Epilepsia* 25: 131–136.

Berkovic SF, Andermann F, Carpenter S, Wolfe LS (1986): Progressive myoclonus epilepsies: specific causes and diagnosis. *N Engl J Med* 315: 296–305.

Bockaert J, Marin P (2015): mTOR in Brain Physiology and Pathologies. *Physiol Rev* 95: 1157–1187.

Briggs SW, Mowrey W, Hall CB, Galanopoulou AS (2014): CPP-115, a vigabatrin analogue, decreases spasms in the multiple-hit rat model of infantile spasms. *Epilepsia* 55: 94–102.

Burchfiel JL, Applegate CD, Konkol RJ (1986): Kindling antagonism: A role for norepinephrine in seizure suppresion. *Kindling 3*. Wada JA (ed). New York, Raven Press: 213–229.

Caban C, Khan N, Hasbani DM, Crino PB (2017): Genetics of tuberous sclerosis complex: implications for clinical practice. *Appl Clin Genet* 10: 1–8.

Cao D, Ohtani H, Ogiwara I, Ohtani S, *et al.* (2012): Efficacy of stiripentol in hyperthermia-induced seizures in a mouse model of Dravet syndrome. *Epilepsia* 53: 1140–1145.

Carabalona A, Beguin S, Pallesi-Pocachard E, *et al.* (2012): A glial origin for periventricular nodular heterotopia caused by impaired expression of Filamin-A. *Hum Mol Genet* 21: 1004–1017.

Cendes F (2004): Febrile seizures and mesial temporal sclerosis. *Curr Opin Neurol* 17: 161–164.

Cenedella RJ (1980): Concentration-dependent effects of AY-9944 and U18666A on sterol synthesis in brain. Variable sensitivities of metabolic steps. *Biochem Pharmacol* 29: 2751–2754.

Chachua T, Di Grazia P, Chern CR, *et al.* (2016): Estradiol does not affect spasms in the betamethasone-NMDA rat model of infantile spasms. *Epilepsia* 57: 1326–1336.

Chachua T, Poon KL, Yum MS, *et al.* (2012): Rapamycin has age-, treatment paradigm-, and model-specific anticonvulsant effects and modulates neuropeptide Y expression in rats. *Epilepsia* 53: 2015–2025.

Chachua T, Yum MS, Veliskova J, Velisek L (2011): Validation of the rat model of cryptogenic infantile spasms. *Epilepsia* 52: 1666–1677.

Cheah CS, Yu FH, Westenbroek RE, *et al.* (2012): Specific deletion of NaV1.1 sodium channels in inhibitory interneurons causes seizures and premature death in a mouse model of Dravet syndrome. *Proc Natl Acad Sci USA* 109: 14646–14651.

Chen C, Westenbroek RE, Xu X, *et al.* (2004): Mice lacking sodium channel beta1 subunits display defects in neuronal excitability, sodium channel expression, and nodal architecture. *J Neurosci* 24: 4030–4042.

Chu-Shore CJ, Major P, Camposano S, Muzykewicz D, Thiele EA (2010): The natural history of epilepsy in tuberous sclerosis complex. *Epilepsia* 51: 1236–1241.

Cilio MR, Sogawa Y, Cha BH, Liu X, Huang LT, Holmes GL (2003): Long-term effects of status epilepticus in the immature brain are specific for age and model. *Epilepsia* 44: 518–528.

Coenen AM, Van Luijtelaar EL (1987): The WAG/Rij rat model for absence epilepsy: age and sex factors. *Epilepsy Res* 1: 297–301.

Colacitti C, Sancini G, DeBiasi S, *et al.* (1999): Prenatal methylazoxymethanol treatment in rats produces brain abnormalities with morphological similarities to human developmental brain dysgeneses. *J Neuropathol Exp Neurol* 58: 92–106.

Cortez MA, McKerlie C, Snead OC, 3rd (2001): A model of atypical absence seizures: EEG, pharmacology, and developmental characterization. *Neurology* 56: 341–349.

Cortez MA, Shen L, Wu Y, *et al.* (2009): Infantile spasms and Down syndrome: a new animal model. *Pediatr Res* 65: 499–503.

Coutinho E, Menassa DA, Jacobson L, *et al.* (2017): Persistent microglial activation and synaptic loss with behavioral abnormalities in mouse offspring exposed to CASPR2-antibodies in utero. *Acta Neuropathol* 134: 567–583.

Curia G, Longo D, Biagini G, Jones RS, Avoli M (2008): The pilocarpine model of temporal lobe epilepsy. *J Neurosci Methods* 172: 143–157.

Danober L, Deransart C, Depaulis A, Vergnes M, Marescaux C (1998): Pathophysiological mechanisms of genetic absence epilepsy in the rat. *Prog Neurobiol* 55: 27–57.

de Feo MR, Mecarelli O, Ricci GF (1995): Seizure susceptibility in immature rats with micrencephaly induced by prenatal exposure to methylazoxymethanol acetate. *Pharmacol Res* 31: 109–114.

Dobbing J, Sands J (1979): Comparative aspects of the brain growth spurt. *Early Hum Dev* 3: 79–83.

dos Santos NF, Arida RM, Filho EM, Priel MR, Cavalheiro EA (2000): Epileptogenesis in immature rats following recurrent status epilepticus. *Brain Res Brain Res Rev* 32: 269–276.

Doumlele K, Conway E, Hedlund J, Tolete P, Devinsky O (2016): A case report on the efficacy of vigabatrin analogue (1S, 3S)-3-amino-4-difluoromethylenyl-1-cyclopentanoic acid (CPP-115) in a patient with infantile spasms. *Epilepsy Behav Case Rep* 6: 67–69.

Dube C, Boyet S, Marescaux C, Nehlig A (2000): Progressive metabolic changes underlying the chronic reorganization of brain circuits during the silent phase of the lithium-pilocarpine model of epilepsy in the immature and adult Rat. *Exp Neurol* 162: 146–157.

Dube C, Boyet S, Marescaux C, Nehlig A (2001): Relationship between neuronal loss and interictal glucose metabolism during the chronic phase of the lithium-pilocarpine model of epilepsy in the immature and adult rat. *Exp Neurol* 167: 227–241.

Dube C, Richichi C, Bender RA, Chung G, Litt B, Baram TZ (2006): Temporal lobe epilepsy after experimental prolonged febrile seizures: prospective analysis. *Brain* 129: 911–922.

Dube C, Vezzani A, Behrens M, Bartfai T, Baram TZ (2005): Interleukin-1beta contributes to the generation of experimental febrile seizures. *Ann Neurol* 57: 152–155.

Dube C, Yu H, Nalcioglu O, Baram TZ (2004): Serial MRI after experimental febrile seizures: altered T2 signal without neuronal death. *Ann Neurol* 56: 709–714.

Dube CM, Baram TZ (2006): Complex febrile seizures – An animal model in rodents. *Book Complex febrile seizures – An animal model in rodents*, pp. 333–340. San Diego: Elsevier.

Dube CM, Molet J, Singh-Taylor A, Ivy A, Maras PM, Baram TZ (2015): Hyper-excitability and epilepsy generated by chronic early-life stress. *Neurobiol Stress* 2: 10–19.

Dube CM, Ravizza T, Hamamura M, *et al.* (2010): Epileptogenesis provoked by prolonged experimental febrile seizures: mechanisms and biomarkers. *J Neurosci* 30: 7484–7494.

Dutton SB, Sawyer NT, Kalume F, *et al.* (2011): Protective effect of the ketogenic diet in Scn1a mutant mice. *Epilepsia* 52: 2050–2056.

Dutuit M, Didier-Bazes M, Vergnes M, *et al.* (2000): Specific alteration in the expression of glial fibrillary acidic protein, glutamate dehydrogenase, and glutamine synthetase in rats with genetic absence epilepsy. *Glia* 32: 15–24.

Engel J, Jr. (1995): Critical evaluation of animal models for localization-related epilepsies. *Ital J Neurol Sci* 16: 9–16.

Epi4K Consortium, Epilepsy Phenome/Genome P, Allen AS, Berkovic SF, Cossette P, *et al.* (2013): *De novo* mutations in epileptic encephalopathies. *Nature* 501: 217–221.

EuroEPINOMICS-RES Consortium, Epilepsy Phenome/Genome Project and Epi4K Consortium (2014): *De novo* mutations in synaptic transmission genes including DNM1 cause epileptic encephalopathies. *Am J Hum Genet* 95: 360–370.

Everett K, Chioza B, Aicardi J, *et al.* (2007a): Linkage and mutational analysis of CLCN2 in childhood absence epilepsy. *Epilepsy Res* 75: 145–153.

Everett KV, Chioza B, Aicardi J, *et al.* (2007b): Linkage and association analysis of CACNG3 in childhood absence epilepsy. *Eur J Hum Genet* 15: 463–472.

Feliciano DM, Su T, Lopez J, Platel JC, Bordey A (2011): Single-cell Tsc1 knockout during corticogenesis generates tuber-like lesions and reduces seizure threshold in mice. *J Clin Invest* 121: 1596–1607.

Feng Y, Chen MH, Moskowitz IP, *et al.* (2006): Filamin A (FLNA) is required for cell-cell contact in vascular development and cardiac morphogenesis. *Proc Natl Acad Sci USA* 103: 19836–19841.

Fox JW, Lamperti ED, Eksioglu YZ, *et al.* (1998): Mutations in filamin 1 prevent migration of cerebral cortical neurons in human periventricular heterotopia. *Neuron* 21: 1315–1325.

Friocourt G, Parnavelas JG (2010): Mutations in ARX Result in Several Defects Involving GABAergic Neurons. *Front Cell Neurosci* 4: 4.

Frost JD, Jr., Le JT, Lee CL, Ballester-Rosado C, Hrachovy RA, Swann JW (2015): Vigabatrin therapy implicates neocortical high frequency oscillations in an animal model of infantile spasms. *Neurobiol Dis* 82: 1–11.

Frost JD, Jr., Lee CL, Hrachovy RA, Swann JW (2011): High frequency EEG activity associated with ictal events in an animal model of infantile spasms. *Epilepsia* 52: 53–62.

Fukuda M, Suzuki Y, Ishizaki Y, *et al.* (2009): Interleukin-1beta enhances susceptibility to hyperthermia-induced seizures in developing rats. *Seizure* 18: 211–214.

Galanopoulou AS (2008): Dissociated gender-specific effects of recurrent seizures on GABA signaling in CA1 pyramidal neurons: role of GABA(A) receptors. *J Neurosci* 28: 1557–1567.

Galanopoulou AS, Gorter JA, Cepeda C (2012): Finding a better drug for epilepsy: the mTOR pathway as an antiepileptogenic target. *Epilepsia* 53: 1119–1130.

Galanopoulou AS, Moshe SL (2011): In search of epilepsy biomarkers in the immature brain: goals, challenges and strategies. *Biomark Med* 5: 615–628.

Galanopoulou AS, Moshe SL (2015): Pathogenesis and new candidate treatments for infantile spasms and early life epileptic encephalopathies: A view from preclinical studies. *Neurobiol Dis* 79: 135–149.

Galanopoulou AS, Mowrey WB, Liu W, Li Q, Shandra O, Moshe SL (2017): Preclinical Screening for Treatments for Infantile Spasms in the Multiple Hit Rat Model of Infantile Spasms: An Update. *Neurochem Res* 42: 1949–1961.

Gataullina S, Lemaire E, Wendling F, *et al.* (2016): Epilepsy in young Tsc1(+/-) mice exhibits age-dependent expression that mimics that of human tuberous sclerosis complex. *Epilepsia* 57: 648–659.

Gauguier D, van Luijtelaar G, Bihoreau MT, *et al.* (2004): Chromosomal mapping of genetic loci controlling absence epilepsy phenotypes in the WAG/Rij rat. *Epilepsia* 45: 908–915.

Germano IM, Zhang YF, Sperber EF, Moshe SL (1996): Neuronal migration disorders increase susceptibility to hyperthermia-induced seizures in developing rats. *Epilepsia* 37: 902–910.

Gheyara AL, Ponnusamy R, Djukic B, *et al.* (2014): Tau reduction prevents disease in a mouse model of Dravet syndrome. *Ann Neurol* 76: 443–456.

Gleeson JG, Lin PT, Flanagan LA, Walsh CA (1999): Doublecortin is a microtubule-associated protein and is expressed widely by migrating neurons. *Neuron* 23: 257–271.

Goddard GV, McIntyre DC, Leech CK (1969): A permanent change in brain function resulting from daily electrical stimulation. *Exp Neurol* 25: 295–330.

Grone BP, Marchese M, Hamling KR, *et al.* (2016): Epilepsy, Behavioral Abnormalities, and Physiological Comorbidities in Syntaxin-Binding Protein 1 (STXBP1) Mutant Zebrafish. *PLoS One* 11: e0151148.

Guerrini R, Dobyns WB (2014): Malformations of cortical development: clinical features and genetic causes. *Lancet Neurol* 13: 710–726.

Haas KZ, Sperber EF, Moshe SL (1990): Kindling in developing animals: expression of severe seizures and enhanced development of bilateral foci. *Brain Res Dev Brain Res* 56: 275–280.

Haas KZ, Sperber EF, Moshe SL (1992): Kindling in developing animals: interactions between ipsilateral foci. *Brain Res Dev Brain Res* 68: 140–143.

Haas KZ, Sperber EF, Opanashuk LA, Stanton PK,Moshe SL (2001): Resistance of immature hippocampus to morphologic and physiologic alterations following status epilepticus or kindling. *Hippocampus* 11: 615–625.

Hager T, Maroteaux G, Pont P, Julsing J, van Vliet R, Stiedl O (2014): Munc18-1 haploinsufficiency results in enhanced anxiety-like behavior as determined by heart rate responses in mice. *Behav Brain Res* 260: 44–52.

Han S, Tai C, Westenbroek RE, *et al.* (2012): Autistic-like behaviour in Scn1a+/- mice and rescue by enhanced GABA-mediated neurotransmission. *Nature* 489: 385–390.

Hancock EC, Osborne JP, Edwards SW (2013): Treatment of infantile spasms. *Cochrane Database Syst Rev*: CD001770.

Hart AW, Morgan JE, Schneider J, *et al.* (2006): Cardiac malformations and midline skeletal defects in mice lacking filamin A. *Hum Mol Genet* 15: 2457–2467.

He XP, Patel M, Whitney KD, Janumpalli S, Tenner A, McNamara JO (1998): Glutamate receptor GluR3 antibodies and death of cortical cells. *Neuron* 20: 153–163.

Hempelmann A, Taylor KP, Heils A, *et al.*(2006): Exploration of the genetic architecture of idiopathic generalized epilepsies. *Epilepsia* 47: 1682–1690.

Hirayasu Y, Wada JA (1992): Convulsive seizures in rats induced by N-methyl-D-aspartate injection into the massa intermedia. *Brain Res* 577: 36–40.

Holmes GL, Weber DA (1984): The effect of progesterone on kindling: a developmental study. *Brain Res* 318: 45–53.

Holmes GL,Weber DA (1986): Effects of ACTH on seizure susceptibility in the developing brain. *Ann Neurol* 20: 82–88.

Hunt RF, Hortopan GA, Gillespie A, Baraban SC (2012): A novel zebrafish model of hyperthermia-induced seizures reveals a role for TRPV4 channels and NMDA-type glutamate receptors. *Exp Neurol* 237: 199–206.

Jarre G, Altwegg-Boussac T, Williams MS, *et al.* (2017a): Building Up Absence Seizures in the Somatosensory Cortex: From Network to Cellular Epileptogenic Processes. *Cereb Cortex* 27: 4607–4623.

Jarre G, Guillemain I, Deransart C, Depaulis A (2017b). Genetic Models of Absence epilepsy in rats and mice. In: Pitkänen A, Buckmaster PS, Galanopoulou AS and Moshé SL. *Models of Seizures and Epilepsy*. San Diego, Elsevier: 455–471.

Jensen FE, Applegate CD, Holtzman D, Belin TR, Burchfiel JL (1991): Epileptogenic effect of hypoxia in the immature rodent brain. *Ann Neurol* 29: 629–637.

Jensen FE, Blume H, Alvarado S, Firkusny I, Geary C (1995): NBQX blocks acute and late epileptogenic effects of perinatal hypoxia. *Epilepsia* 36: 966–972.

Jensen FE, Holmes GL, Lombroso CT, Blume HK, Firkusny IR (1992): Age-dependent changes in long-term seizure susceptibility and behavior after hypoxia in rats. *Epilepsia* 33: 971–980.

Jequier Gygax M, Klein BD, White HS, Kim M, Galanopoulou AS (2014): Efficacy and tolerability of the galanin analog NAX 5055 in the multiple-hit rat model of symptomatic infantile spasms. *Epilepsy Res* 108: 98–108.

Joshi K, Shen L, Michaeli A, *et al.* (2016): Infantile spasms in down syndrome: Rescue by knockdown of the GIRK2 channel. *Ann Neurol* 80: 511–521.

Kabova R, Liptakova S, Slamberova R, Pometlova M, Velisek L (1999): Age-specific N-methyl-D-aspartate-induced seizures: perspectives for the West syndrome model. *Epilepsia* 40: 1357–1369.

Kanaumi T, Takashima S, Iwasaki H, Itoh M, Mitsudome A, Hirose S (2008): Developmental changes in KCNQ2 and KCNQ3 expression in human brain: possible contribution to the age-dependent etiology of benign familial neonatal convulsions. *Brain Dev* 30: 362–369.

Kato M, Das S, Petras K, *et al.* (2004): Mutations of ARX are associated with striking pleiotropy and consistent genotype-phenotype correlation. *Hum Mutat* 23: 147–159.

Kato M, Dobyns WB (2005): X-linked lissencephaly with abnormal genitalia as a tangential migration disorder causing intractable epilepsy: proposal for a new term, "interneuronopathy". *J Child Neurol* 20: 392–397.

Katsarou AM, Moshé SL,Galanopoulou AS (2017): Interneuronopathies and their role in early life epilepsies and neurodevelopmental disorders. *Epilepsia Open* 2: 284–306.

Kearney JA, Plummer NW, Smith MR, *et al.* (2001): A gain-of-function mutation in the sodium channel gene Scn2a results in seizures and behavioral abnormalities. *Neuroscience* 102: 307–317.

Kearney JA, Yang Y, Beyer B, *et al.* (2006): Severe epilepsy resulting from genetic interaction between Scn2a and Kcnq2. *Hum Mol Genet* 15: 1043–1048.

Kim EH, Yum MS, Lee M, Kim EJ, Shim WH, Ko TS (2017): A New Rat Model of Epileptic Spasms Based on Methylazoxymethanol-Induced Malformations of Cortical Development. *Front Neurol* 8: 271.

Kitamura K, Yanazawa M, Sugiyama N, *et al.* (2002): Mutation of ARX causes abnormal development of forebrain and testes in mice and X-linked lissencephaly with abnormal genitalia in humans. *Nat Genet* 32: 359–369.

Koh S, Jensen FE (2001): Topiramate blocks perinatal hypoxia-induced seizures in rat pups. *Ann Neurol* 50: 366–372.

Kubova H, Haugvicova R, Suchomelova L, Mares P (2000): Does status epilepticus influence the motor development of immature rats? *Epilepsia* 41 (Suppl 6): S64–69.

Kubova H, Mares P (2013): Are morphologic and functional consequences of status epilepticus in infant rats progressive? *Neuroscience* 235: 232–249.

Kubova H, Mares P, Suchomelova L, Brozek G, Druga R,Pitkanen A (2004): Status epilepticus in immature rats leads to behavioural and cognitive impairment and epileptogenesis. *Eur J Neurosci* 19: 3255–3265.

Kwon CH, Luikart BW, Powell CM, *et al.* (2006): Pten regulates neuronal arborization and social interaction in mice. *Neuron* 50: 377–388.

Lado FA, Sperber EF, Moshe SL (2001): Anticonvulsant efficacy of gabapentin on kindling in the immature brain. *Epilepsia* 42: 458–463.

Lapray D, Popova IY, Kindler J, *et al.* (2010): Spontaneous epileptic manifestations in a DCX knockdown model of human double cortex. *Cereb Cortex* 20: 2694–2701.

LaSarge CL, Santos VR, Danzer SC (2015): PTEN deletion from adult-generated dentate granule cells disrupts granule cell mossy fiber axon structure. *Neurobiol Dis* 75: 142–150.

Lee CL, Frost JD, Jr., Swann JW, Hrachovy RA (2008): A new animal model of infantile spasms with unprovoked persistent seizures. *Epilepsia* 49: 298–307.

Lemke JR, Hendrickx R, Geider K, *et al.* (2014): GRIN2B mutations in West syndrome and intellectual disability with focal epilepsy. *Ann Neurol* 75: 147–154.

Lim JS, Kim WI, Kang HC, *et al.* (2015): Brain somatic mutations in MTOR cause focal cortical dysplasia type II leading to intractable epilepsy. *Nat Med* 21: 395–400.

Lippman-Bell JJ, Rakhade SN, Klein PM, *et al.* (2013): AMPA receptor antagonist NBQX attenuates later-life epileptic seizures and autistic-like social deficits following neonatal seizures. *Epilepsia* 54: 1922–1932.

Lopez-Meraz ML, Wasterlain CG, Rocha LL, Allen S, Niquet J (2010): Vulnerability of postnatal hippocampal neurons to seizures varies regionally with their maturational stage. *Neurobiol Dis* 37: 394–402.

Ludwig A, Budde T, Stieber J, *et al.* (2003): Absence epilepsy and sinus dysrhythmia in mice lacking the pacemaker channel HCN2. *EMBO J* 22: 216–224.

Luhmann HJ (2016): Models of cortical malformation – Chemical and physical. *J Neurosci Methods* 260: 62–72.

Manto M, Dalmau J, Didelot A, Rogemond V, Honnorat J (2010): *In vivo* effects of antibodies from patients with anti-NMDA receptor encephalitis: further evidence of synaptic glutamatergic dysfunction. *Orphanet J Rare Dis* 5: 31.

Mares P, Velisek L (1992): N-methyl-D-aspartate (NMDA)-induced seizures in developing rats. *Brain Res Dev Brain Res* 65: 185–189.

Marescaux C, Vergnes M, Depaulis A (1992): Genetic absence epilepsy in rats from Strasbourg – a review. *J Neural Transm Suppl* 35: 37–69.

Marsh E, Fulp C, Gomez E, *et al.* JA (2009): Targeted loss of Arx results in a developmental epilepsy mouse model and recapitulates the human phenotype in heterozygous females. *Brain* 132: 1563–1576.

Marsh ED, Nasrallah MP, Walsh C, *et al.* (2016): Developmental interneuron subtype deficits after targeted loss of Arx. *BMC Neurosci* 17: 35.

Martin MS, Dutt K, Papale LA, *et al.* (2010): Altered function of the SCN1A voltage-gated sodium channel leads to gamma-aminobutyric acid-ergic (GABAergic) interneuron abnormalities. *J Biol Chem* 285: 9823–9834.

Mathern G, Babb T, Armstrong D (1997). Mesial temporal lobe epilepsy. *Epilepsy: a Comprehensive Textbook*. Engel JJ and Pedley TA. New York, Lippincott-Raven.

McIntyre DC (1970): Differential amnestic effect of cortical *vs.* amygdaloid elicited convulsions in rats. *Physiol Behav* 5: 747–753.

Moshé SL (1981): The effects of age on the kindling phenomenon. *Dev Psychobiol* 14: 75–81.

Moshé SL (1987): Epileptogenesis and the immature brain. *Epilepsia* 28 Suppl 1: S3–15.

Moshé SL, Albala BJ (1983): Maturational changes in postictal refractoriness and seizure susceptibility in developing rats. *Ann Neurol* 13: 552–557.

Moshé SL, Albala BJ, Ackermann RF, Engel J, Jr. (1983): Increased seizure susceptibility of the immature brain. *Brain Res* 283: 81–85.

Moshé SL, Shinnar S, Swann JW (1995): Partial (focal) seizures in the developing brain. In: Schwartzkroin PA, Moshé SL, Noebels JL and Swann JW. *Brain Development and Epilepsy*. New York, Oxford University Press: 34–65.

Mytinger JR, Joshi S and Pediatric Epilepsy Research Consortium SoIS (2012): The current evaluation and treatment of infantile spasms among members of the Child Neurology Society. *J Child Neurol* 27: 1289–1294.

Nehlig A, Dube C, Koning E (2002): Status epilepticus induced by lithium-pilocarpine in the immature rat does not change the long-term susceptibility to seizures. *Epilepsy Res* 51: 189–197.

Noebels JL (2017): Spontaneous and gene-directed epilepsy mutations in the mouse. In: Pitkänen A, Buckmaster PS, Galanopoulou AS, Moshé SL (eds). *Models of Seizures and Epilepsy, 2nd ed.* Cambridge: Academic Press, pp. 763-776.

Oakley JC, Cho AR, Cheah CS, Scheuer T, Catterall WA (2013): Synergistic GABA-enhancing therapy against seizures in a mouse model of Dravet syndrome. *J Pharmacol Exp Ther* 345: 215–224.

Ogiwara I, Iwasato T, Miyamoto H, *et al.* (2013): Nav1.1 haploinsufficiency in excitatory neurons ameliorates seizure-associated sudden death in a mouse model of Dravet syndrome. *Hum Mol Genet* 22: 4784–4804.

Ogiwara I, Miyamoto H, Morita N, *et al.* (2007): Nav1.1 localizes to axons of parvalbumin-positive inhibitory interneurons: a circuit basis for epileptic seizures in mice carrying an Scn1a gene mutation. *J Neurosci* 27: 5903–5914.

Ohmori I, Kawakami N, Liu S, *et al.* (2014): Methylphenidate improves learning impairments and hyperthermia-induced seizures caused by an Scn1a mutation. *Epilepsia* 55: 1558–1567.

Okada R, Moshe SL, Albala BJ (1984): Infantile status epilepticus and future seizure susceptibility in the rat. *Brain Res* 317: 177–183.

Olivetti PR, Maheshwari A, Noebels JL (2014): Neonatal estradiol stimulation prevents epilepsy in Arx model of X-linked infantile spasms syndrome. *Sci Transl Med* 6: 220ra212.

Ono T, Moshe SL, Galanopoulou AS (2011): Carisbamate acutely suppresses spasms in a rat model of symptomatic infantile spasms. *Epilepsia* 52: 1678–1684.

Paciorkowski AR, Thio LL, Dobyns WB (2011): Genetic and biologic classification of infantile spasms. *Pediatr Neurol* 45: 355–367.

Parrini E, Ramazzotti A, Dobyns WB, *et al.* (2006): Periventricular heterotopia: phenotypic heterogeneity and correlation with Filamin A mutations. *Brain* 129: 1892–1906.

Patterson K, Brennan G, Curran M, Kinney-Lang E, Dube C, Rashid F (2015): Rapid, coordinate inflammatory responses after experimental febrile status epilepticus: Implication for epileptogenesis. *Book Rapid, coordinate inflammatory responses after experimental febrile status epilepticus:*

Implication for epileptogenesis. eNeuro 2.

Peeters BW, Kerbusch JM, Coenen AM, Vossen JM, van Luijtelaar EL (1992): Genetics of spike-wave discharges in the electroencephalogram (EEG) of the WAG/Rij inbred rat strain: a classical mendelian crossbreeding study. *Behav Genet* 22: 361–368.

Pellock JM, Hrachovy R, Shinnar S, *et al*. (2010): Infantile spasms: a U.S. consensus report. *Epilepsia* 51: 2175–2189.

Pennacchio LA, Bouley DM, Higgins KM, Scott MP, Noebels JL, Myers RM (1998): Progressive ataxia, myoclonic epilepsy and cerebellar apoptosis in cystatin B-deficient mice. *Nat Genet* 20: 251–258.

Pezzolesi MG, Zbuk KM, Waite KA, Eng C (2007): Comparative genomic and functional analyses reveal a novel cis-acting PTEN regulatory element as a highly conserved functional E-box motif deleted in Cowden syndrome. *Hum Mol Genet* 16: 1058–1071.

Pinel JP, Rovner LI (1978): Experimental epileptogenesis: kindling-induced epilepsy in rats. *Exp Neurol* 58: 190–202.

Pirone A, Alexander J, Lau LA, *et al*. (2017): APC conditional knock-out mouse is a model of infantile spasms with elevated neuronal beta-catenin levels, neonatal spasms, and chronic seizures. *Neurobiol Dis* 98: 149–157.

Pitkänen A, Buckmaster PS, Galanopoulou AS, Moshé SL (2017): *Animal Models of Seizures and Epilepsy*. Cambridge: Academic Press.

Powell KL, Cain SM, Ng C, *et al*. (2009): A Cav3.2 T-type calcium channel point mutation has splice-variant-specific effects on function and segregates with seizure expression in a polygenic rat model of absence epilepsy. *J Neurosci* 29: 371–380.

Price MG, Yoo JW, Burgess DL, *et al*. (2009): A triplet repeat expansion genetic mouse model of infantile spasms syndrome, Arx(GCG)10+7, with interneuronopathy, spasms in infancy, persistent seizures, and adult cognitive and behavioral impairment. *J Neurosci* 29: 8752–8763.

Priel MR, dos Santos NF, Cavalheiro EA (1996): Developmental aspects of the pilocarpine model of epilepsy. *Epilepsy Res* 26: 115–121.

Pun RY, Rolle IJ, Lasarge CL, *et al*. (2012): Excessive activation of mTOR in postnatally generated granule cells is sufficient to cause epilepsy. *Neuron* 75: 1022–1034.

Raffo E, Coppola A, Ono T, Briggs SW, Galanopoulou AS (2011): A pulse rapamycin therapy for infantile spasms and associated cognitive decline. *Neurobiol Dis* 43: 322–329.

Rakhade SN, Fitzgerald EF, Klein PM, *et al*. (2012): Glutamate receptor 1 phosphorylation at serine 831 and 845 modulates seizure susceptibility and hippocampal hyperexcitability after early life seizures. *J Neurosci* 32: 17800–17812.

Rakhade SN, Klein PM, Huynh T, *et al*. (2011): Development of later life spontaneous seizures in a rodent model of hypoxia-induced neonatal seizures. *Epilepsia* 52: 753–765.

Redecker C, Lutzenburg M, Gressens P, Evrard P, Witte OW, Hagemann G (1998): Excitability changes and glucose metabolism in experimentally induced focal cortical dysplasias. *Cereb Cortex* 8: 623–634.

Reid CA, Leaw B, Richards KL, *et al*. SF (2014): Reduced dendritic arborization and hyperexcitability of pyramidal neurons in a SCN1B-based model of Dravet syndrome. *Brain* 137: 1701–1715.

Robertson CM, Finer NN (1988): Educational readiness of survivors of neonatal encephalopathy associated with birth asphyxia at term. *J Dev Behav Pediatr* 9: 298–306.

Robinson R, Taske N, Sander T, *et al*. (2002): Linkage analysis between childhood absence epilepsy and genes encoding GABAA and GABAB receptors, voltage-dependent calcium channels, and the ECA1 region on chromosome 8q. *Epilepsy Res* 48: 169–179.

Roch C, Leroy C, Nehlig A, Namer IJ (2002a): Magnetic resonance imaging in the study of the lithium-pilocarpine model of temporal lobe epilepsy in adult rats. *Epilepsia* 43: 325–335.

Roch C, Leroy C, Nehlig A, Namer IJ (2002b): Predictive value of cortical injury for the development of temporal lobe epilepsy in 21-day-old rats: an MRI approach using the lithium-pilocarpine model. *Epilepsia* 43: 1129–1136.

Rogers SW, Andrews PI, Gahring LC, *et al*. (1994): Autoantibodies to glutamate receptor GluR3 in Rasmussen's encephalitis. *Science* 265: 648–651.

Ronen GM, Buckley D, Penney S, Streiner DL (2007): Long-term prognosis in children with neonatal seizures: a population-based study. *Neurology* 69: 1816–1822.

Rosen GD, Galaburda AM (2000): Single cause, polymorphic neuronal migration disorders: an animal model. *Dev Med Child Neurol* 42: 652–662.

Rudolf G, Bihoreau MT, Godfrey RF, *et al*. (2004): Polygenic control of idiopathic generalized epilepsy phenotypes in the genetic absence rats from Strasbourg (GAERS). *Epilepsia* 45: 301–308.

Rutten A, van Albada M, Silveira DC, *et al*. (2002): Memory impairment following status epilepticus in immature rats: time-course and environmental effects. *Eur J Neurosci* 16: 501–513.

Sankar R, Shin DH, Liu H, Mazarati A, Pereira de Vasconcelos A, Wasterlain CG (1998): Patterns of status epilepticus-induced neuronal injury during development and long-term consequences. *J Neurosci* 18: 8382–8393.

Sanmaneechai O, Sogawa Y, Silver W, Ballaban-Gil K, Moshe SL, Shinnar S (2013): Treatment outcomes of West syndrome in infants with Down syndrome. *Pediatr Neurol* 48: 42–47.

Scantlebury MH, Galanopoulou AS, Chudomelova L, Raffo E, Betancourth D, Moshe SL (2010): A model of symptomatic infantile spasms syndrome. *Neurobiol Dis* 37: 604–612.

Scantlebury MH, Gibbs SA, Foadjo B, Lema P, Psarropoulou C, Carmant L (2005): Febrile seizures in the predisposed brain: a new model of temporal lobe epilepsy. *Ann Neurol* 58: 41–49.

Schuchmann S, Schmitz D, Rivera C, *et al*. (2006): Experimental febrile seizures are precipitated by a hyperthermia-induced respiratory alkalosis. *Nat Med* 12: 817–823.

Schuchmann S, Tolner EA, Marshall P, Vanhatalo S, Kaila K (2008): Pronounced increase in breathing rate in the "hair dryer model" of experimental febrile seizures. *Epilepsia* 49: 926–928.

Serbanescu I, Cortez MA, McKerlie C, Snead OC, 3rd (2004): Refractory atypical absence seizures in rat: a two hit model. *Epilepsy Res* 62: 53–63.

Serino D, Specchio N, Pontrelli G, Vigevano F, Fusco L (2013): Video/EEG findings in a KCNQ2 epileptic encephalopathy: a case report and revision of literature data. *Epileptic Disord* 15: 158–165.

Sheen VL, Dixon PH, Fox JW, *et al*. (2001): Mutations in the X-linked filamin 1 gene cause periventricular nodular heterotopia in males as well as in females. *Hum Mol Genet* 10: 1775–1783.

Shi XY, Yang XF, Tomonoh Y, *et al*. (2015): Development of a mouse model of infantile spasms induced by N-methyl-D-aspartate. *Epilepsy Res* 118: 29–33.

Shinnar S (1998): Prolonged febrile seizures and mesial temporal sclerosis. *Ann Neurol* 43: 411–412.

Shoubridge C, Fullston T, Gecz J (2010): ARX spectrum disorders: making inroads into the molecular pathology. *Hum Mutat* 31: 889–900.

Singh NA, Otto JF, Dahle EJ, *et al*. (2008): Mouse models of human KCNQ2 and KCNQ3 mutations for benign familial neonatal convulsions show seizures and neuronal plasticity without synaptic reorganization. *J Physiol* 586: 3405–3423.

Smith RA, Martland T, Lowry MF (1996): Children with seizures presenting to accident and emergency. *J Accid Emerg Med* 13: 54–58.

Song I, Kim D, Choi S, Sun M, Kim Y, Shin HS (2004): Role of the alpha1G T-type calcium channel in spontaneous absence seizures in mutant mice. *J Neurosci* 24: 5249–5257.

Sperber EF, Haas KZ, Stanton PK, Moshe SL (1991): Resistance of the immature hippocampus to seizure-induced synaptic reorganization. *Brain Res Dev Brain Res* 60: 88–93.

Sperk G (1994): Kainic acid seizures in the rat. *Prog Neurobiol* 42: 1–32.

Stafstrom CE, Moshe SL, Swann JW, Nehlig A, Jacobs MP, Schwartzkroin PA (2006): Models of pediatric epilepsies: strategies and opportunities. *Epilepsia* 47: 1407–1414.

Stafstrom CE, Sasaki-Adams DM (2003): NMDA-induced seizures in developing rats cause long-term learning impairment and increased seizure susceptibility. *Epilepsy Res* 53: 129–137.

Stambolic V, Suzuki A, de la Pompa JL, *et al*. (1998): Negative regulation of PKB/Akt-dependent cell survival by the tumor suppressor PTEN. *Cell* 95: 29–39.

Stewart LS, Wu Y, Eubanks JH, *et al*. (2009): Severity of atypical absence phenotype in GABAB transgenic mice is subunit specific. *Epilepsy Behav* 14: 577–581.

Suchomelova L, Baldwin RA, Kubova H, Thompson KW, Sankar R, Wasterlain CG (2006): Treatment of experimental status epilepticus in immature rats: dissociation between anticonvulsant and antiepileptogenic effects. *Pediatr Res* 59: 237–243.

Sun H, Juul HM, Jensen FE (2016): Models of hypoxia and ischemia-induced seizures. *J Neurosci Methods* 260: 252–260.

Suzuki A, de la Pompa JL, Stambolic V, *et al.* (1998): High cancer susceptibility and embryonic lethality associated with mutation of the PTEN tumor suppressor gene in mice. *Curr Biol* 8: 1169–1178.

Takano T, Sawai C, Takeuchi Y (2004): Radial and tangential neuronal migration disorder in ibotenate-induced cortical lesions in hamsters: immunohistochemical study of reelin, vimentin, and calretinin. *J Child Neurol* 19: 107–115.

Talos DM, Chang M, Kosaras B, *et al.* (2013): Antiepileptic effects of levetiracetam in a rodent neonatal seizure model. *Pediatr Res* 73: 24–30.

Talos DM, Sun H, Zhou X, *et al.* (2012): The interaction between early life epilepsy and autistic-like behavioral consequences: a role for the mammalian target of rapamycin (mTOR) pathway. *PLoS One* 7: e35885.

Tan HO, Reid CA, Single FN, *et al.* (2007): Reduced cortical inhibition in a mouse model of familial childhood absence epilepsy. *Proc Natl Acad Sci USA* 104: 17536–17541.

Tancredi V, D'Arcangelo G, Zona C, Siniscalchi A, Avoli M (1992): Induction of epileptiform activity by temperature elevation in hippocampal slices from young rats: an *in vitro* model for febrile seizures? *Epilepsia* 33: 228–234.

Tang B, Dutt K, Papale L, *et al.* (2009): A BAC transgenic mouse model reveals neuron subtype-specific effects of a Generalized Epilepsy with Febrile Seizures Plus (GEFS+) mutation. *Neurobiol Dis* 35: 91–102.

Tekgul H, Gauvreau K, Soul J, *et al.* (2006): The current etiologic profile and neurodevelopmental outcome of seizures in term newborn infants. *Pediatrics* 117: 1270–1280.

Toth Z, Yan XX, Haftoglou S, Ribak CE, Baram TZ (1998): Seizure-induced neuronal injury: vulnerability to febrile seizures in an immature rat model. *J Neurosci* 18: 4285–4294.

Turski L, Ikonomidou C, Turski WA, Bortolotto ZA, Cavalheiro EA (1989): Review: cholinergic mechanisms and epileptogenesis. The seizures induced by pilocarpine: a novel experimental model of intractable epilepsy. *Synapse* 3: 154–171.

Uchida T, Lossin C, Ihara Y, *et al.* (2017): Abnormal gamma-aminobutyric acid neurotransmission in a Kcnq2 model of early onset epilepsy. *Epilepsia* 58: 1430–1439.

Urak L, Feucht M, Fathi N, Hornik K, Fuchs K (2006): A GABRB3 promoter haplotype associated with childhood absence epilepsy impairs transcriptional activity. *Hum Mol Genet* 15: 2533–2541.

van Gassen KL, Hessel EV, Ramakers GM, *et al.* (2008): Characterization of febrile seizures and febrile seizure susceptibility in mouse inbred strains. *Genes Brain Behav* 7: 578–586.

van Luijtelaar EL, Coenen AM (1986): Two types of electrocortical paroxysms in an inbred strain of rats. *Neurosci Lett* 70: 393–397.

VanLandingham KE, Heinz ER, Cavazos JE, Lewis DV (1998): Magnetic resonance imaging evidence of hippocampal injury after prolonged focal febrile convulsions. *Ann Neurol* 43: 413–426.

Velisek L, Jehle K, Asche S, Veliskova J (2007): Model of infantile spasms induced by N-methyl-D-aspartic acid in prenatally impaired brain. *Ann Neurol* 61: 109–119.

Vergnes M, Marescaux C, Depaulis A, Micheletti G, Warter JM (1986): Ontogeny of spontaneous petit mal-like seizures in Wistar rats. *Brain Res* 395: 85–87.

Vergnes M, Marescaux C, Micheletti G, *et al.* (1982): Spontaneous paroxysmal electroclinical patterns in rat: a model of generalized non-convulsive epilepsy. *Neurosci Lett* 33: 97–101.

Verhage M, Maia AS, Plomp JJ, *et al.* (2000): Synaptic assembly of the brain in the absence of neurotransmitter secretion. *Science* 287: 864–869.

Vezzani A, Auvin S, Ravizza T,Aronica E (2012): Glia-neuronal interactions in ictogenesis and epileptogenesis: role of inflammatory mediators. In: Noebels JL, Avoli M, Rogawski MA, Olsen RW, Delgado-Escueta AV (eds). *Jasper's Basic Mechanisms of the Epilepsies (Internet), 4th ed.* Bethesda: National Center for Biotechnology Information (US).

Wagnon JL, Korn MJ, Parent R, *et al.* (2015): Convulsive seizures and SUDEP in a mouse model of SCN8A epileptic encephalopathy. *Hum Mol Genet* 24: 506–515.

Wallace RH, Scheffer IE, Barnett S, *et al.* (2001): Neuronal sodium-channel alpha1-subunit mutations in generalized epilepsy with febrile seizures plus. *Am J Hum Genet* 68: 859–865.

Wallace RH, Wang DW, Singh R, *et al.* (1998): Febrile seizures and generalized epilepsy associated with a mutation in the Na+-channel beta1 subunit gene SCN1B. *Nat Genet* 19: 366–370.

Wang YJ, Zhang Y, Liang XH, Yang G, Zou LP (2012): Effects of adrenal dysfunction and high-dose adrenocorticotropic hormone on NMDA-induced spasm seizures in young Wistar rats. *Epilepsy Res* 100: 125–131.

West WJ (1841): On a peculiar form of infantile convulsions. *Lancet* 35: 724–725.

Wirrell EC, Shellhaas RA, Joshi C, *et al.* (2015): How should children with West syndrome be efficiently and accurately investigated? Results from the National Infantile Spasms Consortium. *Epilepsia* 56: 617–625.

Wong M, Roper SN (2016): Genetic animal models of malformations of cortical development and epilepsy. *J Neurosci Methods* 260: 73–82.

Wright S, Hashemi K, Stasiak L, *et al.* (2015): Epileptogenic effects of NMDAR antibodies in a passive transfer mouse model. *Brain* 138: 3159–3167.

Wu Y, Chan KF, Eubanks JH, *et al.* (2007): Transgenic mice over-expressing GABA(B)R1a receptors acquire an atypical absence epilepsy-like phenotype. *Neurobiol Dis* 26: 439–451.

Wurdemann T, Kersten M, Tokay T, *et al.* (2016): Stereotactic injection of cerebrospinal fluid from anti-NMDA receptor encephalitis into rat dentate gyrus impairs NMDA receptor function. *Brain Res* 1633: 10–18.

Yu FH, Mantegazza M, Westenbroek RE, *et al.* (2006): Reduced sodium current in GABAergic interneurons in a mouse model of severe myoclonic epilepsy in infancy. *Nat Neurosci* 9: 1142–1149.

Yum MS, Chachua T, Veliskova J, Velisek L (2012): Prenatal stress promotes development of spasms in infant rats. *Epilepsia* 53: e46–49.

Zanelli S, Goodkin HP, Kowalski S, Kapur J (2014): Impact of transient acute hypoxia on the developing mouse EEG. *Neurobiol Dis* 68: 37–46.

第 4 章

癫痫综合征及其脑电图特征

作者：Guido RUBBOLI[1,2]，Elena GARDELLA[1,3] and Carlo Alberto TASSINARI[4]
单位：1. Danish Epilepsy Center，Epilepsihospitalet，Dianalund，Filadelfia，Denmark
2. University of Copenhagen，Copenhagen，Denmark
3. Syddansk Universitet，Odense，Denmark
4. University of Bologna，Bologna，Italy

一、引言

在癫痫的诊断和治疗中，脑电图仍然是最有用和最可靠的实验室检查技术，它提供了癫痫发作期和发作间期异常脑电活动的证据，有助于癫痫的诊断。准确识别和正确解读癫痫发作间期和发作期异常脑电图，对癫痫综合征的确诊至关重要。脑电图的价值高度依赖于脑电图判读者的技能和专业知识。如果脑电图和癫痫专科大夫的临床会诊能够在癫痫发作不久后同时进行，脑电图的诊断价值将进一步提升，即便是首次发作的患者，也可以达到癫痫综合征的诊断水平（King et al.，1998）。

在已确诊癫痫患者中，基于起病年龄、发作类型、脑电图和病因学定义的癫痫综合征是当今癫痫病学的一项重要进展。特别是，对与癫痫相关脑电特征的识别（如脑电背景活动、痫样放电的形态和定位、对脑电激活实验的反应、睡眠对痫样放电的影响），为癫痫综合征“电 - 临床概念”的引入贡献巨大。自国际抗癫痫联盟（ILAE）首次尝试对发作和癫痫进行分类以来，脑电图一直是发作和癫痫分类的重要工具（1969 年 ILAE 分类和术语委员会），并于 1981 年和 1989 年形成了 ILAE 有关发作、癫痫和癫痫综合征的分类（1981、1989 年 ILAE 分类和术语委员会）。在重新确立电 - 临床综合征概念时，ILAE 分类和术语委员会 2005—2009 年报告（Berg et al.，2010 年）重申了脑电图的重要作用，即特定的 EEG 特征可用于特定癫痫综合征的诊断。这一作用在 ILAE 分类和术语委员会最近关于癫痫分类的官方文件中保持不变，即可将脑电图特征纳入到癫痫综合征诊断中（Schefferet al.，2017 年）。最近两篇文章（koutroumanidis et al.，2007a，b）详细介绍了脑电图在癫痫综合征诊断和分类中的贡献。

在本章中，我们将简单回顾和讨论癫痫综合征的脑电图特点，本章中的癫痫综合征是根据既往 ILAE 的建议来分组和定义的（Commission on Classification and Terminology of the ILAE，1989；Berg et al.，2010）。

二、遗传性 / 特发性全面性癫痫（GGE/IGE）脑电图特点

ILAE 在 2017 年建议，如果有足够的遗传学证据，建议使用“遗传性全面性癫痫（genetic generalized epilepsies，GGE）”这一术语来取代“特发性全面性癫痫（idiopathic generalized epilepsies，IGE）”（Scheffer et al.，2017）。“特发性”这一术语适用于一直以来人们熟知的儿童失神癫痫（childhood absence epilepsy，CAE）、青少年失神癫痫（juvenile absence epilepsy，JAE）、青少年肌阵挛癫痫（juvenile myoclonic epilepsy，JME）和仅有全面性强直 - 阵挛发作的癫痫（gene ralized tonic-clonic seizures alone，GTCSa）等全面性癫痫综合征（Scheffer et al.，2017）。鉴于先前数种未得到公认的 IGE 综合征，它们与 CAE、JAE、JME 和 GTCSa 有一些共同的特征（如典型的 3Hz 棘 - 慢复合波（GSWD），这是公认的遗传学标记），我们将 GGE 和 IGE 这两个术语合并在一起统称为 GGE/IGE（Koutroumanidis et al.，2017a，www.epilepsydiagnisis.org）。

GGE/IGE 脑电图的主要特点是背景正常，发作间期和发作期呈 GSWD。GSWD 是 GGE/IGE 脑电图特征的核心要素，起始于儿童期或青少年期，可持续不变，一直到成年（Gastaut et al.，1986；Panayiotopoulos et al.,1992; Michelucci et al.,1996.,; Michel et al.,2011)。GSWD也见于IGE变异型(Panayiotopoulos,2005; Rubboli et al.,2009; Koutroumanidis et al.,2017a)、GGE/IGE边缘型(如伴早发性失神的GGE/IGE、伴幻影失神的GGE/IGE)(Panayiotopoulos,2005; Rubboli et al.,2009; Koutroumanidis et al.,2017a)。成年期起病的GGE/IGE,其脑电图特征与儿童和青少年期起病的经典的GGE/IGE并无区别(Yeniun et al.,2003; Pimentel et al.,2018),表明该脑电图特征可视为GGE/IGE的生物学标记。

早在1965年,Weir就详细描述了CAE典型的全面性3Hz棘-慢复合波的形态特征。典型的3Hz棘-慢复合波也见于其他儿童失神癫痫相关的癫痫综合征,如伴口周肌阵挛的失神癫痫和眼睑肌阵挛伴失神癫痫及JAE、JME、GTCSa等GGE/IGE(参见本书第15章)(图4-1)。此外,典型的3Hz棘-慢复合波也见于肌阵挛失神性癫痫(myoclonic absence epilepsy,MAE)(Tassinari et al.,1969; Medina et al.,参见本书第15章)。在MAE中,3Hz棘-慢复合波呈前头部优势,肌阵挛可累及面部、上肢近端,肌阵挛与棘-慢波放电有锁时关系(图4-2)。根据1989年ILAE癫痫和癫痫综合征分类,MAE归属于"全面性隐源性或症状性癫痫"。确实,MAE的预后不如大多数GGE/IGE那么好。2005年,Bureau和Tassinari阐明了两种类型的MAE:一种伴单纯失神发作的MAE,另一种伴多次全面性强直-阵挛发作的MAE。前者预后较好,后者预后较差。Tassinsri等(1969; 1971)分析了MAE 3Hz棘-慢复合波的形态特征,指出棘波成分和慢波成分之间的正向偏转电位非常突出(最早由Weir在1965年发现)。的确,正向电位及其波幅往往与肌阵挛的出现和幅度直接相关(图4-2)。皮质正向电位和肌阵挛之间的相关性也见于JME(Panzica et al.,2001),而负向电位与"癫痫性负性肌阵挛"相关(Tassinari et al.,1998,2010)。伴3Hz棘-慢波的儿童失神癫痫(CAE)往往有不同类型的肌阵挛,可累及面部和颈部肌肉,预后良好(Capovilla et al.,2001)。目前尚无足够的证据证实CAE和MAE的棘-慢波有何区别。从临床特点来说,MAE的肌阵挛和CAE肌阵挛不同之处在于MAE的肌阵挛往往有双上肢近端肌群的强直性收缩,导致双上肢上抬。肌阵挛和强直并存可能与辅助运动区(SMA)的参与有关,这已为颅内电极所证实(Ikeda et al.,1999)。估计MAE虽然具备CGE/IGE的脑电图特征,但遗传和(或)环境因素也参与调控该综合征的总进程从而导致较差的预后。最后,从历史角度来说,对棘-慢波形态的描述往往是我们区分典型的快棘-慢波和慢棘-慢波的基础。前者见于失神癫痫,后者见于Lennox-Gastaut综合征(Gastaut et al.,1996)。

在"特异性病因的症状性全面性癫痫"中(1989年ILAE分类和术语委员会),如进行性肌阵挛癫痫起病初期,脑电图背景正常,短暂的全面性棘-慢波爆发。Unverricht-Lundborg病初期,神经系统损伤症状尚不明显,全面性强直-阵挛或肌阵挛发作往往易误诊为IGE。事实上,该病起病初期与JME的鉴别诊断很困难。与此类似,Lafora病和伴*SCARB2*基因突变的PME,起病初期的脑电图也与IGE类似(Tassinari et al.,1978; Rubboli et al.,2011)。在Lafora病初期,"脑电图背景正常、全面性快棘-慢波、间断闪光刺激可诱发全面性快棘-慢波,与IGE一样"(Tassinari et al.,1978)(图4-3A,图4-3B)。这些现象提示,至少在部分PME中,起病

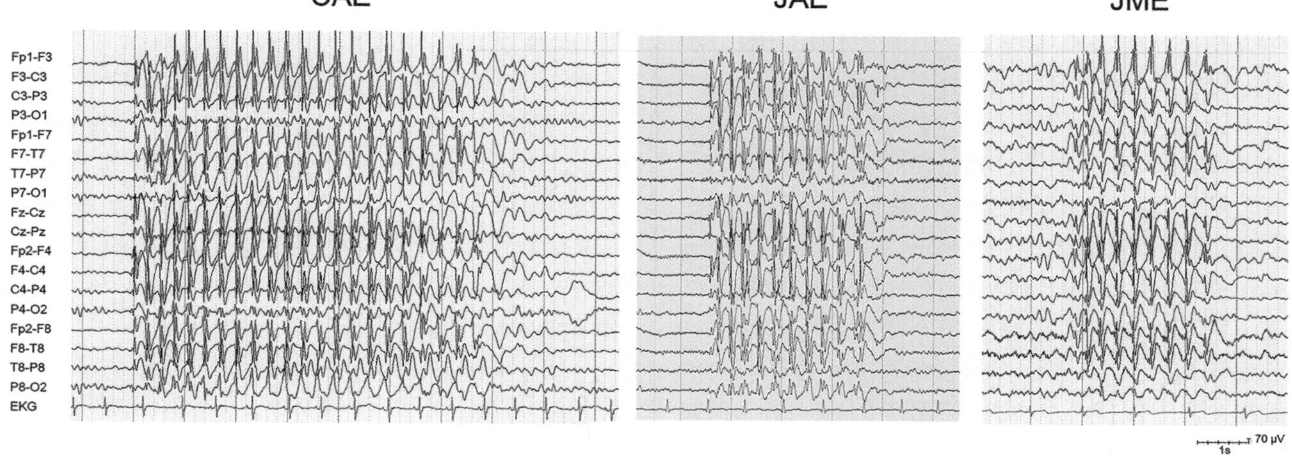

图4-1　GGE/IGE如儿童失神癫痫、青少年失神癫痫和青少年肌阵挛癫痫,脑电图表现为典型的、同源性3Hz GSWD

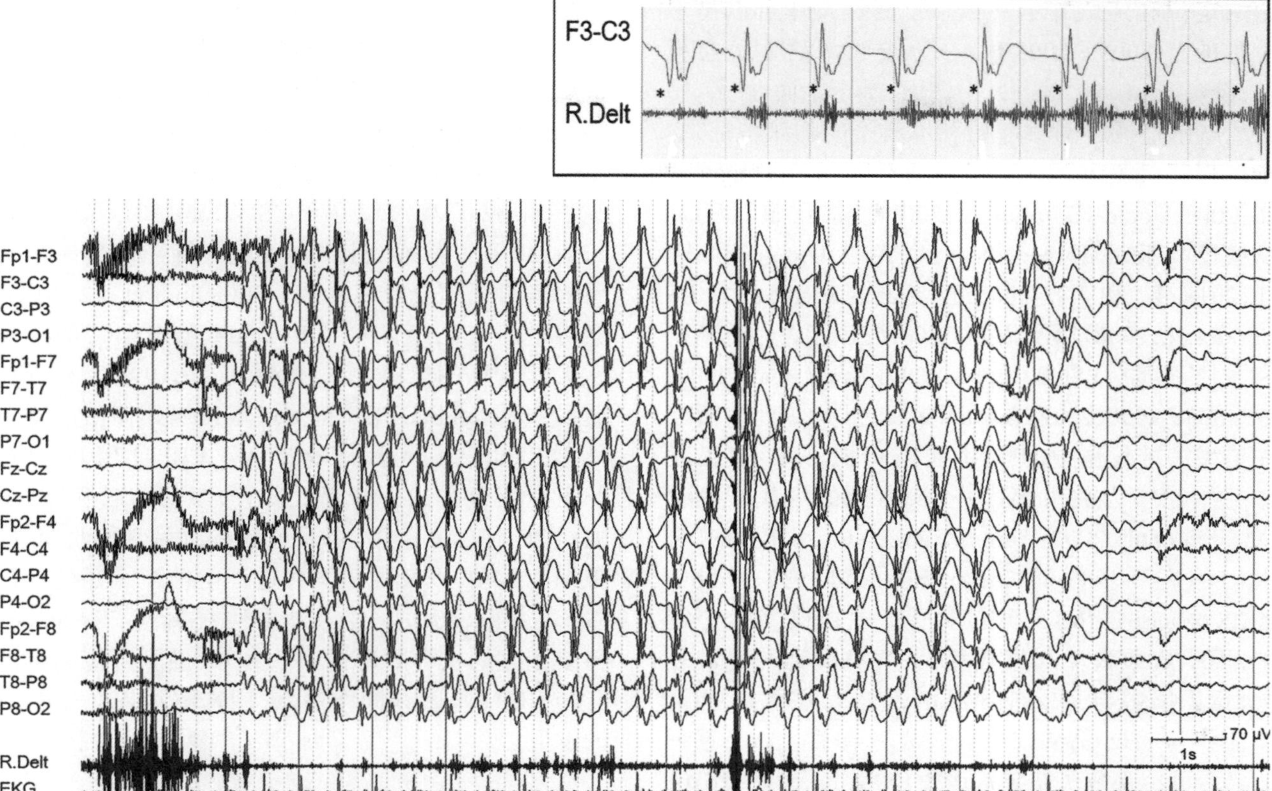

图 4-2　肌阵挛失神发作右侧三角肌节律性肌阵挛伴 3Hz GSWD，在发作演变过程中，肌阵挛叠加在进行性肌强直上。在右上图，脑电图棘 - 慢复合波正向偏转电位（星号）与肌阵挛之间有严格的一一对应关系。肌阵挛及伴随的肌阵挛后电静息及随后的肌强直

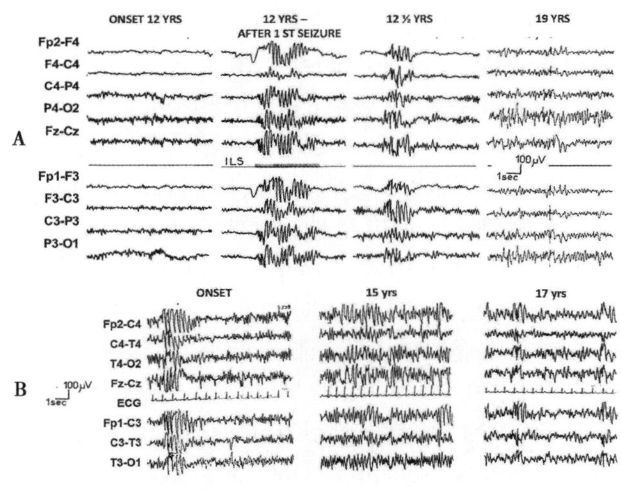

图 4-3　患 Lafora 病的两兄弟（A 和 B）脑电图记录，在起病初期（图 A 和图 B 最左列），背景活动正常、全面性快棘 - 慢波爆发（图 A 第二列、图 B 最左列）；疾病进展中，慢活动增多，背景活动进行性变慢（图 A 和图 B 最右列）；后头部可见棘 - 慢波或尖 - 慢波（A 图最右列）（Tassinari et al.，1978）

初始其临床和脑电图特征与 GGE/IGE 一致，但随着疾病的发展，由于严重的进行性神经损害，出现其他发作类型，脑电图逐渐恶化。这是由 PME 的病理生理机制（基因和代谢）所决定的。

全面性脑电图的特征需要有全面性棘 - 慢波的证据，全面性意为双侧、同步对称（1989 年 ILAE 分类和术语委员会）。然而，很久以前有学者就首次报道了与儿童失神相关的不同步、不对称或脑区性、更多是额区优势的 3Hz 全面性棘 - 慢波放电（Juesbury & Parsonage，1949）。Ogden 等证实棘 - 慢波起始半球间时差为 20ms（Ogden et al.，1956）。据报道，约 60% CAE 棘 - 慢波系额颞区起始或额颞区优势（Lombroso，1997；Yoshinaga et al.，2004；Ma et al.，2011；Mariani et al.，2011）。Holmes 等报道，在 16%~60% 的典型 CAE 中，可见局灶性或双侧前头部起始的放电（Holmes et al.，1987）。IGE 中脑电图不对称起始已不少见，即使在公认的全面性癫痫综合征（如 CAE）中亦是如此，前提是每次发作，这种不对称 / 局灶性的 EEG 发作起始并不恒定，表明两半球触发棘 - 慢波放电的潜力相等。2010 年 ILAE 分类建议承认，在全面性癫痫发作中，“虽然每次癫痫发作起始看起来是局灶性起始，但每次发作起

始的定位和定侧并不一致。全面性发作可以是不对称的”(2005—2009 ILAE 分类和术语委员会报告,Berg et al.,2010)。另一方面,基于全面性棘-慢波放电脑电图不对称起始和不典型的临床特征,支持了伴局灶性起始失神发作亚型的存在(Lagae et al.,2001; Jocic-Jakubi et al.,2009)。根据最近的动物模型实验证据(Meerenet al.,2002,Unterberger et al.,2018 年)和人类的数据(Stefan & Snead 1997; Craiuet al.,2006)以及诸如 EEG-MEG 相关性等新研究方法的贡献(Stefan et al.,2009; Amor et al.,2009; Westmijse et al.,2009; Sakurai et al.,2010),回顾额叶在典型失神发作中的作用(可解释 3Hz 棘-慢波发作起始通常为前头部优势)及所谓的皮质灶理论(Meeren et al.,2002; Unterberger et al.,2018)和来自人类的进一步数据(Stefan 和 Snead 1997; Craiuet al.,2006),EEG-fMRI 研究主要集中在典型的 CAE 中,提示皮质失活与慢波相关,丘脑激活与棘波相关,意识损害与 3Hz GSWD 的慢波成分相关,而运动症状与 3Hz GSWD 的棘波成分有关。这一系列的异常可由唤醒机制异常诱发(Moeller et al.,2010; Benuzzi et al.,2012)。这些病理生理机制是否可以解释不同的 GGE/IGE 综合征,或这些机制是否可以解释不同的表型和预后,仍有待阐明。

三、Rolandic 脑电图特征

在伴中央-颞棘波的儿童良性癫痫中记录到的“Rolandic”棘波,是一种局灶性、负相、双相慢棘波,其后跟随一个慢波成分,分布于“Rolandic”区,即中央-颞区(Dalla Bernardina et al.,2005; Demirbilek et al.,见第 13 章)。“Rolandic”脑电图特征可见于儿童特发性局灶性癫痫(Dalla Bernardina et al.,2005)及常见的发育性障碍(言语障碍、注意力缺陷多动障碍、发育协调障碍)(Echenne et al.,1992; Holtmann et al.,2003; SCabar et al.,2006)。此外,“Rolandic”脑电图特征也见于伴或不伴癫痫发作的脆性 X 综合征(Musumeci et al.,1988)。当然,Rolandic 棘波也可见于非癫痫儿童,随访至青春期也不会有癫痫发作(EEG-Olofsson et al.,1971; Cavazzuti et al.,1980; Danielsson & Petermann,2009)。总而言之,上述发现表明,“Rolandic”脑电图特征并非癫痫所特有,它可能是神经发育细微但又广泛异常的生物标志。基于脑电图证据,数十年来,Bray 和 Wiser(1964,1965)一直推测脑电图的遗传学背景,有连锁和关联研究的证据支持(Neubauer et al.,1998; Strug et al.,2009; Pal et al.,2010)。一些报告显示“Rolandic”棘波与 GSWD 可共存于 1/3 的儿童特发性枕叶癫痫综合征(Gastaut & Zifkin,1987; Caraballo et al.,2008)和 1/4 的 Panayiotopoulos 综合征中(Ohtsu et al.,2003; Specchio et al.,2010),其中有些“Rolandic”棘波仅见于 GSWD 起始时(Caraballo et al.,2010)。然而,目前有关这一特征性遗传学病因的确凿证据仍难以获得(Vadlamudi et al.,2014)。遗传学研究已经排除了 Rolandic 脑电图特征与脆性 X 综合征的连锁关系(Rees et al.,1993)。有资料显示,“Rolandic”EEG 特征可定位至延伸蛋白复合体 4(Elongator protein Complex 4,ELP4),ELP4 是延伸蛋白复合体的一个组成部分,参与转录和 tRNA 的修饰,它的耗尽会导致肌动蛋白细胞骨架改变、损害细胞运动,以及神经发育过程中神经元迁徙异常(Strug et al.,2009)。上述机制可解释与“Rolandic”棘波相关的发育障碍谱系。另外,推测遗传因素可能与 ELP4 基因共同作用,可用来解释局灶性癫痫的发生。

四、特定电-临床综合征的 EEG 特征

当正确识别 EEG 特征时,许多 EEG 特征可能使我们联想到特定的综合征,从而指导诊断。

高度失律是婴儿痉挛和 West 综合征(West syndrome,WS)特征性的脑电图模式,尽管也有文献报道了不伴高度失律的婴儿癫痫性痉挛(Dulac & Tuxhorn,2005; Fusco et al.,见第 8 章)。最近有关 WS 的研究资料表明,高频振荡(20~100Hz)可能是病灶性 WS 的电生理标记物(Kimet al.,2018)。抑制-爆发脑电图模式(suppression-burst patterns,SBP)在新生儿脑病中相对常见,与发作相关,其特征是成簇的痫样放电间隔脑电低平或低波幅脑电活动。SBP 是伴抑制-爆发早发性婴儿癫痫性脑病、大田原综合征和早发性新生儿肌阵挛脑病的脑电图特征性表现(Aicardi & Ohtahara,2005; Mizrahi & Milh,见第 7 章)。SBP 病因学的异质性包括新生儿缺氧性脑病、结构性脑损伤和代谢性疾病,特别是非酮症高甘氨酸血症。SBP 可见于伴不同基因突变(*ARX*、线粒体谷氨酸转运体、*SL-C25A22*、*STXBP1*、*SCNA2*)的大田原综合征(Weyckhuen & Korff,2014)。文献已报道了 SBP 变异型,对诊断更有特异性(如大田原综合征、早发性肌阵挛脑病或伴严重脑损伤的新生儿发作)(Yamamoto et al.,2011 年)。

无论如何，SBP 本身提示预后较差。无论是在清醒时还是睡眠中，高度失律和 SBP 脑电活动的不对称和不同步，都是 Aicardi 综合征的特征性改变。

Angelman 综合征（Angelman syndrome，AS）有特征性的脑电图改变，如额区为著的 2~3Hz 节律性高波幅慢活动叠加间期痫样放电；12 岁以下患儿系枕区为著的 4~6Hz 节律性高波幅慢活动伴棘波，合眼可诱发。伴或不伴癫痫发作的 AS，其脑电图表现无明显差异。15q11-13 号染色体缺失的 AS 患儿，与 15 号染色体相关的其他基因异常相比，上述脑电图异常更突出（Laan & Vine，2005）。上述异常脑电图高度提示 AS，有助于早期确诊 AS，特别有助于遗传咨询（Leyser et al.，2014）。在 4P 综合征（Sgrö et al.，1995）和 Rett 综合征（RS）中，也可以记录到类似 AS 的脑电图特征。有趣的是，有数据显示 RS、AS 和孤独症的遗传和表型相似（Jedele，2007），表明在这些疾病中，有相互重叠的分子通路机制导致了上述疾病，推测编码 GABRB3 受体亚单位的基因共同参与了 RS 和 AS 中的癫痫 /EEG 表型（Hogart et al.，2007）。

Miller-Dieker 无脑畸形表现出独特的发作间期脑电图特征：异常的高波幅快活动，主要为 α 和 β 频段，睁眼持续出现，不受睡眠影响（Gastaut et al.，1987），1 岁前记录到该脑电图模式对 Miller-Dieker 无脑畸形的诊断有特异性。

学者们在 20 号环形染色体综合征中（Inoue et al.，1997；Canevini et al.，1998）报道了一种异常的脑电图模式，其特征是长时程爆发或成串的节律性 θ 波，波形锐化或带有切迹（Inoue et al.，1997；Canevini et al.，1998）。该脑电图模式与反复发生的非惊厥持续状态、不典型失神或其他发作类型及轻到中度的精神发育迟缓相关，可提示 20 号环形染色体综合征的诊断。在最近的文献报道中，与药物难治性额叶发作、反复出现的非惊厥持续状态相关的典型脑电模式对 20 号环形染色体综合征具有重要的诊断价值（Gago-Veiga et al.，2018）。EEG-fMRI 研究显示围外侧裂网络的信号增加而默认模式网络（DMN）和背侧注意网络（DAN）信号减少，可能与该综合征的认知和行为障碍有关。该模式与在其他癫痫性脑病中观察到的模式类似，这表明大脑网络功能障碍可能是各种不同的癫痫性疾病神经行为退化的致病基础（Vaudano et al.，2014）。

慢波睡眠期痫样放电极度异常激活是伴慢波睡眠期癫痫性电持续状态（ESES）脑病的主要诊断标准（见第 14 章 Tassinari et al.，）。在临床上，ESES 与伴各种不同发作类型的癫痫及伴各种认知退化的神经精神损害相关，包括获得性癫痫失语（如 Landau-Kleffner syndrome）。睡眠期脑电图痫样放电增多推测直接与 ESES 综合征的认知功能损害相关，持续痫样放电改变了婴儿和儿童期睡眠期学习和记忆的加工过程（Tassinari & Rubboli，2006；Tassinari et al.，2009；Rubboli et al.，2018；Tassinari et al.，见本书）。放电干扰了睡眠相关的大脑可塑性发育，导致认知功能损害，这种情况也见于诸如儿童良性部分性癫痫（Cantalupo et al.，2011；Urbain et al.，2011），其痫样放电易被睡眠期激活。就此而言，睡眠期电持续状态可能是不同疾病共同的脑电图特征，表现为睡眠期痫样放电增多和伴随的认知功能障碍（Tassinari & Rubboli，2018）。

在眼睑肌阵挛伴失神（eyelids myoclonia with absences，EMA）或 Jeavons 综合征中（Jeavons，1977），合眼后出现眼睑肌阵挛，EEG 表现为全面性高波幅多棘波或多棘 - 慢波，随后是 3Hz 节律性棘波或多棘 - 慢复合波短暂（3~6s 或更短）发放。合眼（而不是眨眼）可诱发上述痫样放电（Striano et al.，2009）。最近的研究证实了后头部发作间期和发作期局灶性放电早于全面性放电，进一步表明 EMA 起源于枕叶皮质（Viravan et al.，2012；Dragoumi et al.，2018）。随着年龄的增长，失神发作和光敏性通常会下降，而伴多棘波 / 多棘 - 慢复合波的眼睑肌阵挛会持续存在。

在 REM 睡眠期，顶区孤立性或短暂性快棘波扩散到双侧中央区，可见于各种类型的肌阵挛，如 Lance-Adams 综合征（Tassinari et al.，1973）、Lafora 病（Tassinari et al.，1978）、Unverricht-Lundborg 病（以前称为 Ramsay-Hunt 综合征；Tassinari et al.，1974）、MERRF（Roger et al.，1991）、与 *SCARB2* 基因突变相关的 PME（Rubboli et al.2011）。此外，这些不同形式的肌阵挛其电生理特征惊人地相似（Tassinari et al.，1995）。深入的神经生理学研究表明，在 Unverricht-Lundborg 病中，皮质下或皮质环路（可能导致躯体感觉皮质短路）参与了肌阵挛的产生，而在 Lafora 病中，肌阵挛可能取决于感觉运动皮质对传入刺激的持续过度兴奋，这表明抑制机制受到了更严重的损害（Canafoglia et al.，2004；Avanziniet al.，2016）。此外，在不同病因的 PME 和缺氧后肌阵挛中，还观察到了一种特殊的肌阵挛模式，即静息状态下短暂性、节律性肌阵挛爆发，波幅渐高，频率约为 20Hz，与对侧中央顶区节律性异常脑电图活动有关（图 4-4）。在 PME 中，经颅磁刺激研究表明，这一发现可能与 GABA 介导的皮质内抑制减少有关，从而导致运动皮质异常超兴奋（Valzania et al.，1999；Badawy et al.，2010）。

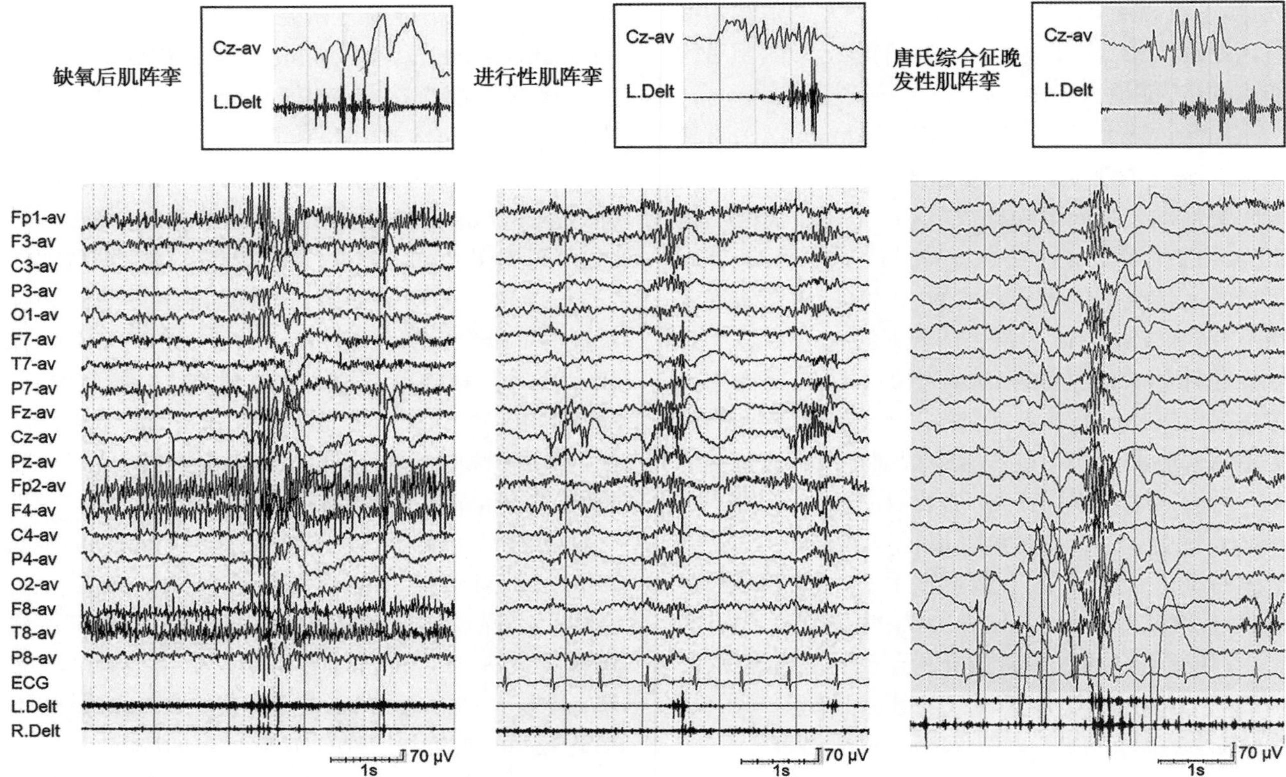

图 4-4 三种肌阵挛癫痫综合征多导电生理记录，缺氧后肌阵挛、病因不明的进行性肌阵挛、唐氏综合征晚发性肌阵挛（De Simone et al.，2010）。在静息期，顶区和对侧中央区可见 20Hz 节律性放电，肌阵挛电位短暂爆发与脑电图节律性放电相关

短暂性局灶性快节律放电提示局灶性皮质发育不良（focal cortical dysplasia，FCD）（Gambardella et al.，1996），事实上，该种类型的异常脑电对 FCD 有很高的特异性，放电部位常与致痫区相对应，因此有助于指导 MRI 的检查。

五、结论

在现代癫痫病学中，脑电图仍然可以为癫痫综合征的诊断或阵发性 EEG 放电（特别是当 EEG 与其他多导记录参数耦合时）的临床相关性评估（发作期、发作间期、次临床期）提供至关重要的信息。在遗传学和神经影像学时代，对给定的癫痫，详细的脑电图特征有助于我们对表型展开更精确的分析，这对遗传学研究无疑是有用的，而特定的脑电图痫样放电模式及其定位（如与局灶性皮质发育不良相关的快节律放电）有助于进一步开展合适的 MRI 研究。

未来，数字化脑电采集和分析技术（如高密度阵列脑电图、脑电发生源分析、脑电和多导信号计算机后处理、高频振荡脑电活动分析）的广泛应用有望为癫痫的病理生理机制及诊断和分类提供丰富的信息。

（秦 兵 何 倩 唐 芬 译 秦 兵 校）

参考文献

Aicardi J, Ohtahara S (2005): Severe neonatal epilepsies with suppression-burst pattern. In: Roger J, Bureau M, Dravet C, Genton P, Tassinari CA, Wolf P (eds) *Epileptic Syndromes in Infancy, Childhood and Adolescence*, 4th ed, pp. 39–50. Paris: John Libbey Eurotext Ltd.

Amor F, Baillet S, Navarro V, Adam C, Martinerie J, Quyen MV. (2009): Cortical local and long-range synchronization interplay in human absence seizure initiation. *NeuroImage* 45: 950–962.

Avanzini G, Shibasaki H, Rubboli G, *et al.* (2016): Neurophysiology of myoclonus and progressive myoclonus epilepsies. *Epileptic Disord* 18: 11–27.

Badawy RA, Macdonell RA, Jackson GD, Berkovic SF (2010): Can changes in cortical excitability distinguish progressive from juvenile myoclonic epilepsy? *Epilepsia* 51: 2084–2088.

Benuzzi F, Mirandola L, Pugnaghi M, *et al.* (2012): Increased cortical BOLD signal anticipates generalized spike and wave discharges in adolescents and adults with idiopathic generalized epilepsies. *Epilepsia* 53: 622–630.

Berg AT, Berkovic SF, Brodie MJ, *et al.* (2010): Revised terminology and concepts for organization of seizures and epilepsies: report of the ILAE Commission on Classification and Terminology, 2005–2009. *Epilepsia* 51: 676–685.

Bray PF, Wiser WC (1964): Evidence for a genetic etiology of temporal-central abnormalities in focal epilepsy. *N Engl J Med* 271: 926–933.

Bray PF, Wiser WC (1965): The relation of focal to diffuse epileptiform EEG discharges in genetic epilepsy. *Arch Neurol* 13: 223–237.

Canafoglia L, Ciano C, Panzica F, *et al.* (2004): Sensorimotor cortex excitability in Unverricht-Lundborg disease and Lafora body disease. *Neurology* 63: 2309–2315.

Canevini MP, Sgro V, Zuffardi O, *et al.* (1998): Chromosome 20 ring: a chromosomal disorder associated with a particular electroclinical pattern. *Epilepsia* 39: 942–951.

Cantalupo G, Rubboli G, Tassinari CA (2011): Night-time unravelling of the brain web: impaired synaptic downscaling in ESES - the Penelope syndrome. *Clin Neurophysiol* 122: 1691–1692.

Capovilla G, Rubboli G, Beccaria F, *et al.* (2001): A clinical spectrum of the myoclonic manifestations associated with typical absences in childhood absence epilepsy. A video-polygraphic study. *Epileptic Disord* 3: 57–62.

Caraballo RH, Cersosimo RO, Fejerman N (200). Childhood occipital epilepsy of Gastaut: a study of 33 patients. *Epilepsia* 49: 288–297.

Cavazzuti GB, Cappella L, Nalin A (1980): Longitudinal study of epileptiform EEG patterns in normal children. *Epilepsia* 21: 43–55.

Commission on Classification and Terminology of the International League Against Epilepsy (1969): Clinical and electroencephalographic classification of epileptic seizures. *Epilepsia* 10 (Suppl): S2–S13.

Commission on Classification and Terminology of the International League Against Epilepsy (1981): Proposal for revised classification of epilepsies and epileptic syndromes. *Epilepsia* 22: 489–501.

Commission on Classification and Terminology of the International League Against Epilepsy (1989): Proposal for revised classification of epilepsies and epileptic syndromes. *Epilepsia* 30: 389–399.

Craiu D, Magureanu S, van Emde Boas W (2006): Are absences truly generalized seizures or partial seizures originating from or predominantly involving the pre-motor areas? Some clinical and theoretical observations and their implications for seizure classification. *Epilepsy Res* 70 (Suppl 1): S141–S155.

Dalla Bernardina B, Sgro V, Fejerman N (2005): Epilepsy with centro-temporal spikes and related syndromes. In: Roger J, Bureau M, Dravet C, Genton P, Tassinari CA, Wolf P (eds) *Epileptic Syndromes in Infancy, Childhood and Adolescence, 4th ed*, pp. 203–225. Montrouge: John Libbey Eurotext Ltd.

Danielsson J, Petermann F (2009): Cognitive deficits in children with benign Rolandic epilepsy of childhood or Rolandic discharges: a study of children between 4 and 7 years of age with and without seizures compared with healthy controls. *Epilepsy Behav* 16: 646–651.

Dragoumi P, Emery J, Chivers F, *et al.* (2018): Crossing the lines between epilepsy syndromes: a myoclonic epilepsy variant with prominent eyelid myoclonia and atonic components. *Epileptic Disord* 20: 35–41.

Dulac O, Tuxhorn I (2005): Infantile spasms and West syndrome. In: Roger J, Bureau M, Dravet C, Genton P, Tassinari CA, Wolf P (eds). *Epileptic Syndromes in Infancy, Childhood and Adolescence*, 4th ed, pp. 53–72. Montrouge: John Libbey Eurotext Ltd.

Echenne B, Cheminal R, Rivier F, Negre C, Touchon J, Billiard M (1992): Epileptic electroencephalographic abnormalities and developmental dysphasias: a study of 32 patients. *Brain Dev* 14: 216–225.

Eeg-Olofsson O, Petersén I, Selldén U (1971): The development of the electroencephalogram in normal children from the age of 1 through 15 years. Paroxysmal activity. *Neuropadiatrie* 2: 375–404.

Gago-Veiga AB, Toledano R, García-Morales I, Pérez-Jiménez MA, Bernar J, Gil-Nagel A (2018): Specificity of electroclinical features in the diagnosis of ring chromosome 20. *Epilepsy Behav* 80: 215–220.

Gambardella A, Palmini A, Andermann F, *et al.* (1996): Usefulness of focal rhythmic discharges on scalp EEG of patients with focal cortical dysplasia and intractable epilepsy. *Electroencephalogr Clin Neurophysiol* 98: 243–249.

Gastaut H, Zifkin BG (1987): Benign epilepsy of childhood with occipital spike and wave discharges. In: Andermann F, Lugaresi E, eds. *Migraine and Epilepsy*. Boston: Butterworths: pp. 47–81.

Gastaut H, Roger J, Soulayrol R, *et al.* (1966): Childhood epileptic encephalopathy with diffuse slow spike-waves (otherwise known as "petit mal variant"): or Lennox syndrome. *Epilepsia* 7: 139–179.

Gastaut H, Zifkin BG, Mariani E, Puig JS (1986): The long-term course of primary generalized epilepsy with persisting absences. *Neurology* 36: 1021–1208.

Gastaut H, Pinsard N, Raybaud C, Aicardi J, Zifkin B. (1987): Lissencephaly (agyria-pachygyria): clinical findings and serial EEG studies. *Dev Med Child Neurol* 29: 167–180.

Hogart A, Nagarajan RP, Patzel KA, Yasui DH, Lasalle JM. (2007): 15q11–13 GABAA receptor genes are normally biallelically expressed in brain yet are subject to epigenetic dysregulation in autism-spectrum disorders. *Hum Mol Genet* 16: 691–703.

Holmes GL, McKeever M, Adamson M (1987): Absence seizures in children: clinical and electroencephalographic features. *Ann Neurol* 21: 268–273.

Holmes GL (1992): Rolandic epilepsy: clinical and electoencepahalographic features. *Epilepsy Res* 6 (Suppl 2): 29–43.

Holtmann M, Becker K, Kentner-Figura B, Schmidt MH (2003): Increased frequency of Rolandic spikes in ADHD children. *Epilepsia* 44: 1241–1244.

Ikeda A, Nagamine T, Kunieda T, *et al.* (1999): Clonic convulsion caused by epileptic discharges arising from the human supplementary motor area as studied by subdural recording. *Epileptic Disord* 1: 21–26.

Inoue Y, Fujiwara T, Matsuda K, *et al.* (1997): Ring chromosome 20 and nonconvulsive status epilepticus. A new epileptic syndrome. *Brain* 120: 939–953.

Jeavons PM (1977): Nosological problems of myoclonic epilepsies in childhood and adolescence. *Dev Med Child Neurol* 19: 3–8.

Jedele KB (2007): The overlapping spectrum of Rett and Angelman syndromes: a clinical review. *Semin Pediatr Neurol* 14: 108–117.

Jewesbury EC, Parsonage MJ (1949): Observations on the wave and spike complex in the electro-encephalogram. *J Neurol Neurosurg Psychiatry* 12: 239–245.

Jocic-Jakubi B, Jovanovic M, Jankovic DS, Lagae L (2009): Frontal-onset absences in children: associated with worse outcome? A replication study. *Seizure* 18: 275–278.

Kim MJ, Yum MS, Yeh HR, Ko TS (2018): Fast oscillation dynamics during hypsarrhythmia as a localization biomarker. *J Neurophysiol* 119: 679–687.

King MA, Newton MR, Jackson GD, *et al.* (1998): Epileptology of the first-seizure presentation: a clinical, electroencephalographic, and magnetic resonance imaging study of 300 consecutive patients. *Lancet* 352: 1007–1011.

Koutroumanidis M, Arzimanoglou A, Caraballo R, *et al.* (2017a): The role of EEG in the diagnosis and classification of the epilepsy syndromes: a tool for clinical practice by the ILAE Neurophysiology Task Force (Part 1). *Epileptic Disord* 19: 233–298.

Koutroumanidis M, Arzimanoglou A, Caraballo R, *et al.* (2017b): The role of EEG in the diagnosis and classification of the epilepsy syndromes: a tool for clinical practice by the ILAE Neurophysiology Task Force (Part 2). *Epileptic Disord* 19: 385–437.

Lagae L, Pauwels J, Monté CP, Verhelle B, Vervisch I (2001): Frontal absences in children. *EurJ Paediatr Neurol* 5: 243–251.

Laan LA, Vein AA (2005): Angelman syndrome: is there a characteristic EEG? *Brain Dev* 27: 80–87.

Leyser M, Penna PS, de Almeida AC, Vasconcelos MM, Nascimento OJ (2014): Revisiting epilepsy and the electroencephalogram patterns in Angelman syndrome. *Neurol Sci* 35: 701–705.

Lombroso CT (1997): Consistent EEG focalities detected in subjects with primary generalized epilepsies monitored for two decades. *Epilepsia* 38: 797–812.

Ma X, Zhang Y, Yang Z, *et al.* (2011): Childhood absence epilepsy. Electroclinical features and diagnostic criteria. *Brain Dev* 33: 114–119.

Mariani E, Rossi LN, Vajani S (2011): Interictal paroxysmal EEG abnormalities in childhood absence epilepsy. *Seizure* 20: 299–304.

Marini C, King MA, Archer JS, Newton MR, Berkovic SF (2003): Idiopathic generalised epilepsy of adult onset: clinical syndromes and genetics. *J Neurol Neurosurg Psychiatry* 74: 192–196.

Meeren HK, Pijn JP, Van Luijtelaar EL, Coenen AM, Lopes da Silva FH (2002): Cortical focus drives widespread corticothalamic networks during spontaneous absence seizures in rats. *J Neurosci* 22: 1480–1495.

Michel VH, Sebban C, Debray-Meignan S, *et al.* (2011): Electroclinical features of idiopathic generalized epilepsies in the elderly: a geriatric hospital-based study. *Seizure* 20: 292–298.

Michelucci R, Rubboli G, Passarelli D, *et al.* (1996): Electroclinical features of idiopathic generalised epilepsy with persisting absences in adult life. *J Neurol Neurosurg Psychiatry* 61: 471–477.

Moeller F, LeVan P, Muhle H, *et al.* (2010): Absence seizures: individual patterns revealed by EEG-fMRI. *Epilepsia* 51: 2000–2010.

Musumeci SA, Colognola RM, Ferri R, *et al.* (1988): Fragile-X syndrome: a particular epileptogenic EEG pattern. *Epilepsia* 29: 41–47.

Neubauer BA, Fiedler B, Himmelein B, *et al.* (1998): Centrotemporal spikes in families with rolandic epilepsy: linkage to chromosome 15q14. *Neurology* 51: 1608–1612.

Ogden TE, Aird RB, Garoutte BC (1956): The nature of bilateral and synchronous cerebral spiking. *Acta Psychiatrica Scandinavica* 31: 273–284.

Ohtsu M, Oguni H, Hayashi K, Funatsuka M, Imai K, Osawa M (2003): EEG in children with early-onset benign occipital seizure susceptibility syndrome: Panayiotopoulos syndrome. *Epilepsia* 44: 435–442.

Pal DK, Li W, Clarke T, Lieberman P, Strug LJ (2010): Pleiotropic effects of the 11p13 locus on developmental verbal dyspraxia and EEG centrotemporal sharp waves. *Genes Brain Behav* 9: 1004–1012.

Panayiotopoulos CP, Chroni E, Daskalopoulos C, Baker A, Rowlinson S, Walsh P (1992): Typical absence seizures in adults: clinical, EEG, video-EEG findings and diagnostic/syndromic considerations. *J Neurol Neurosurg Psychiatry* 55: 1002–1008.

Panayiotopoulos CP (2005): Syndromes of idiopathic generalized epilepsies not recognized by the International League Against Epilepsy. *Epilepsia* 46 (Suppl 9): 57–66.

Panzica F, Rubboli G, Franceschetti S, *et al.* (2001): Cortical myoclonus in Janz syndrome. *Clin Neurophysiol* 112: 1803–1809.

Pimentel J, Varanda S, Guimarães P, Lopes da Silva F (2018): Idiopathic generalised epilepsies of adult onset: a reappraisal and literature review. *Epileptic Disord* 20: 169–177.

Rees M, Diebold U, Parker K, Doose H, Gardiner RM, Whitehouse WP (1993): Benign childhood epilepsy with centrotemporal spikes and the focal sharp wave trait is not linked to the fragile X region. *Neuropediatrics* 24: 211–213.

Roger J, Bureau M, Dravet C, Genton P, Tassinari CA, Michelucci R (1991): The role of mitochondrial encephalopathies in progressive myoclonus epilepsy. *Rev Neurol* 147: 480–490.

Rubboli G, Gardella E, Capovilla G (2009): Idiopathic generalized epilepsy (IGE): syndromes in development: IGE with absences of early childhood, IGE with phantom absences, and perioral myoclonia with absences. *Epilepsia* 50 (Suppl 5): 24–28.

Rubboli G, Franceschetti S, Berkovic SF, *et al.* (2011): Clinical and neurophysiological features of progressive myoclonus epilepsy without renal failure caused by SCARB2 mutations. *Epilepsia* 52: 2356–2363.

Rubboli G, Huber R, Tononi G, Tassinari CA (2018): Encephalopathy related to status epilepticus during sleep: a link with sleep homeostasis? *Epil Disord* [Epub ahead of print].

Sakurai K, Takeda Y, Tanaka N, *et al.* (2010): Generalized spike-wave discharges involve a default mode network in patients with juvenile absence epilepsy: a MEG study. *Epilepsy Res* 89: 176–184.

Scabar A, Devescovi R, Blason L, Bravar L, Carrozzi M (2006): Comorbidity of DCD and SLI: significance of epileptiform activity during sleep. *Child Care Health Dev* 32: 733–739.

Scheffer IE, Berkovic S, Capovilla G, *et al.* (2017): ILAE classification of the epilepsies: Position paper of the ILAE Commission for Classification and Terminology. *Epilepsia* 58: 512–521.

Sgro V, Riva E, Canevini MP, *et al.* (1995): 4p(-): syndrome: a chromosomal disorder associated with a particular EEG pattern. *Epilepsia* 36: 1206–1214.

Specchio N, Trivisano M, Di Ciommo V, *et al.* (2010). Panayiotopoulos syndrome: a clinical, EEG, and neuropsychological study of 93 consecutive patients. *Epilepsia* 51: 2098–2107.

Stefan H, Snead OC III (1997): Absence seizures. In Engel JJ, Pedley TA (eds) *Epilepsy: A Comprehensive Textbook*, pp. 579–590. Philadelphia: Lippincott-Raven Publishers.

Stefan H, Paulini-Ruf A, Hopfengartner R, Rampp S (2009): Network characteristics of idiopathic generalized epilepsies in combined MEG/EEG. *Epilepsy Res* 85: 187–198.

Striano S, Capovilla G, Sofia V, *et al.* (2009): Eyelid myoclonia with absences (Jeavons syndrome): a well-defined idiopathic generalized epilepsy syndrome or a spectrum of photosensitive conditions? *Epilepsia* 50 (Suppl 5): 15–19.

Strug LJ, Clarke T, Chiang T, *et al.* (2009): Centrotemporal sharp wave EEG trait in Rolandic epilepsy maps to Elongator Protein Complex 4 (ELP4): *Eur J Hum Genet* 17: 1171–1181.

Tassinari CA, Lyagoubi S, Santos V, *et al.* (1969): Study on spike and wave discharges in man. II. Clinical and electroencephalographic aspects of myoclonic absences. *Rev Neurol* 121: 379–383.

Tassinari CA, Lyagoubi S, Gambarelli F, Roger J, Gastaut H (1971): Relationships between EEG discharges and neuromuscular phenomena. *Electroencephalogr Clin Neurophysiol* 31: 176.

Tassinari CA, Coccagna G, Mantovani M, Bernardina BD, Roger J (1973): Polygraphic study of dyssynergia cerebellaris myoclonica (Ramsay-Hunt syndrome): and of the intention myoclonus (Lance-Adams syndrome) during sleep. *Eur Neurol* 9: 105–120.

Tassinari CA, Bureau-Paillas M, Dalla Bernardina B, Grasso E, Roger J (1974): Étude électroencéphalographique de la dyssinergie cérébelleuse myoclonique avec épilepsie (syndrome de Ramsay-Hunt). *Rev EEG Neurophysiol* 4: 407–428.

Tassinari CA, Bureau-Paillas M, Dalla Bernardina B, *et al.* (1978): La maladie de Lafora. *Rev EEEG Neurophysiol* 8: 107–122.

Tassinari CA, Rubboli G, Parmeggiani L, *et al.* (1995): Epileptic negative myoclonus. In: Fahn S, Hallett M, Luders HO, Marsden CD (eds) *Negative motor phenomena, Adv Neurol*, vol. 67, pp. 181–197. New York: Raven Press.

Tassinari CA, Rubboli G, Shibasaki H (1998): Neurophysiology of positive and negative myoclonus. *Electroencephalogr Clin Neurophysiol* 107: 181–195.

Tassinari CA, Rubboli G (2006): Cognition and paroxysmal EEG activities: from a single spike to electrical status epilepticus during sleep. *Epilepsia* 47 (Suppl 2): 40–43.

Tassinari CA, Cantalupo G, Rios-Pohl L, Giustina ED, Rubboli G (2009): Encephalopathy with status epilepticus during slow sleep: "the Penelope syndrome". *Epilepsia* 50 (Suppl 7): 4–8.

Tassinari CA, Cantalupo G, Rubboli G (2010): Polygraphic recordings of epileptic seizures. In: Panayiotopoulos CP (ed) *The Atlas of Epilepsies*, pp. 723–740. London: Springer-Verlag.

Tassinari CA, Rubboli G (2018): Encephalopathy related to Status Epilepticus During Slow Wave Sleep. Current concepts and future perspectives. *Epil Disord* [Epub ahead of print].

Urbain C, Di Vincenzo T, Peigneux P, Van Bogaert P (2011): Is sleep-related consolidation impaired in focal idiopathic epilepsies of childhood? A pilot study. *Epilepsy Behav* 22: 380–384.

Unterberger I, Trinka E, Kaplan PW, Walser G, Luef G, Bauer G (2018): Generalized nonmotor (absence) seizures-What do absence, generalized, and nonmotor mean? *Epilepsia* 59: 523–529.

Vadlamudi L, Milne RL, Lawrence K, *et al.* (2014): Genetics of epilepsy: the testimony of twins in the molecular era. *Neurology* 83: 1042–1048.

Valzania F, Strafella AP, Tropeani A, Rubboli G, Nassetti SA, Tassinari CA (1999): Facilitation of rhythmic events in progressive myoclonus epilepsy: a transcranial magnetic stimulation study. *Clin Neurophysiol* 110: 152–157.

Vaudano AE, Ruggieri A, Vignoli A, *et al.* (2014) Epilepsy-related brain networks in ring chromosome 20 syndrome: an EEG-fMRI study. *Epilepsia* 55: 403–413.

Viravan S, Go C, Ochi A, Akiyama T, Carter Snead O 3rd, Otsubo H (2011): Jeavons syndrome existing as occipital cortex initiating generalized epilepsy. *Epilepsia* 52: 1273–1279.

Weir B (1965): The morphology of the spike-wave complex. *Electroenceph Clin Neurophysiol* 19: 284–290.

Westmijse I, Ossenblok P, Gunning B, van LG (2009): Onset and propagation of spike and slow wave discharges in human absence epilepsy: A MEG study. *Epilepsia* 50: 2538–2548.

Weckhuysen S, Korff CM (2014): Epilepsy: old syndromes, new genes.

Curr Neurol Neurosci Rep 14: 447.

Yamamoto H, Okumura A, Fukuda M (2011): Epilepsies and epileptic syndromes starting in the neonatal period. *Brain Dev* 33: 213–220.

Yenjun S, Harvey AS, Marini C, Newton MR, King MA, Berkovic SF (2003): EEG in adult-onset idiopathic generalized epilepsy. *Epilepsia* 44: 252–256.

Yoshinaga H, Ohtsuka Y, Tamai K, *et al.* (2004): EEG in childhood absence epilepsy. *Seizure* 13: 296–302.

第 5 章
癫痫综合征和抗癫痫药物

作者：Pierre Genton[1]，Natalio Fejerman[2] and Philippe Gelisse[3]
单位：1. Centre Saint-Paul，Henri-Gastaut Hospital，Mareille，France
2. Hospital de Pediatrica "Juan P. Garrahan"，Buenos Aires，Argentina
3. Epilepsy Unit，Montpellier，France

本章是对 Natalio Fejerman 教授的致敬，感谢他为"蓝皮书"第 5 版撰写了《癫痫综合征和抗癫痫药物》的内容，尽管他已于 2018 年驾鹤西去，但他一以贯之的奉献精神和高超的写作技巧，永远值得我们怀念。

一、引言

2017 年 ILAE 发作和癫痫分类建议中（Scheffer et al.，2017）并未提到发作、癫痫和癫痫综合征的药物治疗；1989 年 ILAE 癫痫和癫痫综合征分类（Commission，1989）及 2001 年 ILAE 分类建议和方案（Engel，2001）提到了一些癫痫综合征的药物疗效佳，而有些癫痫综合征则是药物难治性的。然而上述分类体系并未指出不同抗癫痫药物（AEDs）在各种癫痫综合征中的疗效，也未提到抗癫痫药物可能会加重发作（Genton & McMenamin，1998）。在药物难治性局灶性癫痫患者中，经常开展药物临床对照试验，近年来设计的临床研究旨在解决更具体的问题，如针对特定癫痫综合征的药物疗效。事实上，基于特定发作类型药物疗效的理论体系与基于癫痫综合选药的真实世界的临床实践之间存在着长期而持久的差异。在实际情况中使用的抗癫痫药物专家共识和指南强调了这一事实，其中大多数建议和指南依赖于经验丰富的癫痫病学家的民意调查（Trost et al.，2005；Wheless et al.，2005，2007）和对已发表数据的审查，通常对以上数据按"质量"进行评分，对照研究的证据级别最高，病例报道的证据级别最低（Glauser et al.，2006；NICE guidelines，2004，2018）。很少有综述聚焦于癫痫综合征的循证推荐，如特发性全面性癫痫（IGE）（Bergey，2005；Camfield，2005）。

基于个人经验和开放研究的证据级别并不高。然而，备受推崇的对照研究往往因赞助而存在偏倚；并不是所有的 AEDs 都得到了平等的研究，并在所有可能的适应证中都开展了研究。此外，尽管关于 AEDs 所致发作加重的报道由来已久，但对这一问题是否会影响特定癫痫综合征 AEDs 的选择，仍未达成共识。

在决定 AEDs 选择的因素中，除了在某些情况下可能起主要作用的经济因素外，主要的决定因素有：患者概况、发作类型和癫痫综合征。在起病初期，采用综合征来诊断和治疗癫痫是可能的（King et al.，1998），儿童通常比成人更容易。本章的目的是回顾现有的证据，癫痫综合征是选择合理的药物和治疗方案的主要决定因素：证据具体包括癫痫综合征 AEDs 个体化、合理、对照的研究及对 AEDs 反常加重发作的描述。常用 AEDs 的国际缩写见表 5-1。

二、癫痫综合征 AEDs 的对照与开放研究

我们将重点讨论儿童 AEDs 临床试验的相关问题，强调癫痫综合征的诊断比发作更重要这一理念。基于人群的研究表明，绝大多数患者在正规的癫痫中心大都能诊断为癫痫综合征。在意大利，一个多中心小组（Osservatorio Regionale per l'Epilessia，1997）研究了年龄在 4—80 岁的 3 469 例患者。在法国，CAROLE 研究评估了 1 016 例年龄超过 1 月龄的癫痫患者（Jallon et al.，2001）。在这两项研究中，仅约 10% 的患者无法明确诊断为具体的癫痫综合征。

表 5-1　常用抗癫痫药物的缩写

AEDs	Antiepileptic drug(s)	抗癫痫药物
BZP	Benzodiazepines	苯二氮䓬类
BRV	Brivaracetam	布瓦西坦
CLB	Clobazam	氯巴占
CBD	Cannabidiol	大麻二酚
CBZ	Carbamazepine	卡马西平
ESL	Eslicarbazepine	艾司利卡西平
ESM	Ethosuximide	乙琥胺
FBM	Felbamate	非氨酯
GBP	Gabapentin	加巴喷丁
LEV	Levetiracetam	左乙拉西坦
LCM	Lacosamide	拉科酰胺
LTG	Lamotrigine	拉莫三嗪
OXC	Oxcarbazepine	奥卡西平
PB	Phenobarbital	苯巴比妥
PER	Perampanel	吡仑帕奈
PGN	Pregabalin	普瑞巴林
PHT	Phenytoin	苯妥英
PRM	Primidone	扑米酮
RFN	Rufinamide	卢非酰胺
STP	Stiripentol	司替戊醇
STM	Sulthiame	硫噻嗪
TGB	Tiagabine	噻加宾
TPM	Topiramate	托吡酯
VGB	Vigabatrin	氨己烯酸
VPA	Valproate or valproic acid	丙戊酸
ZNS	Zonisamide	唑尼沙胺

《我们生活在临床指南的时代》是一篇批评性的评论文章标题(Shorvon,2006),随机对照试验(controlled randomized trials,RCT)和荟萃分析的治疗指南,大多数是成人癫痫,而非小儿癫痫和癫痫综合征(French et al.,2004; Marson et al.,2007)。一项跨越了不同年龄组的六种发作类型和两种癫痫综合征的研究,其中一种是典型的儿童癫痫综合征(Glauser et al,2006)。尽管有严格的标准对 RCT 的类型和证据等级进行分类,但许多专家发现这些结论与他们的临床经验相比并没有多少说服力。

儿童 AEDs 的临床试验暗含了与年龄相关的特殊困难。

◎由于难以招募到儿童患者,导致选择了比成人更严重的儿童病例(Shinnar & Pellock,2005)。

◎在对高剂量和低剂量 AEDs 的比较研究中,可能会选择到极端的儿童病例(Pina-Garza et al.,2005)。

◎应考虑以下因素:①尽可能地限制样本的大小;②不仅对发作频率的减少量化,而且要对发作频率的增加进行量化;③因认知障碍而减少了双盲期的观察时间;④评估 EEG 发作间期,因为它可能导致认知功能恶化;⑤将认知评估作为疗效标准。

◎有几种方法可以在不降低统计效能的情况下,减少 RCT 试验中的儿童入组数量。当纳入的仅为一种癫痫综合征或一种病因的同质亚群时,疗效很容易明确。如 41 例 Dravet 综合征患儿的样本足以证明司替戊醇的疗效(Chiron et al.,2000);同样,22 例伴结节性硬化症婴儿痉挛患者的随机分组足以证明氨己烯酸优于类固醇(Chiron et al.,1997)。

◎儿童试验必须考虑:①年龄特异性毒性;②关注 AEDs 和儿童健康;③ AEDs 对学习和行为的影响;④并发症。

目前已发表了数篇有关儿童 AEDs 临床试验的综述(Sankar,2004; Caldwell et al.,2004; Shinnar & Pellock,2005; Glauser et al.,2006; Chiron et al.,2008; Hwang & Kim,2008)。在儿童中开展 RCT 的必要性已得到了美国和欧盟政府的特别关注,这无疑将有助于解决小儿神经病学家们面临的问题(National Institute of Health,1998; European edicines Agency,2007)。

(一) 婴儿痉挛 /West 综合征

婴儿痉挛(IS)和高度失律是婴儿期特征性癫痫性脑病的重要特征。很难对婴儿痉挛开展的不同药物试验进行分类,几乎所有的 AEDs 都进行了临床试验。然而,目前公认有效的两种药物是促肾上腺皮质激素(ACTH)或类固醇和氨己烯酸(VGB)。

20 世纪 90 年代,大剂量天然的 ACTH 疗效明显优于泼尼松(Baram et al.,1996)。在同一年代,发表了一项 VGB 与 ACTH 比较的临床研究(Vigevano & Cilio,1997),并通过一项比较 VGB 与氢化可的松治疗婴儿痉挛的随机临床研究,证实了 VGB 在伴结节性硬化症婴儿痉挛中的优越性(Chiron et al.,1997)。

2000 年,本章作者中的一位作者开展了一项 116 例 West 综合征患儿多中心、前瞻性、开放研究,将 VGB 作为治疗首选药物,随访 17~40 个月,61.8% 的隐源性患者和 29.5% 的症状性患者均无发作。所有无发作的隐源性病例，神经心理发育正常。VGB 最有效的剂量为 150mg/(kg·day)(Fejerman et al.,2000a)。

随后陆续发表了有关婴儿痉挛的临床试验共识(Osborne & Lux,2001; Mackay et al.,2004; Pellock et al.,2010)。美国共识报告中指出，"ACTH 和 VGB 是能有效控制痉挛发作和改善高度失律的药物"。有趣的是，在同一期《癫痫》杂志上，其中一封致编辑的来信，强调了与病因相关的疗效差异，并比较了 IS 伴唐氏综合征、IS 伴脑室周围白质软化症、隐源性 West 综合征治疗的持续时间(Dulac et al.,2010)。另一项 RCT 比较了生酮饮食(ketogenic diet,KD)和大剂量 ACTH 疗效，尽管每组(各 16 例)人数相对较少，但得出的结论是，KD 和 ACTH 具有相似的疗效，而 KD 的耐受性更好(Dressler et al.,2019)。

最近一篇综述(Song et al.,2017)指出，在 West 综合征中，目前仅有 9 个对照试验，还需要开展进一步的研究以评估丙戊酸盐、托吡酯、唑尼沙胺、苯二氮䓬类及生酮饮食的适应证。大麻二酚也一直是人们感兴趣的话题(Hussain,2018)。

(二) Dravet 综合征(Dravet syndrome，DS)

除丙戊酸外，大多数经典的 AEDs 对 DS 无效。溴化物、氯巴占、托吡酯、唑尼沙胺添加治疗的开放性研究有一定的疗效(Dravet & Guerrini，2011)。KD 是一种有用的替代疗法(Caraballo & Fejerman,2006)。在 24 例接受 KD 治疗的患儿中，16 例(66.6%)Dravet 综合征获得显著改善后仍能坚持生酮饮食(Caraballo,2011)。两个多中心随机双盲、安慰剂对照添加治疗的试验(Chiron et al.，2000; Guerrini et al.,2002b)，证明了司替戊醇的疗效。Than 等报道了司替戊醇的长期疗效和安全性(Than et al.,2002)。日本一项司替戊醇开放、多中心的研究，与欧洲研究一致(Inoue et al.,2009)。鉴于司替戊醇仅与特定的癫痫综合征相关，欧洲药品管理局将其视为一种"孤儿"药(review in Chiron，2019)。在一项安慰剂对照研究中，证明了大麻二酚对 Dravet 综合征的疗效，但也有显著的不良反应(Devinsky et al.,2017)。

(三) Lennox-Gastaut 综合征(Lennox-Gastaut syndrome，LGS)

一项对 73 例 LGS 患者添加非氨酯与安慰剂比较的 RCT(1993 年)，该论文证明了非氨酯的疗效，对失张力发作特别有效。作者指出：在两组中，不良反应的类型和不良反应发生率相似，临床上需要一段时间才能认识到非氨酯的严重不良反应，从而避免使用该药。在一项 LGS 双盲、安慰剂对照的添加治疗试验中，显示拉莫三嗪(LTG)和托吡酯(TPM)有效(Motte et al.,1997; Sachdeo et al.，1999)。在一项 RCT(纳入 74 例患者 LGS)中，卢非酰胺(RFN)添加治疗对全面性发作有效，对"跌倒发作"最有效(Glauser et al.,2008)。一篇关于在儿童和成人 LGS 中使用卢非酰胺的综述，比较了美国和欧洲的研究(Resnick et al.,2011)。在德国和奥地利开展的一项回顾性观察研究中，纳入了 31 例 LGS 患者，长期随访卢非酰胺疗效良好(Kluger et al.,2009,2010)。另一项对来自意大利 11 个中心、43 例 LGS 患者卢非酰胺长期、开放标签、添加治疗的研究显示，60.5% 的病例有疗效(Collola et al.，2010)。类似 Dravet 综合征，大麻二酚对 LGS 也有一定的疗效，尤其对跌倒发作疗效较好(Devinsky et al.,2018)。

(四) 儿童失神癫痫(Childhood absence epilepsy，CAE)

一项 453 例新诊断为 CAE 的双盲 RCT 研究，比较了乙琥胺(156 例)、拉莫三嗪(149 例)和丙戊酸(148 例)的疗效、耐受性和神经心理学效应，乙琥胺和丙戊酸比拉莫三嗪更有效，乙琥胺不良反应较少(Glauser et al.,2010)。

对上述三种治疗 CAE 的药物进行深入分析后，我们想起了一项 5 例难治性失神癫痫患者的开放性研究，给予丙戊酸和乙琥胺联合治疗后开展了一系列视频脑电图研究，5 例患儿均无发作(Rowan er al.,1983)。有关 CAE 的药物治疗，一项专家共识首推乙琥胺，其次为丙戊酸和拉莫三嗪，而丙戊酸被认为是青少年失神癫痫的首选药物(Wheless et al.，2005)。

(五) 伴中央 - 颞区棘波的良性儿童癫痫(Benign childhood epilepsy with centro-temporal spikes，BECTS)

卡马西平是治疗 BECTS 的经典 AEDs。在 225 例 BECTS 患儿中开展了一项加巴喷丁双盲安慰剂对照研究，初步报告显示疗效良好(Bourgeois et al.，1998)。在一项对 70 例新诊断为 BECTS 患儿进行的开放性研究中，奥卡西平单药治疗可预防发作和改善 EEG(Tzitiridou et al.,2005)。一项非对照研究中,对 21 例 BECTS 患儿给予左乙拉西坦(LEV)单药治疗,结果有效且耐受性良好(Verrotti et al.,2007)。一项左乙拉西坦或奥卡西平开放标签平行对照试验,对 21 例左乙拉西坦单药治疗的 BECTS 患儿和 18 例奥卡西平单药治疗的患儿进行了评估,两种药物均有效且耐受性良好(Coppola et al.,2007)。苯二氮䓬类药物(BZP)曾被推荐用于治疗 BECTS。众所周知,BZP 不会恶化脑电图放电,而经典的 AEDs 可能会出现这种情况。目前,对那些只在睡眠中发作的患儿而言,夜间服用氯巴占是首选(Fejerman et al.,2007a; Fejerman 2008a,2009)。

然而,对表现出非典型特征并伴神经心理障碍的 BECTS 患儿而言,硫噻嗪(STM)等传统药物仍为首选(Fejerman et al.,2007b)。在一项双盲、安慰剂对照研究中,66 例 BECTS 患儿在为期 6 个月的试验中随机分为司替戊醇组和安慰剂组。研究发现,司替戊醇不仅可显著预防发作(Rating et al.,2000),而且在改善脑电图方面也明显优于安慰剂(Bast et al.,2003)。一项开放性研究比较了 38 例接受卡马西平治疗的 BECTS 患儿和 18 例接受硫噻嗪治疗的 BECTS 患儿。与卡马西平(42%)相比,硫噻嗪对(71%)发作间期痫样放电的改善更佳(Kramer et al.,2002)。有学者报道,6 例患儿接受硫噻嗪治疗后认知功能恶化(Wirrell et al.,2008)。但在一封给编辑的信中,有学者对这一结果提出了质疑(Deonna et al.,2010)。

(六) 青少年肌阵挛癫痫(Juvenile myoclonic epilepsy,JME)

2005 年发表的一项专家意见,将丙戊酸列为治疗 JME 的首选药物,拉莫三嗪和托吡酯分列第二和第三位。然而,ILAE 治疗指南未能认识到 JME 有足够的 RCT 试验(Glauser et al.,2006)。在一项对少数 JME 患者开展的托吡酯与丙戊酸随机对照试验中,托吡酯有效且耐受性良好(Levisohn & Holland,2007)。在另外一项多中心 RCT 中,托吡酯对 JME 有效(Biton et al.,2005),但最近的文献并未发现其优于丙戊酸的证据(Liu et al.,2019)。在一项 48 例 JME 患者左乙拉西坦开放标签、长期治疗的研究中,取得了良好的疗效(Specchio et al.,2006)。在一项左乙拉西坦添加、随机、双盲、安慰剂对照、多中心(主要包括 JME 患者)临床试验中,发现左乙拉西坦对以前未能控制发作的患者有效(Noachtar et al.,2008)。在另外两项左乙拉西坦添加治疗的研究中,得出了左乙拉西坦对 JME 有效的相同结论(Rosenfeld et al.,2009)。吡仑帕奈在特发性全面性癫痫中的应用越来越多,在 JME 中显示出良好的疗效,但目前只有开放性和回顾性报道(Villanueva et al.,2018)。

三、AEDs 加重癫痫综合征

发作加重的风险随着 AEDs 数量的增加而增加(Genton & McMenamin,1998)。特发性全面性癫痫(IGE)是 AEDs 加重发作的主要类型,但我们必须牢记,在所有 AEDs 中,甚至是迷走神经刺激术,都可观察到不可预测的发作加重(review in Arhan et al.,2018)。现代对照试验证实,难治性局灶性癫痫发作加重见于少数病例,但无任何原因可以解释。癫痫是一种起伏不定的疾病,有时难以区分发作加重是疾病的自然进程(自发恶化)所致,还是 AEDs 所致。在这下面的章节中,我们将从综合征着手,给出一些通用的规则。

(一) 特发性全面性癫痫

1. 动物模型

公认的两种大鼠遗传模型(WAG/Rij 和来自斯特拉斯堡的遗传性失神癫痫大鼠)可用来预测人类的失神癫痫。乙琥胺、丙戊酸、苯二氮䓬类可改善棘 - 慢波放电。而卡马西平、苯妥英、加巴喷丁、氨己烯酸、噻加宾可使棘波恶化(Depaulis & van Luijtelaar,2006)。苯巴比妥有双向作用,低剂量有抑制作用,但在 20mg/kg 时无抑制作用。然而,也有例外,拉莫三嗪对这两种模型都无影响,但它对人类失神发作有一定的抑制作用。托吡酯、左乙拉西坦、普瑞巴林可抑制动物的棘 - 慢波放电(Depaulis & van Luijtelaar,2006),但对人类不一定有抑制作用。

2. 加重失神癫痫

许多抗癫痫药物,如卡马西平、奥卡西平、加巴喷丁、氨己烯酸、噻加宾会加重失神癫痫(Parker et al.,1998; Genton,2000; Gélisse et al.,2004; Thomas et al.,2006)(图 5-1)。苯妥英加重失神发作可能没那么严重。苯巴比妥有双重作用(高剂量增加失神发作,低剂量减少失神发作)(Genton,2000)。一篇论文报道 8 例患儿服用丙戊酸后数天内失神发作加重,停用丙戊酸后,所有症状改善。在 5 例患者中,再次服用丙戊酸可诱发新的发作类型(Lerman-Sagie et al.,2001)。据报道,3 例青少年失神癫痫患者服用高剂量的丙戊酸时加重失神发作，丙戊酸每日剂量超过1750mg/d（Auvin et al.，2011）。

3. 加重肌阵挛癫痫

在肌阵挛-失张力癫痫中，应避免使用卡马西平和氨己烯酸，因为它们可能导致发作加重或肌阵挛持续状态（Lortie et al.，1993；Guerrini et al.，2002a，2005）。Talwar等（1994）报道了2例患者服用卡马西平加重发作，在做出肌阵挛-失张力癫痫的正确诊断前，该患者曾经被误诊为隐源性部分性癫痫。

在19例JME患者中，16例患者服用卡马西平导致肌阵挛加重，4例患者出现失神发作（Sozuer et al.，1996）。在连续接受卡马西平单药或联合治疗的28例JME患者中，68%患者症状加重，其中2例出现肌阵挛持续状态，而14%的患者症状有所改善（2例单药、1例与丙戊酸联合、1例与丙戊酸和苯巴比妥联合）（Genton et al.，2000），其余5例（1例单药、3例与丙戊酸联合、1例与苯巴比妥联合）均未见明显疗效。在4例JME患者中，发现奥卡西平也可加重发作：全部患者出现肌阵挛加重、3例全面性强直-阵挛发作频率增多、2例出现失神发作（Gelisse et al.，2004）。然而，这与Carignani和Rosso（1997）发表的研究结果有出入。他们对6例临床和脑电图不对称的JME患者使用奥卡西平［剂量<45mg/（kg·d）］，并未发现棘-慢波和肌阵挛加重，他们“对该药的良好反应感到惊讶”。该项研究的主要问题是癫痫的诊断，作者认为一些患者在起病时出现一侧强直或一侧阵挛性发作，这是JME非常不典型的表现。

在对JME的早期研究中，苯巴比妥和扑米酮联合用药比苯妥英（Janz & Christian，1957）更有效。Kivity和Rechtman（1995）报道，大剂量苯妥英易引起JME患者中毒。Sozwer等（1996）报道，在6例JME患者中，4例患者服用苯妥英，出现了肌阵挛加重。在Genton等研究中（2000），苯妥英使38%的患者症状加重，12%的患者症状得到改善，而其他患者（50%）发作频率无变化。

拉莫三嗪可加重JME的肌阵挛发作（Biraben et al.，2000），但据Crespel等报道（2005），在青少年特发性全面性癫痫中，肌阵挛发生率为5.4%。学者们强调了以下两种不同的情况：①在拉莫三嗪滴定期或结束时，与剂量相关的肌阵挛加重，这可能与拉莫三嗪剂量减少25%~50%有关；②拉莫三嗪滴定数月后出现肌阵挛严重加重，并演变成肌阵挛持续状态，则需要停用拉莫三嗪。

24岁女性，服用丙戊酸（1 200mg/d）、卡马西平（600mg/d）和氯硝西泮（1.5mg/d）治疗

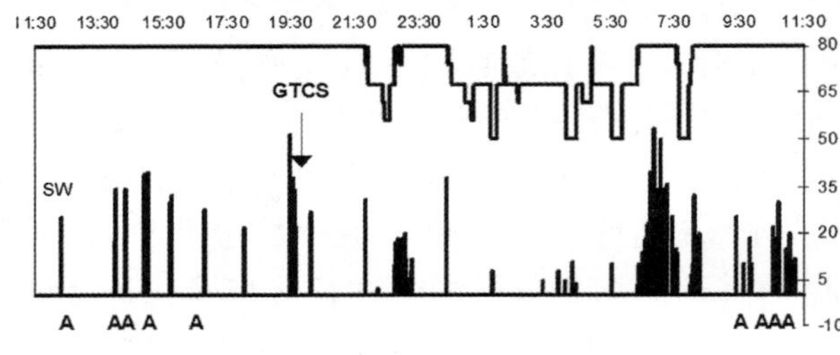

一年后，改为丙戊酸（1 500mg/d）和乙琥胺（750mg/d）

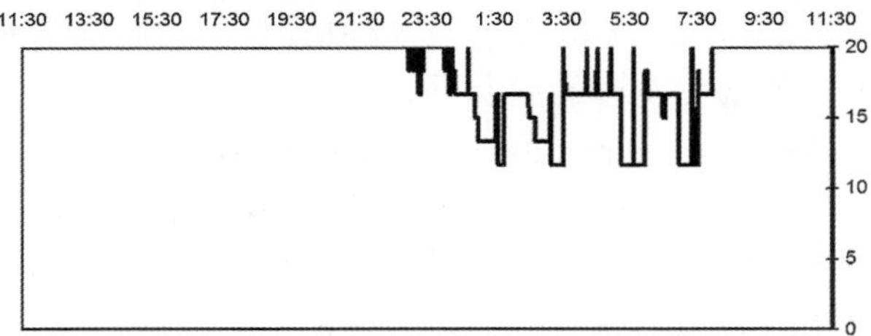

图5-1　1例24岁青少年失神癫痫女性患者，14岁开始癫痫发作，表现为典型的失神发作和罕见的全面性强直-阵挛发作（GTCS）。由于脑电图的不对称，被误诊为局灶性癫痫。上图：入院时24小时动态脑电图，大量棘-慢波（SW）、失神发作（A）和一次GTCS。当时，给予丙戊酸、卡马西平和氯硝西泮治疗。下图：作为对照组，在改用丙戊酸和乙琥胺治疗1年后，行24小时动态脑电图检查。自换药后，患者无发作，所有棘-慢波和失神发作均消失

4. IGE中选药不当所致的癫痫持续状态

在青少年IGE中，拉莫三嗪可诱发肌阵挛持续状态（Crespel et al.，2005），但这种情况罕见（见上文）。文献报道了1例10岁失神发作患者，服用拉莫三嗪数月后出现失神持续状态，停用拉莫三嗪后，无发作（Hasan et al.，2006）。另一方面，卡马西平、氨己烯酸和苯妥英均可引起发作加重。Thomas等（2006）收集了病史8年以上的14例患者（CAE 2例、JAE 6例、JME 4例、癫痫伴觉醒期大发作2例），所有患者在转诊前数月均有发作加重，事实上，他们曾被误诊为隐源性部分性癫痫（8例）或隐源性全面性癫痫（4例），全部患者服用卡马西平，7例患者给予苯妥英、氨己烯酸或加巴喷丁联合治疗。入院时，5例患者为典型失神持续状态、5例为不典型失神持续状态、3例为不典型肌阵挛持续状态、1例为典型肌阵挛持续状态。失神持续状态的诱因为增加了卡马西平或卡马西平联合苯妥英治疗剂量或卡马西平、氨己烯酸或加巴喷丁单药治疗或苯巴比妥剂量减少。停用加重发作的药物和调整用药后，除1例外，其余均无发作。1例患者因依从性差而出现罕见的失神持续状态，1例JME患者服用拉科酰胺诱发了失神持续状态（Akos Szabo et al.，2019）。

（二）特发性局灶性癫痫

1. 伴中央 - 颞区棘波的良性癫痫

众所周知，BECTS 并非真正的“良性”（Lerman，1986），BECTS 非典型变异包括 Landau—Kleffner 综合征和癫痫伴慢波睡眠期持续性棘 - 慢波（CSWS）（Fejerman et al.，2000b，2007b）。在 BECTS 非典型演变的病例中，慢波睡眠中棘 - 慢波明显与 AEDs 有关。2 例 BECTS 患儿服用卡马西平后出现不典型良性部分性癫痫，停药后临床及脑电图均明显改善（Caraballo et al.，1989）。Guerrini 等（1995）报道了 3 例非典型 BECTS 患者，其中 2 例服用卡马西平，1 例服用苯巴比妥，导致癫痫性负性肌阵挛加重，并诱发了单侧或双侧近持续性 Rolandic 区棘 - 慢波。上述患者脑电图放电形态表明，卡马西平诱导的癫痫性负性肌阵挛仅见于伴 Rolandic 区棘 - 慢波的 BECTS 患者，而不见于仅伴 Rolandic 区尖波的患者（Guerrini et al.，1998a）。

其他新一代和经典的 AEDs 也可能是加重发作的一个原因（Perucca et al.，1998；Guerrini et al.，1998a）。6 例典型 BECTS 患者出现非典型的 CSWS 和神经心理异常，4 例与卡马西平有关，2 例与丙戊酸有关（Prats et al.，1998）。在 26 例 BECTS 非典型演变的患者中，16 例患者在发作加重前曾服用了卡马西平（Fejerman et al.，2000b）。在 BECTS 患者中，也有苯巴比妥引起不典型失神发作的报道（Hamano et al.，2002）。有学者对 98 例 BECTS 患儿进行了回顾性研究，发现在 40 例接受卡马西平治疗的患儿中，仅 1 例出现电 - 临床加重，而在 14 例接受苯巴比妥治疗的患儿中，1 例出现电临床加重（Corda et al.，2001）。在 39 例服用不同 AEDs 治疗的 BECTS 非典型演变的研究中，将上述药物替换为苯二氮䓬类、乙琥胺或硫噻嗪后发生了显著变化（Fejerman et al.，2007b）。Watemberg 等（2009）仅报道了 5 例 BECTS 和癫痫性负性肌阵挛患者，1 例患者服用卡马西平导致肌阵挛加重，而其他接受丙戊酸、托吡酯、左乙拉西坦或硫噻嗪治疗的病例未见此症状。Gélisse 等（2011）报道了 1 例以近端肌肉负性肌阵挛为唯一发作类型的 5 岁 BECTS 男孩，当拉莫三嗪（25mg/d）联合丙戊酸（400mg/d）后发作明显加重。Catania 等（1999）和 Cerminara 等（2004）报道了拉莫三嗪和丙戊酸联合治疗的不良反应，导致发作频率增加、短暂性认知功能障碍及 Cerminara 等（2004）的病例中出现负性肌阵挛。Yang 等（2009）发表了 14 例癫痫性负性肌阵挛和儿童非典型良性部分性癫痫患者，在某些患者中，AEDs 与癫痫性负性肌阵挛相关：卡马西平、奥卡西平、苯巴比妥或丙戊酸撤药。也有使用托吡酯后病情加重的报道（Montenegro & Guerreiro，2002）。左乙拉西坦可诱导 2 例患儿 CSWS 综合征，但他们不是 BECTS（Caraballo et al.，2010）。

2. 其他特发性局灶性癫痫

临床和脑电图恶化也见于少数 Panayiotopoulos 综合征患儿（Caraballo et al.，2001；Ferrie et al.，2002；Kikumoto et al.，2006；Fejerman，2008b），其中至少有 1 例患者的脑电图和发作加重是由卡马西平所致。

3. 癫痫性脑病

婴儿痉挛系一种异质性癫痫综合征，各种 AEDs 均可用。很少有文献报告 AEDs 加重婴儿痉挛。Talwar 等（1994）报道了 AEDs 加重 3 例隐源性婴儿痉挛，口服苯二氮䓬类加重痉挛发作或诱发短暂性强直发作（Otani et al.，1991）。另一方面，Dravet 综合征目前的诊断标准非常明确，服用拉莫三嗪应特别小心。该药物会导致 80% 以上的患者发作加重（Guerrini et al.，1998b）。卡马西平亦是如此（Horn et al.，1986；Wakai et al.，1996）。但 Dravet 等（2005）报道并不这么明显。上述两种药物都作用于钠通道，与 Dravet 综合征的病理生理有关。在 LGS 中，静脉注射苯二氮䓬类可加重或诱发强直持续状态，特别是 EEG 出现大量棘 - 慢波放电的患者（Martin，1997；Tassinari et al.，1972）。加巴喷丁可加重 LGS 不典型失神和肌阵挛发作（Vossler，1996）。LGS 综合征肌阵挛持续状态随着拉莫三嗪剂量增加而加重（Guerrini et al.，1999）。Cuzzola 等（2010）连续观察了 3 例 LGS 患者服用拉科酰胺后出现反常加重，开始服用拉科酰胺时，患者强直发作频率增加，1 例患者出现强直持续状态。对 ESES 而言，建议避免过度用药（Tassinari et al.，2005）。文献已报道了卡马西平不利影响（Caraballo et al.，1989）。在氨己烯酸中也观察到了同样的现象。然而，当患儿系广泛性皮质发育不良（多小脑回）时，氨己烯酸反而有效（Genton，2000）。左乙拉西坦可诱发隐源性局灶性癫痫患者发作加重，该患者出现了与 ESES 相关的负性肌阵挛（Caraballo et al.，2010）。Tassinari 等（2005）认为，苯妥英、卡马西平和苯巴比妥在 Landau-Kleffner 综合征中无效，甚至可使病情恶化。

四、实际考虑和结论

对癫痫综合征和 AEDs 之间关系的理解反映了

我们对癫痫的总体认识。癫痫综合征在严重程度、同源性、病因和机制方面差异很大；AEDs 在作用机制方面差异也很大。除少数外，临床前实验和上市前的研究均未提供任何特定癫痫综合征疗效的数据。因此，AEDs 的选择需要综合考虑药理学数据（与 AEDs 有关）、临床数据（与发作和癫痫类型有关）和患者资料。将一种特定的 AEDs 应用于一种特定类型的癫痫综合征，可能会有不同的结果：在大多数情况下，可缓解发作；在另外一些情况下，则疗效不佳，有些患者甚至会出现 AEDs 所致的发作加重。

幸运的是，在多数情况下，临床医生们都持有相当一致的态度，癫痫综合征和 AEDs 之间的关系非常密切。儿童失神癫痫就是一个很好的例子，药物选择有限（丙戊酸、乙琥胺，拉莫三嗪）。然而，已有文献报道了令人信服的观察结果，即丙戊酸可加重典型的失神发作，尽管这类患者非常少，推测这些不寻常的患者与群体的区别在于其最不寻常的个体敏感性，可能与罕见的基因多态性有关。

在其他情况下，AEDs 和癫痫综合征之间的关系比较宽松，见于非综合征性病例，例如，在多数获得性、损伤性局灶性癫痫中，大多数药物有效，AEDs 加重发作的风险很小，仅少数患者未得到令人满意的控制。在严重的癫痫性脑病中，伴多种发作类型（如 LGS 或 DS），一些 AEDs 可能会加重多数患者的发作（小部分患者可能获益）；一些 AEDs 虽获得强烈推荐，但疗效欠佳。

在很多情况下，癫痫综合征和 AEDs 之间没有明显的联系。如儿童特发性局灶性癫痫，许多 AEDs 可能有效，但许多 AEDs（包括对某些患者有益的 AEDs）可能会加重发作，大多数患者必须认真考虑“不治疗”的选择。一项研究在部分性癫痫伴热性惊厥附加症的散发病例中，发现了 AEDs 加重发作，并检测到该患者 *SCN1A* 基因突变，作者认为 *SCN1A* 基因突变导致了 $Nav_{1.1}$ 通道的功能丧失，提示 $Nav_{1.1}$ 通道功能紊乱与钠通道阻断剂加重发作之间有潜在的关系（Liao et al.，2010）。

尽管现在我们对 AEDs 的作用机制有了更深入的了解，对人类癫痫发作诱发机制的认识也在不断增加，但 AEDs 和癫痫综合征之间的关系仍是非常经验性和实用性的。没有证据表明我们对癫痫综合征的治疗是教条式的，我们应该继续研究癫痫综合征的基本发生机制，并继续筛选能够控制发作的化合物。考虑到癫痫病理生理机制的复杂性以及纠正单一因素不可能带来功能完全正常的事实，这个目标似乎还很遥远。毋庸置疑，我们现在已研发了许多 AEDs 尚不能完全有效地控制癫痫发作，后代学者也可能会用挑剔或讽刺的眼光来看待我们的工作。但就癫痫治疗而言，我们今天所做的，对大多数患者而言已经是意义重大了。

显然，AEDs 是纯粹的对症治疗药物，也就是说，它们可以防止癫痫发作或癫痫扩散，但不会影响疾病的进程。然而，一些研究表明 AEDs 可阻止慢性癫痫的发生，这与上述观点相悖：因此，它们可能确实具有抗癫痫作用，而不仅仅是抗发作（即对症治疗）。下一步的治疗方向即为“精准”医学（EpiPM consortium，2015）：理想情况下，癫痫患者的治疗应特别针对患者的基因结构，即精准聚焦于其致痫机制。然而，这种“精准”的、基于病因的治疗方法并不完全安全或有效（Mullen et al，2018）。也许“精准”治疗时代的第一步在某种程度上已经迈出：体现为合理的选药和尽可能以癫痫综合征为基础的整体治疗策略（Sharma et al.，2019）。

（齐　霜　李敏婷　唐　芬 译　秦　兵 校）

参考文献

Ákos Szabó C, Morgan LC, Sonnenberg S, Karkar KM (2019): Absence status induced by lacosamide adjunctive therapy. *Epileptic Disord* 21: 97–101.

Arhan E, Serdaroğlu A, Hirfanoğlu T, Kurt G (2018): Aggravation of seizures and status epilepticus after vagal nerve stimulation therapy: the first pediatric case and review of the literature. *Childs Nerv Syst* 34: 1799–1801.

Auvin S, Chhun S, Berquin P, Ponchel E, Delanoë C, Chiron C (2011): Aggravation of absence seizure related to levetiracetam. *Eur J Paediatr Neurol* 15: 508–511.

Baram TZ, Mitchell WG, Tournay A, Snead OC, Hanson RA, Horton EJ (1996): High-dose corticotropin (ACTH) *versus* prednisone for infantile spasms: a prospective, randomized, blinded study. *Pediatrics* 97: 375–379.

Bast T, Völp A, Wolf C, Rating D; Sulthiame Study Group (2003): The influence of sulthiame on EEG in children with benign childhood epilepsy with centrotemporal spikes (BECTS). *Epilepsia* 44: 215–220.

Bergey GK (2005): Evidence-based treatment of idiopathic generalized epilepsies with new antiepileptic drugs. *Epilepsia* 46 (Suppl 9): 161–168.

Biraben A, Allain H, Scarabin JM, *et al.* (2000): Exacerbation of juvenile myoclonic epilepsy with lamotrigine. *Neurology* 55: 1758.

Biton V, Bourgeois BF, YTC/YTCE Study Investigators (2005): Topiramate in patients with juvenile myoclonic epilepsy. *Arch Neurol* 62: 1705–1708.

Bourgeois B, Brown W, Pellock JM, *et al.* (1998): Gabapentin (Neurontin) monotherapy in children with benign childhood epilepsy with centrotemporal spikes (BECTS): A 36-week, double blind, placebo-controlled study. *Epilepsia* 39 (Suppl 6): 163.

Caldwell PH, Murphy SB, Butow PN, Craig JC (2004): Clinical trials in children. *Lancet* 364 (9436): 803–811.

Camfield C, Camfield P (2005): Management guidelines for children with idiopathic generalized epilepsy. *Epilepsia* 46 (Suppl 9): 112–116.

Caraballo RH (2011): Nonpharmacologic treatments of Dravet syndrome: focus on the ketogenic diet. *Epilepsia* 52 (Suppl 2): 79–82.

Caraballo R, Fontana E, Michelizza B, *et al.* (1989): Carbamazepina, "assenze atipiche", "crisi atoniche" e stato di PO continua del sonno (POCS). *Boll Lega It Epil* 66/67: 379–381.

Caraballo RH, Astorino F, Cersosimo R, Soprano AM, Fejerman N (2001): Atypical evolution in childhood epilepsy with occipital paroxysms (Panayiotopoulos type). *Epileptic Disord* 3: 157–162.

Caraballo RH, Fejerman N (2006): Dravet syndrome: a study of 53 patients. *Epilepsy Res* 70 (Suppl 1): S231-S238.

Caraballo RH, Cersosimo R, De los Santos C (2010): Levetiracetam-induced seizure aggravation associated with continuous spikes and waves during slow sleep in children with refractory epilepsies. *Epileptic Disord* 12: 146–150.

Carignani M, Rosso D (1997): To the editor. *Epilepsia* 38: 258.

Catania S, Cross H, de Sousa C, Boyd S (1999): Paradoxic reaction to lamotrigine in a child with benign focal epilepsy of childhood with centro-temporal spikes. *Epilepsia* 40: 1657–1660.

Cerminara C, Montanaro ML, Curatolo P, Seri S (2004): Lamotrigine-induced seizure aggravation and negative myoclonus in idiopathic Rolandic epilepsy. *Neurology* 63: 373–375.

Chiron C, Dumas C, Jambaqué I, *et al.* (1997): Randomized trial comparing vigabatrin and hydrocortisone in infantile spasms due to tuberous sclerosis. *Epilepsy Res* 26: 389–395.

Chiron C, Marchand MC, Tran A, *et al.* (2000): Stiripentol in severe myoclonic epilepsy in infancy: a randomised placebo-controlled syndrome dedicated trial. STICLO study group. *Lancet* 356 (9242): 1638–1642.

Chiron C (2019): Stiripentol for the treatment of seizures associated with Dravet syndrome. *Expert Rev Neurother [Epub ahead of print]*.

Commission on Classification and Terminology of the International League Against Epilepsy (1989): Proposal for revised classification of epilepsies and epileptic syndromes. *Epilepsia* 30: 389–399.

Coppola G, Franzoni E, Verrotti A, *et al.* (2007): Levetiracetam oroxcarbazepine as monotherapy in newly diagnosed benign epilepsy of childhood with centrotemporal spikes (BECTS): an open-label, parallel group trial. *Brain Dev* 29: 281–284.

Coppola G, Grosso S, Franzoni E, *et al.* (2010): Rufinamide in children and adults with Lennox-Gastaut syndrome: first Italian multicenter experience. *Seizure* 19: 587–591.

Corda D, Gélisse P, Genton P, Dravet C, Baldy-Moulinier M (2001): Incidence of drug-induced aggravation in benign epilepsy with centro-temporal spikes. *Epilepsia* 42: 754–759.

Crespel A, Genton P, Berramdane M, *et al.* (2005): Lamotrigine associated with exacerbation or *de novo* myoclonus in idiopathic generalized epilepsies. *Neurology* 65: 762–765.

Cuzzola A, Ferlazzo E, Italiano D, Calabro RS, Bramanti P, Genton P (2010): Does lacosamide aggravate Lennox-Gastaut syndrome? Report on three consecutive cases. *Epilepsy Behav* 19: 650–651.

Deonna T, Roulet-Perez E, Cronel-Ohayon S, Mayor-Dubois C (2010): Correspondence on "deterioration in cognitive function in children with benign epilepsy of childhood with central temporal spikes treated with sulthiame". *J Child Neurol* 25: 127–128.

Depaulis A, Van Luijteaar G (2006): Genetic models of absence epilepsy in the rat. In: Pitkänen A, Schwartzkroin PA, Moshé SL (eds) *Models of Seizures and Epilepsy*, pp. 233–248. Burlington: Elsevier Academic Press.

Devinsky O, Cross JH, Laux L, *et al.* (2017): Trial of Cannabidiol for Drug-Resistant Seizures in the Dravet Syndrome. *N Engl J Med* 376: 2011–2020.

Devinsky O, Patel AD, Cross JH, *et al.* (2018): Effect of cannabidiol on drop seizures in the Lennox-Gastaut syndrome. *N Engl J Med* 378: 1888–1897.

Dravet C, Bureau M, Oguni H, Fukuyama, Cokar O (2005): Severe myoclonic epilepsy in infancy (Dravet syndrome). In: Roger J, Bureau M, Dravet C, Genton P, Tassinari CA, Wolf P (eds) *Epileptic Syndromes in Infancy, Childhood and Adolescence*, 4th ed, pp. 89–113. Paris: John Libbey Eurotext.

Dravet C, Guerrini R (2011): Dravet Syndrome. Paris: John Libbey Eurotext.

Dressler A, Benninger F, Trimmel-Schwahofer P, *et al.* (2019): Efficacy and tolerability of the ketogenic diet *versus* high-dose adrenocorticotropic hormone for infantile spasms: A single-center parallel-cohort randomized controlled trial. *Epilepsia* 60: 441–451.

Dulac O, Bast T, Dalla Bernardina B, Gaily E, Neville B (2010): Infantile spasms: toward a selective diagnostic and therapeutic approach. *Epilepsia* 51: 2218–2219.

Engel J Jr (2001): A proposed diagnostic scheme for people with epileptic seizures and with epilepsy: report of the ILAE Task Force on Classification and Terminology. *Epilepsia* 42: 796–803.

EpiPM Consortium, Berkovic SF, Scheffer IE, Petrou S, *et al.* (2015): A roadmap for precision medicine in the epilepsies. *Lancet Neurol* 14: 1219–1228.

European Medicines Agency (2007): Committee for Medicinal Products for Human Use: guideline on clinical trials in small populations [online]. http://www.emea.europa.eu/pdfs/human/epw/8356105en.pdf

Fejerman N (2008a): Benign childhood epilepsy with centrotemporal spikes. In: Engel J, Pedley TA (eds) *Epilepsy. A Comprehensive Textbook* (2nd ed) pp. 2369–2378. Philadelphia: Lippincott, Williams & Wilkins.

Fejerman N (2008b): Early-onset benign childhood occipital epilepsy (Panayiotopoulos type). In: Engel J, Pedley TA (eds) Epilepsy. *A Comprehensive Textbook* (2nd ed) pp. 2379–2386. Philadelphia: Lippincott, Williams & Wilkins.

Fejerman N (2009): Atypical Rolandic epilepsy. *Epilepsia* 50 (Suppl 7): 9–12.

Fejerman N, Cersosimo R, Caraballo R, *et al.* (2000a): Vigabatrin as a first-choice drug in the treatment of West syndrome. *J Child Neurol* 15: 161–165.

Fejerman N, Caraballo R, Tenembaum S (2000b): Atypical evolutions of benign localization-related epilepsies in children: are they predictable? *Epilepsia* 41: 380–390.

Fejerman N, Caraballo RH, Dalla Bernardina B (2007a): Benign childhood epilepsy with centrotemporal spikes. In: Fejerman N, Caraballo RH (eds) *Benign Focal Epilepsies in Infancy, Childhood and Adolescence*, pp. 77–113. Paris: John Libbey Eurotext.

Fejerman N, Caraballo RH, Dalla Bernardina B (2007b): Atypical evolutions of benign focal epilepsies in childhood (BFEC), or syndromes related to BFEC? In: Fejerman N, Caraballo RH (eds) *Benign Focal Epilepsies in Infancy, Childhood and Adolescence*, pp. 179–219. Paris: John Libbey Eurotext.

Ferrie CD, Koutroumanidis M, Rowlinson S, Sanders S, Panayiotopoulos CP (2002): Atypical evolution of Panayiotopoulos syndrome: a case report. *Epileptic Disord* 4: 35–42.

French J, Kanner AM, Bautista J, *et al.* (2004): Efficacy and tolerability of the new antiepileptic drugs 1: treatment of new onset epilepsy: report of the Therapeutics and Technology Assesment Subcommittee and the Quality Standards Subcommittee of the American Academy of Neurology and the American Epilepsy Society. *Neurology* 62: 1252–1260.

Gélisse P, Genton P, Kuate C, *et al.* (2004): Worsening of seizures by oxcarbazepine in juvenile idiopathic generalized epilepsies. *Epilepsia* 45: 1282–1286.

Gélisse P, Genton P, Velizarova R, Serafini A, Crespel A (2012): Worsening of negative myoclonus by lamotrigine in a case of idiopathic focal epilepsy of children with long-term follow-up. *Brain Dev* 34: 248–250.

Genton P (2000): When antiepileptic drugs aggravate epilepsy. *Brain Dev* 22: 75–80.

Genton P, McMenamin J (1998): Summary: aggravation of seizures by antiepileptic drugs: what to do in clinical practice. *Epilepsia* 39 (Suppl 3): 26–29.

Genton P, Gélisse P, Thomas P, Dravet C (2000): Do carbamazepine and phenytoin aggravate juvenile myoclonic epilepsy? *Neurology* 55: 1106–1109.

Glauser T, Ben-Menachem E, Bourgeois B, *et al.* (2006): ILAE treatment guidelines: evidence-based analysis of antiepileptic drug efficacy and effectiveness as initial monotherapy for epileptic seizures and syndromes. *Epilepsia* 47: 1094–1120.

Glauser T, Kluger G, Sachdeo R, Krauss G, Perdomo C, Arroyo S (2008): Rufinamide for generalized seizures associated with Lennox-Gastaut syndrome. *Neurology* 70: 1950–1958.

Glauser TA, Cnaan A, Shinnar S, *et al.* (2010): Childhood Absence Epilepsy Study Group. Ethosuximide, valproic acid, and lamotrigine in childhood absence epilepsy. *N EnglJ Med* 4: 790–799.

Guerrini R, Belmonte A, Strumia S, *et al.* (1995): Exacerbation of epileptic negative myoclonus by carbamazepine or phenobarbital in children with atypical benign Rolandic epilepsy. *Epilepsia* 36 (Suppl 3): 65.

Guerrini R, Belmonte A, Genton P (1998a): Antiepileptic drug-induced worsening of seizures in children. *Epilepsia* 39 (Suppl 3): 2–10.

Guerrini R, Dravet C, Genton P, Belmonte A, Kaminska A, Dulac O (1998b): Lamotrigine and seizure aggravation in severe myoclonic epilepsy. *Epilepsia* 39: 508–512.

Guerrini R, Belmonte A, Parmeggiani L, Perucca E (1999): Myoclonic status epilepticus following high-dosage lamotrigine therapy. *Brain Dev* 21: 420–424.

Guerrini R, Bonanni P, Rothwell J, Hallett M (2002a): Myoclonus and epilepsy. In: Guerrini R, Aicardi J, Andermann F, Hallett M (eds) *Epilepsy and Movement Disorder*, pp. 165–210. Cambridge: Cambridge University Press.

Guerrini R, Tonnelier S, D'Athis P, *et al.* (2002b): Stiripentol in severe myoclonic epilepsy in infancy (SMEI): A placebo-controlled trial. *Epilepsia* 43 (Suppl 9): S155.

Guerrini R, Parmeggiani L, Bonanni P, Kaminska A, Dulac O (2005): Myoclonic astatic epilepsy. In: Roger J, Bureau M, Dravet C, Genton P, Tassinari CA, Wolf P (eds) *Epileptic Syndromes in Infancy, Childhood and Adolescence* (4th ed) pp. 115–124. Paris: John Libbey Eurotext.

Hamano S, Mochizuki M, Morikawa T (2002): Phenobarbital-induced atypical absence seizure in benign childhood epilepsy with centrotemporal spikes. *Seizure* 11: 201–204.

Hasan M, Lerman-Sagie T, Lev D, Watemberg N (2006): Recurrent absence status epilepticus (spike-and-wave stupor) associated with lamotrigine therapy. *J Child Neurol* 21: 807–809.

Horn CS, Ater SB, Hurst DL (1986): Carbamazepine-exacerbated epilepsy in children and adolescents. *Pediatr Neurol* 2: 340–345.

Hussain SA (2018): Treatment of infantile spasms. *Epilepsia* Open 3(Suppl 2): 143–154.

Hwang H, Kim KJ (2008): New antiepileptic drugs in pediatric epilepsy. *Brain Dev* 30: 549–555.

Inoue Y, Ohtsuka Y, Oguni H, Tohyama J, Baba H, Fukushima K, *et al.* (2009): Stiripentol open study in Japanese patients with Dravet syndrome. *Epilepsia* 50: 2362–2368.

Jallon P, Loiseau P, Loiseau J (2001): Newly diagnosed unprovoked epileptic seizures: presentation at diagnosis in CAROLE study. Coordination Active du Réseau Observatoire Longitudinal de l'Épilepsie. *Epilepsia* 42: 464–475.

Janz D, Christian W (1957): Impulsiv Petit-Mal. *Dtsch Z Nervenheilk* 176: 346–386.

Kikumoto K, Yoshinaga H, Oka M, *et al.* (2006): EEG and seizure exacerbation induced by carbamazepine in Panayiotopoulos syndrome. *Epileptic Disord* 8: 53–56.

King MA, Newton MR, Jackson GD, *et al.* (1998): Epileptology of the first-seizure presentation: a clinical, electroencephalographic, and magnetic resonance imaging study of 300 consecutive patients. *Lancet* 352: 1007–1011.

Kivity S, Rechtman E (1995): Juvenile myoclonic epilepsy: serious consequences due to pitfalls in diagnosis and management. *Epilepsia* 36 (Suppl 3): 66.

Kluger G, Kurlemann G, Haberlandt E, *et al.* (2009): Effectiveness and tolerability of rufinamide in children and adults with refractory epilepsy: first European experience. *Epilepsy Behav* 14: 491–495.

Kluger G, Glauser T, Krauss G, Seeruthun R, Perdomo C, Arroyo S (2010): Adjunctive rufinamide in Lennox-Gastaut syndrome: a long-term, open-label extension study. *Acta Neurol Scand* 122: 202–208.

Kramer U, Shahar E, Zelnik N, *et al.* (2002): Carbamazepine *versus* sulthiame in treating benign childhood epilepsy with centrotemporal spikes. *J Child Neurol* 17: 914–916.

Lerman P (1986): Seizures induced or aggravated by anticonvulsants. *Epilepsia* 27: 706–710.

Lerman-Sagie T, Watemberg N, Kramer U, Shahar E, Lerman P (2001): Absence seizures aggravated by valproic acid. *Epilepsia* 42: 941–943.

Levisohn PM, Holland KD (2007): Topiramate or valproate in patients with juvenile myoclonic epilepsy: a randomized open-label comparison. *Epilepsy Behav* 10: 547–552.

Liao WP, Shi YW, Long YS, *et al.* (2010): Partial epilepsy with antecedent febrile seizures and seizure aggravation by antiepileptic drugs: Associated with loss of function of Nav l.l *Epilepsia* 51: 1669–1678.

Lortie A, Chiron C, Mumford J, Dulac O (1993): The potential for increasing seizure frequency, relapse, and appearance of new seizure types with vigabatrin. *Neurology* 43 (Suppl 5): 24–27.

Liu J1, Wang LN, Wang YP (2019): Topiramate for juvenile myoclonic epilepsy. Cochrane *Database Syst Rev.* 1: CD010008.

Mackay MT, Weiss SK, Adams-Weber T, *et al.* (2004): Practice parameter: medical treatment of infantile spasms: report of the American Academy of Neurology and the Child Neurology Society. *Neurology* 62: 1668–1681.

Marson AG, Al-Kharusi AM, Alwaidh M, *et al.*, SANAD Study group (2007): The SANAD study of effectiveness of valproate, lamotrigine, or topiramate for generalized and unclassifiable epilepsy: an unblinded randomized controlled trial. *Lancet* 369: 1016–1026.

Martin D (1970): Intravenous nitrazepam (Mogadon) in the treatment of epilepsy. *Neuropediatrie* 2: 27–37.

Montenegro MA, Guerreiro MM (2002): Electrical status epilepticus of sleep in association with topiramate. *Epilepsia* 43: 1436–1440.

Motte J, Trevathan E, Arvidsson JF, *et al.* (1997): Lamotrigine for generalized seizures associated with the Lennox-Gastaut syndrome. Lamictal Lennox-Gastaut Study Group. *N Engl J Med* 337: 1807–1812.

National Institutes of Health (1998): NIH policy and guidelines on the inclusion of children as participants in research involving human subjects. http://grants.nih.gov/grants/guide/notice-files/not98-024.html

Mullen SA, Carney PW, Roten A, *et al.* (2018) : Precision therapy for epilepsy due to KCNT1 mutations: A randomized trial of oral quinidine. *Neurology* 90: e67-e72.

NICE guideline (2004): Clinical Guideline 20. The epilepsies. The diagnosis and management of the epilepsies in adults and children in primary and secondary care. http://www.nice.org.uk/CG020NICEguideline.

NICE (2018): Epilepsies; diagnosis and management. ttps://www.nice.org.uk/Guidance/cg137

Noachtar S, Andermann E, Meyvisch P, *et al.*, N166 (2008): Levetiracetam Study Group. Levetiracetam for the treatment of idiopathic generalized epilepsy with myoclonic seizures. *Neurology* 70: 607–616.

Osborne JP, Lux A (2001): Towards an international consensus on definitions and standardised outcome measures for therapeutic trials (and epidemiological studies) in West syndrome. *Brain Dev* 23: 677–682.

Osservatorio Regionale per l'Epilessia (OREp), Lombardy (1997): The contribution of tertiary centers to the quality of the diagnosis and treatment of epilepsy. *Epilepsia* 38: 1338–1343.

Otani K, Tagawa T, Futagi Y, Okamoto N, Yabuuchi H (1991): Induced microseizures in West syndrome. *Brain Dev* 13: 196–199.

Parker APJ, Agathonikou A, Robinson RO, Panayiotopoulos CP (1998): Inappropriate use of carbamazepine and vigabatrin in typical absence seizures. *Dev Med Child Neurol* 40: 517–519.

Pellock JM, Hrachovy R, Shinnar S, Baram TZ, Bettis D, Dlugos DJ, *et al.* (2010): Infantile spasms: a US consensus report. *Epilepsia* 51: 2175–2189.

Perucca E, Gram L, Avanzini G, *et al.* (1998): Antiepileptic drugs as a cause of worsening seizures. *Epilepsia* 39: 5–17.

Pina-Garza JE, Espinoza R, Nordli D, *et al.* (2005): Oxcarbazepine adjunctive therapy in infants and young children with partial seizures. *Neurology* 65: 1370–1375.

Prats J, Garaizar C, Garcia-Nieto M, Madoz P (1998): Antiepileptic drugs and atypical evolution of idiopathic partial epilepsy. *Pediatr Neurol* 18: 402–406.

Rating D, Wolf C, Bast T (2000): Sulthiame as monotherapy in children with benign childhood epilepsy with centrotemporal spikes: a 5 month randomized, double-blind, placebo-controlled study. Sulthiame Study Group. *Epilepsia* 41: 1284–1288.

Resnick T, Arzimanoglou A, Brown LW, *et al.* (2011): Rufinamide from clinical trials to clinical practice in the United States and Europe. *Epileptic Disord* 13 (Suppl 1): S27-S43.

Rosenfeld WE, Benbadis S, Edrich P, Tassinari CA, Hirsch E (2009): Levetiracetam as add-on therapy for idiopathic generalized epilepsy syndromes with onset during adolescence: analysis of two randomized, double-blind, placebo-controlled studies. *Epilepsy Res* 85: 72–80.

Rowan AJ, Meijer JW, de Beer-Pawlikowski N, *et al.* (1983): Valproate-ethosuximide combination therapy for refractory absence seizures. *Arch Neurol* 40: 797–802.

Sachdeo RC, GlauserTA, Ritter F, *et al.* (1999): A double blind, randomised trial of topiramate in Lennox-Gastaut syndrome. Topiramate YI. Study Group. *Neurology* 52: 1882–1887.

Sankar R (2004): Initial tretment of epilepsy with antiepileptic drugs: pediatric issues. *Neurology* (63/10 Suppl 4): S30-S39.

Scheffer IE, Berkovic S,Capovilla G *et al.* (2017): ILAE classification of the epilepsies: Position paper of theILAE Commission for Classification and Terminology. *Epilepsia* 58: 512–521.

Sharma P, Hussain A, Greenwood R (2019): Precision in pediatric epilepsy. *F1000Res:* Feb 6; 8.

Shinnar S, Pellock JM (2005): The trials and tribulations of pediatric drug trials. *Neurology* 65: 1348–1349.

Shorvon S (2006): We live in the age of the Clinical Guideline. *Epilepsia* 47: 1091–1093.

Song JM, Hahn J, Kim SH, Chang MJ (2017): Efficacy of Treatments for Infantile Spasms: A Systematic Review. *Clin Neuropharmacol* 40: 63–84.

Sozuer DT, Atakli D, Atay T, *et al.* (1996): Evaluation of various antiepileptic drugs in juvenile myoclonic epilepsy. *Epilepsia* 37 (Suppl 4): 77.

Specchio LM, Gambardella A, Giallonardo AT, *et al.* (2006): Open label, long-term, pragmatic study on levetiracetam in the treatment of juvenile myoclonic epilepsy. *Epilepsy Res* 71: 32–39.

Talwar D, Arora MS, Sher PK (1994): EEG changes and seizure exacerbation in young children treated with carbamazepine. *Epilepsia* 35: 1154–1159.

Tassinari CA, Dravet C, Roger J, Cano JP, Gastaut H (1972): Tonic status epilepticus precipitated by intravenous benzodiazepine in five patients with Lennox-Gastaut syndrome. *Epilepsia* 13: 421–435.

Tassinari CA, Rubboli G, Volpi L, Billard C, Bureau M (2005): Electrical status epilepticus during slow sleep (ESES or CSWS) including acquired epileptic aphasia (Landau-Kleffner syndrome). In: Roger J, Bureau M, Dravet C, Genton P, Tassinari CA, Wolf P (eds) *Epileptic Syndromes in Infancy, Childhood and Adolescence* (4th ed) pp. 295–314. Paris: John Libbey Eurotext.

Thanh TN, Chiron C, Dellatolas G, *et al.* (2002): Long-term efficacy and tolerance of stiripentaol in severe myoclonic epilepsy of infancy (Dravet syndrome). *Arch Pediatr* 9: 1120–1127.

The Felbamate Study Group in Lennox-Gastaut Syndrome (1993): Efficacy of felbamate in childhood epileptic encephalopathy (Lennox-Gastaut syndrome). *N Engl J Med* 328: 29–33.

Thomas P, Valton L, Genton P (2006): Absence and myoclonic status epilepticus precipitated by antiepileptic drugs in idiopathic generalized epilepsy. *Brain* 129: 1281–1292.

Trost LF 3rd, Wender RC, Suter CC, *et al.*; National Epilepsy Management Pane (2005): Management of epilepsy in adults. Treatment guidelines. *Postgrad Med* 118: 29–33.

Tzitiridou M, Panou T, Ramantani G, *et al.* (2005): Oxcarbazepine monotherapy in benign childhood epilepsy with centrotemporal spikes: A clinical and cognitive evaluation. *Epilepsy Behav* 7: 458–467.

Verrotti A, Coppola G, Manco R, *et al.* (2007): Levetiracetam monotherapy for children and adolescents with benign Rolandic seizures. *Seizure* 16: 271–275.

Vigevano F, Cilio MR (1997): Vigabatrin *versus* ACTH as first-line treatment for infantile spasms: a randomized, prospective study. *Epilepsia* 38: 1270–1274.

Villanueva V, Montoya J, Castillo A, *et al.* (2018): Perampanel in routine clinical use in idiopathic generalized epilepsy: The 12-month GENERAL study. *Epilepsia* 59: 1740–1752.

Vossler DG (1996): Exacerbation of seizures in Lennox-Gastaut syndrome by gabapentin. *Neurology* 46: 852–853.

Wakai S, Ikehata M, Nihira H, *et al.* (1996): "Obtundation status (Dravet)" caused by complex partial status epilepticus in a patient with severe myoclonic epilepsy in infancy. *Epilepsia* 37: 1020–1022.

Watemberg N, Leitner Y, Fattal-Valevski A, Kramer U (2009): Epileptic negative myoclonus as the presenting seizure type in Rolandic epilepsy. *Pediatr Neurol* 41: 59–64.

Wheless JW, Clarke DF, Carpenter D (2005): Treatment of pediatric epilepsy: expert opinion, 2005. J Child Neurol 20 (Suppl 1): 1–56.

Wheless JW, Clarke DF, Arzimanoglou A, Carpenter D (2007): Treatment of pediatric epilepsy: European expert opinion, 2007. *Epileptic Disord* 9: 353–412.

Wirrell E, Sherman EM, Vanmastrigt R, Hamiwka L (2008): Deterioration in cognitive function in children with benign epilepsy of childhood with central temporal spikes treated with sulthiame. *J Child Neurol* 23: 14–21.

Yang Z, Liu X, Qin J, *et al.* (2009): A study on epileptic negative myoclonus in atypical benign partial epilepsy of childhood. *Brain Dev* 31: 274–281.

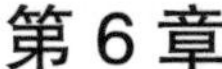

第 6 章 良性新生儿和婴儿发作与癫痫

作者：Federico VIGEVANO[1]，Paola DELISO[1]，Michelle BUREAU[2]，Perrine PLOUIN[3]，Bernd A. NEUBAUER[4] and Marina TRIVISANO[1]

单位：1. Department of Neurosciences，Bambino Gesù Children's Hospital，IRCCS，Rome，Italy

2. Centre Saint-Paul，Henri-Gastaut Hospital，Marseille，France

3. Clinical Neurophysiology Unit，Necker Enfants Malades Hospital，Paris，France

4. Department of Neuropediatrics，University Hospital Giessen and Marburg（UKGM），Giessen，Germany

出生后 1 年内发生的无热惊厥常与代谢紊乱、结构性脑损伤、遗传性疾病有关，随后演变为癫痫性脑病（Matsumoto et al.，1983）。然而，癫痫发作可见于神经发育或代谢正常及有早发性癫痫家族史的新生儿和婴儿。到目前为止，我们已经明确了三种新生儿和婴儿期癫痫综合征，主要特征系局灶性发作演变为双侧强直 - 阵挛发作、良性预后和常染色体显性遗传。基于起病年龄，将这些综合征分为：良性家族性新生儿发作（benign familial neonatal seizures，BFNS），出生后 5 天内起病（Rett & Teubel，1964）；良性家族性新生儿 - 婴儿发作（benign familial neonatal-infantile seizures，BFNIS），出生后 2 天到 6 个月起病（Kaplan & Lacey，1983）；良性家族性婴儿发作（benign familial infantile seizures，BFIS），出生后 3~8 个月起病（Vigevano et al.，1992）。

这三种癫痫综合征有很多共同点，它们均为常染色体显性遗传，在新生儿和婴儿期短期内出现自限性发作，而无其他病因学发现。患儿表现为成簇的局灶性运动性发作，并演变为双侧强直 - 阵挛发作、凝视和呼吸暂停，无典型的发作间期 EEG 特征。大多数患儿发育正常，其他发作类型罕见。一些患儿随后还伴有非痫性发作性疾病。这三种癫痫综合征的区别不仅在于起病年龄的不同，还有不同的基因突变：*KCNQ2* 基因突变是 BFNS 和 BFNIS 的主要病因，*PRRT2* 基因突变是 BFIS 的主要病因，但并非其唯一病因。其他基因如 *KCNQ3*、*SCN2A*、*SCN8A* 和 *CHRNA2* 基因也是上述三种癫痫综合征的病因，相同的基因可导致不同的癫痫综合征。

如前所述，这三种癫痫综合征都有一个共同特征，即发作仅见于新生儿和婴儿期非常短暂的时间内。因此，一些作者提出了"新生儿或婴儿期自限性癫痫"这一术语。尽管这一术语更为恰当，但 ILAE 并未将其收入到癫痫综合征术语表中。因此，在本章中，我们更倾向于继续使用"良性"这一术语。最后，过去提到的家族性和散发性这两个术语，本章中并未更多地使用，因为两者在临床特征和基因突变上并无显著的差异（Zara et al.，2013）。

一、良性家族性和非家族性新生儿发作

Rett 和 Teubel（1964）报道了第一个 BFNS 家系，共 3 代 8 例患儿。男性先证者在出生后第 3 天出现强直发作，伴发绀，随后出现包括面部和眼部肌肉在内的全身阵挛，每日发作 15~20 次。先证者的一个弟弟出生 16 个月后也有类似的表现。作者详细记录了家族史，发作间期 EEG 正常和预后良好。后来又有学者报道了第二个家系，5 代 14 例具有相似临床病史的患儿（Bjerre & Corelius，1968），患儿均为正常分娩，通常于生后第 3 天开始发作（有时伴发绀），1 个月内发作停止。3 例患儿发作长达 7 个月，另外 2 例发作长达 10 年。1979 年，Quattlebaum 报道了一个家系，其中 11 例患儿于生后第 3 天或 3 天前开始发作，1 例在生后 3 周时发作，另外 3 例在 3 个月时发作。

大多数患儿生后 6 或 8 个月仍有发作，但其他方面均正常。呈常染色体显性遗传，在随后所有报

道中都得到了证实。只有 Schiffmann 等（1991）报道了一个常染色体隐性遗传模式的家系。

Quattlebaum（1979）报道的家系包括 19 位成员，适合进行连锁分析。1989 年，Leppert 等将 BFNS 基因连锁到 20 号染色体长臂，这是在癫痫综合征中首次进行的连锁分析。这一结论很快在 1 个包括 69 例患者的纽芬兰家系（Ronen et al.，1993）、1 个北欧家系（Ryan et al.，1991）和 6 个法国家系（Malafosse et al.，1992）中得到证实。定位于 20q 染色体的 BFNS 综合征被命名为 EBN1。

然而，一个三代墨西哥裔美籍家系并未与 D20S19 和 D20S20 连锁（Ryan et al.，1991），提示突变位点的异质性。对该家系和其他家系的进一步研究（Lewis et al.，1993；Steinlein et al.，1995）表明，该综合征与 8q 的一个基因座连锁（8q 上的 BFNS 综合征被称为 EBN2）。在其他家系中，20q 和 8q 均未发现连锁（Lewis et al.，1996）。连锁分析发现了电压门控钾通道 *KCNQ2* 和 *KCNQ3* 基因突变（Singh et al.，1998；Bierbert et al.，1998；Charlier et al.，1998），*KCNQ2* 和 *KCNQ3* 基因分别编码钾通道 Kv7.2 和 Kv7.3。在大多数 BFNS 中检测到 *KCNQ2* 基因突变（约 95%），位于 Kv7.2 通道蛋白羧基末端结构域（Singh et al.，2003）。大多数突变通过单倍体不足发挥作用。有学者也报道了伴显性负性效应的突变（Volkers et al.，2009），该突变通常不会影响表型。对 BFNS 中罕见的 *KCNQ3* 基因突变，目前尚没有解释。在小鼠大脑发育过程中，*KCNQ3* 的表达晚于 *KCNQ2*（Tinel et al.，1998），但这尚未在人类得到证实。

BFNS 早期起病和自发缓解一直是人们关注的问题（Tinel et al.，1998；Jentsch，2000）。2003 年，Okada 等提出，BFNS 临床特征有离子通道年龄特异性表达的基础，与发育特异性相关的其他通道的出现可弥补由于基因突变所致的通道功能丧失。他们利用从出生当天（P0）到出生后 56 天的大鼠海马，研究了 KCNQ 通道抑制剂、GABA 和谷氨酸受体对神经元兴奋性和神经递质释放的影响，结果发现，在出生后第 1 周，KCNQ2 通道是一个主要的抑制系统。而出生 7 天后，GABA 能递质从兴奋转变为抑制功能。另一方面，谷氨酸能递质从 P0 获得兴奋功能。因此，BFNS 中 KCNQ 通道缺陷引起的与 KCNQ 相关的 M 电流小幅度降低，可能仅导致新生儿期惊厥（P=0.008）。关于新生儿 GABA 能递质功能转换的数据后来在其他小鼠模型研究中得到了证实（Kanaumi et al.，2008）。在 BFNS 家系中，约 60%~70% 的病例检测到 *KCNQ2*、*KCNQ3* 基因突变。而散发病例突变检测率为 4%~38%，这种巨大的差异可能反映了转诊和招募患儿的差异：患儿来源于重症监护病房、产科诊所、新生儿科或小儿科神经科。*KCNQ2* 基因突变最为常见，文献中报道了超过 80 种不同的突变（Bellini et al.，2013），而 *KCNQ3* 基因突变则较为罕见（Zara et al.，2013）。现在我们知道 *KCNQ2* 基因突变也是良性家族性新生儿 - 婴儿发作的主要原因。

家系越小，或受累人数越少，突变检出率就越低。文献中至少报道了 1 例生殖系嵌合体突变（Sadewa et al.，2008）。在 BFNS 家系中，基因检测结果阴性的病例，可能会发现基因组微缺失和罕见的微复制（经典测序技术无法发现）（Heron et al.，2007）。在一些患儿中，这些微缺失还包括邻近的 *CHRNA4* 基因（该基因与常染色体显性遗传的额叶癫痫相关）。令人感到奇怪的是，这似乎没有改变表型（Kurahashi et al.，2009）。由于报道系列中拷贝数较低，因此难以评估拷贝数变异的检出率，可能只有 20% 的数量级，但是约 10% 的 BFNS 家系仍未能发现遗传学病因（Zara et al.，2013）。

（一）临床特征

良性家族性和非家族性新生儿发作，患儿通常在出生后第 2 天或第 3 天起病，6 个月大时自发缓解。正如前面已讨论过的，事实上，迄今为止，伴新生突变的家系和散发病例在临床特征上并没有差异。

足月分娩儿（Ronen et al.，1993），出生时体重正常，出生后第 1 分钟 Apgar 评分大于 7 分，所有新生儿都未进过重症监护病房。从出生到发作总有一段时间间隔。然而，发作大多发生在出生后第 1 周内。受累男性和女性患儿性别比例均等。

80% 的病例出生后第 2 天或第 3 天开始发作，但有些患儿发作出现的时间较晚，见于生后第 1 个月甚至第 3 个月。Ronen 等（1993）在大家系中报告了 2 例早产儿 1 月龄时出现发作。早产儿神经系统发育到足月前，不会出现发作。考虑到该综合征严格的年龄依赖性，这一点很重要。

大多数情况下，患儿神经系统正常。发作间期可以喂奶；某些病例可观察到一过性轻度肌张力低下，随后患儿均能恢复正常的神经功能。

发作是局灶性的，有不同的运动症状，主要

是阵挛性发作，绝无强直发作。通常是一侧性发作，从一侧开始然后扩散到另一侧，双侧强直-阵挛很少见，持续1~3分钟，可频繁发作，以致出现癫痫持续状态。癫痫持续状态平均持续时间约20小时，但也可更短（2小时）或更长（最长3天）。

在首次报道的家系中，视频脑电图监测前，发作被描述为阵挛性发作，有时伴窒息。文献报道了2例患儿系强直发作，阵挛或强直发作时间较短（持续1~3分钟），反复发作7天以上。个别病例在随后数周内出现孤立性发作。在以前的文献中已报道过发作表现（Giacoia，1982；Crispen & Kelly 1985；Shevell et al.，1986；Camfield et al.，1991），但无证据表明这些病例有相同的发作表现。Ronen等（1993）在大家系中分析了70次发作的临床表现，大多数情况下发作是从强直、自主神经或眼-面部发作性症状开始，以混合形式出现。Hirsch等（1993）使用视频脑电图监测了3例患儿14次发作。所有发作均从强直开始，或右或左侧起始，同一患儿的每次发作均不同，常伴心动过速和短暂的呼吸暂停，发声或咀嚼可引起阵挛发作（局灶或全面性）。我们用视频脑电图记录了3例患儿的发作（未发表的家系资料）：发作形式刻板，开始是弥漫性张力增高和短暂的呼吸暂停，随后为自主神经或眼-面部症状，四肢对称或不对称性阵挛性动作。1949年，Bye报告了1例新发现的BFNS病例，借助录像带记录到2次发作。2次发作均从觉醒期开始，但其中一次发作系左侧肢体摸索和阵挛，而第2次则是全面性发作。从视频记录中可以看出，在大多数情况下，发作开始为弥漫性强直成分，随后为自主神经和运动症状，这些症状可以是单侧或双侧的、对称或不对称的。只有Bye（1994）报道的病例发作不是从强直开始的。

该综合征无肌阵挛发作、也无痉挛发作、事实上也没有真正的全面性强直-阵挛发作的报告。

该综合征长期预后良好、发育正常。约15%的病例后期会出现热性或无热惊厥（Grinton et al.，2015）。学者们报道了热性惊厥、rolandic癫痫和全面性强直-阵挛发作（Singh et al.，2003）。在一项对Rolandic癫痫家系和相关脑电图特征（如中央颞区棘波）的回顾性分析中，良性新生儿发作的发病率明显偏高（6%）（Doose et al.，1997）。

（二）脑电图发现

该综合征发作间期脑电图正常，伴不连续型背景活动、局灶或多灶性异常、θ-尖波交替型异常。实际上，文献中从未被报道过BFNS发作间期特征性EEG模式。如阵发性、非活动性或抑制-爆发等发作间期脑电图模式从未被报道过，这些模式均为预后不良的提示（Weck-huysen et al.，2013）。

发作期脑电图（Ronen et al.，1993；Hirsch et al.，1993）特征是背景活动低平，随后出现局灶性或双侧棘-慢波，只要临床症状不消失，这种异常脑电图就一直持续存在。发作后会出现脑电图长时间低平。Hirsch等（1993）非常仔细地研究了发作期脑电图，发现脑电低平持续5~19秒不等，而发作持续时间为59~155秒。

该综合征电-临床表现是一种全面性类型。Aso和Watanabe（1992）对此提出质疑，他们记录了1例3个月龄的BFNS患儿的一次单侧性发作。然而，Hirsch等（1993）强调，发作期脑电图最初低平就是全面性起始，在一次发作中出现的连续症状（如强直、呼吸暂停、阵挛）与儿童和成人的全面性强直-阵挛发作相同。同一作者认为，强直期或阵挛期某些临床和脑电图的不对称性可能与出生后最初几周胼胝体发育不成熟有关（Bardovick & Kjos，1988）。Bye（1994）再次讨论了BFNS在特发性全面性癫痫中的地位：ILAE 1989癫痫综合征分类发表时，当时没有BFNS的录像，而现在看来，BFNS中确实存在一些局灶性发作，伴或不伴双侧强直-阵挛。但大多数BFNS归属于全面性类型。当明确系局灶性发作时，发作可定位于任何脑区，但更常见于ralandic区（图6-1）。

可记录到电临床发作或临床下放电（所谓的电发作），也报道过无脑电图改变的临床发作。在癫痫持续状态开始时，发作可以是临床和（或）电临床，但最终临床下放电可能持续数小时。

（三）治疗

在家族性和非家族性新生儿发作前冠之以为“良性”这一术语，反映了大多数受累患者系自限性病程，需要个体化治疗。然而，在新生儿期，发作可能难以控制，患儿常使用负荷剂量的静脉AEDs，如苯巴比妥和苯二氮䓬类药物，可能需要心肺支持，导致不必要和延长的住院治疗。

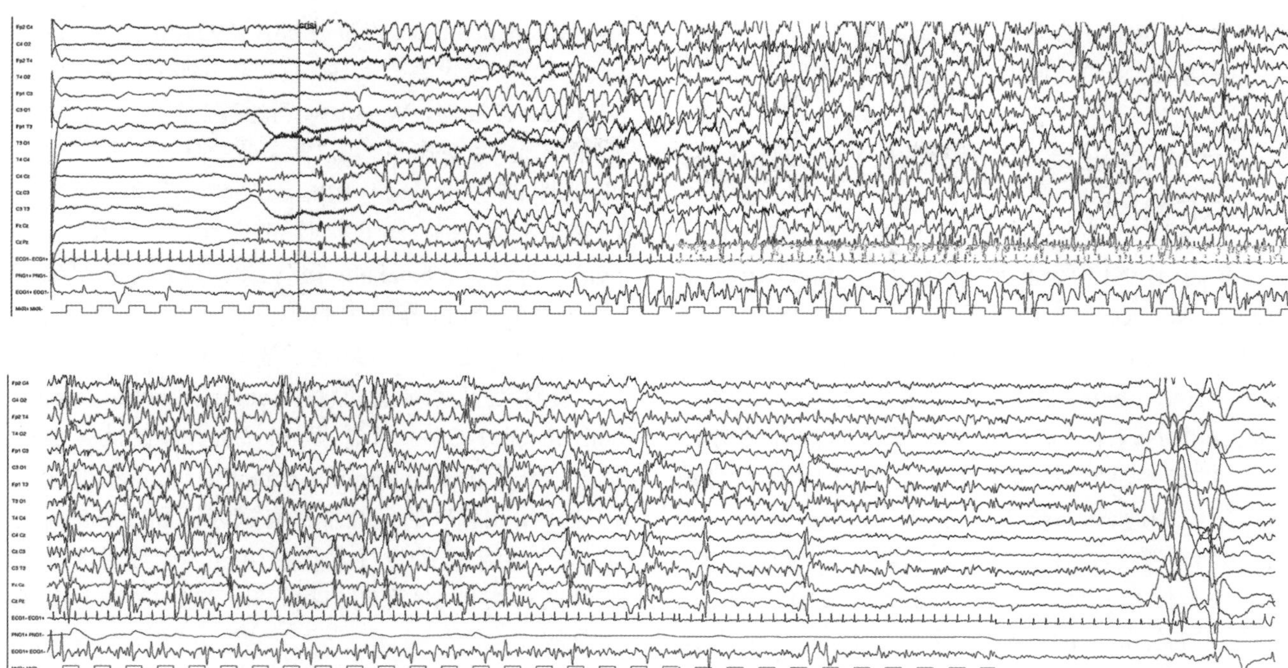

图 6-1　1 例出生 20 天的男性患儿，*KCNQ2* 基因错义突变所致的非家族性 BNS。EEG 示左侧额中央区棘波及棘 - 慢波，呈波幅渐高的募集节奏，扩散到对侧相同脑区，最后扩散到整个大脑。该患儿表现为头眼向左侧缓慢偏斜、四肢不对称强直。在同一患儿中，头眼偏斜有时会随发作而变

目前，首选钠通道阻滞剂，如卡马西平和苯妥英，对 *KCNQ2* 基因突变所致的发作有效，因系功能缺失型突变（Pisano et al.，2015；Sands et al.，2016）。要避免使用静脉注射负荷剂量的苯巴比妥，会导致患儿过度镇静和肌张力低下、延迟口服喂养、延长患儿在新生儿重症监护病房（NICU）的住院时间。反之，可在基因检测结果出来之前，通过观察其对卡马西平的治疗反应，早期可验证该综合征的诊断。

（四）相同基因突变的综合征

与 *KCNQ2* 和 *KCNQ3* 基因突变以及 *KCNQ2* 基因变异相关的表型谱也与不同的癫痫表型相关，从自限性癫痫到与发育迟缓相关的耐药性癫痫。自限性表型，如伴中央 - 颞区棘波的儿童良性癫痫（BECTS）。上述基因突变也见于 BFNS 大家系（Maihara et al.，1999；Coppola et al.，2003）及散发病例。另一方面，*KCNQ2* 基因突变与以早发性发育性癫痫性脑病（DEE）为特征的严重表型相关。2003 年有学者首次（Dedek et al.，2003）报道了 1 例出生后第 3 天开始出现耐药性癫痫的新生儿，脑电图示额叶起源的局灶性发作，患儿到 2.5 岁时发作减少，但精神运动发育迟滞。最新文献报道 KCNQ2-DEE 癫痫表型：起病时发作常表现为强直性姿势伴局灶性阵挛，伴呼吸暂停和血氧饱和度降低。即便使用钠通道阻滞剂能很好地控制发作，预后通常也是中重度智力障碍（Weckhuysen et al.，2013；Pisano et al.，2015）。

最近，鉴于基因突变对通道功能（功能获得或丧失）的不同影响，与 *KCNQ2* 相关的 DEE 分为两种临床表型（Pisano et al.，2015；Mulkey et al.，2017）。通道功能丧失的变异引起新生儿癫痫性脑病，而通道功能增强的变异则引起伴婴儿痉挛的 DEE，随后出现耐药性局灶性癫痫，并在生后数月出现非痫性肌阵挛（Mulkey et al.，2017）。

最后，*KCNQ2* 基因突变与 BFNS 和肌强直相关。Dedek 等（2001）报道了一个所有受累成员均患有 BFNS 和肌强直的家系。受累患儿携带了 R207W 突变，该突变中和了 *KCNQ2* 电压传感器 S4 段的氨基酸电荷。4 例患者持续性肌纤维颤搐，发病前后伴肌痛，而母亲仅有肌纤维颤搐，她的双胞胎女儿出现新生儿惊厥（其中 1 例在第 7 天和第 30 天发作，另 1 例在第 10 天发作），并分别在 2 岁和 12 岁时出现癫痫大发作（偶伴发热）。这对双胞胎同父异母的妹妹在第 4 天出现发作，这对双胞胎中的一个儿子在第 3 天、30 天、45 天和 47 天出现发作，但只有肌电图放电（无肌纤维颤搐）。所有受累成员在 *KCNQ2* 电压传感器 S4 片段携带一个核苷

酸突变，这与肌纤维颤搐一起提示至少部分运动神经元表达 KCNQ2/3 通道。

二、良性家族性新生儿 - 婴儿发作（BFNIS）

关于 BFNIS 的首篇报道可追溯到 1983 年（Kaplan & Lacey）。在这篇文献中，BFNIS 起病时间从出生后 2 天到 3.5 个月不等。随后，2002 年，Heron（Heron et al.，2002）报道了 2 个家系，出生后 1.9~3.8 个月起病，无热惊厥继发全面性和部分性发作，携带 *SCN2A* 基因错义突变，*SCN2A* 基因编码电压门控钠通道 Nav1.2，为常染色体显性遗传。此后，2004 年有学者在 5 个表型相似的家系（Berkovic et al.，2004）和其他作者（Sriano et al.，2006；Zara et al.，2013）在散发病例中也发现了 *SCN2A* 基因突变。该综合征发作症状学表现为局灶性运动性发作、伴头眼偏斜、随后出现强直和阵挛。发作间期脑电图正常或后头部可见痫性放电。所有患儿在发作前后发育正常。*KCNQ2*、*SCN2A* 基因突变与癫痫和神经发育障碍谱系有关，而非自限性（Wolff et al.，2017）。

根据起病年龄定义了不同的癫痫综合征：婴儿早期起始（<3 个月）的严重癫痫，包括早发性 DEE、Ohtahara 综合征和伴游走性局灶性发作的婴儿癫痫；婴儿期 / 儿童期（年龄>3 个月）起始的癫痫，包括 West 综合征、肌阵挛 - 失张力性癫痫、Lennox-Gastaut 综合征，局灶性癫痫伴慢波睡眠期电持续状态（ESES）及智力障碍或孤独症（Wolff et al.，2017）。目前认为 *SCN2A* 基因功能获得型突变增强了谷氨酸能神经元兴奋性，导致婴儿期起始的发作表型（良性和 DEE），而 *SCN2A* 基因功能缺失型突变抑制谷氨酸能神经元兴奋性，导致孤独症谱系障碍（ASD）和（或）智力障碍（ID）。癫痫发作的严重程度与功能获得的程度相关，其中兴奋性突变导致 DEE，而轻型突变导致良性婴儿发作（Sanders et al.，2018）。

三、良性家族性和非家族性婴儿发作

1963 年，Fukuyama 报道了数例患儿，2 岁内起病，表现为全面性强直 - 阵挛发作、无明显的病因学发现、精神运动发育正常、脑电图正常和预后良好。后来，陆续有学者研究了该综合征发作定位和症状学（Watanabe et al.，1987，1990，1993）、预后（Sugiura et al.，1983）及家系（Vigevano et al.，1990，1992，1994；Vigevano，2005）。Watanabe 等多次描述了不同类型的部分性发作，提出“伴复杂部分性发作的婴儿良性部分性癫痫（BPE with CPS）”和“伴继发性全面性发作的婴儿良性部分性癫痫（BPE with SGS）”等术语，Watanabe 报告的病例大多不是家族性的。Vigevano 等关注那些呈常染色体显性遗传、有癫痫家族史和预后良性的婴儿期癫痫患儿，提出了“良性婴儿家族性惊厥（benign infantile familial convulsions）”这一术语，后来又提出“良性家族性婴儿发作”（benign familial infantile seizures，BFIS）。正如新生儿起病的良性发作有家族性和非家族性之别，婴儿期起病的良性发作也可分为家族性和非家族性两种类型，尽管现在我们知道这两种类型是有重叠的。

1997 年，Szepetowski 描述了 BFIS 与阵发性舞蹈徐动症之间的关系（Szepetowski et al.，1997）。随后，在 16p12-q12 染色体上鉴定出特定标记后，该综合征构成了家系中的一种表型，称为婴儿惊厥和舞蹈徐动症（ICCA）。通过经典的连锁分析与全外显子测序，*PRRT2* 基因突变被确定为阵发性运动障碍（PKD）（Wang et al.，2011）、婴儿惊厥和舞蹈徐动症（ICCA）（Heron et al.，2012；Lee et al.，2012）及良性家族性婴儿癫痫（BFIE）（Heron et al.，2012；Ono et al.，2012）的病因。2012 年，Specchio 等在良性家族性和非家族性婴儿发作中发现了 *PRRT2* 基因突变。*PRRT2* 基因突变目前是良性家族性和非家族性婴儿发作的主要病因，与 PKD 有关或无关（Zara et al.，2013）。

PRRT2 基因位于染色体 16p11.2，编码一种与突触小体相关蛋白 25kDa（SNAP-25）相互作用的膜蛋白。c.649_650insC 突变是最常报道的突变：这是一个热点突变，由一个胞嘧啶（C）碱基插入到 9 个胞嘧啶（C）碱基的均聚物中，与 4 个鸟嘌呤碱基相邻。该突变与不同的表型、家族性或非家族性 BFIS、有无 PKD 及偏头痛相关（Marini et al.，2012；Specchio et al.，2012）。

在 BFIS 中，除 *PRRT2* 基因外，还报道了 *SCN2A* 和 *KCNQ2-3* 基因突变，约占 BFIS 家系的 90%。10% 的 BFIS 家系未发现基因突变。有学者在 BFIS 的一个家系中，还发现了 *CHRNA2* 基因突变（Trivisano et al.，2015），需要进一步的研究来明确并填补这一空白。

(一) 临床与脑电图表现

该综合征的特点是成簇的局灶性发作，出生后第 1 年或第 2 年亚急性起病，无明确病因，精神运动发育完全正常。起病年龄为 3~20 个月。但在家系中，该综合征大多于第 4~7 个月起病。孕产史无特殊，所有病因学检查，特别是代谢和神经影像学检查均正常。

家族性病例一级和二级亲属，他们在婴儿期有惊厥史，但不发展成为癫痫。在这些家系中，特发性癫痫和热性惊厥的发病率与普通人群无差异，新生儿期无惊厥（Grinton et al.，2015）。该综合征系常染色体显性遗传，据报道，在家系中，女性发病率较高，但患病率并未得到证实（Vigevano et al.，1992）。自 1992 年首次描述该综合征以来，世界上报道了许多类似病例。2016 年，Gally 等发现，良性家族性和非家族性婴儿癫痫出生后第 1 年的发病率比以前预测的更高，在癫痫综合征中仅次于 West 综合征。

所有患儿起病前，精神运动发育完全正常。总特点是成簇的发作：大多数是短暂的、连续性发作，每天最多 8~10 次，但达不到真正的癫痫持续状态。患儿发作间期正常，偶有昏睡，可能主要系药物的不良反应所致。据报道，约 1/3 的患儿在成簇发作前 10~15 天有孤立性发作。发作通常在开始时较长，持续 2~5 分钟，随着药物起效，发作时间变短，成簇发作可持续 1~3 天。

关于发作症状学，很难说散发和家系病例之间是否存在真正的区别。它们共同之处包括运动停止、意识障碍、凝视和癫痫发作。Watanabe 强调了伴 CPS 的 BPE 病例中存在肢体或口面部自动症（Watanabe et al.，1990），及伴 SGS 的 BPE 病例中强调了伴强直 - 阵挛的全面性发作（Watanabe et al.，1993）。另一方面，除已描述的症状外，Vigevano 还报道了发作时头眼向一侧缓慢偏斜、弥漫性肌张力增高、发绀和单侧肢体抽搐，后演变为双侧同步或不同步抽搐（Vigevano et al.，1992）。在同一例患儿中，头眼偏斜有时会随着发作而改变。

在成簇发作前后，觉醒和睡眠期发作间期脑电图是正常的。Vigevano 描述了在一次成簇发作时，发作期脑电图可见枕顶区一侧性慢波和棘波。在继发性全面性发作中，发作期脑电图显示为一种局灶性放电，其特征为波幅渐高的募集节律在一侧半球扩散，并波及整个大脑（图 6-2）。发作起始部位具有显著的特征，据 Watanabe 报道，在伴 CPS 的 BPE 病例中（Watanabe et al.，1990），发作起始部位最常见于颞区；而在伴 SGS 的 BPE 病例中，发作起始部位则有所不同（Watanabe et al.，1993）；在家族性病例中，发作起始于顶枕区，侧别随发作而变（Vigevano et al.，1992）。

(二) 治疗

发作对 AEDs 反应良好。卡马西平是首选药物，服用剂量远低于用于治疗癫痫的常规剂量。正如 Ebrahimi-Fakhari 等在 2015 年的报道，数种 AEDs 可能有效，尤其是卡马西平。在未经治疗的病例中，1 岁前可出现孤立性或短暂的成簇发作。患儿精神运动发育正常，随后不会发作为癫痫。在阵发性舞蹈徐动症相关的病例中，婴儿发作的临床表现与前面的描述相同。舞蹈徐动症开始于婴儿期、儿童期或青春期，归属于肌张力障碍，休息时发生，劳累或焦虑可诱发（Szepetowski et al.，1997）。同样，ICCA 如同癫痫一样对卡马西平尤为敏感。由于预果良好，理论上可以不用药物治疗。然而，实际上，由于种种原因，患儿家属难以接受不用药物治疗的理念。大多数患儿反复发作（每 2~3 小时发作一次）；首次发作后未治疗的患儿可能还会出现其他类型的发作或成簇的发作。除家系外，起病初始并不容易明确诊断。在家系病例中，决定不予治疗更容易些。

(三) 鉴别诊断

在新生儿期，BFNS 和 BINS 必须与新生儿非痫性发作事件（NEPE）和其他病因新发的新生儿发作（new-onset neonatal seizures，NNS）相鉴别。震颤和良性睡眠期肌阵挛是新生儿常见的 NEPE，易于识别。震颤可见于正常新生儿清醒和睡眠期：幅度很大、非常频繁、哭泣时加剧，可通过抑制受累侧肢体终止震颤，发作期和间期脑电图正常。

良性新生儿睡眠肌阵挛只见于安静的睡眠期，在清醒和活跃的睡眠期不会出现。肢体节律性肌阵挛可持续 1~2 分钟，无其他任何症状。发作间期和发作期脑电图完全正常。该症状在数天或数周后自发消失，患儿发育正常（Di Capua & Vigevano，1993）。

过度惊吓的电 - 临床特征完全不同。胃食管反流所致的强直发作与进食有关。症状性 NNS 最常见，可继发于缺血缺氧性脑病、代谢紊乱、大脑结构异常或感染。上述病因可通过不同的检查手段明确，其临床发作表现也不相同：起病年龄、临床类型、

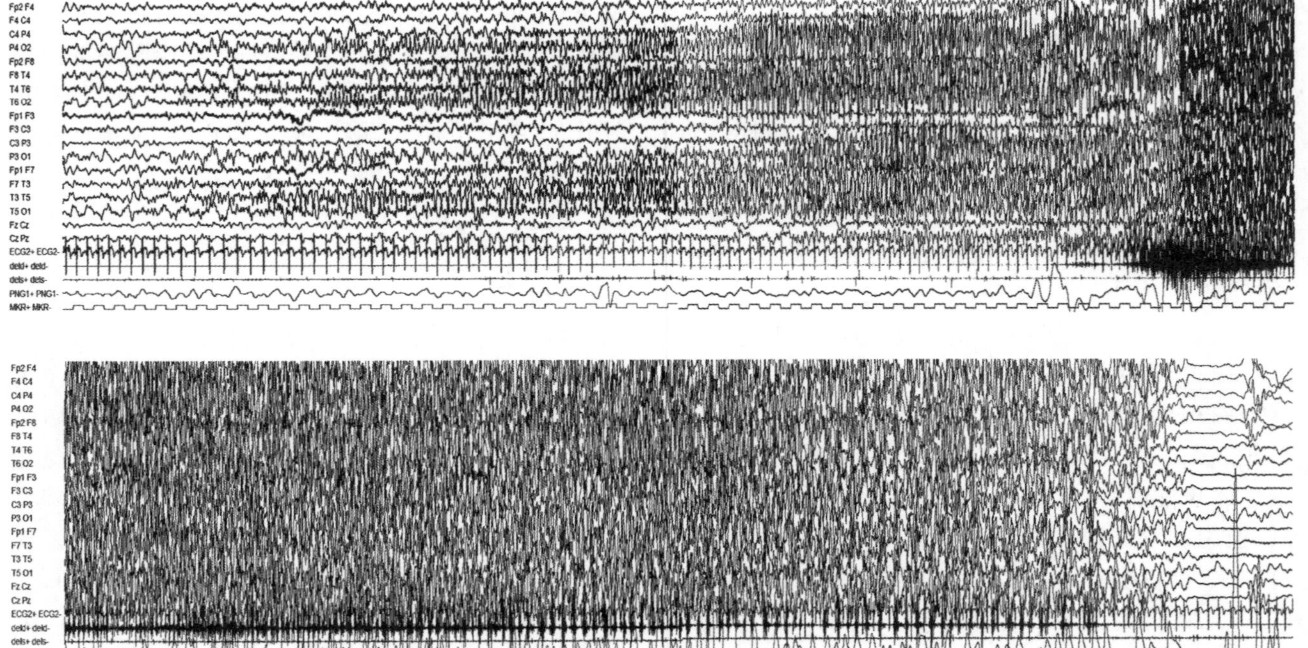

图 6-2　1 例 8 月龄女性患儿，*PRRT2* 基因突变，多导视频记录到一次局灶性发作，发作期脑电图示左侧顶 - 颞 - 枕区节律性放电（上图），迅速累及对侧同一脑区，在发作后 40 秒内，整个双侧半球受累，2 分钟后结束。发作后呈低波幅不对称慢活动。临床上患儿无反应，凝视 10 秒，随后强直，肢体表现为不同步的阵挛

持续时间和发作频率均不相同，常伴神经系统异常表现，发作间期和发作期脑电图有不同的异常模式。预后取决于病因、发作持续时间、发作间期脑电图模式及控制发作所需的 AEDs 数量。

在出生后第 1 年，家族性惊厥可由吡哆醇依赖或缺乏引起（Bankier et al.，1983）。然而，在这种疾病中，耐药性癫痫可出现在生后数天，临床症状总是很严重。

此外，BFNS 和 BINS 仍然是排除性诊断，因为我们知道许多新生儿隐源性惊厥预后有很大的不确定性。

诊断 BFIS 依然困难（Okumura et al.，2000），早期诊断仅见于家系。在伴复杂部分性或继发全面性发作的散发病例中，可根据上述标准初步做出疑似诊断，必须除外任何可能的病因。此外，在散发病例中，基因检测对诊断非常有帮助。

如前所述，报道的与舞蹈徐动症相关的病例系由 *PRRT2* 基因突变所致。2016 年，Gardella 等报道了非常类似的 *SCN8A* 基因突变病例，来自 3 个家系 16 例患儿，出生后 1~2 年出现无热局灶性发作，伴良性演变；其中 5 例患儿发展为伸展、运动、情绪刺激诱发的发作性肌张力障碍。与腹泻和肠胃炎发作有非常相似的临床症状，称为"与轻度胃肠炎相关的良性婴儿发作"，1982 年首次由日本学者报道（Morooka et al.，1982），临床特征为 6 个月至 3 岁起病、起病前患儿健康、出现无热全面性发作伴胃肠炎症状、常成簇发作、实验室检查结果包括血液和脑脊液均正常，所有患儿发作间期 EEG 均正常，预后良好。

发作大多短暂，局灶性发作演变为全面性发作，主要发生在胃肠炎发作前 5 天内。40%~50% 的病例可检测出轮状病毒抗原（Uemura et al.，2002），而约 67% 的病例检测出诺如病毒而未检测出轮状病毒（Kim et al.，2018）。

该综合征无须抗癫痫药物预防性治疗，发作复发仅见于极少数反复胃肠炎发作的病例。许多研究都在寻找该综合征的遗传基础。如 *PRRT2* 基因突变系为 BFIS 的病因（Ishii et al.，2013）。

关于 Bureau、Maton（1998）、Bureau 等（1998）及 Capovilla 和 Beccaria（2000）报道的所谓"婴儿和幼儿期良性部分性癫痫伴睡眠期中央顶区棘 - 慢波"，许多因素表明这可能是一种特发性癫痫综合征：约 30% 的病例有癫痫家族史，特殊的脑电图模式和良性预后。该综合征与 BFIS 的区别在于起病稍晚，无成簇发作，存在特征性 EEG 异常和多基因遗传倾向。尽管在起病年龄、发作症状学和 EEG 模式

上存在差异，但该综合征可演变为伴中央-颞区棘波良性儿童癫痫（benign epilepsy of childhood with centro-temporal spikes，BECTS）。BECTS 起病较晚；仅一种发作类型，而前者发作症状学是可变的；另一方面，两者的 EEG 模式都是良性，在不同年龄段均可能相同。

（齐　霜　秦　兵 译　秦　兵 校）

参考文献

Aso K, Watanabe K (1992): Benign familial neonatal convulsions: generalized epilepsy? *Ped Neurol* 8: 226–228.

Bankier A, Turner M, Hopkins J (1983): Pyridoxine-dependent seizures: a wider clinical spectrum. *Arch Dis Child* 58: 415–418.

Bardovick AJ, Kjos BO (1988): Normal post-natal development of the corpus callosum as demonstrated by MR imaging. *AmJ Neurol Radiol* 3: 497–491.

Bellini G, Miceili F, Soldovieri MV, *et al.* *KCNQ2*-Related Disorders Genereviews – NCBI Bookshelf (2013): GeneReviews. Available at: http://www.ncbi.nlm.nih.gov/bookshelf/br.fcgi?book=gene&-part=bfns. Accessed November 17, 2014.

Berkovic SF, Heron SE, Giordano L, *et al.* (2004): Benign familial neonatal-infantile seizures: characterization of a new sodium channelopathy. *Ann Neurol* 55: 550–557.

Biervert C, Schroeder BC, Kubisch C, *et al.* (1998): A potassium channel mutation in neonatal human epilepsy. *Science* 279: 403–404.

Bjerre I, Corelius E (1968): Benign neonatal familial convulsions. *Acta Paediat Scand* 57: 557–561.

Bureau M, Cokar O, Maton B, Genton P, Dravet C (2002): Sleep-related, low voltage Rolandic and vertex spikes: an EEG marker of benignity in infancy-onset focal epilepsies. *Epileptic Disord* 4: 15–22.

Bureau M, Kaleli O, Maton B, Dravet C (1998): EEG correlates of benign focal epilepsy in early childhood. *Epilepsia* 39 (Suppl 2): 91–92.

Bureau M, Maton B (1998): Valeur de l'EEG dans le pronostic précoce des épilepsies partielles non idiopathiques de l'enfant. In: Bureau M, Kahane P, Munari C (eds) *Épilepsies partielles graves pharmaco-résistantes de l'enfant: stratégies diagnostiques et traitements chirurgicaux*, pp. 67–78. Paris: John Libbey Eurotext.

Bye AME (1994): Neonate with benign familial neonatal convulsions: recorded generalized and focal seizures. *Ped Neurol* 10: 164–165.

Camfield PR, Dooley J, Gordon K, Orlik P (1991): Benign familial neonatal convulsions are epileptic. *J Child Neurol* 6: 340–342.

Capovilla G, Beccaria F (2000): Benign partial epilepsy in infancy and early childhood with vertex spikes and waves during sleep: a new epileptic form. *Brain Dev* 22: 93–99.

Caraballo R, Pavek S, Lemainque A, *et al.* (2001): Linkage of benign familial convulsions to chromosome 16p12-q12 suggests allelism to the infantile convulsions and choreoathetosis syndrome. *Am J Hum Genet* 68: 764–788.

Charlier C, Singh NA, Ryan SG, *et al.* (1998): A pore mutation in a novel KQT-like potassium channel gene in an idiopathic epilepsy family. *Nat Genet* 18: 53–55.

Commission on Classification and Terminology of the International League Against Epilepsy (1989): Proposal for revised classification of epilepsies and epileptic syndromes. *Epilepsia* 30: 389–399.

Contino MF, Lebby T, Arcinue EL (1994): Rotavirus gastrointestinal infection causing afebrile seizures in infancy and childhood. *Am J Emerg Med* 12: 94–95.

Coppola G, Castaldo P, Miraglia del Giudice E, *et al.* (2003): A novel KCNQ2 K+ channel mutation in benign neonatal convulsions and centrotemporal spikes. *Neurology* 61: 131–134.

Crispen C, Kelly T (1985): Benign familial neonatal convulsions. *Iowa Medical* 75: 397–401.

Dedek K, Fusco L, Teloy N, Steinlein OK (2003): Neonatal convulsions and epileptic encephalopathy in an Italian family with a missense mutation in the fifth transmembrane region of KCNQ2. *Epilepsy Res* 54: 21–27.

Dedek K, Kunath B, Kananura C, Reuner U, Jentsch TJ, Steinlein OK (2001): Myokymia and neonatal epilepsy caused by a mutation in the voltage sensor of the KCNQ2 K+ channel. *PNAS* 98: 12273–12277.

Di Capua M, Vigevano F (1993): Benign neonatal sleep myoclonus. *Mov Dis* 812: 191–194.

Doose H, Brigger-Heuer B, Neubauer B (1997): Children with focal sharp waves: Clinical and genetic aspects. *Epilepsia* 38: 788–796.

Ebrahimi-Fakhari D, Saffari A, Westenberger A, Klein C (2015): The evolving spectrum of PRRT2-associated paroxysmal diseases. *Brain* 138 (Pt 12): 3476–3495.

Flesler S, Sakr D, Cersosimo R, Caraballo R (2011): Benign infantile focal epilepsy with midline spikes and waves during sleep: a new epileptic syndrome or a variant of benign focal epilepsy? *Epileptic Disord* 12: 205–211.

Fukuyama Y (1963): Borderland of epilepsy with special reference to febrile convulsions and so-called infantile convulsions. Seishing-Igaku. *Seishing-Igaku (Clin Psychiatry)* 5: 211–223.

Gaily E, Lommi M, Lapatto R, Lehesjoki AE (2016): Incidence and outcome of epilepsy syndromes with onset in the first year of life: A retrospective population-based study. *Epilepsia* 57: 1594–1601.

Gardella E, Becker F, Møller RS, *et al.* (2016): Benign infantile seizures and paroxysmal dyskinesia caused by an SCN8A mutation. *Ann Neurol* 79: 428–436.

Giacoia GP (1982): Benign familial neonatal convulsions. *Southern Med J* 5: 629–630.

Grinton BE, Heron SE, Pelekanos JT, *et al.* (2015): Familial neonatal seizures in 36 families: Clinical and genetic features correlate with outcome. Epilepsia. 56: 1071–1080.

Heron SE, Cox K, Grinton BE, *et al.* (2007): Deletions or duplications in KCNQ2 can cause benign familial neonatal seizures. *J Med Genet* 44 (12): 791–796.

Heron SE, Crossland KM, Andermann E, *et al.* (2002): Sodium-channel defects in benign familial neonatal-infantile seizures. *Lancet* 360: 851–852.

Heron SE, Grinton BE, Kivity S, *et al.* (2012): PRRT2 mutations cause benign familial infantile epilepsy and Infantile convulsions with choreoathosis syndrome. *Ann J Hum Genet* 90: 152–160.

Hirsch E, Velez A, Sellal F, Maton B, Grinspan A, Malafosse A, Marescaux C (1993): Electroclinical signs of benign neonatal familial convulsions. *Ann Neurol* 134: 835–841.

Imai K, Otani K, Yanagihara K, *et al.* (1999): Ictal Video-EEG recording of three partial seizures in a patient with the benign infantile convulsions associated with mild gastroenteritis. *Epilepsia* 40: 1455–1458.

Ishii A, Yasumoto S, Ihara Y, *et al.* (2013): Genetic analysis of PRRT2 for benign infantile epilepsy, infantile convulsions with choreoathetosis syndrome, and benign convulsions with mild gastroenteritis. *Brain Dev* 35: 524–530.

Itou J, Takahashi Y, Kusunoki Y, Oki J, Chou K (1988): Convulsions associated with mild acute diarrhea. *Shounika-Rinsho Jpn J Pediatr* 41: 2011–2015.

Jentsch TJ (2000): Neuronal KCNQ potassium channels: physiology and role in disease. *Neuroscience* 1: 21–30.

Kanaumi T, Takashima S, Iwasaki H, Itoh M, Mitsudome A, Hirose S (2008): Developmental changes in KCNQ2 and KCNQ3 expression in human brain: possible contribution to the age-dependent etiology of benign familial neonatal convulsions. *Brain Dev* 30: 362–369.

Kaplan RE, Lacey DJ (1983): Benign familial neonatal-infantile seizures. *Am J Med Genet* 16: 595–599.

Kim BR, Choi GE, Kim YO, Kim MJ, Song ES, Woo YJ (2018): Incidence and characteristics of norovirus-associated benign convulsions with mild gastroenteritis, in comparison with rotavirus ones. *Brain Dev* 40: 699–706.

Kurahashi H, Wang JW, Ishii A, *et al.* (2009): Deletions involving both KCNQ2 and CHRNA4 present with benign familial neonatal seizures. *Neurology* 73: 1214–1217.

Lee HY, Huang Y, Bruneau N, *et al.* (2012): Mutations in the gene PRRT2 cause paroxysmal kinesigenic dyskinesia with infantile convulsions. *Cell Rep* 1 (1): 2–12.

Leppert M, Anderson VE, Quattlebaum T, *et al.* (1989): Benign familial neonatal convulsions linked to genetic markers on chromosome 20. *Nature* 337: 647–648.

Lewis TB, Leach RJ, Ward K (1993): Genetic heterogeneity in benign familial neonatal convulsions: identification of a new locus on chromosome-8q. *Am J Hum Gen* 53: 670–675.

Lewis TB, Shevell MI, Andermann E, Ryan SG, Leach RJ (1996): Evidence of a third locus for benign familial convulsions. *J Child Neurol* 11: 211–214.

Maihara T, Tsuji M, Higuchi Y, Hattori H (1999): Benign familial neonatal convulsions followed by benign epilepsy with centro-temporal spikes in two siblings. *Epilepsia* 40: 110–113.

Malafosse A, Leboyer M, Dulac O, *et al.* (1992): Confirmation of linkage of benign familial neonatal convulsions to D20S19 and D20S20. *Hum Gen* 89: 54–58.

Marini C, Conti V, Mei D, *et al.* (20012): PRRT2 mutations in familial infantile seizures, paroxysmal dyskinesia, and hemiplegic migraine. *Neurology* 79: 2109–2114.

Matsumoto A, Watanabe K, Sugiura M, Negoro T, Takaesu E, Iwase K (1983): Long-term prognosis of convulsive disorders in the first year of life: mental and physical development and seizure persistence. *Epilepsia* 24: 321–329.

Miles KD, Holmes GL (1990): Benign neonatal seizures. *J Clin Neurophysiol* 7: 369–379.

Morooka K (1982): Convulsions and mild diarrhea [in Japanese]. Shonika (Tokyo). 23: 131–137.

Mulkey SB, Ben-Zeev B, Nicolai J, *et al.* (2017): Neonatal nonepileptic myoclonus is a prominent clinical feature of KCNQ2 gain-of-function variants R201C and R201H. *Epilepsia* 58: 436–445.

Okada M, Zhu G, Hirose S, Ito KI, Murakami T, Wakui M, Kaneko S (2003): Age-dependent modulation of hippocampal excitability by KCNQ-channels. *Epilepsy Res* 53: 81–94.

Okumura A, Hayakawa F, Kato T, Kuno K, Negoro T, Watanabe K (2000): Early recognition of benign partial epilepsy in infancy. *Epilepsia* 41: 714–717.

Ono S, Yoshiura K, Kinoshita A, Kikuchi T, Nakane Y, Kato N, *et al.* (2012): Mutations in PRRT2 responsible for paroxysmal kinesigenic dyskinesias also cause benign familial infantile convulsions. *Am J Hum Genet* 57: 338–341.

Pisano T, Numis AL, Heavin SB, *et al.* (2015): Early and effective treatment of KCNQ2 encephalopathy. *Epilepsia* 56: 685–91.

Plouin P (1985): Benign neonatal convulsions (familial and nonfamilial). In: Roger J, Dravet C, Bureau M, Dreifuss FE, Wolf P (eds) *Epileptic Syndromes in Infancy Childhood and Adolescence*, pp. 2–11. London: John Libbey.

Quattlebaum TG (1979): Benign familial convulsions in the neonatal period and early infancy. *J Pediatr* 95: 257–259.

Rett A R, Teubel R (1964): Neugeborenenkrämpfe im Rahmen einer epileptisch belasten Familie. *Wien Klin Wschr* 76: 609–613.

Ronen GM, Rosales TO, Connolly ME, Anderson VE, Leppert M (1993): Seizure characteristics in chromosome 20 benign familial neonatal convulsions. *Neurology* 43: 1355–1360.

Rose AL, Lombroso CT (1970): Neonatal seizure states. A study of clinical pathology and EEG features in 137 full-term babies with a long term follow-up. *Pediatrics* 45: 405–425.

Rundfeldt C, Netzer R (2000): Retigabine stabilizes neuronal cell activity in epileptic patients by activating KCNQ2/3 channels and its mutation. *Abst Soc Neurosci* 26: 662.

Ryan SG, Wiznitzer M, Hollman C, Torres C, Szekeresova M, Schneider S (1991): Benign familial neonatal convulsions: evidence for clinical and genetic heterogeneity. *Ann Neurol* 29: 469–473.

Sadewa AH, Sasongko TH, Gunadi, Lee MJ, Daikoku K, Yamamoto A, *et al.* (2008): Germ-line mutation of KCNQ2, p.R213W, in a Japanese family with benign familial neonatal convulsion. *Pediatr Int* 50 (2): 167–171.

Sanders SJ, Campbell AJ, Cottrell JR, *et al.* (2018): Progress in Understanding and Treating SCN2A-Mediated Disorders. *Trends Neurosci* 41 (7): 442–456.

Sands TT, Balestri M, Bellini G, *et al.* (206): Rapid and safe response to low-dose carbamazepine in neonatal epilepsy. *Epilepsia* 57: 2019–2030.

Schiffmann R, Shapira Y, Ryan G (1991): An autosomal recessive form of benign familial neonatal seizures. *Clin Genet* 40: 467–470.

Shevell MI, Sinclair DB, Metrakos K (1986): Benign familial neonatal seizures: clinical and electroencephalographic characteristics. *Ped Neurol* 2: 272–275.

Singh NA, Charlier C, Stauffer D, *et al.* (1998): A novel potassium channel gene, KCNQ2, is mutated in an inherited epilepsy of newborns. *Nat Genet* 18: 23–29.

Singh NA, Westenskow P, Charlier C, *et al.* (2003): KCNQ2 and KCNQ3 potassium channel genes in benign familial neonatal convulsions: expansion of the functional and mutation spectrum. *Brain* 126: 2726–2737.

Specchio N, Terracciano A, Trivisano M, *et al.* (2013): PRRT2 is mutated in familial and non-familial benign infantile seizures. *Eur J Paediatr Neurol* 17: 77–81.

Steinlein O, Schuster V, Fischer C, Häussler M (1995): Benign familial neonatal convulsions: Confirmation of genetic heterogeneity and further evidence for a second locus on chromosome 8q. *Hum Genet* 95: 411–415.

Striano P, Bordo L, Lispi ML, Specchio N, Minetti C, Vigevano F, Zara F (2006): A novel SCN2A mutation in family with benign familial infantile seizures. *Epilepsia* 47: 218–220.

Sugiura M, Matsumoto A, Watanabe K, Negoro T, Takaesu E, Iwase K (1983): Long-term prognosis of generalized convulsions in the first year of life, with special reference to benign infantile convulsions. *Jpn J Epil Soc* 1: 116–121.

Szepetowski P, Rochette J, Berquin P, Piussan C, Lathrop GM, Monaco AP (1997): Familial infantile convulsions and paroxysmal choreoathetosis: a new neurological syndrome linked to the pericentromeric region of human chromosome 16. *Am J Hum Genet* 61: 889–898.

Tinel N, Lauritzen I, Chouabe C, Lazdunski M, Borsotto M (1998): The KCNQ2 Trivisano M, Terracciano A, Milano T, *et al.* (2015): Mutation of CHRNA2 in a family with benign familial infantile seizures: Potential role of nicotinic acetylcholine receptor in various phenotypes of epilepsy. *Epilepsia* 56 (5): e53–7.

Uemura N, Okumura A, Negoro T, Watanabe K (2002): Clinical features of benign convulsions with mild gastroenteritis. *Brain Dev* 24: 745–749.

Vigevano F (2005): Benign familial infantile seizures. *Brain Dev* 27: 172–177.

Vigevano F, Di Capua M, Fusco L, Ricci S, Sebastianelli R, Lucchini P (1990): Sixth-month benign familial convulsions. *Epilepsia* 31: 613.

Vigevano F, Fusco L, Di Capua M, Ricci S, Sebastianelli R, Lucchini P (1992): Benign infantile familial convulsions. *Eur J Pediatr* 151: 608–612.

Vigevano F, Sebastianelli R, Fusco L, *et al.* (1994): Benign infantile familial convulsions. In: Malafosse A, Genton P, Hirsch E, Marescaux C, Broglin D, Bernasconi R (eds) *Idiopathic Generalized Epilepsies: Clinical, Experimental and Genetic Aspects*, pp. 45–49. London: John Libbey.

Vigevano F, Specchio N, Caraballo R, Watanabe K (2008): Benign familial and nonfamilial seizures. In: Engel J, Pedley P (eds) *Epilepsy. A Comprehensive Textbook*, 2nd ed, pp. 2313–2321. Philadelphia: Lippincott Williams and Wilkins.

Volkers L, Rook MB, Das JH, *et al.* (2009): Functional analysis of novel KCNQ2 mutations found in patients with benign familial neonatal convulsions. *Neurosci Lett* 462 (1): 24–29.

Wang JL, Cao L, Li XH, *et al.* (2011): Identification of PRRT2 as the causative gene of paroxysmal kinesigenic dyskinesias. *Brain* 134 (Pt 12): 3493–3501.

Watanabe K, Negoro T, Aso K (1993): Benign partial epilepsy with secondarily generalized seizures in infancy. *Epilepsia* 34: 635–638.

Watanabe K, Yamamoto N, Negoro T, Takaesu E, Aso K, Furune S, Takahashi I (1987): Benign complex partial epilepsies in infancy. *Pediatr Neurol* 3: 208–211.

Watanabe K, Yamamoto N, Negoro T, Takahashi I, Aso K, Maehara M (1990): Benign infantile epilepsy with complex partial seizures. *J Clin Neurophysiol* 7: 409–416.

Weckhuysen S, Ivanovic V, Hendrickx R, *et al.* (2013): Extending the KCNQ2 encephalopathy spectrum: clinical and neuroimaging findings in 17 patients. *Neurology* 81: 1697–703.

Wolff M, Johannesen KM, Hedrich UBS, *et al.* (2017): Genetic and phenotypic heterogeneity suggest therapeutic implications in SCN2A-related disorders. *Brain* 140: 1316–1336.

Zara F, Specchio N, Striano P, *et al.* (2013): Genetic testing in benign familial epilepsies of the first year of life: clinical and diagnostic significance. Epilepsia. 54: 425–436.

第 7 章
新生儿和婴儿早发性重症癫痫

作者：Eli M. MIZRAHI[1]，Mathieu MILH[2]

单位：1. Peter Kellaway Section of Neurophysiology，Department of Neurology，Section of Pediatric Neurology，Department of Pediatrics，Baylor College of Medicine，Houston，USA

2. Inserm U910，Faculté de Médecine de la Timone，Department of Paediatric Neurology，Hôpital Timone-Enfants，Marseille，France

一、引言

在《婴儿、儿童和青少年期癫痫综合征》第 4 版中，Aicardi 和 Ohtahara 讨论和分享了两种伴抑制 - 爆发（suppression-burst，SB）脑电图特征的新生儿重症癫痫综合征（Aicardi & Ohthara，2005）。这两种综合征是 1978 年由 Aicardi 和 Goutières 率先报道的早发性肌阵挛脑病（early myoclonic encephalopathy，EME）和 1976 年由 Ohtahara 及其合作者首次报道的婴儿早发性癫痫性脑病（early infantile epileptic encephalopathy，EIEE）。在本书 2012 年第 5 版中，Mizrahi 和 Milh 根据他们自己的理解以及对这两种综合征在病理生理和遗传学的最新发现进行了拓展。本章在以前版本讨论的基础上，对这两种既有差别又相互重叠的综合征进一步统一认识。

2009 年，国际抗癫痫联盟（The International League Against Epilepsy，ILAE）将 EME 和 Ohtahara syndrome（亦称 EIEE）上述两种新生儿期起病的综合征归类于年龄依赖的电临床综合征癫痫性脑病亚组。两种综合征都有其特征性的发作类型、脑病的表现和体征及脑电图 SB 模式。每种癫痫综合征其起病年龄、潜在的病因、相关的发作类型、共患病、短期和长期预后各不相同。EME 和 EIEE 均有高发的神经系统损害的共同特征。2017 年 ILAE 操作性发作分类再次明确了这两种综合征的发作症状学，基于发作类型、综合征、病因学的 2017 年癫痫新分类框架也同样适用于 EME 和 EIEE。

在历史上，我们分别首次发现并讨论了上述两种癫痫综合征（Ohthara et al.，1976；Aicardi and Goutières，1978）。然而，后来发现这两种综合征在临床上有诸多重叠的表现，可能代表了一种疾病的两种不同变异（Aicardi and Ohthara，2005；Djukic et al.，2006；Yamamoto et al.，2011）。不论是两种不同的综合征，还是一种疾病谱系的两种表现，对它们进行细致的描述非常关键，这对我们的诊断和治疗也极为重要。在本章中，我们将讨论这两种综合征的共同特征，我们也会讨论它们各自独有的特点，我们还将继续讨论它们是否为一种疾病谱系的两种变异。

二、早发性癫痫性脑病的共同特征

我们很难将 EME 和 EIEE 归类入一个单一的综合征类别。EME 和 EIEE 在历史上曾归类于新生儿期癫痫性脑病、新生儿 / 婴儿期癫痫性脑病、伴 SB 的早发性癫痫性脑病、发育性癫痫性脑病。这些分类可能有助于我们对较大的高危患儿群进行描述，但若对 EME 和 EIEE 进行比较时则受到限制。在各种类型的早发性癫痫中，癫痫性脑病的概念受到了挑战。诚然，就受累患儿的不良预后而言，很难区分是发育障碍所致还是癫痫发作和异常放电所致。目前学术界越来越多地使用“伴癫痫的发育性脑病”这一术语反映了以下的事实：患儿早期即出现严重的伴癫痫的发育障碍。尽管 EME 和 EIEE 有各自独特的临床特征，但这两种综合征也具有一些共同点。两种综合征均首发于新生儿期（出生后头 28d 内或末次月经后 46 周内），尽管 EIEE 出现较晚。两种综合征都有一定程度的神经功能障碍，包括发作时意识的改变（嗜睡或昏迷）、肌张力异常。此外，每种综合征均有特定的发作类型，如 EME 中突出表现为不规则的肌阵挛发作，EIEE 则突出表现为强直痉挛发作。然而，上述发作类型并不为相应的综合征所独有，可能以继发的发作类型出现在各组中。最典型的是，强直痉挛发作在 EIEE 起病时出现，而在 EME 则较晚出现。随着两组综合征的发展，受累患儿可能会出现持久的发育延迟、神经系统进一步的损伤、癫痫持续状态、癫痫性痉挛和脑电图高度失律（在 EME 中，高度失律是一过性的，而在 EIEE 中，高度失律则持续存在）。

这两种综合征重要的共同特征是脑电图 SB 模式，这也是构成 EME 和 EIEE 诊断标准的一部分（Auvin et al.，2016）。SB 模式可见于新生儿的诸多情况（Lombroso，1990）。但是，当 SB 模式与临床癫痫发作和脑病相关时，基于主要发作类型，则首先应该要考虑 EME 和 EIEE 的诊断。文献中已讨论了与综合征相关的特定 SB 模式特征，我们将在下面详细讨论它们之间的差异。在清醒和睡眠期持续存在的 SB 模式多见于 EIEE，在抑制期脑电全面性低平多见于 EME。

三、早发性肌阵挛脑病

Aicardi 和 Goutières（1978）首先报道了早发性新生儿肌阵挛脑病（EME）。其他文献中称该综合征为新生儿期起病的肌阵挛性脑病（Cavazzuti et al.，1978）、早发性肌阵挛脑病（Murakami et al.，1993）、新生儿肌阵挛性脑病（Aicardi，1978；Vigevano et al.，1981）和伴癫痫的早发性肌阵挛脑病（Dalla Bernardina et al.，1982）。表 7-1 列出了 EME 的临床、脑电图、病因和预后特征，并与 EIEE 进行了对比。

表 7-1　婴儿重症癫痫综合征特征的比较

	早发性肌阵挛脑病（EME）	早发性婴儿癫痫性脑病（EIEE）	婴儿痉挛（IS）
突出的发作类型	不规则的肌阵挛	强直痉挛	成簇的痉挛发作
其他发作类型	全面性肌阵挛 部分性发作 强直痉挛（较晚出现）	部分性发作 全面性肌阵挛（罕见） 无不规则的肌阵挛	部分性发作兼有痉挛发作
神经系统检查	异常 肌张力低下	异常 由于脑结构性异常，可见不对称的症状或体征	可变
脑电图特征	SB 爆发期短、抑制期长 SB 在睡眠期增多（或仅见于睡眠期） SB 持续时间可变	SB 爆发期长、抑制期短 SB 可见于睡眠期和清醒期 SB 不对称	高度失律 高度失律变异型
演变	婴儿痉挛和高度失律	伴高度失律的婴儿痉挛或癫痫和脑电图改善	可变
病因	代谢性 遗传性	脑结构性异常 遗传性	症状性 遗传性
预后	早期死亡 存活者进行性恶化 存活者植物状态	智能衰退 神经系统严重受损 癫痫预后可变 停滞性脑病	病因依赖性

（一）起病时的神经系统特征

EME 起病年龄为出生后 1 个月内，因而被认为是新生儿癫痫综合征（Berg et al.，2009）。患儿在出生时或癫痫发作时神经系统异常，特征是意识的改变、反应性和认知发育损害。此外，可能还有肌张力的异常。患儿可表现为不同程度肌张力低下或肌张力增高，最严重的表现为牙关紧闭（Schlumberger et al.，1992）。患儿也可能表现为周围神经病的临床和实验室检查征象（Aicardi，1992）。女性和男性患儿均同等受累。家族性病例提示有遗传学病因。通常无明确的产前和围产期病史。

（二）发作症状学

EME 突出的临床表现为碎片化、节段性或不规则的肌阵挛，肌阵挛累及面部和四肢，远端通常多于近端。受累肌群可能非常局限，或累及整个肢体或面部。肌阵挛可以是散发的，亦会随着时间的推移而随机分布至全身。肌阵挛可重复出现，也可持续存在。最常见的是，肌阵挛以非同步的形式从躯体的一个部位游走到另一个部位。肌阵挛明显时，观察者不经意间也能发现；若受累肌肉肌阵挛幅度极小、短暂，即使是细致的观察，也非常容易被忽略。肌阵挛可见于清醒期，并可持续到睡眠期（Dalla Bernardina et al.，1982，1983）。EME 还可表现为部分性发作和（或）癫痫性痉挛。在 EME 后期，可出现强直痉挛（Aicardi & Ohtahara，2005）。EME 也可能有其他的发作类型。部分性发作可见于不规则肌阵挛发作起始（Dalla Bernardina et al.，1982，1983）或不久后（Aicardi & Ohtahara，2005）。最终，能够成活的患儿大多数常在 3—4 月龄时演变为强直痉挛（Aicardi & Ohtahara，2005）。

（三）脑电图

EME 特征性脑电图模式为 SB（图 7-1）。我们已经讨论了抑制期和爆发期的特征及可变性。Ohtahara 等（1997 年）认为在 EME 中，持续 1~5 秒爆发期和持续 3~10 秒的抑制期可交替出现。Schlumberger 等（1992）也强调指出 EME 爆发期较短。两组研究人员还强调了抑制期波幅显著降低：即两段爆发期之间脑电低平。此外，两组研究都表明在睡眠期也存在 SB 模式。但 Schlumberger 等（1992 年）认为清醒和睡眠期 SB 模式始终存在，并在清醒期和睡眠期无差异。而 Ohtahara 等（1997）认为 SB 模式可能是状态相关的，他们观察到 SB 模式仅见于睡眠期或在睡眠期最明显。在患儿 3—5 月龄时，SB 模式常演变为不典型的高度失律或多灶性异常脑电图。Ohtahara 等（1997 年）认为不典型高度失律一过性出现，随后 SB 模式再次恢复；而 Aicardi 观察到，一旦出现高度失律则会持续存在（Aicardi & Ohtahara，2005 年）。

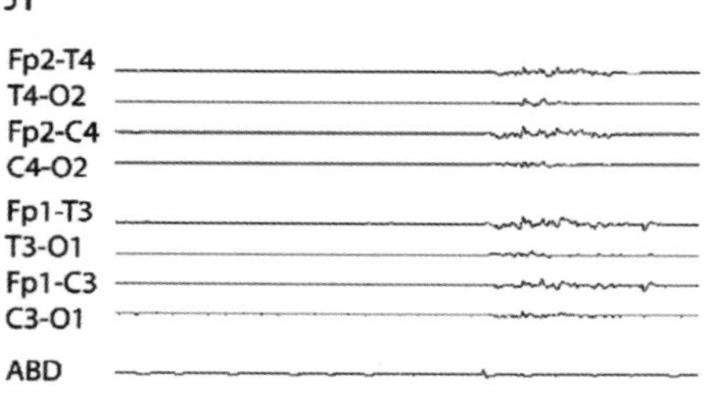

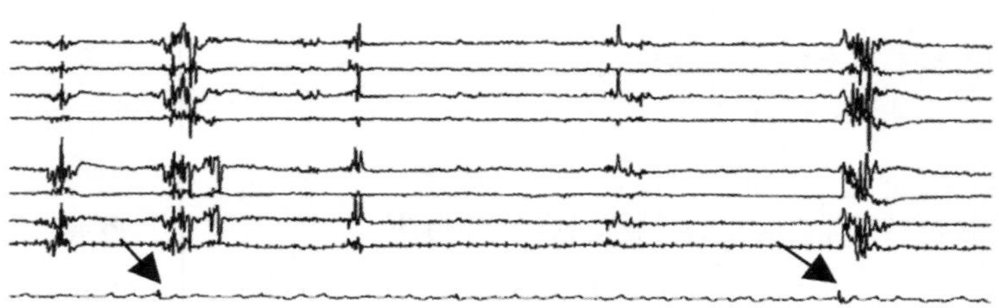

图 7-1　出生后 1d 的新生儿脑电图记录到 SB。在肌阵挛发作脑电爆发期，腹部肌电图可见肌电爆发

（四）病因学

EME 最重要的两个病因是遗传和先天性代谢缺陷。对家族性病例而言，遗传方式为常染色体隐性遗传（Aicardi & Ohtahara，2005）。Aicardi 报道了 12 个 EME 家系，4 个家系有遗传家族史（Aicardi，1992）。其他研究者也报道了家族性病例（Dalla Bernardina et al.，1983；Schlumberger et al.，1992；Wang et al.，1998）。学者们重点关注了 EME 基因突变的研究。Kojima 等（2018）和 Ishii 等（2017）最近总结了已报道的 EME 遗传学病因，包括 *ERBB4*、*SIK1*、*SLC24A22* 和 *GABRB2* 基因。Ohba 及其同事（2014 年）在 EME 中发现了 *SCN8A* 的新生突变。Mignon-Ravix 等（2018）报道了一例 EME 患儿 UBA5 双等位基因的突变。

据文献报道，罹患 Schinzel-Giedion 综合征的患儿可表现为 EME 的癫痫发作和 EEG 特征（Watanabe et al.，2011）。Schinzel-Giedion 综合征是一种罕见的疾病，其特征为严重的智力发育迟缓，独特的面部特征和多发性先天性畸形，多有 *SETBP1* 基因的新生突变（Hoischen et al.，2010）。

文献中已在数例 EME 中发现了先天性代谢缺陷，先天性代谢缺陷可能是 EME 的重要病因。最常见的先天性代谢缺陷为非酮症性高甘氨酸血症（Lombroso，1990；Aicardi，1992；Ohtahara et al.，1998；Wang et al.，1998；Rossi et al.，2009）。已报道的其他代谢紊乱包括：高甘氨酸血症、D- 甘油酸血症、甲基丙二酸血症、氨甲酰磷酸合成酶所致高氨血症（Lombroso，1990）、丙酸血症（Vigevano et al.，1982；Lombroso，1990）和尿中的低聚糖排出异常

(Michalski et al.,1984; Schlumberger et al.,1992)。一份临床报告在 EEM 患儿中发现了 t(2; 6)(q34; p25.3)相互易位,破坏了酪氨酸激酶受体 ErbB4(红白血病病毒癌基因同源物 4)(Backx et al., 2009 年)。

由于人们渐渐认识到基因检测技术是诊断 EME 的重要方法,包括当前的基因检测和筛查技术(Gursoy and Ercal,2016)。Olson 等(2017)对一组伴爆发 - 抑制的早发性癫痫性脑病患儿(包括 EME 和 EIEE)行基因筛查,28 例患儿中 17 例(61%)检测出基因突变。文献已报道了许多类似 EME 的吡哆醇依赖性癫痫的病例,并建议在这种情况下可行吡哆醇试验性治疗(Mills et al.,2010)。同样,Pearl(2016)也强调指出 EME(和 EIEE)可能是吡哆醇依赖性疾病。

(五) 病理生理学

伴 SB 的早发性癫痫性脑病病理生理机制仍然未明。Hirose 等(2010 年)使用 ^{99m} 锝标记的半胱氨酸乙酯二聚体 SPECT 技术、使用[^{18}F]- 氟 D- 脱氧葡萄糖标记的正电子发射断层显像(FDG-PET)技术,在 1 例 EME 中,发现其双侧基底节、丘脑和右顶枕皮质发作间期低灌注 / 低代谢;强直痉挛发作期 SPECT 表现为双侧皮质高灌注。作者认为,从皮质下结构到皮质的功能去传入可能是 EME 的特征,上述影像学发现可能对我们理解 EME 中 SB 模式的病理生理机制有一定的帮助。

Ishii 等(2017)在其报告中进一步指出,与 EME 相关的三个基因中,为癌基因(ERBB4 和 SIK1)或编码线粒体溶质载体的基因(SLC25A22),与神经元兴奋性或抑制作用无明显关系(而 EIEE 相关的基因对神经元功能有更直接的影响)。提示这两种综合征有不同的分子机制。

Galanopoulou & Moshe(2015)和 Auvin 等(2016)建议对 EME 和 EIEE 的动物模型开展进一步的研究,可将其分为新生儿和婴儿癫痫性脑病组,上述研究进展有助于我们理解这些综合征的病理生理机制。

(六) 治疗

EME 的治疗是控制各种类型的癫痫发作,希望发作的控制能够改善患儿的发育。不幸的是,各种治疗方法均无效,包括抗癫痫药物和激素治疗(皮质类固醇或促肾上腺皮质激素)。但 Nakano 等(2013 年)报道利多卡因和卡马西平治疗 EME 取得了成功。由于本病系弥漫性病变,而非难治性局灶性癫痫,因此临床上不考虑癫痫手术。

非抗癫痫药物治疗通常针对与该综合征相关的潜在病因,尤其是先天性代谢缺陷和其他代谢紊乱。例如,右美沙芬和苯甲酸酯已用于治疗非酮症性高甘氨酸血症(Hamosh et al.,1992)。据报道,N- 甲基 d- 天冬氨酸受体拮抗剂氯胺酮可抑制癫痫发作(Suzuki et al.,2010)。文献报道与癫痫相关的新生儿代谢性疾病是可治的疾病(Pearl,2009; Pearl,2016)。Wang 等(1998 年)报道了一个患有 EME 和非典型 SB 模式的患儿,使用盐酸吡哆醇治疗后患儿康复。Guerin 等(2015)报道了使用盐酸吡哆醇治疗新生儿癫痫性脑病的类似发现。这促使人们在所有的 EME 患儿中开展盐酸吡哆醇的临床试验(Aicardi & Ohtahara,2005)。但需要引起注意的是,Wang 及其同事(1998 年)报道的病例都是病程短暂、不典型的病例。另据文献报道,在 2 例 EME 继发非酮症性高甘氨酸血症患儿中使用 γ- 氨基丁酸(GABA)类似物氨己烯酸治疗后患儿病情恶化,表现为脑病的加重(Tekgulet al.,2006)。

(七) 预后

EME 的长期预后较差。约 50% 的受累患儿在出生后的第 1 年内死亡。患儿神经系统发育迟缓。尽管 EME 长期随访的研究有限,但据文献报道,所有幸存者均处于植物状态(Aicardi & Ohta hara, 2005)。数周或数月后不规则肌阵挛可能会消失,但部分性发作持续存在,难以治疗。

四、早发性婴儿癫痫性脑病

Ohtahara 及其同事最先报道了早发性婴儿癫痫性脑病(EIEE),随后更完整地将其描述为年龄依赖性癫痫性脑病(Ohtahara et al.,1976; Ohtahara, 1978; Ohtahara et al.,1987,1992,1997; Yamatogi and Ohtahara,2002; Ohtahara and Yamatogi,2003)。该综合征的特征是婴儿期起病、强直痉挛发作和脑电图呈 SB 模式。EIEE 罕见。在 2005 年,文献报道了 36 例 EIEE 患儿,据估计 EIEE 与 West 综合征的发病率比为 1∶40(Aicardi & Ohtahara,2005; Yamatogi & Ohtahara,2002)。表 7-1 比较了 EIEE、EME 与 West 综合征的临床、脑电图、病因和预后特征。

(一) 起病时的神经系统特征

EIEE 起病即为癫痫发作,癫痫发作常见于出生后 3 个月内，最典型的见于出生后 1 个月内，尽管癫痫发作最早可在出生后 1 周内发生（Hirata et al., 1985; Miller et al., 1998）。家族性发生率鲜见报道（Gior dano et al., 2010）。尽管一些 EIEE 可能在新生儿期起病，EIEE 最终被归类为婴儿期癫痫综合征（Berg et al., 2009）。患儿表现为意识或反应性的改变。发作间期运动系统检查常伴有肌张力低下或肌张力增高，呈痉挛状态。神经系统检查可能存在局灶性、不对称性的症状和体征。

（二）发作症状学

强直痉挛是 EIEE 最突出的发作类型，可单独或成簇出现于睡眠期和清醒期，强直痉挛发作可持续 10 秒，两次痉挛发作间隔为 5~15 秒（Aicardi & Ohtahara, 2005）。尽管强直痉挛是其最主要的发作类型，但也可见其他发作类型，多灶性部分性发作或偏侧惊厥见于 1/3~1/2 患儿（Aicardi & Ohtahara, 2005）。EIEE 和 EME 最重要的区别在于 EIEE 中肌阵挛罕见（Ohtahara et al., 1997, 2003）、无碎片化、不规则的肌阵挛（Schlumberger et al., 1992）。

（三）脑电图

Ohtahara 及其同事（1992; 1998）详细描述了 EIEE 的 SB 模式。爆发期持续 2~6 秒，其特征是高幅慢波混杂多灶和全面性尖波。爆发间隔时间是 5~10 秒（图 7-2）。清醒和睡眠期 SB 模式并无差异（Ohtahara et al., 1992, 1998），特别是在脑电图发展为高度失律前。随着病情进展，SB 主要见于在睡眠期。其他研究者认为，在他们报告的病例中 SB 模式仅见于睡眠期（Schlumberger et al., 1992）。强直痉挛的脑电图特征表现为弥散性去同步化。有时，癫痫发作起始脑电图表现为全面性高波幅慢 - 尖慢复合波（Martin et al., 1981）或全面性快活动（Yamatogi & Ohtahara, 1981）。有文献报道，在 EIEE 的长抑制和爆发期，可能会记录到局灶性亚临床脑电图发作（Al-Futaisiet al., 2005），尽管这是很罕见的发现。

（四）病因学

近年来，尽管对 EIEE 的遗传学病因进行了深入的研究，但脑结构异常仍然是 EIEE 最重要的病因，详细的神经影像学检查成为评估 EIEE 的重要环节。已报道的脑结构异常包括 Aicardi 综合征、脑穿通畸形、脑积水、半侧巨脑畸形、无脑回畸形、齿状核下橄榄核发育不良及脑发育不良（Martin et al., 1981; Harding and Boyd, 1991; Schlumberger et al., 1992; Robain and Dulac, 1992; Bermjeo et al., 1992; Ogihara et al., 1993; Ohtsuka et al., 1999; Fusco et al., 2001）。此外，在一些 MRI 无异常的 EIEE 患儿尸体解剖中还发现了皮质迁移异常（(Miller et al., 1998）。仅在少数 EIEE 病例中发现了代谢紊乱，包括非酮症性高甘氨酸血症（Clarke et al., 1987）、细胞色素 C 氧化酶缺乏（Williams et al., 1998）。此外，文献中还报道了一些与 Leigh 氏脑病有关的 EIEE 病例（Tatsuno et al., 1984; Miyake et al., 1987）。尽管进行了详尽的评估，但一些 EIEE 患儿仍未能发现病因。

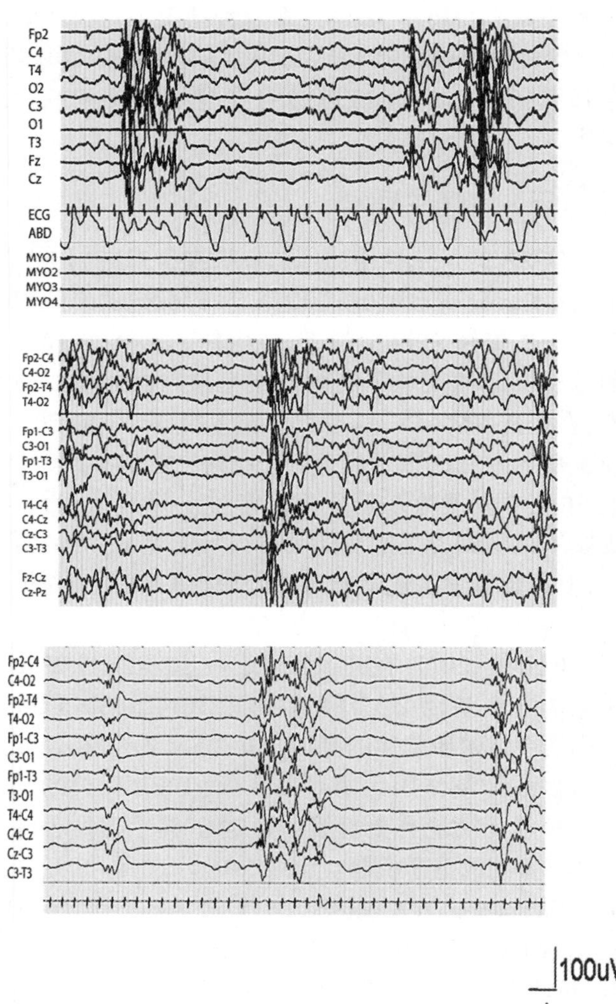

图 7-2　三种不同病因情况下脑电图 SB 模式典型示例：右侧半侧巨脑畸形（上图）；病因不明，头颅 MRI 正常（中图）；STXBP1 基因突变（下图）。这 3 例患者均为 Ohtahara 综合征，出生后 1 个月大时脑电图

最近，人们越来越关注 EIEE 与线粒体病之间的关系。有数位作者报道了与线粒体呼吸链缺乏相关的 EIEE 病例。1998 年文献中首次描述了 1 例细胞色素 C 氧化酶（复合物 4）活性降低（Williamss et al.,1998); 2 例 EIEE 患儿有复合物 1 缺乏(Castro-Cago et al.,2009; Seo et al.,2010)。上述病例提示呼吸链缺乏是 EIEE 发生的可能机制,但是,在这些患者中并未发现 DNA 突变。

越来越多的文献报道了 EIEE 的基因突变。在最近的一篇综述中,Pearl(2018)列出了迄今为止发现的与 EIEE 相关的基因 *CDKL5*、*SLC25A22*、*STXBP1*、*KCNQ2* 和 *SCN2A*。aristaless 相关同源框基因(*ARX*)突变可能与 EIEE 有关。*ARX* 位于人类染色体 Xp21.3 区,提供了产生蛋白的转录子,该转录子对大脑中间神经元的发育至关重要。有研究者首次在两名无亲缘关系的 Ohtahara 综合征患儿中发现了 2 号外显子的半合子 33bp 片段的复制(Kato et al.,2007)。患儿在出生后最初数周出现强直痉挛发作,随后从 EIEE 演变为 West 综合征合并严重的发育迟缓。Giordano 等(2010)在单卵双胎 EIEE 姐妹 *ARX* 基因 5 号外显子中发现了相同的错义突变,Fullston 及其同事(2010)报道了一个 *ARX* 截短突变的家系。

有研究者在伴 SB 的新生儿脑病的两个家系中发现了编码线粒体谷氨酸转运体 *SLC25A22* 基因突变(Molinariet al.,2006,2009)。该基因位于线粒体内膜上,催化谷氨酸 /H^+ 转运到线粒体中。患儿出生后最初数天表现为癫痫性痉挛和局灶性发作、获得性小头畸形、严重的肌张力低下和精神运动发育迟滞。脑电图呈持续性 SB 模式。两名患者视网膜电图(electroretinogram,ERG)均异常。头颅 MRI 显示为小脑发育不全、胼胝体畸形和颞顶叶脑回异常。谷氨酸转运体突变蛋白的分析表明,谷氨酸不能进入患者的线粒体。这可能造成谷氨酸在星形胶质细胞中的堆积,导致谷氨酸稳态和神经传递失调。

已有文献报道 *STXBP1*/*MUNC18-1* 基因的突变 / 缺失可能是 EIEE 的病因(Saitsuu et al.,2008)。*STXBP1*/*MUNC18-1* 是 SNARE 复合体的调节成分,该复合体位于神经元 / 细胞外融合的后期(Shenn et al.,2007)。人类 *STXBP1* 基因包含 20 个外显子,定位在 9q34.1(Swanson et al.,1998)。19 号外显子被剪切掉,较短的异构体在所有受检的组织中表达,而包含 19 号外显子较长的异构体在脑和视网膜中表达(Swanson et al.,1998)。Saitsu 等在两篇不同的论文中,报道了在 43 例 EIEE 患儿中发现了 14 例无亲缘关系的患儿存在 *STXBP1* 基因突变(Saitsu et al.,2008,2010)。患儿表现为早发性癫痫发作—癫痫性痉挛,EEG 呈 SB 模式,多数患儿一至数月后演变为 West 综合征及严重的发育延迟。*STXBP1* 基因突变导致其编码的蛋白被降解,他们得出结论认为 STXBP1/MUNC18-1 单倍体功能不足可能是 EIEE 的主要分子标记物。Milh 等(2011)在 51 例早发性癫痫性脑病患儿中筛查了该基因,其中 37 例为 Ohtahara 综合征。他们在 5 例 Ohtahara 综合征患儿中发现了一个突变(13%)。4 例患儿癫痫发作起始于出生后第 1 周,1 例患儿癫痫发作起始于出生后 1 个月。两名患儿最初表现为阵挛发作。在起初的 3 个月中,所有患儿的主要发作类型为癫痫性痉挛。癫痫性痉挛伴其他发作类型:阵挛发作、强直发作和部分性发作。有趣的是,5 例患儿在出生 6 月龄后无发作。在脑电图出现 SB 模式前,2 例患儿初始脑电图呈不连续模式。其余 3 例患儿脑电图从一开始即为 SB 模式,随后演变为连续性模式。在 6 月龄时,脑电图开始时出现了全面性和不同步的尖慢波。出乎意料的是,每例患儿阵发性电活动在 1 岁前就消失了,而在后头部出现了快节律,从而形成了连续性电活动。所有患儿均有频发的非癫痫性运动障碍,即便癫痫缓解后非癫痫性运动障碍仍持续存在。少数情况下,*STXBP1* 基因突变也见于其他癫痫综合征(West 综合征)和一些伴癫痫的发育性脑病,这些伴癫痫的发育性脑病不属于癫痫综合征(Di Meglio et al.,2016; Stamberger et al.,2016)。总而言之,约 1/3 的 EIEE 患儿携带有 *STXBP1* 基因突变。

STXBP1 基因突变也见于其他早发性癫痫,这些早发性癫痫不属于目前公认的任一癫痫综合征,可归类为早发性癫痫性痉挛((Deprez et al.,2010; Otsuka et al.,2010)。

Weckhuysen 等(2012)在一组早发性癫痫性脑病患儿中筛查了 *KCNQ2* 和 *KCNQ3* 基因。令人惊讶的是,他们在 10% 的患儿中发现了 *KCNQ2* 基因突变(已知 *KCNQ2* 基因与良性家族性新生儿发作[BFNS]相关),其中超过半数的患儿表现为 Ohtahara 综合征的特征。大多数突变是 *KCNQ2* 基因新生突变,与 BFNS 中报道的所有突变都不同。

KCNQ2 基因目前已成为 EIEE 的主要致病基因,见于约 1/4 的 EIEE(Olson et al.,2017)。其临床特征非常刻板:起病很早(出生后第 1 周);大量伴发绀的不对称性强直发作;耐受性差,对苯巴比妥几乎不敏感;脑电图通常为 SB 模式,50% 的患儿脑电图在半球间不对称,抑制期很短;临床演变呈异质性;50% 的患儿迅速无发作,但仍残留有严重的神经系统损害;50% 的患儿继续发作,一些患儿在约 6 月龄时出现癫痫性痉挛(Milh et al.,2013)。

随着人们对 EIEE 的兴趣日益增加，还发现了与该综合征相关的其他基因突变。有文献报道在 1 例患儿中发现了 *SPRGAP2* 基因的杂合缺失以及类似 Ohtahara 综合征的 EEG 模式（Saitsu et al., 2010）。*SCN2A* 基因突变的临床谱系已扩大并包括 EIEE（Nakamura et al., 2013；Wolff et al., 2017），文献也报道了与 EIEE 相关的 *SCN8A* 基因的新生突变（Ohba et al., 2014）。但在 EIEE 和 SB 模式的患儿中很少发现 *SCN8A* 基因突变（Olson et al., 2017）。通过外显子测序发现了 *ZEB2* 基因的新生突变（Babkina et al., 2016）。Papandreaou 及其同事（2016 年）认为，*GABRB3* 基因突变应该被视为 EIEE 新的致病病因。

Fung 及其同事（2017）应用高通量测序研究了 24 月龄前起病的 31 例非综合征性隐源性新生儿 / 婴儿癫痫性脑病的遗传学病因，诊断阳性率为 29%。尽管该研究对象并未是 EIEE（或 EME），但确实如同先前引用的 Olson 及其同事（2017）的研究那样，该研究强调了对未明确诊断的早发性癫痫婴儿进行基因筛查的重要性。

总之，在与 EIEE 和 EME 相关的数十个基因中，三个起主要作用的基因见于 50% 的患儿，即 *KCNQ2*、*STXBP1* 和 *SCN2A* 基因。

（五）病理生理学

尽管病因学上发现了众多 EIEE 患儿都有大脑结构性异常，但目前有关 EIEE 病理生理学的主要研究都聚焦在相关的基因突变上。在 *ARX* 基因突变的动物模型中，GABA 能中间神经元亚单位缺失或表达下降可导致癫痫发作。Kato 等（2007）推测由于 *ARX* 基因突变、中间神经元功能障碍导致 GABA 能系统错误地表达，产生了伴 SB 模式的 EIEE。Milh 等（2007）发现在体抑制小鼠谷氨酸转运体导致发作间期异常放电的爆发，类似的脑电图异常可见于伴 SB 的患儿。注射 NMAD 受体拮抗剂（氯胺酮，Ketamine）能够改善脑电图 SB 模式。在体实验表明，谷氨酸受体阻断剂导致 NMAD 受体的过激活。他们认为 SB 发生的共同机制可能与谷氨酸稳态的改变有关（谷氨酸合成、胞吐、清除和谷氨酸受体的特性）。与上述假说相一致的是，在 EIEE 中发现的 *GC1/SLC25A22* 和 *GRIN2A* 基因突变与谷氨酸的稳态有直接的关系。*GC1/SLC25A22* 基因，线粒体谷氨酸转运体参与谷氨酸的清除；*GRIN2A* 基因，NMDA 受体亚单位参与谷氨酸突触后效应（（Endele et al., 2010）。总而言之，在脑结构正常的情况下，早发性癫痫性脑病有可能是 GABA 能或谷氨酸能神经递质改变的结果。

KCNQ2 基因几种严重突变的功能分析揭示了突变可导致多种不同的后果，但临床表型类似：对 M 电流有负面的影响（显性负面作用）（Orhan et al., 2014），对 M 电流有正面的影响（功能获得）（Micelli et al., 2015）或对 M 电流影响轻微，但改变其在细胞表面的分布（Abidi et al., 2015）。上述三种不同的后果却导致类似的临床表型确实让人迷惑不解，我们需要做更多的深入研究才能弄清 EIEE 的病理生理机制。

（六）治疗

由于大脑局灶性结构性病变是 EIEE 的重要病因，因此，一些受累患儿已接受了癫痫外科手术治疗，文献报道患儿术后有所改善。手术方式包括半球切除术（Pedespan et al., 1995；Fusco et al., 2001；Tharp, 2002；Hamiwka et al., 2007）和针对局灶性皮质发育不良的局灶性切除术（Komaki et al., 1999）。因此，可以在局灶性或半球性病变存在的情况下行癫痫外科手术。

从历史上看，对无局灶性病变 EIEE 的治疗，结果令人失望（Aicardi & Ohtahara, 2005），令人鼓舞的最新数据很少。

考虑到 EIEE 病理学的罕见性，目前尚无临床药物对照研究，但钠通道阻滞剂（SCB）值得重点关注。确实已有数个研究表明，与 *KCNQ2* 基因相关的 EIEE 通常对卡马西平和钠通道阻滞剂非常敏感（Pisano et al., 2015；Abidi et al., 2017）。最近，有研究表明 *SCN2A* 基因相关的 EIEE 在统计学上对 SCB 的反应性更好（Wolff et al., 2017）。

有趣的是，*STXBP1* 基因突变似乎以负面的方式影响 *KCNQ2* 基因（Devaux et al., 2018）。因此，对携带 *KCNQ2*、*SCN2A* 或 *STBP1* 基因突变的患儿，SCB 可能 50% 有效。在头颅 MRI 正常的 EIEE 病例中，建议尽早启动 SCB 治疗。

在发作控制和发育改善方面，最常用的 ACTH 或类固醇皮质激素疗效尚可（Ohtahara et al., 1987；Yamatogi & Ohtahara, 2002）。其他疗法包括吡哆醇、丙戊酸盐、促甲状腺激素释放激素、水合氯醛（Kresk et al., 2002）、大剂量苯巴比妥（Ozawa et al., 2002）和疗效有限的生酮饮食（Aicardi & Ohtahara, 2005）。对于新型的抗癫痫药，如唑尼沙胺（zonisamide），目前经验有限（Ohno et al., 2000；Yamatogi & Ohtahara, 2002）。目前有一些 EIEE 治疗成功的报道，Dilena 及其同事(2017 年)报道了卡马西平成功治疗 *SCN2A* 基因相关的 EIEE,Foster 及其同事(2017 年)报道了利多卡因联合甲硫氨酸对 *SCN2A* 基因相关的 EIEE 治疗有反应。

(七) 预后

EIEE 长期预后不良,有较高的致死率,幸存者有显著的神经系统损伤和发育障碍。Radaelli 及其同事(2018)最近做了一个有关 EIEE 致死病因的系统文献综述。发作起始平均年龄为(19.6 ± 33) d ,平均死亡年龄为(12.9 ± 14.1)月。大部分患儿在 1 岁内死亡,其中仅 8 例患儿死因明确(如肺 / 呼吸系统疾病或癫痫性猝死)。

Ohtahara 等强调指出 EIEE 归属于年龄依赖性癫痫性脑病,包括了 West 综合征和 Lennox-Gastaut 综合征。尽管上述这两种综合征在临床上明显不同,但随着年龄的增长,West 综合征可以演变为 Lennox-Gastaut 综合征(Ohtahara & Yamatogi,2003)。因此,一些在婴儿期幸活的 EIEE 患儿随后可演变为这两种综合征所表现的症状和体征。那些无演变的 EIEE 患儿,可表现为多灶性部分性发作。总而言之,无论哪种发作类型,均为药物难治。

五、争议与结论

文献中已讨论了 EME 和 EIEE 是两种截然不同的综合征,还是一个综合征的不同表型(Lombroso,1990; Wang et al.,1998; Djukic et al.,2006)。Aicardi 和 Ohtahara 在《癫痫综合征》第 4 版中提出了这一问题(Aicardi & Ohtahara,2005)。这两种综合征脑电图的特征都是 SB 模式,可持续到新生儿期。强直痉挛发作均见于这两种综合征,尽管 EIEE 中强直痉挛发作更为明显和较早出现。在这两种综合征中,患儿都有严重且持续的神经和认知功能异常。EME 常与代谢性病因有关,而 EIEE 则与大脑结构性病变有关,但在病因学上两者有重叠。两者预后都很差。

Aicardi 和 Ohtahara(2005) 曾指出,尽管 EME 和 EIEE 定义明确,但由于许多病例其临床和脑电图的特征缺乏精确性,因此很多病例仍难以归类。这可能是由于不同作者使用的诊断标准不同或某些病例的临床特征并不典型所致(Aicardi & Ohtahara,2005)。他们还指出,有些作者认为特定病因所致的综合征具有特殊的临床表现,而另一些作者则认为两种综合征之间存在着重叠。一些患儿由于缺乏肌阵挛的精确特征,诊断标准可能会有所不同。一些患儿会随着时间的推移从一种综合征演变为另一种综合征。

关于 SB 的特征还存在着一些争议:该脑电图模式是在清醒期和睡眠期持续存在,还是仅在睡眠期出现以及在两种综合征中是否存在差别。此外,Aicardi and Ohtahara(2005)讨论的重点集中在脑电图 SB 的共同特征及其病理生理机制和临床意义。他们已强调指出,该脑电图模式不具有病因特异性,但是可能有共同的作用机制。另一方面,癫痫发作类型可能提示特定的病理生理机制。EME 的主要特征是碎片化、不规则的肌阵挛,多见于无明显脑结构性病变的患儿,多为代谢性病因或病因未知。另一方面,强直发作提示存在大脑结构性异常,不对称强直发作常与脑部病灶偏于一侧有关,即使大多数携带 *KCNQ2* 基因突变的患儿最初也表现为强直发作(Milh et al.,2013),而头颅 MRI 并未显示任何异常。

另外,Djukic 等(2006 年)认为 EIEE 和 EME 代表了一种综合征的两种连续性表型,有无强直发作表明在综合征的不同时期脑干受累或出现功能障碍的严重程度。他们认为,在刚出生时,EIEE 已有脑干功能障碍,但在 EME 中,脑干功能障碍可能相对较轻。随着时间的推移,由于点燃过程增加了癫痫发作的易感性,脑干受累的程度也增加了。研究者们认为,肌阵挛或强直发作的出现是脑干受累的一种表现,而不是综合征特征性的表型。他们认为 EIEE 和 EME 代表了一个连续体,因为这两种综合征都由潜在的脑干损伤所致,每种综合征的起病和演变差异与从出生时到现在脑干损伤的程度和进展有关。

他们提出了进一步开展动物实验研究以证实这一假说(Galanopoulou & Moshe,2015)。伴 SB 的早发性癫痫性脑病基因学数据的不断增多允许我们做动物模型的实验研究,因此,未来可能会进一步阐明 EME 和 EIEE 的病理生理机制(Ishii et al.,2017)。

EME 和 EIEE 是定义明确的两种癫痫综合征。它们是否代表一种疾病连续体的两端,仍然是一个悬而未决的问题。对病例的临床发作类型、脑电图、影像学、基因和病理学等诸多资料进行细致的分析有助于我们更好地分类和理解伴 SB 的早发性癫痫。

(秦　兵　唐　芬译　秦　兵校)

参考文献

Abidi A, Devaux JJ, Molinari F, *et al.* (2015): A recurrent KCNQ2 pore mutation causing early onset epileptic encephalopathy has a moderate effect on M current but alters subcellular localization of Kv7 channels. *Neurobiol Dis* 80: 80–92.

Aicardi J, Goutières F (1978): Encéphalopathie myoclonique néonatale. *Rev EEG Neurophysiol* 8: 99–101.

Aicardi J (1992): Early myoclonic encephalopathy (neonatal myoclonic encephalopathy). In: Roger J, Bureau M, Dravet C, Dreifuss FE, Perret A, Wolf P (eds) *Epileptic Syndromes in Infancy, Childhood and Adolescence* (2nd ed), pp. 13–22. London: John Libbey.

Aicardi J, Ohtahara S (2005): Severe neonatal epilepsies with suppression-burst. In: Roger J, Bureau M, Dravet Ch, Genton P, Tassinari CA, Wolf P (eds). *Epileptic Syndromes in Infancy, Childhood and Adolescence*, 4th ed, pp. 39–50. Paris: John Libbey Eurotext.

Al-Futaisi A, Banwell B, Ochi A, *et al.* (2005): Hidden focal EEG seizures during prolonged suppressions and high-amplitude bursts in early infantile epileptic encephalopathy. *Clin Neurophysiol* 116: 1113–1117.

Auvin S, Cilio MR, Vezzani A (2016): Current understanding and neurobiology of epileptic encephalopathies. *Neurobiol Dis* 92(Pt A): 72–89.

Babkina N, Deignan JL, Lee H, *et al.* (2016): Early Infantile Epileptic Encephalopathy with a *de novo* variant in ZEB2 identified by exome sequencing *Eur J Med Genet* 59: 70–74.

Backx L, Ceulemans B, Vermeesch JR, Devriendt K, Van Esch H (2009): Early myoclonic encephalopathy caused by a disruption of the neuregulin-1 receptor ErbB4. *Eur J Hum Genet* 17: 378–382.

Bermejo AM, Martin VL, Arcas J, Perez-Higueras A, Morales C, Pascual-Castroviejo I (1992): Early infantile epileptic encephalopathy: a case associated with hemimegalencephaly. *Brain Dev* 14: 425–428.

Berg A, Berkovic SF, Brodie J, *et al.* (2010): Revised terminology and concepts for organization of seizures and epilepsies: Report of the ILAE Commission on Classification and Terminology, 2005–2009. *Epilepsia* 51: 679–685.

Castro-Gago M, Blanco-Barca MO, Eirís-Puñal J (2009): Epilepsy and respiratory chain defects in children. *Neuropediatrics* 40: 152.

Cavazzuti GB, Nalin A, Ferrai F, Grandori L, Beghini GE (1978): Encefalopatia epilettica and insorgenza neonatale. *Clin Pediatric* 60: 239–246.

Dalla Bernardina B, Dulac O, Bureau M, Dravet C, Del Zotti F, Roger J (1982): Encephalopathie myoclonique precoce avec épilepsie. *Rev EEg Neurophysiol* 12: 8–14.

Dalla Bernardina B, Dulac O, Fejerman N, Dravet C, Capovilla G, Bondavilli S (1983): Early myoclonic epileptic encephalopathy (EMEE). *Eur J Pediatr* 140: 248–252.

Di Meglio C, Lesca G, Villeneuve N, *et al.* (2015): Epileptic patients with *de novo* STXBP1mutations: Key clinical features based on 24 cases. *Epilepsia* 56: 1931–1940.

Deprez L, Weckhuysen S, Holmgren P, *et al.* (2010): Clinical spectrum of early-onset epileptic encephalopathies associated with *STXBP1* mutations. *Neurology* 75: 1159–1165.

Devaux J, Abidi A, Roubertie A, *et al.* (2016): A Kv7.2 mutation associated with early onset epileptic encephalopathy with suppression-burst enhances Kv7/M channel activity. *Epilepsia* 57: e87–e93.

Djukic A, Lado FA, Shinnar S, Moshe SL (2006): Are early myoclonic encephalopathy (EME) and the Ohtahara syndrome (EIEE) independent of each other? *Epilepsy Res* 70 (Suppl 1): S68–S76.

Endele S, Rosenberger G, Geider K, *et al.* (2010): Mutations in *GRIN2A* and *GRIN2B* encoding regulatory subunits of NMDA receptors cause variable neurodevelopmental phenotypes. *Nat Genet* 42: 1021–1026.

Fisher RS, Cross JH, French JA, *et al.* (2017): Operational classification of seizure types by the International League Against Epilepsy: Position paper of the ILAE Commission for Classification and Terminology. *Epilepsia* 58: 522–530.

Foster LA, Johnson MR, MacDonald JT, *et al.* (2017): Infantile epileptic encephalopathy associated with *SCN2A* mutation responsive to oral mexiletine. *Pediatr Neurol* 66: 108–111.

Fullston T, Brueton L, Willis T, *et al.* (2010): Ohtahara syndrome in a family with an ARX protein truncation mutation (c.81C>G/p.Y27X). *Eur J Hum Genet* 18: 157–162.

Fusco L, Pachatz C, Di Capua M, Vigevano F (2001): Video EEG/aspects of early-infantile encephalopathy with suppression-bursts (Ohtahara syndrome). *Brain Dev* 23: 708–714.

Galanopoulou AS, Moshé SL (2015): Neonatal and Infantile Epilepsy: Acquired and Genetic Models. *Cold Spring Harb Perspect Med* 6: a022707.

Giordano L, Sartori S, Russo S, *et al.* (2010): Familial Ohtahara syndrome due to a novel ARX gene mutation. *Am J Med Genet* 152A: 3133–3137.

Guerin A, Aziz AS, Mutch C, Lewis J, Go CY, Mercimek-Mahmutoglu S (2015): Pyridox(am)ine-5-Phosphate Oxidase Deficiency Treatable Cause of Neonatal Epileptic Encephalopathy With Burst Suppression: Case Report and Review of the Literature. *J Child Neurol* 30: 1218–1225.

Gürsoy S, Erçal D (2016): Diagnostic Approach to Genetic Causes of Early-Onset Epileptic Encephalopathy. *J Child Neurol* 31: 523–532.

Hamiwka L, Duchowny M, Alfonso I, Liu E (2007): Hemispherectomy in early infantile epileptic encephalopathy. *J Chil Neurol* 22: 41–44.

Hamosh A., McDonal JW, Valle D, Francomano CA, Niedermeyer E, Johnston MV (1992): Dextromethorphan and high-dose benzoate therapy for non-ketotic hyperglycinemia in an infant. *J Pediatr* 121: 131–135.

Harding BN, Boyd SG (1991): Intractable seizures from infancy can be associated with dentate-olivary dysplasia. *J Neurol Sci* 104: 157–165.

Hirata Y, Lishikawa A, Somiya K (1985): A case of linear nevus sebaceous syndrome associated with early infantile epileptic encephalopathy with suppression-burst (EIEE). *No To Hattatsu* 17: 577–582.

Hirose M, Haginoya K, Yokoyama H, *et al.* (2010): Functional cortical deafferentation from the subcortical structures in a patient with early myoclonic encephalopathy: a functional neuroimaging study. *Epilepsia* 51: 699–702.

Hoischen A, van Bon BW, Gilissen C, *et al.* (2010): *De novo* mutations of *SETBP1* cause Schinzel-Giedion syndrome. *Nat Genet* 42: 483–485.

Ishii A, Kang JQ, Schornak CC, *et al.* (2017): A *de novo* missense mutation of *GABRB2* causes early myoclonic encephalopathy. *J Med Genet* 54: 202–221.

Kato M, Saitoh S, Kamei A, *et al.* (2007): A longer polyalanine expansion mutation in the ARX gene causes early infantile epileptic encephalopathy with suppression-burst pattern (Ohtahara syndrome). *Am J Hum Genet* 81: 361–366.

Kojima K, Shirai K, Kobayashi M, *et al.* (2018): A patient with early myoclonic encephalopathy (EME) with a *de novo KCNQ2* mutation. *Brain Dev* 40: 69–73.

Komaki H, Sugai K, Maehara T, Shimizu J (2001): Surgical treatment of early-infantile epileptic encephalopathy with suppression-burst associated with focal cortical dysplasia. *Brain Dev* 23: 727–731.

Kresk P, Sebronova V, Prochazka T, Maulisova A, Komarek V (2002): Successful treatment of Ohtahara syndrome with chloral hydrate. *Pediatr Neurol* 27: 388–391.

Lombroso CT (1990): Early myoclonic encephalopathy, early epileptic encephalopathy, and benign and severe infantile myoclonic epilepsies: A critical review and personal contributions. *J Clin Neurophysiol* 7: 380–408.

Martin HJ, Deroubbaix-Tella P, Thellie PH (1981): Encéphalopathie épileptique néonatale à bouffées périodiques. *Rev EEG Neurophysiol* 11: 397–403.

Melani F, Mei D, Pisano T, *et al.* (2011): *CDKL5* gene-related epileptic encephalopathy: electroclinical findings in the first year of life. *Dev Med Child Neurol* 53: 354–360.

Miceli F, Soldovieri MV, Ambrosino P, *et al.* (2013): Genotype-phenotype correlations in neonatal epilepsies caused by mutations in the voltage sensor of K(v)7.2 potassium channel subunits. *Proc Natl Acad Sci USA* 110: 4386–4391.

Michalski JC, Bouquelet S, Montreuil J, Strecker G, Dulac O, Munnich A (1984): Abnormal galactoside excretion in urine of a patient with early myoclonic epileptic encephalopathy. *Clin Chem Acta* 137: 43–51.

Mignon-Ravix C, Milh M, Kaiser CS, *et al.* (2018): Abnormal function of the UBA5 protein in a case of early developmental and epileptic encephalopathy with suppression-burst. *Hum Mutat* 39: 934–938.

Miller SP, Dilenge ME, Meagher-Villenure K, *et al.* (1998): Infantile epileptic encephalopathy (Ohtahara syndrome) and migrational disorder. *Pediatr Neurology* 19: 50–54.

Milh M, Becq H, Villeneuve N, Ben-Ari Y, Aniksztejn L (2007): Inhibition of glutamate transporters results in a "suppression-burst" pattern and partial seizures in the newborn rat. *Epilepsia* 48: 169–174.

Milh M, Villeneuve N, Chouchane M, *et al.* (2011): Epileptic and nonepileptic features in patients with early onset epileptic encephalopathy and *STXBP1* mutations. *Epilepsia* 52: 1828–1834.

Milh M, Boutry-Kryza N, Sutera-Sardo J, Mignot C, *et al.* (2013): Similar early characteristics but variable neurological outcome of patients with a *de novo* mutation of KCNQ2. *Orphanet J Rare Dis* 22: 80.

Mills PB, Footitt EJ, Mills KA, *et al.* (2010): Genotypic and phenotypic spectrum of pyridoxine-dependent epilepsy (ALDH7A1 deficiency). *Brain* 133: 2148–2159.

Miyake S, Yamashita S, Yamada M, Iwamoto H (1987): Therapeutic effect of ACTH and gamma-globulin in 8 cases with the early infantile epileptic encephalopathy with suppression-burst (EIEE). *Shonika Rinsho* (Tokyo) 40: 1681–1688 [in Japanese].

Mizrahi EM, Clancy RR (2000): Neonatal seizures: Early-onset seizure syndromes and their consequences for development. *Ment Retard Dev Disabil Res Rev* 6: 229–241.

Mizrahi EM, Milh M (2012): Early severe neonatal and infantile epilepsies. In: Bureau M, Genton P, Delgado-Escueta A, Tassinari CA, Thomas P, Wolf P (eds) *Epilepsy Syndromes in Infancy, Childhood and Adolescence* (5th ed), pp. 89–98. London: John Libbey Eurotext Ltd.

Molinari F, Raas-Rothschild A, Rio M, *et al.* (2005): Impaired mitochondrial glutamate transport in autosomal recessive neonatal myoclonic epilepsy. *Am J Hum Genet* 76: 334–339.

Murakami N, Ohtsuka Y, Ohtahara S (1993): Early infantile epileptic syndromes with suppression-bursts: early myoclonic encephalopathy *vs.* Ohtahara syndrome. *J Pyschiatr Neurol* 47: 197–200.

Nakamura K, Kato M, Osaka H, *et al.* (2013): Clinical spectrum of SCN2A mutations expanding to Ohtahara syndrome. *Neurology* 81: 992–998.

Nakano K, Kobayashi K, Maniwa S, Kodani N, Ohtsuka Y (2013): Successful treatment of early myoclonic encephalopathy using lidocaine and carbamazepine. *Epil Disord* 15: 352–357.

Ogihara M, Kinoue K, Takamiya H, *et al.* (1993): A case of early infantile epileptic encephalopathy (EIEE) with anatomical cerebral asymmetry and myoclonus. *Brain Dev* 15: 133–139.

Ohba C, Kato M, Takahashi S, *et al.* (2014): Early onset epileptic encephalopathy caused by *de novo* SCN8A mutations. *Epilepsia* 55: 994–1000.

Ohno M, Shimotsuji Y, Abe J, Shimada M, Tamiya H (2000): Zonisamide treatment of early infantile epileptic encephalopathy. *Pediatr Neurol* 23: 341–344.

Ohtahara S (1978): Clinico-electrical delineation of epileptic encephalopathies in childhood. *Asian Med J* 21: 499–509.

Ohtahara S, Ishida T, Oka E, *et al.* (1976): On the specific age-dependent epileptic syndromes: the early-infantile epileptic encephalopathy with suppression-burst. *No To Hattatsu* 8: 270–280.

Ohtahara S, Ohtsuka Y, Erba G (1998): Early epileptic encephalopathy with suppression-burst. In: Engel J Jr, Pedley T (eds) *Epilepsy: A Comprehensive Textbook*, vol. 3. pp. 2257–2261. Philadephia: Lippincott-Raven.

Ohtahara S, Ohtsuka Y, Yamatogi Y, *et al.* (1987): The early infantile epileptic encephalopathy with suppression-burst: developmental aspects. *Brain Dev* 9: 371–376.

Ohtahara S, Ohtsuka Y, Yamatogi Y, *et al.* (1992): Early epileptic encephalopathy with suppression-bursts. In: Roger J, Bureau M, Dravet C, Dreifuss FE, Perret A, Wolf P (eds) *Epileptic Syndromes in Infancy, Childhood and Adolescence* (2nd ed), pp. 25–34, London: John Libbey.

Ohtahara S. Yamatogi Y (2003): Epileptic encephalopathies in early infancy with suppression-burst. *J Clin Neurophysiology* 20: 398–407.

Ohtahara S. Yamatogi Y (2006): Ohtahara syndrome: with special reference to its developmental aspects for differentiating from early myoclonic encephalopathy. *Epil Res* 70S: S58–S67.

Ohtsuka Y, Ohno S, Oka E (1999): Electroclinical characteristics of hemimegalencephaly. *Pediatr Neurol* 20: 390–393.

Olson HE, Kelly M, LaCoursiere CM, *et al.* (2017): Genetics and genotype-phenotype correlations in early onset epileptic encephalopathy with burst suppression. *Ann Neurol* 81: 419–429.

Orhan G, Bock M, Schepers D, *et al.* (2014): Dominant-negative effects of KCNQ2 mutations are associated with epileptic encephalopathy. *Ann Neurol* 75: 382–394.

Otsuka M, Oguni H, Liang JS, *et al.* (2010): STXBP1 mutations cause not only Ohtahara syndrome but also West syndrome-Result of Japanese cohort study. *Epilepsia* 51: 2449–2452.

Ozawa H, Kawada Y, Noma S, Sugai K. (2002): Oral high-dose Phenobarbital therapy for early infantile epileptic encephalopathy. *Pediatr Neurol* 26: 222–224.

Papandreou A, McTague A, Trump N, *et al.* (2016): GABRB3 mutations: a new and emerging cause of early infantile epileptic encephalopathy. *Dev Med Child Neurol* 58: 416–420.

Pearl PL (2009): New treatment paradigms in neonatal metabolic epilepsies. *J Inherit Metab Dis* 32: 204–213.

Pearl PL (2016): Amenable Treatable Severe Pediatric Epilepsies. *Semin Pediatr Neurol* 23: 158–166.

Pearl PL (2018): Epilepsy Syndromes in Childhood. *Continuum (Minneap Minn)*. 24 (1, Child Neurology): 186–209.

Pedespan JM, Loiseau H, Vital A, *et al.* (1995): Surgical treatment of an early epileptic encephalopathy with suppression-bursts and focal cortical dysplasia. *Epilepsia* 36: 37–40.

Pisano T, Numis AL, Heavin SB, *et al.* (2015): Early and effective treatment of *KCNQ2* encephalopathy. *Epilepsia* 56: 685–691.

Radaelli G, de Souza Santos F, Borelli WV, *et al.* (2018): Causes of mortality in early infantile epileptic encephalopathy: A systematic review. *Epilepsy Behav* 85: 32–36.

Robain O, Dulac O (1992): Early epileptic encephalopathy with suppression-bursts and olivary-dentate dysplasia. *Neuropediatrics* 23: 162–164.

Rossi S, Daniele I, Bastrenta P, Mastrangelo M, Lista G (2009): Early myoclonic encephalopathy and nonketotic hyperglycinemia. *Pediatr Neurol* 41: 371–374.

Saitsu H, Kato M, Mizuguchi T, *et al.* (2008): *De novo* mutations in the gene encoding *STXBP1* (MUNC18-1) cause early infantile epileptic encephalopathy. *Nat Genet* 40: 782–788.

Saitsu H, Kato M, Okada I, *et al.* (2010): *STXBP1* mutations in early infantile epileptic encephalopathy with suppression-burst pattern. *Epilepsia* 51: 2397–2405.

Scheffer IE, Berkovic S, Capovilla G, *et al.* (2017): ILAE classification of the epilepsies: Position paper of the ILAE Commission for Classification and Terminology. *Epilepsia* 58: 512–521.

Schlumberger E, Dulac O, Plouin P (1992): Early infantile syndrome(s) with suppression-burst: nosological considerations. In: Roger J, Bureau M, Dravet C, Dreiffus FE, Perret A, Wolf P (eds) *Epileptic Syndromes of Infancy, Childhood and Adolescence*, 2nd ed, pp. 35–42. London: John Libbey.

Seo JH, Lee YM, Lee JS, Kim SH, Kim HD (2010): A case of Ohtahara syndrome with mitochondrial respiratory chain complex I deficiency. *Brain Dev* 32: 253–257.

Shen J, Tareste DC, Paumet F, Rothman JE, Melia TJ (2007): Selective activation of cognate SNAREpins by Sec1/Munc18 proteins. *Cell* 128: 183–195.

Stamberger H, Nikanorova M, Willemsen MH, *et al.* (2016): STXBP1encephalopathy. *Neurology* 86: 954–962.

Suzuki Y, Kure S, Oota M, Hino H, Fukuda M (2010): Nonketotic hyperglycinemia: proposal of a diagnostic and treatment strategy. *Pediatr Neurol* 43: 221–224.

Swanson DA, Steel JM, Valle D (1998): Identification and characterization of the human ortholog of rat *STXBP1*, a protein implicated in vesicle trafficking and neurotransmitter release. *Genomics* 48: 373–376.

Tatsuno M, Hayashi M, Iwamoto H, *et al.* (1984): Leigh's encephalopathy with wide lesions and early infantile epileptic encephalopathy with suppression-burst pattern: an autopsy case. *No To Hattatsu* 16: 68–75.

Tekgul H, Serdargoulu G, Karapinar B, *et al.* (2006). Vigabatrin caused rapidly progressive deterioration in two cases with early myoclonic encephalopathy associated with nonketotic hyperglycinemia. *J Child Neurol* 21: 82–84.

Tharp BR (2002): Neonatal seizures and syndromes. *Epilepsia* 43 (Suppl 3): 2–10.

Vigevano F, Maccagnani F, Bertini E, *et al.* (1982): Encefalopatia mioclonia precoce associata ad alti livelli di acido propionico nel siero. *Boll Lega It Epil* 39: 181–182.

Watanabe S, Murayama A, Haginoya K, *et al.* (2012): Schinzel-Giedion syndrome: A further cause of early myoclonic encephalopathy and vacuolating myelinopathy. *Brain Dev* 34: 151–155.

Williams AN, Gray RG, Poulton K, *et al.* (1998): A case of Ohtahara syndrome with cytochrome oxidase deficiency. *Dev Med Child Neurol* 40: 568–570.

Wolff M, Johannesen KM, Hedrich UBS, *et al.* (2017): Genetic and phenotypic heterogeneity suggest therapeutic implications in SCN2A and related disorders. *Brain* 140: 1316–1336.

Yamatogi Y, Ohtahara S (1981): Age-dependent epileptic encephalopathy: a developmental study. *Folia Psychiatr Neurol Jpn* 35: 321–332.

Yamatogi Y, Ohtahara S (2002): Early-infantile epileptic encephalopathy with suppression-bursts. Ohtahara syndrome. Its overview referring to our 16 cases. *Brain Dev* 24: 13–23.

Yamatogi Y, Ohtahara S (2003): Severe epilepsy with multiple independent spike foci. *J Clin Neurophysiol* 20: 442–448.

Yamamoto H, Okumura A, Fukuda M (2011): Epilepies and epileptic syndromes starting in the neonatal period. *Brain Dev* 33: 213–220.

第 8 章 婴儿痉挛

作者：Lucia FUSCO[1], Catherine CHIRON[2], Marina TRIVISANO[1], Federico VIGEVANO[1] and Harry T. CHUGANI[3]

单位：1. Department of Neuroscience and Neurorehabilitation, Bambino Gesù Children's Hospital, Rome, Italy

2. Inserm U663, University Paris-Descartes, Necker Hospital, Paris, France

3. Departments of Pediatrics and Neurology, Nemours A. I. duPont Hospital for Children, Wilmington, DE and Thomas Jefferson University, Philadelphia, USA

一、引言

婴儿痉挛（infantile spasms, IS）综合征是一种年龄依赖性癫痫综合征，以癫痫性痉挛和高度失律为特征，常伴行为改变或认知功能下降。即使脑电图无典型的高度失律，通常也要首先考虑 IS 的诊断。但如果 IS 在 1 岁内发病，通常考虑 West 综合征。West 综合征是一种公认的癫痫综合征，但应注意的是，ILAE 从未对 West 综合征进行过正式的分类（Berg et al, 2010）。实际上，IS 综合征和 West 综合征是同义词，两者的区分往往都是人为的、没有意义（Lux & Osborne, 2004）。

癫痫性痉挛是 IS 综合征和 West 综合征特征性的发作类型。在 1981 年（1981 年国际抗癫痫联盟分类和术语委员会）和 1989 年分类（1989 年国际抗癫痫联盟分类和术语委员会）中，并未提及癫痫性痉挛是一种发作类型，而把它看作是 West 综合征的组成部分。2001 年 ILAE 分类将其归类为全面性发作，命名为"痉挛"（Engel, 2001），2006 年 ILAE 分类将其命名为"癫痫性痉挛"（Engel, 2006），并确认是一种独特的发作类型。在 2010 年 ILAE 分类中，癫痫性痉挛被确认为一种发作类型，归类为不能确定是全面性还是局灶性发作类别（Berg et al, 2010）。在 2017 年 ILAE 分类中（Fischer et al, 2017），癫痫性痉挛以前归类为起源不明，现在认为可以是全面性或局灶性起源。因此，癫痫性痉挛可以是局灶性、全面性和发作起始不明的发作类型。此外，鉴于神经病学单独使用"痉挛"一词容易引起歧义，建议用"癫痫性"一词明确癫痫性痉挛的属性（Fischer et al, 2017）。癫痫性痉挛在历史上曾等同于 West 综合征。20 世纪 50 年代后期，West 综合征被认为是一种独特的年龄依赖性癫痫综合征，后纳入了 1989 年癫痫和癫痫综合征分类中（1989 年国际抗癫痫联盟分类和术语委员会）。然而，在过去的 10 年里，已发表的有关 IS 和 West 综合征的诸多论文均支持以下这种观点：根据病因和病情进展，它们是一组异质性综合征，从仅有遗传倾向的正常儿童（Specchio et al, 2010）到由代谢性或遗传性病因所致的严重癫痫性脑病（Mei et al, 2010; El Sabbagh et al, 2010）。

在描述了 IS 综合征基本临床、EEG 特点及异质性病因后，我们将重点介绍其新的诊断和治疗方法。

二、总体特征

存活婴儿中，IS 综合征发病率为 2.9/10 000（Trevathan et al, 1999）~4.3/10 000（Riikonen, 2001 年）。在过去 10 年中，尽管早产儿或极低出生体重儿的数量不断增加，但既往 30 年内，其发病率一直没有改变（Riikonen, 2001）。

癫痫性痉挛起病高峰年龄为 3—9 月龄，也有更早和更晚起病的病例报道，通常与症状性病因有关。遗传性、代谢性或弥漫性脑发育异常病因主要见于早发性 IS，而局灶性皮质发育异常或隐源性病因常见于晚发性 IS（Eisermann et al, 2006; Mei et al, 2010; El Sabbagh et al, 2010; Auvin et al, 2010）。

三、癫痫性痉挛临床和 EEG 特点

（一）癫痫性痉挛临床症状学

癫痫性痉挛是指突然而短暂的轴（颈和躯干）

和近端肢体肌肉收缩。可以在肌电图上观察到各种肌肉的收缩模式，从典型的菱形外观（Fusco & Vigevano，1993）到持续时间更长的强直性收缩。癫痫性痉挛可累及屈肌或伸肌，这两种模式可见于同一患儿，取决于该患儿是坐位还是仰卧位。实际上，癫痫性痉挛肌电图表现非常粗糙，主要累及轴性或双侧肢体近端肌肉。与源自大脑皮质运动区的运动性癫痫发作不同，癫痫性痉挛发作期很少能观察到头或眼睛的偏斜、一侧面部或肢体、手或脚强直等症状。如果出现上述症状，提示对侧大脑皮质受累，影像学上常可发现病灶。根据最新的 ILAE 分类，癫痫性痉挛归类为局灶性或全面性发作起始（Fischer et al，2017 年）。为弄清发作起始，需要仔细分析视频脑电图。

癫痫性痉挛常成簇发生，多见于觉醒期或从 NREM 慢波睡眠期过渡到 REM 期（Plouin et al，1987）。痉挛发作的强度不同，通常在开始和结束时轻微，中间阶段发作强度最大。在不同的患儿或同一患儿不同次的成簇发作中，肌肉收缩的强度和受累肌群的数量有显著差异。癫痫性痉挛可以是轻微的，仅表现为眼球上斜或肩轻微上抬，单发或成簇发作。

肌肉收缩持续时间也不同：大多数癫痫性痉挛肌电图特征是相位性收缩，多导肌电图呈菱形或半菱形，持续 1~2 秒（图 8-1A 和 B）。肌电图还可能有相同的初始相位成分，随后是强度较小但持续时间不等的强直性收缩，持续时间可长达 10 秒。在这种情况下，应命名为痉挛 - 强直发作（图 8-1C）。

癫痫性痉挛通常是对称的，但在发作过程中可观察到各种不对称或局灶性征象。不对称性癫痫性痉挛因常表现为一侧屈肌和另一侧伸肌收缩，因而较容易识别，同步脑电图通常也是不对称的。不对称性痉挛可以是不同步的，一侧肢体比另一侧更早收缩。不对称性和非同步性痉挛通常提示双侧半球功能不对称和双侧非对称性病灶（Fusco & Vigevano，1993）。癫痫性痉挛局灶性征象进一步提示症状性病因。痉挛发作时眼球向一侧偏斜和单侧手握拳等症状提示对侧大脑皮质损伤。

然而，在癫痫性痉挛发作期，不同肌群肌电图记录结果通常比预期更复杂（Bisulli et al，2002）。目前尚不明确不同肌群比较大的潜伏期变异和激活模式是脊髓嘴 - 尾侧被激活还是脊髓固有束被激活，但均提示皮质下结构参与，而其刻板的临床表现提示中枢模式发生器的参与（Bisulli 等，2002）。

（二）发作期 EEG

癫痫性痉挛发作期 EEG 表现为弥漫性高波幅慢波（Fusco & Vigevano，1993；Haga et al，1995），弥漫性慢波在哪侧半球占优势，取决于双侧半脑的功能平衡（图 8-2A 和图 8-2B）。短暂的纺锤状 β 活动（Fusco & Vigevano，1993）、节律快（Panzica et al，1999）或节律非常快（Kobayashi et al，2004）也是癫痫性痉挛脑电图表现。β 活动与高波幅慢波有多种关系。快活动常先于慢波，然后叠加在慢波上，至少位于慢波的上升支（图 8-2C）。快活动可以是局灶性或弥漫性，但与病因无关。立体脑电图局灶性快活动提示潜在的致痫性病变和局灶性皮质发育不良。20 世纪下半叶发表的大部分文章都是从 Kellaway 等的杰作开始的（1979），他们认为癫痫性痉挛发作期脑电图表现多样，有 10 多种不同的发作模式（高波幅慢波、尖波、波幅衰减等）。仅就运动性癫痫性痉挛而言，同一作者发现大部分系短暂性全面性高波幅慢波。在大多数发表的论文中，由于缺少癫痫性痉挛发作性期临床症状、多导肌电图和脑电图的同步记录，这是造成不同解释的原因。如果癫痫性痉挛发作期无肌电记录，就难以将脑电图和相关的临床症状联系起来。“即使 β 活动与弥漫性高波幅慢波同时出现，也不排除低波幅快活动促发了癫痫性痉挛的可能。”

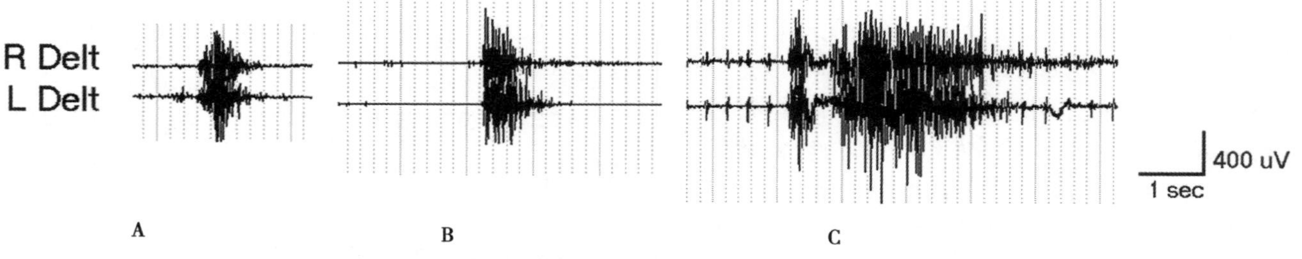

图 8-1　癫痫性痉挛多种肌电图表现

A. 典型的相位性痉挛，呈菱形；B. 不典型痉挛，起始突然、粗大；C. 痉挛 - 强直发作，以痉挛后继持续性强直为特征

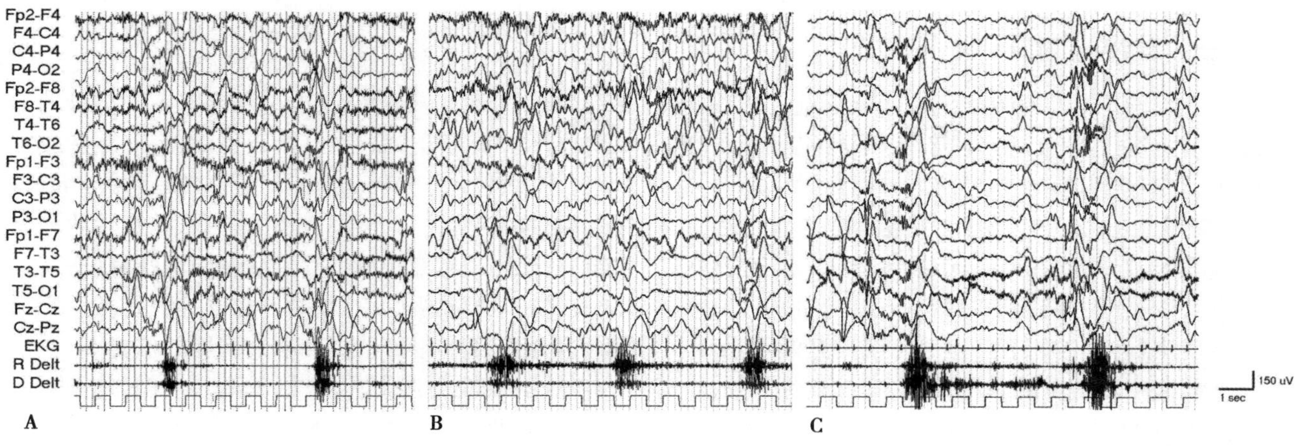

图 8-2　癫痫性痉挛发作期模式

A. 6 个月大患儿，特发性病因，对应的脑电图系高波幅弥漫性慢波，肌电图系一次对称、同步性痉挛。B. 癫痫性痉挛患儿，左颞区巨大海绵状血管瘤。9 个月时出现癫痫性痉挛，相应 EEG 表现为非同步性慢波，左侧半球波幅高，EMG 表现为右侧和左侧三角肌不对称性收缩，右侧持续时间长，波幅高。C. 5 个月大患儿，围产期缺血缺氧性脑病，痉挛发作对应的 EEG 系高波幅慢波，其前有持续不到 1 秒的快节律，呈弥漫性或右侧半球为著

Panzica 等在 1999 年报道，对痉挛发作开始前 500ms 的脑电图进行自回归分析发现，在 18 个病例中，有 13 个病例出现短暂的快活动，仅限于一个较窄的频带(17.5 ± 2.1)Hz。快活动半球间相干值较低、振幅不对称，半球间时间差较大(>10ms)。脑电图不对称和半球间时差较大，作者推测癫痫性痉挛发作期放电可能系局灶性皮质起源。在随后的一篇论文中，同一作者证明，随访期间，在其中 10 名患者中，最早出现 EEG 快活动的侧别和局灶性痫样放电的侧别一致(Panzica et al，2007)。作者提出其合理的假说：癫痫性痉挛可能系单侧皮质起始的放电下行传入激活了脑干环路(Avanzini et al，2007)。癫痫性痉挛与惊吓反应(Koch，1999)或 Moro 反射(Gobbi et al，1987)(后两者系脑干被激活的表现)相似，也支持这一假说(Avanzini et al，2007)。

在一次痫性发作性事件中，癫痫性痉挛可能与局灶性发作共存(Pachatz et al，2003)。有关这两种发作类型在时间上的关系，已有以下不同的描述：局灶性发作先于癫痫性痉挛出现，或局灶性发作见于成簇的癫痫性痉挛间、但不中断其成簇发作(图 8-3)。局灶性发作和癫痫性痉挛共存的情况可能与病因有关，而不是皮质发育异常或严重脑损伤所特有。

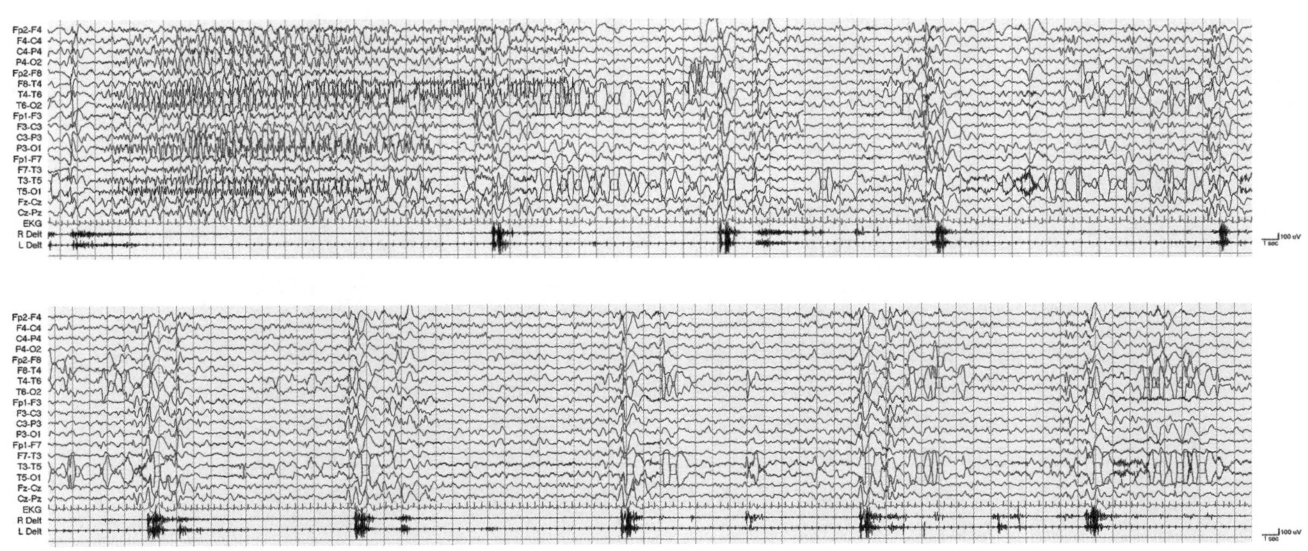

图 8-3　结节性硬化症患者，4 个月大，左和右颞区局灶性发作，后继成簇的癫痫性痉挛

(三) 发作间期 EEG

在 1 岁内出现的癫痫性痉挛,EEG 通常表现为高度失律。高度失律是一种杂乱无章的脑活动,以不同步、非节律性、高波幅慢波与多灶性棘波混杂在一起为特征。高度失律是 1 岁内癫痫性痉挛最常见的脑电图模式。在该年龄段,癫痫性痉挛、高度失律和发育倒退或停滞是 IS 和 West 综合征的三个特征。高度失律的主要特征是存在极高波幅慢活动,呈弥漫性或一定程度的单侧优势,伴多灶性棘波。

高度失律常见于清醒期(图 8-4A)。在 NREM 期,高度失律分解为弥漫性、不规则、非节律性棘 - 慢波,持续 1~3 秒,与较低波幅的 θ-β 活动交替出现,表现为一种典型的阵发性交替模式(图 8-4B)。特别是在症状性病例中,有时可以观察到多灶性随机(random)衰减的模式。REM 期 EEG 模式与清醒时非常相似。文献中已报道了诸多不同类型的高度失律。非对称性高度失律以一侧半球为主或完全位于一侧半球(Watanabe et al,1993)(图 8-4C 和图 8-4D),高度失律也可表现为局灶性慢活动为主(Parmeggiani et al,1990)或持续性局灶性棘波,特别是在 REM 期(图 8-4E 和图 8-4F)。所有这些变异都提示症状性病因。然而,不论病灶的位置,局灶性痫样放电以后头部为著,可见于诸多病例,甚至见于特发性病例(Oka et al,2004 年)(图 8-4A)。不仅可见发作间期局灶性棘波,局灶性棘波位置也与 MRI 上显示的局灶性皮质病灶或与局灶性发作起始部位一致(Oka et al,2004)。

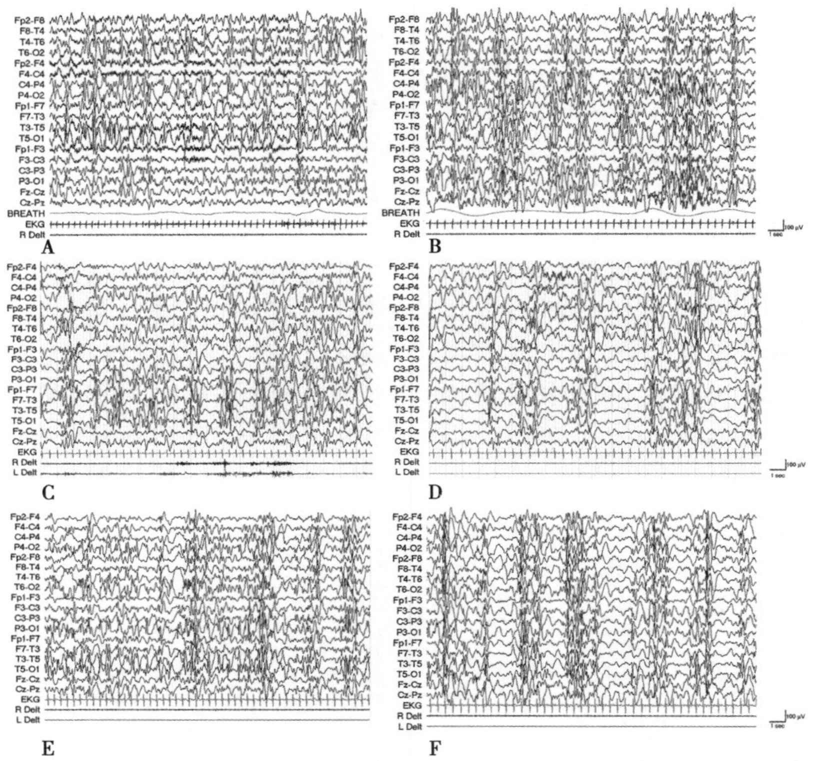

图 8-4 A 和 B. 特发性病因。A. 清醒期 EEG,极高波幅背景活动,高波幅慢波夹杂棘波,主要出现在中央区和后头部,非同步。B. 在 NREM 期,EEG 异常表现为成簇、持续数秒的多灶性放电与低电压交替出现。无不对称或明显的局灶性异常。C 和 D. 症状性病因。C. 清醒期 EEG,除弥漫性背景活动变慢外,左侧颞区和中央区有明显的慢波,混杂颞区优势的棘波。D. 睡眠 EEG,可见明显的睡眠中同步、不对称,左侧半球同步性较差,在颞区记录到更多的棘波。慢波和棘波成簇出现。睡眠纺锤波仅见于右侧健侧半球。E 和 F. 症状性病因。E:清醒期 EEG,后头部和中央区明显的极慢背景活动、非同步性、伴多灶性或弥漫性棘波。F. 睡眠 EEG,成簇、短暂、弥漫性棘 - 慢波与短暂的弥漫性低电压交替出现

一些作者质疑高度失律是发作间期还是发作期脑电图表现(Lux,2007)。正如EEG所示,这种严重的大脑功能障碍肯定会影响患儿的行为和认知。因此,West综合征已被ILAE归为癫痫性脑病类别中。癫痫性脑病是癫痫活动本身导致的严重认知和行为损伤,这种损伤超出了仅由基础疾病所致损伤的预期程度(Scheffer et al,2017)。把高度失律定义为发作期EEG模式有点简单化,因为高度失律是一种比发作或癫痫持续状态更为慢性和复杂的功能障碍。

(四) 不伴EEG高度失律的癫痫性痉挛

多篇文献报道了在成簇的癫痫性痉挛患儿中,不管是起病初期还是在整个病程中,均未发现高度失律(Caraballo et al,2003; Oguni et al,2005; Caraballo et al,2011)。病因学主要是病因不明或局灶性皮质发育不良,起病年龄范围比经典的West综合征更广,从2—82个月龄(Oguni et al,2005)。在该组患者中,常用的抗癫痫药物疗效也很差,但ACTH疗效最好。

四、婴儿痉挛的病因

根据ILAE分类(Scheffer et al,2017年),IS的病因分为结构性、遗传性、感染性、代谢性、免疫性和未知病因。既往分类中的"症状性"一词(Engel,2001)已被上述术语取代,而"隐源性"一词对应于未知病因。

一些作者认为,确实有一小部分患者,除有癫痫的遗传倾向外,无其他明确的病因(Dulac et al,1993; Vigevano et al,1993; Riikonen,2010; Specchio et al,2010)。但在这些患者中,IS预后均好,发作完全消失且认知发育正常,提示"特发性"病因。然而,特发性病因的确定应基于后期的随访,不应该在癫痫性痉挛出现或诊断时归为特发性(Riikonen,2010)。尽管这一术语仍被广泛使用,但新分类已删除"特发性"这一术语,而用"遗传性"或"未知病因"取代之(Scheffer et al,2017)。在本章中,为了承前启后,我们仍然使用"特发性"一词。

在症状性IS中,痉挛出现前,如果已有明确的病因和(或)明显的发育延迟,提示存在潜在的疾病(Riikonen,2010)。

当病因已明确,可根据病因出现的时间(产前、围产期或产后)或脑部病变的性质(新生儿感染、卒中、缺血缺氧性或代谢性疾病)对病因进行分类(Michaud et al,2014)。

遗传性病因约占IS产前病因的25%(Michaud et al,2014)。染色体异常见于约1/4的遗传性IS患者,最常见的是21,XXY三体、17p13.3微缺失、1p36缺失(Greco et al,2018)、del1q361ptel、15号染色体倒位重复(Matricardi et al,2018)。约7%的遗传性病因引起的癫痫性痉挛是由CNVs所致,这一高比率支持我们选用CGH-Array作为对此类不明病因患者的一线筛查工具(Michaud et al,2014)。此外,文献中已有关于X连锁基因突变的报道,如*CDKL5*主要见于女性患者,而*ARX*常见于男性(Mei et al,2010; Shoubridge et al,2010)。文献中也有其他基因突变(*SCN1A*、*MAG12*、*ACNA1A*)的报道(Auvin et al,2009)。

由于新一代测序技术的出现,发现了其他基因与癫痫性痉挛相关。癫痫性痉挛表现为遗传的异质性,系由多个基本的神经发育异常所致。实际上,基因的新生变异涉及广泛的功能谱系如基因转录、蛋白翻译、神经发生、神经元分化、诱导、神经元迁移(如*ARX*)、突触传递(如*STXBP1*、*CASK*)、蛋白质修饰或降解(如*ALG13*和糖基化缺陷)(Michaud et al,2014)等。

大脑发育异常是IS的主要病因,通常起病较早,生后1年内起病。在大脑发育异常中,神经元发生、迁移和分化异常可引起皮质发育不良、小头畸形、半侧巨脑畸形、无脑回/多脑回、脑裂畸形和灰质异位(Osborne et al,2010)等表型。大脑中线发育异常,如胼胝体发育不全和前脑无裂畸形,也可表现为IS,常伴面部严重畸形,如独眼症,更常见的是轻微畸形(如正中唇裂、腭裂、眼距过窄、扁鼻等)。在这些病例中,可能会出现内分泌功能障碍,如尿崩症和特发性高钠或低钠血症(Levey et al,2010)。

其他已知的遗传性大脑发育异常,如结节性硬化症、神经纤维瘤病、色素失调症、伊藤色素减少症,也可表现为IS。

所有脑血管意外,不论缺血性还是出血性,如大脑动脉疾病或卒中,都可在生后1年内导致IS。脑血管意外可发生在产前、产时或产后。足月产或早产引起的缺血缺氧性脑病仍是IS的主要病因。足月分娩婴儿的预后更差,可能系皮质而非白质损害所致(Dulac et al,2010)。

其他结构性病因,包括大脑感染性疾病,可发生在孕期,以巨细胞病毒、疱疹病毒和弓形虫引起的大脑致痫性畸形更常见。出生时或产后感染(如脑膜炎、脑炎和脑脓肿)也与IS有关。脑肿瘤(良性或恶性),虽然很少见,也有文献报道系IS病因。

至于代谢或内分泌性疾病，通常在癫痫性痉挛起病前就已明确。在代谢性病因中，已有关于低血糖、苯丙酮尿症、有机酸尿症、氨基酸尿症、酶缺乏症（如吡哆醇依赖症或线粒体疾病）等报道（El Sabbag et al，2010）。此外，先天性糖基化缺陷（CDG）病也可能与癫痫性痉挛有关，但常有特殊表现，如无高度失律和少见癫痫性痉挛合并肌阵挛发作（Pereira et al，2017）。

约 20% 的 IS 病因不明。但随着诊断方法的进一步改进和提高，这组患者会进一步减少。实际上，由于神经影像学技术的进步、大脑畸形数量的增加、与癫痫性痉挛相关的新突变基因的发现，是导致以前归类为隐源性 IS 的癫痫性痉挛患者数量减少的原因。

在未发现任何已知病因的患者群中，5%~6% 的患者有“特发性”病因，有纯粹的癫痫遗传易感性，在较短时间内引起脑功能障碍（Riikonen，2010；Specchio et al，2010）。这组患者首先被 Vigevano 和 Dulac 发现（Vigevano et al，1993，Dulac et al，1993），后来这一观点又得到两个病例报告的支持，一个病例报告是在两个家系的兄弟姐妹中同时出现特发性 West 综合征（Reiter et al，2000），另一个病例报告是两例既往诊断为特发性 IS，后诊断为儿童失神癫痫。（Specchio et al，2010）。由特发性病因所致的 IS 可完全康复，无神经功能障碍后遗症。随访期间能够更好地明确诊断，由于在儿童期表现出轻微的智力发育迟滞，所以仍提示可能存在未被认识的遗传学病因。虽然从一开始我们就怀疑存在特发性病因，但进一步深入的研究有助于我们深入理解患者早期临床和神经生理学特征。

欧洲学者（Dulac et al，2010）强调，应尽早明确每个 IS 患者的潜在病因，因为这种癫痫表现本身“并不是一种疾病”。作者进一步强调以下理念：“癫痫性痉挛是特定年龄段内多种不同疾病的最终共同表现，表现为大脑短暂（尽管最终持续时间会延长）的高度兴奋性”。如果我们认为癫痫性痉挛是不同疾病的暂时表现，也明确了潜在的病因，那么我们治疗的是疾病本身，而不是“治疗其暂时的临床症状”（Dulac et al，2010）。

五、代谢性和功能性影像学

在过去的 20 年中，IS 和 West 综合征治疗和预后最重要的进展之一就是神经影像学的迅速发展，如 MRI、PET 和 SPECT 扫描。基于这些神经影像学的结果，目前我们认识到的皮质发育异常，即便 MRI 也难以发现，即所谓的隐源性（目前术语称之为病因不明）癫痫性痉挛。上述技术的发展及对 EEG 的详细分析，使得我们对癫痫性痉挛发作起始的认识发生了根本的改变，先前我们认为 IS 是原发性全面性癫痫，现在则认为 IS 也可以是局灶性发作起始伴继发性全面性癫痫（Chugani et al，1990，1992）。事实上，神经影像学主要用于难治性 IS 术前评估，如局灶性皮质切除术。

（一）葡萄糖代谢 PET 和 SPECT 灌注成像

毫无疑问，MRI 是 IS 患者最基本的影像学检查方法，但葡萄糖代谢 PET 扫描和脑血流 SPECT 扫描也常可显示异常，特别是 MRI 正常时。在隐源性 IS 患者中观察到四种不同类型的 PET 异常（Chugani & Conti，1996）（图 8-5），所以“隐源性”一词存在的意义似乎也大打折扣了。但是，应当注意的是，当患者正在进行生酮饮食时，不应进行葡萄糖代谢 PET 扫描，因为在这种情况下会导致结果难以解释。由于这些异常也见于 SPECT 扫描（图 8-6）（Chiron et al，1993；Haginoya et al，2001；Hamano et al，2010），对不能停止生酮饮食的患者可进行 SPECT 扫描，以代替 PET 扫描。

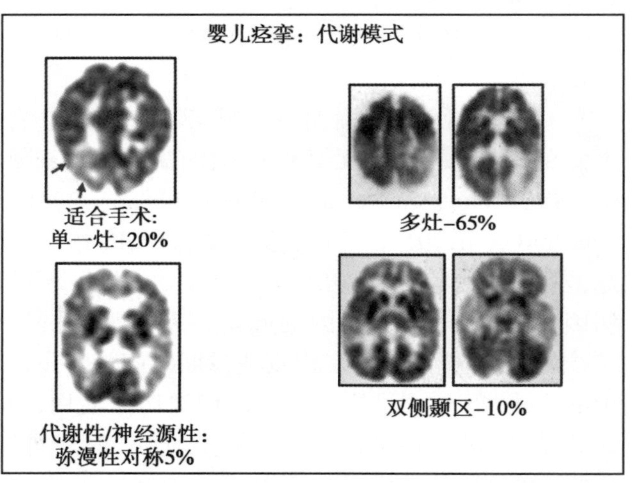

图 8-5　所谓的隐源性婴儿痉挛四种葡萄糖代谢模式。PET 扫描后，“隐源性”一词存在的意义似乎大打折扣。在最初定义为隐源性的患者中，适合手术者仅占 20%

当存在单一葡萄糖代谢异常（或 SPECT 低灌注）区，且与 EEG 上显示的部位（以发作期或发作间期局灶性痫样活动或局灶性背景变慢为特征）高度一致时，手术切除致痫区（通常是先前未发现的皮质发育不良）不仅可以控制癫痫发作，还可以完全

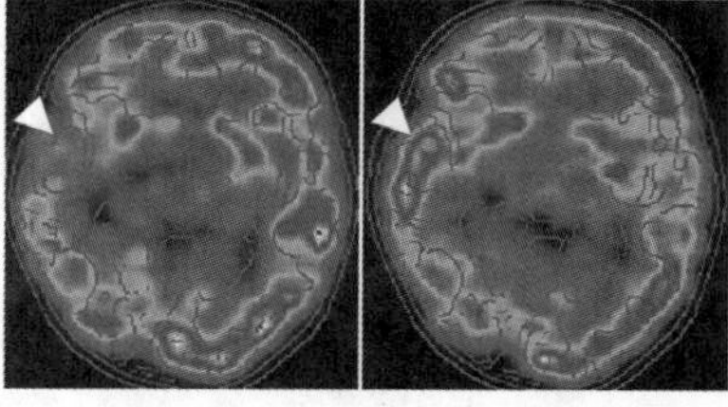

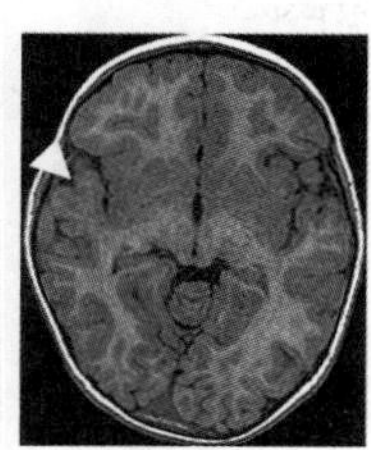

图8-6 2岁，女性，局灶性发作和癫痫性痉挛，SPECT扫描。发作间期SPECT示右侧颞极低灌注（箭头），发作期SPECT（在局灶性发作后10秒注射示踪剂）示右侧颞极高灌注（箭头）。MRI起初考虑为阴性，后再细看发现右侧颞极细微异常（箭头）。该患儿行右侧颞极切除术，未置入颅内电极。病理：Taylor型局灶性皮质发育不良。手术结果：已6年多无发作

或部分逆转相关的发育延迟（Chugani et al，1993；Asarnow et al，1997；Jonas et al，2005）。事实上，关于痉挛发作的定位，以“前导棘波（leading spike）”后接快波爆发为特征的发作期皮质脑电图与PET低代谢区有密切的相关性（Asano et al，2005）。因此，我们建议对所有抗癫痫药物耐药的隐源性IS患者都应行葡萄糖代谢PET扫描（或SPECT扫描），以发现潜在的手术适应证患者。“理想的手术适应证患者”是MRI上有单一的病变或PET低代谢未累及运动或视觉皮质。MRI通常会低估致痫皮质的范围，以致切除病灶后难以获得无发作和发育改善（图8-7）。即使MRI上存在病变，PET所示的异常范围也有助于指导硬膜下电极的置入，以确保对潜在致痫区进行更全面的评估（Asano et al，2005）。

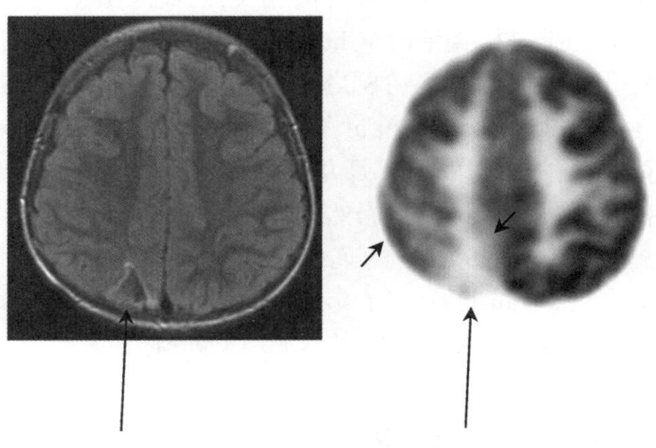

图8-7 6岁，男性，MRI和FDG-PET扫描，局灶性发作和癫痫性痉挛。MRI示右顶区病灶（箭头所示）。FDG-PET示右顶区病变显著低代谢（长箭头），病灶周围包括顶叶内侧皮质轻微低代谢（短箭头）。硬膜下电极长程EEG提示发作起始于PET低代谢皮质。病理：胚胎发育不良性神经上皮肿瘤，周围皮质可见散在异常神经元。手术结果：切除包括肿瘤在内的右侧顶枕区皮质后发作消失

不幸的是，约65%的隐源性癫痫性痉挛患者并不是“理想”的手术适应证者，因为他们的PET扫描不止一个皮质低代谢区（通常表明多灶性皮质发育不良）。但是，倘若大多数发作起源于其中一个病灶（Ilyas et al，2014），为提高患者的生活质量，也可行“姑息性”皮质切除术。

约10%的隐源性IS患者PET扫描示双侧颞叶低代谢（图8-8）。这些患儿有明显的临床表型、严重的发育迟缓（尤其是语言）和孤独症谱系障碍（Chugani et al，1996）。孤独症谱系障碍组患者的额叶和顶叶也可出现低代谢（Dilber et al，2013）。最后，约5%的隐源性病例中，葡萄糖代谢PET扫描示双侧对称或全面性皮质低代谢，伴或不伴小脑受累。显然，该PET异常无任何手术指征。相反，这提示我们需要寻找遗传性/代谢性病因。

一些葡萄糖代谢PET的研究发现，新诊断的IS患者局灶性皮质低代谢可能是一种暂时性现象。在一项此类研究中，研究者报告了暂时性局灶性皮质低代谢，并提出低代谢不一定与结构性病变有关，但由于无神经病理学资料，因此这一假设仍然是推测性的（Metsahonkala et al，2002）。他们还发现低代谢与预后无相关性。相反，另一研究团队发现，尽管PET显示短暂的低代谢，但它可能是隐源性IS患者一个非常有用的评估预后的工具（Watanabe，1998；Itomiet al，2002）。最近一项研究也证实，PET低代谢并不总持续存在，但如果治疗初期就存在，则提示发作和发育预后不佳（Natsume et al，2014）。尽管存在争议，但目前由解剖或功能神经影像学引导的局灶性皮质切除术已被世界各地诸多中心广为接受和实施。许多病例即使神经影像学仅为轻微异常，也已证实存在局灶性皮质发育不良。在一项对65例接受皮质切除术的癫痫性痉挛患者的研究中，发现几乎所有患者的PET扫描都存在异常（61/63（97%）），其中56/61（92%）的患者PET扫描可定侧/定位。尽管MRI有病变的患者ILAE Ⅰ级预后较高（79%），但仍有50%的MRI正常、PET局灶性异常者也获得Ⅰ级预后，进一步证明PET在这一类患者中的价值（Chugani et al，2015）。临床上常遇到致痫区很大，甚至累及整个大脑半球，以至需要行半球切除术或“次全”半球切除术（如仅保留感觉-运动皮质），有报道提示11例此类癫痫性痉挛患者均获得了良好的疗效（Chugani et al，2014）。

葡萄糖代谢PET扫描也有助于进一步揭示IS的病理生理学机制。在持续时间较长、成簇的痉挛

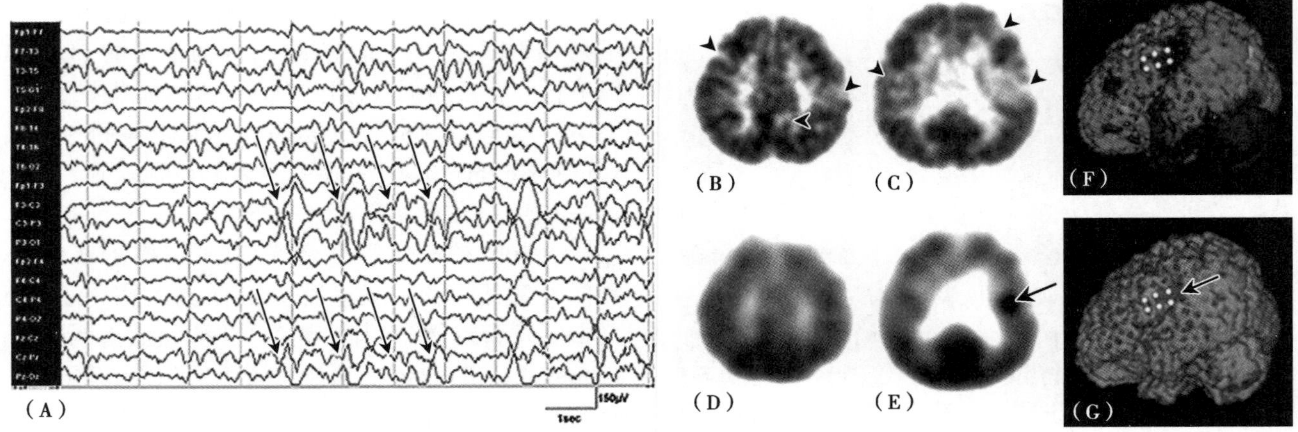

图 8-8　1 岁男孩，结节性硬化症、药物难治性部分性癫痫及婴儿痉挛（见文末彩插）

A. 头皮 EEG 示左侧中央 - 顶区发作起始。B 和 C. FDG PET 示结节低代谢区，每一个低代谢区代表了皮质结节的位置。D 和 E. AMT PET 示左侧中央 - 顶区外侧皮质结节示踪剂摄取增加（箭头）。F. 在左侧半球置入硬膜下电极；在左侧中央顶区和额区可见结节状葡萄糖低代谢区（深紫色）。G. AMT 摄取增加仅见于左侧中央顶区外侧面（红色）。硬膜下电极长程 EEG 记录示发作起始（白色电极）于 AMT 摄取增加的结节皮质

发作或发作间期 EEG 示频繁棘波，相当于发作期葡萄糖代谢 PET 扫描，除局灶性皮质低代谢或高代谢外，双侧豆状核和脑干对称性高代谢，提示痉挛发作是原发性皮质致痫灶与皮质下结构和脑干相互作用所致（Chugani et al，1992）。换言之，在大脑发育的关键阶段（约出生后第 3 个月开始，葡萄糖代谢 PET 扫描显示皮质已经开始发育成熟），原发性皮质病灶通过痫样放电与脑干结构相互作用，特别是中缝核。中缝核 - 皮质和皮质 - 皮质的投射可能与高度失律相关。中缝核也可向纹状体（双侧壳核）投射，这些通路可激活双侧下行的皮质脊髓通路，从而导致双侧、相对对称的癫痫性痉挛发作（Chugani et al，1992）。

其他研究也支持这一发作扩散的机制。如致痫性皮质病变患者痉挛发作期 SPECT 研究显示，不仅皮质病变区灌注增加，双侧基底节灌注也增加（Mori et al，2007）。在另一项研究中，每日成簇痉挛发作和高度失律的患者，其 MRI 弥散加权成像示苍白球和脑干后部弥散降低；一些患者丘脑和齿状核弥散降低（Desguere et al，2008）。有趣的是，当高度失律消失而痉挛发作仍存在时，不再出现上述影像学改变。在另一项应用减影发作期 SPECT 的研究中，发现发作期皮质高灌注与发作期 EEG 有良好的相关性。另外，也发现了皮质下结构高灌注与皮质 - 皮质下灌注也有良好的相关性（Kakisaka et al，2009）。总之，这些研究很好地说明了先进的神经影像学技术有助于提高我们对 IS 的产生和扩散机制的认识。

（二）配体 PET 扫描

对 IS 患儿，除进行糖代谢 PET 研究外，也开展了多种配体的 PET 研究。在结节性硬化症（TSC）和 IS 患者中，最常用的配体是 α-[^{11}c]甲基-L-色氨酸（AMT）。发作间期 AMT PET 可发现约 65% 的致痫结节，显示致痫结节邻近部位摄取增加（图 8-8），但其他结节摄取减少（Chugani et al，1998；Asano et al，2000）。

在一项 191 例 TSC 患者接受 AMT PET 扫描的大型研究中，致痫灶的定侧 / 定位与 AMT PET 所示的摄取增加部位有极好的相关性，有时甚至是致痫灶的唯一检查手段（Chugani et al，2013）。该方法已用于难治性癫痫 TSC 患者的术前评估（Kagawa et al，2005；Chugani et al，2013）。除 AMT 外，目前尚有多种配体用于 IS 研究的报道，但这些研究的价值有待进一步证实。当然，配体 PET 的研究有助于提高我们对 IS 机制的理解。最后，PET-MRI 技术的发展，可同步采集 PET 和 MRI 数据，有助于对 IS 患儿开展临床和基础研究。

六、IS 治疗

IS 通常是药物难治的。IS 治疗的两个目标是癫痫发作完全控制和 EEG 高度失律消失。目前认为激素（促肾上腺皮质激素或皮质类固醇）和氨己烯酸是两个标准的一线治疗药物。两者联用也有效（O'Callaghan et al，2017）。越早诊断，越早治疗，4 岁

时评估的发育预后越好(O'Callaghan et al,2011)。

传统AEDs的疗效低于标准药物疗效(Knupp et al,2016a; Demarest et al,2017),大多数AEDs均通过开放性临床试验进行检验。丙戊酸和氯硝西泮能控制25%~30%的癫痫发作,但复发率很高。在一项随机研究中,硝西泮与ACTH一样有效,但却有危及生命的不良反应(Dreifuss et al,1986)。吡哆醇可能有效,目前仅日本广泛使用。免疫球蛋白曾被推荐用于IS治疗,但结果令人失望。尽管在37例患者中进行了安慰剂和阳性对照试验,硫噻嗪(sulthiame)的应用仍限于德国(Debus & Kurlemann,2004)。卡马西平可能会加重IS。

除氨己烯酸外,新型抗癫痫药物均有开放性研究数据。拉莫三嗪、托吡酯、唑尼沙胺和非氨酯添加治疗有一定疗效,左乙拉西坦和唑尼沙胺可作为一线的添加药物。在104例难治性IS患者中,37%患者行生酮饮食后控制了发作(Hong et al,2010)。一些症状性IS患者可从手术中获益,要么是单灶性病变者行病灶切除术,要么是多灶性病变者行胼胝体全段切开术。手术越早,发育预后越好(Jonas et al,2005)。

(一) ACTH和皮质类固醇

长期以来,ACTH广泛应用于治疗IS,但其治疗剂量和持续时间仍未统一。每日低剂量(1~2U/kg),连用两周,证明与先前推荐的40U(3~6U/kg)高剂量方案疗效相当,可控制约75%患者的癫痫发作(Ito et al,2002; Hrachovy et al,1983)。在日本,使用极低剂量的ACTH也取得了成功(Oguni et al,2006)。添加镁确实比单独使用ACTH疗效好(Zou et al,2010),复发率在55%左右,而第二个疗程有效率达到74%。但库欣样不良反应的发生率接近100%,其他常见的不良反应还包括感染、血压升高、胃炎和过度兴奋等。这些不良反应常被报告为严重的不良反应,死亡率为2%~5%。

口服类固醇不常用,尽管它们比ACTH便宜且耐受性更好(Kossoff et al,2009)。一项随机研究显示泼尼松[2mg/(kg·d)]的疗效低于极高剂量ACTH(150U/d),但与低剂量ACTH相似(Baram et al,1996; Hrachovy et al,1983)。氢化可的松([15mg/(kg·d)],连用2周)的非对照性研究数据显示:有效率为74%,复发率为18%,但90%患者添加替可克肽(tetracosactide)后疗效更佳(Schlumberger & Dulac,1994)。这与口服泼尼松龙(40~60mg/d,连用2周)疗效类似:有效率为67%,与先前同一中心的ACTH研究有效率相似(Kossoff et al,2009)。

(二) 氨己烯酸

在20年前的一项开放标签研究中首次提到了氨己烯酸添加治疗的疗效,该研究显示,在70例难治性IS患者中,43%的患者在短期内完全控制了痉挛发作(Chiron et al,1991)。此后不久,氨己烯酸被建议列为IS的一线治疗药物(Appleton & Montiel Viesca,1993),大量用于临床实践。至今最大的一项队列研究(纳入180名患者,平均随访10年)显示其长期疗效令人满意,42%的患者有癫痫和智力发育迟缓(Djuria et al,2014)。迄今为止,共有五项氨己烯酸单药治疗IS的随机研究。

在42例患者中,尽管短期内ACTH的应答率(74%)高于氨己烯酸(48%),但氨己烯酸确实在结节性硬化患者的应答率更好,而ACTH在更适于围产期缺氧-缺血患者,而在隐源性患者中两种药物的应答率相同(Vigevano & Cilio,1997)。

一项包括22例由TSC引起的IS病例研究结果足以肯定氨己烯酸[150mg/(kg·d)]优于激素治疗[口服15mg/(kg·d)氢化可的松]。22例TSC患者为期1个月的治疗显示,对氨己烯酸和激素治疗的应答率分别为100%和45%($P<0.01$)(Chiron et al,1997)。此外,氨己烯酸比氢化可的松起效更快,耐受性更好($P=0.006$)。

对221例患者药物剂量的研究也证明,在治疗2周时,氨己烯酸高剂量组[100~150mg/(kg·d)]疗效优于小于40mg/(kg·d)的低剂量组。氨己烯酸组3年复发率较低(23%),复发患者恢复服用氨己烯酸后再次获得癫痫的控制率也非常高(72%)(Elterman et al,2010)。

相比之下,一项40例非TSC所致IS患儿的研究未能证明氨己烯酸疗效优于安慰剂,应答率分别为35%和10%(Appleton et al,1999)。

同样,在UKISS试验中,泼尼松龙或替可克肽治疗2周后的应答率(73%)高于氨己烯酸(54%)($P<0.04$)。此项研究在排除TSC后,仅剩107例患者(Lux et al,2004)。但是,长期随访观察发现泼尼松或替可克肽的疗效随时间逐渐降低甚至消失。在治疗1年和4年后,激素和氨己烯酸的疗效类似(约75%)(Dark et al,2010; Lux et al,2005)。

氨己烯酸最令人担忧的不良反应是其视网膜毒性,即导致不可逆的视野丧失(visual field loss,VFL)。一般累及外周视野,但视觉功能偶尔也会受到影响。在一项大型前瞻性研究中,纳入了734例局灶性癫痫患者，氨己烯酸所致的 VFL，儿童(20%)的发生率低于成人(34%)(Wild et al，2009)，而在服用氨己烯酸少于 15 个月的患儿中并未观察到该不良反应(Vanhatalo et al，2002)。一项纳入 11 篇儿科文献的系统综述得出的结论：氨己烯酸将 VFL 的风险提高了 4 倍，预测因素是年龄和暴露量(Maguire et al，2010)。先前使用氨己烯酸治疗 IS 的研究报告：VFL 发生率分别为 6%(1/16) 和 34%(11/32)，与累积剂量和治疗持续时间有关(Gaily et al，2009；Riikonen et al，2015)。由于无法进行视野检查，因此，在 6 岁前，能够识别出该药物的毒性不良反应是一项挑战。视网膜电图(30Hz 视网膜电图闪烁幅度)为检测年龄较小和(或)不合作患儿的氨己烯酸视网膜损伤提供了一种替代性的检查方法：在 146 例氨己烯酸治疗 IS 患儿中，21% 的患者发现了视网膜电图异常，其发生率随治疗时间的延长而上升(Westall et al，2014)，并且在氨己烯酸停用后仍持续 10 年(Wright et al，2017)。

回顾性研究显示 20%~30% IS 患儿，给予氨己烯酸治疗后，其深部脑结构在 MRI T2/FLAIR 和限制性弥散加权成像上显示为高信号(Dracopoulos et al，2010；Pearl et al，2009；Mihl et al，2009；Wheless et al，2009)。上述影像学异常通常是无症状和暂时的，可自行消失。但剂量超过 200mg/(kg·d) 和联用激素治疗时容易出现症状(Hussain et al，2017)。

七、预后

IS 的预后差别很大，从完全恢复、无神经功能障碍等后遗症，到药物难治性癫痫伴严重发育迟缓(Watanabe，1998)。总体预后比较差，仅 15%~25% 的患儿发育正常(Riikonen，1982)。

影响预后的最重要因素是病因学。一般来说，症状性病因预后比隐源性和结构性病因更差，结构性异常包括 TSC、唐氏综合征、皮质畸形、缺氧缺血性脑病和中枢神经系统感染等(Riikonen，2010)。

不明原因的 IS，既往称为隐源性或特发性病因。所谓的“特发性”病例，一般在癫痫发作和认知功能方面预后最好。一项对 IS 的荟萃分析显示，54% 的隐源性 IS，其神经发育预后较好(Widjaja et al，2015)。

在病因不明的患者中，预后不良和随后的癫痫复发较为常见。IS 起病前发育正常、对一线药物有反应及在 IS 发病后 1 个月内开始治疗是预后较满意的预测因素。相反，预后较差的预测因素包括 IS 起病年龄较小、IS 起病前即有癫痫发作及难治性 IS(Gul Mert et al，2017；Yuskaitisa et al，2018；Widjaja et al，2015)。

八、当前实践与未来方向

世界各地对 IS 一线治疗的选择上存在一定的差异，主要取决于各地的实际情况，但病因学是决定 IS 疗效和认知结局的主要影响因素：如氨己烯酸对 TSC 和皮质发育不良更有效，而激素治疗则更适用于缺氧缺血性和隐源性病因所致的 IS。这两种疗法都有严重程度不一的不良反应：氨己烯酸在约 20% 的病例中会导致周围视野丧失和 MRI 上出现短暂的高信号；而激素治疗的死亡率高达 5%。

根据公开数据显示，超过 1/3 的患儿在第一种药物治疗失败后会对第二种药物有反应(Knupp et al，2016b)，最近的 ICISS 试验共纳入 377 名患儿，对激素联合氨己烯酸与单用激素治疗进行了比较(TSC 除外)。结果显示联合治疗组的应答率(72%)高于单用激素组(57%，$P<0.002$)(O'Callaghan et al，2017)。

因此，降低氨己烯酸的毒性是一个关键问题。由于视野丧失的风险取决于氨己烯酸的暴露情况，应尽量将治疗时间和维持治疗剂量降至最低，但目前仍然无法预测过早撤药后复发的风险(Kroll-Seger et al，2007)，也无法常规测试其最低有效剂量。最佳策略是优化儿童配方、补充牛磺酸以保护视网膜(Jammoul et al，2009；Jammoul et al，2010)以及构建婴儿痉挛动物模型(Kubova & Mares，2010；Scantlebury et al，2010；Briggs et al，2014)。

(陈述花 译　秦　兵 校)

参考文献

Appleton RE, Montiel-Viesca F (1993): Vigabatrin in infantile spasms-why add on? *Lancet* 341: 962.

Appleton RE, Peters AC, Mumford JP, Shaw DE (1999): Randomized, placebo-controlled study of vigabatrin as first-line treatment of infantile spasms. *Epilepsia* 40: 1627–1633.

Asano E, Chugani DC, Muzik O, *et al.* (2000): Multimodality imaging for improved detection of epileptogenic lesions in children with tuberous sclerosis complex. *Neurology* 54: 1976–1984.

Asano E, Juhasz C, Shah A, *et al.* (2005): Origin and propagation of epileptic spasms delineated on electrocorticography. *Epilepsia* 46:

1086–1097.

Asarnow RF, LoPresti C, Guthrie D, *et al.* (1997): Developmental outcomes in children receiving resection surgery for medically intractable infantile spasms. *Dev Med Child Neurol* 39: 430–440.

Auvin S, Lamblin MD, Andrieux J (2009): Array-CGH detection of a *de novo* 0.7-Mb deletion in 19p13.13 including CACNA1A associated with mental retardation and epilepsy with infantile spasms. *Epilepsia* 50: 2501–2503.

Auvin S, Lamblin MD, Pandit F, Vallée L, Bouvet-Mourcia A (2010): Infantile epileptic encephalopathy with late-onset spasms: report of 19 patients. *Epilepsia* 51: 1290–1296.

Avanzini G, Panzica F, Franceschetti S (2007): West syndrome revised. In: Guzzetta F, Dalla Bernardina B, Guerrini R (eds) *Progress in Epileptic Spasms and West Syndrome*, pp. 15–22. Paris: John Libbey Eurotext.

Baram TZ, Mitchell WG, Tournay A, Snead OC, Hanson RA, Horton EJ (1996): High-dose corticotropin (ACTH) *versus* prednisone for infantile spasms: a prospective, randomized, blinded study. *Pediatrics* 97: 375–379.

Berg AT, Berkovic SF, Brodie MJ, *et al.* (2010): Revised terminology and concept for organization of seizures and epilepsies: report of the ILAE Commission on Classification and Terminology, 2005–2009. *Epilepsia* 51: 676–685.

Bisulli F, Volpi L, Meletti S, *et al.* (2002): Ictal pattern of EEG and muscular activation in symptomatic infantile spasms: a videopolygraphic and computer analysis. *Epilepsia* 43: 1559–1563.

Briggs SW, Mowrey W, Hall CB, Galanopoulou AS (2014): CPP-115, a vigabatrin analogue, decreases spasms in the multiple-hit rat model of infantile spasms. *Epilepsia* 55: 94–102.

Caraballo R, Fejerman N, Dalla Bernardina B, *et al.* (2003): Epileptic spasms in clusters without hypsarrhythmia. *Epilepsia* 5: 109–113.

Caraballo R, Ruggieri V, Gonzalez G, *et al.* (2011): Infantile spasms without hypsarrhythmia: a study of 16 cases. *Seizure* 20: 197–202.

Chiron C, Dulac O, Beaumont D, Palacios L, Pajot N, Mumford J (1991): Therapeutic trial of vigabatrin in refractory infantile spasms. *J Child Neurol* 6 (Suppl 2): S52-S59.

Chiron C, Dulac O, Bulteau C, *et al.* (1993): Study of regional cerebral blood flow in West syndrome. *Epilepsia* 34: 707–715.

Chiron C, Dumas C, Jambaque I, Mumford J, Dulac O (1997): Randomized trial comparing vigabatrin and hydrocortisone in infantile spasms due to tuberous sclerosis. *Epilepsy Res* 26: 389–395.

Chugani HT, Conti JR (1996): Etiologic classification of infantile spasms in 140 cases: role of positron emission tomography. *J Child Neurol* 11: 44–48.

Chugani HT, Shields WD, Shewmon DA, Olson DM, Phelps ME, Peacock WJ (1990): Infantile spasms: I. PET identifies focal cortical dysgenesis in cryptogenic cases for surgical treatment. *Ann Neurol* 27: 406–413.

Chugani HT, Shewmon DA, Sankar R, Chen BC, Phelps ME (1992): Infantile spasms: II. Lenticular nuclei and brainstem activation on positron emission tomography. *Ann Neurol* 31: 212–219.

Chugani HT, Shewmon DA, Shields WD, *et al.* (1993): Surgery for intractable infantile spasms: neuroimaging perspectives. *Epilepsia* 34: 764–771.

Chugani HT, Da Silva E, Chugani DC (1996): Infantile spasms: III. Prognostic implications of bitemporal hypometabolism on positron emission tomography. *Ann Neurol* 39: 643–649.

Chugani DC, Chugani HT, Muzik O, *et al.* (1998): Imaging epileptogenic tubers in children with tuberous sclerosis complex using alpha-[11C]methyl-L-tryptophan positron emission tomography. *Ann Neurol* 44: 858–866.

Chugani HT, Luat AF, Kumar A, Govindan R, Pawlik K, Asano E (2013): Alpha-[11C]-methyl-L-tryptophan PET in 191 patients with tuberous sclerosis complex. *Neurology* 81: 674–680.

Chugani HT, Asano E, Juhasz C, Kumar A, Kupsky WJ, Sood S (2014): "Subtotal" hemispherectomy in children with intractable focal epilepsy. *Epilepsia* 55: 1926–1933.

Chugani HT, Ilyas M, Kumar A, Juhasz C, Kupsky WJ, Sood S, Asano E (2015): Surgical treatment for refractory epileptic spasms: The Detroit series. *Epilepsia* 56: 1941–1949.

Commission on Classification and Terminology of the International League Against Epilepsy. (1981): Proposal for revised clinical and electrographic classification of epileptic seizures. *Epilepsia* 22: 489–501.

Commission on Classification and Terminology of the International League Against Epilepsy. (1989): Proposal for revised classification of epilepsies and epileptic syndromes. *Epilepsia* 30: 389–399.

Darke K, Edwards SW, Hancock E, *et al.* (2010): Developmental and epilepsy outcomes at age 4 years in the UKISS trial comparing hormonal treatments to vigabatrin for infantile spasms: a multi-centre randomized trial. *Arch Dis Child* 95: 382–386.

Debus O, Kurlemann G (2004): Sulthiame in the primary therapy of West syndrome: A randomized double-blind placebo-controlled add-on trial on baseline pyridoxine medication. *Epilepsia* 45: 103–108.

Demarest ST, Shellhaas RA, Gaillard WD, *et al.* (2017): Pediatric Epilepsy Research Consortium. The impact of hypsarrhythmia on infantile spasms treatment response: Observational cohort study from the National Infantile Spasms Consortium. *Epilepsia*. 58: 2098–2103.

Desguerre I, Marti I, Valayannopoulos V, *et al.* (2008): Transient magnetic resonance diffusion abnormalities in West syndrome: the radiological expression of non-convulsive status epilepticus? *Dev Med Child Neurol* 50: 112–116.

Dilber C, Caliskan M, Sonmezoglu K, *et al.* (2013): Positron emission tomography findings in children with infantile spasms and autism. *J Clin Neurosci* 20: 373–376.

Djuric M, Kravljanac R, Tadic B, Mrlje-Popovic N, Appleton RE (2014): In response to: Long-term outcome in children with infantile spasms treated with vigabatrin: A cohort of 180 patients. *Epilepsia*. 56: 809–810.

Dracopoulos A, Widjaja E, Raybaud C, Westall CA, Snead OC III. (2010): Vigabatrin-associated reversible MRI signal changes in patients with infantile spasms. *Epilepsia* 51: 1297–1304.

Dreifuss F, Farwell J, Holmes G, *et al.* (1986): Infantile spasms. Comparative trial of nitrazepam and corticotropin. *Arch Neurol* 43: 1107–1110.

Dulac O, Plouin P, Jambaqué I (1993): Predicting favorable outcome in idiopathic West syndrome. *Epilepsia* 34: 747–756.

Dulac O, Bast T, Dalla Bernardina B, Gaily E, Neville B (2010): Infantile spasms: toward a selective diagnostic and therapeutic approach. *Epilepsia* 51: 2218–2219.

Eisermann M, Ville D, Soufflet C, *et al.* (2006): Cryptogenic late-onset epileptic spasms: an overlooked syndrome of early childhood. *Epilepsia* 47: 1035–1042.

El Sabbagh S, Lebre AS, Bahi-Buisson N, *et al.* (2010): Epileptic phenotypes in children with respiratory chain disorders. *Epilepsia* 51: 1225–1235.

Elterman RD, Shields WD, Bittman RM, Torri SA, Sagar SM, Collins SD (2010): Vigabatrin for the treatment of infantile spasms: final report of a randomized trial. *J Child Neurol* 25: 1340–1347.

Engel J Jr (2001): A proposed diagnostic scheme for people with epileptic seizures and with epilepsy: Report of the ILAE task force on classification and terminology. *Epilepsia* 42: 769–803.

Engel J Jr (2006): Report of the ILAE classification core group. *Epilepsia* 47: 1558–1568.

Fisher RS, Cross JH, French JA, *et al.* (2017): Operational classification of seizure types by the International League Against Epilepsy: Position Paper of the ILAE Commission for Classification and Terminology. *Epilepsia* 58: 522–530.

Fusco L, Vigevano F (1993): Ictal clinical electroencephalographic findings of spasms in West syndrome. *Epilepsia* 34: 671–678.

Gaily E, Jonsson H, Lappi M (2009): Visual fields at school-age in children treated with vigabatrin in infancy. *Epilepsia* 50: 206–216.

Gul Mert G, Herguner MO, Incecik F, Altunbasak S, Sahan D, Unal I (2017): Risk factors affecting prognosis in infantile spasm. *Int J Neurosci* 127: 1012–1018.

Gobbi G, Bruno L, Pini A, Giovanardi Rossi P, Tassinari CA (1987): Periodic spasms: an unclassified type of epileptic seizures in childhood. *Dev Med Child Neurol* 29: 766–775.

Greco M, Ferrara P, Farello G, Striano P, Verrotti A (2018): Electroclinical features of epilepsy associated with 1p36 deletion syndrome: A review. *Epilepsy Res* 139: 92–101.

Haga Y, Watanabe K, Negoro T, *et al.* (1995): Do ictal, clinical and electroencephalographic features predict outcome in West syndrome? *Pediatr Neurol* 13: 226–229.

Haginoya K, Munakata M, Yokoyama H, *et al.* (2001): Mechanism of tonic spasms in West syndrome viewed from ictal SPECT findings. *Brain Dev* 23: 496–501.

Hamano S, Higurashi N, Koichihara R, *et al.* (2010): Interictal cerebral blood flow abnormality in cryptogenic West syndrome. *Epilepsia* 51: 1259–1265.

Hong AM, Turner Z, Hamdy RF, Kossoff EH (2010): Infantile spasms treated with the ketogenic diet: prospective single-center experience in 104 consecutive infants. *Epilepsia* 51: 1403–1407.

Hrachovy RA, Frost JD Jr, Kellaway P, Zion TE (1983): Double-blind study of ACTH *vs.* prednisone therapy in infantile spasms. J *Pediatr* 103: 641–645.

Hussain SA, Tsao J, Li M, *et al.* (2017): Risk of vigabatrin-associated brain abnormalities on MRI in the treatment of infantile spasms is dose-dependent. *Epilepsia* 58: 674–682.

Ito M, Aiba H, Hashimoto K, *et al.* (2002): Low-dose ACTH therapy for West syndrome: Initial effects and long-term outcome. *Neurology* 58: 110–114.

Ilyas M, Sivaswamy L, Asano E, Sood S, Zidan M, Chugani H. (2014): Seizure control following palliative resective surgery for intractable epilepsy-a pilot study. *Pediatr Neurol* 51 : 330–335.

Itomi K, Okumura A, Negoro T, *et al.* (2002): Prognostic value of positron emission tomography in cryptogenic West syndrome. *Dev Med Child Neurol* 44: 107–111.

Jammoul F, Wang Q, Nabbout R, *et al.* (2009): Taurine deficiency is a cause of vigabatrin-induced retinal phototoxicity. *Ann Neurol* 65: 98–107.

Jammoul F, Degardin J, Pain D, *et al.* (2010): Taurine deficiency damages photoreceptors and retinal ganglion cells in vigabatrin-treated neonatal rats. *Mol Cell Neurosci* 43: 414–421.

Jonas R, Asarnow RF, LoPresti C, *et al.* (2005): Surgery for symptomatic infant-onset epileptic encephalopathy with and without infantile spasms. *Neurology* 64: 746–750.

Kagawa K, Chugani DC, Asano E, *et al.* (2005): Epilepsy surgery outcome in children with tuberous sclerosis complex evaluated with alpha-[11C]methyl-L-tryptophan positron emission tomography (PET). *J Child Neurol* 20: 429–438.

Kakisaka Y, Haginoya K, Ishitobi M, *et al.* (2009): Utility of subtraction ictal SPECT images in detecting focal leading activity and understanding the pathophysiology of spasms in patients with West syndrome. *Epilepsy Res* 83: 177–183.

Kellaway P, Hrachovy RA, Frost JD, Zion T (1979): Precise characterization and quantification of infantile spasms. *Ann Neurol* 6: 214–218.

Knupp KG, Coryell J, Nickels KC, *et al.* (2016a): Pediatric Epilepsy Research Consortium. Response to treatment in a prospective national infantile spasms cohort. *Ann Neurol* 79: 475–484.

Knupp KG, Leister E, Coryell J, *et al.* (2016b): Pediatric Epilepsy Research Consortium. Response to second treatment after initial failed treatment in a multicenter prospective infantile spasms cohort. *Epilepsia* 57: 1834–1842.

Kobayashi K, Oka M, Akiyama T, *et al.* (2004): Very fast rhythmic activity on scalp EEG associated with epileptic spasms. *Epilepsia* 45: 488–496.

Koch M (1999): The neurobiology of startle. *Progr Neurobiol* 59: 107–128.

Kossoff EH, Hartman AL, Rubenstein JE, Vining EP (2009): High-dose oral prednisolone for infantile spasms: an effective and less expensive alternative to ACTH. *Epilepsy Behav* 14: 674–676.

Kroll-Seger J, Kaminska A, Moutard ML, *et al.* (2007): Severe relapse of epilepsy after vigabatrin withdrawal: for how long should we treat symptomatic infantile spasms? *Epilepsia* 48: 612–613.

Kubova H, Mares P (2010): Vigabatrin but not valproate prevents development of age-specific flexion seizures induced by N-methyl-D-aspartate (NMDA) in immature rats. *Epilepsia* 51: 469–472.

Levey EB, Stashinko E, Clegg NJ, Delgado MR (2010): Management of children with holoprosencephaly. *Am J Med* Genet C *Semin Med* Genet 154C: 183–190.

Lux AL (2007): Is hypsarrhythmia a form of non-convulsive status epilepticus in infants? *Acta Neurol Scand* 186: 37–44.

Lux AL, Osborne JP (2004): A proposal for case definitions and outcome measures in studies of infantile spasms and West syndrome: consensus statement of the West Delphi Group. *Epilepsia* 45: 1416–1428.

Lux AL, Edwards SW, Hancock E, *et al.* (2004): The United Kingdom Infantile Spasms Study comparing vigabatrin with prednisolone or tetracosactide at 14 days: A multicentre, randomised controlled trial. *Lancet* 364: 1773–1778.

Lux AL, Edwards SW, Hancock E, *et al.* (2005): The United Kingdom Infantile Spasms Study (UKISS) comparing hormone treatment with vigabatrin on developmental and epilepsy outcomes to age 14 months: a multicentre randomized trial. *Lancet Neurol* 4: 712–717.

Maguire MJ, Hemming K, Wild JM, Hutton JL, Marson AG (2010): Prevalence of visual field loss following exposure to vigabatrin therapy: a systematic review. *Epilepsia* 51: 2423–2431.

Matricardi S, Darra F, Spalice A, *et al.* (2018): Electroclinical findings and long-term outcomes in epileptic patients with inv dup (15). *Acta Neurol Scand* 137: 575–581.

Mei D, Marini C, Novara F, *et al.* (2010): Xp22.3 genomic deletions involving the CDKL5 gene in girls with early onset epileptic encephalopathy. *Epilepsia* 51: 647–656.

Metsahonkala L, Gaily E, Rantala H, *et al.* (2002): Focal and global cortical hypometabolism in patients with newly diagnosed infantile spasms. *Neurology* 58: 1646–1651.

Michaud JL, Lachance M, Hamdan FF, *et al.* (2014): The genetic landscape of infantile spasms. *Hum Mol Genet* 23: 4846–4858.

Milh M, Villeneuve N, Chapon F, *et al.* (2009): Transient brain magnetic resonance imaging hyperintensity in basal ganglia and brain stem of epileptic infants treated with vigabatrin. *J Child Neurol* 24: 305–315.

Mori K, Toda Y, Hashimoto T, *et al.* (2007): Patients with West syndrome whose ictal SPECT showed focal cortical hyperperfusion. *Brain Dev* 29: 202–209.

Natsume J, Maeda N, Itomi K, *et al.* (2014): PET in infancy predicts long-term outcome during adolescence in cryptogenic West syndrome. *AJNR Am J Neuroradiol* 35: 1580–1585.

O'Callaghan FJ, Lux AL, Darke K, *et al.* (2011): The effect of lead time to treatment and of age of onset on developmental outcome at 4 years in infantile spasms: evidence from the United Kingdom Infantile Spasms Study. *Epilepsia*. 52: 1359–1364.

O'Callaghan FJ, Edwards SW, Alber FD, *et al.* (2017): Safety and effectiveness of hormonal treatment *versus* hormonal treatment with vigabatrin for infantile spasms (ICISS): a randomised, multicentre, open-label trial. *Lancet Neurol* 16: 33–42.

Oguni H, Funatsuka M, Sasaki K, *et al.* (2005): Effect of ACTH therapy for epileptic spasms without hypsarrhythmia. *Epilepsia* 46: 709–715.

Oguni H, Yanagaki S, Hayashi K, *et al.* (2006): Extremely low-dose ACTH step-up protocol for West syndrome: maximum therapeutic effect with minimal side effects. *Brain Dev* 28: 8–13.

Oka M, Kobayashi K, Akiyama T, Ogino T, Oka E (2004): A study of spike-density on EEG in West syndrome. *Brain Dev* 26: 105–112.

Osborne JP, Lux AL, Edwards SW, *et al.* (2010): The underlying etiology of infantile spasms (West syndrome): information from the United Kingdom Infantile Spasms Study (UKISS) on contemporary causes and their classification. *Epilepsia* 51: 2168–2174.

Pachatz C, Fusco L, Vigevano F (2003): Epileptic spasms and partial seizures as a single ictal event. *Epilepsia* 44: 693–700.

Parmeggiani A, Plouin P, Dulac O (1990): Quantification of diffuse and focal delta activity in hypsarrhythmia. *Brain Dev* 12: 310–315.

Panzica F, Franceschetti F, Binelli S, Canafoglia L, Granata T, Avanzini G (1999): Spectral properties of EEG fast activity ictal discharges associated with infantile spasms. *Clin Neurophysiol* 110: 593–603.

Panzica F, Binelli S, Granata T, Freri E, Visani E, Franceschetti S (2007): Ictal fast EEG discharges in infantile spasms, from onset to outcome. *Clin Neurophysiol* 117 (Suppl 1): S144-S145.

Pearl PL, Vezina LG, Saneto RP, McCarter R, Molloy-Wells E, Heffron A (2009): Cerebral MRI abnormalities associated with vigabatrin therapy. *Epilepsia* 50: 184–194.

Pereira AG, Bahi-Buisson N, Barnerias C, *et al.* (2017): Epileptic spasms in congenital disorders of glycosylation. *Epileptic Disord* 19: 15–23.

Plouin P, Jalin C, Dulac O, Chiron C (1987): Enregistrement ambulatoire de l'EEG pendant 24 heures dans les spasmes infantiles épileptiques. *Rev EEG Neurophysiol Clin* 17: 309–318.

Reiter E, Tiefenthaler M, Freillinger M, Bernert G, Seidl R, Hauser E (2000):

Familial idiopathic West syndrome. *J Child Neurol* 15: 249–252.

Riikonen R. (1982): A long-term follow-up study of 214 children with the syndrome of infantile spasms. *Neuropediatrics* 13: 14–23.

Riikonen R (2001): Epidemiological data of West syndrome in Finland. *Brain Dev* 23: 539–541.

Riikonen RS (2010): Favorable prognostic factors with infantile spasms. *Eur J Paediatr Neurol* 14: 13–18.

Riikonen R, Rener-Primec Z, Carmant L, Dorofeeva M, Hollody K, Szabo I (2015): Does vigabatrin treatment for infantile spasms cause visual field defects? An international multicentre study. *Dev Med Child Neurol* 57: 60–67.

Scantlebury MH, Galanopoulou AS, Chudomelova L, Raffo E, Betancourth D, Moshe SL (2010): A model of symptomatic infantile spasms syndrome. *Neurobiol Dis* 37: 604–612.

Scheffer IE, Berkovic S, Capovilla G, *et al.* (2017): ILAE classification of the epilepsies: Position paper of the ILAE Commission for Classification and Terminology. *Epilepsia* 58: 512–521.

Schlumberger E, Dulac O (1994): A simple, effective and well-tolerated treatment regime for West syndrome. *Dev Med Child Neurol* 36: 863–872.

Shoubridge C, Fullston T, Gécz J (2010): ARX spectrum disorders: making inroads into the molecular pathology. *Hum Mutat* 31: 889–900.

Specchio N, Trivisano M, Vigevano F, Fusco L (2010): Idiopathic West syndrome followed by childhood absence epilepsy. *Seizure* 19: 383–393.

Trevathan E, Murphy CC, Yeargin-Allsopp M (1999): The descriptive epidemiology of infantile spasms among Atlanta children. *Epilepsia* 40: 748–751.

Vanhatalo S, Nousiainen I, Eriksson K, *et al.* (2002): Visual field constriction in 91 Finnish children treated with vigabatrin. *Epilepsia* 43: 748–756.

Vigevano F, Fusco L, Cusmai R, Claps D, Ricci S, Milani L (1993): The idiopathic form of West syndrome. *Epilepsia* 34: 743–746.

Vigevano F, Cilio MR (1997): Vigabatrin *versus* ACTH as first-line treatment for infantile spasms: a randomized, prospective study. *Epilepsia* 38: 1270–1274.

Watanabe K (1998): West syndrome: etiological and prognostic aspects. *Brain Dev* 20: 1–8.

Watanabe K, Negoro T, Aso K, Matsumoto A (1993): Reappraisal of interictal electroencephalograms in infantile spasms. *Epilepsia* 34: 679–685.

Westall CA, Wright T, Cortese F, Kumarappah A, Snead OC. 3rd, Buncic JR (2014): Vigabatrin retinal toxicity in children with infantile spasms: An observational cohort study. *Neurology* 83: 2262–2268.

Wheless JW, Carmant L, Bebin M, Conry JA, Chiron C, Elterman RD (2009): Magnetic resonance imaging abnormalities associated with vigabatrin in patients with epilepsy. *Epilepsia* 50: 195–205.

Widjaja E, Go C, McCoy B, Snead OC (2015): Neurodevelopmental outcome of infantile spasms: a systematic review and meta-analysis. *Epilepsy Res* 109: 155–162.

Wild JM, Chiron C, Ahn H, *et al.* (2009): Visual field loss in patients with refractory partial epilepsy treated with vigabatrin: final results from an open-label, observational, multicentre study. *CNS Drugs* 23: 965–982.

Wright T, Kumarappah A, Stavropoulos A, Reginald A, Buncic JR, Westall CA (2017): Vigabatrin toxicity in infancy is associated with retinal defect in adolescence: A Prospective Observational Study. *Retina* 37: 858–866.

Yuskaitisa CJ, Ruzhnikovb MRZ, Howellc KB, *et al.* (2018): Infantile Spasms of Unknown Cause: Predictors of Outcome and Genotype-Phenotype Correlation. *Pediatric Neurol*: 1–9.

Zou LP, Wang X, Dong CH, Chen CH, Zhao W, Zhao RY (2010): Three-week combination treatment with ACTH + magnesium sulfate *versus* ACTH monotherapy for infantile spasms: A 24-week, randomized, open-label, follow-up study in China. *Clin Ther* 32: 692–700.

附视频资源

第 9 章
热性惊厥与遗传性癫痫伴热性惊厥附加症

作者:Peter R. CAMFIELD[1], Carol S. CAMFIELD[1], Nancy A. MCNAMARA[2], Renee A. SHELLHAAS[2], Carla MARINI[3] and Ingrid E. SCHEFFER[4]

单位: 1. Department of Pediatrics, IWK Health Centre and Dalhousie University, Halifax, Nova Scotia, Canada

2 Department of Pediatrics, University of Michigan, Ann Arbor, Michigan, USA

3 Child Neurology Unit, Children's Hospital A. Meyer, Florence, Italy

4 Epilepsy Research Centre, Department of Medicine, the University of Melbourne, Austin Health, Department of Paediatrics, the University of Melbourne, Royal Children's Hospital, Florey and Murdoch Children's Research Institutes, Melbourne, Australia

一、引言

热性惊厥(febrile seizure, FS)是人类最常见的惊厥性发作事件。据估计,一个人在一生中经历一次发作的风险约为 8%,其中约 50% 的发作为热性惊厥(Hauser & Kurland, 1975)。总而言之,4%~5% 的人至少发生一次热性惊厥(Nelson & Ellenberg, 1978; Verity et al., 1985),而在芬兰、日本和太平洋岛屿,热性惊厥发生率为 6%~14%(Sillanpaa et al., 2008, Stanhope, 1972; Tsuboi, 1984)。

关于热性惊厥,在基于大量文献研究(2017 年 PubMed 共收录 4 806 篇文章)的基础上达成如下共识:热性惊厥不会导致脑损伤和智力下降,继发癫痫的风险仅为 2%~5%,首次发作后再次出现热性惊厥的风险为 30%~40%。与正常儿童相比,热性惊厥患儿在学校表现、学习成绩、个性、行为和后期医疗资源使用方面都没有差别。热性惊厥并不增加儿童过早死亡的风险(Vestergaard & Christensen, 2009)。

热性惊厥是否为"良性",初级保健医师和神经专科医师一直各执一词,因为初级保健医师清楚地见证了良性的预后,而神经专科医师则关注发展为严重癫痫和发育迟缓的患儿。在病因学方面,热性惊厥是遗传与环境相互作用的结果,但我们对其发病机制了解甚少。尽管如此,通过 30~40 年大量可靠的研究,许多有争议的问题已基本达成一致的意见,本章主要讨论现在仍有争议的问题。

二、定义

1980 年,在美国一个颇具影响力的专家共识会议上,将热性惊厥定义为"婴儿期或儿童期的临床发作性事件,常发生于 3 月龄至 5 岁,与发热相关,须排除颅内感染或明确病因引起的惊厥"(Consensus Development Panel, 1980)。此外,在热性惊厥中,局灶性发作约占 8%,超过 20 分钟的发作约占 5%,但典型的热性惊厥表现为短暂的全面性强直-阵挛发作(GTCS)(Annegers et al., 1987; Nelson & Ellenberg, 1976)。热性惊厥发作时体温通常较高,一般高于 38.5℃。大多数热性惊厥发作时,作为唯一目击者的父母通常手足无措,认为孩子正面临死亡危险,因此对发作过程的详细回忆不尽准确,如发作持续时间和发作的局灶性特征。必须仔细排除发热伴发的其他临床发作性事件,尤其强直、热性谵妄、热性肌阵挛(Rajakumar & Bodensteiner, 1996)和晕厥(Stephenson, 1990)。

特别值得关注是"疾病相关"的无热发作,大多数这类发作与腹泻有关,与热性惊厥相似:一般发作持续时间短暂、起病年龄相同。其中一部分患儿会继发热性惊厥,约 7% 的患儿发展成为癫痫。

有以下两种相关的癫痫综合征可能出现热性惊厥,发病早期很难与热性惊厥区分:Dravet 综合征(曾经称为婴儿严重肌阵挛癫痫)和热性惊厥附加症(FS+)[常见于遗传性癫痫伴热性惊厥(genetic epilepsy with febrile seizures plus, GEFS+)附加症]。Dravet 综合征属于罕见病,1 岁以内起病(首次发作常在 6 月龄)，表现为长时程局灶性或全面性热性惊厥，随后出现灾难性难治性癫痫和智力发育障碍，详细讨论见第 10 章。遗传性癫痫伴热性惊厥附加症在本章结尾也会详细讨论。

三、病因

热性惊厥的生物学基础尚未完全明确，目前认为与以下几个主要因素有关：大脑发育不成熟、发热、炎症、微量元素、血气和遗传易感性等。

（一）大脑发育成熟度

热性惊厥很少在 6 月龄前或 5 岁后发生，因此明显与大脑发育成熟度有关。脑成熟过程的机制尚不清楚，但可能与髓鞘化增加、过量神经元“逆行性死亡”和（或）突触复杂性增加有关。动物研究结果表明，正常的大脑发育成熟过程伴随神经元兴奋性增高（Jenssen & Baram，2000)，这可能有助于解释热性惊厥与儿童年龄相关的易感性有关。

（二）感染

在过去的几十年中，与热性惊厥相关的发热原因包括上呼吸道感染或咽炎（38%)、中耳炎（23%)、肺炎（15%)、肠胃炎（7%)、幼儿急疹（5%）和其他非传染性疾病（12%)（Nelson & Ellenberg 1978；Lewis et al.，1979)。由于疫苗的广泛接种，目前流感嗜血杆菌、水痘、链球菌和脑膜炎球菌等传染性疾病明显减少，病原体以病毒感染为主（Millichap & Millichap，2006)，尤其是甲型流行性感冒（Chung & Wong 2007；Hara et al.，2007)、人类冠状病毒 HKU1（Lau et al.，2006）和人类疱疹病毒 6 型（HHV6)（Suga et al.，2000）引起的幼儿急疹，是婴幼儿常见的以高热和出疹为特点的疾病。在一项系统性回顾和荟萃分析中发现，21%（119/592）的热性惊厥病例为 HHV6 病毒感染（Mohammadpour-Touserkani，2017)，进而提出假设：HHV6 病毒直接入侵大脑并引起发热，导致最初的热性惊厥，在随后的病程中，发热重新激活 HHV6 病毒，从而导致反复的热性惊厥。

（三）疫苗

大约 10% 的热性惊厥发生在接种疫苗 2 周内（Francis，2016)，发病机制可能与疫苗诱发的发热有关。在这些疫苗中，最臭名昭著的是全细胞白喉 - 百日咳 - 破伤风疫苗（diphtheria-pertussis-tetanus，DPT)。全细胞 DPT 接种后热性惊厥的发生率为 6~9/10 万儿童，麻疹疫苗接种后为 24~25/10 万儿童。在加拿大，近年来无细胞百日咳疫苗已作为常规接种，很少引起发热反应，从而导致与 DPT 疫苗有关的热性惊厥发生率下降了 79%（Le Saux et al.，2003)。有关疫苗的联合接种研究充分证明，流行性感冒病毒疫苗、肺炎球菌结合疫苗和 DTP 同时联合接种增加了热性惊厥的风险。与分别单独接种这些疫苗相比，每 10 万联合接种疫苗的儿童中，有 30 余例发生热性惊厥（Duffy et al.，2016)。而接种麻疹、腮腺炎和风疹的麻腮风（measles-mumps-rubella，MMR）组合疫苗，热性惊厥发生率高达 70/100 000（Jacobsen et al.，2009；Vestergaard & Christensen 2009)。在热性惊厥发病年龄范围内，与单独接种 MMR 或水痘疫苗相比，联合接种 MMR 和 MMRV（measles-mumps-rubella-varicella，MMRV)，热性惊厥发生率约再增加 1/2 500（Klein et al.，2010；Ma et al.，2015；Committee on Infectious Diseases，2011)。

目前看来，大多数与疫苗相关的热性惊厥应被视为由疫苗引起的发热进而触发的“普通型热性惊厥”（Hirtz et al.，1983a)，随后的临床过程与其他热性惊厥相同（Hirtz et al.，1983b)，继发癫痫发作或神经系统发育异常的风险也未增加（Barlow et al.，2001；Sun et al.，2012；Tartof et al.，2014)，疫苗接种诱发热性惊厥是极小概率事件，但疫苗接种能有效预防危及生命的疾病，如何权衡两者的利弊不言而喻（Maglione et al.，2014)。

有证据表明，与其他疫苗相比，接种轮状病毒疫苗的儿童发生热性惊厥的风险较低（Sheridan et al.，2016)，轮状病毒疫苗本身很少引起发热，并能有效预防轮状病毒感染，通过减少易感年龄范围内的发热次数从而达到降低热性惊厥发生的风险。

（四）细胞因子

细胞因子网络的激活对热性惊厥的发生有一定作用，研究表明，两者的关系非常复杂，热性惊厥易感性与特定的白细胞介素等位基因表达有关（Tsai et al.，2002；Virta et al.，2002；Kanemoto et al.，2003；Kira et al.，2005；Serdaroglu et al.，2001)。一项研究表明肿瘤坏死因子（TNF-A）基因多态性与热性惊厥有关（Zare-Shahbadi，2015)，而其他白细胞介素等位基因可能有保护作用（Ishizaki et al.，2009)。研究表明，循环毒素和免疫应答产物可调节神经元兴奋性。一项研究发现，与健康对照组相比，热性惊厥患儿白细胞针对病毒 RNA 会产生更多的白细胞介素

(IL)-1β(Matsuo et al.,2006),IL-1β可能诱发幼年大鼠高热惊厥(Fukuda et al.,2009,and summarized in Gallentine et al.,2017),提示循环毒素和免疫反应产物参与调节神经元的兴奋性。然而,也有些研究发现,IL-1β、IL-1α或IL-1Ra与热性惊厥无关(Haspolat et al.,2005; Tomoum et al.,2007)。最近的一项系统综述总结了不同研究的结果,强调了引起颞叶癫痫的炎性介质与引起热性惊厥的炎性介质可能不同(de Vries et al.,2016)。

IL-1β在发热和炎症中有重要的作用,许多研究表明,IL-1β多态性与热性惊厥相关。2012年,一项研究IL-1β基因-511C/T多态性与热性惊厥相关性的荟萃分析得出的结论是:在亚洲人群中,两者存在重要的相关性,但在欧洲人群缺乏两者相关性的证据(Wu et al.,2012),提示不同的基因遗传背景可能影响了热性惊厥的易感性。

细胞因子影响热性惊厥的易感性也可能和发热(某些细胞因子是内源性致热原)或影响大脑发育有关。最近的一项研究(Kim et al.,2017)比较了四组急诊室就诊患儿的七种血清细胞因子水平:①发热及热性惊厥;②发热及远期热性惊厥史;③发热但没有热性惊厥史;④没有发热,但近期有无热惊厥。研究发现,热性惊厥患儿,促炎细胞因子(包括IFN-γ、IL-6和IL-8)和抗炎细胞因子(包括IL-1Ra和IL-10)水平均增加,抗炎细胞因子(IL-10和IL-1Ra)的增加提示这些炎症产物在保护或限制热性惊厥的严重程度方面发挥了作用。与血清或脑脊液细胞因子绝对水平相比,特异性白细胞介素的比例可能更重要。例如,IL-1β/IL-IRA比例下降会减少全身/脑部炎症反应以及提高癫痫发作阈值,IL-1RA和IL-6比例明显失衡被认为是急性海马损伤的危险因素,与热性惊厥持续状态相关(Gallentine et al.,2017)。

最后,有研究报道转化生长因子(transforming growth factor beta,TGFB)与热性惊厥存在关联(Shahrokhi et al.,2015)。TGFB不仅在细胞分化和增殖中起作用,同时也可能参与癫痫发作时的炎症反应,因而具有特殊的意义(Vezzani et al.,2013)。

我们的结论是:炎性细胞因子可能在儿童热性惊厥的易感性中起作用,但尚不能确定究竟哪种细胞因子是最重要的。

(五)微量元素和贫血

锌(Zn^{2+})参与许多生物学功能作用至关重要,大脑中大部分的Zn^{2+}是以蛋白结合形式存在的,值得注意的是,大量游离的Zn^{2+}存在于突触囊泡中,并以活性依赖性方式释放。一项荟萃分析发现,血和(或)脑脊液中Zn^{2+}水平降低与热性惊厥风险增加有很强的相关性(Saghazadeh et al.,2015)。近期发表的一篇论文(Reid et al.,2017)回顾性分析了几项临床研究,结果表明,热性惊厥患儿血液和脑脊液中的Zn^{2+}水平显著降低。同时,一些动物模型发现,大脑Zn^{2+}水平降低会增加癫痫的易感性。最近发表的一篇文章(Hildebrandet al.,2015)提出"基于人类基因组学证据的大脑突触水平Zn^{2+}内稳态的破坏"与癫痫的易感性增加有关的观点。

在三项病例对照研究中发现,与对照组相比,热性惊厥患儿血硒水平较低(Mahyar et al.,2010; Akbayram et al.,2012; Khoshdel et al.,2013)。低血硒水平和癫痫发作之间的关系很复杂,推测低血硒会导致谷胱甘肽过氧化物酶减少,而谷胱甘肽过氧化物酶在抗氧化防御中起重要作用,但抗氧化防御与热性惊厥之间的关系尚不清楚。

据报道,缺铁性贫血与热性惊厥有关。一项荟萃分析纳入了17项研究,总共纳入2 416例热性惊厥患儿和2 387例对照,结论认为热性惊厥与缺铁性贫血有密切的相关性(OR值,1.98; 95%可信区间,1.26~3.13; P值 = 0.003),虽然这种相关性主要通过血清铁蛋白而不是血清铁来评估机体铁的缺乏(Kwak et al.,2017)。另一项荟萃分析也发现了热性惊厥和缺铁性贫血之间的关系,在热性惊厥患儿中,缺铁的发生率是对照组的1.5倍(Habibian et al.,2014),与重度缺铁人群相比,这种联系在轻-中度缺铁人群中更为显著,当受试者和对照组都存在贫血时,则很难区分与其他因素相关的差异。另一方面,该荟萃分析发现,血清铁蛋白水平与热性惊厥无关。同时,分析明确指出,血清铁蛋白的水平会随着发热而变化,因此与热性惊厥相关血液样本的采集时间可能是一个非常重要的混杂因素。总体而言,我们认为缺铁性贫血确实与热性惊厥有关。

因此,热性惊厥与体内微量元素锌、硒和铁的减少呈负相关。目前尚不清楚的是,决定个体发生热性惊厥的诸多因素之间的关联性,以及哪些因素是导致热性惊厥的必需因素。

(六)呼吸性碱中毒

对幼鼠和儿童来说,发热后过度通气可引起呼吸性碱中毒,进而导致大脑皮质PH值升高,增加神经元兴奋性和癫痫发作的可能性(Schuchmann et al., 2006; Schuchmann et al., 2011)。基于以上观察结果，一项病例对照研究比较了 213 例热性惊厥患儿和 220 例胃肠炎伴发热的患儿。热性惊厥组毛细血管 pH 增高和血二氧化碳分压降低，作者认为，在热性惊厥发作期和发作后期，全身和脑部发生酸中毒很常见，呼吸性碱中毒在热性惊厥发生中的作用尚不清楚。

（七）温度调节

体温调节中枢发育不成熟可能会增加热性惊厥易感性（McCaughran & Schechter 1982）。Gordon 等（2009）研究了在急诊室就诊的儿童并得出结论，热性惊厥患儿的体温高于有发热疾病但无发作的儿童。Holtzman 等（1981）研究提示热性惊厥患儿体温升高后，细胞能量代谢增加的能力是受限的。

四、热性惊厥遗传学（表 9-1）

热性惊厥具有非常重要的遗传易感性。大多数热性惊厥遗传学背景非常复杂，涉及多种基因并与环境因素有关。遗传学证据来自经典的热性惊厥双胞胎和家系研究，与异卵双生子 0.03~0.32 相关系数相比，同卵双生子相关系数为 0.1~0.8，具有高度的一致性（Saghazadeh et al., 2014）。大多数患儿的父母有热性惊厥史且其兄弟姐妹发生热性惊厥的风险约为 25%，因此不可能是常染色体隐性遗传（Nelson & Ellenberg 1978）。遗传方式可能是多基因遗传或常染色显性遗传不完全外显（Annegers et al., 1982; Tsuboi & Endo, 1991; Maher & McLachlan 1997）。如果一个孩子一级亲属有热性惊厥史，其热性惊厥发生概率为 10%~15%（Bethune et al., 1993; van Esch et al., 1998）。

已有多个基因被确定为热性惊厥及相关癫痫综合征的病因（Winawer & Hesdorffer, 2004; Zhang et al., 2017），此外，至少有 11 个染色体位点与热性惊厥相关，上述位点有遗传异质性（see Saghazadeh et al., 2014 for review）。

由于 FS 相关的基因也与 GEFS+ 相关，因此在本章的末尾，我们将根据 GEFS+ 的定义和临床特征对它们进行综述。

表 9-1　FS 和 GEFS+ 分子遗传学研究

染色体位置	基因	表型	相关性	参考文献
8q13-q21	—	FS 是唯一表型	未知	Saghazadeh et al., 2014 for review
19p	—	FS 是唯一表型	未知	
6q22-q24	—	FS 是唯一表型	未知	
18p11	—	FS 是唯一表型	未知	
21q22	—	FS 是唯一表型	未知	
3p24	—	FS 是唯一表型	未知	
5q14-q15	*GPR98*	FS	仅 1 例患者	
2q24.3	*SCN1A*	FS、GEFS+	20% GEFS+	Zhang et al., 2017 for review
19q13	*SCN1B*	FS+、GEFS+、TLE	5% GEFS+	
2q24.3	*SCN2A*	EE、GEFS+ FS	待定	Sugawara et al., 2001; Shi et al., 2012
12q13.13	*SCN8A*	EE、GEFS+	待定	Makinson et al., 2016
2q24.3	*SCN9A*	FS、GEFS+	待定	Zhang et al., 2017 for review
5q34	*GABRG2*	FS、CAE、GEFS+	5% GEFS+	Zhang et al., 2017 for review
5q34	*GABRA1*	GEFS+，其他类型的 EE	很少病例	Johannesen et al., 2016
15q12	*GABRB3*	FS、GEFS+、其他类型的 EE	很少病例	Moller et al., 2017
16p11.2	*STX1B*	GEFS+	<1% GEFS+	Schubert et al., 2014
8q13	*CPA6*	FS、TLE	未知	Salzmann et al., 2012
Xq26	*FGF13*	GEFS+	未知	Rigbye et al., 2016
19p13.3	*HCN2*	GEFS+	未知	Dibbens et al., 2010
16p13.3	*CACNA1H*	GEFS+	未知	Heron et al., 2007

FS only. 热性惊厥；FS+. 热性惊厥附加症（见文章定义）；GEFS+. 遗传性癫痫伴热性惊厥附加症；TLE. 颞叶癫痫；CAE. 儿童失神癫痫；EE. 癫痫性脑病

五、与热性惊厥首次发作相关的临床因素(表 9-2)

热性惊厥首次发作的预测因素包括新生儿期延迟出院、基于父母判断的神经发育迟缓、父母或兄弟姐妹、叔叔或阿姨有热性惊厥史以及进入日托所(Forsgren et al.,1991; Bethune et al.,1993; van Esch et al.,1998)。根据 Bethune 等病例对照研究发现(75 例患儿和 300 例对照),以上单个因素预测首次热性惊厥发作风险为 6%~10%。在总体人群中,虽然仅约 3% 的儿童有两种或两种以上的因素,但这部分患儿发生首次热性惊厥的风险却高达 28%(95% 可信区间: 20%~73%),说明了导致首次热性惊厥的这些危险因素之间存在复杂的相互作用。如果孩子出生时就有明显的遗传易感性,其他脑部问题(如新生儿延迟出院或发育迟缓)可能会增强这种遗传易感性。孩子进入日托所可能会增加感染的风险,在这个关键年龄出现发热而导致热性惊厥的发生。

表 9-2 热性惊厥预测因素:热性惊厥首次发作、热性惊厥复发和癫痫

	预测热性惊厥首次发作	预测热性惊厥首次发作后复发	预测首次热性惊厥后癫痫
一级亲属有热性惊厥家族史	+	+	−
发育迟缓或神经系统问题	+	−	+
复杂性热性惊厥		−	+
起病年龄 ≤18 月龄		+	−
首次发作时体温水平		+	−
惊厥发作前热程		+	−
进入日托所	+	+(可能)	−
癫痫家族史			+

六、单纯性和复杂性热性惊厥的区别

对临床工作而言,把热性惊厥分为单纯性和复杂性热性惊厥非常实用,但要非常精准地将两者区分开是非常困难的。在热性惊厥中,单纯性热性惊厥占 60%~70%,而复杂性热性惊厥占 30%~40%(Nelson & Ellenberg,1976; Berg & Shinnar,1996)。单纯性热性惊厥定义为短暂的全面性发作,发热期间仅有一次发作;而复杂性热性惊厥定义为局灶性发作、发作持续时间长或发热期间反复多次发作。Todd's 麻痹(发作后短暂的局部肌无力)发生率为 0.4%(Nelson & Ellenberg,1978)。一项针对热性惊厥首次发作的前瞻性队列研究,共纳入了 428 例患儿,其中 35% 患儿表现为复杂性热性惊厥一项或多项临床特征(Berg & Shinnar,1996)。新加坡一项回顾性研究也报道了类似发现(Lee & Ong,2004)。尽管热性惊厥发作后意识障碍持续 30 分钟以上罕见,这与局灶性发作和(或)发作时间超过 5 分钟有关(Okumura et al.,2004)。

需要强调的是,在临床工作中,评估到底是复杂性还是单纯性热性惊厥有一定的挑战。面对惊厥发作,尤其在目睹孩子首次热性惊厥发作时,父母通常会感到恐惧害怕,在发作期,“时间似乎是静止不动了”,因此我们有理由怀疑父母往往会夸大惊厥的持续时间。同时,也会忽略发作的局灶性特征。一项研究发现,通过仔细询问病史,在 106 次热性惊厥发作中,81 次(75%)发作有局灶性特征(Takasu et al.,2017),然而大多数流行病学研究估计的局灶性发作不到 10%。家长一般无法准确提供惊厥发作的持续时间和局灶性特征,所以不少“单纯性”热性惊厥实际上可能是“复杂性”热性惊厥,反之亦然。

有研究探讨了热性惊厥究竟持续多长时间可以归类为长程热性惊厥。研究人员在特定时间内,仔细调查了 158 例在美国急诊科就诊的热性惊厥患儿(Hesdorffer et al.,2011),热性惊厥持续时间可以分成两类,82% 的患儿惊厥发作持续时间不到 3.8 分钟,而 18% 的患儿惊厥发作平均持续时间达到 39.8 分钟,这两组患儿间的分界点是 10 分钟,表明超过 10 分钟的惊厥发作应确定为长程热性惊厥,长程热性惊厥组的患儿更有可能出现“发育迟缓”。

单纯性热性惊厥继发癫痫的概率约为 2%,而复杂性热性惊厥继发癫痫的概率为 4%~12%(Nelson & Ellenberg,1976; Annegers et al.,1987)。在明尼苏达州罗切斯特市,对 687 例热性惊厥儿童进行了长期随访,结果显示,仅 32 例(4.7%)患儿继发癫痫(或至少有一次无诱因的无热发作)。继发于单纯性热性惊厥的癫痫,通常表现为全面性癫痫综合征,而复杂性热性惊厥则倾向继发局灶性癫痫（Annegers et al.，1987），因为该项研究的样本量较小，需要谨慎解读这些结果。

需要强调的是，即使患儿有复杂性热性惊厥，继发癫痫的风险依然很小。如一个患儿在一次发热期间出现反复多次、局灶性和长程热性惊厥，依然有 85% 的可能性不继发癫痫（Nelson & Ellenberg，1976）。如果热性惊厥继发癫痫，回顾病史，大多数热性惊厥为单纯性热性惊厥。

在已确诊为癫痫的患儿中，大约 15% 的患儿以前有热性惊厥病史，不同类型的癫痫之间没有太大的差异。如果非要说有什么不同的话，那就是热性惊厥继发"特发性"（遗传性）癫痫的可能性比热性惊厥继发局灶性癫痫更大。（Sofijanov，1982；Rocca et al.，1987a，b，c；Camfield et al.，1994；Hamati-Haddad & Abou-Khalil，1998）。

我们的结论是，区别单纯性和复杂性热性惊厥具有重要的流行病学意义，但大多数热性惊厥患者的病史调查、诊治和预后判断还不够精准。

在首次发生热性惊厥的患儿中，约 40% 会至少复发一次，已明确复发的两个危险因素：首次热性惊厥时年龄较小（小于 15—18 个月龄）和热性惊厥家族史（Knudsen，1985a，b；Rantala & Uhari，1994；Berg et al.，1997）。另外两个预测因子也很重要，惊厥发作时的体温不高、发热到惊厥发作之间的间隔时间短。Berg 等（1997）追踪了 428 例因首次热性惊厥在城市医院急诊室就诊的儿童，在随后 2 年的随访中，32% 的患儿出现热性惊厥复发。没有上述四个危险因素的复发风险为 14%，具有其中一个危险因素的复发风险为 23%，两个为 32%，三个为 62%，具有所有四个危险因素的复发风险为 76%。我们注意到，复杂性热性惊厥和神经功能障碍并不是复发的预测因子。

在首次热性惊厥发作后，对继发癫痫的危险因素也进行了研究（Nelson & Ellenberg，1976；Annegerset al.，1987）。最重要的危险因素是复杂性热性惊厥：局灶性发作、长程发作和一次发热中的反复多次发作。发育迟缓、神经功能障碍或癫痫家族史，也会增加继发性癫痫的风险，大多数研究并未发现热性惊厥发作次数与继发癫痫之间的关系。没有危险因素的患儿继发癫痫的风险只有 2%，每多一个危险因素都会增加了约 5% 的概率。有两种或两种以上危险因素的患儿继发癫痫的风险为 15%，因此，大多数风险增加的患儿并不会继发癫痫。

热性惊厥继发癫痫或复发危险因素的预测价值尚有待于进一步的研究。假设热性惊厥复发风险由 15% 上升至 45%，对家庭会有影响吗？如果父母知道他们的孩子有 98% 的概率不继发癫痫，与 88% 不继发癫痫概率有什么区别吗？危险因素的预测价值不太可能改变热性惊厥的全面管理理念。

对首次"单纯性"热性惊厥患儿随访 7 年期间，除了在热性惊厥后转诊至急诊就诊的人数略有增加外，但在年龄匹配后，热性惊厥和非热性惊厥对照组，这两组患者卫生保健使用率（即就医、住院）相同。对家庭而言，热性惊厥似乎并不是一个"危险信号"，仅仅表明这些孩子容易生病而已。此外，在随后数年内，他们因热性惊厥去医院就诊的次数也没有超过因发热去医院就诊的次数。同时，首次热性惊厥后对家庭造成的恐惧不安并没有持久性的影响，芬兰的一项研究也得出了同样的结论。

七、长程热性惊厥和颞叶内侧硬化

Falconer 通过研究 100 例经手术治疗的儿童难治性颞叶癫痫，开创性提出了两个重要观点（Falconer et al.，1964）。首先，颞叶内侧硬化（mesial temporal sclerosis，MTS）是颞叶癫痫的常见病因——在其 100 例病例中，41 例病理改变表现为 MTS。其次，有相当比例的 MTS 患儿曾出现过长程热性惊厥发作（MTS 病理组为 30%；其他病理组为 6%）。通过对青春期狒狒癫痫持续状态的研究进一步证实了两者之间因果关系的假设（Meldrum et al.，1974）。严重的癫痫持续状态可能损伤颞叶内侧结构，对未成熟大鼠诱发长程热性惊厥的研究表明，一些实验大鼠后来出现轻微的自发性复杂部分性发作（新术语称为伴知觉损害的局灶性发作），另一些大鼠则对致惊厥药物易感性增加，这表明热性惊厥持续状态降低了大鼠癫痫发作的阈值（Dube et al.，2000）。

从群体的角度来看，长程热性惊厥继发难治性颞叶癫痫罕见，每 15 万儿童中仅有 1 例（Camfield et al.，1994），两者之间关系很复杂，不仅仅是单纯的因果关系，因为许多患者颞叶表现为"双重病理"[即局部皮质发育畸形合并 MTS（Ho et al.，1998）]。到目前为止，在已发表的儿童热性惊厥持续状态头颅 MRI 研究中，神经发育完全正常、无围产期异常的患儿，仅少数热性惊厥持续状态早期出现单侧海马肿胀、随后颞叶内侧结构体积缩小（Lewis et al.，2014；French & Kuzniecky 2014），其他学者发现，患儿热性惊厥持续状态后，更常见的是双侧海马肿胀，但通常可完全恢复正常（Scott et al.，2003）。我们没有检索到任何有关长程热性惊厥后单侧海马肿胀、继而 MTS 和难治性颞叶癫痫的前瞻性研究文章。

为解答这一问题，美国一项“儿童长程热性惊厥预后”（FEBSTAT）多中心前瞻性研究共纳入了 199 例年龄在 1 个月至 6 岁、热性惊厥持续时间超过 30 分钟的患儿，以单纯性热性惊厥儿童为对照（Hesdorffer et al.，2012）。惊厥发作后 72 小时内行头颅 MRI 和 EEG 检查，同时评估基线神经发育水平。共有 22 例（11.5%）患儿在其早期 MRI 检查中发现了颞叶信号异常改变，最常见的是 T2 FLAIR 序列上信号增强（Shinnar et al.，2012）。令人惊讶的是，该队列中 10.5% 的患儿同时存在颞叶发育异常，如海马旋转不良（对照组为 2.1%）。

1 年后，原先核磁共振发现海马信号异常改变的 22 例患儿中，14 例在热性惊厥持续状态后多次复查头颅 MRI，其中 10 例发展为海马硬化，而海马未发现异常信号的 116 例患儿，在热性惊厥持续状态后也立即复查头颅 MRI，仅 1 例患儿发现海马异常信号（Lewis et al.，2014）。与正常对照组 2.1% 的发生率相比，有热性惊厥持续状态史的患儿海马旋转不良发生率更高，达到 8.8%，但尚未明确这一发现的病理机制或临床意义（Chan et al.，2015），海马旋转不良的侧别与颞叶 T2 FLAIR 信号异常改变之间也无关联。

FEBSTAT 研究仍在继续随访这些患儿，评估以上 MRI 发现是否可作为后期继发癫痫的预测因素，该研究的另一目的是评估热性惊厥持续状态后发生 MTS 的相关危险因素。

无论长程热性惊厥继发难治性颞叶癫痫是多么罕见或两者的关系是如何错综复杂，就结局而言，在长程热性惊厥综合征伴 MTS 和难治性颞叶癫痫治疗上，手术无疑是优选方案——约 80% 的患儿结局良好（Abou-Khalil et al.，1993）。有趣的是，在癫痫专业诊疗中心，无双重病理的 MTS 患者越来越少，由此可见，从 1970 年开始，对热性惊厥持续状态的治疗采取了更积极的措施，避免了这种不幸后果的发生（Butler et al.，2015）。

八、热性惊厥患儿的评估

目击者提供的可靠、完整病史、儿科及神经专科细致的体格检查对热性惊厥的初诊至关重要，一旦明确了发热的原因及患儿无意识障碍，通常没有必要做进一步的实验室检查。对于单纯性热性惊厥，美国儿科学会在同行评审的基础上出版了临床实践指南（质量改进临时委员会热性惊厥分会，1996），研究证据也不支持过多检查。

（一）血常规检查

血生化等常规检查对热性惊厥诊治的意义不大。尽管几项研究表明，首次热性惊厥后血清钠含量降低，与随后的热性惊厥复发风险显著相关（Hugan et al.，1995；Kiviranta & Airaksinen，1995），但另一项研究结果未证实这一关联（Thoman et al.，2004）。由于菌血症（2%）和其他严重细菌感染性疾病的发生率很低（2%），因此通常没有必要进行血培养和全血细胞计数。

（二）腰椎穿刺

腰椎穿刺的意义仍有争议。约 15% 脑膜炎患儿会出现发作；然而，发作后短时间内，几乎没有患儿的神经功能是完全正常的（Gerber & Berliner 1981）。一旦热性惊厥结束，医生的首要任务就是排除脑膜炎或脑炎。虽然链球菌等其他微生物感染依然存在，但水痘、流行性感冒嗜血杆菌、肺炎球菌和脑膜炎球菌疫苗接种已显著降低了细菌性或病毒性脑膜炎发生率。

婴儿脑膜炎除发热和癫痫发作，还会出现其他临床表现，但 12 个月以下的婴儿脑膜炎症状或体征可能非常轻微或不明显，也可能甚至完全没有临床表现（Wears et al.，1986），因此美国儿科学会质量改进委员会（2011）实践指南指出：“对小年龄热性惊厥患儿的临床评估，所需要的检查因年龄而异。对所有发病年龄<12 个月的患儿，强烈推荐腰椎穿刺。”对年龄稍大一点的患儿，实践指南的指导意见是：“对 12—18 月龄的患儿，因为脑膜炎的临床体征和症状可能不明显，可考虑腰椎穿刺。”

对年龄>18 月龄的患儿，如果全身状况良好，热性惊厥后发生脑膜炎的可能性非常小。基于此，美国儿科学会质量改进委员会也声明：“对于年龄>18 月龄的婴幼儿，腰椎穿刺不作为常规检查，如有脑膜炎症状和体征，推荐腰椎穿刺。”此外，如果患儿曾接受过抗生素治疗，临床医生应该意识到中枢神经系统感染的症状和体征可能会被掩盖，在这种情况下应该强烈考虑腰椎穿刺。

一项纳入了 503 例脑膜炎患儿的病例研究中，无一例患儿表现为单纯性热性惊厥（Green et al.，1993）。另一项研究纳入了 839 例在巴黎急诊室就诊的复杂性热性惊厥患儿，仅 5 例患儿诊断为细菌性脑膜炎，除热性惊厥外，这些患儿均有脑膜炎或脑炎症状或体征。大多数作者认为，6—12 月龄及以下的婴儿脑膜炎症状可能非常轻微，如有热性惊厥，需要引起警惕以除外脑膜炎。Offringa 等（1992）研究了 309 例患儿，因发热相关的发作在急诊室就诊，都进行了腰椎穿刺，仅 10 例患儿诊断为细菌性或病毒性脑膜炎，均有重症疾病的重要体征；另 6 例患儿有同样的体征，但排除了脑膜炎。因此，309 例中只有 16 例“需要”腰椎穿刺来排除中枢神经系统感染。Lorber 和 Sunderland（1980）一项更早的研究表明，有经验的儿科医生既能避免不必要的腰椎穿刺，同时又不会漏诊脑膜炎，根据病情选择腰椎穿刺意味着接诊医生应当非常熟悉儿童脑膜炎的相关症状，如患儿的病情比体征更严重；有畏光、颈强直或克氏征阳性；无明显原因的持续发热；留观、住院期间病情恶化。一些医生并不认可“因为医生年资低、经验不足，就可以把腰椎穿刺作为常规检查”这一观点，对这一观点应依实际情况而定，在无经验丰富的小儿专科医生指导且发病年龄小于 12 月龄的情况下，我们建议按照指南行腰椎穿刺检查。

（三）神经影像学

在临床诊疗工作中，不管是单纯性还是复杂性热性惊厥，神经影像学检查没有太大的实际意义（美国儿科学会，2011），仅在“怀疑有潜在的脑结构异常”时才考虑行影像学检查（Hirtz，1997）。潜在的脑部结构异常提示的指征包括局灶性神经功能异常、明显的发育迟缓、神经皮肤综合征或头围发育异常。

不能因为家长对复杂性热性惊厥的担心和焦虑，而把影像学检查作为常规检查，即便复杂性热性惊厥占所有首次热性惊厥的 30%~40% 时。同时，头颅 CT 和 MRI 结果并未改变热性惊厥的诊治及管理（Hampers et al.，2006；Teng et al.，2006；Hesdorffer et al.，2008）。因为神经影像检查的便利，我们发现，说服家长和内科医生放弃没有必要的影像学检查，是一场艰苦的战斗。在这一年龄段的儿童，其实也要特别关注头颅 CT 电离辐射的不良影响以及 MRI 镇静药物相关的风险。

（四）EEG

在单纯性或复杂性热性惊厥发生后，常规行脑电图检查是缺乏依据的。较早的文献明确指出，热性惊厥后常规脑电图检查不能预测热性惊厥复发或继发癫痫的风险（Frantzen et al.，1968；Sofijanov et al.，1992）。尽管有可靠的证据不推荐热性惊厥后脑电图检查，但不少神经科医生在首次热性惊厥后仍要求患儿行脑电图检查（Millichap & Colliver，1991；Sofijanov et al.，1992）。

关于脑电图在复杂性热性惊厥中的作用，就这一问题开展了具体的研究。加拿大一项回顾性研究分析了 175 例复杂性热性惊厥患儿的脑电图（Joshi et al.，2005），发现 40% 患儿的脑电图是异常的。异常脑电图改变常见于首发年龄大于 3 岁、发病后 1 周内行脑电图检查及神经发育异常的儿童，该作者对这些发现提出了质疑。美国一项研究对 154 例复杂性热性惊厥患儿行脑电图检查，并至少随访 2 年（Harini et al.，2015），在继发癫痫的患儿中，“痫样放电”占 20%，在未继发癫痫的患儿中，“痫样放电”占 13%（P=0.48），痫样放电阳性预测值仅为 15%。循征医学综述的结论认为缺乏高质量的研究来支持或反驳脑电图在热性惊厥中的作用或明确复杂性热性惊厥发作后脑电图检查的时机（Shah et al.，2015）。

思睡期棘 - 慢波是热性惊厥相对特征性的脑电图改变，出现在患儿入睡期，表现为不规则高波幅 δ 波短程阵发夹杂少量棘波。思睡期棘 - 慢波可见于大多数热性惊厥患儿，高峰年龄为 3—4 岁（晚于热性惊厥起病高峰年龄）（Tsuboi & Endo，1977；Alvarez et al.，1983；Sofijanov et al.，1992）。一些学者认为，思睡期棘 - 慢波是发生热性惊厥倾向的一种表现 / 标志，但无论如何，它不具有长期的负面意义。

九、热性惊厥的治疗

绝大多数热性惊厥一般只持续数分钟，在家长把患儿送到医疗保健机构就诊前，发作基本就已自我缓解了。如果患儿到医疗保健机构时仍在发作，那发作至少已持续 20 分钟。经直肠给予地西泮（0.5mg/kg）、氯硝西泮（0.1mg/kg）或经口腔 / 鼻黏膜给予咪达唑仑（0.2mg/kg）可终止发作（Knudsen，1979；Appleton et al.，1995）。当发作停止时，医生需要知道的是，大多数父母都有认为他们的孩子在首次热性惊厥中即将死亡的想法（Rutter & Metcalfe，1978；Balslev，1991；Van Stuijvenberg et al.，1999；Kolahi & Tahmooreszadeh 2009），医生特别需要谨慎地处理患儿父母恐惧的心理。

在临床上，第二步需要鉴别发热的原因，尤其是需要排除脑膜炎，或者根据患儿的病情选择是否行腰椎穿刺。几乎所有的“医疗”干预都是没有意义的，因为研究表明，针对热性惊厥的任何诊治措施都不会改变其继发癫痫的发生率。

最近一项荟萃分析发现，在预防热性惊厥复发上，绝大多数药物无任何效果（Offringa et al.，2017）。此外，“我们发现，发热期间，间断性服用地西泮和持续服用苯巴比妥虽然可以降低热性惊厥的复发率，但药物不良反应高达 30%”。在一项临床试验中，氯巴占预防热性惊厥复发有明显疗效，但需要重复试验才能判断结果的可靠性。

如果患儿服药依从性良好，苯巴比妥［每次 4~5mg/（kg·d），每日 1 次］预防热性惊厥复发可能有效；然而，苯巴比妥的不良反应会导致行为改变和反应迟钝，所以难以抉择（Wolf et al.，1977；Wolf & Forsythe，1978；Camfield et al.，1979，1980；Newton，1988）。美国一项大型随机双盲对照研究，共纳入了 217 例复杂性热性惊厥患儿，分为苯巴比妥每日服用组和安慰剂对照组，观察苯巴比妥预防复杂性热性惊厥复发的疗效（Farwell et al.，1990）。首先服药依从性存在问题，其次苯巴比妥不能有效减少热性惊厥复发（苯巴比妥组复发率为 46%；安慰剂组复发率为 38%）。最初发表的文章表明，与安慰剂组相比，苯巴比妥组患儿智商降低 7 分，与药物不良反应相关；然而，后来修正的结果表明两组智商相差 4 分，统计学上无显著差异（Farwell et al.，1992）。有研究发现每日服用苯妥英和卡马西平也无明确疗效（Bacon et al.，1981；Camfield et al.，1982；Anthony & Hawke，1983）。另有研究提示每日服用丙戊酸可能有效，但这一年龄段患儿，服用丙戊酸有药物毒性和致命性肝炎高风险（Dreifuss et al.，1987）。

在患病 / 发热期间，服用苯二氮䓬类药物似乎可减少热性惊厥复发率。在一项重要研究中发现（Knudsen & Vestermark，1978），患儿患病时每 12 小时经直肠给予地西泮 0.5mg/kg 与苯巴比妥疗效相同。另一项 406 例患儿随机研究表明，患病时口服地西泮疗效欠佳（Rosman et al.，1993），这些患儿在患病时口服安慰剂或地西泮（0.3mg/kg），3 年随访期间，安慰剂组和地西泮组患儿热性惊厥复发率分别为 31% 和 23%。为预防热性惊厥发作，仅 14 例患儿有必要接受药物治疗。地西泮组中 30% 的患儿出现明显的嗜睡或共济失调等药物不良反应，进而必须要排除脑膜炎的可能性，因此需要特别关注这些不良反应会混淆临床症状。另一项大样本随机安慰剂对照研究（n=185 例），在体温为 38℃时，口服较低剂量地西泮（首剂 0.5mg/kg，然后每 12 小时 0.2mg/kg）（Autret et al.，1990），研究结果表明药物不良反应的确减少，但不能有效预防热性惊厥复发。最后，Uhari 及其同事（Uhari et al.，1995）随机纳入了 180 例首次热性惊厥患儿，在发热期间服用安慰剂或地西泮，每次 0.2mg/kg，每日 3 次，地西泮组热性惊厥复发率没有降低。因而，我们不推荐患儿发热或患病期间间断性给予地西泮口服预防热性惊厥复发。

热性惊厥时可经直肠给予地西泮 0.5mg/kg（Knudsen，1979）。在急诊室开展的一项随机试验中，对 47 例长程热性惊厥患儿，比较静脉注射地西泮（0.3mg/kg）与经口腔黏膜给予咪达唑仑（0.2mg/kg）的疗效（Lahat et al.，2000），结果发现两组总体疗效（包括安全性和有效性）相同。尽管目前尚无文献评价该研究方法，但根据这项研究的结果，因为经口腔黏膜给予咪达唑仑的优点是给药灵活方便，所以经口腔黏膜给予咪达唑仑更适合在家中使用，以终止长程热性惊厥。

印度一项临床随机试验研究了间断性口服氯巴占的疗效，首次诊断为热性惊厥的患儿，随机分为口服氯巴占组（n=37）和口服地西泮（n=35）（Khosroshahi et al.，2011）。就热性惊厥复发率而言，这两种治疗方法疗效基本相同，但氯巴占组药物不良反应较少。孟加拉国一项观察性研究也得出了类似的结论（Sattar et al.，2014）。间断性给药的益处是既可减少热性惊厥的持续时间，又能让受惊吓的家长有一种可自主控制惊厥发作的感觉而减少焦虑。当然，我们也认识到，并没有以家庭焦虑值为结果变量的随机试验来验证上述临床研究的结论，但我们对特定的家庭仍推荐这种间断性给药治疗方案（Camfield & Camfield 2014）。

退热药

令人信服的文献证据表明，退热药并不能降低热性惊厥的复发率。在一项随机双盲对照试验中，纳入并随访 180 例首次热性惊厥患儿，比较了对乙酰氨基酚与安慰剂在预防热性惊厥复发中的疗效，Uhari 发现热性惊厥的复发率并没有因为服用退热药而降低（Uhari et al.，1995）。一项单纯性热性惊厥（n=79 例）苯巴比妥双盲试验中，安慰剂组给予强效退热药也并未减少热性惊厥复发率（Camfield et al.，1980）。在一组 89 例多次发生热性惊厥的患儿中，Rutter 注意到 50% 的患儿在热性惊厥前 1 小时内接受了适当剂量的退热药物治疗（Rutter & Metcalfe，1978）。以色列一项随机对照研究，共纳入 104 例热性惊厥患儿，一组患儿每 4 小时定时服用一次对乙酰氨基酚，另一组患儿在体温约 37.9℃时才服用对乙酰氨基酚(Schnaiderman et al.,1993),在住院期间,每组均有 4 例患儿出现热性惊厥复发。

荷兰一项随机对照研究,纳入了 230 例首次热性惊厥伴至少一项复发危险因素的患儿,并在随后发热过程中给予布洛芬或安慰剂治疗(van Stuijvenberg et al.,1998)。在接下来 1 年中,服用布洛芬的患儿热性惊厥复发率为 32%,而服用安慰剂的患儿热性惊厥复发率为 34%。芬兰一项随机研究,先经直肠给予安慰剂对照双氯芬酸,继而口服安慰剂对照对乙酰氨基酚或布洛芬,结果提示退热药对预防热性惊厥无疗效(Strengell et al.,2009)。

传统控制发热的方法是用冷水擦拭患儿身体进行物理降温,加拿大的一项研究表明这种方法亦是无效的(Newman,1985)。

因此,退热药在预防热性惊厥复发方面完全无效,退热药可使发热的患儿感觉更舒服,这是它在治疗热性惊厥中的唯一作用。

十、认知和行为长期预后

两项大规模热性惊厥队列研究已证明热性惊厥预后良好。美国一项全国围产期合作研究,对 50 000 余例婴儿从产前随访到 7 岁(Nelson & Ellenberg,1976),1 706 例儿童至少发生一次热性惊厥,其中 431 例热性惊厥患儿的兄弟姐妹无热性惊厥史,至 7 岁时,热性惊厥患儿的智力和学业表现与未受累的兄弟姐妹相同(Ellenberg & Nelson,1978)。英国一项儿童健康与教育研究,纳入了 16 163 例婴儿,其中 14 676 例随访至 10 岁,381 例患儿发生热性惊厥(Verity et al.,1998),通过大量相关能力测试显示,热性惊厥患儿在学习进度、智力和行为方面,与其他正常儿童相同。

Chang 及其同事(Chang et al.,2001)采用了基于人群的前瞻性病例对照研究,评估曾发生过热性惊厥的学龄期儿童和随机选择并年龄匹配的儿童各 87 例,比较了他们的学习、空间和顺序工作记忆能力。研究结果发现热性惊厥组患儿在记忆能力上明显且持续优于对照组,其心智处理能力比同龄对照组更灵活。

最后,丹麦一项基于人群的研究,纳入了 507 例年龄在 18—20 岁的男性,他们曾有过热性惊厥史,但无其他类型的癫痫。他们接受了军事征兵委员会的评估,并与 17 769 例没有热性惊厥史的对照组进行了比较,在智力标准测试中,两组没有差异(Norgaard et al.,2009)。

十一、父母生活质量

多项研究结果表明,父母在面对患儿热性惊厥首发时感到非常沮丧,常担心自己的孩子可能会死。令人感到惊讶的是,很少有研究评估热性惊厥的长期影响。Huang 及其同事(Huang et al.,2010)将一群台湾热性惊厥家庭(父母与一个热性惊厥患儿)随机分组,分为获取热性惊厥知识教育的小册子组(n=87)和参加为时 2 小时的小组讨论组(n=122),小组讨论组提供有关热性惊厥和发热管理知识并集体讨论。小组讨论组的父母,焦虑和热性惊厥的负性评分迅速降低,并在 2 年内逐渐得到改善。获得小册子组在 2 年内逐渐得到了改善,但是与小组讨论组父母相比,他们始终更加关注热性惊厥的发生。

FEBSTAT 研究观察了热性惊厥持续状态发生后 1 个月和 1 年一系列家庭生活质量指标,并与单纯性热性惊厥的家庭进行了比较(Shinnar et al.,2017)。非常令人惊讶的是,在 1 个月的时间里,单纯性热性惊厥的家庭报告显示父母压力分数要高于热性惊厥持续状态的家庭,差异在 1 年后消失。1 年后,有神经发育问题患儿,其父母的生活质量得分最低。如前所述,加拿大新斯科舍省一项研究表明,单纯性热性惊厥患儿在随后 7 年并未消耗过多的医疗卫生资源,这表明他们的父母迅速地适应了热性惊厥带来的恐惧和焦虑(Gordon et al.,2000)。

十二、GEFS+(遗传性癫痫伴热性惊厥附加症)

热性惊厥是遗传性癫痫伴热性惊厥附加症(GEFS+)重要且最常见的临床表型。Scheffer 和 Berkovic(1997)首次将 GEFS + 称为“全面性癫痫伴热性惊厥附加症”,以热性惊厥为主要表型、系常染色体显性遗传。GEFS + 有明显的表型异质性,从如上所述典型的单纯性热性惊厥到轻型发作性疾病[如热性惊厥附加症(FS+)]再到发育性癫痫性脑病[如癫痫伴肌阵挛 - 失张力发作(MAE)和 Dravet 综合征(Scheffer & Berkovic,1997;Singh et al.,1999,2001)]。GEFS+ 表型还包括伴或不伴热性惊厥的局灶性癫痫。因此,首字母缩略词 GEFS+ 后来被改称为遗传性(非全面性)癫痫伴热性惊厥附加症(Zhang et al.,2017)。

(一) GEFS+ 表型谱

GEFS+ 的命名从“全面性”向“遗传性”转变是因为在一些 GEFS + 家系中发现了局灶性癫痫发作。在 GEFS+ 家系中发现颞叶癫痫和额叶癫痫携带家族性 GEFS+ 基因突变(Abou-Khalil et al.,2001; Baulac et al.,2001; Sugawara et al.,2001)。局灶性癫痫患者可继发于热性惊厥或 FS+,也可继发于无热惊厥。虽然在一些病例中观察到 MTS,但大多数 GEFS+ 和颞叶癫痫患者不伴 MTS,这表明之前的热性惊厥并不是 MTS 的病因(Scheffer et al.,2007)。有趣的是,在一个 GEFS+ 家系中,发现了钠通道基因(*SCN1B*)突变,其中 1 例难治性颞叶癫痫不伴 MTS 的患者,通过标准前颞叶切除术后发作完全控制(Scheffer et al.,2007)。

癫痫伴肌阵挛 - 失张力发作(MAE),以前称为肌阵挛 - 站立不能性癫痫(见第 11 章),由 Doose 医生首先报道,系多基因突变引起的遗传性疾病,三分之一的先证者有早期热性惊厥和癫痫家族史,与 GEFS+ 表型谱一致。对 MAE 先证者家系的详细研究发现其亲属中存在 GEFS+ 表型(Singh et al.,1999)。然而,我们也注意到,大多数 MAE 患者属于“散发性”病例,无 GEFS+ 家族史,也没有发现 GEFS+ 基因突变。

Dravet 综合征(见第 10 章)是一种罕见的发育性癫痫性脑病,也可见于 GEFS+ 家系(Singh et al.,2001; Veggiotti et al.,2001)。大多数 Dravet 综合征系散发病例,无癫痫家族史。在家族性钠通道基因(*SCN1A*)突变的病例中,其中一个家系成员表现为 Dravet 综合征,其余家系成员为轻型的 GEFS+ 表型(Fujiwara et al.,2003,Nabbout et al.,2003),这些突变都是典型的错义突变,虽然 Dravet 综合征患者与家系其他成员 *SCN1A* 突变位点相同,但推测可能由于其他基因修饰导致了 Dravet 综合征更严重的表型。

当兄弟姐妹为 Dravet 综合征并携带 *SCN1A* 突变,他们的父母可能是 *SCN1A* 嵌合体突变;父母可能未受累或为轻型表型如 FS(Marini et al. 2006)。法国一项对 Dravet 综合征、GEFS+ 和 *SCN1A* 基因突变的研究,涵盖了 19 个常染色体显性遗传家系,在其中 12 个家系中,发现 *SCN1A* 基因突变来自父母的 *SCN1A* 嵌合体突变(Depienne et al.,2010)。他们发现,一旦父母 *SCN1A* 基因嵌合体突变率大于 42%,家系成员的癫痫表型严重程度就与嵌合体变异率呈正相关(在他们的研究中嵌合体变异率最高达到 85%),而如果 *SCN1A* 基因嵌合体突变率小于 43%,父母表型正常。

一项对 60 个 GEFS+ 大、小家系的研究,明确了其表型的异质性(Zhang et al.,2017)。如果存在以下两种情况之一,则考虑 GEFS+ 家系:① ≥ 2 个患者为 GEFS+,其中 ≥ 1 个患者为 FS+(关于 FS+ 的定义见下文);②没有患者为 FS+,≥ 3 个患者为 GEFS+,如 FS 或 MAE。只有 FS 的家系不能诊断 GEFS+。在 409 例受累患者中,最常见的表型是 FS(44%),其次是热性惊厥附加症(FS+),占 27%。

FS+ 定义为起病年龄超出了经典的热性惊厥起病年龄(3 月龄至 6 岁)或伴 / 不伴无热的 GTCS。无热的 GTCS 可见于典型的 FS 病程中,或见于 FS 停止后。FS+ 脑电图正常或表现为不规则全面性棘 - 慢波发放。其余 29% 的 GEFS+ 患者有显著的表型异质性,包括 FS 继发失神发作、FS 继发 GTCS、经典的遗传性全面性癫痫(如 JME)、FS 附加局灶性癫痫、不伴热性惊厥的局灶性癫痫、肌阵挛 - 站立不能性癫痫(MAE)、Dravet 综合征和其他“复杂的表型”。总的来说,局灶性癫痫约占 9%。

我们在众多大家系中发现 GEFS+ 诸多表型,GEFS+ 有复杂的遗传模式,与一些基因密切相关,还可能与环境因素有关。越来越多的信息表明,相关易感基因(有助于理解复杂的遗传模式)包括编码 GABA 受体亚单位的 *GABRD*、*HCN2*、*CACNA1A* 和 *STX1B* 基因的罕见突变(Dibbens et al.,2004; 2010; Heron et al.,2004; Schubert et al.,2014),今后还很可能会发现更多的易感基因突变。

由于 GEFS+ 表型差异大,致病基因突变多,很难对药物选择提出简单的推荐。一般来说,当病因系钠通道突变时,作用于钠通道的药物如卡马西平和苯妥英可能加重发作,最好避免使用。原则上,仍可按发作和癫痫综合征类型个体化选择药物治疗方案。

(二) 遗传性热性惊厥和遗传性癫痫伴热性惊厥附加症

根据临床遗传学研究,热性惊厥和遗传性癫痫伴热性惊厥附加症与遗传关系密切。我们已在一系列基因中发现了它们的遗传学病因,迄今为止,尽管仅在少数患者中发现了这些致病基因。FS 和 GEFS+ 之间存在相同和重叠的基因突变和分子遗传机制(Wallace et al.,1998),这不足为奇,因为 FS 是 GEFS+ 表型谱中最常见的表型(Scheffer & Berkovic,1997; Zhang et al.,2017),一些与 GEFS+ 相关的基因(例如钠通道 *SCN1A* 基因)既引起 FS,

也导致更复杂的 GEFS+ 表型：从热性惊厥附加症（FS+）到发育性癫痫性脑病（DEE）（Scheffer et al.，2017），如 Dravet 综合征（Singh et al.，1999；Claes et al.，2001）。

临床遗传学、家族聚集性和孪生子研究表明，FS 遗传模式和机制非常复杂，多种致病基因或易感基因与环境因素协同调控、共同作用（Annegers et al.，1982；Tsuboi & Endo，1991；Maher & McLachlan，1997）。

如上所述，对经典的 FS 同卵双胎的研究显示，同卵双胎的一致性为 0.1~0.8，而异卵双胎的一致性明显降低，为 0.03~0.32（Saghazadeh et al.，2014）。FS 患者一级亲属患 FS 的风险从基线的 3% 增加到 10%~15%（Annegers et al.，1982；Tsuboi & Endo，1991；Maher & McLachlan，1997）。

GEFS+ 最初是通过研究多个大家系中一些患病个体而被认识，这些家系遵循常染色体显性遗传模式，但有表型的异质性（Scheffer & Berkovic，1997；Singh et al.，1999）。近来，也有符合隐性遗传模式的罕见小家系报道（Brunklaus et al.，2015）。然而，随后的临床遗传学研究表明，更小的 GEFS+ 家系可能遵循复杂的遗传模式，其中多个基因相互作用，还可能受环境因素影响。最近，新发突变则可解释 GEFS+ 散发病例，提示 GEFS+ 并不总见于家系（Myers et al.，2017）。

（三）热性惊厥和癫痫伴热性惊厥附加症的分子遗传学

FS 和 GEFS+ 遵循复杂或多基因遗传模式，在受累患者不同代的数个家系中，通过分子遗传学研究明确系单基因突变所致，但 GEFS+ 和 FS 有明显的遗传异质性。

迄今为止，虽然 FS 最为常见且表型单一，但分子遗传学并未发现 FS 致病基因。有数个染色体位点与 FS 表型相关（见 Saghazadeh et al.，2014 for review），提示存在位点异质性，但未发现致病基因。

相反，对遵循单基因显性遗传模式的 GEFS+ 家系而言，分子遗传学研究取得了更令人满意的成果。到目前为止，至少有 6 个基因突变可导致 GEFS+ 表型，包括 *SCN1A*、*SCN2A*、*SCN9A*、*SCN1B*、*GABRG2* 和 *STX1B* 基因，占所有家系和患者的 30% 左右（Zhang et al.，2017）。

首先，大约在 20 年前，编码神经元钠通道辅助亚单位的 *SCN1B* 基因被确定为 GEFS+ 致病基因（Wallace et al.，1998）。接着发现了 FS 和 GEFS+ 最重要也是最常见的致病基因—*SCN1A*，编码神经元钠通道孔道结构域的 α1 亚单位，见于 20% 以上的家系（Escayg et al.，2000）。神经元钠通道包括一个形成孔道的 4 个跨膜结构域 α 亚基以及两个负责通道门控和细胞膜定位的辅助 β 亚基，文献报道最多的是编码 α1 亚单位的 *SCN1A* 基因，其次是编码 β1 亚单位的 *SCN1B* 基因（Wallace et al.，1998；Escayg et al.，2000）。GEFS+ 突变常为错义变异，可导致功能丧失。而 GEFS+ 中，钠通道 *SCN2A* 和 *SCN9A* 基因突变需要进一步确认，因为它们仅在单个家系中被报道（Sugawara et al.，2001；Singh et al.，2009）。最近有学者报道了 1 例患严重 DEE 的先证者，其父亲表现为 FS+，在其父亲血液中发现了 *SCN8A* 基因的嵌合突变，*SCN8A* 基因编码钠通道 α8 亚单位（Zhang et al.，2017），但尚不清楚 *SCN8A* 突变是否导致了其父亲 FS+ 表型，因此，这一结果需要进一步明确。

10% 的 GEFS+ 是由编码 GABAA 受体 γ2 亚单位的 *GABRG2* 基因突变所致，功能研究提示突变引起功能丧失。基因突变的净效应降低了神经元氯离子的传导、导致抑制作用下降。迄今为止，仅 6 个 *GABRG2* 基因突变与 FS、GEFS + 和儿童失神癫痫（CAE）相关（Baulac et al.，2001；Wallace et al.，2001；Harkin et al.，2002）。最新的基因二代测序技术，包括全外显子、全基因组及基因组合测序，可以同时筛查许多癫痫相关的基因，上述方法可应用于表型异质性的癫痫队列。上述基因检测技术还在 GEFS+ 患者中发现了其他 $GABA_A$ 亚单位基因突变，如 α1（*GABRA1*）和 β3（*GABRB3*）（Johannesen et al.，2016；Moller et al.，2017）。*GABRD* 编码 $GABA_A$ 受体 δ 亚单位，因仅在单个家系中报道过，目前认为是易感基因而不是致病基因，需要在其他病例中确认（Dibbens et al.，2004）。

少数 GEFS + 家系是由 *STX1B* 基因突变所致（Schubert et al.，2014）。*STX1B* 基因编码 Syntaxin-1B 蛋白，在调节神经递质突触传递中起主要作用。

HCN2 和 *CACNA1H* 基因也是 GEFS + 的易感基因（Dibbens et al.，2010；Heron et al.，2007）。这些基因突变在 GEFS + 发病中起一定作用，但可能不足以单独引起癫痫表型，其作用有待进一步确认，需要进一步研究这些易感基因在复杂遗传中的作用。

由于 FS 是 GEFS+ 表型谱中最常见的表型，不足为怪的是，在一些仅表现为 FS 的家系中，发现了导致 GEFS+ 或其他癫痫的基因突变（表 9-1）。有报道一个 FS 家系为 *SCN1A* 突变，而另一个 FS 家系

为 *GABRG2* 突变（Mantegazza et al.，2005；Audenaert et al.，2006）。在这些家系中，基因突变可导致 FS，但从更广泛的范围来说，这两个基因都是 GEFS+ 的致病基因。在 GEFS+ 散发病例中，也发现了 *SCN1A* 新生突变，这表明 GEFS+ 表型并不总见于家系。

综上所述，没有单一基因可以解释大多数 GEFS+ 或 FS 患者的致病原因，也不能在分子遗传学水平解释 GEFS+ 表型谱的异质性。

十三、热性惊厥的结论

热性惊厥在儿童中很常见，现有研究证据表明，遗传因素和环境因素均有重要的影响，但其病因尚未明确。热性惊厥继发癫痫罕见。一般而言，评估临床病史资料就足够了，无须进行任何实验室、脑电图或神经影像学检查。我们可以预测热性惊厥复发和继发癫痫的风险，但风险预测尚不能准确地应用于临床。幸运的是，长程热性惊厥继发难治性颞叶癫痫罕见。抗惊厥或抗癫痫药物不能预防复发，退热治疗也无效。在最初看到自己的孩子热性惊厥时，大多数父母都会感到恐惧，随后似乎都习以为常，大部分患儿发育正常。有关发热惊厥的医学知识对父母有帮助，尤其有助于科普宣教。

十四、GEFS+ 的结论

GEFS+ 是公认的具有复杂临床表型和家系背景遗传模式的癫痫综合征，家系中至少有两个成员符合 GEFS+ 临床表型就可以诊断 GEFS+。大多数 GEFS+ 表型预后良好，如果符合药物治疗指征，采用常规抗癫痫药物就可以达到良好的疗效。虽然 GEFS+ 遗传模式非常复杂，但通过对大、小家系病例的研究，对其遗传背景已有了深入了解。在这些研究中，发现遵循显性遗传模式，可能与离子通道和其他影响突触传递的基因突变有关。该综合征最初称为全面性癫痫伴热性惊厥附加症，然而据观察，约 10% 的受累患者表现为局灶性癫痫，故现已改为遗传性癫痫伴热性惊厥附加症。明确众多基因和环境因素之间的相互作用仍然是一个重大挑战。

（周渊峰 译　秦　兵 校）

参考文献

Abou-Khalil B, Andermann E, Andermann F, Olivier A, Quesney LF (1993): Temporal lobe epilepsy after prolonged febrile convulsion: excellent outcome after surgical treatment. *Epilepsia* 34: 878–883.

Abou-Khalil B, Ge Q, Desai R, *et al.* (2001): Partial and generalized epilepsy with febrile seizures plus and a novel SCN1A mutation. *Neurology* 57: 2265–2272.

Akbayram S, Cemek M, Buyukben A, *et al.* (2012): Major and minor bio-element status in children with febrile seizure. *Bratisl Les Listy* 113: 421–423.

Alvarez N, Lombroso CT, Medina C, Cantlon B (1983): Paroxysmal spike and wave activity in drowsiness in young children: its relationship to febrile convulsions. *Electroencephalogr Clin Neurophysiol* 56: 406–413.

American Academy of Pediatrics; Subcommittee on Febrile Seizures (2011): Neurodiagnostic evaluation of the child with a simple febrile seizure. *Pediatrics* 127: 389–394.

Annegers JF, Hauser WA, Anderson VE, Kurland LT (1982): The risks of seizure disorders among relatives of patients with childhood onset epilepsy. *Neurology* 32: 174–179.

Annegers JF, Hauser WA, Shirto S, Kurland LT (1987): Factors prognostic of unprovoked seizures after febrile convulsions. *N Engl J Med* 316: 493–498.

Anthony J, Hawke S (1983): Phenobarbital compared with carbamazepine in prevention of recurrent febrile convulsions. *Am J Dis Child* 137: 892–895.

Appleton R, Sweeney A, Choonara I, Borson J, Molyneux E (1995): Lorazepam *versus* diazepam in the acute treatment of epileptic seizures and status epilepticus. *Dev Med Child Neurol* 37: 682–688.

Audenaert D, Schwartz E, Claeys KG, *et al.* (2006): A novel GABRG2 mutation associated with febrile seizures. *Neurology* 67: 687–690.

Autret E, Billard C, Bertrand P, *et al.* (1990): Double-blind, randomized trial of diazepam *versus* placebo for prevention of recurrence of febrile seizures. *J Pediatr* 117: 490–494.

Bacon C, Mucklow J, Rawlins M, *et al.* (1981): Placebo-controlled study of phenobarbitone and phenytoin in the prophylaxis of febrile convulsions. *Lancet* 11: 600–603.

Balslev T (1991): Parental reactions to a child's first febrile convulsion. *Acta Paediatr Scand* 80: 466–469.

Barlow WE, Davis RL, Glasser JW, *et al.* (2001): The risk of seizures after receipt of whole-cell pertussis or measles, mumps, and rubella vaccine. *N Engl J Med* 345: 656–661.

Baulac S, Huberfeld G, Gourfinkel-An I, *et al.* (2001): First genetic evidence of GABA(A) receptor dysfunction in epilepsy: a mutation in the gamma2-subunit gene. *Nat Genet* 28: 46–48.

Berg AT, Shinnar S (1996): Complex febrile seizures. *Epilepsia* 37: 126–133.

Berg AT, Shinnar S, Darefsky AF, *et al.* (1997): Predictors of recurrent febrile seizures. A prospective cohort study. *Arch Pediatr Adolesc Med* 151: 371-378.

Bethune P, Gordon KG, Dooley JM, Camfield CS, Camfield PR (1993): Which child will have a febrile seizure? *Am J Dis Child* 147: 35–39.

Brunklaus A, Ellis R, Stewart H, Aylett S, *et al.* (2015): Homozygous mutations in the SCN1A gene associated with genetic epilepsy with febrile seizures plus and Dravet syndrome in 2 families. *Eur J Paediatr Neurol* 2015;19: 484–488.

Butler TA, Dugan P, French J (2015): Why is mesial temporal lobe epilepsy with Ammon's horn sclerosis becoming less common? *Eur J Neurol* 22: e12.

Camfield CS, Chaplin S, Doyle AB, Shapiro SH, Cummings C, Camfield PR (1979): Side effects of phenobarbital in toddlers: behavioural and cognitive aspects. *J Pediatr* 95: 361–365.

Camfield PR, Camfield CS, Shapiro S, Cummings C (1980): The first febrile seizure - Antipyretic instruction plus either phenobarbital or placebo to prevent a recurrence. *J Pediatr* 97: 16–21.

Camfield PR, Camfield CS, Tibbles JAR (1982): Carbamazepine does not prevent febrile seizures in phenobarbital failures. *Neurology* 32: 288–299.

Camfield PR, Camfield CS, Gordon K, Dooley JM (1994): What types of epilepsy are preceded by febrile seizures? A population based study of children. *Dev Med Child Neurol* 36: 887–892.

Camfield P, Camfield C (2014): Are febrile seizures an indication for intermittent benzodiazepine treatment, and if so, in which cases? *Epileptic Disord* 16 (Suppl. 1): S84–88.

Chan S, Belllo JA, Shinnar S, *et al.* (2015): Hippocampal malrotation is associated with prolonged febrile seizures: Results of the FEBSTAT Study. *Am J Roentgenol* 205: 1064–1068.

Chang YC, Guo NW, Wang ST, Huang CC, Tsai JJ (2001): Working memory of school-aged children with a history of febrile convulsions: a population study. *Neurology* 57: 37–42.

Chung B, Wong V (2007): Relationship between five common viruses and febrile seizure in children. *Arch Dis Child* 92: 589–593.

Claes L, Del-Favero J, Ceulemans B, Lagae L, Van Broeckhoven C, De Jonghe P (2001): *De novo* mutations in the sodium-channel gene SCN1A cause severe myoclonic epilepsy of infancy. *Am J Hum Genet* 68: 1327–1332.

Committee on Infectious Diseases. Policy Statement – Prevention of Varicella (2011): Update of recommendations for use of quadrivalent and monovalent varicella vaccines in children. *Pediatrics* 128: 630–632.

Consensus Development Panel (1980): Febrile seizures: long-term management of children with fever-associated seizures. *Pediatrics* 66: 1009–1012.

Depienne C, Trouillard O, Gourfinkel-An I, *et al.* (2010): Mechanisms for variable expressivity of inherited SCN1A mutations causing Dravet Syndrome. *J Med Genet* 47: 404–410.

De Vries EE, van den Munckhof B, Braun KP, *et al.* (2016): Inflammatory mediators in human epilepsy: a systematic review and meta-analysis. *Neurosci Biobehav* 63: 177–190.

Dibbens LM, Feng HJ, Richards MC, *et al.* (2004): GABRD encoding a protein for extra- or peri-synaptic GABAA receptors is a susceptibility locus for generalized epilepsies. *Hum Mol Genet* 13: 1315–1319.

Dibbens LM, Reid CA, Hodgson B, *et al.* (2010): Augmented currents of an HCN2 variant in patients with febrile seizure syndromes. *Ann Neurol* 67: 542–546.

Dreifuss FE, Santilli N, Langer DH, Sweeney KP, Moline KA, Menander KB (1987): Valproic acid hepatic fatalities: a retrospective review. *Neurology* 37: 379–385.

Dube C, Chen K, Eghbal-Ahmadi M, Brunson K, Soltesz I, Baram TZ (2000): Prolonged febrile seizures in the immature rat model enhance hippocampal excitability long term. *Ann Neurol* 47: 336–444.

Duffy J, Weintraub E, Hambidge SJ, *et al.* (2016): Vaccine Safety Datalink. Febrile Seizure Risk After Vaccination in Children 6 to 23 Months. *Pediatrics* 138(1). pii: e20160320.

Ellenberg JH, Nelson KB (1978): Febrile seizures and later intellectual performance. *Arch Neurol* 35: 17–21.

Escayg A, MacDonald BT, Meisler MH, *et al.* (2000): Mutations of SCN1A, encoding a neuronal sodium channel, in two families with GEFS+2. *Nat Genet* 24: 343–345.

Falconer MA, Serafetinides EA, Corsellis JA (1964): Etiology and pathogenesis of temporal lobe epilepsy. *Arch Neurol* 10: 233–248.

Farwell J, Lee YJ, Hirtz DG, Sulzbacher S, Ellenberg JH, Nelson KB (1990): Phenobarbital for febrile seizures - effects on intelligence and on seizure recurrence. *N Engl J Med* 322: 364–369.

Farwell J, Lee YJ, Hirtz DG, Sulzbacher S, Ellenberg JH, Nelson KB (1992): Corrections *Engl J Med* 326: 144.

Forsgren L, Sidenvall R, Blomquist HM, Heijbel J, Nystrom L (1991): Pre- and perinatal factors in febrile convulsions. *Acta Paediatr Scand* 80: 218–225.

Forsgren L, Heijbel J, Nyström L, Sidenvall RA (1997): Follow-up of an incident case-referent study of febrile convulsions seven years after the onset. *Seizure* 6: 21–26.

Francis JR, Richmond P, Robins C, *et al.*(2016): Observational study of febrile seizures: the importance of viral infection and immunization. *BMC Pediatr* 16: 202–206.

Frantzen E, Lennox-Buchthal M, Nygaard A, Stene J (1968): Longitudinal EEG and clinical study of children with febrile convulsions. *Electroencephalogr Clin Neurophysiol* 24: 197–212.

French JA, Kuzniecky R (2014): Can febrile status cause hippocampal sclerosis? *Ann Neurol* 75: 173–174.

Fujiwara T, Sugawara T, Mazaki-Miyazaki E, *et al.* (2003): Mutations of sodium channel alpha subunit type 1 (SCN1A) in intractable childhood epilepsies with frequent generalized tonic-clonic seizures. *Brain* 126: 531–546.

Fukuda M, Suzuki Y, Ishizaki Y, *et al.* (2009): Interleukin-1beta enhances susceptibility to hyperthermia-induced seizures in developing rats. *Seizure* 18: 211–214.

Gallentine WB, Shinnar S, Hersdorfer DC, *et al.* (2017): Plasma cytokines associated with febrile status epilepticus in children: a potential biomarker for acute hippocampal injury. *Epilepsia* 58: 1102–1111.

Gerber MA, Berliner BC (1981): The child with a "simple" febrile seizure. Appropriate diagnostic evaluation. *Am J Dis Child* 135: 431–433.

Gordon KE, Camfield PR, Camfield CS, *et al.* (2000): Children with febrile seizures do not consume excess health care resources. *Arch Pediatr Adolesc Med* 154: 594–597.

Gordon KE, Dooley JM, Wood EP, *et al.* (2009): Is temperature regulation different in children susceptible to febrile seizures? *Can J Neurol Sci* 36: 192–195.

Green SM, Rothrock SG, Clem KJ (1993): Can seizures be the sole manifestation of meningitis in febrile children? *Pediatrics* 92: 527–534.

Guedj R, Chappuy H, Titomanlio L, *et al.* (2017): Do All Children Who Present With a Complex Febrile Seizure Need a Lumbar Puncture? *Ann Emerg Med* 70: 52–62.

Habibian N, Alipour A, Rezaianzadeh A (2014): Association between Iron Deficiency Anemia and Febrile Convulsion in 3- to 60-Month-Old Children: A Systematic Review and Meta-Analysis. *Iran J Med Sci* 39: 496–505.

Hamati-Haddad A, Abou Khalil B (1998): Epilepsy diagnosis and localization in patients with antecedents of febrile convulsions. *Neurology* 50: 917–922.

Hampers LC, Thompson DA, Bajaj L, Tseng BS, Rudolph JR (2006): Febrile seizure: measuring adherence to AAP guidelines among community ED physicians. *Pediatr Emerg Care* 22: 465–469.

Hara K, Tanabe T, Aomatsu T, *et al.* (2007): Febrile seizures associated with influenza A. *Brain Dev* 29: 30–38.

Harini C, Nagarajan E, Kimia AA, *et al.* (2015): Utility of initial EEG in first complex febrile seizure. *Epilepsy Behav* 52: 200–204.

Harkin LA, Bowser DN, Dibbens LM, *et al.* (2002): Truncation of the GABA(A)-receptor gamma2 subunit in a family with generalized epilepsy with febrile seizures plus. *Am J Hum Genet* 70: 530–536.

Haspolat S, Baysal Y, Duman O, Coskun M, Yegin O (2005): Interleukin-1alpha, interleukin-1beta, and interleukin-1Ra polymorphisms in febrile seizures. *J Child Neurol* 20: 565–568.

Hauser WA, Kurland LT (1975): The epidemiology of epilepsy in Rochester, Minnesota, 1935 through 1967. *Epilepsia* 16: 1–66.

Heron SE, Phillips HA, Mulley JC, *et al.* (2004): Genetic variation of CACNA1H in idiopathic generalized epilepsy. *Ann Neurol* 55: 595–596.

Heron SE, Khosravani H, Varela D, *et al.* (2007): Extended spectrum of idiopathic generalized epilepsies associated withCACNA1H functional variants. *Ann Neurol* 62: 560–568.

Hesdorffer DC, Chan S, Tian H, *et al.* (2008): Are MRI-detected brain abnormalities associated with febrile seizure type? *Epilepsia* 49: 765–771.

Hesdorffer DC, Benn EK, Bagillia E, *et al.* (2011): Distribution of febrile seizure duration and associations with development. *Ann Neurol* 70: 93–100.

Hesdorffer DC, Shinnar S, Lewis DV, *et al.* (2012): Design and phenomenology of the FEBSTAT Study. *Epilepsia* 53: 1471–1480.

Hildebrand MS, Phillips AM, Mullen SA, *et al.* (2015): Loss of synaptic Zn2+ transporter function increases risk of febrile seizures. *Sci Rep* 5: 17816.

Hirtz DG (1997). Febrile seizures. *Pediatr Rev* 18: 5–8.

Hirtz DG, Nelson KB (1983a): The natural history of febrile seizures. *Ann*

Rev Med 134: 453–471.

Hirtz DG, Nelson KB, Ellenberg JH (1983b): Seizures following childhood immunizations. *J Pediatr* 120: 14–18.

Ho SS, Kuzniecky RI, Gilliam F, Faught E, Morawetz R (1998): Temporal lobe developmental malformations and epilepsy: Dual pathology and bilateral hippocampal abnormalities. *Neurology* 50: 748–754.

Holtzman D, Obana K, Olson J (1981): Hyperthermia-induced seizures in the rat pup: a model for febrile convulsions in children. *Science* 213: 1034–1036.

Huang MC, Liu CC, Chi YC, Huang CC, Cain K (2010): Parental concerns for the child with febrile convulsion: long-term effects of educational interventions. *Acta Neurol Scand* 103: 288–293.

Hugan CAC, Oudesluys-Murphy Am, Hopp WCJ (1995): Serum sodium levels and probability of recurrent febrile seizures. *Eur J Pediatr* 154: 403–405.

Ishizaki Y, Kira R, Fukuda M, Torisu H, *et al.* (2009): Interleukin-10 is associated with resistance to febrile seizures: genetic association and experimental animal studies. *Epilepsia* 50: 761–767.

Jacobsen SJ, Ackerson BK, Sy LS, *et al.* (2009): Observational safety study of febrile convulsion following first dose MMRV vaccination in a managed care setting. *Vaccine* 27: 4656–4661.

Jennsen F, Baram T (2000): Developmental seizures induced by common early-life insults: short- and long-term effects on seizure susceptibility. *Ment Retard Dev Disabil Res Rev* 6: 253–257.

Johannesen K, Marini C, Pfeffer S, *et al.* (2016): Phenotypic spectrum of GABRA1: From generalized epilepsies to severe epileptic encephalopathies. *Neurology* 13: 1140–1151.

Joshi C, Wawrykow T, Patrick J, Prasad (2005): Do clinical variables predict an abnormal EEG in patients with complex febrile seizures? *Seizure* 14: 429–434.

Kanemoto K, Kawasaki J, Yuasa S, *et al.* (2003): Increased frequency of interleukin-1 beta-511T allele in patients with temporal lobe epilepsy, hippocampal sclerosis, and prolonged febrile convulsion. *Epilepsia* 44: 796–799.

Khoshdel A, Parvin N, Abbasi M (2013): Selenium and leptin levels in febrile seizure: a case-control study in children. *Korean J Pediatr* 56: 80–85.

Khosroshahi N, Faramarzi F, Salamati P, Haghighi SM, Kamrani K (2011): Diazepam *versus* clobazam for intermittent prophylaxis of febrile seizures. *Indian J Pediatr* 78: 38–40.

Kim K, Kwak B, Kwon A, *et al.* (2017): Analysis of plasma multiplex cytokines and increased level of IL-10 and IL-1Ra cytokines in febrile seizures. *J Neuroinflammation* 14: 200–205.

Kira R, Torisu H, Takemoto M, *et al.* (2005): Genetic susceptibility to simple febrile seizures: interleukin-1beta promoter polymorphisms are associated with sporadic cases. *Neurosci Lett* 384: 239–244.

Kiviranta T, Airaksinen EM (1995): Low serum sodium levels are associated with subsequent febrile seizures. *Acta Ped* 84: 1372–1374.

Klein NP, Fireman B, Yih WK, *et al.* (2010): Vaccine Safety Datalink. Measles-mumps-rubella-varicella combination vaccine and the risk of febrile seizures. *Pediatrics* 126: e1–8.

Knudsen FU (1979): Rectal administration of diazepam in solution in the acute treatment of convulsions in infants and children. *Arch Dis Child* 54: 855–857.

Knudsen FU (1985a): Effective short term diazepam prophylaxis in febrile convulsions. *J Pediatr* 106: 487–490.

Knudsen FU (1985b): Recurrence risk after first febrile seizure and effect of short-term diazepam prophylaxis. *Arch Dis Child* 60: 1045–1049.

Knudsen FU, Vestermark S (1978): Prophylactic diazepam or phenobarbitone in febrile convulsions: a prospective controlled study. *Arch Dis Child* 53: 660–663.

Kolahi AA, Tahmooreszadeh S (2009): First febrile convulsions: inquiry about the knowledge, attitudes and concerns of the patients' mothers. *Eur J Pediatr* 168: 167–171.

Kwak BO, Kim K, Kim SN, Lee R (2017): Relationship between iron deficiency anemia and febrile seizures in children: A systematic review and meta-analysis. *Seizure* 52: 27–34.

Lahat E, Goldman M, Barr J, Bistritzer T, Berkovitch M (2000). Comparison of intranasal midazolam with intravenous diazepam for treating febrile seizures in children: prospective randomised study. *BMJ* 321: 83–86.

Lau SK, Woo PC, Yip CC, *et al.* (2006): Coronavirus HKU1 and other coronavirus infections in Hong Kong. *J Clin Microbiol* 44: 2063–2071.

Lee W, Ong H (2004): Afebrile seizures associated with minor infections: Comparison with febrile seizures and unprovoked seizures *Pediatr Neurol* 3: 157–164.

Lewis HM, Parry JV, Parry RP, *et al.* (1979): Role of viruses in febrile convulsions. *Arch Dis Child* 54: 869–876.

Lewis DV, Shinnar S, Hesdorffer DC, *et al.* (2014): FEBSTAT Study Team. Hippocampal sclerosis after febrile status epilepticus: the FEBSTAT study. *Ann Neurol* 75: 178–185.

Le Saux N, Barrowman N, Moore D, Whiting S, Scheifele D, Halperin S (2003): Decrease in hospital admissions for febrile seizures and reports of hypotonic-hyporesponsive episodes presenting to hospital emergency departments since switching to acellular pertussis vaccine in Canada: a report from IMPACT. *Pediatrics* 112; e348.

Lorber J, Sunderland R (1980): Lumbar puncture in children with convulsions associated with fever. *Lancet* 1: 785–786.

Ma SJ, Xiong YQ, Jiang LN, Chen Q (2015): Risk of febrile seizures after measles-rubella-varicella vaccine: a systematic review and meta-analysis. *Vaccine* 33: 3636–3649.

Maglione MA, Das L, Raaen L, *et al.* (2014): Safety of vaccines used for routine immunization of US children: a systematic review. *Pediatrics* 134: 325–337.

Maher J, McLachlan RS (1997): Febrile convulsions in selected large families: a single-major-locus mode of inheritance? *Dev Med Child Neurol* 39: 79–84.

Mahyar A, Ayazi P, Fallahi M, Javadi A (2010): Correlation between serum selenium level and febrile seizures. *Pediatr Neurol* 2010: 43: 331–334.

Makinson CD, Dutt K, Lin F, Papale LA, *et al.* (2016): An Scn1a epilepsy mutation in Scn8a alters seizure susceptibility and behavior. *Exp Neurol* 275 Pt 1: 46–58.

Mantegazza M, Gambardella A, Rusconi R, *et al.* (2005): Identification of Nav1.1 sodium channel (SCN1A) loss-of-function mutation associated with familial simple febrile seizures. *Proc Natl Acad Sci* USA 102: 1817–1882.

Marini C, Mei D, Cross HJ, Guerrini R (2006): Mosaic SCN1A mutation in familial severe myoclonic epilepsy of infancy. *Epilepsia* 47: 1737–1740.

Matsuo M, Sasaki K, Ichimaru T, Nakazato S, Hamasaki Y (2006): Increased IL-1beta production from dsRNA-stimulated leukocytes in febrile seizures. *Pediatr Neurol* 35: 102–106.

McCaughran JA Jr, Schechter N (1982): Experimental febrile convulsions: long-term effects of hyperthermia-induced convulsions in the developing rat. *Epilepsia* 23: 173–183.

Meldrum BS, Horton RW, Brierley JB (1974): Epileptic brain damage in adolescent baboons following seizures induced by allylglycine. *Brain* 97: 407–418.

Millichap JG, Colliver JA (1991): Management of febrile seizures: Survey of current practice and phenobarbital usage. *Pediatr Neurol* 7: 243–248.

Millichap JG and Millichap JJ (2006): Role of viral infections in the etiology of febrile seizures. *Pediatr Neurol* 35: 165–172.

Mohammadpour Touserkani F, Gaínza-Lein M, Jafarpour S, *et al.* (2017): HHV-6 and seizure: A systematic review and meta-analysis. *J Med Virol* 89: 161–169.

Møller RS, Wuttke TV, Helbig I, *et al.* (2017): Mutations in GABRB3: From febrile seizures to epileptic encephalopathies. *Neurology* 88: 483–492.

Myers KA, Burgess R, Afawi Z, *et al.* (2017): *De novo* SCN1A pathogenic variants in the GEFS+ spectrum: Not always a familial syndrome. *Epilepsia* 58: e26-e30.

Nabbout R, Gennaro E, Dalla Bernardina B, *et al.* (2003): Spectrum of SCN1A mutations in severe myoclonic epilepsy of infancy. *Neurology* 60: 1961–1967.

Nelson KB, Ellenberg JH (1976): Predictors of epilepsy in children who have experienced febrile seizures. *N Engl J Med* 295: 1029–1033.

Nelson KB, Ellenberg JH (1978): Prognosis in children with febrile seizures. *Pediatrics* 61: 720–727.

Newman J (1985): Evaluation of sponging to reduce body temperature in febrile children. *Can Med Assoc J* 132: 641–642.

Newton RW (1988): Randomized controlled trials of phenobarbitone and valproate in febrile convulsions. *Arch Dis Child* 63: 1189–1191.

Nørgaard M, Ehrenstein V, Mahon BE, Nielsen GL, Rothman KJ, Sørensen HT (2009): Febrile seizures and cognitive function in young adult life: a prevalence study in Danish conscripts. *J Pediatr* 155: 404–409.

Offringa M, Beishuizen A, Derksin-Lubsen G (1992): Seizures and fever: can we rule out meningitis on clinical grounds alone? *Clin Pediatr* 31: 514–522.

Offringa M, Newton R, Cozijnsen MA, Nevitt SJ. (2017): Prophylactic drug management for febrile seizures in children. *Cochrane Database Syst Rev* 2: CD003031.

Okumura A, Uemura N, Suzuki M, Itomi K, Watanabe K (2004): Unconsciousness and delirious behavior in children with febrile seizures. *Pediatr Neurol* 30: 316–319.

Provisional committee on quality improvement, subcommittee on febrile seizures (1996): Practice parameter: the neurodiagnostic evaluation of the child with a first simple febrile seizure. *Pediatrics* 97: 769–775.

Rajakumar K, Bodensteiner JB (1996): Febrile myoclonus: A survey of pediatric neurologists. *Clin Ped* 22: 331–332.

Rantala H, Uhari M (1994): Risk factors for recurrence of febrile convulsions. *Acta Neurol Scand* 90: 207–210.

Reid CA, Hildebrand MS, Mullen SA, *et al.* (2017): Synaptic Zn(2)(+) and febrile seizure susceptibility. *Br J Pharmacol* 174: 119–125.

Rigbye KA, van Hasselt PM, Burgess R, *et al.* (2016): Is FGF13 a major contributor to genetic epilepsy with febrile seizures plus? *Epilepsy Res* 128: 48–51.

Rocca WA, Sharbrough FW, Hauser WA, Annegers JF, Schoenberg BS (1987a): Risk factors for absence seizures: a population-based case-control study in Rochester, Minnesota. *Neurology* 37: 1309–1314.

Rocca WA, Sharbrough FW, Hauser WA, Annegers JF, Schoenberg BS (1987b): Risk factors for generalized tonic-clonic seizures: a population-based case control study in Rochester, Minnesota. *Neurology* 37: 1315–1322.

Rocca WA, Sharbrough FW, Hauser WA, Annegers JF, Schoenberg BS (1987c): Risk factors for complex partial seizures: A population-based case-control study. *Ann Neurol* 21: 22–31.

Rosman NP, Colton T, Labazzo J, Gilbert PL, Gardella NB, Kay EM (1993): A controlled trial of diazepam administered during febrile illnesses to prevent recurrence of febrile seizures. *N Engl J Med* 329: 79–84.

Rutter N, Metcalfe DH (1978): Febrile convulsions - What do parents do? *Brit Med J* 2: 1345–1346.

Saghazadeh A, Mastrangelo M, Rezaei N (2014): Genetic background of febrile seizures. *Rev Neurosci* 25: 129–161.

Saghazadeh A, Mahmoudi M, Meysamie A, *et al.* (2015): Possible role of trace elements in epilepsy and febrile seizures: a meta-analysis. *Nutr Rev* 2015;73: 760–779.

Salzmann A, Guipponi M, Lyons PJ, *et al.* (2012): Carboxypeptidase A6 gene (CPA6) mutations in a recessive familial form of febrile seizures and temporal lobe epilepsy and in sporadic temporal lobe epilepsy. *Hum Mutat* 33: 124–135.

Sattar S, Saha SK, Parveen F, *et al.* (2014): Intermittent prophylaxis of recurrent febrile seizures with clobazam *versus* diazepam. *Mymensingh Med J* 23: 676–685.

Scheffer IE, Berkovic SF (1997): Generalized epilepsy with febrile seizures +: a genetic disorder with heterogeneous clinical phenotypes. *Brain* 120: 479–490.

Scheffer IE, Harkin LA, Grinton BE, *et al.* (2007): Temporal lobe epilepsy and GEFS+ phenotypes associated with SCN1B mutations. *Brain* 130(Pt 1); 100–109.

Scheffer IE, Berkovic S, Capovilla G, *et al.* (2017): ILAE classification of the epilepsies: Position paper of the ILAE Commission for Classification and Terminology. *Epilepsia* 58: 512–521.

Schnaiderman D, Lahat E, Sheffer T, Aladjem M (1993): Antipyretic effectiveness of acetaminophen in febrile seizures: ongoing prophylaxis *versus* sporadic usage. *Eur J Pediatr* 152: 747–749.

Schubert J, Siekierska A, Langlois M *et al.* (2014): Mutations in STX1B, encoding a presynaptic protein, cause fever-associated epilepsy syndromes. *Nat Genet* 46: 1327–1332.

Schuchmann S, Schmitz D, Rivera C (2006): Experimental febrile seizures are precipitated by a hyperthermia-induced respiratory alkalosis. *Nat Med* 12: 817–823.

Schuchmann S, Hauck S, Henning S, *et al.* (2011): Respiratory alkalosis in children with febrile seizures. *Epilepsia* 52: 1949–1955.

Scott RC, King MD, Gadian DG, Neville BG, Connelly A (2003): Hippocampal abnormalities after prolonged febrile convulsion: a longitudinal MRI study. *Brain* 126: 2551–2560.

Serdaroglu G, Alpman A, Tosun A, *et al.* (2001): Febrile seizures: interleukin 1β and interleukin-1 receptor antagonist polymorphisms. *Pediatr Neurol* 40: 113–116.

Shah PB, James S, Elayaraja S, (2015): EEG for children with complex febrile seizures. *Cochrane Database Syst Rev* 12: CD009196.

Shahrokhi A, Zare-Shahabadi A, Soltani S, *et al.* (2015): Association of TGFB, but not IL10, single nucleotide polymorphisms with febrile seizures. *Seizure* 29: 148–152.

Sheridan SL, Ware RS, Grimwood K, Lambert SB (2016): Febrile Seizures in the era of Rotavirus vaccine. *J Pediatric Infect Dis Soc* 5: 206–209.

Shi X, Yasumoto S, Kurahashi H, Nakagawa E, Fukasawa T, Uchiya S, Hirose S (2016): Clinical spectrum of SCN2A mutations. *Brain Dev* 34: 541–545.

Shinnar RC, Shinnar S, Hesdorffer DC, *et al.* (2017): Parental stress, pediatric quality of life, and behavior at baseline and one-year follow-up: Results from the FEBSTAT study. *Epilepsy Behav* 69: 95–99.

Shinnar S, Bello JA, Chan S, *et al.* (2012): MRI abnormalities following febrile status epilepticus in children: The FEBSTAT Study. *Neurology* 79: 871–877.

Sillanpää M, Camfield P, Camfield C, *et al.* (2008): Incidence of febrile seizures in Finland: prospective population-based study. *Pediatr Neurol* 38: 391–394.

Singh NA, Pappas C, Dahle EJ, *et al.* (2009): A role of SCN9A in human epilepsies, as a cause of febrile seizures and as a potential modifier of Dravet syndrome. *PLoS Genet* 5: e1000649.

Singh R, Scheffer IE, Crossland K, Berkovic SF (1999): Generalized epilepsy with febrile seizures plus: A common childhood-onset genetic syndrome. *Ann Neurol* 45: 75–81.

Singh R, Andermann E, Whitehouse WP, *et al.* (2001): Severe myoclonic epilepsy of infancy: extended spectrum of GEFS+? *Epilepsia* 42: 837–844.

Sofijanov NG (1982): Clinical evolution and prognosis of childhood epilepsies. *Epilepsia* 23: 61–69.

Sofijanov NG, Emoto S, Kuturec M, *et al.* (1992): Febrile seizures: Clinical characteristics and initial EEG. *Epilepsia* 33: 52–57.

Stanhope JM, Brody JA, Brink E, Morris CE (1972): Convulsions among the Chamarro people of Guam, Mariana islands, II: febrile convulsions. *Am J Epidemiol* 95: 299–304.

Stephenson JBP (1990): *Fits and Faints*. Oxford: MacKeith Press.

Strengell T, Uhari M, Tarkka R, *et al.* (2009): Antipyretic agents for preventing recurrences of febrile seizures: randomized controlled trial. *Arch Pediatr Adolesc Med* 163: 799–804.

Suga S, Suzuki K, Ihira M, *et al.* (2000): Clinical characteristics of febrile convulsions during primary HHV-6 infection. *Arch Dis Child* 82: 62–66.

Sugawara T, Mazaki-Miyazaki E, Ito M, *et al.* (2001): Nav1.1 mutations cause febrile seizures associated with afebrile partial seizures. *Neurology* 57: 703–705.

Sun Y, Christensen J, Hviid A, *et al.* (2012): Risk of febrile seizures and epilepsy after vaccination with diphtheria, tetanus, acellular pertussis, inactivateoliovirus, and Haemophilus Influenzae type b. *JAMA* 307: 823–831.

Takasu M, Kubota T, Tsuji T, *et al.* (2017): The semiology of febrile seizures: Focal features are frequent. *Epilepsy Behav* 73: 59–63.

Tartof SY, Tseng HF, Liu IL, *et al.* (2014): Inpatient admission for febrile seizure and subsequent outcomes do not differ in children with vaccine-associated *versus* non-vaccine associated febrile seizures. *Vaccine* 32: 6408–6414.

Teng D, Dayan P, Tyler S, *et al.* (2006): Risk of intracranial pathologic conditions requiring emergency intervention after a first complex febrile seizure episode among children. *Pediatrics* 117: 304–308.

Thoman J, Duffner P, Shucard J (2004): Do serum sodium levels predict recurrent febrile seizures within 24 hours? *Pediatr Neurol* 31: 342–344.

Tomoum HY, Badawy NM, Mostafa AA, Harb MY (2007): Plasma interleukin-1beta levels in children with febrile seizures. *J Child Neurol* 22: 689–692.

Tsai FJ, Hsieh YY, Chang CC, Lin CC, Tsai CH (2002): Polymorphisms for interleukin 1 beta exon 5 and interleukin 1 receptor antagonist in Taiwanese children with febrile convulsions. *Arch Pediatr Adolesc Med* 156: 545–548.

Tsuboi T (1984): Epidemiology of febrile and afebrile convulsions in children in Japan. *Neurology* 34: 175–181.

Tsuboi T, Endo S (1977): Febrile convulsions followed by nonfebrile convulsions. A clinical, electroencephalographic and follow-up study. *Neuropadiatrie* 8: 209–223.

Tsuboi T, Endo S (1991): Genetic studies of febrile convulsions: analysis of twin and family data. *Epilepsy Res* (Suppl): 119–128.

Uhari M, Rantala H, Vainionpaa L, Kurttila R (1995): Effect of acetaminophen and of low dose intermittent diazepam on prevention of recurrences of febrile seizures. *J Pediatr* 126: 991–995.

Van Esch A, Steyerberg EW, van Duijn CM, *et al.* (1998): Prediction of febrile seizures in siblings: a practical approach. *Neuropediatrics* 157: 340–344.

Van Stuijvenberg M, Derksen-Lubsen G, Steyerberg EW, Habbema JD, Moll HA (1998): Randomized, controlled trial of ibuprofen syrup administered during febrile illnesses to prevent febrile seizure recurrences. *Pediatrics* 102: e51.

Van Stuijvenberg M, de Vos S, Tjiang GC, *et al.* (1999): Parents' fear regarding fever and febrile seizures. *Acta Paediatr* 88: 618–622.

Veggiotti P, Cardinali S, Montalenti E, Gatti A, Lanzi G (2001): Generalized epilepsy with febrile seizures plus and severe myoclonic epilepsy in infancy: a case report of two Italian families. *Epileptic Disord* 3: 29–32.

Verity CM, Butler NR, Golding J (1985): Febrile convulsions in a national cohort followed up from birth. II. Medical history and intellectual ability at 5 years of age. *Br Med J* 290: 1311–1315.

Verity CM, Greenwood R, Golding J (1998): Long-term intellectual and behavioural outcomes in children with febrile convulsions. *N Engl J Med* 338: 1723–1728.

Verrotti A, Moavero R, Vigevano F, *et al.* (2014): Long-term follow-up in children with benign convulsions associated with gastroenteritis. *Eur J Paediatr Neurol* 18: 572–577.

Vezzani A, Friedman A, Dingledine RJ (2013): The role of inflammation in epileptogenesis. *Neuropharmacology* 69: 16–24.

Vestergaard M, Christensen J (2009): Register-based studies on febrile seizures in Denmark. *Brain Dev* 31: 372–377.

Virta M, Hurme M, Helminen M (2002): Increased plasma levels of pro- and anti-inflammatory cytokines in patients with febrile seizures. *Epilepsia* 43: 920–923.

Wallace RH, Wang DW, Singh R, *et al.* (1998): Febrile seizures and generalized epilepsy associated with a mutation in the Na+-channel beta1 subunit gene SCN1B. *Nat Genet* 19: 366–370.

Wallace RH, Marini C, Petrou S, *et al.* (2001): Mutant GABA(A) receptor gamma2-subunit in childhood absence epilepsy and febrile seizures. *Nat Genet* 28: 49–52.

Wears RL Luten RC, Lyons RG (1986): Which laboratory tests should be performed on children with apparent febrile confusions: An analysis and review of the literature. *Pediatr Emerg Care* 2: 191–196.

Winawer M, Hesdorffer D (2004): Turning on the heat: the search for febrile seizure genes. *Neurology* 63: 1770–1771.

Wolf SM, Carr A, David DC, (1977): The value of phenobarbital in the child who has had a single febrile seizure: A controlled prospective study. *Pediatrics* 59: 378–385.

Wolf SM, Forsythe A (1978): Behaviour disturbance, phenobarbital and febrile seizures. *Pediatrics* 61: 728–731.

Wu ZQ, Sun L, Sun YH, *et al.* (2012): Interleukin 1 beta -511 C/T gene polymorphism and susceptibility to febrile seizures: a meta-analysis. *Mol Biol Rep* 39: 5401–5407.

Yousefichaijan P, Dorreh F, Abbasian L, Pakniyat AG (2015): Assessing the prevalence distribution of abnormal laboratory tests in patients with simple febrile seizure. *J Pediatr Neurosci* 10: 93–97.

Zare-Shahabadi A, Ashrafi MR, *et al.* (2015): Single nucleotide polymorphisms of TNF-α gene in febrile seizures. *J Neurol Sci* 356: 153–156.

Zerr DM, Blume HK, Berg AT, *et al.* (2005): Nonfebrile illness seizures: a unique seizure category. *Epilepsia* 46: 952–955.

Zhang YH, Burgess R, Malone JP, *et al.* (2017): Genetic epilepsy with febrile seizures plus: Refining the spectrum. *Neurology* 89: 1210–1219.

附视频资源

10章

第 10 章 Dravet 综合征（以前称为婴儿重症肌阵挛癫痫）

作者：Charlotte DRAVET[1], Michelle BUREAU[2], Hirokasu OGUNI[3], Özlem ÇOKAR[4] and Renzo GUERRINI[5]

单位：1. Centre Saint-Paul, Henri-Gastaut Hospital, Marseille, France; Infantile Neuropsychiatric Unit, Fondazionze Policlinico Universitario A. Gemelli, IRCCS, Catholic University Sacro Cuore, Rome, Italy

2. Centre Saint-Paul, Henri-Gastaut Hospital, Marseille, France

3. Tokyo Women's Medical University, Department of Pediatrics, Tokyo, Japan

4. Department of Neurology, Haseki Educational and Research Hospital, Health Sciences University, Istanbul, Turkey

5. Pediatric Neurology Unit and Laboratories, Children's Hospital A. Meyer and University of Florence, Florence, Italy

一、历史回顾

Dravet 综合征(Dravet syndrome, DS)最初曾被描述为"婴儿重症肌阵挛癫痫(severe myoclonic epilepsy of infancy, SMEI)"，与 Lennox-Gastaut 综合征(Lennox-Gastaut syndrome, LGS)不同(Dravet, 1978, Dravet et al., 1982)。文献报道许多患儿有与 SMEI 类似的症状，却无肌阵挛表现(Sugama et al., 1987; Ogino et al., 1989; Kanazawa, 1992; Yakoub et al., 1992; Dravet et al., 1992)。这些患儿的脑电图虽有变异，但在病程和转归上与有肌阵挛发作的患儿相同，故称为边缘型婴儿重症肌阵挛癫痫(*borderline forms*, *SMEB*)，这一观点得到了遗传学研究的支持，研究发现，伴或不伴肌阵挛的患儿都有 *SCN1A* 基因突变(Fukuma et al., 2004)。此外，Dravet 综合征不仅限于婴儿期和儿童期，至成年期仍可存在。基于此，有学者建议修改该综合征的名称，从最初的"婴儿重症多形性癫痫"(Aicardi, 1994)修改为"Dravet 综合征"(Engel, 2001)。该综合征主要有两种类型：典型/完全型和非典型/不完全型，后者系无肌阵挛发作的患儿，通常表型较轻，谓之边缘型。在 2010 年 ILAE 分类方案中(Berg et al., 2010), DS 是一种癫痫性脑病，即"癫痫活动本身导致严重认知和行为的损害，超出其病理改变的预期(如皮质畸形)，并随着时间的推移而恶化"。后来逐渐认识到除癫痫之外的其他因素，如遗传因素，可能是认知和行为损害的根源。ILAE 分类委员会于 2017 年(Scheffer et al., 2017)进一步完善了癫痫性脑病的定义，提出了三种脑病类型：①发育性脑病，即仅有进行性发育障碍而无频繁的痫性放电；②癫痫性脑病，即起病前不存在发育迟缓，且基因突变本身也不会导致认知发育迟缓；③发育性癫痫性脑病，上述两个因素都起作用。DS 可能是第三种类型的最佳范例，在这种类型中，"通常无法分辨出癫痫或发育哪个因素起更重要的作用"。

二、定义

DS 实际上是一种以癫痫、认知功能减退、行为和运动功能障碍为特征的神经遗传性疾病，癫痫和基因突变共同促成了脑病的特征。

根据 1989 年 ILAE 的分类(1989 年委员会), DS 的典型特征是"出生正常的婴儿在生后第 1 年内出现伴热性或无热的全面性和一侧性阵挛或强直-阵挛发作，随后出现肌阵挛、不典型失神和部分性发作。所有发作类型都对抗癫痫药物(antiepileptic drugs, AEDs)耐药。出生后第 2 年开始出现发育迟缓，随后出现明确的认知损害和人格障碍"。后来，又增加了其他标准：频繁的惊厥/非惊厥性癫痫持续状态、进行性运动障碍、神经影像学正常、可能的光敏性和图形敏感性(42%)，可能的癫痫或热性惊厥家族史(25%~71%)。

自 2001 年以来（Claes et al.，2001），众所周知，编码电压门控钠离子通道 Nav1.1 的 *SCN1A* 基因突变或缺失与该综合征相关，这种相关性日渐清晰，几乎在所有患者中均得到证实。

三、流行病学

DS 是一种罕见病，在孤儿病联盟分类中归类为 ORPHA33069。美国 1990 年报道的发病率低于 1/40 000（Hurst，1990）；法国 1992 年的发病率估计在 1/30 000~1/20 000（Yakoub et al.，1992）。最近的研究增加了遗传标准的考量。

第一项基于人群的研究报道，英国新生儿阳性突变 DS 的发病率至少达 1/40 900（Brunklaus et al.，2012），但作者认为这个数字被低估。来自欧洲的其他研究发现，丹麦的发病率更高，达 1/22 000，这一数字仅包括阳性突变患者（Bayat et al.，2015）。瑞典发病率为 1/33 000，其中 88% 存在阳性突变（Rosander & Hallböök，2015）。美国 *SCN1A* 基因突变的新生儿 DS 发病率为 1/22 000，而无 *SCN1A* 突变的患儿被纳入后，发病率为 1/15 700（Wu et al.，2015）。Durà-Travé 等（2007）发现年龄在 1 月龄到 15 岁的住院患者中，DS 约为 1.4%。在出生后第 1 年或 3 岁前发病的癫痫患者中，DS 占比估计为 3%~7%（Caraballo et al.，1997；Yakoub et al.，1992；Dalla Bernardina et al.，1983；Dravet et al.，1992）。有三项以人群为基础的研究纳入了共计 300 例 DS 患者，男性略占优势（54%）（Brunklaus et al.，2012；Bayat et al.，2015；Rosander & Hallbook，2015）。但在一项 802 例患者的大型调查中（Skluzacek et al.，2011），这一比例稍低，男性仅占 51%。

四、临床及 EEG 表现

一些作者认为 DS 的病程可分为三个阶段：“发热期”（febrile phase），为起病后第 1 年，随后是病程长短不一的“恶化期”（catastrophic phase）及“后遗症期”（sequel phase）（Lambarri San Martin et al.，1997）。我们虽同意这种描述，但不会使用这种区分方式，因为第二和第三期之间的年龄界限不清。而本章中以起病和稳定期代之，远期预后则为一个单独的部分。

（一）起病期

1. 起病年龄

最近已明确（Cetica et al.，2017），出生后第 1 年内出现首次发作符合 DS 的诊断标准。若发病较晚则应质疑 DS 的诊断。所有作者给出的平均起病年龄均在 5—8 月龄。

2. 个人史及相关病理

患儿通常无既往病史。然而，一系列的研究发现，22%~66% 的患者在孕期和分娩期有前驱疾病史（Dravet et al.，1992；Ragona et al.，2010；Giovanardi-Rossi et al.，1991）。这些差异可能与不同作者对相关病史的不同理解有关。相关疾病罕见且无从考证，包括 Rud 综合征、表皮痣综合征、I 型神经纤维瘤病、血友病（各 1 例）、生长激素缺乏症（2 例）、先天性心脏缺陷（4.6%，Skluzacek et al.，2011）。即使有相关病史，患儿的发育仍是正常的。

与一种临床表型相关的 2 号染色体 *SCN1A* 基因大片段缺失，其临床特征与 DS 不同（Madia et al.，2006；Marini et al.，2009），不应该被诊断为 DS。

3. 起病期临床症状学

为了正确描述综合征中的一些特殊发作类型，我们引入最新的癫痫发作术语（Fisher et al.，2017）。我们将全面性 / 单侧阵挛发作、强直 - 阵挛发作及强直发作都称为“惊厥性”发作。患者首次发作表现为典型的全面性 / 单侧阵挛发作，由发热诱发，但发作时间通常长于单纯的热性惊厥（febrile seizure，FS）。数位日本学者（Sugama et al.，1987；Fujiwara et al.，1990）强调了日式热水浴的诱发作用（见下文），因其可造成体温升高。然而，许多作者也观察到不同的起病形式，28%（Ohki et al.，1997）~61%（Ragona et al.，2010）患儿惊厥发作可不伴发热。在我们的队列研究（Dravet et al.，1992）中，这些无热发作通常发生在接种疫苗后、感染或洗热水澡后。无论有无发热，大部分发作持续时间很长，常超过 20min，可发展为癫痫持续状态（status epilepticus，SE）。最初的发作也可以是局灶性的。即使没有发热，某些患者在首次惊厥发作前数周或数天，可见局灶性肌阵挛，可独立出现，也可出现在首次惊厥发作前数小时内。伴意识受损的局灶性发作（又称复杂部分性发作），无论伴或不伴运动症状，均极少见（Dravet et al.，2005a；Oguni et al.，2001；Ohki et al.，1997）。有学者曾报道过伴发作性呕吐的局灶性发作（Hino-Fukuyo et al.，2009）。

4. 起病期 EEG 表现

起病时清醒期脑电图背景活动正常。某些病例可见 rolandic 区和顶区 4~5Hz 节律性 θ 活动（Dalla Bernardina et al.，1982；GiovanardiRossi et al.，1991）。睡眠 EEG 示睡眠结构正常。若长时程发作后不久即记录 EEG，可见弥漫性或一侧性背景慢活动。

患儿间歇性闪光刺激诱发的全面性棘 - 慢波罕见，据报道其频率多变（Specchio et al.，2011；Ragona et al.，2010；Caraballo & Fejerman，2006；Dalla Bernardina et al.，1982；Dravet et al.，1992）。

（二）稳定期

由于首次发作常诊断为 FS，因此，很少会为此做进一步检查，通常也不予治疗，但不久后患儿就会出现其他热性和无热发作。不同类型的发作见于 1—4 岁，同时伴精神运动发育迟滞，成为该综合征稳定期的特征。

1. 稳定期：发作

DS 患儿在此期间有多种发作类型，包括阵挛或强直 - 阵挛发作等全面性运动性发作，交替性单侧阵挛发作和极少见的强直发作，这些都被称为惊厥性发作；全面性或局灶性起始的肌阵挛发作；全面性非运动性发作，如不典型失神发作；伴意识保留或意识障碍、伴或不伴运动、自主神经症状，伴或不伴双侧强直 - 阵挛发作的局灶性发作；以及不能分类"意识混浊状态"发作。

以下是基于 Marseille 的一项研究，该研究应用多导视频 EEG 对 60 例癫痫患者进行了细致的分析。

（1）惊厥发作：所有患者均有惊厥发作。在我们的研究中，大多数阵挛发作见于睡眠期，可见于睡眠的不同阶段，通常发生在 3 岁后。

我们需要鉴别以下数种发作类型，包括全面性阵挛发作或强直 - 阵挛发作、单侧发作、"假性全面性发作"、"不稳定发作"和强直发作。它们可见于同一患者。"假性全面性"和"不稳定性"之间的区分含有一些人为因素，因为这些发作通常起始于限局性脑区并迅速扩布到邻近脑区或对侧半球。

①全面性运动性发作，阵挛发作（clonic seizures，GCS）或强直 - 阵挛发作（tonic clonic seizures，GTCS）。EEG 放电一开始就是双侧同步（图 10-1）。GTCS 时程比成人短，表现为强直期非常短暂，很少伴自主神经症状，发作后一过性电压减低迅速被弥漫性 δ 波替代。Ogihara 等（1994）曾报道，在某些发作中，强直期起始几乎立即与阵挛相混合，呈现出震颤样的表现（vibratory aspect）。但我们未发现 Fujiwara 等（1992）及其他作者（Ohki et al.，1997）所报道的阵挛 - 强直 - 阵挛发作。

②单侧发作：在我们的研究队列中，真正的单侧阵挛发作只见于 2 例幼儿（16 个月和 3 岁）（Gastaut et al.，1974）。此类发作随着年龄的增长越来越少见（Ohki et al.，1997）。Ragona 等（2010）报道，14/37 的患者生后第 1 年内就出现了这种发作。其他类型的单侧发作具有不同的特征，包括持续时间较短，对侧肌张力变化，发作期 EEG 异常局限于一侧半球。所有病例都存在发作后 EEG 不对称性异常，常出现短暂性偏瘫。这类发作可以发生在同一患者任一侧肢体，这种交替模式在 DS 很典型（图 10-2 和图 10-3）。曾有文献报道两例单侧阵挛持续状态的 DS 患者，后续出现了永久性偏瘫和脑萎缩（Caraballo & Fejerman，2006；Sakakibara et al.，2009）。总体而言，偏侧惊厥 - 偏瘫（hemiconvulsion-hemiplegia，HH）综合征（Gastaut et al.，1974）在 DS 中极少见。

③"假性全面性发作"：这类发作常被家长描述为 GTCS，但其表现复杂，临床和 EEG 之间存在一定程度的差异。通常包括双侧肢体非对称性强直，导致不同的姿势（一侧肢体伸展，另一侧肢体屈曲），伴意识受损；随后的阵挛期亦为非对称和非同步，常持续超过 1min；自主神经症状轻于 GTCS

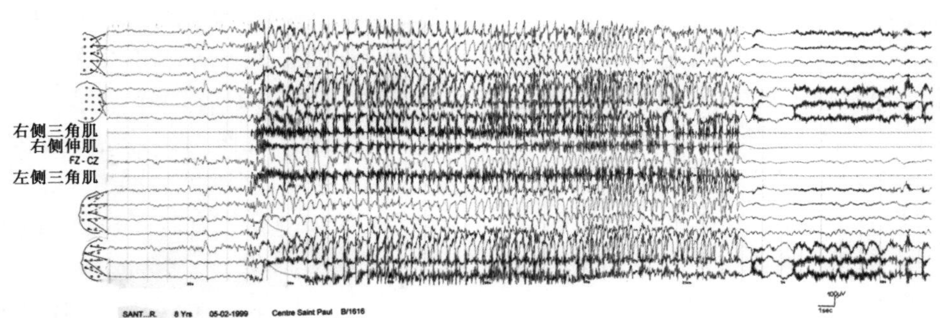

图 10-1　患儿男性，8 岁，全面性强直 - 阵挛发作。发作起始：短暂的快活动爆发（小于 1s），随后慢波逐渐混入。发作结束：短暂的电压减低，继之出现 θ 活动，肌电图（双侧三角肌）：强直性肌肉收缩，随后为极快速且不规则的持续性肌阵挛，伴肌肉颤动

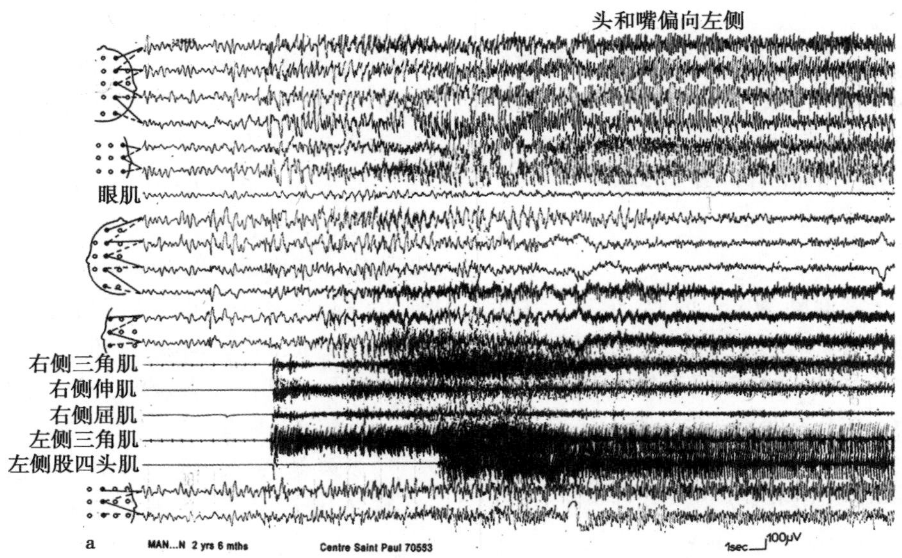

图 10-2　患儿男性，2 岁 6 个月，左侧阵挛发作。右侧半球棘 - 慢波持续 5s 后，额中央区出现高波幅快棘 - 慢波，继之低波幅快活动

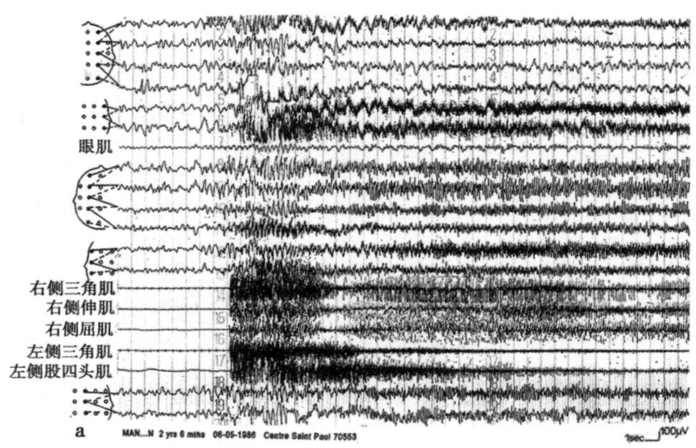

图 10-3　患儿男性，2 岁 6 个月，1 次癫痫持续状态中右侧阵挛发作。左侧半球可见慢波和棘波后高波幅快活动。由于头部和嘴向右偏斜，右半球可见 θ 活动伴颞区肌电伪差。多导记录发作起始可见肌肉强直性收缩，继之右侧肌肉出现震颤相

（图 10-4 和视频）；EEG 为双侧性放电，常不对称（Ogino，1986；Kanazawa，1992）。

④“不稳定性发作”：其特征是在同一次发作中，发作期 EEG 放电部位不规律，可累及不同脑区。临床表现与“假性全面性”发作相似，亦为不对称和不同步的强直 - 阵挛发作，或以一侧为著，或双侧游走。与假性全面性发作一样，EEG 放电不规则，可累及不同脑区（图 10-5）。临床事件与同步 EEG 之间的关系有时不清。

⑤强直发作：在 DS 中并不常见，但也有文献提及（Dulac & Arthuis，1982；Dravet et al.，1992；Lambarri San Martin et al.，1997；Ohmori et al.，2001；Caraballo & Fejerman，2006；Nabbout et al.，2008；Losito et al.，2017），我们也曾记录到（图 10-6）。它们有可变的电临床特征，类似 LGS 的轴性强直发作，有时伴有肌阵挛成分，常散在出现，只有少数患者在同一记录中出现了与 LGS 相似的成簇发作。Losito 等（2017）在 73 例患者中发现，35.6% 的患者出现夜间成串的强直和强直 - 阵挛发作，对治疗反应差，可从儿童后期持续到成年期。

除强直发作外，所有惊厥发作均可持续相当长的时间（超过 30min）或反复发作，甚至演变为 SE，常须静脉给药和辅助呼吸支持。多数作者提到了 SE 的发生率，75%~80% 患者可出现 SE，主要集中在起病的前几年，尤其是发病后第 1 年（Oguni et al.，2001；Fontana et al.，2004；Akiyama et al.，2010；Ragona et al.，2010，2011；Brunklaus et al.，2012；Nabbout et al.，2013），大多数情况下不会出现神经系统后遗症。然而，热性惊厥 SE 有时难以控制，可能演变为急性脑病，从而导致严重的神经系统后遗症或死亡（Sakauchi et al.，2011a，b）。Sato 等（1995）曾报道 SE 导致横纹肌溶解伴肾衰竭和肝损害。

（2）肌阵挛发作：我们将这一类型分为发作期肌阵挛和发作间期肌阵挛。发作期肌阵挛或肌阵挛发作均伴有 EEG 阵发性放电，而发作间期肌阵挛则无相应的 EEG 改变。

肌阵挛见于在 1—5 岁，罕有更早（Caraballo & Fejerman，2006；Dravet et al.，2005a，b；Oguni et al.，2001；Ohki et al.，1997）。发作症状可以非常强烈地累及全身，特别是中轴肌受累可导致患儿摔倒或手

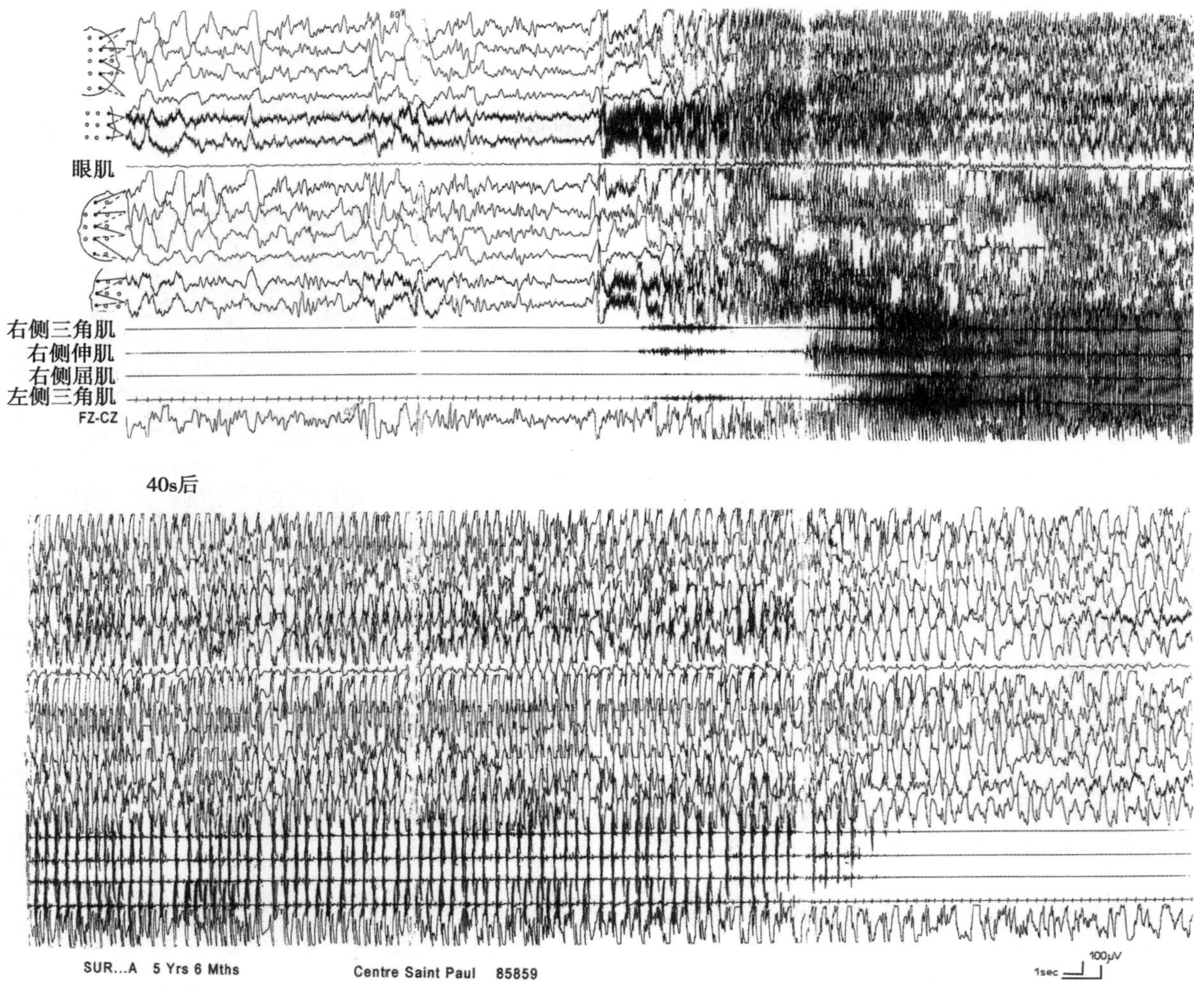

图 10-4　患儿男性,5 岁 6 个月,NREM 睡眠期“假性全面性发作”

上图:EEG 系全面性慢 - 棘波起始,继之为低波幅 θ 活动,随后左侧半球高波幅快活动并双侧化。肌电图示脑电图放电开始 2s 后,出现轻微的双侧强直性收缩,短暂缓解后随即为伴震颤的不规则强直性收缩

下图:40s 后出现弥漫的 SW 伴双侧肌阵挛,逐渐演变为不同步性肌阵挛,左侧三角肌先停止肌阵挛,然后为右侧肌阵挛停止。发作结束时出现高波幅 δ 波,未出现脑电低平

中物体抛出,但肌阵挛强度可变,有时难以识别,轻微发作只累及中轴肌(头部和躯干肌),引起轻微的前后动作。家长描述患儿突然跌倒在地而没有明显的肌阵挛,也曾有作者报道了未被多导 EEG 记录到的失张力发作。我们从未观察或记录到失张力所致的跌倒发作,但记录到与肌阵挛相关的失张力成分(图 10-7)。肌阵挛可孤立出现,也可为 2~3 次的成簇发作,一天内可数次发作,也可呈持续状态。有些患儿肌阵挛发作仅见于醒来时、癫痫发作前数分钟或数小时才能观察到。肌阵挛可在思睡期持续存在,在慢波睡眠期消失,也可由闪光刺激、光强度变化、合眼和图形注视诱发,一般无意识改变,除非发作的时间间隔非常短。

多导 EEG 显示 3Hz 或更高频率的全面性棘 - 慢复合波(spike-waves,SWs)或多棘波(图 10-8),持续时间很短(1~3s),但有时较长(长达 10s)。一项多导视频 EEG 研究发现,DS 肌阵挛与婴儿良性肌阵挛癫痫和肌阵挛 - 失张力癫痫有所不同,棘 - 慢复合波的频率(3.2Hz *vs*.1.3~1.5Hz)和肌阵挛持续时间(<100ms *vs*. 250ms),DS 肌阵挛与青少年肌阵挛癫痫相似。一项关于肌阵挛神经生理学研究证明,全面性肌阵挛发作系起源于多个皮质区独立放电扩散所致(Guerrini et al.,2005)。

我们的研究队列罕见肌阵挛持续状态(图 10-9)。但在许多病例中,反复的成簇发作最终可导致惊厥性持续状态。其他作者也有类似描述,有时发作甚至持续数天(Dalla Bernar dina et al.,1987; Yakoub et al.,1992)。

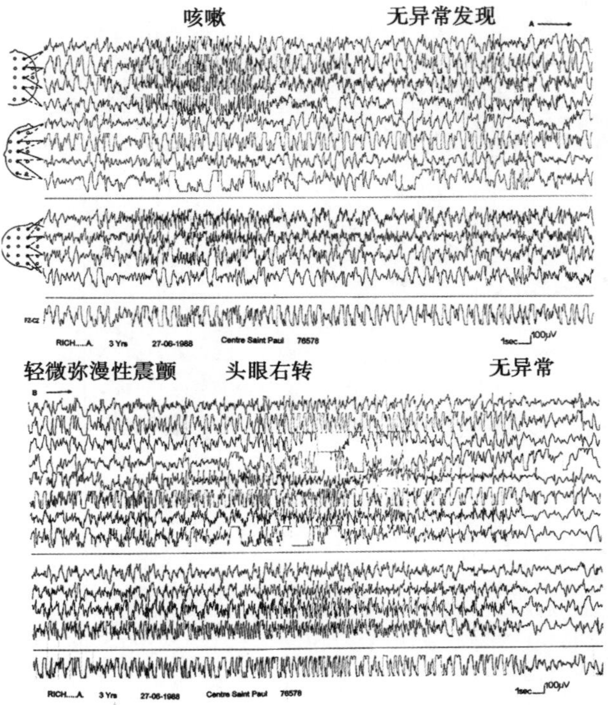

图 10-5 患儿男性，3 岁，NREM 期不稳定性发作

上图：短暂的弥漫性波幅降低并右侧半球快活动混入，随后棘 - 慢波持续 10s，右半球为著，继之为右侧中央 - 顶区约 10Hz 节律性活动。20s 后，左侧额 - 中央 - 颞区也出现类似活动。

下图：发作仍继续，左侧半球电活动逐渐减慢，发作结束时频率进一步减慢

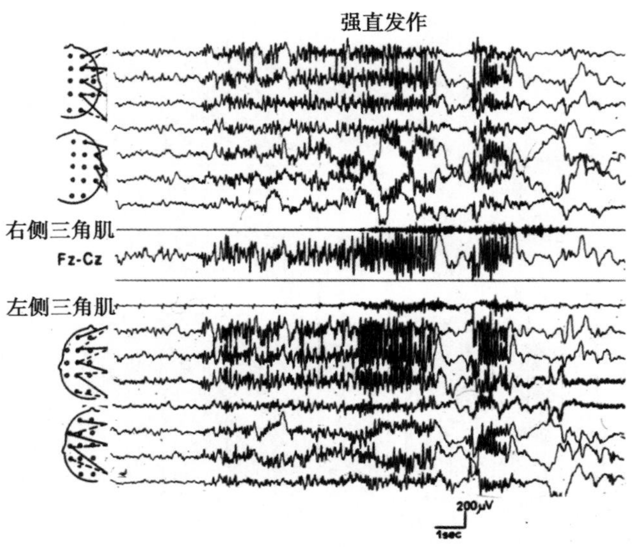

图 10-6 患儿女性，11 岁 7 个月，NREM 期强直发作。由多棘波起始，继之为高波幅快活动，短暂的电压减低混杂其中

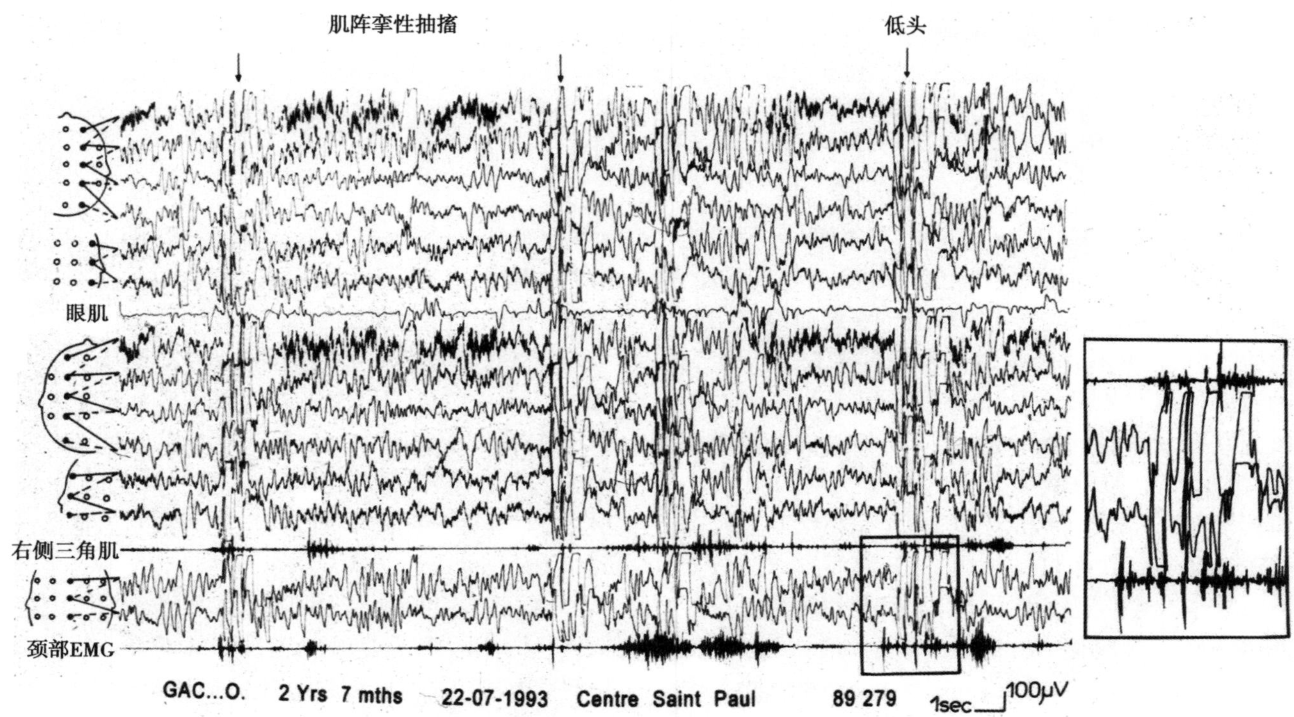

图 10-7 患儿男性，2 岁 7 个月，成簇的肌阵挛 - 失张力发作。1s 内出现 4 次快速的高波幅全面性 SW，伴短暂垂头。右侧放大的图像显示肌阵挛 - 失张力

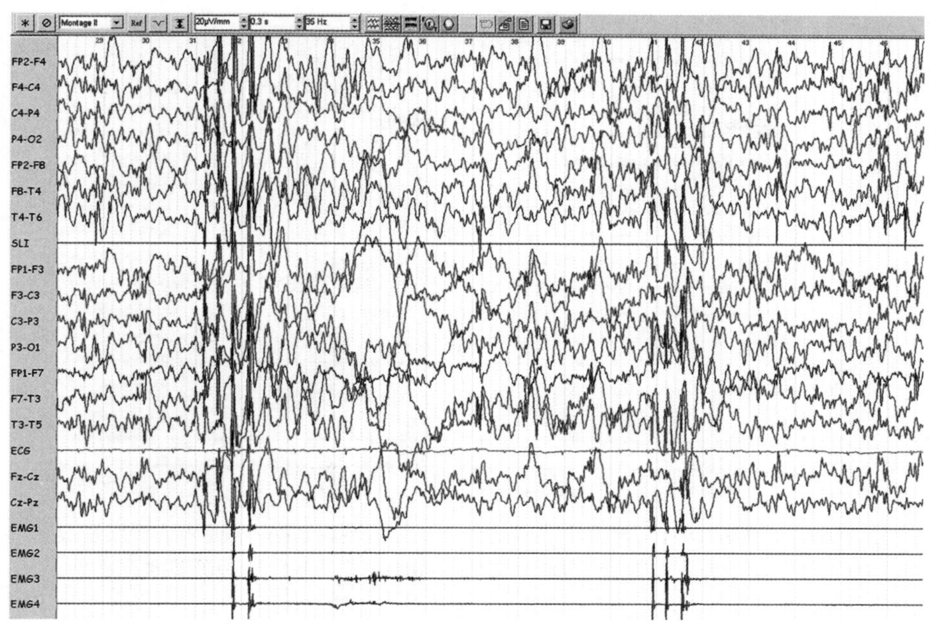

图 10-8　患儿女性,5 岁,典型的清醒期脑电图。两次全面性 SW 爆发伴全面性肌阵挛,以及额 - 中央和顶 - 枕区独立的多灶性棘波

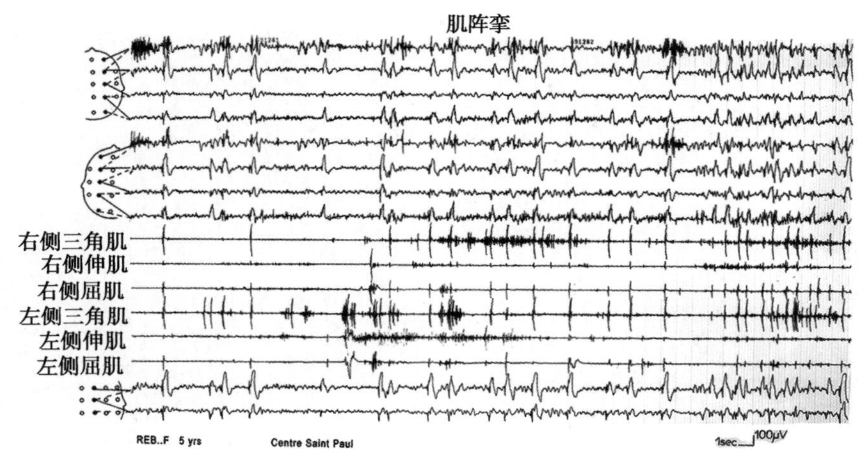

图 10-9　患儿男性,5 岁,肌阵挛持续状态。急速的全面性高波幅非节律性快棘慢波,继之三角肌为主的肌阵挛,有时伴有肌肉的强直性收缩

(3) 不典型失神发作: 不同年龄段均可见,可出现在 1—3 岁,也见于 12 岁后,前者可伴肌阵挛发作,但也有年龄更早的报道(Ohki et al.,1997; Tsuda et al.,2013)。发作可有肌阵挛成分,但不恒定,持续时间从 3~10s 到 20s 不等(Tsuda et al.,2013),可见眼睑肌阵挛和点头动作。当肌阵挛成分明显时,很难将这类不典型失神发作与肌阵挛发作区分开来,Oguni 等(2005)也曾强调过。事实上,两者可能是同一发作在不同强度和持续时间上的表现。真正的肌阵挛失神发作迄今仅有 1 例报道。(Myers & Scheffer,2017)。两种发作类型 EEG 表现均为全面性 2~3.5Hz 不规则 SWs(图 10-10),可有枕区或额颞区局灶性放电(Ohmori et al.,2001; Tsuda et al.,2013)。偶见全面性 3Hz 节律性 SWs 报道,类似于儿童失神癫痫的发作表现(Dulac & Arthuis,1982)(图 10-11)。失神持续状态极为罕见(Bureau & Dalla Bernardina,2011),表现为逐渐出现的波动性意识障碍,无运动症状; EEG 特征为近持续性弥漫性慢多棘 - 慢波,波幅有波动。失神持续状态持续时间较长,可在睡眠中自然消失,但醒后又再次出现。

(4) 意识混浊状态: 此类型代表了一个不同于失神持续状态的特征性表现,据报道可见于约 40% 的患者(Dalla Bernardina et al.,1987; Oguni et al.,2001; Fontana et al.,2004; Dravet et al.,2005a,b),但也

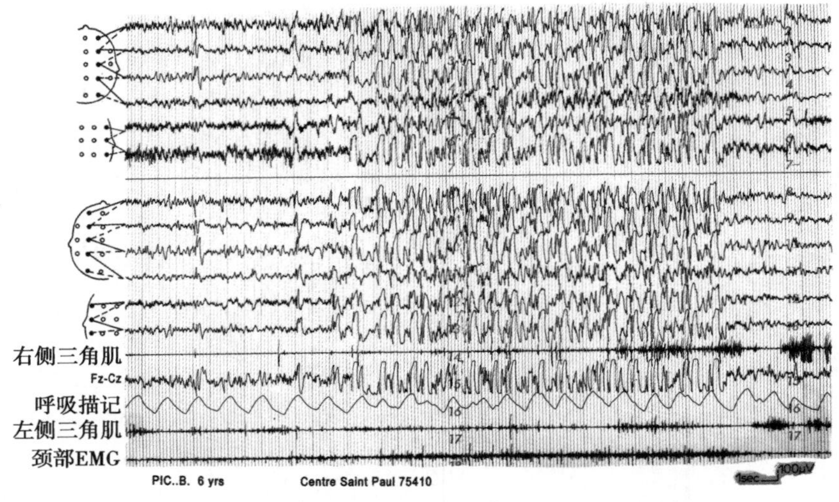

图 10-10 患儿女性，6 岁，不典型失神发作。弥漫性高波幅不规则棘 - 慢波发放，EMG 示左侧三角肌及颈肌非节律性轻微肌阵挛，PNO 示呼吸节律改变

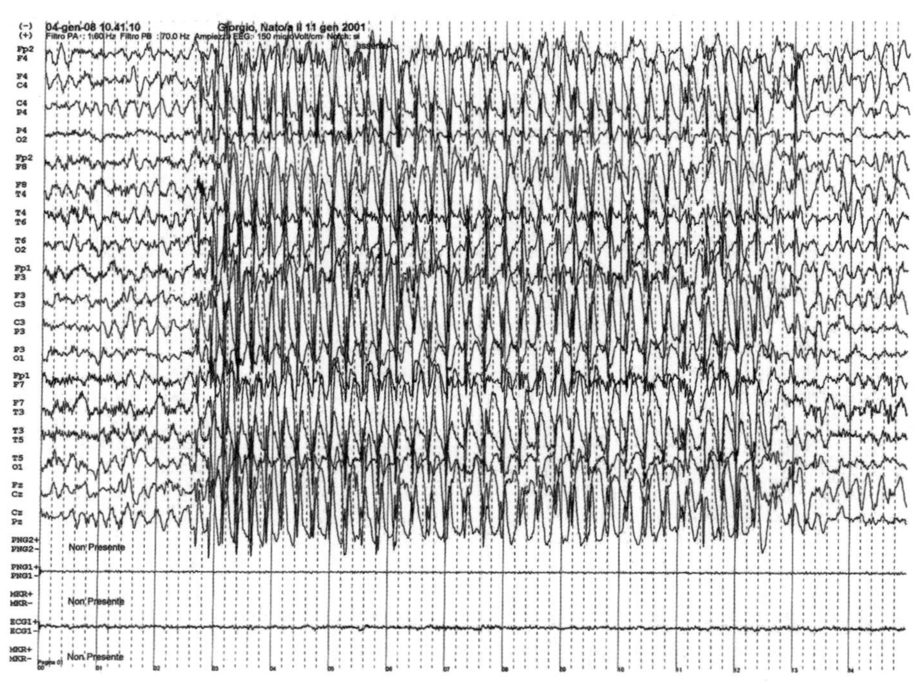

图 10-11 患儿男性，8 岁，另一种失神发作。全面性高波幅 3Hz 节律性 SW 发放，与儿童失神癫痫的放电非常相似

有三个研究队列未发现（Ohki et al.，1997；Caraballo & Fejerman，2006；Ragona et al.，2010）。该状态的临床和 EEG 特征均不能提示发作为全面性或局灶性。我们曾记录到 11 例年龄为 2—19 岁患者的 18 个意识蒙眬状态，其典型表现为不同程度的意识障碍，面肌和肢体肌肉不规则、节段性、小幅度肌阵挛，有时伴流涎和轻微的肌张力增高，随机的、反复的、强烈的肌阵挛；患者对刺激可有或无反应，能够进行简单动作，间或出现短暂的完全无反应和凝视，强烈的感官刺激可打断这种状态，但并不绝对；肌阵挛可逐渐发展为短暂的全面性强直 - 阵挛发作。惊厥发作可发生在该状态的开始、发作期或结束时（Yasuda et al.，1989），并可持续数小时，甚至数天，易被环境中的光刺激、合眼和图形注视诱发。EEG 常表现为弥漫性、节律紊乱的慢波，夹杂局灶和弥漫性棘波（图 10-12），尖波和 SWs，前头部和顶区波幅较高。同时，如 2001 年 Ohmori 等所描述，除全面性肌阵挛外，棘波和肌阵挛之间无锁时关系，静脉或直肠给

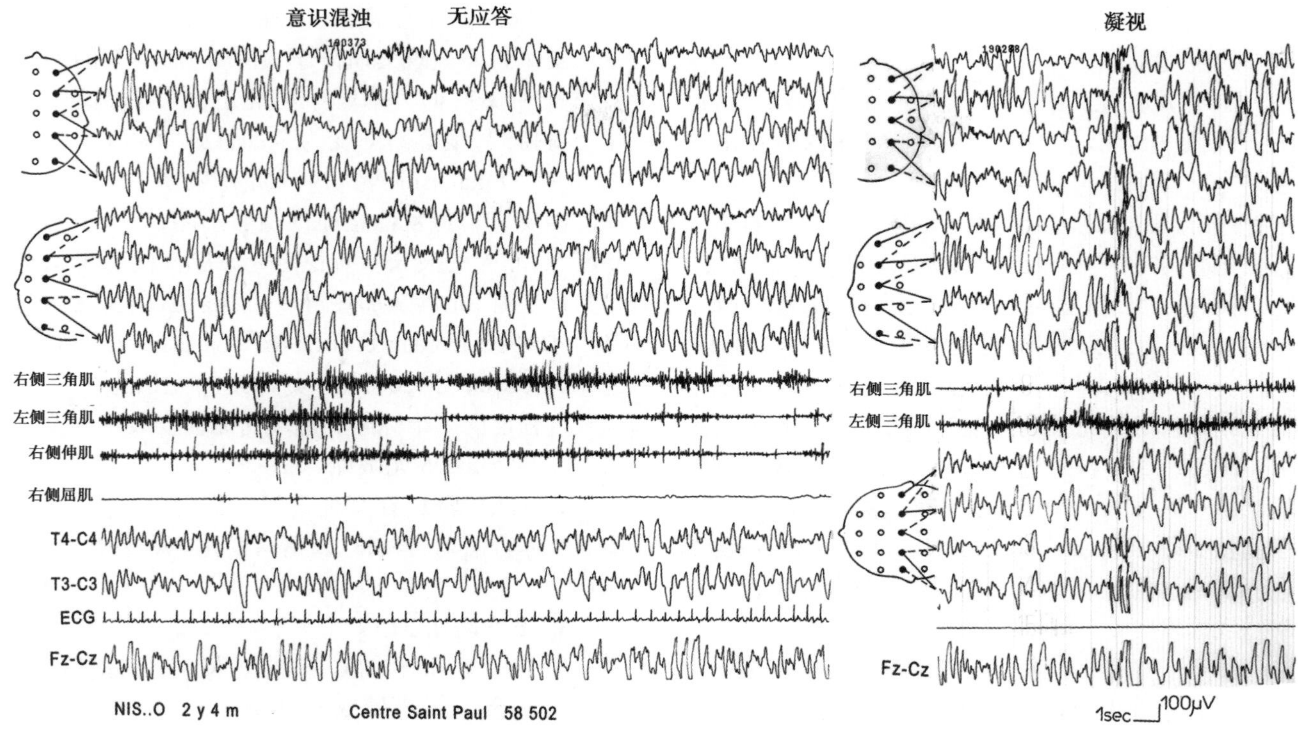

图 10-12　患儿，2 岁 4 个月，意识混浊状态

左图：EEG 可见慢波背景中夹杂极少量的小棘波。患儿表现为意识受损，不稳定、碎片化肌阵挛伴轻微强直成分；右图：意识混浊状态期 SW 发放伴凝视

予地西泮可减轻但不能终止这种状态。曾被报道过的其他 EEG 表现为弥漫性高波幅假节律性不规则慢波、间或伴切迹的小棘波（Oguni et al.，2005），以及与局灶性非运动发作相对应的局灶性后头部持续性放电（Wakai et al.，1996a；Oguni et al.，2001）。

（5）局灶性发作：不伴意识障碍的局灶性运动性发作（以前称为单纯部分性发作 simple partial seizures，SPS）和伴意识障碍及显著自主神经症状的局灶性非运动性发作（以前称为复杂部分性发作 complex partial seizures，CPS）最多见，可见于 43%~78.6% 患者（Oguni et al.，2001；Ohmori et al.，2001；Caraballo & Fejerman，2006；Ragona et al.，2010）。这类发作可在疾病早期就出现，从 4 月龄到 4 岁均可见（Ohki et al.，1997）。我们的研究队列中（Dravet et al.，2005a，b），32 例患者（53%）存在局灶性发作，其中 4 例仅有 SPS，17 例仅有 CPS，余下 11 例两种发作类型同时存在。SPS 既可表现为偏转发作，也可表现为局限于单肢或一侧面部或二者皆有的阵挛性发作。CPS 以意识障碍、自主神经症状（面苍白、发绀、潮红、呼吸改变、流涎、出汗）、口部自动症和肌张力减低为特点，极少数可有肢体强直，有时可伴眼睑或肢体远端肌阵挛（图 10-13）。这两种局灶性发作均可进展为全面性强直 - 阵挛发作。发作期 EEG

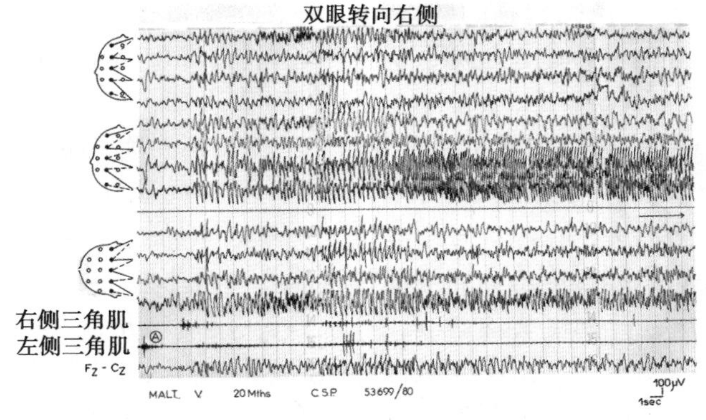

图 10-13　患儿，女性，1 岁 8 个月，觉醒期局灶性发作。以中后头部快棘 - 慢复合波继之频率更快的棘节律为特征。临床表现：患儿双眼向右侧凝视，呼之不应，伴双侧三角肌不规律肌阵挛

以颞区或枕区局灶性放电常见。在相关文献报道的局灶性发作中，CPS 的特征与我们前文所描述的相类似（Ohki et al.，1997；Gaily et al.，2013；Specchio et al.，2014）。尽管大多数作者都报道了 CPS，但 SPS 仅有少数人提及（Giovanardi-Rossi et al.，1991；Yakoub et al.，1992；Wang et al.，1996；Sarisjulis et al.，2000；Caraballo & Fejerman，2006）。

2. 诱发因素

对内及外部刺激的惊厥阈值极低是 DS 患者一

个主要的特征，尤见于低龄患儿。以下将探讨发作诱发的主要因素。

(1)温度变化：由于可引起发作的体温水平常低于诊断发热的标准(≥37.8℃)，故“体温变化敏感性”是较“热敏感性”更为恰当。体温升高并不一定有感染，正如日本学者第一次描述的那样，日本人有浸泡热水浴(39~42℃，5~10min)的习惯，因此当儿童洗热水澡时，也可出现温度敏感(Ogino et al.，1985)。Awaya 等(1989)对浸泡在热水中的 7 例 DS 患儿行视频 EEG 监测和连续温度监测，从而证明与感染或体育锻炼无关的体温升高在患儿发作中发挥重要作用。中国台湾近年的一项研究也得出了同样的结论(Lee et al.，2015)，但泡热水澡在欧洲其他国家比较少见(Ragona et al.，2010)。一些患者在夏季或炎热地区时发作增加，所以外界温度也可以是一个诱发因素。

患者有显著的感染易感性：患者易反复出现上呼吸道感染及严重的肺炎，但迄今仍未找到这种易感性的免疫学原因(Nieto et al.，2000a；Oguni et al.，2001，2005)。我们认为，长期使用苯二氮䓬类药物会增加患者呼吸道分泌物，从而增加感染的可能。

(2)光敏感性及图形敏感性：光敏性是一种病理反应，诱因包括间歇性闪光刺激(intermittent photic stimulation，IPS)或明亮的环境光、可产生高对比度的宽频刺激或图案(电视、图案)及合眼(失对焦敏感)。这些刺激可诱发眼睑肌阵挛、不典型失神发作，常伴肌阵挛、阵挛，以及伴或不伴局灶性发作。图形敏感在年龄较小的患儿中不太容易被观察到。周围环境中不同的图案都可能会造成影响，包括墙上的几何图案或虚线、衣服、纱窗、字母和儿童书籍的图案等。由于光敏性会随时间而变，因此准确分析很困难。EEG 实验室光敏性和日常临床所见存在差距，部分原因是检查使用的光刺激是无效的(Specchio et al.，2011；Verbeek et al.，2017)。然而，光敏性一直被认为是 DS 的一个主要特征(Dravet，1978；Dravet et al.，1982；Dalla Bernardina et al.，1982)。1992 年，我们对 60 例 DS 患者 EEG(Dravet et al.，1992)研究发现，至少 55% 患者存在光敏性，发生年龄在 3 月龄至 5 岁 6 个月之间，有些患者光敏性在青春期后消失，其中 10/60 患者通过合眼或图案对焦的自我刺激可诱发光敏性。合眼可引起“眼球震颤”，包括眼睑肌阵挛和眼球上翻，同时伴反应下降。

在一个研究队列中(Oguni et al.，2001)，6/39 患者每天都有大量发作(超过 100~200 次 /d)，在明亮的环境下变得非常频繁，而在昏暗的环境明显减少。发作主要表现为肌阵挛、伴眼睑肌阵挛的不典型失神和头后仰。暴露于明亮的光线后，发作立即变得持续，很容易演变为全面性强直 - 阵挛发作(GTCS)。Takahashi 等(1999)研究表明 DS 患者光阵发性反应与特发性全面性癫痫不同，取决于光的亮度，而非光的波长。有稳定光敏感性的患者似乎耐受性更好，尤其是那些可以自我刺激诱发发作的患儿(Dalla Bernardina et al.，1987；Fontana et al.，2004)。近期，Verbeek 等(2017)证实高频的光敏感性是疾病严重程度的一个标志。迄今尚无证据表明抗癫痫药物能够减低 *DS* 光敏性。

(3)其他刺激：在其他诱发发作的刺激中，最重要的是体育活动、兴奋以及情绪变化(Verbeek et al.，2015)。

3. 发作间期 EEG

约 50% 患者的 EEG 背景正常，或仅有轻微的异常。其余患者背景变慢且杂乱，但 EEG 受发作时间的影响较大，此外还受治疗药物的影响。大多数患者可以见到特殊的额中央区 θ 活动，并在随访期持续存在(Ohki et al.，1997；Bureau & Dalla Bernardina，2011)，而有些患者 EEG 无痫样异常。痫性放电可表现为额中央或中央颞区及顶或枕区局灶或多灶性棘波、SW 和多 SW，并伴广泛性异常(见图 10-8)。发作间期异常放电部位与发作起源之间并不相关。25% 病例闭眼时能引起临床或亚临床棘波和 SW 发放。在大部分病例中，强烈光敏性持续存在，可伴或不伴临床发作，其他病例光敏性的程度则呈现波动。

除一些出现在夜间睡眠的发作外，睡眠期 EEG 睡眠生理结构通常良好。全面性和局灶性阵发性异常活动会增加或更显著。据 Nabbout 等(2008)描述，额区局灶性异常在慢波睡眠期会变得持续或近于持续，而在快速眼动睡眠期好转(图 10-14)。

4. 神经系统体征

患儿在起病前生长发育基本正常。神经系统体征随时间逐渐显现，同时出现精神运动发育迟缓，但并非所有患者均如此。

肌张力减退是最早出现的体征，1 岁左右显现(Dalla Bernardina et al.，1982)。

共济失调通常出现在患儿学步的年龄(12—18 月龄)。患儿最初只是行走能力发育迟缓，步态不平衡，伴宽基底步态和运动不协调。我们最先报道的 42 例患者中有 83% 存在共济失调(Dravet et al.，1985)，此后得到了其他学者的证实(Dalla

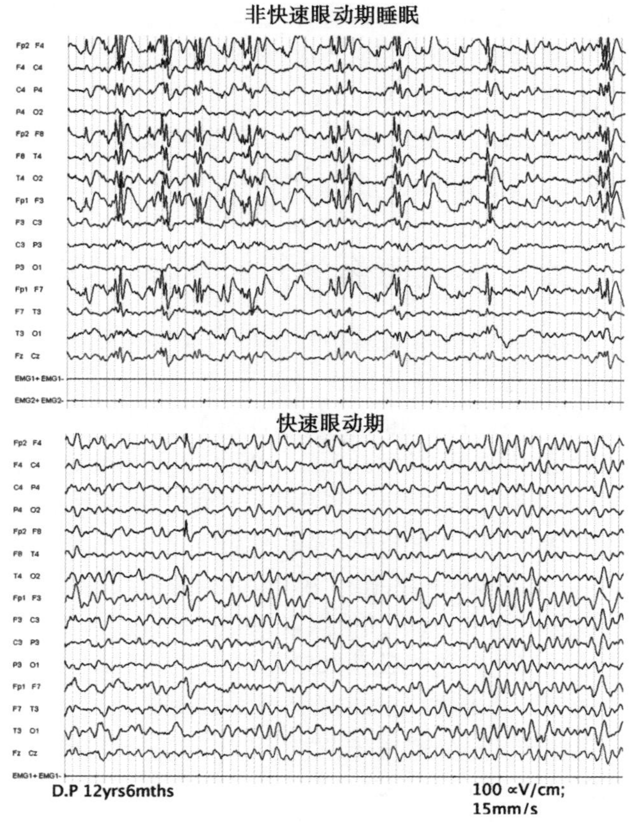

图 10-14　患儿，女性，12 岁 6 个月，睡眠脑电图记录

上图：NREM 睡眠期，额区近持续性棘波、多棘波和 SW 发放。

下图：REM 睡眠期，SW 发放消失，代之以左侧半球弥漫性高波幅慢波。右侧额颞区可见一个孤立性棘波

肌电图 1+ 肌电图 1：右侧三角肌；肌电图 2+ 肌电图 2：左侧三角肌

Bernardina et al.，1982；Oguni et al.，2005；Korff et al.，2007；Ragona et al.，2010；Villeneuve et al.，2014）。共济失调在整个儿童期均可出现，且常出现在 SE 或发作加重后。一些患者的共济失调随年龄的增长反而减轻。

锥体束征见于我们最初报道的 50% 患者（Dravet et al.，1985）、Dalla Bernadina 等（1982）报道的 80% 患者及 Villeneuve 等（2014）报道的 17/21 患者。体征包括以下肢为著的深反射活跃及巴宾斯基征阳性。患儿表现为常踮着脚尖行走。这些体征在反复惊厥发作后愈加明显，而在发作间期延长后减轻。

多灶性肌阵挛在 1—5 岁频繁出现，同时伴肌阵挛发作。在无肌阵挛发作的患者中也可见到这一症状。发作部位累及四肢，特别是肢体远端及面部肌群，常见于发作加重期，尤其年长儿在夜间惊厥发作清醒后更加常见。发生率在不同的研究队列中存在差异，波动在 30%~100%。多灶性肌阵挛很难被发现，除非在患儿饮水、堆积木或手拿勺子等精细运动时行多导脑电图记录才能发现。

自主神经症状除体温外（Skluzacek et al.，2011），还包括寒战、皮肤潮红、肢端发绀、大汗及无明确原因的心动过速。但近期有两项针对 DS 护理人员的调查研究认为患者的自主神经症状并不明显（Villas et al.，2016；Knupp et al.，2017）。

五、认知和运动发育

（一）认知和行为发育

在起病的第 2 年，发育迟缓逐渐显现。语言发育始于正常年龄段，患儿 1 岁开始牙牙学语，但进步很慢，多数患儿不能说完整的句子。

第一项神经心理学研究随访了 20 例年龄在 11—16 岁的患儿，其中 10 例随访时间超过 3 年（Cassé-Perrot et al.，2001；Wolff et al.，2006）。所有患者都没有行基因检测。他们认知及行为障碍始终存在，但程度不尽相同（图 10-15）。神经心理缺陷累及所有技能，运动、言语及视觉能力均受到严重影响。行为缺陷以过度活跃和精神病型人际关系为特征，有时还会出现孤独症特征。神经心理障碍可能与出生头两年癫痫的严重程度有关，随后的研究也报道了类似的结果（Dalla Bernardina et al.，1987；GiovanardiRossi et al.，1991；Yakoub et al.，1992；Wang et al.，1996；Caraballo & Fejerman，2006；Oguni et al.，2001）。严重受损的功能包括注意力、视觉运动能力、手眼协调、语言表达、语言规划、听觉工作记忆、执行功能和精细运动能力缺陷（Cassé-Perrot et al.，2001；Villeneuve et al.，2014）。Turner 等（2017）近期发表一份关于 DS 患儿言语运动的详细研究报告指出，言语运动障碍是 DS 的典型特征。

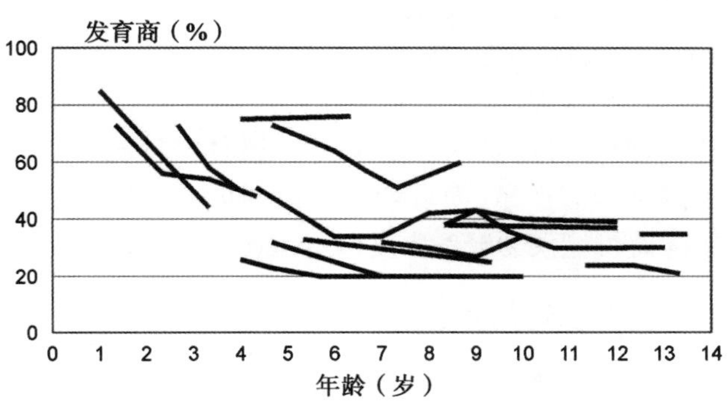

图 10-15　发育商随年龄的变化

（来自 Wolff et al.，2006）

认知减退模式的研究（Chieffo et al.，2011a，b；Battaglia et al.，2013，2016；Ricci et al.，2015；Chieffo et al.，2016）发现，在出生后第1年，当各项发育基本正常且视觉感知能力评估结果尚未受累时，早期视觉结构性缺陷（visuo-constructive deficit）就已出现，这种不对称性在随后数年内持续存在。语言发育也是不对称的，表达能力障碍相对于理解能力更为严重，这可能是由于DS患者的背侧信息流视觉处理能力的缺陷及小脑在决定认知方面的功能下降所致（Ricci et al.，2015）。现已有大量的其他相关研究，有一些学者认为基因突变在其中起作用（Riva et al.，2009；Korff，2015），并通过实验证明了离子通道病在小鼠认知能力下降中的作用（Bender et al.，2012，2016；Han et al.，2012）。反之，其他学者强调了癫痫的作用，他们认为生后第1年频繁的惊厥发作和SE，或肌阵挛及不典型失神发作是可能的重要因素（Passamonti et al.，2015；Ragona et al.，2011；Olivieri et al.，2016）。要把这两个因素分开很困难，目前的观点更倾向于二者共同作用的结果（Brunklaus et al.，2012；Nabbout et al.，2013；Ragona et al.，2011；Gataullina & Dulac，2016；Battaglia et al.，2013，2016）。近期Salgueiro-Pereira等（2019）DS实验小鼠的研究就很好地诠释了这一双重影响：①基因突变本身并不导致认知障碍表型；②惊厥对认知表型存在影响；③但是惊厥发作与基因突变之间存在相关性，没有基因突变的惊厥发作并不导致严重的表型。

行为改变以出生后第2年出现多动、顽固和执拗为特征。患儿日常生活不能自理。他们会变得易激惹、控制力差、缺乏危险意识。此外，还存在兴趣局限、活动刻板（拼图、漫画）、与同伴关系不佳、缺乏眼神交流、沟通能力差（Cassé~Perrot et al.，2001，Villas et al.，2017）。孤独症表现常见，但是社交能力要好于沟通能力，这在Vineland测试结果中得到证实，但事实上仅少数患有孤独症（Villeneuve et al.，2014）。在有轻度认知障碍的青少年患者中，理解与表达能力欠缺导致他们与同伴之间的社会关系恶化，从而变得孤立，缺乏进取心。既往报道认知能力下降常较为严重，而近期的一系列报道认为患者认知障碍可能仅为轻到中度（Olivieri et al.，2016）。

（二）运动发育

患者步态不稳、运动协调性差，部分与肌张力降低有关。发作间期肌阵挛和震颤使得患者在进行精细动作时显得笨拙，妨碍其正常的日常活动。Rodda等（2012）详细描述了患者在儿童后期及青少年期逐渐出现骨骼异常，导致行走姿势呈“蹲伏步态”。Gitiaux等（2016）报道在伴姿势步态异常的*SCN1A*突变患者中，7/12存在明确的运动神经病。

六、神经影像学及神经病理学

DS一个主要问题是发作是否会导致脑损伤。据报道，在多个携带*SCN1A*基因突变的家系中，发作稀疏的患者认知能力正常，而难治性癫痫的患者则存在认知损害（Suls et al.，2010；Guerrini et al.，2011）。据文献报道，许多发作严重的患儿也存在共济失调步态、动作笨拙、多动及肌阵挛运动模式（a jerky movement pattern）。由于基因突变本身不足以造成这些损害，所以其他因素，如与发作相关的脑结构改变等也可能导致认知障碍。由于有关DS结构或功能神经影像学和神经病理学数据很少，故很难讨论认知和运动损害在多大程度上与解剖结构异常相关（Guerrini et al.，2011）。

尽管偶有大脑或小脑轻、中度弥漫性萎缩和白质信号增高的报道（Dalla Bernardina et al.，1982；Dravet et al.，1992），患者早期头颅CT或MRI检查未发现明显的异常。少数患者起病时神经影像学正常，但随访时出现了脑萎缩（Dravet et al.，2005a，b）。迄今仅有3项回顾性研究系统分析了患者MRI表现（Siegler et al.，2005；Striano et al.，2007a；Catarino et al.，2011）。Siegler等（2005）对一组未行*SCN1A*基因突变分析的研究发现，14例临床诊断为DS患儿中有10例MRI改变符合海马硬化（hippocampal sclerosis，HS），年龄在1.2—16岁（平均7.2岁），而其中6例患儿早期MRI正常，再次扫描则显示明显的HS。这10例患者均无内侧颞叶癫痫的临床表现。14例成年患者中6例出现大脑或小脑萎缩，其中1例同时存在海马硬化的影像学表现（Jansen et al.，2006）。

Striano等（2007a）回顾分析了58例患者（其中35例存在*SCN1A*突变）头颅MRI数据，患者均在4岁后进行了最后一次1.5T MRI扫描。他们仔细分析所有患者海马后发现：13例患者（22.4%）MRI异常、3例脑室扩大、1例单侧HS、1例局灶皮质发育不良。癫痫病程和首次发作年龄与MRI异常无关。MRI异常与4岁前发生癫痫持续状态的频率无相关性。MRI异常在无*SCN1A*突变的患者中更常见（39.1% vs. 11.4%，*P=0.02*）。然而，由于缺少特定的基因突变，该亚组的病因可能存在异质性。Catarino 等（2011）回顾了一组成人患者，其中 18 例进行了头颅 MRI 检查。大多数扫描结果正常，或仅存在一些非特异性表现，包括大脑及小脑萎缩，或仅有小脑萎缩。而 1 例 *SCN1A* 基因突变患者在 22 岁时 MRI 扫描发现单侧海马硬化。

一项 SPECT 研究（Nieto et al.，1995）显示，10 例患者中 8 例存在脑低灌注区，其中 5 例仅限于单侧，其余 3 例为双侧。然而，低灌注区与 EEG 所见并无明确的相关性。

对 1 例意外死亡的 19 个月大的男性 DS 患儿进行了首次神经病理学研究（Renier & Renkawek，1990），最显著的特征包括大脑和小脑皮质微发育不良，椎管较正常扩大 3 倍，其周围存在异位组织，脑干和海马未见异常。另 1 个尸检报告来自 1 例死于流行性感冒导致失血性休克的 7 岁女性 DS 患儿（Hayashi et al.，2004）。报告发现包括与失血性休克相关的脑水肿和缺血改变；额顶叶皮质融合及相邻白质中可见异位神经元；海马体终板（CA4）轻度胶质增生；苍白球可见钙化灶；脊髓锥体束有髓纤维减少。由于没有这两例患者的影像学资料，故这些微小结构改变的起源未明。此外，也不清楚这两例患者是否有 *SCN1A* 突变。

Le Gal 等（2010）对 1 例 *SCN1A* 突变 DS 患儿行全脑组织神经病理研究发现，该患者左侧颞叶皮质多灶性结节发育不良及双侧海马 CA4 区胶质增生。而对 3 例成年 DS 患者死后行全面神经病理学研究未发现组织特异性异常，也没有神经退行性变证据（Catarino et al.，2011）。即使进行了定量分析，与不伴已知神经系统疾病尸检病例相比较，成人 DS 患者抑制性神经元亚群的分布和形态均未见明显改变，尤其在皮质、小脑、脑干或海马。常规组织学染色发现，所有成年患者尸检病例均存在小脑萎缩及浦肯野细胞丢失和胶质细胞增生。然而，正如作者所言，小脑萎缩在 DS 患者中虽常见，但其萎缩的形式或分布与非 DS 的慢性癫痫患者相比并无不同（Crooks et al.，2000）。然而，尽管患者发作数十年控制不佳，神经细胞及中间神经元仍明显保留是其一个显著的特征。

Chipaux 等（2010）报道了 3 例有不同寻常的缺血缺氧性 MRI 改变的 *SCN1A* 基因突变 DS 病例，这些患者在难治性癫痫持续状态后出现了持续且严重的认知和行为障碍，MRI 异常不能用血流动力学障碍来解释，但确切的机制尚未明晰。

Sakakibara 等（2009）报道了 1 例携带 *SCN1A* 基因无义突变的 2 岁女性 DS 患儿，表现为反复的热性惊厥持续状态及肌阵挛发作。患儿 15 个月时出现右侧阵挛发作，左侧大脑皮质层层状坏死和进行性脑萎缩，其临床表现和神经影像学结果与 HH 综合征相符。这些所见证实了 DS 患儿存在脑结构异常的风险，从而加重癫痫性脑病，虽然这种情况罕见。

Ohmori 等（2008）曾报道 1 例典型的 Rasmussen 脑炎患者，偶然发现该患者携带 *SCN1A* 基因 *R1575C* 突变（该突变来自其无症状的父亲）。

Barba 等（2014）曾报道 6 例有不同程度皮质发育不良的 DS 患者。对 *SCN1A* 基因测序发现 2 例为错义突变、2 例为截短突变、2 例为剪切位点突变。头颅 MRI 检查发现 2 例有双侧脑室周围结节状灰质异位（periventricular nodular heterotopia，PNH）、3 例有局灶性皮质发育不良（focal cortical dysplasia，FCD）、另外 1 例无肉眼可见的结构异常，但这例患者癫痫猝死（sudden unexpected death in epilepsy，SUDEP）后神经病理发现了左侧颞叶多灶性结节性发育不良。两例接受癫痫外科手术的 FCD 患者术后神经病理提示为 FCD ⅠA 型与ⅡA 型，预后不良。四例 FCD 患者均存在多种发作类型，均为复杂部分性发作，发作起始区与结构异常部位相符。这一结果支持了 *SCN1A* 基因突变在某些 MCD 患者中的致病作用。随后，伴 *SCN3A* 基因突变离子通道病相关的 MCD 研究发现进一步证实了这一假设（Miyatake et al.，2018；Smith et al.，2018）。

七、遗传学

Ⅰ型电压门控钠通道（*SCN1A*）基因突变导致全面性癫痫伴热性惊厥附加症（generalized epilepsy with febrile seizure plus，GEFS+）的发现，为 DS 病因的发现带来了突破（Scheffer & Berkovic，1997；Wallace et al.，2001）。Singh 等（2001）随后在 GEFS+ 家系成员中发现了 DS 患者，并提出了 GEFS+ 疾病谱，其中 FS 表型最轻，DS 表型最严重。Claes 等（2001）在 7 例 DS 先证者中均发现了 *SCN1A* 基因新生突变。据估计，携带 *SCN1A* 基因变异的 DS 患者比例逐渐增多（Madia et al.，2006；Mulley et al.，2006；Wang et al.，2008；Nakayama et al.，2010），目前已超过 90%。人为错误或技术限制导致 *SCN1A* 基因突变率被低估（Djémié et al.，2016），这使得诸如基因组重排（Marini et al.；2009）或有害外显子（Carvill et al.，2018）等其他致病分子机制的发现，

从而使临床医生和科研人员认为，DS 可能为多基因作用所致。随着其他遗传性疾病的发现，这一结论进一步得到了扩充，例如 *PCDH19* 或 *CHD2* 相关癫痫的表型中包含了部分 DS 表型特征，以及 *SCN1B*、*HCN1*、*KCN2A*、*GABRA1*、*GABRG2*、*KCNA2* 和 *STXBP1* 基因突变相关的次优表型中呈现了部分 DS 的特征。

目前已报道的 DS 相关 *SCN1A* 基因变异已经超过 1 200 个（Meng et al.，2015），其中超过 90% 为新生突变。据报道，DS 患者的 *SCN1A* 基因截短变异约在 50%~60%。

虽然基因型与表型的关系已得到广泛研究，但至今尚未达成共识（Nabbout et al.，2003；Ohmori et al.，2003；Fujiwara et al.，2003；Ceulemans et al.，2004；Fukuma et al.，2004；Oguni et al.，2005）。最近，包含大量 *SCN1A* 基因突变阳性患者的研究显示，截短突变与严重的表型相关，尤其是起病早、发作时间长、肌阵挛失神发作、伴认知功能快速衰退。此外，位于离子通道电压感受器区和孔区的错义突变，也可导致严重的表型（Zuberi et al.，2011；Meng et al.，2015；Ishii et al.，2017）。另一方面，一项前瞻性队列研究对携带 *SCN1A* 基因变异并最终发展为 DS、GEFS+ 或其他轻型癫痫的个体进行了分析，结果表明起病年龄较突变类型（截短突变与错义突变）更能准确地预测 DS 预后，但其与特定临床表型之间的相关性不强，尚不能用于临床实践（Cetica et al.，2017）。

曾有数个家族性病例的报道，虽有相同的 *SCN1A* 基因型，但家系内个体临床表型各异，即先证者具有 SMEI 的核心症状，其兄弟姐妹表现为边缘型 SMEI，而其父母仅表现为 FS，甚至无症状（Nabbout et al.，2003；Fujiwara et al.，2003；Kimura et al.，2005；Morimoto et al.，2006；Suls et al.，2010；Guerrini et al.，2010）。这些研究表明，修饰基因和环境的影响，以及体细胞或生殖细胞嵌合等其他修饰因素可能在其中起一定的作用（Kimura et al.，2005；Gennaro et al.，2006；Morimoto et al.，2006）。在一个较大的 DS 队列中，7% 的患者父母可检测到生殖细胞嵌合现象（Depienne et al.，2010）。*SCN1A* 基因新生突变大部分源自父系染色体，且从胚胎前桑椹胚期（可直接导致个体患病）到出生后的成年期（父母的生殖细胞突变导致子代患病）中的任何时间均可能发生（Heron et al.，2010；Vadlamudi et al.，2010）。包括 *SCN9A*、*CACNA1A* 和 *POLG* 在内的修饰基因可能影响的疾病严重程度或伴 *SCN1A* 变异的失神发作（Singh et al.，2009；Gaily et al.，2013；Ohmori et al.，2013）。此外，在 *SCN1A* 新生致病性变异 DS 患者中，嵌合突变约为 7.5%，可能修饰了表型的严重程度（de Lange et al.，2018）。

SCN1A 基因敲除及敲入小鼠模型已应用于 DS 分子和细胞致痫机制的深入研究（Yu et al.，2006；Ogiwara et al.，2007）。这些研究重现了 DS 热敏性、年龄依赖性发作和 EEG 表现（Oakley et al.，2009）。在这些小鼠模型 GABA 能中间神经元而非锥体神经元中检测到钠电流的下降，提示抑制性神经元在发作中起重要作用。1 型钠通道（Nav1.1）α 亚基主要在抑制性中间神经元轴突和胞体表达，而在锥体细胞极少表达（Ogiwara et al.，2007）。在中间神经元杂合突变中，钠电流下降达 50%，但通道动力学未受影响，因此，突变后单倍体剂量不足导致抑制性中间神经元功能障碍是 DS 的主要致病机制。在模型小鼠出生后第 8 周和第 10 周可观察到认知及行为的改变，但此时发作已较前减少，由此提示 *SCN1A* 基因突变不仅可致痫，还会导致神经行为损害（Ito et al.，2013）。此外，小脑、大脑和下丘脑 GABA 能抑制性中间神经元的损伤也可能引起共济失调、睡眠障碍和体温调节功能障碍（Kalume et al.，2007，2015；Gataullina & Dulac，2017）。

由于影响到对疾病的管理，因此遗传学的诊断非常重要（Brunklaus et al.，2013；Hirose et al.，2013）。

八、鉴别诊断

早期诊断 DS 对疾病管理至关重要。对于出生后 1 年内发病的患儿，主要应考虑与以下四种疾病相鉴别，包括热性惊厥、婴儿癫痫伴游走性局灶性发作、其他局灶性癫痫以及原钙黏蛋白 19 基因突变致仅限于女性的癫痫。

1. 热性惊厥 由于 DS 的首次阵挛发作通常与发热有关，因此与 FS 的鉴别尤为重要。在 DS 患者中：①发病早，均于 1 岁前起病；②发作类型常为单侧阵挛发作；③即使经过治疗，仍可能出现反复的长时程发作；④不一定伴体温升高。若在两次发作后出现轻微的体温升高（约 37.5℃），且其中至少一次为长时程发作（>5min）或进展为癫痫持续状态，即便患儿在其他方面健康，仍应疑诊 DS，同时予以治疗，目的是防止长时程发作和持续状态的再发。其他的惊厥发作，无论伴或不伴发热、是否治疗，都支持并强化了对 DS 的诊断，建议应行基因检测。Hattori 等（2008）的研究结果与我们的所见一致。作者比较了两组 1 岁前出现 FS 患儿的临床特征。一组(46 例)被诊断为 DS,另一组(50 例)诊断为其他疾病,结果发现 FS 发病年龄 ≤ 7 个月、总发作次数 ≥ 5 次、长时程发作持续时间 > 10min,是发生 DS 的重要危险因素。其他的预测因素包括一侧惊厥、部分性发作、肌阵挛发作和热水诱发的发作。

2. 婴儿癫痫伴游走性局灶性发作　患儿首次发作常出现在出生 6 月龄内,有时在生后 1 个月内,表现为形式多变的局灶性运动性发作,发作期脑电图表现为在同一次发作中部位变化的持续性节律性 θ 活动。发作几乎呈持续性,常规 AEDs 难以控制,患儿很快出现严重的生长发育迟滞,神经影像学未发现脑损伤(Coppola et al.,1995)。*KCNT1* 基因突变是该病最常见的病因,此外还涉及 *TBC1D24*、*SCN8A*、*SLC12A5*、*SCN2A* 基因,有时也可发现 *SCN1A* 基因突变(Kearney,2016)。

3. 早发性隐源性局灶性癫痫　也可以 FS 为首发症状,并迅速出现局灶性发作。当 DS 患者首次发作为局灶性伴或不伴继发性全面性发作时,难以与其相鉴别。一些患者在刚起病时就可能疑诊为特发性局灶性癫痫,甚至 Panayiotoulos 综合征(Hino-Fukuyo et al.,2009)。当患者出现交替性一侧阵挛发作,以及累及身体多个不同部位的运动性发作是不支持局灶性癫痫的有力证据(Sarisjulis et al.,2000)。然而,罕有疑似局灶性癫痫的患者具有与 DS 相同的临床特点并同时携带 *SCN1A* 突变基因(Okumura et al.,2007)。

4. 原钙黏蛋白 19 突变致仅限于女性的癫痫　人们在无 *SCN1A* 突变但携带有 X 连锁原钙黏蛋白 19(PCDH19)基因突变的女性患者中观察到了与 DS 几乎一致的症状,但又有细微的不同。从最初的报道(Scheffer et al.,2008;Depienne et al.,2009;Marini et al.,2010)到目前为止,该综合征与 DS 的差异日渐清晰。其诊断要点为:起病年龄在 6—36 月龄,显著的丛集性局灶性发作,伴情感症状,罕有光敏感性,至儿童期发作可缓解(Higurashi et al.,2013;Lotte et al.,2016;Trivisano et al.,2017),EEG 表现与 DS 相似(Trivisano et al.,2018)。

其他疾病也应加以鉴别。一些 DS 患者可存在于遗传性癫痫伴热性惊厥附加症(genetic epilepsy with febrile seizures plus,GEFS+)的家系中,而该家系的其他成员可表现为 FS 或其他癫痫类型。(Scheffer et al.,1997;Singh et al.,1999;Yue-Hua Zhang et al.,2017,Camfield et al. 见本书)。早期诊断 GEFS+ 或 DS 有时较为困难。由于具有不同的临床特征,因此较易排除其他一些癫痫病,包括婴儿肌阵挛癫痫(Guerrini et al. 见本书)、进行性肌阵挛性癫痫,尤其是晚发型婴儿型神经元蜡样质脂褐质沉积症(Michelucci et al.,见本书,Nordli et al.,见本书)、癫痫伴肌阵挛 - 失张力发作(Doose 综合征)(Guerrini et al.,见本书)、Lennox-Gastaut 综合征(LGS)(Crespel et al.,见本书)。一些 DS 患者在病程中可能会出现强直发作(见图 10-15),但这些患者的其他临床表现不符合 LGS。最近,一些遗传性癫痫被称为类 Dravet 综合征,它们确实与 DS 有相似之处,但应与 DS 相鉴别(Steel et al.,2017)。

九、治疗与管理

(一) 癫痫

尽管目前取得了一些进展,但 DS 的治疗仍然是对症治疗,目的是减少发作频率和减轻发作严重程度。虽然生酮饮食的应用日益增加,药物治疗仍是主流,除姑息性手术外,DS 患者不宜行癫痫手术治疗。目前,欧洲和北美地区的 DS 治疗策略已较为成熟。(Aras et al.,2015;Wirrell et al.,2017)。

丙戊酸钠(Valproate,VPA)和苯二氮䓬类(benzodiazepines,BZDs)系一线 AEDs,但目前尚无临床对照研究。

司替戊醇(Stiripentol,STP)是唯一一个由欧洲药品管理局(European Medicines Agency,EMA)批准用于 DS 的药物,最近被美国食品药品管理局(Food and Drug Administration,FDA)批准为治疗 DS 的孤儿药,该药在新西兰、英国、日本也获得批准,其疗效在两项多中心、随机、双盲、安慰剂对照试验中得到证实(Chiron et al.,2000;Guerrini et al.,2002)。另一项研究则报道了 STP 长期有效性和安全性(Than et al.,2002)。日本 Inoue 等在两项开放标签研究中(2009,2015)得到了与两项欧洲研究相同的结果。虽然在两项对照试验中,STP 的疗效与 VPA 和氯巴占(clobazam,CLB)有关,但 STP 有直接的抗癫痫作用(Fisher,2009,2011a,b;Wirrell et al.,2013)。已证实 STP 能有效减少发作频率、时间以及 SE 发生的次数,且使用多年仍能保持疗效(Wirrell et al.,2013;De Liso et al.,2017;Myers et al.,2018),但目前尚无对其他发作类型,包括光敏性发作的疗效评估。由于 STP 和 CLB 均通过抑制细胞色素 P450 同工酶起作用(Chiron et al.,2000),故为避免药物相互作用的相关不良反应,需调整两药的使用剂量。主要的不良反应包括嗜睡、食欲缺乏和体重下降，联合用药时应减少药物剂量，这些不良反应可能会消失。

目前已有几项关于托吡酯（topiramate，TPM）的开放标签研究，这些研究表明TPM对惊厥和局灶性发作有较好的控制效果（Nieto-Barrera et al.，2000a；Coppola et al.，2002；Villeneuve et al.，2002；Grosso et al.，2005；Kroll-Selger et al.，2006），可使50%~85%的患者发作减少≥50%，其中16%~18%的患者在11~13个月内无发作。缓慢滴定有助于提高患者的耐受性，但仍约有15%的患者出现不良反应，主要包括厌食、体重下降、行为障碍，情绪低落、寡言和脱水风险，也可出现肾结石，但较罕见。

溴化物（*Bromides*，*Br*）主要在德国和日本使用，该药对控制惊厥发作和SE有可喜的效果（Oguni et al.，1994；Tanabe et al.，2008；Lotte et al.，2012）。唑尼沙胺（zonisamide，ZNS）在日本被认为是治疗DS的最佳药物之一（Kanazawa & Shirane，1999；Tanabe et al.，2008；Shi et al.，2016），但在欧洲，一些患者使用ZNS的疗效不尽相同（Kelemen et al.，2011）。目前仅有一项多中心开放标签研究评估了左乙拉西坦（levetiracetam，LEV）的疗效（Striano et al.，2007b），其中对GTCS的有效率为64.3%、GTCS伴肌阵挛发作为39.2%、失神发作则为44%，有18%的患者因不良反应（易怒、皮疹、肌阵挛恶化、血小板减少症）而终止治疗，但以上结果均没有得到Chhun等（2011）的证实。乙琥胺（Ethosuximide，ESM）和吡拉西坦（piracetam，PIR）对频繁肌阵挛发作的患者有效。也可使用除CLB外的BZDs药物。不推荐婴幼儿服用苯巴比妥（phenobarbital，PB），但PB对青少年和成人发作有效，不推荐PB与STP合用。皮质类固醇可用于治疗过程中反复发生惊厥和肌阵挛持续状态的患者。

大麻二酚（cannabidiol）和芬氟拉明（fenfluramine）这两种新药经对照试验研究证实有效后，即将投入市场。

药用级植物性大麻二酚是大麻的一种非精神活性成分。对照试验研究已证明它可以显著减少DS患者的发作频率（Devinski et al.，2017，2018，2019），目前已被FDA和EMA批准为治疗DS的孤儿药，但对未联合使用氯巴占的患者，其疗效尚不清楚。由于氯巴占和大麻二酚均经细胞色素酶P450（cytochrome P450，CYP）途径代谢，联合使用大麻二酚后，药物之间的相互作用可使体内氯巴占和去甲氯巴占水平极大增加（Geffrey et al.，2015），因此大麻二酚抗癫痫作用可能部分归因于它提高了氯巴占代谢产物的水平。

芬氟拉明是一种5-羟色胺受体激动剂，作为成人减肥药在1980—1997年常与其他药物联合使用。在发现大剂量使用可导致瓣膜性心脏病和肺动脉高压后，该药已撤出市场。与此同时，发现低剂量芬氟拉明有抗癫痫特性，因此芬氟拉明在比利时继续用于临床抗癫痫治疗的研究，这些研究都显示了芬氟拉明治疗DS的有效性（Ceulemans et al.，2012，2016；Schoonjans et al.，2017；de Witte & Lagae，2017），且患者在长期治疗过程中并未观察到心脏瓣膜疾病的临床或超声表现。学者们随后在斑马鱼动物模型（Zhang et al.，2015）实验中证实了芬氟拉明的临床疗效，获准继续研究其5-羟色胺能活性机制，一项大型国际性试验正在进行中。芬氟拉明已被FDA及EMA获批为治疗DS的孤儿药。

避免使用的抗癫痫药物

已证实卡马西平（carbamazepine，CBZ）和拉莫三嗪（lamotrigine，LTG）可加重大多数DS患者的病情。至少有三位作者报道了CBZ加重发作（Horn et al.，1986；Wakai et al.，1996b；Wang et al.，1996）。Guerrini等（1998）证实了LTG可加重发作，在他们的研究中，使用LTG的21例患者中有17例（80%）发作加重。Wallace（1998）证实，在使用LTG头3个月内，大多数患者病情明显恶化，偶有表现隐匿者，在药物缓慢滴定过程中也会出现病情恶化。另一种电压依赖性钠通道阻滞剂拉考沙胺（lacosamide，LCM）也可加重DS患者的发作。有报道苯妥英钠（phenytoin，PHT）也加重DS。因可能会加重肌阵挛发作，在儿童患儿中尤其应避免使用氨己烯酸（vigabatrin，VGB）。但并非所有患者都会出现AEDs诱发的发作加重，这可能还受年龄的影响。在一些接受了包括PHT、CBZ或LTG在内多药治疗的年长患者中，试图撤停这些药物可导致发作加重（Dalic et al.，2015）。

（二）替代治疗

生酮饮食（ketogenic diet，KD）是在饥饿的生物学基础上，以脂肪替代葡萄糖和其他糖类作为人体主要的能量来源。生酮饮食是一个高脂、低蛋白和低糖类的饮食方案。专家组已就KD治疗达成了一项共识，并在最近做了修订（Kossoff et al.，2018）。申请KD治疗的患儿必须排除代谢性疾病，如脂肪酸转运、氧化障碍及线粒体病等。进行KD治疗需要父母对生酮饮食有充分的了解，以及家庭、医生及营养师之间的密切合作。多项回顾性研究已证实 KD 对 DS 患儿有益(Dressler et al.,2015;Caraballo,2011;Nabbout et al.,2011)。在这些研究中,KD 治疗从 9 个月持续到至少 2 年,患儿发作频率减少 50%~70%,部分患儿可达到无发作。从癫痫发作到启动 KD 治疗的间隔时间短和出现 GTCS 是患儿预后良好的预测因素。最近,一项来自中国的前瞻性临床研究(Yan et al.,2018)评估了 20 例全面性惊厥发作和 SE 患者 KD 的疗效及耐受性,其中 17 例 6 个月内症状改善、6 例无发作、2 例发作减少 90%~99%、9 例发作减少 50%~89%。KD 还可以改善患者的认知功能。在美国的治疗共识中,KD 是 DS 患者的二线治疗方案(Wirell et al.,2017)。

迷走神经刺激(vagus nerve stimulation,VNS)治疗 DS 的研究较少。Dibu-ation1(2017)对 13 位作者报道的共 68 例 DS 患者的研究结果进行了荟萃分析,发现 52.9% 的患者发作减少了 50%、28 例患者发作平均减少 50.8%。13 个研究中有 7 个研究报道了 VNS 的额外益处,但尚无系统评价。Dravet 综合征基金会(Ali et al.,2017 年)通过社交媒体开展的一项调查研究得出结论是,VNS"对发作显著的改善有限",在这项研究中,有效率低表明了偏倚的一致。这些结论与美国专家共识(Wirrell et al.,2017)形成了对比,他们认为只有在包括 KD 在内的一线和二线治疗失败后,才使用 VNS。有文献(Chabardes et al.,2002;Andrade et al.,2010)报道 3 例患者接受了脑深部电刺激治疗,但尚不能从这些个案中得出任何结论。

未来展望。为找到有效的治疗措施,人们正在对该病的病理生理机制进行研究(Mingorance A,2017),并探索了不同的治疗途径:①在不影响兴奋性神经元点燃的前提下,通过毒液肽 Hm1a 选择性激活 Nav1.1,以恢复 DS 小鼠抑制性中间神经元功能(Richards et al.,2018);②通过靶向长链非编码 RNA,向基因敲入 Dravet 小鼠模型和非人类灵长动物的脑内注射入寡核苷酸复合物,以上调脑内单倍体剂量不足的基因表达(Hsiao,2016);③在小鼠模型中应用高选择性非典型钠通道阻滞剂选择性抑制 Nav1.6(Anderson et al.,2017);④应用 Nav1.1 激动剂(Frederiksen et al.,2017)。其他项目则在尝试研发一个载体,将 *SCN1A* 的一个拷贝副本送入患者脑内。有关阿他鲁雷(Ataluren)的一项临床试验正在美国进行。Ataluren 是一个已被欧洲批准用于治疗杜氏肌营养不良的翻译通读药物,它可修复 *SCN1A* 基因无义突变造成的细胞缺陷,从而合成有功能的钠通道蛋白。探索本病更佳治疗方法的还包括应用患者的诱导多能干细胞(Isom,2017)和研究炎症反应在癫痫发生中的作用(French et al.,2017)。

图 10-16 显示了我们为实际的治疗方式提出的算法。

在患儿首次或第二次发作后,出现下列情况之一可考虑 DS 的诊断:①短时间内(数天、数周)出现两次无热发作,尤其是偏侧交替性发作。②有一次进展为 SE 或 DZ 直肠给药不能控制的发作。③针对症状性发作的检查结果为阴性。④出现了局灶性或肌阵挛发作。⑤即使发病初期的惊厥发作稀疏,脑电图仍出现自发性或光敏感性异常放电。此时就应该启动对患者治疗了。对大多数患者而言,是无法达到完全控制发作,故在后续治疗中需要调整 AEDs,为避免过度的多药治疗,应使用替代治疗而非药物的添加治疗。

生酮饮食治疗在疾病早期即可开始,即使在生后第 1 年,若一线 AEDs 无效或患儿耐受性差时就可考虑;若患者频繁发生 SE,那么在任何年龄段都适用。

关于发热。必须定期监测患儿体温,口服或直肠给予退热药时不应超过药物的推荐剂量,应行转氨酶监测,以避免与 VPA 合用后药物相互作用所致的可逆性肝损伤(Nicolai et al.,2008)。避免让患儿处于高温环境并维持患儿体内水分平衡以防止体温升高。

自我刺激相关的光敏感性和图形敏感性有极强的耐药性。患儿看电视时做好防护并不总有效。建议在户外时佩戴墨镜,但这也不能完全预防发作。Takahashi & Tsukahara 等(1992)发现,癫痫的光敏感性可通过佩戴蓝色太阳镜改善,这是因为蓝色太阳镜对短光波有抑制作用,还能降低光亮度。因此,强烈建议光敏感和对光环境敏感的患者佩戴这种镜片。对某些患者而言,此类镜片只能降低图形敏感。单眼佩戴有效,但不可长期佩戴。

其他诱发因素也应避免,如体力消耗、强烈的情感刺激和某些个人因素等。

(三) 发作和癫痫持续状态

短暂和孤立的阵挛发作和强直阵挛发作无须紧急治疗。为防止睡眠时出现发作性呼吸骤停,一个简单的保护措施就是把床上所有的大枕头、毛茸宠物和毛绒玩具拿走。当发作持续超过 5min(可能的 SE),或发作间隔时间较短时,最好及时终止发作以降低发生 SE 的风险。直肠 BZP 给药在婴幼

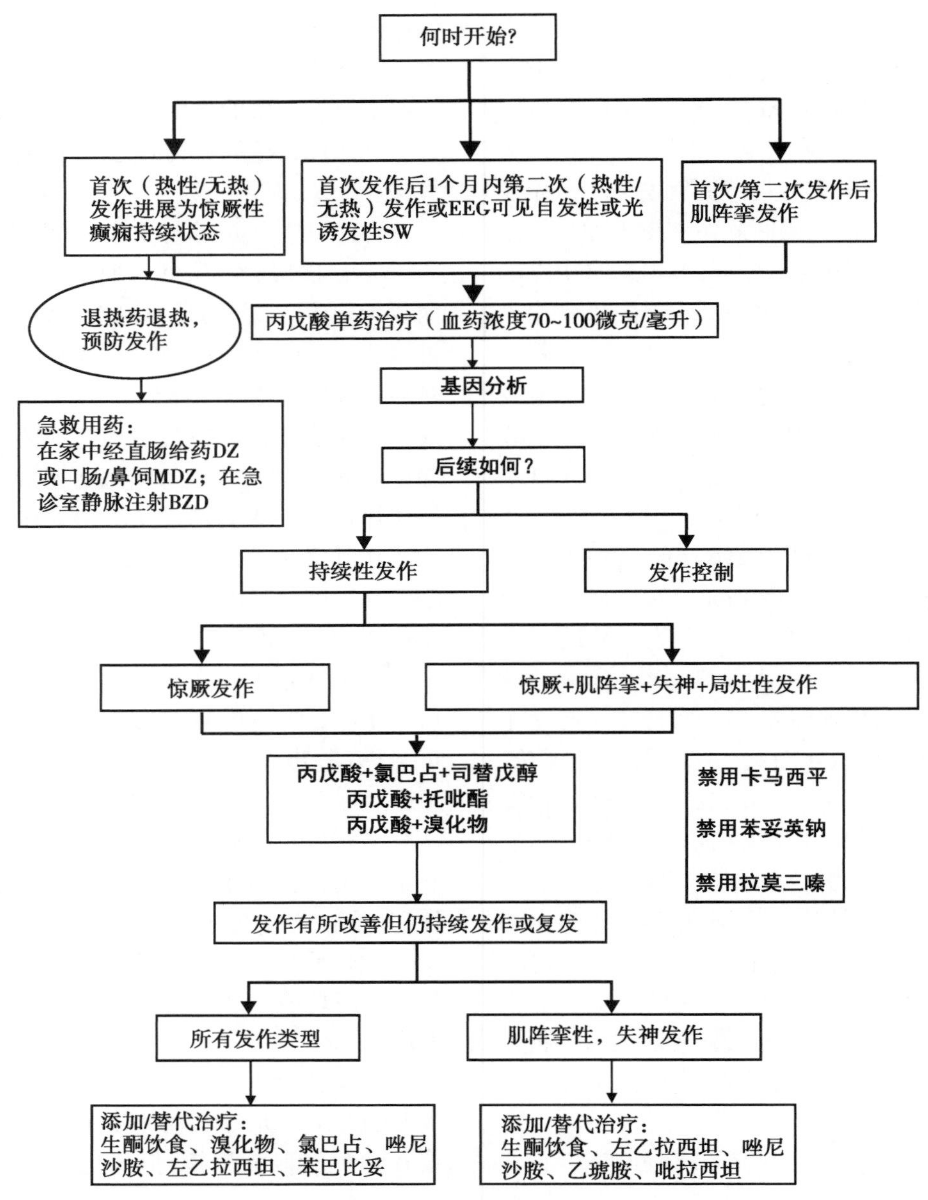

图 10-16　治疗流程

儿中可行，但很难在青少年和成人中使用。咪达唑仑（midazolam，MDZ）口服或鼻饲已被证明与前者效果相同，甚至更为有效（Mc Mullan et al.，2010）。目前没有针对 DS 癫痫持续状态的治疗指南，而静脉注射 BZDs（主要为 MDZ、LZP、CZP）、苯妥英钠、磷苯妥英、丙戊酸钠、巴比妥类等用于治疗儿童癫痫持续状态的方案也是可行的，但较少使用麻醉剂和异丙酚。LEV 也可应用于 DS 持续状态的治疗（Abend et al.，2010），但有效性尚需进一步的研究评估（Lawton et al.，2018）。应注意避免大剂量使用 AEDs 的蓄积效应，特别是巴比妥类药物，可能会引起呼吸抑制、代谢和血流动力学障碍（Chipaux et al.，2010）。巴比妥类在日本被认为是治疗 SE 最有效的药物（Tanabe et al.，2008），但巴比妥类药物的使用应谨慎，仅可在医院具备血药浓度监测的条件下使用。发热、呼吸道感染、疫苗接种和治疗的改变都是导致 DS 患儿发生 SE 的最常见原因。若年幼的患者出现高热，发作停止后意识没有迅速恢复，应怀疑急性脑病，需行 MRI 检查以排除脑水肿。

其他类型癫痫发作。不典型失神、肌阵挛和局灶性发作频繁发生时，可视情况予口服、直肠或鼻饲 BZD。但若发展为癫痫持续状态，应予紧急治疗以防止进展为 GTCS。综上所述，目前的治疗通常无法完全控制发作，治疗的目标是在减轻发作和对行为及认知造成不良影响的治疗不良反应之间取得平衡。每个患儿家庭都应该提供一份详细的家庭急救计划，内容包括入院前用药的精确时间和剂量（Camfield et al.，2016）。

十、其他问题

(一) 强制性疫苗接种

自首次报道疫苗接种和 DS 首次发作之间的关系以来。Berkovic 等在 2006 年回顾性分析了 14 例诊断为所谓的"疫苗性脑病"患者,他们均在接种疫苗后 72h 内出现首次发作。所有病例都被诊断为特殊的癫痫综合征:12 例诊断为 DS,其中 11 例携带 *SCN1A* 突变;2 例诊断为 LGS,无 *SCN1A* 突变。这项关键的研究提示,接种疫苗可能会诱发婴儿癫痫发作,尽管这些婴儿本身有发作的倾向,但这并不是癫痫的病因。Tro-Baumann 等(2011)研究表明,70 例接种疫苗后出现癫痫发作的患者中,1/3 的发作与发热无关。Pruna 等(2013)建议在接种疫苗前后的短时间内预防性使用退热药和 BZD。在荷兰,Verbeek 等(2017)对 2009—2013 年间纳入的 77 例 DS 患儿分析表明,21% 的患者首次发作是疫苗相关的发作(vaccination-associated seizure,VAS),79% 为非 VAS,研究还发现:①两组后续的病程无差异;② VAS 组患者发病年龄较小;③相比接种非细胞百日咳疫苗(9%)和非百日咳疫苗(8%),接种全细胞百日咳疫苗(37%)发生 VAS 的风险更低;④麻风腮三联疫苗(MMR)接种后 5~12 天的危险期内,发作发生率增加了 2.3 倍。接种疫苗后即使无发热也会引发癫痫,其机制尚不清楚。据我们所知,至今仅一篇文献回答了这一问题(Auvin et al.,2018)。该作者发现 DS 患者疫苗免疫应答偏向于 M1 型单核细胞促炎反应,而这一发现与随后日渐增多的研究一致,这些研究均强调了炎症很可能在癫痫发生中发挥作用。正如 Tanabe 等(2004)所言,疫苗接种仍是必要的,因为严重的感染性疾病也会诱发发作和神经系统并发症,尽管它可能会诱发一些患者发作。虽然目前尚无真正有效的预防措施,建议不要在儿童生病或发热时接种疫苗,在疫苗接种前后还应给予退热药,同时额外给予 BZDs 1 周,尽可能在医院接种疫苗。

(二) 认知损害和行为障碍

一旦确诊为 DS,建议定期评估患儿的生长发育情况,以便发现问题后能及时帮助患儿及其家人。适当的教育和康复方法(精神运动疗法、言语治疗、运动疗法)对患者是有利的。尽可能让有特殊需要的患儿融入学校或课堂,这对其社会能力的发展十分重要。大多数青少年和成年患者需要就读于特殊教育机构,而很少有患者从受庇护的工作机构中受益。行为障碍的患儿不易管理,应由专业团队提供心理辅导。除非出现精神疾病,这种情况通常较为罕见,否则不宜使用药物治疗。同时,需注意某些 AEDs 药(LEV、ZNS、TPM、BZD 等)有可能加重患儿的行为异常。

(三) 运动功能障碍

早期物理治疗和精神运动疗法可减轻 DS 患儿的运动障碍。应及早发现患儿脊柱后侧凸和下肢畸形,并需要骨科医师治疗。然而,目前尚无明确的相关治疗方法,手术结果也不尽相同,这一问题在青少年患者中尤为严峻。

(四) 喂养困难和睡眠障碍

喂养困难和发育不良在 DS 患儿中较常见,需要营养师的帮助。仅极个别患儿须行胃造瘘术。

DS 患儿的睡眠障碍不易治疗。当患儿睡眠障碍系发作所致,可考虑调整 AEDs 给药时间。褪黑素或睡眠诱导剂对患儿的睡眠也有一定帮助。许多患儿父母都了解 SUDEP 的风险,虽然有一些特殊的睡眠监测设备,但都不是万无一失的(Wirrell et al.,2017),因此陪孩子睡觉也不失为一种降低风险的选择(Villas et al.,2017)。

十一、远期预后

现有的知识表明,DS 总体预后不良。所有患者都有反复发作和认知损害,通常较为严重。目前仅一篇文献报道 *SCN1A* 截短突变所致的 1 例典型 DS 患者到青春期时认知功能仍正常(Buoni et al.,2006)。

在一系列随访 DS 患者到青春期的研究中,仅一项涉及青春期疾病的演变(Olivieri et al.,2016),该研究中,20 例患者(年龄 10—20 岁、中位数 14 岁)认知结局具有异质性:轻度、中度、重度智力障碍(intellectual disability,ID)各占 1/3,但未发现认知倒退现象;8 例患者发作有所改善(其中 2 例无发作),其余 12 例病情仍较为严重;发作严重程度与 ID 相关,但也有例外。

综合各类研究(Jansen et al.,2006;the Marseille series,published in Dravet et al.,2009 and Genton et al.,2011;Akiyama et al.,2010;Martin et al.,2010;Catarino et al.,2011;Rilstone et al.,2012;Fasano et al.,2014;Takayama et al.,2014;Berkvens et al.,

2015)，我们确定了 195 例随访到成年的 18—66 岁的患者，其中 109 例病历资料完整，150 例进行了基因检测，124 例存在 *SCN1A* 基因突变(82.6%)，其特征总结如下：患者惊厥发作持续存在；所有患者发作频率逐渐下降，有些患者每年最多一次发作，但大多数患者每月或每周均有一次发作；青春期和成年早期发作可能会恶化。然而，四个研究中有 14 例患者，在短至 1 年，长至 22 年内无发作，其中 9 例为不完全型 DS。Rilstone 等(2012)的研究显示，大多数患者在 20 岁后发作得到控制，但这与 *SCN1A* 突变类型及婴儿或儿童期惊厥性 SE 和发生次数无关。惊厥发作主要见于夜间睡眠，无论有无发热，可在夜间成簇发作，肌阵挛可为前驱症状。有两项研究表明，患者 10 岁后不再发生惊厥性 SE(Akiyama et al.，2010；Takayama et al.，2014)，而另两项研究(Genton et al.，2011；Catarino et al.，2011)则显示患者 20 岁后仍有发生。局灶性发作、肌阵挛和不典型失神逐渐减少，但仍可见于部分报道。意识朦胧状态罕见，迄今仅有两项研究报道过。发热和感染仍是发作的诱发因素，但低热诱发在一定程度上减弱。

所有学者均报道，DS 患者光敏感性和图形敏感性在青春期和成年期趋于消失。

EEG 背景活动呈波动性，取决于发作数量和严重程度。EEG 主要表现为慢波(Catarino et al.，2011)，但部分患者仍具有正常的 α 节律(Dravet et al.，2009；Akiyama et al.，2010；Takayama et al.，2014)。发作间期 EEG 可完全正常或仅有散在的异常，通常表现为睡眠期局灶性和多灶性棘波、棘 - 慢复合波或尖波，极少表现为全面性 SW。一个小样本研究(Takayama et al，2014)认为临床表现和 EEG 预后之间存在正相关，在该研究中，5 例无发作的患者有 α 节律，无痫性放电。某些患者的光敏性可逐渐减弱但仍持续存在。Bureau 和 Dalla Bernardina(2011)的研究报道显示，不论有无相关临床症状，12% 的 18 岁以上患者存在光敏性。在我们报道的患者中，70% 的患者睡眠结构正常。神经系统体征表现多样，现有文献均未系统描述。极少数患者在儿童期发生严重的 SE 后出现永久性偏瘫、共济失调和震颤则常有报道，见于超过 1/3 的成年 DS 患者。锥体束征、小脑体征及构音障碍较为少见。仅一项研究显示，24 例患者中 12 例存在发作间期肌阵挛(Genton et al.，2011)，但其他研究则认为这一症状可能系震颤。6 位作者(Jansen et al.，2006；Genton et al.，2011；Akiyama et al.，2010；Martin et al.，2010；Catarino et al.，2011；Fasano et al.，2012)报道了锥体外系症状，或表现为肌强直和运动迟缓，或为帕金森症状。两个加拿大的研究(Fasano et al.，2012；Aljaafari et al.，2017)描述了后者的表现，14 例成年患者出现“蹲伏步态”和 ID，LGS 患者则无此症状。另一个小样本研究(Martin et al.，2010)更加详细地描述了 5 例患者的神经系统症状：患者面部表情缺乏、高频的动作性和姿势性震颤、构音障碍、语声低微、眼球活动障碍。有三项研究(Catarino et al，，2011；Fasano et al.，2012；Rilstone et al.，2012)报道部分患者出现“蹲伏步态”，而这一体征很容易被忽视。这种步态于青少年期开始出现(Rodda et al.，2012)，成年期恶化，严重妨碍行走，只能使用轮椅。但 Rilstone 等(2012)仅在 5/10 例患者中观察到“蹲伏步态”，其中 4 例年龄为 30—47 岁。我们观察了 24 例成年 DS 患者，其中 6 例存在“蹲伏步态”，年龄均在 30 岁以上(数据未发表)。Catarino 等(2011)报道 5 例患者在 40 岁后出现吞咽困难，导致呼吸系统感染而最终行经皮内镜胃造瘘术。总体而言，大多数患者成年后运动能力下降，丧失独立行走的能力。Akiyama 等(2010)发现，伴严重运动障碍的患者同时也伴严重的精神障碍。Catarino 等(2011)研究认为，所有患者的神经系统功能进行性恶化并持续终生，而这些患者大多数在 20 年后才得以确诊。

(一) 认知、行为功能及社会能力预后

大多数患儿在出生后头几年并未出现认知功能下降，但认知发育十分缓慢，甚至停滞不前。因此，他们获得的技能与实际年龄应具有的能力之间相差甚远，表现为智商低下。最终，在学龄前期有轻微认知障碍的患儿，到青春期和成年期时可出现严重的认知功能障碍，特征性表现就是患儿的动作、理解、思维和语言表达能力都极其迟钝。据一篇文献报道，约 130 例患者中仅 1 例认知水平为正常低值，其余 6 例为轻度 ID，29 例为中度 ID，94 例为重度或极重度 ID。同一中心两项研究(Akiyama et al.，2010；Takayama et al.，2014)显示，最低 ID 程度与患者最近一次脑电图出现的 α 节律密切相关(P=0.008 5)；与典型 DS 患者相比，不典型 DS 患者的 ID 较轻(P=0.008 5)，ID 越严重，GTCS 频率越高。

患儿有明显的语言功能损害，但受损程度不一，大部分研究未作相关详述。患儿有时可进行简单的对话，但语言表达力差，构音障碍，语言带有明显的刻板性和模仿性；有些患儿甚至不会说话，仅能发出一些零星的音节、单词和模糊不清的声音或叫喊。这些患者常相当平静、被动、持续地重复此类活动，

但有些患者可能会出现一些异常行为和自闭表现，如态度强硬、攻击行为和夜间躁动。一项队列研究发现大多数患者在随访期间都有这类表现（Catarino et al.，2011）。在我们的研究中，24 例患者中，6 例患有孤独症或精神病性人格障碍（Genton et al.，2011）。急性精神病发作较为罕见（Gobbi et al.，2008），但在 Martin & Kümmerle（2015）报道的 41 例患者中 10 例出现幻觉。最近 Berkvens 等（2015）发表了一篇 13 例患者相关孤独症和行为的深入研究，他们得出结论，“成年 DS 患者表现出许多类似孤独症的特征，尽管这些特征可能与 ID 而非 DS 相关，但在已报道的 DS 孤独症患儿中，行为问题并不常见。因此，整体而言，DS 患者的行为问题在成年期有所减轻”。一般来说，成年 DS 患者并无社交攻击行为，但行动障碍、交流困难、执拗的意向和抗拒的行为使他们在社会上孤立。据绝大多数学者的报道，患者社交完全或部分来自他们的日常活动，许多患者住在专门的机构，一些患者加入日间职业中心，或参加一些受保护的工作坊，有些患者则不参加任何活动。曾有学者报道 7 例患者，无论是否获得帮助，都能在自己的公寓里独立生活（Jansen et al.，2006；Genton et al.，2011；Takayama et al.，2014）。正如 Takayama（2014）等认为，不良预后常见于疾病晚期，这些患者很早就被确诊但未获得充分治疗，也没在难治性癫痫的专门机构接受随访。据 Jansen 等（2006）报道，少数患者的残障并不严重。近年来，通过更有效药物的使用，儿童或青少年患者的发作频率和持续时间都有所减少，SE 也得到了更好的控制。我们一项关于青少年的研究显示（Olivieri et al.，2016），在癫痫和 ID 都不太严重的患者中，1/3 患者成年期预后也不太差。

（二）死亡率

DS 是死亡率最高的癫痫综合征之一，死亡可发生于任何年龄，但多见于儿童期，主要的致死原因为癫痫猝死（sudden unexpected death in epilepsy，SUDEP）和 SE。几项采用了不同方法的调查研究显示，死亡率从 5.75% 到 10% 不等，死因也不尽相同。在已发表的有关成年患者的研究中，SUDEP 是导致死亡的主要原因。在一项最新的连续纳入了 100 例 DS 患者的队列研究中（Cooper et al.，2016），87 例患者携带 *SCN1A* 基因突变（Cooper et al.，2016），其中 17 例死亡，年龄中位数为 7 岁；SUDEP 为最常见的死因，患者年龄在 2—20 岁，主要发生在儿童期。其中 4 例介于 13 个月至 11 岁的患儿死于病毒感染后缺氧性脑病和多器官衰竭所致的 SE（23.5%）、2 例死于溺水、1 例死于窒息。该作者明确指出，DS 特定死亡率为 15.84/（1 000 人·年），DS 特定 SUDEP 发生率为 9.32/（1 000 人·年），这是唯一有文献记载的特定癫痫综合征 SUDEP 发生率。同时，他们计算得出未发生 SUDEP 患者随访 3 年的生存率为 96%、10 年为 91%；因非 SUDEP 因素导致死亡的患者随访 3 年的生存率为 97%、10 年为 94%。另一篇综述回顾了 1989—2015 年报道的 177 例 DS（Shmuely et al.，2016），也得到了类似的结果。

SUDEP 亦见于其他癫痫类型。SUDEP 最常发生在睡眠中，并多见于近期无发作恶化且规律治疗，尤其是接受多药治疗的患儿。许多相关的研究正在进行中，以阐明 SUDEP 的发生机制及其在患者发作期 - 发作后心肺功能障碍中所起的作用。已报道 DS 患者存在心率变异异常（Delogu et al.，2011），而这一异常可能诱发自主神经功能障碍和 SUDEP。另一项研究（Baysal-Kirac et al.，2012）则强调了静息心率增快可能在 SUDEP 中发挥作用。其他涉及基因变异致病机制的实验性研究，发现大脑和心脏均存在 *SCN1A* 基因表达。Goldman 等（2016）在一篇综述中强调了遗传机制的复杂性和大型合作研究的必要性。虽然目前尚无循证证据支持的预防措施，但一些简单的措施可降低 SUDEP 发生的风险：如密切监测患儿的睡眠，避免俯卧姿势和使用光滑的枕头，以尽量减少呼吸道梗阻和呼吸抑制的发生，同时建议对所有 DS 患儿行动态心电图检查。

年龄较小的 DS 患儿另一个常见死因是“SE 后急性脑病”。在该情况下，患儿因感染而导致热性惊厥持续状态，治疗通常无效，随后为长时间的昏迷。MRI 主要表现为急性脑水肿，其次为皮质或皮质下白质病变，中央核团常受累。患儿或死亡、或存活下来但出现严重的神经认知功能退化。这种现象主要在日本（Okumura et al.，2012）和其他国家有报道（Chipaux et al.，2010；Do TTH et al.，2016；Myers et al.，2017；Tian et al.，2018），其原因目前尚不清楚（Gataullina & Dulac，2017；Dravet，2018），6 岁以下、起病早（<6 个月）、表型严重、反复 SE 的患儿是主要的高危人群。

十二、结论

婴儿重症肌阵挛癫痫最初系一种累及婴儿的原因不明的癫痫综合征。后来，随着医学各领域的飞速发展，该综合征被认为是一种与认知、行为和运动障碍相关的遗传性疾病。由编码电压门控钠通道Nav1.1亚单位的*SCN1A*基因突变所致，突变引起钠通道功能丧失可造成GABA能神经元抑制作用降低，最终导致癫痫发作。严重程度不一的癫痫和认知障碍是DS的特征，与基因型的相关性仍有待研究。临床和实验研究显示，遗传背景和癫痫都是造成认知损害的危险因素。因此，非常重要的是，在患者首次发作后应尽快使用合适的药物控制癫痫，并激励基础研究以找到针对基因突变的靶向治疗方法。弄清为何SUDEP在DS中频繁发生是临床医生和研究者面对的又一挑战。临床医生还面临着一项艰巨任务，要告知家长DS可能的风险。随着时间的推移，建立DS家庭协会能够让患者在日常生活的各方面都获得帮助，医生和家庭协会间的合作也有助于医学研究，应予以鼓励。

（余 璐 译 秦 兵 校）

参考文献

Abend NS, Gutierrez-Colina AM, Dlugos DJ (2010): Medical treatment of pediatric status epilepticus. *Semin Pediatr Neurol* 17: 169–175.

Aicardi J (1994): *Epilepsy in Children*, 2nd ed. New York: Raven Press.

Akiyama M, Kobayashi K, Yoshinaga H, Ohtsuka Y (2010): A long-term follow-up study of Dravet syndrome up to adulthood. *Epilepsia* 51: 1043–1052.

Ali R, Elsayed M, Kaur M, Air E, Mahmood N, Constantinou J, Schwalb J (2017): Use of social media to assess the effectiveness of vagal nerve stimulation in Dravet syndrome: A caregiver's perspective. *J Neurol Sci* 375: 146–149.

Aljaafari D, Fasano A, Nascimento FA, Lang AE, Andrade DM (2017): Adult motor phenotype differentiates Dravet syndrome from Lennox-Gastaut syndrome and links *SCN1A* to early onset parkinsonian features. *Epilepsia* 58: e44–e48.

Anderson LL, Hawkins NA, Thompson CH, Kearney JA, George AL Jr (2017): Unexpected Efficacy of a Novel Sodium Channel Modulator in Dravet Syndrome. *Sci Rep* 10: 1682.

Andrade DM, Hamani C, Lozano AM, Wennberg RA (2010): Dravet syndrome and deep brain stimulation: Seizure control after 10 years of treatment. *Epilepsia* 51: 1314–1316.

Aras LM, Isla J, Mingorance-Lemeur A (2015): The European patient with Dravet syndrome: Results from a parent-reported survey on antiepileptic drug use in the European population with Dravet syndrome. *Epilepsy Behav* 44: 104–109.

Auvin S, Jeljeli M, Desnous B, Soussi-Yanicostas N, Dournaud P, Sterker G (2018): Altered vaccine-induced immunity in children with Dravet syndrome. *Epilepsia* 59: e45–e50.

Awaya Y, Satoh F, Miyamoto M, Hayashi K, Inaba R, Fukuyama Y (1989): Change of rectal temperature in infants and children during and after hot water immersion. *Clin Therm (Tokyo)* 9: 76–82.

Barba C, Parrini E, Roland Coras R, *et al.* (2014): Co-occurring malformations of cortical development and SCN1A gene mutations. *Epilepsia* 55: 1–11.

Battaglia D, Chieffo D, Siracusano R, *et al.* (2013): Cognitive decline in Dravet syndrome: Is there a cerebellar role? *Epilepsy Res* 106: 211–221.

Battaglia D, Ricci D, Chieffo D, Guzzetta F (2016): Outlining a core neuropsychological phenotype for Dravet syndrome. *Epilepsy Res* 120: 91–97.

Bayat A, Hjalgrim H, Moller RS (2015): The incidence of SCN1A-related Dravet syndrome in Denmark is 1:22,000: A population-based study from 2004 to 2009. *Epilepsia* 56: e36–e39.

Baysal-Kirac L, Güven Serbest N, Erdi Şahin E, *et al.* (2012): Analysis of heart rate variability and risk factors for SUDEP in patients with drug-resistant epilepsy. *Epilepsy Behav* 71: 60–64.

Bender AC, Morse RP, Scott RC, Holmes GL, Lenck-Santini PP (2012): SCN1A mutations in Dravet syndrome: Impact of interneuron dysfunction on neural networks and cognitive outcome. *Epilepsy Behav* 23: 177–186.

Bender AC, Luikart BW, Lenck-Santini PP, *et al.* (2016): Cognitive Deficits Associated with Nav1.1 Alterations: Involvement of Neuronal Firing Dynamics and Oscillations. *PLOS ONE*.

Berg AT, Berkovic SF, Brodie MJ, *et al.* (2010): Revised terminology and concepts of the organization of seizures and epilepsies: Report of the ILAE commission on classification and terminology, 2005-2009. *Epilepsia* 51: 676– 685.

Berkovic SF, Harkin L, McMahon JM, *et al.* (2006): *De novo* mutations of the sodium channel gene SCN1A in alleged vaccine encephalopathy: A retrospective study. *Lancet Neurol* 5: 488–492.

Berkvens JJL, Veugen I, Veendrick-Meekes MJBM, *et al.* (2015): Autism and behavior in adult patients with Dravet syndrome (DS) *Epilepsy Behav* 47: 11–16.

Brunklaus A, Ellis R, Reavey E, Forbes GH, Zuberi SM (2012): Prognostic, clinical and demographic features in SCN1A mutation-positive Dravet syndrome. *Brain* 135: 2329–2336.

Brunklaus A, Dorris L, Ellis R, *et al.* (2013): The clinical utility of an SCN1A genetic diagnosis in infantile-onset epilepsy. *Dev Med Child Neurol* 55: 154–161.

Buoni S, Orrico A, Galli L, *et al.* (2006): SCN1A (2528delG) novel truncating mutation with benign outcome of severe myoclonic epilepsy in infancy. *Neurology* 66: 606–607.

Bureau M, Dalla Bernardina B (2011): Electroencephalographic characteristics of Dravet Syndrome. *Epilepsia* 52 (Suppl. 2): 13–23.

Camfield PR, Camfield CS, McNamara NA, Shellhaas RA, Marini C, Scheffer IE (2019): Febrile seizures and Genetic Epilepsy with Febrile Seizures Plus (GEFS+): *in this book*.

Camfield P, Camfield C, Nolan K (2016): Helping families cope with the severe stress of Dravet Syndrome. *Can J Neurol Sci* 43 (Suppl. 3): S9–S12.

Caraballo RH (2011): Non-pharmacologic treatments of Dravet syndrome: Focus on the ketogenic diet. *Epilepsia* 52 (Suppl. 2): 79–82.

Caraballo R, Cersosimo R, Galicchio S, Fejerman N (1997): Epilepsias en el primer año de vida. *Rev Neurol (Barcelone)* 25: 1521–1524.

Caraballo RH, Fejerman N (2006): Dravet syndrome: A study of 53 patients. *Epilepsy Res* 70 (Suppl. 1): S231–S238.

Carvill GL, Engel KL, Ramamurthy A, *et al.* (2018): Aberrant Inclusion of a Poison Exon Causes Dravet Syndrome and Related SCN1A-Associated Genetic Epilepsies. *Am J Hum Genet* 103: 1022–1029.

Cassé-Perrot C, Wolff M, Dravet C (2001): Neuropsychological aspects of severe myoclonic epilepsy in infancy. In: Jambaqué I, Lassonde M, Dulac O (eds) *The Neuropsychology of Childhood Epilepsy*, pp.131–140. New York: Plenum Press/Kluwer Academic.

Catarino CB, Liu JY, Liagkouras I, *et al.* (2011): Dravet syndrome as epileptic encephalopathy: Evidence from long-term course and neuropathology. *Brain* 134 (Pt 10): 2982–3010.

Cetica V, Chiari S, Mei D, *et al.* (2017): Clinical and genetic factors predicting Dravet syndrome in infants with SCN1A mutations. *Neurology* 88: 1037–1044.

Ceulemans BP, Claes LR, Lagae LG (2004): Clinical correlations of mutations in the SCN1A gene: From febrile seizures to severe myoclonic epilepsy in infancy. *Pediatr Neurol* 30: 236–243.

Ceulemans B, Boel M, Leyssens K, *et al.* (2012): Successful use of fenfluramine as an add-on treatment for Dravet syndrome. *Epilepsia* 53: 1131–1139.

Ceulemans B, Schoonjans A-S, Marchau F, Paelinck BP, Lagae L (2016): Five-year extended follow-up status of 10 patients with Dravet syndrome treated with fenfluramine. *Epilepsia* 57: e129–e134.

Chabardes S, Kahane P, Minotti L, Koudsie A, Hirsch E, Benabid AL (2002): Deep brain stimulation in epilepsy with particular reference to the subthalamic nucleus. *Epileptic Disord* 4 (Suppl. 3): 83–93.

Chieffo D, Ricci D, Baranello G, *et al.* (2011a): Early development in Dravet syndrome; visual function impairment precedes cognitive decline. *Epilepsy Res* 93: 73–79.

Chieffo D, Battaglia D, Lettori D, *et al.* (2011b): Neuropsychological development in children with Dravet syndrome. *Epilepsy Res* 95: 86–93.

Chieffo D, Battaglia D, Lucibello S, *et al.* (2016): Disorders of early language development in Dravet syndrome. *Epilepsy Behav* 54: 30–33.

Chipaux M, Villeneuve N, Sabouraud P, *et al.* (2010): Unusual consequences of status epilepticus in Dravet syndrome. *Seizure* 19: 190–194.

Chiron C, Marchand MC, Tran A, *et al.* (2000): Stiripentol in severe myoclonic epilepsy in infancy: A randomized placebo- controlled syndrome dedicated trial. STICLO study group. *Lancet* 11, 356: 1638–1642.

Chhun S, Troude P, Villeneuve N, *et al.* (2011): A prospective open-labeled trial with levetiracetam in pediatric epilepsy syndromes: Continuous spikes and waves during sleep is definitely a target. *Seizure* 20: 320–325.

Claes L, Del-Favero J, Ceulemans B, Lagae L, Van Broeckhoven C, De Jonghe P (2001): *De novo* mutations in the sodium channel gene SCN1A cause severe myoclonic epilepsy in infancy. *Am J Hum Genet* 68: 1327–1332.

Commission on Classification and Terminology of the International League Against Epilepsy (1989): Proposal for revised classification of epilepsies and epileptic syndromes. *Epilepsia* 30: 289–299.

Cooper MS, Mcintosh A, Crompton DE, *et al.* (2016): Mortality in Dravet syndrome. *Epilepsy Res* 128: 43–47.

Coppola G, Plouin P, Chiron C, Robain O, Dulac O (1995): Migrating Partial Seizures in Infancy: A Malignant Disorder with Developmental Arrest. *Epilepsia* 36: 1017–1024.

Coppola G, Capovilla G, Montagnini A, *et al.* (2002): Topiramate as add-on drug in severe myoclonic epilepsy in infancy: An Italian multicenter open trial. *Epilepsy Res* 49: 45–48.

Crooks R, Mitchell T, Thom M (2000): Patterns of cerebellar atrophy in patients with chronic epilepsy: a quantitative neuropathological study. *Epilepsy Res* 41: 63–73.

Dalic L, Mullen SA, Roulet PerezE, Scheffer E (2015): Lamotrigine can be beneficial in patients with Dravet syndrome. *Dev Med Child Neurol* 57: 200–202.

Dalla Bernardina B, Capovilla G, Gattoni MB, Colamaria V, Bondavalli S, Bureau M (1982): Épilepsie myoclonique grave de la première année. *Rev EEG Neurophysiol* 12: 21–25.

Dalla Bernardina B, Colamaria V, Capovilla G, Bondavalli S (1983): Nosological classification of epilepsies in the first three years of life. In: Nistico G, Di Perri R, Meinardi H (eds) *Epilepsy: an Update on Research and Therapy*, pp. 165–183. New York: Alan Liss.

Dalla Bernardina B, Capovilla G, Chiamenti C, Trevisan E, Colamaria V, Fontana E (1987): Cryptogenic myoclonic epilepsies of infancy and early childhood: Nosological and prognostic approach. In: Wolf P, Dam M, Janz D, Dreifuss FE (eds) *Advances in Epileptology*, pp. 175–180. New York: Raven Press.

de Lange IM, Koudijs MJ, van't Slot R, *et al.* (2018): Mosaicism of *de novo* pathogenic SCN1A variants in epilepsy is a frequent phenomenon that correlates with variable phenotypes. *Epilepsia* 59: 690–703.

De Liso P, Chemaly N, Laschet J, *et al.* (2017): Patients with Dravet syndrome in the era of stiripentol: A French cohort cross-sectional study. *Epilepsy Res* 125: 42–46.

Delogu AB, Spinelli A, Battaglia D, *et al.* (2011): Electrical and autonomic cardiac function in patients affected by Dravet syndrome. *Epilepsia* 52 (Suppl. 2): 55–58.

Depienne C, Bouteiller D, Keren B, *et al.* (2009): Sporadic infantile epileptic encephalopathy caused by mutations in PCDH19 resembles Dravet syndrome but mainly affects females. *PloS Genet* 5: e1000381.

Depienne C, Trouillard O, Gourfinkel-An I, *et al.* (2010): Mechanisms for variable expressivity of inherited SCN1A mutations causing Dravet syndrome. *J Med Genet* 47: 404–410.

Devinski O, Cross JH, Laux L, *et al.* (2017): Trial of Cannabidiol for Drug-Resistant Seizures in the Dravet Syndrome. *N Engl J Med* 37: 2011-2020. doi:10.1056/NEJMoa1611618

Devinski O, Patel AD, Thiele EA, *et al.* (2018): Randomized, dose-ranging safety trial of cannabidiol in Dravet syndrome. *Neurology* 90: e1204–e1211.

Devinsky O, Nabbout R, Miller I, Laux L, Zolnowska M, Wright S, Roberts C (2019): Long term cannabidiol treatment in patients with Dravet syndrome: An open label extension trial. *Epilepsia* 60: 294–302.

de Witte P, Lagae L (2017): Serotonergic modulation as a pharmacological modality in the treatment of Dravet syndrome. *Brain* 140: 1–2.

Dibué-Adjeia M, Fischer I, Steiger HJ, Kamp MA (2017): Efficacy of adjunctive vagus nerve stimulation in patients with Dravet syndrome: A meta-analysis of 68 patients. *Seizure* 50: 147–152.

Djémié T, Weckhuysen S, von Spiczak S, *et al.* (2016): Pitfalls in genetic testing: the story of missed SCN1A mutations. *Mol Genet Genomic Med* 4: 457–464.

Do TTH, Huynh TTK, Van Le TK (2016): Acute encephalopathy in Dravet syndrome: Case reports and literature review. *Neurology Asia* 21: 181–185.

Dravet C (1978): Les épilepsies graves de l'enfant. *Vie Med* 8: 543–548.

Dravet C (2018): Acute encephalopathy after febrile status epilepticus: an underdiagnosed, misunderstood complication of Dravet syndrome. *Dev Med Child Neurol* 60: 534.

Dravet C, Roger J, Bureau M, Dalla Bernardina B (1982): Myoclonic epilepsies in childhood. In: Akimoto H, *et al.* (eds) *Advances in Epileptology, the XIIIth EIS*, pp. 135–140. New York: Raven Press.

Dravet C, Bureau M, Roger J (1985): Severe myoclonic epilepsy in infancy. In: Roger J, Dravet C, Bureau M, Dreifuss FE, Wolf P (eds) *Epileptic Syndromes inInfancy, Childhood and Adolescence*, pp. 58–67. London: John Libbey.

Dravet C, Bureau M, Guerrini R, Giraud N, Roger J (1992): Severe myoclonic epilepsy in infants. In: Roger J, Bureau M, Dravet C, Dreifuss FE, Perret A, Wolf P (eds) *Epileptic Syndromes in Infancy, Childhood and Adolescence*, 2nd ed, pp. 75–88. London: John Libbey.

Dravet C, Bureau M, Oguni H, Fukuyama Y, Cokar O (2005a): Severe myoclonic epilepsy in infancy (Dravet Syndrome). In: Roger J, Bureau M, Dravet C, Genton P, Tassinari CA, Wolf P (eds) *Epileptic Syndromes in Infancy, Childhood and Adolescence*, 4th ed, pp. 89–113. Paris: John Libbey Eurotext.

Dravet C, Bureau M, Oguni H, Fukuyama Y, Cokar O (2005b): Severe myoclonic epilepsy in infancy: Dravet syndrome. In: Delgado-Escueta AV, Guerrini R, Medina MT, Genton P, Bureau M, Dravet C (eds) *Advances in Neurology*, Vol. 95, pp. 71–102. Philadelphia: Lippincott Williams & Wilkins.

Dravet C, Daquin G, Battaglia D (2009): Severe myoclonic epilepsy in infancy (Dravet syndrome). In: Nikanorova M, Genton P, Sabers A (eds), *Long-Term Evolution of Epileptic Encephalopathies*, pp. 29–38. Paris: John Libbey Eurotext.

Dressler A, Trimmel-Schwahofer P, Reithofer E, *et al.* (2015): Efficacy and tolerability of the ketogenic diet in Dravet syndrome – Comparison with various standard antiepileptic drug regimen. *Epilepsy Res* 109: 81–89.

Dulac O, Arthuis M (1982): L'épilepsie myoclonique sévère de l'enfant. In: *Journées parisiennes de pédiatrie*, pp. 259–268. Paris: Flammarion.

Durá-Travé T, Yoldi-Petri ME, Gallinas-Victoriano F (2007): Epilepsy in children in Navarre, Spain: Epileptic seizure types and epileptic syndromes. *J Child Neurol* 22: 823–828.

Engel J Jr (2001): A proposed diagnostic scheme for people with epileptic seizures and with epilepsy. Report of the ILAE Task Force on Classification and Terminology. *Epilepsia* 42: 796–803.

Fasano A, Borlot F, Lang AE, Andrade DM (2014): Antecollis and Levodopa-Responsive Parkinsonism Are Late Features of Dravet Syndrome. *Neurology* 82: 2250–2251.

Fisher JL (2009): The anticonvulsant stiripentol acts directly on the GABAA receptor as a positive allosteric modulator. *Neuropharmacology* 56: 190–197.

Fisher JL (2011a): Interactions between modulators of the GABAA receptor: Stiripentol and benzodiazepines. *Eur J Pharmacol* 2: 160–165.

Fisher JL (2011b): The effects of stiripentol on GABAA receptors. *Epilepsia* 52 (Suppl 2): 76–78.

Fisher RS, Cross JH, French JA, *et al.* (2017): Operational classification of seizure types by the International League Against Epilepsy: Position Paper of the ILAE Commission for Classification and Terminology. *Epilepsia* 5: 522–530.

Fontana E, Dalla Bernardina B, Sgrò V, *et al.* (2004): Epilessia mioclonica severa (EMS) e/o sindrome di Dravet: Studio elettroclinico longitudinale di 53 soggetti. *Boll Lega It Epil* 125/126: 337–340.

Frederiksen K, Lu D, Yang J, Jensen HS, *et al.* (2017): A small molecule activator of Na_v 1.1 channels increases fast-spiking interneuron excitability and GABAergic transmission in vitro and has anti-convulsive effects in vivo. *Eur J Neurosci* 46: 1887–1896.

French J, Koepp M, Naegelin Y, *et al.* (2017): Clinical studies and anti-inflammatory mechanisms of treatments. *Epilepsia*. 58 (Suppl. 3): 69-82.

Fujiwara T, Nakamura H, Watanabe M, *et al.* (1990): Clinicoelectrographic concordance between monozygotic twins with severe myoclonic epilepsy in infancy. *Epilepsia* 31: 281–286.

Fujiwara T, Watanabe M, Takahashi Y, *et al.* (1992): Long-term course of childhood epilepsy with intractable Grand Mal seizures. *Jpn J Psychiatr Neurol* 46: 29.

Fujiwara T, Sugawara T, Mazaki-Miyazaki E, *et al.* (2003): Mutations of sodium channel alpha subunit type 1 (SCN1A) in intractable childhood epilepsies with frequent generalized tonic-clonic seizures. *Brain* 126: 531–546.

Fukuma G, Oguni H, Shirasaka Y, *et al.* (2004): Mutations of neuronal voltage-gated Na+ channel alpha 1 subunit gene *SCN1A* in core severe myoclonic epilepsy in infancy (SMEI) and in borderline SMEI (SMEB). *Epilepsia* 45: 140–148.

Gaily E, Anttonen A K, Valanne L, *et al.* (2013): Dravet syndrome: new potential genetic modifiers, imaging abnormalities, and ictal findings. *Epilepsia* 54: 1577–1585.

Gastaut H, Broughton R, Tassinari CA (1974): Unilateral epileptic seizures. In: Vinken PJ, Bruyn GW (eds) *Handbook of Clinical Neurology: The Epilepsies*, Vol. XV, pp. 235–245. Amsterdam/New-York: Elsevier.

Gataullina S, Dulac O (2017): From genotype to phenotype in Dravet disease. *Seizure* 44: 58–64.

Geffrey AL, Pollack SF, Bruno PL, Thiele EA (2015): Drug-drug interaction between clobazam and cannabidiol in children with refractory epilepsy. *Epilepsia* 56: 1246–1251.

Gennaro E, Santorelli FM, Bertini E, *et al.* (2006): Somatic and germline mosaïcisms in severe myoclonic epilepsy in infancy. *Biochem Biophysl Res Commun* 341: 489–493.

Genton P, Velizarova R, Dravet C (2011): Dravet syndrome: The long-term outcome. *Epilepsia* 52 (Suppl. 2): 44–49.

Giovanardi-Rossi PR, Santucci M, Gobbi G, *et al.* (1991): Long-term follow-up of severe myoclonic epilepsy in infancy. In: Fukuyama Y, Kamoshita S, Ohtsuka C, Susuki Y (eds) *Modern Perspectives of Child Neurology*, pp. 205–213. Tokyo: Asahi Daily News.

Gitiaux C, Chemaly N, Quijano-Roy S, *et al.* (2016): Motor neuropathy contributes to crouching in patients with Dravet syndrome. *Neurology* 87: 277–281.

Gobbi G, Giovannini S, Boni A, Visconti P, Beghi M, Cornaggia CM (2008): Catatonic psychosis related to forced normalization in a girl with Dravet's syndrome. *Epileptic Disord* 10: 125–129.

Goldman A, Behr ER, Semsarian C, Bagnall RD, Sisodiya S, Cooper PN (2016): Sudden unexpected death in epilepsy genetics: Molecular diagnostics and prevention. *Epilepsia* 57 (Suppl. 1): 17–25.

Grosso S, Galimberti D, Farnetani MA, *et al.* (2005): Efficacy and safety of topiramate in infants according to epilepsy syndromes. *Seizure* 14: 183–189.

Guerrini R, Dravet C, Genton P, *et al.* (1998): Lamotrigine and seizure aggravation in severe myoclonic epilepsy. *Epilepsia* 39: 508–512.

Guerrini, R, Tonnelier, S, D'Athis, P, *et al.* (2002): Stiripentol in severe myoclonic epilepsy in infancy (SMEI): A placebo-controlled trial. *Epilepsia* 43 (Suppl. 9): S155.

Guerrini R, Bonanni P, Parmeggiani L, Hallett H, Oguni H (2005): Pathophysiology of myoclonic epilepsies. In: Delgado-Escueta AV, Guerrini R, Medina MT, Genton P, Bureau M, Dravet C (eds) *Advances in Neurology, Myoclonic Epilepsies*, vol. 95, pp. 23–46. Philadelphia: Lippincott Wilkins & Wilkins.

Guerrini R, Cellini E, Mei D, *et al.* (2010): Variable epilepsy phenotypes associated with a familial intragenic deletion of the SCN1A gene. *Epilepsia* 51: 2474–2477.

Guerrini R, Striano P, Catarino C, Sisodiya SM (2011): Neuroimaging and neuropathology of Dravet syndrome. *Epilepsia* 52 (Suppl. 2): 30–34.

Han S, Taiz C, Westenbroek RE, *et al.* (2012): Autistic behavior in *Scn1a+/–* mice and rescue by enhanced GABAergic transmission. *Nature* 489 (7416): 385–390.

Hattori J, Ouchida M, Ono J, *et al.* (2008): A screening test for the prediction of Dravet syndrome before one year of age. *Epilepsia* 49: 626–633.

Hayashi M, Sugai K, Kurihara E, Tamagawa K (2004): An autopsy case of severe myoclonic epilepsy in infancy, who died of acute encephalopathy associated with influenza infection. *Epilepsia* 45 (Suppl. 8): 65.

Heron SE, Scheffer IE, Iona X, *et al.* (2010): *De novo* SCN1A mutations in Dravet syndrome and related epileptic encephalopathies are largely of paternal origin. *J Med Genet* 47: 137–141.

Higurashi N, Nakamura M, Sugai M, *et al.* (2013): PCDH19-related female-limited epilepsy: Further details regarding early clinical features and therapeutic efficacy. *Epilepsy Res* 106: 191–199.

Hino-Fukuyo N, Haginoya K, Togashi N, *et al.* (2009): Ictal vomiting as an initial symptom of Severe myoclonic epilepsy in infancy: A case report. *J Child Neurol* 24: 228.

Hirose S, Scheffer IE, Marini C, *et al.* (2013): SCN1A testing for epilepsy: application in clinical practice. *Epilepsia* 54: 946–952.

Hsiao J, Yuan TY, Tsai MS, *et al.* (2016): Upregulation of haploinsufficient gene expression in the brain by targeting a long non-coding RNA improves seizure phenotype in a model of Dravet syndrome. *E Bio Medicine* 9: 257–277.

Horn CS, Ater SB, Hurst DL (1986): Carbamazepine-exacerbated epilepsy in children and adolescents. *Pediatr Neurol* 2: 340–345.

Hurst DL (1990): Epidemiology of severe myoclonic epilepsy in infancy. *Epilepsia* 31: 397–400.

Inoue Y, Ohtsuka Y, Oguni H, *et al.* (2009): Stiripentol open study in Japanese patients with Dravet syndrome. *Epilepsia* 50: 2362–2368.

Inoue Y, Ohtsuka Y, STP-1 Study Group (2015): Long-term safety and efficacy of stiripentol for the treatment of Dravet syndrome: A multicenter, open-label study in Japan. *Epilepsy Res* 113: 90–97.

Jansen FE, Sadleir LG, Harkin LA, *et al.* (2006): Severe myoclonic epilepsy in infancy (Dravet syndrome): Recognition and diagnosis in adults. *Neurology* 67: 224–226.

Ishii A, Watkins JC, Chen D, Hirose S, Hammer MF (2017): Clinical implications of SCN1A missense and truncation variants in a large Japanese cohort with Dravet syndrome. *Epilepsia* 58: 282–290.

Isom LL (2017): Opposing Phenotypes in Dravet Syndrome Patient-Derived Induced Pluripotent Stem Cell Neurons: Can Everyone Be Right? *Epilepsy Curr.* 17: 244–247.

Ito S, Ogiwara I, Yamada K, *et al.* (2013): Mouse with Nav1.1 haploinsufficiency, a model for Dravet syndrome, exhibits lowered sociability and learning impairment. *Neurobiol Dis* 49: 29–40.

Kalume F, Yu FH, Westenbroek R., Scheuer T, Catterall WA (2007): Reduced sodium current in Purkinje neurons from Nav1.1 mutant mice: implications for ataxia in severe myoclonic epilepsy in infancy. *J Neurosci* 27: 11065–11074.

Kalume F, Oakley JC, Westenbroek RE, *et al.* (2015): Sleep impairment and reduced interneuron excitability in a mouse model of Dravet Syndrome. *Neurobiol Dis* 77: 141–154.

Kaminska A, Dulac O (2001): Genetic predisposition to severe myoclonic epilepsy in infancy. *Epilepsia* 42: 204–209.

Kanazawa O (1992): Medically intractable generalized tonic-clonic or clonic seizures in infancy. *J Epil* 5: 143–148.

Kanazawa O, Shirane S (1999): Can early zonizamide medication improve the prognosis in the core and peripheral types of severe myoclonic epilepsy in infants? *Brain Dev* 21: 503.

Kearney JA (2016): Locus Heterogeneity in Epilepsy of Infancy with Migrating Focal Seizures. *Epilepsy Currents* 16 (1): 43–45.

Kelemen A, Rásonyl G, Neuwirth M, *et al.* (2011): Our clinical experience with zonisamide in resistant generalized epilepsy syndromes. *Ideggyogy Sz* 64 (5-6): 187–192.

Kimura K, Sugawara T, Mazaki-Miyazaki E, *et al.* (2005): A missense mutation in SCN1A in brothers with severe myoclonic epilepsy in infancy (SMEI) inherited from a father with febrile seizures. *Brain Dev* 27: 424–430.

Knupp K, Knupp G, Scarbro S, *et al.* (2017): Parental Perception of Comorbidities in Children With Dravet Syndrome. *Pediatric Neurology* 76: 60–65.

Kossoff EH, Zupec-Kania BA, Auvin S, *et al.* (2018): Optimal clinical management of children receiving dietary therapies for epilepsy: Updated recommendations of the International Ketogenic Diet Study Group, The Charlie Foundation, Matthew's Friends, and the Practice Committee of the Child Neurology Society. *Epilepsia Open* 3 (2): 175–192.

Korff K, Laux L, Kelley K, Goldstein J, Koh S, Nordli D Jr (2007): Dravet Syndrome (Severe Myoclonic Epilepsy in Infancy): A Retrospective Study of 16 Patients. *J Child Neurol* 22: 185–195.

Korff CM, Brunklaus AM, Zuberi SM (2015): Epileptic activity is a surrogate for an underlying etiology and stopping the activity has a limited impact on developmental outcome. *Epilepsia* 56: 1477–1481.

Kroll-Seger J, Portilla P, Dulac O, *et al.* (2006): Topiramate in the treatment of highly refractory patients with Dravet syndrome. *Neuropediatrics* 37: 325–329.

Lambarri San Martin I, Garaizar Axpe C, Zuazo Zamalloa E, *et al.* (1997): Epilepsia polimorfa de la infancia: revision de 12 casos. *Anal Esp Pediatr* 46: 571–575.

Lawton B, Davis T, Goldstein H, Tagg A (2018): An update in the initial management of paediatric status epilepticus. *Curr Opin Pediatr* (3): 359–363.

Lee HF, Chi CS, Tsai CR, Chen CH, Wang CC (2015): Electroencephalographic features of patients with SCN1A-positive Dravet syndrome. *Brain Dev* 37: 599–611.

Le Gal F, Korff CM, Monso-Hinard C, *et al.* (2010): A case of SUDEP in a patient with Dravet syndrome with SCN1A mutation. *Epilepsia* 51: 191–198.

Losito E, Kuchenbuch M, Chemaly N, *et al.* (2017): Age-related "Sleep/nocturnal" tonic and tonic clonic seizure clusters are underdiagnosed in patients with Dravet Syndrome. *Epilepsy Behav* 74: 33–40.

Lotte J, Haberlandt E, Neubauer B, Staudt M, Kluger GJ (2012): Bromide in patients with SCN1A-mutations manifesting as Dravet syndrome. *Neuropediatrics* 43: 17–21.

Lotte J, Bast T, Borusiak P, *et al.* (2016): Effectiveness of antiepileptic therapy in patients with PCDH19 mutations. *Seizure* 35: 106–110.

Madia F, Gennaro E, Cecconi M, *et al.* (2003): No evidence of GABRG2 mutations in severe myoclonic epilepsy of infancy. *Epilepsy Res* 53: 196–200.

Madia F, Striano P, Gennaro E, *et al.* (2006): Cryptic chromosome deletions involving SCN1A in severe myoclonic epilepsy in infancy. *Neurology* 67: 1230–1235.

Marini C, Scheffer IE, Nabbout R, *et al.* (2009): SCN1A duplications and deletions detected in Dravet syndrome: Implications for molecular diagnosis. *Epilepsia* 50: 1670–1678.

Marini C, Mei D, Parmeggiani L, *et al.* (2010): Protocadherin 19 mutations in girls with infantile-onset epilepsy. *Neurology* 75: 646–653.

Martin P, Rautenstrauß B, Abicht A J. Fahrbach J, Koster S (2010): Severe Myoclonic Epilepsy in Infancy – Adult Phenotype with Bradykinesia, Hypomimia, and Perseverative Behavior: Report of Five Cases. *Mol Syndromol* 1: 231–238.

Martin JP, Kümmerle A (2015): Hallucinations and delusions are frequently reported in individuals with Dravet syndrome. *Epilepsy Behav* 52: 222–224.

McMullan J, Sasson C, Pancioli A, Silbergleit R (2010): Midazolam *versus* diazepam for the treatment of status epilepticus in children and young adults: a meta-analysis. *Acad Emerg Med* 17: 575–582.

Meng H, Xu HQ, Yu L, *et al.* (2015): The SCN1A mutation database: updating information and analysis of the relationships among genotype, functional alteration, and phenotype. *Hum Mutat* 36 (6): 573–580.

Mingorance A (2017): *Dravet syndrome pipeline and opportunities review. Dracaena Report.* Dracaena Consulting.

Miyatake S, Kato M, Sawaishi Y, *et al.* (2018): Recurrent SCN3A p.Ile875Thr variant in patients with polymicrogyria. *Ann Neurol* 84: 159–161.

Morimoto M, Mazaki E, Nishimura A, *et al.* (2006): SCN1A mutation mosaïcism in a family with severe myoclonic epilepsy in infancy. *Epilepsia* 47: 1732–1736.

Mulley JC, Nelson P, Guerrero S, *et al.* (2006): A new molecular mechanism for severe myoclonic epilepsy in infancy: Exonic deletions in SCN1A. *Neurology* 67: 1094–1095.

Myers KA, Scheffer IE (2017): Myoclonic Absence Seizures in Dravet Syndrome. *Pediatr Neurol* 2017: 1–3

Myers KA, McMahon JM, Mandelstam SA, *et al.* (2017): Fatal Cerebral Edema With Status Epilepticus in Children With Dravet Syndrome: Report of 5 Cases. *Pediatrics* 39 (4): e2 0161933.

Myers KA, Lightfoot P, Patil SG, Cross JH, Scheffer IE (2018): Stiripentol efficacy and safety in Dravet syndrome: A 12-year observational study. *Dev Med Child Neurol* 60: 574–578.

Nabbout R, Gennaro E, Dalla Bernardina B, *et al.* (2003): Spectrum of SCN1A mutations in severe myoclonic epilepsy in infancy. *Neurology* 60: 1961–1967.

Nabbout R, Desguerre I, Sabbagh S, *et al.* (2008): An unexpected EEG course in Dravet syndrome. *Epilepsy Res* 81: 90–95.

Nabbout R, Copioli C, Chipaux M, *et al.* (2011): Ketogenic diet also benefits Dravet syndrome patients receiving stiripentol: A prospective pilot study. *Epilepsia* 52: 54–57.

Nabbout R, Chemaly N, Chipaux M. *et al.* (2013): Encephalopathy in children with Dravet syndrome is not a pure consequence of epilepsy. *Orphanet Journal of Rare Diseases* 8: 176.

Nakayama T, Ogiwara I, Ito K, *et al.* (2010): Deletions of SCN1A 5' genomic region with promoter activity in Dravet syndrome. *Hum Mutat* 31: 820–829.

Nicolai J, Gunning B, Leroy PL, Ceulemans B, Vies JSH (2008): Acute hepatic injury in four children with Dravet syndrome: Valproic acid, topiramate or acetaminophen? *Seizure* 17: 92–97.

Nieto M, Márquez E, Candau R, Rufo L, Ruiz del Portal (1995): Tomografia per emission de foton unico (SPECT) en la epilepsia mioclonica severa de la infancia (EMS). *Rev Neurol (Barc)* 23: 1193–1198.

Nieto M, Roldan S, Sanchez B, Candau R, Rodriguez R (2000a): Estudio immunológico en pacientes con epilepsia mioclónica severa en la infancia. *Rev Neurol (Spanish)* 30: 1–15.

Nieto-Barrera M, Candau R, Nieto-Jimenez M, Correa A, del Portal LR (2000a): Topiramate in the treatment of severe myoclonic epilepsy in infancy. *Seizure* 8: 590–594.

Nieto-Barrera M, Lillo MM, Rodriguez-Collado C, Candau R, Correa A (2000b): Severe myoclonic epilepsy in childhood. Epidemiologic analytical study. *Rev Neurol (Spanish)* 30: 620–624.

Oakley JC, Kalume F, Yu FH, Scheuer T, Catterall WA (2009): Temperature-and age-dependent seizures in a mouse model of severe myoclonic epilepsy in infancy. *Proc Natl Acad Sci USA* 106: 3994–3999.

Ogihara M, Hoshika A, Matsuno T, *et al.* (1994): EEG and polygraphical study of vibratory generalized tonic-clonic seizures (vibratory GTCS). *J Jpn Epil Soc* 12: 264-271.

Ogino T (1986): Severe myoclonic epilepsy in infancy – a clinical and electroencephalographic study. *J Jpn Epil Soc* 4: 114–126.

Ogino T, Ohtsuka Y, Mimaki N, *et al.* (1985): Severe myoclonic epilepsy in infancy. *Folia Psychiatr Neurol Japonica* 39: 357–358.

Ogino T, Ohtsuka Y, Yamatogi Y, Oka E, Ohtahara S (1989): The epileptic syndrome sharing common characteristics during early childhood with severe myoclonic epilepsy in infancy. *Jpn J Psychiatry Neurol* 43: 479–481.

Ogiwara I, Miyamoto H, Morita N, *et al.* (2007): Na(v)1.1 localizes to axons of parvalbumin-positive inhibitory interneurons: A circuit basis for epileptic seizures in mice carrying an Scn1a gene mutation. *J Neurosci* 27: 5903–5914.

Oguni H, Kitami H, Oguni M, *et al.* (1994): Treatment of severe myoclonic epilepsy in infants with bromide and its borderline variant. *Epilepsia* 35: 1140–1145.

Oguni H, Hayashi K, Awaya Y, Fukuyama Y, Osawa M (2001): Severe myoclonic epilepsy in infants – a review based on the Tokyo Women's medical university series of 84 cases. *Brain Dev* 23: 736–748.

Oguni H, Hayashi K, Osawa M, *et al.* (2005): Severe myoclonic epilepsy in infants. Typical and borderline groups in relation to SCN1A mutations. In: Delgado-Escueta V, Guerrini R, Medina MT, Genton P, Bureau M, Dravet C (eds) *Advances in Neurology, Myoclonic Epilepsies*, vol. 95, pp. 103–111. Philadelphia: Lippincott Williams & Wilkins.

Ohki T, Watanabe K, Negoro K, *et al.* (1997): Severe myoclonic epilepsy in infancy: Evolution of seizures. *Seizure* 6: 219–224.

Ohmori I, Ohtsuka Y, Murakami N, Asano T, Hattori J, Oka E (2001): Analysis of ictal EEG in severe myoclonic epilepsy in infancy. *Epilepsia* 42 (Suppl. 6): 54.

Ohmori I, Ohtsuka Y, Ouchida M, *et al.* (2003): Is phenotype difference in severe myoclonic epilepsy in infancy related to SCN1A mutations? *Brain Dev* 27: 488–493.

Ohmori I, Ouchida M, Kobayashi K, *et al.*(2008): Rasmussen encephalitis associated with SCN1A mutation. *Epilepsia* 49: 521–526.

Ohmori I, Ouchida M, Kobayashi K, *et al.* (2013): CACNA1A variants may modify the epileptic phenotype of Dravet syndrome. *Neurobiol Dis* 50: 209-217.

Okumura A, Kurahashi H, Hirose S, *et al.* (2007): Focal epilepsy resulting from a *de novo SCN1A* mutation. *Neuropediatrics* 38: 253–256.

Okumura A, Uematsu M, Imataka G, *et al.* (2012): Acute encephalopathy in children with Dravet syndrome. *Epilepsia* 53: 79-86.

Olivieri G, Battaglia D, Chieffo D, *et al.* (2016): Cognitive-behavioral profiles in teenagers with Dravet syndrome. *Brain Dev* 38: 554-562.

Passamonti C, Petrelli C, Mei D, *et al.* (2015): A novel inherited SCN1A mutation associated with different neuropsychological phenotypes: Is there a common core deficit? *Epilepsy Behav* 43: 89-92.

Pruna D, Balestri P, Zamponi N, *et al.* (2013): Epilepsy and vaccinations: Italian guidelines. *Epilepsia* 54 (Suppl. 7): 13-22.

Ragona F, Brazzo D, De Giorgi I, *et al.* (2010): Dravet syndrome: Early clinical manifestations and cognitive outcome in 37 Italian patients. *Brain Dev* 32: 71-77.

Ragona F, Granata T, Dalla Bernardina B, *et al.* (2011): Cognitive development in Dravet syndrome: A retrospective, multicenter study of 26 patients. *Epilepsia* 52: 386-392.

Renier WO, Renkawek K (1990): Clinical and neuropathologic findings in a case of severe myoclonic epilepsy in infancy. *Epilepsia* 31: 287–291.

Ricci D, Chieffo D, Battaglia D, *et al.* (2015): A prospective longitudinal study on visuo-cognitive development in Dravet syndrome: Is there a "dorsal stream vulnerability"? *Epilepsy Res* 109: 57–64.

Richards KL, Milligan CJ, Richardson RJ, *et al.* (2018): Selective NaV1.1 activation rescues Dravet syndrome mice from seizures and premature death. *Proc Natl Acad Sci USA* 115: E8077–E8085.

Rilstone JJ, Coelho FM, Minassian BA, Andrade DM (2012): Dravet syndrome: Seizure control and gait in adults with different SCN1A mutations. *Epilepsia* 53: 1421–1428.

Riva D, Vago C, Pantaleoni C, Bulgheroni S, Mantegazza M, Franceschetti S (2009): Progressive neurocognitive decline in two children with Dravet syndrome, *de novo SCN1A* truncations and different epileptic phenotypes. *Am J Med Genet A* 149A: 2339–2345.

Rodda JM, Scheffer IE, McMahon JM, Berkovic SF,Graham HK (2012): Progressive Gait Deterioration in Adolescents With Dravet Syndrome. *Arch Neurol* 69: 873–878.

Rosander C, Hallböök T (2015): Dravet syndrome in Sweden: A population-based study. *Dev Med Child Neurol* 57: 628–633.

Sakauchi M, Oguni H, Kato I, *et al.* (2011a): Mortality in Dravet syndrome: Search for risk factors in Japanese patients. *Epilepsia* 52 (Suppl. 2): 50–54.

Sakauchi M, Oguni H, Kato I, *et al.* (2011b): Retrospective multi-institutional study of the prevalence of early death in Dravet syndrome. *Epilepsia* 52: 1144–1149.

Sakakibara T, Nakagawa E, Saito Y, *et al.* (2009): Hemiconvulsion hemiplegia syndrome in a patient with severe myoclonic epilepsy in infancy. *Epilepsia* 50: 2158–2162.

Salgueiro-Pereira AR, Duprat F, Pousinha PA, *et al.* (2019): A two-hit story: Seizures and genetic mutation interaction sets phenotype severity in SCN1A epilepsies. *Neurobiol Dis* 125: 31–44.

Sarisjulis N, Gamboni B, Plouin P, Kaminska A, Dulac O (2000): Diagnosing idiopathic/cryptogenic epilepsy syndromes in infancy. *Arch Dis Child* 82: 226–230.

Sato T, Ota M, Matsuo M, Tasaki H, Miyazaki S (1995): Recurrent reversible rhabdomyolisis associated with hyperthermia and status epilepticus. *Acta Paediatr* 84: 1083–1085.

Scheffer IE, Berkovic SF (1997): Generalized epilepsy with febrile seizures plus: A genetic disorder with heterogeneous clinical phenotypes. *Brain* 120: 479–490.

Scheffer IE, Turner SJ, Dibbens LM, *et al.* (2008): Epilepsy and mental retardation limited to females: an under-recognized disorder. *Brain* 131: 918–927.

Scheffer IE, French J, Hirsch E, *et al.* (2017): Classification of the epilepsies: New concepts for discussion and debate – Special report of the ILAE Classification Task Force of the Commission for Classification and Terminology. *Epilepsia Open* 1 (1): 37–44.

Shmuely S, Sisodiya SM, Gunning WB, Sander JW, Thijs RD (2016): Mortality in Dravet syndrome: A review. *Epilepsy Behav* 64: 69–74.

Schoonjans AS, De Keersmaecker S, Van Bouwel B, Ceulemans B (2017): More daytime sleepiness and worse quality of sleep in patients with Dravet Syndrome compared to other epilepsy patients. *Eur J Paediatr Neurol* 23: 61–69.

Shi XY, Tomonoh Y, Wang WZ *et al.* (2016): Efficacy of antiepileptic drugs for the treatment of Dravet syndrome with different genotypes. *Brain Dev* 38: 40–46.

Siegler Z, Barsi P, NeuwirthM, *et al.* (2005): Hippocampal sclerosis in severe myoclonic epilepsy in infancy: A retrospective MRI study. *Epilepsia* 46: 704–708.

Singh R, Scheffer IE, Crossland K, Berkovic SF (1999): Generalized Epilepsy with Febrile Seizures Plus: A Common Childhood-onset Genetic Epilepsy Syndrome. *Ann Neurol* 45: 75–81.

Singh R, Andermann E, Whitehouse WP, *et al.* (2001): Severe myoclonic epilepsy in infancy: Extended spectrum of GEFS+? *Epilepsia* 42: 837–844.

Singh NA, Pappas C, Dahle EJ, *et al.* (2009): A role of SCN9A in human epilepsies, as a cause of febrile seizures and as a potential modifier of Dravet syndrome. *PLoS Genet* 5: e1000649.

Skluzacek JV, Watts KP, Parsy O, *et al.* (2011): Dravet syndrome and parent associations: The IDEA League experience with comorbid conditions, mortality, management, adaptation, and grief. *Epilepsia* 52 (Suppl. 2): 95–101.

Smith RS, Kenny CJ, Ganesh V, *et al.* (2018): Sodium Channel SCN3A (Na_V1.3) Regulation of Human Cerebral Cortical Folding and Oral Motor Development. *Neuron* 99: 905–913.

Specchio N, Kasteleijn-Nost-Trenité DGA, Piccioli M, *et al.* (2011): Diagnosing photosensitive epilepsy: Fancy new *versus* old fashioned techniques in patients with different epileptic syndromes. *Brain Dev* 33: 294–300.

Specchio N, Pontrelli G, Serino D, *et al.* (2014): Occipital seizures induced by Intermittent Photic Stimulation in Dravet syndrome. *Seizure* 23: 309–313.

Steel D, Symonds JD, Zuberi SM, Brunklaus A (2017): Dravet syndrome and its mimics: Beyond SCN1A. *Epilepsia* 58: 1807–1816.

Striano P, Mancardi MM, Biancheri R, *et al.* (2007a): Brain MRI findings in severe myoclonic epilepsy in infancy and genotype-phenotype correlations. *Epilepsia* 48: 1092–1096.

Striano P, Coppola G, Pezella M, *et al.* (2007b): An open-label trial of levetiracetam in severe myoclonic epilepsy in infancy. *Neurology* 69: 922–925.

Sugama M, Oguni H, Fukuyama Y (1987): Clinical and electroencephalographic study of severe myoclonic epilepsy in infancy (Dravet). *Jpn J Psychiat Neurol* 41: 463–465.

Suls A, Velizarova R, Yordanova I, *et al.* (2010): Four generations of epilepsy caused by an inherited microdeletion of the SCN1A gene. *Neurology* 75: 72–76.

Takahashi T, Tsukahara Y (1992): Usefulness of blue sunglasses in photosensitive epilepsy. *Epilepsia* 33: 517–521.

Takahashi Y, Fujiwara T, Yagi K, Seino M (1999): Photosensitive epilepsies and pathophysiologic mechanisms of the photoparoxysmal response. *Neurology* 53: 926–932.

Takayama R, Fujiwara T, Shigematsu H, *et al.* (2014): Long-term course of Dravet syndrome: A study from an epilepsy center in Japan. *Epilepsia* 55: 528–538.

Tanabe T, Awaya Y, Matsuishi T, *et al.* (2004): Survey of vaccination and viral infections for children with severe myoclonic epilepsy in infancy. *No To Hattatsu* 36: 318–323.

Tanabe T, Awaya Y, Matsuishi T, *et al.* (2008): Management of and prophylaxis against status epilepticus in children with severe myoclonic epilepsy in infancy (SMEI; Dravet syndrome): A nation-wide questionnaire survey in Japan. *Brain Dev* 30: 629–635.

Than TN, Chiron C, Dellatolas G, *et al.* (2002): Long-term efficacy and tolerance of stiripentol in severe myoclonic epilepsy in infancy (Dravet's syndrome). *Arch Pediatr* 9: 1120–1127.

Tian X, Ye J, Zeng Q, *et al.* (2018): The clinical outcome and neuroimaging of acute encephalopathy after status epilepticus in Dravet syndrome. *Dev Med Child Neurol* 60: 566–573.

Trivisano M, Pietrafusa N, di Ciommo V, *et al.* (2016): PCDH19-related epilepsy and Dravet Syndrome: Face-off between two early-onset epilepsies with fever sensitivity. *Epilepsy Res* 125: 32–36.

Trivisano M, Pietrafusa N, Terracciano A, *et al.* (2018): Defining the electroclinical phenotype and outcome of PCDH19-related epilepsy: A multicenter study. *Epilepsia* 59: 2260–2271.

Tro-Baumann B, von Spiczak S, Lotte J, *et al.* (2011): A retrospective study of the relation between vaccination and occurrence of seizures in Dravet syndrome. *Epilepsia* 52: 175–178.

Tsuda Y, Oguni H, Sakauchia M, Osawa M (2013): An electroclinical study of absence seizures in Dravet syndrome. *Epilepsy Res* 103: 88–96.

Turner SJ, Brown A, Arpone M, Anderson V, Morgan AT, Scheffer IE (2017): Dysarthria and broader motor speech deficits in Dravet syndrome. *Neurology* 88: 743–749.

Vadlamudi L, Dibbens LM, Lawrence KM, *et al.* (2010): Timing of *de novo* mutagenesis – a twin study of sodium-channel mutations. *N Engl J Med* 363: 1335–1340.

Verbeek NE, Wassenaar M, van Campen JS, *et al.* (2015): Seizure precipitants in Dravet syndrome: What events and activities are specifically provocative compared with other epilepsies? *Epilepsy Behav* 47: 39–44.

Verbeek N, Kasteleijn-Nolst T, Wassenaar M, *et al.* (2017): Photosensitivity in Dravet syndrome is under-recognized and related to prognosis. *Clin Neurophysiol* 128 (2): 323–330.

Villas N, Meskis MA, Goodliffe S (2017): Dravet syndrome: Characteristics, comorbidities, and caregiver concerns. *Epilepsy Behav* 74: 81–86.

Villeneuve N, Portilla P, Ferrari AR, *et al.* (2002): Topiramate (TPM) in severe myoclonic epilepsy in infancy (SMEI): Study of 27 patients. *Epilepsia* 43 (Suppl. 8): 155.

Villeneuve N, Laguitton V, Viellard M, *et al.* (2014): Cognitive and adaptive evaluation of 21 consecutive patients with Dravet syndrome. *Epilepsy Behav* 31: 143–148.

Wakai S, Ikehata M, Nihira H, *et al.* (1996a): "Obtundation status (Dravet)" caused by complex partial status epilepticus in a patient with severe myoclonic epilepsy in infancy. *Epilepsia* 37: 1020–1022.

Wakai S, Ito N, Sueoka H, *et al.* (1996b): Severe myoclonic epilepsy in infancy and carbamazepine. *Eur J Pediatr* 155: 724.

Wallace SJ (1998): Myoclonus and epilepsy in childhood: A review of treatment with valproate, ethosuximide, lamotrigine and zonizamide. *Epilepsy Res* 29: 147–154.

Wallace RH, Scheffer IE, Barnett S, *et al.* (2001): Neuronal sodium-channel alpha1-subunit mutations in generalized epilepsy with febrile seizures plus. *Am J Hum Genet* 68: 859–865.

Wang PJ, Fan PC, Lee WT, Young C, Huang CC, Shen YZ (1996): Severe myoclonic epilepsy in infancy: evolution of electroencephalographic and clinical features. *Acta Paed Sin* 37: 428–432.

Wang JW, Kurahashi H, Ishii A, *et al.* (2008): Microchromosomal deletions involving SCN1A and adjacent genes in severe myoclonic epilepsy in infancy. *Epilepsia* 49: 1528–1534.

Wirrell EC, Laux L, Franz DN, *et al.* (2013): Stiripentol in Dravet syndrome: Results of a retrospective U.S. study. *Epilepsia* 54: 1595–1604.

Wirrell EC, Laux L, Donner E, *et al.* (2017): Optimizing the Diagnosis and Management of Dravet Syndrome: Recommendations From a North American Consensus Panel. *Pediatr Neurol.* 68: 18–34.e3.

Wolff M, Cassé-Perrot C, Dravet C (2006): Severe myoclonic epilepsy of infants (Dravet syndrome): Natural history and neuropsychological findings. *Epilepsia* 47 (Suppl. 2): 45–48.

Wu YW, Sullivan J, McDaniel SS, Meisler MH, Walsh EM, Li SX, Kuzniewicz MW (2015): Incidence of Dravet Syndrome in a US Population. *Pediatrics* 136: e1310–e1315.

Yakoub LM, Dulac O, Jambaqué I, Plouin P (1992): Early diagnosis of severe myoclonic epilepsy in infancy. *Brain Dev* 14: 299–303.

Yan N, Xin-Hua W, Lin-Mei Z, *et al.* (2018): Prospective study of the efficacy of a ketogenic diet in 20 patients with Dravet syndrome. *Seizure* 60: 144–148.

Yasuda S, Watanabe M, Fujiwara T, Yagi K, Seino M (1989): A peculiar state observed in 4 patients with severe myoclonic epilepsy in infancy. *Jpn J Psychiatr Neurol* 43: 533–535.

Yu FH, Mantegazza M, Westenbroek RE, *et al.* (2006): Reduced sodium current in GABAergic interneurons in a mouse model of severe myoclonic epilepsy in infancy. *Nat Neurosci* 9: 1142–1149.

Zhang YH, Burgess R, Malone JP, *et al.* (2017): Genetic epilepsy with febrile seizures plus: Refining the spectrum. *Neurology* 89: 1210–1219.

Zhang Y, Kecskés A, Copmans D, *et al.* (2015): Pharmacological characterization of an antisense knockdown zebrafish model of Dravet syndrome: inhibition of epileptic seizures by the serotonin agonist fenfluramine. *PLoS ONE.* 10: e0125898.

Zuberi SM, Brunklaus A, Birch R, Reavey E, Duncan J, Forbes GH (2011): Genotype-phenotype associations in SCN1A-related epilepsies. *Neurology* 76: 594–600.

第 11 章 婴儿和儿童早期肌阵挛癫痫

作者：Renzo Guerrini[1]，Francesco Mari[1]，Stéphane Auvin[2] and Charlotte Dravet[3]

单位：1. Pediatric Neurology Unit and Labratories，Children's Hospital A.Meyer-University of Florence，Italy

2. Pediatric Neurology Department，Robert-Debre Children Hospital，University of Paris，France

3. Centr Saint-Paul，Henri-Gastatut Hospital，Marseille，France；Infantile Neuropsychiatric Unit，Fondazione Policlinico Universitario A.Gemelli，IRCCS，Università Cattolica del Sacro Cuore，Roma，Italy.

一、引言（肌阵挛癫痫的基本概念及电 - 临床特征）

（一）总的特征

肌阵挛癫痫（myoclonic epilepsies）这一术语历来意指一大类异质性癫痫病，临床上以反复和短暂的肌阵挛发作并常导致跌倒为特征、病程严重、对抗癫痫药物（AEDs）耐药、多伴认知功能损害（Aicardi & Levy Gomes，1991；Guerrini et al.，2002a）。然而，引起患者跌倒的原因并不总是肌阵挛，也并非所有的肌阵挛癫痫都会引起这样复杂的后果。尽管肌阵挛发作可能是某些肌阵挛癫痫患者唯一的发作类型，但大多数常伴其他发作类型，如全面性强直 - 阵挛发作（GTCS）（Erba & Browne，1983；Aicardi & Levy Gomes，1991）、全面性阵挛、不典型失神，尤其是失张力发作（Dalla Bernardina et al.，1987；Dravet et al.，2005）。在肌阵挛癫痫患者中，强直发作不常见，但肌阵挛 - 站立不能性癫痫（myoclonic astatic epilepsy，MAE）患儿在睡眠期有时会发生强直发作（Guerrini et al.，2002a；Oguni et al.，2001）。鉴于这类癫痫病的异质性及预后的不同，对肌阵挛癫痫进行分类面临巨大的困难和挑战。诚然，把肌阵挛癫痫作为一个癫痫类别本身也存在一定的争议，因为该术语过于强调肌阵挛这一发作类型，在其众多、有时甚至十分复杂的临床表现中，这种发作类型还只是一种边缘化的临床特征。

（二）癫痫性肌阵挛的定义和分类

"肌阵挛（myoclonus）"这一术语一般指肌肉的不自主抽搐，常累及拮抗肌。根据不同的生理学基础，肌阵挛可分为癫痫性与非癫痫性两大类（Patel & Jankovic，1988；Caviness & Brown，2004）。癫痫性肌阵挛为累及初级下行神经元的电 - 临床表现，在空间（扩展）或时间（持续反复）上放大后，从而触发明显的动作（Guerrini et al.，2002a）。根据肌阵挛的分布，还可分为局灶性、多灶性或全面性三类（Hallett，1985）。癫痫性肌阵挛神经生理学特征包括：①肌阵挛肌电图（electromyographic，EMG）中肌电爆发持续时间一般为 10~100ms；②拮抗肌同步肌电爆发或静息期；③常规头皮脑电图（EEG）或爆发 - 锁时 EEG 平均技术可见 EEG 异常放电（Hallett，1985；Guerrini et al.，2002a；Shibasaki & Hallett，2005）。

（三）肌阵挛发作常见临床及 EEG 特征

肌阵挛发作（myoclonic seizures，MS）表现为轻微的点头和（或）双上肢外展，如果累及双下肢，患者即刻出现明显的失张力和跌倒发作（Erba & Browne，1983；Tassinari et al.，1992）。MS 常表现为 2~3Hz 反复、短暂的肌肉不自主抽搐或痉挛样收缩，最常累及躯干轴肌，也可累及眼外肌、眼睑或面肌，尤其是口周肌。大多数肌阵挛发作均为肌肉自发或不自主收缩，常见于觉醒期，如青少年肌阵挛癫痫（juvenile myoclonic epilepsy，JME）；或思睡期，如婴儿肌阵挛癫痫（myoclonic epilepsies in infancy）。在 EEG 实验室内采用闪光刺激，一些患者可诱发出肌阵挛，甚至环境光线刺激也可诱发肌阵挛。轻拍或触摸等体感刺激或突然的声响刺激也可诱发肌阵挛（Ricci et al.，1995）。MS 通常散发，有时也可持续、反复出现，甚至演变为肌阵挛持续状态（myoclonic status）（Doose，1992a；Dravet et al.，2005）。

一次肌阵挛发作 EMG 表现为持续 20~150ms 双相或多相 EMG 电位，同时累及主动肌和拮抗肌。发作期 EEG 表现为全面性多棘波 / 多棘 - 慢波爆发。发作间期 EEG 可正常或背景活动变慢，主要取决于肌阵挛癫痫综合征的类型及病因学基础（图 11-1）。发作间期阵发性放电包括不规则多棘 - 慢复合波短程爆发（<3s），也可被短暂的闪光刺激（IPS）所诱发。在非快速眼动睡眠期（NREM），发作间期 EEG 多棘 - 慢波频率明显增快（Aicardi & Levy Gomes，1991；Dravet et al.，2005）。

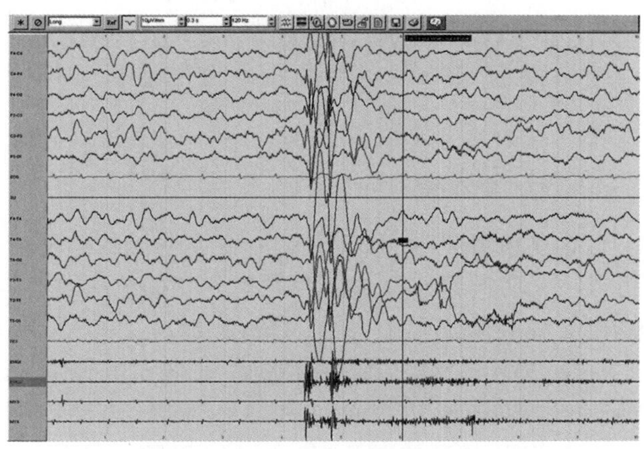

图 11-1　发作期多导 EEG 示多棘 - 慢波，伴连续两次三角肌阵挛（EMG 1：右侧三角肌，EMG 2：左侧三角肌）（10 秒 / 页）

（四）肌阵挛发作的鉴别诊断

对“突然和短暂抽搐”发作事件进行定性诊断和分类并不容易。若发作次数稀少，完全有可能误诊，需要将这些发作症状结合 EEG、EMG 及同步视频监测结果进行综合分析，以区分以下三种相似的发作类型。

1. 失张力发作（atonic seizures） 患者因失去肌张力而导致的突然坠地或跌倒，临床酷似肌阵挛发作（Erba & Browne，1983）。若失张力仅累及颈部肌肉，只表现为短暂的点头动作。失张力发作常伴瞬间的意识丧失，尽管患者跌倒后可立刻恢复知觉，但并不知道自己倒地的过程。发作期 EEG 有各种模式（Rubboli et al.，1997）：包括全面性不规则慢棘 - 慢波（Gastaut et al.，1974）、3Hz 棘 - 慢波（Aicardi & Levy Gomes，1991）、多棘 - 慢波（见图 11-1）或快速募集节律（fast recruiting rhythms）（Fariello et al.，1979；Chayasirisobhon & Rodin，1981）。发作期 EMG 为典型的肌电抑制（Gastaut et al.，1974；Rubboli et al.，1997）。

2. 强直发作（tonic seizures） 表现为某些受累肌群强直性收缩，不演变为阵挛相的发作类型（Gastaut & Broughton 1972；Erba & Browne，1983）。当患者下肢强力屈曲或失去平衡，可引起突然坠地或跌倒。强直发作时 EMG 表现与肌肉自主收缩时的肌电干扰类似。EEG 显示较低平的背景活动，伴全面性 10~20Hz 棘波节律或波幅渐增的快活动（20Hz）或 10Hz 节律性高波幅电活动，类似于“癫痫性募集节律”（Gastaut et al.，1963；Fariello et al.，1979；Brenner & Atkinson，1982）。

3. 痉挛（spasms） 对称或不对称性，类似短暂的强直发作，也是突然跌倒的重要原因（Egli et al.，1985）。痉挛常成簇发生，EEG-EMG 同步记录有诊断价值，EMG 为短暂的（0.5~3s）菱形肌电爆发，同步 EEG 伴高幅、不规则、弥漫性慢波混杂多灶棘波或重叠快节律。癫痫性痉挛（epileptic spasms）有时很难与癫痫性肌阵挛（epileptic myoclonus）相鉴别，需要多导电生理细致分析才能正确地辨别出两者的不同特征。

（五）肌阵挛癫痫的病因学

遗传因素发挥着重要的作用，如家系成员有癫痫病家族史，特别是癫痫伴肌阵挛发作和基因之间有众多关联，从单基因突变到各种染色体异常。文献报道几乎所有 Dravet 综合征（DS）患者都有 *SCN1A* 基因突变，Dravet 综合征以前称为婴儿重症肌阵挛癫痫（SMEI）。其他研究发现肌阵挛 - 站立不能性癫痫（MAE）的表型和类似 DS 表型的患者可见 *SCN1B*、*SCN2A*、*HCN1*、*STXBP1*、*CHD2*、*KCNA2*、*GLUT1* 基因突变（Wallace et al.，Claes et al.，2001；Marini et al.，2011，Steel et al.，2017；Mullen et al.，2011）。

文献报道获得性不可逆脑损伤所致的症状性肌阵挛癫痫相当少见，主要由围产期缺氧缺血性脑病所致（Elia et al.，1998；Guerrini et al.，2002a；Dallas Bernardina et al.，2002）。该脑损伤患者引起的 MS 主要起病于生后数月至 3 岁之间，常伴其他发作类型。在本章中，我们将重点讨论以前称为婴儿和儿童早期特发性肌阵挛癫痫（Guerrini et al.，2012）的病因学、电 - 临床表现、治疗和预后特征。尤其是婴儿肌阵挛癫痫（myoclonic epilepsy in infancy，MEI；以前称为婴儿良性肌阵挛癫痫 benign myoclonic epilepsy of infancy，BMEI）和癫痫伴肌阵挛 - 失张力发作（epilepsy with myoclonic atonic seizures，MAE；以前也称为肌阵挛 - 站立不能性癫痫，epilepsy with myoclonic-astatic seizures)。

二、婴儿肌阵挛癫痫(亦称婴儿良性肌阵挛癫痫)

(一) 历史回顾及命名

1981 年，Dravet & Bureau 首先报道了 7 例婴儿肌阵挛电 - 临床特征，初次明确了婴儿肌阵挛癫痫(MEI)，亦称婴儿良性肌阵挛癫痫(BMEI)。MEI 以短暂和全面性肌阵挛发作为特征，不伴其他发作类型，可有偶发的单纯热性惊厥史(febrile seizures，FS)，生后 3 年内认知功能正常。抗癫痫药物单药治疗一般能有效控制发作，但儿童期以后仍有可能复发。患儿精神和运动发育常正常。Dallas Bernardina 等(1978)在一项早发性癫痫的研究中发现了 3 例独特的早发性、良性肌阵挛癫痫综合征，但没有继续随访。1989 年 ILAE 综合征分类将 BMEI 确定为全面性特发性癫痫综合征。2010 年 Berg 领导的 ILAE 特别工作组根据新分类方案将其归类为病因不明的癫痫综合征。数位学者先后报道了一种噪声或触摸诱发的反射性肌阵挛发作，并认为这是 BMEI 的一种亚类。该综合征的良性特征随后受到质疑，因为“良性”一词应仅限于那些从起病即可预判、不需要回顾性评估就知道病程和预后良好的癫痫(Engel，2006)。由于早发性特发性肌阵挛癫痫患者的预后并非完全一致(Zuberi & O′ Reagan，2006)，因此更名为“婴儿肌阵挛癫痫”(Engel，2006)。然而，这一名称过于宽松，因此建议使用“婴儿特发性肌阵挛癫痫”(IMEI)(Dravet & Vigevano，2007)，但该名称未被 ILAE 接受。

尽管反射性 MEI 似乎比非反射性 MEI 更良性，但我们认为整个组是一个单一的综合征。

(二) 流行病学调查

文献报道的 MEI 病例十分少见，临床观察和分类比较困难，所以 Jallon & Latour(2005)提出在癫痫流行病学调查中可除外该综合征。这些作者引述 MEI 发病率在新诊断的儿童癫痫中占 0.2%，在所有儿童癫痫中占 1%，而 Durà-Travé(2007)根据一所三级癫痫中心的资料推测：在 1 月龄至 15 岁年龄段小儿癫痫中，该综合征占 0.8%。相对而言，Lennox-Gastaut 综合征占 0.5%、Dravet 综合征占 1.4%、West 综合征占 4.1%。另一些作者报道：根据起病年龄分类，1 岁以内起病的癫痫中，MEI 占 1.3%~1.7%(Caraballo et al.，1997；Sarisjulis et al.，2000)，3 岁以内起病的癫痫中，MEI 约占 2%(Dalla Bernardina et al.，1983)，6 岁以内起病的癫痫中，MEI 为 0.39%(Ohtsuka et al.，1993)。

(三) 遗传学基础

目前关于 MEI 遗传学研究的资料很少或尚不清楚。除一对单卵双胎的报道外，尚未见家系报道(Doose，2003)。然而，有数位作者报道了 MEI 有热性惊厥或癫痫家族史：17.6%(Auvin et al.，2006)、40%(Lin et al.，1998)、50.5%(Dravet & Bureau，2005)、55%(Rossi et al.，1997；Darra et al，2006)。这些结果提示 MEI 可能由尚不确定的遗传学病因所致。

(四) 个人史

MEI 患者发生肌阵挛前，一般无明确的前驱疾病史。仅两例患儿(1.9%)存在下列相关情况：唐氏综合征和高胰岛素糖尿病(Dravet et al.，2005)。另据报道 20% 的 MEI 患儿有热性惊厥史(Dravet & Bureau，2012)，通常为单纯性热性惊厥、热性惊厥发作次数很少，常见于肌阵挛发作起病和治疗前。Darra 等(2006)报道 1 例 MEI 患儿肌阵挛发作 6 个月前发生过两次散发的、夜发性口面部抽搐史。

三、临床及 EEG 表现

就 MEI 的性别特征而言，文献提示男孩似乎多于女孩。患儿主要起病于生后 4 月龄至 3 岁，更低龄起病者不常见。另一些作者报道了 3—5 岁起病的晚发型 MEI(Guerrini et al.，1994；Giovardi-Rossi et al.，1997；Lin et al.，1998；Gentile et al.，2010)，提示同一类型癫痫也可见于不同年龄段，但倾向于一个比较狭小的年龄范围内(Guerrini et al.，1994)。

患儿起病初期时，肌阵挛发作的时间短暂、次数很少，主要累及上肢和头部，很少影响到下肢。在婴儿期，肌阵挛可能非常轻微，很容易忽略或误判，即使父母亲也很难确定其准确的起始时间及发作频率。他们常将其误认为“痉挛”或“点头”。随着患儿发作频率渐增，每天可达数次或更多。视频 EEG-EMG 同步记录有助于精确地分析发作症状。粗大的肌阵挛累及躯干轴和近端肢体，诱发点头和上肢抬举及外展运动，有时也可见阵发性眼球上窜，但很少发生下肢屈曲现象。肌阵挛的强度因人而异，同一患儿在不同时间也可表现出轻重不同的症状。最严重的肌阵挛可导致手中握物突然抛出空中或站立位突然倒地；最轻微的发作形式仅为短暂的头部前倾或向前运动或单纯的合眼动作。MEI 的肌阵挛非常快速和短暂（1~3s），可散发或节律样连续数秒反复出现。肌阵挛常每天发生数次，随机出现。不同于婴儿痉挛，MEI 的肌阵挛不会连续成簇发生和因觉醒加重，但嗜睡期可能更加频繁。Dravet & Bureau（2005）报道的病例中，大约 1/5 患者可见 EEG 光敏性。Verrotti 等（2013）报道的反射性 MEI 患者表现为突然意外的噪声或触摸刺激，或两者共同诱发肌阵挛。据我们的经验，散发的 MS 临床上很难评估其意识状态；只有当患者发生反复或连续性肌阵挛时，才能明确是否有知觉损害。一些作者报道失神与肌阵挛相关联（Zafeiriou et al.，2003；Caraballo et al.，2013；Belcastro et al.，2005；2007）。Caraballo 等（2011；2013）认为较长时间的肌阵挛伴明显的知觉减退可作为失神发作一种短暂类型。然而，临床很难评估幼儿 MEI 的知觉水平，因发作时常以肌阵挛成分为主。另有作者在各自的研究中均强调 MEI 肌阵挛前或同时伴散发性无热惊厥史（Ito et al.，2012；Yang et al.，2017）。伴无热惊厥与仅有散发性肌阵挛的 MEI 两组的临床和总体预后无显著性差异。

我们从未观察到 Lin 等（1998）报道的 MEI 患者发生突然短暂的发声现象，可能是发作累及膈肌和腹肌产生快速呼气所致。Ricci 等（1995）发现在反射性 MS 中，清醒和睡眠状态均能诱发肌阵挛，肌阵挛发作阈值在睡眠 I 期中较低，随着睡眠期加深而逐渐升高。只要患儿的生长发育保持正常，父母和儿科医生倾向将这些运动性症状表现视为非病理性。患儿无肌阵挛时，清醒状态短程 EEG 正常；一旦患者出现肌阵挛，同步 EEG 示>3Hz 全面性快棘 - 慢波（SW）或多棘 - 慢波（PSW），持续时间与发作表现同步（图 11-1 和图 11-2）。每次肌阵挛都伴短暂的肌电静息。Darra 等（2006）认为这种看似眨眼的最轻微发作与局限于额 - 中央和顶区很小棘 - 慢波相关。Hirano 等（2009）发现 MEI 患者的肌阵挛以肢体近端受累为主，导致身体前屈。

Darra 等（2006）发现 MEI 的肌阵挛通常在嗜睡期明显增强，而慢波睡眠期逐渐消失，但并非完全如此。觉醒期肌阵挛有时也会重现。触摸和听觉刺激诱发的肌阵挛特征与自发性肌阵挛表现一致。Ricci 等（1995）研究发现每次反射性肌阵挛常始于眨眼，历时 40~80ms 后出现肢体肌阵挛，继之为 20~30s 至 1~2min 的短暂不应期，在此期间任何突然的刺激都不能诱发出肌阵挛。间断性闪光刺激（IPS）能诱发出少数患者肌阵挛。发作间期 EEG 正常。IPS 诱发肌阵挛发作时，EEG 应能同时记录到 SW 或 PSW 放电。MEI 患儿午休或白天短睡时，EEG 常显示正常睡眠结构，而快速眼动睡眠（REM）期则可激活全面性 SW 放电（图 11-3）。

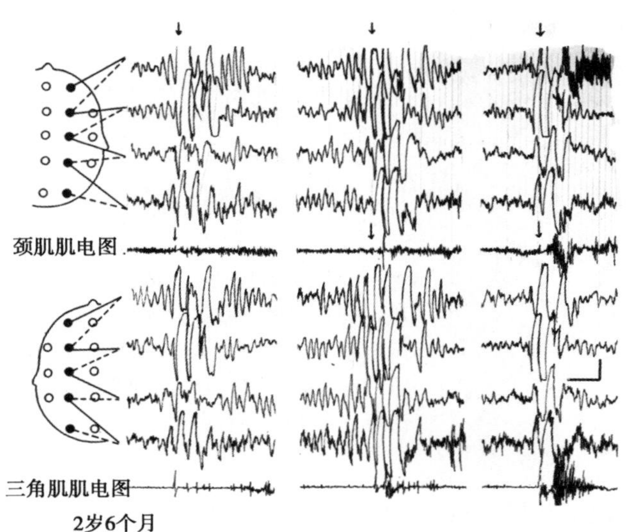

图 11-2　2 岁 6 个月，男孩。诊断：婴儿良性肌阵挛癫痫。多导 EEG 记录：肌阵挛（箭头）伴全面性超高幅棘 - 慢波。肌阵挛常伴（颈肌）瞬间肌张力丧失。第三次肌阵挛发作后为一次自主运动（1cm=100mV）

一些作者观察发现婴儿期起病的 MEI 成长到 9 岁时，即使未经过适当的治疗，也不出现其他发作类型，包括失神和强直发作，偶见热性惊厥（Dravet et al.，2005；Capovilla et al.，2007；Gentile et al.，2010）。神经系统和神经影像学检查常正常。

四、治疗经验

2012 年，Guerrini 等报道了共 182 例 MEI 患儿的治疗信息，这些资料涉及内容各有侧重但不够完整（Dravet & Bureau，2005；Auvin et al.，2006；Darra et al.，2006；Zuberi & O'Regan，2006；Capovilla et al.，2007；Moutaouakil et al.，2010；Mangano et al.，2011；Gentile et al.，2010；Ong et al.，2011）。总体资料显示 9 例患儿未接受任何 AEDs 治疗，肌阵挛却自然缓解。大多数起病开始接受丙戊酸（valproate，VPA）单药治疗的患儿，82.9% 的发作消失。经其他各种单药或多药治疗失败的患儿，大多数改用 VPA 治疗后发作也随之缓解。该资料显示约 10 例患者对多种 AEDs 耐药，但无后续随访信息。总的来说，

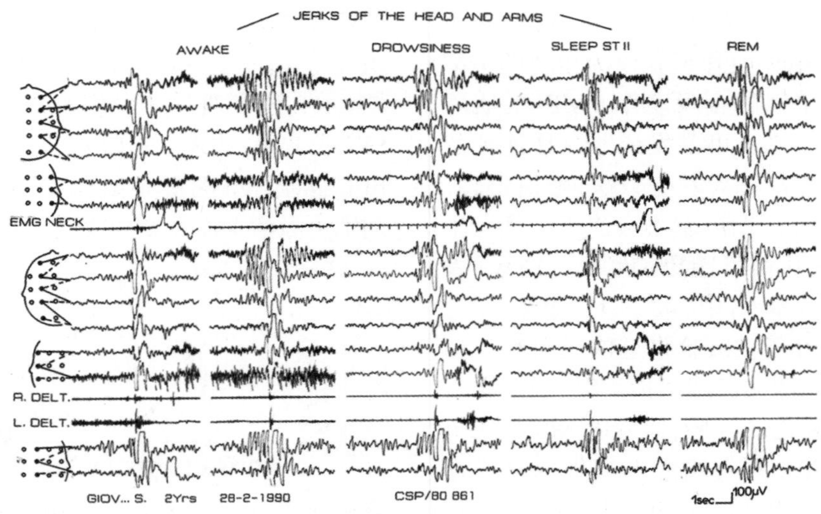

图 11-3　2 岁，女孩，诊断：婴儿良性肌阵挛癫痫。未经任何治疗前，多导 EEG 记录：清醒期数次肌阵挛发作；思睡期肌阵挛持续不断，但睡眠Ⅱ期减轻。同步 EEG 示全面性棘－慢波，有时表现前头部局灶起始的棘－慢波伴双侧全面性扩散。快速眼动睡眠期 EEG 显示同样的全面性棘－慢波，但不伴同步临床发作事件

注释：R DELT：右侧三角肌；L DELT：右侧三角肌

MEI 患儿约 90% 的发作都能得到缓解。文献资料均支持 VPA 是治疗 MEI 的首选 AEDs，所以目前认为最佳首选方案为大剂量丙戊酸治疗并监控血药浓度，这样既便于观察临床疗效，也可避免假性耐药和不良反应（Lin et al.，1998；Darra et al.，2006）。如果 VPA 不能完全控制发作，可改选其他方案，如采用 VPA 添加氯巴占（CLB）或氯硝西泮（CNZ）等苯二氮䓬类（BZP），或采用乙琥胺（ethosuccimide，ETS or ESM）与 VPA 联合用药，或另选一个广谱 AED 替代 VPA，如拉莫三嗪（LTG）也是一个有效的良好选择，但要警惕产生严重的过敏性皮疹或疗效不满意。如果临床诊断的 MEI 患儿经上述合理治疗仍然无效，发作不止，需重新评估患儿病情及 EEG、质疑现有诊断、探明潜在病因、排除局灶性和其他非良性癫痫的可能。如果患儿的临床疗效和耐受性良好，建议控制病情后继续维持该治疗方案至少 2 年。针对纯粹的反射性 MS 患者，一些学者建议暂停药物治疗，但光敏反射性 MS 例外（Capovilla et al.，2007）。由于 MEI 患者的认知功能和行为发育容易受损，故适时监测（如夜间）可能的发作和定期评估患儿的神经精神发育十分重要，并给予患儿具体的生活帮助、特殊的学习指导及必要的家庭心理支持。

五、长期预后

Dravet & Bureau（1981）通过对第一个小样本系列病例研究后发现：MEI 的长期预后取决于早期诊断及治疗。由于 VPA 能有效地控制发作，患儿生长发育一般都表现正常。倘若一直被忽视或误诊，未得到及时、合理的治疗，患儿继续表现为 MS，伴认知功能损伤和行为发育迟缓。Zuberi & O'Regan（2006）对现有文献研究后发现并强调：患儿长期预后并不比 30 年前乐观。2011 年有作者总结报道了共 116 例 MEI 随访患者的准确年龄：年龄从 9 月龄至 30 岁不等（图 11-4）。上述 MEI 患者除 1 例外，其余患者的肌阵挛均得到有效缓解，大多数持续不到 1 年，尤其伴反射性发作者更易于控制（Prats Vinas et al.，2002）。2010 年 Gentile 等报道：在该综合征（Dravet & Bureau，1981）被发现前，仅第一篇文献报道最长病程为 4 年 10 个月至 9 年 4 个月，患者均未得到诊断和治疗，绝大多数患儿到儿童期都逐渐停药。然而，文献资料也显示：随访时间越长，肌阵挛缓解后逐渐继发其他类型发作的患者也越多。2011 年另一篇综述总结了 162 例 MEI 患者随访 5 年的结果，其中 16% 继发其他发作类型，常见于肌阵挛缓解一段时间后；17 例患者为散发的强直－阵挛发作（tonic clonic seizures，GTCS）或药物易于控制的阵挛发作；5 例出现失神发作，其中 3 例伴眼睑肌阵挛，药物治疗可有效控制（Prats-Vinas et al.，2002；Capovilla et al.，2007；Moutaouakil et al.，2010）；2 例在 9—14 岁发展为青少肌阵挛癫痫（JME）（Auvin et al.，2006）；1 例患者到 14 岁时

仅存光诱发肌阵挛发作（Darra et al.，2006）。值得一提，Caraballo（2013）& Becastro（2015）最近报道了 4 例 MEI 后来演变为 JME。Auvin（2006）报道 1 例反射性 MEI 6 岁时出现了 GTCS，随后又出现复杂部分性发作，药物治疗有效。2011 年有作者报道 117 例 EEG 随访资料，但遗憾地发现有些 EEG 记录的年龄信息不够完整。该资料报道的 EEG 背景活动正常，发作间期无或可见散发的尖波（spike-waves，SW）。34 例患者经 IPS 诱发出全面性 SW，伴肌阵挛或无临床症状。一些研究发现光敏性也可见于肌阵挛缓解后（Giovanardi-Rossi et al.，1997；Lin et al.，1998），并持续长达数年，常无临床症状。24 例 MEI 患者随访至儿童和青少年期，可见局灶性 EEG 异常，常位于额 - 中央区及顶区，有时位于额 - 顶区、额 - 颞区，但多数在随访后逐渐消失。

总而言之，认知功能预后并不像当初想的那样乐观。尽管文献报道大多数患者认知功能仍保持正常，因随访时间长短不一（图 11-4），且许多报道未提及神经心理学评估，故真实的长期预后有待继续随访和观察。

Mangano 等（2005）对 7 例 MEI 神经心理学和行为进行了专项研究，平均随访 6 年 9 个月（4 岁 9 个月至 9 岁 2 个月）。该组平均总体智商为 74，其中 5 例达到正常值；轻度和中度认知损害各 1 例。除 1 例外，所有患者均伴有注意力缺陷。Ong 等（2011）报道 8 例 MEI 患儿仅 3 例发育正常（3 岁 8 个月、6 岁 7 个月、8 岁），其他 5 例分别伴有读写困难、注意力缺陷、语言和精细运动发育迟缓及中枢性听觉功能损害。

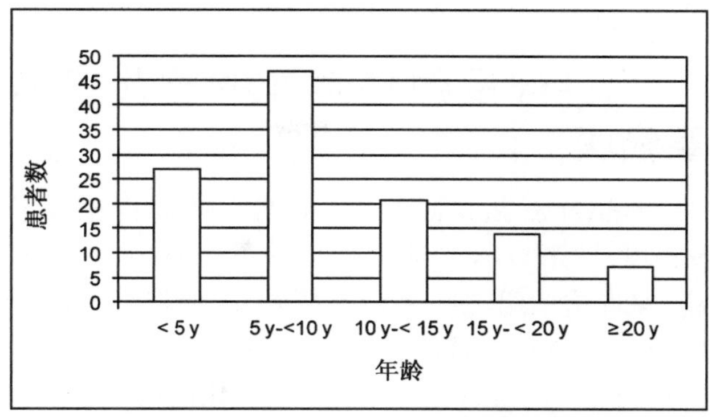

图 11-4　116 例婴儿肌阵挛癫痫患者随访年龄

在现已发表的 MEI 长期随访病例中，23 例至少随访到 15 岁，其中最大年龄 28 岁。结果显示所有患者的发作均已缓解，包括 7 例 MS 缓解后继发 GTCS、失神或闪光诱发的粗大肌阵挛。从 8 例患者的治疗情况可见：仅 2 例因持续光敏性仍需维持 VAP 治疗，而其余 6 例均已停药数年。这些患者的认知预后各异（见表 11-1），14 例（60.9%）正常，其中 5 例经神经心理学评估后得到确认，有的伴一过性学习困难；9 例（39.1%）轻到重度认知损害。除 1 例伴唐氏综合征和 1 例伴精神病外，其余不良预后的患者仍然未获满意的解释。不精确的临床分析表明，预后异常组和预后正常组两组在起病年龄、对治疗的反应、EEG 异常及其他发作类型的出现等方面并无差异。Mangano 等（2005）推测在 2 岁前起病可能是认知功能受损危险因素，但 Verrotti 等（2013）报道大多数幼龄 MEI 伴反射性 MS 仍保持正常发育状态，不支持该假设。

表 11-1　23 例 15 岁及以上年龄患者的神经心理测试结果

作者	患者	正常	异常
Guerrini et al.，1994	1	1	
Giovanardi Rossi et al.，1997	2	1	1 例中度 MR
Lin et al.，1998	4	3	1 例中度 MR
Dravet & Bureau，2005	3	1	1 例严重 MR（唐氏综合征） 1 例严重 MR（精神异常）
Prats Vinas et al.，2002	4	2	2 例 MR
Capovilla et al.，2006	1	1	
Darra et al.，2006	2		1 例轻度 MR
Auvin et al.，2006	6	5	1 例严重 MR
合计	23	14（60.8%）	9 例（39.2%）

注释：MR（mental retardation）：智力障碍

六、伴反射性发作的婴儿肌阵挛癫痫

Dravet & Bureau(2005)根据文献资料比较了MEI患儿伴与不伴反射性发作的临床和EEG特征,发现这两组之间无显著性差异,但伴反射性发作组的认知功能转归比不伴反射性发作组的患儿要更好一些。Auvin等(2006)将MEI伴反射性发作与仅有自发性MS的患者进行了比较,发现两者EEG及临床也没有显著性差异。在13例伴反射性发作的MEI患儿中,8例通过神经心理学评估,结果示所有生活技能均表现正常;相对于21例自发性MS组中,12例经神经心理学评价后仅9例正常。Caraballo(2003)的研究表明反射性MEI可能是一种特发性刺激敏感综合征或MEI变异型。Verrotti(2013)认为反射性MEI综合征是早发性特发性全面性癫痫中一种独特的类型。目前该癫痫综合征的病因学基础尚不清楚,进一步分类很困难,但临床实践及现有文献显示反射性MS是MEI中最良性的类型。

(一) 鉴别诊断

引言部分已讨论过MS的鉴别诊断。Dravet(1990)研究发现MS常见于婴儿期起病的各种癫痫,并不总是对应于一种明确的综合征。

对1岁以内起病的MS患者,首先会考虑到的鉴别诊断是隐源性婴儿痉挛(IS),但其发作间期和发作期特征性EEG完全不同于MEI,且IS伴显著的行为异常、交流障碍、发育迟缓。

早在1977年Lambroso和Fejerman就已提出:如果多次清醒和睡眠期EEG均正常,神经心理学评估无脑发育异常,这种类似MS的表现高度提示良性非癫痫性肌阵挛。Dravet等(1986)和Pachatz等(1999)进一步强调甚至发作期EEG都正常。

出生后第1年起病的MS也常见于Dravet综合征(DS),亦称婴儿重症肌阵挛癫痫(SMEI)。几乎所有患儿都始于持久和反复的热性或无热惊厥,肌阵挛发作常见于病情后期和进行性加重过程中。

如果MS伴GTCS,这种特殊组合应考虑诊断肌阵挛-失张力(亦称站立不能)癫痫(MAE),尽管3岁前起病的MAE患儿罕见肌阵挛-站立不能发作,其临床及EEG也明显不同于伴或不伴反射性发作的MEI(Doose,1992a)。我们总结两者之间的基本特征差异如下:①MAE患者总以跌倒发作为显著临床特点,而MEI者罕见这种发作形式。前者多伴其他发作类型,特别是轻微发作伴神志恍惚或意识不清的肌阵挛持续状态,而后者绝无这种情况(Guerrini et al.,1994);②EEG特征也显著不同:MAE以大量的SW和PSW放电显著有别于MEI,并常呈成簇长程爆发。

MS也是进行性肌阵挛癫痫(PME)常见的发作类型,如可见于婴儿晚发型神经元蜡样质脂褐质沉积病(ceroid lipofuscinosis),但整个病情演变过程与MEI完全不同。前者以神经精神发育迅速倒退、特别视觉、共济失调、节段性肌阵挛和异常严重EEG为主要临床特征。因此,当一个婴儿发生MS伴语言或运动发育迟缓,应及时行一系列针对性检查,旨在探寻蜡样质脂褐质沉积病的早期线索,包括高度敏感的低频(0.5Hz、1Hz和2Hz)间断闪光刺激EEG、头颅MRI小脑萎缩特征、视觉诱发电位(VEP)和视网膜电图(ERG)的异常发现。

MS可见于其他各种遗传性疾病,但常伴其他发作类型、发育延迟、畸形及器官缺陷。当癫痫患者满足上述临床标准,可疑诊为遗传性疾病相关的肌阵挛癫痫综合征,如唐氏综合征或12p三体综合征(Guerrini等,2002b)。

一些文献报道了葡萄糖传运体-1缺陷(GLUT-1 DS)轻型患者表现出类似于特发性全面性癫痫(IGE)(Roullet-Perez et al.,2008)或MEI的临床特征(Oguni,2005;Gaspard et al.,2011)。这些患儿常在生后第1个月内出现MS,EEG呈现全面性SW放电。然而,发作药物难以控制,从第二年起发育逐渐延缓、共济失调显著加重。这些报告建议在那些有非典型结局的患者中寻找GLUT-1 DS,因为这种代谢紊乱很容易通过腰椎穿刺进行诊断,并通过生酮饮食进行纠正。

(二) 诊断

实际上,诊断特发性婴儿肌阵挛癫痫(IMEI)必须满足下列标准。

1. 自发性MS或噪声、触觉和闪光刺激(偶见)诱发短暂的MS。
2. 起病年龄:4月龄至3岁。
3. 既往生长发育正常,近期无认知功能下降表现。
4. 除了罕见的单纯型热性惊厥(FS)史,无其他发作类型。
5. MS发作期同步EEG示全面性快SW和PSW放电,但清醒时少见发作间期SW放电。
6. 思睡期和慢波睡眠期SW增多,有时IPS也可诱发出SW。

7. 背景 EEG 正常，无局灶性放电。

8. VPA 单药治疗敏感。

对典型 IMEI，只要早期治疗和不耽误病情，通常能有效地控制发作，但预后不确定，认知功能和行为有可能受损。触觉、听觉或视觉刺激诱导的反射性发作现象是一个良好预后因素。在特征不太典型的病例中，特别是在存在局灶性放电的情况下，在观察到长期缓解之前，诊断仍然是可疑（Sarisjulis et al.，2000）。若患者在 3 岁以后发病时，诊断仍存疑（Guerrini et al.，1994）

（三）分类学

显然，MEI 综合征属于遗传性全面性癫痫（GGE）[以前称为特发性全面性癫痫（IGE）]，目前推测该综合征是 JME 婴儿型，并得到了一些研究的支持。文献报道 6 例患儿通过连续观察和随访证实，先后患有这两种综合征（MEI 演变为 JME）（Auvin et al.，2006；Caraballo et al.，2013；Belcastro et al.，2015），Darra 等（2006）报道了另 1 例 MEI 患者的母亲为 JME。Guerrini 等（1994）认为 MEI 晚发型可诊断为早发型 JME。另有学者发现 MEI 与其他遗传性癫痫，如 MAE（Arzimanogou et al.，1996；Darra et al.，2006；Doose，1992b；Auvin et al.，2012）、儿童失神癫痫（Mangano et al.，2011）、眼睑肌阵挛伴失神（Prats-Vinas et al.，2002；Moutaouaki et al.，2010）、良性中央 - 颞区癫痫（Darra et al.，2006）有共同的特征。MEI 也可能与染色体异常相关（Guerrini et al.，1990）。这些发现表明癫痫的复杂性，即便是一种癫痫综合征。

综上所述，IMEI 这一术语准确涵盖了该综合征的特征。然而，ILAE 工作组（Berg，2010）基于这类可能有遗传学基础的癫痫综合征，提出以“遗传性”术语替代“特发性”术语。根据该分类法，尽管 MEI 很可能有遗传因素起作用，但因缺乏充分依据，故目前只能归类于未知病因的类别。考虑到精准的诊治和预后判断，ILAE 工作组还提议用“自限性”取代“良性”来命名这类癫痫综合征。由于未经治疗而 MS 可自然缓解，伴反射性发作的 MEI 可以命名为自限性 MEI，而其他病例则命名为药物敏感性的 MEI。

七、癫痫伴肌阵挛 - 失张力发作

（一）命名

肌阵挛 - 失张力癫痫（myoclonic atonic epilepsy，MAE）系生后 7 月龄至 6 岁起病，伴多种发作类型的儿童期非病灶性全面性癫痫，主要表现为肌阵挛 - 站立不能或肌阵挛 - 失张力发作，同时可伴失神、失张力、全面性强直 - 阵挛（GTCS）及强直发作。ILAE（1989）最早将 MAE 命名为肌阵挛 - 站立不能性癫痫（亦称 Doose 综合征），2010 年以 Berg 领导的 ILAE 工作组将该术语改称肌阵挛 - 失张力癫痫（MAE）。Doose 等（1992b）当初提出肌阵挛 - 站立不能性癫痫术语来命名这一儿童期起病的原发性全面性癫痫（IGE），其临床特征主要包括肌阵挛和（或）站立不能发作。没有多导 EEG-EMG 记录很难区分肌阵挛发作和失张力发作导致的跌倒。当初的作者还强调了其他一些电 - 临床特征，如遗传因素的重要作用、特发性和全面性的性质、EEG 特征性双侧顶区 θ 活动及突出的全面性棘 - 慢波或多棘 - 慢复合波。然而，Doose 及其合作者（1992b）当时提出的并不是一个“严格定义的综合征”概念，以肌阵挛和失张力发作为特征的一类特发性癫痫亚组，其变异性可能系多因素所致。定义主要基于病因学，涵盖了所有特发性肌阵挛癫痫综合征，同时也见于后来补充的良性肌阵挛癫痫、重症肌阵挛癫痫及其他难以归类的肌阵挛癫痫。

基于临床和 EEG 特征，1989 年 ILAE 综合征分类将“Doose 综合征（MAE）”归类于肌阵挛癫痫综合征类别[还包括婴儿重症肌阵挛癫痫（SMEI）和良性肌阵挛癫痫（BMEI）]，列在“隐源性和症状性癫痫综合征”下。然而，ILAE 这一官方立场显然不符合 Doose 综合征主要基于原发性或特发性病因学背景的诊断标准。这种分歧导致了各研究者对 MAE 的不同理解和定义。如是否有必要将跌倒发作列为 Doose 综合征一项纳入诊断标准（Kaminska et al.，1999 和 Oguni et al.，2001）。在 2006 年在 ILAE 癫痫分类中（Engel，2006）：MAE 归属于特发性全面性癫痫综合征（IGE）类别，不同于其他癫痫性脑病，如 Dravet 综合征和 Lennox-Gastaut 综合征。目前倾向于将 MAE 归属于遗传性全面性癫痫综合征（GGE）。

近年来，Oguni 等（2002）对 MAE 的长期预后进行了系统的研究，强调该综合征自起病起 3.5 年内可缓解，尽管认知功能预后尚不确定（Kilaru et al.，2007）。Guerrini 等（2006）认为 MAE 的预后很可能取决于不同的病因学背景，而与其临床过程无显著相关。

（二）病因学及流行病学资料

MAE 是一种相对少见的癫痫综合征；10 岁前发

病率为1%~2.2%，男性为主(Doose，1992b；Kaminka et al.，1999)。14%~32%受累患儿有癫痫家族史，提示遗传因素发挥了重要的作用(Doose，1992b；Kaminka et al.，1999)。Mullen等(2010，2011)发现MAE患者*SLC2A1*基因(GLUT-1)突变。Wolff等(2017)发现少部分"晚发型"MAE患儿携带*SLC2A2*基因功能丧失性突变。另一些学者发现少数MAE患者*GABRB3*(Moller et al.，2017)、*SLC6A1*(Carvill et al.，2015；Johannesen et al)、*SPTAN1*(Syrbe et al.，2017)基因突变。

(三)临床及EEG表现

Doose(1970，1992b)早期报道的MAE起病年龄在7月龄至6岁，2—6岁达高峰。特征性症状为肌阵挛和/或肌阵挛-站立不能(失张力)发作。

肌阵挛-失张力发作表现为短暂、粗大或轴性对称性肌阵挛，常累及颈部、肩部及上下肢体。发作强度轻重不一，重者表现为剧烈屈颈点头、上臂外展和双膝屈曲，甚至跌倒，轻者仅有不规则眨眼或面肌肌阵挛。Tassinari等(1998)研究发现MAE患儿每次肌阵挛都立刻伴随一次突然的肌张力丧失，从而引起全身倒地。然而，肌阵挛或失张力发作也可引起跌倒(Oguni et al.，1992；Dravet et al.，1997)。剧烈的肌阵挛导致突然跌倒，可能会引起严重的身体外伤，特别是鼻子、牙齿及头面部。肌阵挛-失张力发作一般历时不过2~3s，可散发或3Hz节律频发，引起头部痉挛性屈曲和(或)双臂外展。

肌阵挛-失张力发作EEG呈2~4Hz棘/多棘-慢复合波爆发(图11-5)。同步EMG记录到肌阵挛电位后伴持续500ms的肌电静息，但肌电静息相之前也可无肌阵挛。神经生理学研究证实双侧肌阵挛与双侧EEG放电同步，提示肌阵挛-失张力发作是一种原发性全面性肌阵挛(Bonanni et al.，2002)。

MAE也可见其他发作类型，包括GTCS和不典型失神发作。

MAE患者可表现为非惊厥性癫痫持续状态(non convulsive status epilepticus，NCSE)：意识模糊、淡漠无语、无反应或神志不清伴流涎，可伴不规则肌阵挛和点头动作(kaminska et al.，2003，Oguni et al.，2001)。Kaminska et al.(1999)这些发作性事件既可隐匿地发生，也可进行性加重，持续数小时至数天，甚至长达数周。病情常呈波动性演变，通常是预后不良的征兆。然而据我们的经验，实际情况也并非完全如此。NCSE发生和发展过程中，EEG为慢波或棘-慢复合波长时程成串发放(图11-6)。

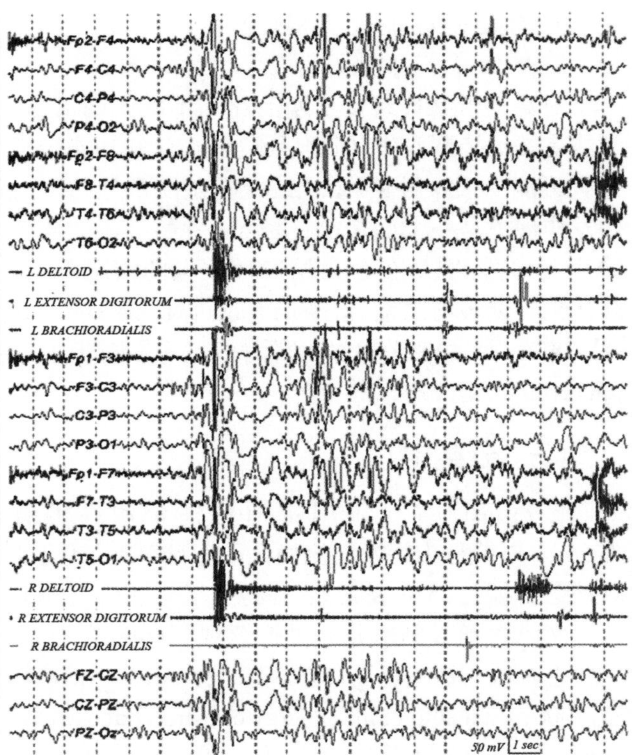

图11-5 3岁5月，男性。诊断：MAE。发作期多导EEG记录：一次全面性肌阵挛伴短暂弥漫性棘-慢波放电。发作前背景EEG正常

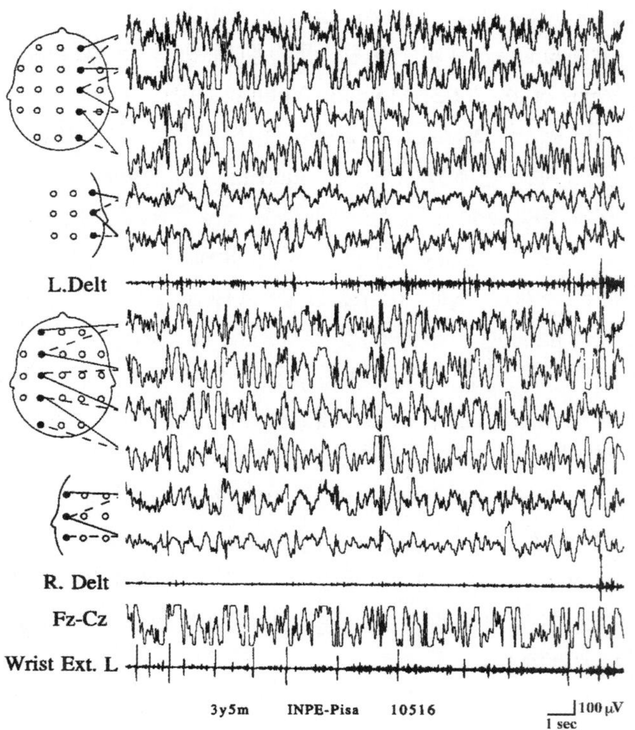

图11-6 3岁5月，男性。诊断：MAE，肌阵挛持续状态。多导EEG记录：患儿表现呆滞、无反应、肌张力增高、流涎，面部和手部微小肌阵挛。EEG示不规则棘-慢波伴频繁多灶性肌阵挛

注释：Delt. 三角肌；Ext. 外展肌；L. 左侧；m. 月；R. 右侧；y. 年

一些学者认为MAE患者不应伴强直发作(Giovanardi et al.,1997)。而Kaminska等(1999)分析多个系列病例后发现:在有些文献中,强直发作竟然占到了38%。MAE伴强直发作不一定提示预后不良。其他作者将其称为"振荡式"强直发作(Kamimska et al.,1999; Oguni et al.,2002)(图11-7)。

Guerrini et al.(2002b)研究发现MAE起病初期发作间期EEG正常。即使当EEG记录到3Hz棘-慢波爆发时,患儿也可能不出现明显的临床表现,睡眠可激活放电。Oguni等(2002)提出MAE最有提示性诊断价值的EEG模式为顶区突出的4~7Hz θ节律和枕区4Hz节律,后者可被睁眼抑制。Bonanni et al.(2002)认为MAE的EEG也可表现为双侧游走或变化不定的阵发性棘-慢或多棘-慢波爆发,但不太可能呈持续稳定的局灶性放电。MAE有光敏性。

(四) 病程和预后

Kaminska等(1999)和Oguni等(2002)认为MAE的病程变化多样和预后难以预测。尽管MAE有各种发作类型,但其转归常为自限性,50%~89%患者3年内发作消失。Oguni等(2002)研究也表明MAE认知预后良好;58%患者智商正常(IQ),轻度与严重认知损害分别占20%和22%。Kaminska等(1999)发现一些MAE患儿有轻度行为异常的表现,尤其多动。其他患儿病程较严重,如发展为难治性癫痫或伴较严重的认知障碍。目前对影响预后的病理生理学因素知之甚少。Doose(1992b)强调患儿频繁发生NCSE,特别是持续长时间不缓解者,可严重损害认知功能及行为。Inoue等(2013)对一小组患者研究后发现:幼儿早期起病的MAE可有局灶性EEG异常特征。不典型失神、反复GTCS和频繁跌倒发作与预后差相关。夜间强直发作也是部分患者预后差的指征,但并非全部患者(Kaminska et al.,1999; Guerrini et al.,2002b)。Guerrini等(2002b)研究提示33% MAE患儿表现为骤然起病的全面性发作,每日多次10~12次的GTCS或振荡式强直发作,或每日多次肌阵挛-站立不能(失张力)发作,甚至发生NCSE。这种情况多见于MAE起病后1~2个月,这段时间既是治疗的黄金期,也容易发生不合理用药,导致频繁发作和病情加重,甚至出现共济失调。然而,我们长期的经验表明:尽管MAE患儿临床发作较频繁,只要早期诊断及合理治疗,一般在数周至数月内均可控制发作。若患儿睡眠和觉醒期病情持续性完全缓解达数周至数月,转归和预后通常良好,其长期认知转归与那些非骤然起病的患儿无异。

(五) 治疗经验

一般来说,推荐VPA、ESM/ETS和BDZs治疗肌阵挛发作的基本用药。有些作者认为LTG须谨慎用于伴肌阵挛的各种癫痫综合征,特别是Dravet综

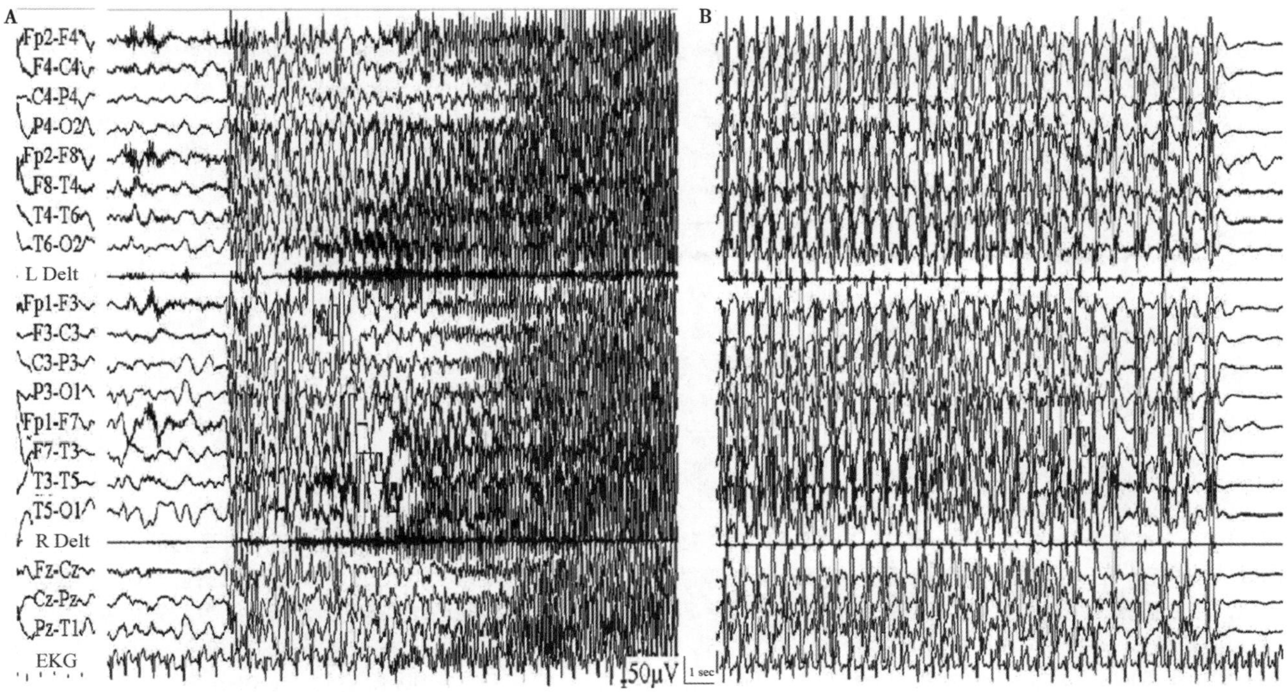

图11-7　4岁9月,男性。诊断:MAE。发作期多导EEG记录:患儿骤起振荡式强直发作(A)EEG显示弥漫性募集电活动伴双侧、同步振荡式肌阵挛。(B)双侧节律性肌阵挛伴弥漫性SW

合征和 JME（Guerrini et al.，1998；Panayiotopoulos，2005），但我们的经验表明，该药物可能更适合于治疗 MAE 相关的全面性发作。Oguni 等（2002）研究发现 ETS 可能是治疗 MAE 最有效的 AEDs，其"有效反应率"达 64%。当 VPA 或 ETS 单药治疗失败时，两者联合治疗仍然可能产生良好的临床疗效，所以很值得临床试用。其次，CZP 也是对 MAE 非常有效的 AEDs，但因有损害认知功能及行为发育的不良反应，临床使用受限。一些病例报告提示其他可能有效药物包括托吡酯（TPM）、左乙拉西坦（LEV）、乙酰唑胺（acetazolamide）、甲琥胺（methosuximide）、硫噻嗪（sulthiame）（Tennison et al.，1991；Mikaeloff et al.，2003）。通过对难治性全面性惊厥发作的临床研究，我们发现对常规 AEDs 几乎完全耐药者试用小剂量苯巴比妥（phenobarbital）治疗，结果提示能有效控制骤然起病的 MAE（Guerrini et al.，1998）。难治性 MAE 容易导致致残性跌倒，对治疗而言，是很大的挑战。已开展的类固醇或 ACTH 无对照临床试验，但收效甚微。

同时，也很有必要给予患者适当的保护和护理，包括各种实用的保护措施如头盔和护膝等，并做好有效的监护（夜间猝死）和良好的家庭心理支持。Caraballo 等（2006）认为生酮饮食是一项有效的治疗方法（Stenger et al.，Wiener-Krue et al.，2017）。Mullen 等（2010，2011）强调：如果检测发现患者存在 *SLC2A1* 基因突变（GLUT-1 DS），建议尽早开展生酮饮食治疗，并在发作完全缓解后继续治疗较长一段时间，以避免复发和改善预后。然而，应强调指出，肌阵挛癫痫不宜实施外科手术，包括胼胝体断切术。MAE 患者应禁忌服用卡马西平和氨己稀酸，以防加重病情，甚至诱发肌阵挛持续状态（见图 11-8）（Loetie et al.，1993；Kaminska et al.，1999；Guerrini.，2002a）。

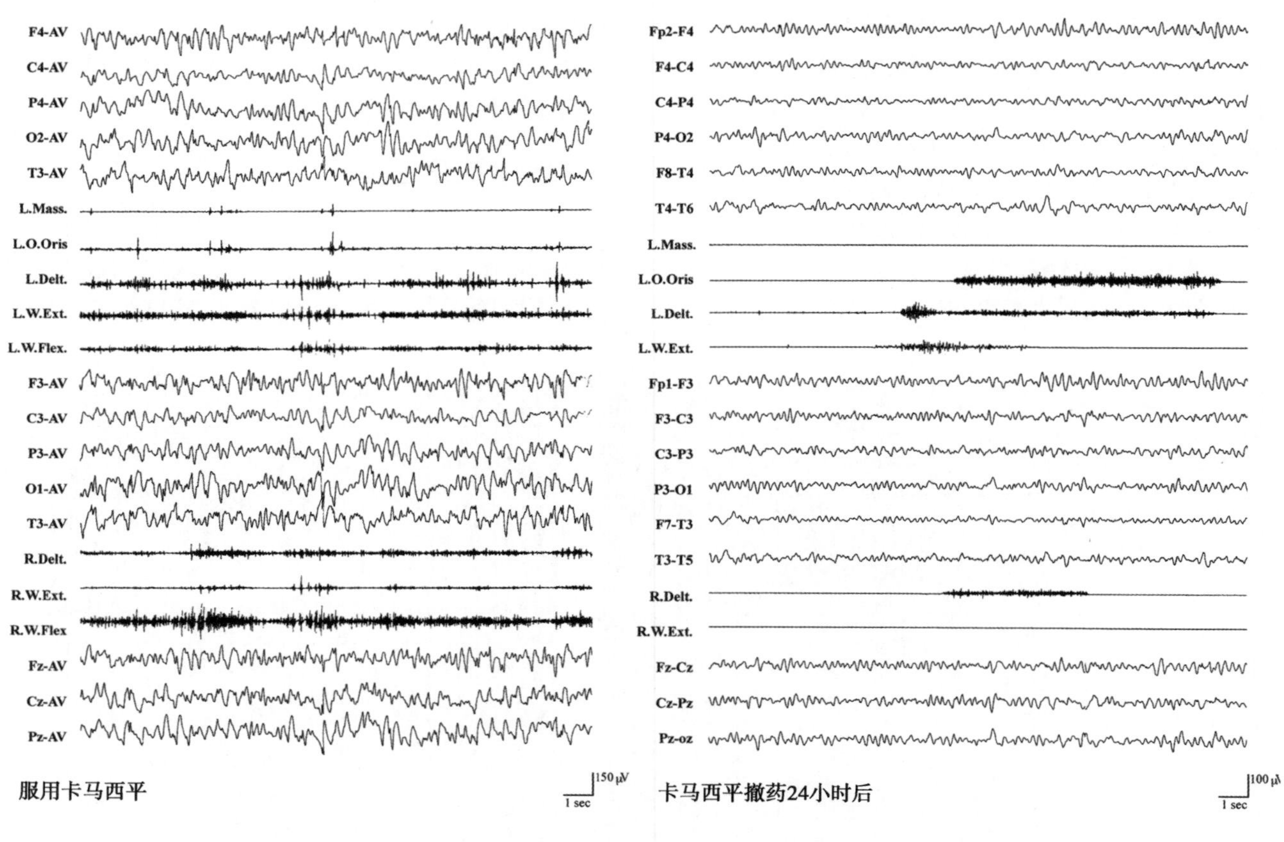

图 11-8　4 岁 6 个月患儿，男性。诊断：MAE，肌阵挛持续状态。多导 EEG 记录（左图）：患儿服用卡马西平过程中发生肌阵挛持续状态。EEG 示癫痫性脑病特征：持续高幅和节律性背景活动伴频繁、多灶性 SW。患儿反应迟钝，表现为持续游走性肌阵挛和肌张力增高。右图：同一患儿撤除卡马西平 24 小时后。EEG 背景活动恢复正常、痫性放电消失。患儿思维敏捷、反应正常。

注释：Delt. 三角肌；Ext. 伸肌；Flex. 屈肌；Mass. 咬肌；m. 月；O.Oris. 口轮匝肌；R. 右侧；L. 左侧；W. 腕；y. 年。

（梁锦平　秦　兵译　秦　兵校）

参考文献

Aicardi J, Levy Gomes A (1991): Myoclonic epilepsies in childhood. *Int Pediatr* 6: 195–200.

Arzimanoglou A, Prudent M, Salefranque F (1996): Epilepsie myoclono-astatique et épilepsie myoclonique bénigne du nourrisson dans une même famille: quelques réflexions sur la classification des épilepsies. *Epilepsies* 8: 307–315.

Auvin S, Pandit F, De Bellecize J, *et al.* and the Epilepsy Study Group of the French Pediatric Neurology Society (2006): Benign myoclonic epilepsy in infants: electroclinical features and long-term follow-up of 34 patients. *Epilepsia* 47: 1–7.

Auvin S, Lamblin MD, Cuvellier JC, Vallée L (2012): A patient with myoclonic epilepsy in infancy followed by myoclonic astatic epilepsy. *Seizure* 21: 300–303.

Belcastro V, Giordano L, Pruna D, *et al.* (2015): Do pure absence seizures occur in myoclonic epilepsy of infancy? A case series. *Seizure* 24: 8–11.

Belcastro V, Giordano L, Pruna D, *et al.* (2017): Follow-up study of idiopathic generalized epilepsy with associated absence seizure and myoclonic epilepsy of infancy. *Epilepsy Res* 136: 123–125.

Berg AT, Berkovic SF, Brodie MJ, *et al.* (2010): Revised terminology and concepts for organization of seizures and epilepsies: report of the ILAE Commission on Classification and Terminology, 2005–2009. *Epilepsia* 51: 676–685.

Bonanni P, Parmeggiani L, Guerrini R (2002): Different neurophysiologic patterns of myoclonus characterize Lennox-Gastaut syndrome and myoclonic astatic epilepsy. *Epilepsia* 43: 609–615.

Brenner RP, Atkinson R (1982): Generalized paroxysmal fast activity: electroencephalographic and clinical features. *Ann Neurol* 11: 386–390.

Capovilla G, Beccaria F, Gambardella A, Montagnini A, Avantaggiato P, Seri S (2007): Photosensitive benign myoclonic epilepsy in infancy. *Epilepsia* 48: 96–100.

Caraballo R, Cassar L, Monges S, *et al.* (2003): Reflex myoclonic epilepsy in infancy: a new reflex epilepsy syndrome or a variant ofbenign myoclonic epilepsy in infancy. *Rev Neurol* 2003 36: 429–432.

Caraballo RH, Cersósimo RO, Saks D, Cresta A, Escobal N, Fejerman N (2006): Ketogenic diet in patients with myoclonic astatic epilepsy. *Epil Disord* 8: 151–155.

Caraballo RH, Darra F, Fontana E, Garcia R, Monese E, Dalla Bernardina B (2011): Absence seizures in the first three years of life: an electro- clinical study of 46 cases. *Epilepsia* 52: 393–400.

Caraballo RH, Flesler S, Pasteris MC, *et al.* (2013): Myoclonic epilepsy in infancy: an electroclinical study and long-term follow-up of 38 patients. *Epilepsia* 54: 1605–1612.

Carvill GL, McMahon JM, Schneider A, *et al.* (2015): Mutations in the GABA Transporter SLC6A1 Cause Epilepsy with Myoclonic-Atonic Seizures. *Am J Hum Genet* 96: 808–815.

Caviness JN, Brown P (2004): Myoclonus: current concepts and recent advances. *Lancet Neurol* 3: 598–607.

Chayasirisobhon S, Rodin EA (1981): Atonic-akinetic seizures. *Electr Clin Neurophysiol* 50: 225.

Claes L, Del-Favero J, Ceulemans B, Lagae L, Van Broeckhoven C, De Jonghe P (2001): *De novo* mutations in the sodium-channel gene SCN1A cause severe myoclonic epilepsy of infancy. *Am J Hum Genet* 68: 1327–1332.

Commission on Classification and Terminology of the International League Against Epilepsy (1989): Proposal for revised classification of epilepsies and epileptic syndromes *Epilepsia* 30: 389–399.

Dalla Bernardina B, Plouin P, Lerique A, Beghini G, Trevisan C (1978): Aspects électrocliniques des crises survenant dans les deux premières années de la vie. *Boll Lega It* 22/23: 137–144.

Dalla Bernardina B, Colamaria V, Capovilla G, Bondavalli S (1983): Nosological classification of epilepsies in the first three years of life. In: Nistico G, Di Perri R, Meinardi H (eds) *Epilepsy: an Update on Research and Therapy*, pp. 165–183. NewYork: Alan Liss.

Dalla Bernardina B, Capovilla G, Chiamenti C, Trevisan E, Colamaria V, Fontana E (1987): Cryptogenic myoclonic epilepsies of infancy and early childhood: Nosological and prognostic approach. In: Wolf P, Janz D, Dreifuss FE (eds) *Advances in Epileptology*, pp. 175–179. New York: Raven Press.

Dalla Bernardina B, Fontana E, Darra F (2002): Myoclonic status in non-progressive encephalopathies. In: Roger J, Bureau M, Dravet C, Genton P, Tassinari CA, Wolf P (eds) *Epileptic Syndromes in Infancy, Childhood and Adolescence, 3rd ed*, pp. 137–144. London: John Libbey.

Darra F, Fiorini E, Zoccante L, *et al.* (2006): Benign myoclonic epilepsy in infancy (BMEI): a longitudinal electro-clinical study of 22 cases. *Epilepsia* 47 (Suppl 5): 31–35.

Doose H, Gerken H, Leonhardt R, Volzke E, Volz C (1970): Centrencephalic myoclonic-astatic petit mal. Clinical and genetic investigation. *Neuropediatrie* 2: 59–78.

Doose H (1992a): Myoclonic-astatic epilepsy. *Epilepsy Res* (Suppl) 6: 163–168.

Doose H (1992b): Myoclonic astatic epilepsy of early childhood. In: Roger J, Bureau M, Dravet C, Dreifuss FE, Perret A, Wolf P (eds) *Epileptic Syndromes in Infancy, Childhood and Adolescence, 2nd ed*, pp. 103–114. London, Paris: John Libbey Eurotext.

Doose H (2003): Benign myoclonic epilepsy. In: Doose H (ed) *EEG in Childhood Epilepsy*, p. 133. Montrouge: John Libbey Eurotext.

Dravet C (1990): Les épilepsies myocloniques bénignes du nourrisson. *Epilepsies* 2: 95–101.

Dravet C, Bureau M (1981): L'épilepsie myoclonique bénigne du nourrisson. *Rev EEG Neurophysiol* 11: 438–444.

Dravet C, Giraud N, Bureau M, Roger J, Gobbi G, Dalla Bernardina B (1986): Benign myoclonus of early infancy or benign non-epileptic infantile spasms. *Neuropediatrics* 1986 17: 33–38.

Dravet C, Guerrini R, Bureau M (1997): Epileptic syndromes with drop seizures in children. In: Beaumanoir A, Andermann F, Avanzini G, Mira L (eds) *Falls in Epileptic and Non-Epileptic Seizures during Childhood*, pp. 95–111. London: John Libbey & Company Ltd.

Dravet C, Bureau M (2005): Benign myoclonic epilepsy in infancy. In: Roger J, Bureau M, Dravet C, Genton P, Tassinari CA, Wolf P (eds) *Epileptic Syndromes in Infancy, Childhood and Adolescence, 4th ed*, pp. 77–88. London: John Libbey & Co Ltd.

Dravet C, Bureau M, Oguni H, Fukuyama Y, Cokar O (2005): Severe myoclonic epilepsy in infancy (Dravet syndrome). In: Roger J, Bureau M, Dravet C, Genton P, Tassinari CA, Wolf P (eds) *Epileptic Syndromes in Infancy, Childhood and Adolescence, 4th ed*, pp. 81–103. London: John Libbey & Co Ltd.

Dravet C, Bureau M (2012): Idiopathic myoclonic epilepsy in infancy. In: Gilman S (ed) *Medlink Neurology*. San Diego: Medlink Corporation. Available at www.medlink.com. Last updated: February 2012.

Dravet C, Vigevano F (2007): Idiopathic myoclonic epilepsy in infancy. In: Engel J Jr, Pedley TA (eds) *Epilepsy. A comprehensive Textbook, 2nd ed*, pp. 2343–2348. Philadelphia: Wolters Kluwer/Lippincott Williams & Wilkins.

Durá-Travè T, Yoldi-Petri ME, Gallinas-Victoriano F (2007): Epilepsy in children in Navarre, Spain: epileptic seizure types and epileptic syndromes. *J Child Neurol* 22: 823–828.

Egli M, Mothersill I, O'Kane M, O'Kane F (1985): The axial spasm – the predominant type of drop seizure in patients with secondary generalized epilepsy. *Epilepsia* 26: 401–415.

Elia M, Musumeci SA, Ferri R, Cammarata M (1998): Trisomy 12p and epilepsy with myoclonic absences. *Brain Dev* 20: 127–130.

Engel, J (2006): Report of the ILAE Classification Core Group. *Epilepsia* 47: 1558–1568.

Erba G, Browne TR (1983): Atypical absence, myoclonic, atonic, and tonic seizures, and the Lennox-Gastaut syndrome. In: Browne T, Feldman RG (eds) *Epilepsy: Diagnosis and Management*, pp. 75–94. Boston: Little Brown.

Fariello RG, Doro JM, Forster FM (1979): Generalized cortical electrodecremental event. Clinical and neurophysiological observations in patients with dystonic seizures. *Arch Neurol* 36: 285–291.

Gaspard N, Suls A, Vilain C, De Jonghe P, Van Bogaert P (2011): "Benign" myoclonic epilepsy of infancy as the initial presentation of glucose transporter-1 deficiency. *Epil Disord* 13: 300–303.

Gastaut H, Roger J, Ouahchi S, Timsit M, Broughton R (1963): An electroclinical study of generalized epileptic seizures of tonic expression. *Epilepsia* 4: 15–44.

Gastaut H, Broughton R (1972): *Epileptic Seizures*. Springfield: CC Thomas.

Gastaut H, Broughton R, Roger J, Tassinari CA (1974): Generalized convulsive seizures without local onset. In: Vinken P, Bruyn GW (eds) *The Epilepsies. Handbook of Clinical Neurology*, pp. 107–129. Amsterdam: Elsevier.

Gentile V, Brunetto D, Leo I, Bonetti S, Cerrotti A, Franzoni E (2010): Clinical and neuropsychological considerations in a case of unrecognized myoclonic epileptic jerks dramatically controlled by levetiracetam. *Neuropediatrics* 41: 270–272.

Giovanardi Rossi P, Parmeggiani A, Posar A, Santi A, Santucci M (1997): Benign myoclonic epilepsy: long-term follow-up of 11 new cases. *Brain Dev* 19: 473–479.

Guerrini R (2006): Epilepsy in children. *Lancet* 367: 499–524.

Guerrini R, Bureau M, Mattei MG, Battaglia A, Galland MC, Roger J (1990): Trisomy 12p syndrome: a chromosomal disorder associated with generalized 3-Hz spike and wave discharges *Epilepsia* 31: 557–566.

Guerrini R, Dravet C, Gobbi G, Ricci S, Dulac O (1994): Idiopathic generalized epilepsies with myoclonus in infancy and childhood. In: Malafosse A, Genton P, Hirsch E, Marescaux C, Broglin D, Bernasconi R (eds) *Idiopathic Generalized Epilepsies: Clinical, Experimental, and Genetic Aspects*, pp. 267–280. London, Paris: John Libbey Eurotext Ltd.

Guerrini R, Dravet C, Genton P, Belmonte A, Kaminska A, Dulac O (1998): Lamotrigine and seizure aggravation in severe myoclonic epilepsy. *Epilepsia* 39: 508–512.

Guerrini R, Bonanni P, Rothwell J, Hallett M (2002a): Myoclonus and epilepsy. In: Guerrini R, Aicardi J, Andermann F, Hallett M (eds) *Epilepsy and Movement Disorders*, pp. 165–210. Cambridge: Cambridge University Press.

Guerrini R, Parmeggiani L, Kaminska A, Dulac O (2002b): Myoclonic astatic epilepsy. In: Roger J, Bureau M, Dravet C, Genton P, Tassinari CA, Wolf P (eds) *Epileptic Syndromes in Infancy, Childhood and Adolescence, 3rd ed*, pp. 105–112. London-Paris: John Libbey & Co Ltd.

Guerrini R, Mari F, Dravet C (2012): Idiopathic myoclonic epilepsies in infancy and early childhood. In: Bureau M, Genton P, Dravet C, Delgado-Escueta AV, Tassinari CA, Thomas P, Wolf P (eds) *Epileptic Syndromes in Infancy, Childhood and Adolescence, 5th ed*, pp. 157–173. London-Paris: John Libbey & Co Ltd.

Hallett M (1985): Myoclonus: relation to epilepsy. *Epilepsia* 26: S67–S77.

Hirano Y, Oguni H, Funatsuka M, Imai K, Osawa M (2009): Differentiation of myoclonic seizures in epileptic syndromes: a video-polygraphic study of 26 patients. *Epilepsia* 50: 1525–1535.

Inoue T, Ihara Y, Tomonoh Y, Nakamura N, Ninomiya S, Fujita T (2014) Early onset and focal spike discharges as indicators of poor prognosis for myoclonic-astatic epilepsy. *Brain Dev* 36: 613–619.

Ito S, Oguni H, Osawa M. (2012): Benign myoclonic epilepsy in infancy with preceding afebrile generalized tonic-clonic seizures in Japan. *Brain Dev* 34: 829–833.

Jallon P, Latour P (2005): Epidemiology of idiopathic generalized epilepsies. *Epilepsia* 46 (Suppl 9): 10–14.

Johannesen KM, Gardella E, Linnankivi T, *et al.* (2018): Defining the phenotypic spectrum of SLC6A1 mutations. *Epilepsia* 59: 389–402.

Kaminska A, Ickowicz A, Plouin P, Bru MF, Dellatolas G, Dulac O (1999): Delineation of cryptogenic Lennox-Gastaut syndrome and myoclonic astatic epilepsy using multiple correspondence analysis. *Epilepsy Res* 36: 15–29.

Kilaru S, Bergqvist AG (2007): Current treatment of myoclonic astatic epilepsy: clinical experience at the children's hospital of Philadelphia. *Epilepsia* 48: 1703–1707.

Lin YP, Itomi K, Takada H, *et al.* (1998): Benign myoclonic epilepsy in infants: video-EEG features and long-term follow-up. *Neuropediatrics* 29: 268–271.

Lombroso CT, Fejerman N (1977): Benign myoclonus of early infancy. *Ann Neurol* 1: 138–143.

Lortie A, Chiron C, Mumford J, Dulac O (1993): The potential for increasing seizure frequency, relapse, and appearance of new seizure types with vigabatrin. *Neurology* 43: (Suppl 5): 24–27.

Mangano S, Fontana A, Cusumano L (2005): Benign myoclonic epilepsy in infancy: neuropsychological and behavioural outcome. *Brain Dev* 27: 218–223.

Mangano S, Fontana A, Spitaleri C, *et al.* (2011): Benign myoclonic epilepsy in infancy followed by childhood absence epilepsy. *Seizure* 20: 727–730.

Marini C, Scheffer IE, Nabbout R, *et al.* (2011): The genetics of Dravet syndrome. *Epilepsia* 52 (Suppl 2): 24–29.

Mikaeloff Y, de Saint-Martin A, Mancini J, *et al.* (2003): Topiramate: efficacy and tolerability in children according to epilepsy syndromes. *Epilepsy Res* 53: 225–232.

Møller RS, Wuttke TV, Helbig I, Marini C, Johannesen KM, Brilstra EH (2017): Mutations in GABRB3: From febrile seizures to epileptic encephalopathies. *Neurology* 88: 483–492.

Moutaouakil F, El Otmani H, Fadel H, El Moutawakkil B, Slassi I (2010): Benign myoclonic epilepsy of infancy evolving to Jeavons syndrome. *Pediatr Neurol* 43: 213–216.

Mullen SA, Suls A, De Jonghe P, Berkovic SF, Scheffer IE (2010): Absence epilepsies with widely variable onset are a key feature of familial GLUT1 deficiency. *Neurology* 75: 432–440.

Mullen SA, Marini C, Suls A, Mei D, *et al.* (2011): Glucose transporter 1 deficiency as a treatable cause of myoclonic astatic epilepsy. *Arch Neurol* 68: 1152–1155.

Oguni H (2005): Symptomatic epilepsies imitating idiopathic generalized epilepsies. *Epilepsia* 46 (Suppl 9): 84–90.

Oguni H, Fukuyama Y, Imaizumi Y, Uehara T (1992): Video-EEG analysis of drop seizures in myoclonic astatic epilepsy of early childhood (Doose syndrome). *Epilepsia* 33: 805–813.

Oguni H, Fukuyama Y, Tanaka T, *et al.* (2001): Myoclonic-astatic epilepsy of early childhood – clinical and EEG analysis of myoclonic-astatic seizures, and discussions on the nosology of the syndrome. *Brain Dev* 23: 757–764.

Oguni H, Tanaka T, Hayashi K, *et al.* (2002): Treatment and long-term prognosis of myoclonic- astatic epilepsy of early childhood. *Neuropediatrics* 33: 122–132.

Ohtsuka Y, Ohno S, Oka E, Ohtahara S (1993): Classification of epilepsies and epileptic syndromes of childhood according to the 1989 ILAE classification. *J Epilepsy* 6: 272–276.

Ong HT, Lim K, Tay S, Low PS (2011): Neuropsychological outcome following benign myoclonic epilepsy of infancy. Poster sessions. *Epilepsia* 52: 23–263.

Pachatz C, Fusco L, Vigevano F (1999): Benign myoclonus of early infancy. *Epil Disord* 1: 57–61.

Panayiotopoulos CP (2005): *The Epilepsies: Seizures, Syndromes and Management*. Bladon Medical Publishing, Oxfordshire.

Patel V, Jankovic J (1988): Myoclonus. *Curr Neurol* 8: 109–156.

Prats-Vinas, JM, Garaizar C, Ruiz-Espinosa C (2002): Benign myoclonic epilepsy in infants. *Rev Neurol* (Spanish) 34: 201–204.

Ricci S, Cusmai R, Fusco L, Vigevano F (1995): Reflex myoclonic epilepsy: a new age-dependent idiopathic epileptic syndrome related to startle reaction. *Epilepsia* 36: 342–348

Roullet-Perez E, Ballhausen D, Bonafè L, Cronel-Ohayon S, Maeder-Ingvar M (2008): Glut-1 deficiency syndrome masqueranding as idiopathic generalized epilepsy. *Epilepsia* 49: 1955–1958.

Sarisjulis N, Gamboni B, Plouin P, Kaminska A, Dulac O (2000): Diagnosing idiopathic/cryptogenic epilepsy syndromes in infancy. *Arch Dis Child* 82: 226–230.

Shibasaki H, Hallett M (2005): Electrophysiological studies of myoclonus. *Muscle Nerve* 31: 157–174.

Stenger E, Schaeffer M, Cances C, *et al.* (2017): Efficacy of ketogenic diet in resistant myoclono-astatic epilepsy: A French multicenter retrospective study. *Epilepsy Res* 131: 64–69.

Syrbe S, Harms FL, Parrini E, Montomoli M, Mütze U, Helbig KL (2017): Delineating SPTAN1 associated phenotypes: from isolated epilepsy to encephalopathy with progressive brain atrophy. *Brain* 2017; 140: 2322–2336.

Steel D, Symonds JD, Zuberi SM, Brunklaus A (2017): Dravet syndrome and its mimics: Beyond SCN1A. *Epilepsia* 58: 1807–1816.

Tassinari CA, Bureau M, Thomas P (1992): Epilepsy with myoclonic absences. In: Roger J, Bureau M, Dravet Ch, Dreifuss FE, Perret A, Wolf P (eds) *Epileptic Syndromes in Infancy, Childhood and Adolescence, 2nd ed*, pp. 151–60. London: John Libbey Eurotext Ltd.

Tassinari CA, Rubboli G, Shibasaki H (1998): Neurophysiology of positive and negative myoclonus. *Electroencephalogr Clin Neurophysiol* 107: 181–195.

Tennison MB, Greenwood RS, Miles MV (1991): Methsuximide for intractable childhood seizures. *Pediatrics* 87: 186–189.

Verrotti A, Matricardi S, Pavone P, Marino R, Curatolo P. (2015): Reflex myoclonic epilepsy in infancy: a critical review. *Epil Disord* 15: 114–122.

Wallace RH, Wang DW, Singh R, *et al.* (1998): Febrile seizures and generalized epilepsy associated with a mutation in the Na+- channel beta1 subunit gene *SCN1B*. *Nat Genet* 19: 366–370.

Wiemer-Kruel A, Haberlandt E, Hartmann H, Wohlrab G, Bast T (2017): Modified Atkins diet is an effective treatment for children with Doose syndrome *Epilepsia* 58: 657–662.

Wolff M, Johannesen KM, Hedrich UBS, *et al.* (2017): Genetic and phenotypic heterogeneity suggest therapeutic implications in SCN2A-related disorders. *Brain* 140: 1316–1336.

Yang Z, Li H, Xue J, Qian P, Liu X, Zhang Y (2017): Myoclonic epilepsy in infancy with preceding or concurrent afebrile generalized tonic-clonic seizures in Chinese children. *Brain Dev* 39: 828–835.

Zafeiriou D, Vargiami E, Kontopoulos E (2003): Reflex myoclonic epilepsy in infancy: a benign age- dependent idiopathic startle epilepsy. *Epil Disord* 5: 121–122.

Zuberi SM, O'Regan ME (2006): Developmental outcome in benign myoclonic epilepsy in infancy and reflex myoclonic epilepsy in infancy: a literature review and six new cases. *Epilepsy Res* 70 (Suppl 1): 110–115.

Zullini E, Santorum E, Piardi F, Mastella L, Segala R, Dalla Bernardina B (1996): Epilessia mioclonica benigna riflessa del primo anno di vita. *Boll Lega It Epi* 95/96: 517–518.

第 12 章 Lennox-Gastaut 综合征

作者：Arielle CRESPEL[1]，Philippe GéLISSE[1]，Greta MACORIG[1]，Marina NIKANOROVA[2]，Edoardo FERLAZZO[3]，Pierre GENTON[4]

单位：1. Epilepsy Unit，Montpellier，France

2. Children Department，Danish Epilepsy Centre，Dianalund，Denmark

3. Regional Epilepsy Centre，Bianchi-Melacrino-Morelli Hospital，Reggio Calabria，Italy

4. Centre Saint-Paul，Henri-Gastaut Hospital，Marseille，France

众所周知，Anne Beaumanoir（Beaumanoir，1985）和 Charlotte Dravet（Beaumanoir & Dravet，1992）分别是“蓝皮书”第 1 版和第 2 版 Lennox-Gastaut 综合征这一章节的作者，他们对本章节内容做出了历史性的贡献。我们深感荣幸能在他们既往的基础上继续撰写这部分内容。

一、历史背景

Lennox-Gastaut 综合征（Lennox-Gastaut syndrome，LGS）是最严重的儿童期癫痫性脑病之一，具有频繁发作、跌倒发作、进行性认知功能损害和对抗癫痫药耐药的特点。虽然近年来有一些新的治疗手段，但 LGS 的治疗仍有挑战性。对 LGS 认知功能损害和精神运动衰退，不仅需要综合性治疗，还需要专业的社会和教育支持。到目前为止，大部分伴弥漫性慢棘 - 慢波的癫痫性脑病常被误诊为 LGS，导致了 LGS 的过度诊断。

1770 年，Tissot 首次发现了幼儿的严重癫痫发作，表现为肌阵挛、跌倒、意识丧失和认知损害。随后，Herpin 在 1867 年、Jackson（Taylor1958 年引用）和 Hunt（Gastaut1982 年引用）于 1922 年也陆续报道了类似的病历。1885 年，Gowers 准确地描述了强直发作。1938 年，Gibbs 首次记录到该病的 EEG 波形。1939 年 Gibbs 等描述了其 EEG 的特点。他们发现了特征性 2Hz 棘 - 慢波，并称之为“小发作变异型”（Petit Mal variant），与典型 3Hz 棘 - 慢波的“小发作”（Petit Mal）不同。随后，参与描述 EEG 波形的 Lennox 也介绍了一种儿童期起病的综合征，表现为精神发育迟缓和三种不同类型的发作（肌阵挛、失神和跌倒），随后又描述了该综合征的 EEG 模式，即弥漫性慢棘 - 慢波（Lennox，1945；Lennox & Davis，1950）。

1952 年，Gibbs 夫妇描述了睡眠中的强直发作［也称为“睡眠期大发作”（Grand Mal seizures in sleep）］的 EEG 模式，但他们并不认为这是 LGS 的主要特征。1964 年 Sorel 用“肌运动性癫痫”（myokinetic epilepsy）这一专有术语来描述 LGS 综合征，而 Doose 则使用“运动不能性小发作”（akinetic petit mal）这一术语。

在 Charlott Dravet（Dravet，1965）1965 年学位论文的基础上，1966 年，Gastaut 在《Epilepsia》杂志上（Gastaut et al.，1966）发表了一篇 50 例 LGS 患者的临床观察文章，提出了 LGS 的完整定义：“LGS 是一种儿童期严重的、有多种临床表现的难治性癫痫，具有以下特点：①频繁的强直发作和失神小发作变异型；②明显的精神发育迟缓；③发作间期 EEG 为假节律性（1.5~2Hz）弥漫性慢 - 棘慢波”。Gastaut 提议采用首次详细描述该综合征的癫痫病学家 Lennox 的名字来命名。随后，William Lennox 的女儿 Margaret Buchtal-Lennox 提议使用 Lennox-Gastaut 综合征这一名称，以此纪念她的父亲首次对该综合征进行了详细的描述，同时也为了纪念马赛学派的奠基人 Gastaut 确认和完善了该综合征。

历经 30 余载，我们才完全认识了 LGS 这一综合征。Beaumanoir 在 1985 年出版的第 1 版“蓝皮书”中对其基本概念进行了详细的定义，后为 1989 年癫痫和癫痫综合征国际分类所采纳。自马赛学派明确了 LGS 后，学者们对 LGS 关注有增无减，LGS 陆续成为大量出版的论文、专著的主题（Gastaut，

1982; Beaumanoir et al., 1968; Beaumanoir, 1981, 1982, 1985; Niedermeyer, 1969; Janz1969, 1972; Karbowski et al., 1970; Chevrie & Aicardi, 1972; Aicardi, 1973; Ohtahara et al., 1976, 1995; Markand, 1977, 2003; Blume, 1987; Boniver et al., 1987; Niedermeyer & Degen, 1988; Aicardi & Levy-Gomes, 1988; Roger et al., 1989; Blatter-Arifi, 1991; Dulac & NGuyen, 1993; Dravet, 1996; Hirt, 1996; Oguni et al., 1996; Yagi, 1996; Wheless & Constantinou, 1997; Rantala & Putkonen, 1999; Genton et al., 2000, 2009; Beaumanoir & Blume, 2005; Genton & Dravet, 2007; Morita & Glauser, 2008, Arzimanoglou et al., 2009)。

二、定义

在 2017 国际抗癫痫联盟(International League Against Epilepsy, ILAE)癫痫分类中,鉴于 LGS 兼有全面性和局灶性发作,LGS 被归类为兼有全面性和局灶性癫痫综合征的新组中。由于痫样放电本身会导致严重的认知和行为障碍,因此 LGS 也隶属于癫痫性脑病(Scheffer et al., 2017)。Anne Beaumanoir (1985)将 LGS 定义为一个具有三联征的综合征,为 1989 年 ILAE 癫痫和癫痫综合征国际分类所采纳(Commission, 1989)。

典型的 LGS 三联征:①癫痫发作,轴性强直发作、失张力发作和非典型失神发作;②EEG 异常,觉醒期弥漫性慢棘 - 慢波暴发(小发作变异型),睡眠期快节律和慢多棘波暴发,最重要的是睡眠中广泛性 10Hz 快节律;③智力发育缓慢,并伴有人格障碍。

尽管 LGS 的临床表现、EEG 和特征性病程都很典型,但 LGS 的病因非常广(如症状性、遗传性、获得性、代谢性或其他病因)。目前认为 LGS 的病因学是症状性或隐源性病因。

三、流行病学

有关 LGS 的研究论文虽然很多,但这些研究很少使用 1989 年 ILAE 的纳入标准。取而代之的纳入标准常为典型的癫痫发作和(或)弥漫性慢棘 - 慢波。虽然睡眠 EEG 对于 LGS 的确诊是非常必要的,但并未纳入到诊断标准内。基于上述情况,对 LGS 患病率和发病率的估算不可能准确。文献提及 LGS 约占儿童期癫痫的 1.5%~10% (Beilmann et al., 1999: 1%; Kramer et al., 1998: 1.5%; Eriksson & Koivikko, 1997: 2%; Beaumanoir, 1982: 2%~3%; Camfield & Camfield, 2007: 2.5%; Rantala & Putkonen, 1999: 2.8%; Cavazzuti, 1980: 3.2%; Trevathan et al., 1997: 4%; Janz, 1972: 5%; Sidenvall et al., 1996: 5.8%; Bourrous et al., 2010: 6%; Genton & Dravet 2007: 6.6%; Steffenburg et al., 1998; 7%; Alving, 1979: 10%; Gastaut et al., 1973: 10%)。正如 Beaumanoir 和 Blume(2005) 所述,如果使用严格的 LGS 纳入标准,患病率估计会下降到 1%~3%。Gaustaut 等(1973) 早期的研究数据显示 LGS 患病率为 10%,1988 年经 Gaustaut 和 Zifkin 再次核查,LGS 患病率降至 4%。

在宽松的 LGS 定义下,Heiskala(1997) 预估 LGS 年发病率为 2.1/100 000,Rantala 及 Putkonen (1999)预估年发病率为 1.93/100 000。如患者系非特定的全面性癫痫或发育正常的肌阵挛 - 站立不能性癫痫,则不属于 LGS,在这种情况下,Heiskala (1997)的研究中 LGS 发病率估计为 1.2/100 000。

在一个包含有睡眠 EEG 在内的 LGS 严格纳入标准的专科癫痫中心里,LGS 总患病率是 3.7%,10 岁以下儿童患病率为 6.6%(Genton et al., 2000)。在数个研究中,男性患病率是女性的 5 倍多(Loubier, 1974; Markand, 1977; Oguni et al., 1996; Trevathan et al., 1997; Beilman et al., 1999; Herranz et al., 2010)。在既往诊断为 West 综合征的儿童中,LGS 的患病率为 39%(Trevathan et al., 1997)、40%(Rantala & Putkanen 1999)和 65%(Camfield & Camfield, 2007)。有癫痫家族史的占 2.5%(Chevrie & Aicardi, 1972)。家族性 LGS 见于携带有基因突变的皮质发育畸形患者(Guerrini, 2005; Parrini et al., 2009; Lawrence et al., 2010)。2001 年,Nokelainen 等描述了兄弟二人有类似 LGS 的临床表现,伴精神发育迟缓、面部畸形、大头畸形,脑萎缩和胎儿期酒精暴露史。因此,除了专业癫痫中心报道的病例外,在正确诊断 LGS 的情况下,LGS 其实是一种罕见的综合征,占儿童期癫痫的 1%~3%。据 Genton 等(2009) 的研究表明,专业癫痫中心数据提示 LGS 发病率和 Dravet 综合征、肌阵挛 - 站立不能性癫痫(myoclonic-astatic epilepsy, MAE)类似。

四、病理生理学

LGS 病理生理机制尚不清楚,源于我们缺乏对该综合征的全面理解,它有时出现在早期脑病后,虽病因多样，但又有特征性的临床表现和 EEG 特点。对 LGS 而言，至今尚无相应的动物模型。LGS 的病理生理特点与目前已有动物模型的全面性癫痫如失神癫痫、全面性强直 - 阵挛发作、强直发作的病理生理特点可能是一致的。

以下几点需要考虑。

1. ILAE 定义（Fisher et al.，2005）的癫痫发作，其病理生理学重点在于“由于神经元过度异常同步化放电产生的一过性体征和症状”。

2. Tükel 和 Jasper（1952）定义了继发性双侧同步化，指的是额叶内侧面病灶导致的弥漫性棘 - 慢波，类似于全面性癫痫 EEG 波形。额叶内侧面病灶所致的继发性双侧同步化电活动被认为是经由中央脑系统所致。

3. 中央脑系统的存在使得一侧痫样放电经由皮质下核团投射到双侧皮质，从而表现为全面性癫痫的 EEG 特征（Penfield & Jasper，1954）。

4. Gastaut 和 Broughton（1972）提出了网状结构、丘脑和尾状核的兴奋性和抑制性系统发生的变化对应于不同类型的全面性发作的假说。强直发作和 EEG 快节律由丘脑募集所致，而 EEG 慢成分由抑制系统产生。失神发作由兴奋和抑制系统同时受刺激所致。对于失张力发作，先是抑制系统占优势，而后是兴奋系统激活。全面性强直 - 阵挛发作是放电激活了丘脑、延髓网状结构和网状脊髓髓质交感神经传导通路所致。

在失神癫痫动物模型中，丘脑 - 皮质环路振荡会导致 EEG 异常和失神发作（Gloor et al.，1977；Avoli & Gloor，1981，1982；Pellegrini et al.，1979）。振荡可能起源于丘脑或皮质（Mereen et al.，2002）或由丘脑 - 皮质环路功能障碍所致（Blume，2001）。丘脑和胼胝体都有同步化效应（Vergnes & Marescaux，1994）。丘脑（Avanzini et al.，1989）通过 T 型 Ca^{2+} 通道（Coulter et al.，1989；Kely et al.，1990）诱发出棘波，乙琥胺和丙戊酸选择性抑制此电活动。LGS 中的慢棘 - 慢波提示 LGS 比其他全面性癫痫有更高的兴奋性。

在大鼠听源性反射性癫痫模型中，强直发作起源于脑干（Buchhalter，1993）。然而，脑深部电极记录到 LGS 患者额叶皮质电活动（Fisher & Niedermeyer，1987）。快节律暴发是 LGS 的 EEG 特征，可能系皮质神经元电活动所致。这些能产生快速振荡的神经元有强大的诱发发作的能力（Blume，2001；Timofeev & Steriade，2004）。

在全面性强直 - 阵挛发作（generalized tonic-clonic seizures，GTCS）动物模型中，研究发现全脑均受累（Blume，2006）。运动症状起源于皮质（Marcus et al.，1968）。强直发作中屈伸成分可能系延髓系统激活所致（Blume，2006）。黑质可能有调节和抗癫痫作用（Gale，1985；Velisek et al.，2002）。强直和阵挛成分可能由脑干，特别是中脑诱发（Browning，1985；Burnham，1985）。肌阵挛和 GTCS 可通过刺激中脑诱发（Kreindler et al.，1958）。基于鹌鹑鸡胚嵌合体的研究显示，如果想观察癫痫发作的全部，必须记录全脑电活动的动态传播（Teillet et al.，1991；Guy et al.，1993）。

因此，LGS 的病理生理机制可能累及整个大脑，这也就解释了该综合征病因的多样性。LGS 也被称为“继发性网络性癫痫”，癫痫电活动被脑网络放大。如果存在皮质病灶，网络的相互作用产生网络的不稳定性（Archer et al.，2014a）。诸多功能神经影像研究都支持这一假说，这些研究证实了该综合征致痫性皮质较为广泛（Archer et al.，2014b；Pillay et al.，2013）。脑深部结构受累可以是辅助性治疗手段如深部脑刺激术调控的靶点。

五、临床表现

（一）起病

LGS 通常在 8 岁前起病，发病高峰年龄为 3—5 岁。10 岁后起病罕见，多见于症状性 LGS，如唐氏综合征（Ferlazzo et al.，2009）。虽然发育正常的儿童可以在无明显病因的情况下出现 LGS，但总的来说，LGS 常见于产前、围产期和产后发育有问题的儿童。隐源性 LGS 起病年龄常晚于症状性 LGS。LGS 可由 West 综合征或非特异性的癫痫演变而来或表现为首次新发。约 1/3 的症状性 LGS 患儿在婴儿期和儿童早期有痉挛病史（Gastaut et al.，1966；Trevathan et al.，1997）。当 West 综合征演变为 LGS 时，痉挛发作会就为强直发作所取代，中间没有无发作的间隔，或 EEG 和精神运动发育较前有所改善。当其他类型的癫痫演变为 LGS 时，开始出现跌倒、行为异常和认知功能下降是诊断 LGS 的标志。

（二）经典的 Lennox-Gastaut 综合征

LGS 有多种发作类型，强直发作、不典型失神发作、GTCS、肌阵挛和局灶性发作。

1. 强直发作

强直发作是 LGS 最显著和最常见的发作类型。

虽然强直发作并非为 LGS 特有，但它是诊断 LGS 的必要条件。LGS 起病初期，可能无强直发作或强直发作时间很短，因此患儿家长可能发现不了强直发作，尤其是睡眠期的发作。当起病数月后临床上出现不典型失神发作或其他发作类型，且首次癫痫发作后出现快速或隐匿性认知功能下降，我们才会考虑到 LGS 的诊断。因此，在病程早期难以给出 LGS 的诊断。幼儿期 LGS 患者通常以跌倒发作起始，随后出现其他类型的发作。学龄期儿童以行为障碍为起病的标志，伴跌倒发作，发作频率很快增多，甚至出现癫痫持续状态、进行性认知功能下降、人格障碍和慢性精神病（Roger et al.，1989）。

强直发作持续时间通常很短，常伴意识障碍，但不总出现意识障碍。根据强直发作累及的肌群不同，症状也有所差异。如强直发作累及头部和躯干肌群，表现为头部和躯干屈曲（有时在发作前有哭声），伴呼吸暂停、张口、双眼上翻（轴性强直发作）；若累及上肢肌群，则表现为上肢上举、外展和半屈曲姿势及耸肩（轴肢型强直发作）；若全身大部分肌肉受累，包括肢体远端肌群，则表现为下肢伸直或髋膝踝三个关节的屈曲（全身型强直发作）。强直发作有时可以是不对称的。如果患者站立时发作，可能会向前或向后跌倒（Gastaut et al.，1966）。患者可能出现自主神经症状，如呼吸暂停、面色潮红、心率增快、瞳孔散大和尿失禁。强直发作也可仅出现双眼上翻、呼吸浅慢或呼吸暂停、伴或不伴其他微小的运动症状，如头部屈曲和轻微耸肩，在睡眠期更易出现。这些轻微的强直发作常由视频多导生理记录仪发现，包括 EEG、肌电图和呼吸描记图。强直发作会导致频繁的觉醒，继而引起白天嗜睡。强直期后可能会出现手部自动症或行走自动症，自动症持续数分钟至数小时（强直 - 自动症发作）（Oller Daurella，1970），多见于晚发型和年龄较大的患者。当强直发作持续超过 10s，发作以一种累及全身的震颤结束（“强直 - 震颤”发作）（Dravet & Roger，1988），是全身肌肉一系列快速低波幅震颤，与 GTCS 的阵挛期不同。上述发作类型在晨醒时更典型。

强直发作可以是单次发作或连续发作，白天和夜间均可出现。大部分病情严重的患者睡眠期会反复发作，一个晚上多达 40~50 次，甚至更多。在觉醒或刚入睡时常出现连续发作。在连续发作时，发作强度从开始到结束期有差异，类似婴儿痉挛，初始为亚临床发作，随后演变成临床发作。强直发作也可被刺激所诱发，如噪声、接触或运动（Roger et al.，1989），尤见于唐氏综合征患者（Ferlazzo et al.，2009）。

2. 不典型失神发作

不典型失神发作是 LGS 第二个特征性发作类型，见于约 2/3 的患者。与典型失神发作不同的是，不典型失神发作的起始和结束均较缓慢、持续时间较长，而典型失神发作是突发突止、持续时间短（通常 5~30s）。不典型失神发作期，患者意识模糊，但意识并未完全丧失，患者可在一定程度上继续其当时的活动（Gastaut et al.，1966）。基于以上原因，仅靠临床症状诊断不典型失神发作是很困难的；没有持续 EEG 监测难以对不典型失神发作进行定量研究。不典型失神发作还会出现口周和眼睑肌阵挛、流涎和头部缓慢下垂。与强直发作一样，不典型失神发作也会因刺激突然诱发，如噪声、接触、运动（Roger et al.，1989），尤见于唐氏综合征患者（Ferlazzo et al.，2009）。

3. 失张力、肌阵挛 - 失张力和肌阵挛发作

仅根据患者病史或临床症状的观察来确认以上发作类型通常是比较困难的，多导电生理记录常为诊断所必须。多数作者将伴跌倒的发作分类为无动性、站立不能性发作或跌倒发作。特征为头部突然下垂或全身摔倒（Roger et al.，1989）、发作短暂（0~1s）、意识丧失也很短暂，除外脑震荡。

4. 其他发作类型

LGS 也有其他发作类型（如全面性强直 - 阵挛发作、全面性阵挛发作和局灶性发作）。这些发作类型在诊断中并不起重要作用，但这些发作与以上所描述的典型发作类型密切相关。反射性发作见于某些病例，如吃饭诱发的发作（Lee et al.，2001），或唐氏综合征患者受惊吓诱发的强直发作或不典型失神发作（Ferlazzo et al.，2009）。同时，也会出现心因性非癫痫发作并存的情况。

5. 临床变异型

以肌阵挛发作为主，是 LGS“肌阵挛”变异型，约占 LGS 的 18%（Aicardi & Chevrie，1972）。这些病例大部分为隐源性，病情不太严重，部分病例可能被诊断为肌阵挛 - 站立不能性癫痫（Doose，1992）。数位作者研究了晚发型 LGS（Oller Daurella，1973；Bauer et al.，1983；Roger et al.，1987）。上述 LGS 变异型常出现在特发性全面性癫痫、局灶性癫痫后，或以典型的隐源性综合征起始。LGS 变异型起病年龄通常在 10—20 岁，但也有在 20—30 岁起病。唐氏综合征患者 LGS 常在 8—12 岁起病（Ferlazzo et al.，2009）。

6. 癫痫持续状态

大部分 LGS 患者（约 90%）会出现一次或多次癫痫持续状态（Dulac & N'Guyen，1993）。癫痫持续状态类型多样，从失神癫痫持续状态（包括隐匿性意识模糊状态持续数天或数周，间有周期性反复出现短暂的强直发作）到纯粹的强直癫痫持续状态。与儿童患者相比，强直癫痫持续状态更多见于青少年或成年患者。LGS 中的癫痫持续状态通常会混有数种发作类型。

（1）失神癫痫持续状态很难识别，特别是患儿有严重精神发育迟缓的情况。失神癫痫持续状态的 EEG 近乎高度失律，这种 EEG 模式也可代表发作间期症状的暂时性恶化。认知功能障碍或行为障碍的出现或更进一步恶化，预示着出现了失神癫痫持续状态。神经系统恶化是隐匿的。在失神癫痫持续状态的一些病例中，由于与发声相关的颊部和颈部肌肉肌张力增高，导致口语表达障碍（Beaumanoir et al.，1968）。持续状态终止后，患者的整体状态逐渐恢复到发作前基线水平。失神癫痫持续状态通常耐药，有复发倾向。虽然失神癫痫持续状态频繁发作与认知功能预后差相关，但大多数病例并未观察到永久性后遗症。

（2）强直发作持续状态通常在觉醒和睡眠时出现，表现为近持续性强直发作。强直发作有时伴 GTCS。在强直癫痫持续状态开始时，两次强直发作中间，意识是保留的，患者可以说话、吃饭和行走。随着发作次数的增多，逐渐出现意识模糊，并伴有吞咽和呼吸困难。威胁生命的自主神经功能紊乱（呼吸衰竭、高热、心动过速）很罕见。有报道，不典型失神癫痫持续状态伴 EEG 大量棘 - 慢波放电的患者在静脉注射苯二氮䓬类药物时，常诱发强直癫痫持续状态（Tassinari et al.，1972）。

（3）失张力癫痫持续状态不太常见，表现为因反复发作不能维持直立位或患者坐位时头部连续下垂，发作间期无意识障碍。

（三）神经和精神症状

LGS 发作间期神经系统并无特异性的症状，若有症状，则取决于病灶的位置和范围。因此，对以前无脑部病理损伤的患者，神经系统查体可以是正常的。59%LGS 患者有运动症状，但小脑体征或步态共济失调较难与抗癫痫药物的不良反应相区分（Markand，1977）。反复受伤、缺乏体育锻炼、疾病自然病程都会导致步态不稳。

进行性行为障碍可能与 EEG 异常有关。过去常认为行为障碍与药物（苯妥英、苯巴比妥）不良反应有关，但近年来新型抗癫痫药物类似的不良反应少了很多。LGS 患者认知功能进行性下降与年龄相关（Blume，1978）。认知功能下降开始系认知功能发育停滞，随后精神运动技能减慢，最后是所有能力的恶化。除此之外 LGS 症状还包括情绪不稳定、心境障碍、表达和思维障碍、难以获得新技能。精神症状包括攻击性、易激惹、孤僻、人格障碍和社交不能，导致出现“瓦解性精神障碍”（Viani，1991）。先前存在的脑病或症状性 LGS 患者常出现与孤独症相关的严重精神发育迟缓（Kieffer-Renaux et al.，1997）。隐源性 LGS 患儿，如果起病前发育正常，精神发育迟缓不会很严重，但随后仍出现行为和人格障碍。

六、病因

虽然 LGS 是一种表型同质性综合征，有明确的临床表现和典型的 EEG 特征，但病因多样，除多种结构性病因外，也包括感染、肿瘤、外伤、畸形、免疫、代谢、中毒、基因或染色体异常。在 ILAE1989 国际分类中提到隐源性病因前，一些研究者就已报道了特发性病例（Boniver et al.，1987；Ohtahara et al.，1988），包括肌阵挛 - 站立不能性癫痫，有时很难与 LGS 鉴别。但大部分患者现在应归类为隐源性或病因“不明”，即无法发现病因，患者在起病前是正常的。

LGS 常见的病因为产前、围产期或产后缺血缺氧性脑病、脑血管意外和脑膜炎。LGS 也可由皮质发育畸形所致，包括半侧巨脑畸形和带状灰质异位（Palmini et al.，1991；Ricci et al.，1992；Soucek et al.，1992）。上述畸形可能与基因有关，也可能与基因无关。如无脑回或巨脑回畸形是由双皮质素（DCX）基因突变所致（Guerrini，2005；Lawrence et al.，2010）；双侧外侧裂区多小脑回和多脑回畸形系 *Xq28* 基因突变、常染色体隐性遗传或 22q11.2 基因缺失（Guerrini，2005）所致；编码 G 蛋白的 *GPR56* 基因突变可导致双侧额顶叶多小脑回畸形（Parrini et al.，2009）。LGS 也见于染色体病。文献报道在数例 LGS 患者伴 15q11-q13 倒位 - 重复（Battaglia et al.，1997；Kobayashi & Yoshino，1999；Orrico et al.，2009；Rocha et al.，2012）、Rett 综合征（Olmos Garcia de Alba et al.，1987）、Leigh 氏病（Matsuishi et al.，1985）或青少年神经元蜡样脂褐质沉积症（Lagenstein et al.，1978）。唐氏综合征与晚发型 LGS 和反射性癫痫关系密切（Guerrini et al.，1993；Ferlazzo et al.，2009）。结节性硬化患者，不论之前有无婴儿痉挛，都可以表现为 LGS（Ohtsuka et al.，1998）。在无婴儿痉挛病史的 LGS 患者中发现了一些基因突变，如 *GABRB3*、

ALG13、*SCN8A*、*STXBP1*、*DNM1*、*FOXG1*、*CHD2*（Allen et al.，2013；Terrone et al.，2014；Lund et al.，2014）。在 1 例 West 综合征演变为 LGS 的患者中，发现了线粒体 *MT-ND1* 基因杂合变异，该变异导致了蛋白稳定性下降（Delmiro et al.，2013）。LGS 也可见于脑震荡、肿瘤、感染或血管性病变后。

一些研究因为发现 LGS 患者有 HLA-B7 抗原过度异常表达（Smeraldi et al.，1975）、DR5 抗原过度异常表达和 DR4 抗原表达降低（van Engelen et al.，1994），证实了 LGS 的免疫性病因。2005 年，Kondo 等报道了 1 例免疫缺陷综合征女性患者，急性播散性脑脊髓炎后继发 LGS。在放疗前使用静脉和鞘内注射氨甲蝶呤治疗急性淋巴细胞白血病提示 LGS 的毒性病因（Mitsufugi et al.，1996）。一些文献报道了 LGS 可见于脑囊虫病（Frochtengarten & Scarante，1973；Agapejev et al.，2000）、Sturge-Weber 病（Bosten & Reznick，1967，cited by Roger & Gambarelli-Dubois，1988）或下丘脑错构瘤（Andermann & Berkovic，1988）。

目前尚无文献报道 LGS 见于 GEFS+ 家系中。LGS 不是由 *SCN1A* 基因突变导致的癫痫性脑病。然而，Selmer 等（2009）对 22 例 LGS 患者进行基因检测，在 1 例患者中发现 *SCN1A* 基因突变。在一项 14 例接种疫苗后癫痫性脑病的研究中，Berkovic 等（2006）在 2 例 LGS 患者中未发现 *SCN1A* 基因突变，但在 1 例临床特征类似于 Dravet 综合征的患者中发现了 *SCN1A* 基因突变。

七、病理

1998 年，Roger 和 Garambelli-Dubois 完成了 LGS30 例尸检和 8 例皮质活检的病理学研究。所有患者均死于癫痫持续状态或缺氧。大部分病例都有病灶（皮质发育畸形、皮质异位、斑痣性错构瘤、小头畸形、多发性畸形）。20 例患者小脑发现有病灶，其中 4 例是孤立性病灶。神经元坏死见于 23 例患者，其中数例系选择性神经元坏死。在活检标本中，神经元丢失伴轻度弥漫性反应性胶质细胞增生、皮质树突和突触稀少。另有研究（Renier，1988）对两例特发性 LGS 患者行皮质活检发现第五层锥体细胞皮质树突稀少。

八、EEG

LGS 患者清醒期和睡眠期 EEG 都具有特征性。典型的睡眠 EEG 是诊断 LGS 的三要素之一。因此睡眠期脑电图记录对 LGS 来说非常重要，应按照国际 10-20 系统行常规脑电图记录，并同时记录肌电图（electromyography，EMG）、呼吸描记图和心电图。视频记录也很重要，因为它可以将 EEG 与临床事件关联起来。长程视频 EEG 监测可提供足够的睡眠期脑电图信息。

（一）发作间期 EEG

LGS 发作间期 EEG 常表现为背景活动慢化或背景较差（图 12-1），这一 EEG 现象常见或仅见于疾病恶化期（图 12-2）。发作间期 EEG 随年龄和病因而有所不同。特别是在年龄较大的患者中，发作间期 EEG 也可以是正常的。发作间期可记录到弥漫性 2~2.5Hz 慢棘 - 慢或多棘 - 慢波暴发（Blume，1988）（图 12-2），以前头部为著、后头部少见（Markand，1977）。棘 - 慢波可单独出现，也可以暴发的形式或以导致不典型失神发作的放电模式出现。经典的发作间期棘 - 慢波双侧同步化，可以是对称的，但也有不对称的情况。同一患者发作间期放电在波幅和频率上常有变化。思睡期和 NREM 期痫性放电增多（图 12-3）。虽然过度换气诱发试验常为阴性，但有时也会导致棘 - 慢波频率增加及不典型失神增多。LGS 无光敏性反应（Markand，1977）。EEG 局灶性异常可见于症状性和隐源性 LGS 患者。发作间期 EEG 还可见三相波或前头部 delta 活动（Blume，1988）。

诊断 LGS 不能仅基于 EEG 弥漫性慢棘 - 慢波。LGS 整夜睡眠 EEG 特点如下：①NREM 睡眠期弥漫性慢棘 - 慢波增多；②伴或不伴轻微发作或强直发作的快节律增多；③在 REM 睡眠期，间期放电和发作减少；④间期放电完全消失，仅见于发作控制良好的患者（Baldy-Moulinier et al.，1988）。NREM 睡眠期弥漫性 10 Hz 快节律放电持续 0.5s 至数秒，是 LGS 最具特征性 EEG 改变（图 12-4）。睡眠中也可见弥漫性多棘波和多棘 - 慢波伴持续性弥漫性慢棘 - 慢波。睡眠期发作间期 EEG 的异常放电比清醒期更有节律性、更同步化，更有全面性特征（图 12-1）。轻微的强直发作伴 EEG 亚临床快节律、轻微呼吸改变和（或）肌肉活动（图 12-2）。由于频繁放电和片段化的睡眠，患儿缺乏生理性睡眠分期。在 REM 期，EEG 异常以前头部为著，快节律、多棘波和多棘 - 慢波减少，变得不太典型，也可能伴有局灶或多灶性 EEG 改变。

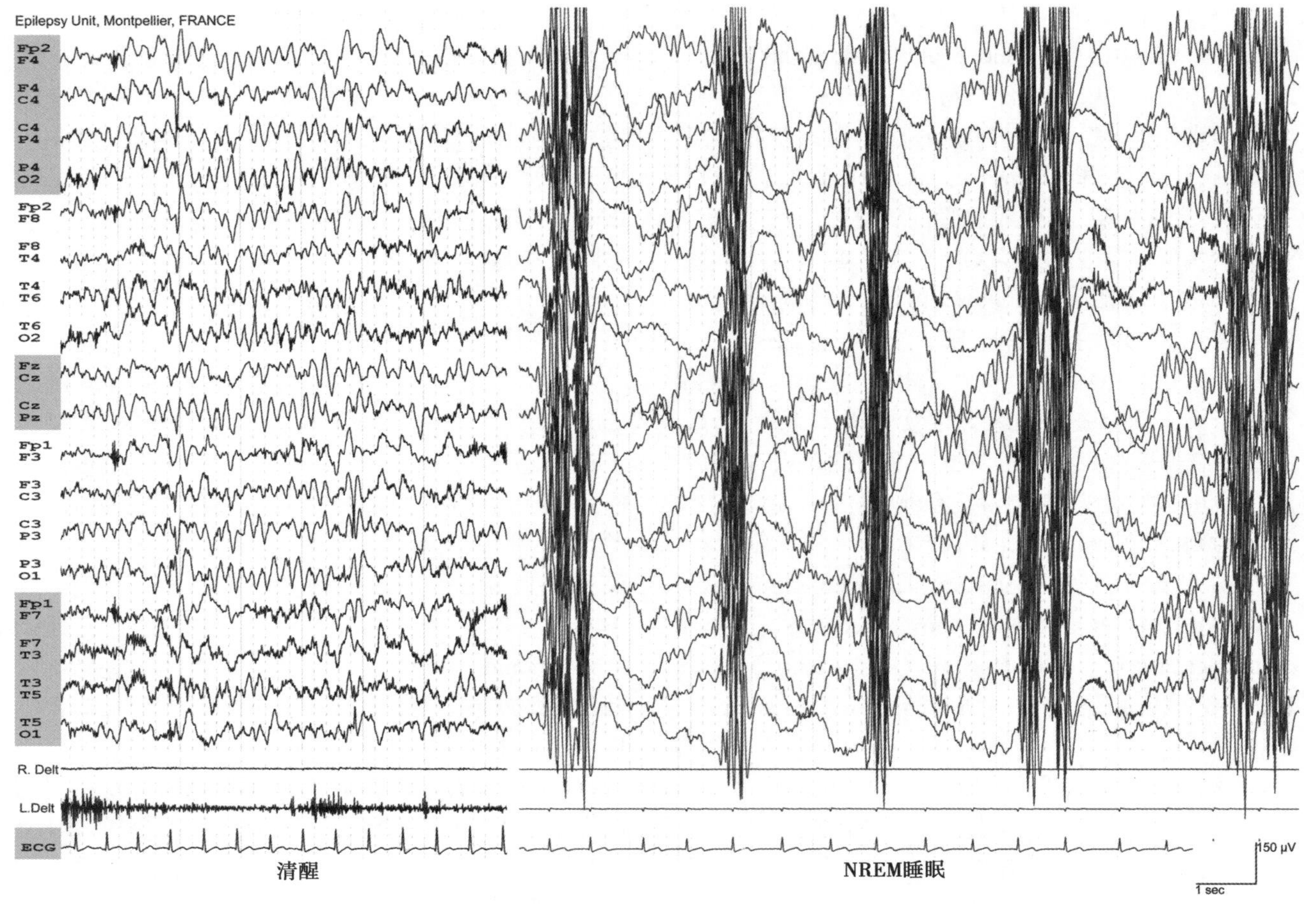

图 12-1 8 岁隐源性 Lennox-Gastaut 综合征男孩，左：背景活动慢化伴弥漫性慢波上叠加棘 - 慢波。右（NREM 睡眠）：全面性多棘慢波爆发后波幅低平

病因不同，临床表现和 EEG 特点也不尽相同。例如，局灶性 EEG 异常更多见于有局灶性病灶的 LGS 患者，弥漫性快节律多见于皮质发育畸形的 LGS 患者。

（二）发作期 EEG

1. 不典型失神

EEG 呈持续性（超过 20s）不规律弥漫性慢棘 - 慢波（2~2.5Hz）（图 12-5），以前头部为著，有时不对称。不典型失神发作时棘 - 慢波形态多变（图 12-6）。思睡可诱发不典型失神发作。EEG 偶见 3.5Hz 以上的棘 - 慢波发放，快波可混叠在弥漫性慢波上。

2. 强直发作

清醒期 EEG 有时能记录到强直发作，但在 NREM 睡眠期更明显。当强直发作系亚临床发作或很轻微时，只能依靠 EEG 识别出来。双侧快节律放电（10~20Hz）、前头部最突出、持续 5~15s，这是强直发作典型的 EEG 特点。脑电图发作起始通常为复合慢波后跟随低波幅快节律放电（图 12-7）。波幅在发作开始时最高（图 12-8）或逐渐升高（图 12-9）。快节律放电结束突然，以数个高波幅弥漫性 delta 波收尾。有时强直发作呈片段化，慢波成分或波幅低平的脑电活动插入快节律放电中。深呼吸后出现肌肉收缩和呼吸暂停（图 12-10），发作停止时无长时间发作后症状。

在强直发作伴自动症时，快节律放电后出现长时程的弥漫性慢棘 - 慢波或高波幅慢波（Beaumanoir & Blume，2005）；在强直阵挛发作时，持续的快节律放电后出现的全面性棘 - 慢波（阵挛期）与阵挛相关，有时快节律放电后出现弥漫性慢波。

3. 失张力发作

失张力发作与多棘 - 慢波和全面性棘 - 慢波相关，肌张力恢复对应慢波成分，全面性棘 - 慢波前可出现快节律放电，有时可记录到心动过缓或呼吸暂停。

4. 肌阵挛 - 失张力发作

全面性慢棘 - 慢波或多棘 - 慢波与肌阵挛 - 失张力发作相关。肌阵挛与棘波相关，而失张力与慢波相关。

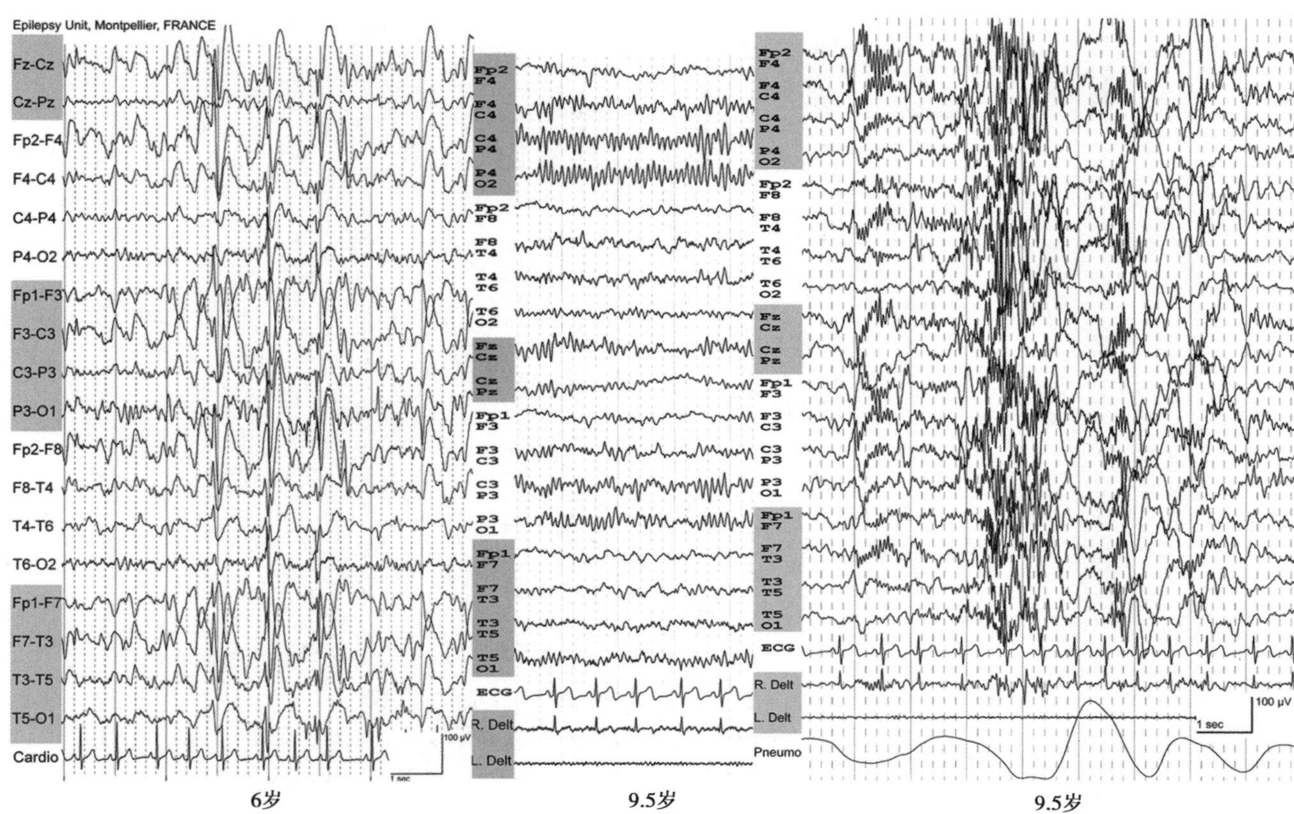

图 12-2 左：6 岁女孩，患儿清醒，背景活动慢化伴一系列慢棘 - 慢波，前头部为著。癫痫发作直至 9 岁都很活跃，服用多种抗癫痫药物和行迷走神经刺激术后，家长注意到患儿白天和夜晚的发作都停止了。中间：9.5 岁时的 EEG，背景正常。右：同一次 EEG 记录，NREM 睡眠期全面性快节律放电，放电后呼吸幅度增加。

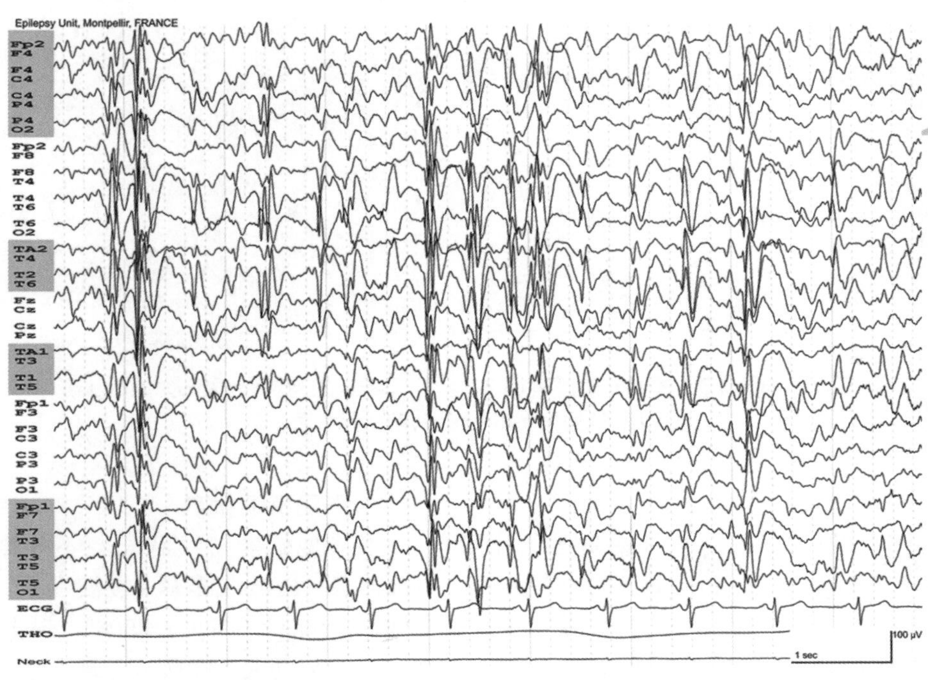

图 12-3 26 岁女性，隐源性 Lennox-Gastaut 综合征，添加了前颞 / 下颞电极（TA1、T1、TA2、T2），NREM 2 期：EEG 呈弥漫性慢棘 - 慢波。

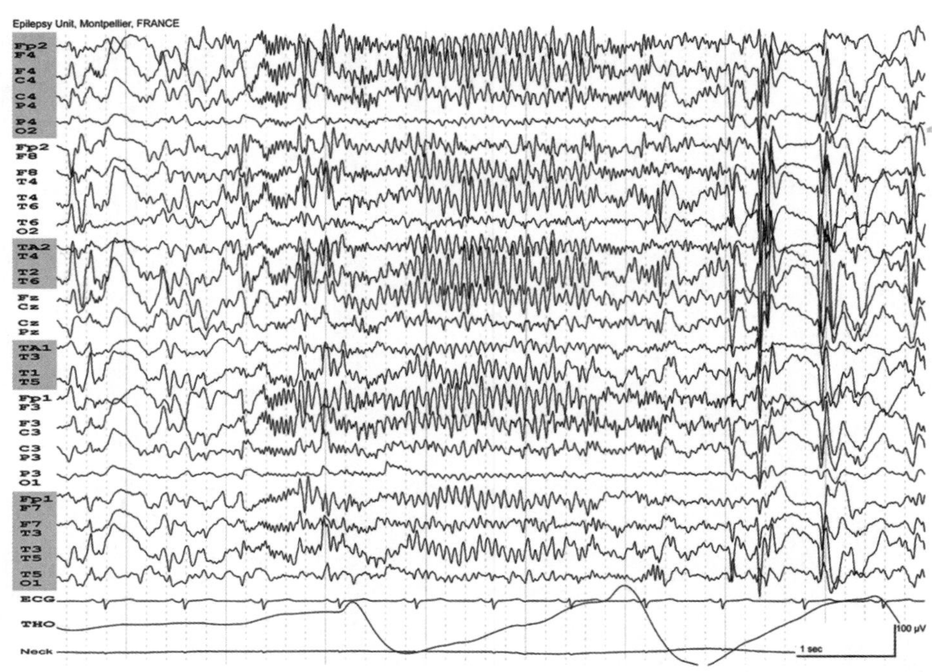

图 12-4　与图 12-3 是同一位患者，NREM 期脑电图记录，可见明显的快节律发放，右侧半球波幅稍高

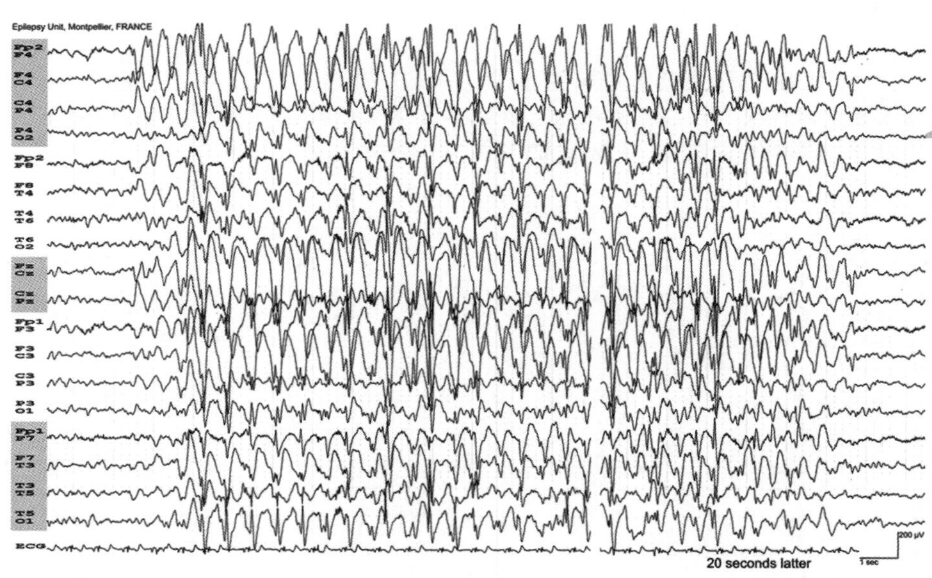

图 12-5　与图 12-1 是同一位患者（8 岁男孩），不典型失神发作，患儿为清醒状态，EEG 呈为慢棘 - 慢波，前头部为著

5. 肌阵挛

肌阵挛可见于 LGS。双侧对称性棘 - 慢波出现在一个或多个慢波后。Bonanni 等（2002）提出 LGS 中的肌阵挛发作系额区起源，继而导致继发性双侧同步化放电，双侧半球间传播的潜伏期为 20ms。

6. 全面性强直 - 阵挛发作

当 LGS 出现全面性强直 - 阵挛发作时，发作期 EEG 表现为该发作类型典型的脑电图特征。

7. 癫痫持续状态

不典型癫痫持续状态与不规则、弥漫性或前头部慢棘 - 慢波或多棘 - 慢波有关，通常比基线频率低（Morita & Glauser，2008）。强直癫痫持续状态 EEG 呈快活动混杂慢棘 - 慢波放电。

（三）与年龄相关的 EEG 演变

LGS 患儿起病时有一个过渡期，随后经典的 EEG 异常逐渐显现（痉挛 / 短暂强直发作 / 弥漫性慢棘 - 慢波）。

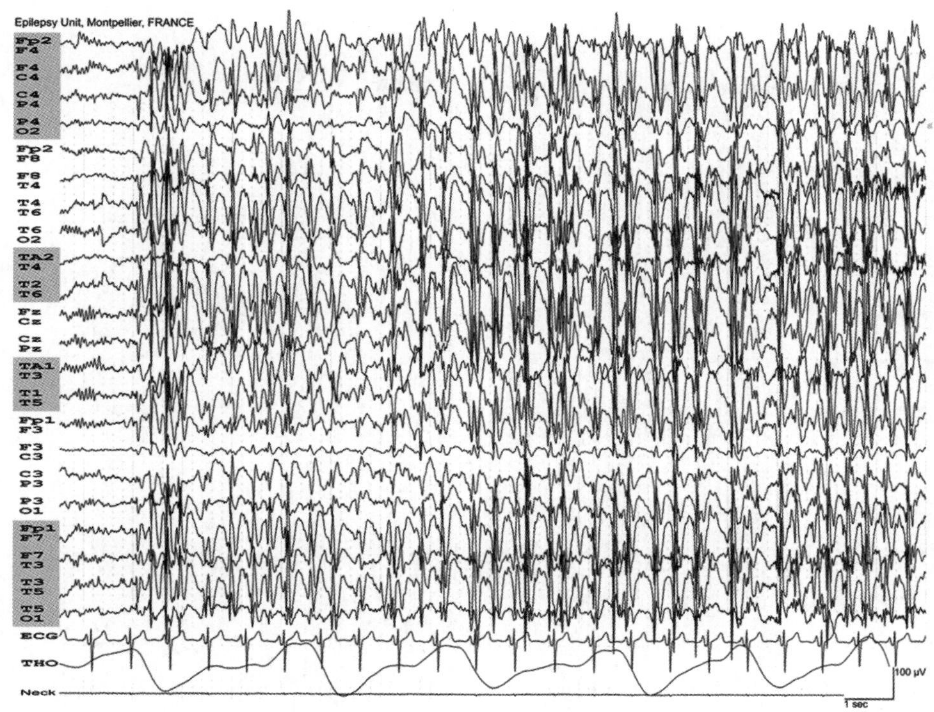

图 12-6　与图 12-3，图 12-4 是同一位患者（26 岁女性），不典型失神发作，注意棘 - 慢波形态和波幅的变化

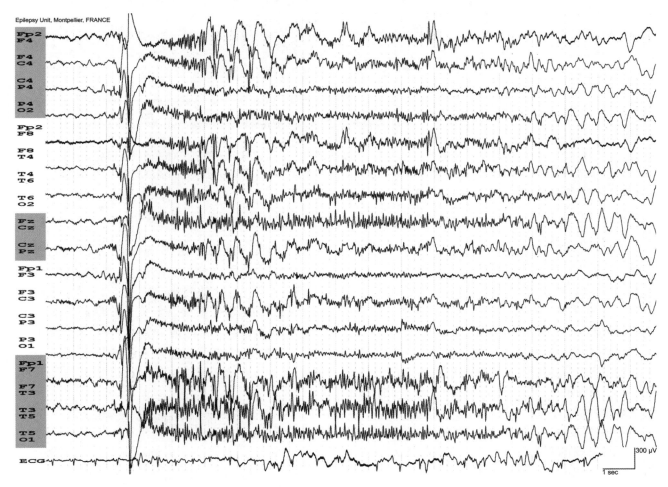

图 12-7　与图 12-1，图 12-5 是同一位患者，强直发作，起始为高波幅复合波，随后出现低波幅快活动，波幅逐渐增高，以 delta 波结束

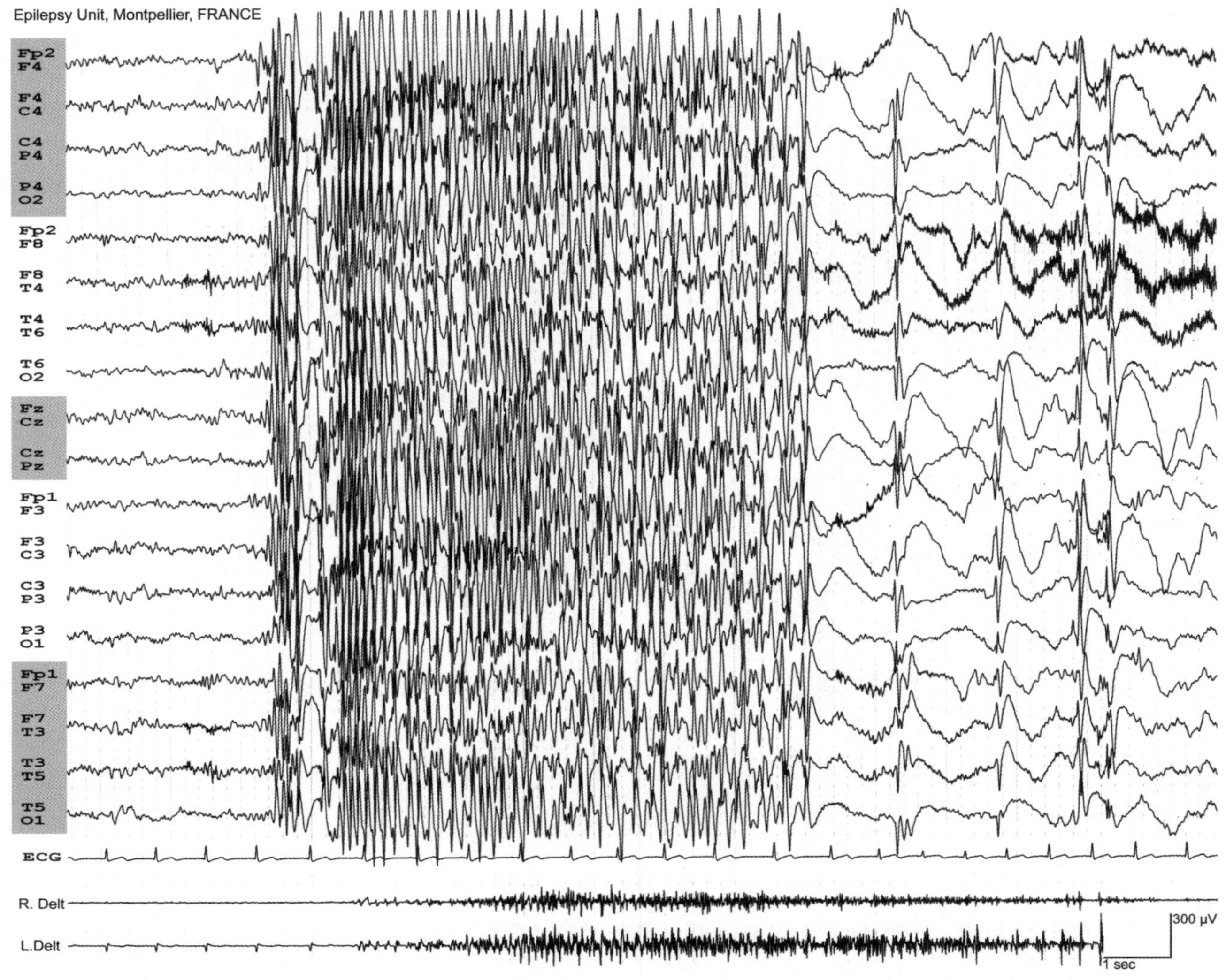

图 12-8 与图 12-1，图 12-5 是同一位患者，系该患者 13 岁时的 EEG，还记录了三角肌 EMG 信号。强直发作起始，快节律放电波幅最高，后混杂片段化低波幅电活动。EMG 记录到肌肉强直性收缩，EMG 记录到的强直发作起始时间较 EEG 放电起始为晚，EMG 波幅逐渐增高随后逐渐降低

青少年和成人患者 EEG 演变是逐步的，弥漫性慢棘 - 慢波的频率到后期逐渐降低（Blume，1988）。背景活动的节律趋于好转，在某些病例中，清醒期 EEG 正常或基本正常（Ferlazzo et al.，2010）。然而，即使清醒期 EEG 好转，发作仍持续存在。

Ohtsuka 等（1991）在对 89 例 LGS 患者的长期随访研究中发现，LGS 起病后 10~20 年，弥漫性慢棘 - 慢波逐渐消失，局灶性痫样放电出现，特别是出现多灶性棘波。Hughes 和 Patil（2002）随访了 64 例 LGS 患者弥漫性慢棘 - 慢波的演变。他们发现慢棘 - 慢波出现的平均年龄是 8.2 岁，平均持续时间为 8.6 年；在 16 岁后，95% 的患者发作间期 EEG 不再有弥漫性慢棘 - 慢波，EEG 演变为背景活动慢化和局灶性放电。在 Ferlazzo 等研究中（2010），在疾病早期阶段，27 例 LGS 患者中有 21 例 EEG 背景活动慢化。在随访的最后阶段，12 例患者背景活动正常、15 例背景活动慢化。27 例 LGS 患者中有 22 例起病即为弥漫性慢棘 - 慢波，在随访最后阶段，仅 7 例患者仍为弥漫性慢棘 - 慢波。睡眠相关的典型 EEG 改变，典型快活动常见于 LGS 患者，因此睡眠 EEG 是成人患者确诊 LGS 所必须。

九、结构和功能影像学

所有 LGS 影像学研究都证实了 LGS 病因学的异质性。Gastaut（1976）首次报道了 42 例 LGS 患者 CT 扫描结果，包括无病灶、弥漫性皮质和皮质下萎缩、脑穿通畸形、顶枕叶肿瘤、结节性硬化、白血

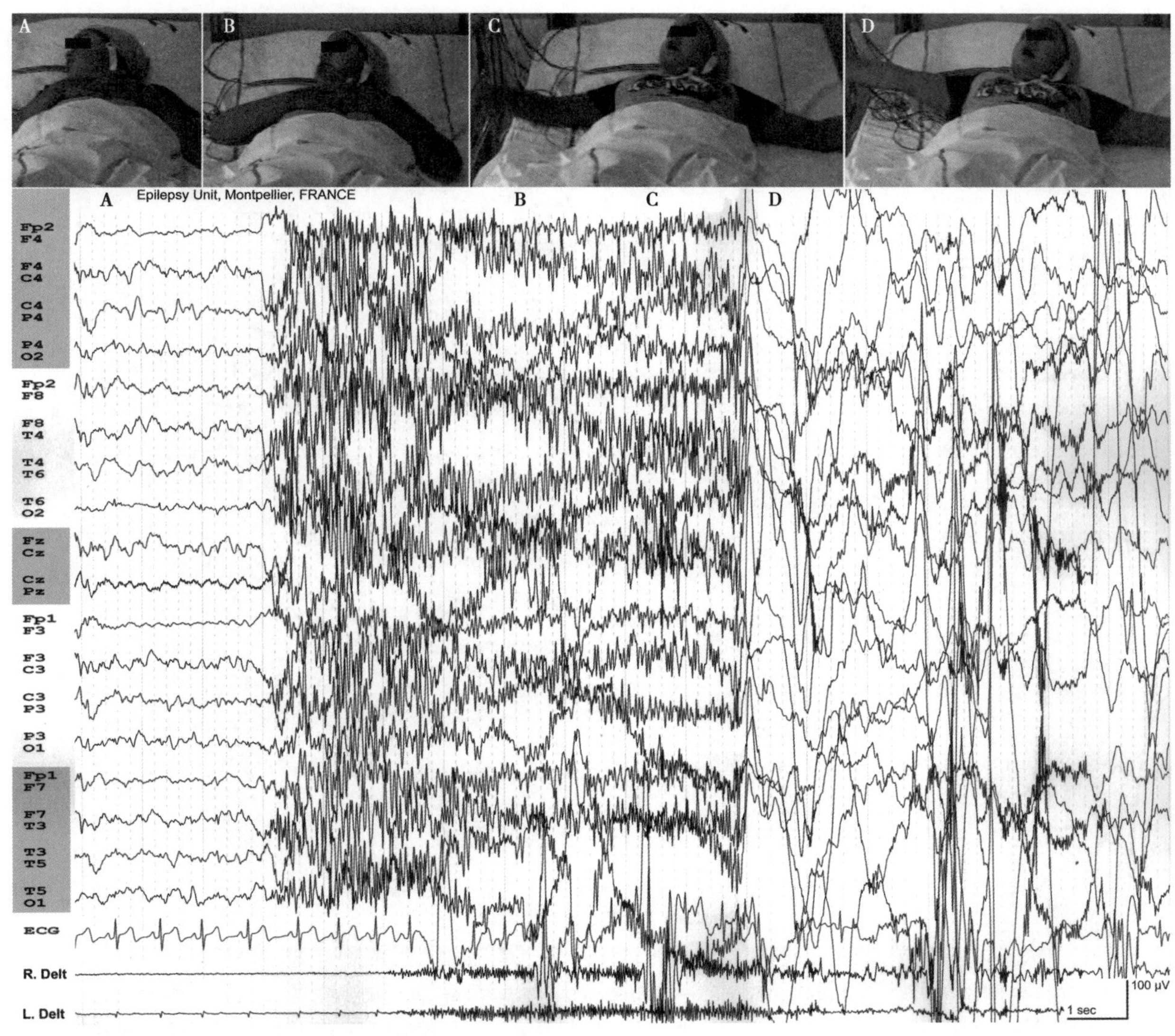

图 12-9　与图 12-2 是同一位患者，该图为其 9.5 岁时的 EEG。(A)患儿在 NREM 睡眠期，强直发作起始出现快节律放电；EMG 显示 EEG 发作 2s 后出现肌肉收缩。患者睁眼、双侧手臂上抬(B)，张口、双上肢外展(C，D)。当 EEG 活动处于抑制状态时，EMG 波幅降低

病细胞浸润、钙化和数个不明确的局灶性病灶。在 Gastaut 那个年代，病因学诊断非常困难，特别是皮质发育畸形需要通过 MRI 才能发现。Goldsmith 等(2000)报道了 47 例患者，有产前和围产期病变、皮质发育畸形、感染后遗症、基因变异相关的异常。1993 年，Velasco 等报道了 7 例 LGS 患者，仅中脑发现 T2 高信号改变，其他脑区无异常发现。Siniatchkin 等(2011)也报道了 11 例 LGS 患者 EEG 间期放电，通过 fMRI 发现脑干和丘脑中央中核前部有激活，而对照组的 9 例癫痫患儿并未发现上述部位被激活。使用 HMPAO/SPECT 技术发现 3 例 LGS 患者 fMRI 中有多个低灌注区(Heiskala & Launes，1993)。LGS 患者的 PET 检查可以正常，也可能有低代谢区，但低代谢区并不总是与 MRI 上的病灶一致(Theodore et al.，1987；Chugani et al.，1987)。低代谢可累及颞叶(Gur et al.，1982)、额下回和颞上回后部(Iinuma et al.，1987)，也可能累及颞叶和额叶(Miyauchi et al.，1988)。Ferrie 等(1996)报道了 West 综合征演变为 LGS 的患儿皮质有低代谢，但 LGS 新发的患儿，并未观察到皮质低代谢的情况。

十、鉴别诊断

并非所有出现跌倒和(或)弥漫性慢棘 - 慢波的癫痫性脑病都是 LGS。实际上，弥漫性慢棘 - 慢波也可见于其他全面性癫痫，这些全面性癫痫可以是症状性的、隐源性的，甚至是特发性的，也可以见于

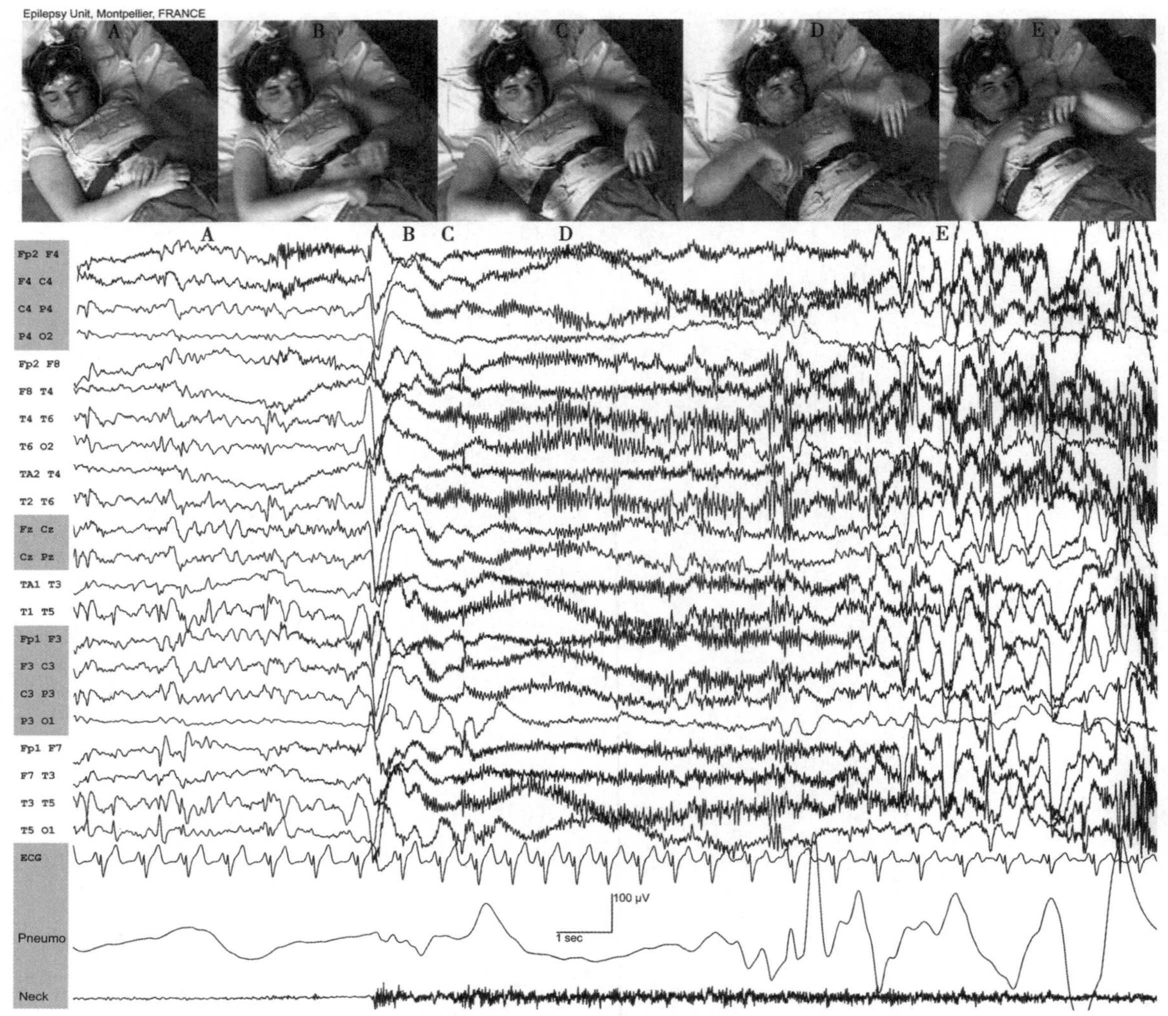

图 12-10 与图 12-3，图 12-4，图 12-6 是同一位患者。(A)患者在 NREM 睡眠期，双侧后颞区发作间期放电，T5 为著。强直发作：双相高波幅复合慢波后出现低波幅快活动，持续 10s，随后出现慢波。在强直性放电结束时，出现呼吸增快伴通气不足。EMG 记录到肌强直电位；(B)患者头屈曲，双臂上抬；(C，D)双眼上翻；(E)双上肢半屈曲

不典型病例或由于不恰当的药物治疗引起病情加重的病例。LGS 的鉴别诊断很重要，需要与其他癫痫性脑病、局灶性癫痫继发强直发作和（或）EEG 继发双侧同步化相鉴别。虽然某些脑病可能在疾病演变的某阶段表现为 LGS，但没有 LGS 特有的三联征，而其他癫痫性脑病有其典型的临床特点，可与 LGS 相鉴别。

1. 癫痫伴肌阵挛 - 失张力发作（Doose 综合征） 癫痫伴肌阵挛 - 失张力发作过去经常被误诊为 LGS，现在也仍然是 LGS 最难鉴别的综合征之一（Doose，1992）。虽然该综合征的演变和 LGS 类似，但以下一些特征更支持 Doose 综合征的诊断：包括有特发性癫痫家族史、起病年龄早、EEG 呈快棘 - 慢波、缺乏局灶性 EEG 异常、肌阵挛、肌阵挛 - 失张力发作和全面性强直 - 阵挛发作、无局灶性发作。

2. 肌阵挛失神性癫痫 肌阵挛失神性癫痫表现为典型失神发作伴轴性肌张力增高、3Hz 节律性肌阵挛发作（Genton & Bureau，2006）。然而，该综合征重症病例和恶性演变也可能表现为 LGS 的临床特点。

3. 医源性特发性全面性癫痫 窄谱抗癫痫药物（最常见的是氨己烯酸、替加宾、加巴喷丁、卡马西平、奥卡西平和苯妥英）能导致特发性全面性癫痫电 - 临床加重，特别是加重失神性癫痫（Perucca et al.，1998）。亦可能加重伴不典型失神的癫痫性脑病和（或）伴跌倒的负性肌阵挛。2006 年，Thomas 等也证实了窄谱抗癫痫药物可诱发失神持续状态及失神和肌阵挛混合型持续状态。然而，病情加重与 LGS 强直发作或智力下降起始的早晚无关。另外，医源性特发性全面性癫痫并无典型 LGS 的 EEG 特

点，相反，清醒时背景活动保留，睡眠 EEG 也有正常的生理睡眠分期。

4. 伴睡眠相关快活动的特发性全面性癫痫 有些特发性全面性癫痫表现为模拟两可的特点：EEG 改变不典型，如睡眠期弥漫性慢棘 - 慢波、全面性多棘波和快节律、对抗癫痫药物耐药。鉴于以上异常，该疾病介于特发性和症状性 / 隐源性（如 LGS）全面性癫痫之间；睡眠期多棘波和快节律可见于儿童失神癫痫的过渡形式（Lugaresi et al.，1973；Guye et al.，2001）。有些儿童失神癫痫起病初会演变为伴跌倒的青少年全面性强直 - 阵挛发作，无强直和肌阵挛发作或强直和肌阵挛发作不突出，在起病或演变阶段都无认知功能下降，睡眠 EEG 记录到弥漫性慢棘 - 慢波、全面性多棘慢波和快节律。然而，该病到目前为止并未得到公认，成为一个特定的疾病类型。

5. Dravet 综合征 Dravet 综合征是一个可以精准诊断的综合征，患者可出现不典型失神发作，但无强直发作（Nabbout et al.，2008），EEG 特点与 LGS 不同，大部分患者都存在 *SCN1A* 基因突变，而 *SCN1A* 基因突变不见于 LGS，但仅有一个例外（Selmer et al.，2009）。

6. 天使综合征 天使综合征与 LGS 的区别在于其不同的临床表现和典型的畸形，虽然在一些罕见的病例中，两者的癫痫发作非常相似。天使综合征通常无强直发作或跌倒。清醒期 EEG 特征性表现为慢棘 - 慢波长时程发放，伴快速爆发的皮质性肌阵挛，常被报道为震颤（Guerrini et al.，1996）。

7. 晚期婴儿型神经元蜡样质脂褐素沉积病（Jansky-Bielschowsky） 晚期婴儿型神经元蜡样质脂褐素沉积病早期易误诊为 LGS（Genton et al.，2005）。实际上，该病起病年龄通常为 1—4 岁，伴精神运动倒退，婴儿期出现伴肌阵挛和不典型失神的全面性强直 - 阵挛发作，随后出现神经系统异常体征和进行性失明。背景 EEG 慢化，EEG 异常包括慢波、棘波、棘 - 慢波和多棘 - 慢波。低频间断性闪光刺激诱发后头部特征性多相位棘波。

8. 睡眠中癫痫性电持续状态相关脑病（慢波睡眠期持续棘 - 慢波综合征） 本病最早由 Patry 等报道（1971），具有年龄依赖性和青春期缓解的特点，经常被误诊为 LGS。学龄期起病，最主要临床表现为行为障碍、认知功能下降、有时有失神发作和跌倒、但无强直发作。清醒期 EEG 呈弥漫性棘慢波暴发，睡眠期放电呈持续性，见于 80%NREM 睡眠期。与 LGS 不同，睡眠期无快节律。

9. 不典型良性局灶性癫痫（Aicardi & Chevrie，1982）或假性 Lennox 综合征（Hahn et al.，2001） 本病是儿童特发性局灶性癫痫伴一过性或持续性加重、伴不典型失神发作、负性肌阵挛和跌倒。当出现弥漫性慢棘 - 慢波、睡眠期中央颞区棘 - 慢波增多，类似于慢波睡眠期持续棘 - 慢波，预示患者临床症状恶化，该病无强直发作，会自发出现病情恶化，抗癫痫药物亦可加重该病。青春期病情可缓解。

10. 继发性双侧同步化和一过性 LGS 症状性局灶性癫痫患儿，特征性 EEG 异常表现为对称性弥漫性慢棘 - 慢波，呈前头部优势，相当于继发性双侧同步化。1952 年，Tükel 和 Jasper 提出了继发性双侧同步化的概念。他们观察到额叶内侧面的病灶会引起弥漫性棘 - 慢波，与全面性癫痫类似。局灶性癫痫和继发性双侧同步化患儿起病年龄晚于 LGS。前者神经系统查体可见局灶性体征、认知功能轻度下降、发作较少，主要是局灶性发作，而不是强直发作（Gastaut & Zifkin，1988）。继发性双侧同步化的经典特征在起病数月或数年后得以充分展现。有时会由于抗癫痫药物剂量不足或过量导致局灶性癫痫“全面性发作”。额叶癫痫患儿，表现为一过性 LGS，出现不典型失神、伴跌倒的癫痫发作和强直发作（Beaumanoir，1982）。

十一、转归和预后

LGS 大部分病例都是慢性病程，并持续终身。超过 80% 的患者发作持续至成年期，仅一小部分患者能独立生活。有文献报道了一过性的 LGS，其中大部分患者系 LGS 综合征轻症变异型（Beaumanoir，1982；Roger et al.，1989）。纵向队列研究评估了 LGS 的长期结局，总预后不佳（Gastaut et al.，1973；Ohtahara et al.，1976；Beaumanoir，1982；Roger et al.，1987，1989；Ohtsuka et al.，1990；Oguni et al.，1996；Yagi，1996）。在青春期后，发作频率呈下降趋势，但 2/3 的患者每日或每周仍有发作（Ohtsuka et al.，1990）。长期预后不佳的因素包括既往有 West 综合征、3 岁前起病、发作频率高、加重期时间长、频繁出现癫痫持续状态、EEG 持续背景慢化和多灶性异常、慢性病例过度治疗及多种医源性并发症（Roger et al.，1989；Genton & Dravet，2007）。LGS 发作彻底缓解罕见，不同的研究报道从 0 到 6.7% 不等（Gastaut et al.，1973；Beaumanoir et al.，1988；Camfield & Camfield，2007）。无发作的先决条件是隐源性病因、LGS 发作持续时间短、对药物反应迅速、起病即积极治疗(Genton & Dravet, 2007)。LGS 死亡率估计在 5%~17%(Gastaut et al., 1973; Loubier, 1974)。死亡常与意外事故或癫痫持续状态有关。

数个队列研究显示 33%~67% 患者延续到成年期仍保持完整的 LGS 特点,然而 55% 的患者到成年期时,其典型 LGS 的特点消失,并演变为非特异性全面性癫痫,伴独立棘波的重症多灶性癫痫或其他局灶性癫痫(Roger et al., 1987; Ohtsuka et al., 1990; Blatter-Arifi et al., 1991; Oguni et al., 1996)。慢棘 - 慢复合波通常在成年期就消失了,取而代之的是多个独立的局灶性放电和弥漫性慢波(Ohtsuka et al., 1990; Hughes & Patil, 2002)。Roger 等(1987)报道了 53% 的患者有发作演变,16% 的患者会演变为严重的局灶性癫痫伴额叶功能障碍,20% 的患者演变为罕见的部分性发作。Oguni 等(1996)发现成人期有完整 LGS 表现的患者多为隐源性 LGS,而演变为其他癫痫综合征的多为症状性 LGS。在 Yagi 报道的患者中(1996),仅 33% 的患者在成年期保留完整的 LGS 临床表现。然而,2000 年,Goldsmith 等报道隐源性和症状性 LGS 的转归并无明显差异。

数个研究都发现了 LGS 年龄依赖性的发作演变(Holmes, 1988; Roger et al., 1989; Ohtsuka et al., 1990; Oguni et al., 1996; Dravet, 1999, Vignoli et al., 2017)。最主要的发现是强直发作持续存在、强直发作持续时间越来越长的趋势。失张力发作致跌倒也是大部分 LGS 成年患者保留的症状,不典型失神发作在成年期可能消失。Ferlazzo 等(2010)评估了 27 例 LGS 患者的电 - 临床特点,平均随访 35 年。强直发作是主要症状,贯穿于所有患者的演变。起病初期,清醒和睡眠期强直发作的频率相同,但在随访结束时,所有患者睡眠期仍有强直发作,仅不到 50% 的患者清醒期有强直发作。失神、失张力和肌阵挛发作频率随着时间推移而减少,但全面性强直 - 阵挛发作和局灶性发作几乎无变化。15 例患者在疾病早期阶段出现了癫痫持续状态,但在随访最后阶段,所有患者都无癫痫持续状态。就发作演变、发作频率和对治疗的反应而言,隐源性 LGS 和症状性 LGS 无明显差异(Ohtsuka et al., 1990; Oguni et al., 1996; Yagi, 1996; Ferlazzo et al., 2010; Vignoli et al., 2017)。

LGS 神经心理学预后差。虽然发作频率和 EEG 好转,但大部分患者(85%~92%)都有进行性智力倒退。

进行性智能倒退是多因素决定的,包括发作频率高、反复癫痫持续状态、低龄起病(尤其有害)、抗癫痫药物神经毒性效应蓄积及缺乏社交活动(Tassinari & Ambrosetto, 1988; Ohtsuka et al., 1990; Oguni et al., 1996)。Ohtsuka 等(1990)发现了发作演变和智能预后之间相关性。持续存在的 LGS 与低 IQ 值有关,LGS 控制良好的患者其 IQ 值较高,1/3 的 LGS 患者 IQ 值为 25~75。成人 LGS 患者的病程具有智能减退和行为阶段性衰退伴恶化的特点。智能异常表现为表达和思维缓慢、反应时间和言语潜伏期延长。

LGS 患者常有锥体外系和小脑的神经系统症状和体征,出现进行性步态异常、吞咽困难、流涎和构音障碍(Ohtsuka et al., 1990; Trevathan et al., 1997)。额叶功能障碍的临床表现和精神症状并不常见(Roger et al., 1987; Beaumanoir et al., 1988; Goldsmith et al., 2000; Genton & Dravet, 2007)。激越、刻板行为、行为控制能力丧失都是额叶受损的典型特征。大量医源性并发症也会导致神经系统受损和行为障碍。

许多 LGS 患者长期接受包括苯二氮䓬类在内的多种抗癫痫药物治疗,还常联用抗精神病药物治疗,后者会引起患者疲劳、认知功能损害。淡漠可以是社交障碍的后果,也会影响智能发育。在 Hoffmann-Riem 等(2000)的一项研究中,共纳入 101 例 LGS 患者,平均随访时间 16 年,24% 患者演变为伴语言障碍的重症癫痫性脑病,约 50% 的患者运动技能明显受损。在 Ferlazzo 等(2010)开展的一项 35 年的随访研究中,27 例患者中有 26 例患者存在中度或重度认知受损;14 例有行为障碍,主要表现为多动和激越;15 例患者生活在养老院,11 例患者与家人居住;仅 1 例患者有轻度智能减退,睡眠期强直发作很少,该例患者结婚并育有一个小孩。LGS 成年患者很少能独立生活,大部分患者最终在养老院度过余生。有些患者,特别是起病前正常的患者,他们可以完成兼职工作或庇护性就业。在 Yagi (1996)随访 16 年的 102 例患者中,12 例可以正常工作,36 例有兼职工作,54 例由家人或精神病院照顾。

在 Vignoli 等(2017)最近开展的一项队列研究中,报道了由视频 EEG/ 家中的视频记录下来的 3 例发作性非癫痫样发作(PNES)。传授照料者相关知识和改善日间照料中心的条件,可以改善患者的心因性症状。

十二、治疗

LGS 是最难治疗的药物难治性癫痫综合征之

一，患者的管理也非常难。目前的治疗手段较多，包括常规和非常规的药物治疗；非药物治疗，如生酮饮食；迷走神经刺激术；胼胝体切开术及脑深部刺激术；社会支持和心理支持当然也是不可或缺的。

（一）抗癫痫治疗：合理的多药治疗

由于 LGS 疾病本身的严重性和多种发作类型及对不同药物反应性的差异，多种抗癫痫药物联合治疗是目前已知的最适合的治疗方法。数个已完成的有对照的 LGS 药物临床试验：1993 年非氨酯试验（Lennox-Gastaut 综合征非氨酯临床研究）、1997 年拉莫三嗪试验（Motte et al.，1997）、1999 年托吡酯试验（Sachdeo et al.，1999）、卢非酰胺试验（Glauser et al.，2008）、氯巴占试验（Conry et al.，2009），上述试验证实这些药物都是有效的。苯二氮䓬类药物（Vassella et al.，1973；Hosain et al.，2003）、唑尼沙胺（Ohtahara，2006；You et al.，2008）、左乙拉西坦（de los Reyes et al.，2004）、氨己烯酸（Dulac et al.，1991；Feucht & Brantner-Inthaler，1994）、卢非酰胺（Kluger et al.，2009；Coppola et al.，2010）、托吡酯（Glauser et al.，2000；Guerreiro et al.，1999；Coppola et al.，2002）和拉莫三嗪（Timmings & Richens，1992；Donaldson et al.，1997；Chen et al.，2006）分别进行了非盲法的药物临床试验，结果亦提示上述药物有效。但上述药物都不能达到无发作的疗效。

丙戊酸（VPA）过去被认为是 LGS 的一线治疗药物（Covanis et al.，1982），丙戊酸和拉莫三嗪（LTG）联用对于 LGS 特别有效（Bisulli et al.，2001；Thomé-Souza et al.，2003；Huber et al.，2007；Velizarova et al.，2011），因此 VPA+LTG 联合治疗是目前 LGS 的一线药物治疗方案。丙戊酸（或 VPA+LTG）也可以和托吡酯或氯巴占联用（Schmidt & Bourgeois，2000），或与以下一个或两个药物联用：非氨酯、左乙拉西坦、卢非酰胺、托吡酯或唑尼沙胺（Ferrie & Patel，2009）。非氨酯（FBM）和卢非酰胺（RUF）在 LGS 治疗中有着特殊的地位，这两个药物是 LGS 的“孤儿药”。因此，有关 LGS 药物治疗的共识是选择数个广谱抗癫痫药物联用，从 VPA+LTG 联用开始，如果有必要的话，联用 FBM 或 RUF，或在其他诸多广谱抗癫痫药物中选择一个。

在近期 Auvin 等（2017）的研究中，13 例儿童和青少年 LGS 患者使用吡仑帕奈添加治疗有效，且耐受性很好，平均随访时间为 10.8 个月，13 例患者中 9 例（69.2%）治疗有效（总发作频率降低 ≥ 50%），4 例（30.8%）患者停用吡仑帕奈（其中 2 例无效、2 例发作加重）；13 例患者中 7 例（53.8%）认知功能和（或）行为障碍改善。关于吡仑帕奈，成人 LGS 患者也有类似的结果。在一项 70 例成人 LGS 患者使用吡仑帕奈药物的研究中，45 例患者治疗有效（占 63%），发作频率降低 ≥ 50%（Crespel et al.，submitted 2019）。

（二）抗癫痫药物加重发作

早已证实静脉注射苯二氮䓬类药物能诱发或加重强直癫痫持续状态：硝西泮（Martin，1970）、硝西泮或氯硝西泮（Tassinari et al.，1972）、地西泮（Prior et al.，1972）。加巴喷丁也加重 LGS（Vossler，1996）。Cuzzola 等（2010）对 3 例连续入组的 LGS 患者进行观察，开始即使用拉考沙胺治疗，出现发作加重。Andrade-Machado 等（2015）的研究也证实了这一结论，但他们还发现一部分患者（19 例患者中的 3 例）服用拉考沙胺后发作有改善，特别是 GTCS 和部分性癫痫发作有缓解。Miskin 等（2016）也发现 8 例 LGS 患者中，7 例拉考沙胺治疗有改善，无一例恶化。

（三）加重期的处理

由于 LGS 疾病本身的进展或病程中某个发作性事件导致病情加重，针对出现的非惊厥性癫痫持续状态或发作增多，治疗应该是非激进的、避免过度治疗。实际上，维持日治疗剂量或加量，或添加苯二氮䓬类药物可控制发作恶化。对一些癫痫持续状态的患者，静脉注射苯二氮䓬类药物的同时应密切监护，以避免强直发作的加重（Garcia de Alba et al.，1987）。丙泊酚对失神发作持续状态有效（Crouteau et al.，1998）。对病情严重的患者，数项研究建议使用激素治疗（Brett，1988；Nair & Snead，2008），但由于药物的不良反应，激素使用仍应谨慎；另外还可以使用苯巴比妥昏迷疗法（Riikonen et al.，1987；Saukkonen，1987）。全面性强直 - 阵挛持续状态或难治性强直性持续状态均可使用静脉注射苯妥英或磷苯妥英治疗。

（四）非传统药物治疗

LGS 是一种严重的癫痫综合征，目前已陆续开展了许多非传统药物治疗的临床试验，但大部分证据来源于临床经验（Genton et al.，2009）。最常用的药物为：溴化盐、TRH（促甲状腺素释放激素）及其类似物、别嘌呤醇、维生素 B_6（吡哆醇）、色氨酸、肉碱、免疫球蛋白、ACTH 和皮质类固醇及苯巴比妥类全身麻醉药物。

1. 大麻二醇(CBD) 大麻二醇(CBD)治疗儿童和青少年难治性癫痫有效性和安全性的证据(Stockings et al.,2018):一项开放标签无对照的临床试验(Devinsky et al.,2016)纳入了 30 例 LGS 患者,12 周内运动性发作减少的中位数为 36.8%,最有效的是失张力(下降 68.8%)和强直发作(下降 44%)。最近一项随机、双盲、安慰剂对照Ⅲ期临床药物试验(Thiele et al.,2018)纳入了 171 例 LGS 患者,每日服用 20mg/kg CBD 治疗(86 例患者)或安慰剂治疗(85 例患者)。发作频率每月减少的中位数:CBD 组为 43.9%,安慰剂组为 21.8%。两组中位数差值为 -17.21。CBD 组不良事件发生率为 86%,安慰剂组为 69%,最常见的不良事件为腹泻、嗜睡、发热、食欲减退和呕吐。

2. 生酮饮食 生酮饮食可用于儿童重症癫痫的治疗,其中包括 LGS。Freeman 等(2009)纳入 20 例 LGS 患者,对生酮饮食和摄入葡萄糖的失活生酮饮食两种疗法的有效性进行比较。生酮饮食组发作频率显著下降。一个包含了 18 项研究的文献综述也提到了,在生酮饮食治疗 3~36 个月后,47% 的 LGS 患儿发作频率下降>50%(Lemmon et al.,2012)。LGS 儿童和青少年患者在病情加重期建议使用生酮饮食,但成年患者实施生酮饮食比较困难。生酮饮食联合丙戊酸治疗特别有效(Lyczkowski et al.,2005)。

(五) 手术治疗

1. 迷走神经刺激术

在难治性癫痫中,包括 LGS,迷走神经刺激术(vagus nerve stimulation,VNS)的疗效已有报道和研究(Hornig et al.,1997; Lundgren et al.,1998; Ben-Menachem et al.,1999; Shahwan et al.,2009; Müller et al.,2010; Cersosimo et al.,2010)。在 LGS 组,VNS 的疗效超过 50%。然而一些临床试验却发现 VNS 在 LGS 组有效率低于其他癫痫组(Labar,2004; Buoni et al.,2004; Casazza et al.,2006; Rychlicki et al.,2006; Colicchio et al.,2010)。在仅有 LGS 患者的研究中(Hosain et al.,2000; Frost et al.,2001; Kostov et al.,2009),患者获益较好,发作频率减少 50%~60%。2001 年,Frost 等观察到跌倒发作频率下降 88%、不典型失神发作减少 81%。2009 年,Kostov 等观察到失张力发作减少 80%、强直发作减少 73%。美国神经病学学会(AAN)循证指南里有一项荟萃研究,对总共 113 例接受了 VNS 治疗的 LGS 患者 4 项研究进行荟萃分析,VNS 有效率为 55%(Morris et al.,2013)。基于此证据,AAN 推荐 VNS 可以作为 LGS 的一项治疗选择,证据级别为 C。但在其他几项研究中(Majoie et al.,2001; Aldenkamp et al.,2002; Majoie et al.,2005),结果并不理想,VNS 有效率约为 20%,不典型失神发作疗效稍高于 20%。VNS 能改善 LGS 患者的认知技能、警觉性和行为,还能改善智力水平和情绪控制能力(Frost et al.,2001; Majoie et al.,2001,2005)。无论发作是否得到控制,认知技能和生活质量有所改善(Lundgren et al.,1998; Frost et al.,2001; Aldenkamp et al.,2002)。研究中观察到的 VNS 少量不良反应是暂时的(如咳嗽、嗓音变化、呼吸困难、脖子僵硬)。VNS 的费用(9 500 欧元)一般在 2.3 年内得以补偿(Boon et al.,1999; Majoie et al.,2001)。在 LGS 患者行胼胝体切开术和 VNS 比较研究中,You 等(2008)发现二者并无统计学差异(胼胝体切开术和 VNS 有效率分别为 63.7%、70%)。虽然 VNS 的不良反应发生率较少,但无统计学差异。

2. 胼胝体切开术

1940 年,Van Wagenen 和 Herren 首次提出胼胝体切开术,主要用于治疗 LGS(Williamson,1985)。胼胝体切开越完全,手术并发症的风险越高,特别是神经心理学并发症(Gazzaniga et al.,1975; Ledoux et al.,1977; Sass et al.,1988; Smith et al.,2001)。LGS 胼胝体切开术已有大量的文献报道(Blume,1984; Spencer et al.,1987; Andermann & Berkovic,1988; Engel et al.,1993; Rougier et al.,1997; Kwan et al.,2000; Roberts & Siegel,2001; Smith et al.,2001; Gates & de Paola,2004; Cukiert et al.,2006; Roberts,2008; Tanriverdi et al.,2009)。50%~90% 患者术后发作频率降低超过 50%、临床有改善。胼胝体切开术,尤其是胼胝体后部切开术对跌倒发作(由失张力发作、强直发作、全面性强直 - 阵挛发作所致的跌倒发作)特别有效(Cendes et al.,1993; Spencer et al.,1987; Roberts et al.,1995; Rougier et al.,1997; Kwan et al.,2000,2001; Maehara & Shimizu,2001; Cukiert et al.,2006; Turanli et al.,2006; Tanriverdi et al.,2009; Cukiert et al.,2013)。在 LGS 早期(Rougier et al.,1998)和儿童期(Maehara & Shimizu,2001)实施胼胝体切开术更有效。因此胼胝体切开术目前被认为是药物和 VNS 治疗失败后的一种姑息性治疗手段,VNS 疗效与胼胝体切开术类似,而并发症发生率低(Fandino-Franky et al.,2000; Karceski,2001;

Nei et al.,2006; You et al.,2008)。

3. 脑深部刺激术

21 世纪初,5 例 LGS 患者接受了丘脑中央中核深部刺激术,取得了良好的疗效(Velasco et al.,2000,2001a,2001b)。随后,另有 13 例 LGS 患者也接受了脑深部刺激术(Velasco et al.,2006)。其中 8 例患者发作频率下降超过 80%。发作频率下降与生活质量改善有关。2 例患者分别在随访 60 个月和 93 个月时无发作,发作期和发作间期 EEG 放电减少,其中 2 例患者脑电图正常。Cukiert 等(2009)报道了 4 例 LGS 患者,在丘脑中央中核脑深部刺激术前实施了胼胝体切开术,发作频率减少了 65%~95%,EEG 异常减少了 25%~95%。

4. 切除性癫痫手术

一些作者对 LGS 患者行局灶性病灶切除,手术预后良好(Dravet,2008)。但这一情况非常少见,因为大部分情况下,LGS 的诊断标准并不是很准确。Wyllie 等(2007) 和 Gupta 等(2007) 报道了有全面性 EEG 放电及局灶性病灶的 LGS 患儿,局灶性病灶主要系皮质发育不良,手术效果较好。Lee 等(2010)报道了 27 例 LGS 患者,术前 MRI 提示局灶性皮质发育不良(18 例)、脑软化灶(4 例)、单侧梗死(1 例)、剩下 4 例患者无病灶。10 例患者行多脑叶切除、11 例行单脑叶切除、6 例患者行功能性半球切除。术后平均随访 33.1 个月,单脑叶切除的患者中,45.5% 无发作,9.1% 发作很少;无病灶的患者行额叶切除,2 例术后无发作,但另外 2 例术后无效;多脑叶切除的患者中,60% 无发作,20% 发作很少;半球切除的患者,83.3% 术后无发作,16.7% 发作减少。术后发育商改善见于 14 例术后无发作和 2 例术后发作减少的患者。作者们认为 LGS 患儿可考虑切除性手术。实际上,这些病例系局灶性癫痫继发双侧同步化(见鉴别诊断)。当 MRI、发作期视频 EEG 和功能神经影像学提示患者存在明确的局灶性发作起始时,可以考虑手术治疗。

十三、患者管理的其他方面

鉴于 LGS 的癫痫发作和跌倒,应采取措施避免外伤(头盔、轮椅);适应生活环境以降低意外事故发生的风险;应给患者家属和照料者提供相应的教育,便于他们能够识别出病情的恶化,在疾病初期即开展正确的治疗。居家管理能有效降低住院时间,但可能对虚弱的患者不利。我们也需要考虑 LGS 共患病的治疗,应正确地处理 LGS 的行为和精神障碍。在临床上,鲜见中等剂量经典抗精神病药物或其他抗精神病药物恶化癫痫发作,因此没有理由不让患者从这些药物中获益(Kanner,2008; Holzhausen et al.,2007)。

十四、总结

Lennox-Gastaut 综合征是一种真正的癫痫综合征,是癫痫性脑病的原型,有同质性的临床表现和预后,病因多样。LGS 呈慢性病程,约 50% 的患者演变为成年期非特异性全面性癫痫或多灶性癫痫。LGS 的治疗仍具有挑战性,有诸多治疗选择,但大多疗效不佳。我们对 LGS 病理生理机制和癫痫性脑病的理解仍很有限,未来发展的空间很大。

(刘 溪 陶经祥 译 秦 兵 校)

参考文献

Agapejev S, Padula NA, Morales NM, Lima M (2000): Neurocysticercosis and Lennox-Gastaut syndrome: case report. *Arq Neuropsiquiatr* 58: 538–547.

Aicardi J (1973): The problem of the Lennox syndrome. *Dev Med Child Neurol* 15: 77–80.

Aicardi J, Chevrie JJ (1982): Atypical benign partial epilepsy in childhood. *Dev Med Child Neurol* 24: 281–292.

Aicardi J, Levy-Gomes A (1988): The Lennox Gastaut syndrome: clinical and electroencephalographic features In: Niedermeyer E, Degen R (eds) *The Lennox Gastaut Syndrome*, pp. 25–46. New York: Alan R Liss, Inc.

Aldenkamp AP, Majoie HJ, Berfelo MW, *et al.* (2002): Long-term effects of 24-month treatment with vagus nerve stimulation on behaviour in children with Lennox-Gastaut syndrome. *Epilepsy Behav* 3: 475–479.

Allen AS, Berkovic SF, Cossette P, *et al.* (2013): pi4KConsortium; Epilepsy Phenome/Genome Project. *De novo* mutations in epileptic encephalopathies. *Nature* 501(7466): 217–221.

Alving J (1979): Classification of the epilepsies. An investigation of 402 children. *Acta Neurol Scand* 60: 157–163.

Andermann F, Berkovic S (1988): Secondary generalized epilepsy in patients with hypothalamic hamartoma, precocious puberty and laughing attacks: a study of five patients. In: Niedermeyer E, Degen R (eds) *The Lennox Gastaut Syndrome*, pp. 433–446. New York: Alan R Liss Inc.

Andrade-Machado R, Luque-Navarro-de Los Reyes J, Benjumea-Cuartas V *et al.* (2015): Efficacy and tolerability of add-on Lacosamide treatment in adults with Lennox-Gastaut syndrome: An observational study. *Seizure* 33: 81–87.

Archer JS, Warren AE, Jackson JD, Abbott DF (2014a): Conceptualizing Lennox-Gastaut syndrome as a secondary network epilepsy. *Front Neurol* 5: 225.

Archer AS, Warren AE, Stagnitti MR, Masterton RA, Abbott DF, Jackson GD (2014b): Lennox-Gastaut syndrome and phenotype: secondary network epilepsy. *Epilepsia* 55: 1245–1254.

Arzimanoglou A, French J, Blume WT, *et al.* (2009): Lennox-Gastaut syndrome: a consensus approach on diagnosis, assessment, management, and trial methodology. *Lancet Neurol* 8: 82–93.

Auvin S, Dozieres B, Ilea A, Delanoë C (2017): Use of perampanel in children and adolescents with Lennox-Gastaut Syndrome. *Epilepsy Behav* 74: 59–63.

Avanzini G, de Curtis M, Panzica F, Spreafico R (1989): Intrinsic properties of nucleus reticularis thalami neurones of th rat studied *in vitro*. *J Physiol* 416: 111–122.

AvoliM, Gloor P (1982): Interaction of cortex and thalamus in spike and wave discharges of feline generalized penicillin epilepsy. *Exp Neurol* 76: 196–217.

Avoli M, Goor P (1981): The effects of transients functional depression of the thalamus on spindles and on synchronous epileptic discharges of feline generalized penicillin epilepsy. *Epilepsia* 22: 443–452.

Baldy-Moulinier M, Touchon J, Billiard M, Carriere A, Besset A. Nocturnal sleep studies in the Lennox-Gastaut syndrome. In: Niedermeyer E, Degen R (eds) *The Lennox-Gastaut Syndrome*, pp. 243–260. New York: Alan R Liss Inc.

Battaglia A, Gurrieri F, Bertini E, *et al.* (1997): The inv dup(15) syndrome: a clinically recognizable syndrome with altered behavior, mental retardation, and epilepsy. *Neurology* 48: 1081–1086.

Bauer G, Aichner F, Saltuari L (1983): Epilepsies with diffuse slow spikes and waves of late onset. *Eur Neurol* 22: 344–350.

Beaumanoir A (1981): Les limites du syndrome de Lennox-Gastaut. *Rev EEG Neurophysiol* 11: 468–473.

Beaumanoir A (1982): The Lennox-Gastaut syndrome: a personal study. In: Broughton RJ (ed) *Henri Gastaut and the Marseilles School's Contribution to the Neurosciences*, pp. 85–99. Amsterdam: Elsevier Biomedical Press.

Beaumanoir A (1985): The Lennox-Gastaut syndrome. In: Roger J, Dravet C, Bureau M, Dreifuss FE, Wolf P (eds) *Epileptic Syndromes in Infancy, Childhood and Adolescence*, pp. 89–100. London: John Libbey.

Beaumanoir A, Blume WT (2005): The Lennox-Gastaut syndrome. In: Roger J, Bureau M, Dravet C, Genton P, Tassinari CA, Wolf P (eds) *Epileptic Syndromes in Infancy, Childhood and Adolescence* (4th ed) pp. 125–148. London: John Libbey.

Beaumanoir A, Dravet C (1992): The Lennox-Gastaut syndrome. In: Roger J, Bureau M, Dravet C, Deifuss FE, Perret A, Wolf P (eds) *Epileptic Syndromes in Infancy, Childhood and Adolescence* (2nd ed) pp. 115–132. London: John Libbey.

Beaumanoir A, Foletti G, Magistris M, Volanschi D (1988): Status epilepticus in the Lennox-Gastaut syndrome. In: Niedermeyer E, Degen R (eds) *The Lennox-Gastaut Syndrome*, pp. 283–299.New York: AR Liss.

Beaumanoir A, Martin F, Panagopoulos M, Mundler F (1968): Le syndrome de Lennox. *Schweiz Arch Neurl Neurochr Psychiat* 102: 31–62.

Beilmann A, Napa A, Sööt A, Talvik I, Talvik T (1999): Prevalence of childhood epilepsy in Estonia. *Epilepsia* 40: 1011–1019.

Ben-Menachem E, Hellström K, Waldton C, Augustinsson LE (1999): Evaluation of refractory epilepsy treated with vagus nerve stimulation for up to 5 years. *Neurology* 52: 1265–1267.

Berkovic SF, Harkin L, McMahon JM, *et al.* (2006): *De-novo* mutations of the sodium channel gene SCN1A in alleged vaccine encephalopathy: a retrospective study. *Lancet Neurol* 5: 488–492.

Bisulli F, Baruzzi A, Rosati A, *et al.* (2001): Efficacy of lamotrigine add-on therapy in severe partial epilepsy in adults with drop seizures and secondary bilateral synchrony on EEG. *Epileptic Disord* 3: 151–156.

Blatter-Arifi V (1991): Long term follow-up with Lennox-Gastaut syndrome. Epileptological aspects, psychomotor development and social adaptation. *Shweiz Rund sch Med Praxis* 36: 909–918.

Blume WT (1978): Clinical and electroencephalographic correlates of the multiple independant spike foci pattern in children. *Ann Neurol* 4: 541–547.

Blume WT (1984): Corpus callosum section for seizure control: rationale and review of experimental and clinical data. *Cleve Clin Q* 51: 319–332.

Blume WT (1987): Lennox-Gastaut syndrome. In: Luders HO, Lesser RP (eds) *Epilepsy: Electroclinical Syndrome*, pp. 73–92. Berlin, Heidelberg: Springer Verlag.

Blume WT (1988): The EEG features of the Lennox-Gastaut syndrome. In: Niedermeyer E, Degen R (eds) *The Lennox-Gastaut Syndrome*, pp. 159–176. New York: Allan R Liss Inc.

Blume WT (2001): Pathogenesis of Lennox-Gastaut syndrome: considerations and hypothesis. *Epileptic Disord* 3: 183–196.

Blume WT (2006): Systems and network in tonic seizures and epilepsies in humans. In: Hirsch E, Andermann F, Chauvel P, Engel J, Lopes da Silva F, Luders H (eds) *Generalized Seizures: from Clinical Phenomenology to Underlying Systems and Networks*, pp. 53–67. Paris: John Libbey Eurotext.

Bonanni P, Parmeggiani L, Guerrini R (2002): Different neurophysiologic patterns of myoclonus characterize Lennox-Gastaut syndrome and myoclonic astatic epilepsy. *Epilepsia* 43: 609–615.

Boniver C, Dravet C, Bureau M, Roger J (1987): Idiopathic Lennox-Gastaut syndrome. In: Wolf P, Dam M, Janz D, Dreifuss FE (eds) *Advances in Epileptology*, vol. 16, pp. 195–200. New York: Raven Press.

Boon P, Vonck K, D'Have M, O'Connor S, Vandekerckhove T, De RJ (1999): Cost-benefit of vagus nerve stimulation for refractory epilepsy. *Acta Neurol Belg* 99: 275–280.

Bourrous M, Elibrahimi I, Draiss G, Safini F, Amine M, Bouskraoui M (2010): Characteristics of the children with epilepsy followed in the Marrakech University Hospital. *Rev Neurol (Paris)* 166: 921–926.

Brett EM (1988): The Lennox-Gastaut syndrome: therapeutic aspects. In: Niedermeyer E, Degen R (eds) *The Lennox-Gastaut Syndrome*, pp. 329–339. New York: Allan R Liss Inc.

Browning RA (1985): Role of the brain-stem reticular formation in tonic-clonic seizures: lesion and pharmalogical studies. *Fed Proc* 44: 2425–2431.

Buchhalter JR (1993): Animals models of inherited epilepsy. *Epilepsia* 34 (Suppl 3): 31–41.

Buoni S, Mariottini A, Pieri S, *et al.* (2004): Vagus nerve stimulation for drug-resistant epilepsy in children and young adults. *Brain Dev* 26: 158–163.

Burnham WM (1985): Core mechanisms in generalized convulsions. *Fed Proc* 44: 2442–2445.

Camfield P, Camfield C (2007): Long-term prognosis for symptomatic (secondarily) generalized epilepsies: a population-based study. *Epilepsia* 48: 1128–1132.

Casazza M, Avanzini G, Ferroli P, Villani F, Broggi G (2006): Vagal nerve stimulation: relationship between outcome and electroclinical seizure pattern. *Seizure* 15: 198–207.

Cavazzuti GB (1980): Epidemiology of different types of epilepsy in school age children of Modena, Italy. *Epilepsia* 21: 57–62.

Cendes F, Ragazzo PC, da Costa V, Martins LF (1993): Corpus callosotomy in treatment of medically resistant epilepsy: preliminary results in a pediatric population. *Epilepsia* 34: 910–917.

Cersosimo RO, Bartuluchi M, De Los Santos C, Bonvehi I, Pomata H, Caraballo RH (2010): Vagus nerve stimulation: effectiveness and tolerability in patients with epileptic encephalopathies. *Childs Nerv Syst* 27: 787–792.

Chen SJ, Chang KP, Wong TT, Kwan SY, Hsu ML, Wang CC (2006): Lamotrigine adjunctive therapy in children with refractory epilepsy: a medical center study. *Acta Paediatr Taiwan* 47: 123–126.

Chevrie JJ, Aicardi J (1972): Childhood encephalopathy with slow spike wave. A statistical study of 80 cases. *Epilepsia* 13: 259–271.

Chugani HT, Mazziotta JC, Engel J, Phelps ME (1987): The Lennox Gastaut syndrome. Metabolic subtypes determined by 2deoxy 2 (18 F) fluoroglucose positron emission tomography. *Ann Neurol* 21: 4–13.

Colicchio G, Policicchio D, Barbati G, *et al.* (2010): Vagal nerve stimulation for drug-resistant epilepsies in different age, aetiology and duration. *Childs Nerv Syst* 26: 811–819.

Commission on Classification and Terminology of the International League Against Epilepsy (1989): Proposal for revised classification of epilepsies and epileptic syndromes. *Epilepsia* 50: 389–399.

Conry JA, Ng YT, Paolicchi JM, *et al.* (2009): Clobazam in the treatment of Lennox-Gastaut syndrome. *Epilepsia* 50: 1158–1166.

Coppola G, Caliendo G, Veggiotti P, *et al.* (2002): Topiramate as add-on drug in children, adolescents and young adults with Lennox-Gastaut syndrome: an Italian multicentric study. *Epilepsy Res* 51: 147–153.

Coppola G, Grosso S, Franzoni E, *et al.* (2010): Rufinamide in children and adults with Lennox-Gastaut syndrome: First Italian multicenter experience. *Seizure* 19: 587–591.

Coulter DA, Huguenard JR, Prince DA (1989): Characterization of ethosuximide reduction of low-threshold calcium current in thalamic neurons. *Ann Neurol* 25: 582–593.

Covanis A, Gupta AK, Jeavons PM (1982): Sodium valproate: monotherapy and polytherapy. *Epilepsia* 23: 693–720.

Crespel A, Gélisse P, Tang NPL, Macorig G, Genton P (submitted 2019): Open trial of perampanel in 70 adult patients with Lennox-Gastaut syndrome.

Crouteau D, Shevell M, Rosenblatt B, Dilenge ME, Andermann F (1998): Treatment of absence status in the Lennox-Gastaut syndrome with propofol. *Neurology* 51: 315–316.

Cukiert A, Burattini JA, Mariani PP, *et al.* (2006): Extended, one-stage callosal section for treatment of refractory secondarily generalized epilepsy in patients with Lennox-Gastaut and Lennox-like syndromes. *Epilepsia* 47: 371–374.

Cukiert A, Burattini JA, Cukiert CM, *et al.* (2009): Centro-median stimulation yields additional seizure frequency and attention improvement in patients previously submitted to callosotomy. *Seizure* 18: 588–592.

Cukiert A, Cukiert CM, Burattini JA, *et al.* (2013): Long-term outcome after callosotomy or vagus nerve stimulation in consecutive prospective cohorts of children with Lennox-Gastaut or Lennox-like syndrome and non-specific MRI findings. *Seizure* 22: 396–400.

Cuzzola A, Ferlazzo E, Italiano D, Calabro RS, Bramanti P, Genton P (2010): Does lacosamide aggravate Lennox-Gastaut syndrome? Report on three consecutive cases. *Epilepsy Behav* 19: 650–651.

De Los Reyes EC, Sharp GB, Williams JP, *et al.* (2004): Levetira-cetam in the treatment of Lennox-Gastaut syndrome. *Pediatr Neurol* 30: 254–256.

Delmiro A, Rivera H, García-Silva MT, *et al.* (2013): Whole-exome sequencing identifies a variant of the mitochondrial MT-ND1 gene associated with epileptic encephalopathy: west syndrome evolving to Lennox-Gastaut syndrome. *Hum Mutat* 34: 1623–1627.

Devinsky O, Marsh E, Friedman D, *et al.* (2016): Cannabidiol in patients with treatment-resistant epilepsy: an open-label interventional trial. *Lancet Neurol* 15: 270–278.

Donaldson JA, Glauser TA, Olberding LS (1997): Lamotrigine adjunctive therapy in childhood epileptic encephalopathy (the Lennox-Gastaut syndrome). *Epilepsia* 38: 68–73.

Doose H (1964): Das akinetische Petit Mal. *Arch Psychiatr Nervenk* 205: 625–654.

Doose H (1992): Myoclono-astatic epilepsy. In: Roger J, Bureau M, Dravet C, Deifuss FE, Perret A, Wolf P (eds) *Epileptic Syndromes in Infancy, Childhood and Adolescence* (2nd ed), pp. 103–114. London: John Libbey Eurotext.

Dravet C (1965): *Encéphalopathie épileptique de l'enfant avec pointe-onde lente diffuse*. Thèse, Marseille.

Dravet C (1996): Le syndrome de Lennox-Gastaut et ses frontières. *Epilepsies* 8: 73–88.

Dravet C (1999): The Lennox-Gastaut syndrome from baby to adolescent. In: Nehlig A, Motte J, Moshé SL, Plouin P (eds) *Childhood Epilepsies and Brain Development*, pp. 103–112. London: John Libbey & Co Ltd.

Dravet C (2008): The Lennox-Gastaut syndrome: a surgically remediable epilepsy? In: Luders HO (eds) *Textbook of Epilepsy Surgery*, pp. 384–393. London: Informa Healthcare.

Dravet C, Roger J (1988): The Lennox Gastaut syndrome: historical aspects from 1966 to 1987. In: Niedermeyer E, Degen R (eds) *The Lennox-Gastaut Syndrome*, pp. 9–23. NewYork: Allan R Liss Inc.

Dulac O, N'Guyen T (1993): The Lennox Gastaut syndrome. *Epilepsia* 34 (Suppl 7): 7–17.

Dulac O, Chiron C, Luna D, *et al.* (1991): Vigabatrin in childhood epilepsy. *J Child Neurol* (Suppl 2): 30–37.

Engel J Jr, Van Ness PC, Rasmussen TB, Ojemann LM (1993): Outcome with respect to epileptic seizures. In: Engel J Jr (ed) *Surgical Treatment of the Epilepsies*, pp. 509–521. New York: Raven Press.

Eriksson KJ, Koivikko MJ (1997): Prevalence, classification, and severity of epilepsy and epileptic syndromes in children. *Epilepsia* 38: 1275–1282.

Fandino-Franky J, Torres M, Narino D, Fandino J (2000): Corpus callosotomy in Colombia and some reflections on care and research among the poor in developing countries. *Epilepsia* 41 (Suppl 4): 22–27.

Ferlazzo E, Adjien CK, Guerrini R, *et al.* (2009): Lennox-Gastaut syndrome with late-onset and prominent reflex seizures in trisomy 21 patients. *Epilepsia* 50: 1587–1595.

Ferlazzo E, Nikanorova M, Italiano D, *et al.* (2010): Lennox-Gastaut syndrome in adulthood: clinical and EEG features. *Epilepsy Res* 89: 271–277.

Ferrie CD, Maisey M, Cox T, *et al.* (1996): Focal abnormalities detected by 18FDG PET in epileptic encephalopathies. *Arch Dis Child* 75: 102–107.

Ferrie CD, Patel A (2009): Treatment of Lennox-Gastaut syndrome (LGS). *EurJ Paediatr Neurol* 13: 493–504.

Feucht M, Brantner-Inthaler S (1994): Gamma-vinyl-GABA (vigabatrin) in the therapy of Lennox-Gastaut syndrome: An open study. *Epilepsia* 35: 993–998.

Fisher RS, Niedermeyer E (1987): Depth EEG studies in the Lennox Gastaut syndrome. *Clin Electroencephalogr* 18: 191–200.

Fisher RS, van Emde Boas W, Blume W, *et al.* (2005): Epileptic seizures and epilepsy: definitions proposed by the International League Against Epilepsy (ILAE) and the International Bureau for Epilepsy (IBE). *Epilepsia* 46: 470–472.

Freeman JM, Vining EP, Pillas DJ, Pyzik PL, Casey JC, Kelly LM (1998): The efficacy of the ketogenic diet: a prospective evaluation of intervention in 150 children. *Pediatrics* 102: 1358–1363.

Freeman JM, Vining EP, Kossoff EH, Pyzik PL, Ye X, Goodman SN (2009): A blinded, crossover study of the efficacy of the ketogenic diet. *Epilepsia* 50: 322–325.

Frochtengarten ML, Scarante O (1973): West's syndrome developing into Lennox-Gastaut syndrome in a patient with cerebral cysticercosis. *Arq Neuropsiquiatr* 31: 319–325.

Frost M, Gates J, Helmers SL, *et al.* (2001): Vagus nerve stimulation in children with refractory seizures associated with Lennox-Gastaut syndrome. *Epilepsia* 42: 1148–1152.

Gale K (1985): Mechanisms of seizure control mediated by gamma aminobutyric acid: role of the substantia nigra. *Fed Proc* 44: 2414–2424.

Garcia de Alba GO, Malagon Valdez J, Franco Delgadillo J, Ramos Peek J (1987): Status epilepticus within the Lennox-Gastaut syndrome: clinical characteristics and management. *Clin Electroencephalogr* 18: 89–92.

Gastaut H (1982): The Lennox-Gastaut syndrome: Comments on the syndrome's terminology and nosological position amongst secondary generalized epilepsies of childhood. In: Broughton R (ed) *Henri Gastaut and the Marseilles School's Contribtion to the Neurosciences*, pp. 71–84. Amsterdam: Elsevier Biomedical Press.

Gastaut H, Broughton R (1972): *Epileptic Seizures*. Springfield: Ch C Thomas.

Gastaut H, Gastaut JL (1976): Computerized transverse axial tomography in epilepsy. *Epilepsia* 17: 325–336.

Gastaut H, Zifkin B J (1988): Secondary bilateral synchony and Lennox-Gastaut syndrome. In: Niedermeyer E, Degen R (eds) *The Lennox-Gastaut Syndrome*, pp. 221–242. NewYork: Allan R Liss Inc.

Gastaut H, Roger J, Soulayrol R, *et al.* (1966): Childhood epileptic encephalopathy with diffuse slow spike-waves (otherwise known as "petit mal variant") or Lennox syndrome. *Epilepsia* 7: 139–179.

Gastaut H, Dravet C, Loubier D, *et al.* (1973): Évolution clinique et pronostic du syndrome de Lennox-Gastaut. In: Lugaresi E, Pazzaglia P, Tassinari CA (eds) *Evolution and Prognosis of Epilepsies*, pp. 133–154. Bologna: Aulo Gaggi.

Gates JR, de Paola L (2004): Corpus callosum section for epilepsy. In: Shorvon S, Perucca E, Fish D and Dodson E (eds) *The Treatment of Epilepsy* (2nd ed), pp. 798–811. Oxford: Blackwell Publishing.

Gazzaniga MS, Risse GL, Springer SP, Clark DE, Wilson DH (1975): Psychologic and neurologic consequences of partial and complete cerebral commissurotomy. *Neurology* 25: 10–15.

Genton P, Bureau M (2006): Epilepsy with myoclonic absences. *CNS Drugs* 20(11): 911–916.

Genton P, Dravet C (2007): Lennox-Gastaut syndrome. In: Engel J, Pedley TA, Aicardi J, Moshé S (eds) *Epilepsy: A Comprehensive Textbook*, 2nd ed., pp. 2417–2427. Philadelphia: Lippincott Williams & Wilkins.

Genton P, Gélisse P, Crespel A (2009): *Le syndrome de Lennox-Gastaut*. Paris: John Libbey Eurotext.

Genton P, Guerrini R, Dravet C (2000): The Lennox-Gastaut syndrome. In: Pierre J, Vinken PJ, Bruyn GW (eds) *Handbook of Clinical Neurology*. Vol. 73, revised series 23, pp. 211–222. Amsterdam: Elsevier.

Genton P, Malafosse A, Moulard B, *et al.* (2005): Progressive myoclonus epilepsies. In: Roger J, Bureau M, Dravet C, Genton P, Tassinari CA, Wolf P (eds) *Epileptic Syndromes in Infancy, Childhood and Adolescence* (4th ed.), pp. 441–465. Paris: John Libbey Eurotext.

Gibbs FA (1938): The electroencephalogram in epileptic seizures. *Tabul Biol* 16: 128.

Gibbs FA, Gibbs EL (1952): *Atlas of Electroencephalography*, vol. 1, pp. 31–54. Adison-Wesley: Reading Mass.

Gibbs FA, Gibbs EL, Lennox WG (1939): The influence of the blood sugar level on the wave and spike formation in Petit Mal epilepsy. *Arch Neurol Psychiat* 41: 111–116.

Glauser TA, Levisohn PM, Ritter F, Sachdeo RC (2000): Topiramate in Lennox-Gastaut syndrome: open-label treatment of patients completing a randomized controlled trial. Topiramate YL Study Group. *Epilepsia* 41 (Suppl 1): 86–90.

Glauser TA, Kluger G, Sachdeo R, Krauss G, Perdomo C, Arroyo S (2008): Rufinamide for generalized seizures associated with Lennox-Gastaut syndrome. *Neurology* 71: 1950–1958.

Gloor P, Quesney LF, Zumstein H (1977): Pathophysiology of generalized penicillin epilepsy in the cat: the role of cortical and subcortical structures. II. Topical application of penicillin to the cerebral cortex and the subcortical structures. *Electroencephalogr Clin Neurophysiol* 43: 79–94.

Goldsmith IL, Zupanc ML, Buchhalter JR (2000): Long-term outcome in 74 patients with Lennox-Gastaut syndrome: effects of incorporating MRI head imaging in defining the cryptogenic subgroup. *Epilepsia* 41: 395–399.

Gowers WR (1885): *Epilepsy and Other Convulsive Disorders. Their Causes, Symptoms and Treatment.* London: Wood.

Guerreiro MM, Manreza ML, Scotoni AE, *et al.* (1999): A pilot study of topiramate in children with Lennox-Gastaut syndrome. *Arq Neuropsiquiatr* 57: 167–175.

Guerrini R (2005): Genetic malformations of the cerebral cortex and epilepsy. *Epilepsia* 46 (Suppl 1): 32–37.

Guerrini R, Dravet C, Ferrari AR, *et al.* (1993): The evolution of epilepsy in the most common genetic forms with mental retardation (Down's syndrome and the fragile X syndrome). *Pediatr Med Chir* 15 (Suppl 1): 19–22.

Gupta A, Chirla A, Wyllie E, Lachhwani DK, Kotagal P, Bingaman WE (2007): Pediatric epilepsy surgery in focal lesions and generalized electroencephalogram abnormalities. *Pediatr Neurol* 37: 8–15.

Gur RC, Sussman NM, Alavi A, *et al.* (1982): Positron emission tomography in two cases of childhood epileptic encephalopathy (Lennox-Gastaut syndrome) *Neurology* 32: 1191–1194.

Guy NTM, Batini C, Naquet R, Teillet MA (1993): Avian photogenic epilepsy and embryogenic chimeras: neuronal activity of the adult prosencephalon and mesencephalon. *Exp Brain Res* 93: 196–204.

Guye M, Bartolomei F, Gastaut JL, Chauvel P, Dravet C (2001): Absence epilepsy with fast rhythmic discharges during sleep: an intermediary form of generalized epilepsy? *Epilepsia* 42: 351–356.

Hahn A, Pistohl J, Neubauer BA, Stephani U (2001): Atypical "benign" partial epilepsy or pseudo-Lennox syndrome. Part I: symptomatology and long-term prognosis. *Neuropediatrics* 32: 1–8.

Heiskala H (1997): Community-based study of Lennox Gastaut syndrome. *Epilepsia* 38: 526–531.

Heiskala H, Launes J, Pihko H, Nikkinen P, Santavuori P (1993): Brain perfusion SPECT in children with frequent fits. *Brain Dev* 15: 214–218.

Herpin T (1867): *Des accès incomplets d'épilepsie*. Paris: Baillère.

Herranz JL, Casas-Fernândez C, Campistol J, *et al.* (2010): Lennox-Gastaut syndrome in Spain: a descriptive retrospective epidemiological study. *Rev Neurol* 50: 711–717.

Hirt HR (1996): Nosology of Lennox-Gastaut syndrome. *Nervenarzt* 67: 109–122.

Hoffmann-Riem M, DienerW, BenningerC, *et al.* (2000): Nonconvulsive status epilepticus-a possible cause of mental retardation in patients with Lennox-Gastaut syndrome. *Neuropediatrics* 31: 169–174.

Holmes GL (1988): Myoclonic, tonic and atonic seizures in children. *J Epilepsy* 1: 173–195.

Holzhausen SP, Guerreiro MM, Baccin CE, Montenegro MA (2007): Use of risperidone in children with epilepsy. *Epilepsy Behav* 10: 412–416.

Hornig GW, Murphy JV, Schallert G, Tilton C (1997): Left vagus nerve stimulation in children with refractory epilepsy: an update. *South Med J* 90: 484–488.

Hosain S, Nikalov B, Harden C, *et al.* (2000): Vagus nerve stimulation treatment for Lennox-Gastaut syndrome. J *Child Neurol* 15: 509–512.

Hosain SA, Green NS, Solomon GE, Chutorian A (2003): Nitrazepam for the treatment of Lennox-Gastaut syndrome. *Pediatr Neurol* 28: 16–19.

Huber B, Hauser I, Horstmann V, *et al.* (2007): Long-term course of epilepsy in a large cohort of intellectually disabled patients. *Seizure* 16: 35–42.

Hughes JR, Patil VK (2002): Long-term electro-clinical changes in the Lennox-Gastaut syndrome before, during and after the slow spike-wave pattern. *Clin Electroencephalogr* 33: 1–7.

Iinuma K, Yanai K, Yanagisawa T, *et al.* (1987): Cerebral glucose metabolism in five patients with Lennox-Gastaut syndrome. *Pediatr Neurol* 3: 12–18.

Janz D (1969): *Die Epilepsien.* Stuttgart: Georg Thieme.

Janz D (1972): Lennox syndrom (akinetisches Petit Mal myoclonisch-astatisches Petit Mal). Epilepsie mit langsamer Spike-Wave Variante. In: *Psychiatric Gegenwart. Forschung und Praxis*, 2nd ed, vol. 2, pp. 585–587. Berlin: Springer.

Kaminska A, Ickowicz A, Plouin P, Bru MF, Dellatolas G, Dulac O (1999): Delineation of cryptogenic Lennox Gastaut syndrome and myoclonic astatic epilepsy using multiple correspondence analysis. *Epilepsy Res* 36: 15–29.

Kanner AM (2008): The use of psychotropic drugs in epilepsy: what every neurologist should know. *Semin Neurol* 28: 379–388.

Karbowski K, Vasella F, Schneider J (1970): Electroencephalographic aspects of Lennox syndrome. *Eur Neurol* 4: 301–311.

Karceski S (2001): Vagus nerve stimulation and Lennox-Gastaut syndrome: a review of the literature and data from the VNS patient registry. *CNS Spectr* 6: 766–770.

Kelly KM, Gross RA, Macdonald RM (1990): Valproic acid selectively reduces the low-threshold (T) calcifum current in rat nodose neurons. *Neurosci Lett* 116: 233–238.

Kieffer-Renaux V, Jambaqué I, Kaminska A, Dulac O (1997): Evolution neuropsychologique des enfants avec syndromes de Lennox-Gastaut et de Doose. *ANAE* 42: 84–88.

Kluger G, PellockJM, Perucca E, Wheless JW (2009): Lennox-Gastaut syndrome: a consensus approach on diagnosis, assessment, management, and trial methodology. *Lancet Neurol* 8: 82–93.

Kobayashi Y, Yoshino A (1999): Acaseof invdup (15) mosaic with mental retardation and symptomatic generalized epilepsy. No *To Shinkei* 51: 259–262.

Kondo M, Fukao T, Teramoto T, *et al.* (2005): A common variable immunodeficient patient who developed acute disseminated encephalomyelitis followed by the Lennox-Gastaut syndrome. *Pediatr Allergy Immunol* 16: 357–360.

Kostov K, Kostov H, Taubell E (2009): Long-term vagus nerve stimulation in the treatment of Lennox-Gastaut syndrome. *Epilepsy Behav* 16: 321–324.

Kramer U, Nevo Y, Neufeld MY, Fatal A, Leitner Y, Harel S (1998): Epidemiology of epilepsy in childhood: a cohort of 440 consecutive patients. *Pediatr Neurol* 18: 46–50.

Kreindler A, Zuckermann E, Steriade M, Chiminion D (1958): Electroclinical features of convulsions induced by stimulation of the brain stem. *J Neurophysiol* 2: 430–436.

Kwan SY, Wong TT, Chang KP, *et al.* (2000): Seizure outcome after corpus callosotomy: the Taiwan experience. *Childs Nerv Syst* 16: 87–92.

Kwan SY, Wong TT, Chang KP, Yang TF, Lee YC, Guo WY, Su MS (2001): Seizure outcomes after anterior callosotomy in patients with posterior-dominant and with anterior-dominant epileptiform discharges. *Childs Nerv Syst* 17: 71–75.

Labar D (2004): Vagus nerve stimulation for 1 year in 269 patients on unchanged antiepileptic drugs. *Seizure* 13: 392–398.

Lagenstein I, Sternowsky HJ, Koepp P, Leiber U (1978): Myoclonic-astatic seizures (Lennox syndrome) in the course of juvenile neuronal ceroid-lipofuscinosis. *Klin Padiatr* 190: 507–511.

Lawrence KM, Mei D, Newton MR, Leventer RJ, Guerrini R, Berkovic SF

(2010): Familial Lennox-Gastaut syndrome in male siblings with a novel DCX mutation and anterior pachygyria. *Epilepsia* 51: 1902–1905.

Ledoux JE, Risse GL, Springer SP, Wilson DH, Gazzaniga MS (1977): Cognition and commissurotomy. *Brain* 100: 87–104.

Lee IH, Kwan SY, Su MS (2001): Eating seizures in Lennox-Gastaut syndrome. *Eur Neurol* 45: 123–125.

Lee YJ, Kang HC, Lee JS, *et al.* (2010): Resective pediatric epilepsy surgery in Lennox-Gastaut syndrome. *Pediatrics* 125: e58–66.

Lemmon ME, Terao NN, Ng YT, Reisig W, Rubenstein JE, Kossoff EH (2012): Efficacy of the ketogenic diet in Lennox-Gastaut syndrome: a retrospective review of one institution's experience and summary of the literature. *Dev Med Child Neurol* 54: 464–468.

Lennox WG (1945): The petit mal epilepsies. Their treatment with tridione. *JAMA* 129: 1069–1074.

Lennox WG, Davis JP (1950): Clinical correlates of the fast and the slow spikes-waves electroencephalogram. *Pediatrics* 5: 626–644.

Linuma K, Yanai K, Yanagisawa T, *et al.* (1987): Cerebral glucose metabolism in five patients with Lennox-Gastaut syndrome. *Pediat Neurol* 3: 12–18.

Loubier D (1974): *Le syndrome de Lennox-Gastaut: modalités évolutives.* Marseille. Thesis.

Lugaresi E, Pazzaglia P, Franck L, *et al.* (1973): Evolution and prognosis of primary generalized epilepsy of the petit mal absence type. In: Lugaresi E, Pazzaglia P, Tassinari CA (eds) *Evolution and Prognosis of Epilepsy*, pp. 2–22. Bologna: Aulo Gaggi.

Lund C, Brodtkorb E, Øye AM, Røsby O, Selmer KK (2014): CHD2 mutations in Lennox-Gastaut syndrome. *Epilepsy Behav* 33: 18–21.

Lundgren J, Amark P, Blennow G, Strömblad LG, Wallstedt L (1998): Vagus nerve stimulation in 16 children with refractory epilepsy. *Epilepsia* 39: 809–813.

Lyczkowski DA, Pfeifer HH, Ghosh S, Thiele EA (2005): Safety and tolerability of the ketogenic diet in pediatric epilepsy: effects of valproate combination therapy. *Epilepsia* 46: 1533–1538.

Maehara T, Shimizu H (2001): Surgical outcome of corpus callosotomy in patients with drop attacks. *Epilepsia* 42: 67–71.

Majoie HJ, Berfelo MW, Aldenkamp AP, *et al.* (2005): Vagus nerve stimulation in patient with catastrophic childhood epilepsy, a 2-year follow-up study. *Seizure* 14: 10–18.

Majoie HJ, Berfelo MW, Aldenkamp AP, Evers SM, Kessels AG, Renier WO (2001): Vagus nerve stimulation in children with therapy-resistant epilepsy diagnosed as Lennox-Gastaut syndrome: clinical results, neuropsychological effects, and cost-effectiveness. *J Clin Neurophysiol* 18: 419–428.

Marcus EM Watson CW, Simon SA (1968): An experimental model of some varieties of petit mal epilepsies. Electrical-behavioral correlations of acute bilateral epileptogenic foci in cerebral cortex. *Epilepsia* 9: 233–248.

Markand ON (1977): Slow spike-wave activity in EEG and associated clinical features: often called "Lennox" or "Lennox-Gastaut" syndrome. *Neurology* 27: 746–757.

Markand ON (2003): The Lennox Gastaut syndrome (chilhood epileptic encephalopathy). *J Clin Neurophysiol* 20: 426–441.

Martin D (1970): Intravenous nitrazepam (Mogadon) in the treatment of epilepsy. *Neuropediatrie* 2: 27–37.

Matsuishi T, Yoshino M, Tokunaga O, Katafuchi Y, Yamashita F (1985): Subacute necrotizing encephalomyelopathy (Leigh disease): report of a case with Lennox-Gastaut syndrome. *Brain Dev 7*: 500–504.

Mereen HK, Pijn JP, Van Luijtelaar EL, Coenen AM, Lopes da Silva FH (2002): Cortical focus drives widespread corticothalamic networks during spontaneous absence seizures in rats. *J Neurosci* 22: 1480–1495.

Miskin C, Khurana DS, Valencia I, *et al.* (2016):Efficacy and Tolerability of Lacosamide in the Treatment of Children With Refractory Generalized Epilepsy. *J Child Neurol* 31: 925–928.

Mitsufuji N, Ikuta H, Yoshioka H, Sawada T (1996): Lennox-Gastaut syndrome associated with leukoencephalopathy. *Pediatr Neurol* 15: 63–65.

Miyauchi T, Nomura Y, Ohno S, Kishimoto H, Matsushita M (1988): Positron emission tomography in three case of Lennox-Gastaut syndrome. *Jp J Psychiatry Neurol* 42: 795–804.

Morita DA, GlauserTA (2008): Lennox-Gastaut syndrome. In: PellockJM, Bourgeois BFD, Dodson WE (eds) *Pediatric Epilepsy*, 3rd ed., pp. 307–322. New York: Demos.

Morris GL III, Gloss D, Buchhalter J, Mack KJ, Nickels K, Harden C (2013): Evidence-based guideline update: vagus nerve stimulation for the treatment of epilepsy: report of the Guideline Development Subcommittee of the American Academy of Neurology. *Neurology* 81: 1453–1459.

Motte J, Trevathan E, Arvidsson JF, Barrera MN, Mullens EL, Manasco P (1997): Lamotrigine for generalized seizures associated with the Lennox-Gastaut syndrome. Lamictal Lennox-Gastaut Study Group. *N Engl J Med* 337: 1807–1812.

Müller K, Fabo D, Entz L, *et al.* (2010): Outcome of vagus nerve stimulation for epilepsy in Budapest. *Epilepsia* 51 (Suppl 3): 98–101.

Nabbout R, Desguerre I, Sabbagh S, *et al.* (2008): An unexpected EEG course in Dravet syndrome. *Epilepsy Res* 81: 90–95.

Nair RR, Snead OC III (2008): ACTH and steroids. In: Pollock JM, Bourgeois BFD, Dodson WE, Nordli DR, Sankar R (eds) *Pediatric Epilepsy. Diagnosis and Therapy*, 3rd ed., pp. 543–546. New York: Demos.

Nei M, O'Connor M, Liporace J, Sperling MR (2006): Refractory generalized seizures: response to corpus callosotomy and vagal nerve stimulation. *Epilepsia* 47: 1115–1122.

Niedermeyer E (1969): The Lennox-Gastaut syndrome, a severe type of childhood epilepsy. *Dtsch Z Nervenheilk* 195: 263–282.

Niedermeyer E, Degen R (1988): *The Lennox-Gastaut Syndrome.* New York: Allan R. Liss.

Nokelainen P, Heiskala H, Raininko R, *et al.* (2001): Two brothers with macrocephaly, progressive cerebral atrophy and abnormal white matter, severe mental retardation, and Lennox-Gastaut spectrum type epilepsy: an inherited encephalopathy of childhood? *AmJ Med Genet* 103: 198–206.

Oguni H, Hayashi K, Osawa M (1996): Long term prognosis of Lennox-Gastaut syndrome. *Epilepsia* 37 (Suppl 3): 44–47.

Ohtahara S (2006): Zonisamide in the management of epilepsy-Japanese experience. *Epilepsy Res* 68 (Suppl 2): 25–33.

Ohtahara S, Yamamoshi Y, Ohtsuka Y (1976): Prognosis of the Lennox-Gastaut syndrome. *Folia Psychiatr Neurol Jpn* 30: 275–287.

Ohtahara S, Ohtsuka Y, Yoschinaga H, *et al.* (1988): Lennox-Gastaut syndrome: etiological considerations. In: Niedermeyer E, Degen R (eds) *The Lennox-Gastaut Syndrome*, pp. 47–63. New York: Allan R Liss Inc.

Ohtahara S, Ohtsuka Y, Kobayashi K (1995): Lennox-Gastaut syndrome: a new vista. *Psychiatr Clin Neurosc* 49: S179-S183.

Ohtsuka Y, Amato R, Mizukawa M, Ohtahara S (1990): Long-term prognosis of the Lennox-Gastaut syndrome. *Japan J Psych Neurol* 44: 257–264.

Ohtsuka Y, Amano R, Mizukawa M, Maniwa S, Ohtahara S (1991): Long term prognosis of the Lennox-Gastaut syndrome: considerations in its evolutional changes. In: Fukuyama Y, Kamoshita S, Ohtsuka C, Suzuki Y (eds) *Modern Perspectives of Child Neurology*, pp. 215–222. Tokyo: The Japanese Society of Child Neurology.

Ohtsuka Y, Ohmori I, Oka E (1998): Long-term follow-up of childhood epilepsy associated with tuberous sclerosis. *Epilepsia* 39: 1158–1163.

Oller Daurella L (1970): Un type spécial de crises observées dans le syndrome de Lennox-Gastaut d'apparition tardive. *Rev Neurol (Paris)* 122: 459–462.

Oller Daurella L (1973): Évolution et pronostic du syndrome de Lennox-Gastaut. In: Lugaresi E, Pazzaglia P, Tassinari C (eds) *Evolution and Prognosis of Epilepsies*, pp. 155–164. Bologna: Auto Gaggi.

Olmos Garcia de Alba G, Gamboa Marrufo JD, Rengifo Ramos O, *et al.* (1987): Rett's syndrome with Lennox-Gastaut pattern. *Clin Electroencephalogr* 18: 187–190.

Orrico A, Zollino M, Galli L, Buoni S, Marangi G, Sorrentino V (2009): Late-onset Lennox-Gastaut syndrome in a patient with 15q11.2-q13.1 duplication. *Am J Med Genet* 149: 1033–1035.

Palmini A, Andermann F, Aicardi J, *et al.* (1991): Diffuse cortical dysplasia, or the "double cortex" syndrome: the clinical and epileptic spectrum in 10 patients. *Neurology* 41: 1656–1662.

Parrini E, Ferrari AR, Dorn T, Walsh CA, Guerrini R (2009): Bilateral frontoparietal polymicrogyria, Lennox-Gastaut syndrome, and GPR56 gene mutations. *Epilepsia* 50: 1344–1353.

Patry G, Lyagoubi S, Tassinari CA (1971): Subclinical electrical status epilepticus induced by sleep. An electroencephalographical study of six cases. *Arch Neurol* 24: 242–252.

Pellegrini A, Musgrave J, Gloor P (1979): Role of imput of subcortical origin in the genesis of bilaterally synchonous epileptic discharge ob feline generalized penicillin epilepsy. *Exp Neurol* 64: 155–173.

Penfield W, Jasper H (1954): *Epilepsy and the Functional Anatomy of the Human Brain*. London: J & A Churchill.

Perucca E, Gram L, Avanzini G, Dulac O (1998): Antiepileptic drugs as a cause of worsening seizures. *Epilepsia* 39: 5–17.

Pillay N, Archer JS, Badawy RA, Flanagan DF, Berkovic SF, Jackson G (2013): Networks underlying paroxusmal fast activity and slow spike and wave in Lennox-Gastaut syndrome. *Neurology* 81: 665–673.

Prior PD, Maclaine GN, Scott DF, Laurance BM (1972): Tonic status epilepticus precipitated by intravenous diazepam in a child with Petit Mal Status. *Epilepsia* 13: 467–472.

Rantala H, Putkonen T (1999): Occurrence, outcome, and prognostic factors of infantile spasm and Lennox-Gastaut. *Epilepsia* 40: 286–289.

Renier WO (1988): Neuromorphological and biochemical analysis of a brain biopsy in a second case of idiopathic Lennox-Gastaut syndrome. In: Niedermeyer E, Degen R (eds) *The Lennox-Gastaut Syndrome*, pp. 427–432. New York: Allan R Liss Inc.

Ricci S, Cusmai R, Fariello G, Fusco L, Vigevano F (1992): Double cortex. A neuronal migration anomaly as a possible cause of Lennox-Gastaut syndrome. *Arch Neurol* 49: 61–64.

Riikonen R, Santavuori P, Mertoja O, Sainio K, Neuvonen PJ, Tokola RA (1987): *Effect of short barbiturate anesthesia on infantile spasms*. Paper presented at the EFCNS meeting in Helsinki.

Roberts DW (2008): Corpus callosotomy. In: Engel J, Pedley TA (eds) *Epilepsy. A Comprehensive Textbook*, 2nd ed., pp. 1907–1913. Philadelphia: Lippincott-Raven New York.

Roberts DW, Siegel AM (2001): Corpus callosotomy. In: Luders HO, Comair YG (eds) *Epilepsy Surgery*, 2nd ed., pp. 747–756. Philadelphia: Lippincott Williams & Wilkins.

Roberts DW, Reeves AG, Nordgren RE (1995): The role of posterior callosotomy in patients with suboptimal response to anterior callosotomy. In: Reeves AG, Roberts DW (eds) *Epilepsy and the Corpus Callosum*, 2nd ed., pp. 183–190. New York: Plenum Press.

Rocha J, Guerra C, Oliveira R, Dória S, Rego R, Rosas MJ (2012): Late onset Lennox-Gastaut syndrome as a phenotype of 15q11.1q13.3 duplication. *Epileptic Disord* 14: 159–162.

Roger J, Gambarelli-Dubois D (1988): Neuropathological studies of the Lennox-Gastaut syndrome In: Niedermeyer E, Degen R (eds) *The Lennox-Gastaut Syndrome*, pp. 73–93. New York: Allan R Liss Inc.

Roger J, Remy C, Bureau M, *et al.* (1987): Le syndrome de Lennox-Gastaut de l'adulte. *Rev Neurol (Paris)* 143: 401–405.

Roger J, Bureau M, Dravet C (1989): The Lennox-Gastaut syndrome. *Clev ClinJ Med* 56 (Suppl 2): 172–177.

Rougier A, Claverie B, Pedespan JM, Marchal C, Loiseau P (1997): Callosotomy for intractable epilepsy: Overall outcome. *J Neurosurg Sci* 41: 51–57.

Rougier A, Pedespan JM, Marchal C, Loiseau P (1998): Indications et résultats des callosotomies chez l'enfant. In: Bureau M, Kahane P, Munari C (eds) *Epilepsies partielles graves pharmaco-résistantes de l'enfant: stratégies diagnostiques et traitements chirurgicaux*, pp. 236–240. Paris: John Libbey Eurotext.

Rychlicki F, Zamponi N, Trignani R, Ricciuti RA, Iacoangeli M, Scerrati M (2006): Vagus nerve stimulation: clinical experience in drug-resistant pediatric epileptic patients. *Seizure* 15: 483–490.

Sachdeo RC, Glauser TA, Ritter F, Reife R, Lim P, Pledger G (1999): A double-blind, randomized trial of topiramate in Lennox-Gastaut syndrome. Topiramate YL Study Group. *Neurology* 52: 1882–1887.

Sass KJ, Spencer DD, Spencer SS, Novelly RA, Williamson PD, Mattson RH (1998): Corpus callosotomy for epilepsy. II. Neurologic and neuropsychological outcome. *Neurology* 38: 24–28.

Saukkonen AL (1987): *Clinical experience in barbiturate anesthesia in the treatment of intractable epilepsy*. Paper presented on the EFCN meeting in Helsinki.

Scheffer IE, Berkovic S, Capovilla G, *et al.* (2017): ILAE Classification of the epilepsies: position paper of the ILAE commission for classification and terminology. *Epilepsia* 58: 512–521.

Schmidt D, Bourgeois B (2000): A risk-benefit assessment of therapies for Lennox-Gastaut syndrome. *Drug Saf* 22: 467–477.

Selmer KK, Lund C, Brandal K, Undlien DE, Brodtkorb E (2009): *SCN1A* mutation screening in adult patients with Lennox-Gastaut syndrome features. *Epilepsy Behav* 16: 555–557.

Shahwan A, Bailey C, Maxiner W, Simon Harvey A (2009): Vagus nerve stimulation for refractory epilepsy in children: More to VNS than seizure frequency reduction. *Epilepsia* 50: 1220–1228.

Sidenvall R, Forsgren L, Forsgren L, Heijbel J (1996): Prevalence and characteristics of epilepsy in children in northern Sweden. *Seizure* 5: 139–146.

Siniatchkin M, Coropceanu D, Moeller F, Boor R, Stephani U (2011): EEG-fMRI reveals activation of brainstem and thalamus in patients with Lennox-Gastaut syndrome. *Epilepsia* 28: 1528–1567.

Smeraldi E, Sorza-Smeraldi R, Cazzullo CL, Guareschi-Cazzullo A, Fabio G, Canger R (1975): Immunogenetics of Lennox-Gastaut syndrome: Frequency of HLA antigens and halotypes in patients and first degrees relative. *Epilepsia* 16: 699–704.

Smith MC, Byrne R, Kanner AM (2001): Corpus callosotomy and multiple subpial transection. In: Elaine W (ed) *The Treatment of Epilepsy*, 3rd ed., pp. 1175–1184. Philadelphia: Lippincott Williams & Wilkins.

Sorel L (1964): L'épilepsie myokinétique grave de la première enfance avec pointe-ondes lentes (petit mal variant) et son traitement. *RevNeurol (Paris)* 110: 215–233.

Soucek D, Birbamer G, Luef G, Felber S, Kristmann E, Bauer G (1992): Laminar heterotopic grey matter (double cortex) in a patient with late onset Lennox-Gastaut syndrome. *Wien Klin Wochenschr* 104: 607–608.

Spencer SS, Gates JR, Reeves AG, *et al.* (1987): Corpus callosum section for uncontrolled epilepsy. In: Engel J Jr (ed) *Surgical Treatment of the Epilepsies*, pp. 425–444. New York: Raven Press.

Steffenburg U, Hedström A, Lindroth A, Wirklund LM, Hagberg G, Kyllerman M (1998): Intractable epilepsy in a population-based series of mentally retarded children. *Epilepsia* 39: 767–775.

Stockings E, Zagic D, Campbell G, *et al.* (2018): Evidence for cannabis and cannabinoids for epilepsy: a systematic review of controlled and observational evidence. *J Neurol Neurosurg Psychiatry* [Epub ahead of print].

Tanriverdi T, Olivier A, Poulin N, Andermann F, Dubeau F (2009): Long-term seizure outcome after corpus callosotomy: a retrospective analysis of 95 patients. *J Neurosurg* 110: 332–342.

Tassinari CA, Ambrosetto G (1988): Tonic seizures in the Lennox-Gastaut syndrome: semiology and differential diagnosis. In: Niedermeyer E, Degen R (eds). *The Lennox-Gastaut Syndrome*, pp. 109–124. New York: Allan R Liss Inc.

Tassinari CA, Dravet C, Roger J, Cano JP, Gastaut H (1972): Tonic status epilepticus precipitated by intravenous benzodiazepine in five patients with Lennox-Gastaut syndrome. *Epilepsia* 13: 421–435.

Taylor J (1958): *Selected Writings of John Hughlings Jackson*, Vol. I and II. New York: Basic Book Inc.

Teillet MA, Naquet R, Le Gal La Salle G, Merat P, Schuler B, Le Douarin NM (1991): Transfer of genetic epilepsy by ebryonic brain grafts in the chicken. *Proc Natl Acad Sci* 88: 6966–6970.

Terrone G, Bienvenu T, Germanaud D, *et al.* (2014): A case of Lennox-Gastaut syndrome in a patient with FOXG1-related disorder. *Epilepsia* 55(11): e116–e119.

The Felbamate Study Group in Lennox Gastaut syndrome (1993): Efficacy of felbamate in childhood epileptic encephalopathy (Lennox-Gastaut syndrome). *N EnglJ Med* 328: 29–33.

Theodore WH, Rose D, Patronas N, *et al.* (1987): Cerebral glucose metabolism in the Lennox-Gastaut syndrome. *Ann Neurol* 21: 14–21.

Thiele EA, Marsh ED, French JA, *et al.*; GWPCARE4 Study Group (2018): Cannabidiol in patients with seizures associated with Lennox-Gastaut syndrome (GWPCARE4): a randomised, double-blind, placebo-controlled phase 3 trial. *Lancet* 391(10125): 1085–1096.

Thomas P, Valton L, Genton P (2006): Absence and myoclonic status epilepticus precipitated by antiepileptic drugs in idiopathic generalized epilepsy. *Brain* 129: 1281–1292.

Thomé-Souza S, Freitas A, Fiore LA, Valente KD (2003): Lamotrigine and valproate: efficacy of co-administration in a pediatric population. *Pediatr Neurol* 28: 360–364.

Timmings PL, Richens A (1992): Lamotrigine as add-on drug in the management of Lennox-Gastaut syndrome. *Eur Neurol* 32: 305–307.

Timofeev I, Steriade M (2004): Neocortical seizures: initiation, development and cessation. *Neuroscience* 123: 299–336.

Tissot SA (1770): *Traité de l'épilepsie, faisant le Tome troisième du Traité des nerfs et de leurs maladies*. Lausanne: Antoine Chapuis.

Trevathan E, Murphy CC, Yeargin-Allsopp M (1997): Prevalence and descriptive epidemiology of Lennox-Gastaut syndrome among Atlanta children. *Epilepsia* 38: 1283–1288.

Tukel K, Jasper H (1952): The electroencephalogram in parasagittal lesions. *Electroencephal Clin Neurophysiol* 4: 481–494.

Turanli G, Yalnizoglu D, Genç-Açikgöz D, Akalan N, Topçu M (2006): Outcome and long term follow-up after corpus callosotomy in childhood onset intractable epilepsy. *Childs Nerv Syst* 22: 1322–1327.

Van Engelen B, Renier WO, Weemaes CM, *et al.* (1994): High-dose intravenous immunoglobulin treatment in cryptogenic West and Lennox-Gastaut syndrome; an add-on study. *Eur J Pediatr* 153: 762–769.

Van Wagenen WP, Herren RY (1940): Surgical division of commissural pathways in the corpus callosum: relation to spread of an epileptic attack. *Arch Neurol Psychiatry* 44: 740–759.

Vassella F, Pavlincova E, Schneider HJ, *et al.* (1973): Treatment of infantile spasms and Lennox-Gastaut syndrome with clonazepam (Rivotril). *Epilepsia* 14: 165–175.

Velasco AL, Boleaga B, Santos N, Velasco F, Velasco M (1993): Electroencephalographic and magnetic resonance correlations in children with intractable seizures of Lennox-Gastaut syndrome and *Epilepsia partialis continua*. *Epilepsia* 34: 262–270.

Vignoli A, Oggioni G, De Maria G, Peron A, Savini MN, Zambrelli E, Chiesa V, La Briola F, Turner K, Canevini MP (2017): Lennox-Gastaut syndrome in adulthood: Long-term clinical follow-up of 38 patients and analysis of their recorded seizures. *Epilepsy Behav* 77: 73–78.

Velasco AL, Velasco F, Jimenez F, *et al.* (2006): Neuromodulation of the centromedian thalamic nuclei in the treatment of generalized seizures and the improvement of the quality of life in patients with Lennox-Gastaut syndrome. *Epilepsia* 47: 1203–1212.

Velasco F, Velasco M, Jimenez F, *et al.* (2000): Predictors in the treatment of difficult-to-control seizures by electrical stimulation of the centromedian thalamic nucleus. *Neurosurgery* 47: 295–304.

Velasco F, Velasco M, Jimenez F, Velasco AL, Marquez I (2001a): Stimulation of the central median thalamic nucleus for epilepsy. *Stereotact Funct Neurosurg* 77: 228–232.

Velasco M, Velasco F, Velasco AL (2001b): Centromedian-thalamic and hippocampal electrical stimulation for the control of intractable epileptic seizures. *J Clin Neurophysiol* 18: 495–513.

Velizarova R, Gélisse P, Pageaux GP, Genton P, Crespel A (2011): Valproate treatment after liver transplant in a patient with Lennox-Gastaut syndrome. *Seizure* 20: 500–501.

Velisek L, Veliskovâ J, Moshé SL (2002): Electrical stimulation of substantia nigra pars reticulata is anticonvulsant in adult and young male rats. *Exp Neurol* 173: 145–152.

Vergnes M, Marescaux C (1994): Pathophysiological mechanisms underlying genetic absence epilepsy in rats. In: Malafosse A, Genton P, HirschE, Marescaux C,Broglin D, Bernasconi R (eds) *Idiopathic Generalized Epilepsies: Clinical, Experimental and Genetic Aspects*, pp. 151–168. London: John Libbey.

Viani F (1991): Le syndrome de Lennox-Gastaut. Problèmes actuels et perspectives de recherche. *Epilepsies* 3: 179–190.

Vossler DG (1996): Exacerbation of seizures in Lennox-Gastaut syndrome by gabapentin. *Neurology* 46: 852–853.

Wheless JW, Constantinou JEC (1997): Lennox-Gastaut syndrome. *Pediatr Neurol* 17: 203–211.

Williamson PD (1985): Corpus callosum section for intractable epilepsy: criteria for patient selection. In: Reeves AG (ed) *Epilepsy and the Corpus Callosum*, pp. 243–257. New York: Plenum Press.

Wyllie E, Lachhwani DK, Gupta A, *et al.* (2007): Successful surgery for epilepsy due to early brain lesions despite generalized EEG findings. *Neurology* 69: 389–397.

Yagi K (1996): Evolution of Lennox-Gastaut syndrome: a long-term longitudinal study. *Epilepsia* 37 (Suppl 3): 48–51.

You SJ, Kang HC, Ko TS, *et al.* (2008): Comparison of corpus callosotomy and vagus nerve stimulation in children with Lennox-Gastaut syndrome. *Brain* 30: 195–199.

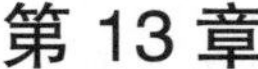

第 13 章 儿童期自限性局灶性癫痫

作者：Veysi DEMIRBILEK[1]，Michelle BUREAU[2]，Özlem ÇOKAR[3] and Chrysostomos P.PANAYIOTOPOULOS[4]

单位：1. Department of Neurology，Cerrahpasa Faculty of Medicine，Istanbul University-Cerrahpasa，Istanbul，Turkey

2. Centre Saint-Paul，Henri-Gastaut Hospital，Marseille，France

3. Department of Neurology，Haseki Research and Training Hospital，Health Sciences University，Istanbul，Turkey

4. Clinical Neurophysiology Dpt，St Thomas'NHS Foundation Trust，London，United Kingdom

一、引言

儿童期自限性局灶性癫痫，既往称为特发性局灶性癫痫（Pal et al.，2016），占儿童无热惊厥的25%，是儿科医生、神经科医生和脑电图医生日常工作的重要组成部分。儿童期自限性局灶性癫痫主要包括国际抗癫痫联盟（ILAE）认可的四种电 - 临床综合征：Rolandic 癫痫（Rolandic epilepsy，RE）、Panayiotoulos 综合征（Panayiotoulos syndrome，PS）、Gastaut 型儿童特发性枕叶癫痫（ICOE-G）、特发性光敏性枕叶癫痫。此外，尚报道有其他儿童良性癫痫综合征，如以情感症状为主的局灶性癫痫发作及伴特定发作间期局灶性脑电图异常（如额、中线或顶区痫样放电，伴或不伴巨大体感诱发棘波）的其他临床表型。患儿神经精神以及脑影像学检查常正常，但由于发病率较高，部分患儿也可出现认知功能缺陷和神经影像异常。目前，脑电图是最有效的检查手段。上述情况可能构成了一个由基因决定的、较宽泛的、年龄相关的或年龄自限性综合征，即儿童良性发作易感综合征（BCSSS）（Panayiotopoulos，1993，2010）。然而，关于 BCSSS 的诊断、病因和治疗尚需更多循证医学证据的支持。

二、分类和命名

1989 年 ILAE 确认了三种“年龄和部位相关（局灶性、部位性、部分性）的癫痫综合征”（Commission，1989）：①伴中央 - 颞区棘波的良性儿童癫痫（BCECTS）；②伴枕部阵发性放电的儿童癫痫；③原发性阅读性癫痫。

2010 年 ILAE 列出了三种儿童特发性局灶性癫痫综合征（Berg et al.，2010）：①伴中央 - 颞区棘波的良性儿童癫痫（BCECTS）（评分 3 分）；②Panayiotopoulos 综合征（评分 3 分）；③晚发型儿童枕叶癫痫（Gastaut 型）（评分 2 分），我们在此更愿意称之为 Gastaut 型儿童特发性枕叶癫痫（ICOE-G）。

括号内的等级分数反映了 ILAE 核心工作组认为每种综合征代表一种独特的诊断实体，范围从 1~3 分不等（3 分为定义最清晰和最具重复性）（Engel，2006）。

BCECTS 和 Rolandic 癫痫是同义词，但我们更倾向于使用后一个术语，这是因为：①术语“Rolandic 癫痫”早已确立，在儿科医生中较 BCECTS 更广为人知；②大多数“中央 - 颞区棘波”（CTSs）为 Rolandic 棘波，而很少位于颞区；③“颞区”一词有误导性，因为此类患儿并无颞叶起源的发作症状。BCECTS 也可能并无 CTSs，相反，CTSs 也可出现在无癫痫发作的儿童或 BCSSS 其他临床表型中；④类似的临床特征也见于中央 - 颞区以外伴棘波放电的患儿。

伴枕区阵发性放电良性儿童癫痫的命名和分类已发生了重大变化，因为：①大部分患者可能无枕叶发作；因此，新术语“枕叶癫痫”取代了“枕叶发作”；②Panayiotopoulos 综合征是一种常见的儿童特发性癫痫，系多脑区性放电，而非仅局限于枕区，与 ICOE-G 明显不同；因此，现在 ILAE 使用发现该综合征的人名命名法（Berg et al.，2010）。已不再使用先前描述性命名——“早发性儿童良性枕叶癫痫（Panayiotoulos 型）”（Berg et al.，2010）。

有学者提议放弃使用“良性”和“特发性”这两个术语（Berg et al.，2010），但许多专家认为这不合理、不赞同（Vigevano et al.，2009；Wolf，2010；Ferrie，2010c）。由于可能存在认知、语言以及行为障碍，ILAE 在最新分类中用“自限性”一词取代了“特发性”或“良性”术语（Scheffer et al.，2017）。

在儿童期自限性局灶性癫痫中，RE 和 PS 具有年龄依赖性，至少 1/3 的患者仅一次发作。此种情况应被归类为“在传统上无须诊断为癫痫的癫痫发作”，类似于新生儿良性发作和热性惊厥。

三、Rolandic 癫痫（伴中央 - 颞区棘波的自限性癫痫）

Rolandic 癫痫是最常见的儿童期自限性局灶性癫痫，以前称为“伴中央 - 颞区棘波的特发性或儿童良性癫痫”（Beaussart & Faou，1978；Loiseau et al.，1988；Bouma et al.，1997；Beaussart et al.，1999；Panayiotopoulos，1999a；Dalla Bernardina et al.，2005；Wirrellet al.，2006；Fejerman et al.，2007；Panayiotopoulos et al.，2008）。

（一）流行病学

起病年龄从 1—14 岁不等，其中 75% 的患者起病年龄在 7—10 岁。男女患病比率为 1.5∶1。在 1—15 岁无热惊厥患儿中，患病率为 15%；在 0—15 岁的儿童中，发病率为 10~20/100 000（Heijbel et al.，1975；Cavazzuti，1980；Sidenvall et al.，1996；Astradsson et al.，1998；Berg et al.，1999；Larsson & Eeg-Olofsson，2006）。

（二）临床表现

Rolandic 癫痫的基本特征是发作不频繁，一般为单次的局灶性发作，包括：①单侧面部感觉运动症状（30%）；②口咽喉症状（53%）；③言语不能（40%）；④唾液分泌过多（30%）（Beaussart，1972；Lerman & Kivity，1975；Bouma et al.，1997；Panayiotopoulos，1999a；Dalla Bernardina et al.，2005；Wirrell et al.，2006；Fejerman，2010）。

Rolandic 癫痫并无累及颞叶的发作症状，术语“中央 - 颞区”仅指棘波出现的位置，一定程度上属于用词不恰当（见下文脑电图部分）。

一侧面部感觉运动性发作常完全局限于下唇或扩散至同侧手。运动性症状为突发、连续或丛集性阵挛，一般持续数秒至 1min，并常伴口向同侧强直。感觉性症状，主要表现为一侧口角麻木感。

一侧面部发作通常伴言语障碍和唾液分泌过多：“我感到左侧嘴角麻木，然后口角向左侧抽搐，我无法说话，无法说出我发生了什么事。”

极少数文献报道可累及一侧下肢（Panayiotopoulos et al.，2008；Fusco et al.，2010）。

在某些情况下还可观察到负性肌阵挛，表现为瞬间肌张力丧失；多导 EEG/EMG 示负性肌阵挛与对侧皮质痫样电活动有锁时关系，其前无肌阵挛成分（Watemberg et al.，2009）。

口咽喉发作表现为单侧口腔感觉运动症状。感觉症状表现为麻木，而感觉异常（刺痛感、针刺感、冰冻感）更为常见，常位于一侧，但有时也可高度局限，甚至仅局限于一颗牙齿处。口咽喉运动症状会产生奇怪的声音，如类似临死前的哀鸣声、咕噜声、呼噜声、喉鸣音及各种声音的组合：“他在睡梦中发出喉鸣音，嘴向右拉，好像在嚼舌头”“我们听到她发出‘喘鸣’样奇怪的声音，发现她毫无反应，从枕头上抬起头，眼睛睁得很，嘴角流涎。”

言语不能是构音障碍的一种形式。发作时患儿不能表达，试图用手势交流。“我的嘴张开了，说不出话来。我想说但我不能说，感觉好像有人勒着我。”

唾液分泌过多是一种突出的自主神经症状，常伴单侧面部发作、口咽喉症状和言语不能。唾液分泌过多不仅仅是口吐泡沫：“突然间我的嘴里满是唾液，像水一样流出来，我说不出话来。”

此外，还有发作性晕厥，可能是 Panayiotopoulos 综合征的伴随症状：“她躺在那里，无意识，没有动作，没有抽搐，像蜡像一样，没有生命。”

半数以上（58%）的 Rolandic 癫痫意识完全保留。“我感觉空气涌入我的嘴里，我说不出话来，也合不上嘴。但我能完全理解周围人对我说的话。有时，我还觉得嘴里有食物，还流了很多口水，但不能说话。”

其余的患者（42%）存在意识受损，1/3 的患者对发作过程不能回忆。

约 50% 的患儿会进展为偏侧惊厥或全面性强直 - 阵挛发作（GTCS），偏侧惊厥后可能会出现 Todd's 麻痹（Panayiotopoulos，1999a）。

持续时间和发作周期：Rolandic 癫痫发作时间短暂，持续 1~3min。3/4 的发作见于非快速眼动（NREM）睡眠期，主要在刚入睡或觉醒前。

癫痫持续状态：罕见，但局灶性运动性癫痫持续状态或偏侧惊厥持续状态比继发性全面性癫痫持续状态常见（Deonna et al.，1986；Wirrell et al.，1995；Panayiotopoulos，1999a）。顶盖癫痫持续状态常见于不典型发作演变的患儿(Colamaria et al., 1991; Deonna et al., 1993; Fejerman et al., 2000),或由卡马西平或拉莫三嗪诱发(Caraballo et al., 1989; Parmeggiani et al., 2004)。癫痫持续状态可持续数小时甚至数月,表现为单侧或双侧口、舌或眼睑持续性阵挛,轻微的正性或负性肌阵挛(口周或其他部位),构音障碍,言语不能,吞咽困难,颊面失用和唾液分泌过多。脑电图上可见 NREM 睡眠期持续性棘 - 慢波发放。

其他发作类型:以自主神经症状(自主神经发作)为主要表现的局灶性发作不是 Rolandic 癫痫核心症状,尽管它也有明显的唾液分泌表现。然而,一些患儿可能会出现单独的自主神经性发作,或表现为合并 Rolandic- 自主神经发作症状,包括呕吐(见下文 Rolandic 癫痫和 PS 之间的关系)。

ILAE 起初认为 GTCS 是 Rolandic 癫痫的一部分(Engel, 2006),不能排除 GTCS 发生的可能。然而,从已报道的发作记录(Watanabe, 1996; Panayiotopoulos, 1999a; Wirrell et al., 2006)和 Rolandic 癫痫明确的局灶性电 - 临床特征可推断,至少大多数 GTCS 都出现在 Rolandic 区激活后,故应该为继发性 GTCS。发作初始短暂性局灶性症状在白天的 GTCS 中有可能未被注意到,而在夜间的 GTCS 中一定会被遗漏。

非典型形式:Rolandic 癫痫的不典型表现有起病年龄早、发育迟缓或学习困难、出现其他发作类型、不典型的脑电图异常(Datta & Sinclair 2007; Kramer, 2008; Fejerman, 2009; Callenbach et al., 2010)。

(三) 诊断

除了脑电图,所有检查都是正常的。典型病例无须进一步的脑影像学检查,尽管 15% 的 Rolandic 癫痫可能有影像学异常,但这些异常多为静止性的或与其他脑部疾病相关,而与 Rolandic 癫痫的病理生理无关(San-tanelli et al., 1989; Gélisse et al., 2003; Lundberg et al., 2003)。

脑部结构性病变的存在对 Rolandic 癫痫预后无影响(Gélisse et al., 2003)。

(四) 脑电图

根据定义,CTSs 是 BCECTS 的标志(图 13-1 和图 13-2)。然而,这些棘波虽称为中央 - 颞区棘波,但 CTSs 主要位于外侧裂上方 C3/C4(高位中央区)或 C5/C6(低位中央区),而不是颞区(Legarda et al., 1994; Panayiotopoulos, 1999a)。CTSs 通常是双侧性,多由困倦和 NREM 睡眠而非过度换气诱发

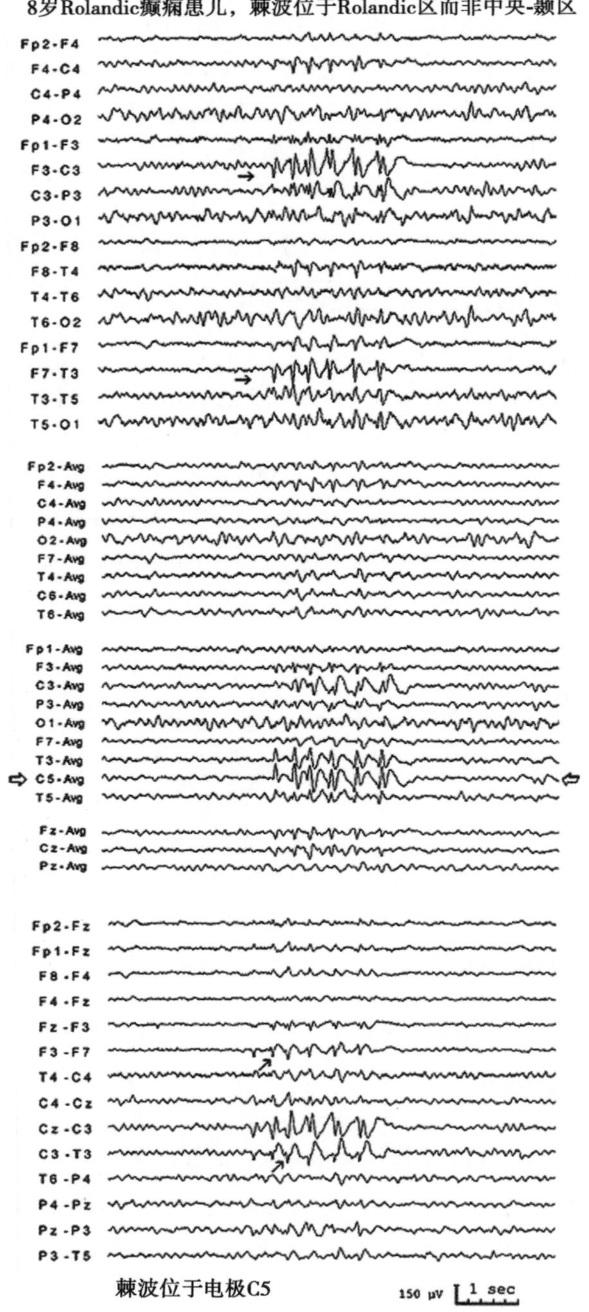

图 13-1 中央 - 颞区棘波主要是 Rolandic 棘波,而非颞区棘波。上、中和下图:同时段脑电图三个不同导联显示。8 岁男性患儿,因"近期出现 GTCS 和一侧面部痉挛史两年"行脑电图检查。既往脑电图和 CT 均正常,未行药物治疗。诊断为"局灶性癫痫继发全面性发作?"。脑电图显示左侧频繁出现的节律性中央 - 颞区棘波。因为棘波在 T3(黑色箭头)波幅较高,所以又增加了 C5 和 C6(Rolandic 区)电极,结果显示左侧 Rolandic 区波幅更高(开放箭头)。16 个月后复查 EEG 显示,右额和 CZ 电极有数个小棘波(From Panayiotopoulos (2010) with permission)

（Smith & Kellaway，1964；Blom & Brorson，1966；Clemens & Majoros，1987）。CTSs 在睡眠 I- Ⅳ期增多 2~5 倍，但不会干扰睡眠结构。激活 CTSs 最常见的方式是躯体感觉刺激（10%~20%）（De Marco & Tassinari，1981；Panayiotopoulos，1999a；Fonseca & Tedrus，2000；Kubota et al.，2000；Langill & Wong，2003），并可诱发极度（巨大）体感诱发棘波（GSES）（图 13-2），相当于中或长潜伏期体感诱发电位。GSES 与自发性 CTSs 类似，可见于有或无发作的儿童中，并随着年龄的增长而消失，还可见于有或无自发性 CTSs 或其他儿童期功能性棘波的 EEGs 中。

在同一儿童的连续脑电图中，CTSs 可出现在右侧或左侧，放电稀少或频繁，波型或小或大，单独出现或伴随其他部位功能性棘波一起出现。在 Rolandic 癫痫患儿中，罕见正常的脑电图，或 CTSs 仅出现在睡眠 NREM 期（3%~35%）（Panayiotopoulos，1999a）。Rolandic 癫痫中央 - 颞区以外的棘波发生率并不确切，但识别这些棘波意义重大（Drury & Beydoun，1991）。

偶极子 EEG（Gregory & Wong，1992；Tsai & Hung，1998；Jung et al.，2003）、脑磁图（MEG）（Minami et al.，1996；Huiskamp et al.，2004；Pataraia et al.，2008）和功能 MRI（Boor et al.，2007）研究表明，CTS 主要负性棘波成分可形成单个稳定的正切偶极源，最大负极在中央区，最大正极在额区。

典型的 3Hz 棘 - 慢波和失神发作较罕见（Beydoun et al.，1992；Gélisse et al.，1999；Panayiotopoulos，1999a；Verrotti et al.，2017a，2017b），尽管在文献报道中发生率很高（Beaumanoir et al.，1974）。短暂性全面性 4~5Hz 棘慢波较常见。弥漫性、不对称性棘 - 慢波放电，主要见于睡眠期，约占 25%（Gélisse et al.，1999）。

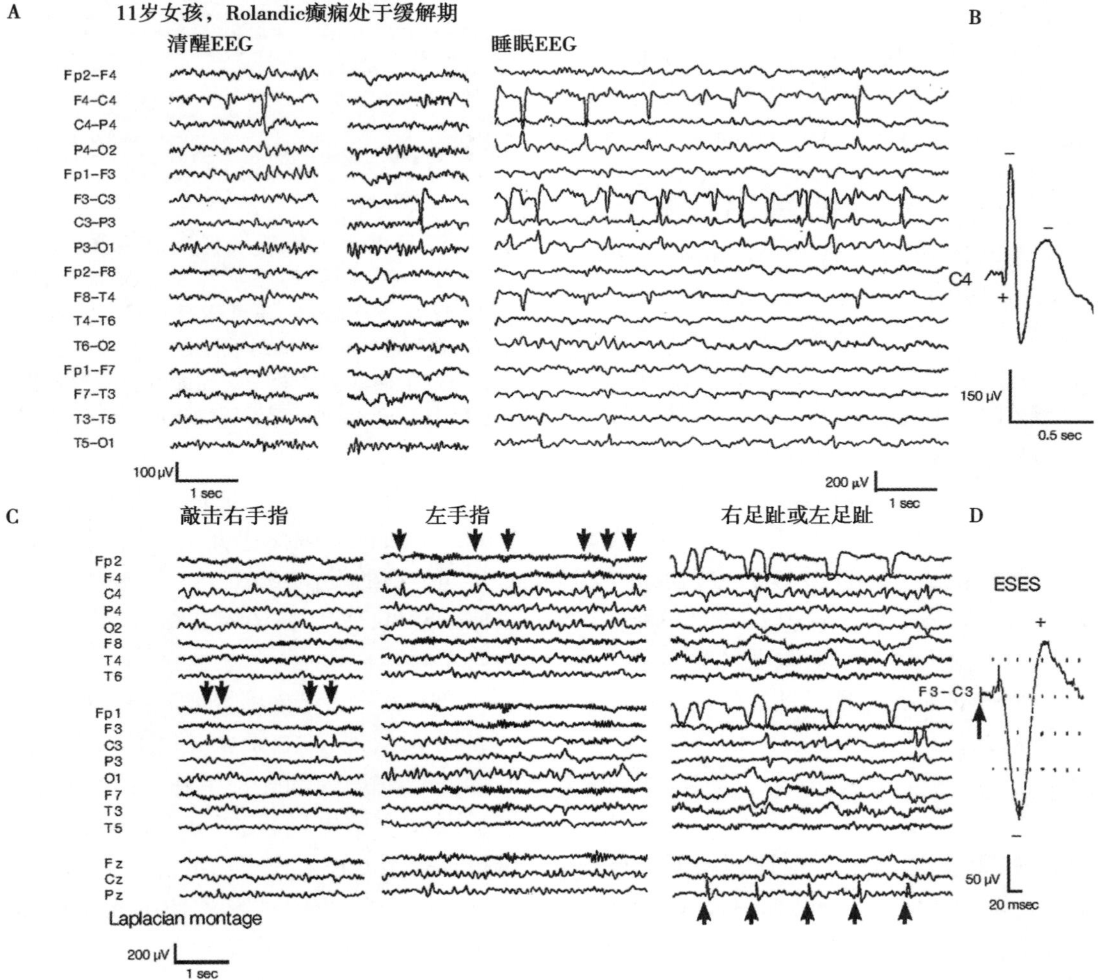

图 13-2　11 岁女性 Rolandic 癫痫患儿视频脑电图，患儿自 8 岁起发作缓解。(A) 高波幅 CTSs（实际上是中央区棘波）独立出现在左右两侧，并在自然睡眠中显著增多。(B) CTSs 典型形态和极性。(C) 通过敲击手指或脚趾诱发的 GSES，它们的位置和诱发刺激的部位一致（黑色箭头）。(D) 另 1 例患儿的 GSES 由电刺激右拇指诱发（从箭头处开始）。体感诱发棘波的峰电位潜伏期为 58ms。(From Panayiotopoulos (2010) with permission)

CTSs 作为 Rolandic 癫痫诊断标记物的前提是同时要伴有临床表现。CTSs 出现的频率、部位和持续时间并不决定临床表现、发作的严重程度和频率，也不决定预后。CTSs 并非 Rolandic 癫痫所特有（Kellaway，1980；Panayiotopoulos，1999a），因为：①2%~3% 的正常学龄儿童也有 CTS，但其中只有不到 10% 的儿童会发展为 Rolandic 癫痫（Gibbs & Gibbs，1967；Petersen & Eeg-Olofsson，1971；Cavazzuti et al.，1980；Okubo et al.，1994）；②CTSs 还常见于 Rolandic 癫痫患儿的亲属（Bray & Wiser，1965；Bali et al.，2007）；③也可见于有或无发作的各种器质性脑病，如脑肿瘤、Rett 综合征、脆性 X 综合征和局灶性皮质发育不良（Kellaway，1980；Panayiotopoulos，1999a）；④还可见于其他非癫痫症状，如头痛、语言、行为和学习困难的儿童（Gibbs & Gibbs，1967）。

发作期脑电图：50 例 Rolandic 癫痫发作期脑电图显示，在发作期放电开始前，自发性 CTSs 较少，主要出现在临床表现对侧的 Rolandic 区，由棘波和慢波混杂而成（Dalla Bernardina & Tassinari 1975；Panayiotopoulos，1999a；Wirrell et al.，2006；Fejerman et al.，2007）（图 13-3）。在 GTCS 发生时，可先有局灶性临床和 EEG 特征（Watanabe，1996；Panayiotopoulos，1999a；Wirrell et al.，2006）。

一项对 30 例患者 34 次发作的研究确定了 4 种不同的发作期脑电图模式（A-D）（Capovilla et al.，2011）。A 型最常见（14 例），表现为低波幅快节律棘波活动，波幅逐渐增高，频率逐渐降低。B 型（6 例）表现为棘波放电，混杂频率和波幅逐渐增加的尖波活动。C 型（7 例）由单一 θ 活动组成，逐渐形成波幅增高、频率降低的放电。D 型（5 例）最初是局灶性电抑制，随后发展为上述三种模式中的一种。在 28 例患儿中，21 例发作由从一种模式转变为另一种模式。临床或脑电图特征不能预测特定的发作模式（Capovilla et al.，2011）。

（五）病因学

Rolandic 癫痫由遗传决定，但遗传因素和该综合征全部表型谱均很复杂（Vadlamudi et al.，2004，2006；Pal et al.，2007；Kugler et al.，2008；Strug et al.，2009；Vears et al.，2012）。Rolandic 癫痫遗传学研究常涉及三种主要表型，即构音障碍 / 阅读障碍、中央 - 颞区棘波和 Rolandic 发作。Rolandic 癫痫患儿构音障碍是普通人的 2.5 倍，阅读障碍是普通人的 5.8 倍。构音障碍和阅读障碍也见于 Rolandic

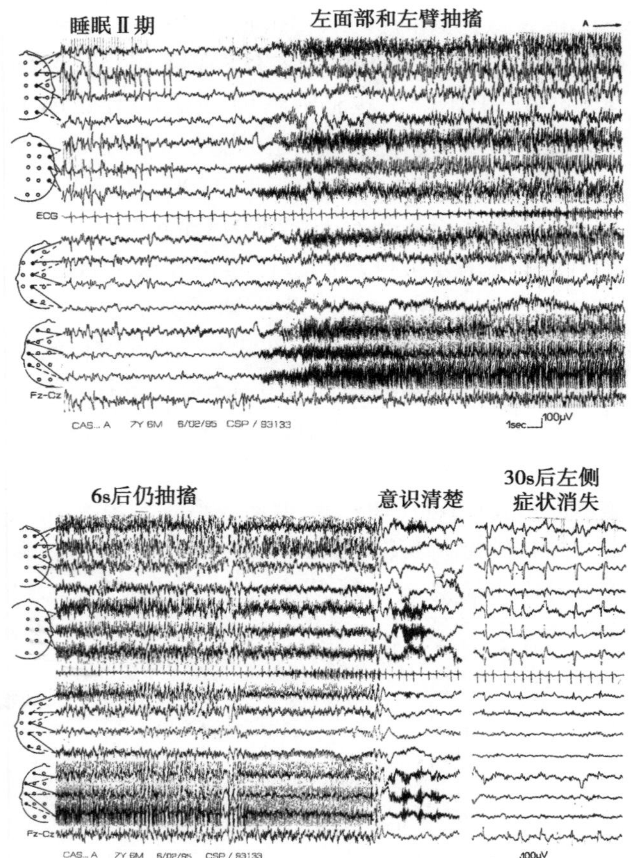

图 13-3 Rolandic 癫痫发作期脑电图。7 岁 6 个月患儿，未经治疗，睡眠时有典型的 Rolandic 发作。上图：NREM2 期发作起始：注意在右侧 Rolandic 区活动开始前，发作间期 Rolandic 棘波抑制。下图：发作仍持续。注意发作期电活动突然消失并立即恢复清醒期基线脑电图。30s 后右侧 Rolandic 棘波再次出现。长期演变良好

癫痫患者亲属中，即使他们并无癫痫（Clark et al.，2007）。Rolandic 癫痫患儿的兄弟姐妹或父母很少有相同类型的发作或 BCSSS 其他表型，如 PS，但高热惊厥常见，发生率 10%~20% 不等（Kajitani et al.，1992）。

CTS 被认为是该综合征的一个重要特征。CTS 家系研究发现，CTS 系常染色体显性遗传。在患 Rolandic 癫痫 23 例先证者中，30 例兄弟姐妹接受了睡眠剥夺脑电图检查（Bali et al.，2007），其中 11 份报告提示 CTSs，校正后的分离比为 0.48（95% 可信区间：0.27~0.69）。因此，Rolandic 癫痫家系中 CTSs 的分离比例为常染色体显性遗传，而非隐性和 X 连锁遗传（Bali et al.，2007；Pal et al.，2007）。上述关于 CTS 常染色体显性遗传的结果与 Bray & Wiser（1965）的一致。

基于家系和病例对照研究，Pal 及其同事（2010）将 CTS 与 *ELP4* 基因内含子 SNPs 位点进行遗传关

联分析（Strug et al.，2009），随后又对 CTS 进行了全基因组连锁分析。在来自纽约的 38 个家系中，明确了 Rolandic 癫痫先证者，获得了与染色体 11p13 连锁的有力证据，两点最大 LOD 值为 4.01，多点 LOD 值为 4.30。Pal 等分析了 68 例 Rolandic 癫痫患者和 187 例对照组 CTS 和位于染色体 11p13 区的 SNPs 遗传相关性。*ELP4* 基因 9、6 和 5 内含子 SNPs 位点与其显著相关，显著比值为 1.80~2.04。与来自加拿大重复数据集的联合分析证实，与内含子 9 关联的最大似然比为 589∶1。言语障碍、CTS 与染色体 11p13 有遗传连锁。当 Rolandic 癫痫家系的表型从 CTS 扩展到 CTS 合并言语障碍时，多点 LOD 值在 D11S914.4 处上升到 7.5。然而，Rolandic 癫痫的阅读障碍并不与这一位点相关，表明了 Rolandic 癫痫的遗传复杂性（Pal et al.，2010）。

Pal 等推测 *ELP4* 可能部分降低了支架蛋白参与核蛋白和细胞质蛋白转录延伸的功能，从而调节多种细胞的迁移，特别是向中央、颞区语言 / 发音功能区和神经元回路的迁移。这些结果可解释 Rolandic 癫痫起病前出现的语言障碍，其年龄中位数一般在起病的前两年。

除 *ELP4* 外，还有更多尚未明确的 Rolandic 癫痫致病基因，该综合征还与另外两个染色体位点相关联，即 15q14（Neubauer et al.，1998）和 16p12-11.2（Guerrini et al.，1999）。Kugler 等（2008）报告了一个三代家系，22 人中有 11 人患有不同形式的 Rolandic 癫痫、言语障碍、运动障碍和认知障碍。连锁分析排除了 11p、15q、16p12 和 Xq22 位点的突变，表明了 Rolandic 癫痫遗传异质性。此外，据报道，*SRPX2* 基因（含 X- 连锁蛋白 2 的重复序列）在智力低下、严重言语障碍、口面部运动障碍和 Rolandic 发作的两个家系中存在突变（Roll et al.，2006）。在少数 RE 患者中发现了 *KCNQ2* 和 *KCNQ3* 基因突变（Neubauer et al.，2008）。

其他基因突变也被证明是 RE 的危险因素。*GRIN2A* 基因位于染色体 16p13 上，编码谷氨酸 N- 甲基 -D- 天冬氨酸受体亚基，在 RE 患者中发现了该基因突变，*GRIN2A* 基因突变也见于 Landau-Kleffner 综合征（LKS）和癫痫伴慢波睡眠期持续棘 - 慢波（CSWS）（Lemke et al.，2013，Carvill et al.，2013，Lescaet al.，2013）。言语障碍表现为发言障碍和构音障碍，并伴发音困难和韵律障碍（Turner et al.，2015）。一项研究发现，调控神经元兴奋性平衡的 *RBFOX1* 和 *RBFOX3* 基因突变增加 RE 风险（Lal et al.，2013）。*RFBOX* 基因突变也见于其他神经性疾病，包括全面性癫痫。典型和非典型 RE【包括不典型儿童良性部分性癫痫（ABPE）、LKS 和 CSWS】的另一个遗传危险因素是 16p11.2 重复扩增（Reinthaler et al.，2014）。

最近，Reinthaler 等（2015）认为 *GABRG2* 基因突变可能增加 RE 风险。另一项研究发现，*ZDHHC9* 基因突变与局灶性癫痫的易感性相关，脑电图与 RE 有相同的特征（Baker et al.，2015）。Panjwani 等（2016）发现，7% 的 RE 患者，*PAX6* 基因上 microRNA-328 结合位点被破坏，在脑电图上与 CTS 强相关。

总之，最近的研究已证实了 Rolandic 癫痫遗传和表型的异质性，支持多基因遗传和复杂遗传模式。

（六）病理生理学

中央 - 颞区棘波分布表明，Rolandic 癫痫致痫区位于围绕中央沟两侧 Rolandic 皮质内神经元网络，与发作症状学（症状产生区）一致，也与 Penfield & Rasmussen（1957）电刺激人中央前回和中央后回下部诱发的症状一致。

言语不能是由负责发音的肌肉失去张力和协调性而导致构音障碍，大脑皮质语言功能并未受损。唾液分泌过多很可能与大脑外侧裂上缘受累有关（Luders et al.，1987），但通过绘制简单的发作期放电的定位来界定发作症状，很难解释为什么良性 Rolandic 癫痫唾液分泌过多的发生率高于具有相似症状的成年人。也不能解释顶叶癫痫持续状态中与弥漫性或双侧 Rolandic 棘波活动有关的长达数小时的言语不能、流涎和双侧局灶性抽搐，但放电不以常规方式传播，也不涉及其他系统，如运动或语言功能。因此，与有症状的成人局灶性症状性癫痫（放电分布更为弥散）相比，Rolandic 癫痫表现出年龄相关的低位 Rolandic（体感）皮质（控制双侧面部和口咽）的不稳定性（Koutroumanidis，2007）。

（七）演变和预后

Rolandic 癫痫的预后较好，演变为失神发作的可能性不到 2%，成年后很少发生 GTCS（Beaumanoir et al.，1974；Lerman & Kivity，1975；Blom & Heijbel，1982；Loiseau et al.，1983；Panayiotopoulos，1999a；Datta & Sinclair，2007；Panayiotopoulos et al.，2008；Caraballo et al.，2008b；Callenbach et al.，2010）。临床缓解常出现在起病后 2~4 年或 16 岁前。整个病程中发作总次数较少，大多数患儿发作次数少于 10 次；大约 10%~20% 患儿仅有一次发作。10%~20% 患者可有频繁的癫痫发作，但亦会随着年龄的增长

而缓解。

极少数(<1%)Rolandic 癫痫可能演变为伴语言、行为和神经心理缺陷的综合征,如 Landau-Kleffner 综合征、儿童不典型局灶性癫痫或伴 CSWS 和负性肌阵挛的癫痫(Dalla Bernardina et al., 1978, 1989; Caraballo et al., 1989; Fejerman et al., 2000)。上述病例更多的可能系癫痫性脑病,而非真正的 Rolandic 癫痫。

Rolandic 癫痫和偏头痛有共同的易感性(Clarke et al., 2009)。

(八) 认知功能 / 语言障碍 / 合并症

Rolandic 癫痫患儿在疾病活动期常出现轻度可逆的语言、认知和行为异常(Giordani et al., 2006; Nicolai et al., 2006; Riva et al., 2007; Kossoff et al., 2007; Perkins et al., 2008; Kavros et al., 2008; Danielsson & Petermann, 2009; Tedrus et al., 2009; Goldberg-Stern et al., 2010, Kirby et al., 2017)。上述情况在 8 岁前起病的患儿中更严重。详细的神经心理学研究表明,患儿在诸多方面存在缺陷,包括注意力(Kavros et al., 2008)、语言和视觉记忆(Danielsson & Petermann, 2009, Verrotti et al., 2014a)、精细运动(Vannest et al., 2016; Kirby et al., 2017)、处理速度(Ebuset al., 2012, Vannest et al., 2016)、视觉空间和视觉运动(Pinton et al., 2006)及执行能力(Filippini et al., 2016)。在标准化语言和文字记忆的调查研究中,RE 患儿的表现较年龄匹配的健康对照组差(Piccinelli et al., 2008; GoldbergStern et al., 2010)。其他研究显示 RE 患儿在视觉空间任务和非文字记忆方面表现较差(Vintan et al., 2012; Ebus et al., 2012)。在一项较大型的研究中,RE 患儿在语言流畅性、快速命名和指令理解上的表现比对照组更差,起病年龄越早,语言得分越低(Jurkeviciene et al., 2012)。一项对 23 项语言和读写技能研究的荟萃分析显示,RE 患儿在单字阅读、语言接受和表达及语音处理方面的损害最为显著(Smith et al., 2015)。在单词、句子和语篇层面上(Overvliet et al., 2013),阅读和理解均困难(Currie et al., 2017)。

在 RE 患儿中也观察到了行为障碍(Kim et al., 2014)。在一项 43 例患儿的大型研究中,研究人员记录到了攻击性行为、社交和注意力及焦虑 / 抑郁等情况,均与睡眠有关(Samaitiene et al., 2013)。注意和抑制问题也有文献报道(Verrotti et al., 2013)。最近,有文献报道 RE 患儿 ADHD 的发病率也较高(Kim et al., 2014)。RE 患儿学习障碍(10% 至 40%)和学业问题的发生率也较高(Piccinelli et al., 2008; Smith et al., 2015)。

早发性癫痫患儿在语言测试中得分较低,尤其是语言流利性和理解方面。语言困难在较大龄的患儿中更为明显。在疾病的活动期和缓解期,均有特定语言障碍的报道(Monjauze et al., 2011)。在另一项研究中,认知缺陷程度与夜间痫样放电的程度相关(Overvliet et al., 2010)。此外,NREM 发作间期痫样放电对陈述性记忆有负面影响(Verrottiet al., 2014a)。但是,另一项研究未发现大量痫样活动对积极治疗的 RE 患儿认知有负性作用(Nissenkorn et al., 2017)。有一些研究表明,康复的 RE 青少年和年轻患者在记忆、语言或执行功能方面与对照组无显著差异。有 Rolandic 癫痫病史的成年人在发育状况、社会适应和职业规划等方面也都正常(Blom & Heijbel, 1982; Loiseau et al., 1983)。最近一项针对新诊断且未经药物治疗的 RE 患儿神经心理学研究发现,在疾病早期,RE 患儿语言和认知技能与健康对照组无显著差异(Vannestet al., 2016)。

目前尚不清楚 RE 患儿认知或语言障碍是否与疾病本身、中央 - 颞区棘波或抗癫痫药物等有关。

(九) 功能神经影像

RE 患者功能磁共振成像(fMRI)或同步 EEG-fMRI 研究显示,与癫痫发生(Masterton et al., 2013)或言语障碍(Besseling et al., 2013a, Datta et al., 2013)相关的中央、颞区和额区存在局灶性功能异常,而这些脑区是感觉运动网络的组成部分(Besseling et al., 2013b)。在既往研究中,RE 患者定量结构磁共振成像显示出广泛的形态学改变(Overvliet et al., 2013; Pardoe et al., 2013)。2013 年,Pardoe 等研究发现,额叶、岛叶和顶叶灰质体积和皮质厚度增加,这些脑区同时参与了语言和注意网络。弥散张量成像研究发现认知障碍与白质纤维束的完整性改变有关(Ciumas et al., 2014; Kim SE et al., 2014; Besseling et al., 2013c; Xiao et al., 2014)。据报道,RE 患者认知和行为异常与神经解剖结构和功能改变有关。

(十) 治疗

Rolandic 癫痫患儿可能无需抗癫痫药物治疗,尤其是发作不频繁、发作轻微或仅夜间发作、起病年龄接近自发缓解年龄的患儿(Panayiotopoulos et al., 2008)。频繁发作、继发性 GTCS 或合并其他异常时则需要抗癫痫药物治疗(Al Twajri & Shevell, 2002)。一些抗癫痫药物能够显著减少 GTCS,但对局灶性发作无用(Peters et al.,2001)。

一部分患儿在接受卡马西平或拉莫三嗪治疗后,可能会出现学习困难、病情加重和新的发作类型。"服用卡马西平后数天内,她出现了近持续性、短暂性头及上肢失张力发作,同时伴失神"(case 17.3 in Panayiotopoulos)(Panayiotopoulos,1999a)。

Rolandic 癫痫患儿在学习和社会生活方面也存在一定困难,在随访期间应注意指导。需要指出的是,只有全面的神经心理评估才能揭示认知、语言、注意力和行为障碍。父母教育和心理支持也是治疗中的一个重要方面(Valeta,2005; 2011)。详见"儿童期自限性局灶性癫痫的治疗"部分。

四、Panayiotopoulos 综合征

Panayiotopoulos 综合征(PS)是一种常见的儿童良性特发性癫痫综合征,主要表现为自主神经发作和自主神经癫痫持续状态(Panayiotopoulos 2002; 2007)。通过独立性研究,在亚洲、加拿大、欧洲、日本、北美和南美洲及所有种族 700 多例患儿均证实了该综合征,有高度的一致性。

(一) 流行病学资料

起病年龄为 1—14 岁,其中 76% 患儿 3—6 岁起病。男女患病率大致相同,部分研究认为女性患病率更高(Lada et al.,2003; DuraTrave et al.,2008; Specchio et al.,2010a)。所有种族的儿童都易感,PS 的患病率可能较高,尽管在设计的对照流行病学研究中无该综合征的患病率信息,这是可以理解的,因为该综合征直到最近才被正式承认,其特征与诸多其他综合征相似,通常只表现为一次癫痫发作。Panayiotoulos(1988 年)最初的队列研究发现,在 3—6 岁 1 次或多次无热惊厥患儿中,PS 患病率为 13%,1—15 岁年龄组的患病率为 6%。如将不典型病例也包括在内,患病率更高(Panayiotopoulos,2002; Covanis,2006)。PS 是儿童无热的、非惊厥性癫痫持续状态最常见的疾病(Okanishiet al.,2008)。

(二) 临床表现

PS 主要表现为自主神经发作和自主神经癫痫持续状态。包括一系列不常见的自主神经症状,主要是呕吐、行为改变、眼球向一侧偏斜和其他常见的发作性症状。一般而言,发作起始时患儿意识和语言功能正常,但在发作过程中上述功能受损。发作多以自主神经症状(81%)起病,以呕吐为主(74%~82%)。在典型病例中,患儿意识清楚,能够表达和理解,主诉"我感到恶心",患儿面色苍白伴呕吐。

1. 发作性呕吐

完整的呕吐三联征(恶心、干呕、呕吐)可见于 74%~82% 的 PS 发作,1/4 的病例可能仅有恶心或干呕,而无明显呕吐。呕吐通常是最显著的首发症状,但也可出现在其他症状后。

通常情况下,恶心是患儿发作的最早主诉(清醒或觉醒时),出现在呕吐和其他发作性症状前。最开始患儿仅为恶心、不适、面色苍白,很难让人想到是癫痫发作。患儿常保持安静或焦躁不安、茫然或坐立不安,意识完全清醒,能够理解和回答问题,发作性呕吐与其他疾病引起的呕吐难以鉴别,常认为患儿不舒服或可能要生病。

通常在恶心后 1~5min 开始呕吐,此时患儿仍有意识,其他方面皆正常。较少的情况下,呕吐可能见于其他发作性症状后。另请参阅"发作期脑电图记录"。

呕吐的强度和持续时间不等,可以很轻,也可以很重。通常患儿会呕吐 3~5 次;然而,有些患儿可能会反复呕吐数小时,导致脱水,有的仅有 1 次呕吐。

2. 其他自主神经症状

除发作性呕吐外,在发作前、发作时或发作后也可出现其他自主神经表现。包括面色苍白,但面色潮红或发绀少见;瞳孔扩大常见,瞳孔缩小少见;心肺和体温调节的改变;咳嗽;尿便失禁;肠道动力改变;流泪和出汗;心动过速通常是发作期 EEG 的首发表现;也可有唾液分泌过多(可能合并 Rolandic 癫痫);头痛和其他头部先兆主要出现在发作起始时。

面色苍白是最常见的发作性症状之一,主要见于发作起始,常伴呕吐。作为首发症状,面色苍白不伴明显呕吐的情况比较少见。

发绀比面色苍白少见,主要见于发作的演变过程中,此时患儿常无反应。在某些患儿,面色潮红伴或不伴发热可能是一种比较突出且持久的症状。

尿便失禁多发生于意识障碍时,可伴或不伴抽搐:"无反应和尿便失禁"较常见。尿便失禁一般不会出现在发作起始。

瞳孔散大有时非常突出,"瞳孔和眼睛一样大"。瞳孔散大常伴其他明显的自主神经症状。扩大的瞳孔可有对光反射,也可能无对光反射。

瞳孔缩小较罕见,仅发生在患儿无反应时,同时

伴其他严重的自主神经症状。

与 Rolandic 发作不同，唾液分泌过多 PS 罕见(6%)，言语不能合并唾液分泌过多更为罕见。

头部先兆虽少见但极具意义。头部先兆被认为是自主神经表现，如果评估不当，很可能与偏头痛混淆。发作起始时，头部先兆常伴其他的自主神经症状，主要是恶心。有时，患儿也会说“头痛”，但是否真疼痛，还是头部不适或其他奇怪的感觉，不得而知。

咳嗽可以是首发症状，伴或不伴发作性呕吐。常被描述为“奇怪的咳嗽”或“咳嗽得好像要吐了”

体温调节改变：体温升高既可见于发作时，也可见于发作后短时间内，既可以是主观描述，也可以是客观症状。体温升高是偶然表现、诱发因素还是发作性症状尚不清楚。然而，发作后立即出现的发热很可能是一种发作性自主神经症状。

肠道运动异常：在发作过程中偶尔出现腹泻(3%)。

呼吸和心律异常的报道很少见，但在轻症患儿中可能较为常见。呼吸改变可发生于抽搐前，表现为“沉重、不规则的异常呼吸”或“呼吸暂停数秒”。心动过速常见于发作期 EEG 起始。也有文献报道了与副交感神经相关的阴茎异常勃起(Brabec et al.，2013)。

心跳呼吸骤停极罕见，每 200 个 PS 中可能仅有 1 例，但如果没有进行及时的医疗干预，很可能危及生命(Ferrie et al.，2007，Dirani et al.，2015，Yalcın & Toydemir，2017)。据报道，PS 患儿起病时也会出现发作性心跳呼吸骤停(Verrotti et al.，2005；Mujawar et al.，2011)。

晕厥样表现(发作性晕厥或晕厥样癫痫发作)至少见于 20% 的 PS 患儿(Panayiotopoulos，2002；Ferrie et al.，2006；Covanis，2006；Ferrie et al.，2007；Caraballo et al.，2007；Gonzalez-Duarte et al.，2011；Koutroumanidis et al.，2012)。患儿变得“完全没有反应，像布娃娃一样软”，可能先于或与其他发作症状同时出现，或为发作的唯一表现(Oguni et al.，1999；Panayiotopoulos，2002)。可发生在患儿站着、坐着、躺着或睡时，持续时间从 1~2min 到 30min 以上不等。

发育中大脑的上述发作类型未见于 ILAE 分类，“发作性晕厥”或“晕厥样癫痫发作”系描述这种状态的常用术语，“无反应伴姿势性肌张力丧失”可用于定义晕厥的临床症状(Panayiotopoulos，2002，2004；Ferrie et al.，2007；Koutroumanidis et al.，2012)。

3. 发作性行为改变

发作性行为改变通常包括躁动、易激惹、恐惧或过分安静，多见于发作起始，常伴呕吐或其他自主神经症状，类似于伴情感症状的儿童良性癫痫。

4. 非自主神经发作症状

单纯的自主神经发作和单纯的自主神经癫痫持续状态见于 10% 的患儿，仅表现为自主神经症状。在其他发作类型中，自主神经症状常出现在常见症状后，少数可同时出现。患儿逐渐或突然变得茫然、无反应。

眼球一侧偏斜伴发作性呕吐是一种常见的发作性症状(60%~83%)，很少出现在发作起始，不伴呕吐的眼球偏斜较少见。当眼球转到一侧时，头也转向同侧。这种眼球追随物体的偏斜可持续数分钟，也可长达数小时。眼球偏斜多为持续性，偶尔为间断性，即眼球回到中线并再次转向同侧。眼睛睁开或半睁开，意识常有不同程度受损。在 10%~20% 患儿中，眼球偏斜不伴呕吐。有些患儿尽管眼睛睁得很大，但在抽搐发生前并不偏转。

其他非自主神经发作症状包括 Rolandic 症状，如言语不能(8%)、偏侧面部痉挛(6%)和口咽喉运动障碍(3%)。发作性视觉症状(6%)，如视幻觉、错觉或失明，可见于 PS 典型发作后。单侧口角下垂、轻度肌阵挛、眼睑肌阵挛、发作性眼球震颤或自动症的发生率均小于 3%。发作以偏侧惊厥伴 jacksonian 方式扩散(19%~30%)或以全面性发作(21%~36%)终止。

5. 意识障碍

虽然发作起始时患儿意识多完好，但随着发作进展，患儿逐渐或突然变得茫然或无反应。意识轻度或中度受损，患儿对语言指令保留一定的反应力，但经常断章取义。发作起始时意识完全丧失较罕见。在白天清醒发作时，患儿意识模糊常见于自主神经和行为症状后，并逐渐恶化，直至完全无反应。在整个发作过程中，大约仅 6% 的患儿意识完全保留。

6. 缺乏自主神经症状的发作

同一患儿发作时可有明显的自主神经症状，也可为自主神经症状不明显或缺乏。缺乏自主神经症状的发作很少见(7%)。

发作时的临床表现大致相同，与脑电定位无关，但无枕区棘波的患儿在发病时自主神经症状较少，而局灶性运动症状较多。

7. 发作持续时间与自主神经癫痫持续状态

发作通常超过 6min，半数患者发作持续 30min

至数小时，为自主神经癫痫持续状态（Panayiotopoulos，2002；Ferrie et al.，2007）。睡眠和清醒状态下长时程发作均较常见。即使经历了最严重的发作和自主神经癫痫持续状态，患儿经过数小时的睡眠也能恢复正常，而不遗留神经功能异常。偏侧惊厥或惊厥性癫痫持续状态（convulsive status epilepticus，CSE）很罕见（4%）。一项研究表明 CSE 可见于 PS 发作起始时，但与不良预后无关（Verrotti et al.，2014b）。

8. 发作周期分布规律和诱因

2/3 的发作发生于睡眠中。除了睡眠，没有其他明显的诱因。脑电图存在失对焦敏感现象，这在临床上并不重要。有证据表明，发作多于患儿乘车、船或飞机旅行时发生。对此有两种解释：①旅行期间更容易观察到发作；②儿童在旅行中更易睡眠或出现晕动症（儿童常见），因而易诱发发作。

此外，发热可能是 PS 自主神经发作的诱因（Cordelli et al.，2012）。

9. 个体变异

同一患儿发作时间可长可短，白天、夜间均有可能发作，可有明显、不明显的或无自主神经症状。主要症状（如呕吐或眼球偏斜）可见于一次发作中，但在另一次发作中则无。无明显自主神经症状的发作较罕见（7%）（Panayiotopoulos，2002）。发作期视频脑电图显示，同一患儿发作时的自主神经症状和体征可能不同（Koutroumanidis et al.，2005）。发作症状与发作间期棘波无相关性。

（三）PS 不典型临床表现

上述均为比较典型的案例。然而，与包括 Rolandic 癫痫在内的其他疾病一样，PS 也有不典型的表现，特别是儿童，对多种年龄相关性疾病更易感，如周期性呕吐综合征、腹型偏头痛或其他常见疾病，如偏头痛或其他形式的癫痫。不典型表现也可能合并伴 Rolandic、Gastaut、Panayiotopoulos 及情感症状或枕叶光敏性的儿童良性癫痫易感综合征。Panayiotopoulos（2002）详细介绍了不典型病例，患儿发作时仅表现为长时间的“发作性突然入睡或跌倒而无抽搐”、长时间的发作性行为改变、头部先兆或除呕吐外的自主神经症状，这些症状可单独或同时出现。

文献中经常使用“不典型 PS 病例”来指代那些经常发作、有典型 EEG 表现而发作不典型的患儿（Ferrie & Livingston，2010）。这些患儿最终预后与“典型病例”相同。就统计数字而言，发作频率呈“预期分布”，但与中位数相距较远。其他“不典型病例”还包括伴不典型演变的 PS，与 Rolandic 癫痫相似（Caraballo et al.，2001；Fejerman，2009）。

（四）诊断

根据定义，PS 患儿神经和精神状态及高分辨率 MRI 均正常。但是，与 PS 发病过程无关的静态脑异常也偶有出现，类似 Rolandic 癫痫（Yalcin et al.，2009；Specchio et al.，2010a）。最有价值的实验室检查还是脑电图（图 13-4~ 图 13-8）。

患儿首次就诊时的状态对诊断非常重要。

1. 患儿有典型的 PS 发作。发作时间或长或短，但在到达急症室或就诊时已完全恢复。若有明显的 PS 临床特征，特别是发作性呕吐和长时间的发作，这类患儿除脑电图外可能不需要其他检查。但是，10%~20% 有类似发作的患儿存在脑部结构性异常，建议做 MRI 检查。对于幼儿行 MRI 检查，需要考虑全身麻醉的风险。

2. 持续时间较长的典型 PS 发作患儿，在到达医院急诊室或就诊时虽已部分恢复，但仍处于发作后阶段，医生可以观察到患儿疲倦、轻微的意识模糊和嗜睡。此时，应对患儿严密监护，直至意识完全恢复。其他的处理原则同上。

3. 当患儿送到急诊室或就诊时发作仍持续，医生可观察到发作过程。这种情况最困难和最具挑战性。很可能在一定时间内多个症状连续出现，这就需要严格并有经验的评估和治疗，既往类似发作史可避免不必要的检查。

（五）脑电图

1. 发作间期脑电图

如图 13-4~ 图 13-8 所示，发作间期 EEG 显示在不同的位置，局灶性功能性棘波有很大的变异（Panayiotopoulos，1988，2002，2010；Oguni et al.，1999，2001；Ohtsu et al.，2003；Lada et al.，2003；Covanis et al.，2003；Sanders et al.，2004；Caraballo et al.，2007；Ohtsu et al.，2008；Yalcin et al.，2009；Kokkinos et al.，2010；Specchio et al.，2010a）。棘波可见于各脑区，以后头部最突出（图 13-6）。大约 90% 的病例脑电图示多灶性功能性高波幅尖 - 慢复合波（图 13-4~ 图 13-8）。棘波常独立出现于各脑区，最多见于后头部，前头部较少出现，呈克隆样（形态相同）、重复性、多灶性、棘 - 慢复合波。按照出现的部位，棘 - 慢复合波主要见于枕区、额区和中央 - 颞区，左右侧同等受累（图 13-6）。17% 的病例

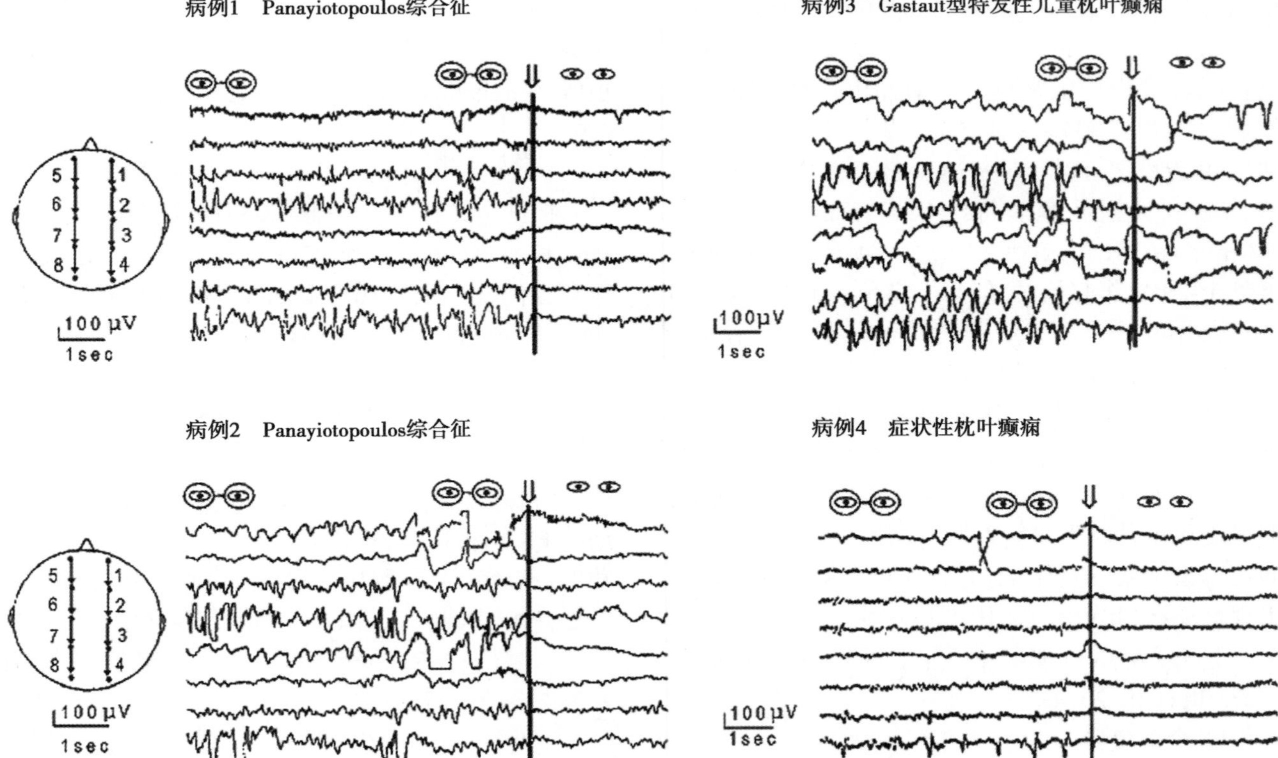

图 13-4 Panayiotopoulos（1981）首次报道伴失对焦敏感的枕部阵发性活动。尽管有相似的脑电图特征，但这 4 例患者的临床表现不同，表明这种脑电图现象并不特异。病例 1 和 2 为 Panayiotopoulos 综合征，病例 3 为 Gastaut 型特发性儿童枕叶癫痫，病例 4 为症状性枕叶癫痫。常规脑电图显示闭眼后立即出现枕部持续性高波幅尖慢复合波（枕部阵发性电活动），睁眼后脑电正常化。枕区阵发放电因中心视野失对焦而被激活（垂直线左侧，图中眼镜符号表示佩戴眼镜），因聚焦而被抑制（垂直线右侧，图中眼睛符号表示未佩戴眼镜）。值得注意的是，Panayiotopoulos 综合征和 ICEO-G 的脑电图枕部阵发性电活动表现相似，不同于症状性枕叶癫痫定位严格的枕区棘波（Modified from Panayiotopoulos（1981）with permission）

可出现中线部位棘波。

棘波波幅通常较高，形态上类似中央 - 颞区棘波。患儿同一份或既往脑电图可见巨大棘波，也可矮小，甚至不明显的棘波。EEG 正相棘波或其他不寻常的棘波虽罕见，但也可出现（Panayiotopoulos，2002）。

2/3（68%）的患儿至少一份 EEG 出现枕区阵发性活动，枕区棘波更常见，通常 64% 的患儿至少有一次脑电图可同时出现枕外棘波。另外 1/3 患儿（32%）从未出现过枕区棘波（图 13-5），仅有枕外棘波（21%），9% 患儿多次脑电图检查正常或 2% 患儿仅短暂性全面性放电。1/3 的患儿系多灶性棘波，累及两个或两个以上脑区，单一棘波很少见（9%）。

克隆样、重复性、多灶性棘 - 慢复合波是发作期 EEG 特征性表现（19%），重复的棘或尖 - 慢复合波见于单侧或双侧大脑半球不同位置（图 13-5）。可能是两个位于一侧或对侧的离散病灶，但通常是多灶性的，酷似全面性放电或继发性双侧同步化。在同一患者一次或多次脑电图中，重复性多灶性棘慢复合波出现的方式、形态相对固定，这也是称之为“克隆样”的原因。在常规的头皮脑电图记录中，它们可以同步出现，但通常有的棘波会比其他棘波早（领先）几毫秒。此外，主要棘波可能单独出现，而在其他部位（前部或后部、内侧或外侧）没有棘波（Leal et al.，2008；Yoshinaga et al.，2009；Kokkinos et al.，2010）。克隆样、重复、多灶性棘 - 慢复合波可以在没有前置的棘波的情况下频繁出现，以至于它们掩盖了脑电图的背景活动。在其他情况下，克隆样、重复、多灶性棘 - 慢复合波很少见于背景正常的脑电图中。纵向双极 EEG 表明，克隆样、重复、多灶性棘 - 慢复合波会随着年龄的增长而发生移位、增加和扩散，而不是持续固定于枕区（Ueno et al.，2001；Kokkinos et al.，2010）。有时，枕部棘波首先出现，然后扩散至额极或与之同步出现。在这种额极 - 枕

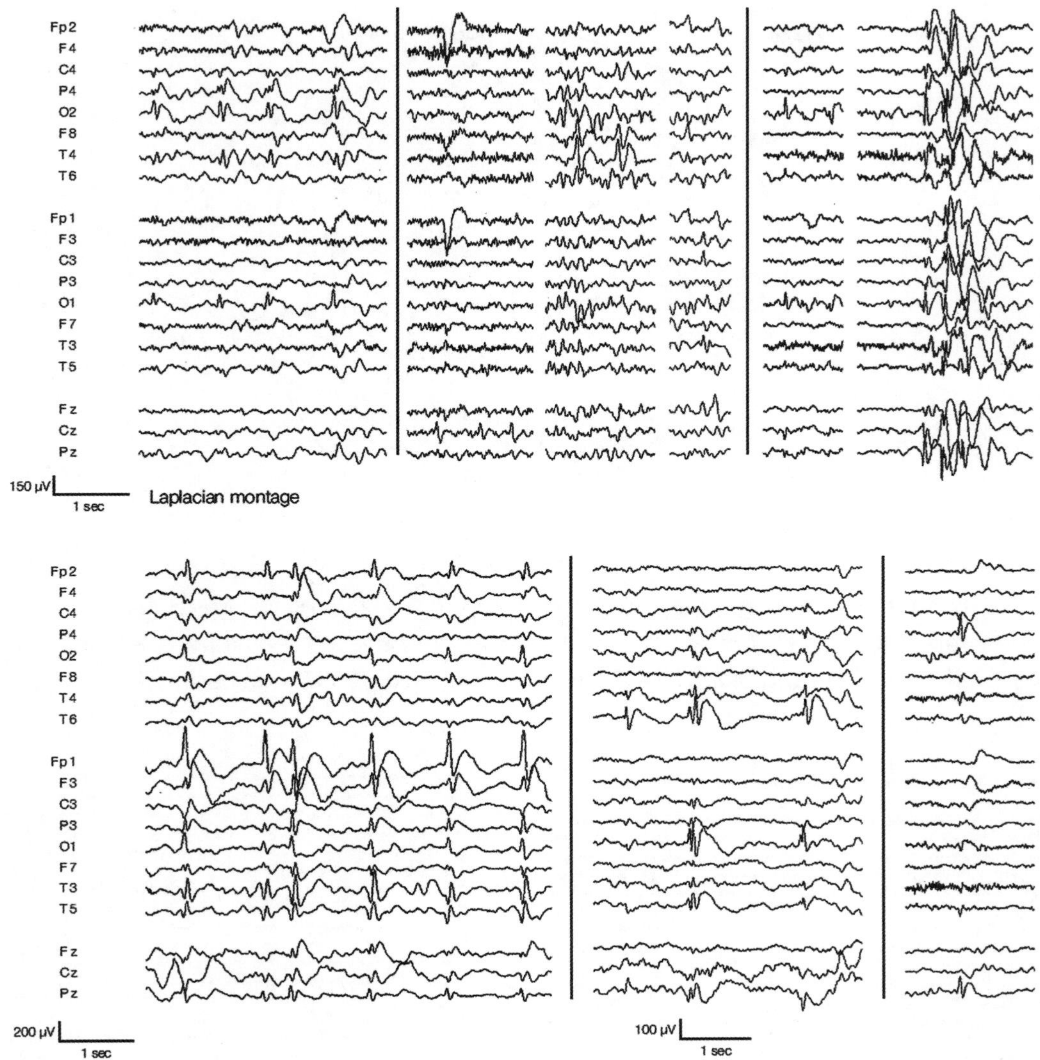

图 13-5　6 例典型 PS 患儿脑电图。棘波可见于任何脑区，通常为高波幅、频繁或重复、多灶性棘 - 慢复合波，尽管有时小而稀疏。也可见短暂性全面性小棘 - 慢波发放（From Panayiotopoulos（2002）with permission）

EEG 模式中，枕部棘波不断引发额极棘波，导致继发性枕 - 额极同步（Ueno et al.，2001）。因此，在 PS 患者中能否观察到 EEG 病灶的可变性取决于最初 EEG 记录时间的长短。在特发性癫痫中从未报道过克隆样、重复、多灶性棘 - 慢复合波，相反，多灶性、重复棘波通常被认为是预后不良和症状性癫痫的征兆（Yamatogi & Ohtahara，2003）。克隆性、重复性、多灶性棘 - 慢复合波可可见于仅一次或多次发作的患儿，不能提示预后。

混有小棘波的短暂性全面性慢波可以单独出现（4%），但经常与局灶性棘波伴发（15%）。据报道，某些典型 PS 在起病时弥漫性放电是其唯一的脑电图表现，且持续整个病程（Caraballo et al.，2015）。

EEG 棘波对刺激敏感，中心视野消失和失对焦能够诱发 PS 枕部阵发电活动（47%），类似体感刺激诱发中央 - 颞区棘波（图 13-2 和图 13-4）。枕区光敏性是 PS 的一个特殊表现。

NREM 睡眠期可能会增强功能性棘波（图 13-7）。如果常规脑电图正常，则还应该行睡眠脑电图检查。脑电图异常与末次发作时间间隔无特殊关系。在发作后短或长时间间隔内进行脑电图检查，对发现功能性棘波没有差别。在连续脑电图和睡眠脑电图中可见功能性棘波。

脑电图背景活动正常，但在 20% 的病例中，至少一次脑电图可出现弥漫性或局限性慢波，尤其是发作后。

脑电图异常，特别是功能性棘波，可在临床缓解后数年仍持续存在；当患者到青春期时，上述异常可能会消失。相反，在系列脑电图检查中，棘波可能只出现一次或脑电图始终正常（Specchio et al.，2010b）。

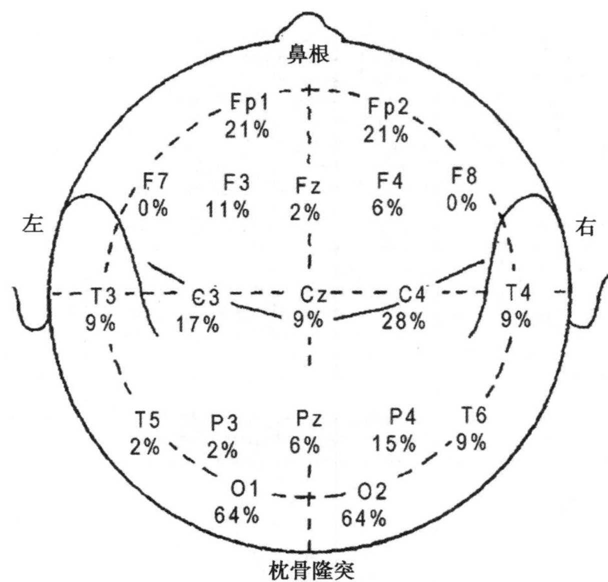

图 13-6　47 例 PS 患儿棘波定位。除前颞区外，其余脑区均可受累。值得注意的是，额区棘波仅次于枕区，为第二常见部位，随后是中央区棘波。左右枕区和额区同等受累。中线棘波出现比例为 17%（From Panayiotopoulos（2002）with permission）

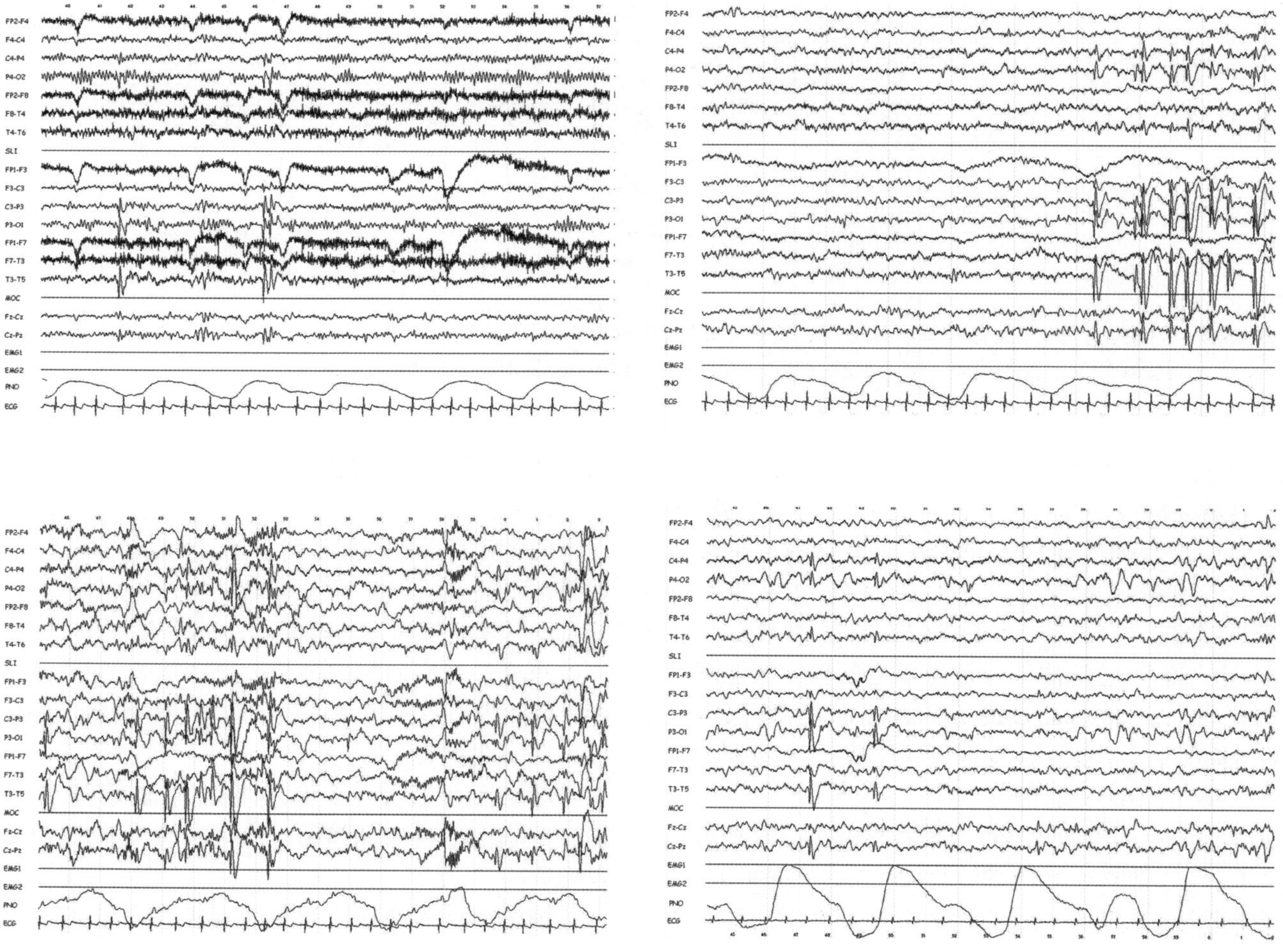

图 13-7　PS 5 岁患儿发作间期脑电图。左上：清醒期脑电图示左枕区尖波。右上：困倦期，棘波密度和波幅增加，逐渐向右扩散。左下：NREM 睡眠Ⅱ期，脑电图放电仍然活跃。右下：REM 睡眠期，棘波波幅和扩散程度降低。校准：15mm/s，100μv

功能性棘波出现的频率、部位和持续时间不决定临床表现、发作持续时间、严重程度和频率，也不决定预后。

2. 发作期 EEG

发作期 EEG 记录了 PS 典型的自主神经发作和自主神经性癫痫状态（Vigevano & Ricci，1993；Beaumanoir，1993b；Oguni et al.，1999；Vigevano et al.，2000；Oguni et al.，2001；Demirbilek & Dervent，2004；Parisi et al.，2005；Koutroumanidis et al.，2005；Battaglia et al.，2007；Iannetti et al.，2009；Specchio et al.，2010）。Specchio 等（2010b）对 20 个典型病例进行了分析，所有发作均见于睡眠期（图 13-8）。发作可起源于后头部（9 例）、额区（8 例）或弥漫性（1 例）。首次明显的临床表现可出现在发作期放电开始 10min 或更长时间后。不论发作起源于何处，患儿临床表现均无显著差异。首发临床表现常为睁眼，像从睡梦中醒来，眼球和眼睑无任何强直或阵挛活动。患儿常能正确回答简单的问题。此外，心动过速或睁眼前咳嗽也可为首发症状。发作性呕吐和其他自主神经表现，包括眼球偏斜，与脑电图特定脑区激活无关。

文献报道 1 次发作期患者行倾斜试验，记录到血压小幅上升、明显心动过速及去甲肾上腺素、肾上腺素和血管升压素显著增加（Gonzalez-Duarte et al.，2011；Koutroumanidis，2011）。

图 13-8 显示了非枕区自主神经癫痫持续状态发作期脑电图。临床症状在电发作开始数分钟后出现。

（六）脑磁图（MEG）

采用先进的脑磁图结合 MRI 技术对 13 例有完善临床和脑电图随访记录的 PS 患者进行研究（Kanazawa et al.，2005）。等效电流偶极子（ECD）优先聚集在顶枕区、距状沟或 Rolandic 沟的皮质。沿顶枕沟的 ECDs 多位于顶枕沟上方（累及顶叶皮质），而非下方。ECD 呈单侧或双侧、单灶或多灶性。虽然在头皮脑电图中额区棘波的发生率最高，但脑磁图未检测到额区 ECDs。

为了探究脑发育成熟度与 PS 棘波起源的相关性，Saito 等（2008）评估了 25 例 PS 患者年龄或持续时间相关的 MEG 棘波定位。有额区棘波患者的年龄大于有 Rolandic、顶枕沟或距状沟棘波的患者，而距状沟棘波和顶枕区棘波患者的年龄相仿。脑磁图在随访过程中棘波位置会发生移位或消失。

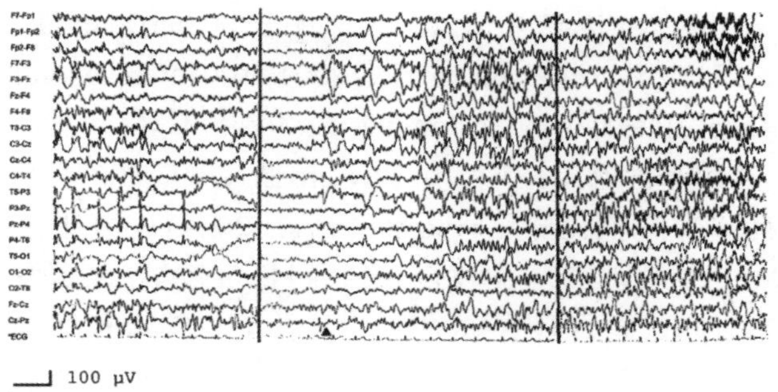

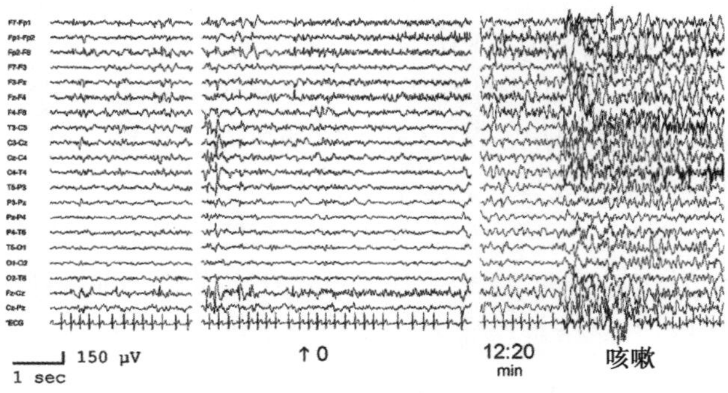

图 13-8　2 例 PS 患儿发作期脑电图
非枕区起始的自主神经持续状态

上图：该患儿发作间期脑电图呈克隆样、重复、多灶性棘 - 慢复合波，主要位于双额区（左侧多于右侧）、中线和枕区。在睡眠状态下，“他突然醒来，睁开双眼，呕吐了数次，然后出现长时间的失张力状态，伴发绀和呼吸不规律，长达 3min”。EEG 首先出现左侧额颞区（F3）周期性慢波，持续 3s 左右，随后全面性节律性慢波，杂有棘波。ECG 显示明显的心动过速（见心电图）（Modified from Oguniet al.（1999）with the permission of the editor of Epilepsia）

下图：4 岁男性患儿，自主神经持续状态从发作到终止的视频脑电图。放电开始前，仅在双额区记录到高波幅棘 - 慢波（箭头）。首发症状为 3~4 次发作性咳嗽，在放电开始 13min 后出现明显的心动过速，此时脑电图放电呈双侧弥漫性。随后患儿出现心动过速、发作性呕吐（无呕吐物）和意识障碍。发作 70min 后静脉注射劳拉西泮终止发作（Modified from Koutroumanidiset al.（2005）with permission of the editor of Epilepsy & Behaviour）

（七）病因学

与 Rolandic 癫痫类似，PS 可能是由遗传决定的，尽管传统观点认为遗传因素没有其他因素的影响大。通常情况下，患儿无类似的癫痫发作家族史，尽管其兄弟姐妹可能患有 PS 或 PS 合并 Rolandic 癫痫（Ferrie et al.，1997；Caraballo et al.，2000，2007；Lada et al.，2003；Covanis et al.，2003；Taylor et al.，2008；Specchio et al.，2010a）。曾有文献报道过 3 兄弟姐妹均患 PS（Kuzniecky & Rosenblatt，1987；Gonzalez-Duarte et al.，2011）。

在 PS 中，热性惊厥患病率从 16%(Ferrie et al., 1997)、26%(Caraballo et al., 2000)、30%(Vigevano & Ricci, 1993)到 45%(Oguni et al., 1999)不等。

据报道，在 1 例患儿(Grosso et al., 2007)及其两名同胞兄妹(Livingston et al., 2009)中发现了 *SCN1A* 基因突变，他们起病时间相对较早，多次发作时间延长，即使在 5 岁后发作也与发热有很强的相关性。然而，在另一对双胞胎(J.Livingston 个人观点)，典型伴无热惊厥的 PS 纯合子双胞胎(Martin del Valle, 2010)和 10 例伴热性惊厥的 PS 患儿(Cordelli et al., 2012)中未发现 *SCN1A* 基因突变。这些数据表明，*SCN1A* 基因突变可能会导致更严重的 PS 临床表型。

在一个芬兰家系中，*CACNA1H* 基因突变可导致发作易感性，该家系有复杂的发作表型，包括热性惊厥、儿童失神癫痫和 PS(Siren et al., 2010)。

(八) 病理生理学

PS 自主神经症状的神经解剖和神经生理机制尚不明确。关于 PS 病理生理学的任何假说都应有来自临床、脑电图和脑磁图的重要证据(Panayiotopoulos et al., 2008)。

首先，自主神经发作和自主神经癫痫持续状态与 PS 的症状和演变顺序一致，为儿童特有(Panayiotopoulos, 2004; Ferrie et al., 2007)。成人的发作性呕吐罕见，通常情况下，意识受损时会出现其他局灶性症状，主要是颞叶症状，非优势侧内侧颞叶受累是可能的病因(Kramer et al., 1988; Schauble et al., 2002; Koutroumanidis, 2003)。相反，儿童的发作性呕吐较常见，意识通常完整，无前驱的局灶性皮质症状，无定位、定侧价值(见发作期脑电图)，可能的解释是：儿童对呕吐易感，如儿童易患“周期性呕吐综合征”，系一种病因不明的非癫痫性疾病，为儿童所特有(Li et al., 1999)，与自主神经功能障碍有关(Chelimsky & Chelimsky, 2007)。因此，呕吐和其他自主神经症状在 PS 中优先出现可能归因于中枢自主神经网络的成熟度与易感性(Panayiotopoulos, 2002, 2004)。PS 发作性呕吐可能与血管升压素突然增加有关(Gonzalez-Duarte et al., 2011)。

其次，PS 致痫区很广，呈双侧多灶分布，主要分布于脑裂的周围皮质，如中央沟、侧裂和距状沟(Kanazawa et al., 2005; Yoshinaga et al., 2006; Saitoh et al., 2007, 2008)。

第三，发作性自主神经症状可能与任一致痫性皮质相关，可以是枕叶、额颞或额叶起始，自主神经症状通常先于其他局灶性皮质症状(参见发作期脑电图部分)。可能的解释是中枢自主神经网络致痫阈值低于产生局灶症状的皮质(如枕、额、中央和顶叶，颞叶除外)。无论发作起始的部位，发作期放电均先激活低阈值的自主神经中枢(从而产生自主神经症状)，再激活阈值相对较高的其他皮质，从而产生局灶性皮质症状(感觉、运动、视觉或其他)。如果不能达到非自主神经皮质区的激活阈值，则表现为纯自主神经症状；否则，发作均由自主神经和局灶性皮质症状和体征组成。这一假说可解释为何同样的自主神经症状可出现在前头部或后头部、右脑或左脑。由于发作主要累及特定的系统(自主神经系统)，PS 被认为是“系统性癫痫”电 - 临床的代表(Koutroumanidis, 2007)。

为了解释在所有已发表的文献中持续时间长、波形丰富的发作期放电与发作后数分钟内缺乏明显的皮质症状(运动或感觉)之间的矛盾，研究人员提出了一种假说，即发作期电活动的“强度”低于最佳强度。尽管头皮脑电图放电无法转化为动态的皮质 - 皮质传播、也不能根据其在大脑的分布产生常规的皮质症状，却可激活更易兴奋的中枢自主神经网络。

晕厥样发作很难解释，是一种明显的发作症状，类似于失张力发作，但在某些情况下，也可能是由痫性放电导致的心跳骤停(发作性晕厥)所致。

(九) 鉴别诊断

尽管有特征性临床和脑电图表现，PS 鉴别诊断仍有一定困难(Ferrie & Livingston, 2010)，主要是因为呕吐和其他自主神经表现常被误认为是非癫痫性疾病的症状。

1. 与脑炎、偏头痛、胃肠炎等非癫痫性疾病的鉴别

呕吐和其他自主神经表现是 PS 主要的发作症状学特征，却易被误诊为脑炎、偏头痛、晕厥或胃肠炎，导致不必要的治疗及增加额外的住院费用。

呕吐伴意识水平恶化、抽搐，易诊断为脑炎或急性脑损伤。如果患儿被发现时已完全恢复，则很可能诊断为不典型偏头痛、胃肠炎、晕动病或首次发作。同样地，发作性晕厥直到最近才被认为是 PS 的一种重要临床表现，可能被误诊为心源性晕厥、假性晕厥或一种更严重的脑病。

2. Panayiotopoulos 综合征与其他癫痫疾病鉴别较容易

(1)症状性自主神经发作：仅 10% 的自主神经发作和自主神经癫痫持续状态的表现与 PS 相似，

这是由于不同病因引起的局灶性或弥漫性脑部病变病理改变所致。上述自主神经发作也仅限于儿童期。症状性自主神经发作患儿常伴神经或精神症状、脑影像学和背景脑电图异常。此外，还常有不伴自主神经症状的其他发作类型，并可持续至成年。治疗与其他类型的局灶性癫痫相似。

(2) Gastaut 型儿童枕叶癫痫有完全不同的临床表现，但二者有相似的发作间期脑电图(表 13-1)。视幻觉是 COE-G 最突出的发作形式。即使视幻觉是所有癫痫患者的首发症状，它们之间也有显著的区别。PS 患者出现视觉症状时，还伴有其他典型的临床表现，主要是自主神经症状、呕吐和行为异常。视觉症状不是其主要的发作症状，也不是唯一的发作症状，更不会单独出现，它们通常是在发作开始后出现。它们的出现表明放电扩散到了枕叶。在特殊情况下(1% 的病例)，视觉症状会出现在发作起始，提示放电起源于枕叶。

此外，如图 13-8 和图 13-9 所示，二者发作期脑电图明显不同。

(3) Rolandic 癫痫有不同的临床表现。呕吐是伴中央 - 颞区棘波 PS 的常见发作症状(Covanis et al., 2003)。相反，有些 PS 也同时会出现 Rolandic 症状，如唾液分泌过多。

(4) 光敏性枕叶癫痫可有类似的自主神经障碍和发作性呕吐，但这些症状出现前常有光刺激诱发的视幻觉(Guerrini et al., 1995; Panayiotopoulos, 2005, 2010)。

(5) PS 患儿如果在发热时出现发作可能会被诊断为热性惊厥。

对脑电图的判读也可能存在类似的误区。多个独立棘波可见于近 1/3 的 PS 患儿，常被认为是顽固性癫痫的特征，通常是高度失律和全面性棘 - 慢波之间的过渡期(见综述 Panayiotopoulos, 2005)。克隆样、重复、多灶性棘 - 慢复合波是 PS 最特异的脑电图特征。如果临床信息不充分或呕吐症状不明显，脑电图多灶性棘波是诊断 PS 必不可少的条件。

表 13-1 Panayiotopoulos 综合征与 COE-G 综合征的鉴别诊断

	Panayiotopoulos 综合征	COE-G
患病率	20%~30%	1%~10%
平均起病年龄	5 岁	8 岁
发作特征		
持续数秒至 1min	无	通常
持续超过 3min 至数小时	通常	偶尔
总发作次数 1~15 次	特有	偶尔
发作频率高，有时每天发作	无	通常
夜间发作	2/3	少于 1/3
视幻觉	罕见	通常
眼球偏斜	常见	常见
自主神经障碍(脸色苍白，出汗)	常见	偶尔
发作性呕吐	常见	偶尔
发作性行为障碍	常见	偶尔
失明	偶尔	常见
意识障碍	常见	罕见
发作性头痛	罕见	罕见
发作后头痛	偶尔	常见
预后		
首次发作后 1~2 年内缓解	通常	偶尔
15 岁后发作	偶尔	常见
发作期 EEG	慢活动伴位置可变的棘波	枕区快棘波

(十) 提高 Panayiotopoulos 综合征的诊断水平

PS、自主神经发作和自主神经癫痫持续状态仍未引起足够重视，常被误诊为脑炎、不典型偏头痛、胃肠炎、晕动病、首次热性或无热惊厥。笔者希望通过加强对该病的认识来提高诊断水平（Covanis & Panayiotopoulos，2008）。脑电图医师在诊断中起着至关重要的作用（Sanders et al.，2004）。一项前瞻性研究显示，228 例 1—14 岁患儿在随访 3 年期间，均发生过一次或多次无热惊厥。14 例（6.1%）患儿主要依据临床表现诊断为 PS，不包括另外 11 例可能患有 PS 的患儿，他们要么是临床和脑电图特征不典型，要么是诊断信息不充分。在 14 例典型 PS 患儿中，只有 3 例在转诊时得到了正确的诊断。令人震惊的是，9 例患者被疑诊为脑炎，这一诊断不仅带来了进一步的侵入性检查，如腰椎穿刺，还导致了错误的治疗方案及昂贵的住院费用。对大多数患者而言，确诊和正确治疗多由脑电图医师的提示，脑电图医师在为患者做脑电图检查准备时，通过简单的问卷调查可获得确切的病史（Sanders et al.，2004）。

对过去 200 例在儿科就诊或住院并明确有或可能有发作的儿童进行回顾性分析，以鉴别有无 PS 可能。其中至少有 12 例存在自主神经发作或自主神经癫痫持续状态伴发作性呕吐，11 例可能患有 PS，1 例可能为症状性癫痫（Covanis & Panayitopoulos，2008）。诊断应遵循两个标准，即：①基于临床证据（发作性自主神经症状，尤其是发作性呕吐）；②脑电图证据（多脑区棘波，枕区更为突出）。

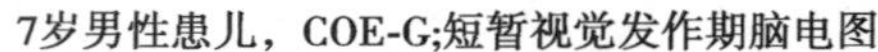
7岁男性患儿，COE-G;短暂视觉发作期脑电图

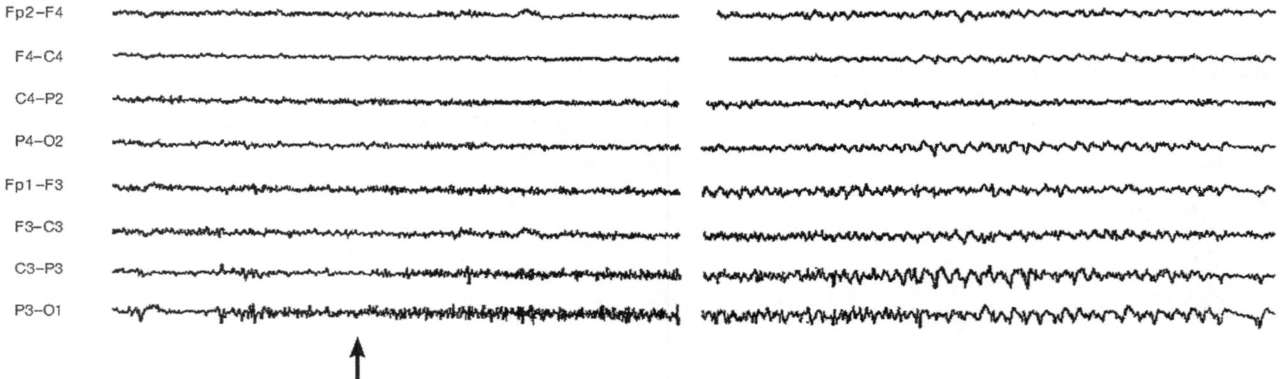
Fp2-F4
F4-C4
C4-P2
P4-O2
Fp1-F3
F3-C3
C3-P3
P3-O1
4s后，患儿看到一束彩色气球在他右侧摆动。40s后演变为慢波，患儿出现视物模糊

图 13-9 COE-G 患儿视觉发作期脑电图。发作始于左侧枕区，伴有与视觉症状相关的快棘波。4s 后扩散到顶区，患儿看到一束彩色气球在他右侧摆动。持续 40s 后演变为慢波，逐渐变慢并扩散到整个脑区。在此阶段，患儿诉视物模糊。该患儿体格和智力检查正常，脑部 CT 亦正常。患儿 3 岁时曾在夜间出现左侧抽搐。第一份脑电图显示枕区阵发性放电，伴失对焦敏感。从 4 岁开始出现由黑暗诱发的频繁、短暂的视觉发作（简单、彩色、视幻觉）（Modified with permission from Beaumanoir（1993b））

(十一) 预后

PS 预后良好（Panayiotopoulos，1988，2002；Oguni et al.，1999；Lada et al.，2003；Ohtsu et al.，2003；Covaniset al.，2003；Caraballoet al.，2007；Specchioet al.，2010a）。然而，自主神经发作引起的心跳呼吸骤停常令人担忧，尽管已报道的 5 例患者可自发缓解或经心肺复苏后完全康复（Panayiotopoulos，1988，2002；Oguni et al.，1999；Lada et al.，2003；Ohtsu et al.，2003；Covaniset al.，2003；Caraballoet al.，2007；Specchioet al.，2010a）。

大多数 PS 患者仅有 1 次发作或发作少于 5 次。1/4 的患儿有多次发作，有时非常频繁，持续时间很长，对治疗无效。此外，PS 发作活跃期通常较短，一般在发病后 1~2 年缓解，但也有超过 7 年仍不缓解的病例（Caraballo et al.，2000）。首次发作后 6 个月、12 个月、24 个月和 36 个月累积复发率分别为 57.6%、45.6%、35.1% 和 11.7%（Specchio et al.，2010a）。有轻度神经行为障碍的 PS 患者，尽管 12 岁时病情可最终得到缓解，但发作常更倾向于耐药、频繁（Oguni et al.，2001；Hirano et al.，2009）。

有些患儿在活动期出现轻微的神经心理缺陷（Germano et al.，2005），这可能是 PS 综合征的相关

症状，也可能是AED的不良反应（大多数儿童服用苯巴比妥和氨己烯酸）和（或）其他因素。回顾7项关于PS患者神经心理评估的研究后发现，PS患儿智商正常，但在算术、理解、图片排列、注意力和记忆力方面存在一定的统计学差异（Specchio et al.，2010a）。对28例PS患儿行全面的视觉和视知觉调查发现，上述异常较轻微且不常见（De Rose et al.，2010）。轻度学习困难、行为障碍、视觉感知注意异常、视觉加工和视觉记忆等问题也曾有报道（Pérez-Villena et al.，2012；Bedoin et al.，2012；Lopes et al.，2014；Hodges et al.，2016）。即使为PS不典型演变的患者，其认知功能的预后也较好（Caraballo et al.，2007）。

这类患儿成年后癫痫患病风险并不高于普通人群（Panayiotopoulos，2002；Ferrie et al.，2006；Caraballo et al.，2007）。但是，有1/5的患者会发展为Rolandic癫痫，其次是枕叶癫痫或其他类型发作，但均与年龄相关，一定年龄后缓解（Panayiotopoulos，2002）。PS伴失神、跌倒发作的不典型演变类似于Rolandic癫痫，比较罕见，可能不到3%（Caraballo et al.，2001，2007；Ferrie et al.，2002；Kikumoto et al.，2006）。

（十二）治疗

在缺乏PS诊疗规范和官方指南的情况下，治疗可遵循修改后的热性惊厥临床指南（美国儿科学会，1999）。在急性期，有半数的发作时间短暂，病程呈自限性；自主神经癫痫持续状态需要及时、有效的评估和治疗（详见儿童期自限性局灶性癫痫的治疗部分）。多种药物联用时应考虑呼吸抑制和低血压风险。早期口服咪达唑仑治疗通常有效。

即使是发作时间较长或复发超过2次的患儿，也不推荐使用AED预防性治疗，这并不会增加后续发展为癫痫或神经缺陷的风险。如果患儿多次复发，或在父母坚持用药的情况下，可预防性给药。虽然没有证据表明各种不同药物单药治疗的优势，但大多数医生更倾向使用卡马西平或丙戊酸钠。在新型AED中，左乙拉西坦对丙戊酸耐药的患者有效（Garcia & Rubio，2005）。

即使是高热惊厥，对患儿父母造成的心理伤害有时是长期的，对可能持续数小时的自主神经发作而言，这一情况更为糟糕。此外，医生对诊断、治疗和预后的拿捏不准也加剧了这种创伤（Valeta，2005）。家庭支持性治疗包括有关PS的教育、心理支持和发作时紧急救治的具体指导（Valeta，2005；2010）。

五、Gastaut 型儿童枕叶癫痫（COE-G）

COE-G是一种儿童自限性癫痫，表现为单纯的枕叶发作，以前称为“良性枕叶癫痫”或“Gastaut型特发性儿童枕叶癫痫”（Gastaut，1981，1982a，1982b；Beaumanoir，1983；Gastaut & Zifkin，1987；Gastaut et al.，1992；Ferrie et al.，1997；Panayiotopoulos，1999a，1999b；Kivity et al.，2000；Covanis et al.，2005；Gobbi et al.，2008；Caraballo et al.，2008a，2009）。

（一）流行病学资料

COE-G很罕见（Gastaut et al.，1992），据报道，在新诊断的无热惊厥患儿中，患病率为0.3%（Berg et al.，1999）；而在儿童自限性局灶性癫痫中，患病率为2%~7%（Berg et al.，1999；Panayiotopoulos，1999a；Kivity et al.，2000；Caraballo et al.，2008a；Gaggero et al.，2014）。起病年龄为15个月龄—19岁，高峰期为8—9岁（Gastaut & Zifkin，1987；Panayiotopoulos，1999a；Caraballo et al.，2008a），无性别差异。

（二）临床表现

发作症状学为纯枕叶发作，主要表现为简单视幻觉、失明或两者兼有（Gastaut，1982a；Gastaut & Zifkin，1987；Gastaut et al.，1992；Panayiotopoulos，1999a，1999b；Gobbi et al.，2008；Caraballo et al.，2008a，2009）。发作频繁、短暂，多于白天发作。

1. 发作性视觉症状

简单视幻觉是COE-G最常见、最具特征的发作性症状，通常也是首发和唯一的临床表现。发作常在数秒内快速进展，表现为视野周边出现小的彩色圆形图案，在发作过程中逐渐变大并成倍增加，经常从一侧移动到另一侧：“我看到数百万个小的、非常亮的、主要是蓝色和绿色的圆形光点，出现在我的左侧，有时会移动到右侧”。

发作性失明是继视幻觉后的第二种常见症状。突然出现、通常是完全性失明，可以是首发、唯一的症状，也可能仅有其他视觉发作而没有失明：“眼前一切突然变黑了，我看不见，我不得不向其他游泳者询问海滩的方向”。

部分患者在出现视幻觉前，会有视觉意识受损。

不足10%的患者会出现复杂的视幻觉，如面孔、图形及视错觉（如弱视、复视和视物变形等），主要见于其他视觉症状后(Gastaut & Zifkin,1987)。

2. 发作性非视觉症状

枕叶发作性非视觉症状通常出现在简单的视幻觉后,这些症状依次为眼球偏斜、眼睑眨动或重复合眼及眼动感觉性幻觉(Gastaut,1982a;Gastaut & Zifkin,1987;Panayiotopoulos,1999a,1999b;Gobbi et al.,2008;Caraballo et al.,2008a)。

眼球偏斜是最常见的(约 70% 的病例)非视觉症状,常伴头向同侧偏转。多见于视幻觉后,一般比较轻微,眼球强迫性强直更多见,可进展为偏侧惊厥和 GTCS。部分患儿仅有眼球偏斜,不伴视幻觉,上述病例预后较好(Beaumanoir,1983;Ferrie et al.,1997)。其他罕见的眼部症状包括眼球一侧性阵挛发作(眼球阵挛发作),约 10% 的患者还会出现眨眼或反复合眼,常见于意识障碍后期,提示有继发性 GTCS 的可能。

发作性头痛,主要是眼眶痛,是一种常见的发作性症状,在少数患者中,可见于首次视觉症状或其他发作性枕叶症状前。

在视觉症状(简单局灶性发作)发作过程中,意识常保持完整,但随发作进展可能会出现意识障碍,常见于眼球偏斜或抽搐前。

晕厥样发作罕见(Panayiotopoulos,2002)。

1 例 7 岁女孩,表现为简单视幻觉急性发作和复杂部分性癫痫持续状态,随后突发呼吸骤停,需要气管插管和机械通气(Funata et al.,2018)。

3. 枕外发作

简单视幻觉或其他发作性症状可进展为复杂部分性发作(14%)、偏侧惊厥(43%)或 GTCS(13%)(Gastaut & Zifkin,1987)。颞叶复杂部分性发作极为罕见,如果出现往往提示症状性病因的可能(Panayiotopoulos,1999b)。非优势侧颞叶受累时,可出现发作性呕吐(Guerrini et al.,1995)。

4. 发作后头痛

发作后头痛,呈弥漫性,偶尔头痛剧烈,也可表现为单侧搏动性头痛。近一半的病例难以与偏头痛鉴别,其中 10% 的患者可伴恶心和呕吐(Gastaut & Zifkin,1987;Panayiotopoulos,1999a,1999b;Caraballo et al.,2008a)。头痛可见于发作起始,也可见于视幻觉后 5~10min 或短暂的简单视觉发作后。头痛持续时间和严重程度与前一次发作的持续时间和严重程度成正比,发作后头痛见于简单视觉发作后。

5. 发作刻板性

对任何患者而言,他们对每次简单视幻觉发作的形态、颜色、位置、运动和其他特征都有刻板的印象。大多数患者也知道继发性 GTCS 出现在发作哪个阶段。

6. 持续时间及周期性分布

如果单独发生而无枕区或枕外扩散,视觉发作常较短暂,持续时间从数秒到 1~3min 不等(Gastaut,1982a;Gastaut & Zifkin,1987;Panayiotopoulos,1999a,1999b;Covanis et al.,2005;Gobbi et al.,2008;Caraballo et al.,2008a)。然而,少数患者短暂视觉发作可发展为持续 10~20min 长程发作。

视觉发作可见于白天任何时候,也可见于睡眠或觉醒后。

7. 发作频率

如果未经治疗,大多数患儿可有短暂、频繁的视觉发作,发作频率从每天数次到每周或每月一次不等。但是,进展至枕外的其他发作性表现,如局灶性或全面性抽搐,较为少见。

8. 诱发因素与自限性光敏性枕叶癫痫

这是一个纳入标准的问题。Gastaut 认为光敏性是 COE-G 的一部分(Gastaut,1982a;Gastaut & Zifkin,1987),而 ILAE 则认为"特发性光敏性枕叶癫痫"是一种与年龄相关的反射性癫痫综合征(Engel,2001,2006;Berg et al.,2010)。电视、电子游戏和间歇性闪光刺激(IPS)诱发的反射性枕叶癫痫可表现出与自发性视觉发作相似的特征(Aso et al.,1987;Michelucci & Tassinari,1993;Guerrini et al.,1995,1998;Yalcin et al.,2000;Panayiotopoulos,2007)。随后可能出现眼球偏斜、上腹部不适、呕吐、头痛和全身抽搐等症状,预后不确定。部分患儿可能只有一到两次发作,但也有些患儿可能不会缓解。发作间期脑电图可见自发性和闪光刺激诱发的枕区棘波,可与中央 - 颞区棘波并存。发作期脑电图可记录到枕区起源并扩散到颞区的放电(Guerrini et al.,1995,1998)。如果排除了光敏性,COE-G 则无其他诱发因素了。尽管脑电图存在失对焦敏感(FOS),但仅少数患者称从明亮场所进入黑暗环境或黑暗环境本身诱发发作(Beaumanoir et al.,1989)。

(三) 病因学

患儿可有癫痫(21%~37%)或偏头痛(9%~16%)家族史(Gastaut & Zifkin,1987;Caraballo et al.,2008a),但家族性 COE-G 很罕见(Nagendran et al.,1990;Grosso et al.,2008;Taylor et al.,2008)。同卵双胞胎并没有表现出比异卵双胞胎更高的共患率,这表明 COE-G 不是一种单纯的遗传性疾病,遗传因素或环

境因素可能起着主要作用(Taylor et al.,2008)。

(四) 病理生理学

发作是枕区起源。致痫区累及枕叶内广泛的神经网络,定位与症状表现一致。简单视幻觉起源于视觉皮质,复杂视幻觉则起源于枕区、顶区和颞区交界处。视错觉发生于枕叶外侧面 - 后颞叶交界处,眼球强直偏转则起源于距状沟上方或下方的枕叶内侧皮质。发作性失明可能系放电双枕叶扩散,但不能解释无任何先兆的突然发作。从脑电图的角度来看,枕区阵发性放电通常是双侧同步的,因为枕区阵发性放电在双侧枕区通过失对焦被激活(Panayiotopoulos,1981),而非 Gastaut & Zifkin(1987)提出的丘脑 - 皮质激活。

发作后头痛的机制尚不清楚。枕区放电很可能通过三叉神经或脑干机制触发偏头痛(Panayiotopoulos,1999b,1999c)。

(五) 诊断

根据定义,除脑电图外所有检查均正常。但仍需要行高分辨率 MRI 检查,因为症状性枕叶癫痫也可能有相同的脑电图特征(Adcock & Panayiotopoulos,2012)。起病年龄早和神经系统检查异常是伴枕部特征癫痫患儿磁共振异常的重要预测因素(Schrader et al.,2011)。

1. 脑电图

发作间期脑电图显示枕区阵发性放电(Gastaut,1982a;Gastaut & Zifkin,1987),并经常有 FOS(Panayiotopoulos,1981)(图 13-10)。由于认识不足常易忽略 FOS 检查,因此典型的伴 FOS 枕区阵发性放电的患病率不确定,从 100%(Gastaut & Zifkin,1987)、88%(Caraballo et al.,2008a)到 19% 不等(Panayiotopoulos,1999a),甚至更低(Tsiptsios et al.,2010)。然而,需要注意的是,FOS 并不特异,也可见于非 Gastaut 型儿童枕叶癫痫患者或成年人(Fattouch et al.,2013;Karkare et al.,2018)。在集中注意力和不同心理过程等各种神经 - 心理状态下,枕区阵发性放电也可被抑制(Rots et al.,2012)。

部分患儿仅有散在的枕区棘波,或仅见于睡眠脑电图,而另外一部分患儿脑电图始终正常

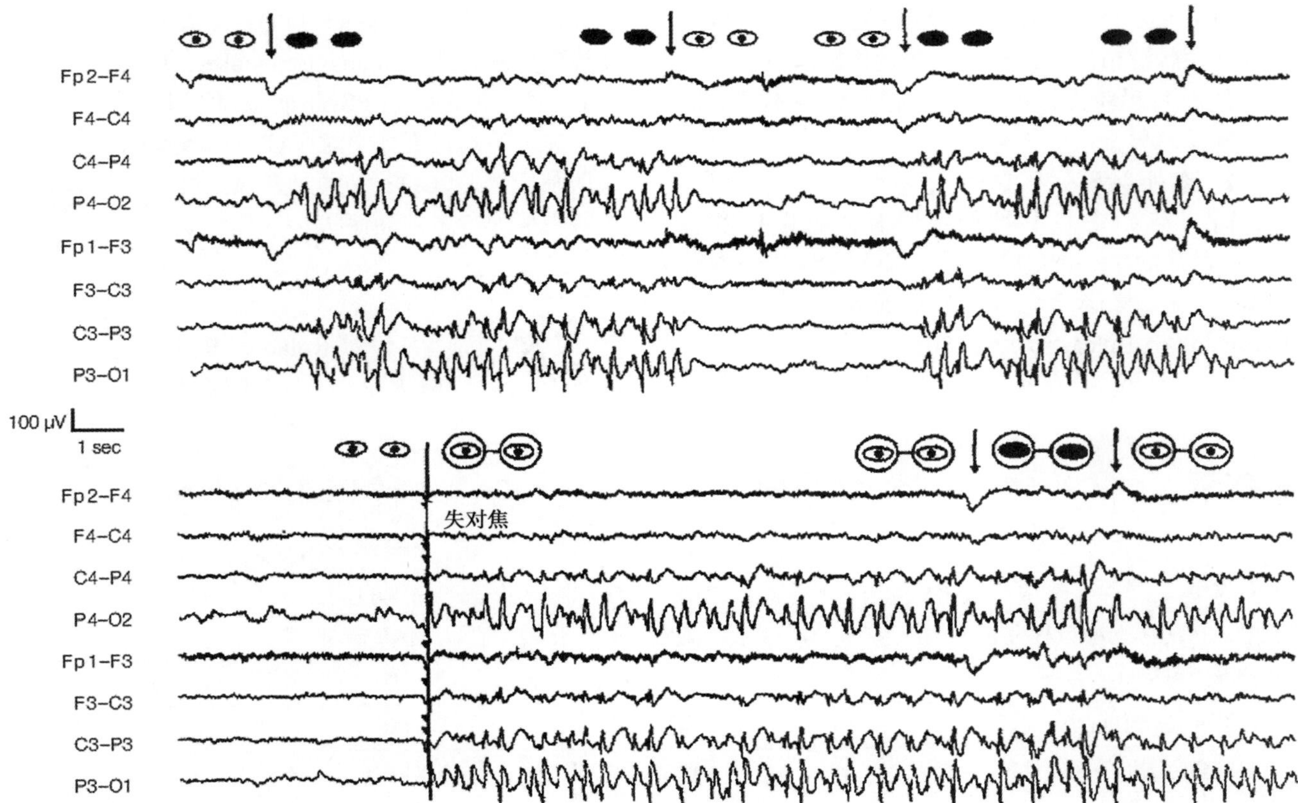

图 13-10　Panayiotopoulos 论著中第 26 例 COE-G 病例(1999a)。用各种方法(如闭眼、黑暗、正 10° 球形镜片、Ganzfeld 刺激)造成失对焦即可导致枕区阵发性放电。在该种情况下,睁眼并不能抑制棘波。未戴眼镜睁眼或闭眼符号表示在有光照和聚焦时记录的脑电图。戴眼镜睁眼或闭眼符号表示通过上述各种手段造成失对焦所记录的脑电图

(Panayiotopoulos, 1999b; Tsiptsios et al., 2010)。16%~20% 的患者中央 - 颞区、额区棘波、GSES 与枕区棘波可同时出现(Herranz Tanarro et al., 1984; Gastaut & Zifkin, 1987; Wakamoto et al., 2011)。在光敏性患者中, IPS 可持续性诱发枕区棘波和(或)全面性放电。

与 Rolandic 棘波一样,枕区棘波并没有特异性,可见于伴或不伴发作的各种器质性脑病,也可见于伴先天性或早发性视力和眼部缺陷的患儿,甚至还可见于 0.5%~1.2% 的正常学龄前儿童(Gibbs & Gibbs, 1952, 1967; Kellaway, 1980)。

枕区棘波常见于 4—5 岁的幼儿,"倾向于成年期消失,发作停止伴异常脑电图正常化"(Gibbs & Gibbs, 1952, 1967)。

发作期脑电图:有许多关于 COE-G 发作期脑电图的报道(Gastaut, 1982a; Gastaut & Zifkin, 1987; Aso et al., 1987; De Romanis et al., 1988, 1991; Beaumanoir, 1993a, 1993b; Thomas et al., 2003)。发作期脑电图表现为发作间期枕区阵发性放电减弱或消失,随后突然出现以快节律或快棘波为特征的枕区放电,波幅远低于间期枕区阵发性放电(图 13-9)。简单视幻觉与最初的快棘波活动有关,当放电频率逐渐变慢时,出现复杂视幻觉。眼球阵挛发作时,棘波和棘 - 慢复合波节律相对较慢,眼球偏斜前可有局灶性快棘波节律。发作性失明发作期脑电图以假周期性慢波和棘波为特征,与发作性幻视不同。通常无发作后异常。

2. 鉴别诊断

需要与 COE-G 鉴别的主要有症状性枕叶癫痫、有先兆的偏头痛、非头痛性偏头痛和基底动脉型偏头痛,误诊率较高(Panayiotopoulos, 1999a, 1999b, 2006; Belcastro et al., 2011)。

症状性枕叶癫痫患者的临床表现往往与 COE-G 相似,神经眼科检查和常规脑影像学检查正常。因此,需要高分辨率 MRI 来发现细微的病变(Kuzniecky et al., 1997)。在鉴别诊断中应考虑线粒体疾病、Lafora 病和乳糜泻所致的枕叶发作(Panayiotopoulos, 1999a; Taylor et al., 2003)。

如果能够正确评估和充分掌握疾病的临床特点, COE-G 与偏头痛不难鉴别(表 13-2)。与视觉发作不同,偏头痛的视觉先兆在数分钟内缓慢发展,持续 10~20min,主要由非彩色和线性图案组成(Panayiotopoulos, 1994; Russell & Olesen, 1996; Schott, 2007)。患者的视觉症状是鉴别诊断和客观分析的有效途径(图 13-11)。视幻觉发作期眼眶疼痛是枕叶癫痫的典型表现,偏头痛则无。发作后头痛在枕叶癫痫和偏头痛中都很常见且相似。基底动脉型偏头痛发作也会在数分钟内缓慢发展,持续 30~60min,主要表现为双眼视力受损,并伴有或继发其他神经症状,如眩晕、耳鸣、共济失调、双侧无力和感觉障碍等,上述症状在枕叶癫痫中不会出现(Panayiotopoulos, 1999c)。

有争议的诊断术语,文献中常有如"偏头痛癫痫"和"基底动脉型偏头痛伴枕区阵发性放电",将视觉发作误认为偏头痛发作较常见。对此类病例的回顾性研究表明,这些病例可能是真正意义上类似偏头痛的枕叶发作(Panayiotopoulos, 1999c)。

尽管 COE-G 与 PS 有重叠,但两者是不同的(表 13-2),差异有统计学意义(Panayiotopoulos, 1999a)。根据临床经验, COE-G 主要表现为视觉症状,而 PS 主要表现为自主神经症状。

(六) 预后

COE-G 预后不像 Rolandic 癫痫和 PS 那样可预测。主要原因是该综合征的界限尚不明确,

表 13-2 COE-G 枕叶发作与伴视觉先兆偏头痛的主要临床特征(From Caraballoet al. [2009]with permission)

	COE-G	偏头痛
每日发作	常见	罕见
视觉症状发展迅速(以秒为单位)	通常	几乎无
持续时间短暂(1~3min)	频繁	罕见
持续时间长(>10min)	罕见	通常
主要是彩色圆形的视幻觉	通常	罕见
主要是无色或黑白线性视幻觉	罕见	通常
强直性眼球偏斜、反复眨眼等眼阵挛现象	通常	无
进展为意识障碍	常见	罕见(除非涉及基底动脉型偏头痛)

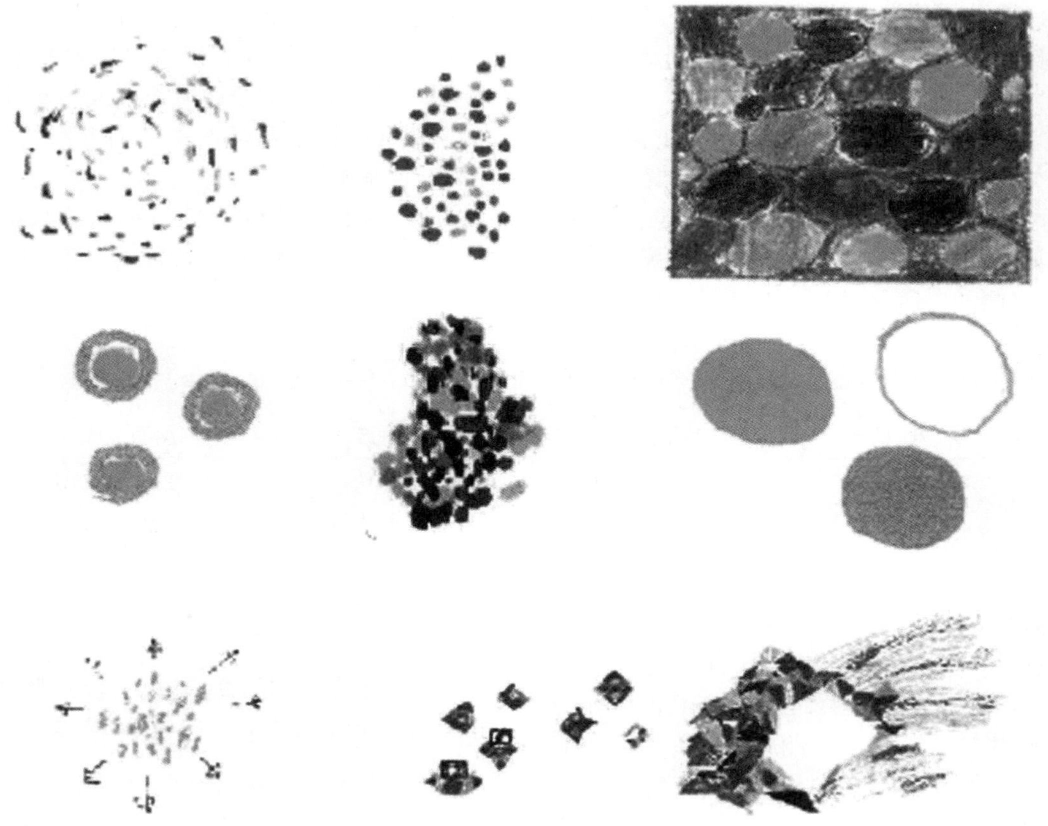

图 13-11 COE-G 患者感知和描绘的简单视幻觉[From Panayiotopoulos(1999a)](见文末彩插)

Gastaut(Gastaut,1982a;Gastaut & Zifkin,1987)已将症状性和全面性癫痫纳入其中,根据定义,COE-G 是一种伴局灶性枕叶发作的特发性癫痫综合征。有数据表明,50%~60% 的患者在起病后 2~4 年缓解(Gastaut & Zifkin,1987;Panayiotopoulos,1999b;Fejerman et al.,2007;Caraballo et al.,2008a)。超过 90% 的患者对卡马西平有极好的反应。然而,40%~50% 的患者会有视觉发作和不频繁的继发性 GTCS。很少有不典型病例进展为伴 CSWS 和认知功能恶化的癫痫(Tenembaum et al.,1997)。此外,极少数 COE-G 患儿会在枕叶发作起始前或后出现典型的失神发作(Wakamoto et al.,2011;Caraballo et al.,2005)。部分患者会有轻微的认知功能障碍。神经心理评估显示,COE-G 患儿注意力、记忆力、智力评分较低、学习成绩差、行为障碍、视觉知觉或视空间缺陷(Gulgonen et al.,2000;Chilosi et al.,2006;Gagliano et al.,2007;Brancati et al.,2012;Shu et al.,2013;Ferrari-Marinho et al.,2013)。

(七)治疗

与儿童期自限性局灶性癫痫的其他表型不同,COE-G 患儿发作频繁,需要进行必要的预防性治疗,主要用药为卡马西平。未经药物治疗的患儿很可能继发 GTCS。

建议在最后一次发作后 2~3 年缓慢减少药物剂量,但如果视觉发作再次出现,则应重新恢复药物剂量。

六、儿童良性癫痫易感综合征:儿童自限性(良性特发性)局灶性癫痫概念

儿童自限性局灶性癫痫可能是儿童良性癫痫易感综合征(BCSSS)中的一组综合征(Panayiotopoulos,1993,2002;Panayiotopoulos et al.,2008;Ferrie,2010a)。它们有相同的临床和脑电图特征。发作不频繁,常于夜间发作,起病后 1~3 年缓解。短暂或长时程发作,甚至局灶性癫痫持续状态,可能是患者一生中唯一的临床发作性事件。发作性自主神经症状,如唾液分泌过多、呕吐、头痛和发作性晕厥,在其他癫痫综合征或成年人中少见,但在 BCSSS 中很常见,并有可能独立出现。一种综合征临床和脑电图特征可能演变成另一种综合征,或同一患儿可

能同时出现两种不同形式的自限性儿童局灶性发作。受累患儿的兄弟姐妹可有相同或不同类型的自限性局灶性发作。

热性惊厥很常见。患儿神经和智能正常，但部分患儿在疾病活动期有轻微的、可逆性神经心理问题。脑影像学正常，脑电图常有严重异常的棘波，脑电图异常程度与发作频率不成正比。棘波放电呈脑区性（双侧和多脑区性），而不是严格意义上的局灶性。致痫区无论其位置如何，均表现为大量高波幅尖 - 慢复合波成簇发放。异常放电双侧独立或同步，常伴其他皮质区域放电或短暂性全面性放电，睡眠Ⅰ—Ⅳ期明显增多。脑电图正常罕见，必要时需行睡眠脑电图检查。在正常学龄期儿童（表 13-3）和 1% 因非发作原因行脑电图检查的儿童中也发现了类似的脑电图特征，但随着年龄增长而消失。

表 13-3 正常儿童 EEG 功能性棘波（% 中位数和范围）（Modified from Panayiotopoulos [1999a]）

年龄（岁）	中央颞区棘波	枕区棘波	额区棘波	全面性放电
5—12	2.25（0.7~3.5）	0.15（0.0~0.4）	0.10（0.1~0.6）	1.00（0.1~1.1）
1—5	0.40（0.3~0.4）	0.90（0.8~1）	0.05（0~0.1）	0.20（0.1~0.3）

仅根据“致痫区”位置：前头部或后头部；外侧、内侧或中央 - 颞区，将这些综合征区分开来并不合理。受累患儿及其兄弟姐妹可有不止一种的发作类型，也说明了儿童自限性局灶性发作这一整体概念。发作期表现和 EEG 结果表明，每一种发作类型都反映了特定功能脑区或系统的兴奋性：在 Rolandic 癫痫中，控制双侧面部和口咽部的低位 Rolandic 区皮质（躯体感觉）兴奋；在 COE-G 中，枕区（视觉皮质）兴奋；在 PS 中，双侧弥漫分布的中央自主神经网络兴奋（Koutroumanidis，2007）。所有这些情况都很可能是由大脑皮质成熟过程中功能紊乱所致，有共同的特征、可能系遗传决定的、症状轻微、可逆（Panayiotopoulos，1993，2002；Panayiotopoulos et al.，2008）。这类患儿可能无临床症状，但 90% 以上脑电图呈年龄相关的尖 - 慢波。少数患儿局灶性发作不频繁，发作症状呈局灶性和年龄依赖性。还有一些患儿，无论有无发作，都可能存在轻微的、可逆的神经心理症状，临床表现不明显，仅能通过专业的神经心理检查发现。最后，极少数（<1%）患者大脑成熟紊乱进一步恶化，出现不同程度的发作、神经心理症状和脑电图异常表现，如不典型儿童良性局灶性癫痫、Landau-Kleffner 综合征和癫痫伴慢波睡眠期持续棘 - 慢波（Panayiotopoulos，1999a；Caraballo et al.，2011）。

BCSSS 这一概念与以前提出的“成熟的功能性癫痫”（Sorel & Rucquoy Ponsar，1969）、“伴良性局灶性痫样尖波癫痫的多因素发病机制”（Doose et al.，1997，2002）、“不同皮质区选择性成熟率”（Luders et al.，1987）以及最近关于 BCSSS 和 IGE 之间可能的“神经生物学关系”（Taylor et al.，2003）的观点是一致的。

（一）BCSSS、新生儿 / 婴儿热性惊厥和其他自限性（特发性）局灶性癫痫

儿童自限性发作最突出的是其年龄依赖性，可能反映了发育中的大脑，作为一个整体，以及它的功能系统，在不同的成熟阶段的致痫性增强。新生儿和婴儿良性发作、Rolandic 癫痫、PS、COE-G 及 BCSSS 的其他临床表型为儿童期特有，不见于成人期。大多数热性惊厥亦如此，不同的遗传模式可解释了它们在 BCSSS 和其他更严重类型癫痫中的高患病率，包括热性惊厥附加症表型和基因型（Harkin et al.，2007；Scheffer et al.，2007）。年龄相关的儿童良性发作易感性主要有三个时期：热性惊厥，主要是全面性发作，首次出现在儿童早期，高峰期在 18—22 月龄；Rolandic 癫痫和 COE-G 表现为单纯局灶性发作，见于儿童后期；PS 主要表现为自主神经发作，涵盖儿童早期、中期，发病高峰期在 4—5 岁（图 13-12）。新生期和婴儿早期也对局灶性癫痫易感，如出生后不久的新生儿良性癫痫（Plouin & Anderson，2005）和 Watanabe-Vigevano 综合征中的婴儿良性局灶性发作（Vigevano et al.，2008）。新生儿发作的患儿，有的后来发展为 Rolandic 癫痫（Maihara et al.，1999）或 PS（Lada et al.，2003；Panayiotopoulos，2005），也提示它们之间可能有一定的联系。

（二）BCSSS 与特发性全面性癫痫

大多数 BCSSS 如果诊断明确，它们与特发性全面性癫痫无任何临床或脑电图相似之处，尽管这一观点尚存争议（Taylor et al.，2003）。BCSSS 与

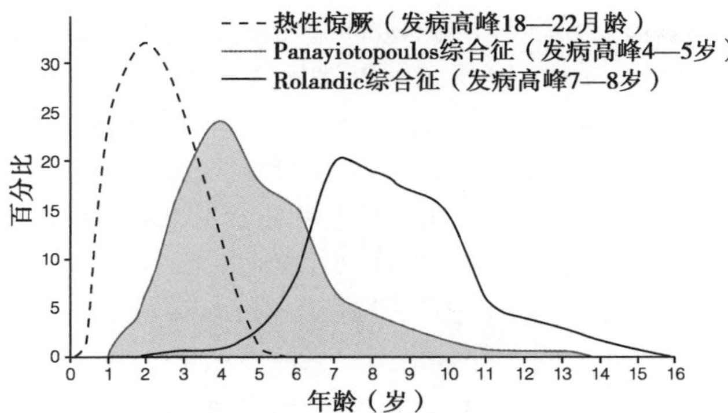

图 13-12　热性惊厥、Panayiotopoulos 综合征和 Rolandic 癫痫年龄分布示意图(Reproduced with permission from Panayiotopoulos(2002))

IGE 重叠罕见(见上文)。然而,通过临床和遗传学研究发现,二者可能存在一定联系:①BCSSS 脑电图可呈全面性放电(虽然与经典的 IGE 全面性棘波或多棘波明显不同);②在任何类型 BCSSS 中,均有少部分患者在疾病活动期或后期,出现典型的全面性发作或失神发作(Caraballo et al.,2004);③一小部分 IGE 综合征患者,包括儿童失神癫痫,脑电图也可能有局灶性棘波或伴任何类型的 BCSSS 发作(Beaumanoir et al.,1974;Taylor et al.,2003;Caraballo et al.,2008b)。

七、BCSSS 其他表型

有报道称,部分病例有儿童良性局灶性发作,临床脑电图有特征性表现,但不能归类为 Rolandic 癫痫、PS 或 COE-G,可能是 BCSSS 罕见的、不典型表型。

(一) 伴情感症状的儿童良性癫痫

文献报道了 50 例伴情感症状的儿童良性癫痫(Nascimento et al.,2017),是 BCSSS 的一种临床表型,与 PS(行为改变和自主神经症状)和 Rolandic 癫痫(言语不能和唾液分泌过多)有共同的特征(Dalla Bernardina et al.,1992,2007;Capovilla & Beccaria,2010;Nascimento et al.,2017)。起病年龄在 2—9 岁,无性别差异。

发作时表现为恐惧、尖叫、自主神经功能紊乱(面色苍白、出汗、腹痛、唾液分泌过多)、咀嚼和其他自动症,言语不能和轻微意识障碍。

"恐惧表现为患儿尖叫、大喊或呼叫妈妈;紧紧抱住妈妈或身边任何人,或跑到房间的角落里,用手捂住脸。惊恐的表情有时伴咀嚼或吞咽动作、苦笑、言语不能伴喉部发声、呻吟和流涎,或伴自主神经症状,如面色苍白、出汗或腹痛,患儿捂着肚子说'疼死我了,疼死我了'。发作伴意识改变(与外界丧失联系),但并不出现意识完全丧失"(Dalla Bernardina et al.,1992)。

发作时间短暂,常持续 1~2min,在清醒或睡眠状态下每天可发作数次。20% 患者有热性惊厥史,有些患者还可出现罕见的 Rolandic 发作。但不会出现全面性发作。

发作间期脑电图示额颞、顶颞区高波幅棘波,睡眠期增多。发作期异常放电主要位于额颞区、中央颞区或顶区,但就每例患者而言,放电部位都是固定不变的。

对治疗的反应较好,通常于起病后 1~2 年缓解。在疾病活跃期,患儿行为问题可能很突出,但随着发作的缓解逐渐减轻。

(二) 伴顶区棘波和频繁巨大体感诱发棘波(Giant somatosensory evoked spikes,GSES)的儿童良性癫痫

伴顶区棘波和频繁 GSES 的儿童良性癫痫(De Marco & Tassinari,1981;Dalla Bernardina et al.,1991;Tassinari & De Marco,1992;Fonseca & Tedrus,2000)是 BCSSS 另一种表型。核心特征是 EEG 顶区棘波,常由体感刺激诱发(图 13-2)。然而,GSES 并不特异,可见于 10%~20% Rolandic 癫痫患儿(Fonseca & Tedrus,2000)、少数 PS 患儿(Panayiotopoulos,1999a,2002)和无发作的儿童(Negrin & De Marco,1977)。

发作主要表现为头和躯体的偏转,通常没有意识障碍,主要在白天发作,发作不频繁。频繁发作和局灶性癫痫持续状态等罕见。

通常在发病 1 年内缓解,但脑电图异常常持续更长时间。

(三) 伴额区或中线棘波的儿童良性局灶性发作

已有文献报道了伴额区(Beaumanoir & Nahory,1983;Martin-Santidrian et al.,1998;Panayiotopoulos,1999a)或中线棘波(Bagdorf & Lee,1993;Panayiotopoulos,1999a)的儿童良性局灶性发作,长期随访报告证实该综合征呈良性病程,但缺乏系统性研究。然而,EEG 棘波无特异性,不同脑区(包括额区和中线)棘波也可见于 Rolandic 癫痫,在 PS 中更常见,中线棘波儿童比在成人更常见(Kutluay et al.,2001;Sanders et al.,2002)。

“伴睡眠期中线棘波婴儿良性局灶性癫痫”是另一种 BCSSS 综合征(Bureau et al.,2002; Capovilla et al.,2006; Flesler et al.,2010)。多于 3 岁前发病,两性均可受累。发作主要表现为凝视、运动停止、面部发绀、意识障碍和肢体强直,阵挛发作和自动症很少见。

发作时间较短,1~5min,主要是白天发作,发作不频繁,每年 1~3 次。本综合征有未明确类型的癫痫发作和良性癫痫家族史。

发作间期脑电图异常主要见于 NREM 睡眠期,表现为中线和 Rolandic 区小的、单个棘波。预后良好,通常在 4 岁前发作缓解,脑电图恢复正常,发育正常。

八、BCSSS 综合征的鉴别诊断

BCSSS 主要表型的鉴别诊断相对较简单。当患儿有两种(或两种以上)表型或过度强调脑电图定位时,鉴别诊断可能存在一些问题。单一临床症状意义非常有限。鉴别诊断需要将发作症状学的特征和数量、演变顺序、一致性、与其他发作症状学的关系、诱因及昼夜分布及脑电图等综合起来分析。

(一) Rolandic 癫痫与 Panayiotopoulos 综合征

两者鉴别诊断很容易,但在某些情况下会出现相似的特征:

1. 10% 典型的、持续时间较长的自主神经发作 PS 患儿可伴 Rolandic 特征,如言语不能、偏侧面部抽搐、唾液分泌过多和 OPS,但上述症状常出现在自主神经症状和呕吐后(Ferrie et al.,1997; Oguni et al.,1999; Kivity et al.,2000; Panayiotopoulos,2002; Lada et al.,2003; Caraballo et al.,2007; Specchio et al.,2010b; Yoshinaga et al.,2015)。 而 Rolandic 癫痫,上述发作性症状出现时,通常无自主神经症状。

2. 10% PS 患儿在自主神经发作的同时或在最终缓解前的后期发展为纯 Rolandic 癫痫(Oguni et al.,1999; Panayiotopoulos,2002; Lada et al.,2003; Caraballo et al.,2004,2007; Specchio et al.,2010a; Yoshinaga et al.,2015)。

3. 发作间期棘波定位可能有重叠。Covanis (2003)研究了 24 例其他方面正常的局灶性无热惊厥患儿,他们至少有一次发作表现为呕吐,至少有一次脑电图呈 CTS;21 例(83%)有典型的 PS 发作特征,5 例同时有 Rolandic 症状,4 例后来发展为纯 Rolandic 癫痫。另外 4 例(17%)患儿为典型的 Rolandic 发作伴发作性呕吐。Ohtsu 等(2007)发现早发性 Rolandic 癫痫的呕吐常见于发作中期,发作、认知和行为障碍比 PS 患者更常见,而局灶性癫痫持续状态和长时程发作则比 PS 少见。

4. 兄弟姐妹中,一个患有 Rolandic 癫痫,另一个患有 PS,两者都有很高的热性惊厥患病率(Ferrie et al.,1997; Oguni et al.,1999; Panayiotopoulos, 2002; Caraballo et al.,2007)。

(二) Gastaut 型儿童自限性枕叶癫痫与 Panayiotopoulos 综合征

两者的区别明显(表 13-1)。COE-G 完全是枕叶发作,发作开始至结束常只有枕叶症状。此外,发作短暂、频繁,白天发作为主。极少数情况下,发作时间会延长或在睡眠中发作,与 Rolandic 癫痫或 PS 自主神经发作和自主神经癫痫持续状态有根本的不同。

COE-G 可能会出现发作性呕吐,但常见于视觉症状后,与反射性光敏性枕叶癫痫一样(Guerrini et al.,1995,1998),同一患者可能有频繁、短暂的枕叶发作。相反,PS 的视觉症状,并不是发作的唯一表现,仅 1% 的例外出现在发作起始(Ferrie et al., 1997; Yalcin et al.,1997; Panayiotopoulos,2002; Caraballo et al.,2007)。从脑电图来看,COE-G 特征性枕区阵发性放电或枕区棘波也见于 PS 中,但 PS 更多见枕外棘波及连续脑电图中棘波位置会发生改变。此外,上述综合征发作期脑电图也有明显的不同。

据报道,仅根据个体化的症状和体征,而不考虑发作特性、发作演变顺序及包括有先兆的偏头痛(视幻觉、持续时间长、呕吐和头痛)在内的不同疾病中可能普遍存在的刻板症状,COE-G 和 PS 鉴别诊断有一定的困难(表 13-1)。

此外,因为考虑到“患儿越小,他们描述视觉症状的可能性就越小”(Andermann & Zifkin,1998),而普遍认为 PS 与 COE-G 无本质的区别,这一观点是不科学的:①超过 2/3 的 PS 患儿年龄都大于 4 岁,能够描述视觉体验;②年龄较小和年龄较大的 PS 患儿在发作表现上无差异。

少数 PS 或 Rolandic 癫痫患儿可发展为纯枕叶癫痫,如 COE-G(Guerrini et al.,1997; Parmeggiani & Guerrini,1999; Panayiotopoulos,2002)。这些病例很容易诊断,表明 BCSSS 综合征之间有着密切的联系。

九、儿童自限性局灶性癫痫的治疗

对儿童自限性局灶性癫痫，无论是短期治疗还是长期治疗，很大程度上都是经验性的，需要反复评估（Panayiotopoulos et al.，2008；Ferrie，2010b）。

（一）急性期治疗

控制发作最重要。持续较长时间的发作（>10min）或癫痫持续状态（>30min 至数小时）是儿科急症，见于 2/3（70%）PS 患儿。需要对癫痫持续状态给予适当、有效的诊治。早期给予适当的药物，如口服咪达唑仑，比后期急救更有效。同时应避免过于激进的治疗（特别是静脉注射劳拉西泮或地西泮），可能会增加心肺骤停等医源性并发症的风险（Ferrie et al.，2007；Lacroix et al.，2011）。

（二）持续抗癫痫治疗

一般不推荐持续服用抗癫痫药物。虽然 AED 可预防额外的发作，但潜在的不良反应也很多。必须考虑以下几点相关的治疗策略。

1. 大多数患儿预后良好：10%~30% 的患儿可能只有一次发作，60%~70% 的总发作次数少于 10 次。但是，10%~20% 的患儿可能会频繁发作，有时甚至对 AED 耐药。

2. 所有良性局灶性癫痫患儿最迟于 15—16 岁缓解。

3. 没有证据表明未经治疗的患儿长期预后更差（Ambrosetto & Tassinari，1990），尽管药物治疗并不能预防癫痫复发，特别是 GTCS（Peters et al.，2001）。

4. 即使是简单的局灶性发作，患儿也会感到害怕，家长即使得到保证也表示很难应对再次发作。

5. 脑电图功能性棘波的持续时间和频率并不能预测发作的严重程度、频率或易感性。

6. 与 BCSSS 的其他表型相比，COE-G 发作较频繁，因此必须进行预防性 AED 治疗。其次，如果没有 AED 治疗，则可能继发 GTCS。

持续性预防包括每天使用对儿童局灶性癫痫有效且不良反应最小的 AED 单药治疗。2006 年 ILAE 治疗指南指出，"目前尚无有关 Rolandic 癫痫初始单药治疗疗效和有效性 A 级或 B 级证据的 AED"（Glauser et al.，2006）。对传统 AEDs，美国医生优先选择卡马西平（Wheless et al.，2005），欧洲医生更倾向于丙戊酸（Wheless et al.，2007），尽管卡马西平、丙戊酸与其他 AED（苯巴比妥、苯妥英、氯硝西泮）有相同的疗效（Ferrie et al.，1997；Bouma et al.，2002）；卡马西平可能会加重包括 PS 在内的少数 BCSSS 发作（Kikumoto et al.，2006），丙戊酸有明显的不良反应。近来，硫噻嗪已被推荐为治疗脑电图正常化的 Rolandic 癫痫，有良好的效果（Bast et al.，2003；BenZeev et al.，2004），这可能与改善认知功能障碍有关（Wirrell et al.，2008）。新型抗癫痫药物包括左乙拉西坦（Verrotti et al.，2007；Kossoff et al.，2007）、加巴喷丁（Bourgeois，2000）和拉莫三嗪（Wheless et al.，2005）也推荐用于儿童局灶性癫痫的治疗。在极少数情况下，拉莫三嗪会导致发作加重和认知恶化（Cerminara et al.，2004）。易激惹是左乙拉西坦（开浦兰）常见的不良反应，可见于 10% 的儿童。

（三）停药

不同专家对于停药时间的看法也不同，但普遍认为，在最后一次发作 1~3 年后没有必要继续服药，当然也不需要在 14 岁后（大多数儿童自限性局灶性癫痫已缓解）或 16 岁后（这种癫痫综合征实际上已不存在）继续用药。AED 药物停药非常缓慢，每月逐步减量，直到完全停药。该减药方式主要是基于患儿在减药过程中不再发作，即使发作，也是轻微、短暂、简单的局灶性发作，而不是继发性 GTCS。应用苯巴比妥和苯二氮䓬类药物时，更需缓慢停药，目的是避免减药过程中可能出现其他风险。

（四）患儿父母的需求和支持

Valeta 长期研究（2005；2007；2011）表明，尽管儿童自限性局灶性发作预后良好，但对父母的影响极大。患儿父母焦虑和担忧的最主要原因是他们对发作性事件的性质、原因和对其子女发育的影响缺乏充分的认知（Valeta，2005；2010；2011）。需要提供家庭支持、教育和发作后急救的具体建议。BCSSS 教育是优化治疗策略的基石，应该向患儿家长提供关于儿童自限性局灶性发作的全面信息，尤其是 PS，因为这类发作往往具有戏剧性的特征并常持续数小时；因为医生的过度诊断、治疗和预后使得上述情况变得更为复杂（Valeta，2010）。在癫痫发作期，患儿父母需要特定的心理支持，以克服焦虑和恐慌，因为家长的焦虑和恐慌将导致对患儿的过度保护，容易使患儿更加孤立（Valeta，2007）。

（孙　磊译　王　群　余　璐　秦　兵校）

参考文献

Adcock JE, Panayiotopoulos CP (2012): Occipital lobe seizures and epilepsies. *J Clin Neurophysiol* 29: 397–407.

Al Twajri WA, Shevell MI (2002): Atypical benign epilepsy of childhood with Rolandic spikes: features of a subset requiring more than one medication for seizure control. *J Child Neurol* 17: 901–904.

Ambrosetto G, Tassinari CA (1990): Antiepileptic drug treatment of benign childhood epilepsy with Rolandic spikes: is it necessary? *Epilepsia* 31: 802–805.

American Academy of Pediatrics. Committee on Quality Improvement, Subcommittee on Febrile Seizures (1999): Practice parameter: long-term treatment of the child with simple febrile seizures. *Pediatrics* 103: 1307–1309.

Andermann F, Zifkin B (1998): The benign occipital epilepsies of childhood: an overview of the idiopathic syndromes and of the relationship to migraine. *Epilepsia* 39 (Suppl 4): S9-S23.

Aso K, Watanabe K, Negoro T, *et al.* (1987): Visual seizures in children. *Epilepsy Res* 1: 246–253.

Astradsson A, Olafsson E, Ludvigsson P, Bjorgvinsson H, Hauser WA (1998): Rolandic epilepsy: an incidence study in Iceland. *Epilepsia* 39: 884–886.

Bagdorf R, Lee SI (1993): Midline spikes: is it another benign EEG pattern of childhood? *Epilepsia* 34: 271–274.

Baker K, Astle DE, Scerif G, *et al.* (2015): Epilepsy, cognitive deficits and neuroanatomy in males with ZDHHC9 mutations. *Ann Clin Tran Neurol* 2: 559–569.

Bali B, Kull LL, Strug LJ, *et al.* (2007): Autosomal dominant inheritance of centrotemporal sharp waves in Rolandic epilepsy families. *Epilepsia* 48: 2266–2272.

Bast T, Volp A, Wolf C, Rating D (2003): The influence of sulthiame on EEG in children with benign childhood epilepsy with centrotemporal spikes (BECTS). *Epilepsia* 44: 215–220.

Battaglia D, Martinelli D, Perrino F, *et al.* (2007): Ictal video-EEG and atypical evolution in a child with Panayiotopoulos syndrome. *Boll Lega It Epil* 136/137: 51–54.

Beaumanoir A (1983): Infantile epilepsy with occipital focus and good prognosis. *Eur Neurol* 22: 43–52.

Beaumanoir A (1993a): An EEG contribution to the study of migraine and of the association between migraine and epilepsy in childhood. In: Andermann F, Beaumanoir A, Mira L, Roger J, Tassinari CA (eds) *Occipital Seizures and Epilepsy in Children*, pp. 101–110. London: John Libbey & Company Ltd.

Beaumanoir A (1993b): Semiology of occipital seizures in infants and children. In: Andermann F, Beaumanoir A, Mira L, Roger J, Tassinari CA (eds) *Occipital Seizures and Epilepsy in Children*, pp. 71–86. London: John Libbey & Company Ltd.

Beaumanoir A, Ballis T, Varfis G, Ansari K (1974): Benign epilepsy of childhood with Rolandic spikes. A clinical, electroencephalographic and telencephalographic study. *Epilepsia* 15: 301–315.

Beaumanoir A, Capizzi G, Nahory A, Yousfi Y (1989): Scotogenic seizures. In: Beaumanoir A, Gastaut H, Roger J (eds) *Reflex Seizures and Reflex Epilepsies*, pp. 219–223. Geneva: Medecine and Hygiene.

Beaumanoir A, Nahory A (1983): Benign partial epilepsies: 11 cases of frontal partial epilepsy with favorable prognosis. *Rev Electroencephal Neurophysiol Clin* 13: 207–211.

Beaussart M (1972): Benign epilepsy of children with Rolandic (centrotemporal) paroxysmal foci. A clinical entity. Study of 221 cases. *Epilepsia* 13: 795–911.

Beaussart M, de Faou R (1978): Evolution of epilepsy with Rolandic paroxysmal foci: a study of 324 cases. *Epilepsia* 19: 337–342.

Beaussart M, Loiseau P, Roger H. (1999): The discovery of "benign Rolandic epilepsy". In: Berkovic SF, Genton P, Hirsch E, Picard F (eds) *Genetics of Focal Epilepsies*, pp. 3–6. London: John Libbey & Company.

Bedoin N, Ciumas C, Lopez C, Redsand G, Herbillon V, Laurent A, *et al.* (2012): Disengagement and inhibition of visual-spatial attention are differently impaired in children with rolandic epilepsy and Panayiotopoulos syndrome. *Epilepsy Behav* 25: 81–91.

Belcastro V, Striano P, Kasteleijn-Nolst Trenite DG, Villa MP, Parisi P (2011): Migralepsy, hemicrania epileptica, postictal headache and "ictal epileptic headache": a proposal for terminology and classification revision. *J Headache Pain* 12: 289–294.

Ben Zeev B, Watemberg N, Lerman P, Barash I, Brand N, Lerman-Sagie T (2004): Sulthiame in childhood epilepsy. *Pediatr Int* 46: 521–524.

Berg AT, Shinnar S, Levy SR, Testa FM (1999): Newly diagnosed epilepsy in children: presentation at diagnosis. *Epilepsia* 40: 445–452.

Berg AT, Berkovic SF, Brodie MJ, *et al.* (2010): Revised terminology and concepts for organization of seizures and epilepsies: Report of the ILAE Commission on Classification and Terminology, 2005–2009. *Epilepsia* 51: 676–685.

Besseling RM, Jansen JF, Overvliet GM, *et al.* (2013a): Reduced functional integration of the sensorimotor and language network in rolandic epilepsy. *Neuroimage Clin* 2: 239–246.

Besseling RM, Overvliet GM, Jansen JF, van der Kruijs SJ, Vles JSH, Ebus SC *et al.* (2013b): Aberrant functional connectivity between motor and language networks in rolandic epilepsy. *Epilepsy Res* 107: 253–262.

Besseling RM, Jansen JF, Overvliet GM, *et al.* (2013c): Reduced structural connectivity between sensorimotor and language areas in rolandic epilepsy. *PLoS ONE*, vol. 8, no. 12, Article ID e83568.

Beydoun A, Garofalo EA, Drury I (1992): Generalized spike-waves, multiple loci, and clinical course in children with EEG features of benign epilepsy of childhood with centrotemporal spikes. *Epilepsia* 33: 1091–1096.

Blom S, Brorson LO (1966): Central spikes or sharp waves (Rolandic spikes) in children's EEG and their clinical significance. *Acta Paediatr Scand* 55: 385–393.

Blom S, Heijbel J (1982): Benign epilepsy of children with centrotemporal EEG foci: a follow-up study in adulthood of patients initially studied as children. *Epilepsia* 23: 629–632.

Boatman DF, Trescher WH, Smith C, *et al.* (2008): Cortical auditory dysfunction in benign Rolandic epilepsy. *Epilepsia* 49: 1018–1026.

Boor R, Jacobs J, Hinzmann A, *et al.* (2007): Combined spike-related functional MRI and multiple source analysis in the non-invasive spike localization of benign Rolandic epilepsy. *Clin Neurophysiol* 118: 901–909.

Bouma PA, Bovenkerk AC, Westendorp RG, Brouwer OF (1997): The course of benign partial epilepsy of childhood with centrotemporal spikes: a meta-analysis. *Neurology* 48: 430–437.

Bouma PA, Peters AC, Brouwer OF (2002): Long term course of childhood epilepsy following relapse after antiepileptic drug withdrawal. *J Neurol Neurosurg Psychiatry* 72: 507–510.

Bourgeois BF (2000): Drug treatment of benign focal epilepsies of childhood. *Epilepsia* 41: 1057–1058.

Brabec J, Chaudhary S, Ng YT (2013): Ictal priapism as an autonomic manifestation of Panayiotopoulos syndrome. *J Child Neurol* 28: 1686–1688.

Brancati C, Barba C, Metitieri T, Melani F, Pellacani S, Viggiano MP (2012): Impaired object identification in idiopathic childhood occipital epilepsy. *Epilepsia* 53: 686–694.

Bray PF, Wiser WC (1965): Hereditary characteristics of familial temporal-central focal epilepsy. *Pediatrics* 36: 207–221.

Bulgheroni S, Franceschetti S, Vago C, *et al.* (2008): Verbal dichotic listening performance and its relationship with EEG features in benign childhood epilepsy with centrotemporal spikes. *Epilepsy Res* 79: 31–38.

Bureau M, Cokar O, Maton B, Genton P, Dravet C (2002): Sleep-related, low voltage Rolandic and vertex spikes: an EEG marker of benignity in infancy-onset focal epilepsies. *Epileptic Disord* 4: 15–22.

Callenbach PM, Bouma PA, Geerts AT, *et al.* (2010): Long term outcome of benign childhood epilepsy with centrotemporal spikes: Dutch Study of Epilepsy in Childhood. *Seizure* 19: 501–506.

Capovilla G, Beccaria F (2010): Other phenotypes of benign childhood seizure susceptibility syndrome. In: Panayiotopoulos CP (ed) *Atlas of Epilepsies*, pp. 977–982. London: Springer.

Capovilla G, Beccaria F, Montagnini A (2006): "Benign focal epilepsy in infancy with vertex spikes and waves during sleep". Delineation of the syndrome and recalling as "benign infantile focal epilepsy with midline spikes and waves during sleep" (BIMSE). *Brain Dev* 28: 85–91.

Capovilla G, Beccaria F, Bianchi A, *et al.* (2011): Ictal EEG patterns in epilepsy with centro-temporal spikes. *Brain Dev* 33(4): 301–309.

Caraballo R, Fontana E, Michelizza B, *et al.* (1989): Carbamazepina, "assenze atipiche", "crisi atoniche", "crisi ato- niche" e stato di PO continua del sonno. *Boll Lega It Epil* 66/67: 379–381.

Caraballo R, Cersósimo R, Fejerman N (1998): Idiopathic partial epilepsies with Rolandic and occipital spikes appearing in the same children. *J Epilepsy* 11: 261–264.

Caraballo R, Cersosimo R, Medina C, Fejerman N (2000): Panayiotopoulos-type benign childhood occipital epilepsy: a prospective study. *Neurology* 55: 1096–1100.

Caraballo RH, Astorino F, Cersosimo R, Soprano AM, Fejerman N (2001): Atypical evolution in childhood epilepsy with occipital paroxysms (Panayiotopoulos type). *Epileptic Disord* 3: 157–162.

Caraballo RH, Sologuestua A, Granana N, *et al.* (2004): Idiopathic occipital and absence epilepsies appearing in the same children. *Pediatr Neurol* 30: 24–28.

Caraballo RH, Cersosimo RO, Fejerman N (2005): Late-onset, "Gastaut type", childhood occipital epilepsy: an unusual evolution. *Epileptic Disord* 7: 341–346.

Caraballo R, Cersosimo R, Fejerman N (2007): Panayiotopoulos syndrome: a prospective study of 192 patients. *Epilepsia* 48: 1054–1061.

Caraballo RH, Cersosimo RO, Fejerman N (2008a): Childhood occipital epilepsy of Gastaut: A study of 33 patients. *Epilepsia* 49: 288–297.

Caraballo RH, Fontana E, Darra F, *et al.* (2008b): Childhood absence epilepsy and electroencephalographic focal abnormalities with or without clinical manifestations. *Seizure* 17: 617–624.

Caraballo R, Koutroumanidis M, Panayiotopoulos CP, Fejerman N (2009): Idiopathic childhood occipital epilepsy of Gastaut: a review and differentiation from migraine and other epilepsies. *J Child Neurol* 24: 1536–1542.

Caraballo RH, Aldao MR, Cachia P (2011): Benign childhood seizure susceptibility syndrome: three case reports. *Epileptic Disord* 13: 133–139.

Caraballo R, Pasteris MC, Portuondo E, Fortini PS (2015): Panayiotopoulos syndrome and diffuse paroxysms as the first EEG manifestation at clinical onset: a study of nine patients. *Epileptic Disord* 17: 143–149.

Carvill GL, Regan BM, Yendle SC, *et al.* (2013): *GRIN2A* mutations cause epilepsy-aphasia spectrum disorders. *Nat. Genet* 45: 1073–1076.

Cavazzuti GB (1980): Epidemiology of different types of epilepsy in school age children of Modena, Italy. *Epilepsia* 21: 57–62.

Cavazzuti GB, Cappella L, Nalin A (1980): Longitudinal study of epileptiform EEG patterns in normal children. *Epilepsia* 21: 43–55.

Cerminara C, Montanaro ML, Curatolo P, Seri S (2004): Lamotrigine-induced seizure aggravation and negative myoclonus in idiopathic Rolandic epilepsy. *Neurology* 63: 373–375.

Chelimsky TC, Chelimsky GG (2007): Autonomic abnormalities in cyclic vomiting syndrome. *J Pediatr Gastroenterol Nutr* 44: 326–330.

Chilosi AM, Brovedani P, Moscatelli M, Bonani P, Guerrini R (2006): Neuropsychological findings in idiopathic occipital lobe epilepsies. *Epilepsia* 47 (Suppl) 2: 76–78.

Ciumas C, Saignavongs M, Ilski F, *et al.* (2014): White matter development in children with benign childhood epilepsy with centro-temporal spikes. *Brain* 137: 1095–1106.

Clarke T, Baskurt Z, Strug LJ, Pal DK (2009): Evidence of shared genetic risk factors for migraine and Rolandic epilepsy. *Epilepsia* 50: 2428–2433.

Clarke T, Strug LJ, Murphy PL, *et al.* (2007): High risk of reading disability and speech sound disorder in Rolandic epilepsy families: case control study. *Epilepsia* 48: 2258–2265.

Clemens B, Majoros E (1987): Sleep studies in benign epilepsy of childhood with Rolandic spikes. II. Analysis of discharge frequency and its relation to sleep dynamics. *Epilepsia* 28: 24–27.

Colamaria V, Sgro V, Caraballo R, *et al.* (1991): Status epilepticus in benign Rolandic epilepsy manifesting as anterior operculum syndrome. *Epilepsia* 32: 329–334.

Commission on Classification and Terminology of the International League Against Epilepsy (1989): Proposal for revised classification of epilepsies and epileptic syndromes. *Epilepsia* 30: 389–399.

Cordelli DM, Aldrovandi A, Gentile V, *et al.* (2012): Fever as a seizure precipitant factor in Panayiotopoulos syndrome: a clinical and genetic study. *Seizure* 21: 141–143.

Covanis A (2006): Panayiotopoulos syndrome: a benign childhood autonomic epilepsy frequently imitating encephalitis, syncope, migraine, sleep disorder, or gastroenteritis. *Pediatrics* 118: e1237-e1243.

Covanis A, Ferrie CD, Koutroumanidis M, Oguni H, Panayiotopoulos CP (2005): Panayiotopoulos syndrome and Gastaut type idiopathic childhood occipital epilepsy. In: Roger J, Bureau M, Dravet C, Genton P, Tassinari CA, Wolf P (eds) *Epileptic Syndromes in Infancy, Childhood and Adolescence*, 4th ed, pp. 227–253. Paris: John Libbey Eurotext.

Covanis A, Lada C, Skiadas K (2003): Children with Rolandic spikes and ictus emeticus: Rolandic epilepsy or Panayiotopoulos syndrome? *Epileptic Disord* 5: 139–143.

Covanis A, Panayiotopoulos CP (2008): Improving the diagnostic yield in Panayiotopoulos syndrome. *Eur J Neurol* 15: 317–319.

Currie NK, Lew AR, Palmer TM, Basu H, de Goede C, Iyer A, Cain K (2018): Reading comprehension difficulties in children with rolandic epilepsy. *Dev Med Child Neurol* 60: 275–282.

Dalla Bernardina B, Tassinari CA (1975): EEG of a nocturnal seizure in a patient with "benign epilepsy of childhood with Rolandic spikes". *Epilepsia* 16: 497–501.

Dalla Bernardina B, Tassinari CA, Dravet C, Bureau M, Beghini G, Roger J (1978): Épilepsie partielle bénigne et état de électroencéphalique pendant le sommeil. *Rev EEG Neurophysiol* 8: 350–353.

Dalla Bernardina B, Fontana E, Michelizza B, Colamaria V, Capovilla G, Tassinari CA (1989): Partial epilepsies of childhood, bilateral synchronization continuous spike-waves during slow sleep. In: Manelis J, Bental E, Loeber JN, Dreifuss FE (eds) *Advances in Epileptology*, pp. 295–302. New York: Raven Press.

Dalla Bernardina B, Sgrò V, Caraballo R, *et al.* (1991) Sleep and benign partial epilepsies of childhood: EEG and evoked potentials study. *Epilepsy Res* (Suppl): 83–96.

Dalla Bernardina B, Colamaria V, Chiamenti C, Capovilla G, Trevisan E, Tassinari CA (1992): Benign partial epilepsy with affective symptoms ("benign psychomotor epilepsy"). In: Roger J, Bureau M, Dravet C, Dreifuss FE, Perret A, Wolf P (eds) *Epileptic Syndromes in Infancy, Childhood and Adolescence*, 2nd ed, pp. 219–223. London: John Libbey & Company Ltd.

Dalla Bernardina B, Sgro M, Fejerman N (2005): Epilepsy with centro-temporal spikes and related syndromes. In: Roger J, Bureau M, Dravet C, Genton P, Tassinari CA, Wolf P (eds) *Epileptic Syndromes in Infancy, Childhood and Adolescence*, 4th ed, pp. 203–225. Paris: John Libbey Eurotext.

Dalla Bernardina B, Fontana E, Darra F (2007): Are there other types of benign focal epilepsies in childhood? In: Fejerman N, Caraballo RH (eds) *Benign Focal Epilepsies in Infancy, Childhood and Adolescence*, pp. 169–178. Paris: John Libbey Eurotext.

Danielsson J, Petermann F (2009): Cognitive deficits in children with benign Rolandic epilepsy of childhood or Rolandic discharges: A study of children between 4 and 7 years of age with and without seizures compared with healthy controls. *Epilepsy Behav* 16: 646–651.

Datta A, Sinclair DB (2007): Benign epilepsy of childhood with Rolandic spikes: typical and atypical variants. *Pediatr Neurol* 36: 141–145.

Datta AN, Oser N, Bauder F, *et al.* (2013): Cognitive impairment and cortical reorganization in children with benign epilepsy with centrotemporal spikes. *Epilepsia* 54: 487–494.

De Marco P, Tassinari CA (1981): Extreme somatosensory evoked potential (ESEP): an EEG sign forecasting the possible occurrence of seizures in children. *Epilepsia* 22: 569–575.

De Romanis F, Feliciani M, Cerbo R (1988): Migraine and other clinical syndromes in children affected by EEG occipital spike-wave complexes. *Function Neurol* 3: 187–203.

De Romanis F, Buzzi MG, Cerbo R, Feliciani M, Assenza S, Agnoli A (1991): Migraine and epilepsy with infantile onset and electroencephalographic findings of occipital spike-wave complexes. *Headache* 31: 378–383.

De Rose P, Perrino F, Lettori D, *et al.* (2010): Visual and visuoperceptual function in children with Panayiotopoulos syndrome. *Epilepsia* 51: 1205–1211.

Degerliyurt A, Teber S, Bektaş O, Senkon G (2014). Panayiotopoulos syndrome: a case series from Turkey. *Epilepsy Behav* 36: 24–32.

Demirbilek V, Dervent A (2004): Panayiotopoulos syndrome: video-EEG illustration of a typical seizure. *Epileptic Disord* 6: 121–124.

Deonna T, Ziegler AL, Despland PA, van Melle G (1986): Partial epilepsy in neurologically normal children: clinical syndromes and prognosis. *Epilepsia* 27: 241–247.

Deonna TW, Roulet E, Fontan D, Marcoz JP (1993): Speech and oromotor deficits of epileptic origin in benign partial epilepsy of childhood with Rolandic spikes (BPERS): Relationship to the acquired aphasia-epilepsy syndrome. *NeuroPediatrics* 24: 83–87.

Dirani M, Yamak W, Beydoun A (2015): Panayiotopoulos syndrome presenting with respiratory arrest: A case report and literature review. *Epilepsy Behav: Case Reports* 3: 12–14.

Doose H, Brigger-Heuer B, Neubauer B (1997): Children with focal sharp waves: clinical and genetic aspects. *Epilepsia* 38: 788–796.

Doose H, Petersen B, Neubauer BA (2002): Occipital sharp waves in idiopathic partial epilepsies-clinical and genetic aspects. *Epilepsy Res* 48: 121–130.

Drury I, Beydoun A (1991): Benign partial epilepsy of childhood with monomorphic sharp waves in centrotemporal and other locations. *Epilepsia* 32: 662–667.

Dura-Trave T, Yoldi-Petri ME, Gallinas-Victoriano F (2008): Panayiotopoulos syndrome: epidemiological and clinical characteristics and outcome. *Eur J Neurol* 15: 336–341.

Ebus S, Arends J, Hendriksen J, *et al.* (2012): Cognitive effects of interictal epileptiform discharges in children. *Eur J Paediatr Neurol* 16: 697–706.

Engel J Jr (2001): A proposed diagnostic scheme for people with epileptic seizures and with epilepsy: Report of the ILAE Task Force on Classification and Terminology. *Epilepsia* 42: 796–803.

Engel J Jr (2006): Report of the ILAE classification core group. *Epilepsia* 47: 1558–1568.

Fattouch J, Casciato S, Lapenta L, *et al.* (2013): The spectrum of epileptic syndromes with fixation off sensitivity persisting in adult life. *Epilepsia* 54 (Suppl 7): 59–65.

Fejerman N (2009): Atypical Rolandic epilepsy. *Epilepsia* 50 (Suppl 7): 9–12.

Fejerman N (2010): Benign childhood epilepsy with centrotemporal spikes. In: Panayiotopoulos CP (ed) *Atlas of Epilepsies*, pp. 957–964. London: Springer.

Fejerman N, Caraballo RH (2007): *Benign Focal Epilepsies in Infancy, Childhood and Adolescence*. Paris: John Libbey Eurotext.

Fejerman N, Caraballo R, Tenembaum SN (2000): Atypical evolutions of benign localization-related epilepsies in children: are they predictable? *Epilepsia* 41: 380–390.

Ferrari-Marinho T, Macedo EF, Costa Neves RS, *et al.*, (2013): Gastaut type idiopathic childhood occipital epilepsy. *Epileptic Disord* 15: 80–83.

Ferrie CD (2010a): Benign childhood seizure susceptibility syndrome. In: Panayiotopoulos CP (ed) *Atlas of Epilepsies*, pp. 983–987. London: Springer.

Ferrie CD (2010b): Managemenet of the benign focal epilepsies of childhood. In: Panayiotopoulos CP (ed) *Atlas of Epilepsies*, pp. 995–1000. London: Springer.

Ferrie CD (2010c): Terminology and organization of seizures and epilepsies: radical changes not justified by new evidence. *Epilepsia* 51: 713–714.

Ferrie CD, Livingston JH (2010): Panayiotopoulos syndrome: learning lessons from atypical cases. *Epileptic Disord* 12: 92–94.

Ferrie CD, Beaumanoir A, Guerrini R, *et al.* (1997): Early-onset benign occipital seizure susceptibility syndrome. *Epilepsia* 38: 285–293.

Ferrie CD, Koutroumanidis M, Rowlinson S, Sanders S, Panayiotopoulos CP (2002): Atypical evolution of Panayiotopoulos syndrome: a case report. *Epileptic Disord* 4: 35–42.

Ferrie C, Caraballo R, Covanis A, *et al.* (2006): Panayiotopoulos syndrome: a consensus view. *Dev Med Child Neurol* 48: 236–240.

Ferrie CD, Caraballo R, Covanis A, *et al.* (2007): Autonomic status epilepticus in Panayiotopoulos syndrome and other childhood and adult epilepsies: a consensus view. *Epilepsia* 48: 1165–1172.

Filippini M, Ardu E, Stefanelli S, Boni A, Gobbi G, Benso F (2016): Neuropsychological profile in new-onset benign epilepsy with centrotemporal spikes (BECTS): focusing on executive functions. *Epilepsy Behav* 54: 71–79.

Flesler S, Saler D, Cersosimo R, Caraballo RH (2010): Benign infantile focal epilepsy with midline spikes and waves during sleep: a new epileptic syndrome or a variant of benign focal epilepsy? *Epileptic Disord* 12: 205–211.

Fonseca LC, Tedrus GM (2000): Somatosensory evoked spikes and epileptic seizures: a study of 385 cases. *Clin Electroencephalogr* 31: 71–75.

Funata K, Shike T, Takenouchi T, Yamashita Y, Takao Takahashi T (2018): Respiratory arrest at the onset of idiopathic childhood occipital epilepsy of Gastaut. *Brain Dev* 40: 74–76.

Fusco L, Trivisano M, Specchio N, Vigevano F (2010): Rolandic epilepsy: an uncommon presentation with leg motor seizures. *Epilepsia* 51: 2488–2491.

Gaggero R, Pistorio A, Pignatelli S, *et al.* (2014): Early classification of childhood focal idiopathic epilepsies: is it possible at the first seizure? *Eur J Paediatr Neurol* 18: 376–380.

Gagliano A, Ferlazzo E, Germano E, *et al.* (2007): Neuropsychological deficits in monozygotic twins with childhood epilepsy with occipital paroxysms. *J Clin Exp Neuropsychol* 29: 488–495.

Garcia C, Rubio G (2005): Efficacy of levetiracetam in the treatment of Panayiotopoulos syndrome. *Epilepsy Res* 85: 318–320.

Gastaut H (1981): Benign epilepsy with occipital spike waves in children. *Bull Mem Acad Roy Med Belg* 136: 540–555.

Gastaut H (1982a): A new type of epilepsy: benign partial epilepsy of childhood with occipital spike-waves. *Clin Electroencephal* 13: 13–22.

Gastaut H (1982b): The benign epilepsy in childhood with occipital spike wave complexes. *EEG-EMG Z Elektroenzephalograph Elektromyograph Verwandte Geb* 13: 3–8.

Gastaut H, Zifkin BG. (1987): Benign epilepsy of childhood with occipital spike and wave complexes. In: Andermann F, Lugaresi E (eds) *Migraine and Epilepsy*, pp. 47–81. Boston: Butterworths.

Gastaut H, Roger J, Bureau M. (1992): Benign epilepsy of childhood with occipital paroxysms. Update. In: Roger J, Bureau M, Dravet C, Dreifuss FE, Perret A, Wolf P (eds) *Epileptic Syndromes in Infancy, Childhood and Adolescence*, 2nd ed, pp. 201–217. London: John Libbey & Company Ltd.

Gélisse P, Corda D, Raybaud C, Dravet C, Bureau M, Genton P (2003): Abnormal neuroimaging in patients with benign epilepsy with centrotemporal spikes. *Epilepsia* 44: 372–378.

Gélisse P, Genton P, Bureau M, Dravet C, Guerrini R, Viallat D, Roger J (1999): Are there generalized spike waves and typical absences in benign Rolandic epilepsy? *Brain Dev* 21: 390–396.

Germano E, Gagliano A, Magazu A, Sferro C, Calarese T, Mannarino E, Calamoneri F (2005): Benign childhood epilepsy with occipital paroxysms: Neuropsychological findings. *Epilepsy Res* 64: 137–150.

Gibbs FA, Gibbs EL (1952): *Atlas of Electroencephalography*, vol. 2. Epilepsy. Reading, Massachusetts: Addison-Wesley.

Gibbs FA, Gibbs EL (1967): *Medical Electroencephalography*. Reading, Massachusetts: Addison-Wesley Publishing Company.

Giordani B, Caveney AF, Laughrin D, *et al.* (2006): Cognition and behavior in children with benign epilepsy with centrotemporal spikes (BECTS): *Epilepsy Res* 70: 89–94.

Glauser T, Ben-Menachem E, Bourgeois B, *et al.* (2006): ILAE treatment guidelines: evidence-based analysis of antiepileptic drug efficacy and effectiveness as initial monotherapy for epileptic seizures and syndromes. *Epilepsia* 47: 1094–1120.

Gobbi G, Guerrini R, Grosso S. (2008): Late onset childhood occipital epilepsy (Gastaut type): In: Engel J Jr, Pedley TA (eds) *Epilepsy, A Comprehensive Textbook*, pp. 2387–2395. Philadelphia: Lippincott Williams & Wilkins.

Gonzales-Duarte A, Norcliffe-Kaufmann L, Martinez J, *et al.* (2011): Cardiovascular and neuroendocrine features of Panayiotopoulos syndrome. *Epilepsy Behav* 21: 296–300.

Goldberg-Stern H, Gonen OM, Sadeh M, Kivity S, Shuper A, Inbar D (2010): Neuropsychological aspects of benign childhood epilepsy with centrotemporal spikes. *Seizure* 19: 12–16.

Gregory DL, Wong PK (1992): Clinical relevance of a dipole field in Rolandic spikes. *Epilepsia* 33: 36–44.

Grosso S, Orrico A, Galli L, Di BR, Sorrentino V, Balestri P (2007): SCN1A mutation associated with atypical Panayiotopoulos syndrome. *Neurology* 69: 609–611.

Grosso S, Vivarelli R, Gobbi G, Bartolo RD, Berardi R, Balestri P (2008): Late-onset childhood occipital epilepsy (Gastaut type): A family study. *Eur J Paediatr Neurol* 12: 421–426.

Guerrini R, Bonanni P, Nardocci N, *et al.* (1999): Autosomal recessive Rolandic epilepsy with paroxysmal exercise-induced dystonia and writer's cramp: delination of the syndrome and gene mapping to chromosome 16p12–11.2. *Ann Neurol* 45: 344–352.

Guerrini R, Bonanni P, Parmeggiani L, Belmonte A (1997): Adolescent onset of idiopathic photosensitive occipital epilepsy after remission of benign Rolandic epilepsy. *Epilepsia* 38: 777–781.

Guerrini R, Bonanni P, Parmeggiani L, *et al.* (1998): Induction of partial seizures by visual stimulation. Clinical and electroencephalographic features and evoked potential studies. *Adv Neurol* 75: 159–178.

Guerrini R, Dravet C, Genton P, *et al.* (1995): Idiopathic photosensitive occipital lobe epilepsy. *Epilepsia* 36: 883–891.

Gulgonen S, Demirbilek V, Korkmaz B, Dervent A, Townes BD (2000): Neuropsychological functions in idiopathic occipital lobe epilepsy. *Epilepsia* 41: 405–411.

Harkin LA, McMahon JM, Iona X, *et al.* (2007): The spectrum of SCN1A-related infantile epileptic encephalopathies. *Brain* 130: 843–852.

Heijbel J, Blom S, Bergfors PG (1975): Benign epilepsy of children with centrotemporal EEG foci. A study of incidence rate in outpatient care. *Epilepsia* 16: 657–664.

Herranz Tanarro FJ, Saenz Lope E, Cristobal Sassot S (1984): La pointe-onde occipitale avec et sans épilepsie bénigne chez l'enfant. *Rev Electroencephalograph Neurophysiol Clin* 14: 1–7.

Hirano Y, Oguni H, Funatsuka M, Imai K, Osawa M (2009): Neurobehavioral abnormalities may correlate with increased seizure burden in children with Panayiotopoulos syndrome. *Pediatr Neurol* 40: 443–448.

Hodges SL, Gabriel MT, Perry MS (2016): Neuropsychological findings associated with Panayiotopoulos syndrome in three children. *Epilepsy Behav* 54: 158–162.

Huiskamp G, Van der MW, Van Huffelen A, Van Nieuwenhuizen O (2004): High resolution spatio-temporal EEG-MEG analysis of Rolandic spikes. *J Clin Neurophysiol* 21: 84–95.

Iannetti P, Spalice A, Rocchi V, Verrotti A (2009): Diffuse onset of ictal electroencephalography in a typical case of Panayiotopoulos syndrome and review of the literature. *J Child Neurol* 24: 472–476.

Jung KY, Kim JM, Kim DW (2003): Patterns of interictal spike propagation across the central sulcus in benign Rolandic epilepsy. *Clin Electroencephalogr* 34: 153–157.

Jurkeviciene G, Endziniene M, Laukiene I, *et al.* (2012): Association of language dysfunction and age of onset of benign epilepsy with centrotemporal spikes in children. *Eur J Paediatr Neurol* 16: 653–661.

Kajitani T, Kimura T, Sumita M, Kaneko M (1992): Relationship between benign epilepsy of children with centro-temporal EEG foci and febrile convulsions. *Brain Dev* 14: 230–234.

Kanazawa O, Tohyama J, Akasaka N, Kamimura T (2005): A magnetoencephalographic study of patients with Panayiotopoulos syndrome. *Epilepsia* 46: 1106–1113.

Karkare KD, Menon RN, Radhakrishnan A, Cherian A, Thomas SV (2018): Electroclinical characteristics and syndromic associations of "eye-condition" related visual sensitive epilepsies – A cross-sectional study. *Seizure* 58: 62–71.

Kavros PM, Clarke T, Strug LJ, Halperin JM, Dorta NJ, Pal DK (2008): Attention impairment in Rolandic epilepsy: Systematic review. *Epilepsia* 40: 1570–1580.

Kellaway P (1980): The incidence, significance and natural history of spike foci in children. In: Henry CE (ed) *Current Clinical Neurophysiology. Update on EEG and Evoked Potentials*, pp. 151–175. New York: Elsevier.

Kikumoto K, Yoshinaga H, Oka M, Ito M, Endoh F, Akiyama T, Ohtsuka Y (2006): EEG and seizure exacerbation induced by carbamazepine in Panayiotopoulos syndrome. *Epileptic Disord* 8: 53–56.

Kim EH, Yum MS, Kim HW, Ko TS (2014): Attention-deficit/hyperactivity disorder and attention impairment in children with benign childhood epilepsy with centrotemporal spikes. *Epilepsy Behav* 37: 54–58.

Kim SE, Lee JH, Chung HK, Lim SM, Lee HW (2014): Alterations in white matter microstructures and cognitive dysfunctions in benign childhood epilepsy with centrotemporal spikes. *Eur J Neurol* 21: 708- 717.

Kirby A, Williams N, Koelewijn L, *et al.* (2017): Benign childhood epilepsy with centrotemporal spikes (BECTS) and developmental coordination disorder. *Epilepsy Behav* 72: 122–126.

Kivity S, Ephraim T, Weitz R, Tamir A (2000): Childhood epilepsy with occipital paroxysms: Clinical variants in 134 patients. *Epilepsia* 41: 1522–1533.

Kokkinos V, Koutroumanidis M, Tsatsou K, Koupparis A, Tsiptsios D, Panayiotopoulos CP (2010): Multifocal spatiotemporal distribution of interictal spikes in Panayiotopoulos syndrome. *Clin Neurophysiol* 121: 859–869.

Kossoff EH, Los JG, Boatman DF (2007): A pilot study transitioning children on to levetiracetam monotherapy to improve language dysfunction associated with benign Rolandic epilepsy. *Epilepsy Behav* 11: 514–517.

Koutroumanidis M (2003): Ictal vomiting in association with left temporal lobe seizures in a left hemisphere language-dominant patient. *Epilepsia* 44: 1259.

Koutroumanidis M (2007): Panayiotopoulos syndrome: an important electroclinical example of benign childhood system epilepsy. *Epilepsia* 48: 1044–1053.

Koutroumanidis M (2011): Cardiovascular and neuroendocrine features of Panayiotopoulos syndrome. *Epilepsy Behav* 21: 217–218.

Koutroumanidis M, Rowlinson S, Sanders S (2005): Recurrent autonomic status epilepticus in Panayiotopoulos syndrome: Video/EEG studies. *Epilepsy Behav* 7: 543–547.

Koutroumanidis M, Ferrie CD, Valeta T, Sanders S, Michael M, Panayiotopoulos CP (2012): Syncope-like epileptic seizures in Panayiotopoulos syndrome. *Neurology* 79: 463–467.

Kramer U (2008): Atypical presentations of benign childhood epilepsy with centrotemporal spikes: a review. *J Child Neurol* 23: 785–790.

Kramer RE, Luders H, Goldstick LP, Dinner DS, Morris HH, Lesser RP, Wyllie E (1988): Ictus emeticus: an electroclinical analysis. *Neurology* 38: 1048–1052.

Kubota M, Takeshita K, Sakakihara Y, Yanagisawa M (2000): Magnetoencephalographic study of giant somatosensory evoked responses in patients with Rolandic epilepsy. *J Child Neurol* 15: 370–379.

Kugler SL, Bali B, Lieberman P, *et al.* (2008): An autosomal dominant genetically heterogenous variant of Rolandic epilepsy and speech disorder. *Epilepsia* 49: 1086–1090.

Kutluay E, Passaro EA, Gomez-Hassan D, Beydoun A (2001): Seizure semiology and neuroimaging findings in patients with midline spikes. *Epilepsia* 42: 1563–1568.

Kuzniecky R, Gilliam F, Morawetz R, Faught E, Palmer C, Black L (1997): Occipital lobe developmental malformations and epilepsy: clinical spectrum, treatment, and outcome. *Epilepsia* 38: 175–181.

Kuzniecky R, Rosenblatt B (1987): Benign occipital epilepsy: a family study. *Epilepsia* 28: 346–350.

Lacroix L, Fluss J, Gervais A, Korff CM (2011): Benzodiazepines in the acute management of seizures with autonomic manifestations: anticipate complications! *Epilepsia* 52: e156–e159.

Lada C, Skiadas K, Theodorou V, Covanis A (2003): A study of 43 patients with Panayiotopoulos syndrome: A common and benign childhood seizure suceptibility. *Epilepsia* 44: 81–88.

Lal D, Reinthaler EM, Altmuller J, *et al.* (2013): RBFOX1 and RBFOX3 mutations in Rolandic epilepsy. PLoS One, 8, e73323.

Langill L, Wong PK (2003): Tactile-evoked Rolandic discharges: a benign finding? *Epilepsia* 44: 221–227.

Larsson K, Eeg-Olofsson O (2006): A population based study of epilepsy in children from a Swedish county. *Eur J Paediatr Neurol* 10: 107–113.

Leal AJ, Ferreira JC, Dias AI, Calado E (2008): Origin of frontal lobe spikes in the early onset benign occipital lobe epilepsy (Panayiotopoulos syndrome). *Clin Neurophysiol* 119: 1985–1991.

Legarda S, Jayakar P, Duchowny M, Alvarez L, Resnick T (1994): Benign Rolandic epilepsy: high central and low central subgroups. *Epilepsia* 35: 1125–1129.

Lemke JR, Lal D, Reinthaler EM, *et al.* (2013): Mutations in GRIN2A cause idiopathic focal epilepsy with Rolandic spikes. *Nat Genet* 45: 1067–1072.

Lerman P, Kivity S (1975): Benign focal epilepsy of childhood. A follow-up study of 100 recovered patients. *Arch Neurol* 32: 261–264.

Lesca G, Rudolf G, Bruneau N, *et al.* (2013): GRIN2A mutations in acquired epileptic aphasia and related childhood focal epilepsies and encephalopathies with speech and language dysfunction. *Nat Genet* 45: 1061–1066.

Li BU, Issenman RM, Sarna SK (1999): Consensus statement-2nd International Scientific Symposium on CVS. The Faculty of the 2nd International Scientific Symposium on Cyclic Vomiting Syndrome. *Dig Dis Sci* 44: 9S-11S.

Livingston JH, Cross JH, McLellan A, Birch R, Zuberi SM (2009): A novel inherited mutation in the voltage sensor region of SCN1A is associated with Panayiotopoulos syndrome in siblings and generalized epilepsy with febrile seizures plus. *J Child Neurol* 24: 503–508.

Loiseau P, Pestre M, Dartigues JF, Commenges D, Barberger-Gateau C, Cohadon S (1983): Long-term prognosis in two forms of childhood epilepsy: typical absence seizures and epilepsy with Rolandic (centrotemporal) EEG foci. *Ann Neurol* 13: 642–648.

Loiseau P, Duche B, Cordova S, Dartigues JF, Cohadon S (1988): Prognosis of benign childhood epilepsy with centrotemporal spikes: a follow-up study of 168 patients. *Epilepsia* 29: 229–235.

Lopes R, Simões MR, Leal AJR (2014): Neuropsychological abnormalities in children with the Panayiotopoulos syndrome point to parietal lobe dysfunction. *Epilepsy Behav* 31: 50–55.

Luders HO, Lesser RP, Dinner DS, Morris III HH (1987): Benign focal epilepsy of childhood. In: Luders H, Lesser RP (eds) *Epilepsy. Electroclinical Syndromes*, pp. 303–346. Berlin Heidelberg: Springer-Verlag.

Lundberg S, Weis J, Eeg-Olofsson O, Raininko R (2003): Hippocampal region asymmetry assessed by 1H-MRS in Rolandic epilepsy. *Epilepsia* 44: 205–210.

Maihara T, Tsuji M, Higuchi Y, Hattori H (1999): Benign familial neonatal convulsions followed by benign epilepsy with centrotemporal spikes in two siblings. *Epilepsia* 40: 110–113.

Manganotti P, Miniussi C, Santorum E, Tinazzi M, Bonato C, Marzi CA, *et al.* (1998): Influence of somatosensory input on paroxysmal activity in benign Rolandic epilepsy with "extreme somatosensory evoked potentials". *Brain* 121: 647–658.

Masterton RA, Jackson GD, Abbott DF (2013): Mapping brain activity using event-related independent components analysis (eICA): specific advantage for EEG-fMRI. *NeuroImage* 70: 164–174.

Monjauze C, Broadbent H, Boyd SG, Neville BGR, Baldeweg T (2011): Language deficits and altered hemispheric lateralization in young people in remission from BECTS. *Epilepsia* 52: 79–83.

Martin del Valle F, Diaz NA, Ares MG, Sanz Santaeufemia FJ, Del Rosal RT, Gonzalez-Valcarcel Sanchez-Puelles FJ (2010): Panayiotopoulos syndrome: Probable genetic origin, but not in SCN1A. *Eur J Paediatr Neurol* 15: 155–157.

Martin-Santidrian MA, Garaizar C, Prats-Vinas JM (1998): Frontal lobe epilepsy in infancy: is there a benign partial frontal lobe epilepsy? *Rev Neurol* 26: 919–923.

Michael M, Tsatsou K, Ferrie CD (2010): Panayiotopoulos syndrome: an important childhood autonomic epilepsy to be differentiated from occipital epilepsy and acute non-epileptic disorders. *Brain Dev* 32: 4–9.

Michelucci R, Tassinari CA (1993): Television-induced occipital seizures. In: Andermann F, Beaumanoir A, Mira L, Roger J, Tassinari CA (eds) *Occipital Seizures and Epilepsies in Children*, pp. 141–144. London: John Libbey & Company Ltd.

Minami T, Gondo K, Yamamoto T, Yanai S, Tasaki K, Ueda K (1996): Magnetoencephalographic analysis of Rolandic discharges in benign childhood epilepsy. *Ann Neurol* 39: 326–334.

Mujawar QM, Sen S, Ali MD, Balakrishnan P, Patil S (2011): Panayiotopoulos syndrome presenting with status epilepticus and cardiorespiratory arrest: a case report. *Pediatr Emerg Care* 27: 754–757.

Nagendran K, Prior PF, Rossiter MA (1990): Benign occipital epilepsy of childhood: a family study. *J R Soc Med* 83: 804–805.

Nascimento FA, Sotero de Menezes MA,Simão CA, Takeshita BT,Blattes da Rocha SM, Kowacs PA (2017): The semiology of benign focal epilepsy with affective symptoms. *Epileptic Disord* 19: 202–206.

Negrin P, De Marco P (1977): Parietal focal spikes evoked by tactile somatotopic stimulation in sixty non-epileptic children: the nocturnal sleep and clinical and EEG evolution. *Electroencephalogr Clin Neurophysiol* 43: 312–316.

Neubauer BA, Fiedler B, Himmelein B, *et al.* (1998): Centrotemporal spikes in families with Rolandic epilepsy: linkage to chromosome 15q14. *Neurology* 51: 1608–1612.

Neubauer BA, Waldegger S, Heinzinger J, *et al.* (2008): KCNQ2 and KCNQ3 mutations contribute to different idiopathic epilepsy syndromes. *Neurology* 71: 177–183.

Nicolai J, Aldenkamp AP, Arends J, Weber JW, Vles JS (2006): Cognitive and behavioral effects of nocturnal epileptiform discharges in children with benign childhood epilepsy with centrotemporal spikes. *Epilepsy Behav* 8: 56–70.

Nissenkorn A, Pappo A, Feldmann Y, *et al.* (2017): Influence of epileptic activity during sleep on cognitive performance in benign childhood epilepsy with centrotemporal spikes. *Eur J Paediatr Neurol* 21: 858–863.

Oguni H, Hayashi K, Imai K, Hirano Y, Mutoh A, Osawa M (1999): Study on the early-onset variant of benign childhood epilepsy with occipital paroxysms otherwise described as early-onset benign occipital seizure susceptibility syndrome. *Epilepsia* 40: 1020–1030.

Oguni H, Hayashi K, Funatsuka M, Osawa M (2001): Study on early-onset benign occipital seizure susceptibility syndrome. *Pediatr Neurol* 25: 312–318.

Ohtsu M, Oguni H, Hayashi K, Funatsuka M, Imai K, Osawa M (2003): EEG in children with early-onset benign occipital seizure susceptibility syndrome: Panayiotopoulos syndrome. *Epilepsia* 44: 435–442.

Ohtsu M, Oguni H, Imai K, Funatsuka M, Osawa M (2008): Early-onset form of benign childhood epilepsy with centro-temporal EEG foci – a different nosological perspective from panayiotopoulos syndrome. *Neuropediatrics* 39: 14–19.

Okanishi T, Maegaki Y, Ohno K, Togari H (2008): Underlying neurologic disorders and recurrence rates of status epilepticus in childhood. *Brain Dev* 30: 624–628.

Okubo Y, Matsuura M, Asai T, *et al.* (1994): Epileptiform EEG discharges in healthy children: prevalence, emotional and behavioral correlates, and genetic influences. *Epilepsia* 35: 832–841.

Overvliet GM, Besseling RMH, van der Kruijs SJM, *et al.* (2013): Clinical evaluation of language fundamentals in Rolandic epilepsy, an assessment with CELF-4. *Eur J Paediatr Neurol* 17: 390–396.

Pal DK, Li W, Clarke T, Lieberman P, Strug LJ (2010): Pleiotropic effects of the 11p13 locus on developmental verbal dyspraxia and EEG centrotemporal sharp waves. *Genes Brain Behav* 9: 1004–1012.

Pal DK, Strug LJ, Clarke T, Murphy PL (2007): Major genetic loci for reading disability in Rolandic epilepsy families. *Epilepsia* 48: 376.

Pal DK, Ferrie C, Addis L, *et al.* (2016): Idiopathic focal epilepsies: the "lost tribe". *Epileptic Disord* 18: 252–288.

Panayiotopoulos CP (1981): Inhibitory effect of central vision on occipital lobe seizures. *Neurology* 31: 1330–1333.

Panayiotopoulos CP (1988): Vomiting as an ictal manifestation of epileptic seizures and syndromes. *J Neurol Neurosurg Psychiatr* 51: 1448–1451.

Panayiotopoulos CP (1993): Benign childhood partial epilepsies: benign childhood seizure susceptibility syndromes. *J Neurol Neurosurg Psychiatry* 56: 2–5.

Panayiotopoulos CP (1994): Elementary visual hallucinations in migraine and epilepsy. *J Neurol Neurosurg Psychiatr* 57: 1371–1374.

Panayiotopoulos CP (1999a): *Benign Childhood Partial Seizures and Related Epileptic Syndromes*. London: John Libbey & Company Ltd.

Panayiotopoulos CP (1999b): Elementary visual hallucinations, blindness, and headache in idiopathic occipital epilepsy: differentiation from migraine. *J Neurol Neurosurg Psychiatry* 66: 536–540.

Panayiotopoulos CP (1999c): Visual phenomena and headache in occipital epilepsy: a review, a systematic study and differentiation from migraine. *Epileptic Disord* 1: 205–216.

Panayiotopoulos CP (2002): *Panayiotopoulos Syndrome: a Common and*

Benign Childhood Epileptic Syndrome. London: John Libbey & Company.

Panayiotopoulos CP (2004): Autonomic seizures and autonomic status epilepticus peculiar to childhood: diagnosis and management. *Epilepsy Behav* 5: 286–295.

Panayiotopoulos CP (2005): Idiopathic photosensitive occipital lobe epilepsy. In: Panayiotopoulos CP (ed) *The Epilepsies: Seizures, Syndromes and Management*, pp. 469–474. Oxford: Bladon Medical Publishing.

Panayiotopoulos CP (2006): "Migralepsy" and the significance of differentiating occipital seizures from migraine. *Epilepsia* 47: 806–808.

Panayiotopoulos CP (2007): The birth and evolution of the concept of Panayiotopoulos syndrome. *Epilepsia* 48: 1041–1043.

Panayiotopoulos CP (2010): *A Clinical Guide to Epileptic Syndromes and their Treatment* (revised 2nd ed). London: Springer.

Panayiotopoulos CP, Michael M, Sanders S, Valeta T, Koutroumanidis M (2008): Benign childhood focal epilepsies: assessment of established and newly recognized syndromes. *Brain* 131: 2264–2286.

Panjwani N, Wilson MD, Addis L, *et al.* (2016): A microRNA binding site in PAX6 is associated with centrotemporal spikes of rolandic epilepsy. *Ann Clin Trans Neurol* 3: 512–522.

Pardoe HR, Berg AT, Archer JS, Fulbright RK, Jackson GD (2013): A neurodevelopmental basis for BECTS: evidence from structural MRI. *Epilepsy Res* 105: 133–139.

Parisi P, Ferri R, Pagani J, Cecili M, Montemitro E, Villa MP (2005): Ictal video-polysomnography and EEG spectral analysis in a child with severe Panayiotopoulos syndrome. *Epileptic Disord* 7: 333–339.

Parisi P, Matricardi S, Tozzi E, Sechi E, Martini C, Verrotti A (2012): Benign epilepsy of childhood with centro-temporal spikes (BECTS) versus migraine: a neuropsychological assessment. *Childs Nerv Syst* 28: 2129–2135.

Parmeggiani L, Guerrini R (1999): Idiopathic partial epilepsy: electroclinical demonstration of a prolonged *Seizure* with sequential Rolandic and occipital involvement. Seizure spread due to regional susceptibility? *Epileptic Disord* 1: 35–40.

Parmeggiani L, Seri S, Bonanni P, Guerrini R (2004): Electrophysiological characterization of spontaneous and carbamazepine-induced epileptic negative myoclonus in benign childhood epilepsy with centro-temporal spikes. *Clin Neurophysiol* 115: 50–58.

Pataraia E, Feucht M, Lindinger G, ull-Watschinger S, Baumgartner C (2008): Combined electroencephalography and magnetoencephalography of interictal spikes in benign Rolandic epilepsy of childhood. *Clin Neurophysiol* 119: 635–641.

Penfield W, Rasmussen T (1957): *The Cerebral Cortex of Man: A Clinical Study of Localisation of Function*. New York: The Macmillan Company.

Pérez-Villena A, López-Marín L, García-Peñas JJ, *et al.* (2012): Benign childhood epilepsies: academic difficulties and behavioural disorders. *Rev Neurol* 54: 17–23.

Perkins FF Jr, Breier J, McManis MH, *et al.* (2008): Benign Rolandic epilepsy-perhaps not so benign: use of magnetic source imaging as a predictor of outcome. *J Child Neurol* 23: 389–393.

Peters JM, Camfield CS, Camfield PR (2001): Population study of benign Rolandic epilepsy: Is treatment needed? *Neurology* 57: 537–539.

Petersen I, Eeg-Olofsson O (1971): The development of the electroencephalogram in normal children from the age of 1 through 15 years. Non-paroxysmal activity. *Neuropadiatrie* 2: 247–304.

Piccinelli P, Borgatti R, Aldini A, *et al.* (2008): Academic performance in children with Rolandic epilepsy. *Dev Med Child Neurol* 50: 353–356.

Pinton F, Ducot B, Motte J, *et al.* (2006): Cognitive functions in children with benign childhood epilepsy with centrotemporal spikes (BECTS). *Epileptic Disord* 8: 11–23.

Plouin P, Anderson VE (2005): Benign familial and non-familial neonatal seizures. In: Roger J, Bureau M, Dravet C, Genton P, Tassinari CA, Wolf P (eds) *Epileptic Syndromes in Infancy, Childhood and Adolescence*, 4th ed, pp. 3–15. Paris: John Libbey Eurotext.

Reinthaler EM, Lal D, Lebon S, *et al.* (2014): 16p11.2 600 kb Duplications confer risk for typical and atypical Rolandic epilepsy. *Hum Mol Genet* 23 (22): 6069–6080.

Reinthaler EM, Dejanovic B, Lal D, *et al.* (2015): Rare variants in gamma-aminobutyric acid type A receptor genes in rolandic epilepsy and related syndromes. *Ann Neurol* 77: 972–986.

Riva D, Vago C, Franceschetti S, *et al.* (2007): Intellectual and language findings and their relationship to EEG characteristics in benign childhood epilepsy with centro- temporal spikes. *Epilepsy Behav* 10: 278–285.

Roll P, Rudolf G, Pereira S, *et al.* (2006): SRPX2 mutations in disorders of language cortex and cognition. *Hum Mol Genet* 15: 1195–1207.

Rots ML, De Vos CC, Smeets-Schouten JS, Portier R, van Putten MJAM (2012): Suppressors of interictal discharges in idiopathic childhood occipital epilepsy of Gastaut. *Epilepsy Behav* 25: 189–191.

Russell MB, Olesen J (1996): A nosographic analysis of the migraine aura in a general population. *Brain* 119: 355–361.

Saito N, Kanazawa O, Tohyama J, *et al.* (2008): Brain maturation-related spike localization in Panayiotopoulos syndrome: magnetoencephalographic study. *Pediatr Neurol* 38: 104–110.

Saito N, Kanazawa O, Toyama J, Akasaka N, Kamimura T (2007): Magnetoencephalographic findings of Panayiotopoulos syndrome with frontal epileptic discharges. *Pediatr Neurol* 36: 190–194.

Samaitiene R, Norkuniene J, Tumiene B, Grikiniene J (2013): Sleep and behavioral problems in Rolandic epilepsy. *Pediatr Neurol* 48: 115–122.

Sanders S, Rowlinson S, Koutroumanidis M, Ferrie CD, Panayiotopoulos CP (2002): Midline spikes in children and clinical correlations. *Epilepsia* 43: 1436–1439.

Sanders S, Rowlinson S, Manidakis I, Ferrie CD, Koutroumanidis M (2004): The contribution of the EEG technologists in the diagnosis of Panayiotopoulos syndrome (susceptibility to early onset benign childhood autonomic seizures. *Seizure* 13: 565–573.

Santanelli P, Bureau M, Magaudda A, Gobbi G, Roger J (1989): Benign partial epilepsy with centrotemporal (or Rolandic) spikes and brain lesion. *Epilepsia* 30: 182–188.

Schauble B, Britton JW, Mullan BP, Watson J, Sharbrough FW, Marsh WR (2002): Ictal vomiting in association with left temporal lobe seizures in a left hemisphere language-dominant patient. *Epilepsia* 43: 1432–1435.

Scheffer IE, Harkin LA, Grinton BE, *et al.* (2007): Temporal lobe epilepsy and GEFS+ phenotypes associated with SCN1B mutations. *Brain* 130: 100–109.

Scheffer IE, Berkovic S, Capovilla G, *et al.* (2017): ILAE classification of the epilepsies: Position paper of the ILAE Commission for Classification and Terminology. *Epilepsia* 58: 512–521.

Schott GD (2007): Exploring the visual hallucinations of migraine aura: the tacit contribution of illustration. *Brain* 130: 1690–1703.

Schrader D, Shukla R, Gatrill R, Farrell K, Connolly M (2011): Epilepsy with occipital features in children: factors predicting seizure outcome and neuroimaging abnormalities. *Eur J Pediatr Neurol* 15: 15–20.

Shu XM, Zhang GP, Yang BZ, Li J (2013): The Characterization of Childhood Occipital Epilepsy of Gastaut: A Study of Seven Patients. *Cell Biochem Biophys* 67: 991–995.

Sidenvall R, Forsgren L, Heijbel J (1996): Prevalence and characteristics of epilepsy in children in northern Sweden. *Seizure* 5: 139–146.

Smith JMB, Kellaway P (1964): Central (Rolandic) foci in children: an analysis of 200 cases. *Electroencephalogr Clin Neurophysiol* 17: 460–461.

Smith AB, Bajojo O, Pal DK (2015): A meta-analysis of literacy and language in children with Rolandic epilepsy. *Dev Med Child Neurol* 57: 1019–1026.

Sorel L, Rucquoy-Ponsar M (1969): L'épilepsie fonctionnelle de maturation. Apport des montages verticaux en EEG dans le diagnostic de cette forme d'épilepsie. *Rev Neurol* 121: 289–297.

Specchio N, Trivisano M, Balestri M, *et al.* (2010a): Panayiotopoulos syndrome: a clinical, EEG and neuropsychological study of 93 consecutive patients. *Epilepsia* 51: 2098–2107.

Specchio N, Trivisano M, Claps D, Battaglia D, Fusco L, Vigevano F (2010b): Documentation of autonomic seizures and autonomic status epilepticus with ictal EEG in Panayiotopoulos syndrome. *Epilepsy Behav* 19: 383–393.

Strug LJ, Clarke T, Chiang T, *et al.* (2009): Centrotemporal sharp wave EEG trait in Rolandic epilepsy maps to Elongator Protein Complex 4 (ELP4). *Eur J Hum Genet* 17: 1171–1181.

Strug LJ, Addis L, Chiang T, *et al.* (2012): The genetics of reading disability in an often excluded sample: novel loci suggested for reading disability in rolandic epilepsy. *PLoS One* 7: e40696.

Tassinari CA, De Marco P (1992): Benign partial epilepsy with extreme somato-sensory evoked potentials. In: Roger J, Bureau M, Dravet C, Dreifuss FE, Wolf P, Perret A (eds) *Epileptic Syndromes in Infancy, Childhood and Adolescence*, 2nd ed, pp. 225–229. London: John Libbey & Company.

Taylor I, Berkovic SF, Kivity S, Scheffer IE (2008): Benign occipital epilepsies of childhood: clinical features and genetics. *Brain* 131: 2287–2294.

Taylor I, Scheffer IE, Berkovic SF (2003): Occipital epilepsies: identification of specific and newly recognized syndromes. *Brain* 126: 753–769.

Tedrus GM, Fonseca LC, Melo EM, Ximenes VL (2009): Educational problems related to quantitative EEG changes in benign childhood epilepsy with centrotemporal spikes. *Epilepsy Behav* 15: 486–490.

Tenembaum S, Deonna T, Fejerman N, Medina C, Ingvar-Maeder M, Gubser-Mercati D (1997): Continuous spike-waves and dementia in childhood epilepsy with occipital paroxysms. *J Epilepsy* 10: 139–145.

Thomas P, Arzimanoglou A, Aicardi J (2003): Benign idiopathic occipital epilepsy: report of a case of the late (Gastaut) type. *Epileptic Disord* 5: 57–59.

Tsai ML, Hung KL (1998): Topographic mapping and clinical analysis of benign childhood epilepsy with centrotemporal spikes. *Brain Dev* 20: 27–32.

Tsiptsios D, Kokkinos V, Sanders S, *et al.* (2010): Electroencephalographic manifestations and their prognostic significance in idiopathic childhood occipital epilepsy of Gastaut. *Epilepsia* 51 (Suppl 4): 156.

Turner SJ, Mayes AK, Verhoeven A, Mandelstam SA, Morgan AT, Scheffer IE (2015): GRIN2A: an aptly named gene for speech dysfunction. *Neurology* 84: 586–593.

Ueno M, Oguni H, Yasuda K, Osawa M (2001): Neurophysiological study of secondary synchronous occipito-frontopolar spikes in childhood. *Clin Neurophysiol* 112: 2106–2112.

Vadlamudi L, Harvey AS, Connellan MM, *et al.* (2004): Is benign Rolandic epilepsy genetically determined? *Ann Neurol* 56: 129–132.

Vadlamudi L, Kjeldsen MJ, Corey LA, *et al.* (2006): Analyzing the etiology of benign Rolandic epilepsy: a multicenter twin collaboration. *Epilepsia* 47: 550–555.

Valeta T (2005): Parental attitude, reaction and education in benign childhood focal seizures. In: Panayiotopoulos CP (ed) *The Epilepsies: Seizures, Syndromes and Management*, pp. 258–261. Oxford: Bladon Medical Publishing.

Valeta T (2007): Impact of newly identified epileptic seizures in patients and family. In: Panayiotopoulos CP (ed) *Newly Identified Epileptic Seizures: Diagnosis, Procedures and Management*, vol. 3, pp. 138–144. Oxford: Medicinae.

Valeta T (2010): Psychosocial impact of epilepsy in children and family. In: Panayiotopoulos CP (ed) *Atlas of Epilepsies*, pp. 1371–1373. London: Springer.

Valeta T (2011): Parental reactions and needs in benign childhood focal seizures. *Epilepsia* 52 (Suppl 6): 122–123.

Vannest J, Tenney JR, Altaye M, *et al.* (2016): Impact of frequency and lateralization of interictal discharges on neuropsychological and fine motor status in children with benign epilepsy with centrotemporal spikes. *Epilepsia* 57: 161–167.

Vears DF, Tsai MH, Sadleir LG, *et al.* (2012): Clinical genetic studies in benign childhood epilepsy with centrotemporal spikes. *Epilepsia* 53: 319–324.

Verrotti A, Coppola G, Manco R, *et al.* (2007): Levetiracetam monotherapy for children and adolescents with benign Rolandic seizures. *Seizure* 16: 271–275.

Verrotti A, Salladini C, Trotta D, di Corcia G, Chiarelli F (2005): Ictal cardiorespiratory arrest in Panayiotopoulos syndrome. *Neurology* 64: 1816–1817.

Verrotti A, Matricardi S, Di Giacomo DL, Rapino D, Chiarelli F, Coppola G (2013): Neuropsychological impairment in children with rolandic epilepsy and in their siblings. *Epilepsy Behav* 28: 108–112.

Verrotti A, Filippini M, Matricardi S, Agostinelli MF, Guiseppe G (2014a): Memory impairement and benign epilepsy with centrotemporal spike (BECTS): A growing suspicion. *Brain and Cognition* 84: 123–131.

Verrotti A, Sebastiani M, Giordano L, Striano P, Belcastro V, Franzoni E (2014b): Panayiotopoulos syndrome with convulsive status epilepticus at the onset: a long-term study. *Seizure* 2: 728–731.

Verrotti A, D'Alonzo R, Rinaldi VE, Casciato S, D'Aniello A, Di Gennaro G (2017a): Childhood absence epilepsy and benign epilepsy with centrotemporal spikes: a narrative review analysis. *World J Pediatr* 13: 106–111.

Verrotti A, Casciato S, Spalice A, *et al.* (2017b): Coexistence of childhood absence epilepsy and benign epilepsy with centrotemporal spikes: A case series. *Eur J Paediatr Neurol* 21: 570–575.

Vintan MA, Palade S, Cristea A, Benga I, Muresanu DF (2012): A neuropsychological assessment, using computerized battery tests (CANTAB), in children with benign rolandic epilepsy before AED therapy. *J Med Life* 5: 114–119.

Vigevano F, Capovilla G, Genton P, Gobbi G, Hirsch E, Specchio N (2009): Revisiting the concept of "benign" (April 18–20, 2008, Monreale, Italy). *Epilepsia* 50: 1648–1649.

Vigevano F, Lispi ML, Ricci S (2000): Early onset benign occipital susceptibility syndrome: video-EEG documentation of an illustrative case. *Clin Neurophysiol* 111 (Suppl 2): S81-S86.

Vigevano F, Ricci S (1993): Benign occipital epilepsy of childhood with prolonged seizures and autonomic symptoms. In: Andermann F, Beaumanoir A, Mira L, Roger J, Tassinari CA (eds) *Occipital Seizures and Epilepsies in Children*, pp. 133–140. London: John Libbey & Company Ltd.

Vigevano F, Specchio N, Caraballo R, Watanabe K. (2008): Benign familial and nonfamilial seizures. In: Engel J Jr and Pedley TA (eds) *Epilepsy, A Comprehensive Textbook*, pp. 2313–2321. Philadelphia: Lippincott Williams & Wilkins.

Wakamoto H, Nagao H, Fukuda M, *et al.* (2011): Idiopathic Childhood Occipital Epilepsy of Gastaut: Report of 12 Patients. *Pediatr Neurol* 44: 183–186.

Watanabe K (1996): Benign partial epilepsies. In: Wallace S (ed) *Epilepsy in Children*, pp. 293–313. London: Chapman & Hall.

Watemberg N, Leitner Y, Fattal-Valevski A, Kramer U (2009): Epileptic negative myoclonus as the presenting seizure type in Rolandic epilepsy. *Pediatr Neurol* 41: 59–64.

Wheless JW, Clarke DF, Arzimanoglou A, Carpenter D (2007): Treatment of pediatric epilepsy: European expert opinion, 2007. *Epileptic Disord* 9: 353–412.

Wheless JW, Clarke DF, Carpenter D (2005): Treatment of pediatric epilepsy: expert opinion, 2005. *J Child Neurol* 20 (Suppl 1): S1-S56.

Wirrell E, Camfield CS, Camfield PR (2006): Idiopathic and benign partial epilepsies of childhood. In: Wyllie E, Gupta A, Lachhwani D (eds) *The Treatment of Epilepsy*, 4th ed, pp. 373–389. Philadelphia: Lippincott Williams & Wilkins.

Wirrell E, Sherman EM, Vanmastrigt R, Hamiwka L (2008): Deterioration in cognitive function in children with benign epilepsy of childhood with central temporal spikes treated with sulthiame. *J Child Neurol* 23: 14–21.

Wirrell EC, Camfield PR, Gordon KE, Dooley JM, Camfield CS (1995): Benign Rolandic epilepsy: atypical features are very common. *J Child Neurol* 10: 455–458.

Wolf P (2010): Much ado about nothing? *Epilepsia* 51: 717–718.

Xiao F, Chen Q, Yu X, *et al.* (2014): Hemispheric lateralization of microstructural white matter abnormalities in children with active benign childhood epilepsy with centrotemporal spikes (BECTS): a preliminary DTI study. *Journal of the Neurological Sciences* 336: 171–179.

Yalcin AD, Kaymaz A, Forta H (1997): Childhood occipital epilepsy: Seizure manifestations and electroencephalographic features. *Brain Dev* 19: 408–413.

Yalcin AD, Kaymaz A, Forta H (2000): Reflex occipital lobe epilepsy. *Seizure* 9: 436–441.

Yalcin AD, Toydemir HE, Celebi LG, Forta H (2009): Panayiotopoulos syndrome with coincidental brain lesions. *Epileptic Disord* 11: 270–276.

Yalcin AD, Toydemir HE (2017): Panayiotopoulos syndrome with a special emphasis of ictal semiologic features. *Epilepy Research* 131: 37–43.

Yamatogi Y, Ohtahara S (2003): Severe epilepsy with multiple independent spike foci. *J Clin Neurophysiol* 20: 442–448.

Yoshinaga H, Kobayashi K, Ohtsuka Y (2009): Characteristics of the synchronous occipital and frontopolar spike phenomenon in Panayiotopoulos syndrome. *Brain Dev* 32: 603–608.

Yoshinaga H, Koutroumanidis M, Kobayashi K, *et al*. (2006): EEG dipole characteristics in Panayiotopoulos syndrome. *Epilepsia* 47: 781–787.

Yoshinaga H, Kobayashi K, Shibata T, Inoue T, Oka M, Akiyama T (2015): Manifestation of both emetic seizures and sylvian seizures in the same patients with benign partial epilepsy. *Brain Dev* 37: 13–17.

第 14 章 包括 Landua-Kleffner 综合征在内的 ESES 相关脑病

作者：Carlo Alberto TASSINARI[1]，Gaetano CANTALUPO[2,3]，Bernardo DALLA BERNARDINA[3]，Francesca DARRA[3]，Michelle BUREAU[4]，Chiara CIRELLI[5]，Giulio TONONI[5] and Guido RUBBOLI[6,7]

单位：1. University of Bologna，Bologna，Italy；Neuroscience Department，University of Parma，Parma，Italy
2. Child Neuropsychiatry Unit，University of Parma，Parma，Italy
3. Child Neuropsychiatry Unit，University of Verona，Verona，Italy
4. Centre Saint-Paul，Henri-Gastaut Hospital，Marseille，France
5. Center for Sleep and Consciousness，University of Wisconsin-Madison School of Medicine，Department of Psychiatry，Madison，USA
6. Danish Epilepsy Center，Filadelfia，Dianalund，Denmark
7. University of Copenhagen，Copenhagen，Denmark

一、引言

1971 年 Patry、Lyagoubi 和 Tassinari 等学者对 6 例癫痫患儿行睡眠脑电波监测，发现睡眠期有亚临床痫性电持续状态。特点是患儿无临床发作，睡眠脑电图可见持续性棘 - 慢波，持续数月至数年。6 例患儿中 5 例智力发育迟滞，其中 2 例伴失语，这是最早有关睡眠期痫性电持续状态的报道（Patry et al.，1971）。1977 年 Tassinari 等学者提出了"慢波睡眠期痫性电持续状态相关脑病"和"睡眠期痫性电持续状态（status epilepticus during sleep，SES）"可能是严重认知功能障碍和精神障碍的重要致病因素。25 年后，国际抗癫痫联盟（ILAE）接受了"癫痫性脑病"这一概念（Engel，2001）。

"慢波睡眠期持续性棘 - 慢波（continuous spikes and waves during slow sleep，CSWS）"是一个简单化的术语，也是 SES 的同义词（详见脑电图章节）。Kellerman（1978）首次证实了获得性癫痫失语或 Landau-Kleffner 综合征（Landau-Kleffner syndrome，LKS）慢波睡眠期有典型的棘 - 慢波，这与 Patry 等所述的慢波睡眠期痫性电持续状态（slow wave sleep epileptic status，SES）基本一致（1971）。实际上 LKS 是 ESES 的一种临床变异或一个亚型（De Negri，1997；Galanopoulou et al.，2000；Halâsz et al.，2005；Van Bogaert et al.，2006；Nickels & Wirrel，2008；Rudolf et al.，2009；Garcia-Penas，2010；Overvliet et al.，2010；Caraballo et al.，2014；Tassinari et al.，1992；Tas-Sinari，1995）。

ESES 综合征典型特征如下：①癫痫：局灶性和全面性发作（单侧或双侧肌阵挛发作、强直 - 阵挛发作、失神发作）、部分性运动性发作、复杂部分性发作，或痫性猝倒发作；②脑病：神经功能衰退，主要表现为认知、行为和（或）运动等方面；③脑电图：SES 定义为慢波睡眠期痫性电持续状态（有不同程度的同步化，也可以是单侧或局灶性放电），该模式占全部慢波睡眠期 85%，持续数月或数年不等（详见下文脑电定量分析）。

早期认为 ESES 综合征罕见。Morikawa 等（1989）在 12 854 例患儿中发现 31 例 ESES，仅占患者总数的 0.5%。Bureau 等 1968—1992 年间在马赛圣保罗癫痫中心监测到 31 例 ESES 患者（Bureau，1995a）。1993 年在威尼斯举行的有关 ESES 综合征及相关疾病的会议上，Bureau 报道了 71 例新发现的 ESES 病例，男女比例 3∶2（Bureau，1995b）。1998 年 Kramer 等采用队列研究，连续入组 440 例至少 2 次发作的患儿，结果显示 ESES 患儿占比 0.2%。2000 年 Galanopoulou 等发表的综述中涵盖了威尼斯研讨会上报道的 ESES 病例（Beaumanoir et al.,1995),并添加了其他文献中报道的 ESES 病例(Yan Liu and Wong,2000; Nickels & Wirrell,2008)。至今全球已报道了数百例 ESES 病例。因此,ESES 综合征不再是 Tassinari1995 年所认为的只发生在马赛的罕见病(Tassinari,1995)。Loddenkemper 等(2009)在克利夫兰诊所接受视频 EEG(VEEG)监测和行癫痫手术治疗的 415 例患儿中发现 8 例(1.9%)患者脑电图系 ESES。Van Hirtum-Das 等(2006)5 年内对 1497 例患儿行夜间 VEEG 监测,其中 102 份报告了睡眠期明显的“棘 - 慢波”放电。将临床资料进行汇总后发现在 90 例患儿中,20% 患儿符合 LKS 综合征诊断标准。Teixeira 等(2009)收集了 40 例多微小脑回畸形的患儿,其中 6 例(15%)觉醒期有局灶性持续性放电,而睡眠期表现为双侧同步化放电,经相关分析提示电持续状态与患儿学习成绩差密切相关。有学者开展了一项 196 例伴中央 - 颞区棘波儿童良性癫痫(BCECTS)的回顾性研究,结果显示 BCECTS “不典型”放电模式可演变为典型的 ESES 或 LKS 放电模式,转化率分别为 4.6% 和 2%,总转化率为 6.6%,演变为 ESES 的病例数约占“不典型”BCECTS 患儿的 65%,比先前报道的转化率明显高(Tovia et al.,2011)。另一方面,曾诊断为特发性部分性癫痫患儿,后来演变为 ESES 综合征的病例约占总数 1/3(Saltik et al.,2005; Kramer et.,2009)。

二、解剖和电 - 临床特征

(一) 诱发因素:先天因素和遗传因素

1. 先天因素　约 1/3 的 ESES 患者有先天致病因素,如先天性或早期获得性脑损伤、产前或围产期脑损伤、脑积水、皮质发育畸形。ESES 发生前临床表现为癫痫性脑病、智力低下、先天性偏瘫或痉挛性截瘫。在圣·保罗中心医院,Bureau(1999)分析了 20 例 ESES 综合征患者,发现超过 60% 患者神经影像学异常。14 例患者中,10 例患者 MRI 发现异常,10 例中的 4 例影像学结果如下:外侧裂综合征 1 例;左颞局灶性皮质发育不良 1 例和额顶广泛性多微小脑回 2 例。Galanopoulou 等(2000)报道先天异常和神经影像学异常为 30%~61%。81% 的 ESES 病例有多微小脑回表现,外侧裂更多见(Guerrini et al.,1998; Caraballo et al.,2013)。在众多病理生理学有意义的指标中,有两个非常值得重视指标:①30% 患者存在交通性脑积水(Veggiotti et al.,1999; Caraballo et al.,2008); ②丘脑早期病变与睡眠期痫样放电密切相关(Guzzetta et al.,2005; Tasl et al.,2009; Sanchez Fernandez et al.,2012a; Quigg & Noachtar,2012; Losito et al.,2015)。另外,特发性部分性癫痫患儿如伴中央 - 颞区棘波的癫痫(Dalla Bernardina et al.,1978,1982,1989)或 Panayiotopoulos 型儿童枕叶癫痫(Dalla Bernardina et al.,1991; Lerman & Kivity,1991; Panayiotopoulos,1999),如果观察到脑电图呈 SES,提示疾病向恶化的方向演变。

2. 遗传因素　遗传因素很难明确,约 15% 病例癫痫家族史不明确。然而,需要关注 1 例单卵双胎的报道(Blennow & Ors,Beaumanoir et al.,1995,第 185-186 页)和 Praline 等报道的 1 例家族性病例(Praline,2006),有趣的是两个家系的第一代亲属诊断为伴 ESES 的 BECTS 或隐源性癫痫(DeTiège et al.,2006),提示这类家族性病例有遗传倾向。Ruodlf 等(2009)认同这一观点,指出伴语言功能障碍的 Rolandic 癫痫(Roll et al.,2006)、双侧外侧裂多微小脑回、伴双侧 ESES 的脑发育异常(Guerrini et al.,1998; Teixeira et al.,2007)、LKS 综合征(Huppke et al.,2005)病例中均存在 X 连锁的 *SRPX2* 基因突变。进一步分析后认为儿童大脑发育畸形和特发性局灶性癫痫可能有重叠,这一判断来源于“Rolandic 癫痫脑电图特征”和“*ELP4* 基因变异”显著相关(Strug et al.,2009),*ELP4* 基因变异可能干扰了神经元运动和迁移(Rudolf et al.,2009)。作者推测儿童“良性”局灶性癫痫可能不是狭义上的特发性癫痫,当时由于成像技术所限导致无法检测到微小发育异常所致的癫痫。

ESES 也可见于不同类型的遗传性疾病。有研究显示约 20% 女性 Rett 综合征患儿 1—5 岁开始出现临床发作,然后逐渐演变为 SES(Nissenkorn et al.,2010)。另外,有学者报道一组合并癫痫的线粒体呼吸链缺陷患儿,发现在 32 例线粒体呼吸链复合体Ⅰ缺陷症患儿中,2 例系 LKS 综合征; 11 例复合体Ⅳ缺陷患儿中未发现 SES(Lee et al.,2008)。随着遗传分析技术的提高,研究者在 ESES 患者中发现了越来越多的染色体微重组,这类微重组可能在 10% 的“隐源性”ESES 中起重要的作用(Mefford et al.,2011; Kevelam et al.,2012)。拷贝数变异(CNV)包括 X 染色体部分重复(Giorda et al.,2009; Broli et al.,2011)、1 号染色体部分重复(Meffordd et al.,2011)、9 号染色体部分重复(Nakayama et al.,)、16p13 微缺失(Reutlinger et al.,2010)、4p16 微缺失(Mefford et al.,2011)、15q13微缺失(Kevelan et al.,2012)、8p微缺失(Nakayama et al.,2012)、8q微缺失(Verhoeven et al.,2011)、13/21三体(Atkins & Nikanorova,2011)。然而,此类CNV的致病机制尚不清楚,因此需要在更多患者中开展研究(Kevelan et al.,2012),同时还要对相关基因的功能进行更准确的分析。

基于遗传基因研究显示 *GRIN2A* 基因突变导致伴不同严重程度获得性语言功能障碍的各种儿童癫痫的发生,如癫痫-失语谱系疾病,当然也包括ESES(Lesca et al.,2013; Lemke et al.,2013; Carvill et al.,2013)。然而,仍需提供更多的证据证明 *GRIN2A* 基因突变参与了这些疾病,与 *GRIN2A* 基因突变同时发生的各种遗传和基因组变异与患者临床表型的相关性都须进一步阐述。有研究显示在伴ESES电-临床特征的患者(包括癫痫性失语)中也发现 *CNSSR2* 基因变异(Lesca et al.,2012; Vaags et al.,2014; Damiano et al.,2017)。

近期发表的系统综述分析了所有与ESES疾病谱系相关的基因。作者认为 *SCN2A*、*KCNQ2*、*KCNB1*、*KCNA2*、*GRIN2* 基因可能是ESES主要致病基因。由于上述基因编码大脑神经元膜通道蛋白,通道蛋白功能障碍可能在ESES发病机制中发挥重要作用,也是导致癫痫-失语谱系疾病的重要原因(Kessi et al.,2018)。

(二) 癫痫

发作可见于SES前,发作起始年龄从2—12岁,高发年龄为4—5岁。约50%的病例首次发作通常发生在夜间,呈单侧发作,有时表现为单侧持续状态。较少见的失神发作、局灶性发作、"继发性全面性"强直-阵挛发作也可见于在清醒期。多数情况下SES容易出现发作,但在某些情况下,根本没有临床癫痫发作史。Morrell(1995)报道了一组LKS患者,轻微发作,很容易被家属忽略。发作形式和发作频率各有不同。根据发作类型分三组:第1组,在病情进展过程中,表现为运动性发作,发作罕见,夜间出现。第2组,SES主要见于睡眠期,表现为单侧部分性运动性发作或"继发性全面性"强直-阵挛发作,在清醒时可监测到失神发作(类似于儿童失神癫痫的典型失神)。第3组,在进入ESES期后进一步演变,夜间发作较少,患者多表现为不典型失神发作,常伴失张力或强直所致的跌倒发作。清醒期主要表现为负性肌阵挛(Rubboli & Tassinari,2006),负性肌阵挛与运动功能障碍密切相关(Dalla Bernardina等,1989; Tassinari等,1995,1998)。

其他发作类型包括部分性运动性发作(Morikawa等,1989)和听觉性发作(Morrell,1995)。23%患者可表现为跌倒发作,这种发作形式提示ESES的发生(Bureau,1995b)。

在SES阶段,发作类型和发作频率常会增加,但7%的患者发作较少,仅见于睡眠期。50%患者每周发作数次,主要为日间不典型失神发作和部分性运动性发作。43%患者每天均有失神发作,伴跌倒、失神持续状态和运动性发作。有意思的是睡眠期相关研究未发现"强直发作"(Billard et al.,1982; Dulac et al.,1983)。

法国马赛团队早期开展的队列研究提示无论发作严重与否,发作最终逐渐消失(Bureau,1999)。在Bureau的研究中,癫痫平均持续时间约为12年,从4年4个月到14年11个月不等。31%患者发作消失与SES消失同时发生;44%患者发作消失发生在SES消失前;而25%患者SES消失后发作仍持续存在,发作罕见,包括不伴跌倒的失神发作、全面性阵挛发作或强直-阵挛发作。有器质性病变的患者总体预后良好,包括神经元迁移障碍(Guerrini et al.,1998)。

(三) 脑病

按照脑病的定义,事实上ESES综合征患者均有神经功能退化的表现,通常与SES同步发生,属于该综合征的关键特征之一。脑病发生的时候常常合并一个或多个脑功能障碍,如语言、认知、行为和运动功能。

1. 语言功能障碍

(1)"伴癫痫的儿童获得性失语综合征"或"Landau-Kleffner综合征"

Van Bogaert和Paquier(2009)联合组织一场研讨会,会上William Landau和Frank Kleffner展示了录制好的视频。第一段视频展示了1957年正在接受检查的首例失语症女孩(图14-1A),第二段视频为该女孩50年后的访谈视频(图14-1B),从视频中可以看到患者可以用流利的口语讲述她的经历;第三段视频系女孩的母亲与William Landau讨论女儿的病情(图14-1C)。

通常认为"获得性癫痫失语"即为Landau-Kleffner综合征(LKS)。该病与脑器质性病变无关,患儿病前均有同龄人正常语言功能。然而,有报道称"临床明确诊断的"LKS患者可能存在先天性或获得性脑损伤(Solomon et al.,1993; Hirsch et al.,1995; Galanopoulou et al.,2000; Huppke et al.,2005)。

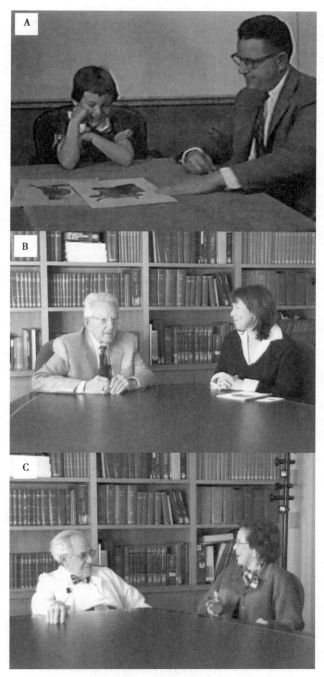

图 14-1　Jill，6 岁，首个诊断为“癫痫 - 获得性失语综合征”患儿，正在接受测试（A），2006 年患者 53 岁时候接受 Frank Kleffner（B）采访。2006 年 William Landau 与 Jill 母亲一起讨论（C）

LKS 患者语言功能障碍发病年龄一般在 2—8 岁，高发年龄 5—7 岁。仅有 5% 患者 9 岁后出现语言功能障碍，12 岁后出现的尚未见报道（Bureau，1995b）。50% 的病例临床首发症状是癫痫，其余病例首发症状是神经精神障碍。失语症首发一般系亚急性发作，进展过程中症状波动，典型临床表现是听觉性失语（Rapin et al.，1977；Deonna & Roulet，1995），听觉性失语意味着对不同的声音无法赋予语义。常见首发症状是无法理解他人言语，随后出现口齿不清、无法清晰表达意愿，并伴有言语词汇迅速下降。随后自发性言语迅速减少：患儿表现出持续言语、错误言语、语音错误等问题；患儿倾向于使用刻板的口语表达形式，如电报行业采用的表达模式。患儿最终可能会完全失语，甚至无法对非言语声响做出反应，如“电话铃声或敲门声等”（Morrell，1995）。Kaga（1999）提出“一种顺序性言语功能障碍，首先是感觉性失语，然后是听觉性失语，最终是词聋”，这些患儿对听觉信息的漠视可能被误诊为获得性耳聋或孤独症（Humphrey et al.，1975；Kale et al.，1995）。

失语在整个病程中通常表现出症状波动的特点，这可能与病情缓解和加重有关，一般认为这种症状波动与睡眠期阵发性脑电活动的数量无关（Deonna et al.，1977；Rapinet al.，1977；Mantovani & Landau，1980；Landau & Kleffner，1957；Toso，1981；Hirschet al.，1990）。失语的复发与症状恶化可以在首次发作后的数年后发生（Dugaset al.，1995），临床病程差异较大，有报道称失语在发病后数周或数月内可自发缓解（Landau & Kleffner，1957；Deonna et al，1977；Mantovani & Landau，1980；Deonna，1991；Deonna & Roulet，1995）。然而，如果失语症状持续 1 年以上未缓解，则自然恢复的概率非常低（Morrell，1995）。通常失语经过一段时间病情波动后，病情逐渐趋于稳定，多在成年前有所改善（Deonnaet al.，1989；Hubert-Franc，1990）。Dugas 等（1995 年）对 55 例 LKS 患者进行长期随访，随访时间最短为 7 年，随访结果显示 47.5% 患者并未遗留口语表达障碍、口齿不清、口语明显减少；34.5% 患者遗留口语表达障碍或书写困难，但并不妨碍正常生活的交流；18% 的患者无言语障碍。然而，LKS 患者持续的认知功能障碍并不多见，即使部分患者在成年后仍有严重的失语症，但患者认知功能障碍表现并不明显（Mantovani & Landau 1980；Deonna et al.，1989；Dugas et al.，1995）。

（2）其他言语功能缺陷

与 ESES 相关的其他言语功能障碍还包括表达性失语、词汇和语法判断困难，然而，相对而言，患者口语理解功能保留（Debiais et al.，2007）。有报道称受到选择性偏倚的影响（排除了典型 LKS 患者），患者言语功能障碍与以前报道的 ESES 患者额叶执行功能障碍综合征言语功能障碍基本一致（Roulet-Perez et al.，1993；Veggiotti et al.，2001）。需要指出的是，至少在某些患者永久性言语障碍不能用认知功能障碍解释，合理的解释是言语功能障碍可能与SES有关（Seegmüller et al.，2012）。

2. 其他神经精神障碍

SES发作期可能会出现某些症状或已有症状的逐步恶化，如执行能力下降、智商受损、言语退化、时间-空间定向障碍、行为改变、注意力下降、运动过度、攻击性行为、社交和沟通障碍等（Tassinari et al.，1985，1992b）。在威尼斯举行的学术研讨会上发布的数据（Beaumanoir et al.，1995；Mira et al.，1995）显示：SES与认知功能损害相关，持续性放电对逻辑结构智能与基础智能的危害更大，可能与以前不同的智能结构有关。而智能障碍可能因不同患者或同一患者病情演变而有所不同，主要取决于放电的定位：一侧或双侧颞区放电会导致严重言语功能障碍（Patry et al.，1971；Kellerman，1978；Billard et al.，1982；Tassinari et al.，1982，1985；De Marco，1988；Badinand Hubert et al.，1995），额叶放电可能会引起精神和行为异常，诱发额叶综合征（Billard et al.，1982；Roulet Perez et al.，1993）。

选择性神经心理缺陷患者其症状与ESES局灶性放电明显相关，但两者之间的关系很容易被误诊或忽视（Kuki et al.，2014）。因此需要采用详细而恰当的神经心理评估，最终在神经生理和神经影像学检查的基础上对特定的认知缺陷给出明确的诊断结论（Tassinari et al.，2015）。

远期预后显示（Seegmüller et al.，2012）言语功能障碍患者和全面性认知衰退患者二者之间很难进行鉴别，与以前的研究结果一致（Praline et al.，2006；Debiais et al.，2007）。远期神经认知预后取决于治疗后的应答、病程和病因（Pera et al.，2013）。另外，认知功能障碍不是ESES的唯一不良结局。事实上，已有报道称，在癫痫治愈前，与行为问题相关的发育减慢或停滞已出现（De Giorgis et al.，2017）。

3. 行为障碍

已经有相关文献报道了多动行为，研究者发现约50%患者有多动行为，部分患者多动行为与注意力缺陷有关；部分患者有精神病特征的人格障碍（Dugas et al.，1982；Gordon，1990；Zivi et al.，1990），也有患者呈全面认知功能减退和情感障碍，伴争强好胜和易怒（White & Sreenivasan，1987；Roulet-Perez et al.，1991）。症状严重程度不同可能与患者交流障碍不断加重有关系（Humphrey et al.，1975）。

4. 运动障碍

肌张力障碍、失用、共济失调（Dalla Bernardina et al.，1989；Neville & Boyd 1995；Neville et al.，1998）、偏侧失用可能与负性肌阵挛相关，属于严重的运动功能障碍。Ansink等（1989）描述了与失用相关的轻型病例。也有文献报道了清醒期短暂的运动功能障碍（Veggiotti et al.，2005）。一种特殊类型的运动障碍可能由获得性癫痫性岛盖综合征所致，其特征是伴构音障碍的口-面-舌功能障碍，临床表现为面肌和舌肌无力，Ronlandic发作和不典型失神发作（Colamaria et al.，1991；Prats et al.，1992；Shafrir & Prensky，1995；Pascual-Castroviejo et al.，1999）。

（四）神经生理学

1. 清醒期脑电图

清醒期脑电图示局灶性、多灶性慢棘-慢波或弥漫性慢棘-慢波。部分病例脑电图与“特发性”局灶性（“Rolandic”区、额区或少见的顶枕区）癫痫或综合征脑电图类似。部分病例可见脑电背景明显不对称、棘波及其他特征，提示脑部器质性病变（如神经元迁移障碍）。

出现SES后，清醒期发作间期脑电图与SES出现前的脑电图均异常，但SES出现后异常程度更明显（Beaumanoir，1995a，1995b），可见2~3 Hz弥漫性棘-慢波，临床发作并不同步，有时有发作，有时无发作（图14-2）。

2. 睡眠期脑电图

ESES主要发生在非快速眼动期（NREM）。入睡后双侧大脑持续性1.5~2.5Hz棘-慢波放电，并贯穿整个慢波睡眠阶段（图14-2~图14-4）。这种放电模式常见于4—14岁，发作后1或2年形成。据Patry等（1971）报道，通过计算整晚睡眠EEG记录，获得棘-慢波指数，其范围在85%~100%，该指数是诊断ESES的依据之一。

然而，随后数年后数百个病例被报道，大家认为这一标准仅对少数病例的诊断有帮助，其数量仅是所有病例的“冰山一角”。也可记录到不同患者慢波睡眠期一侧大脑半球、局灶性（额区、中颞区等）近持续性阵发性放电，这种放电模式可能与多种因素密切相关（如病因、棘波定位、疾病演变等）。有时同一患者中也可见从单侧到阵发性弥漫性放电的演变过程（如图14-5）（Michelucci et al.，1987；Giovanardi Rossi et al.，1999）。

低于85%棘-慢波指数可用于ESES综合征诊断（Calvet，1978；Billard et al.，1982；Yasuhara et al.，1991）。睡眠期棘-慢波指数低的患者行为评分与指数较高的患者相比，二者行为评分未见明显差别（Beaumanoir，1995b）。

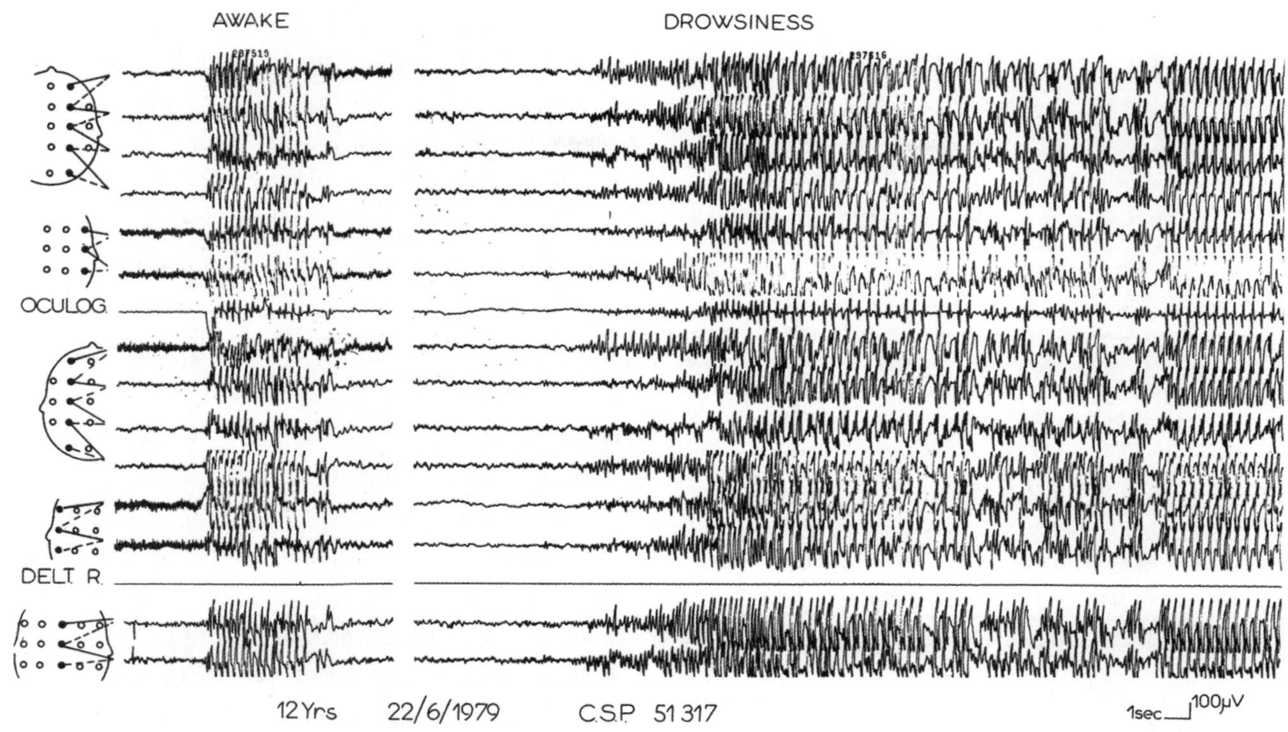

图 14-2　患儿男性，12 岁，清醒期和睡眠期脑电图。左：清醒期脑电图：亚临床弥漫性 3Hz 棘 - 慢波爆发。右：脑电图可见 SES 起始

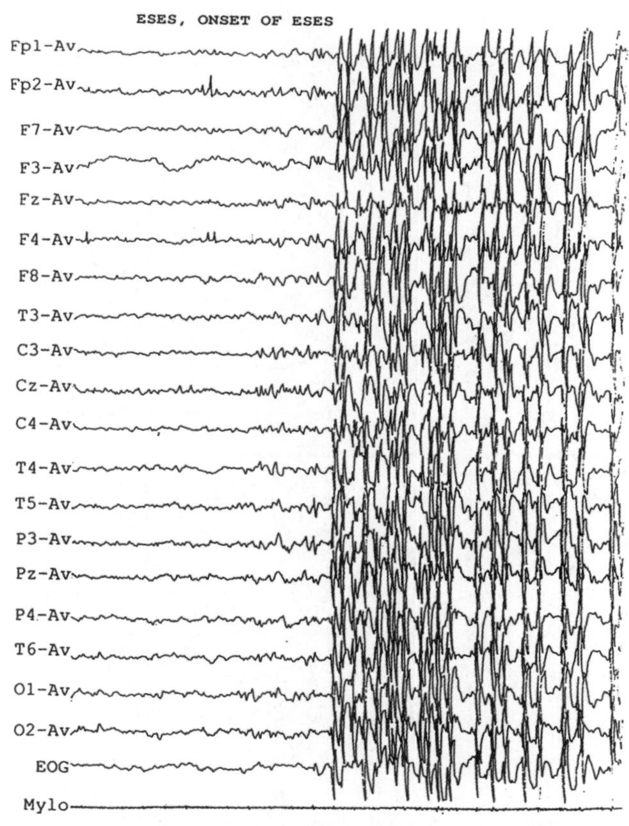

图 14-3　睡眠期弥漫性 SES 起始，清醒状态下多灶性放电(右额和左颞 - 顶明显)。横标尺：1 秒；纵标尺：100μV

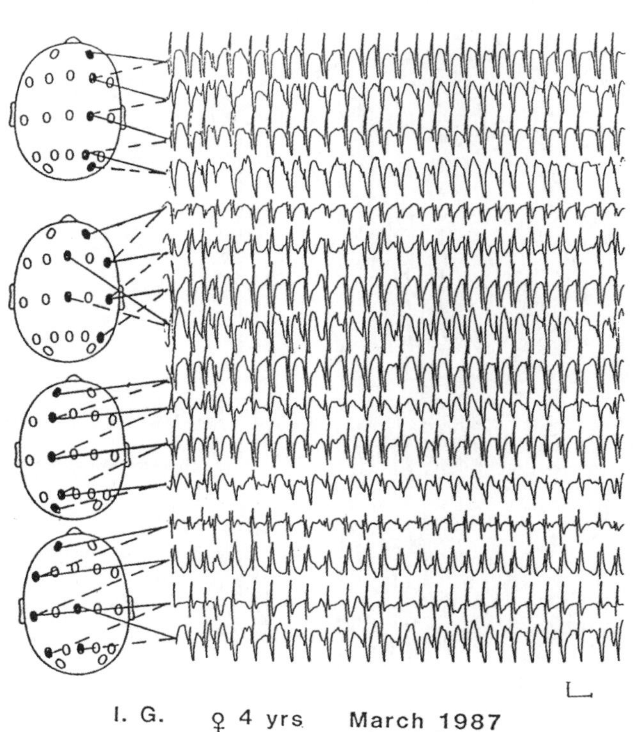

图 14-4　续前图，男性，4 岁，ESES 综合征，慢波睡眠期弥漫性棘 - 慢波。横标尺：1 秒；纵标尺：100μV

慢波睡眠期脑电图形态和分布有关联性。快速眼动期脑电图系碎片化、非连续性阵发性放电,相对而言,局灶性放电更加明显(Genton et al.,1992)。图 14-6 可见亚临床痫性放电。近期有关病因不同

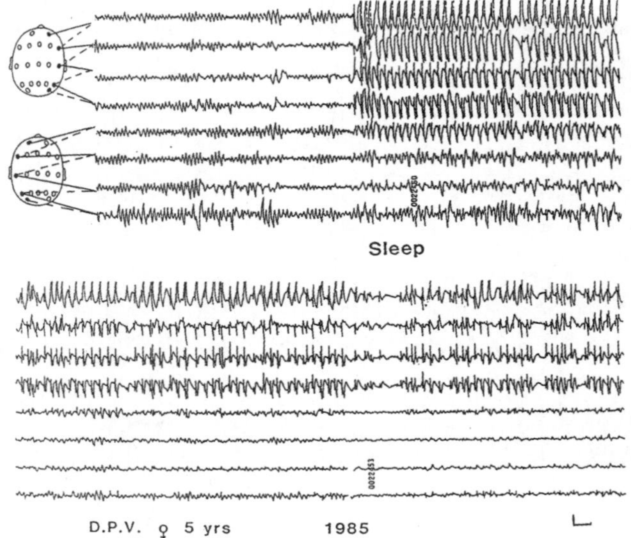

图 14-5 刚入睡时右侧半球呈不对称性连续性 2~2.5Hz SW 并延续至慢波睡眠期。清醒期可见左侧散在的尖波。40 天和 2 岁时患儿两次因脑积水接受外科分流手术,神经系统检查正常;头颅 CT 扫描示右侧大脑半球皮质下轻度萎缩。横标尺:1 秒;纵标尺:100μV

ESES 患者的研究显示,在发作得到有效控制和棘 - 慢波指数降低情况下,随访结果显示并没有发现棘 - 慢波指数和最大波幅比(头前部和后头部比较)之间的关联性(Gencpinar et al.,2016)。

3. 听觉诱发电位

当接收言语信息出现问题时,才会关注患者的听觉系统。听力检测结果一般正常(Rapin et al.,1977;Kale et al.,1995;Stroink et al.,1997)。Nakano 等研究中也提及上述问题,结果显示听觉诱发电位正常(Nakano,1989;Shu-Xian et al.,1989)。然而,Isnard 等(1995)发现患者听觉诱发电位潜伏期发生了改变。Seri 等(1998)研究显示 6 例 LKS 患儿中颞区棘波波幅明显下降,听觉诱发电位 N1 潜伏期延长,提示听觉的中枢通路受损,伴听觉皮质区激活缺失。Paetau 等(1999)研究 5 例患儿 LKS 听觉诱发磁场的改变,发现听觉诱发磁场电位的神经发生器与自发性棘波的来源吻合,两者均位于外侧裂上方。该结果提示大脑外侧裂中后脑区非初级皮质神经元既参与了声音应答,也参与了癫痫发生。

4. SES 消失后的脑电图

在一组 25 例患者中,8 例患者清醒期和睡眠期 EEG 正常,一般在 SES 终止后平均 3 个月内脑电图恢复正常(Bureau et al.,1990)。通过定期监测清醒

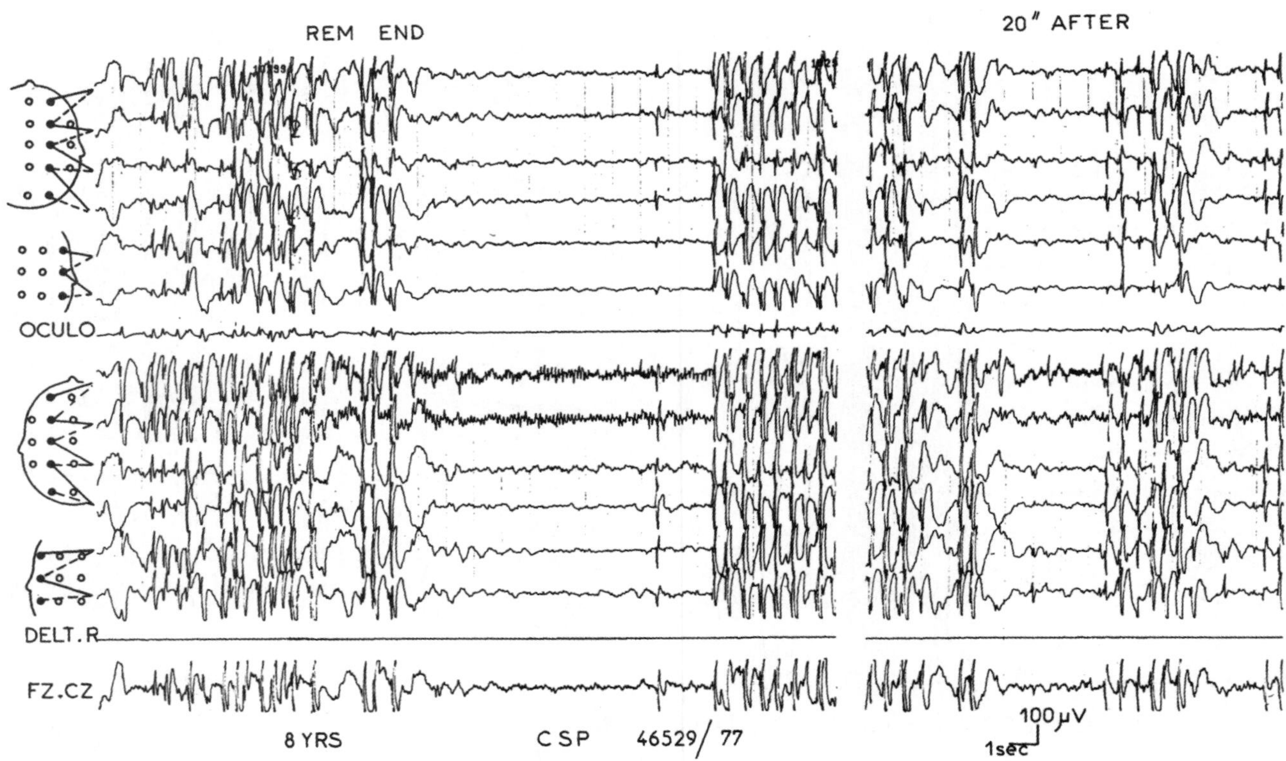

图 14-6 左侧:在 REM 结束时,当弥漫性 SW 再现时,左额 - 中央区出现亚临床异常放电。右侧:20 秒后又出现了一次持续时间较短的发作期放电

和睡眠期 EEG，SES 停止后 EEG 平均 15 年内脑电图可以一直保持正常。5 例患者清醒期 EEG 正常，而睡眠期 EEG 为局灶性异常。另外 12 例患者清醒和睡眠期 EEG 均为局灶性异常。无一例患者 EEG 呈全脑弥漫性放电。25 例患者睡眠周期正常，睡眠各分期时段占比正常，睡眠脑电图模式正常。

5. 定量和定性脑电图

ESES 脑电图放电模式的描述基于痫性放电的数量，其他定量和定性分析基本上可忽略不计。事实上，最早期的痫性放电数量是以棘 - 慢波放电时间占慢波睡眠期总时间的百分比表示，称为棘波指数（Patry et al.，1971）。随后，棘波指数的阈值不断变化，范围从大于 85%（Tassinari et al.，2000）到大于 25%（Van Hirtum-Das，2006）。棘波指数的计算方法也明显不同，有的计算整夜非快速眼动期百分比，有的计算是不少于 15min 的慢波睡眠时间百分比，有的计算小睡期的百分比，有的计算慢波睡眠每个周期总持续时间的百分比，也有计算第一个睡眠周期棘 - 慢波时间所占的百分比（有关详细描述，请参见 Scheltens-de Boer，2009）。除了用棘波指数作为定量指标外，一些学者依据脑电图动态演变过程设计了分级评分表，用来评估治疗效果（如 Aeby et al.，2005）。但是，由于评价方式的不同，两类研究间无法进行比较。进一步分析显示一个睡眠周期的棘波指数无法代表 SES 在整个夜间的演变，即使没有详细定量分析 SES，也可以描述为持续性放电、不连续性放电、片段化放电或周期性放电（依据睡眠分期、睡眠周期或 CAP 相位）。SES 的不连续性表明 CSWS 尚不足以阐明睡眠期 ESES 脑电图放电模式。为了更好地体现 ESES 的特征，Scheltens-de Boer（2009）提出将以均数、极差和常见值表示棘波指数。以前脑电图痫性放电量化主要通过视觉分析来判断，现在可以通过半自动化方法来分析（Larsson et al.，2009；Nonclerq et al.，2009；Peltola et al.，2012），棘波指数价值有限，该方法可计算随时间变化的棘波指数（Peltola et al.，2014）。痫性放电可以继发性双侧同步化（Kobayashi et al.，1994；Morrell et al.，1995），也可以是偏侧性放电（偏侧 SES 或不对称 SES）及双颞、局灶性和多灶性放电。很少有研究定量分析脑电分布。对伴获得性失语症 ESES 变异型（或 LKS），可用 EEG（Morrell et al.，1995）或 MEG（Paetau et al.，1999；Paetau，2009）探查“癫痫起源区”，用于外科治疗。当然也可定量分析电活动在不同脑区之间快速传播（如继发性双侧同步化）（Larsson et al.，2010；Martin Miguel et al.，2011）。另外，我们很少测量痫性放电的波幅（Tassinari et al.，2000；Veggiotti et al.，2001），偶尔会描述波形特点，推测睡眠和痫性放电之间的相互影响可因这些变量而有所不同。特别要指出的是，放电的定位可用于评价脑病的临床特征。众所周知，清醒状态下发作间期棘波活动可能与特定皮质区短暂功能障碍有关，如视觉（Shewmon & Erwin，1988a，1988b，1989）或听觉（Seri et al.，1998）。阵发性异常放电干扰了局部皮质神经网络功能导致“短暂性认知功能障碍”（Aarts et al.，1984；Binnie，1993）。儿童特发性部分性癫痫发作间期局灶性放电与缓慢进展的认知功能障碍也相关（Wolff　et al.，2005）。如视空间缺陷与颞枕叶 SES 相关（Eriksson et al.，2003），而额叶执行功能障碍与前头部 SES 相关（Roulet-Perez et al.，1991；Veggiotti et al.，2001）。

三、治疗

针对 ESES 治疗，不仅要减少发作，还包括对前面所述各种症状的治疗，如清除导致癫痫性脑病的 SES。根据癫痫发作类型、合并症、不良反应，临床上一般选择苯二氮䓬类、丙戊酸钠、乙琥胺、卡马西平、苯妥英钠及新型抗癫痫药物（AED）。如前所述，尽管上述药物部分有效，但是从长远来看对发作的控制还是有效的。考虑到 SES 的发生与神经精神衰退之间的关系，需要尽快控制 SES，并通过以下方式精准随访：①反复行睡眠脑电图检查（至少每月一次），以明确 SES 是否控制；②每次脑电图检查的同时都要评估患者精神状态。治疗方法包括各种抗癫痫药、免疫抑制剂、免疫调节剂和外科手术治疗（Kellerman，1978；Billard et al.，1982；Morikawa et al.，1985；Yan Liu & Wong，2000；Tsuru et al.，2000；Peltola et al.，2010）。

基本上所有传统 AEDs 都可用于治疗 ESES。有报道称部分药物对 SES 治疗有效，如丙戊酸、乙琥胺、苯二氮䓬类药物（Marescaux et al.，1990；Sanchez Fernandez et al.，2013）；部分 AEDs 无效，如苯妥英、卡马西平、奥卡西平和苯巴比妥，甚至会恶化临床症状和加重脑电图（Snead & Hosey，1985；Lerman，1986；Caraballo et al.，1989；Pavlidis et al.，2015）。另外，上述无效 AEDs 可能诱发或促进轻症患者 ESES 发生（Dalla Bernardina et al.，2005），而停用上述 AEDs 可使病情迅速改善。静脉使用苯二氮䓬类药物能快速有效地抑制慢波睡眠期异常脑电图（图 14-7）和改善语言功能障碍，但疗效并不持久(Ravnik,1985)。长期口服氯巴占(Larrieu et al.,1986; Vega et al.,2018)、劳拉西泮(Boel & Casaer,1989)、氯硝西泮(Yasuhara et al.,1991)及其他 AEDs(丙戊酸钠和乙琥胺)疗效更持久。有研究表明大剂量 DZP 短期治疗(1~3 周)可暂时缓解病情(De Negri et al.,1995),尽管对某些病例有长期疗效,但每次复发后需重复治疗,通常在 18 个月内重复治疗一次(Inutsuka et al.,2006; Kramer et al.,2009)。然而上述研究缺乏长期随访数据(Sanchez Fernandez et al.,2012b)。有报道称舒噻嗪(Wirrell et al.,2006)和乙酰唑胺(Pisani et al.,1999)治疗 ESES 初期有效。从长期疗效来看,部分病例是有效的(Fejerman et al.,2012; Fine et al.,2015),但是也可观察到部分患者后期出现耐药和疗效减退问题。另一些新型抗癫痫药物,特别是左乙拉西坦治疗 ESES 被证明是有效的(Hoppen et al.,2003; Capovilla et al.,2004; Aeby et al.,2005; Chhun et al.,2011; Larsson et al.,2012);一项纳入 20 例 ESES 患者的前瞻性研究,左乙拉西坦作为添加治疗药物,发现该药对儿童症状性癫痫所致的 ESES 疗效明确且疗效持久,阵发性放电主要集中在无 SBS 的脑区(Atkins 和 Nikanorova,2011)。此外,左乙拉西坦注射剂也可用于发作的紧急控制,用药后可迅速控制异常放电(Cesaroni et al.,2009)。这种新型抗癫痫药物临床疗效可能与炎症因子抑制部分相关(Stieten et al.,2011)。有关 ESES 的最新研究结果显示拉考酰胺、托吡酯和金刚烷胺治疗 ESES 可能有效(Grosso et al.,2014; Vrielynck et al.,2017; Wilson et al.,2018),但由于该研究纳入患者的数量有限,尚需进一步扩大样本量验证临床疗效。

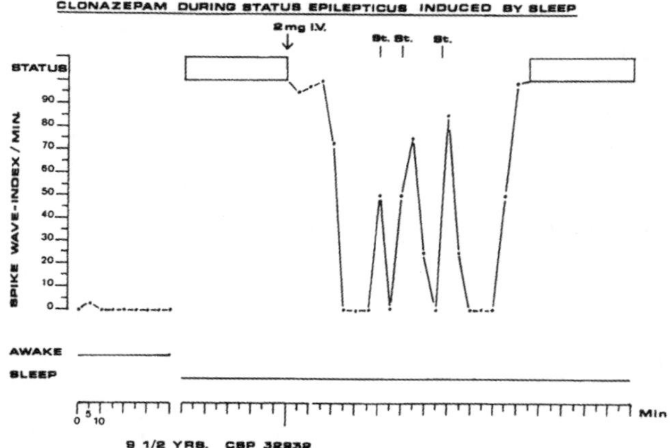

图 14-7 9 岁 6 个月女性患儿,ESES。氯硝西泮 2mg 静脉给药后 SES 终止(约 85min),唤醒刺激可诱发 SW 活动,氯硝西泮注射液脱落后 SW 数量增加、持续时间延长

有报道称用多种抗癫痫药物小剂量联合可改善 ESES(Van Lierde,1995),从目前情况来看,多药联合治疗是最有效的方法。多药联合的疗效依赖于严格有序的丙戊酸、乙琥胺、左乙拉西坦、苯二氮䓬联用才能达到目的(Dalla Bernardina et al.,1989; Inutsuka et al.,2006; Veggiotti et al.,2011)。我们认同这种"联合疗法"。首先我们要将 ESES 视为急症,用药后不应等待 SES 持续存在数周后才考虑患者对这种药物耐药,然后再考虑换药。我们认为早期采用小剂量联合治疗是可行的。

对于难治性癫痫患者,有学者提出类固醇激素治疗(McKinney & McGreal,1974; Lerman & Lerman-Sagie,1989; Marescaux et al.,1990; Lerman et al.,1991; Raha et al.,2012)。治疗方案如下,包括静脉注射、口服泼尼松、脉冲式甲泼尼龙治疗、ACTH 注射,静脉用药后可改为口服泼尼松,最后根据病情变化逐渐减量。Buzatu 等(2009)和 van Munckhof 等(2018)报道了两组 ESES 病例(分别为 n=44 和 n=43),分析了皮质类固醇疗效。Buzatu 等(2009)对以前报道的 ESES 系列文献进行综述,发现激素治疗有效率约 77%。Van Munckhof 等(2018)评估了各种治疗方案,所获结果与 Buzatu 等基本一致(van Munckhof et al.,2015)。与非类固醇药物相比,皮质类固醇是改善患者认知功能最有效的方法。除药物不良反应外,类固醇等药物停药后或减量过程中可能会出现 SES 复发。因此,应对患者长期随访(Buzatu et al.,2009; Veggiotti et al.,2011)。至今,从少数研究中尚无法获得迷走神经刺激治疗无效的结论(Park et al.,2003; Veggiotti et al.,2012),但经颅直流电刺激(TDCS)治疗 ESES 无效是明确的(Varga et al.,2011)。

目前也有一些文献报道,采用静脉免疫球蛋白治疗 ESES 获得成功,然而仅有 3 例患者获益,(Lagae et al.,1998; Fayad et al.,1997; Mikati et al.,1998),其余 9 例未能证实有效(Mikati & Saab,2000; Mikati & Shamseddine,2005)。两项回顾性研究表明应用免疫球蛋白治疗 15 例患者,其中 4 例疗效明显(Kramer et al.,2009; Arts et al.,2009)。此外,针对 ESES 患者开展了为数不多的免疫球蛋白或皮质类固醇药物治疗的队列研究,发现免疫调节治疗可显著降低 IL-6 水平,且炎症因子的降低与 EEG 和神经认知功能改善有关,提示 IL-6 可能参与 ESES 的病理生理过程,免疫调节抑制了 IL-6 表达与临床症状改善密切相关(van den Munckhof et al.,2016)。

生酮饮食治疗 ESES 综合征的研究报道较少。

Bergqvist 等(1999)报道了应用生酮饮食治疗 LKS，3 例患者语言、行为和发作明显改善。Nikanorova 等采用生酮饮食治疗 LKS 患者，5 例患者中 2 例症状明显改善(2009)。

有学者对 ESES 患者进行亚组分析，发现对围产期脑部局灶性损害或局灶性皮质发育畸形患者，手术切除病灶可以控制发作和减少 SES 所致的脑部损害。事实上，Lodden-kemper 等(2009)报道了 8 例伴先天性单侧脑损伤或早期获得性脑损伤的难治性癫痫患者，受试者接受了半球切除术或局灶性病灶切除术，术后发作控制和发育状况均有改善。对伴难治性部分性发作和 ESES 的早期丘脑损伤的患者而言，采用功能大脑半球切除也取得较好疗效(Battaglia et al.，2009)。芬兰的一项研究进一步报道了半球切除术和局灶性切除术的疗效，为胼胝体切开术后神经、认知和行为的改善增加了证据(Peltola et al.，2010)。最新的研究显示 9 例大脑半球单侧病变的患儿接受大脑半球切除术，术后认知功能明显改善、发作停止、ESES 明显改善(Jeong et al.，2017)。

2 例未发现脑部病灶的患者接受了左侧颞叶切除术，术后发现失语症短期改善(Cole et al.，1988；Nass et al.，1999)。Morrell 等提出多处软膜下横切术(MST)可应用于未发现脑部病灶的难治性 ESES 患者(1989)。MST 可选择性地切断皮质内的水平纤维，保留垂直纤维，因此可阻断水平纤维传导所致的同步化放电，同时手术不影响正常垂直纤维的传导。对不能手术切除的 ESES 患者，MST 是一种可替代的疗法(Spencer et al.，2002；Cross & Neville，2009)。经过多年的经验积累，越来越多证据表明通过皮质脑电图记录(图 14-8)，对局灶性放电脑区行 MST 可逐渐改善患者的语言功能。(Morrell et al.，1995；Grote et al.，1999；Spencer et al.，2002)。但目前仅少数经过筛选的患者选择 MST 治疗，尚需更多的病例研究来支持 MST 的疗效，因此临床上关于是否采用 MST 仍有争议(Cross & Neville，2009)。

四、病理生理因素

与 ESES 病理生理机制相关的两个重要问题：①SES 产生的机制；②伴神经精神障碍脑病的机制。

(一) SES 产生的机制

除 Morrell(1985，1995)及其团队成员(1995)所做的富有开创性工作(图 14-9)，还有一些病理生理

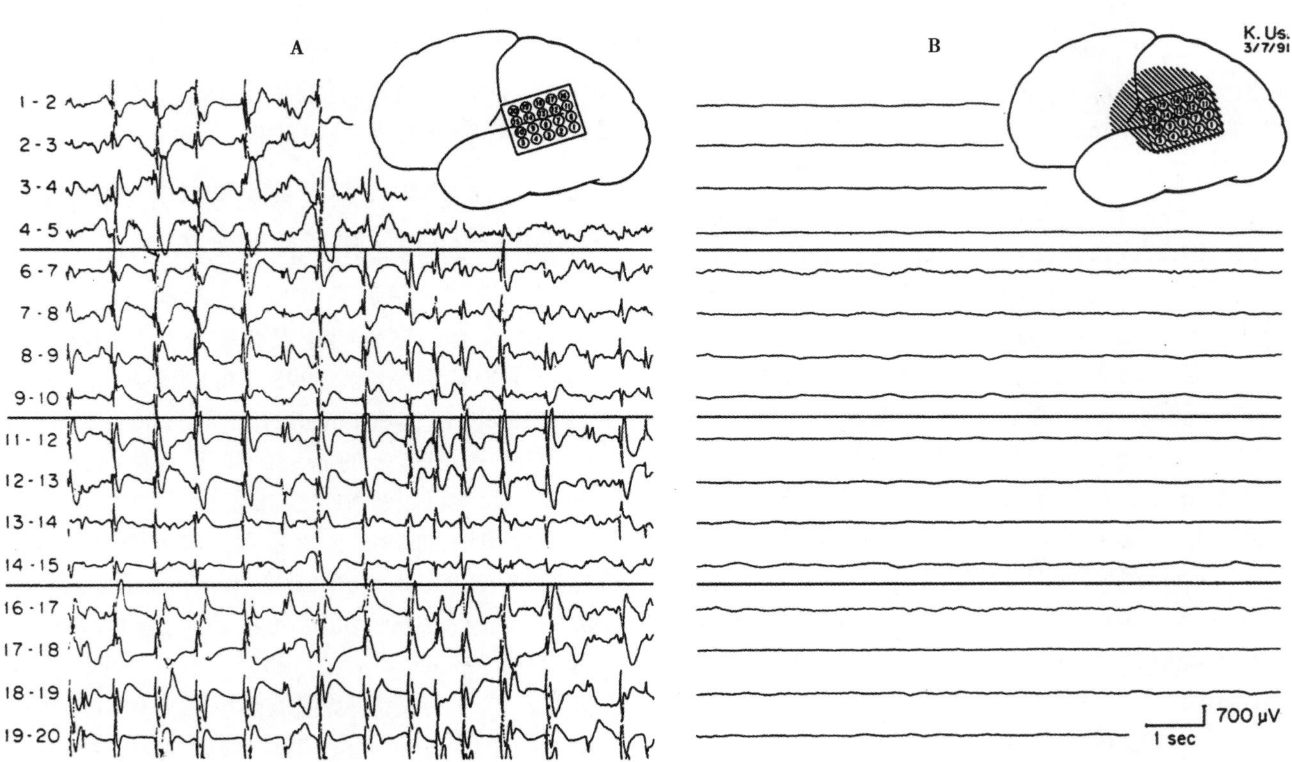

图 14-8　皮质脑电图记录显示

A. 棘波广泛分布于围外侧裂皮质；B. 颞叶和围外侧裂软脑膜下横切术后棘波完全消失(脑图中的斜线区域)(引自 Morrell，1995)

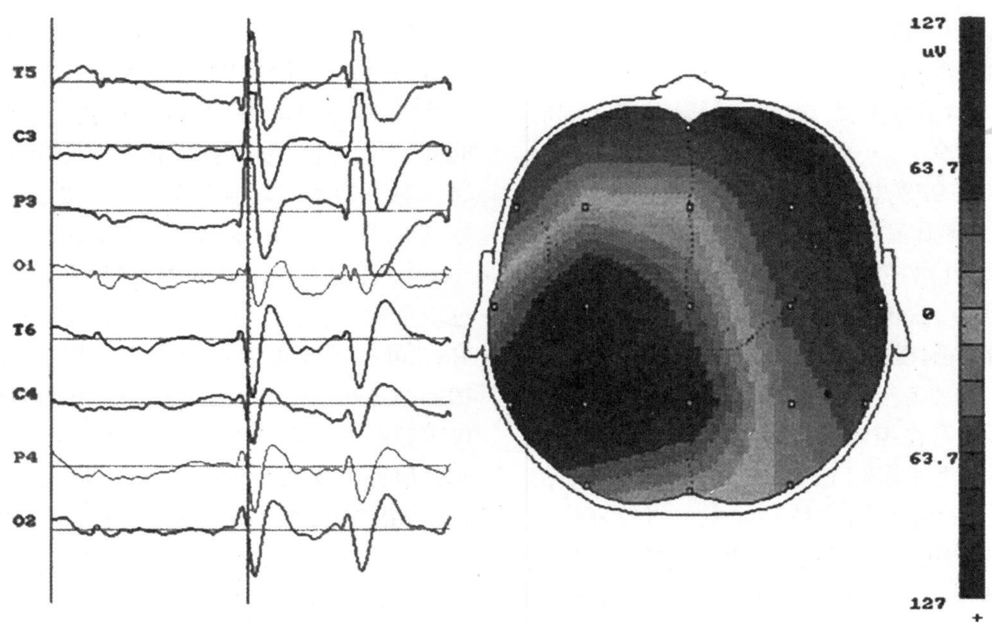

图 14-9 对图 14-3 中 SES 起始的棘 - 慢波的棘波成分行计算机定位分析，发现了 P3 电极提前出现的棘波，继之向双侧半球弥漫性扩散

学研究结果支持以下假设：SES 系继发性双侧同步化放电（SBS）的结果，包括：①主要发作类型，一般是局灶性发作；②清醒期和快速眼动期局灶性异常放电；③半球间棘波峰峰值及棘波位相倒置倾向于一侧（Morikawa et al.，1989，1995）；④相干性和位相分析（Kobayashi et al.，1990）；⑤颅内脑电图记录（Cole et al.，1988；Solomon et al.，1993）；⑥脑电频谱分析（Nakano et al.，1989）。通过脑功能成像技术，如 PET（Maquet et al.，1990；Hirsch et al.，1995）、SPECT（Mouridsen et al.，1993；Harbord et al.，1990）、功能磁共振成像（DeTiège 等，2009；Siniatchkin et al.，2010），研究结果提示优势侧颞区功能障碍（主要指语言功能障碍），或 EEG 放电远隔区存在弥漫性脑代谢异常（DeTiège et al.，2009）。

慢波睡眠期可见阵发性放电增加，如 LGS、BECTS 及前文所述的 ESES。有学者认为产生这种脑电活动的潜在细胞机制类似，与病因和发作类型无关（Amzica & Steriade，2002）。临床上的一个基本观点是，睡眠期阵发性放电的激活有年龄依赖性。根据 Steriade 学派的实验研究（Steriade et al.，1993；Steriade & Amzica，1994；Steriade & Contreras，1998），在自然睡眠期，猫和人均可出现 <1Hz 的慢波振荡（Acherman & Borbely，1997）。

患有癫痫状况下，来自大脑新皮质生理兴奋成分可能是大脑皮质网络同步化放电的“种子”，这个种子最终导致脑电图阵发性痫性放电模式。

已有研究证明丘脑 - 皮质网络在阵发性放电募集和扩散中属于次要原因（Neckelmann et al.，1998；Amzica & Steriade，2002），主要与大脑皮质同步化放电持续恶化有关，也可能是 SES 持续存在的重要机制之一。来自丘脑早期受损相关研究（Monteiro et al.，2001；Guzzetta et al.，2005；Kelemen et al.，2006）均提示丘脑体积变小（Sanchez Fernandez et al.，2017）；PET 扫描时丘脑代谢异常（Agarwal et al.，2016）；ESES 也具有这样的特点，因此 ESES 患者需要排查与丘脑损害相关的病因。

（二）睡眠在认知发育过程中的作用及睡眠期痫性放电对认知发育的干扰

大部分文献证实了 SES 与人类脑病之间的因果关系。实验证据表明睡眠后部分认知功能和运动功能可以改善（Smith，1995；Mednick et al.，2002；Stickgold et al.，2000；Walker et al.，2002；Fenn et al.，2003）。越来越多的研究结果证实睡眠在儿童认知和行为发育过程中至关重要，可调控神经网络中突触可塑性，如睡眠在学习和记忆巩固中发挥重要作用（Stick-Gold et al.，2002；Benington & Frank，2003；Walker & Stickgold，2004），而睡眠剥夺对这一过程有害（Peigneux et al.，2001）。还有一些研究证明在大脑发育的关键期，慢波睡眠对皮质可塑性起重要调控作用，从而支持了如下假设，睡眠期痫性放电对皮质功能和皮质发育过程有破坏性作用（Issa，2014）。

大部分正常睡眠期脑电图以慢波活动（slow

wave activity，SWA）为主，在细胞水平上，慢波活动对应大脑皮质神经元膜电位的缓慢振荡（Steriade，2000）。慢波活动的数量一直处于稳态调节，清醒期增加，睡眠期返回基线状态（Borbely & Achermann，2000）。慢波睡眠（slow wave sleep，SWS）与睡眠恢复功能相关，但这些功能目前尚不清楚。有学者提出假说——突触稳态假说（Tononi & Cirelli，2006），该假说认为保持清醒状态的原因是许多大脑环路突触活动逐步增强，因为清醒期大脑学习和适应环境变化主要通过突触长时程增强来完成的，逐渐增加突触活动强度是不可持续的，因为突触活动增强会消耗更多的能量，占据更多的空间（需要神经元的数量更多，占据更大范围的脑区）来满足学习的需求。因此，睡眠可通过稳定下调突触活动强度而发挥基本作用。根据该假设（如图 14-10），觉醒相关突触电位越强，SWS 开始时慢波越多。慢波有助于突触重整化。来自果蝇、斑马鱼、小鼠、大鼠和人类的研究，采取解剖学、分子生物学和电生理学等多种研究方法，最终为突触稳态假说提供了证据。如排除白天和压力的影响，许多脑区突触的体积增大、数量增多（Gilestro et al.，2009），突触内包含更多突触蛋白和 AMPA 受体（Vyazovskiy et al.，2008），清醒期比睡眠期能产生更强的兴奋性电流（Liu et al.，2010）。此外，有证据表明突触重整与睡眠对脑功能和学习成绩的提高密不可分，如运动学习后（Huber et al.，2004；Landsness et al.，2009）。

有研究证实涉及特定脑区的学习任务可能会影响睡眠稳态调节（Huber et al.，2004）。事实上，当我们在执行某项任务时，对应的功能皮质可观察睡眠脑电图 SWA 活动（即 SWA 局部增加）。SWA 局部增加能有效改善睡眠后的任务效果。也有意见相反的报道，手臂长时间失用的患者控制手臂运动的相应大脑皮质睡眠脑电图显示 SWA 数量明显减少（Huber et al.，2006）。根据上述研究结果，我们推测睡眠稳态的电生理标志物“SWA”可在一定范围内选择性调控皮质区，提示睡眠对大脑皮质局部有调节作用（Huber，2004）。另外，学习任务结束后局部 SWA 增加提示局部突触可塑性变化直接或间接地参与了学习过程。因此，这些证据解释了睡眠期局部 SWA 稳态和与学习 / 认知活动之间的相关性，同时也说明与学习、认知活动相关的大脑皮质区 SWA 稳态具有可调节性。

综上所述，推测睡眠期长时程局灶性痫性放电（如 ESES）会干扰致痫区局灶 SWA 活动，影响神经元信息传递，可导致与学习和认知功能相关的神经

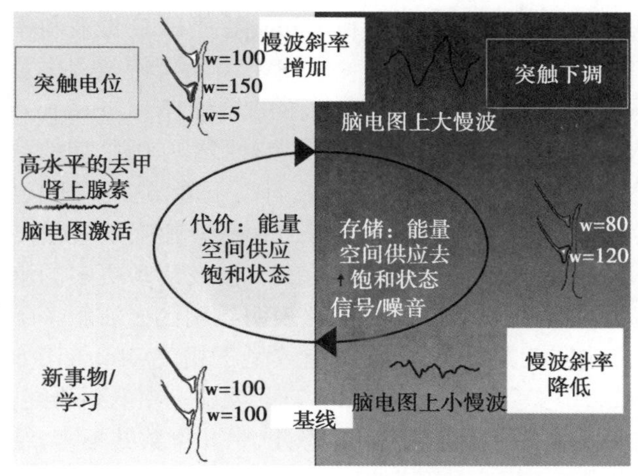

图 14-10　睡眠突触稳态假说。清醒期（黄色背景），我们与不断变化的外界环境相互影响并从中获取相关信息，EEG 处于激活状态，神经递质调节环境的改变（如高水平的去甲肾上腺素）有利于信息的存储，可通过长时程增强（突触信号增强）来实现。这种增强可通过突触前神经元点燃后去极化及突触后神经元点燃来体现，神经递质调节环境改变提示重要信息的存储（图中突触信号增强以红色表示，其强度由数字表示）。由于突触信号强度增加，清醒期神经突触可塑性以消耗能量和占用更多空间为代价，随着学习内容的增多，神经突触可塑性逐渐达到饱和状态。当处于睡眠期（蓝色背景），基本上与外界环境脱离，神经调节环境的变化会触发膜电位缓慢振荡，包括去极化和超极化状态，会影响大脑皮质中的每个神经元，脑电图上呈现慢波，脑功率谱上表现为慢波活动（SWA）（SWA，在非快速眼动期频率为 0.5~4.5Hz，脑功率谱可测算睡眠阶段慢波的数量和波幅）。睡眠期突触活性不受外界环境的干扰，神经调节的改变（如低水平的去甲肾上腺素）确保了突触传递后无长时程增强，这有适应性的意义。清醒末期平均突触强度高，而睡眠期缓慢振荡的神经元呈现高度同步化，因而，在刚入睡阶段，脑电图表现为高波幅慢波。慢波不仅是突触强度递增的伴随现象，实际上具有重要的作用。反复持续的去极化 - 超极化会导致突触传递到神经元的功能下调，这意味着突触强度下降（推测：绝大多数突触强度下降，并不是所有突触强度下降，也可能有部分比例的突触强度下降，见图中绿色部分）。突触强度下降会减少膜电位缓慢振荡的波幅和同步化水平，睡眠期脑电图呈现慢波活动减少和小慢波。随着慢波的逐渐衰减，突触重整化水平下降，当突触强度达到适当的基线水平时，突触活动将保持一个自我调节的过程。因此，当我们醒来时，神经环路保留了以前经验的痕迹，但在突触强度的重整化水平上保留了高效性，这个循环可以重新开始

突触可塑性受损（Tassinari & Rubboli，2006；Rubboli et al.，2018）。ESES 可代表一类临床模型，特点是与睡眠期持续性局灶性痫性放电影响了正常的脑电活动，这说明睡眠在高级认知功能神经突触可塑性方面具有重要作用（Tassinari et al.，2009）。Bölsterli 等证明了这一推测的合理性（2011）。在一项回顾性

病例对照研究中，对 9 例 ESES 患者 EEG 慢波斜率的动态过程研究显示：对比 SWA 而言，慢波斜率是反映皮质突触重塑更为敏感的指标（Vyazovskiy et al.，2009），正如预期结果，正常对照组从睡眠期的第一小时到最后一小时，慢波斜率下降，这与睡眠过程中 SWA 下降相似。而 ESES 患者睡眠期慢波斜率无明显变化，这种情况在棘 - 慢波活动更多的脑区更为明显。此外，有研究表明致痫区慢波斜率下降更为明显，与棘 - 慢波指数呈正相关（Bolsterli et al.，2014）。Bolsterli 等（2017）开展了一项队列研究，入组患儿为特发性 ESES 患儿，患儿例数并不多，结果显示 ESES 活动期神经心理学和行为学检测结果与睡眠期慢波斜率下降程度相关。ESES 消失后认知和行为完全恢复的儿童在 ESES 活动期部分保留了夜间睡眠慢波斜率的下降，这与 ESES 消失后继续存在认知缺陷和行为障碍的儿童完全不同，后者在 ESES 活动期完全没有睡眠慢波斜率的生理性下降。有研究显示健康儿童对当日所学词汇的记忆经过一夜的休息后记忆效率成倍增加；而在 ESES 患儿中观察到相反的情况，所学词汇的记忆明显减少（Urbain 等，2011），该结果提示睡眠稳态的破坏可能是记忆受损的重要原因。其他研究显示，睡眠 SWA 稳态调节在青春期会逐渐完善（Campbell et al.，2011），这与大脑皮质发育和突触重塑的过程是一致的（Buchmann et al.，2010）。此外，低龄患儿头后部棘波比高龄患儿更多，结果提示在不同年龄段 ESES 患儿可观察到棘波由后向前发展的轨迹，这种现象与睡眠期慢波逐渐最大化的发展轨迹一致。根据上述研究，我们可以获得一个假说，即睡眠期痫性放电往往发生在与年龄相关的同步化易感脑区（Bolsterli Heinze et al.，2017）。

一个有趣的现象显示 ESES 患儿脑电可见与棘波相关的高频振荡（high-frequency oscillations，HFO）（Kobayashi et al.，2010），HFO 参与了皮质 - 丘脑病理性的网络强化，这与 ESES 继发性同步化相关（Siniatchkin et al.，2010）。整晚睡眠期 SWA 斜率有增加趋势（Bösterli et al.，2011）。据这些证据可推测病理状态下干扰睡眠相关的突触可塑性是有害的，特别在儿童期和青春前期（Cantalupo et al.，2011；Rubboli et al.，2018）。此外，从电临床相关领域以方法论观点引入的评价方法为分析和理解 ESES 综合征开辟了新的途径，为评估睡眠期阵发性放电的相关性提供了新背景，不仅对 ESES 有用，对在睡眠期局灶性阵发性放电的患儿也是有益的。

（三）"Penelope 综合征"（阐述脑病机制的一个名词）

ESES 最有趣的问题之一就是 SES 与神经心理学和（或）运动障碍之间的关系。据前文已引用的最新研究结果，睡眠在正常认知、精神运动发育和功能中起重要作用。持续性局灶性痫性放电完全在睡眠期发生（如 ESES），干扰了局灶性致灶区的慢波活动，最终导致神经心理和行为障碍，其机制可能是正常认知发育所必需的皮质神经突触可塑性受到干扰，从而进一步说明睡眠在高级认知功能神经可塑性机制中起关键作用（Tassinari & Rubboli，2006；Rubboli et al.，2018）。事实上，将 ESES 作为"Penelope 综合征"的电生理标记是恰当的（Tassinari et al.，2009），该综合征主要指患者经过白天的不断学习到最后形成一条记忆线，但睡眠期 SES 如睡眠期的棘波放电，基本上完全抹杀这条记忆线。

（冯占辉　吴小芳 译　秦　兵 校）

参考文献

Aarts JHP, Binnie CD, Smit AM, Wilkins AJ (1984): Selective cognitive impairment during focal and generalized epileptiform EEG activity. *Brain* 107: 293–308.

Achermann P, Borbély AA (1997): Low-frequency (< 1 Hz) oscillations in the human sleep electroencephalogram. *Neuroscience* 81: 213–222.

Aeby A, Poznanski N, Verheulpen D, Wetzburger C, Van Bogaert P (2005): Levetiracetam efficacy in epileptic syndromes with continuous spikes and waves during slow sleep: experience in 12 cases. *Epilepsia* 46: 1937–1942.

Agarwal R, Kumar A, Tiwari VN, Chugani H (2016): Thalamic abnormalities in children with continuous spike-wave during slow-wave sleep: An F-18-fluorodeoxyglucose positron emission tomography perspective. *Epilepsia* 57: 263–271.

Amzica F, SteriadeM (2002): Cellular mechanisms underlying seizure activity during sleep. In: Bazil C, Malow B, Sammaritano M (eds) *Sleep and Epilepsy: the Clinical Spectrum*, pp. 109–126. Amsterdam: Elsevier.

Ansink BJ, Sarphatie H, Van Dongen HR (1989): The Landau-Kleffner syndrome: case report and theoretical consideration. *Neuropediatrics* 20: 170–172.

Arts WF, Aarsen FK, Scheltens-de Boer M, Catsman-Berrevoets CE (2009): Landau-Kleffner syndrome and CSWS syndrome: treatment with intravenous immunoglobulins. *Epilepsia* 50 (Suppl 7): 55–58.

Atkins M, Nikanorova M (2011): A prospective study of levetiracetam efficacy in epileptic syndromes with continuous spikes-waves during slow sleep. *Seizure* 20: 635–639.

Badinand Hubert N, Bastuji H, De Bellescize J, Cortinovis P, Kocher L, Rousselle C, Revol M (1995): Three unpublished new cases of continuous spikes and waves during slow sleep. In: Beaumanoir A, Bureau M, Deonna T, Mira L, Tassinari CA (eds) *Continuous Spikes and Waves During*

Slow Sleep. Electrical Status Epilepticus During Slow Sleep, pp. 186–187. London: John Libbey.

Battaglia D, Veggiotti P, Lettori D, *et al.* (2009): Functional hemispherectomy in children with epilepsy and CSWS due to unilateral early brain injury including thalamus: sudden recovery of CSWS. *Epilepsy Res* 87: 290–298.

Beaumanoir A (1995a): About continuous or subcontinuous spike-wave activity during wakefulness: electroclinical correlations. In: Beaumanoir A, Bureau M, Deonna T, Mira L, Tassinari CA (eds) *Continuous Spikes and Waves during Slow Sleep. Electrical Status Epilepticus during Slow Sleep*, pp. 115–118. London: John Libbey.

Beaumanoir A (1995b): EEG data. In: Beaumanoir A, Bureau M, Deonna T, Mira L, Tassinari CA (eds) *Continuous Spikes and Waves during Slow Sleep. Electrical Status Epilepticus during Slow Sleep*, pp. 217–223, London: John Libbey.

Beaumanoir A. Bureau M, Deonna T, Mira L, Tassinari CA (1995): *Continuous Spikes and Waves during Slow Sleep. Electrical Status Epilepticus during Slow Sleep*. London: John Libbey.

Benington JH, Frank MG (2003): Cellular and molecular connections between sleep and synaptic plasticity. *Prog Neurobiol* 69: 71–101.

Bergqvist AGC, Brooks-Kayal AR (1997): Ketogenic diet in the treatment of acquired epileptic aphasia. *Ann Neurol* 42: 504.

Billard C, Autret A, Laffont F, Lucas B, Degiovanni E (1982): Electrical status epilepticus during sleep in children: a reappraisal from eight new cases. In: Sterman MB, Shouse MN, Passouant P (eds) *Sleep and Epilepsy*, pp. 481–491. London and New York: Academic Press.

Binnie CD (1993): Significance and management of transitory cognitive impairment due to subclinical EEG discharges in children. *Brain Dev* 15: 23–30.

Boel M, Casaer P (1989): Continuous spikes and waves during slow sleep: a 30 month follow up study of neuropsychological recovery and EEG finding. *Neuropediatrics* 20: 176–180.

Bölsterli BK, Schmitt B, Bast T, Critelli H, Heinzle J, Jenni OG, Huber R (2011): Impaired slow wave sleep downscaling in encephalopathy with status epilepticus during sleep (ESES). *Clin Neurophysiol* 122: 1779–1787.

Bölsterli Heinzle BK, Fattinger S, Kurth S, *et al.* (2014): Spike wave location and density disturb sleep slow waves in patients with CSWS (continuous spike waves during sleep). *Epilepsia* 55: 584–591.

Bölsterli Heinzle BK, Bast T, Critelli H, Huber R, Schmitt B (2017): Age-Dependency of Location of Epileptic Foci in "Continuous Spike-and-Waves during Sleep": A Parallel to the Posterior-Anterior Trajectory of Slow Wave Activity. *Neuropediatrics* 48: 36–41.

Bölsterli BK, Gardella E, Pavlidis E, *et al.* (2017): Remission of encephalopathy with status epilepticus (ESES) during sleep renormalizes regulation of slow wave sleep. *Epilepsia* 58: 1892–1901.

Borbély AA, Achermann P (2000): Sleep homeostasis and models of sleep regulation. In: Kryger M, Roth T, Dement W (eds) *Principles and Practice of Sleep Medicine*, pp. 377–390. Philadelphia: W.B. Saunders.

Broli M, Bisulli F, Mastrangelo M, *et al.* (2011): Definition of the neurological phenotype associated with dup (X) (p11.22-p11.23). *Epileptic Disord* 13: 240–251.

Buchmann A, Ringli M, Kurth S, Schaerer M, Geiger A, Jenni OG, Huber R (2011): EEG sleep slow-wave activity as a mirror of cortical maturation. *Cereb Cortex* 21(3): 607–615.

Bureau M (1995a): Continuous spikes and waves during slow sleep (ESES): definition of the syndrome. In: Beaumanoir A, Bureau M, Deonna T, Mira L, Tassinari CA (eds) *Continuous Spikes and Waves during Slow Sleep. Electrical Status Epilepticus during Slow Sleep*, pp. 17–26. London: John Libbey.

Bureau M (1995b): Outstanding cases of ESES and LKS: analysis of the data sheets provided by the participants. In: Beaumanoir A, Bureau M, Deonna T, Mira L, Tassinari CA (eds), *Continuous Spikes and Waves during Slow Sleep. Electrical Status Epilepticus during Slow Sleep*, pp. 213–216. London: John Libbey.

Bureau M (1999): Electro-clinical aspects and evolution of the syndrome of epilepsy with continuous spikes and waves during slow sleep (CSWS). *Epilepsi (Turkey)* 3: 102–110.

Bureau M, Cordova S, Dravet C, Roger J, Tassinari CA (1990): Épilepsie avec pointe-ondes continues pendant le sommeil lent (POCS): évolution à moyen et long terme (à propos de 15 cas). *Epilepsies* 2: 6–94.

Buzatu M, Bulteau C, Altuzarra C, Dulac O, Van Bogaert P (2009): Corticosteroids as treatment of epileptic syndromes with continuous spikes-waves during slow-waves sleep. *Epilepsia* 50 (Suppl 7): 68–72.

Calvet U (1978): *Épilepsies nocturnes de l'enfant: épilepsies bénignes*. Toulouse: Medicine thesis.

Campbell IG, Darchia N, Higgins LM, Dykan IV, Davis NM, de Bie E, Feinberg I (2011): Adolescent changes in homeostatic regulation of EEG activity in the delta and theta frequency bands during NREM sleep. *Sleep* 34: 83–91.

Cantalupo G, Rubboli G, Tassinari CA (2011): Night-time unravelling of the brain web: Impaired synaptic downscaling in ESES – The Penelope syndrome. *Clin Neurophysiol* 122: 1691–1692.

Capovilla G, Beccaria F, Cagdas S, Montagnini A, Segala R, Paganelli D (2004): Efficacy of levetiracetam in pharmacoresistant continuous spikes and waves during slow sleep. *Acta Neurol Scand* 110: 144–147.

Caraballo R, Fontana E, Michelizza B, *et al.* (1989): Carbamazepina, "assenze atipiche", crisi "ato-niche" e stato di PO continua del sonno (POCS). *Boll Lega It Epil* 66–67: 379–381.

Caraballo RH, Bongiorni L, Cersosimo R, Semprino M, Espeche A, Fejerman N (2008): Epileptic encephalopathy with continuous spikes and waves during sleep in children with shunted hydrocephalus: a study of nine cases. *Epilepsia* 49: 1520–1527.

Caraballo RH, Cejas N, Chamorro N, Kaltenmeier MC, Fortini S, Soprano AM (2014): Landau-Kleffner syndrome: a study of 29 patients. *Seizure* 23: 98–104.

Caraballo RH, Cersósimo RO, Fortini PS, *et al.* (2013): Congenital hemiparesis, unilateral polymicrogyria and epilepsy with or without status epilepticus during sleep: a study of 66 patients with long-term follow-up. *Epileptic Disord* 15: 417–427.

Carvill GL, Regan BM, Yendle SC, *et al.* (2013): GRIN2A mutations cause epilepsy-aphasia spectrum disorders. *Nat Genet* 45: 1073–1076.

Cesaroni E, Zamponi N, Cappanera S, Cardinali C (2009): The Landau-Kleffner syndrome responsive to levetiracetam i.v. *Epilepsia* 50 (Suppl 4): 235.

Chhun S, Troude P, Villeneuve N, *et al.* (2011): A prospective open-labeled trial with levetiracetam in pediatric epilepsy syndromes: continuous spikes and waves during sleep is definitely a target. *Seizure* 20: 320–325.

Colamaria V, Sgro V, Simeone R, *et al.* (1991): Status epilepticus in benign Rolandic epilepsy manifesting as anterior operculum syndrome. *Epilepsia* 32: 329–334.

Cole AJ, Andermann F, Taylor L, *et al.* (1988): The Landau-Kleffner syndrome of acquired epileptic aphasia. Unusual clinical outcome, surgical experience and absence of encephalitis. *Neurology* 38: 31–38.

Cross JH, Neville BG (2009): The surgical treatment of Landau-Kleffner syndrome. *Epilepsia* 50 (Suppl 7): 63–67.

Dalla Bernardina B, Dravet C, Bureau M, Beghini G, Roger J (1978): Épilepsie partielle bénigne et état de mal électroencéphalographique pendant le sommeil. *Rev EEG Neurophysiol Clin* 8: 350–353.

Dalla Bernardina B, Bondavalli S, Colamaria V (1982): Benign epilepsy of childhood with Rolandic spikes during sleep. In: Sterman MB, Shouse MN, Passouant P (eds) *Sleep and Epilepsy*, pp. 495–506. London and New York: Academic Press.

Dalla Bemardina B, Fontana E, Michelizza B, Colamaria V, Capovilla G, Tassinari CA (1989): Partial epilepsies of childhood, bilateral synchronization, continuous spike-waves during slow sleep. In: Manelis S, Bental E, Loeber JN, Dreifuss FE (eds) *Advances in Epileptology*, pp. 295–302. New York: Raven Press.

Dalla Bernardina B, Sgro V, Caraballo R, *et al.* (1991): Sleep and benign partial epilepsies of childhood: EEG and evoked potentials study. *Epilepsy Res* 2 (Suppl): 83–96.

Dalla Bernardina B, Sgro V, Fejerman N (2005): Epilepsy with centrotemporal spikes and related syndromes. In: Roger J, Bureau M, Dravet C, *et al.* (eds) *Epileptic Syndromes in Infancy, Childhood and Adolescence*, 4th ed., pp. 203–226. Paris: John Libbey Eurotext.

Damiano JA, Burgess R, Kivity S, *et al.* (2017): Frequency of CNKSR2 mutation in the X-linked epilepsy-aphasia spectrum. *Epilepsia* 58: e40–43.

De Giorgis V, Filippini M, Macasaet JA, Masnada S, Veggiotti P (2017): Neurobehavioral consequences of continuous spike and waves during slow sleep (CSWS) in a pediatric population: A pattern of developmental hindrance. *Epilepsy Behav* 74: 1–9.

De Marco P (1988): Electrical status epilepticus during slow sleep: one case with sensory aphasia. *Clin Electroencephalogr* 19: 111–113.

De Negri M, Baglietto M, Battaglia F, Gaggero R, Pessagno A, Recanati L (1995): Treatment of electrical status epilepticus by short diazepam (DZP) cycles after DZP rectal bolus test. *Brain Dev* 17: 330–333.

De Negri M (1997): Electrical status epilepticus during sleep (ESES). Different clinical syndromes: towards a unifying view? *Brain Dev* 19: 447–451.

De Tiège X, Goldman S, Verheulpen D, Aeby A, Poznanski N, Van Bogaert P (2006): Coexistence of idiopathic Rolandic epilepsy and CSWS in two families. *Epilepsia* 47: 1723–1727.

De Tiège X, Goldman S, Van Bogaert P (2009): Insights into the pathophysiology of psychomotor regression in CSWS syndromes from FDG-PET and EEG-fMRI. *Epilepsia* 50 (Suppl 7): 47–50.

Debiais S, Tuller L, Barthez MA, Monjauze C, Khomsi A, Praline J, *et al.* (2007): Epilepsy and language development: the continuous spike-waves during slow sleep syndrome. *Epilepsia* 48: 1104–1110.

Deonna T (1991): Acquired epileptiform aphasia in children (Landau-Kleffner syndrome). *J Clin Neurophysiol* 8: 288–298.

Deonna T, Beaumanoir A, Gaillard A, Assal G (1977): Acquired aphasia in childhood with seizure disorder: a heterogeneous syndrome. *Neuropadiatrie* 8: 263–273.

Deonna T, Peter CL, Ziegler A (1989): Adult follow-up of the acquired aphasia epilepsy syndrome in childhood: report of seven cases. *Neuropediatrics* 20: 132–138.

Deonna T, Roulet E (1995): Acquired epileptic aphasia (AEA): definition of the syndrome and current problems. In: Beaumanoir A, Bureau M, Deonna T, Mira M, Tassinari CA (eds) *Continuous Spikes and Waves during Slow Sleep. Electrical Status Epilepticus during Slow Sleep*, pp. 37–45. London: John Libbey.

Dugas M, Masson M, Le Heuzey MF, Regnier N (1982): Aphasie acquise de l'enfant avec épilepsie (syndrome de Landau et Kleffner). *Rev Neurol* 138: 755–780.

Dugas M, Gérard CL, Franc S, Lecendreux M (1995): Late onset acquired epileptic aphasia. In: Beaumanoir A, Bureau M, Deonna T, Mira M, Tassinari CA (eds) *Continuous Spikes and Waves during Slow Sleep. Electrical Status Epilepticus during Slow Sleep*, pp. 143–147. London: John Libbey.

Dulac O, Billard C, Arthuis M (1983): Aspects électrocliniques et évolutifs de l'épilepsie dans le syndrome aphasie-épilepsie. *Arch Franc Pediatr* 40: 299–308.

Engel J Jr (2001): A proposed diagnostic scheme for people with epileptic seizures and with epilepsy: Report of the ILAE task force on classification and terminology. *Epilepsia* 42: 796–803.

Eriksson K, Kylliainen A, Hirvonen K, Nieminen P, Koivikko M (2003): Visual agnosia in a child with non-lesional occipito-temporal CSWS. *Brain Dev* 25: 262–267.

Fayad MN, Choueiri R, Mikati M (1997): Landau-Kleffner syndrome: consistent response to repeated intravenous gamma-globulin doses: a case report. *Epilepsia* 38: 489–494.

Fejerman N, Caraballo RH, Cersosimo R, Ferraro SM, Gallicchio S, Amartino H (2012): Sulthiame add-on therapy in children with focal epilepsies associated with encephalopathy related to electrical status epilepticus during slow sleep (ESES). *Epilepsia* 53: 1156–1161.

Fenn KM, Nusbaum HC, Margoliash D (2003): Consolidation during sleep of perceptual learning of spoken language. *Nature* 425: 614–616.

Fine AL, Wirrell EC, Wong-Kisiel LC, Nickels KC (2015): Acetazolamide for electrical status epilepticus in slow-wave sleep. *Epilepsia* 56: e134–8.

Galanopoulou AS, Bojko A, Lado F. Moshé SL (2000): The spectrum of neuropsychiatric abnormalities associated with electrical status epilepticus in sleep. *Brain Dev* 21: 279–295.

Garcia-Penas JJ (2010): Disfuncion neurocognitiva en el syndrome de estado de mal electrico durante el sueno lento: podemos modificar la evolucion natural del syndrome con un tratamiento farmacologico precoz? *Rev Neurol* 50 (Suppl 3): S37-S47.

Gencpinar P, Dundar NO, Tekgul H (2016): Electrical status epilepticus in sleep (ESES)/continuous spikes and waves during slow sleep (CSWS) syndrome in children: An electroclinical evaluation according to the EEG patterns. *Epilepsy Behav* 61: 107–111.

Genton P, Maton B, Ogihara M, *et al.* (1992): Continuous focal spikes during REM sleep in a case of acquired aphasia (Landau-Kleffner syndrome). *Sleep* 15: 454–460.

Gilestro GF, Tononi G, Cirelli C (2009): Widespread changes in synaptic markers as a function of sleep and wakefulness in Drosophila. *Science* 324: 109–112.

Giorda R, Bonaglia MC, Beri S, *et al.* (2009): Complex segmental duplications mediate a recurrent dup(X)(p11.22-p11.23) associated with mental retardation, speech delay, and EEG anomalies in males and females. *Am J Hum* Genet 85(3): 394–400.

Giovanardi Rossi P, Parmeggiani A, Posar A, Scaduto MC, Chiodo S, Vatti G (1999): Landau-Kleffner syndrome (LKS): long-term follow-up and links with electrical status epilepticus during sleep (ESES). *Brain Dev* 21: 90–98.

Gordon N (1990): Acquired aphasia epilepsia in childhood: the Landau-Kleffner syndrome. *Dev Med Child Neurol* 32: 267–274.

Grosso S, Parisi P, Giordano L, di Bartolo R, Balestri P (2014): Lacosamide efficacy in epileptic syndromes with continuous spike and waves during slow sleep (CSWS). *Epilepsy Res* 108: 1604–1608.

Grote CL, Van Slyke P, Hoeppner LA (1999): Language outcome following multiple subpial transection for Landau-Kleffner syndrome. *Brain* 122: 561–566.

Guerrini R, Genton P, Bureau M, *et al.* (1998): Multilobar polymicrogyria, intractable drop attack seizures and sleep-related electrical status epilepticus. *Neurology* 51: 504–512.

Guzzetta F, Battaglia D, Veredice C, *et al.* (2005): Early thalamic injury associated with epilepsy and continuous spike-wave during slow sleep. *Epilepsia* 46: 889–900.

Halâsz P, Kelemen A, Clemens B, *et al.* (2005): The perisylvian epileptic network. A unifying concept. *Ideggyogy Sz* 58: 21–31.

Harbord MG, Singh R, Morony S (1999): SPECT abnormalities in Landau-Kleffner syndrome. *J Clin Neurosci* 6: 9–15.

Hirsch E, Marescaux C, Maquet P, *et al.* (1990): Landau-Kleffner syndrome: a clinical and EEG study of five cases. *Epilepsia* 31: 756–767.

Hirsch E, Pierre M, Metz-Lutz MN, Motte I, Finck S, Marescaux C (1995): The eponym "Landau-Kleffner syndrome" should not be restricted to childhood-acquired aphasia with epilepsy. In: Beaumanoir A, Bureau M, Deonna T, Mira L, Tassinari CA (eds) *Continuous Spikes and Waves during Slow Sleep. Electrical Status Epilepticus during Slow Sleep*, pp. 57–62. London: John Libbey.

Hoppen T, Sandrieser T, Rister M (2003): Successful treatment of pharmacoresistant continuous spike wave activity during slow sleep with levetiracetam. *Eur J Pediatr* 162: 59–61.

Huber R, Ghilardi MF, Massimini M, Tononi G (2004): Local sleep and learning. *Nature* 430: 78–81.

Huber R, Ghilardi MF, Massimini M, *et al.* (2006): Arm immobilization causes cortical plastic changes and locally decreases sleep slow wave activity. *Nat Neurosci* 9: 1169–1176.

Hubert-Franc S (1990): *Le syndrome de Landau-Kleffner 33 ans après (histoire naturelle, devenir socio-professionnel, évolution des troubles du langage, aspects électroencéphalographiques)*. Paris. Thèse Médecine.

Humphrey IL, Knipstein R, Bumpass ER (1975): Gradually developing aphasia in children. A diagnostic problem. *J Am Acad Child Psychiatr* 14: 625–655.

Huppke P, Kallenberg K, Gärtner J (2005): Perisylvian polymicrogyria in Landau-Kleffner syndrome. *Neurology* 64: 1660.

Inutsuka M, Kobayashi K, Oka M, Hattori J, Ohtsuka Y (2006): Treatment of epilepsy with electrical status epilepticus during slow sleep and its related disorders. *Brain Dev* 28: 281–286.

Isnard I, Fisher C, Bastuji H, Badinand N, de Villard R (1995): Auditory early (BAEP) and middle-latency (MLAEP) evoked potentials in patients with ESES and Landau-Kleffner syndrome. In: Beaumanoir A, Bureau M, Deonna T, Mira L, Tassinari CA (eds) *Continuous Spikes and Waves during Slow Sleep. Electrical Status Epilepticus during Slow Sleep*, pp. 99–103. London: John Libbey.

Issa NP (2014): Neurobiology of continuous spike-wave in slow-wave sleep and Landau-Kleffner syndromes. *Pediatr Neurol* 51: 287–296.

Jeong A, Strahle J, Vellimana AK, Limbrick DD Jr, Smyth MD, Bertrand M (2017): Hemispherotomy in children with electrical status epilepticus of sleep. *J Neurosurg Pediatr* 19: 56–62.

Kaga M (1999): Language disorders in Landau-Kleffner syndrome. *J Child Neurol* 14: 118–122.

Kale U, El-Naggar M, Hawthorne M (1995): Verbal auditory agnosia with focal EEG abnormality: an unusual case of child presenting to an ENT surgeon with "deafness". *J Laryngol Otol* 109: 431–432.

Kelemen A, Barsi P, Gyorsok Z, Sarac J, Szucs A, Halâsz P (2006): Thalamic lesion and epilepsy with generalized seizures, ESES and spike-wave paroxysms-report of three cases. *Seizure* 15: 454–458.

Kellerman K (1978): Recurrent aphasia with subclinical bioelectric status epilepticus during sleep. *Eur J Pediatr* 128: 207–212.

Kessi M, Peng J, Yang L, *et al.* (2018): Genetic etiologies of the electrical status epilepticus during slow wave sleep: systematic review. *BMC Genetics* 19: 40.

Kevelam SH, Jansen FE, Van Binsbergen E, *et al.* (2012): Copy number variations in patients with electrical status epilepticus in sleep. *J Child Neurol* 27: 178–182.

Kobayashi K, Ohtsuka Y, Ohtahara S (1990): Epilepsy and sleep: with special reference to non convulsive status epilepticus with continuous spike-wave discharges during slow-wave sleep. *No-To-Hattasu (Tokyo)* 22: 136–142.

Kobayashi K, Nishibayashi N, Ohtsuka Y, Oka E, Ohtahara S (1994): Epilepsy with electrical status epilepticus during slow sleep and secondary bilateral synchrony. *Epilepsia* 35: 1097–1103.

Kobayashi K, Watanabe Y, Inoue T, Oka M, Yoshinaga H, Ohtsuka Y (2010): Scalp-recorded high-frequency oscillations in childhood sleep-induced electrical status epilepticus. *Epilepsia* 51: 2190–2194.

Kramer U, Nevo M, Neufeld Y, Fatal A, Leitner Y, Harel S (1998): Epidemiology of epilepsy in childhood: a cohort of 440 consecutive patients. *Pediatr Neurol* 18: 46–50.

Kramer U, Sagi L, Goldberg-Stern H, Zelnik N, Nissenkorn A, Ben-Zeev B (2009): Clinical spectrum and medical treatment of children with electrical status epilepticus in sleep (ESES). *Epilepsia* 50: 1517–1524.

Kuki, I., Kawawaki, H., Okazaki, S., Ikeda, H. & Tomiwa, K (2014): Epileptic encephalopathy with continuous spikes and waves in the occipito-temporal region during slow-wave sleep in two patients with acquired Kanji dysgraphia. *Epileptic Disord* 16: 540–45.

Lagae LG, Silberstein J, Gillis PL, Casaer PJ (1998): Successful use of intravenous immunoglobulins in Landau-Kleffner syndrome. *Pediatr Neurol* 19: 399–400.

Landau W, Kleffner FR (1957): Syndrome of acquired aphasia with convulsive disorder in children. *Neurology* 7: 523–530.

Landsness EC, Crupi D, Hulse BK, *et al.* (2009) Sleep-dependent improvement in visuomotor learning: a causal role for slow waves. *Sleep* 32: 1273–1284.

Larrieu JL, Lagueny A, Ferrer X, Jullien J (1986): Épilepsie avec décharges continues au cours du sommeil lent. Guérison sous clobazam. *Rev EEG Neurophysiol Clin* 16: 383–394.

Larsson PG, Wilson J, Eeg-Olofsson O (2009): A new method for quantification and assessment of epileptiform activity in EEG with special reference to focal nocturnal epileptiform activity. *Brain Topogr* 22: 52–59.

Larsson PG, Eeg-Olofsson O, Michel CM, Seeck M, Lantz G (2010): Decrease in propagation of interictal epileptiform activity after introduction of levetiracetam visualized with electric source imaging. *Brain Topogr* 23: 269–278.

Larsson PG, Bakke KA, Bjernses H, *et al.* (2012): The effect of levetiracetam on focal nocturnal epileptiform activity during sleep – a placebo-controlled double-blind crossover study. *Epilepsy Behav* 24: 44–48.

Lee YM, Kang HC, Lee JS, *et al.* (2008): Mitochondrial respiratory chain defects: underlying etiology in various epileptic conditions. *Epilepsia* 49: 685–690.

Lemke JR, Lal D, Reinthaler EM, *et al.* (2013): Mutations in *GRIN2A* cause idiopathic focal epilepsy with rolandic spikes. *Nat Genet* 45: 1067–1072.

Lerman P (1986): Seizures induced or aggravated by anticonvulsants. *Epilepsia* 27: 706–710.

Lerman P, Lerman-Sagie T (1989): Early steroid therapy in Landau-Kleffner syndrome. In: Manelis J, Bental E, Loeber JN, Dreifuss FE (eds) *Advances in Epileptology*, Vol. XVII, pp. 330–332. New York: Raven Press.

Lerman P, Kivity S (1991): The benign partial non-Rolandic epilepsies. *J Clin Neurophysiol* 8: 275–287.

Lerman P, Lerman-Sagie T (1995): The relation of electro-clinical syndromes with continuous spike-waves in waking and sleep to mental retardation. In: Beaumanoir A, Bureau M, Deonna T, Mira L, Tassinari CA (eds) *Continuous Spikes and Waves during Slow Sleep. Electrical Status Epilepticus during Slow Sleep*, pp. 119–122. London: John Libbey.

Lerman P, Lerman-Sagie T, Kivity S (1991): Effect of early corticosteroid therapy for Landau-Kleffner syndrome. *Dev Med Child Neurol* 33: 257–266.

Lesca G, Rudolf G, Labalme A, *et al.* (2012): Epileptic encephalopathies of the Landau-Kleffner and continuous spike and waves during slow-wave sleep types: genomic dissection makes the link with autism. *Epilepsia* 53: 1526–1538.

Lesca G, Rudolf G, Bruneau N, *et al.* (2013): *GRIN2A* mutations in acquired epileptic aphasia and related childhood focal epilepsies and encephalopathies with speech and language dysfunction. *Nat Genet* 45: 1061–1066.

Liu ZW, Faraguna U, Cirelli C, Tononi G, Gao XB (2010): Direct evidence for wake-related increases and sleep-related decreases in synaptic strength in rodent cortex. *J Neurosci* 30: 8671–8675.

Loddenkemper T, Cosmo G, Kotagal P, *et al.* (2009): Epilepsy surgery in children with electrical status epilepticus in sleep. *Neurosurgery* 64: 328–337.

Loddenkemper T, Sanchez Fernandez J, Peters JM (2011): Continuous spike and waves during sleep and electrical status epilepticus in sleep. *J Clin Neurophysiol* 28: 154–164.

Losito E, Battaglia D, Chieffo D, *et al.* (2015): Sleep-potentiated epileptiform activity in early thalamic injuries: Study in a large series (60 cases). *Epilepsy Res* 109: 90–99.

Mantovani JF, Landau WM (1980): Acquired aphasia with convulsive disorder: course and prognosis. *Neurology* 30: 524–529.

Maquet P, Hirsch E, Dive D, Salmon E, Marescaux C, Franck G (1990): Cerebral glucose utilization during sleep in Landau-Kleffner syndrome: a PET study. *Epilepsia* 31: 778–783.

Marescaux C, Hirsh E, Finck S, *et al.* (1990): Landau-Kleffner syndrome. A pharmacologic study of five cases. *Epilepsia* 31: 768–777.

Martin Miguel MdC, Garcia Seoane JJ, (2011): EEG latency analysis for hemispheric lateralisation in Landau-Kleffner syndrome. *Clin Neurophysiol* 122: 244–252.

McKinney W, McGreal DA (1974): An aphasic syndrome in children. *Can MedAssocJ* 110: 636–639.

Mednick SC, Nakayama K, Cantero JL, Atienza M, Levin AA, Pathak N, Stickgold R (2002): The restorative effect of naps on perceptual deterioration. *Nat Neurosci* 5: 677–681.

Mefford HC, Yendle SC, Hsu C, Cook J, Geraghty E, McMahon JM, *et al.* (2011): Rare copy number variants are an important cause of epileptic encephalopathies. *Ann Neurol* 70: 974–985.

Michelucci R, Rubboli G. Plasmati R (1987): Clinical relevance of various EEG features of electrical status epilepticus during slow sleep. *17th Epilepsy International Congress*, 79. Book of Abstracts, Jerusalem.

Mikati MA, Fayad M, Choueri R (1998): IVIG in Landau-Kleffner syndrome. *Pediatr Neurol* 19: 399–400.

Mikati MA, Saab R (2000): Successful use of intravenous immunoglobulin as initial monotherapy in Landau-Kleffner syndrome. *Epilepsia* 41: 860–886.

Mikati MA, Shamseddine AN (2005): Management of Landau-Kleffner syndrome. *Paediatr Drugs* 7: 377–389.

Mira L, BonaO, Van Lierde A (1995): Cognitive assessment of children with ESES syndrome: a critical review of data from 155 cases submitted to the Venice colloquium. In: Beaumanoir A, Bureau M, Deonna T, Mira L, Tassinari CA (eds) *Continuous Spikes and Waves during Slow Sleep. Electrical Status Epilepticus during Slow Sleep*, pp. 229–242. London: John Libbey.

Monteiro JP, Roulet-Perez E, Davidoff V, Deonna T (2001): Primary neonatal thalamic haemorrhage and epilepsy with continuous spike-wave during sleep: a longitudinal follow-up of a possible significant relation. *EurJ Paediatr Neurol* 5: 41–44.

Morikawa T, Seino M, Osawa T, Yagi K (1985): Five children with continuous spike-waves discharges during sleep. In: Roger J, Dravet C, Bureau M, Dreifuss FE, Wolf P (eds) *Epileptic Syndromes in Infancy, Childhood and Adolescence*, pp. 205–212. London: John Libbey.

Morikawa T, Seino M. Watanabe Y, Watanabe M, Yagi K (1989): Clinical relevance of continuous spike-waves during slow wave sleep. In: Manelis S, Bental E, Loeber JN, Dreifuss FE (eds) *Advances in Epileptology*, pp. 359–363. New York: Raven Press.

Morikawa T, Seino M, Watanabe M (1995): Long-term outcome of ESES syndrome. In: Beaumanoir A, Bureau M, Deonna T, Mira L, Tassinari CA (eds) *Continuous Spikes and Waves during Slow Sleep. Electrical Status Epilepticus during Slow Sleep*, pp. 27–36. London: John Libbey.

Morrell F (1985): Secondary epileptogenesis in man. *Arch Neurol* 42: 318–335.

Morrell F (1995): Electrophysiology of ESES in Landau-Kleffner syndrome. In: Beaumanoir A, Bureau M, Deonna T, Mira L, Tassinari CA (eds) *Continuous Spikes and Waves during Slow Sleep. Electrical Status Epilepticus during Slow Sleep*, pp. 77–90. London: John Libbey.

Morrell F, Whisler WW, Bleck TP (1989): Multiple subpial transection: a new approach to the surgical treatment of focal epilepsy. *J Neurosurg* 70: 231–239.

Morrell F, Whisler WW, Smith MC, *et al.* (1995): Landau-Kleffner syndrome. Treatment with subpial intracortical transection. *Brain* 118: 1529–1546.

Mouridsen SE, Videbaek C, Sogaard H, Andersen AR (1993): Regional cerebral blood-flow measured by HMPAO and SPECT in a 5-year-old boy with Landau-Kleffner syndrome. *Neuropediatrics* 24: 47–50.

Nakano S, Okuno T, Mikawa H (1989): Landau-Kleffner syndrome: EEG topographic studies. *Brain Dev* 11: 43–50.

Nakayama T, Nabatame S, Saito Y, *et al.* (2012): 8p deletion and 9p duplication in two children with electrical status epilepticus in sleep syndrome. *Seizure* 21: 295–299.

Nass R, Gross A, Wisoff I, Devinsky O (1999): Outcome of multiple subpial transections for autistic epileptiform regression. *Pediatr Neurol* 21: 464–470.

Neckelmann D, Amzica F Steriade M (1998): Spike-wave complexes and fast components of cortically generated seizures. III. Synchronizing mechanisms. *J Neurophysiol* 80: 1480–1494.

Neville BGR, Boyd SG (1995): Selective epileptic gait disorder. *J Neurol Neurosurg Psychiatry* 58: 371–373.

Neville BGR, Burch V, Cass H, Lees J (1998): Motor disorders in Landau-Kleffner syndrome (LKS). *Epilepsia* 39 (Suppl 6): 123.

Nickels K, Wirrell E (2008): Electrical status epilepticus in sleep. *Semin Pediatr Neurol* 15(2): 50–60.

Nikanorova M, Miranda MJ, Atkins M, Sahlholdt L (2009): Ketogenic diet in the treatment of refractory continuous spikes and waves during slow sleep. *Epilepsia* 50: 1127–1131.

Nissenkorn A, Gak E, Vecsler M, Reznik H, Menascu S, Ben Zeev B (2010): Epilepsy in Rett syndrome-the experience of a National Rett Center. *Epilepsia* 51: 1252–1258.

Nonclercq A, Foulon M, Verheulpen D, *et al.* (2009): Spike detection algorithm automatically adapted to individual patients applied to spike-and-wave percentage quantification. *Neurophysiol Clin* 39: 123–131.

Overvliet GM, Besseling RM, Vles JS, *et al.* (2010): Nocturnal epileptiform EEG discharges, nocturnal epileptic seizures, and language impairments in children: review of the literature. *Epilepsy Behav* 19: 550–558.

Paetau R (2009): Magnetoencephalography Landau-Kleffner syndrome. *Epilepsia* 50 (Suppl 7): 51–54.

Paetau R, Granstrom ML, Blomstedt G, Jousmaki V, Chuchman M, Liukkonen E (1999): Magnetoencephalography in presurgical evaluation of children with the Landau-Kleffner syndrome. *Epilepsia* 40: 326–335.

Panayiotopoulos CP (1999): Severe syndromes of mainly linguistic and neuropsychological deficits, seizures or both and marked EEG abnormalities from the Rolandic and neighbouring regions. In: Panayiotopoulos CP (ed) *Benign Childhood Partial Seizures and Related Epileptic Syndromes*, pp. 337–360. John Libbey: London.

Park YD (2003): The effects of vagus nerve stimulation therapy on patients with intractable seizures and either Landau-Kleffner syndrome or autism. *Epilepsy Behav* 4: 286–290.

Pascual Castroviejo I, Pascual-Pascual S, Pena W, Talavera M (1999): Status epilepticus-induced brain damage and opercular syndrome in childhood. *Dev Med Child Neurol* 41: 420–423.

Patry G, Lyagoubi S, Tassinari CA (1971): Subclinical electrical status epilepticus induced by sleep in children. *Arch Neurol* 24: 242–252.

Pavlidis E, Rubboli G, Nikanorova M, Kölmel MS, Gardella E (2015): Encephalopathy with status epilepticus during sleep (ESES) induced by oxcarbazepine in idiopathic focal epilepsy in childhood. *Funct Neurol* 30: 139–141.

Peltola ME, Liukkonen E, Granström ML, *et al.* (2011): The effect of surgery in encephalopathy with electrical status epilepticus during sleep. *Epilepsia* 52: 602–609.

Peltola ME, Palmu K, Linkkonen E, Gaily E, Vanhatalo S (2012): Semiautomatic quantification of spiking in patients with continuous spike and waves in sleep: Sensitivity to settings and correspondence to visual assessment. *Clin Neurophysiol* 123: 1284–1290.

Peltola ME, Sairanen V, Gaily E, Vanhatalo S (2014): Measuring spike strength in patients with continuous spikes and waves during sleep: comparison of methods for prospective use as a clinical index. *Clin Neurophysiol* 125: 1639–1646.

Pera MC, Brazzo D, Altieri N, Balottin U, Veggiotti P (2013): Long-term evolution of neuropsychological competences in encephalopathy with status epilepticus during sleep: a variable prognosis. *Epilepsia* 54 (Suppl 7): 77–85.

Pisani F, Seri S, Pelliccia A (1999): Landau-Kleffner syndrome and atypical benign partial epilepsy of childhood: the effectiveness of acetazolamide. *Neuropediatrics* 30: 164.

Praline J, Barthez MA, Castelnau P, *et al.* (2006): Atypical language impairment in two siblings: relationship with electrical status epilepticus during slow wave sleep. *J Neurol Sci* 249: 166–171.

Prats JM, Garaizar C, Uterga JM, Urroz MJ (1992): Operculum syndrome in childhood: a rare case of persistent speech disturbance. *Dev Med Child Neurol* 34: 359–364.

Quigg M, Noachtar S (2012): Sleep-potentiated epileptic discharges, language regression and pediatric thalamic lesions. *Neurology* 78: 1708–1709.

Raha S, Shah U, Udani V (2012): Neurocognitive and neurobehavioral disabilities in Epilepsy with Electrical Status Epilepticus in slow sleep (ESES) and related syndromes. *Epilepsy Behav* 25: 381–385.

Rapin I, Mattis S, Rowan AJ, Golden GG (1977): Verbal auditory agnosia in children. *Dev Med Child Neurol* 19: 192–207.

Ravnik I (1985): A case of Landau-Kleffner syndrome: effect of intravenous diazepam. In: Roger J, Dravet C, Bureau M, Dreifuss FE, Wolf P (eds) *Epileptic Syndromes in Infancy, Childhood and Adolescence*, pp. 192–193. London: John Libbey.

Reutlinger C, Helbig I, Gawelczyk B, *et al.* (2010): Deletions in 16p13 including GRIN2A in patients with intellectual disability, various dysmorphic features, and seizure disorders of the Rolandic region. *Epilepsia* 51: 1870–1873.

Roll P, Rudolf G, Pereira S, *et al.* (2006): SRPX2 mutations in disorders of language cortex and cognition. *Hum Mol Genet* 15: 1195–1207.

Roulet-Perez E, Deonna T, Gaillard F, Peter-Favre C, Despland PA (1991): Acquired aphasia, dementia, and behavior disorder with epilepsy and continuous spike and waves during sleep in a child. *Epilepsia* 32: 495–503.

Roulet-Perez E, Davidoff V, Despland PA. Deonna T (1993): Mental and behavioural deterioration of children with epilepsy and ESES: acquired epileptic frontal syndrome. *Dev Med Child Neurol* 35: 661–674.

Rubboli G, Tassinari CA (2006): Negative myoclonus. An overview of its clinical features, pathophysiological mechanisms, and management. *Neurophysiol Clin* 36: 337–343.

Rubboli G, Huber R, Tononi G, Tassinari CA (2018). Encephalopathy related to status epilepticus during sleep (ESES). A link with sleep homeostasis? *Epileptic Dis* [Epub ahead of print].

Rudolf G, Valenti MP, Hirsch E, Szepetowski P (2009): From Rolandic epilepsy to continuous spike-and-waves during sleep and Landau-Kleffner syndromes: insights into possible genetic factors. *Epilepsia* 50 (Suppl 7): 25–28.

Saltik S, Uluduz D, Cokar O, Demirbilek V, Dervent A (2005): A clinical and EEG study on idiopathic partial epilepsies with evolution into ESES spectrum disorders. *Epilepsia* 46: 524–533.

Sanchez Fernandez I, Takeoka M, *et al.* (2012a): Early thalamic lesions in patients with sleep-potentiated epilep-tiform activity. *Neurology* 78: 1721–1727.

Sanchez Fernandez I, Hadjiloizou S, *et al.* (2012b): Short-term response of sleep-potentiated spiking to high-dose diazepam in electric status epilepticus during sleep. *Pediatr Neurol* 46: 312–318.

Sánchez Fernández I, Peters JM, An S, Bergin AM, Takeoka M, Rotenberg A, *et al.* (2013): Long-term response to high-dose diazepam treatment in continuous spikes and waves during sleep. *Pediatr Neurol* 49: 163–170.

Sánchez Fernández I, Peters JM, Akhondi-Asl A, Klehm J, Warfield SK, Loddenkemper T (2017): Reduced thalamic volume in patients with Electrical Status Epilepticus in Sleep. *Epilepsy Res* 130: 74–80.

Scheltens-de Boer M (2009): Guidelines for EEG in encephalopathy related to ESES/CSWS in children. *Epilepsia* 50 (Suppl 7): 13–17.

Seegmüller C, Deonna T, Mayor Dubois C, *et al.* (2012): Long-term outcome after cognitive and behavioral regression in nonlesional epilepsy with continuous spike-waves during slow-wave sleep. *Epilepsia* 53: 1067–1076.

Seri S, Cerquiglini A, Pisani F (1998): Spike-induced interference in auditory sensory processing in Landau-Kleffner syndrome. *Electroencephalogr Clin Neurophysiol* 108: 506–510.

Shafrir Y, Prenski AL (1995): Acquired epileptiform opercular syndrome: a second case report, review of the literature, and comparison to the Landau-Kleffner syndrome. *Epilepsia* 36: 1050–1057.

Shewmon AD, Erwin RJ (1988a): The effect of focal interictal spikes on perception and reaction time. I. General considerations. *Electroencephalogr Clin Neurophysiol* 69: 319–337.

Shewmon AD, Erwin RJ (1988b): The effect of focal interictal spikes on perception and reaction time. II. Neuroanatomic specificity. *Electroencephalogr Clin Neurophysiol* 69: 338–352.

Shewmon DA, Erwin RJ (1989): Transient impairment of visual perception induced by single interictal occipital spikes. *J Clin Exp Neuropsychol* 11: 675–691.

Shu-Xian H, Xi Ru W, Chin L, Shou-Yu H (1989): Landau-Kleffner syndrome with unilateral EEG abnormalities. Two cases from Bejing. *Brain Dev* 11: 420–422.

Siniatchkin M, Groening K, Moehring J, *et al.* (2010): Neuronal networks in children with continuous spikes and waves during slow sleep. *Brain* 133: 2798–2813.

Smith C (1995): Sleep states and memory processes. *Behav Brain Res* 69: 137–145.

Snead OC 3rd, Hosey LC (1985): Exacerbation of seizures in children with carbamazepine. *N Engl J Med* 313: 916–921.

Solomon GE, Carson D, Pavalkis S, Fraser R, Labar D (1993): Intracranial EEG monitoring in Landau-Kleffner syndrome associated with left temporal lobe astrocytoma. *Epilepsia* 34: 557–560.

Spencer SS, Schramm J, Wyler A, *et al.* (2002): Multiple subpial transection for intractable partial epilepsy: an international meta-analysis. *Epilepsia* 43: 141–145.

Steriade M (2000): Corticothalamic resonance, states of vigilance and mentation. *Neuroscience* 101: 243–275.

Steriade M, McCormick DA, Sejnowski TJ (1993): Thalamocortical oscillations in the sleeping and aroused brain. *Science* 262(5134): 679–685.

Steriade M, Amzica F (1994): Dynamic coupling among neocortical neurons during evoked and spontaneous spike-wave seizure activity. *J Neurophysiol* 72: 2051–2069.

Steriade M, Contreras D (1998): Spike-wave complexes and fast components of cortically generated seizures. I. Role of neocortex and thalamus. *J Neurophysiol* 80: 1439–1455.

Stickgold R, James L, Hobson JA (2000): Visual discrimination learning requires sleep after training. *Nat Neurosci* 3: 1237–1238.

Stickgold R, Fosse R, Walker MP (2002): Linking brain and behavior in sleep-dependent learning and memory consolidation. *Proc Natl Acad Sci USA* 99(26): 16519–16521.

Stienen MN, Haghikia A, Dambach H, *et al.* (2011): Anti-inflammatory effects of the anticonvulsant drug levetira-cetam on electrophysiological properties of astroglia are mediated *via* TGFβ1 regulation. *BrJ Pharmacol* 162: 491–507.

Stroink H, Van Dongen HR, Meulstee J, Scheltens-de Boer M, Geesink HH (1997): A special case of "deafness"; Landau-Kleffner syndrome. *Ned Tijdschr Geneeskd* 141: 1623–1625.

Strug LJ, Clarke T, Chiang T, *et al.* (2009): Centrotemporal sharp wave EEG trait in Rolandic epilepsy maps to Elon-gator Protein Complex 4 (ELP4). *EurJ Hum* Genet 17: 1171–1181.

Tas E, Takeoka M, Molino J, *et al.* (2009): Thalamic lesions increase the frequency of spiking during sleep. *Epilepsia* 50 (Suppl 11): 479.

Tassinari CA (1995): The problems of "continuous spikes and waves during slow sleep" or "electrical status epilepticus during slow sleep" today. In: Beaumanoir A, Bureau M, Deonna T, Mira L, Tassinari CA (eds) *Continuous Spikes and Waves during Slow Sleep. Electrical Status Epilepticus during Slow Sleep*, pp. 251–255. London: John Libbey.

Tassinari CA, Dravet C, Roger J (1977): ESES: encephalopathy related to electrical status epilepticus during slow sleep. *Electroencephalogr Clin Neurophysiol* 43: 529–530.

Tassinari CA, Bureau M, Dravet C, Roger J, Daniele-Natale O (1982): Electrical status epilepticus during sleep in children (ESES). In: Sterman MB, Shouse MN, Passouant P (eds) *Sleep and Epilepsy*, pp. 465–479. London and New York: Academic Press.

Tassinari CA, Bureau M, Dravet C, Dalla Bernardina B, Roger J (1985): Epilepsy with continuous spike and waves during slow sleep. In: Roger J, Dravet C, Bureau M, Dreifuss FE, Wolf P (eds) *Epileptic Syndromes in Infancy, Childhood and Adolescence*, pp. 194–204. London: John Libbey.

Tassinari CA, Michelucci R, Forti A, *et al.* (1992a): The electrical status epilepticus syndrome. In: Degen R, Dreifuss FE (eds) *Benign Localized and Generalized Epilepsies of Early Childhood*, pp. 111–115. Amsterdam: Elsevier.

Tassinari CA, Bureau M. Dravet C, Dalla Bernardina B, Roger J (1992b): Epilepsy with continuous spikes and waves during slow sleep – otherwise described as ESES (epilepsy with electrical status epilepticus during slow sleep). In: Roger J, Bureau M, Dravet C, Dreifuss FE, Perret A, Wolf P (eds) *Epileptic Syndromes in Infancy, Childhood and Adolescence*, 2nd ed, pp. 245–256. London: John Libbey.

Tassinari CA, Rubboli G, Parmeggiani L, *et al.* (1995): Epileptic negative myoclonus. In: Fahn S, Hallet M, Lüders HO, Marsden CD, *et al.* (eds) *Negative Motor Phenomena, Advances in Neurology*, vol. 67, pp. 181–197. Philadelphia: Lippincott-Raven.

Tassinari CA, Rubboli G, Shibasaki H (1998): Neurophysiology of positive and negative myoclonus. *Electroencephalogr Clin Neurophysiol* 107: 181–195.

Tassinari CA, Rubboli G, Volpi L, *et al.* (2000): Encephalopathy with electrical status epilepticus during slow sleep or ESES syndrome including the acquired aphasia. *Clin Neurophysiol* 111 (Suppl 2): 94–102.

Tassinari CA, Rubboli G (2006): Cognition and paroxysmal EEG activities: from a single spike to electrical status epilepticus during sleep. *Epilepsia* 47 (Suppl 2): 40–43.

Tassinari CA, Cantalupo G, Rios-Pohl L, Giustina ED, Rubboli G (2009): Encephalopathy with status epilepticus during slow sleep: "the Penelope syndrome". *Epilepsia* 50 (Suppl 7): 4–8.

Tassinari CA, Cantalupo, G, Rubboli G (2015): Focal ESES as a selective focal brain dysfunction: a challenge for clinicians, an opportunity for cognitive neuroscientists. *Epileptic Disord* 17: 1–3.

Teixeira KC, Montenegro MA, Cendes F, Guimarâes CA, Guerreiro CA, Guerreiro MM. (2007): Clinical and electroencephalographic features of patients with polymicrogyria. *J Clin Neurophysiol* 24: 244–251.

Teixeira KCS, Cendes F, Guerreiro CAM, Guerreiro MM (2009): Focal electrical status (FES): a new finding associated with polymicrogyria. *J Clin Neurophysiol* 26: 155–159.

Tononi G, Cirelli C (2006): Sleep function and synaptic homeostasis. *Sleep Med Rev* 10: 49–62.

Toso V, Moschini M, Gagnin G, Antoni D (1981): Aphasie acquise de l'enfant avec épilepsie. Trois observations et revue de la littérature. *Rev Neurol* 137: 425–434.

Tovia E, Goldberg-Stern H, Ben Zeev B, *et al.* (2011): The prevalence of atypical presentations and comorbidities of benign childhood epilepsy with centrotemporal spikes. *Epilepsia* 52: 1483–1488.

Tsuru T, Mori M, Mizuguchi M, Momoi MY (2000): Effects of high-dose intravenous corticosteroid therapy in Landau-Kleffner syndrome. *Pediatr Neurol* 22: 145–147.

Urbain C, Di Vincenzo T, Peigneux P, Van Bogaert P (2011): Is sleep-related consolidation impaired in focal idiopathic epilepsies of childhood? A pilot study. *Epilepsy Behav* 22: 380–384.

Vaags AK, Bowdin S, Smith ML, *et al.* (2014): Absent *CNKSR2* causes seizures and intellectual, attention, and language deficits. *Ann Neurol* 76: 758–764.

Van Bogaert P, Aeby A, De Borchgrave V, *et al.* Groupe de travail des centres francophones de référence de l'epi-lepsie réfractaire (2006): The epileptic syndromes with continuous spikes and waves during slow sleep: definition and management guidelines. *Acta Neurol Belg* 106(2): 52–60.

Van Bogaert P, Paquier PF (2009): Fifty years of Landau-Kleffner syndrome. Proceedings of an international symposium. November 2–4, 2007. Alden-Biesen, Belgium. *Epilepsia* 50 (Suppl 7): 1–82.

van den Munckhof B, van Dee V, Sagi L, *et al.* (2015): Treatment of electrical status epilepticus in sleep: a pooled analysis of 575 cases. *Epilepsia* 56: 1738–1746.

van den Munckhof B, de Vries EE, Braun KP, *et al.* (2016): Serum inflammatory mediators correlate with disease activity in electrical status epilepticus in sleep (ESES) syndrome. *Epilepsia* 57: e45–50.

van den Munckhof B, Alderweireld C, Davelaar S, *et al.* (2018): Treatment of electrical status epilepticus in sleep: Clinical and EEG characteristics and response to 147 treatments in 47 patients. *Eur J Paediatr Neurol* 22: 64–71.

Van Hirtum-Das M, Licht EA, Koh S, Wu JY, Shields WD, Sankar R (2006): Children with ESES: variability in the syndrome. *Epilepsy Res* 70 (Suppl 1): S248-S258.

Van Lierde A (1995): Therapeutic data. In: Beaumanoir A, Bureau M, Deonna T, Mira L, Tassinari CA (eds) *Continuous Spikes and Waves during Slow Sleep. Electrical Status Epilepticus during Slow Sleep*, pp. 225–227, London: John Libbey.

Varga ET, Terney D, Atkins MD, *et al.* (2011): Transcranial direct current stimulation in refractory continuous spikes and waves during slow sleep: a controlled study. *Epilepsy Res* 97: 142–145.

Vega C, Sánchez Fernández I, Peters J, *et al.* (2018): Response to clobazam in continuous spike-wave during sleep. *Dev Med Child Neurol* 60: 283–289.

Veggiotti P, Beccaria F, Guerrini R, Capovilla G, Lanzi G (1999): Continuous spike-and-wave activity during slow-wave sleep: syndrome or EEG pattern? *Epilepsia* 40: 1593–1601.

Veggiotti P, Bova S, Granocchio E, Papalia G, Termine C, Lanzi G (2001): Acquired epileptic frontal syndrome as long-term outcome in two children with CSWS. *Neurophysiol Clin* 31: 387–397.

Veggiotti P, Cardinali S, Granocchio E, *et al.* (2005): Motor impairment on awakening in a patient with an EEG pattern of "unilateral, continuous spikes and waves during slow sleep". *Epileptic Disord* 7: 131–136.

Veggiotti P, Pera MC, Teutonico F, Brazzo D, Balottin U, Tassinari CA (2012): Therapy of encephalopathy with status epilepticus during sleep (ESES-CSWS syndrome): an update. *Epileptic Disord* 14: 1–11.

Verhoeven WM, Egger JI, Feenstra I, de Leeuw N (2011): A *de novo* 3.57 Mb microdeletion in 8q12.3q13.2 in a patient with mild intellectual disability and epilepsy. *EurJ Med Genet* 55: 358–361.

Vrielynck P, Marique P, Ghariani S, *et al.* (2017): Topiramate in childhood epileptic encephalopathy with continuous spike-waves during sleep: A retrospective study of 21 cases. *Eur J Paediatr Neurol* 21: 305–311.

Vyazovskiy VV, Cirelli C, Pfister-Genskow M, Faraguna U, Tononi G (2008): Molecular and electrophysiological evidence for net synaptic potentiation in wake and depression in sleep. *Nat Neurosci* 11: 200–208.

Walker MP, Brakefield T, Morgan A, Hobson JA, Stickgold R (2002): Practice with sleep makes perfect: sleep-dependent motor skill learning. *Neuron* 35: 205–211.

Walker MP, Stickgold R (2004): Sleep-dependent learning and memory consolidation. *Neuron* 44: 121–133.

White H, Sreenivasan V (1987): Epilepsy-aphasia syndrome in children: an unusual presentation to psychiatry. *Can J Psychiatr* 32: 599–601.

Wilson RB, Eliyan Y, Sankar R, Hussain SA (2018): Amantadine: A new treatment for refractory electrical status epilepticus in sleep. *Epilepsy Behav* 84: 74–78.

Wirrell E, Ho AW, Hamiwka L (2006): Sulthiame therapy for continuous spike and wave in slow-wave sleep. *Pediatr Neurol* 35: 204–208.

Wolff M, Weiskopf N, Serra E, Preissl H, Birbaumer N, Kraegeloh-Mann I (2005): Benign partial epilepsy in childhood: selective cognitive deficits are related to the location of focal spikes determined by combined EEG/MEG. *Epilepsia* 46: 1661–1667.

Yan Liu X, Wong V (2000): Spectrum of epileptic syndromes with electrical status epilepticus during sleep in children. *Pediatr Neurol* 22: 371–379.

Yasuhara A, Yoshida H, Hatanaka T, Sugimoto T, Kobashi Y, Dyken E (1991): Epilepsy with continuous spike-waves during slow sleep and its treatment. *Epilepsia* 32: 59–62.

Zivi A, Broussaud C, Daymas S, Hazard J, Sicard C (1990): Syndrome aphasie acquise-épilepsie avec psychose: à propos d'une observation. *Ann Pédiatr* 37: 391–394.

第 15 章 失神癫痫

作者：MarcoT.MEDINA[1]，Pierre GENTON[2]，Michelle BUREAU[2]，Édouard HIRSCH[3]，Philippe GÉLISSE[4]，Peter WOLF[5]，Carlo Alberto TASSINARI[6]

单位：1. School of Medical Sciences，National Autonomous University of Honduras，Tegucigalpa，Honduras
2. Centre Saint-Paul，Henri-Gastaut Hospital，Marseille，France
3. Strasbourg University Hospital，Strasbourg，France
4. Epilepsy Unit，Montpellier，France
5. Epilepsihospitalet，Dianalund，Denmark；Florianopolis，Brazil
6. University of Bologna，Bologna，Italy

一、引言

1981 年，国际抗癫痫联盟命名与术语委员会定义了典型的失神发作（typical absence seizures，TA）。TA 可见于多种遗传性（特发性）全面性癫痫（Idiopathic generalized epilepsies，IGE）。在过去，仅考虑发作类型而不考虑发作类型所属的综合征，会造成对其预后的错误判断。因此，若不考虑癫痫综合征的诊断，即使对已发表的大量论文进行 Meta 分析，对预后的判断也毫无意义。失神癫痫是一组异质性的遗传性或可能为遗传性全面性癫痫，通常于儿童或青春期起病（Scheffercheffer et al.，2017；Berger et al.，2012）。这组癫痫综合征均有失神发作的表现，如儿童失神癫痫（childhood absence epilepsy，CAE）、青少年失神癫痫（juvenile absence epilepsy，JAE）、肌阵挛失神癫痫（epilepsy with myoclonic absences，EMA）和儿童失神癫痫演变为青少年肌阵挛癫痫等（Tassinari，1992；Medina，2005；Martinez-Juarez，2006；Scheffer et al.，2017）。也有文献报道过以失神为主要发作类型的其他癫痫，如早发性失神癫痫（early onset absence epilepsies，EOAE）（Chaix et al.，2003；Agostinelli et al.，2013）、失神癫痫持续状态（Genton et al.，2008）。失神癫痫谱系也包括老年患者，如新发的晚发性失神癫痫持续状态（Thomas，1999）。

1989 年和 2017 年，ILAE 将 CAE 和 JAE 确认为不同类型的癫痫综合征（Commission，1989；Scheffer et al.，2017），并进一步将 CAE 和 JAE 纳入 IGE（Engel，2001）或遗传性癫痫综合征中（Berg et al.，2010；Schefferet al.，2017）。因此，应谨慎参考 1981 年以前发表的有关失神发作的相关文章和 1989 年以前发表的失神癫痫的相关研究。Duncan 和 Panayiotopoulos 教授曾在专著中对 TA 及其相关癫痫综合征的诸多方面进行了详细的总结（Duncan & Panayiotopoulos，1995）。本章在第 5 版综述的基础上进行了更新，涵盖了 CAE、JAE、EMA 和其他较为少见、未达成共识的癫痫综合征。

二、历史

（一）临床时代

根据 Temkin 的 1971 文献，Poupart 教授在 1705 年首次对失神发作进行了描述，但读者可能更熟悉 Tissot 在 1770 年的描述（图 15-1），即在两次大发作间，一位年轻女性患者常经历非常短的轻微发作，通常仅在以下数种情况时能够识别出：出现短暂的意识丧失、语言停止，并伴非常轻微的眼球颤动。该患者通常在恢复意识后，能继续完成发作前未讲完的话，有时不能回忆发作。该患者就诊时 14 岁，“小发作”始于 7 岁。数月后，患者才有“非常强烈、频繁的、真正的大发作”，即全面性强直 - 阵挛发作（generalized tonic-clonic seizures，GTCS）。

上述与 GTCS 截然相反的特征，如不伴抽搐，甚至没有跌倒的发作，常易被忽视，因此被称为“失神”（Calmeil，1824）、“小发作”（Esquirol，1838）和

"轻微癫痫"（Reynolds，1861）等。

在19世纪末，尽管伴意识损害的局灶性发作与失神发作常易混淆，但失神发作的概念已广为接受。Gowers对失神发作做出了最准确的描述："没有明显的抽搐"（Gowers，1881）。20世纪初，这一概念曾一度受到质疑，但对其本质的认识得到了普遍认可，对失神癫痫的错误认识从而得以终止（Friedmann，1906）。

失神发作的频率也逐渐引起学者们的关注。1916年，Sauer使用了"pyknolepsy"一词用于描述失神发作。*Brain*杂志最早于1924年提出过度换气可诱发失神发作（Peterman，1945）。同年，Adie（1924）总结了"pyknolepsy系一种儿童期起病、预后良好的癫痫"，其特征为"4—14岁起病、发作频繁、发作时间短暂、发作症状非常轻。发作频率每天数次，持续数周、数月或数年，对抗癫痫药物（antiepileptic drugs，AEDs）反应良好，不影响精神和心理发育，最终可自发停止，永不复发"。1965年，Doose等进行了一项研究，目的是确定所有"伴棘-慢波（3Hz棘-慢波）的失神"的病例是否均为同一种综合征。研究发现，起病高峰期为4—8岁；女性为主；早发、晚发均有可能是该类患者的共同特征，但某些病例在这些临床特征上也有差异。值得注意的是，研究者发现10—12岁是失神发作的第二个高峰期。该类患者无显著的性别差异，当患者同时存在大发作时，失神发作不频繁。因此，起病年龄成为该组病例的第一个明显特征，称为"青少年失神癫痫"。

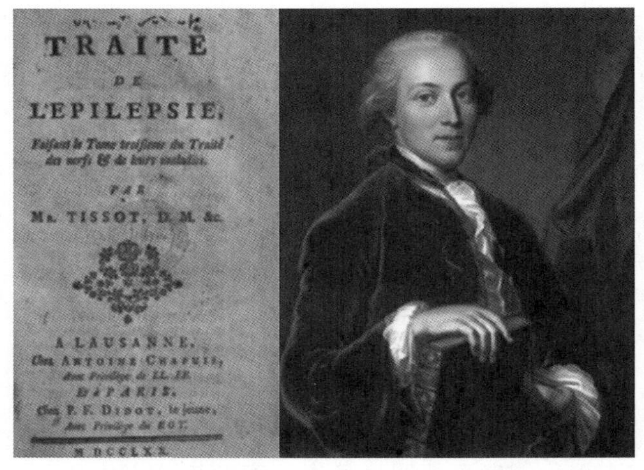

图15-1 Samuel Auguste Tissot及其著作《癫痫论》，1770年出版

（二）电-临床时代

失神是最早发现有典型脑电图（electroencephalogram，EEG）特征的一种发作类型。早在1935年，Gibbs、Davis和Lennox就发现失神发作（小发作）EEG表现为规律性3Hz棘-慢复合波（Gibbs，1935）。EEG监测这一新兴技术还导致了失神癫痫的过度诊断："当临床上有小发作时，EEG监测到3Hz棘-慢复合波，毫无疑问可将该发作称为节律异常的小发作。"同时，当常规EEG监测到3Hz棘-慢复合波出现在无临床症状的患者中，我们认为也可将其称作"节律异常的小发作"，个别病例甚至可无小发作或癫痫病史（Gibbset et al.，1943）。此外，"这种交替性棘波和慢波节律可导致发作三联征，临床表现形式各不相同"（Lennox，1945），如小发作三联征：①失神发作；②肌阵挛发作；③失动发作（akinetic seizures）。三种发作常易混淆和误诊。所有伴双侧棘-慢波的轻微发作（minor seizures）均可认为是小发作，尽管Lennox提醒到（Lennox & Davis，1950）"除失神以外的轻微发作应单独称为轻微癫痫或给予合适的命名，如小发作三联征中的肌阵挛或失张力发作这样的术语"。三甲双酮（Tridione）是首个针对失神发作的AEDs（Lennox，1945）。

Janz和Christian在1957年发现了青少年肌阵挛癫痫（juvenile myoclonic epilepsy，JME）中的失神发作与失神癫痫类似，虽有相同的EEG特征，但发作频率明显降低。Doose等于1965年进行了一项研究，目的是明确是否所有"3Hz棘-慢波"均属于同一综合征。结果发现，与以前典型失神不一样，典型失神癫痫起病高峰期为4—8岁，女性多见。他们发现10—12岁是失神发作的第二个起病高峰，该部分患者无显著性别差异，失神复发少见，常合并GTCS。

视频脑电图（vedio-EEG，VEEG）监测技术的应用可以更好地描述TA相关的临床特征（Penry et al.，1975；Panayiotopoulos et al.，1989；Panayiotopoulos，2005）。2017年ILAE癫痫发作新分类（Fisher et al.，2017）一个重要的进展是定义了失神发作的不同类型：TA、不典型失神、眼睑肌阵挛伴失神和肌阵挛失神（Commission，1981；Fisher et al.，2017；Scheffer et al.，2017）。失神发作归类为全面性起源的非运动性发作（Fisheret et al.，2017；Schefferet et al.，2017）。

过去数十年中，针对伴失神发作的IGE分类，学者们提出了两种相悖的观点。一类是根据发作期的临床表现和EEG特征，将患者归入不同的组别（Hirsch et al.，1994；Panayiotopoulos，2005；Loiseau & Panayiotopoulos，2005）。另一类则基于神经生物学分类标准，将所有遗传性全面性癫痫或IGE归为一个整体（Berkovic et al.，1987；Holmes et al.，1987；

Mullen & Berkovic，2018）。目前，CAE、JAE 和 EMA 归类为遗传性或可能的遗传性电 - 临床综合征（Berg et al.，2010；Scheffer et al.，2017）。

三、失神癫痫的遗传基础和机制

尽管失神癫痫是由基因决定的，但其遗传方式和致病基因仍不明确（Crunelli & Leresche，2002）。很早就有学者认为典型的失神癫痫有遗传特性。15%~44% 的 CAE 患者癫痫家族史阳性（Lennox & Lennox，1960；Currieret et al.，1963；Bergaminiet et al.，1965；Hirschet et al.，1994；Sgro，1996）。

1960 年，Lennox 报道了 CAE 特异性 3Hz 棘 - 慢复合波 EEG 的遗传学特征：同卵双生子 EEG 异常一致性为 74%，而异卵双生一致性仅为 27%。Metrakos（1960；1961a；1961b）和 Tanaka 等（2008）也报道了 CAE 患者兄弟姐妹和后代的遗传学特征：①3Hz 棘 - 慢复合波的遗传风险为 50%；② EEG 异常的终生风险为 35%；③强直 - 阵挛发作的发生风险为 12%，失神发作的风险为 8%。

询问癫痫患者的家族史非常重要，当仅采集父母和兄弟姐妹的癫痫病史时，阳性率从 42.6% 下降到 20.7%（Holowach et al.，1962）。两篇文献报道提出 CAE 患者一级亲属中癫痫发生的概率为 17%（Loiseau et al.，1995a；Callenbach et al.，1998），发作类型为 TA 和 GTCS。针对双胞胎的研究发现，84% 同卵双胞胎 EEG 可出现 3Hz 棘 - 慢复合波，75% 同卵双胞胎可出现 TA。异卵双胞胎癫痫发生率较单卵双胞胎低 16 倍（Lennox & Lennox，1960）。一项来自澳大利亚的孪生子研究证实，在患癫痫的同卵双胞胎中发现了类似的癫痫综合征（Berkovic et al.，1994）。Bianchi（1995）发现，在 24 个 CAE 先证者的家系中，相同临床发作症状学在一级亲属中有很高的一致性（33.3%），而热性惊厥（46.7%）和 GTCS（30%）在远亲中更为常见。CAE 患者后代癫痫发生的风险为 6.8%（Beck-Mannagetta et al.，1989）。

目前，在儿童期起病的失神癫痫家系中（不等同于 CAE）已发现了多个相关染色体位点（Weber & Lerche，2008）。儿童期起病的失神癫痫、随后发展为肌阵挛和 GTCS 家系（如 JME），与 1 号染色体连锁（Delgado-Escuetaet et al.，1999）。对一个五代家系的基因连锁分析发现儿童失神伴 GTCS 患者 8q24 染色体上的基因位点异常（Fong et al.，1998；Delgado-Escueta et al.，1999；Sujimoto et al.，2000），对该基因位点的候选区域（称为 ECA 1）早有较深入的研究，但确切基因位点仍有待进一步研究。也有文献报道了染色体 5q31.1 和 19p13.2 是可能的候选区域（Crunelli & Leresche，2002）。此外，现有证据表明，编码 γ- 氨基丁酸（Gamma-amino butyric acid，GABA）受体（Feucht et al.，1999；Wallace et al.，2001；Marini et al.，2003）或编码电压依赖性钙通道的基因突变（Chen et al.，2003）可能是 CAE 的遗传学基础。Feucht 等（1999）发现，50 个 CAE 家系与 15q11 染色体 GABAA 受体 γ3 亚基多态性之间存在显著关联。Marini 等（2003）在一个患 CAE 和热性惊厥（包括热性惊厥附加症和其他发作表型）的家系中发现了 5 号染色体 GABAA 受体 γ2 亚基的基因突变，该基因突变与热性惊厥和 CAE 的发生高度相关，但也可见于其他表型的个体中。临床和基因证据表明，GABAA 受体亚基突变可导致热性惊厥，但儿童期失神癫痫的发生还需要其他基因的相互作用。另一项研究发现，在 10、13、14 和 15 号染色体上可能存在异常基因位点（Marini et al.，2003）。Chen 等在 2003 年发现了 CAE 患者 68 种基因突变，包括钙通道 *CACNA1H* 基因 12 个错义突变。在 T 型钙通道基因高度保守性残基中也发现了错义突变。此外，有学者在另一项研究纳入了 33 个家系，每个家系有两例以上的 CAE 患者，结果发现 8q 染色体电压依赖性钙通道和 ECA1 区编码 GABAA 和 GABAB 受体基因并不能独立地阐明 CAE 发生机制（Robinson et al.，2002）。2008 年，Tanaka 等从 48 个 CAE 的先证者及其家系中发现了 4 个家系编码 GABAA 受体 β3 亚基的 *GABRB3* 基因发生了突变。有学者在一个两代多个患者的墨西哥家系中发现了 4 例 CAE 患者 1a 外显子存在一个杂合错义突变（P1 1S）。有学者在来自墨西哥的 1 例个案中也发现了该杂合错义突变（P1 1S）。有学者在 1 例洪都拉斯的个案中发现了另一个杂合错义突变（S15F）。文献报道在一个两代的洪都拉斯家系中，两例 CAE 患者和两例 EEG 记录到棘 - 慢复合波的患者 2 号外显子发现了杂合错义突变（G32R），而 630 个对照中未发现该突变。所有突变均显示突变的 GABRB3 多肽高度糖基化、GABA 电流降低。

Striano 等（2012）报道了一个有 9 例受累患者的家系，为起病年龄不同的失神癫痫（儿童早期至成年），其中 1 例 CAE 发展为 JME，并发现了 *SLC2A1* 基因一个新生的非同义突变（c.694C>T，p.R232C）。*SLC2A1* 基因编码 1 型葡萄糖转运体（glucose transporter type 1，GLUT1）。功能分析显示，可导致葡萄糖最大吸收速度降低，就葡萄糖亲和力和蛋白质表达而言，野生型和突变型转运体并无差异。4 岁前起病的 TA 患者中，10% 存在导致 GLUT1 缺乏的 *SLC2A1* 基因变异。然而，在典型的遗传性全面性癫痫患者中，该变异仅占约 1%（Suls et al., 2009; Mullen & Berkovic, 2018）。

关于 JAE, Berkovic (1994) 和 Panayiotopoulos (1989) 等曾报道了患该综合征的同卵双胞胎。Obeid (1994) 对沙特阿拉伯人群的研究发现，47% 的 JME 家系是近亲婚配（Panayiotopoulos & Obeid, 1989）。在普通人群中，约 1/14 的 JAE 家系为近亲婚配。对 IGE 家系的临床遗传学研究发现（Marini et al., 2004），JAE 家系内表型一致性为 10%，低于其他的 IGE 综合征家系。由于 31% 的 JAE 亲属患有 CAE，而罹患 JME 仅为 2.5%。因此，研究者认为 CAE 和 JAE 有密切的遗传关系，而 JME 可能是一个更独特的类型。Winawer 2003 年也报道了类似特征（Winawer et al, 2003）。

Sander 等（1997）研究了 JAE 与谷氨酸受体多态性的关系，结果发现"*GRIK1* 等位基因（编码海藻酸盐选择性 GluR5 受体的基因）变异与 JAE 相关表型的发病机制相关，具有重要的遗传意义"。mGluR5（第Ⅰ类）在失神癫痫动物模型中的作用尚不明确（Ngomba et al., 2011）。但是，Ⅲ类 mGlu 受体在失神癫痫病理生理过程中起至关重要的作用（Ngomba et al., 2011），该组基因包括 *mGlu4*、*mGlu6*、*mGlu7* 和 *mGlu8* 受体基因。*mGlu4* 受体基因位于 6p21.3，在 JME 的 EJM1 易感基因位点内（Ngomba et al., 2011）。mGluR7 受体是突触前受体，在皮质 - 丘脑 - 皮质环路的突触中表达，可产生棘 - 慢复合波，可抑制神经递质释放（谷氨酸和 GABA）。mGluR7 复合物的破坏可导致大鼠和小鼠失神发作（Bertaso et al., 2008）。

其他数篇关于 *CACNA1A*（编码 CaV2.1 型 Ca^{2+} 通道 alpha 1 亚基）、*CACNB4*（编码 beta 4 亚基）基因突变的报道，其临床表现不同于任何已知的失神癫痫发作表现，为伴共济失调的失神发作（Escayg et al., 2000; Imbrici et al., 2004）。Escayg（Escayg et al., 2000）发现了 *CACNB4* 基因突变，在小鼠模型中表现为昏睡，与人类的表现完全不同。

（一）后天因素

同卵双生并非完全一致，因此在失神癫痫患者中，很可能存在非遗传因素的影响（Berkovic, 1996）。7%~30% 的患者有围产期并发症、产后头部外伤和颅内感染性疾病病史（Weir, 1965; Lugaresi et al., 1973）。而 Janz 发现 3.9% 患者有类似病史（Janz et al., 1994）。这些导致脑损伤的因素在儿童非常普遍，基于人群的病例对照研究发现这些因素并非癫痫发生的危险因素（Rocca et al., 1987）。20%~23% 患者有热性惊厥病史（Rocca et al., 1987; Sgro et al., 1996）。热性惊厥可能系癫痫最早的表现形式，而不是危险因素（Rocca et al., 1987）。对"热性惊厥附加症"家系表型的研究结果也证实了上述结论，研究同时发现热性惊厥可能与电压依赖性钠通道基因（*SCN1A* 或 *SCN1B*）突变相关。在该家系中，亦有强直 - 阵挛、强直和失神发作等发作类型（Lerche et al., 2001; AudicGerard et al., 2003）。

全面性失神发作的动物模型可反映该疾病的临床和药理学特征。构建成功的失神发作动物模型必须具备：EEG 特征和行为均类似人类的失神癫痫；可繁殖；可标准化和量化；乙琥胺、三甲二酮、丙戊酸和苯二氮䓬类药物可减少或控制失神发作；GABA 能药物可恶化发作；GABAB 拮抗剂可改善病情；棘 - 慢波起源于丘脑和 / 或皮质；海马不参与失神发作。

目前主要有两类大鼠失神发作的遗传模型：WAG/Rij（Coenen & Van Luijetelaar, 2003）和 GAERS（来自斯特拉斯堡的遗传性失神癫痫大鼠）（Danober et al., 1998）。棘 - 慢波起源于初级躯体感觉皮质，然后迅速扩散至运动皮质和丘脑（Sarkisova & van Luijtelaar, 2011; Depaulis et al., 2016; Depaulis & Charpier, 2018）。WAG/Rij 大鼠的易感性位点位于 2q33-37。在人类中，关联分析提示 JAE 和（或）伴 GTCS 的失神发作的候选易感基因位于 2q36（Yalçinet al., 2011）。有学者认为抑制素 α 亚基前体（INHA）可能是导致 JAE 发病的新基因。

基于动物实验的研究发现，在丘脑 - 皮质环路中，三种相互作用的神经药理机制与失神发作的致病机制有关。

1. 谷氨酸介导的 EPSP, GABAA 和 GABAB 介导的抑制触发了丘脑网状核低阈值钙电流，触发了突触后放电，从而引起全面性失神发作。

2. 丘脑和皮质兴奋性阈值是由投射到丘脑的胆碱能上行通路和投射到丘脑 - 皮质环路末端皮质的去甲肾上腺素能和多巴胺能神经元来调节的。

3. 突触前 GABAB 和 GHB 受体可通过调节丘脑 - 皮质环路内 GABA 和谷氨酸节律性释放来精确调控兴奋和抑制状态，从而调节丘脑 - 皮质节律。

研究已发现了失神小鼠模型的致病基因。共济失调小鼠钙通道 α 亚单位存在缺陷，昏睡小鼠钙通

道 β4 基因存在缺陷，stargazer 和 waggler 小鼠钙通道 γ 亚单位基因存在缺陷。这些基因突变小鼠都表现出失神癫痫的一些特征。然而，所有受类小鼠都表现出不同程度的小脑变性，这与人类的失神癫痫大不相同（Hirose et al.，2000）。

迄今为止，人们一直未能成功发现失神癫痫相关的钙离子通道基因缺陷（Sander et al.，1998）。有学者在常染色体显性遗传家族性失神癫痫和发作性共济失调家系中发现了 P/Q 型电压门控钙离子通道 CaV2.1 基因突变（Imbrici et al.，2003）。一项有关 *GAERS* 基因的研究表明，脑电图表型是一种多基因遗传模式，在第 4、7 和 8 号染色体上至少有 3 个基因位点（Rudolf et al.，2004）。

失神癫痫具有显著的遗传倾向，为常染色体显性单基因遗传模式，外显率随年龄而变化（Tanaka et al.，2008）。然而，此前已有研究者提出了多基因遗传的理论（Doose et al.，1973）。实际上，一种或多种遗传异常可解释易感性和 EEG 特征，因为失神癫痫可能是多因素的，与复杂的遗传因素相关（Andermann，1980；Mullen & Berkovic，2018）。

（二）病理、结构和功能影像学

尸检（Meenck & Janz，1985；Meencke，1995）和磁共振成像（magnatic resonance imaging，MRI）（Woermannet et al.，1998）研究发现，CAE 患者存在脑微小发育不良和其他类型的脑结构异常，对这种良性、年龄依赖性和自限性癫痫综合征而言，这一发现非常不可思议。Meencke（1995）回顾了 CAE 患者尸检结果，证实了他此前有关 CAE 患者大脑额叶存在微发育异常的结论（Meencke & Janz，1985）。Woermannet（1998）使用定量 MRI 技术发现了 IGE 患者大脑皮质灰质体积明显大于正常对照组。

在其他类型的 IGE 患者中，大脑灰质和皮质下结构异常很常见，但仅 10%CAE 患者存在大脑的结构性异常。然而，Meenke（1995）报道的所有病例均存在从童年期到成年的频繁失神发作和全面性强直 - 阵挛发作（generalized tonic-clonic seizures，GTCS），这不符合 CAE 的严格诊断标准。Woermann（1998）所报道的 MRI 异常仅见于 1 例患者中。

正电子发射断层成像显示失神癫痫患者脑糖代谢和苯二氮䓬类受体密度正常，在 3Hz 棘 - 慢波放电期可见弥漫性高代谢（Ryvlin & Mauguière，1998；Duncan，1999）。虽然发现典型失神新皮层联合皮层区存在 ^{11}C- 二丙诺啡的替换，但尚无证据表明任何发作间期阿片受体明显的全面性异常，现有证据证实 ^{11}C- 氟马西尼与 cBZRs 的结合不受连续失神发作的影响（Duncan，1999）。fMRI-EEG 研究显示，JAE 患者失神发作时，双侧丘脑被激活，而额区为著的皮质广泛失活（Salek-Haddadi et al.，2003）。fMRI-EEG 研究发现 14 例伴 3Hz 棘 - 慢复合波放电的患者脑内出现了类似改变（Aghakhani et al.，2004）。Nehlig 采用单光子计算机断层扫描与核磁共振融合技术（SISCOM）（Nehlig et al.，2004）评估了 4 例 CAE 患者发作期和发作后即刻脑血流变化，结果发现发作期脑血流普遍减少，而发作后脑血流量增加。这些研究结果也证实了动物模型中得出的结论，表明在失神发作期丘脑 - 皮质环路和特定的代谢修饰起至关重要的作用。

（三）失神癫痫的病理生理

关于失神发作发病机制的思考可追溯到 Jasper 里程碑式的实验（Jasper & Droogleever-Fortuyn，1947），他们证明，每秒 3 次循环刺激猫丘脑中线和板内核时，可在皮质记录到双侧同步的棘 - 慢波波节律。在随后 50 年内，大量的文献展现了一场对如何控制失神癫痫特征性同步化棘 - 慢波节律不同观点的争论：皮质、丘脑还是两者兼而有之。随着大量全面失神发作动物模型的出现，这一争议至少得到了部分解决（Snead et al.，1999）。此外，通过动物模型，也使我们对失神癫痫的机制有了更深的理解。本章将对来自动物实验数据和体外神经生理学数据的统一假设进行简要总结。

四、儿童失神癫痫

（一）定义

在 ILAE 癫痫分类中（Commission，1989；Scheffer et al.，2017），儿童失神癫痫（childhood absence epilepsy，CAE）是一种遗传性全面性癫痫或 IGE，定义如下：发作始于学龄期（高峰年龄为 6—7 岁）、易发生于遗传易感性的儿童、女性较男性多见、发作频繁（每天数次至数十次）。EEG 特点为背景活动正常，双侧同步 3Hz 棘 - 慢复合波。在青春期，常发生 GTCS，而失神缓解。在极少数患者中，失神发作是唯一的发作类型而持续存在。

ILAE 的这一定义是基于回顾性研究得出的，常使人感到疑惑。许多研究者错误地认为儿童期起病、有失神发作的癫痫就是 CAE。因此，流行病学、遗传学特征、起病年龄、临床表现、其他发作类型、长期预后和治疗并不能准确反映出 CAE 这一综合征的特点。ILAE 分类工作组提出了更为精确的 CAE 纳入和排除诊断标准（Loiseau & Panayiotopoulos，2005）。该方案提出了数项重要的诊断要点：如意识障碍的程度、棘 - 慢波形态、GTCS 和明确的排除标准。该方案（Loiseau & Panayiotopoulos，2005 年）建议将眼睑肌阵挛（眼睑肌阵挛突出、失神轻微）和某种特定刺激诱发的恒定 TA 除外。是否排除失神伴口周肌阵挛或一次失神发作过程中单部位剧烈的肌阵挛仍存在争议，上述类型往往预后较差（Panayiotopoulos 1997，2005）。此外，多棘波（3 个以上棘波）、肌阵挛或 GTCS 并存提示预后不良。（Panayiotopoulos et al.，1989；Fong et al.，1998；Fakhoury & Abou-Khalil，1999）。

以下定义或许能更精确地定义 CAE（表 15-1）：CAE 是与年龄相关的 IGE，见于发育正常的儿童，女性多见，有较强的遗传易感性。起病年龄在 4—10 岁，高峰年龄为 5—7 岁。CAE 是以典型失神发作为特征的原发性儿童癫痫综合征。失神发作严重、频繁，每天数十次至数百次，发作持续时间 4~20s 不等，常持续 10s 左右。临床表现为突发严重的意识障碍 / 丧失，随意活动停止，在发作期无法恢复。在放电开始后的最初 3s 内，会出现自动睁眼、过度换气，语言及随意活动停止。自动症较为常见，但对诊断无特异性。双眼凝视或缓慢眼动，可能还伴眨眼（通常不持续）。

持续性眼睑肌阵挛、口周肌阵挛、节律性四肢粗大肌阵挛和头部、躯干或四肢单发或非节律性肌阵挛不支持 CAE 诊断。然而，轻微的肌阵挛，尤其是发生在痫性放电起始时，可能是 CAE 的特征。全面性强直 - 阵挛发作和其他发作类型（如肌阵挛）不应视为 CAE 的特征。视觉（闪光）或其他感觉刺激不支持 CAE 的诊断。发作时仅有轻度或无意识障碍不应诊断为 CAE。

CAE 背景 EEG 正常，后头部节律性 δ 活动常见。发作期表现为全面性高波幅棘 - 慢、双棘 - 慢（偶尔可出现 3 个棘波）复合波。初始频率为 3~4Hz（>2.5Hz），从放电开始初期到结束之前规律性衰减（0.5~1Hz）。放电开始前 1~2s 频率通常很快，但频率测量并不可靠。棘波与慢波之间的关系无明显的变化，棘慢波之间的频率无波动，发作期放电不解体。在 12 岁前失神发作会缓解，但在青春期偶尔会出现 GTCS。

（二）流行病学

据报道，15 岁以下儿童 CAE 年发病率为 6.3/100 000（Olsson，1988；Loiseau et al.，1990） 至 8.0/100 000（Blom et al.，1978）。尽管这些研究中大多数病例都是确诊的 CAE，但以 Olsson 的研究为例，纳入的 108 例患者中，11 例系 JME。由于纳入偏倚（recruitment bias），CAE 患病频率的统计结果差异显著，CAE 占所有儿童癫痫的 2.3%~37.7%。两项基于社区的前瞻性研究发现，16 岁以下的癫痫患者，CAE 患病率分别为 10%（Callenbach et al.，1998）和 12.3%（Berg et al.，1999 年；2000 年）。女性 CAE 的发病率明显高于男性，60%~70%CAE 是女性患者（Lennox，1960；Currieret al.，1963；Hertoft，1963；Bergamini et al.，1965）。

起病年龄是 CAE 的主要诊断依据之一。一般在 4—10 岁起病，5—7 岁为发病高峰年龄（Lennox，1960；Currier et al.，1963；Livingston et al.，1965；Panayiotopoulos，2005）。CAE 起病最小年龄和最大年龄尚不明确。早发的可能性较小（Beaumanoir，

表 15-1 CAE 诊断和排除诊断标准（from Loiseau & Panayiotopoulos (2000)，with permission of the publisher of Neurobase）

诊断标准	排除诊断标准
1. 起病年龄 4—10 岁，高峰为 5—7 岁 2. 神经发育正常 3. 发作持续时间短暂，4~20s 不等。发作频繁，每天 10 多次，临床发作表现为突发严重的意识障碍 / 丧失，自动症较为常见，但不具有诊断意义 4. 发作期放电表现为全面性高波幅棘 - 慢或双棘 - 慢（偶尔可出现 3 个棘波）复合波。初始频率为 3~4Hz（>2.5Hz），随后规律性衰减，一般持续 4~20s	1. 除 TA 外，还有其他发作类型，如在 TA 前或失神活动期，出现 GTCS 或肌阵挛发作 2. 眼睑肌阵挛、口周肌阵挛、节律性四肢肌阵挛和头部、躯干或四肢单发或不规则性肌阵挛 3. 但失神发作前 3s 内，眼睑、眉毛、眼睛轻微肌阵挛是 CAE 较典型的特征 4. 3~4Hz 放电过程中，意识障碍程度轻度或无意识障碍 5. EEG 表现为少于 4s 的 3~4Hz 棘 - 慢复合波，多棘波（多于 3 个）或发作期放电解体 6. 视觉（闪光）刺激和其他感觉刺激诱发的临床发作

1976；Cavazzuti et al.，1989；Darra et al.，1996）。通常认为 10 岁是起病年龄的上限（Bergamini et al.，1965；Loiseau et al.，1995a）。10 岁后起病不能诊断为 CAE（Loiseau et al.，1995a；Panayiotopoulos，2005）。但是，需要注意的是，CAE 是一种癫痫综合征，起病年龄不是唯一的诊断标准。

（三）发作

CAE 的 TA 特点如下：持续时间短、突发突止、意识障碍严重、发作频率高、持续时间从 4~20s 不等，通常为 10s 左右。持续时间少于 4s 或超过 30s 不能诊断为 CAE（Loiseau & Panayiotopoulos，2005）。据报道，TA 的平均持续时间为（8.0 ± 0.2）s（Hirsch et al.，1994）和（12.4 ± 2.1）s（Panayiotopoulos et al.，1989）。也有文献报告，TA 发作持续时间从 2~3s 到 1~2min 不等，但大多数情况下为 5~10s（Penry et al.，1975）、5~30s（Lennox & Lennox，1960）、9~18s（Panayiotopoulos et al.，1989）和 3~27s（Hirsch et al.，1994）。失神发作通常是突发的。“若有发作先兆，则要质疑 CAE 的诊断”（Lennox & Lennox，1960）。TA 可能伴短暂的逆行性遗忘（4~15s）（Jus & Jus，1962）。发作突发突止，患者通常会恢复发作前的活动，好像什么也没发生一样。但恢复正常行为可能需要数秒钟：“个别患者苏醒相当缓慢”（Lennox & Lennox，1960）。患儿通常意识不到发作。刺激（呼唤、疼痛）可能会中断 TA（Lennox & Lennox，1960）。

严重的意识障碍是失神发作的基本特征，发作时意识丧失，对外界无反应，活动中断，如说话、进食和行走。患儿可保持静止不动、目光呆滞、凝视或眼球向上转动。未经治疗的患者发作时仅有轻度意识障碍不能诊断为 CAE（Loiseau & Panayiotopoulos，2005）。发作时的自动症是 CAE 常见表现。患者能继续正在做的事，如继续进食、行走和搬运物体。这些活动可正确完成，但与正常状态仍有不同：如行走变慢或将水持续倒入已满的杯子中。通常情况下，自动症都非常简单：如舔唇、吞咽、揉脸、抓挠和摸索衣物。比较复杂的自动症表现为：抓取物件、发声、喃喃自语或唱歌，但与局灶性发作的自动症相比，持续时间更短和更简单。超过 60% 的失神发作伴有自动症（Penry et al.，1975）。一般与失神发作的持续时间有关。95% 的 TA 持续时间超过 16s（Penry et al.，1975）。失神发作前 1s 常出现轻微的强直或阵挛。但眼睑、口周或四肢和躯干出现明显的肌阵挛，尤其在失神发作过程中持续存在，是 CAE 的排除诊断标准（Loiseau & Panayiotopoulos，2005）。失张力跌倒发作不见于 CAE（Loiseau，1992）。CAE 患者失神发作时面色苍白常见，但不会出现小便失禁。

（四）CAE 典型失神发作频率

诊断 CAE 的另一个标准是每天数十或数百次 TA 发作。因此，TA 的一个同义词就是“pyknolepsy”。“若 TA 发作不是每天都有，则要质疑 CAE 的诊断”（Lennox & Lennox，1960）。起病初期 TA 发作频率较低，父母虽然注意到患儿短暂的动作停止或眼球转动，但常误以为发呆或情绪问题。随着时间的推移，TA 发作频率或持续时间逐渐增加，从而引起家长的重视。TA 发作频率多达每天 10~200 次。由于 TA 发作期症状容易被忽视，若无长程 VEEG 监测，则很难评估 TA 真实的发作频率。父母常低估 TA 的发作频率。发作频率是评估疗效的一个重要因素（Browne et al，1983；Panayiotopoulos，2001，2005）。

（五）诱发因素

TA 通常是自发的，但也受过度换气等多种因素的影响。若过度换气不能诱发未经治疗的 TA 发作，则应质疑 CAE 的诊断（Holowach et al.，1962）。来自斯特拉斯堡的一系列研究表明，过度换气可 100% 诱发 CAE 的 TA 发作（Hirsch et al.，1994）。除过度换气外，还有其他诸多诱发因素，如情绪（愤怒、悲伤、恐惧、激动和窘迫）、智能活动（缺乏兴趣、注意力不集中、进餐和上课时）、昼夜变化（晚上或清醒）和代谢（低血糖）。某些特定的情绪或冲突（如阅读困难），可诱发 TA 发作（Bureauet et al.，1968）。但 TA 通常不会发生在患儿忙碌或集中注意力时。值得注意的是，同一 CAE 患者 TA 通常是由相同的因素诱发。由特定刺激（如闪光或图形）持续诱发的 TA 不属于 CAE（Hirsch et al.，1994；Loiseau et al.，1995a，1995b；Panayiotopoulos，2005；Loiseau & Panayiotopoulos，2005）。

（六）其他发作类型

除 TA 外，其他发作类型不见于 CAE。在 CAE 中，TA 发作前或活跃期，不会出现 GTCS 或肌阵挛发作（Hirsch et al.，1994；Loiseau et al.，1995a，1995b；Panayiotopoulos，2005；Loiseau & Panayiotopoulos，2005）。尽管 10 岁前起病的 TA 患者，5%~16% 患者可能出现失神持续状态（Livingston et al.，1965；Dieterich et al.，1985；Wirrell et al.，1996a），但这类患者很可能不是 CAE（Panayiotopoulos，2005；Agathonikou et al.,1998)。

(七) 脑电图

EEG,尤其是 VEEG,是诊断 CAE 最重要的辅助检查。

理想情况下,所有未经治疗的失神发作患儿均应行 VEEG 检查。TA 发作时 EEG 表现为双侧同步、对称、节律性 3Hz 棘 - 慢复合波(Commission 1989)(图 15-2,图 15-3)。发作期 EEG 初始表现为 3Hz(2.7~4Hz)全面性棘 - 慢、双棘 - 慢波,随后频率逐渐下降直至停止(图 15-3)。放电规律,棘波形态规则且与慢波关系保持稳定。持续时间通常为 10~12s,一般不少于 4s,不超过 20s(图 15-2)。发作初期(开始后 1~2s)频率可能更快、不规则、不同步,因此这一阶段的记录是不可靠的(图 15-3)。发作期放电解体,如节律性棘 - 慢波、多棘 - 慢波和慢棘 - 慢波一过性中断是 CAE 的排除标准(Panayiotopoulos et al.,1989; Hirsch et al.,1994; Loiseau 和 Panayiotopoulos,2005)。然而,我们一项未发表的研究发现,规则性 3Hz 全面性棘 - 慢波和不规则性全面性棘 - 慢波两组患者的疾病进展和预后无差异。

CAE 背景 EEG 正常(Commission,1989)。但部分患者可见特殊的后头部 δ 波(Cobb et al.,1961),通常与 3Hz 棘 - 慢波共存,对称或不对称出现于枕区及顶枕区。睁眼抑制,过度换气可增强。儿童非对称性后头部慢波常以右侧为主,属于生理性状态。

发作间期放电表现为单个或短程的双侧棘 - 慢波,常发生于非快速动眼(Non rapid eye movement, NREM)睡眠期,可有明显的波形改变。发作期或发作间期一过性不对称性棘 - 慢波主要见于治疗过的患儿。此外,短暂性局灶性痫样放电,如中央 - 颞区尖波(Beaumanoir et al.,1974; Hedström & Olsson, 1991)或持续性局灶性异常(Lombroso,1997)亦可见于 CAE。

ILAE 分类委员会对间歇性光刺激没有特殊的规定。有学者提出应将光敏性作为排除诊断标准(Hedström & Olsson,1991; Hirsch et al.,1994; Panayiotopoulos,2005),但部分学者对此并不认同(Wolf & Goosses,1986)。

(八) 发作间期临床表现

根据特发性癫痫综合征的定义,CAE 以前被称为“纯小发作”,见于神经系统发育和智能正常的患儿(Lennox & Lennox,1960; Currier et al.,1963; Livingston et al.,1965; Beaumanoir,1976),也见于轻度特发性精神亚健康状态的儿童(属于正常人群)。患者经常出现注意障碍和学业困难,也可出现行为异常,但须除外家长态度及药物所致的行为异常。

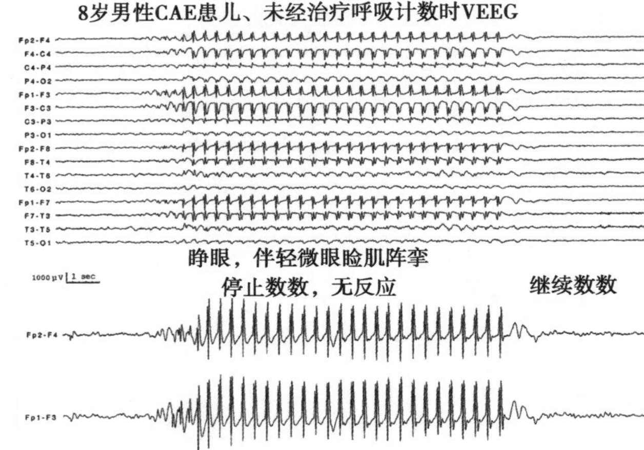

图 15-2 CAE 中 TAS 发作期脑电图。放电节律整齐规则,棘波和慢波之间的关系恒定,突发突止。放电初期(第 1s)通常多变、不可靠

这是一例 8 岁男性 CAE 患儿的 VEEG。症状学:在放电起始 2s 突然停止计数,睁开眼睛,随后出现短暂的眼睑颤动,继而眼睛和头部向右上偏斜。放电起始至结束,该患者始终无意识。尽管该患者有严重的失神发作,但最初长达 1 年时间内未确诊。在一次神经心理评估中,数次失神发作被认为是注意力不集中导致测试成绩不理想

最后 2 张 EEG 为截取的、放大的双侧额区脑电图

(九) 进展及预后因素

由于目前研究所采用的诊断标准不同且随访时间较短,关于 CAE 进展和预后的证据不足。多数研究者将 10 岁以下出现失神发作的患儿全部视为 CAE,但其中有些患儿可能并不是 CAE(Bouma et al.,1996; Panayiotopoulos,2005; Loiseau & Panayiotopoulos,2005)。成人回顾性研究可能缺乏准确的原始数据,对患者的随访时间必须超过 18—20 年(Loiseau et al.,1983,1995b; Loiseau & Duché, 1995)。有关癫痫综合征国际分类的文献和文件似乎过于悲观,我们认为诊断明确的 CAE 预后乐观。事实也证明这种乐观并非毫无依据。我们引用一些较早的研究结论予以证明,尽管存在纳入标准的选择性偏倚。纳入的患者接受了抗失神发作的药物,包括 1945 年面市的二酮类药物、1951 年面市的乙琥胺及后来的丙戊酸钠。早在 1924 年,在抗失神发作药物出现前,Adie 就提出 CAE 患者失神发作即使持续很长时间,最终仍会停止,且不再复发。后续的研究发现与此一致:超过 90%CAE 患者的失神发

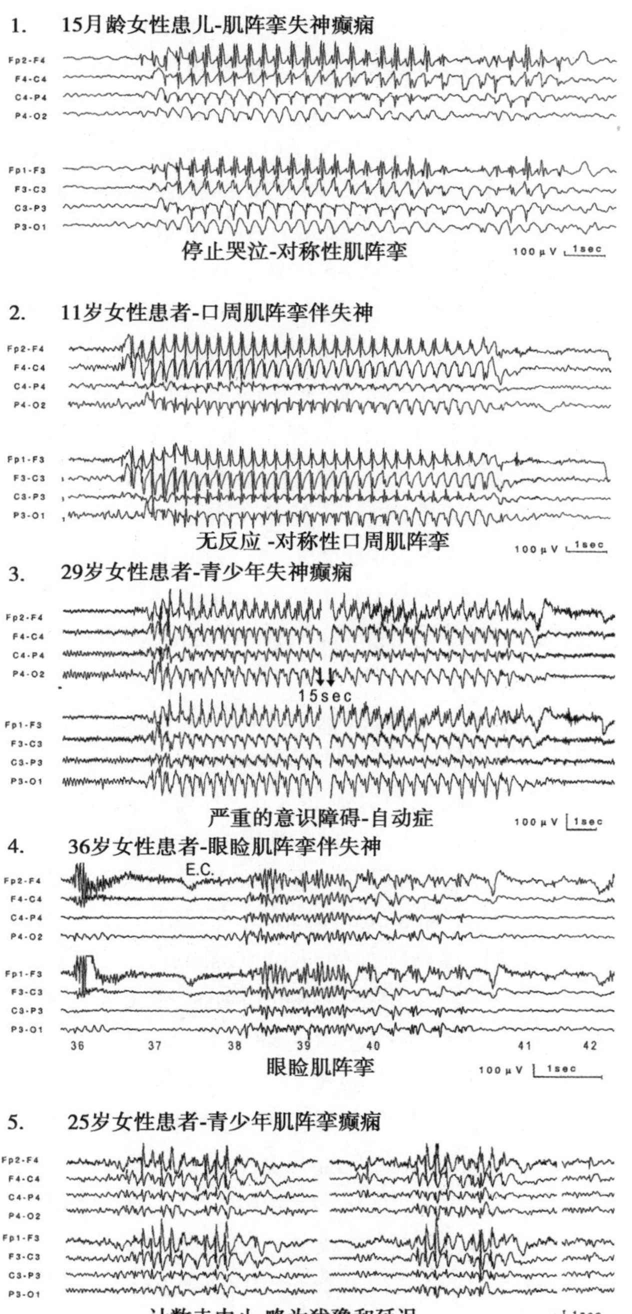

图 15-3 数种有 TAS 的 IGE 综合征，但非 CAE 的视频脑电图实例（自上而下）

1. 1 例 15 月龄女性患儿，症状性肌阵挛失神癫痫（出生时缺氧），典型失神发作。表现为四肢和头部显著的、节律性双侧同步肌阵挛。注：EEG 示多棘波放电。

患儿每天有多次发作，每次持续 8~10s。随后出现夜间频繁的 GTCS，而肌阵挛失神发作仍持续存在。对抗癫痫药物治疗耐药。患儿 8 岁时，学习非常困难，并出现痉挛性四肢瘫（Panayiotopoulos，2000）。

2. 口周肌阵挛伴失神患者的 TA，这是 Panayiotopoulosetal（1994）报道的一个病例。该患儿 3 岁时、GTCS 发生前有严重的口周肌阵挛伴 TA。若无视频，发作期初始阶段 EEG 无法与 CAE 区别。按照排除诊断标准，本例患者出现了 GTCS 和明显的肌阵挛，因此不属于 CAE。

3. 1 例 29 岁女性青少年失神癫痫患者 EEG。严重且持续时间长的失神发作（约 30s）。患者 11 岁时开始频繁（每天数十次）典型的失神发作伴严重的意识障碍。14 岁时，患者出现 GTCS 发作，随后，每天均有持续 20~30s 的失神发作。此外，患者每年有 3~5 次晨起后的 GTCS。GTCS 前，会连续出现数次失神发作。20 岁时，患者偶尔有轻微的肌阵挛发作，服用各种 AEDs 均无效（Panayiotopoulos，2000）。

4. 眼睑肌阵挛伴轻微失神发作。1 例 35 岁女性患者，从幼年开始的 EMA（Giannakodimos & Panayiotopoulos，1996）。发作期 EEG 初始为多棘波，与其他 IGE 典型失神发作明显不同（Panayiotopoulos，2000）。

5. 1 例 25 岁女性典型 JME 患者，发作期脑电图为 3-4Hz 棘 / 多棘 - 慢复合波。注意脑电图短时程多棘波和棘 - 慢波解体。视频仅表现为呼吸次数计数短暂暂停（一种简单实用的检查方式，可用于 TA 患者常规 EEG 评估）。

作，即使持续数年，最终也会随着年龄的增长而消失（Loiseau et al.，1983，1995a，1995b）。瑞典一项基于人群的研究发现，当失神癫痫患者仅有失神发作时，其缓解率可达 91%（Hedström & Olsson，1991）。

TA 平均病程为 6.6 年（Currier et al.，1963），3—19 岁停止发作，平均年龄为 10.5 岁（Hertoft，1963）或 14 岁（Currier et al.，1963）。Gibberd 在书中写道不仅青春期患者，所有年龄段失神发作都会趋于停止。约 1/4 患者 15 岁前发作停止，约 3/4 患者 30 岁前发作停止（Gibberd，1966）。Gibberd 经过约 5 年的随访，发现仅 3% 的患者在 50 岁以上时仍有 TA。另一项研究（Livingston et al.，1965）发现，在 92 例失神发作患者中，89 例不到 20 岁失神发作就消失了。因此，TA 持续存在非常少见，据报道仅见于约 6% 的患者（Oller-Daurella & Sanchez，1981）。在成年，失神发作频率低、程度轻，常由疲劳、睡眠不足、月经等因素诱发（Currier et al.，1963；Gastaut et al.，1986；Panayiotopoulos et al.，1992；Panayiotopoulos，2005），但仍有部分患者失神发作非常严重（Agathonikou et al.，1998；Panayiotopoulos，1997，2005）。与良好预后相关的两个因素是 TA 起病年龄和药物疗效。有研究对早期诊断的患者随访时间超过 20 年，发现在起病年龄分别为 8 岁或 10 岁的患者中，分别有 95% 和 90% 的患者 TA 消失（Loiseau et al.，1995a；1995b）。服用 AEDs 后，失神发作快速得到控制是预后良好的表现（Currier et al.，1963；Loiseau et al.，1966）。

然而，失神发作停止并不意味着彻底缓解，这取决于纳入和排除诊断标准。若将儿童期所有的失神发作都诊断为 CAE，则预后的差异显著（Bouma et al.，1996；Panayiotopoulos，1997，2005；Loiseau & Panayiotopoulos，2005）。有些患者可能会进展为 GTCS 或 JME（Wirrell et al.，1996a；Delgado-Escueta et al.，1999）。Medina（2005 年）指出由 CAE 进展为 JME 的病例，仍属失神癫痫的原因如下：①起始于儿童期伴 3Hz 单个棘 - 慢复合波的失神发作；②失神是 JME 中最常见发作类型；③失神发作是先证者中最常见的、持续存在的发作类型；④如同典型的 CAE，受累患者通常是女性且主要由母系遗传；⑤服用丙戊酸钠单药治疗或多药治疗后，失神发作仍持续终生（Martinez-Juarez et al.，2006）。

据估计，儿童期出现 TA 的患者中，36%~60% 可出现 GTCS（Currier et al.，1963；Livingston et al.，1965；Charlton & Yahr，1967；Oller-Daurella & Sanchez，1981；Loiseau et al.，1983）。GTCS 通常在 TA 后 5—10 年发生（Loiseau et al.，1983），主要见于 8—15 岁（Livingston et al.，1965；Charlton & Yahr，1967；Dieterichet al.，1985），有时超过 20 岁甚至 30 岁（Gastaut et al.，1986）。普遍认为 GTCS 发作不常见且易于控制（Currier et al.，1963；Charlton & Yahr，1967；Oller-Daurella & Sanchez，1981；Loiseau et al.，1983）。GTCS 分为两类：一类 GTCS 始于 16 岁后，发作不频繁，甚至仅一次孤立性发作，且诱因（睡眠剥夺、压力）明确；另一类常始于 8—15 岁，反复发作，除治疗不当外，无其他危险因素（Dieterich et al.，1985）。

可能相关的危险因素如下：

起病年龄。TA 起病越晚，后来出现惊厥性发作的风险越高（Lennox & Lennox，1960；Bergamini et al.，1965；Livingston et al.，1965；Charlton & Yahr，1967；Oller-Daurella & Sanchez，1981；Loiseau et al.，1983；Guiwer et al.，2004）。Loiseau 等（1995a）对年龄大于 20 岁的 52 例符合 CAE 严格诊断标准的患者进行了随访，9 岁前起病的 TA 患者中，16% 出现 GTCS；在 9—10 岁起病 TA 患者中，GTCS 比例上升至 44%。

失神持续状态。尤见于病程后期（Dieterichetal，1985），可能并不是 CAE（Agathonikou et al.，1998；Panayiotopoulos et al.，2001；Guye et al.，2001）。

性别。女性患者 TA 发生率较高，男性患者 TA+GTCS 发生率较高（Oller-Daurella & Sanchez，1981）。

脑电图。临床表现与 EEG 常一致。然而，EEG 预测价值不是绝对的。在临床症状消失后，棘 - 慢波可能会持续存在。反之，尽管 EEG 正常，GTCS 仍有可能发生（Hedström & Olsson，1991）。当初期脑电图显示后头部 δ 节律时，很少发生 GTCS（Cobb et al.，1961；OllerDaurella & Sanchez，1981；Loiseau et al.，1983；Hedström & Olsson，1991）。背景活动异常、多棘 - 慢波、局灶性异常与预后不良相关，但要慎重除外误诊。

治疗。在早期治疗有效的情况下，30% 的患者可发生 GTCS，而在治疗不当的患者中，GTCS 发生率为 68%（Bergamini et al.，1965）。也有文献报告 GTCS 可见于 85% 的未正确治疗的患者中（Dieterich et al.，1985）。

对作为结局预测指标的诸多症状及体征分析后，尚未得出明确的结论（Wirrell et al.，1996a）。

迄今为止，已有文献报了 CAE 可转变为局灶性癫痫。这些病例几乎都是将其他疾病误诊为 CAE 所致，如：TA 伴自动症（Currier et al.，1963；Sato et al.，1976；Dieterich et al.，1985），或 CAE 以外的失神发作，如热性惊厥附加症（Kobayashi et al.，2004）。

若对 CAE 采用更严格的诊断标准，GTCS 很少见，对抗癫痫药物敏感。有研究纳入 52 例末次随访时年龄大于 20 岁的患者（Loiseau et al.，1995a），入选标准为首发年龄 3—10 岁；EEG 记录到典型失神发作；在首次发作前后 1 年内及开始治疗 1 年内无其他发作类型（可有热性惊厥）。排除标准为 EEG 不规则、多棘 - 慢波和（或）光敏性。5 例患者末次随访时仍有失神发作（<10%），其中 2 例以失神发作为唯一的发作形式。GTCS 共 14 例（占 26%），其中 11 例为单次发作或发作稀少。GTCS 更常见于 9—10 岁起始的失神发作且无后头部 δ 节律的患者。失神发作疗效不同：12 例患者失神发作数周得到控制，但多数患者发作仍持续数年。在另一项研究中，Agathonikou 等（1997）研究了 39 例成人患者，均系 10 岁前起病的 IGE 和 TA，患者年龄均在 18 岁以上［（31.5 ± 10.5）岁］；18—56 岁，EEG 均记录到 TA（15 例有 VEEG）。典型失神发作首发年龄为（6.2 ± 1.9）岁（2—9 岁），其中 28 例患者末次随访时仍有发作（71.8%），GTCS 发生率为 87.2%［首次起病年龄（13 ± 7.2）年；2—36 岁］。肌阵挛发生率为 38.5%［起病年龄（12.6 ± 4.1）岁；7—18 岁］。女

性(82%)和光敏性(56.4%)患者明显占多数。全部患者中仅 1 例符合严格的 CAE 标准,药物治疗反应好。8 例为眼睑肌阵挛伴失神、5 例为青少年失神癫痫、4 例为口周肌阵挛伴失神、3 例 JME、3 例失神伴肌阵挛、3 例为光敏性 IGE 合并典型失神、12 例患者为不能分类的 IGE(8 例有光敏性)。

(十) 完全缓解

关于缓解率的报道差异较大,从 33%~78% 不等,常见的影响因素如下:①部分研究纳入了非 CAE 的失神癫痫患者;②不同研究患者末次随访年龄不同,如末次随访年龄大于 18 岁的患者,缓解率为 82%,而 20 岁以上的患者,缓解率为 65%(Dieterich et al.,1985);③不同研究随访时间不同,2 年以上无发作的患者复发率为 19%(Dieterich et al.,1985);④不同研究中,患者的治疗方法不同(Oller-Daurella & Sanchez,1981;Dieterichetal,1985),早期治疗方法适当,缓解率约为 70%;若治疗方法不正确,仅 18% 患者缓解(Bergamini et al.,1965)。

(十一) 社会预后

即使在病情完全缓解的情况下,仍有 1/3 的 CAE 患者社会适应能力较低(Hertoft,1963;Lugaresi et al.,1973;Loiseau et al.,1983;Dieterich et al.,1985;Guiwer et al.,2004)。CAE 中,TA 发作频繁,即使无明显的临床症状,EEG 也可见短暂的双侧棘 - 慢波。神经心理学研究表明,脑电放电过程中会出现认知功能障碍(反应时间任务和注意力维持测试)。“棘 - 慢波放电短暂爆发仅仅是冰山一角,在浮冰之下,可能还有近持续性放电的病理生理过程,进而引起注意力测试中的操作障碍和事件相关电位的异常”(Mirsky et al.,1986;1995)。因此,CAE 患者可能会出现学业困难等长期后遗症。部分 30—61 岁后持续存在 TA 的患者,在随访后期可出现精神运动障碍(Gastaut et al.,1986),可能是多因素共同作用的结果。

五、青少年失神癫痫

根据 1989 年 ILAE 的定义,青少年失神癫痫(juvenile absence epilepsy,JAE)是一种以遗传倾向为特征的特发性全面性癫痫(idiopathic generalized epilepsy,IGE),平均起病年龄在青春期前后,无神经系统发育异常或智力缺陷。所有患者均有典型失神发作,失神发作时间比 CAE 长,频率比 CAE 低;80% 的患者有 GTCS;20% 的患者可见散发的肌阵挛。最近有学者提议将 JAE 归类为青春期 - 成年癫痫综合征(Berg et al.,2010)。

JAE 较 CAE 和 JME 少见,约占人群的 0.2%~2.4%(Jallon & Latour,2005)。根据 Janz(1969)的研究,约 10% 与年龄相关的“癫痫小发作”为 JAE。Panayiotopoulos(1997)报道,在成人失神中,JAE 患病率为 13.3%,而在 IGE 中,JAE 患病率为 10.2%。来自意大利伦巴第大区总共 14 个癫痫中心 8 570 例患者,1494 例(17.4%)系 IGE,其中 160 例(2.2%)为 JAE(Osservatore Regionaleperl’Epilessia Lombardy,ILAE,1996)。1986—1997 年,法国马赛圣·保罗中心医院初诊的 2841 例患者,IGE 占 15.3%。JME 是最常见的 IGE(占 IGE 的 26.7%;所有癫痫的 4.1%),排在 CAE(占 IGE 的 23.3%;所有癫痫的 3.6%)、JAE(占 IGE 的 11%;所有癫痫的 1.7%)、光敏性癫痫(占 IGE 的 9.1%;所有癫痫的 1.4%)和觉醒期大发作(占 IGE 的 6.2%;占所有癫痫的 0.96%)前(Genton et al.,2000)。在法国蒙彼利埃,2009 年 4 月至 2010 年 1 年内至少就诊一次的 1 123 例患者中,有 23 例 JAE 患者(2%)和 80 例 JME 患者(7%)(Gélisse et al.,2011)。

CAE 和 JME 常见于女性患者,而 JAE 患者性别分布较均衡。在 Janz(1969)的研究中,有 62 例女性(53%)和 54 例男性(47%)患者;在 Wolf 及 Inoue(1984)的研究中,有 48 例女性(45%)和 59 例男性(55%)患者。但在 Trinka 团队(2008 年)报道的 64 例患者中,女性患者 42 例(66%),男性患者 22 例(34%);Lu 报道(2008)的 25 例患者中,女性患者 15 例(60%)和男性患者 10 例(40%)。

(一) 临床表现

根据 1989 年分类标准(Commission,1989),JAE 与 CAE 的失神发作表现相同,但失神伴后仰动作的情况较少见。多起病于青春期前后。发作频率低于 CAE,通常不会每天发作,多为偶发。常有 GTCS,GTCS 出现在失神发作前的情况较 CAE 多见,通常在觉醒时发生。患者也会出现肌阵挛发作。

起病年龄大多在 7—17 岁,高峰期为 10—12 岁。TA 发作频率相对较低,但持续时间通常比 CAE 更长。TA 可在觉醒后 1h 内集中出现。与 CAE 的 TA 类似,但失神伴后仰动作的情况较少见。常有轻重不等的意识障碍,意识障碍的程度不如 CAE 明显。一项基于视频监测的研究发现,JAE

与 CAE 相比，患者的语言表达障碍和过度呼吸较少（Panayiotopoulos et al.，1989）。部分患者发作时断续的语言和过度呼吸可在发作中恢复。自发睁眼少见。失神发作时简单自动症较常见，尤其是持续 10s 以上的失神发作。常可见轻微的眼睑肌阵挛，但明显的眼睑或口周肌阵挛、四肢、躯干、头部肌阵挛少见（Panayiotopoulos，2010）。

有学者（Wolf，1995，案例 1）曾报道 1 例 VEEG 记录到 JAE 发作的患者。患者为 10 岁女性，首次发作表现为 GTCS。VEEG 表现为阵发性、全面性、不规则棘 - 慢波，持续 3s，20Hz 闪光刺激可见光敏性。3 个月后，发生第二次 GTCS。再次行 VEEG 检查，过度换气诱发全面性棘 - 慢波爆发；在此期间行声音刺激测试，证实了最初的眼睑轻微肌阵挛伴意识障碍。

大多数患者有 GTCS。相对于 CAE，JAE 中的 GTCS 更常见于失神发作前。通常情况下，GTCS 多发生于觉醒时。与 CAE 相比，JAE 中的肌阵挛更为普遍，占 15%~20%。在 JAE 中，文献已报道了由行为诱发（praxis-induced）的发作，但发生率低于 JME。在 32 例行为诱发发作的患者中，JME21 例，JAE3 例和不明类型的 IGE4 例（Wolf & Inoue，2005）。

与 JME 相比，JAE 中的失神持续状态更频繁（Agathonikou et al.，1998），可以是自发的，也可由撤药或不合适药物诱发，如卡马西平。最近，文献报道了 1 例反复出现的失神持续状态老年患者（最近一次发作时为 68 岁）（Muccioli et al.，2018）。在一项由 AEDs 引起失神癫痫持续状态的 14 例患者中，JAE 6 例、JME 4 例、清醒期大发作 2 例、CAE 2 例（Thomas et al.，2006）。所有 JAE 患者均接受了卡马西平治疗，其中 3 例患者出现了卡马西平加量导致的失神癫痫持续状态。另 1 例 JAE 患者系奥卡西平所致的发作加重（Gélisse et al.，2004），该患者在服用奥卡西平后 1 个月出现频繁的失神发作并进展为失神持续状态。疲劳、睡眠不足和生活方式异常都是失神持续状态的诱因。

（二）发作间期脑电图

背景 EEG 正常，发作间期可见孤立性或额区优势的全面性棘 - 慢波或多棘 - 慢波，频率常快于 3Hz（3.5~4Hz），有时更快。棘 - 慢波或多棘 - 慢波常见于睡眠期（图 15-4），而清醒期 EEG 与失神发作表现一致。在某些患者中，NREM 会出现长时程全面性 3Hz 棘 - 慢波，并可导致患者觉醒。与 JME 一样，在同一次记录中，局灶性或非对称性 EEG 异常可从一侧半球游走到另一侧（图 15-5）。NREM 睡眠期快节律可耐药（请参阅“鉴别诊断”部分）。

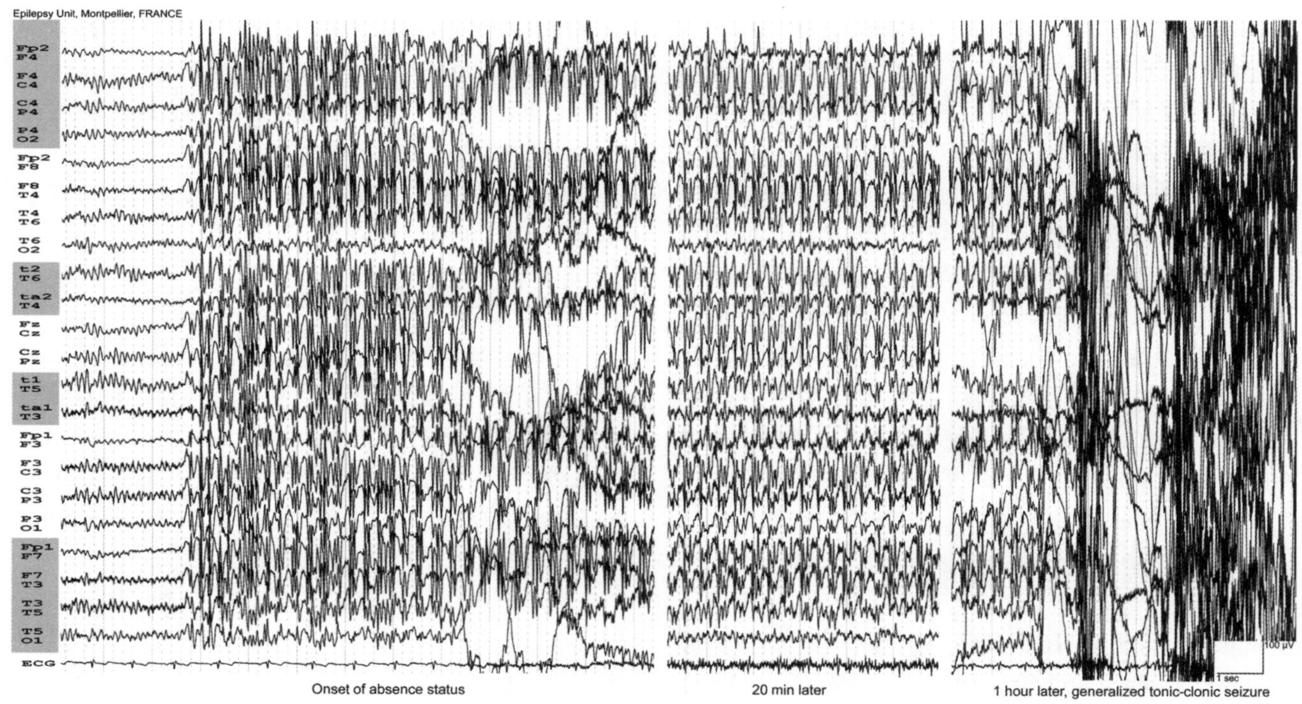

图 15-4 国际 10-20 系统脑电图，增加了前 / 下颞辅助电极（TA1、T1、TA2、T2）

1 例 43 岁女性患者，早晨出现自发性失神持续状态。EEG 示持续性全面性棘 - 慢波。失神持续状态期意识轻度受损。最终以 GTCS 结束。

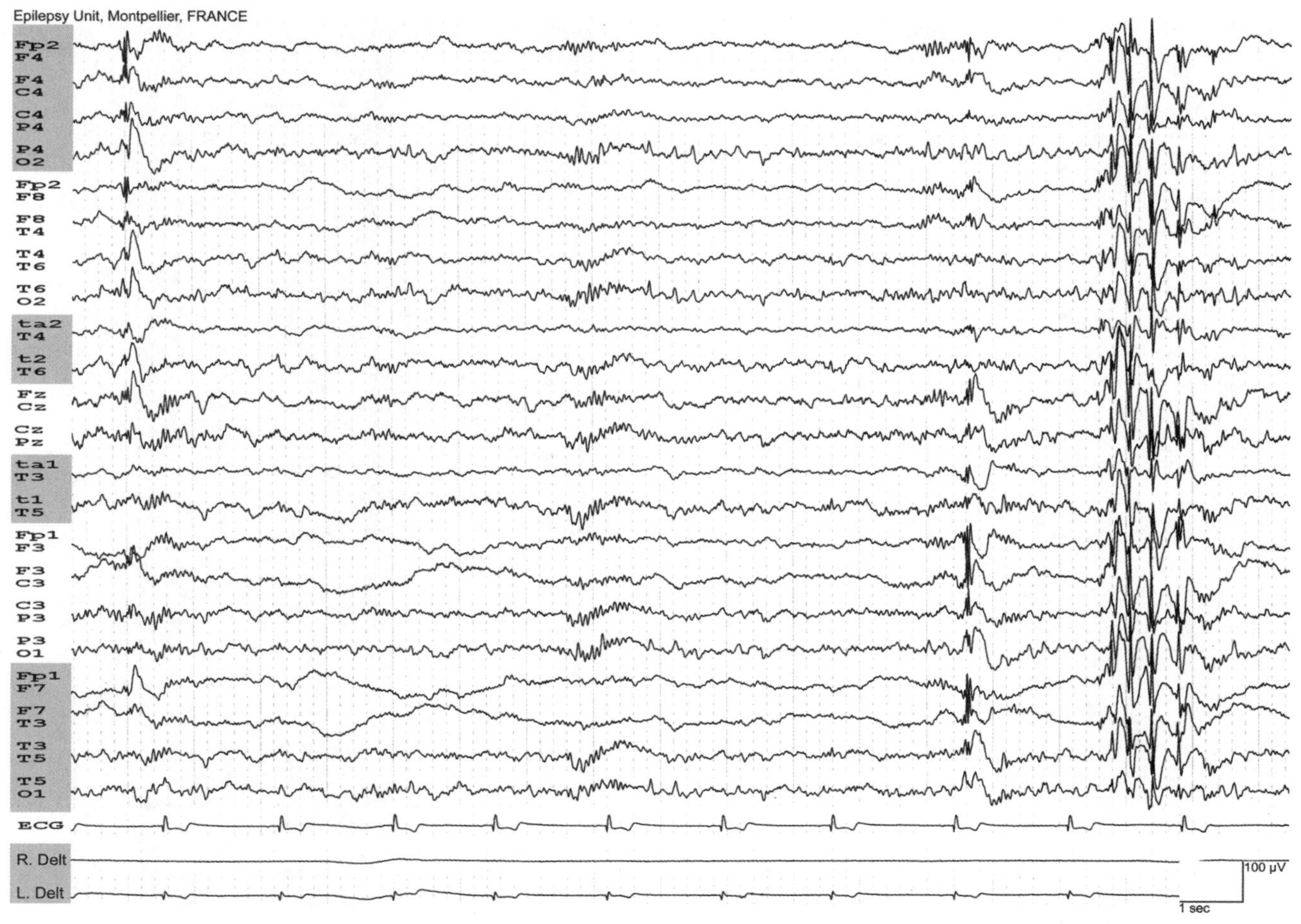

图 15-5　18 岁男性患者。左右两侧半球非对称性改变，在本图末尾，可见全面性棘 - 慢波爆发

颞区间歇性节律性 δ 活动可见于 13% 的 JAE 患者（图 15-6）（Gélisse et al.，2011），频率约为 3Hz，可由过度换气及困倦诱发，NREM 期减少，在 REM 期重新出现。该异常脑电可能与 CAE 后头部 δ 波性质相同，只是位置前移到了颞区。

Wolf 和 Goosses 的研究显示（1986），JAE 中光敏性发生率不如其他 IGE 常见：在 JAE 中，光敏性发生率为 7.5%，CAE 为 18%，JME 为 30.6%；癫痫伴觉醒时 GTCS 为 13%。但 Lu 等研究结果与此并不一致（2008）：在 25 例患者中（男性 8 例、女性 15 例），56% 的患者存在光敏性，男性（80%）高于女性（40%）。

（三）发作期脑电图

失神发作脑电图表现为 3.5~4Hz 双侧同步棘 - 慢波和多棘 - 慢波，前头部优势（图 15-7 和图 15-8）。Panayiotopoulos（1989）指出，JAE 发作期放电时间（16.3 ± 7.1）s 可能比 CAE（12.4 ± 2.1）s 和 JME（6.6 ± 4.2）s 更长，比 JME 更规律；但与 CAE 不同，发作期放电可解体、呈片段化。

（四）结局及预后

JAE 通常并不严重，但却是一个终生性疾病。尽管 JAE 常伴发 GTCS，但对药物治疗反应良好。约 80% 的病例使用传统 AEDs 如乙琥胺和丙戊酸钠后不再发作，但停药后复发率几乎为 100%（Healy et al.，2018）。Wolf 和 Inoue（1984）在一项横断面研究中，纳入了 229 例青少年和成年失神癫痫，接受抗癫痫药物治疗，所有以失神发作为唯一表现形式的患者（n=21）均实现无发作；不超过 10 次 GTCS 的患者中，87% 实现无发作；10 次以上 GTCS 的患者（n=123），治疗反应仍很好，但 24% 的患者仍有发作。JAE（85% 无发作）对治疗的反应优于 CAE（80%，$P<0.02$），是否伴肌阵挛不影响预后。大部分失神患者可用乙琥胺和 / 或丙戊酸治疗，有时可联用甲琥胺，必要时可将剂量增加到最大耐受剂量。如果存在 GTCS，通常可采用联合治疗方案。Bartolomei 等（1997 年）的研究纳入了 53 例 CAE 患者和 27 例 JAE 患者，在两组患者中，40% 仍有失神或 GTCS 发作。在 Trinka 等（2004）的研究中，64

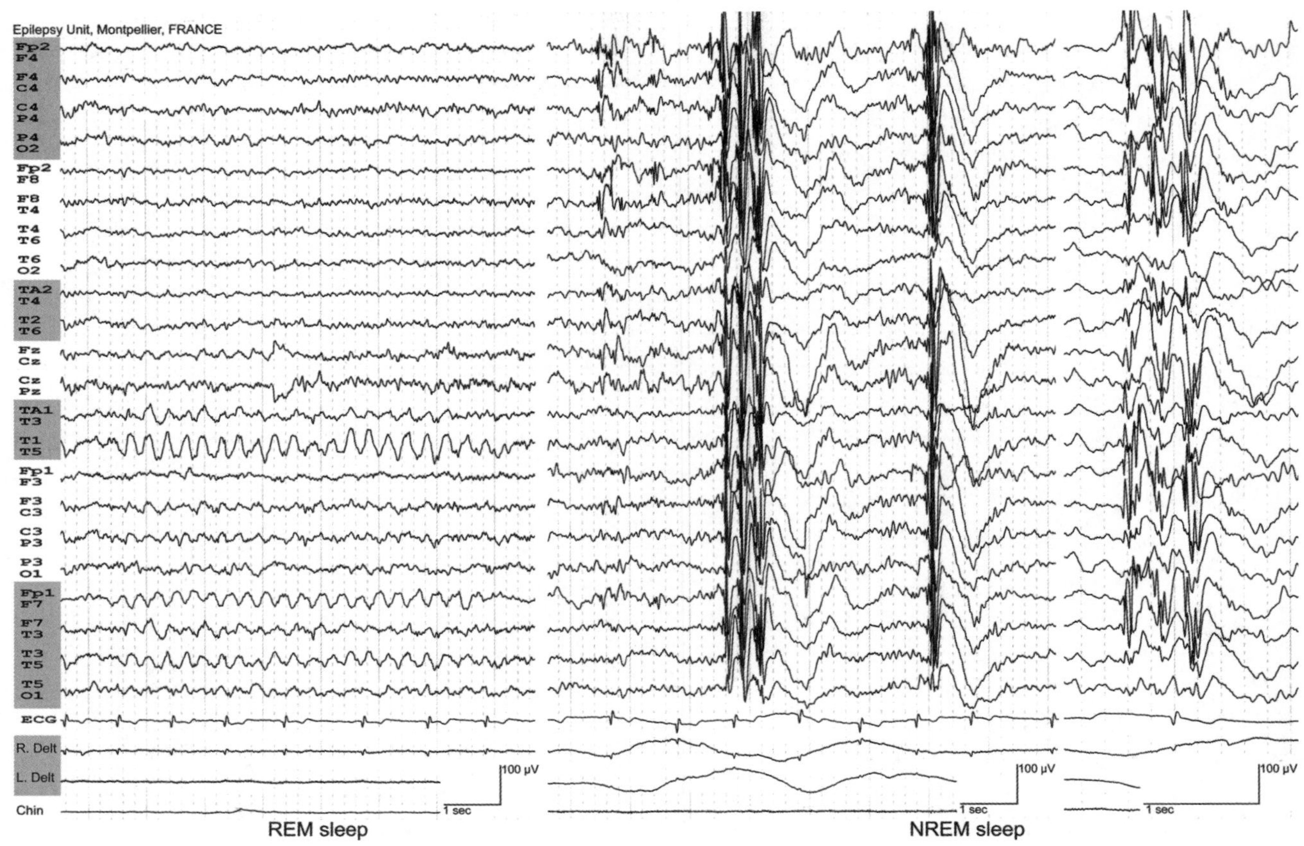

图 15-6 国际 10-20 系统脑电图。增加了前 / 下颞电极(TA1、T1、TA2、T2)

29 岁男性患者，青春期发病，表现为典型的失神发作，该图为尚未治疗时的 EEG。左图，REM 期，左颞区间断性节律性 δ 波。中图和右图，NREM2 期，全面性多棘 - 慢波。注意右侧半球的不对称性

例 JAE 患者中的 40 例(62%)至少 2 年无发作，近似于 CAE 的无发作率(56%)。Siren 等(2002)报道了 4 例难治性 JAE 患者，除伴 GTCS 外，还伴有节律性眨眼表现。

JAE 是 IGE 中明确的一种癫痫综合征，易于诊断。JAE 是一种终生性疾病，可通过药物控制发作。与其他类型 IGE 的遗传学关系仍待进一步研究，这将有助于我们更好地分类。

六、肌阵挛失神癫痫

肌阵挛失神癫痫(epilepsy with myoclonic absences, EMA)的特征在于其特殊的发作类型，即肌阵挛失神(myoclonic absences, MA)，诊断有赖于临床症状、多导电生理监测和 / 或视频记录。可以观察到双侧节律性肌阵挛。多导电生理监测示双侧同步对称 3Hz 节律性棘 - 慢波，对应的 EMG 示双侧逐渐增强的强直电位。Tassinari 等(1969；1971)最早报道了 MA，此后 Tassinari 及 Bureau(1985)再次强调 MA 是一种独立、特殊的发作类型，并专门提出了一种以 MA 为唯一或主要发作类型的综合征。有数项研究描述了 EMA 的特点(SalasPuig et al., 1990; Tassinari et al., 1992; 1995; Tassinari & Michelucci, 1994; Manonmani & Wallace, 1994; Elia et al., 1998; Capovilla et al., 2001; Bureau & Tassinari, 2002; Tassinari et al., 2004; Bureau & Tassinari, 2005; Genton & Bureau, 2006)。EMA 作为一种罕见的、预后差异较大的全面性失神癫痫综合征，已纳入 ILAE 的分类中(Commission, 1989; Scheffer et al., 2017)。EMA 在儿童癫痫中并不常见，仅占 0.5%~1%。在日本(Ikeda et al., 2011)、中国(Yang et al., 2009)和印度(Zanzmera et al., 2016)，已将 EMA 认定为一种独立的癫痫综合征。在 EMA 中，男性患者占多数(70%)，约 20% 患者有癫痫家族史(通常是全面性癫痫)。法国圣·保罗中心医院的一项研究纳入了 42 例 EMA 患者，结果发现 33% 的患者有明确的病因，包括：早产(4 例)、围产期损伤(6 例)、近亲结婚(2 例)、先天性偏瘫(1 例)和 14 号染色体长臂部分三体(1 例)。文献也陆续报道了染色体异常(Guerrini et al., 1990; Elia et al.,

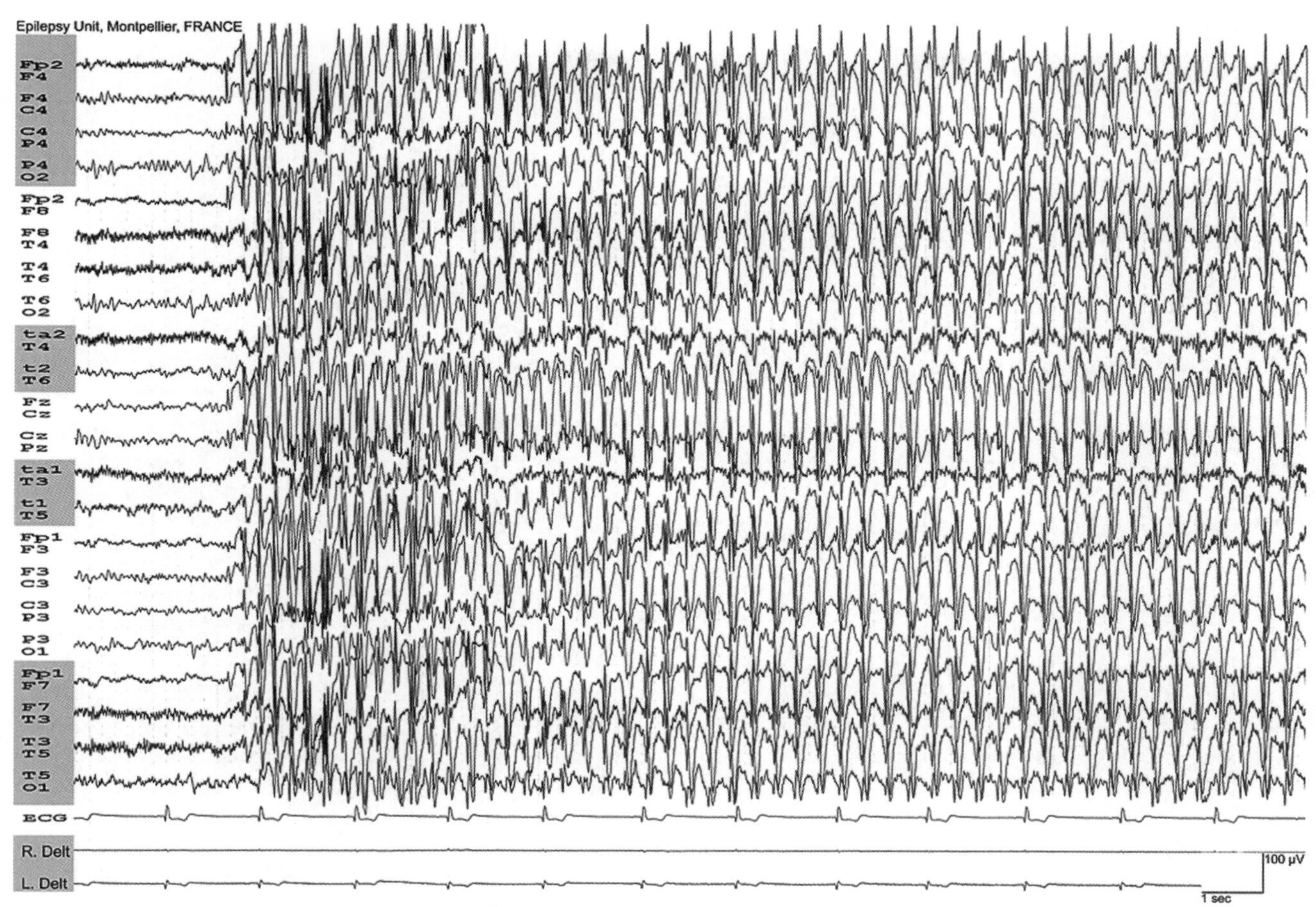

图 15-7　与图 15-4 来自同一患者。清醒状态记录到自发性典型失神发作、完全失去反应。同步脑电图系 3.5~4Hz 棘 - 慢波突然出现，随后频率变慢

1998）：Angelman 综合征、12p 三体、15 号染色体倒位重复。在 1 个 MA 家系的四个成员中发现了 *AGDH* 基因突变（BahiBuisson et al.，2008），Gökben 等（2011）在 1 例土耳其 1 型葡萄糖转运体缺陷综合征（Glucosetransporter type1 deficiency syndrome，GLUT1DS）患者中也发现了 *AGDH* 基因突变。在 MA 和智障患者中发现了平衡易位，导致 *SYNGAP1* 的破坏（Klitten et al.，2011）。

患者平均起病年龄为 7 岁（1.1—12.5 岁）；但也可能早在 1 岁前就已发病，且比 CAE 更高（Tassinari et al.，1992；Aicardi，1994；Manonmani & Wallace，1994；Verrotti et al.，1999）。除 1 例先天性偏瘫外，其他患者无神经系统异常。45% 的患者在发作前即出现智力低下。17% 的患者有神经影像学异常，主要表现为轻微的弥漫性和非特异性脑萎缩，无局灶性病变。

（一）肌阵挛失神

肌阵挛失神（myoclonic absences，MA）意识障碍严重程度不一，通常较 CAE 程度轻，不会覆盖 EEG 放电全程。肌阵挛发作让患者感到不安，他们常常为控制发作而进行自我控制，这是一种与意识不完全受损有关的“半自动”行为，类似 Penry 和 Dreifuss（1969）在癫痫小发作中描述的“自我导向”（self-oriented）自动症。同样，在 CAE 中“目标导向”（object-oriented）自动症也见于 EMA（Myers & Scheffer，2018）。MA 有突发突止的特点，运动症状常表现为节律性肌阵挛与轴性强直，后者通常在失神发作时逐渐出现。肌阵挛发作主要累及肩膀、手臂和大腿肌肉；面部肌肉受累较少，而下颌及口周肌肉受累较多，眼睑肌阵挛罕见。伴肢体强直，发生肌阵挛的手臂位置逐渐抬高，这是恒定的、特异性临床表现。当患者于站立发病时，跌倒少见，但身体常向前或向后摇摆。肌阵挛可能不对称，在肌阵挛发作时，可观察到眼睛、头部和肢体的偏斜（不伴眼球阵挛性偏斜）（Bureau & Tassinari，2005；Genton & Bureau，2006，Yang et al，2009）。在某些情况下，持续的强直发作伴呼吸节律改变或呼吸暂停，有时可

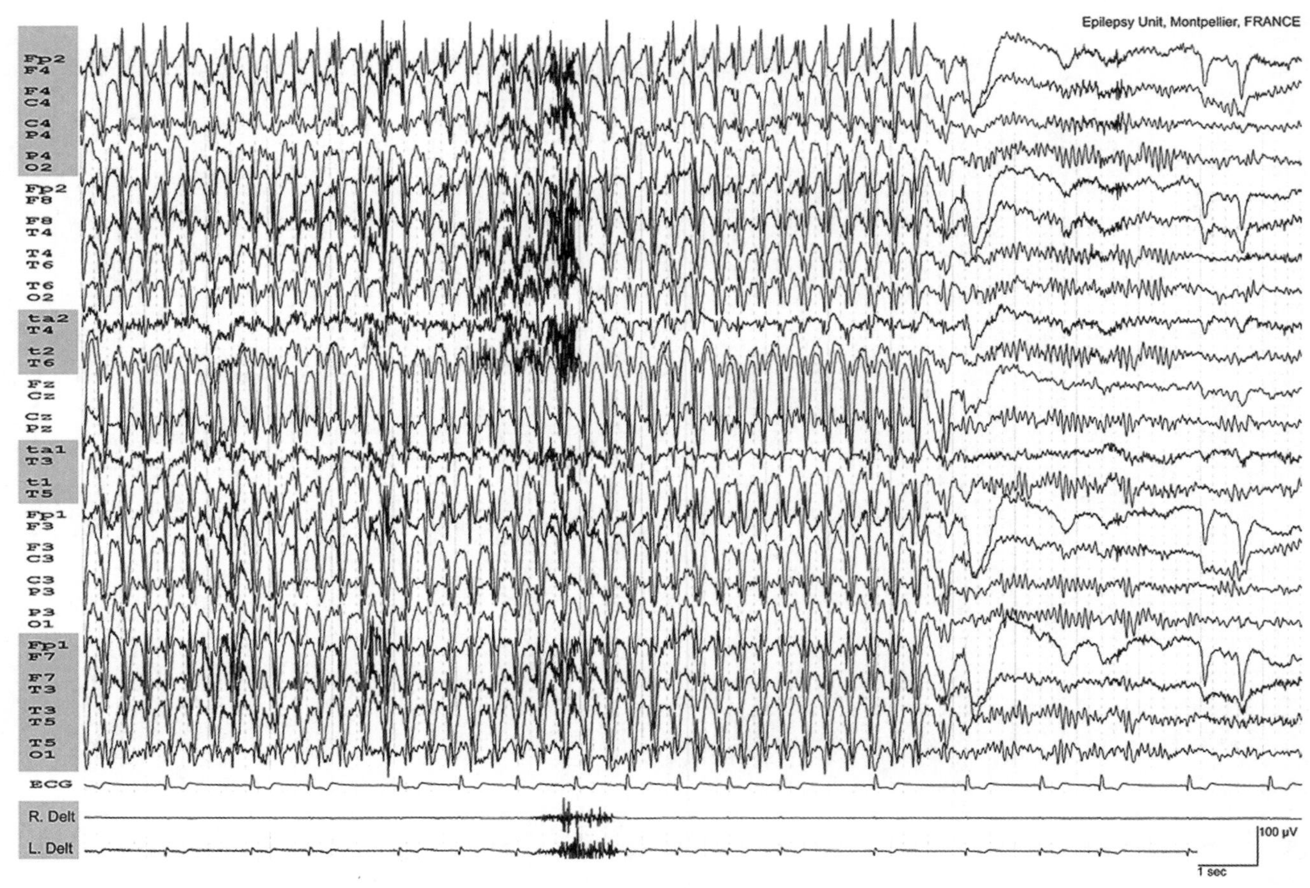

图 15-8 同一患者，失神发作结束。失神发作伴简单的自动症。颞区可见咀嚼运动伪迹，三角肌可见短暂、轻微的强直电位

出现小便失禁。

MA 可持续 10~60s（持续时间比 CAE 长），发作频率较高，每天少则发作数次，通常每日发作数十次，常因过度换气或觉醒而频繁发作。14% 的 MA 可由 ILS 诱发。浅睡眠发生 MA 时，发作可使患者从睡眠中觉醒。MA 持续状态非常少见（Tassinari 报道的 36 例 MA 患者中，仅 1 例为持续状态，1992）。

（二）脑电图和症状学

大多数病例发作间期 EEG 背景活动正常。我们从未在 CAE 中观察到后头部正弦样慢活动，仅 1/3 病例中观察到全面性棘 - 慢复合波，在约 14% 的患者中可见局灶性、多灶性棘波或棘 - 慢波。

发作期 EEG 为双侧同步、对称的 3Hz 节律性棘 - 慢波，与 CAE 失神发作 EEG 相似。棘 - 慢波会突然出现和停止，放电以额区不对称 δ 波逐渐结束的情况极为少见。典型的棘 - 慢波可与多棘波混合。

多导电生理记录到（图 15-9）双侧节律性肌阵挛，频率与棘 - 慢波一致，在 EEG 痫样放电 1s 后出现（图 15-10）。发作后期，肌阵挛伴进行性肌强直，肩部和三角肌强直幅度最大，进而使得患者手臂抬高（图 15-10）。强直可掩盖肌阵挛症状，使得肌阵挛这种运动性症状在临床上表现并不明显。尽管 EEG 为全面性放电（图 15-9、图 15-10），但肌阵挛和强直有时可表现为一侧性或明显不对称性（伴头部和躯干肌阵挛性旋转）。Tassinari 等（1969; 1971）通过高速示波器记录证实了棘 - 慢波放电与肌阵挛之间存在着密切的、稳定的关系。棘波形态学分析提示一过性正相高波幅棘 - 慢波与肌阵挛发生、潜伏期和波幅密切相关（Weir，1965）。有时，第 1s 的 SW 波幅较低（因为早期正向棘波波幅较低），不伴肌阵挛（图 15-9）。EEG 上每个 SW 对应于 EMG 上的肌阵挛电位，近端肌肉肌阵挛电位潜伏期为 15~40ms，远端肌肉肌阵挛电位潜伏期为 50~70ms。肌阵挛后可见短暂的静息期（60~120ms）。强直电位可中断。

即使临床上表现不明显，肌阵挛失神发作也可能累及头面部肌肉（特别是口周肌）。EMG 记录显示，1~2 个 SW 对应面肌阵挛，而随后的 SW 对应于从头部传播到肢体近端的肌阵挛（Gardella et al.，

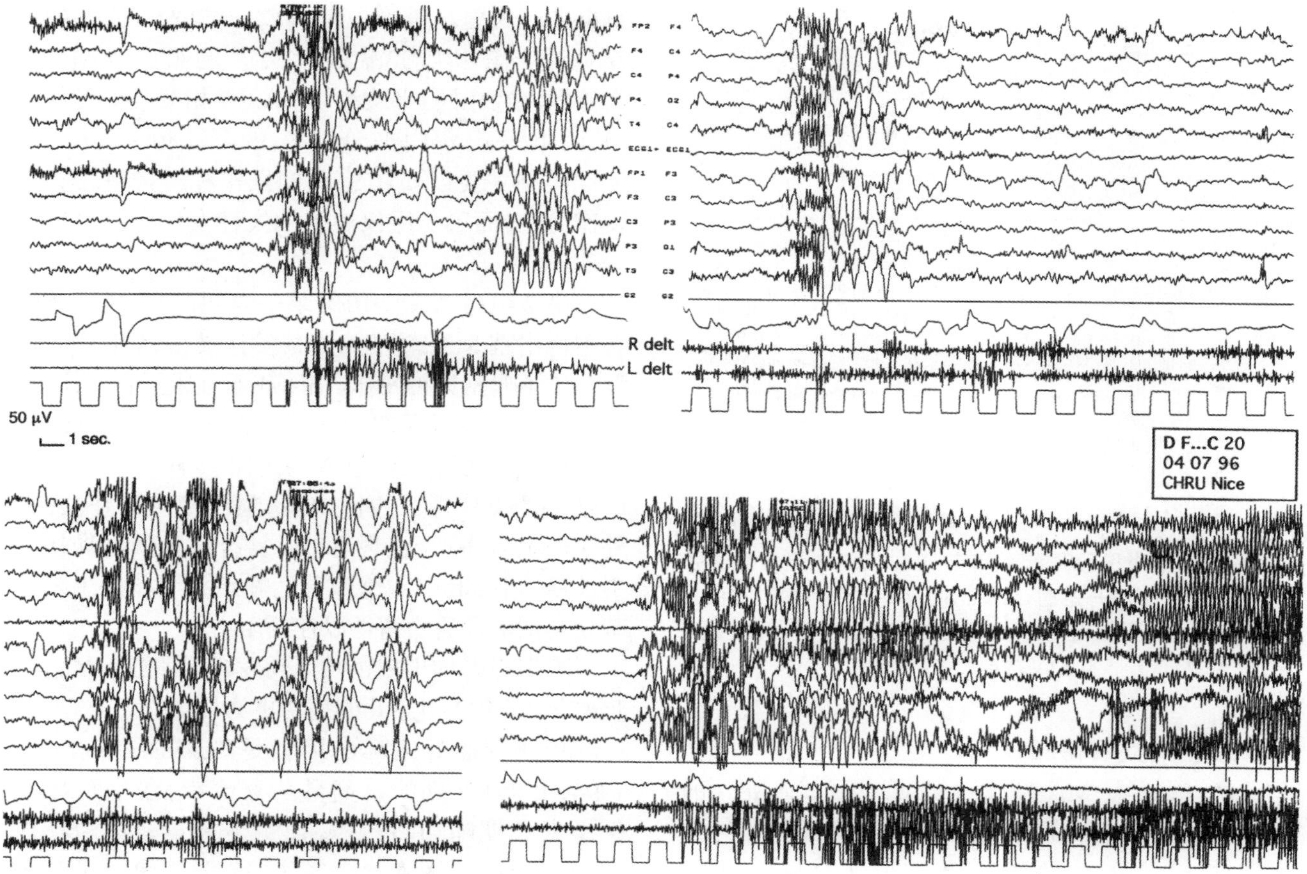

图 15-9 20 岁 JME 女性患者，睡眠部分剥夺后，晨起时脑电图表现为全面性 PSW 伴双侧肢体数次肌阵挛，与发作间期放电增多有关，在 GTCS 发生前数分钟出现。在强直发作前，有持续约 10s 的双侧大量 MJ 放电

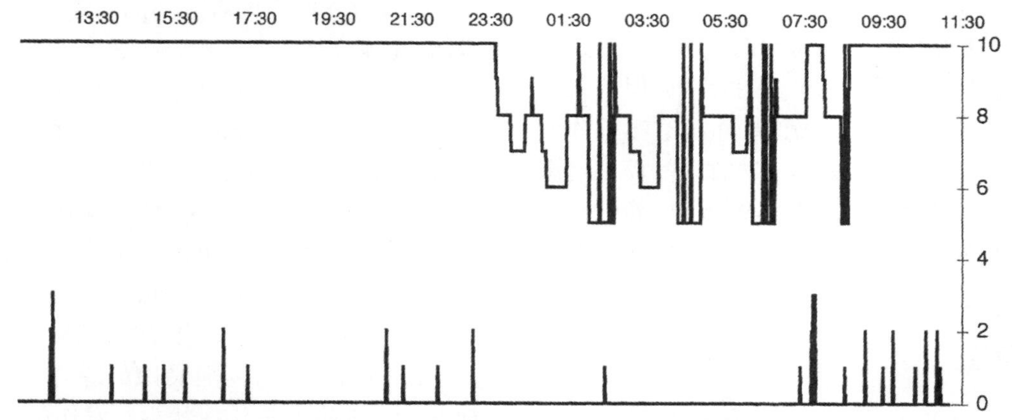

图 15-10 1 例 24 岁女性 JME 患者，VPA（1 000mg/d）治疗，超过 24 小时脑电图阵发性放电。在早上 7：30—8：30 醒来时（最终觉醒）有大量的 PSW 放电，而其他时间为孤立性放电，有时则长时间无放电，特别是傍晚

2002)。从病理生理的角度来看，叠加在肌阵挛上的肌强直可能与运动辅区的参与有关（Ikeda et al.，1999）。

睡眠期 EEG 正常，生理波形（顶尖波、K 复合物、纺锤波）双侧对称。睡眠期发作间期 SW 放电的演变与 CAE 相似（Tassinari et al.，1974）。MA 可见于思睡期和睡眠期第一阶段，患者可被唤醒（图 15-11）。在 NREM 睡眠期可观察到持续 10~25s 的全面性 SW，与肌阵挛爆发相关。孤立的尖波或不规则 SW 在一侧或另一侧前头部优势，多见于慢波睡眠期。另一方面，发作间期常无异常放电，特别是未记录到如 Lennox-Gastaut 综合征中的 10Hz 快节律爆发。

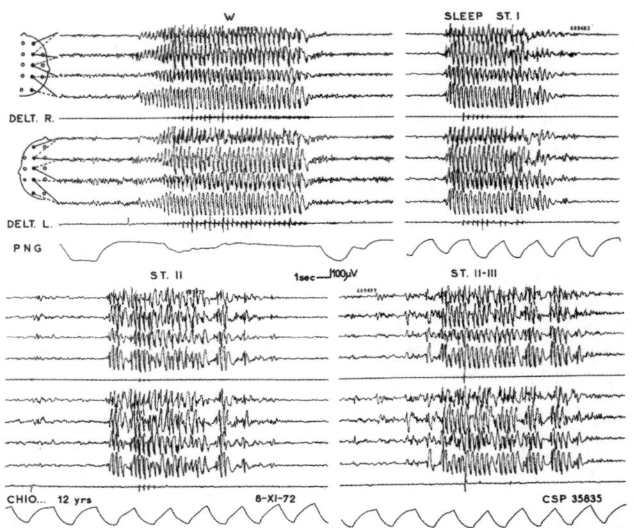

图 15-11 左上图示清醒状态节律性肌阵挛伴轻微的强直 右上图：睡眠开始时(NREM1 期)，发作持续时间和强度均下降。左下和右下方：NREM 2 期和 3 期，肌阵挛消失，EEG 为非节律性 SW 放电

除肌阵挛失神外的发作

1/3 患者中，MA 是唯一的发作形式。38% 的患者在 MA 出现或前即有发作，主要表现为单纯性失神发作(部分病例可能是未被识别的 MA)、少见的 GTCS 或其他惊厥性发作，如阵挛发作。仅发现 1 例患者出现持续性热性惊厥。45% 的病例表现为 GTCS，其中半数患者发作频率低(<1 次 / 年)，其余病例发作较为频繁(1 次 / 月)且无昼夜分布规律。4% 的病例表现为单纯性失神发作，有时伴眼睑肌阵挛。33% 的病例可见突发严重的跌倒，但从未被记录到这种发作类型。17% 患者可见不伴肌阵挛的失神持续状态，EEG 记录到 SW 放电。仅 1 例患者出现节律性肌阵挛和弥漫性 SW 放电，静脉注射地西泮可终止发作。约 10% 的患者有 2 种以上的发作类型。

(三) 演变

1973 年，Lugaressi 等研究了 MA 的演变。法国圣·保罗中心医院一项纵向研究(Bureau & Tassinari，2005)，对 42 例患者进行长期预后分析，结果表明，38% 的病例 MA 发作停止(16/42)(第 1 组)，其余 26 例患者(第 2 组)持续存在 MA 或癫痫类型发生改变。随访时间为癫痫发作起始后 3 年 4 个月至 29 年不等，中位数为 13 年 2 个月。

在第 1 组患者中，末次 MA 后平均随访时间为 11 年 6 个月(4—15 年)，第 2 组平均随访时间为 12 年 5 个月(7—23 年)。多参数分析结果显示，第 1 组患者个人史高于第二组(47% *vs*. 20%)，而癫痫家族史低于第 2 组(13% *vs*. 33%)。两组患者 MA 起病年龄大致相同(平均为 7 岁)。伴相关其他发作类型，两组间显著不同，分别为 35% 和 80%。第 2 组发作类型主要以 GTCS、跌倒发作和失神持续状态发作为主，而第 1 组仅单纯性失神发作为主要发作表现。

第 2 组患者在随访的某一时间段，其中 5 例患者不再出现 MA，转变为其他发作类型，如伴棘 - 慢复合波不典型失神发作、临床或亚临床强直发作，特别是清醒或浅睡眠期，脑电呈快节律，类似 Lennox-Gastaut 综合征。2 例患者 MA 短暂消失，随后 MA 以唯一的发作形式再次出现，预后相对良好；在另外 3 例患者中，全面性棘 - 慢复合波为额区局灶性尖波所取代，其中 1 例部分性癫痫持续状态患者经苯妥英钠治疗后病情得以控制。

两组患者均出现精神运动发育迟滞或病情进一步恶化，但第 2 组患儿的病情更为严重。

预测预后好或坏的因素是 Tassinari 等(1992；1994；1995)提到的足剂量药物治疗，在我们对 42 例患者长期随访后，并未证实足剂量药物治疗成为预测预后的因素。事实上，17 例接受丙戊酸钠(Sodium valproate，VPA)和乙琥胺(Ethosuximide，ESM)联合治疗的患者，仅 8 例患者(47%)病情得到缓解。在两组病例中，VPA+ESM 联合给药时间与 MA 首次发作时间两者之间的间隔时间无显著差异(第 1 组，4 岁 2 个月；第 2 组，3 岁 6 个月)。两组血药浓度水平无显著差异(VPA：105.5mg/L *vs* 90mg/L；ESM：60mg/L *vs*. 70mg/L)。预后差的患者多次发生与 MAs 相关的 GTCS。这些患者从未接受过苯妥英钠或卡马西平治疗，这两种药物可加重另外 5 例患者病情。因此，我们的系列研究表明癫痫的演变可能主要取决于 GTCS(Yang 等也指出了这一点，2009)，而与脑病无关(1 组 27%，2 组 9%)。

EMA 是儿童期一种特除的综合征，以肌阵挛失神发作为独特的发作症状学。发作类型的识别，取决于临床直接观察和多导视频 EEG 记录。MA 的 EEG-EMG 模式是特征性的，可与其他的全面性发作类型相鉴别。MA 本身就足以确诊一种综合征，即肌阵挛失神癫痫，在癫痫和癫痫综合征国际分类中(Commission，1989)，隶属于隐源性或症状性全面性癫痫。事实上 MA 有两种形式：一种是以 MA 为唯一或主要发作类型，另一种形式是 MA 伴其他发作类型(特别是频繁的 GTCS)，后一种形式预后较差。该癫痫综合征的预后不取决于治疗方案或 MA

起病后启动治疗的时间。

七、其他失神癫痫

（一）早发型儿童失神癫痫

3 岁前起病的失神癫痫是“早发型”儿童失神癫痫，是一个罕见的、异质性综合征，占所有 3 岁前起病的癫痫患者的 1%（Aix et al.，2003）和 0.7%（Caraballo et al.，2011）。文献曾被报道有多个血缘关系的 1 个家系（Titomanlio et al.，2007）。只有少数病例纳入到诊断明确的癫痫综合征中，如 CAE 或 BMEI 或眼睑肌阵挛伴失神。在 3 岁前起病的 10 例患者中（Chaix et al.，2003），其中 8 例难以分类。婴儿失神发作通常伴肌阵挛成分：10 例中有 4 例存在肌阵挛（Chaix et al.，2003），其中 2 例伴非节律性肌阵挛和 2 例伴眼睑肌阵挛；39 例中有 27 例存在肌阵挛（Caraballo et al.，2011），包括 6 例眼睑肌阵挛和 21 例口周肌阵挛性。尽管部分患者可能与早发型 CAE 或早发型特发性肌阵挛癫痫形式相对应且预后良好，但大部分患者会出现行为异常或发育迟滞。

GLUT-1 缺乏可能是早发型儿童失神癫痫的病因（Leary et al.，2003）。SYNGAP1 脑病起始可伴早发型 TA，其主要特征为眼睑肌阵挛和跌倒发作（Vlaskamp et al.，2019），后者可用生酮饮食治疗。对其他患者而言，经典的 AEDs 可控制发作，但大部分患者（远高于经典 CAE）为持续、频繁的失神发作且 AEDs 无效：10 例患者中有 5 例（甚至包括肌阵挛失神）（Chaix et al.，2003）；35 例患者中有 15 例伴肌阵挛成分，11 例中有 2 例不伴肌阵挛成分（Caraballo et al.，2011）。Giordano 等（2013）的发现与前面的研究相悖，Giordano 等报道了 1 岁内起病的 TA 共 16 例患者，11 例在首次服用抗失神药物后无发作，*SLC2A1* 基因检测阴性，属于 CAE 谱系。

（二）眼睑肌阵挛伴失神

1977 年 Jeavons 首次报道了一种光敏性癫痫综合征，即眼睑肌阵挛伴失神（Jeavons，1977），后来为其他学者所证实（Appleton et al.，1 993）。该综合征更多是一种肌阵挛综合征而不是失神综合征（Panayiotopoulos，2005；Striano et al.，2002）。Panayiotopoulos（2005）提出了以下定义：Jeavons 综合征（眼睑肌阵挛伴失神）是一种特发性癫痫综合征，发作频繁，常表现为眼睑肌阵挛伴失神发作。Jeavons 综合征常儿童期（2—14 岁）起病（Panayiotopoulos，2005），可持续至成年，发作短暂（3~6s），主要发生于合眼后（图 15-12），包括整个发作过程中持续存在眼睑肌阵挛伴 / 不伴失神发作，不伴眼睑肌阵挛的失神发作不存在。眼睑肌阵挛为眼睑节律性、快速的肌阵挛，伴眼球节律性上翻和头部后仰，受累肌肉可表现为强直。如果发作持续时间长，则出现意识障碍，为轻度或中度意识障碍不伴自动症。轻度眼睑肌阵挛不伴失神发作十分常见，特别是成人患者和接受 AEDs 治疗的患者，EEG 可以正常。

所有患者在儿童期均有高度光敏性，所有未接受治疗的患儿均可见光阵发性反应，但这种现象随着年龄的增长会逐渐消失。在漫长的病程中，GTCS 虽不频繁（无论是光诱发还是自发发生），但不可避免出现，多发生于睡眠剥夺、疲劳和酗酒后。患者可出现肢体肌阵挛发作，但发作频率较低且无规律。Jeavons 综合征一般为药物难治癫痫综合征，病程可持续终生，可自我诱发发作，失神发作随年龄增长逐渐减少。EEG 表现为 3~6Hz 全面性多棘 - 慢波，在光照充足的房间，合眼后可发生，而处于黑暗的环境时，与合眼相关的异常可消失。

（三）口周肌阵挛伴失神

Panayiotopoulos 等（1994）报道，典型的失神伴口周肌阵挛可能是一种发作类型。该发作类型与其他临床和 EEG 特征一起，构成了一种新的 IGE 综合征：口周肌阵挛伴失神（Perioral myoclonia with absences，PMA）。PMA 起病年龄为 2—13 岁（中位数为 10 岁），文献也曾报道 1 例 41 岁的患者（Dearborn & Kaplan，2014）。女性居多，癫痫家族史很常见（Panayiotopoulos，2005）。PMA 特征包括口面部肌（唇肌阵挛）或咀嚼肌（下颌肌阵挛）节律性肌阵挛，意识障碍严重程度不一，持续时间短暂，2~10s 不等，发作可非常频繁，每天发作数次。GTCS 可见于所有 PMA 患者，无论是 PMAs 早期或发病数年后，但 GTCS 发作频率低，成簇的 PMAs 可预示 GTCS 的发生。

发作期 EEG 表现为 3~5Hz 全面性棘波、不规则多棘 - 慢波，此外还可见双侧口轮匝肌和咬肌节律性收缩伴下颌舌骨肌肌张力增加（d'Orsi et al.，2011）。PMA 与合眼和光敏性无关。失神发作较为频繁（Agathonikou et al.，1998），可继发 GTCS。该综合征可持续终生，AEDs 无效。Hirsh & Panayiotopoulos（2005）认为：“仅根据嘴唇和下颌肌阵挛不足以诊断该综合征，因为 CAE 和 JAE 也可能出现类似的肌

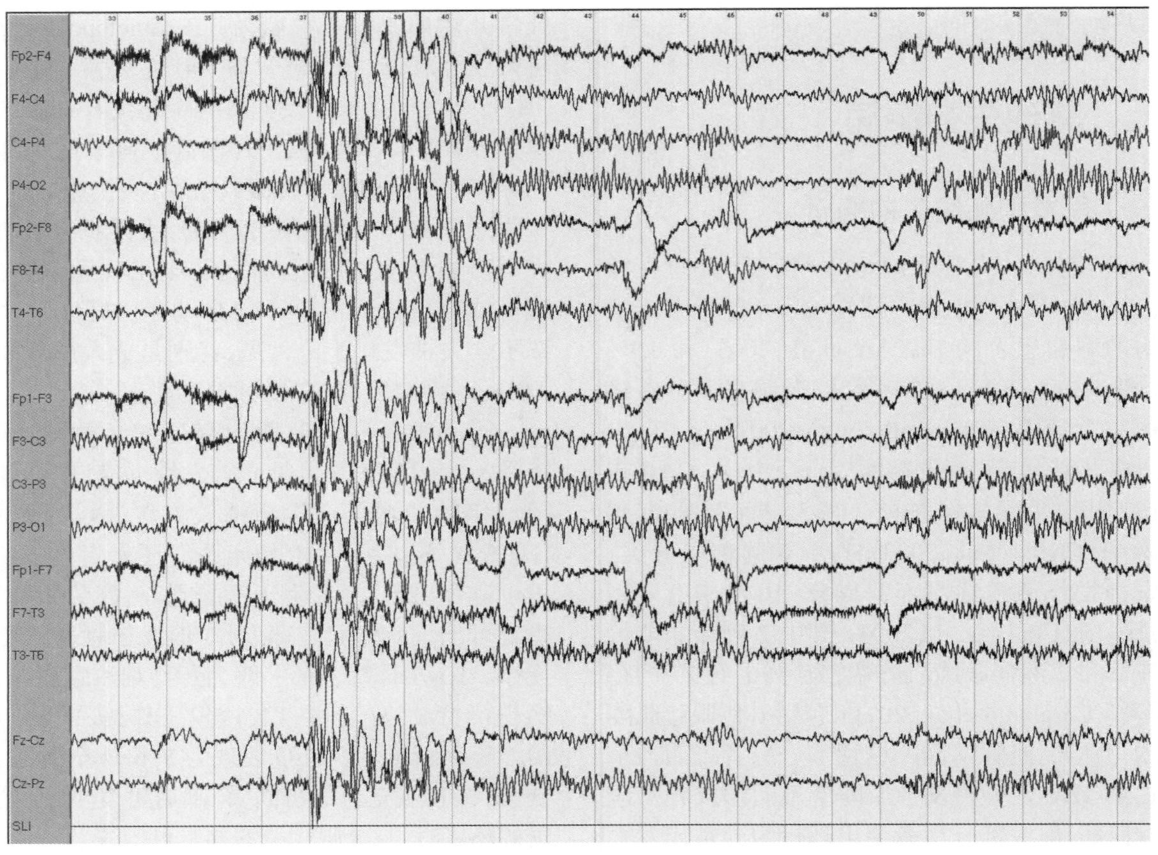

图 15-12　1 例 14 岁女性患者，1 岁 6 月龄出现失神发作。其患者有轻微智力发育迟滞、短暂失神发作（间歇期 EEG 可见光阵发性反应）。在 14 岁时，该患者合眼时出现短暂失神、眼睑快速肌阵挛。EEG 显示合眼时后头部快波活动，迅速演变为持续 3.5s 的全面性 3Hz 棘 - 慢复合波

阵挛发作（Hirsch et al.，1994；Capovilla et al.，2001；Panayiotopoulos，2005），而综合特征性的电 - 临床特征才可提示口周肌阵挛伴失神发作”。

（四）失神癫痫持续状态

失神癫痫持续状态是由 Genton 等（2008）提出，为 IGE 的一种特殊类型，其特点是在青春期后反复出现、无诱因的典型失神持续状态（图 15-13）。患者 GTCS 发作频率低且极少出现失神发作，容易误诊，类似下面描述的“幻影失神”。个案或简短病例报道也有类似的发现（Baykan et al.，2002；Gelisse et al.，2009；Iyer & Nisha，2014）。单纯失神癫痫持续状态的报道可见于儿童（Caraballo et al.，2018）。由于发作间期症状往往不典型，因此失神癫痫持续状态的诊断非常困难，许多患者被错误诊断为局灶性癫痫，并由于不恰当药物治疗导致发作加重（Genton et al.，2008）。

（五）伴幻影失神的特发性全面性癫痫

伴幻性失神的 IGE 首先由 Panayiotopoulos 等（1997）提出，“幻影”是指失神发作通常不明显，在 GTCS 发生前很少被注意。GTCS 多于成年后起病，发作不频繁。失神发作持续状态较常见（50%）。轻度或意识障碍不明显的失神发作是 JAE 的排除诊断标准（Panayiotopoulos，2010）。

八、失神癫痫的鉴别诊断

在某些情况下，失神癫痫的诊断较为困难。3 位儿童神经学家分别独立地对一组新诊断的癫痫综合征患儿重新分类，74 例 CAE 患者中，有 7 例未被任何一位儿童神经学家诊断为癫痫综合征（Berget et al.，1999）。实际上，对可疑典型失神发作的患儿，需要做过度换气诱发实验 3min，记录呼吸次数。在几乎所有未治疗的 CAE 患儿中，过度换气均可诱发出失神发作（Hirsch et al.，1994；Wirrell et al.，1996）。视频 EEG 可更好地观察其临床特征。

在临床工作中，需要区分非癫痫发作的表现：注意力障碍和白日梦。自动症在复杂部分发作与 CAE 中都很常见，二者的鉴别诊断相对容易。

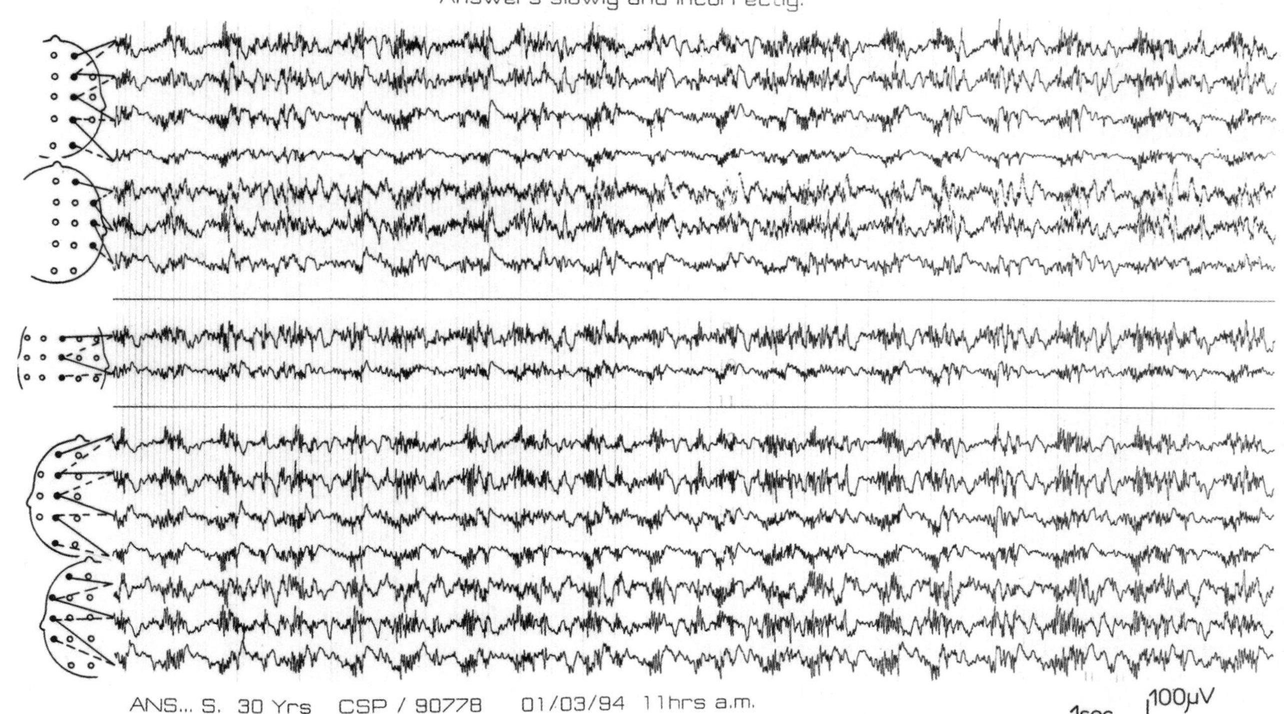

图 15-13 30 岁女性患者脑电图。自 14 岁起反复出现失神持续状态，伴中度意识障碍，持续数小时至 1 天。在服用卡马西平治疗期间，该患者曾有数次强直 - 阵挛发作。该患者在母亲的陪同下乘公共汽车来到诊所，母亲诉该患者感到"疲倦"。该患者对答切题，但反应稍慢，轻微定向力障碍，静脉注射地西泮无效，静脉注射丙戊酸钠 2h 后发作得到控制

额极起源的 TA 发作或多或少伴双侧规律性 3Hz 棘 - 慢波(Tukel & Jasper，1952；Fegersten & Roger，1961；Ferrie et al.，1995)。局灶性运动成分、发作期不对称放电或发作间期额区恒定的放电有助于鉴别诊断。MRI 可显示额叶异常病灶(Ferrie et al.，1995)或室管膜下灰质异位(Raymond & Fish，1996)。然而，CAE 也可出现罕见的局灶性脑电图异常(Beaumanoir et al.，1974；Lombroso，1997；Yoshinaga et al.，2004)。一些局灶性癫痫，特别是颞叶起源的局灶性癫痫，当愣神发作持续超过 20s 并伴自动症时，可能会被误诊为 JAE(见图 15-7 和图 15-8)。

诊断的主要难点是各种伴 TA 的 IGE。早期起病的 JAE 与 10 岁后起病的 CAE 有重叠(Janz et al.，1994)。CAE 和 JME 之间也有明显的重叠：Martinez-Juarez 等(2006)研究了 257 例确诊的 JME 患者，将其分为 4 组：①经典 JME(72%)；②CAE 进展为 JME(18%)；③JME 伴青少年失神(7%)；④JME 伴失张力发作(3%)。失神发作可见于 1/3 的 JME 患者，通常症状轻微难以引人注意，可有不同的 EEG 表现(Panayiotopoulos et al.，1989；Genton et al.，2000)。伴光敏性的失神癫痫属于其他的 IGE 综合征，而不是 JAE(Panayiotopoulos，2010)。研究者认为，"光敏性是发作(失神、GTCS 或肌阵挛)的持续诱因，不见于 JAE"。

"中间类型的小发作"(Lugaressi et al.，1973)可能与之相似，系 CAE 与更严重类型(如伴慢棘 - 慢波和预后相对较差的失神癫痫)的中间类型。睡眠期多棘波放电可能为成年期持续性发作伴预后不良的预测因素(Michelucci et al.，1996；Guye et al.，2001)。部分患者在青春期开始出现这种类型的癫痫，符合 IGE 的大部分诊断标准，但有特殊的病史，包括 GTCS 发作、失神发作、跌倒发作和耐药性的特点。该类癫痫往往表现为典型的失神发作，EEG 在 NREM 期表现为全面性快波节律，类似于 Lennox-Gastaut 综合征，具有睡眠相关快波活动的难治性癫痫患者被认为是 IGE 与症状性全面性癫痫之间的中间类型(Crespel et al.，2006；Genton et al.，2009)。

在个体遗传倾向中，大脑损伤可能会导致 TA 的发生，常与局灶性神经体征和 / 或智力障碍相关。一项基于瑞典人群的研究发现，该类患者占 TA 总体患者的 10%(Olsson，1988)。Ferrie 等(1995)指

出 TA 存在弥漫性和局灶性大脑病理改变，分别为：动静脉畸形、孤独症、生化紊乱、脑肿瘤、脑脓肿、先天性小头畸形、颅骨狭窄、唐氏综合征、药物戒断、脑炎、内分泌紊乱、头部外伤、偏瘫、脑积水、下丘脑病变（Mullatti et al.，2003）、青少年 Batten 病、线粒体脑病、新生儿颅内出血、早熟、进行性肌阵挛癫痫、Sturge-Weber 综合征、亚急性硬化性全脑炎、结核性脑膜炎和结节性硬化症。但结论所涉及的文献大多陈旧且缺乏详细记录。幕下病变需引起重视，因其可能干扰皮质 - 丘脑环路。预后与潜在的病理有关，在大多数情况下，这种相关性可能是巧合。然而，大脑病理改变可能是由癫痫遗传性易感性所致（Ferrie et al.，1995）。明确诊断为症状性失神癫痫的患者，预后往往较差。

TA 可伴轻微的肌阵挛发作（Committee，1981），而肌阵挛只累及眼睑和面部时不应诊断为 MA。2001 年，Cappovilla 等（2001）调查了 12 例伴肌阵挛的失神癫痫，有类似 MA 或典型失神癫痫 3Hz 棘 - 慢波的脑电图特征。在这些病例中，肌阵挛常局限于面部（眉毛、鼻孔、口周、下颌）或颈部肌肉，但 MA 则持续且明显累及近端肢体肌肉，这些患者预后良好，7 例患者在随访期间停药且无复发。该研究还指出了多导电生理描记对区分伴肌阵挛的失神发作和肌阵挛失神癫痫的重要性。Giovanardi Rossi 等（1988）报道了 4 例不典型的 MA 病例，这些患者在发作时有意识障碍、眼睑肌阵挛和手臂肌阵挛，通过以上特征可对其进行临床诊断，但仍有不典型的临床病例，如 2 例患者出现缓慢跌倒、3 例在睁眼或合眼时诱发发作。EEG 比较特殊，表现为快节律出现于棘 - 慢波放电之间或快节律出现于全面性 3Hz 棘 - 慢波前。Elia 等（1998）研究了 14 例 MA 患者，其中 7 例染色体异常（Angelman 综合征 4 例、12p 三体 2 例、15 号染色体倒位重复 1 例），这些 MA 病例有不典型的临床表现：早期起病、持续时间短暂、轻微的肌阵挛和强直。

九、治疗

TA 的治疗药物，一线药物是乙琥胺（Ethosuximide，ESM）、丙戊酸钠（Sodium valproate，VPA）和拉莫三嗪（Lamotrigine，LTG），可单独或联合使用。一项具有里程碑意义的双盲对照研究，比较了 VPA、ESM 和 LTG 的疗效（Glauser et al.，2010），结果表明 VPA 和 ESM 疗效比 LTG 好，ESM 认知副作用较少。较早的研究表明，VPA 可使 75% 失神发作得到控制，也能较好控制 GTCS（70%）和肌阵挛发作（7%）。VPA 加重 CAE 的病例罕见，这可能与 CAE 的遗传异质性有关（LermanSagie et al.，2001）。LTG 可控制 50%~60% 的失神发作，50%~60% 的 GTCS，但可加重肌阵挛发作；LTG 还可能出现高敏反应（Frank et al.，1999；Gericke et al.，1999；Coppola et al.，2004a，2004b）。ESM 可控制 70% 的失神发作，但对伴其他全面性发作的患者，不建议采用单药治疗。Schmitt 等（2007）认为 ESM 和 VPA 联合治疗 CAE 患者时，同样有诱发 GTCS 的风险。VPA 添加小剂量的 LTG 可能有显著疗效，但 VPA 不推荐用于年轻女性患者。

氯硝西泮、氯巴占、乙酰唑胺是二线药物，其耐受性和不良反应的发生风险相似。在 CAE 或其他 IGE 综合征中（Auvin et al.，2011），左乙拉西坦可能会加重失神癫痫，但也可能有助于控制耐药性失神发作（DiBonaventura et al.，2005；Nolan et al.，2019）。托吡酯单药治疗 CAE 无效（Pina-Garza et al.，2011）。

尽管有较多的治疗依据，许多典型失神发作患儿仍接受不合理的药物治疗（Parker et al.，1998）。卡马西平、奥卡西平、氨己烯酸、加巴喷丁和替加宾等药物可加重失神发作，因此禁用（Parker et al.，1998；Genton，2000；Gelisse et al.，2004；Thomas et al.，2006）。苯妥英钠和苯巴比妥常无效，也不推荐使用（Panayiotopoulos，2001；2005）。

因此，VPA、ESM 或 LTG 单药治疗应是 CAE 首选的一线治疗方法。若小剂量无效，在确保达到最大耐受剂量前，不应放弃单药治疗。有学者认为，尽管达到足够剂量，患儿仍可能对 VPA 口服液疗效欠佳，但若用 VPA 其他剂型代替，则可有效控制发作。若单药治疗失败或出现不可耐受的不良反应，则可选择另一种药物替换。最好的治疗方案是足够剂量 VPA 添加小剂量 LTG。对于 CAE 患者，建议在患者无发作 1~2 年且 EEG 正常后，开始逐渐减停药。在停药期间，需要定期复查 EEG 以确认无发作。

在 JAE 中，首选药物是丙戊酸。如果担心致畸风险或其他副作用时，可选择拉莫三嗪（Wheless et al.，2005；2007），但拉莫三嗪的疗效不如丙戊酸（Marson et al.，2007；Mazurkiewicz-Beidzinska et al.，2010）。有文献报道曾发现 1 例 JAE 患者服用 LTG 数月后，肌阵挛加重，停用该药后，肌阵挛消失（Crespel et al.，2005）。

在肌阵挛失神癫痫中，如果 MA 不伴其他发作类型(尤其是 GTCS),VPA 联合 ESM(适当血药浓度水平)的经典治疗方案则可使 MA 完全无发作。在某些情况下,苯巴比妥、VPA 和苯二氮䓬类药物联用也可有效控制发作。Manonmani 等(1994)和 Wallace(1998)指出当经典治疗方案失败时,VPA 或 ESM 与拉莫三嗪联用有良好的疗效。一些用于治疗难治性失神或肌阵挛癫痫的 AEDs,如左乙拉西坦、托吡酯、非氨酯、唑尼沙胺,其疗效尚未在 EMAs 中得到证实。Hausler 等(2011)观察到非氨酯添加治疗对常规 AEDs 耐药的 MA 疗效较好。

唑尼沙胺是一种广谱的 AEDs。实验结果表明唑尼沙胺是 T 型电压门控钙通道阻滞剂(MacDonald, 2002; Matar et al., 2009)。6 例耐药的 JAE 患者使用唑尼沙胺添加治疗后(剂量范围: 175~600mg/d; 随访范围: 28~39 月)(Da Costa Ferreira, 2009), 4 例患者无发作、2 例患者发作频率显著降低。

左乙拉西坦对 IGE 有效,特别是 JME(Noachtar et al., 2008)。左乙拉西坦对所有 JME 发作类型的疗效显著高于安慰剂组(53.3% *vs.* 25%; P=0.004)(成人目标剂量为 3 000mg/d, 儿童为 60 mg/kg/d)(Rosenfeld et al., 2009)。Fattore 等(2011)指出新诊断的儿童和青少年失神癫痫对左乙拉西坦的疗效不高, Auvin 等(2011 年)也曾报道 3 例 JAE 患者使用左乙拉西坦治疗后失神发作次数增加,并且这 3 例患者每日药物剂量已超过 1 750mg/d。左乙拉西坦不是失神发作的首选药物,但为了控制 GTCS,可与乙琥胺或丙戊酸或拉莫三嗪联合使用,该原则也同样适用于托吡酯。

一些研究也提到了其他 AEDs 治疗失神癫痫的效果。舒噻嗪可改善难治性失神癫痫(Gorman & Shahwan, 2016)。布瓦西坦和吡仑帕奈是两种新型的广谱 AEDs,也是治疗 TA 的候选药物。布瓦西坦的化学结构与左乙拉西坦相似但两者药代动力学有差异,对肌阵挛和 GTCS 的疗效远优于失神(Strzelczyk et al., 2018)。也有个案报道提及布瓦西坦对难治性失神癫痫的疗效(Grande-Martin et al., 2018)。吡仑帕奈是 AMPA 受体非竞争性抑制剂,适应证为 GTCS,常用于治疗肌阵挛发作(Gil-Lopez et al., 2018),也曾报道用于治疗 IGE(Villanueva et al., 2018 年),结果发现治疗 12 个月时所有发作类型的无发作率为 59%(88/149),其中 GTCS 为 63%(72/115)、肌阵挛为 65%(31/48)、失神发作为 51%(24/47)。

十、结论

失神癫痫包括两种临床上常见、不同的"特发性"全面性癫痫,即 CAE 和 JAE,此外还包括其他几种临床表现和严重程度不同的综合征。所有不同的综合征症有遗传异质性(仍有待解决)。根据我们目前的知识,仍然很难对许多典型的失神患者进行准确的分类(Guilhoto et al., 2003 年)。大多数失神癫痫可治,丙戊酸、乙琥胺和拉莫三嗪是主要控制失神发作的抗癫痫药,其他药物可能会加重失神发作。今后,运用综合征的方法学,即电 - 临床表型,仍然是推动遗传和药理学研究所必需的。

(周　东　高　慧　译　慕　洁　秦　兵　校)

参考文献

Adie WJ (1924): Pyknolepsy: a form of epilepsy occurring in children, with a good prognosis. *Brain* 47: 96–102.

Agathonikou A, Giannakodimos S, Koutroumanidis M, *et al.* (1997): Idiopathic generalised epilepsies in adults with onset of typical absences before the age of 10 years. *Epilepsia* 38 (Suppl. 3): 213.

Agathonikou A, Panayiotopoulos CP, Giannakodimos S, Koutroumanidis M (1998): Typical absence status in adults: diagnostic and syndromic considerations. *Epilepsia* 39: 1265–1276.

Aghakhani Y, Bagshaw AP, Benar CG, *et al.* (2004): fMRI activation during spike and wave discharges in idiopathic generalized epilepsy. *Brain* 127: 1127–1144.

Agostinelli S, Accorsi P, Beccaria F, *et al* (2013): Clinical dissection of early onset absence epilepsy in children and prognostic implications. *Epilepsia* 54: 1761–1770.

Aicardi J (1994): Typical absences in the first two years of life. In: Duncan JS, Panayiotopoulos CP (eds). *Typical Absences and Related Syndromes*, pp. 284–288. London: Churchill Livingstone.

Andermann E (1980): Genetic aspects of epilepsy. In: Robb P (ed) *Epilepsy Updated: Causes and Treatment*, pp. 11–24. New York: Year Book Medical Publisher.

Appleton RE, Panayiotopoulos CP, Acomb BA, Beirne M (1993): Eyelid myoclonia with typical absences: an epilepsy syndrome. *J Neurol Neurosurg Psychiatry* 56: 1312–1316.

Audic-Gerard F, Szepetowski P, Genton P (2003): GEFS + syndrome: phenotypic variations from the newborn to the adult in a large French pedigree. *Rev Neurol* (Paris) 159: 189–195.

Auvin S, Chhun S, Berquin P, Ponchel E, Delanoë C, Chiron C (2011): Aggravation of absence seizure related to levetiracetam. *Eur J Paediatr Neurol* 15: 508–511.

Bahi-Buisson N, El Sabbagh S, Soufflet C, *et al.* (2008): Myoclonic absence epilepsy with photosensitivity and a gain of function mutation in glutamate dehydrogenase. *Seizure* 17: 658–664.

Bartolomei F, Roger J, Bureau M, *et al.* (1997): Prognostic factors for childhood and juvenile absence epilepsies. *Eur Neurol* 37: 169–175.

Baykan B, Gökyğit A, Gürses C, Eraksoy M (2002): Recurrent absence status epilepticus: clinical and EEG characteristics. *Seizure* 11: 310–319.

Beaumanoir A (1976): *Les épilepsies infantiles. Problèmes de diagnostic et de traitement.* Bâle: Éditions Roche.

Beaumanoir A, Ballis T, Varfis G, Ansari K (1974): Benign epilepsy of childhood with Rolandic spikes. *Epilepsia* 15: 301–315.

Beck-Mannagetta G, Janz D, Hoffmeister U, Behl I, Scholz G (1989): Morbidity risk for seizures and epilepsy in offsprings of patients with epilepsy. In: Beck-Mannagetta G, Anderson WE, Doose H, Janz D (eds) *Genetics of the Epilepsies*, pp. 119–126. Berlin Heidelberg: Springer-Verlag.

Berg AT, Levy SR, Testa FM, Shinnar S (1999): Classification of childhood epilepsy syndromes in newly diagnosed epilepsy: interrated agreement and reasons for disagreement. *Epilepsia* 40: 439–444.

Berg AT, Shinnar S, Levy SR, Testa FM, Smith-Rapaport S, Beckerman B (2000): How well can epilepsy syndromes be identified at diagnosis? A reassessment two years after initial diagnosis. *Epilepsia* 41: 1267–1275.

Berg AT, Berkovic SF, Brodie MJ, *et al.* (2010): Revised terminology and concepts for organization of seizures and epilepsies: report of the ILAE Commission on Classification and Terminology, 2005-2009. *Epilepsia* 51: 676–685.

Bergamini L, Bram S, Broglia S, Riccio A (1965): L'insorgenza tardiva di crisi Grande Male nel Piccolo Male puro. Studio catamnestico di 78 casi. *Arch Suisses Neurol Neurochir Psychiatr* 96: 306–317.

Berkovic SF (1996): Childhood absence epilepsy and juvenile absence epilepsy. In: Wyllie E (ed) *The Treatment of Epilepsy: Principles and Practice*, pp. 461–466. Baltimore: Williams & Wilkins.

Berkovic SF, Andermann F, Andermann E, Gloor P (1987): Concepts of absence epilepsies: discrete syndromes or biological continuum? *Neurology* 37: 993–1000.

Berkovic SF, Howell RA, Hay DA, Hopper JL (1994): Epilepsy in twins. In: Wolf P (ed) *Epileptic Seizures and Syndromes*, pp. 157–164. London: John Libbey and Co.

Bergen DC, Beghi E, Medina MT. Revising the ICD-10 codes for epilepsy and seizures (2012): *Epilepsia* 53 Suppl 2: 3–5.

Bertaso F, Zhang C, Scheschonka A, de Bock F, *et al.* (2008): *PICK1* uncoupling from mGluR7a causes absence-like seizures. *Nat Neurosci* 11: 940–948.

Bianchi A and the Italian LAE Collaborative Group (1995): Study of concordance of symptoms in families with absence epilepsies. In: Duncan JS, Panayiotopoulos CP (eds) *Typical Absences and Related Epileptic Syndromes*, pp. 328–337. Edinburgh: Churchill Livingstone.

Blom S, Heijbel J, Bergfors PG (1978): Incidence of epilepsy in children: a follow-up study three years after the first seizure. *Epilepsia* 19: 343–350.

Bouma PA, Westendorp RG, van Dijk JG, Peters AC, Brouwer OF (1996): The outcome of absence epilepsy: a meta-analysis. *Neurology* 47: 802–808.

Browne TR, Dreifuss FE, PenryJK, Porter RJ, White BG (1983): Clinical and EEG estimates of absence seizure frequency. *Arch Neurol* 40: 469–472.

Bureau M, Guey J, Dravet C, Roger J (1968): Étude de la répartition des absences chez l'enfant en fonction de ses activités. *Rev Neurol* (Paris) 118: 493–494.

Bureau M, Tassinari CA (2002): The syndrome of myoclonic absences. In: Roger J, Bureau M, Dravet C, Genton P, Tassinari CA, Wolf P, (eds) *Epileptic Syndromes in Infancy, Childhood and Adolescence*, 3rd ed, pp. 305–312. Eastleigh: John Libbey & Co.

Bureau M, Tassinari CA (2005). Myoclonic absences: The seizure and the syndrome. In: Delgado-Escueta AV, Guerrini R, Medina MT, Genton P, Bureau M, Dravet C (eds). *Myoclonic Epilepsies*, pp. 185–196. Philadelphia, Lippincott Williams & Wilkins.

Callenbach PMC, Geerts AT, Arts WFM, *et al.* (1998): Familial occurrence of epilepsy in children with newly diagnosed multiple seizures: Dutch study of epilepsy in childhood. *Epilepsia* 39: 331–336.

Calmeil LF (1924): De l'épilepsie étudiée sous le rapport de son siège et de son influence sur la production de l'aliénation mentale. Paris. [*Thèse*].

Capovilla G, Rubboli G, Beccaria F, *et al.* (2001): A clinical spectrum of the myoclonic manifestations associated with typical absences in childhood absence epilepsy. A video-polygraphic study. *Epileptic Disord* 3: 57–62.

Caraballo RH, Darra R, Fontana E, Garcia R, Monese E, Dalla Bernardina B (2011): Absence seizures in the first 3 years of life: An electroclinical study of 46 cases. *Epilepsia* 52: 393–400.

Caraballo RH, Chacón S, Fasulo L, Bedoya C (2018): *De novo* absence status epilepticus in three paediatric patients: a new idiopathic epilepsy syndrome? *Epileptic Disord* 20:502–507.

Cavazzuti G.B, Ferrari F, Galli V, Benatti A (1989): Epilepsy with typical absences with onset during the first year of life. *Epilepsia* 30: 802–806.

Chaix Y, Daquin G, Monteiro F, Villeneuve N, Laguitton V, Genton P (2003): Absence epilepsy with onset before age three years: a heterogeneous and often severe condition. *Epilepsia* 44: 944–949.

Charlton MH, Yahr MD (1967): Long-term follow-up of patients with petit mal. *Arch Neurol* 16: 595–598.

Chen Y, Lu J, Pan H, Zhang Y, *et al.* (2003): Association between genetic variation of CACNA1H and childhood absence epilepsy. *Ann Neurol* 54: 239–243.

Cobb WA, Gordon N, Matthews SC, Nieman EA (1961): The occipital delta rhythm in petit mal. *Electroencephalogr Clin Neurophysiol* 13: 142–143.

Coenen AM, Van Luijtelaar EL (2003): Genetic animal models for absence epilepsy: a review of the WAG/Rij strain of rats. *Behav Genet* 33:635–655.

Commission on Classification and Terminology of the International League Against Epilepsy (1981): Proposal fora revised clinical and electroencephalographic classification of epileptic seizures. *Epilepsia* 22: 489–501.

Commission on Classification and Terminology of the International League Against Epilepsy (1989): Proposal for revised classification of epilepsies and epileptic syndromes. *Epilepsia* 30: 389–399.

Coppola G, Auricchio G, Federico F, Carotenuto M, Pascotto A (2004a): Lamotrigine *versus* valproic acid as first-line monotherapy in newly diagnosed typical absence seizures: an open-label, randomized, parallel-group study. *Epilepsia* 45: 1049–1053.

Coppola G, Licciardi F, Sciscio N, Russo F, Carotenuto M, Pascotto A (2004b): Lamotrigine as first-line drug in childhood absence epilepsy: a clinical and neurophysiological study. *Brain Dev* 26: 26–29.

Crespel A, Genton P, Berramdane M, *et al* (2005): Lamotrigine associated with exacerbation or *de novo* myoclonus in idiopathic generalized epilepsies. *Neurology* 65: 762–764.

Crespel A, Gélisse P, Bureau M, Genton P (2006): Atlas of Electroencephalography, vol. 2. *The Epilepsies. EEG and Epileptic Syndromes*. Montrouge: John Libbey Eurotext.

Crunelli V, Leresche N (2002): Childhood absence epilepsy: genes, channels, neurons and networks. *Nat Rev Neurosci* 3: 371–382.

Currier RD, Kooi KA, Saidman LJ (1963): Prognosis of pure petit mal. *Neurology* 13: 959–967.

d'Orsi G1, Demaio V, Trivisano M, *et al.* (2011): Ictal video-polygraphic features of perioral myoclonia with absences. *Epilepsy Behav* 21: 314–317.

Da Costa Ferreira J (2009): Utilisation du zonisamide dans le traitement des épilepsies généralisées idiopathiques de type absence juvénile. A propos de 6 cas. *Pharm Thesis*. University of Montpellier I.

Danober L, Deransart C, Depaulis A, Vergnes M, Marescaux C (1998): Pathophysiological mechanisms of genetic absence epilepsy in the rat. *Prog Neurobiol* 55: 27–57.

Darra F, Fontana E, Scaramuzzi V, *et al.* (1996): Typical absence seizures in the first three years of life: electroclinical study of 31 cases. *Epilepsia* 37 (Suppl. 4): 95.

Delgado-Escueta AV, Medina MT, Serratosa JM, *et al.* (1999): Mapping and positional cloning of common idiopathic generalized epilepsies: juvenile myoclonus epilepsy and childhood absence epilepsy. *Adv Neurol* 79: 351–374.

Dearborn JL, Kaplan PW (2014): Generalised electrographic seizures presenting as perioral myoclonia. *Epileptic Disord* 16: 80–83.

Depaulis A, David O, Charpier S (2016): The genetic absence epilepsy rat from Strasbourg as a model to decipher the neuronal and network mechanisms of generalized idiopathic epilepsies, *J Neurosci Methods* 260: 159–174.

Depaulis A, Charpier S (2018): Pathophysiology of absence epilepsy: Insights from genetic models. *Neurosci Lett* 22: 53–65.

Di Bonaventura C, Fattouch J, Mari F, *et al.* (2005): Clinical experience with levetiracetam in idiopathic generalized epilepsy according to different syndrome subtypes. *Epileptic Disord* 7: 231–235.

Dieterich E, Baier WK, Doose H, Tuxhorn I (1985): Long-term follow-up of childhood epilepsy with absences at onset. *Neuropediatrics* 16: 149–154.

Doose H, Völzke E, Scheffner D (1965): Verlaufsformen kindlicher Epilepsien mit Spike-Wave-Absencen. *Arch Psychiat Nervenkrankh* 207: 394–415.

Doose H, Gerken H, Horstmann T, Völzke E (1973): Genetic factors in spike wave absences. *Epilepsia* 14: 57–75.

Duncan JS (1999): Positron emission tomography receptor studies. *Adv Neurol* 79: 893–899.

Duncan JS, Panayiotopoulos CP (1995): *Typical Absences and Related Epileptic Syndromes*. Edinburgh: Churchill Livingstone.

Elia M, Guerrini R, Musumeci SA, Bonanni P, Gambardella A, Aguglia U (1998): Myoclonus absence-like seizures and chromosome abnormality syndromes. *Epilepsia* 39: 660–663.

Engel J Jr (2001): A proposed diagnostic scheme for people with epileptic seizures and with epilepsy. Report of the ILAE Task Force on Classification and Terminology. *Epilepsia* 42: 796–803.

Engel J Jr (2006): Report of the ILAE classification core group. *Epilepsia* 47: 1558–1568.

Escayg A, De Waard M, Lee DD, *et al.* (2000): Coding and noncoding variation of the human calcium-channel beta4-subunit gene CACNB4 in patients with idiopathic generalized epilepsy and episodic ataxia. *Am J Hum Genet* 66: 1531–1539.

Esquirol J (1838): De l'épilepsie. In: *Traité des maladies mentales*. Vol. I. pp. 274–355. Paris: Baillière Publishers.

Fakhoury T, Abou-Khalil B (1999): Generalized absence seizures with 10–15 Hz fast discharges. *Clin Neurophysiol* 110: 1029–1035.

Fattore C, Boniver C, Capovilla G, *et al.* (2011): A multicenter, randomized, placebo-controlled trial of levetiracetam in children and adolescents with newly diagnosed absence epilepsy. *Epilepsia* 52: 802.

Fegersten L, Roger J (1961): Frontal epileptogenic foci and their clinical correlations. *Electroencephalogr Clin Neurophysiol* 13: 905–913.

Ferrie CD, Giannakodimos S, Robinson R O, Panayiotopoulos CP (1995): Symptomatic typical absence seizures. In: Duncan JS, Panayiotopoulos CP (eds) *Typical Absences and Related Epileptic Syndromes*, pp. 241–252. Edinburgh: Churchill Livingstone.

Feucht M, Fuchs K, Pichlbauer E, *et al.* (1999): Possible association between childhood absence epilepsy and the gene encoding GABRB3. *Biol Psychiatry* 46: 997–1002.

Fisher RS, Cross JH, French JA, *et al.* (2017): Operational classification of seizure types by the International League Against Epilepsy: Position Paper of the ILAE Commission for Classification and Terminology. *Epilepsia* 58: 522–530.

Fong GC, Shah PU, Gee MN, *et al.* (1998): Childhood absence epilepsy with tonic-clonic seizures and electroencephalogram 3–4-Hz spike and multispike-slow wave complexes: linkage to chromosome 8q24. *AmJ Hum Genet* 63: 1117–1129.

Frank LM, Enlow T, Holmes GL, *et al.* (1999): Lamictal (lamotrigine) monotherapy for typical absence seizures in children. *Epilepsia* 40: 973–979.

Friedmann M (1906): Über die nichtepileptischen Absencen oder kurzen narkoleptischen Anfälle. *Dtsch Z Nervenheilk* 30: 462–492.

Gardella E, Rubboli G, Meletti S, Volpi L, Tassinari CA (2002): Polygraphic study of muscular activation pattern in myoclonic absence seizures. *Epilepsia* 43 (Suppl. 8): 98–99.

Gastaut H, Zifkin BG, Mariani E, Salas Puig J (1986): The long-term course of primary generalized epilepsy with persisting absences. *Neurology* 36: 1021–1028.

Gélisse P, Genton P, Kuate C, Pesenti A, Baldy-Moulinier M, Crespel A (2004): Worsening of seizures by oxcarbazepine in juvenile idiopathic generalized epilepsies. *Epilepsia* 45: 1282–1286.

Gélisse P, Velizarova R, Genton P, Crespel A (2009): Epilepsy with absence status: A new syndrome of idiopathic generalized epilepsy. *Rev Neurol* 165: 839–841.

Gélisse P, Serafini A, Velizarova R, Genton P, Crespel A (2011): Temporal intermittent delta activity: a marker of juvenile absence epilepsy? *Seizure* 20: 38–41.

Genton P (2000): When antiepileptic drugs aggravate epilepsy. *Brain Dev* 22: 75–80.

Genton P, Bureau M (2006): Epilepsy with myoclonic absences. *CNS Drugs* 20: 911–916.

Genton P, Gélisse P, Thomas P (2000): Juvenile myoclonic epilepsy today: current definition and limits. In: Schmitz B, Sander T (eds) *Juvenile Myoclonic Epilepsy: The Janz Syndrome*, pp. 11–32, Petersfield and Philadelphia: Wrightson Medical Publishing.

Genton P, Ferlazzo E, Thomas P (2008): Absence status epilepsy: Delineation of a distinct idiopathic generalized epilepsy syndrome. *Epilepsia* 49: 642–649.

Gericke CA, Picard F, de Saint-Martin A, Strumia S, Marescaux C, Hirsch E (1999): Efficacy of lamotrigine in idiopathic generalized epilepsy syndromes: a video-EEG-controlled, open study. *Epileptic Disord* 1: 159–165.

Giannakodimos S, Panayiotopoulos CP (1996): Eyelid myoclonia with absences in adults: a clinical and video-EEG study. *Epilepsia* 37: 36–44.

Gibberd FB (1966): The prognosis of petit mal. *Brain* 89: 531–538.

Gibbs FA, Davis H, Lennox WG (1935): The EEG in epilepsy and in conditions of impaired consciousness. *Arch Neurol Psychiatry* 34: 1134–1148.

Gibbs FA, Gibbs EL, Lennox WG (1943): Electrographic classification of epileptic patients and control subjects. *Arch Neurol Psychiatry* 50: 111–128.

Gil-López FJ, Montoya J, Falip M, *et al.* (2018): Retrospective study of perampanel efficacy and tolerability in myoclonic seizures. *Acta Neurol Scand* 138: 122–129.

Giordano L, Vignoli A, Cusmai R, *et al.* (2013): Early onset absence epilepsy with onset in the first year of life: a multicenter cohort study. *Epilepsia* 54 (Suppl. 7): 66–69.

Giovanardi Rossi P, Ricciotti A, Melideo G, Santucci M, Gobbi G (1988): Atypical myoclonic absences: clinical, electroencephalographic and neuropsychological aspects. *Clin EEG* 19: 87–94.

GlauserTA, Cnaan A, Shinnar S, *et al.* (2010): Ethosuximide, valproic acid, and lamotrigine in childhood absence epilepsy. *N Engl J Med* 362: 790–799.

Gökben S, Yilmaz S, Klepper J, Serdaroglu G, Tekgül H (2011): Video/EEG recording of myoclonic absences in GLUT1 deficiency syndrome with a hot-spot R126C mutation in the SLC2A1 gene. *Epilepsy Behav* 21: 200–202.

Gorman KM, Shahwan A (2016): Sultiame revisited: treatment of refractory absence seizures. *Epileptic Disord* 18:329–333.

Gowers WR (1881): *Epilepsies and Other Chronic Convulsive Disorders. Their Causes, Symptoms and Treatment*. London: Churchill.

Grande-Martín A, Sopelana-Garay D, Pardal-Fernández JM, *et al.* (2018): Exceptional response to brivaracetam in a patient with refractory idiopathic generalized epilepsy and absence seizures. *Epileptic Disord* 20: 60–64.

Guerrini R, Bureau M, Mattei MG, Battaglia A, Galland MC, Roger J (1990): Trisomy 12p syndrome: a chromosomal disorder associated with generalized 3-Hz spike and wave discharges. *Epilepsia* 31: 557–566.

Guye M, Bartolomei F, Gastaut JL, Chauvel P, Dravet C (2001): Absence epilepsy with fast rhythmic discharges during sleep: an intermediary form of generalized epilepsy? *Epilepsia* 42: 351–356.

Guilhoto LM, Manreza ML, Yacubian EM (2003): Syndromic classification of patients with typical absence seizures. *Arq Neuropsiquiatr* 61: 580–587.

Guiwer J, Valenti MP, De Saint-Martin A, Chassagnon S, Hirsch E (2004): Pronostic des épilepsies idiopathiques avec absences. *Epilepsies* 2: 67–74.

Guye M, Bartolomei F, Gastaut JL, Chauvel P, Dravet C (2001): Absence epilepsy with fast rhythmic discharges during sleep: an intermediary form of generalized epilepsy? *Epilepsia* 42: 351–356.

Häusler M, Kluger G, Nikanorova M (2011): Epilepsy with myoclonic absences – favourable response to add-on rufinamide treatment in 3 cases. *Neuropediatrics* 42: 28–29.

Healy L, Moran M, Singhal S, *et al.* (2018): Relapse after treatment withdrawal of antiepileptic drugs for Juvenile Absence Epilepsy and Juvenile Myoclonic Epilepsy. *Seizure* 59:116–122.

Hedström A, Olsson I (1991): Epidemiology of absence epilepsy: EEG findings and their predictive value. *Pediatr Neurol* 7: 100–104.

Hertoft P (1963): The clinical, electroencephalographic and social prognosis in petit mal epilepsy. *Epilepsia* 4: 298–314.

Hirose S, Okada M, Kanedo S, Mitsudone A (2000): Are some idiopathic epilepsies disorders of ion channels? A working hypothesis. *Epilepsy Res* 41: 191–204.

Hirsch E, Panayiotopoulos CP (2005): Childhood absence epilepsy and related syndromes. In: Roger J, Bureau M, Dravet C, Genton P, Tassinari CA, Wolf P (eds) *Epileptic Syndromes in Infancy, Childhood and Adolescence*, 4th ed, pp. 315-335. Montrouge: John Libbey Eurotext.

Hirsch E, Blanc-Platier A, Marescaux C (1994): What are the relevant criteria for a better classification of epileptic syndromes with typical absences? In: Malafosse A, Genton P, Hirsch E, Marescaux C, Broglin D, Bernasconi R (eds) *Idiopathic Generalized Epilepsies: Clinical, Experimental and Genetic Aspects*, pp. 87–93. London: John Libbey & Company Ltd.

Holmes GH, McKeever M, Adamson M (1987): Absence seizures in children: clinical and electroencephalographic features. *Ann Neurol* 21: 268–273.

Holowach J, Thurston DL, O'Leary JL (1962): Petit mal epilepsy. *Pediatrics* 30: 893–901.

Imbrici P, Cusimano A, D'Adamo MC, De Curtis A, Pessia M (2003): Functional characterization of an episodic ataxia type-1 mutation occurring in the S1 segment of hKv1.1 channels. *Pflugers Arch* 446: 373–379.

Ikeda A, Nagamine T, Kunieda T, *et al.* (1999): Clonic convulsion caused by epileptic discharges arising from the human supplementary motor area as studied by subdural recording. *Epileptic Disord* 1: 21–26.

Ikeda H, Fujiwara T, Shigematsu H, *et al.* (2011): Symptoms and clinical course of epilepsy with myoclonic absences. *No To Hattatsu* (in Japanese): 43(1): 14–18.

ILAE classification of epilepsies: its applicability and practical value of different diagnostic categories. Osservatorio Regionale per L'Epilessia (OREp), Lombardy (1996). *Epilepsia* 37: 1051–1059.

Imbrici P, Jaffe SL, Eunson LH, *et al.* (2004): Dysfunction of the brain calcium channel CaV2.1 in absence epilepsy and episodic ataxia. *Brain* 127: 2682–2692.

Iyer RS, Nisha SR (2014): Absence status epilepsy: report of a rare electroclinical syndrome. *Neurol India* 62: 224–226.

Jallon P, Latour P (2005): Epidemiology of idiopathic generalized epilepsies. *Epilepsia* 46 (Suppl. 9): 10–14.

Janz D (1969): *Die Epilepsien. Spezielle Pathologie und Therapie*. Stuttgart: Thieme.

Janz D, Christian W (1957): Impulsiv Petit-Mal. Dtsch Z Nervenheilk 176: 346–386. (English translation by Genton P. In: Malafosse A, Genton P, Hirsch E, Marescaux C, Broglin D, Bernasconi M (eds) *Idiopathic Generalized Epilepsies*, pp. 229–251. London: John Libbey.

Janz D, Beck-Mannagetta G, Spröder B, Spröder J, Waltz S (1994): Childhood absence epilepsy (pyknolepsy) and juvenile absence epilepsy: one or two syndromes? In: Wolf P (ed) *Epileptic Seizures and Syndromes*, pp. 115–126. London: John Libbey & Company.

Jasper HH, Drooglever-Fortuyn J (1947): Experimental studies on the functional anatomy of petit mal epilepsy. *Res Publ Assoc Nerv Ment Dis* 26: 272–298.

Jeavons PM (1977): Nosological problems of myoclonic epilepsies in childhood and adolescence. *Dev Med Child Neurol* 19: 3–8.

Jus A, Jus K (1962): Retrograde amnesia in Petit Mal. *Arch Gen Psychiatry* 6: 163–167.

Klitten LL, Meiler RS, Nikanorova M, Silahtarogl A, Hjalgrim H, Tommerup (2011): A balanced translocation disrupts SYNGAP1 in a patient with intellectual disability, speech impairment and epilepsy with myoclonic absences (EMA). *Epilepsia* 52: 190–193.

Kobayashi K, Ohtsuka Y, Ohmori I, *et al.* (2004): Clinical and electroencephalographic characteristics of children with febrile seizures plus. *Brain Dev* 26: 262–268.

Leary LD, Wang D, Nordli DR Jr, Engelstad K, De Vivo DC (2003): Seizure characterization and electroencephalographic features in Glut-1 deficiency syndrome. *Epilepsia* 44: 701– 707.

Lennox WG (1945): The Petit Mal epilepsies. *JAMA* 129: 1069–1073.

Lennox WG, Davis JP (1950): Clinical correlates of the fast and slow spike-wave electroencephalogram. *Pediatrics* 5: 626–644.

Lennox WG, Lennox MA (1960): *Epilepsy and Related Disorders*, pp. 546–574. Boston: Little, Brown and Co.

Lerche H, Weber YG, Baier H, *et al.* (2001): Generalized epilepsy with febrile seizures plus: further heterogeneity in a large family. *Neurology* 57: 1191–1198.

Lerman-Sagie T, Watemberg N, Kramer U, Shahar E, Lerman P (2001): Absence seizures aggravated by valproic acid. *Epilepsia* 42: 941–943.

Livingston S, Torres I, Pauli LL, Rider RV (1965): Petit Mal epilepsy. Results of a prolonged follow-up study of 117 patients. *JAMA* 194: 227–232.

Loiseau P (1992): Childhood absence epilepsy. In: Roger J, Bureau M, Dravet C, Dreifuss F, Perret A, Wolf P (eds). *Epileptic Syndromes in Infancy, Childhood and Adolescence*, 3rd ed, pp. 135–150. London: John Libbey & Company.

Loiseau P, Duché B (1995): Childhood absence epilepsy. In: Duncan JS, Panayiotopoulos CP (eds). *Typical Absences and Related Epileptic Syndromes*, pp. 152–160. Edinburgh: Churchill Livingstone.

Loiseau P, Panayiotopoulos CP (2005): Childhood absence epilepsy. In: Gilman S (ed) *Medlink Neurology*. San Diego SA: Arbor Publishing Corp.

Loiseau P, Cohadon F, Cohadon S (1966): Le petit mal qui guérit, guérit rapidement. *J Med Lyon* 1108: 1557–1565.

Loiseau P, Duché B, Pédespan JM (1995a): Absence epilepsies. *Epilepsia* 36: 1182–1186.

Loiseau P, Duché B, Pédespan JM (1995b): Splitting or lumping absence epilepsies. *Epilepsia* 36: 116.

Loiseau J, Loiseau P, Guyot M, Duché B, Dartigues JF, Aublet B (1990): Survey of seizure disorders in the French southwest. I. Incidence of epileptic syndromes. *Epilepsia* 31: 391–396.

Loiseau P, Panayiotopoulos CP (2000): Childhood absence epilepsy. In: Gilman S (ed) *Neurobase*. San Diego SA: Arbor Publishing Corp.

Loiseau P, Pestre M, Dartigues JF, Commenges D, Barberger-Gateau C, Cohadon S (1983): Long-term prognosis in two forms of childhood epilepsy: typical absence seizures and epilepsy with Rolandic (centrotemporal) EEG foci. *Ann Neurol* 13: 642–648.

Loiseau P, Panayiotopoulos CP, Hirsch E (2002): Childhood absence epilepsy and related syndromes. In: Roger J, Bureau M, Dravet C, Genton P, Tassinari CA, Wolf P (eds) *Epileptic Syndromes in Infancy, Childhood and Adolescence*; 3rd ed, pp. 285–303. Eastleigh: John Libbey & Co.

Lombroso CT (1997): Consistent EEG focalities detected in subjects with primary generalized epilepsies monitored for two decades. *Epilepsia* 38: 797–812.

Lu Y, Waltz S, Stenzel K, Muhle H, Stephani U (2008): Photosensitivity in epileptic syndromes of childhood and adolescence. *Epileptic Disord* 10: 136–143.

Lugaresi E, Pazzaglia P, Franck L, *et al.* (1973): Evolution and prognosis of primary generalized epilepsy of the petit mal type. In: Lugaresi E, Pazzaglia P, Tassinari CA (eds) *Evolution and Prognosis of Epilepsy*, pp. 2-22. Bologna: Aulo Gaggi.

Macdonald RL (2002): Zonisamide: mechanisms of action. In: Levy RH, Mattson RH, Meldrum BS, Perucca E (eds) *Antiepileptic Drugs*, 5th ed, pp. 868–872. Philadelphia: Lippincott Williams & Wilkins.

Maljevic S, Krampfl K, Cobilanschi J (2006): A mutation in the GABA(A) receptor alpha(1)-subunit is associated with absence epilepsy. *Ann Neurol* 59: 983–987.

Manonmani V, Wallace SJ (1994): Epilepsy with myoclonic absences. *Arch Dis* Child 70: 288–290.

Marini C, Harkin LA, Wallace RH, Mulley JC, Scheffer IE, Berkovic SF (2003): Childhood absence epilepsy and febrile seizures: a family with a GABA(A) receptor mutation. *Brain* 126 (Pt1): 230–240.

Marini C, Scheffer IE, Crossland KM, *et al.* (2004): Genetic architecture of idiopathic generalized epilepsy: clinical genetic analysis of 55 multiplex families. *Epilepsia* 45: 467–478.

Marson AG, Al-Kharusi AM, Alwaidh M, *et al.* (2007): The SANAD study of effectiveness of valproate, lamotrigine, or topiramate for generalized and unclassifiable epilepsy: an unblinded randomised controlled trial. *Lancet* 369: 1016–1026.

Martinez-Juarez IE, Alonso ME, Medina MT, *et al.* (2006): Juvenile myoclonic epilepsy subsyndromes: family studies and long-term follow-up.

Brain 129 (Pt 5): 1269–1280.

Matar N, Jin W, Wrubel H, Hescheler J, Schneider T, Weiergräber M (2009): Zonisamide block of cloned human T-type voltage-gated calcium channels. *Epilepsy Res* 83: 224–234.

Mazurkiewicz-Betdzinska M, Szmuda M, Matheisel A (2010): Long-term efficacy of valproate versus lamotrigine in treatment of idiopathic generalized epilepsies in children and adolescents. *Seizure* 19: 195–197.

Medina MT, Duron RM, Alonso ME, *et al.* (2005): Childhood absence epilepsy evolving to juvenile myoclonic epilepsy: electrical and genetic features. In: Delgado-Escueta AV, Guerrini R, Medina MT, Genton P, Bureau M, Dravet C (eds) *Myoclonic epilepsies: Adv Neurol* (vol. 95), pp. 197–216. Philadelphia: Lippincott Williams & Wilkins.

Meencke HJ (1995): Pathological findings in childhood absence epilepsy. In: Duncan JS, Panayiotopoulos CP (eds) *Typical Absences and Related Epileptic Syndromes*, pp. 122–132. Edinburgh: Churchill Livingstone.

Meencke HJ, Janz D (1985): The significance of microdysgenesia in primary generalized epilepsy: an answer to the considerations of Lyon and Gastaut. *Epilepsia* 26: 368–371.

Metrakos JD, Metrakos K (1966): Childhood epilepsy of subcortical ("centrencephalic") origin. Some questions and answers for the pediatrician. *Clin Pediatr* (Phila.) 5: 536–542.

Metrakos K, Metrakos JD (1961a): Genetics of convulsive disorders. II. Genetic and electroencephalographic studies in centrencephalic epilepsy. *Neurology* 11: 474–483.

Metrakos K, Metrakos JD (1961b): Is the centrencephalic EEG inherited as a dominant? *Electroencephalogr Clin Neurophysiol* 13: 289.

Michelucci R, Rubboli G, Passarelli D, *et al.* (1996): Electroclinical features of idiopathic generalized epilepsy with persisting absences in adult life. *J Neurol Neurosurg Psychiatry* 61: 471–417.

Mirsky AF, Duncan CC, Levav ML (1995): Neuropsychological and psychophysiological aspects of absence epilepsy. In: Duncan JS, Panayiotopoulos CP (eds) *Typical Absences and Related Epileptic Syndromes*, pp. 112–121. Edinburgh: Churchill Livingstone.

Mirsky AF, Duncan CC, Myslobodsky MS (1986): Petit mal epilepsy: a review and integration of recent information. *J Clin Neurophysiol* 3:179–208.

Muccioli L, Licchetta L, Stipa C, *et al.* (2018): Juvenile absence epilepsy relapsing as recurrent absence status, mimicking transient global amnesia, in an elderly patient. *Epileptic Disord* 20:557–561.

Mullatti N, Selway R, Nashef L, *et al.* (2003): The clinical spectrum of epilepsy in children and adults with hypothalamic hamartoma. *Epilepsia* 44: 1310–1319.

Mullen SA, Berkovic SF (2018): ILAE Genetics Commission. Genetic generalized epilepsies. *Epilepsia* 59: 1148–1153.

Myers KA, Scheffer IE (2018): Myoclonic absence seizures with complex gestural automatisms. *Eur J Paediatr Neurol* 22: 532–535.

Nehlig A, Valenti MP, Thiriaux A, Hirsch E, Marescaux C, Namer IJ (2004): Ictal and interictal perfusion variations measured by SISCOM analysis in typical childhood absence seizures. *Epileptic Disord* 6: 247–253.

Ngomba RT, Santolini I, Salt TE, *et al.* (2011): Metabotropic glutamate receptors in the thalamocortical network: Strategic targets for the treatment of absence epilepsy. *Epilepsia* 52: 1211–1222.

Noachtar S, Andermann E, Meyvisch P, Andermann F, Gough WB, Schiemann-Delgado J, N166 Levetiracetam Study Group (2008): Levetiracetam for the treatment of idiopathic generalized epilepsy with myoclonic seizures. *Neurology* 70: 607–616.

Nolan D, Lester SG, Rau SM, Shellhaas RA (2019): Clinical use and efficacy of Levetiracetam for absence epilepsies. *J Child Neurol* 34: 94–98.

Obeid T (1994): Clinical and genetic aspects of juvenile absence epilepsy. *J Neurol* 241: 487–491.

Oller-Daurella L, Sanchez ME (1981): Evolucion de las ausencias tipicas. *Rev Neurol* (Barcelona) 9: 81–102.

Olsson I (1988): Epidemiology of absence epilepsy. I. Concept and incidence. *Acta Paediatr Scand* 77: 860–866.

Panayiotopoulos CP (2005): Idiopathic generalised epilepsies. In: Panayiotopoulos CP (ed) *The Epilepsies: Seizures, Syndromes and Management*, pp. 271–348. Oxford: Bladon Medical Publishing.

Panayiotopoulos CP (2005): Syndromes of idiopathic generalized epilepsies not recognized by the International League Against Epilepsy. *Epilepsia* 46 (Suppl. 9): 57–66.

Panayiotopoulos CP (2010): *A Clinical Guide to Epileptic Syndromes and their Treatment*, Revised 2nd ed. London: Springer Healthcare Ltd.

Panayiotopoulos CP, Obeid T (1989): Juvenile myoclonic epilepsy: an autosomal recessive disease. *Ann Neurol* 25: 440–443.

Panayiotopoulos CP, Obeid T, Waheed G (1989): Differentiation of typical absence seizures in epileptic syndromes. *Brain* 112: 1039–1056.

Panayiotopoulos CP (1997): Absence epilepsies. In: Engel JJ, Pedley TA (eds) *Epilepsy: a Comprehensive Textbook*, pp. 2327–2346. Philadelphia: Lippincott-Raven.

Panayiotopoulos CP (2001): The treatment of typical absence seizures and related epileptic syndromes. *Paediatric Drugs* 3: 379–403.

Panayiotopoulos CP, Ferrie CD, Giannakodimos S, *et al.* (1994): Perioral myoclonia with absences: a new syndrome. In: Wolf P (ed) *Epileptic Seizures and Syndromes*, pp. 143–153, London: John Libbey & Company Ltd.

Panayiotopoulos CP (2005): Idiopathic generalised epilepsies. In: Panayiotopoulos CP (ed) *The Epilepsies: Seizures, Syndromes and Management*, pp. 271–348. Oxford: Bladon Medical Publishing.

Panayiotopoulos CP, Obeid T, Waheed G (1989): Differenciation of typical absence seizures in epileptic syndromes. A video EEG study of 224 seizures in 20 patients. *Brain* 112: 1039–1056.

Panayiotopoulos CP, Ferrie CD, Giannakodimos S, Robinson RO (1994): Perioral myoclonia with absences: a new syndrome. In: Wolf P (ed) *Epileptic Seizures and Syndromes*, pp. 143–153. London: John Libbey and Co.

Panayiotopoulos CP, Koutroumanidis M, Giannakodimos S, Agathonikou A (1997): Idiopathic generalized epilepsy in adults manifested by phantom absences generalized tonic-clonic seizures, and frequent absence status. *J Neurol Neurosurg Psychiatry* 63: 622–627.

Panayiotopoulos CP, Ferrie CD, Koutroumanidis M, Rowlinson S, Sanders S (2001): Idiopathic generalised epilepsy with phantom absences and absence status in a child. *Epileptic Disord* 3: 63–66.

Panayiotopoulos CP, Chroni E, Daskalopoulos C, Baker A, Rowlinson S, Walsh P (1992): Typical absence seizures in adults: clinical, EEG, video-EEG findings and diagnostic/syndromic considerations. *J Neurol Neurosurg Psychiatry* 55: 1002–1008.

Parker APJ, Agathonikou A, Robinson RO, Panayiotopoulos CP (1998): Inappropriate use of carbamazepine and vigabatrin in typical absence seizures. *Dev Med Child Neurol* 40: 517–519.

Penry JK, Dreifuss RE (1969): Automatisms associated with the absence of petit mal epilepsy. *Arch Neurol* 21: 142–149.

Penry JK, Porter RJ, Dreifuss FE (1975): Simultaneous recording of absence seizures with video tape and electroencephalography. A study of 374 seizures in 48 patients. *Brain* 98: 427–440.

Peterman MG (1945): Abstract of discussion on The petit mal epilepsies: their treatment with tridione. *JAMA* 129: 1074.

Pina-Garza JE, Schwarzman L, Wiegand F, Hulihan J (2011): A pilot study of topiramate in childhood absence epilepsy. *Acta Neurol Scand* 123: 54–59.

Porter RJ (1993): The absence epilepsies. Epilepsia 34 (Suppl 3): S42–S48. Raymond AA, Fish DR (1996): EEG features of focal malformations of cortical development. *J Clin Neurophysiol* 13: 495–506.

Reynolds JR (1861): Epilepsy, its Symptoms, Treatment. London, Churchill. Robinson R, Taske N, Sander T, *et al.* (2002): Linkage analysis between childhood absence epilepsy and genes encoding GABAA and GABAB receptors, voltage-dependent calcium channels, and the ECA1 region on chromosome 8q. *Epilepsy Res* 48: 169–179.

Rocca WA, Sharbrough FW, Hauser WA, Annegers JF, Schoenberg BS (1987): Risk factors for absence seizures: a population-based case-control study in Rochester, Minnesota. *Neurology* 37: 1309–1314.

Rosenfeld WE, Benbadis S, Edrich P, Tassinari CA, Hirsch E (2009): Levetiracetam as add-on therapy for idiopathic generalized epilepsy syndromes with onset during adolescence: analysis of two randomized, double-blind, placebo-controlled studies. *Epilepsy Res* 85: 72–80.

Rudolf G, Bihoreau MT, Godfrey RF, *et al.* (2004): Polygenic control of idiopathic generalized epilepsy phenotypes in the genetic absence rats from Strasbourg (GAERS). *Epilepsia* 45: 301–308.

Ryvlin P, Mauguière F (1998): Imagerie fonctionnelle dans les épilepsies généralisées idiopathiques. Rev *Neurol* (Paris) 154: 691–696.

Salas Puig J, Acebes A, Gonzalez C, Tunon A, Guisasola LM, Lahoz CH (1990): Epilepsy with myoclonic absences. *Neurologia* (in Spanish) 5: 242–245.

Salek-Haddadi A, Lemieux L, Merschhemke M, Friston KJ, Duncan JS, Fish DR (2003): Functional magnetic resonance imaging of human absence seizures. *Ann Neurol* 53: 663–667.

Sander T, Hildmann T, Kretz R, *et al.* (1997): Allelic association of juvenile absence epilepsy with a GluR5 kainate receptor gene (GRIK1) polymorphism. *Am J Med Genet* 74: 416–421.

Sander T, Peters G, Jaliz D, *et al.* (1998): The gene encoding the 1 A-voltage-dependant calcium channel (CACN1A4) is not a candidate for causing common subtypes of idiopathic generalized epilepsy. *Epilepsy Res* 29: 115–122.

Sarkisova K, van Luijtelaar G (2011): The WAG/Rij strain: a genetic animal model of absence epilepsy with comorbidity of depression [corrected]. *Prog Neuropsychopharmacol Biol Psychiatry* 35: 854–876.

Sato S, Dreifuss FE, Penry JK (1976): Prognostic factors in absence seizures. *Neurology* 28: 788–796.

Sauer H (1916): Übergehäufte kleine Anfälle bei Kindern (Pyknolepsie). *Mschr Psychiat Neurol* 40: 276–300.

Scheffer IE, Berkovic S, Capovilla G, *et al.* (2017): ILAE classification of the epilepsies: Position paper of the ILAE Commission for Classification and Terminology. *Epilepsia* 58: 512–521.

Schmitt B, Kovacevic-Preradovic T, Critelli H, Molinari L (2007): Is ethosuximide a risk factor for generalised tonic-clonic seizures in absence epilepsy? *Neuropediatrics* 38: 83–87.

Sgro V, Paola M, Canevini M, Canger R (1996): Absence epilepsy: electroclinical study of 37 cases. *Epilepsia* 37 (Suppl 4): 106.

Siren A, Eriksson K, Jalava H, Kilpinen-Loisa P, Koivikko M (2002): Idiopathic generalized epilepsies with 3 Hz and faster spike wave discharges: a population-based study with evaluation and long-term follow-up in 71 patients. *Epileptic Disord* 4: 209–216.

Snead OCIII, Depaulis A, Vergnes M, Marescaux C (1999): Absence Epilepsy: Advances in Experimental Animal Models. In: Delgado-Escueta AV, Wilson WA, Olsen RW, Porter RJ (eds) *Jasper's Basic Mechanisms of the Epilepsies*, 3rd Edition: *Advances in Neurology*, Vol. 79, pp. 253–278. Philadelphia: Lippincott Williams & Wilkins.

Strzelczyk A, Kay L, Bauer S, *et al.* (2018): Use of brivaracetam in genetic generalized epilepsies and for acute, intravenous treatment of absence status epilepticus. *Epilepsia* 59: 1549–1556.

Striano S, Striano P, Nocerino C, *et al.* (2002): Eyelid myoclonia with absences: an overlooked epileptic syndrome? *Neurophysiol Clin* 32: 287–296.

Striano P, Weber YG, Toliat MR, *et al.* EPICURE Consortium (2012): GLUT1 mutations are a rare cause of familial idiopathic generalized epilepsy. *Neurology* 78: 557–562.

Sugimoto Y, Morita R, Amano K, *et al.* (2000): Childhood absence epilepsy in 8q24: refinement of candidate region and construction of physical map. *Genomics* 68: 264–272.

Suls A, Mullen SA, Weber YG, *et al.* (2009): Early onset absence epilepsy caused by mutations in the glucose transporter GLUT1. *Ann Neurol* 66: 415–419.

Tanaka M, Olsen RW, Medina MT, *et al.* (2008): Hyperglycosylation and reduced GABA currents of mutated GABRB3 polypeptide in remitting childhood absence epilepsy. *Am J Hum Genet* 82: 1249–1261.

Tassinari CA, Bureau M (1985): Epilepsy with myoclonic absences. In: RogerJ, Dravet C, Bureau M, Dreifuss F, Wolf P (eds) *Epileptic Syndromes in Infancy, Childhood and Adolescence*, pp. 121–129. London: John Libbey & Co.

Tassinari CA, Lyagoubi S, Santos V, *et al.* (1969): Étude des décharges de pointes ondes chez l'homme II: Les aspects cliniques et électroencéphalographiques des absences myocloniques. *Rev Neurol* 121: 379–383.

Tassinari CA, Lyagoubi S, Gambarelli F, RogerJ, Gastaut H (1971): Relationships between EEG discharge and neuromuscular phenomena. *Electroenceph Clin Neurophysiol* 31: 176.

Tassinari CA, Bureau-Paillas M, Dalla Bernardina B, *et al.* (1974): Generalized epilepsies and seizures during sleep. A polygraphic study. In: Van Praag HM, Meinardi H (eds) *Brain and Sleep*, pp. 154–166. Amsterdam: De Erven Bhon.

Tassinari CA, Bureau M, Thomas P (1992): Epilepsy with myoclonic absences. In: Roger J, Bureau M, Dravet C, Dreifuss F, Perret A, Wolf P (eds). *Epileptic Syndromes in Infancy, Childhood and Adolescence* (2nd ed), pp. 151–160. London: John Libbey & Co.

Tassinari CA, Michelucci R (1994): Epilepsy with myoclonic absences: a reappraisal. In: Wolf P (ed) *Epileptic Seizures and Syndromes*, pp. 137–141. London: John Libbey & Co.

Tassinari CA, Michelucci R, Rubboli G, *et al.* (1995): Myoclonic absence epilepsy. In: Duncan JS, Panayiotopoulos CP (eds) *Typical Absences and Related Syndromes*, pp. 187–195. London: Churchill Livingstone.

Temkin O (1971): *The Falling Sickness: A History of Epilepsy from the Greeks to the Beginning of Modern Neurology*. Baltimore: Johns Hopkins Press.

Tissot SA (1770): Traité de l'épilepsie, faisant le Tome troisième du Traité des nerfs et de leurs maladies. Lausanne: Antoine Chapuis.

Titomanlio L, Romano A, Bellini G, *et al.* (2007): Familial occurrence of early-onset childhood absence epilepsy. *Eur J Paediatr Neurol* 11: 178–180.

Thomas P (1999): Absence status epilepsy. *Rev Neurol* (Paris) 155: 1023–1038.

Thomas P, Valton L, Genton P (2006): Absence and myoclonic status epilepticus precipitated by antiepileptic drugs in idiopathic generalized epilepsy. *Brain* 129: 1281–1292.

Tissot SA (1770): *Traité de l'épilepsie*. Lausanne: Chapuis.

Trinka E, Baumgartner S, Unterberger I, *et al.* (2004): Long-term prognosis for childhood and juvenile absence epilepsy. *J Neurol* 251: 1235–1241.

Tukel K, Jasper H (1952): The EEG in parasagittal lesions. *Electroencephalogr Clin Neurophysiol* 4: 284–290.

Verrotti A, Greco R, Chiarelle F, Domizio S, Sabatino G, Morgese G (1999): Epilepsy with myoclonic absences with early onset: a follow-up study. *J Child Neurol* 14: 746–749.

Villanueva V, Montoya J, Castillo A, *et al.* (2018): Perampanel in routine clinical use in idiopathic generalized epilepsy: The 12-month GENERAL study. *Epilepsia* 59: 1740–1752.

Vlaskamp DRM, Shaw BJ, Burgess R, *et al.* (2019): SYNGAP1 encephalopathy: A distinctive generalized developmental and epileptic encephalopathy. *Neurology* 92: e96–e107.

Wallace RH, Marini C, Petrou S, *et al.* (2001): Mutant GABA(A) receptor gamma2-subunit in childhood absence epilepsy and febrile seizures. *Nat Genet* 28: 49–52.

Wallace SJ (1998): Myoclonus and epilepsy in childhood: a review of treatment with valproate, ethosuximide, lamotrigine and zonisamide. *Epilepsy Res* 29: 147–154.

Weber YG, Lerche H (2008): Genetic mechanisms in idiopathic epilepsies. *Dev Med Child Neurol* 50: 648–654.

Weir B (1965): The morphology of the spike-wave complex. *Electroencephalogr Clin Neurophysiol* 19: 284–290.

Wheless JW, Clarke DF, Carpenter D (2005): Treatment of pediatric epilepsy: expert opinion, 2005. *J Child Neurol* 20 (Suppl 1): 1–56.

Wheless JW, Clarke DF, Arzimanoglou A, Carpenter D (2007): Treatment of pediatric epilepsy: European expert opinion, 2007. *Epileptic Disord* 9: 353–412.

Winawer MR, Rabinowitz D, Pedley TA, Hauser WA, Ottman R (2003): Genetic influences on myoclonic and absence seizures. *Neurology* 61: 1576–1581.

Wirrell EC, Camfield CS, Camfield PR, Gordon KE, Dooley JM (1996a): Long-term prognosis of typical childhood epilepsy: remission or progression to juvenile myoclonic epilepsy. *Neurology* 47: 912–918.

Wirrell EC, Camfield PR, Gordon KE, Camfield CS, Dooley JM, Hanna BD (1996b): Will a critical level of hyperventilation-induced hypocapnia always induce an absence seizure? *Epilepsia* 37: 459–462.

Woermann FG, Sisodiya SM, Free SL, Duncan JS (1998): Quantitative MRI in patients with idiopathic generalized epilepsy. Evidence of widespread cerebral structural changes. *Brain* 121: 1661–1667.

Wolf P (1992): Juvenile absence epilepsy. In: Roger J, Bureau M, Dravet C, Dreifuss F, Perret A, Wolf P (eds) *Epileptic Syndromes in Infancy, Childhood and Adolescence*, 2nd ed., pp. 307-312. London: John Libbey & Co Ltd.

Wolf P (1995): Juvenile absence epilepsy. In: Duncan JS, Panayiotopoulos CP (eds) *Typical Absences and Related Epileptic Syndromes*, pp. 161–167. London: Churchill.

Wolf P, Inoue Y (1984): Therapeutic response of absence seizures in patients of an epilepsy clinic for adolescents and adults. *J Neurol* 231: 225–229.

Wolf P, Goosses R (1986): Relation of photosensitivity to epileptic syndromes. *J Neurol Neurosurg Psychiat* 49: 1386–1391.

Wolf P, Inoue Y (2005): Complex reflex epilepsies: reading epilepsy and praxis induction. In: Roger J, Bureau M, Dravet C, Genton P, Tassinari CA, Wolf P (eds) *Epileptic Syndromes in Infancy, Childhood and Adolescence*, 4th ed., pp. 347–358. Montrouge: John Libbey Eurotext.

Yalçin O, Baykan B, Agan K, *et al.* (2011): An association analysis at 2q36 reveals a new candidate susceptibility gene for juvenile absence epilepsy and/or absence seizures associated with generalized tonic-clonic seizures. *Epilepsia* 52: 975–983.

Yang Z, Liu X, Qin J, Jiang Y (2009): Neck myoclonia with absence seizures: report of 3 cases. *J Child Neurol* 24: 1026–1029.

Yang ZX, Liu XY, Qin J, Zhang YH, Wu Y, Jiang YW (2009a). Clinical and electroencephalographic characteristics of epilepsy with myoclonic absences. *Zhonghua Er Ke Za Zhi* (in Chinese) 47: 862–866.

Yoshinaga H, Ohtsuka Y, Tamai K, *et al.* (2004): EEG in childhood absence epilepsy. *Seizure* 13: 296–302.

Zanzmera P, Menon RN, Karkare K, Soni H, Jagtap S, Radhakrishnan A (2016): Epilepsy with myoclonic absences: Electroclinical characteristics in a distinctive pediatric epilepsy phenotype. *Epilepsy Behav* 64: 242–247.

第 16 章
青少年期孤立性局灶性发作

作者：Roberto H.CARABALLO[1] and Pierre JALLON[2]
单位：1. Department of Neurology, Hospital Nacional de Pediatria "Prof. Dr. Juan P. Garrahan", Buenos Aires, Argentina
2. Thézan des Corbières, France

本章专为纪念 Pierre Loiseau 而作，是 Pierre Loiseau 首次描述并报道了青少年期孤立性局灶性发作（isolated partial seizures of adolescence，IPSA）。

一、引言

特发性这一术语，2010 年 ILAE 分类委员会制定的新术语称之为遗传性或可能遗传性（Berg et al.，2010；Scheffer et al.，2016）。如儿童期特发性良性局灶性癫痫这一术语从理论上来不仅讲是与遗传相关的，而且也是一个在临床上很实用的术语，因为该术语暗含了大脑无结构性病变。儿童期特发性或遗传性局灶性癫痫综合征历经多年才被普遍接受，是因为这一术语违反了逻辑规则，如局灶性发作起源于局灶性的致痫区，最典型的如皮质发育不良（按照逻辑应该称之为儿童期结构性或症状性局灶性癫痫综合征—译者注）。1980 年代后期 Caraballo 等首先报道了婴儿期特发性局灶性癫痫，随着一系列具有良性演变特征的家族性病例被报道后，婴儿期特发性局灶性癫痫才广为大家接受（Caraballo & Fejerman，2007）。

1972 年，法国 Loiseau 首先发表了一项研究，对 14 例青少年期起病非诱发性孤立性局灶性癫痫患者，进行了 4~12 年的随访（Loiseau et al.，1972）。数年后，同一研究小组发表了 83 例具有相同特征的青少年患者的病例报告（Loiseau & Orgogozo，1978）。1992 年，他们对该系列研究进行了更新，报道了 108 例患者，至少随访 5 年（Loiseau & Louiset，1992）。Loiseau 等认为这组患者是一种癫痫综合征，尽管他们更偏好使用"青少年期良性部分性癫痫发作"这一术语，因为患者通常不会出现慢性反复发作。

此后，不同的作者相继报道了类似的病例（Mauri et al.，1996；King et al.，1998，1999；Capovilla et al.，2001；Panayiotopoulos，2005；Caraballo et al.，1999，2004，2007）。Mauri 等在一篇摘要中报道了 10 例。King 等在连续 300 例、5 岁以上首次癫痫发作的患者中发现并报道了 8 例。在这 300 例首次癫痫发作的患者中，10—20 岁的患者有 92 例，其中 37 例为局灶性癫痫，8 例符合青少年期良性局灶性癫痫更严格的诊断标准，但其他 6 例患者（虽归为"不能分类"）也具有特发性和良性病程的特征。Capovilla 等报道了 37 例，但只有 17 例患者脑电图正常。作者们认为特发性局灶性癫痫也可见于在青少年期，即便这些患者发作间期脑电图有棘波，他们建议也无须药物治疗。

1989 年 ILAE 分类委员会在 1989 年癫痫和癫痫综合征国际分类表的末尾"特殊的综合征"一栏下增加了"孤立性发作或孤立性癫痫持续状态"这一类别。Loiseau 提出了"青少年期孤立性部分性发作"（isolated partial seizures of adolescence，IPSA）这一术语（Loiseau et al.，2002）。来自布宜诺斯艾利斯的研究小组将这种癫痫综合征称为"青少年期良性局灶性癫痫"。在本章中，我们遵循原发现者的命名，使用 IPSA 这一术语。

随后，Panayiotopoulos（2005 年）在其专著的一个章节中报道了 120 例患者。来自阿根廷布宜诺斯艾利斯癫痫中心的 Caraballo 等（2004 年）在一项回顾性的研究中，报道了 15 例患者，随访时间为 6 年；3 年后 Caraballo 再次报道了 44 例患者，其中包括 29 例先前已报道的患者（Caraballo et al.，1999；2004；2007）。目前，Caraballo 总共积累了 52 例患者。

有关 IPSA 是癫痫综合征，还是癫痫发作（仅有一次发作,发作间期脑电图正常)是有争议的。鉴于目前所掌握的知识,我们认为 IPSA 应该被视为青少年期起病的、良性、年龄依赖性、自限性的癫痫综合征。它是一种一过性的疾病,主要见于男性,起病高峰年龄为 13—14 岁。IPSA 的特征是单纯局灶性运动性和躯体感觉性发作继发性全面性发作,在起病后 24~48h 呈孤立性或成簇发作。发作多见于清醒期,病程呈良性。发作间期脑电图、神经系统检查和神经影像学均正常,癫痫家族史罕见(Loiseau & Louiset,1992)。

二、流行病学

根据 Loiseau & Louiset(1992) 的研究,12—18 岁起病的局灶性发作,约 1/4 的患者仅有一次发作或在 36h 内最多达到 5 次的成簇发作,但以后不会再发,病程呈良性过程。在青少年期,IPSA 占单纯局灶性癫痫发作 7.5%~22%(Panayiotopoulos,1996,2005; King et al.,1999)。但是,迄今为止,尚无基于人群研究的数据。目前全世界已报道了约 220 例病例(Mauri et al.,1996; Panayiotopoulos,1996; King et al.,1999; Capovilla et al.,2001; Loiseau et al.,2002; Caraballo et al.,1999,2004,2007)。

在布宜诺斯艾利斯癫痫中心,历时 6 年登记了 15 例 IPSA 患者。同一时期,该中心也登记了 17 例确诊为儿童期晚发性良性局灶性癫痫的青少年患者、8 例病因不明的青少年期局灶性癫痫、38 例有脑结构性病变的青少年期局灶性癫痫。

IPSA 可能比文献中报道的更多。这是因为 IPSA 的特征是一过性的单次发作或成簇的发作,很少去癫痫专科医生那里就诊。另一方面,更为重要的是,我们需要精确诊断这类患者,以明确该综合征的实际患病率。

三、临床特征

IPSA 起病年龄为 11—18 岁,平均年龄为 13.5 岁,中位数年龄为 14 岁。男性患者占 70%。患者体格检查和精神状态正常。单纯局灶性发作是最常见的发作类型,其特征是眼和(或)头的偏斜、面部强直或局灶性阵挛发作及视觉症状,随后是上肢局灶性阵挛发作,50% 的患者继发全面性强直 - 阵挛发作。运动性发作不符合 Jacksonian 癫痫发作扩散的方式。Loiseau 等报道了感觉运动性 Jacksonian 癫痫发作的病例(Loiseau & Orgogozo,1978),King 等(1999)也报道过 8 例类似的病例。复杂部分性发作,表现为运动停止和口部自动症、伴或不伴继发性全面性强直 - 阵挛发作较罕见。在 Capovilla 等(2001)系列报道中,一亚组患者表现为偏转发作。

发作持续时间约为 2min,但继发性全面性发作持续约 5min(Caraballo et al.,1999,2004; King et al.,1999; Capovilla et al.,2001; Loiseauet al.,2002)。Loiseauet 等(2002 年)还报道了语言障碍、自主神经和眩晕症状,精神症状则罕见(Loiseauet et al.,2002)。文献中从未报道过听觉、嗅觉和味觉症状(Caraballoet et al.,1999,2004; Kinget et al.,1998,1999; Capovilla et al.,2001; Loiseauet et al.,2002)。

伴或不伴继发性全面性发作的局灶性运动和躯体感觉性发作也可见于隐源性和症状性局灶性癫痫,IPSA 极少出现发作后症状,如运动或精神障碍。发作期患者意识清楚,可以完整地描述单纯局灶性发作的症状。

实际上,首次就诊的癫痫发作实际上可能并非患者第一次发作(Loiseau et al.,2002)。全面性惊厥发作很容易识别,而短暂的局灶性发作则较难发现和识别。在这种情况下,向患者及其父母细致询问病史非常重要。

大多数患者在清醒时发作,但在极少数情况下,也会在睡眠中发作。

大部分患者(约 75%)仅有一次发作。剩下 25% 的患者在 36~48h 会发生 2~4 次成簇的癫痫发作。

Romeo 等(2008 年)报道了 9 例青少年期良性局灶性癫痫患者,发作先兆为从身后感觉到即将来临的危险,随后头部会协调性地转向身后看。所有患者将这种危险感解释为“我身后有一团阴影”或“我身后有某人或某物”。所有患者均解释说,他们在癫痫发作起始时就预感到高危的风险即将来临。电生理提示发作系额叶起源。

最近,来自布宜诺斯艾利斯研究组一位同行,他的儿子在 17 岁时出现了两次局灶性癫痫发作,其典型的临床表现为右上肢躯体感觉症状(麻木感)继发全面性发作,持续时间不超过 3min。无癫痫个人或家族史,神经系统、神经心理学检查、发作间期脑电图及头颅 MRI 均正常。患者未服抗癫痫药物,随访 2 年,仍无发作。

在一项有关 IPSA 神经心理学的研究中,研究者们发现了患者存在注意力、执行功能(如工作记忆和计划)、视觉记忆、读写轻度的功能障碍。然而,上述这些发现可能有不同的原因，因为文献中报道的神经心理学评估都是正常的。要解决这一问题，有必要做进一步的研究。

四、脑电图特征

IPSA 发作间期脑电图正常或呈非特异性异常，重复行清醒期和睡眠期脑电图检查对 IPSA 诊断是必需的。IPSA 发作后不久，尤其是成簇的发作间或之后，可在双侧中央 - 顶 - 枕区记录到弥散性慢波（图 16-1）。然而，King 等（1999）和 Capovilla 等（2001）发现了 IPSA 睡眠期一侧半球非特异性 θ 活动。布宜诺斯艾利斯研究组在成簇发作患者的脑电图中也发现了类似的异常，但均为清醒期的脑电图记录（Caraballo et al.，2004）。在 Capovilla 等（2001 年）报道的特定亚组中，偏转发作与后头部棘慢波放电相关。

脑电图过度换气诱发试验正常或轻度慢活动。除 Capovilla 等（2001 年）报道的 8 例偏转发作病例和 King 等（1999）报道的 2 例发作后早发性多灶性棘波病例外，脑电图均未见典型的尖慢波，也未见局灶性或多灶性异常。

在 Romeo 等（2008）报道的 9 例患者中，以即将来临的危险感为先兆的发作，脑电图表现为睡眠期为著的额和额中央区一侧或双侧尖慢复合波和 θ 活动。

发作期脑电图（Caraballo et al.，2010）为单侧额区快速活动，随后演变为双侧中央颞区 θ-δ 波或顶区快速活动（图 16-2）。

在 Capovilla 等（2001 年）报道的亚组中，发作期脑电图呈“门拱样（arceaux-like）”节律，随后演变为后头部低波幅节律性尖波。在 Romeo 等报道的亚组中（2008 年），发作期脑电图记录到额区快活动，随后演变为节律性 theta 活动。表 16-1 列出了已发表的不同研究组 IPSA 的文章。

五、病因学

IPSA 个人史和家族史罕见（3%~5%）（Caraballo et al.，1999，2004，2007；Loiseau et al.，2002）。而 Capovilla 等（2001）发现 IPSA 家族史中癫痫的发生率很高，支持了 IPSA 可能的遗传学病因。

在其中一个系列的研究中，研究者们在另一种婴儿期特发性或遗传性局灶性癫痫综合征中意外地发现了两例个人史阳性的患者（Caraballo et al.，2007），令人奇怪的是，在这两例患者的家系中，有两例伴中央颞区棘波的儿童良性癫痫近亲患者。

仅在 4% 的 IPSA 患者中发现了获得性危险因素（Loiseau et al.，2002）。患者及其父母均无诱发作或加重发作的非特异性因素，如睡眠不足、压力大或酗酒。

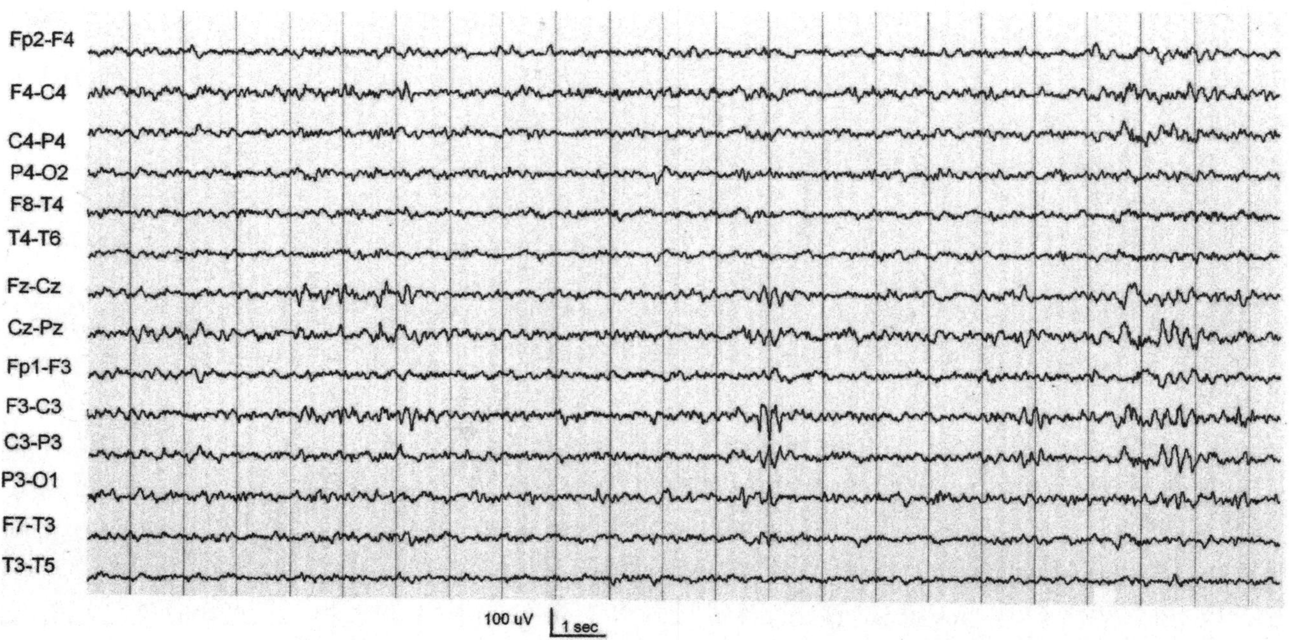

图 16-1　成簇发作后，发作间期脑电图提示左侧额区显著的 θ 活动和尖波

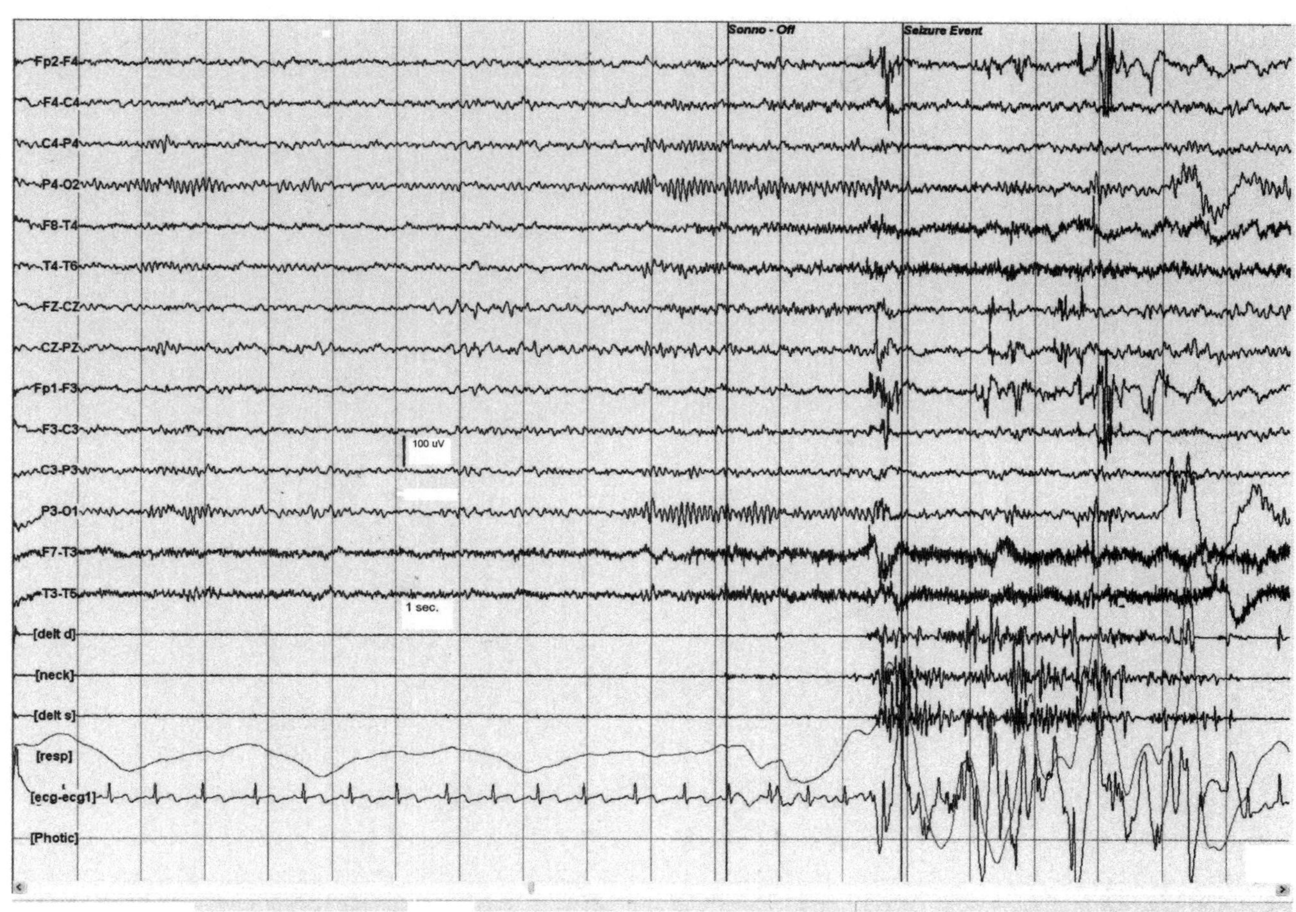

图 16-2　困倦期发作期脑电图记录到顶区的 β 活动，呈波幅渐高、频率渐慢的演变特征；发作症状学：患者突然醒来、看上去有点意识模糊、呼唤其母亲。发作持续 40s，这幅图没有显示出发作后症状和脑电图

表 16-1　已发表的不同研究组 IPSA 的文章

IPSA 患者序列	性别（男性）	起病年龄（岁）	发作类型			分布		脑电图
			SPS	CPS	SGTCS	睡眠期	清醒期	
Loiseau 等（2002）（108 例）	71.2%	高峰 13—15	87.4%	13.6%	57.2%	87%	13%	正常
Capovilla 等（2001）（37 例）	60%	平均 14.5	86%	27%	57%	62%	38%	棘波、尖波和 θ 波
Mauri 等（1996）（10 例）	70%	12—19	30%	20%	50%	?	?	非特异性异常
King 等（1999）（8 例）	50%	平均 15.5	100%	–	75%	?	?	非特异性异常
Caraballo 等（1999）回顾性研究（14 例）	71.4%	高峰 12—13	87.5%	26.7%	64.2%	93%	7%	正常
Caraballo 等（2004）回顾性研究（15 例）	66.5%	中位数 14	86.6%	13.4%	40%	100%	13.3%	正常或非特异性异常
Caraballo 等（2007）（44 例）	54.5%	中位数 14	86%	24%	47.5%	100%	11%	正常或非特异性异常
Ferreira Guilhoto 等（2009）	25%	10 岁 9 个月至 14 岁 3 个月	100%	–	100%	100%	12.5%	正常（2）局灶性棘波（6）

六、病理生理学

IPSA 的病理生理机制未明。其一系列特征性的症状和体征提示初级或次要皮质受累，很少累及颞叶。缺乏发作期脑电图的研究及脑电图阳性率非常低可排除痫样放电参与 IPSA 病理生理学机制的可能性。其他神经生理学检查可能会有用，尽管在临床上很难对 IPSA 开展太多的检查。

七、诊断

青少年患者首次出现非诱发性局灶性发作，应高度怀疑可能存在潜在的脑部病变。因此，这些患者应行头颅 MRI 检查。神经影像学检查提示无脑部病变的情况下，如果诊断为隐源性或可能的症状性局灶性癫痫（病因不明），发作再发的可能性依然很高。IPSA 的实验室检查和脑成像正常。无须开展其他诸如核型分析或神经代谢的检查。

脑电图呈轻微的非特异性异常，无棘波或局灶性慢波。IPSA 患者发作后尽早行清醒和睡眠期脑电图检查可能有助于发现更特异性的局灶性异常（King et al.，1999）。鉴于 IPSA 的临床特征，在所报道的系列研究中未开展全面的脑电图研究，难以获得发作期脑电图，除非这些患者在首次癫痫发作后入院，碰巧在行脑电图检查时刚好再次发作。

八、鉴别诊断及相关的其他癫痫综合征

IPSA 最重要的鉴别诊断是隐源性或可能的症状性局灶性癫痫（病因不明），两者神经系统和神经影像学检查均正常。病因不明的局灶性癫痫患者电临床特征及其演变与 IPSA 不同。儿童期晚发的良性局灶性癫痫，如伴中央颞棘波儿童良性癫痫（BCECTS）或伴枕区阵发性放电的儿童癫痫（CEOP），也需要与之鉴别，发作间期脑电图有助于鉴别诊断。青少年肌阵挛癫痫有时会表现为局灶性肌阵挛或局灶性阵挛发作。患者醒来后手的肌阵挛发作及脑电图多棘波放电证实系青少年肌阵挛癫痫，即使患者先前已出现典型的全面性强直 - 阵挛发作。偏头痛患者也可能会出现感觉扩散的症状，而没有运动性发作。来自布宜诺斯艾利斯组的患者均无偏头痛。

青少年期低血糖症状或酗酒、药物中毒也可能表现为单次发作，我们需要考虑这些可能的病因（Wolf，1997），但这是有诱因的发作，不能诊断为 IPSA（译者注）。此外，与其他年龄段的癫痫患者相比，青少年期起病的癫痫患者对某些容易诱发发作的因素更敏感，如睡眠不足、情绪紧张，甚至过度的间歇性闪光刺激。

表 16-2 系 IPSA 的鉴别诊断。

IPSA 也可表现出不同的发作类型和间歇期局灶性放电，与多数儿童期特发性或遗传性癫痫类似。患者服用抗癫痫药物（AED）治疗后，发作和 EEG 异常可自发缓解或消失，这些功能性 EEG 放电可位于大脑皮质的任何部位。毫无疑问，良性局灶性癫痫中是否存在脑结构性异常一直是一个值得关注的问题。

关于 IPSA 与其他特发性局灶性癫痫综合征之间的相关性，在一项 40 例良性家族性婴儿癫痫的系列研究中，2 例患儿分别于 14 岁和 16 岁时演变为 IPSA（Caraballo & Fejerman，2007）。目前尚无更多 IPSA 与其他特发性癫痫综合征相关性的报道。

如上所论，IPSA 诊断和鉴别诊断很复杂。我们确实需要一定时间的随访以证实可疑的临床诊断，因此早期诊断 IPSA 很困难。面对青少年期局灶性发作的患者，重要的是我们需要牢记该综合征的可能。应该详细告知 IPSA 患者及其父母，基于脑电

表 16-2　IPSA 的鉴别诊断

癫痫和癫痫综合征	儿童期晚发性特发性或遗传性局灶性癫痫
	有大脑结构性病变的局灶性癫痫
	病因未明的局灶性癫痫
	伴局灶性运动性发作的青少年肌阵挛癫痫
青少年期其他发作性事件	伴局灶性感觉异常的偏头痛
	与睡眠剥夺、酗酒、药物中毒相关的单次发作
	假性发作

图和头颅MRI检查正常，没有必要使用抗癫痫药物。但是，我们需要警惕出现的新体征或症状，这可能代表了不同的诊断。

关于IPSA的诊断，我们不再依赖1993年ILAE委员会的陈旧建议，即诊断癫痫需要两次发作。由ILAE和IBE的代表组成的联合委员会对此进行了更新，他们的建议是，首次发作后即可诊断癫痫综合征（Fisher et al.，2005）。

最后，在ILAE分类工作组于2001年提出的诊断建议中，“单次发作或孤立性成簇的发作”被归类于“不需要诊断为癫痫的癫痫发作”这一类别（Engel，2001）。由于ILAE分类核心工作组的最新报告（Engel，2006年）中未提及IPSA，因此在2006年的分类体系中无IPSA的分类。这可能就是为什么在许多专门的癫痫中心没有诊断这种以良性病程和孤立性发作为特征的癫痫综合征的原因。但是，我们认为应该将IPSA视为一种综合征，以提高小儿神经科医师对该综合征的认识。

九、治疗

非常重要的是，基于青少年期首次发作，明确诊断IPSA可以避免做出不良预后的判断。对确诊的IPSA，应避免使用抗癫痫药物治疗，因为IPSA的病程是良性的，发作是孤立的，这已在前瞻性研究中得到了证实（Caraballo et al.，2004）。

十、预后和长期演变

我们需要更长的随访时间来验证IPSA的良性病程。先前的研究已证实了IPSA的良性病程、神经系统检查正常、脑部成像正常（King et al.，1999；Capovilla et al.，2001；Loiseau et al.，2002；Caraballo et al.，1999，2004，2007）。患者病情的演变也有助于IPSA的诊断。

我们也需要更长时间的随访和未来开展前瞻性电-临床研究来确认和界定IPSA的分类。

正如Loiseau等（1972）先前所述，我们已明确了IPSA系青少年期起病的孤立性或成簇的局灶性运动发作或躯体感觉性发作、其他局灶性发作类型少见、伴或不伴继发性全面性发作、脑电图正常、神经系统检查正常、良性病程等特征。

（秦　兵　李敏婷 译　秦　兵 校）

参考文献

Berg AT, Berkovic SF, Brodie MJ, *et al.* (2010): Revised terminology and concepts for organization of seizures and epilepsies: report of the ILAE Commission on Classification and Terminology, 2005–2009. *Epilepsia* 51: 676–685.

Capovilla G, Gambardella A, Romeo A, *et al.* (2001): Benign partial epilepsies of adolescence: A report of 37 new cases. *Epilepsia* 42: 1549–1552.

Caraballo R, Galicchio S, Granana N, Cersosimo R, Fejerman N (1999): Convulsiones parciales benignas de la adolescencia. *Rev Neurol* (Barc) 28: 669–671.

Caraballo R, Cersosimo R, Fejerman N (2004): Benign focal seizures of adolescents: a prospective study. *Epilepsia* 45: 1600–1603.

Caraballo R, Fejerman N (2007): Benign familial and non-familial infantile seizures. In: Fejerman N, Caraballo R (eds) *Benign Focal Epilepsies in Infancy, Childhood and Adolescence*, pp. 31–49. London: John Libbey Eurotext.

Caraballo R, Cersosimo R, Capovilla G, Fejerman N (2007): Benign focal seizures of adolescence. In: Fejerman N, Caraballo R (eds) *Benign Focal Epilepsies in Infancy, Childhood and Adolescence*, London: John Libbey, pp. 243–252.

Caraballo R, Capovilla G, Romeo A (2010): Benign focal seizures of adolescence. In: Panayiotopoulos C (ed) *Atlas of Epilepsies*, Berlin: Springer-Verlag, pp. 989–994.

Commission on Classification and Terminology of the International League Against Epilepsy (1989): Proposal for revised classification of epilepsies and epileptic syndromes. *Epilepsia* 30: 389–399.

Commission on Epidemiology and Prognosis, International League Against Epilepsy (1993): Guidelines for epidemiologic studies on epilepsy. *Epilepsia* 34: 592–596.

Engel J (2001): A proposed diagnostic scheme for people with epileptic seizures and with epilepsy: Report of the ILAE Task Force on Classification and Terminology. *Epilepsia* 42: 796–803.

Engel J Jr (2006): Report of the ILAE classification core group. *Epilepsia* 47: 1558–1568.

Ferreira Guilhoto LMF, Cruz Fernandes AD, Pasquali Pacheco S, Ballester D, Gilio AE (2009): Benign focal seizures of adolescence and neuropsychological findings in patients from community. *J Epilepsy Clin Neurophysiol* 15: 184–191.

Fisher RS, van Emde Boas W, Blume W, Elger C, Genton P, Lee P, Engel J Jr (2005): Epileptic seizures and epilepsy: definitions proposed by the International League Against Epilepsy (ILAE) and the International Bureau for Epilepsy (IBE). *Epilepsia* 46: 470–472.

King MA, Newton MR, Jackson GD, *et al.* (1998): Epileptology of the first-seizure presentation: a clinical, electroencephalographic, and magnetic resonance imaging study of 300 consecutive patients. *Lancet* 352: 1007–1011.

King MA, Newton MR, Berkovic SF (1999): Benign partial seizures of adolescence. *Epilepsia* 40: 1244–1247.

Loiseau P, Jogeix M, Lafitte M (1972): Crises épileptiques sans suite chez les adolescents. *Bordeaux Medical* 5: 2623–2629.

Loiseau P, Orgogozo JM (1978): An unrecognized syndrome of benign focal epileptic seizures in teenagers. *Lancet* 2: 1070–1071.

Loiseau P, Louiset P (1992): Benign partial seizures of adolescence. In: Roger J, Bureau M, Dravet C, *et al.* (eds) *Epileptic Syndromes in Infancy, Childhood and Adolescence*, 2nd ed, pp. 343–345. London: John Libbey.

Loiseau P, Jallon P, Wolf P (2002): Isolated partial seizures of adolescence. In: Roger J, Bureau M, Dravet C, *et al.* (eds) *Epileptic Syndromes in Infancy, Childhood and Adolescence*, 3rd ed, pp. 327–330. London: John Libbey.

Mauri JA, Iniguez C, Jerico I, *et al.* (1996): Benign partial seizures of adolescence: report of 10 cases. *Epilepsia* 37 (Suppl 4): 102.

Panayiotopoulos CP (1996): Benign partial seizures of adolescence. In:

Wallace S (ed) *Epilepsy in Children*, pp. 377–378. London: Chapman & Hall.

Panayiotopoulos CP (2005): Benign (isolated) focal seizures of adolescence. In: Panayiotopoulos CP (ed) *The Epilepsies. Seizures, Syndromes and Management*, pp. 264–269. Oxfordshire: Bladon Medical Publishing.

Romeo A, Chifari R, Capovilla G, *et al.* (2008): Ictal impending danger – "sixth sense seizures" – in patients with benign focal epileptic seizures of adolescence. *Epilepsy Res* 79: 90–96.

Scheffer I E, French J, Hirsch E, *et al.* (2016), Classification of the epilepsies: New concepts for discussion and debate – Special report of the ILAE Classification Task Force of the Commission for Classification and Terminology. *Epilepsia Open* 1: 37–44.

Wolf P (1997): Isolated seizures. In: Engel J Jr, Pedley T (eds) *Epilepsy: a Comprehensive Textbook*, pp. 2475–2481. Philadelphia: Lippincott Raven.

第 17 章 青少年肌阵挛癫痫

作者：PierreGENTON[1]，PierreTHOMAS[2]，PhilippeGÉLISSE[3]，AnnaSERAFINI[4]，MarcoT. MEDINA[5]，ElzaMárciaYACUBIAN[6]

单位：1. CentreSaint-Paul，Henri-GastautHospital，Marseille，France

2. DepartmentofNeurology，PasteurHospital，Nice，France

3. EpilepsyUnit，Montpellier，France

4. Departmentofneurologyandrehabilitation，UniversityofIllinois，Chicago，USA

5. SchoolofMedicalSciences，UniversityofHonduras，Tegucigalpa，Honduras

6. UniversidadeFederaldeSãoPaulo，SãoPaulo，Brazil

一、概念

早在 1957 年，Janz 和 Christian 就曾对青少年肌阵挛癫痫（juvenile myoclonic epilepsy，JME）的特征有较为详尽的论述。但令人不解的是，JME 仍经常被误诊或延迟诊断。1995 年，我们连续评估了 56 例 JME 患者，发现这些患者转诊到我们癫痫中心前没有一个获得正确的诊断（Genton et al.，1995）。目前这种情况有所改善，现在约半数患者来诊的目的就是为了证实是否为 JME。正如 Janz 和 Durner（1997）所述，“经验丰富的医生很容易做出 JME 的诊断，但如果不了解它的特征，也很容易漏诊”。患者很少主动提供清晨肌阵挛发作这一主要的症状，需要临诊医生进行主动问诊。

1989 年癫痫和癫痫综合征国际分类（Commission，1989）给 JME 制定了一个精确的定义：“JME 在青春期前后发病，典型表现为单发或反复出现的双侧性、非节律性、不规则性肌阵挛，以上肢受累为主。在部分病例中，肌阵挛可导致突然跌倒。无明显意识障碍。本病可能系遗传性，无明显的性别差异。全面性强直 - 阵挛发作较为常见，少数病例可偶见失神发作。癫痫发作一般出现在醒后不久，睡眠剥夺可诱发发作。发作间期和发作期脑电图表现为全面性、不规则的快棘 - 慢复合波和多棘 - 慢复合波；脑电图棘波和肌阵挛发作无密切的相位关联性。患者常有光敏感。如合理用药，疗效较好”。

特发性全面性癫痫（idiopathic genera lized epilepsies，IGE）中的三种典型发作类型：肌阵挛（myoclonic jerks，MJ）、全面性强直 - 阵挛发作（generalized tonic-clonic seizures，GTCs）和典型失神（typical absences，TA），均可见于 JME。在某些患者，尤其是未就诊的 JME 患者中，肌阵挛可以一直是唯一的发作形式。除了偶尔发生的肌阵挛持续状态、特殊刺激诱发的反射性发作、非对称性肌阵挛或全面性强直 - 阵挛发作外，JME 无其他发作表现。虽然 JME 并非完全特异性的，但三种发作类型并存、晨起肌阵挛为其最典型的特征，这些特征应该容易帮助我们诊断 JME。近些年，通过特别仔细的检查发现，JME 也可有共病，尤其是认知和行为异常，在某些患者中还特别突出——尽管如此，大多数情况下 JME 仍然是一种相当良性的疾病。

虽然表型研究强调了 JME 个体间和家族间的异质性，但在国际公认的诊断定义中并没有得到正确的表述。对 JME 潜在机制方面进展的理解，很大程度上依赖于遗传学发现，遗传学证实了该综合征的异质性，有几种可能的机制，很可能是复杂遗传因素导致。

这种异质性导致了“复杂”JME 的概念 - 即本章的标题。JMEs 是一种相当同质的综合征，具有一系列的预后和病理变化，绝大多数病例治疗效果较好。

二、JME 历史回顾（图 17-1）

1867 年，Herpin 最早报道了 JME，他将肌阵挛描述为“冲动”或“电击”：“……像受到电击一样出现全身抖动，多数情况下患者手指伸开，持物掉落；

一些患者不自主将所持物体甩出……”据 Rabot 报道(1899),早在 19 世纪初期就已经发现了肌阵挛和癫痫的相关性。1854 年 Delasiauve 建议将这种发作称为“运动性小发作”。Rabot(1899)最先引入“肌阵挛”这一诊断术语,并报道了一些有说服力的病例。随后 Lundborg(1903)发现 JME(当时他将 JME 命名为“间歇性肌阵挛性癫痫”)有别于进行性肌阵挛性癫痫。Janz 和 Christian(1957,1994)通过对一组 47 例 JME 患者的观察研究,首次对 JME 进行了精准的描述,作为对 Herpin 的致敬,建议命名为“冲动性小发作(impulsiv”Petit mal “)”。在他们的论著发表后长达半个世纪的漫长时间里,其整个临床诊断理念还没有被超越:“患者表现为受强烈惊吓后出现的突发性肌肉收缩,症状多发于清晨醒后 — 在洗漱或早餐时,突然出现非诱发性抖动,导致手中物体(如剃须刀、咖啡杯等)掉落”。1958 年,乌拉圭学者在不了解德国学者发表这篇文章情况下,对一组 70 例 JME 患者进行了详尽的分析,称之为“意识清醒状态下的双侧肌阵挛癫痫”(Castells & Mendilaharsu,1958)。

在这两篇重要文章面世前后,尚有其他学者报道了类似的病例,分别称之为肌阵挛癫痫(Lennox,1945)、抽动性癫痫(Lennox,1960)及肌阵挛小发作等(Penfield & Jasper,1954)。随后又有其他学者再次明确了 JME(Gastaut & Broughton,1972),并且通过大量病例研究对其临床特征进行了详细的

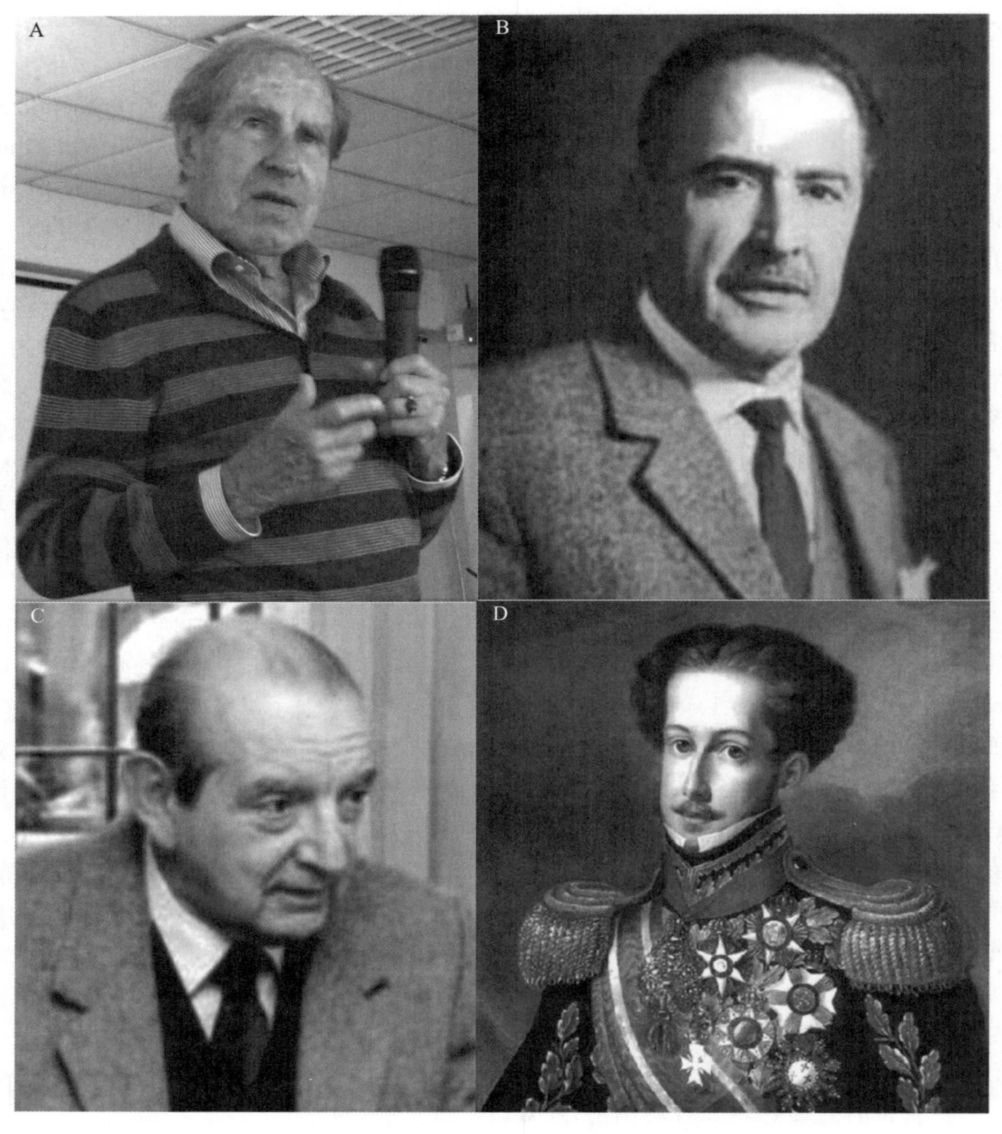

图 17-1 JME 历史资料

A. Dieter Janz 在 2011 年法国亚威农召开的 JME 会议上;B. Constancio Castells(1911—1964);C. Carlos Mendilaharsu(1919—2001);D. 巴西皇帝佩德罗一世(1798—1834)

描述(Tsuboi,1977)。最后,丹麦学者 Lund 于 1976 年在他的一篇论著《青少年肌阵挛癫痫患者的社会和心理学对照研究》中首次使用了至今仍在沿用的 JME 术语(Lund et al.,1976)。10 年后,北美学者才开始认识 JME:如“良性 JME”(Asconapé & Penry,1984)、Janz 型 JME(Delgado-Escueta & Enrile-Bacsal,1984)、JME(Dinner et al.,1987)等。JME 作为定义最准确、研究最详尽的癫痫综合征之一,1989 年癫痫和癫痫综合征国际分类将其归入特发性全面性癫痫(Commission,1989; Wolf,2000)。新出版的一部综合性专著证明了 JME 的重要性(Schmitz & Sander,2000)。2001 年 ILAE 修订分类方案(Engel,2001)将 JME、青少年失神癫痫和伴觉醒后全面性强直 - 阵挛发作的癫痫一起归入“伴多种表型的特发性全面性癫痫”这一大类中。2017 年 ILAE 建议书将 JME 列入遗传性全面性癫痫(Scheffer et al.,2017)。

未见历史名人罹患 JME,巴西(及葡萄牙)皇帝佩德罗一世很可能患有 JME,他在青春期偶尔出现的全面性强直 - 阵挛发作及神经心理学症状,如冲动。让我们很容易联想到 JME(Gomes & Chalub,2007)。

三、遗传学

尽管大部分 JME 患者为单发病例,但约 1/3 有癫痫家族史(Janz,1985)。1973 年,Tsuboi 和 Christian 对 319 例 JME 先证病例进行了研究,在 1 618 例一级亲属中,66 例(4.1%)患有癫痫,另有 50 例亲属仅脑电图异常。Janz 等(1992)总结了柏林一组病例数据,发现 JME 患者一级亲属中,癫痫的累计发病率为 5.8%(35/600),分布情况为:父母 3%;兄妹 7.7%;子女 6.6%,包括以下癫痫综合征:青少年肌阵挛癫痫 31.4%,失神癫痫 34.3%,癫痫伴全面性强直 - 阵挛发作 28.6%,其他类型的癫痫 5.7%。洛杉矶一组病例报道结果与上述发现一致,在 43 例先证病例的亲属中,24 例(10.7%)至少有一次癫痫发作(Deigado-Escueta & Enrile-Bacsal,1984)。另一项对 68 例先证病例的研究发现,JME 家系中约半数的一级和二级亲属患有癫痫(Delgado-Escueta et al.,1989)。Greenberg 等研究发现约 15% 的一级亲属脑电图异常(1988a)。这些数据表明在 JME 先证者家系中具有特发性全面性癫痫的家族聚集性,约 5% 的一级亲属患有癫痫,远高于普通人群的癫痫患病率,但均低于孟德尔单基因遗传的预期发病率。除了癫痫表型外,可能还有其他由遗传机制介导的特征。最近的研究表明,患者的兄弟姐妹,无癫痫和脑电图异常,亦可出现 JME 患者典型的神经心理改变。(Iqbal et al.,2015)。Cossette 等(2002,2005)评估了一个法裔加拿大籍大家系的 14 例成员,系常染色体显性遗传 JME。所有病例均有全面性强直 - 阵挛发作和肌阵挛发作,其中 4 例还有典型失神发作。所有病例脑电图均有闪光刺激诱发的全面性多棘 - 慢复合波发放。发现了编码 GABA 受体 A 亚型 α1 亚单位的 *GABAA1* 基因存在一个 Ala322Asp 突变,体外试验显示突变亚单位 GABA 激活的电流波幅较低,提示癫痫发作可能是由于这一抑制性配体门控通道功能丧失所致(Cossette et al.,2002,2005)。

2004 年 Suzuki 等报道了与 JME 相关的 *EFHC1* 基因,编码带有 EF 手型基序的蛋白。突变分析确定了 *EFHC1* 五个错义突变与六个 JME 家系中受累患者的癫痫或脑电图多棘慢复合波共分离,而 382 例对照中未发现突变。*EFHC1* 在小鼠海马原代培养神经元中过表达诱导细胞凋亡,该突变显著降低细胞凋亡。细胞凋亡可被 SNX-482(R 型电压依赖性 Ca^{2+} 通道(Ca(v))拮抗剂)特异性抑制。*EFHC1* 和 Ca(v)2.3 免疫物质在小鼠大脑中重叠,*EFHC1* 与 Ca(v)2.3C 末端免疫共沉淀。膜片钳分析显示,*EFHC1* 特异性增加 R 型 Ca^{2+} 电流,该电流被 JME 相关突变所逆转。癫痫小鼠模型发现,EFHC1 缺陷小鼠表现为肌阵挛发作的易感性增加(Suzuki et al.,2009)。

Pinto 等(2006)在荷兰 112 例 JME 患者中未发现 *EFHC1* 基因突变。Stogmann 等(2006)对奥地利 61 例各种特发性全面性癫痫综合征患者的 *EFHC1* 基因进行了测序,检测到三个新的杂合错义突变(I174V、C259Y、A394S)和 3'UTR 可能的致病性变异(2014t>c)。在 372 例颞叶癫痫患者的筛查中,也检测到 1 例 I174V 突变。Annesi 等(2007)评估了意大利的 27 个家系,每个家系至少有两例 JME 患者,使用内含子引物对 *EFHC1* 基因每个外显子扩增并测序,在三个家系中鉴定出两个杂合突变,其中一个 R353W 突变是新发错义突变,另一个是先前已报道的 F229L 突变,上述两种突变与 JME 共分离。在第四个家系中,545GrA 变异(导致 R182H)与 JME 共分离。

Medina 等(2008)筛选了来自墨西哥和洪都拉斯的连续 44 例患者和日本的 67 例患者,使用异源双链分析和直接测序的方法,在 Myoclonin1/EFHC1

的转录本 A 和 B 中发现了五个新突变；在 1 例墨西哥患者和另 1 例日本患者的转录本 A 中发现两个新的杂合错义突变（c.755C>A 和 c.1523C>G）；在墨西哥一对母女转录本 B 中发现了缺失 / 移码突变（c.789del.AV264fsx280）；在洪都拉斯 4 例临床患者和 7 例脑电图痫样放电患者的大家系的转录本 B 中发现了无义突变（c.829C>T）。在散发病例中，发现了相同的新生无义突变（c.829C>T）；最后，在日本家系的启动子区发现了三个碱基的缺失（364-362del.GAT）。9% 的墨西哥和洪都拉斯 JME 患者以及 3% 的日本 JME 患者携带 *Myoclonin1/EFHC1* 基因突变。然而，在 JME 患者和家属中，*EFHC1* 基因突变并不常见（Ma et al.，2006）。

DeNijs 等（2006）研究了 *EFHC1* 的特性。他们在不同的细胞系中表达了 EGFP 标记的蛋白。在间期细胞中，融合蛋白存在于细胞质和细胞核中，并在中心体特异性聚集。在有丝分裂过程中，EGFP-*EFHC1* 与有丝分裂纺锤体特别是在胞质分裂过程中的纺锤体极和中体共定位。他们使用一种特异性的抗体，证明了内源蛋白的分布相同。缺失分析表明，EFHC1 的 N 端区域是与有丝分裂纺锤体和中体结合的关键区域。进一步研究证明，EFHC1 通过对微管的作用调节细胞分裂和皮质发育（DeNijs et al.，2009）。

EFHC1 基因杂合突变会产生细微的皮质和皮质下结构畸形，而 *F229L* 基因纯合突变则导致婴儿期顽固性癫痫、严重的脑部疾病和死亡（deNijs et al.，2012；Berger et al.，2012）。EFHC1 是一种微管相关蛋白（MAP），在大脑皮质发生过程中参与细胞分裂和径向迁移，以显性负性方式破坏有丝分裂纺锤体组织。突变体 EFHC1 通过影响径向神经胶质细胞形态和神经元迁移来破坏神经元径向和切向迁移（deNijs et al.，2012）。Zhao 等（2016）明确了 EFHC1 结构域参与纤毛定位、纤毛形成和 Wnt 信号调控。

Raju 等（2017）通过直接测序检测了来自印度的 480 例 JME 患者和 700 例健康对照的 *EFHC1* 转录本完整结构（Raju et al.，2017），在 28 例患者中发现 13 个 *EFHC1* 基因突变，其中 11 个为新发现的突变。携带突变的患者约占所检查患者的 6%。功能学研究表明，*EFHC1* 基因突变会导致细胞分裂过程中微管相关的异常。通过计算机对突变进行分析表明，*EFHC1* 基因突变可能影响 EFHC1 蛋白结构域，从而损害与其他蛋白相互作用的能力。

基于国家人类基因组研究所（NHGRI）和美国医学遗传学与基因组学会指南（ACMG），对来自 17 个队列、与 JME 相关的 EFHC1 基因 54 个突变重新分析，Bailey 等对这些变异进行解读，发现其中 9 个变异为“致病性”、14 个“可能致病”、9 个“良性”、2 个“可能良性”。20 个变异由于遗传匹配对照例数不足，意义不明。根据 NHGRI 基因水平和变异水平的证据，EFHC1 是第一个与 JME 相关的非离子通道。Thounaojam 等（2017）评估了来自印度的 63 例 JME 患者和 80 例健康对照，发现了三个新突变 661C → T、779G → A 和 730C → T，分别导致 R221C、R260Q 和 R244STOP 氨基酸替换。

Bailey 等（2018）对一个 JME 大家系六个成员的外显子进行了测序，确认所有 37 个家庭成员共分离。他们对另外 310 例 JME 患者行 DNA 熔解曲线分析，并对编码肠细胞激酶（Ick）基因进行了有针对性的实时 DNA 测序，在 JME 家系 12 例患者中，发现编码肠细胞激酶 *ICK* 基因 K305T（c.914A → C）突变与癫痫或脑电图多棘慢复合波共分离。他们在另外 310 例患者中的 22 例（7%）JME，确定了 21 个致病性 *ICK* 基因突变。在体外对突变体有丝分裂、凋亡和放射状神经母细胞迁移的影响进行了功能测试，并对缺乏 ICK 副本的小鼠进行了视频脑电图研究。发现四个强连锁突变体（K220E、K305T、A615T 和 R632X）在促进细胞凋亡的同时损害有丝分裂、细胞周期退出和放射状神经母细胞迁移。与野生型小鼠相比，与 JME 患者类似的强直 - 阵挛发作和脑电图多棘波，在基因敲除杂合小鼠中更常见（P=0.02）。

一些连锁和人口关联研究将含有溴结构域的 *BRD2* 基因与 JME 联系起来。帕尔等（2003）报道 *BRD2* 基因可能是 JME 主要易感基因。他们发现 JME 与 BRD2（RING3）基因中 5 个单核苷酸多态性（single-nucleotide-polymorphism，SNP）和微卫星标记的核心单倍型之间存在高度显著的连锁不平衡（优势比为 6.45；95% 可信区间 2.36~17.58）。Velisek 等（2011）报道，与野生型小鼠相比，杂合 BRD2 小鼠的癫痫发作阈值较低，皮质和基底节 GABA 能神经元表达较少。在高加索人中，*BRD2* 基因启动子 DNA 甲基化与 JME 相关（Pathak et al.，2018）。BRD2+/– 单倍体不足的小鼠无认知障碍，但具有与 JME 相似的行为特征（鲁莽、攻击性）（Chachua et al.，2014）。但是，Cavalleri 等（2007 年）报道了一项关于 *BRD2* 基因作为 JME 危险因素的多中心研究，他们在五个独立的队列中研究了候选 SNP（启动子变异 rs3918149）和 JME 之间的因果关联,纳入了总共 531 个 JME 患者和 1 390 例健康对照,结果不支持 *BDR2* 基因在欧洲血统人群中对 JME 的易感性有很强的影响。

在 IGE 中,已报道了其他基因位点,特别是 JME。Helbig 等(2009)报道 15q13.3 微缺失,增加了 IGE 和其他相关疾病如精神病表型的风险。EPICURE 的一个报道中(2012),对 379 个遗传性全面性癫痫(欧洲血统的多重家族),包括 982 个 IGE 亲属,进行了三个全基因组连锁数据 meta 分析,在 2q34 发现了肌阵挛性发作的易感基因位点。发现 JME 和 22q11.2 缺失综合征(22q11DS)之间可能存在关联(Lemke,et al.,2008)。Sapio 等(2015)报道 JME 和全面性癫痫患者羧肽酶 A6(CPA6)突变。在一个沙特 JME 家系中(兄弟姐妹 9 人,包括 1 例男性和 1 例女性患者)发现了新的拷贝数变异(CNV)(Naseer,et al.,2017)。

JME 的遗传学取得了不少新进展,有助于解释最初由 Meencke 和 Janz(1984)描述的微发育不全。目前已鉴定出三个基因:*GABRA1*、*EFHC1* 和 *ICK*。其他易感基因包括 *BRD2*、15q13.3 微缺失和羧肽酶 A6(*CPA6*)突变。从遗传学的角度来看,JME 表现出高度的异质性。

四、临床背景

(一) 流行病学

JME 是一种很常见的癫痫类型,很可能是特发性全面性癫痫中最常见的类型(Genton 等,2000a)。JME 占所有癫痫患者的 5%~10%,各组不同研究报道中,发病率为 3.4%(Simonsen et al.,1976)~11.9%(Goosses,1984)。在收治重度癫痫病例为主的医疗机构中,JME 所占的比率较低,各家报道分别为 4.3%(Janz,1969)、5.4%(Tsuboi,1977)、4.1%(Genton et al.,2000a),而在收治患者选择性不高的医疗机构中则为前者的 2 倍,各家报道分别为 11.4%(Wolf & Goosses,1969)、10.7%(obeid & Panayiotopoulos,1988)、10.2%(Panayiotopoulos et al.,1994)。Loiseau 和 Duché(1990)的统计结果表明:在私人诊所,JME 比率(4.8%)高于医院(3.5%)。在挪威,JME 常被误诊或漏诊,30 岁以下的癫痫患者中 JME 占 9.3%(Syvertsen et al.,2016)。在特发性全面性癫痫患者中,各家报道分别为 23.3%(Nulnata et al.,1986)、26.7%(Genton et al.,2000)、20.6%(Goosses et al.,1984)。由于许多病例被漏诊或误诊,因此 JME 在普通人群中所占的实际比率尚不明确。

(二) 个人史

5%~10% 的 JME 患者曾有单纯热性惊厥史(Janz & Durner,1997; Genton et al.,19942000a),除此之外既往无任何神经系统疾病。JME 从另一种类型癫痫综合征演变而来,会造成癫痫分类上的问题:确实有部分患者从儿童失神癫痫演变为 JME(Martinez-Juarez et al.,2006)。由于脑部病灶的存在并不影响 JME 的临床表现和预后,所以即使伴有脑部病灶,也不能除外 JME(Gélisse et al.,2000a)。偶尔并存轻症或重症神经功能障碍,只要该综合征的主要特征存在,就不应该排除 JME 的诊断(Wolf,1992a)。

(三) 性别比例和发病年龄

我们的病例和 Durner(1988)的病例均显示,JME 有明显的女性优势(女性和男性分别为 61% 和 57%,男女性别比率分别为 1.35 和 1.56),与既往报道有所不同,既往研究发现男女受累机会相同(Janz,1969; Tsuboi; 1977),甚至男性多发(Delgado-Escueta & Enrile-Bacsal; 1984)。

JME 起病具有明显的年龄相关性。该综合征起病年龄在 8—26 岁(Janz,1969),有严格的单峰曲线分布特征(图 17-2)。75% 以上的患者首次癫痫发作年龄在 12—18 岁,平均起病年龄为 14 岁。女性(12—14 岁)出现肌阵挛较男性(14—16 岁)为早,可能系女性性成熟较早所致(Genton et al.,1994; Genton,1999)。全面性强直 - 阵挛发作(GTCS)出现稍晚,在 16 岁左右(Dumer,1988)。也有在 10 岁以前早发和 20 岁以后晚发的病例,但对这类患者诊断时应持谨慎态度(Gram et al.,1988)。根据我们的经验,在 11 岁前发病的 JME 患者中,半数病例脑电图可见光敏性,而在不分起病年龄的全部 170 例患者中只有 38% 有光敏性,其他学者也观察到这种现象(Wolf & Goosses,1986; Sundqvist; 1990)。但是,起病年龄并不是评价预后的因素,与特殊的临床表现间也没有关系。

(四) 初诊情况和诱发因素

大部分典型病例是在第一次全面性强直 - 阵挛发作(GTCS)后才就诊,此前数月可能就已出现过孤立的肌阵挛。第一次明显的 GTCS 常由一种或多种因素诱发,根据 Pedersen 和 Petersen(1998)的报道,最常见的诱因系睡眠不足(84%)(图 17-3)、压

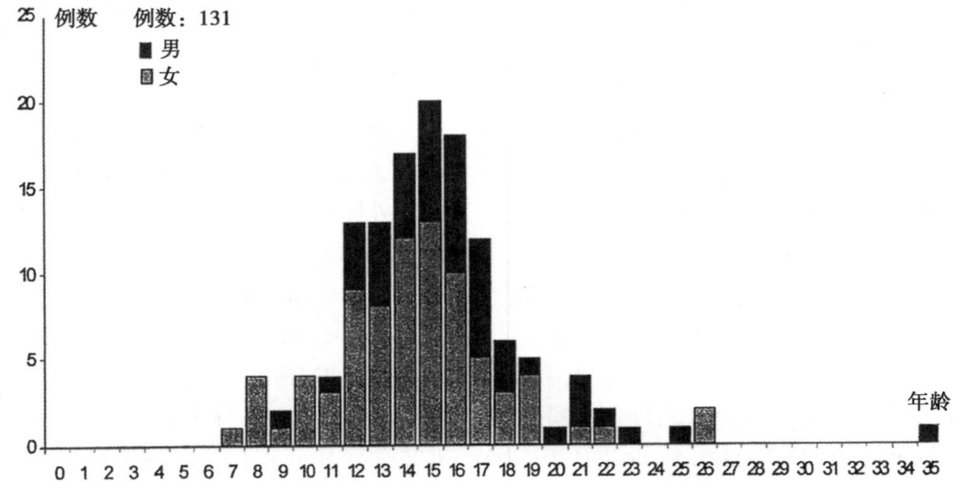

图 17-2　131 例 JME 患者肌阵挛的起病年龄：7—26 岁，平均年龄(15.2±3.8)岁。仅 1 例患者为晚发型，35 岁起病。女性(14.5±3.5)岁肌阵挛比男性(16.4±4.1)岁早，$P<0.01$(引自 Genton et al.，2000a)

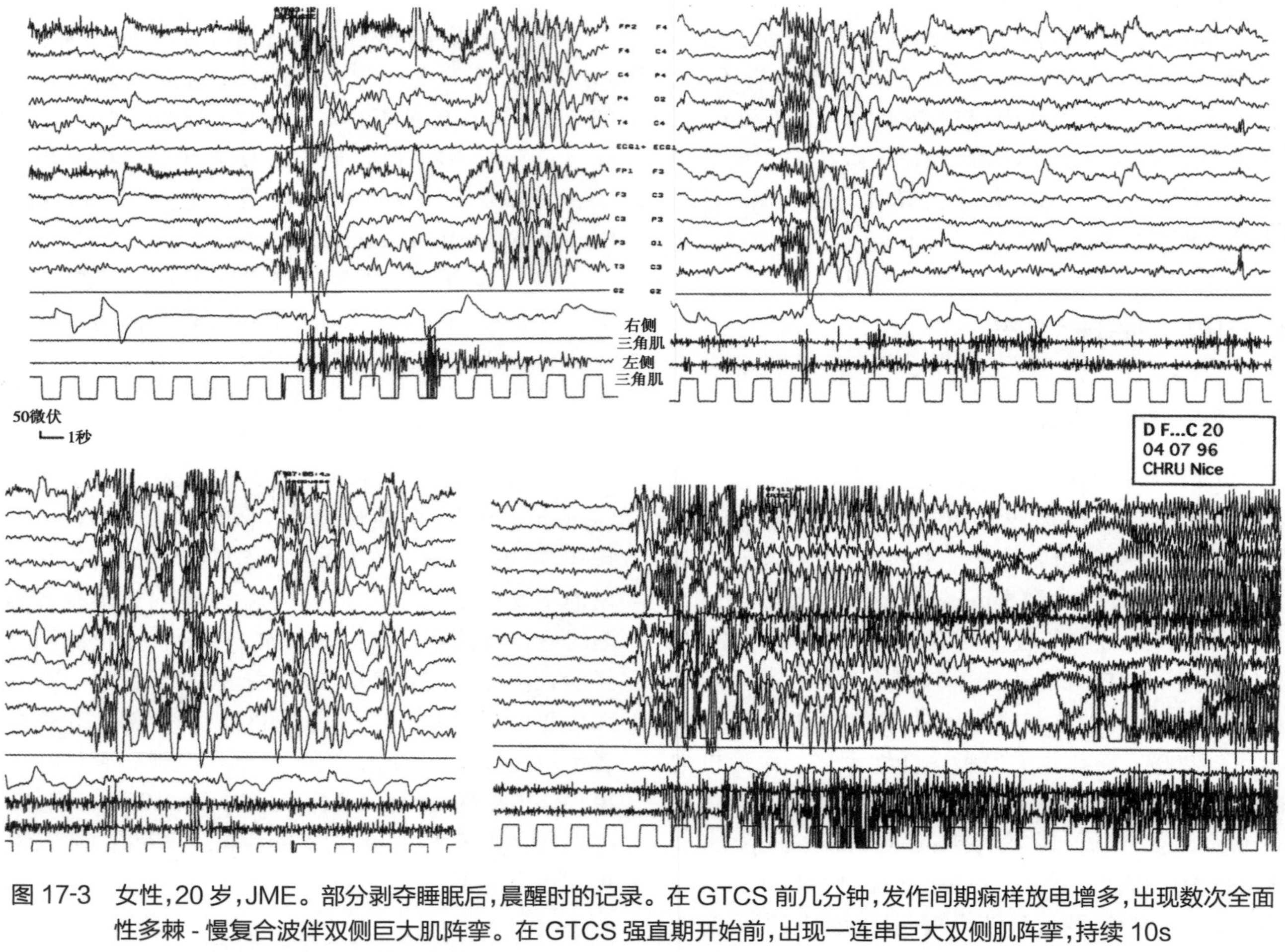

右侧三角肌
左侧三角肌
50微伏
1秒
D F...C 20
04 07 96
CHRU Nice

图 17-3　女性，20 岁，JME。部分剥夺睡眠后，晨醒时的记录。在 GTCS 前几分钟，发作间期痫样放电增多，出现数次全面性多棘 - 慢复合波伴双侧巨大肌阵挛。在 GTCS 强直期开始前，出现一连串巨大双侧肌阵挛，持续 10s

力(70%)、饮酒(51%)。在 Janz 和 Christian 的研究(1957，1994)中，饮酒诱发占 40%；而在 Penry 的研究中占 30%(1989)。其他少见的明确诱发因素有软性毒品、撤药、精神药物(如阿米替林)等(Resor & Resor，1990)。一篇文献报道了间断服用丁氨苯丙酮诱发 JME(Kuate et al.，2004)。在一项 75 例 JME 患者的研究中(daSilvaSousa et al.，2005)，92% 的患者报告了诱发因素，按降序排列为：压力(83%)、睡眠不足(77%)、特定的思想 / 精神集中(23%)、手部动作和复杂手指动作(20%)、闪光灯和电子游戏

(15%)，在公共场合大声说话(11%)、饮酒(11%)、阅读(7%)、计算和写作(5%)，演奏乐器(4%)、绘画(3%)和特定类型的音乐(1%)，月经周期是女性患者的第三重要诱发因素(33%)。

Inoue 曾报道(Inoue et al.，1994)，手工活动和作决策的脑力劳动也可诱发发作，提示 JME 和某些反射性癫痫有关。在反射性癫痫中，计算、打牌、下棋、写字、作决策，甚至阅读等都可诱发发作。一些学者在他们观察的 132 例 JME 患者，发现 19 例(14%)存在这些活动诱发的发作或脑电图痫样放电。Wolf 和 Mayer 等(2000)发现 31% 的 JME 患者有这种诱发机制。Matsuoka 等(2000)在 480 例癫痫患者行常规脑电图检查过程中，进行了一系列简短的神经心理测试，包括心算和笔算、阅读和叙述短文、书写和空间建构等，38 例(8%)诱发出痫样放电，24 例诱发出发作，在 JME 中，这种诱发现象最常见，45 例确诊的患者中约半数可见诱发现象。行为诱发的肌阵挛可以是单侧的或不对称的，与棘 - 慢波相关，而不是与更典型的多棘 - 慢波相关(Abarrategui et al.，2018)。因此，行为诱导是 JME 中经常被低估和研究不足的反射成分。

(五) 诊断延迟和误诊

JME 患者在首次全面性强直 - 阵挛发作后就能得到正确诊断的非常少，因此在发病初期经常会被漏诊(Delgado-Escueta & Enrile-Bacsal，1984；Janz，1985；Panayiotopoulos et al.，1991；Genton et al.，1994)。在我们的病例中(Genton et al.，2000a)，本综合征从发病到确诊平均延迟时间接近 8 年。在内科医生转诊时能够作出的诊断中(137/170)，仅 22 例(16%)JME 得以诊断。在印度南部喀拉拉邦，仅 3.3% 的患者在转诊时诊断了 JME，平均诊断延迟为(8.6 ± 7.0)年(Vijai et al.，2003)。多种因素可能导致诊断延迟，其中主要原因是临床医生对 JME 这种综合征的认识不足(Panayiotopoulos et al.，1991；Lancman et al.，1994)。患者极少主动提供肌阵挛病史，但更常见的情况是内科医生缺乏这方面的问诊技巧。即使提供了肌阵挛病史，接诊医师也常认为是一种无关紧要的症状。单侧或非对称性肌阵挛、以偏转起始的全面性强直 - 阵挛发作、非对称性脑电图等信息也可能使医生误诊为局灶性癫痫(Aliberti et al.，1994；Genton et al.，1995；Lombroso，1997；So et al.，1998)。而脑电图正常时又会被误诊为非癫痫性事件或不能确定类型的癫痫诊断。这些错误可能引起严重后果，致使患者数年得不到充分治疗，从而使发作不能控制(Atakliet al.，1998)，甚至加重(Genton & Mcmenamin，1998)。Atakli 等(2016)重复研究表明，近年来诊断的准确性有所提高，但情况远非完美：2014—2015 年，尽管有典型的脑电图检查结果，200 例 JME 患者中仍有 49 例被误诊。

五、癫痫发作

(一) 肌阵挛

肌阵挛是诊断 JME 必备的核心症状，为自发、短暂、不自主、突然、同步、大致对称、不同幅度、粗大的肌阵挛。这类肌阵挛可单发，也可为短暂的、非节律性成簇发作，不伴意识改变。典型病例常在晨醒后 30min 内发生，尤其易发生在睡眠时间减少时(图 17-2)。肌阵挛也可发生在睡眠中突然被唤醒或下午小憩后，少数情况下白天也可零星发作。肌阵挛可以以肌阵挛持续状态形式出现(在 salas-Puig 等(1990)报道的病例中，7.3% 的患者出现过肌阵挛持续状态)。肌阵挛持续状态以意识完全保留为特征，有时由连续出现的肌阵挛而诱发(Janz & Durner，1997)，当然也可由突然停药或抗癫痫药物不足而诱发。肌阵挛以上肢受累为主。视频录像脑电图检查(Oguni et al.，1994)发现部分患者近端肌肉可受累，表现为前臂屈曲、胸椎过伸、有时大腿屈曲外展。另有一部分病例以远端肌肉受累为主，表现为前臂屈曲外旋。多导记录仪检查显示其他肌群亦可受累，如腹肌、脊旁肌、小腿肌等。这些粗大、对称的肌阵挛非常明显，甚至严重影响患者的活动，致使患者跌倒或发作时手中所持物体(如咖啡杯、牙刷、剃须刀、化妆品等)突然被抛出，患者常因为这种明显“笨拙”的动作而被人嘲笑。肌阵挛可以不对称，甚至为单侧性，原因可能事实就是如此，也可能是因为受累上肢强直性收缩的结果(Canevini et al.，1992)。在一些病例中，优势半球上肢容易受累，这可能与对侧肢体应用相对较少有关，或反射性诱发反应。

肌阵挛幅度大小不一，幅度小的肌阵挛很难被旁观者看到，但患者能感觉到强烈电击样抽动。当肌阵挛幅度较大时，可累及下肢，出现一定程度的屈膝运动，仅在特定情况下才出现摔倒，如患者上楼或下楼时，特别是下楼时更常见(Thomas & Ostrowski，1997)。强烈肌阵挛有时可引起意外摔倒，导致外伤，常先有一声大叫，继之出现一过性发软,可被误认为意识丧失。患者"像雷击样"摔倒,然后很快就能恢复平衡(Janz & Christian,1957,1994)。

在 JME 的病程中,可见非痫性发作伴人为的肌阵挛,通常是针对特定心理事件的反应。这些发作性事件罕见,有误导性(Dunac et al.,1998)。

(二)全面性强直 - 阵挛发作

全面性强直 - 阵挛发作(GTCS)见于 80%~95% 的 JME 患者(Janz,1969; Tsuboi,1977; obeid & Panayiotopoulos,1988; Genton et al.,2000a)。GTCS 发作常为促使患者就医的症状。其发作的时间分布和诱发因素与肌阵挛相同,正是这一点有助于追溯肌阵挛。GTCS 的过程具有特征性,其典型表现为:先出现一串比平常持续时间要长的丛集性肌阵挛,其幅度和频率逐渐增高,最后肌阵挛与 GTCS 的强直初期混在一起。其先后顺序为阵挛 - 强直 - 阵挛发作(Delgado-Escueta & Enrile-Bacsal,1984),ILAE 癫痫发作新操作分类中增加了肌阵挛 - 强直 - 阵挛发作类型(Fisher et al.,2017),该情况可见于这一年龄段中其他方面都正常的个体中,实际上就属于 JME。已有 JME 非典型变异型的报道,可伴偏转成分(图 17-4),甚至就是真正意义上的偏转性发作(Topcuoglu et al.,1997; Aguglia et al.,1999)。在 JME 自然病程中,GTCS 并不频繁(一年最多 1~2 次)。

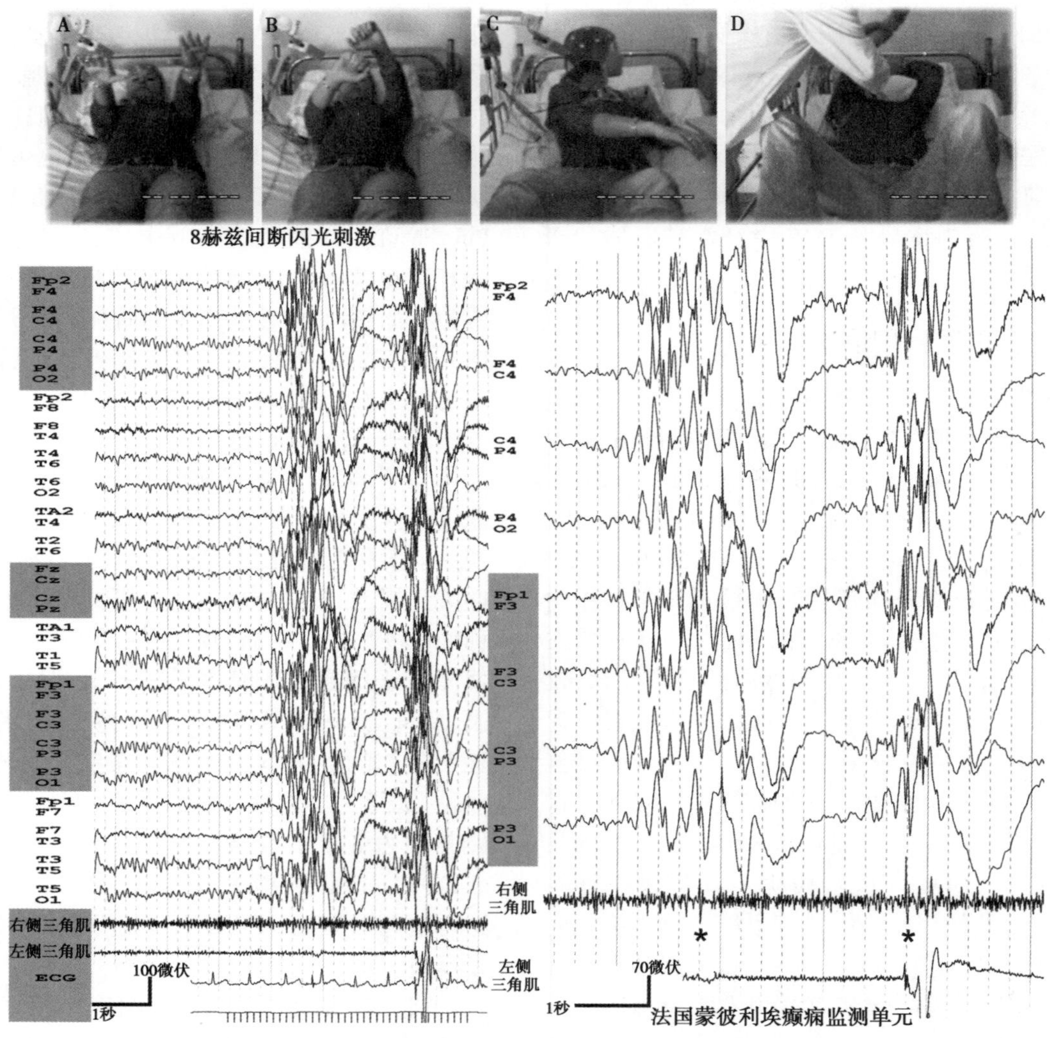

图 17-4　青年女性,JME。在 GTCS 前有视觉先兆(闪烁),与肌阵挛(MJ)相对应。上图:A:手臂举起;B:8Hz 间断闪光刺激诱发肌阵挛;C:在 GTCS 之前,头部和身体向左侧偏转;D:GTCS。底部:左侧脑电图:定标为 15mm/s 和 10μV/mm。右侧为同一段记录,只选取侧裂以上部分导联,定标为 30mm/s 和 70μV/mm。手臂举起,间断闪光刺激诱发两次与肌阵挛(图中标记 *)锁时的多棘 - 慢复合波。第一次肌阵挛在右三角肌肌电图上清晰可见。第二次肌阵挛对应心电图上的伪差

但在青春期这一特殊时期，长达数周时间里可丛集出现。在依从性不好、治疗不当或生活习惯不规律的患者中，GTCS 发作次数可明显增多，在没有特定诱因情况下偶尔也会出现发作增多。

（三）典型失神

JME 中典型失神表现并不恒定，失神发作既不严重也不频繁，持续时间也较短。常见表现为单纯性典型失神，轻度意识障碍（Janz & Waltz，1994）。因此不易引起患者及周围人的重视，只有经过脑电图监测才能被诊断。有关其发病的相对频率各家统计结果不一致，分别为 10%（Janz，1969）、14%（Tsuboi，1977）、18%（Obeid & Panayiotopoulos，1988）。而通过长程视频脑电图监测系统深入研究后发现典型失神发生频率较高：Panayiotopoulos 等（1989）报道为 38%、我们自己的经验为 33%（Gcnton et al.，2000a）。失神持续状态非常少见（Kimura & Kobayashi，1996；Agathonikou et al.，1998）。但是，在某些 JME 患者亚组中，典型失神可能是最初的发作类型，在 JME 之前表现为儿童失神癫痫或青少年失神癫痫（Martinez-Juarez et al.，2006）。

（四）口周反射性肌阵挛

JME 可出现单发的闪电样口 - 舌 - 面部肌阵挛，与原发性阅读性癫痫中所见到的典型表现基本相同。所不同的是原发性阅读性癫痫在大声朗读或默读时会诱发肌阵挛，而谈话诱发者较少。在 JME 中，谈话诱发较为常见，而阅读诱发少见。Wolf 和 Mayer（2000）的研究发现，在 62 例 JME 患者中，14 例（23%）患者谈话时出现口周肌阵挛。但 Matsuoka 等（2000）在研究中并未发现口周反射性肌阵挛，可能与所用的语言相关性测试内容较简短有关。在他们进行的阅读和书写测试中只有三个短句。如果经过认真观察，并延长患者说话时间，口周反射性肌阵挛并不难被发现。

（五）癫痫持续状态

在 JME 中，肌阵挛持续状态（MSE）并不常见。Larch 等（2009）在 237 例 JME 病例中，仅发现了 7 例 MSE，其中 5 例伴 GTCS，6 例有诱发因素（药物戒断 4 例、剥夺睡眠和饮酒 1 例、不恰当的治疗 2 例）。Thomas 等在药物治疗不当的患者中也发现了 MSE（2006）。MSE 对苯二氮䓬类药物（Larch et al.，2009）和丙戊酸（Crespel et al.，et al.，2009b）有反应。

（六）其他发作类型

尽管在脑电图检查中光阵发性反应较为常见，但由环境中视觉刺激（如电视节目、电子游戏、迪斯科舞厅的频繁闪光、日光闪烁等）诱发的光敏性现象并不多见，肌阵挛较为少见，GTCS 更为少见。与之相关的专门研究非常少，可能只有不到 5% 的患者接受相关检查（Genton 等，1994）。

JME 中是否存在失张力发作尚有争议。在 Janz 和 christian（1957，1994）的原著及其他学者（Asconapé & Penry，1984；Manon-Espaillatet al.，et al.，1987）的论著中，均报道过与肌阵挛无关的孤立性单纯失张力发作。不少学者对失张力发作的存在持怀疑态度，认为需经多导记录仪检查进一步证实（Delgado-Escueta & Enrile-Bacsal，1984；Janz，1985；Grunewald & Panayiotopoulos，1993；Loiseau & Duché，1990；Wolf，1992a）。一些学者认为具有失张力发作的 JME 代表了一种罕见的亚型，占所有 JME 病例的 3%（Martinez-Juarez et al.，2006）。已有 JME 合并局灶性癫痫的报道（Diehl et al.，1998；Koutroumanidis et al.，1999）：虽然这两例患者颞叶癫痫外科治疗有效，但典型的 JME 临床症状和全面性癫痫样放电在术后仍持续存在。

（七）不同类型发作之间的相关性

多数病例（58.2%）有频发肌阵挛及偶发 GTCS。约 1/3 的病例兼有全部三种发作类型（Janz & Durner，1997）。尽管我们发现男性患者略多于女性（男、女发病率分别为 36.4% 和 26.9%），但未发现这三种类型中哪两种更多见于某一特定性别的患者。GTCS 比肌阵挛平均晚发 1.3（Durner，1988）~ 3.3 年（Janz，1969）。相当多的 JME 患者很可能只有孤立性肌阵挛，并且可能因为患者一直未就诊，而未能得到及时诊断（Jain et al.，1997）。少数病例可以只有肌阵挛和典型失神两种发作类型（在我们自己的病例中为 2.4%）。

（八）时间规律性

癫痫发作的昼夜规律性是 JME 的一个主要特征。JME 清晨醒后多发，日间小憩醒后也可发生。在睡眠不足情况下，刚入睡不久后突然被唤醒特别容易发作。在 Touchon 等（1982）的研究中，发现清晨醒后是发作的高峰期。肌阵挛可以发生在夜间醒后、下午、傍晚休息期间或瞌睡后。脑电图异常的时间分布规律与临床基本相同（JanZ & Durner，1997）（图 17-5）。

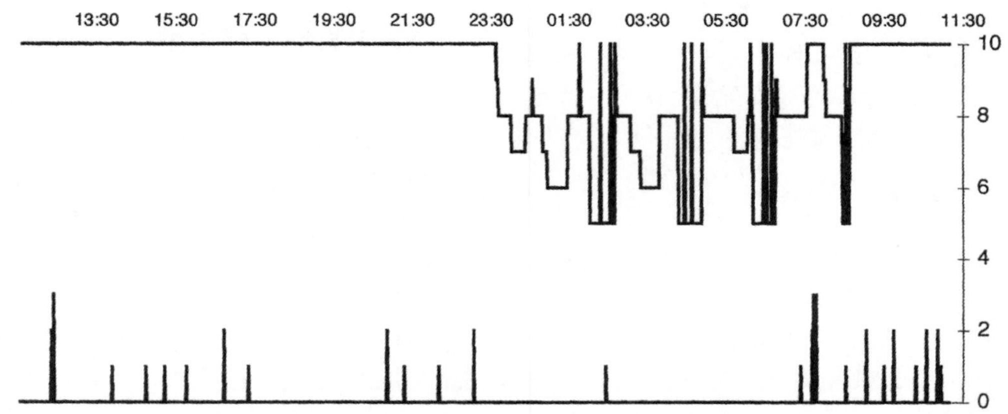

图 17-5 女性，24 岁，JME 患者。24h 脑电图阵发性放电活动分布的时间规律性（Medilog 9000 系统）。在 7：30 AM 被唤醒，8：30 AM 时完全清醒，其间出现大量多棘 - 慢复合波（最终唤醒）。在一天中的其他时间表现为孤立的痫样放电，尤其是傍晚时分，可能长时间没有痫样放电现象。

JME 发作的昼夜节律分布显然与个体或一般活动的特定昼夜节律模式相关：与颞叶癫痫患者相比，JME 在上午 10 点前感觉良好的较少（20 例 JME 中有 1 例，而颞叶癫痫 20 例中有 16 例），并倾向于“夜间”类型（13∶6）（Pung & Schmitz，2006）。

六、心理学和认知状况

JME 是一种病情相对稳定的疾病，不伴神经或精神功能的退化。神经系统器质性病变或精神功能障碍的存在可能只是一种巧合（Gélisse et al.，2000）。但是 Janz 和 Christian（1957，1994）发现部分病例有明显的人格发育障碍，甚至引起一定程度的社交困难、生活方式不正常或依从性差，从而影响本病的疗效。Tsuboi（1977）和 Lund 等（1976）也有类似报道。Devinsky 等（1977）认为心理功能障碍可能与前额区皮质功能异常有关。

早期观察通过采用现代精神病学标准的研究得到证实。通过对一组 JME 患者进行心理学研究发现，符合 DSM- Ⅳ诊断标准的各种心理功能障碍的患病率很高，却没有特定类型的高发趋势（Gélisse et al.，200lb）：在 170 例 JME 患者中，26.5% 曾有精神病史。人格障碍最常见，检出率为 14%，社交障碍性边缘人格是最常见的人格障碍（6.5%）。Trinka 等（2006）通过结构化临床访谈评估了 43 例 JME 患者的 DSM- Ⅳ，35% 的患者患有一种或多种精神疾病，其中 DSM- Ⅳ轴Ⅰ精神疾病为 19%，而 23% 的患者被诊断出患有人格障碍。精神疾病终生患病率很高：47% 的患者存在一种或多种。它们的存在与癫痫持续时间、发作控制、发作类型或依从性无关。

De Araújo Filho 等（2007）比较了 100 例 JME 患者（年龄段 18—54 岁）与 100 例正常受试者。JME 患者的 DSM- Ⅳ轴Ⅰ精神疾病患病率（占 JME 患者的 49%）和心理问题发生率高于对照组（$P<0.01$）。20 例患者符合人格障碍标准（轴Ⅱ），其中 85% 诊断出 B 类性格（表演、边缘性、被动 - 攻击型）。在这项研究中，JME 患者精神疾病患病率高于以往报道。作者将其归因于以下情况：其中近 50% 的患者在 1 年中有 GTCS。焦虑（23%）和情绪障碍（19%）最常见。研究发现了精神疾病的存在与临床和社会人口统计特征之间的关系以及精神疾病的存在与较高的发作频率之间的关系（$P<0.005$）。抗癫痫药物治疗 2 年以上可能是预防精神疾病的一个因素，特别是广泛性焦虑症。精神疾病的存在与抗癫痫药物类型和抗癫痫药物数量无相关性，这可能是用于服用一种以上抗癫痫药物的患者数量较少所致。

几位作者研究了颞叶癫痫和 JME 精神疾病患病率之间的差异。Perini 等（1996）比较了 18 例 JME 患者、20 例颞叶癫痫（temporal lobe epilepsy，TLE）患者和 20 例 1 型糖尿病患者，正常受试者 20 例。TLE 组精神疾病患病率较高（80%），而 JME 和糖尿病组精神疾病患病率要低得多，分别为 22% 和 10%。JME 与任何精神疾病均无明显关联，但与较高的焦虑特质相关。De Araújo Filho 等（2011 年）比较了 248 例伴内侧颞叶硬化的难治性 TLE 患者与 124 例 JME 患者，发现两组精神疾病患病率均较高，41% 的 TLE 患者和 46.7% 的 JME 患者存在精神疾病。精神疾病与 TLE 显著相关（P=0.01），情绪和焦虑症（分别为 25% 和 21%）是 JME 中最常见的精神障碍。

在 JME 患者中发现的人格特征与额叶功能障碍患者的人格特征非常相似。这些观察结果引发了学者们对 JME 患者认知功能的评估。Sonmez 等（2004）评估了 35 例 JME 患者和 35 例健康受试者的认知功能，JME 患者额叶和视觉空间功能较差。Pascalicchio 等（2007）在 50 例 JME 患者和 50 例健康受试者中，研究了与认知功能障碍有关的因素。在 JME 中，观察到注意力、记忆力、命名和口语流利性表现较低，认知能力下降与癫痫持续时间呈正相关。但是，对受教育时间超过 11 年的患者，这种相关性并不显著，抗癫痫药物数量和认知功能障碍之间无相关性。Piazzini 等（2008）对 50 例 JME 患者、40 例 TLE 患者、40 例额叶癫痫（frontal lobe epilepsy，FLE）患者和 40 例对照，比较了他们的额叶认知功能。在 JME 中，发现与 FLE 患者相似的额叶认知功能障碍，比 TLE 和对照组严重。JME 认知能力下降与癫痫持续时间、发作频率、治疗或发作类型无关。然而，智商较高的患者可能掩盖或弥补了执行缺陷和冲动（Rzezak et al.，2018）。总体上，有明显反射性特征的 JME 患者[如行为诱导、闭眼敏感和（或）光敏性]更严重、有更高的耐药性以及更严重的执行功能障碍（Carvalho et al.，2016）。因此，JME 可能与某种程度的认知功能障碍和人格障碍有关。精神疾病的出现可能与耐药性有关（Gélisse et al.，2001b）。这些缺陷可能导致社会功能障碍（Giorgi et al.，2016），患者长期难以融入社会。

七、其他共病

特发性震颤似乎非常普遍，Panayiotopoulos 等研究指出，在沙特阿拉伯 JME 患者中特发性震颤占 35%（1994）。头痛也很常见：在 75 例 JME 患者中，47 例头痛，包括 31 例偏头痛（20 例无先兆、11 例有先兆、14 例另有紧张性头痛）和 16 例紧张性头痛，与一般人群相比，各种类型头痛风险比为 3.4~7.3（Schankinet al.，2011）；Dedey Daryan 等报道了类似的发现（2018）。McCorry 等发现 1 型糖尿病与 IGE（包括 JME）之间存在显著关联（2006）。

几种情况可能会干扰 JME 的治疗和预后。Graves 病可能会加重 JME（Su et al.，1993）。同样，我们收集了 340 例控制良好的 JME 患者，这些患者在发生阻塞性睡眠呼吸暂停综合征（一种导致严重睡眠障碍的疾病）后 GTCS 复发，62 例接受左乙拉西坦治疗，通过问卷调查了睡眠质量和白天嗜睡情况，发作控制与这两个参数都有明显的相关性（Buratti et al.，2018）。

八、脑电图

（一）发作期脑电图

在全夜多导睡眠视频脑电连续记录期间，患者清晨突然被唤醒后最容易记录到发作期脑电图异常（图 17-5、图 17-6）。临床实践中，夜间剥夺睡眠后，上午的短程睡眠脑电图也可以记录到发作。特征性的脑电图表现是双侧对称同步的多棘 - 慢复合波，紧接着出现一次肌阵挛，这类肌阵挛可在多导肌电图电极上显示（常固定于双侧三角肌）。脑电图多棘波放电多为 5~20 个棘波，频率在 12~16Hz。棘波波幅明显增高，其中额部导联波幅最高，最高可达 200~300mV。慢波频率（3~4Hz）和波幅（200~350mV）各有不同，通常出现在多棘波的前后，从而形成多棘 - 慢复合波，其持续时间远较肌阵挛长，为 2~4s。棘波的数目与肌阵挛的强度有关：棘波较少且慢波成分明显时肌阵挛症状较轻。计算机平均技术显示棘波波峰到肌阵挛开始之间的传导时间较短（20~50ms），符合皮质性肌阵挛的特点。

在临床工作中，我们对怀疑有 JME 的全部病例进行了视频多导记录仪检查。在中国，长程视频脑电图已被用于确诊 JME（Wang et al.，2016）。脑电图检查均应在治疗开始前完成，这有利于我们解决诊断问题，并为遗传学研究提供可靠的表型。考虑到减药或停药有引起全面性强直 - 阵挛发作的风险，因此从伦理学和临床治疗角度出发，不主张对控制较好的患者行停药视频多导记录仪检查，以达到回顾性诊断的目的。

（二）发作间期脑电图

除药物过量或不足的病例外，清醒和睡眠期脑电图背景活动正常，发作间期多棘 - 慢复合波的棘波数量较少，仅局限于前头部。发作间期脑电图特点有助于 JME 的诊断，但并不具有确诊意义。

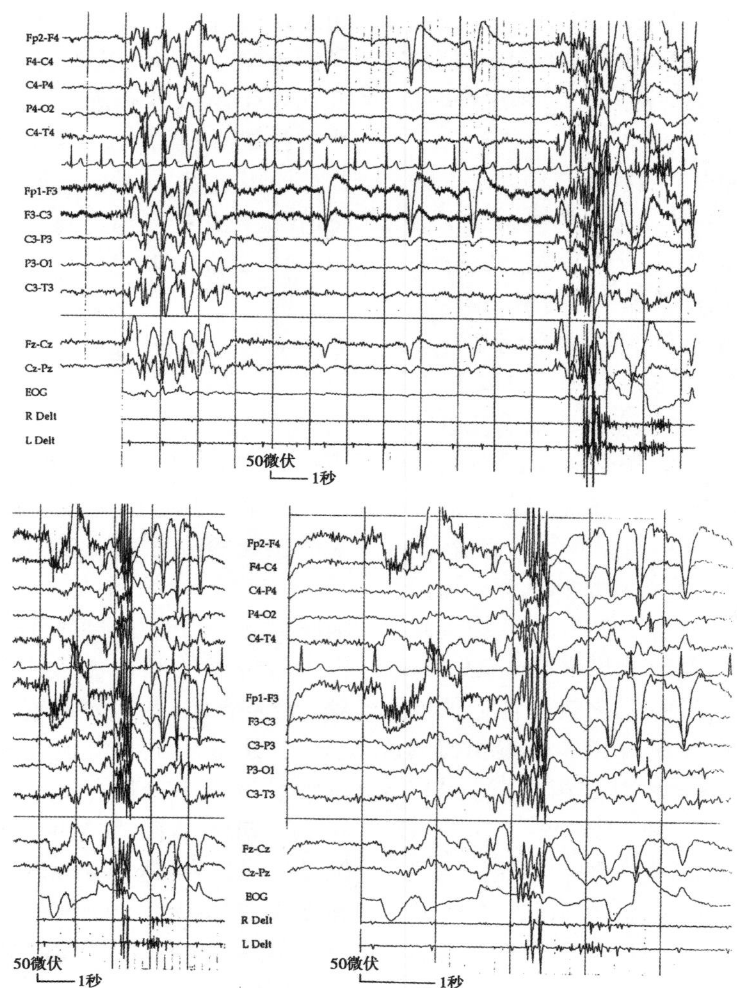

图 17-6 患者，27 岁，JME。前夜剥夺睡眠后，上午记录到发作期脑电图典型表现。上图：背景活动正常，全面性 2Hz 棘 - 慢复合波爆发，12s 后再次出现全面性多棘 - 慢复合波爆发，伴三角肌肌电图肌电爆发。下图：多棘 - 慢复合波与肌阵挛电位同步出现。右图示纸速提高至 30mm/s 时，可见本次爆发活动从前头部（Fz-Cz）孤立性棘 - 慢复合波开始，持续 250ms（频率为 4Hz），随即连续出现 7 个棘波，持续 400ms（频率 17.5Hz）

只看脑电图的表现形式并不能对临床症状学做出结论（Janz，1985）。如同儿童和青少年失神癫痫发作间期脑电图异常一样，该放电对 JME 诊断缺少特异性，仅见于 50% 的 JME 病例（Janz & Waltz，1994）。多棘 - 慢复合波也可见于癫痫伴觉醒后大发作（Janz，1985）和其他类型的特发全面性癫痫综合征患者。

Tsuboi（1977）对一组 381 例 JME 大宗病例研究发现，JME 患者发作间期脑电图非诱发性异常放电的常见表现为：不规则棘 - 慢复合波（11.8%）、快棘 - 慢复合波（>3.5Hz，25%）、“典型”棘 - 慢复合波（2.5~3.5Hz，11%）、慢棘 - 慢复合波（<2.5Hz，3.4%）等。在本组病例中，2.1% 的 JME 患者清醒期脑电图正常。清晨醒后、剥夺睡眠和过度换气可提高发作间期异常脑电图的检出率（Touchon et al.，1982）。

15%~55% 的 JME 患者可见局灶性脑电图异常，首次脑电图检查 29% 的 JME 患者可见局灶性异常（Aliberti et al.，1994；Genton et al.，1994；Lancman et al.，1994）。局灶性脑电图异常可为非对称性放电或局灶性慢波，在同一次或不同次的记录中局灶性慢波以游走性方式出现。因为当这种局灶性异常与全面性棘 - 慢复合波和多棘 - 慢复合波同时出现时，并不难与局灶性癫痫鉴别；如果同一次记录中，若典型的全面性放电未出现，则很容易误诊为局灶性癫痫。

与清醒脑电图相比，睡眠脑电图（小睡或全夜）异常更为常见，醒后（Genton et al.，1994）或唤醒后（Touchon et al.，1982）尤为明显。脑电图异常在非快速眼动深度睡眠期也可见明显活化，但在快速眼动睡眠期放电趋于消失（Gilgi et al.，1992）。因此，脑电图异常活化的昼夜节律性特点与癫痫发作的昼夜规律大致相同。

（三）光敏性和闭眼敏感

在常见的癫痫综合征中，JME 光敏性最明显（Wolf 和 Goosses，1986）。根据不同研究，发现在脑电图监测中，光阵发性反应与多棘 - 慢复合波并存是 JME 的典型表现，见于 30%（Janz，1985）~48%（Loiseau & Duché，1990）的病例中，而此种现象仅见于 18% 的失神癫痫患者（Wolf & Goosses，1986）。女性 JME 患者光敏性发生率几乎为男性的 2 倍（Janz & Durner，1997；Genton et al.，1994）。在光敏性的患者中，间断闪光刺激很容易诱发肌阵挛。单纯闭眼也可诱发多棘 - 慢复合波和肌阵挛（Gigliet al.，1991；Baykan-Kurtet al.，1999）。事实上，JME 患者在自然环境下光敏性发生率要明显低于脑电图监测中的发生率。

九、神经影像学和病理学

尽管 JME 患者经常行脑部影像学检查，但这些检查对 JME 的诊断帮助并不大。在特殊的情况下，JME 可能偶然与微小或长期的解剖变化相关（Gélisse et al.，et al.，2000a）。Janz（1969）在 280 例 JME 患者中，报告了 1 例 JME 患者产伤后遗留偏瘫。Crespel 等（2009a）报道了一个类似的病例，呈良性病程（图 17-7）。在 170 例 JME 患者中，有 82 例进行了神经影像检查（Gélisse et al.，2000b），9 例有非特异性的病变。在 4 例 JME 患者中，神经影像学检查发现了特定的神经系统异常：JME 发作后出现严重的头部外伤（2 例患者影像学病灶与外伤有关）；JME 后出现多发性硬化（1 例，多发性硬化发病前 MRI 正常，发病后出现非特异性异常）；1 例严重智力低下，MRI 弥漫性改变（Gélisse et al.，2000a）。所有发现神经影像学异常的患者发作都得到了完全控制，病程都是良性的。

定量 MRI 可能会发现有趣的结果。Woermann 等（1999）发现在几乎近 50% 的患者中，额叶内侧灰质增厚，有时伴皮质结构异常。Betting 等（2006）使用基于体素的形态学分析，发现额叶基底区灰质增厚；而 Pillal 等（2017）发现伴额叶执行功能障碍的 JME 患者前额叶背外侧灰质体积明显减小。Pulsipher 等（2009）发现丘脑和额叶的体积与执行力显著相关。定量 MRI 研究发现，JME 患者额叶脑脊液比对照组和伴中央颞区棘波的儿童良性癫痫多，丘脑体积小。Keller 等（2011）发现起病年龄早和癫痫持续时间长的患者，壳核微观和大体结构均异常。研究还显示，与非癫痫对照组相比，JME 患者胼胝体更薄（Anastasopoulou et al.，2017）。因此，形态学发现是多种多样的。Swartz 等（2016）强调了 JME 个体间脑容量变化的异质性，也有研究发现丘脑枕核或丘脑体积增大，并得出结论认为此类研究应与 JME 患者的遗传背景（异质性）严格匹配。

Koepp 等（1997）应用氟马西尼[^{11}C]PET 扫描，10 例 IGE 患者中发现了苯二氮䓬类和 γ 氨基丁酸受体在丘脑 - 皮质区分布增加，这一结果提示 IGE 可能存在微发育不良病灶。Meschaks 等（2005）发现前额叶背外侧皮质、中缝核和海马的血清素 1A 受体减少，提示在 JME 中，血清素系统受累。同一小组发现在 JME 中多巴胺系统也发生了变化，影响中脑多巴胺的吸收（Odano et al.，2012）。

以前，Bernasconi 等（2003）并未发现 IGE 患者丘脑体积不同。这些作者报告，与正常对照组相比，丘脑 N- 乙酰天门冬氨酸 / 肌酸平均比降低（反映神经元损伤），支持丘脑 - 皮质回路异常的概念。Savic 等（2004）证实，与 GTCS 患者正常值相比，JME 患者额叶 N- 乙酰天门冬氨酸水平降低。另一方面，GTCS 患者丘脑乙酰天门冬氨酸含量明显低于对照组。这项研究显示，GTCS 与 JME 患者丘脑 - 皮质环路改变存在部分差异。Lin 等（2009）研究了 60 例 JME 患者，证实 JME 在初级运动皮质、前额内侧皮质和丘脑中，N- 乙酰天门冬氨酸 / 肌酸比率降低。

连同最近的遗传数据，这些资料显示出神经元迁移缺陷的倾向性，这些形态和功能数据似乎证明了 Meencke（1985）的争议性发现，该作者在 15 例特发全面性癫痫患者（包括 3 例 JME 病例）中发现了细微的局灶性皮质发育不良。

十、鉴别诊断和疾病分类

入睡时肌阵挛在年轻人中常见，属于正常现象。青春期发生的进行性肌阵挛性癫痫（Lafora’s 病，Unverricht-Lundborg 病）早期可能被误诊为 JME。

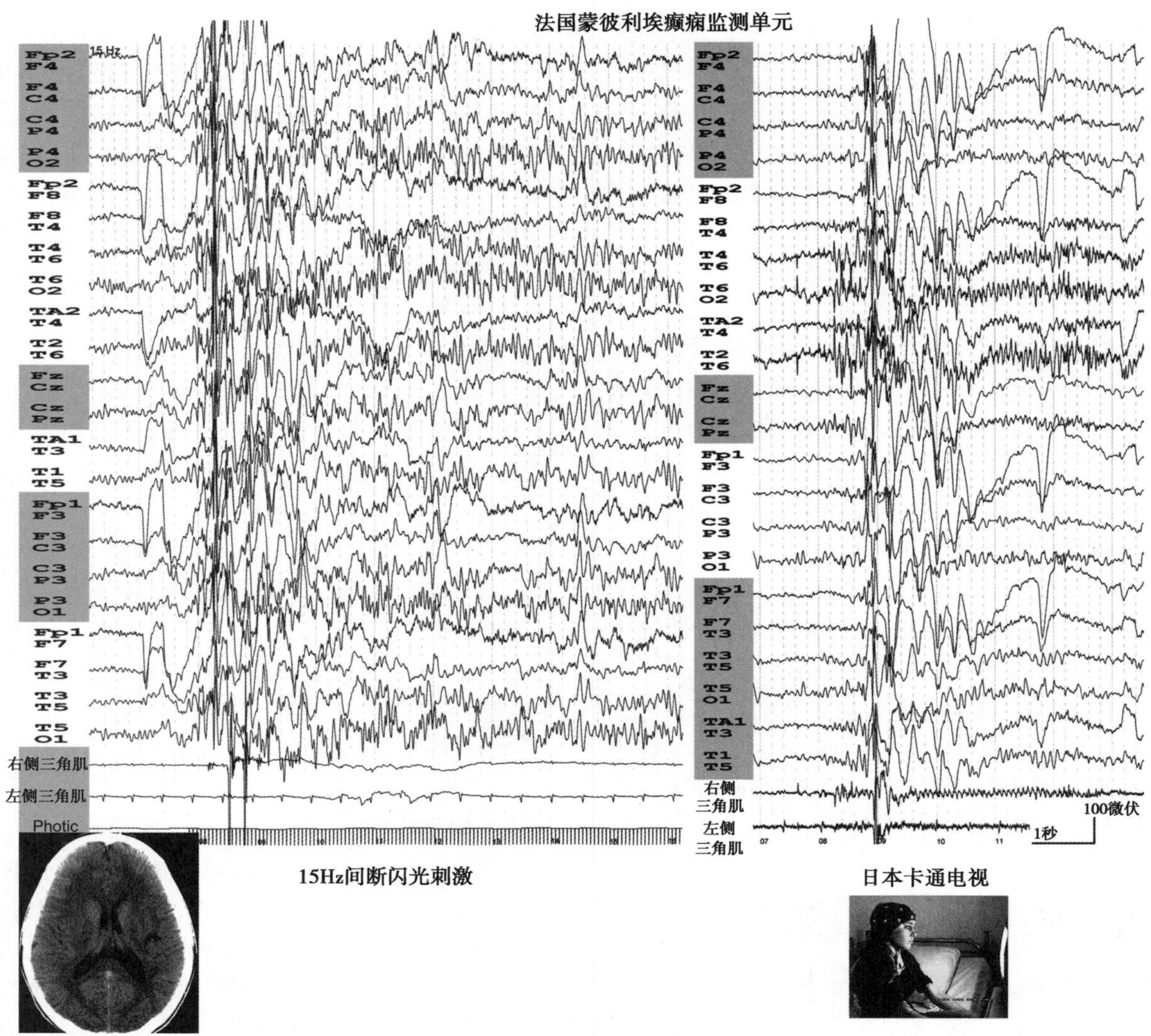

图 17-7 年轻女性，JME，有婴儿期偏瘫史。青春期出现两次 GTCS 继之以罕见的典型失神和肌阵挛。体格检查右侧偏瘫。CT 扫描显示左侧 Rolandic 区脑梗死，诊断为中央区局灶性癫痫。脑电图：左：ILS 在午睡后清醒期行间断闪光刺激，诱发出全面性多棘慢复合波伴两次肌阵挛。右：看日本卡通电视时，诱发多棘 - 慢复合波伴肌阵挛

随着病情的发展，肌阵挛综合征的严重性、智力减退、脑电图背景活动减慢和阵发性脑电图改变等均有助于鉴别诊断。

在临床实践中，JME 的诊断需要与其他几种特发性全面性癫痫和相关综合征鉴别。起病年龄对鉴别诊断非常重要：晚发的 JME 需要与其他诊断鉴别。一些中老年患者可能表现出 JME 的临床特征（Gram et al.，1988）。有学者提出成人肌阵挛癫痫综合征，临床和脑电图特征与 JME 相似，可能有家族聚集性（Gilliam et al.，2000），只有弄清楚这一实体的遗传家族史，才能表明它是否应该从经典的 JME 中分离出来。但是，成人肌阵挛癫痫也被用作描述与 2q 基因位点相关家族性癫痫综合征，后者临床特征包括皮质震颤和病情进展缓慢，可与 JME 相鉴别（review in Crompton et al.，2012）。

在原发性阅读性癫痫中，朗读可诱发肌阵挛，仅限于头部。但几篇报道发现，偶有 JME 与原发性阅读性癫痫并存（Radhakrishnan et al.，1995；Mayer & Wolf，1999），或 JME 与“心因性”癫痫并存的情况（Inoue et al.，1994）。在纯光敏性特发性癫痫中，肌阵挛仅在视觉刺激下发生。

肌阵挛成分可见于失神癫痫的典型失神发作中，但在肌阵挛失神癫痫综合征和某些伴肌阵挛的癫痫（眼睑肌阵挛伴失神、口周肌阵挛伴失神）中更明显。在这类综合征中，肌阵挛与节律性 3Hz 棘 - 慢复合波有关联，并具有明显的意识状态改变。儿童失神癫痫较 JME 起病早，以频繁、

反复发生的典型失神发作为特征。有学者提出JME叠加眼睑肌阵挛伴失神(DestinaYalçin et al.,2006)。

疾病分类学问题最多的是青少年期起病的特发性全面性癫痫,现在已归类为“具有不同表型的特发性全面性癫痫”。除JME外,还包括青少年失神癫痫(JAE),大多数患者伴全面性强直-阵挛发作、部分患者伴肌阵挛;以及觉醒时伴全面性强直-阵挛发作的癫痫(AwGM),也可有肌阵挛和典型失神发作(Wolf,1992c)。只有肌阵挛在数量上占优势,而且在全面性强直-阵挛发作前肌阵挛越来越多,才会考虑JME的诊断,但在某些情况下仍然难以分类。(Janz,1991; Wolf,1992b; Schmitz et al.,et al.,2000)。

十一、治疗

(一) 生活方式

对于JME患者进行生活方式的指导是很有必要的。必须注重调整睡眠和觉醒的规律,要去除影响正常睡眠、清晨被强行唤醒的环境因素(Janz & Durner,1997)。在社交场合应尽量少饮酒,过量饮酒、睡眠不足、光刺激和早醒(如在除夕夜或迪斯科舞厅庆祝活动后)的累积效应常常令人兴奋,诱发首次GTCS。是否允许驾驶取决于当地法律。如果法律上允许,建议患者在睡眠不足时不要驾驶,应告知醒后不久驾驶的危险性。如果存在光敏感性,应避免相关的视觉刺激,在阳光较强时戴墨镜。这些措施肯定会减少药物的用量。只有小部分JME患者,从未发生过全面性强直-阵挛发作,生活方式合理,才无须药物治疗。

然而,即使是轻微的限制,即旨在保持充足的睡眠并避免过量饮酒,青少年也可能将其视为令人讨厌的限制(如实行“宵禁”),由于大多数JME的年轻人被要求在午夜前必须回家,“灰姑娘综合征”的概念已经被提了出来(Leahy et al.,2018)。

(二) 抗癫痫药加重JME

数位作者坚持认为抗癫痫药物有加重癫痫的可能性(Bauer,1996; Perucca et al.,et al.,1998; Genton & Mc Menamin,1998)。在JME中,确实非常担心抗癫痫药物的矛盾反应。JME与其他形式的特发性全面性癫痫有共同的AEDs药理敏感性。

苯妥英钠(PHT)在JME中的疗效有限。使用PHT治疗的18例患者中,有4例好转,8例无变化,6例加重(Genton et al.,2000b)。在难治性患者中,增加PHT剂量明显加重肌阵挛(Sözüer et al.,1996)。卡马西平(CBZ)是加重JME最显著的抗癫痫药:在一组使用CBZ治疗的38例患者中,68%症状加重(图17-8),其中部分患者甚至出现了肌阵挛持续状态(Genton et al.,2000b; Thomas et al.,2006)。尽管如此,CBZ在一些选择性的病例中可能有效(Knott和Panayiotopoulos,1994)。奥卡西平(OXC)也可加重JME(Gélisse et al.,2004)。在其他新型抗癫痫药物中,氨己烯酸与CBZ联合应用,可诱发肌阵挛持续状态。但Pedersen等(1985)报道了3例患者有部分疗效。替加宾在1例患者中诱发了类似失神持续状态的混沌持续状态(Knake et al.,1999)。拉莫三嗪(LTG)在JME中的疗效仍存在争议,可加重肌阵挛甚至诱发失神持续状态(Biraben et al.,2000; Trinka et al.,2002),或增加全面性强直-阵挛发作(Maiga et al.,et al.,2006),但仍有其他学者建议使用拉莫三嗪治疗JME(Buchanan,1996; Wallace,1998)。在此必须注意的是,LTG可引起剂量相关的早期肌阵挛加重,在恒定剂量下使用数年后,也可以观察到明显的加重(Crespelet al.,2005)。

(三) 抗癫痫药物在JME中的使用

早在1957年,Janz和Christian就已经注意到巴比妥类能使86%的JME患者病情得到控制,但是33%的患者服用苯妥英(PHT)无效或加重病情,因此,选择苯巴比妥(PB)和primidone(PRM)治疗,直到发现丙戊酸(VPA)在JME中具有非常强的疗效。

北美关于JME的第一篇报道已表明,VPA是首选治疗方法:43例患者服用VPA治疗,仅4例未控制(Delgado Escueta & Enrile-Bacsal,1984); Penry等(1989)报道的50例患者中,47例接受VPA单药治疗,发作完全控制率为56%(Penry et al.,1989),我们的结果为84.5%(Genton et al.,Z000a)。成人丙戊酸剂量每天在1 000~2 000mg,发作间期脑电图异常持续存在并不代表预后不良(sundqvist et al.,1999),每天总剂量可在晚饭后一次给予。为避免VPA耐药,可以增加剂量直到出现不良反应仍不太有效为止(Sundqvist et al.,1998)。VPA系公认的JME一线治疗药物(Chowdhury & Brodie,2016),但在年轻女性患者,使用受到限制,实际的问题可能

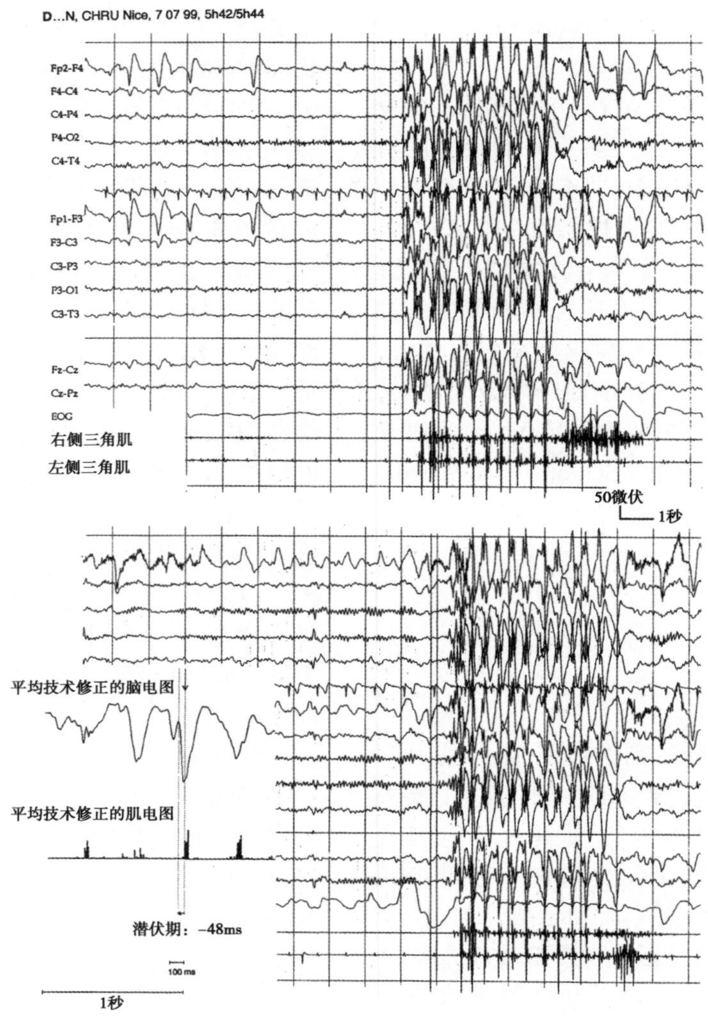

图 17-8 男性，17 岁，JME 患者，卡马西平治疗不当导致病情加重。脑电图背景活动正常，节律性成组出现的肌阵挛，持续 5s，无意识障碍，此前出现规律性全面性 3Hz 多棘 - 慢复合波放电。肌电图平均技术有助于识别极为不规则的多棘 - 慢复合波放电，图示最后一个棘波波峰和肌阵挛肌电图电位间的潜伏期为 48ms。用丙戊酸（1 000mg/d）替换卡马西平后所有症状均消失。av.EEG. 平均技术修正的脑电图；av r EMG：平均技术修正的肌电图；lat. 潜伏期

是：如果 VPA 失败了该怎么办（Nicolson & Marson，2010）。

对 JME 有效的其他传统抗癫痫药物还有氯硝西泮，可与丙戊酸（Obeid & Panayiotopoulos，1989）、乙酰唑胺（Resor & Resor，1990）和甲琥胺（Hurst，1996）联合应用。多年不伴全面性强直 - 阵挛发作的肥胖成年女性 JME 患者服用吡拉西坦（3 200mg/d），有持久的抗肌阵挛疗效（Khani et al.，2005）。

（四）新型抗癫痫药物在 JME 的应用

开放性研究中，拉莫三嗪（LTG）常和丙戊酸联合应用（Buchanan，1996；Wallace，1998）。由于 VPA 具有潜在的致畸性，因此建议在年轻女性患者中使用 LTG。VPA 治疗失败的患者服用 LTG，13.6% 的患者可实现无发作，但前提是因为 VPA 不良反应而不是疗效差。此外，LTG 的 2 年缓解率为 7.7%，而 VPA 达到了 41.2%（Nicolson et al.，2004）。然而，同一项研究显示 LTG 与 VPA 联合治疗并不十分有效，3 年缓解率只有 8.3%。Bodenstein-Sachar 等（2011）发现，LTG 对因不良反应而导致 VPA 治疗失败的患者以及不伴 GTCS 的 JME 患者有效。显然，LTG 对 JME 很有用，但由于 LTG 可潜在地加重 JME 的风险（可能会在很长时间

后延迟发生)，因此在 JME 中，LTG 不是一线选择药物。

左乙拉西坦(LEV)在 JME 中使用得越来越多。早期有报道称其对肌阵挛(Genton 和 Gélisse，2000c)和光阵发性反应(Kasteleijn-Nolst-Trénité et al.，1996)有效。一些开放性研究显示 LEV 对 JME 的具体疗效：在 8 例 LEV 单药治疗 JME 患者中，5 例缓解、1 例改善、1 例无变化和 1 例加重(Labate et al.，2006)；有学者使用 LEV 单药治疗 10 例 JME 患者中，5 例无发作；而联合治疗的 38 例患者中，11 例无发作(Specchio et al.，2006)。在一项开放性研究中，LEV 作为首个单药治疗 32 例新发的 JME 患者(平均年龄 13.2 岁)，随访 12 个月，29 例发作消失、3 例发作减少(Verrotti et al.，2008)。同样，Sharpe 等回顾性研究(2008)发现，80%(24/32)患者 LEV 单药治疗无发作。对照研究证实了 LEV 对 JME 的疗效：在 164 例未控制的 IGE 患者中，JME 患者 54 例，其中 24 例接受了 LEV 治疗，疗效显著优于安慰剂，但未提供 JME 组的特异性反应(Berkovic et al.，2007)。在一项 122 例 IGE 和肌阵挛性疾病(JME、青少年失神癫痫或觉醒期大发作)首个抗癫痫药物抵抗的研究中，62 例接受了 LEV 治疗、60 例接受了安慰剂治疗，LEV 对肌阵挛发作有非常显著的作用(Noachtar et al.，2008)。对后两项研究进一步分析显示：接受 LEV 治疗的 JME 患者，其中 61% 有反应、20.8% 无发作(安慰剂分别为 24.7% 和 3.4%)(Rosenfeld et al.，2009)。因此，JME 患者尤其是育龄期女性，LEV 可成为 VPA 的替代治疗药物。一项头对头的研究显示，VPA 疗效更高，对 GTCS 的控制更好(Sala-Padro et al.，2016)。

托吡酯(TPM)治疗效果较乐观(Kellett et al.，1999；Prasad et al.，2003)。学者们在两项 TPM 与安慰剂前瞻双盲添加研究(Biton 和 Bourgeois，2006)中，回顾性分析 160 例“原发性”GTCS 患者，其中 JME 患者 22 例。结果表明 TPM 减少了 GTCS。在另外一项随机开放标签的研究中(Levisohn 和 Holland，2007)，比较了青少年和成人 JME 患者，19 例服用 TPM、9 例服用 VPA，两种药物均已滴定至最佳剂量。发现 TPM(中位剂量为 250mg/d)比 VPA(中位剂量为 750mg/d)疗效略好。在一项对未控制的 JME(15 例发作未控制、4 例发作控制但有不良反应和 3 例新诊断的 JME 患者)的开放研究表明，TPM 有效，尤其是对 GTCS 和肌阵挛，耐受性良好(Sousa et al.，2005)。因此，TPM 可替代 VPA，尤其是对服用 VPA 导致增加体重的患者而言，是一个不错的选择。然而，TPM 有神经精神不良反应，这在 JME 中与 VPA 相比不利，尤其体现在注意力、短期记忆、处理速度和口语流利性方面(deAraújoFilho et al.，2006)。

唑尼沙胺(ZNS)的结果也很有趣。曾有一组 13 例 JME 患者服用 ZNS 单药治疗的研究报道，但并未详细说明发作完全控制的具体例数(Kothare et al.，2004)。ZNS 能显著减少 JME 患者脑电图异常(Szaflarski，2004)。Kothare 等(2004)报告了 15 例患者，其中 13 例首选 ZNS 单药治疗、2 例与丙戊酸联用，GTCS、肌阵挛和失神发作的控制率分别为 69%、62% 和 38%。对 7 例难治性 JME 患者回顾性评估显示，ZNS 治疗后，GTCS、肌阵挛和典型失神发作减少分别为 83.3%、100% 和 100%，其中 2 例患者无发作(O'Rourke et al.，2007)。Marinas 等(2009)报道了 ZNS 在 IGE 中的应用：6 例 JME，3 例无发作(包括 1 例单药治疗)、2 例发作无变化、1 例由于药物不良反应而停药。因此，可以在 JME 中使用 ZNS，但显然缺少对照研究。

拉考沙胺(LCM)作为耐药性局灶性癫痫添加治疗上市。有文献报告 3 例 JME 患者接受了 LCM 治疗，其中 2 例单药治疗、1 例添加治疗，具有较好的疗效(Afra & Adamolekun，2012)，但 LCM 可能会加剧肌阵挛发作(Birnbaum & Koueissi，2016)。

吡仑帕奈(PER)是一种新型的 AMPA 受体拮抗剂，已显示出对各种类型的肌阵挛和肌阵挛性癫痫例如 Lafora's 病有效(Goldsmith & Minassian，2016)，可能是强有力治疗耐药性 JME 的新型药物。

迷走神经刺激(VNS)已用于多种类型的难治性癫痫，包括全面性癫痫：Ng 和 Devinsky(2005)报道，14 例接受 VNS 治疗的 IGE 患者，发作平均减少 72.9%，其中 5 例患者发作频率减少超过 50%，1 例加重，但作者未说明有多少患者患有 JME。Kostov 等(2007)报道了 12 例耐药性 IGE 患者，其中 7 例 JME，5 例 JME 发作减少超过 50%，其中 1 例 JME 仅在 VNS 维持治疗下，GTCS 减少超过 75%，失神和肌阵挛发作减少超过 50%。然而，这些数据不足以证明 VNS 系 JME 适合推荐的疗法。

综上所述，JME 的一线治疗药物仍为 VPA。LEV、TPM 和 ZNS 可以作为二线治疗药物，PER 有前景，特殊情况下可以使用LTG、PB、PRM、吡拉西坦、乙酰唑胺和甲琥胺，苯二氮䓬类药物可能在短期内起辅助作用。其他多数药物可能会加重病情。但是，就个别患者而言，它们可能仍然有益，可以在告知风险下尝试使用，或可在患者受益的情况下予以维持。

治疗JME的药物可能会给女孩和年轻妇女带来麻烦。应该记住，除LEV外，其他替代药物均具有致畸风险。尽管目前尚无严格的专家共识，但我们同意以下Montouris & Abou-Khalil（2009）的观点：考虑到共患病，如果肌阵挛是主要的发作类型，则可以推荐LEV作为一线治疗药物；如果典型失神发作突出，可尝试LTG；如果患者伴偏头痛则可选择TPM；若患者体重超重，可选择TPM或ZNS；若难以用其他药物控制JME，低剂量VPA肯定仍是女性患者的选择。

十二、病程和预后

尽管JME被描述为“良性”JME（Asconapé & Penry，1984；Wolf，1985），但由于停药后复发很常见，因此JME被认为是一种持久性疾病，可能需要“终生”治疗。

即使经过多年，发作完全控制，减停AED几乎总会导致复发（Delgado-Escueta & Enrile-Bacsal，1984；Baruzzi et al，1988）。尽管如此，临床经验表明，在中老年患者中，JME不活跃，原因可能部分与生活方式的改变有关。然而，就发作和长期预后而言，直到最近才有充分的文献记载。

大部分JME患者预后良好，80%~90%经药物治疗可完全控制。在孕期症状趋于缓解（Asconapé & Penry，1984），但部分患者在产后复发，可能与这期间睡眠不足有关。

耐药可能是JME患者的一个问题。在Camfield和Camfield（2009）的一项长期研究中，纳入了一组24例顽固性JME患者：12例继续用药的患者中，3例长期耐药。重要的是要将假性耐药患者（癫痫持续发作与生活方式、依从性差或药物治疗方案有关）与真正耐药患者区分开。假性耐药病例占所有耐药病例的9.7%（Gélisse et al.，2001b）~16.7%（Baykan et al.，2008）。真正的耐药性病例占15.1%（Desai et al.，2016）、15.5%（Gélisse et al.，2001a）或16.7%（Baykan et al.，2008）。Dasheiff和Ritaccio（1993）报道的这些患者特点是癫痫病程较长、诊断延迟和初始治疗不充分。Fernando-Dongas等（2000）在33例VPA不能控制的JME患者中，确定了几种耐药性因素：智商低、脑电图改变不典型和临床特征不典型，如有先兆或发作后意识混乱。Gélisse等（2001a）报道，与耐药相关的独立临床因素为所有3种发作类型共存（62.5%耐药）或存在精神问题（58%耐药）。Baykan等（2008）也注意到了耐药与明显的精神症状并存，多见于共病的患者。药物难治性和预后较差的因素包括：睡眠障碍（Buratti et al.，2018）；脑电图阵发性活动持续时间大于3s（Arntsen et al.，2007）；行为诱导（Matsuoka，1992；Inoue et al.，1994；Inoue & Kubota，2000；Guaranha et al.，2009；Guaranha et al.，2011；Uchida et al.，2015；Abarrateguiet al.，2018）；光敏性（Inoue & Kubota，2000）；语言敏感的患者（Guaranha et al.，2011）。

三项研究评估了JME长期结局。Camfield和Camfield（2009）报道，尽管35%的患者经历了癫痫持续状态，但39%的患者可以停药：26%的患者完全无发作，而13%的患者仅有持续的、轻微的肌阵挛发作（8%的患者已停药，但仍有罕见的GTCS）。Martinez-Juarez等（2006）报道，预后取决于JME亚型：在经典JME中，5%的患者可停药而不会再发，而40%的患者在治疗中持续发作。若JME由儿童失神癫痫演变而来，则情况更为严重，仅8%的患者通过药物治疗可以完全控制发作，并且没有停药缓解的病例。在一项青春期起病的失神或失张力发作的较小人群的研究中，分别有44%和37%的患者持续发作。Baykan等（2008）的研究提示肌阵挛会随着年龄的增长而减弱，尤其是在30岁以后，发作频率减少、强度降低。超过10%的患者能够停药而不会复发。

JME患者的社会结局尚未得到广泛评估，结局可能不是理想的，有学者怀疑某些患者由于持续发作，可能导致相关的心理和认知问题。Camfield和Camfield（2009）已确认：经过25~43年的随访，失业率为31%、61%服用了精神药物、总而言之，74%的患者至少有一种负面社会结果。

JME患者面临不明原因猝死（SUDEP）风险（Nashef et al.，1995）。在3例过早死亡的患者中，有2例突然意外死亡，可能与大发作有关（Genton & Gélisse，2001）。Baykan等（2008）还报告了1例病态肥胖，JME控制良好却发生了SUDEP。

总之，不能将JME视为真正的良性癫痫，尽管它可能会随着年龄的增长至少部分缓解。有些患者耐药，许多患者的社会结局明显低于预期。合理的治疗理念是，在成年早期后，大多数患者应继续治疗，服用低剂量 VPA，每晚 1 次（de Toffol & Autret, 1996)。

十三、总结

JME 最早在法国发现，在德国（乌拉圭）描述，在丹麦命名，在美国重新发现，现在则得到普遍认识。JME 或 Janz 综合征是一种发作频繁且特别容易识别和治疗的癫痫综合征。临床医生应遵循电 - 临床、综合征的方法以避免对 JME 的误诊误治。与其他癫痫综合征不同，JME 看起来很像一种疾病，但并非如此，因为其潜在的遗传机制是多种多样的，而且还远未完全阐明。JME 是一种可治、"可控"的癫痫综合征，最优化治疗情况下，对患者的影响不大。但是，JME 可能系难治的，并伴有严重的社会和行为障碍，因此涵盖了多种情况：这证明了我们的观点，将这一概念扩展至"JMEs"或青少年肌阵挛性"癫痫（epilepsies)"是合理的，这与 JME 的"谱系疾病"概念相一致（Baykan 和 Wolf, 2017)。一些研究指出 JME 存在不同的表型，包括在耐药性、心理和认知状况以及社会结局等方面受影响更严重的亚组（Valenteet al., 2016)。

（卢 强译 秦 兵校）

参考文献

Abarrategui B, De Marchi LR, Guaranha MSB, Yacubian EMT (2018): Praxis-induced myoclonia: From the neurophysiologist to the patient perspective. *Seizure* 60: 184–189.

Afra P, Adamolekun B (2012): Lacosamide treatment of juvenile myoclonic epilepsy. *Seizure* 21: 202–204.

Agathonikou A, Panayiotopoulos CP, Giannakodimos S, Koutroumanidis M (1998): Typical absence status in adults: diagnostic and syndromic considerations. *Epilepsia* 39: 1265–1276.

Aguglia U, Gambardella A, Le Piane E, *et al.* (1999): Idiopathic generalized epilepsies with versive or circling seizures. *Acta Neurol Scand* 99: 219–224.

Aliberti V, Grünewald RA, Panayiotopoulos CP (1994): Focal EEG abnormalities in juvenile myoclonic epilepsy. *Epilepsia* 35: 297–301.

Arntsen V, Sand T, Syvertsen MR, Brodtkorb E (2017): Prolonged epileptiform EEG runs are associated with persistent seizures in juvenile myoclonic epilepsy. *Epilepsy Res* 134: 26–32.

Anastasopoulou S, Kurth F, Luders E, Savic I (2017): Generalized epilepsy syndromes and callosal thickness: Differential effects between patients with juvenile myoclonic epilepsy and those with generalized tonic-clonic seizures alone. *Epilepsy Res* 129: 74–78.

Annesi F, Gambardella A, Michelucci R, *et al.* (2007): Mutational analysis of *EFHC1* gene in Italian families with juvenile myoclonic epilepsy. *Epilepsia* 48: 1686–1690.

Asconapé J, Penry JK (1984): Some clinical and EEG aspects of benign juvenile myoclonic epilepsy. *Epilepsia* 25: 108–114.

Atakli D, Sozuer D, Atay T, Baybas S, Arpaci B (1998): Misdiagnosis and treatment in juvenile myoclonic epilepsy. *Seizure 7*: 63–66.

Atakli D, Senadim S, Baslo SA, *et al.* (2016): Misdiagnosis in JME: Still a problem after 17 years? *Seizure* 36: 27–30.

Bailey JN, Patterson C, de Nijs L, *et al.* (2017): EFHC1 variants in juvenile myoclonic epilepsy: reanalysis according to NHGRI and ACMG guidelines for assigning disease causality. *Genet Med* 19: 144–156.

Bailey JN, de Nijs L, Bai D, *et al.* (2018): Variant Intestinal-Cell Kinase in Juvenile Myoclonic Epilepsy. *N Engl J Med* 378: 1018–1028.

Baykan-Kurt B, Gokyigit A, Parman Y, Kinay D, Gurses C (1999): Eye closure related spike and wave discharges: clinical and syndromic associations. *Clin Electroencephalogr* 30: 106–110.

Baykan B, Wolf P (2017): Juvenile myoclonic epilepsy as a spectrum disorder: A focused review. *Seizure* 49: 36–41.

Bauer J (1996): Seizure-inducing effect of antiepileptic drugs: a review. *Acta Neurol Scand* 94: 367–377.

Baruzzi A, Procaccianti G, Tinuper P, Lugaresi E (1988): Antiepileptic drug withdrawal in childhood epilepsies: preliminary results of a prospective study. In: Faienza C, Prati GL (eds) *Diagnostic and Therapeutic Problems in Pediatric Epileptology*, pp. 117–123. Amsterdam: Elsevier.

Baykan B, Altindag EA, Bebek N, *et al.* (2008): Myoclonic seizures subside in the fourth decade in juvenile myoclonic epilepsy. *Neurology* 70: 2123–2129.

Berger I, Dor T, Halvardson J, *et al.* (2012): Intractable epilepsy of infancy due to homozygous mutation in the EFHC1 gene. *Epilepsia* 53: 1436–1440.

Berkovic SF, Knowlton RC, Leroy RF, Schiemann J, Falter U; Levetiracetam N01057 Study Group (2007): Placebo-controlled study of levetiracetam in idiopathic generalized epilepsy. *Neurology* 69: 1751–1760.

Bernasconi A, Bernasconi N, Natsume J, Antel SB, Andermann F, Arnold DL (2003): Magnetic resonance spectroscopy and imaging of the thalamus in idiopathic generalized epilepsy. *Brain* 126: 2447–2454.

Betting LE, Mory SB, Li LM, *et al.* (2006): Voxel-based morphometry in patients with idiopathic generalized epilepsies. *NeuroImage* 32: 498–502.

Biraben A, Allain H, Scarabin JM, Schuck S, Edan G (2000): Exacerbation of juvenile myoclonic epilepsy with lamotrigine. *Neurology* 55: 1758.

Birnbaum D, Koubeissi M. (2016): Unmasking of myoclonus by lacosamide in generalized epilepsy. *Epilepsy Behav* 7: 28–30.

Biton V, Bourgeois BFD (2006): Topiramate in patients with juvenile myoclonic epilepsy. *Arch Neurol* 62: 1705–1708.

Bodenstein-Sachar H, Gandelman-Marton R, Ben-Zeev B, Chapman J, Blatt I (2011): Outcome of lamotrigine treatment in juvenile myoclonic epilepsy. *Acta Neurol Scand* 124: 22–27.

Buchanan N (1996): The use of lamotrigine in juvenile myoclonic epilepsy. *Seizure* 5: 149–151.

Buratti L, Natanti A, Viticchi G, *et al.* (2018): Impact of sleep disorders on the risk of seizure recurrence in juvenile myoclonic epilepsy. *Epilepsy Behav* 80: 21–24.

Camfield CS, Camfield PR (2009): Juvenile myoclonic epilepsy 25 years after seizure onset: a population-based study. *Neurology* 73: 1041–1045.

Canevini MP, Mai R, Di Marco C, *et al.* (1992): Juvenile myoclonic epilepsy of Janz: Clinical observations in 60 patients. *Seizure* 1: 291–298.

Carvalho KC, Uchida CG, Guaranha MS, *et al.* (2016): Cognitive performance in juvenile myoclonic epilepsy patients with specific endophenotypes. *Seizure* 40: 33–41.

Castells C, Mendilaharsu C (1958): La epilepsia mioclonica bilateral y consciente. *Acta Neurol Latinoamer* 4: 23–48.

Cavalleri GL, Walley NM, Soranzo N, *et al.* (2007): A multicenter study of BRD2 as a risk factor for juvenile myoclonic epilepsy. *Epilepsia* 48: 706–712.

Chachua T, Goletiani C, Maglakelidze G *et al.* (2014): Sex-specific behavioral traits in the Brd2 mouse model of juvenile myoclonic epilepsy. *Genes Brain Behav* 13: 702–712.

Chowdhury A, Brodie MJ (2016): Pharmacological outcomes in juvenile myoclonic epilepsy: Support for sodium valproate. *Epilepsy Res* 119:

62–66.

Commission on Classification and Terminology of the International League Against Epilepsy (1989): Proposal for revised classification of epilepsies and epileptic syndromes. *Epilepsia* 30: 389–399.

Cossette P, Liu L, Brisebois K, *et al.* (2002): Mutation of GABRA1 in an autosomal dominant form of a juvenile myoclonic epilepsy. *Nat Genet* 31: 184–189.

Cossette P, Lortie A, Vanasse M, Saint-Hilaire JM, Rouleau GA (2005): Autosomal dominant juvenile myoclonic epilepsy and GABRA1. *Adv Neurol* 95: 255–263.

Crespel A, Genton P, Berramdane M, *et al.* (2005): Lamotrigine associated with exacerbation or *de novo* myoclonus in idiopathic generalized epilepsies. *Neurology* 65: 762–764.

Crespel A, Genton P, Coubes P, Gélisse P (2009a): Juvenile myoclonic epilepsy in a patient with history of infantile hemiplegia. *Rev Neurol (Paris)* 165: 189–193.

Crespel A, Velizarova R, Genton P, Gélisse P (2009b): Juvenile myoclonic epilepsy with recurrent myoclonic status: efficacy of valproate. *Therapie* 64: 321–323.

Crompton DE, Sadleir LG, Bromhead CJ, *et al.* (2012): Familial adult myoclonic epilepsy: recognition of mild phenotypes and refinement of the 2q locus. *Arch Neurol* 69: 474–481.

da Silva Sousa P, Lin K, Garzon E, Sakamoto AC, Yacubian EM (2005): Self-perception of factors that precipitate or inhibit seizures in juvenile myoclonic epilepsy. *Seizure* 14: 340–346.

Dasheiff RM, Ritaccio AL (1993): Characterization of intractable juvenile myoclonic epilepsy: new perspectives on primarily generalized seizures. *Seizure* 2: 11–19.

de Araujo Filho GM, Pascalicchio TF, Lin K, Sousa PS, Yacubian EM (2006): Neuropsychiatric profiles of patients with juvenile myoclonic epilepsy treated with valproate or topiramate. *Epilepsy Behav* 8: 606–609.

de Araujo Filho GM, Pascalicchio TF, Sousa Pda S, Lin K, Ferreira Guilhoto LM, Yacubian EM (2007): Psychiatric disorders in juvenile myoclonic epilepsy: a controlled study of 100 patients. *Epilepsy Behav* 10: 437–441.

de Nijs L, Lakaye B, Coumans B, *et al.* (2006): EFHC1, a protein mutated in juvenile myo-clonic epilepsy, associates with the mitotic spindle through its N-ter-minus. *Exp Cell Res* 312: 2872–2879.

de Nijs L, Léon C, Nguyen L, *et al.* (2009): EFHC1 interacts with microtubules to regulate cell division and cortical development. *Nat Neurosci* 12: 1266–1274.

de Nijs L, Wolkoff N, Coumans B, *et al.* (2012): Mutations of EFHC1, linked to juvenile myoclonic epilepsy, disrupt radial and tangential migrations during brain development. *Hum Mol Genet.*21: 5106–5117.

de Toffol B, Autret A (1996): Treatment of juvenile myoclonic epilepsy with low-dose sodium valproate. *Rev Neurol* 152: 708–710.

Dedei Daryan M, Güveli BT, Baslo SA, *et al.* (208): Prevalence and clinical characteristics of headache in juvenile myoclonic epilepsy: experience from a tertiary epilepsy center. *Neurol Sci* 39(3): 519–525.

Delasiauve LJF (1854): *Traité de l'épilepsie*. Paris: Masson. Delgado-Escueta AV, Enrile-Bacsal F (1984): Juvenile myoclonic epilepsy of Janz. *Neurology* 34: 285–294.

Delgado-Escueta AV, Greenberg DA, Treiman L, *et al.* (1989): Mapping the gene for juvenile myoclonic epilepsy. *Epilepsia* 30 (Suppl 4): 8–18.

Desai D, Desai S, Jani T (2016): Juvenile Myoclonic Epilepsy in Rural Western India: Not Yet a Benign Syndrome. *Epilepsy Res Treat* 2016: 1435150.

Destina Yalçin A, Forta H, Kiliç E (2006): Overlap cases of eyelid myoclonia with absences and juvenile myoclonic epilepsy. *Seizure* 15: 359–365.

Devinsky O, Gershengorn J, Brown E, Perrine K, Vazquez B, Luciano D (1997): Frontal functions in juvenile myoclonic epilepsy. *Neurol Neuropsychol Behav Neurol* 10: 243–246.

Diehl B, Wyllie E, Rothner AD, Bingaman W (1998): Worsening seizures after surgery for focal epilepsy due to emergence of primary generalized epilepsy. *Neurology* 51: 1178–1180.

Dinner DS, Lüders H, Morris HH, Lesser RP (1987): Juvenile myoclonic epilepsy. In: Lüders H, Lesser RP (eds). *Epilepsy: Electroclinical Syndromes*, pp. 131–149. Berlin: Springer Verlag.

Dunac A, Thomas P, Hirsch E, Marescaux C, Chatel M (1998): Psychogenic seizures in juvenile myoclonic epilepsy: a video-EEG study. *J Neurol* 245 (Suppl 1): 389.

Durner M (1988): *HLA und Epilepsie mit Impulsiv-Petit mal.* [Dissertation].Berlin: Freie Universitat Berlin.

Engel J (2001): A proposed diagnostic scheme for people with epileptic seizures and with epilepsy: report of the ILAE Task Force on Classification and Terminology. *Epilepsia* 42: 796–803.

EPICURE Consortium, Leu C, de Kovel CG, Zara F, *et al.* (2012): Genome-wide linkage meta-analysis identifies susceptibility loci at 2q34 and 13q31.3 for genetic generalized epilepsies. *Epilepsia* 53: 308–318.

Fernando-Dongas MC, Radtke RA, Van Landingham KE, Husain AM (2000): Characteristics of valproic acid resistant juvenile myoclonic epilepsy. *Seizure* 9: 385–388.

Filho GM, Mazetto L, da Silva JM, Caboclo LO, Yacubian EM (2011): Psychiatric comorbidity in patients with two prototypes of focal *versus* generalized epilepsy syndromes. *Seizure* 20: 383–386.

Fisher RS, Cross JH, French JA, *et al.* Operational classification of seizure types by the International League Against Epilepsy: Position Paper of the ILAE Commission for Classification and Terminology. *Epilepsia* 2017; 58: 522–530.

Gastaut H, Broughton R (1972): *Epileptic Seizures, Clinical and Electrographic Features, Diagnosis and Treatment.* Springfield: CC Thomas.

Gélisse P, Genton P, Raybaud C, Thomas P, Bartolomei F, Dravet C (2000a): Is it juvenile myoclonic epilepsy? *Epileptic Disord* 2: 27–32.

Gélisse P, Genton P, Raybaud C, Thomas P, Dravet C (2000b): Structural brain lesions do not influence the prognosis of juvenile myoclonic epilepsy. *Acta Neurol Scand* 102: 188–191.

Gélisse P, Genton P, Samuelian JC, Thomas P, Bureau M (2001a): Troubles psychiatriques dans l'épilepsie myoclonique juvénile. *Rev Neurol* 157: 297–302.

Gélisse P, Genton P, Thomas P, Rey M, Samuelian JC, Dravet C (2001b): Clinical factors of drug resistance in juvenile myoclonic epilepsy. *J Neurol Neurosurg Psychiatry* 70: 240–243.

Gélisse P, Genton P, Kuate C, *et al.* (2004): Worsening of seizures by oxcarbazepine in juvenile idiopathic generalized epilepsies. *Epilepsia* 45: 1282–1286.

Genton P, Salas Puig J, Tunon A, Lahoz C, Gonzalez Sanchez M (1994): Juvenile myoclonic epilepsy and related syndromes: clinical and neurophysiological aspects. In: Malafosse A, Genton P, Hirsch E, Marescaux C, Broglin D, Bernasconi R (eds). *Idiopathic Generalized Epilepsies: Clinical, Experimental and Genetic Aspects*, pp. 253–265. London: John Libbey.

Genton P, Gonzales Sanchez MDS, Saltarelli A, Bureau M, Dravet C, Roger J (1995): Aspects trompeurs de l'EEG standard dans l'épilepsie myoclonique juvénile: étude rétrospective de 56 cas consécutifs. *Neurophysiol Clin* 25: 285–290.

Genton P, Gélisse P (2001): Premature death in juvenile myoclonic epilepsy. *Acta Neurol Scand* 104: 125–129.

Genton P, McMenamin J (1998): Aggravation of seizures by antiepileptic drugs: what to do in clinical practice. *Epilepsia* 38 (Suppl 3): 26–29.

Genton P (1999): Limites du concept d'épilepsie généralisée idiopathique. *Rev Neurol* 155: 121–128.

Genton P, Gélisse P,Thomas P (2000a): Juvenile myoclonic epilepsy today: current definitions and limits. In: Schmitz B, Sander T (eds) *Juvenile Myoclonic Epilepsy: the Janz Syndrome*, pp. 11–32. Petersfield: Wrightson Biomedical Publishing.

Genton P, Gélisse P, Thomas P, Dravet C (2000b): Do carbamazepine and phenytoin aggravate juvenile myoclonic epilepsy? *Neurology* 55: 1106–1109.

Genton P, Gélisse P (2000c): Antimyoclonic effect of levetiracetam. *Epileptic Disord* 2: 209–212.

Gigli GL, Calia E, Luciani L, Diomedi M, De La Pierre L, Marciani MG, Sasanelli F (1991): Eye closure sensitivity without photosensitivity in juvenile myoclonic epilepsy: polysomnographic study of electroencephalographic epileptiform discharge rates. *Epilepsia* 32, 677–683.

Gigli GL, Calia E, Marciani MG, Mazza S, Mennuni G, Diomedi M, Terzano MG, Janz D (1992): Sleep microstructure and EEG epileptiform activity in patients with juvenile myoclonic epilepsy. *Epilepsia* 33: 799–804.

Gilliam F, Steinhoff BJ, Bittermann HJ, Kuzniecky R, Faught E, Abou-Khalil B (2000): Adult myoclonic epilepsy: a distinct syndrome of idiopathic generalized epilepsy. *Neurology* 55: 1030–1033.

Giorgi FS, Guida M, Caciagli L, *et al.* (2016): Social cognition in Juvenile Myoclonic Epilepsy. *Epilepsy Res* 28: 61–67.

Goldsmith D, Minassian BA (2016): Efficacy and Tolerability of Perampanel in Ten Patients with Lafora Disease. *Epilepsy Behav* 62: 132–135.

Gomes Mda M, Chalub M (2007): Dom Pedro I of Brazil and IV of Portugal: epilepsy and peculiar behavior. *Arq Neuropsiquiatr* 65: 710–715.

Goosses R (1984): *Die Beziehung der Fotosensibilität zu den verschiedenen epileptischen Syndromen.* [Med Diss Thesis] Berlin: Freie Universitat Universität Berlin.

Gram L, Alving J, Sagild JC, Dam M (1988): Juvenile myoclonic epilepsy in unexpected age groups. *Epilepsy Res* 2: 137–140.

Greenberg DA, Delgado-Escueta AV, Maldonado HM, Widelitz H (1988a): Segregation analysis of juvenile myoclonic epilepsy. *Genetic Epidemiol* 5: 81–94.

Grünewald RA, Panayiotopoulos CP (1993): Juvenile myoclonic epilepsy: a review. *Arch Neurol* 50: 594–598.

Guaranha MS, Da Siva Sousa P, De Araújo-Filho GM, *et al.* (2009): Provocative and inhibitory effects of a video-EEG neuropsychologic protocol in juvenile myoclonic epilepsy. *Epilepsia* 50: 2446–2455.

Guaranha MS, Filho GM, Lin K, Guilhoto LM, Caboclo LO, Yacubian EM (2011): Prognosis of juvenile myoclonic epilepsy is related to endophenotypes. *Seizure* 20: 42–48.

Helbig I, Mefford HC, Sharp AJ, *et al.* (2009): 15q13.3 microdeletions increase risk of idiopathic generalized epilepsy. *Nat Genet* 41: 160–162.

Herpin T (1867): *Des accès incomplets d'épilepsie*. Paris, Baillère.

Hurst DL (1996): Methsuximide therapy of juvenile myoclonic epilepsy. *Seizure* 5: 47–50.

Inoue Y, Kubota H (2000): Juvenile myoclonic epilepsy with praxis-induced seizures. In: Schmitz B, Sander T (eds). *Juvenile Myoclonic Epilepsy: the Janz Syndrome*. Petersfield: Wrightson Biomedical, pp. 73–81.

Inoue Y, Seino M, Kubota H, Yamakaku K, Tanaka M, Yagi K (1994): Epilepsy with praxis-induced seizures. In: Wolf P (ed) *Epileptic Seizures and Syndromes*, pp. 81–91. London: John Libbey.

Iqbal N, Caswell H, Muir R, *et al.* Neuropsychological profiles of patients with juvenile myoclonic epilepsy and their siblings: An extended study. *Epilepsia* 56: 1301–1308.

Jain S, Padma MV, Maheshwari MC (1997): Occurrence of only myoclonic jerks in juvenile myoclonic epilepsy. *Acta Neurol Scand* 95: 263–267.

Janz D (1969): *Die Epilepsien*. Stuttgart: Thieme.

Janz D (1985): Epilepsy with impulsive petit mal (juvenile myoclonic epilepsy). *Acta Neurol Scand* 72: 449–459.

Janz D (1991): Juvenile myoclonic epilepsy. In: Dam M, L Gram L (eds) *Comprehensive Epileptology*, pp. 171–185. New York: Raven Press.

Janz D, Beck-Mannageta G, SanderT (1992): Do idiopathic generalized epilepsies share a common susceptibility gene? *Neurology* 42 (Suppl 5): 48–55.

Janz D, Christian,W (1957): Impulsiv Petit Mal. *Dtsch Z. Nervenheilk* 176: 346–386.

Janz, D, Christian, W (1994): Impulsive Petit Mal (traduction anglaise par P. Genton). In: Malafosse A, Genton P, Hirsch E, Marescaux C, Broglin D, Bernasconi R (eds) *Idiopathic Generalized Epilepsies: Clinical, Experimental and Genetic Aspects*, pp. 229–251. London: John Libbey.

Janz D, Durner M (1997): Juvenile myoclonic epilepsy. In: Engel T, Pedley TA (eds) *Epilepsy: a Comprehensive Textbook*, pp. 2389–2400. Philadelphia: Lippincott-Raven.

Janz D, Waltz S (1994): Juvenile myoclonic epilepsy with absences. In: Duncan JS, Panayiotopoulos CP (eds) *Typical Absences and Related Epileptic Syndromes*, pp. 174–183. London, Churchill-Livingstone.

Kasteleijn-Nolst Trénité DGA, Marescaux C, Stodieck S, Edelbroek PM, Oosting J (1996): Photosensitive epilepsy: a model to study the effects of antiepileptic drugs. Evaluation of the piracetam analogue, levetiracetam. *Epilepsy Res* 25: 225–230.

Keller SS, Ahrens T, Mohammadi S, Möddel G, Kugel H, Ringelstein EB, Deppe M (2011): Microstructural and volumetric abnormalities of the putamen in juvenile myoclonic epilepsy. *Epilepsia* 52: 1715–1724.

Kellett MW, Smith DF, Stockton PA, Chadwick DW (1999): Topiramate in clinical practice: first year's post-licensing experience in a specialist epilepsy clinic. *J Neurol Neurosurg Psychiatry* 66: 759–763. Khani YA, Andermann F, Andermann E (2005): Antimyoclonic efficacy of piracetam in idiopathic generalized epilepsy. *Epilepsia* 46: 1145–1146.

Kimura S, Kobayashi T (1996): Two patients with juvenile myoclonic epilepsy and nonconvulsive status epilepticus. *Epilepsia* 37: 275–279.

Knake S, Hamer HM, Schomburg U, Oertel WH, Rosenow F (1999): Tiagabine-induced absence status in idiopathic generalized epilepsy. *Seizure* 8: 314–317.

Knott C, Panayiotopoulos CP (1994): Carbamazepine in the treatment of generalized tonic-clonic seizures in juvenile myoclonic epilepsy. *J Neurol Neurosurg Psychiatr* 57: 503.

Koepp MJ, Richardson MP, Brooks DJ, Cunningham VJ, Duncan JS (1997): Central benzodiazepine/gamma-aminobutyric acid A receptors in idiopathic generalized epilepsy: an [11C] flumazenil positron emission tomography study. *Epilepsia* 38: 1089–1197.

Kostov H, Larsson PG, Reste GK (2007): Is vagus nerve stimulation a treatment option for patients with drug-resistant idiopathic generalized epilepsy? *Acta Neurol Scand* (Suppl) 187: 55–58.

Kothare SV, Valencia I, Khurana DS, Hardison H, Melvin JJ, Legido A (2004): Efficacy and tolerability of zonisamide in juvenile myoclonic epilepsy. *Epileptic Disord* 6: 267–270.

Koutroumanidis M, Hennessy MJ, Elwes RD, Binnie CD, Polkey CE (1999): Coexistence of temporal lobe and idiopathic generalized epilepsies. *Neurology* 53: 490–495.

Kuate C, Gélisse P, Baldy-Moulinier M, Crespel A (2004): Crises épileptiques induites par le bupropion. *Rev Neurol* 160: 701–703.

Labate A, Colosimo E, Gambardella A, Leggio U, Ambrosio R, Quattrone A (2006): Levetiracetam in patients with generalised epilepsy and myoclonic seizures: an open label study. *Seizure* 15: 214–218.

Lancman ME, Asconape JJ, Penry JK (1994): Clinical and EEG asymmetries in juvenile myoclonic epilepsy. *Epilepsia* 35: 302–306.

Larch J, Unterberger I, Bauer G, Reichsoellner J, Kuchukhidze G, Trinka E (2009): Myoclonic status epilepticus in juvenile myoclonic epilepsy. *Epileptic Disord* 11: 309–314.

Leahy T, Hennessy MJ, Counihan TJ (2018): The "Cinderella Syndrome": A narrative study of social curfews and lifestyle restrictions in juvenile myoclonic epilepsy. *Epilepsy Behav* 78: 104–108.

Lemke JR, Beck-Wödl S, Zankl A, *et al.* (2009): Juvenile myoclonic epilepsy with photosensitivity in a female with Velocardiofacial syndrome (del(22)(q11.2)) – causal relationship or coincidence? *Seizure* 18: 660–663.

Lennox WG (1945): The petit mal epilepsies. *JAMA* 129: 1069–1973.

Lennox WG (1960): *Epilepsy and Related Disorders*. Boston: Little, Brown &Co.

Levisohn PM, Holland KD (2007): Topiramate orvalproate in patients with juvenile myoclonic epilepsy: a randomized open-label comparison. *Epilepsy Behav* 10: 547–552.

Lin K, Carrete H Jr, Lin J, *et al.* (2009): Magnetic resonancespectroscopy reveals an epileptic network in juvenile myoclonic epilepsy. *Epilepsia* 50: 1191–1200.

Loiseau P, Duché B (1990): Épilepsie myoclonique juvenile. *Rev Neurol* 146: 719–725.

Lombroso CT (1997): Consistent EEG focalities detected in subjects with primary generalized epilepsies monitored for two decades. *Epilepsia* 38: 797–812.

Lund M, Reintoft M, Simonsen N (1976): Eine kontrollierte soziologische und psychologische Untersuchung von Patienten mit juveniler myoklonischer Epilepsie. *Nervenarzt* 47: 708–712.

Lundborg M (1903): *Die progressive Myoklonus-Epilepsie (Unverrichts Myoklonie)*. Upsala: Almquist und Wiksell.

Ma S, Blair MA, Abou-Khalil B, Lagrange AH, Gurnett CA, Hedera P (2006): Mutations in the GABRA1 and EFHC1 genes are rare in familial juvenile myoclonic epilepsy. *Epilepsy Res* 71: 129–134.

Maiga Y, Nogues B, Guillon B (2006): Exacerbation of tonico-clonic seizures in a juvenile myoclonic epileptic taking lamotrigine. *Rev Neurol* 162: 1125–1127.

Manon-Espaillat R, Osorio I, Badour R, Remler B (1987): Epileptic drop attacks in juvenile myoclonic epilepsy. *Epilepsia* 28: S614.

Marinas A, Villanueva V, Giraldez BG, Molins A, Salas-Puig J, Serratosa JM (2009): Efficacy and tolerability of zonisamide in idiopathic generalized epilepsy. *Epileptic Disord* 11: 61–66.

Martinez-Juarez IE, Alonso ME, Medina MT, *et al.* (2006): Juvenile myoclonic epilepsy subsyndromes: family studies and long-term follow-up. *Brain* 129: 1269–1280.

Matsuoka H (1992): The seizure prognosis of juvenile myoclonic epilepsy. *Jpn J Psychiatry Neurol*46: 293–296.

Matsuoka H, Takahashi T, Sasaki M, *et al.* (2000): Neuropsychological EEG activation in patients with epilepsy. *Brain* 123: 318–330.

Mayer T, Wolf P (1999): Reading epilepsy: clinical and genetic background. In: Berkovic S, Genton P, Hirsch E, Picard F (eds) *Genetics of Focal Epilepsies*, pp. 159–168. London: John Libbey.

McCorry D, Nicolson A, Smith D, Marson A, Feltbower RG, Chadwick DW (2006): An association between type 1 diabetes and idiopathic generalized epilepsy. *Ann Neurol* 59: 204–206.

Medina MT, Suzuki T, Alonso ME, *et al.* (2008): Novel mutations in Myoclonin1/EFHC1 in sporadic and familial juvenile myoclonic epilepsy. *Neurology* 70: 2137–2144.

Meencke HJ (1985): Neurodensity in the molecular layer of the frontal cortex in primary generalized epilepsy. *Epilepsia* 26: 450–454.

Meschaks A, Lindstrom P, Halldin C, Farde L, Savic I (2005): Regional reductions in serotonin 1A receptor binding in juvenile myoclonic epilepsy. *Arch Neurol* 62: 946–950.

Montouris G, Abou-Khalil B (2009): The first line of therapy in a girl with juvenile myoclonic epilepsy: should it be valproate or a new agent? *Epilepsia* 50 (Suppl 8): 16–20.

Nashef L, Fish DR, Sander JWAS, Shorvon SD (1995): Incidence of sudden unexpected death in an adult outpatient cohort with epilepsy at a tertiary referral centre. *J Neurol Neurosurg Psychiatry* 58: 462–464.

Naseer MI, Rasool M, Chaudhary AG, *et al.* (2017): Chromosomal microaberration in a Saudi Family with Juvenile Myoclonic Epilepsy. *CNS Neurol Disord Drug Targets* 16: 1010–1017.

Ng M, Devinsky O (2004): Vagus nerve stimulation for refractory idiopathic generalised epilepsy. *Seizure* 13: 176–178.

Nicolson A, Marson AG (2010): When the first antiepileptic drug fails in a patient with juvenile myoclonic epilepsy. *Pract Neurol* 10: 208–218.

Nicolson A, Appleton RE, Chadwick DW, Smith DF (2004): The relationship between treatment with valproate, lamotrigine, and topiramate and the prognosis of the idiopathic generalised epilepsies. *J Neurol Neurosurg Psychiatry* 75: 75–79.

Noachtar S, Andermann E, Meyvisch P, Andermann F, Gough WB, Schiemann-Delgado J; N166 Levetiracetam Study Group (2008): Levetiracetam for the treatment of idiopathic generalized epilepsy with myoclonic seizures. *Neurology* 70: 607–616.

Numata Y, Inoue Y, Hamanaka K, Yagi K, Seino M (1986): Clinical characteristics of 25 patients with juvenile myoclonic *epilepsy. Jpn J Psychiatr Neurol* 40: 421–422.

O'Rourke D, Flynn C, White M, Doherty C, Delanty N (2007): Potential efficacy of zonisamide in refractoryjuvenile myoclonic epilepsy: retrospective evidence from an Irish compassionate-use case series. *Ir Med J* 100: 431–433.

Obeid T, Panayiotopoulos CP (1988): Juvenile myoclonic epilepsy: a study in Saudi Arabia. *Epilepsia* 29: 280–282.

Obeid T, Panayiotopoulos CP (1989): Clonazepam in juvenile myoclonic epilepsy. *Epilepsia* 30: 603–606.

Odano I, Varrone A, Savic I, *et al.* (2012): Quantitative PET analyses of regional [11C]PE2I binding to the dopamine transporter – application to juvenile myoclonic epilepsy. *NeuroImage* 59: 3582–3593.

Oguni H, Mukahira K, Oguni M, *et al.* (1994): Video-polygraphic analysis of myoclonic seizures in juvenile myoclonic epilepsy. *Epilepsia* 35: 307–316.

Pal DK, Evgrafov OV, Tabares P, Zhang F, Durner M, Greenberg DA (2003): BRD2 (RING3) is a probable major susceptibility gene for common juvenile myoclonic epilepsy. *Am J Hum* Genet 73: 261–270.

Panayiotopoulos CP, Obeid T, Waheed G (1989): Absences in juvenile myoclonic epilepsy: a clinical video-EEG study. *Ann Neurol* 25: 391–397.

Panayiotopoulos CP, Tahan AR, Obeid T (1991): Juvenile myoclonic epilepsy: factors of error involved in the diagnosis and treatment. *Epilepsia* 32: 672–676.

Panayiotopoulos CP, Obeid T, Tahan AR (1994): Juvenile myoclonic epilepsy: a 5-year prospective study. *Epilepsia* 35: 285–296.

Pascalicchio TF, de Araujo Filho GM, da Silva Noffs MH, *et al.* (2007): Neuropsychological profile of patients with juvenile myoclonic epilepsy: a controlled study of 50 patients. *Epilepsy Behav* 10: 263–267.

Pedersen SA, Klosterskov P, Gram L, Dam M. (1985): Long-term study of gamma-vinyl GABA in the treatment of epilepsy. *Acta Neurol Scand* 72: 295–298.

Pathak S, Miller J, Morris EC, Stewart WCL, Greenberg DA (2018): DNA methylation of the BRD2 promoter is associated with juvenile myoclonic epilepsy in Caucasians. *Epilepsia* 59: 1011–1019.

Pedersen SB, Petersen KA (1998): Juvenile myoclonic epilepsy: clinical and EEG features. *Acta Neurol Scand* 97: 160–163.

Penfield W, Jasper H (1954): *Epilepsy and the Functional Anatomy of the Human Brain*. Boston: Little, Brown & Co.

PenryJK, Dean JC, Riela AR (1989): Juvenile myoclonic epilepsy: long-term response to therapy. *Epilepsia* 30 (Suppl4): 19–23.

Perini GI, Tosin C, Carraro C, *et al.* (1996): Interictal mood and personality disorders in temporal lobe epilepsy and juvenile myoclonic epilepsy. *J Neurol Neurosurg Psychiatry* 61: 601–605.

Perucca E, Gram L, Avanzini G, Dulac O (1998): Antiepileptic drugs as a cause of worsening seizures. *Epilepsia* 39: 5–17.

Piazzini A, Turner K, Vignoli A, Canger R, Canevini MP (2008): Frontal cognitive dysfunction in juvenile myoclonic epilepsy. *Epilepsia* 49: 657–662.

Pillai SH, Raghavan S, Mathew M, *et al.* (2017): Juvenile Myoclonic Epilepsy with Frontal Executive Dysfunction is Associated with Reduced Gray Matter Volume by Voxel-based Morphometry. *Ann Indian Acad Neurol* 20: 270–273.

Pinto D, Louwaars S, Westland B, *et al.* (2006): Heterogeneity at the JME 6p11–12 locus: absence of mutations in the *EFHC1* gene in linked Dutch families. *Epilepsia* 47: 1743–1746.

Prasad A, Kuzniecky RI, Knowlton RC, *et al.* (2003): Evolving antiepileptic drug treatment in juvenile myoclonic epilepsy. *Arch Neurol* 60: 1100–1105.

Pulsipher DT, Seidenberg M, Guidotti L, *et al.* (2009): Thalamofrontal circuitry and executive dysfunction in recent-onset juvenile myoclonic epilepsy. *Epilepsia* 50: 1210–1219.

Pung T, Schmitz B (2006): Circadian rhythm and personality profile in juvenile myoclonic epilepsy. *Epilepsia* 47 (Suppl 2): 111–114.

Rabot (1899): De la myoclonie épileptique. [Thèse]. Paris.

Radhakrishnan K, Silbert PL, Klass DW (1995): Reading epilepsy: an appraisal of 20 patients diagnosed at the Mayo Clinic, Rochester, Minnesota, between 1949 and 1989, and delineation of the epileptic syndrome. *Brain* 118: 75–89.

Raju PK, Satishchandra P, Nayak S, *et al.* (2017): Microtubule-associated defects caused by EFHC1 mutations in juvenile myoclonic epilepsy. *Hum Muta* 38: 816–826.

Resor SR, Resor LD (1990): The neuropharmacology of juvenile myoclonic epilepsy. *Clin Neuropharmacol* 13: 465–491.

Rosenfeld WE, Benbadis S, Edrich P, Tassinari CA, Hirsch E (2009): Levetiracetam as add-on therapy for idiopathic generalized epilepsy syndromes with onset during adolescence: analysis of two randomized, double-blind, placebo-controlled studies. *Epilepsy Res* 85: 72–80.

Rzezak P, Moschetta SP, Mendonça M, *et al.* (2018): Higher IQ in juvenile myoclonic epilepsy: Dodging cognitive obstacles and "masking" impairments. *Epilepsy Behav* 17: S1525–5050.

Sala-Padró J, Toledo M, Santamarina E, *et al.* (2016): Levetiracetam and Valproate Retention Rate in Juvenile Myoclonic Epilepsy. *Clin Neuropharmacol* 39: 299–301.

Salas-Puig X, Camara da Silva AM, Dravet C, Roger J (1990): L'épilepsie myoclonique juvénile dans la population du Centre Saint-Paul. *Epilepsies* 2: 108–113.

Sapio MR, Vessaz M, Thomas P, *et al.* (2015): Novel carboxypeptidase A6 (CPA6) mutations identified in patients with juvenile myoclonic and generalized epilepsy. *PLoS One* 10(4): e0123180.

Savic I, Osterman Y, Helms G (2004): MRS shows syndrome differentiated metabolite changes in human-generalized epilepsies. *NeuroImage* 21: 163–172.

Schankin CJ, Rémi J, Klaus I, *et al.* (2011): Headache in juvenile myoclonic epilepsy. *J Headache Pain* 12: 227–233.

Schmitz B, Sailer U, Sander T, Bauer G, Janz D (2000): Clinical genetics in subtypes of idiopathic generalized epilepsies. In: Schmitz B, Sander T (eds) *Juvenile Myoclonic Epilepsy: the Janz Syndrome*, pp. 129–144, Petersfield: Wrightson Biomedical Publishing.

Scheffer IE, Berkovic S, Capovilla G, *et al.* (2017): ILAE classification of the epilepsies: Position paper of the ILAE Commission for Classification and Terminology. *Epilepsia* 58: 512–521.

Schmitz B, Sander T (2000): *Juvenile Myoclonic Epilepsy: the Janz Syndrome.* Petersfield: Wrightson Biomedical Publishing.

Sharpe DV, Patel AD, Abou-Khalil B, Fenichel GM (2008): Levetiracetam monotherapy in juvenile myoclonic epilepsy. *Seizure* 17: 64–68.

Simonsen M, Mollgaard V, Lund M (1976): A controlled clinical and electro-encephalographic study of myoclonic epilepsy (Impulsiv-Petit mal). In: Janz D (ed) *Epileptology.* Stuttgart: Thieme.

So GM, Thiele EA, Sanger T, Schmid R, Riviello JJ (1998): Electroencephalogram and clinical focalities in juvenile myoclonic epilepsy. *J ChildNeurol* 13: 541–545.

Sonmez F, Atakli D, Sari H, Atay T, Arpaci B (2004): Cognitive function in juvenile myoclonic epilepsy. *Epilepsy Behav* 5: 329–336.

Sousa Pda S, Araiijo Filho GM, Garzon E, Sakamoto AC, Yacubian EM (2005): Topiramate for the treatment of juvenile myoclonic epilepsy. *Arq Neuropsiquiatr* 63: 733–737.

Sözüer DT, Atakli D, Atay T, Baybas S, Arpaci B (1996): Evaluation of various antiepileptic drugs in juvenile myoclonic epilepsy. *Epilepsia* 37 (Suppl 4): S77.

Specchio LM, Gambardella A, Giallonardo AT, *et al.* (2006): Open label, long-term, pragmatic study on levetiracetam in the treatment of juvenile myoclonic epilepsy. *Epilepsy Res* 71: 32–39.

Stogmann E, Lichtner P, Baumgartner C, *et al.* (2006): Idiopathic generalized epilepsy phenotypes associated with different EFHC1 mutations. *Neurology* 67: 2029–2031.

Su YH, Izumi T, Kitsu M, Fukuyama Y (1993): Seizure threshold in juvenile myoclonic epilepsy with Graves' disease. *Epilepsia* 34: 488–492.

Sundqvist A (1990): Juvenile myoclonic epilepsy: Events before diagnosis. *J Epilepsy* 3–4: 189–192.

Sundqvist A, Tomson T, Lundkvist B (1998): Valproate as monotherapy for juvenile myoclonic epilepsy: dose-effect study. *Ther Drug Monit* 20: 149–157.

Sundqvist A, Nilsson BY, Tomson T (1999): Valproate monotherapy in juvenile myoclonic epilepsy: dose-related effects on electroencephalographic and other neurophysiologic tests. *Ther Drug Monit* 21: 91–96.

Suzuki T, Delgado-Escueta AV, Aguan K, *et al.* (2004): Mutations in EFHC1 cause juvenile myoclonic epilepsy. *Nat* Genet 36: 842–849.

Suzuki T, Miyamoto H, Nakahari T, *et al.* (2009): Efhc1 deficiency causes spontaneous myoclonus and increased seizure susceptibility. *Hum Mol Genet* 18: 1099–1109.

Swartz BE, Spitz J, Vu AL *et al.* (2016): Heterogeneity of anatomic regions by MR volumetry in juvenile myoclonic epilepsy. *Acta Neurol Scand* 134: 300–308.

Syvertsen M, Hellum MK, Hansen G, *et al.* (2016): Prevalence of juvenile myoclonic epilepsy in people < 30 years of age-A population-based study in Norway. *Epilepsia* 58: 105–112.

Szaflarski JP (2004): Effects of zonisamide on the electroencephalogram of a patient with juvenile myoclonic epilepsy. *Epilepsy Behav* 5: 1024–1026.

Thomas P, Valton L, Genton P (2006): Absence and myoclonic status epilepticus precipitated by antiepileptic drugs in idiopathic generalized epilepsy. *Brain* 129: 1281–1292.

Thomas P, Ostrowsky K (1997): Falls in epileptic syndromes of adolescence. In: Beaumanoir A, Andermann F, Avanzini G, Mira L (eds) *Falls in Epileptic and non Epileptic Seizures of Adolescence*, pp. 13–123. London: John Libbey.

Thounaojam R, Langbang L, Itisham K, *et al.* (2017): EFHC1 mutation in Indian juvenile myoclonic epilepsy patients. *Epilepsia* 58: 84–89.

Topcuoglu MA, Saygi S, Ciger A (1997): Rotatory seizures in juvenile myoclonic epilepsy. *Clin Neurol Neurosurg* 99: 248–251.

Touchon J, Besset A, Billiard M, Baldy-Moulinier M (1982): Effects of spontaneous and provoked awakening on the frequency of polyspike and wave discharges. In: Akimoto H, Kazamatsuri M, Seino M, Ward M (eds) *Bilateral Massive Epileptic Myoclonus*, Advances in Epileptology, Vol. 13, pp. 269–272. New York: Raven Press.

Trinka E, Dilitz E, Unterberger I, *et al.* (2002): Non convulsive status epilepticus after replacement of valproate with lamotrigine. *J Neurol* 249: 1417–1422.

Trinka E, Kienpointner G, Unterberger I, *et al.* (2006): Psychiatric comorbidity in juvenile myoclonic epilepsy. *Epilepsia* 47: 2086–2091.

Tsuboi T (1977): *Primary Generalized Epilepsy with Sporadic Myoclonias of Myoclonic Petit Mal Type.* Stuttgart: Thieme.

Tsuboi T, Christian W (1973): On the genetics of primary generalized epilepsy with sporadic myoclonias, or impulsive Petit Mal: a clinical and electroencephalographic study of 399 probands. *Humangenetik* 19: 155–182.

Uchida CG, de Carvalho KC, Guaranha MS, *et al.* (2015): Phenotyping juvenile myoclonic epilepsy. Praxis induction as a biomarker of unfavorable prognosis. *Seizure* 32: 62–68.

Valente KD, Rzezak P, Moschetta SP, *et al.* (2016): Delineating behavioral and cognitive phenotypes in juvenile myoclonic epilepsy: Are we missing the forest for the trees? *Epilepsy Behav* 54: 95–99.

Velisek L, Shang E, Veliskovâ J, *et al.* (2011): GABAergic neuron deficit as an idiopathic generalized epilepsy mechanism: the role of BRD2 haploinsufficiency in juvenile myoclonic epilepsy. *PLoS One* 6 (8): e23656.

Verrotti A, Cerminara C, Coppola G, *et al.* (2008): Levetiracetam in juvenile myoclonic epilepsy: long-term efficacy in newly diagnosed adolescents. *Dev Med Child Neurol* 50: 29–32.

Vijai J, Cherian PJ, Stlaja PN, Anand A, Radhakrishnan K (2003): Clinical characteristics of a South Indian cohort of juvenile myoclonic epilepsy probands. *Seizure* 12: 490–496.

Wallace SJ (1998): Myoclonus and epilepsy in childhood: a review of treatment with valproate, ethosuximide, lamotrigine and zonisamide. *Epilepsy Res* 29: 147–154.

Wang L, Jiang Z, Chen BB, *et al.* (2016): Electroclinical aspects and therapy of Han patients with juvenile myoclonic epilepsy in northern China. *Epilepsy Behav* 62: 204–208.

Woermann FG, Free SL, Koepp MJ, Sisodiya SM, Duncan JS (1999): Abnormal cerebral structure in juvenile myoclonic epilepsy demonstrated with voxel-based analysis of MRI. *Brain* 122: 2101–2108.

Wolf P (1985): Benign juvenile myoclonic epilepsy. In: Roger J, Bureau M, Dravet C, Dreifuss FE, Wolf P (eds) *Epileptic Syndromes in Infancy, Childhood and Adolescence*, pp. 242–246. London: John Libbey.

Wolf P (1992a): Juvenile myoclonic epilepsy. In: Roger J, Bureau M, Dravet C, Dreifuss FE, Perret A, Wolf P (eds) *Epileptic Syndromes in Infancy, Childhood and Adolescence*, 2nd ed, pp. 313–327. London: John Libbey.

Wolf P (1992b): Juvenile absence epilepsy. In: Roger J, Bureau M, Dravet C, Dreifuss FE, Perret A, Wolf P (eds) *Epileptic Syndromes in Infancy, Childhood and Adolescence*, 2nd ed, pp. 307–312. London: John Libbey.

Wolf P (1992c): Epilepsy with Grand Mal on awakening. In: Roger J, Bureau M, Dravet C, Dreifuss FE, Perret A, Wolf P (eds) *Epileptic Syndromes in Infancy, Childhood and Adolescence*, 2nd ed, pp. 329–341. London: John Libbey.

Wolf P (2000): Dieter Janz and the Janz syndrome: gestalt perception and analysis. In: Schmitz B, Sander T (eds) *Juvenile Myoclonic Epilepsy: the Janz Syndrome*, pp. 1–3. Petersfield: Wrightson Biomedical Publishing.

Wolf P, Goosses R (1986): Relation of photosensitivity to epileptic syndromes. *J Neurol Neurosurg Psychiatry* 49: 1368–1391.

Wolf P, Mayer T (2000): Juvenile myoclonic epilepsy: a syndrome challenging syndromic concepts? In: Schmitz B, Sander T *(eds) Juvenile Myoclonic Epilepsy: the Janz Syndrome*, pp. 33–39. Petersfield: Wrightson Biomedical Publishing.

Zhao Y, Shi J, Winey M, Klymkowsky MW (2016): Identifying domains of EFHC1 involved in ciliary localization, ciliogenesis, and the regulation of Wnt signaling. *Dev Biol* 411: 257–265.

附视频资源

第 18 章 Rasmussen 脑炎

作者：Tiziana GRANATA[1]，Flavio VILLANI[2] and Frederick ANDERMANN[3]

单位：1. Department of Pediatric Neuroscience，Neurological Institute Foundation “Besta”，Milan，Italy

2. Epilespy Monitoring Unit “Paolo Zorzi”，Divison of Clinical and Experimental Epileptology，Neurological Institute Foundation “Besta”，Milan，Italy

3. Montreal Neurological Hospital and Institute，McGill University，Montreal，Quebec，Canada

一、引言

Rasmussen 脑炎（rasmussen encephalitis，RE）是一种罕见的、一侧半球慢性炎症性脑病，典型病例多见于儿童。以难治性局灶性癫痫、单侧运动功能进行性障碍和认知功能下降为特征。病理学表现为 T 细胞浸润、小胶质细胞活化、反应性星形胶质细胞增生并逐渐进展为广泛的神经细胞死亡。最初，蒙特利尔神经病学研究所 Theodore Rasmussen、Jerzy Olszewski 和 Donald Lloyd-Smith 等从转诊来的 3 例难治性局灶性癫痫患儿中发现并报道了该病（Rasmussen et al.，1958），作者详尽地描述了该病独特的影像学、病理学特征及其病因学和治疗（图 18-1）。此后，世界各地报道了越来越多的 RE 病例，证实了他们最初的描述，丰富了该病的临床表现和病程特点。RE 还有非典型的类型，如起病极早或较晚、合并双重病理、表现为长期持续性局灶性发作病程。近年来我们对该病的病因学、病理生理和治疗有了更新的认识（Granata & Anderman，2013）。

二、发病机制

RE 的病因仍不清楚，最初的描述为一种慢性炎性脑病。可能的机制包括急、慢性病毒感染导致的异常免疫反应或与感染无关的免疫介导机制。Rasmussen 最初提出了病毒学说，基础是大脑中的免疫反应成分，如淋巴细胞浸润和小胶质细胞结节（Rasmussen et al.，1958）。然而，基于 RE 患者脑组织中提取的病毒颗粒或病毒遗传学证据等病毒学研究却给出了不一致的结果（Walter & Renella，1989；Power et al.，1990；Farrell et al.，1991；McLachlan et al.，1993；Vinters et al.，1993；Jay et al.，1995；Atkins et al.，1995）。T 细胞免疫重要作用的发现，使人们开始关注病毒抗原在 RE 发病机制中的作用。实际上，细胞毒性 T 细胞反应与病毒感染相符，病毒感染可以解释在 RE 中观察到的半球离心式扩散的特殊分布特征（译者注：受累侧半球出现以岛叶、外侧裂为中心，向周围皮质扩散的进行性萎缩）（see Bauer in Granata et al.，2011）。然而，细胞毒性 T 细胞是否直接攻击神经元和星形胶质细胞中特定病毒蛋白仍有待证实。

20 世纪 90 年代，Rogers 等提出抗体介导可能是 RE 的发病机制。他们观察到用重组谷氨酸受体（GluR3）片段免疫的兔子，出现了与 RE 类似的发作和脑部炎症性病理改变；同时，研究者在 4 例 RE 患儿中的 2 例检测出抗 GluR3 抗体，其中 1 例患者经血浆置换疗法后临床症状有所改善（Rogers et al.，1994；Andrews et al.，1996）。然而，抗 GluR3 抗体的致病机制受到后续观察结果的质疑。因为有学者在其他重症癫痫患者中也发现了该抗体（Wiendl et al.，2001；Mantegazza et al.，2002）。另外，在 RE 患者中还发现了针对大脑常驻细胞抗原的其他抗体（如突触前蛋白 Munc18-1、NMDA-GluRε2 和抗 α7nAChR）（Yang et al.，2000；Takahashi et al.，2005；Watson et al.，2005）。这些循环抗体的存在可能是脑损伤后产生，体液免疫并不是原发病因。

近十年来越来越多的证据阐明了细胞介导的免疫重要作用，并将 RE 发病机制与引起细胞凋亡的细胞毒性 T 细胞联系起来。RE 主要病理特征：浸润性 T 细胞聚集、小胶质细胞活化和小胶质结节形成；随后为局限于受累半球的神经元丢失和星形

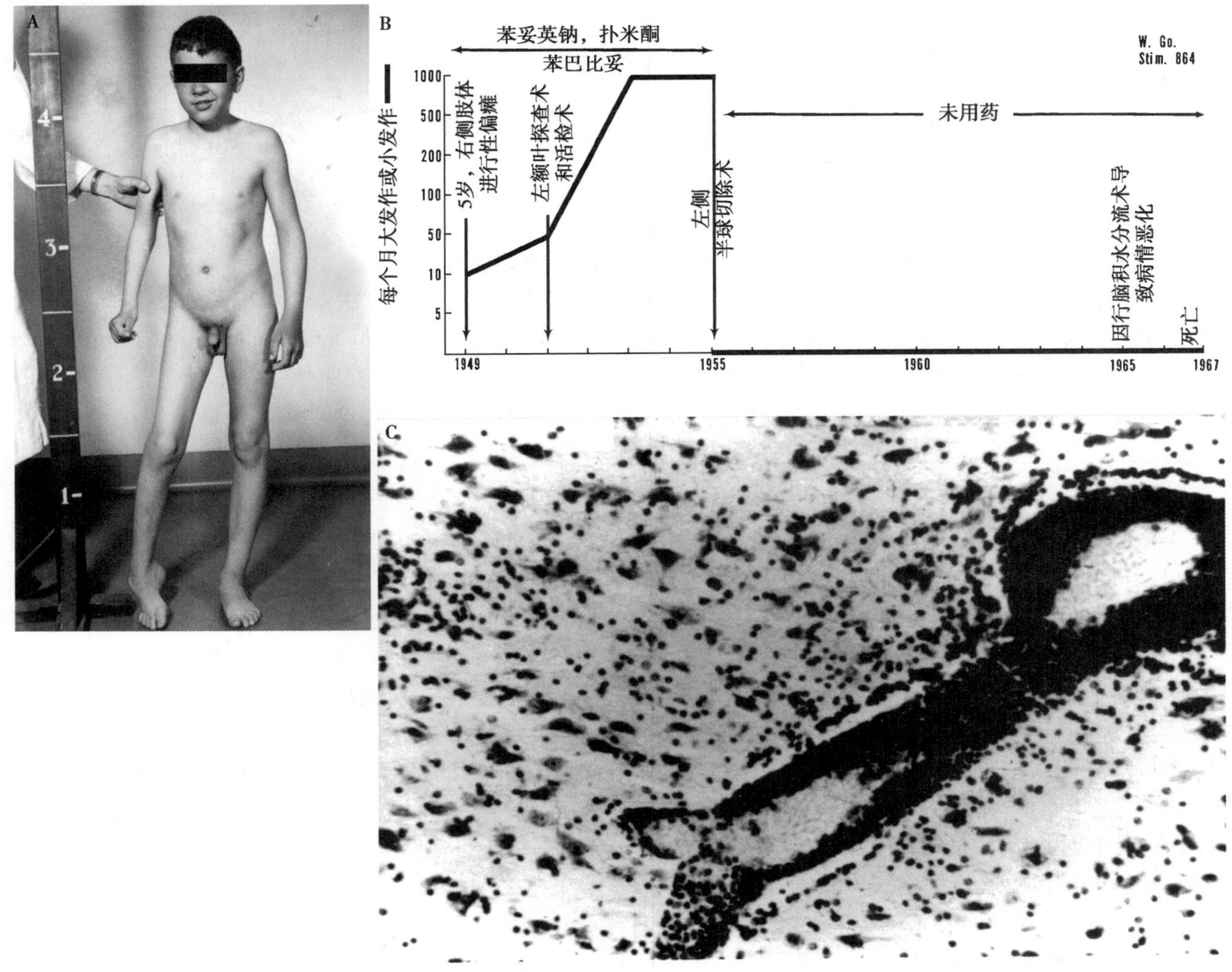

图 18-1 A. Penfield 和 Rasmussen 报道的 1 例难治性癫痫和进行性偏瘫患者；B. 该患者临床病程、手术疗效及预后；C. 切除组织的病理，周围血管浸润和小胶质结节

胶质细胞增生。浸润性 T 细胞以含有颗粒酶 B^{+} 阳性颗粒的 $CD8^{+}$T 细胞为特征，部分细胞与 MHC-I 类抗原阳性的神经元密切接触。颗粒酶 B 是一种蛋白酶，由活化的细胞毒性 T 细胞释放到凋亡的靶细胞中（Bien et al.，2002a；Bauer et al.，2002）。可见皮质和白质内星形胶质细胞凋亡、丢失，强调了星形细胞在发病机制中的重要性。的确，研究发现颗粒酶 B^{+} 淋巴细胞与星形胶质细胞密切相关，颗粒向星形胶质细胞膜趋化，提示星形胶质细胞可能是 T 细胞的攻击目标，从而导致星形胶质细胞变性。星形胶质细胞凋亡和星形胶质细胞缺陷性病变不见于其他类型的癫痫（如海马硬化或局灶性皮质发育不良所致的癫痫），这表明 T 细胞介导的星形胶质细胞死亡是 RE 的一个重要特征（Bauer et al.，2007）。对 $CD4^{+}$T 和 $CD8^{+}$T 细胞克隆成分和 T 细胞受体谱系（TCR）的分型分析表明，RE 患者中发现的 $CD8^{+}$ T 细胞克隆在外周也有增殖（Schwab et al.，2009），这为抗原驱动的 MHC-I 类限制性 T 细胞攻击神经元和星形胶质细胞提供了进一步的证据。而且，从 RE 患者和不同病因的癫痫患儿身上提取的生物标本（脑、脑脊液和血液）分析证实，RE 患者外周 $CD8^{+}$ T 细胞增殖与疾病严重程度相关。中枢神经系统这种显著的 T 细胞增殖仅见于 RE 患者（Schneider-Hohendorf et al.，2016），他们有共同的克隆和 MHC-I 等位基因（Schneider-Hohendorf et al.，2016；Dadenkar et al.，2016）。最近的研究发现，大脑浸润的 T 细胞除 $CD8^{+}$T 外，还包括无性繁殖的 CD4T 细胞和分泌干扰素 γ（IFN-γ）和肿瘤坏死因子（TNF）的 γδT 细胞，表明在 RE 中存在更为复杂的 T 细胞免疫（Al Nimer et al.，2017）。

最近，Owens 等证实了 RE 患者脑实质中存在常驻记忆 T 细胞（TRM）。TRM 细胞是一群记忆细胞，由 T 细胞原位发育而来，T 细胞在免疫反应的效应阶段进入炎症组织，并在免疫反应消退后长期存在于非淋巴组织中。无论病程长短，在 RE 患者脑中都可以检测到 TRM，提示细胞免疫反应可能早于临床表现。作者假设 TRM 细胞的局部重新激活会招募有抗原经验的或新启动的 T 细胞进入大脑，从而使炎症持续，导致脑组织逐渐被破坏（Owens et al.，2016）。

从治疗的角度来看，外周 $CD8^+$ T 细胞增殖以及黏附分子（如趋化因子）在调节淋巴细胞向不同器官迁移方面的作用（Mirones et al.，2013；Guillaume Martin-Blondel et al.，2016），提示调节免疫细胞的转运以限制它们进入中枢神经系统可能是一种有价值的治疗策略。另一方面，重新激活的 TRM 细胞参与了疾病的进展。因此，旨在阻止 T 细胞进入大脑的治疗可能并不完全有效。此外，越来越多的证据表明，细胞因子网络在 RE 的发病机制中同时发挥作用，提示这些分子可能成为未来进一步的治疗靶点。

三、病理

Rasmussen 的原始论文清楚地描述了 RE 的病理特征，即皮质和白质慢性炎症、神经元丢失和局限于半球的胶质细胞变性（Rasmussen et al.，1958；Aguilar & Rasmussen，1960）（图 18-1c）。数年后，Robitaille（1991）根据疾病的活动性更详细地定义了上述变化，并认识到 RE 的病理因人而异。首先，疾病最活跃期的患者，主要特征是持续性炎症过程，伴大量的小胶质结节、血管周围圆形细胞和胶质瘢痕。处于活动期但病程较长的患者，主要病理特征是数个小胶质结节、血管周围圆形细胞袖套现象，至少一个脑回节段大脑皮质全层完全性坏死和空腔形成。处于轻度活动期或病程较长的患者，主要病理改变为神经元丢失、胶质细胞增生和少量小胶质结节形成，但有中等量血管周围圆形细胞浸润。最不活跃的患者，主要特征是非特异性改变，有轻度血管周围炎症，极少或没有小胶质结节，不同程度的神经元丢失和胶质增生。随后，Pardo 等研究证实皮质损伤各阶段具有不同的特点。病理变化从以 T 淋巴细胞浸润和神经胶质反应为特征的早期炎症，到严重的广泛神经元死亡和大脑皮质空洞。作者证明，病变过程的不同阶段可共存于每个患者中，且呈多灶性分布特点。说明疾病进展过程中的不同时间影响大脑的不同部分。此外，作者还发现除枕区病理损伤较轻外，其余脑区均相似，发病越早、病程越长，病理损伤越重（Pardo et al.，2004）。有趣的是，Wagner 等在容积 MRI 研究中，也发现不同脑区的差异及发病年龄与病理损伤程度之间的相关性（Wagner et al.，2012）。

四、典型 RE 的临床特征

该病通常是散发性的，无性别差异。RE 常始于儿童期或青春期早期，平均年龄为 5 岁。既往史无特殊，有文献报道约半数患者在发作或颅内病变前数月，即出现轻微的发热性疾病。几乎所有病例均以发作为特征。在特殊情况下，发作前会出现缓慢进行性偏瘫或出现更罕见的偏侧肌张力障碍、偏身手足徐动症（Frucht et al.，2002；Korn Lubetzki et al.，2004；Bien et al.，2007；Samanta et al.，2016）。偏瘫、皮质感觉丧失和失语症（当优势半球受累时）及认知障碍总出现在疾病进展期。Oguni 等回顾了蒙特利尔神经学研究所 48 例 RE 患者的自然病史（Oguni et al.，1992）；Bien 等将临床过程与磁共振成像所示的脑损伤进展联系起来（Bien et al.，2002b）。这两组研究者将 RE 总结为三个阶段。“前驱期”（可持续 0~8 年），发作频率较低，很少出现轻偏瘫。“急性期”（可持续 4~8 个月），频繁发作、半数以上患者出现部分性癫痫持续状态（EPC）和神经系统迅速恶化。在此阶段，磁共振影像学表现出与炎症相符的变化，即受累半球进行性萎缩。最后，患者进入“后遗症期”，出现稳定的神经功能障碍、持续发作，但发作频率较低。在多数患者中，“后遗症期”多年后可能会出现严重癫痫复发和神经功能缺失的进一步恶化。

（一）癫痫

发作是大多数 RE 患者最初的表现。高达 20% 的发作为癫痫持续状态。随着病情的进展，大多数 RE 患者表现出多种发作类型。除单纯运动性发作外，几乎所有类型的局灶性发作都可见。多种发作类型（图 18-2）可能系多灶性、半球性起源，或原始致痫区逐渐扩大所致（Oguni et al.，1992；Granata et al.，2003a）。抗癫痫药物难以控制发作，发作频率常迅速增加，易复发。

部分性癫痫持续状态

尽管部分性癫痫持续状态（epilepsia partialis continua，EPC）（图 18-3）被认为是 RE 的标志，但文献报道仅 56%~92% 患者可见 EPC（Oguni et al.，

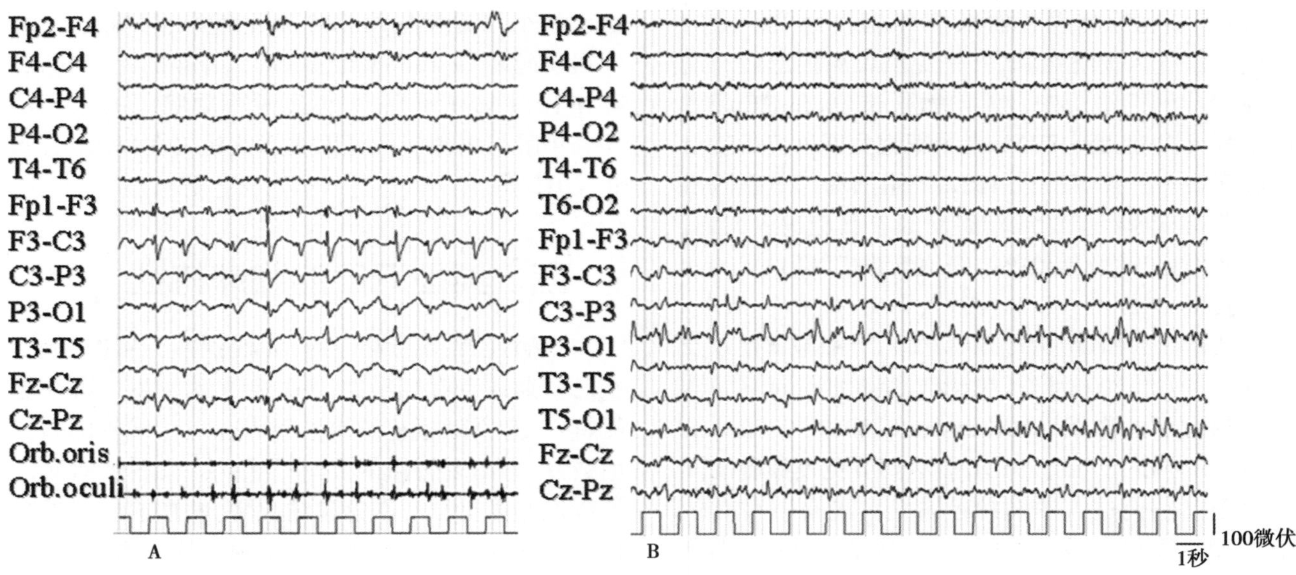

图 18-2　左半球 RE。连续两天脑电图记录，记录到多种发作类型和放电模式

A. 右侧面部阵挛伴左侧中央区局灶性痫样放电；B. 偏转发作伴左后头部痫性放电；EMG1. 左口轮匝肌；EMG2. 左眼轮匝肌

1992；Bien et al.，2002b；Granata et al.，2003a)。部分性癫痫持续状态的定义是起源于皮质的、肌肉自发性、规则或不规则的阵挛性抽动，有时因动作或感觉刺激而加重，局限于身体的某部位，持续数小时、数天或数周(Obeso et al.，1985)。EPC 主要累及肢体远端或面部肌肉，AEDs 无效；与运动障碍疾病不同的是，它在睡眠中持续存在。头皮脑电图可能无法检测到发作期放电，因为受累的皮质非常小，或者是因为放电偶极子与头皮电极形成夹角，难以被头皮电极记录到(Mameniskiene & Wolf 2017)。

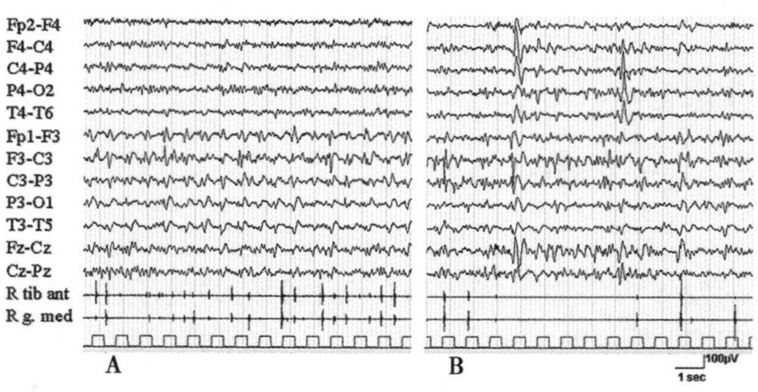

图 18-3　1 例 5 岁患儿，在首次发作后 4 个月记录到清醒期(A)和睡眠期(B)脑电图。右下肢 EPC。清醒期肌阵挛持续状态，睡眠期也会持续，但频率较低。注意脑电图的不对称性：清醒期背景活动和睡眠期纺锤波右半球优势。左侧半球以慢活动和中央区持续痫性放电为主

(二) 癫痫以外的神经系统症状

偏瘫总发生在疾病进展中。如前所述，运动障碍可能是最初的症状，也是 RE 的核心表现(Bien et al.，2007)。在疾病的最初阶段，偏瘫可能仅限于发作后阶段，但很快就会持久，严重程度会随着发作的增加而加重。神经功能障碍发生较晚，40% 的患者在起病一年内开始出现神经功能退化，另有 40% 在第二或第三年出现神经功能退化(Rasmussen & Andermann，1991)。意大利 12 例患者，首次发作后 15 天至 24 个月内出现局灶性运动功能障碍，并逐渐恶化为严重的偏瘫，其中 3 例患者在发病后 3 年内，只能靠轮椅行动(Granata et al.，2003a)。偏瘫常与肌张力障碍有关，同侧的过度运动罕见。其他神经系统症状包括进行性言语缺陷、皮质感觉丧失和偏盲。最终，通常在数年后，神经功能缺失进入平台期，但通常只有在显著恶化后才会出现。

认知障碍是 RE 的另一个常见特征，相对于运动功能障碍而言，认知障碍进展较缓慢。易怒、情绪低落或多动等行为学改变通常是精神衰退的最初征兆，主要包括记忆力、注意力障碍及学习困难。在意大利系列患者中，这些症状出现在首次发作后 4~36 个月，并逐渐恶化直至需手术。起病后 7 个月至 14 年内手术，平均智商为 61.3 ± 15.1(范围 44~87)(Granata et al.，2003a)。在大多数情况下，精神障碍的进展与癫痫的严重程度相关，可能是由于痫性异常放电双侧扩散所致(Longaretti et al.，2012)。

五、Rasmussen 脑炎罕见和不典型形式

(一) 晚发型 RE

RE 常于儿童期发生，但晚发型 RE 主要累及青少年和成年患者，约占所有 RE 的 10%(Oguni et al.，1992；Hart et al.，1997；Bien 2002b；Villani et al.，2006；Dupont et al.，2017)。最近的一篇文献综述了 102 例晚发型 RE 患者，男女性别比例为 2∶8(Dupont et al.，2017)。虽然仅 67% 的晚发型 RE 患者符合 RE 的诊断标准(Bien et al.，2005)，但晚发型 RE 患者在病理学、临床、电生理学和神经影像学上与儿童期典型的 RE 有相似之处。主要区别在于晚发型 RE 患者局灶性无意识发作更频繁、EPC 更少见，病程更温和、更持久；晚发型 RE 患者运动和精神恶化的程度不如儿童期典型的 RE 严重、半球损害也不明显；晚发型 RE 患者对免疫治疗反应更好(Leach et al.，1999；Villani et al.，2001；Dupont et al.，2017)。然而，与儿童期典型的 RE 病程相比，晚发型 RE 患者病程不良。Hart et al.(1997) 描述了 13 例青春期或成年期出现慢性脑炎病理表现的癫痫患者，成年期发作与儿童期发作有很大的相似之处，而在青春期发作的患者，疾病的进展过程更为温和。此外，Villani 等(2006) 发现了两种不同的疾病表现模式，一种是局灶性运动性发作(癫痫表型)，另一种由局灶性皮质肌阵挛(肌阵挛表型)。在这两种表型中，一侧神经功能障碍和脑萎缩均为进行性，但在癫痫表型中更为突出、更早被发现。无论何种类型的成人 RE，其缓慢而曲折的病程及复杂、多样的症状学都使得这些病例的治疗时机(即开始免疫抑制治疗或手术治疗的时机) 特别具有挑战性。数年后，Deleo 等(2015) 提出了一种可对晚发型 RE 患者进行前瞻性评估的工具，称为“成人型 RE 严重程度量表(aRESS)”，用于评估晚发型 RE 进展的床边工具。该量表根据病史和神经病学检查结果为基础，评估不同的参数，分为三个轴：第一个轴与局灶性神经功能障碍有关，如运动障碍和失语症；第二个轴是癫痫相关症状，如药物难治性癫痫、癫痫持续状态和 EPC。第三个轴与认知和行为变化有关。各参数评价得分之和所代表的数值反映了患者的整体临床状态，为晚发型 RE 患者的随访提供了参考。

(二) 持续性局灶性非进行性 RE

轻度、非进行性 RE 型可追溯到 Aguar & Rasmussen (1960) 开创性临床病理学研究，并已被许多病例报告所证实。该类患者始于青春期或成年期，无严重的运动障碍，也无 EPC 或癫痫持续状态。相对良性的病程与脑损伤缓慢进展一致，脑损伤受累范围局限(Gambardella et al.，2008)。

(三) 无发作或延迟发作的 RE

RE 的临床特征是药物难治性癫痫伴 EPC 和癫痫持续状态频繁发作。Samanta 等(2016) 报道了 1 例病理学证实为延迟发作 RE 患儿，表现为大脑半球进行性萎缩、一侧皮质缺失症状、但无癫痫病史。该病例和其他类似病例，在有发作(Korn-Lubetzki et al.，2004；Bien et al.，2007；Villani，personal observation) 或无发作(Ravindra et al.，2017) 的患者中，观察到大脑半球进行性萎缩，表明炎症可能早于癫痫数月到数年发生，提示大脑半球进行性萎缩并非发作所致。

(四) RE 伴基底节受累及运动障碍

RE 常累及深部核团，因此除偏瘫外，RE 常伴一定程度的肌张力障碍或舞蹈症。在某些情况下，基底节(包括壳核和苍白球) 可能早期即发生广泛性损伤，引发肌张力障碍或偏身手足徐动症，或伴随或继发 EPC 和其他 RE 症状(Frucht et al.，2002)。运动障碍可能是 RE 的一种症状，忽略这一点可能会导致误诊，尤其是在青少年或成年 RE 患者中需特别注意。当舞蹈症和偏侧肢体运动障碍严格局限于一侧，并与对侧半球 MRI 和 EEG 改变相关时，可考虑诊断 RE。

(五) RE 伴脑干受累

Quesada 等(2007) 描述了 1 例 37 岁女性患者，该患者在 RE 起病后 4 年和癫痫起病后 2 年出现吞咽和言语障碍。脑 MRI 示左侧大脑半球进行性萎缩伴信号增高，左侧中脑和脑桥亦受累，无增强。脑组织活检与 RE 的诊断一致。免疫调节疗法可缓解患者吞咽和言语功能障碍，但治疗 1 年后 MRI 随访未显示任何变化。Chiapparini 等(2003) 在儿童病例中观察到同侧或对侧小脑受累，但无临床症状，而先前典型的 RE 未报道脑干受累。左脑干上部病变与大脑半球病变连续，而右侧脑干未受累，与 RE 伴脑中线结构受累一致。然而，不能排除幕上病变继发华勒变性，可能是导致这种 MRI 表现的原因。

(六) 双侧 RE

典型的 RE 特点是一侧性脑损伤，这一独有的

特征是诊断的必要条件。经病理证实、真正的双侧 RE 极为罕见，包括一个家系（Silver et al.，1998）和少数散发病例，其特征为：早发性恶性癫痫、神经病理学提示慢性脑炎、成年期起病（Tobias et al.，2003）。值得注意，MRI 检查发现在疾病最初数月内即有双侧脑损伤（Chinchilla et al.，1994）。长期观察发现对侧大脑半球可继发受累，与双侧 RE 的诊断相符，表现为对侧半球发作间期出现痫样放电（可能系继发性致痫机制）和轻度脑萎缩，这很可能系连合纤维华勒变性所致（Larionov，2005）。

（七）RE 与其他相关疾病（双重病理）

在所有 RE 病例中，双重病理约占 10%。其中临床和影像学特征与诊断完全一致，但病理学证实有两种脑部病变共存。如 RE 合并低级别肿瘤、局灶性皮质发育不良（FCD）、结节性硬化症、血管畸形或陈旧性缺血性病变（Yacubian et al.，1996；Hart et al.，1998；Palmer et al.，1999；Firlik et al.，1999）。双重病理可能的解释包括：结构性损伤可能导致血脑屏障的破坏，增加病毒感染的风险，或使具有免疫源性或与炎症相关的化合物更容易进入脑实质。

有关于 RE 和 FCD 相关性的研究表明，在 FCD 内表达的抗原（如通过主要的组织相容性复合物分子）可激活 $CD8^+$ T 细胞，而后者在 RE 中主要攻击神经元和星形胶质细胞（Schwab et al.，2009）。对手术标本进一步研究发现，在 FCD 和 RE 中，完全相同的 γδT 细胞克隆均可进入大脑，但在 RE 中，仅有相当数量的 γδT 细胞克隆进入脑实质。此外，有证据表明在 FCD 中，T 细胞进入脑实质并局限于血管周围间隙，而没有越过胶质细胞的限制（Owens et al.，2015）。RE 和 FCD 病理的另一个区别是：RE 中组织常驻记忆 T 细胞（TRM）的比例明显高于 FCD（参见病因学）（Owens et al.，2016）。对与 RE 相关的 FCD 患者标本进一步研究可阐明这种相关性是不是皮质发育不良周围持续炎症的结果，可能取决于宿主的免疫反应。

神经胶质瘤病、肉芽肿病和卟啉病临床和影像学特征提示 RE，但尚缺乏相关病理证据（Goyalet al.，2007；Ghostine et al.，2007；Tziperman et al.，2007）。

少数文献报道，自身免疫性疾病患者（如血管炎、线性硬皮病和 Parry Romberg 综合征）类似 RE（Shah et al.，2003；Carreno et al.，2007；Damasceno et al.，2009；Seifert et al.，2011）。此外，最近一篇文献报道证实，在 RE 患者中，存在不同的针对表面神经元抗原的自身抗体（如 N- 甲基 -D- 天冬氨酸受体和电压门控性钾通道 VGKC）及针对肿瘤神经抗 Hu 抗体的自身抗体（Gurcharran & Karkare，2017；Spitz et al.，2014；Aravamuthan，2015）。RE 可与其他自身免疫性疾病共存，最近发现一些 RE 患者携带 HLA 等位基因（Dandekar et al.，2016），后者与自身免疫性疾病的易感性相关。这些新的间接证据提示 RE 可能受到免疫遗传易感性的影响。但应该强调的是，RE 和其他自身免疫性疾病之间的关系仍尚不清楚。两者病程有所不同，与典型 RE 患者相比病情相对较轻，炎症可累及两侧半球。可认为是类似 RE 的不同疾病。因此，在药物或外科治疗时必须考虑到这一点。

六、诊断

RE 的诊断基于临床表现和实验室检查，两者综合起来支持 RE 一侧性、进行性脑病的假说。2005 年，RE 欧洲专家共识根据临床表现（局灶性癫痫，是否伴 EPC 和一侧半球萎缩）和辅助检查（脑电图、MRI 和病理学），提出了 RE 正式的诊断标准（表 18-1）（Bien et al.，2005）。

表 18-1　RE 的诊断

如果同时存在 A 部分所有 3 个标准或 B 部分 3 个标准中的 2 个，即可诊断 RE。首先检查 A 部分的特征，如果不符合，然后再检查 B 部分是否满足要求。此外：如未行活检，则需行钆增强 MRI 和头颅 CT，以与一侧性血管炎相鉴别（Derry et al.，2002）.（From Bien et al.，2005，with permission.）。

A 部分 1. 临床 2. EEG 3. MRI	1. 局灶性发作（伴或不伴部分性癫痫持续状态）和一侧皮质缺失症状 2. 伴或不伴痫样放电（一侧半球慢活动和一侧半球发作起始） 3. 一侧半球局灶性皮质萎缩并至少有以下一种特征： (1) 灰质或白质 T2/FLAIR 高信号 (2) 同侧尾状核头高信号或萎缩
B 部分 1. 临床 2. MRI 3. 病理学	1. EPC 或一侧皮质进行性缺失症状 2. 一侧半球局灶性皮质进行性萎缩 3. 以 T 细胞为主的脑炎，伴活化的小胶质细胞（典型，但不一定形成结节）和反应性星形胶质细胞增生； 大量实质性巨噬细胞、B 细胞或浆细胞或病毒包涵体，排除 Rasmussen 脑炎的诊断

RE. Rasmussen 脑炎；EPC. 部分性癫痫持续状态

* 进行性是指需要至少 2 次连续的临床或 MRI 检查，才能符合标准。临床进展：每次检查都必须有神经缺失症状，且随着时间的推移而加重。MRI 进展：每次 MRI 都显示一侧半球萎缩，且随着时间的推移而加重

该诊断标准包括两步：①如果所有临床、脑电图和影像学特征都完全符合标准，则无须行脑活检即可确定诊断（表 18-1 A 部分）；②如果不满足标准，则神经缺失症状的进展必须与 MRI 半球进行性萎缩相关，或符合病理学证实 T 细胞浸润、小胶质细胞活化和星形胶质细胞增生（表 18-1 B 部分）。同时，作出诊断还需要：①至少进行两次连续的检查，以评估神经功能障碍的进展和一侧脑萎缩恶化情况；② MRI 增强扫描及 CT 扫描排除单侧半球血管炎；③准确排除所有以单侧神经综合征或 EPC 为特征的疾病，以及类似 RE 的其他炎症性疾病。

以病理学为金标准，对波士顿儿童医院 1993—2011 年期间 87 例有脑活检报告的患者（其中 35 例进行了 RE 评估，52 例为对照），进行一项评估敏感性、特异性以及阳性（PPV）和阴性（NPV）预测值的研究，作者发现欧洲诊断标准具有较高的敏感性（81%）、特异性、PPV 和 NPV。然而，严格应用该标准导致 4 例假阴性（标准阴性，活检阳性）和 5 例假阳性（标准阳性，活检阴性）。因此，研究人员建议，可以改进 2005 年的诊断标准，以避免错误的阴性。他们特别建议，如果活检呈阳性，并且符合上述 A 部分三个标准中的两个，即可做出诊断（Olson et al.，2013）。

总的来说，2005 年诊断标准仍适用于大多数典型的 RE 患者，特别是在疾病的第一阶段和开始免疫抑制治疗前，会减缓疾病进程和 MRI 进展。病例研究、影像技术的进步以及更好的病理发现（即特定 T 细胞亚群和小胶质细胞参与），将有望促进诊断标准的完善，减少漏诊，有利于患者早期诊断和接受靶向治疗。

七、诊断性检查

（一）血液和脑脊液

目前尚无实验室检测方法明确支持 RE 的诊断。血液检测无异常。脑脊液（CSF）正常或非特异性异常，如白细胞计数（主要是淋巴细胞）和蛋白质轻度增高，约半数患者可发现寡克隆条带。因此，无论是正常还是异常的脑脊液都不能排除或确诊 RE，但必须排除中枢神经系统感染或其他疾病。抗谷氨酸受体 3（GluR3）抗体的存在不能作为诊断依据，因为目前已明确 GluR3 抗体不能区分 RE 和其他癫痫。同样，其他抗体表达差异也不能作为诊断 RE 的标志物。免疫分子（即 CSF 中的 IgG、$CD4^+$ T 细胞、TNFa 和颗粒酶 B 水平）作为 RE 的早期诊断和疾病进展的生物标志物的相关研究仍处于初步评估阶段。

（二）脑电图

RE 脑电图改变仅限于病损半球，包括背景活动减慢和睡眠紊乱、局灶性慢波和痫性放电、发作期和发作间期半球多灶性放电的早期证据，以及临床下发作期放电的出现。随着时间的推移，脑电图示病情进一步恶化，痫性电活动增强，并有扩散的趋势，对侧大脑半球同时受累。发作起始虽然是多灶性的，但仍局限于一侧半球。若对侧半球也记录到早期发作，要怀疑 RE 的诊断（So & Gloor 1991；Granata et al.，2003a）。

蒙特利尔神经病学研究所 So 和 Gloor（1991）对 RE 脑电图改变进行了研究，他们研究了 49 例患者 339 份头皮脑电图和 58 份皮质电图，病程从数周到 16 年不等。发现脑电图异常变化很大，部分取决于疾病所处的阶段，疾病早期倾向于单侧异常，后期则为双侧更广泛的痫样放电。仅 1 例患者背景活动正常；在其他患者中，一侧异常 10 例、双侧异常的 4 例、双侧异常但以一侧为主的 32 例患者。So & Gloor 所描述的异常范围包括背景活动减慢或不规则、波形形态和频率不规则、背景活动波幅不对称性下降，发生率为 45%。

所有患者均有慢波活动异常，通常表现为不规则性 δ 活动，有时可表现为不规则性、间歇性、双侧节律性 δ 活动（图 18-4）。单侧慢波异常占 19%，单侧背景活动异常和单侧慢波异常更可能发生在偏瘫发生前有轻度临床表现的患者中，而发病早期和晚期偏瘫发生后患者则很少出现单侧性改变，这两组患者在出现偏瘫后均以双侧异常为主。蒙特利尔 44 例患者发作间期脑电图可见痫样放电，仅 6% 的患者为局灶性放电，其中另有 6% 呈双侧同步化放电。30% 患者呈一侧半球多灶性独立性放电，其中 13% 患者可见类似异常放电，但伴双侧同步化（图 18-5）。13% 患者为双侧多灶性独立性放电，其中 21% 可见双侧同步放电。仅 2 例（4%）患者为双侧同步化放电。32 例患者记录到癫痫发作，仅 5 例（16%）患者记录到明确的发作起始，能定侧有 22 例（69%），脑电图常表现为多灶性起始。随访蒙特利尔这组患者的脑电图，6 例患者显示进行性、弥漫性发作间期或发作期痫样放电，3 例患者显示健侧半球独立的痫样放电。当临床上出现偏瘫和影像学异常时，脑电图双侧背景活动异常约 76%，双侧慢波异常约 81%,发作间期双侧多脑区独立痫样放电约 34%,癫痫发作独立起始于双侧半球约 6%。

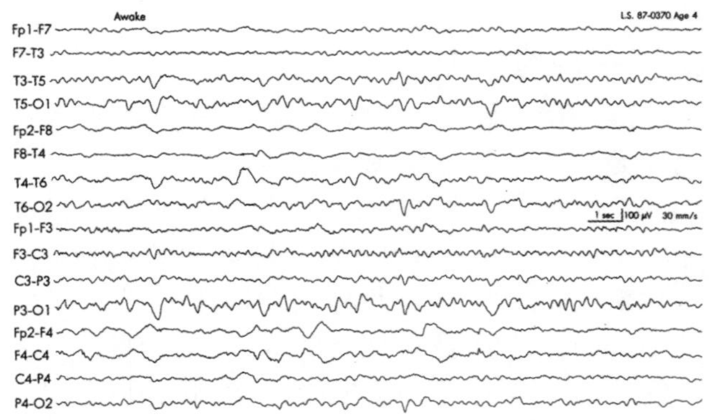

图 18-4　背景活动不对称,不规则 δ 活动和背景节律波幅减低,以右侧半球为主(So & Gloor,1991)

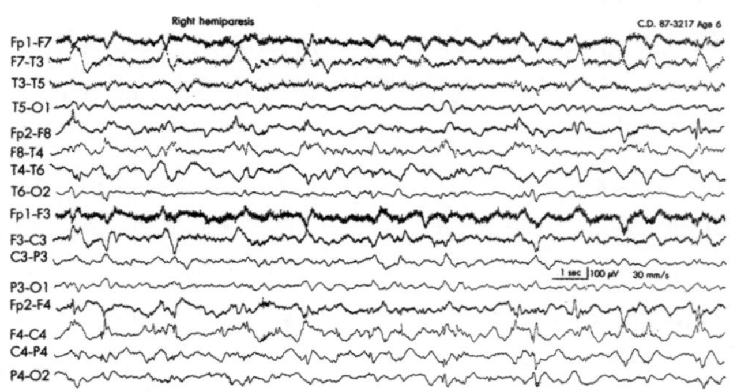

图 18-5　右半球多灶性、独立性痫样放电,右额 - 中央 - 顶区受累为主。不规则慢尖慢复合波以近似对称形式反复出现在双侧额区(So & Gloor,1991)

EPC(图 18-3)通常与头皮电极脑电图变化无明显关系。头皮电极脑电图的改变通常为非特征性多相慢波。在蒙特利尔系列患者中,17 例患者记录到部分性癫痫持续状态发作期脑电图:9 例患者无电 - 临床相关性,3 例患者肌阵挛和脑电图放电之间存在相关性,而 5 例患者关系不确定(So & Gloor,1991)。

辅助神经电生理技术有助于确定发作的皮质起源。肌阵挛逆向锁定的脑电平均技术,可消除背景脑电图噪声,识别运动症状产生前隐藏的小尖波。

脑磁图(MEG)对局灶性癫痫的定位特别有用,因为它可以检测到脑电图难以发现的痫样放电(Barkley & Baumgartner,2003)。最近,Rossi Sebastiano 等(2017)使用 MEG 和两种不同的方法对 5 例 RE 患儿进行了评估,两种不同的评估方法相间隔 6 个月,结果发现在所有 RE 患者中,致痫区位于受累半球的不同区域,支持了癫痫发生的多灶模式可能与病程或疾病阶段无关的观点。研究发现在每例 RE 受试者随访 6 个月的时间内,痫性放电的不同分布及其定位的变化,形成了棘波发生源迁移的假说,可能反映了炎症 / 退行性病变的进展。此外,棘波与 MRI 所示的大脑进展性局灶性萎缩之间的相关性有限,表明电生理与大脑形态学的改变不完全匹配(Rossi Sebastiano et al.,2017)。因此,连续 MEG 评估可以揭示疾病进展的快慢,从而帮助临床医生调整治疗方案,确定手术决策。Guan 等(2017)也认识到脑磁图可以明确发作间期棘波的皮质来源,有助于判断哪些 RE 患者适合半球离断术,有助于术后护理。

(三) 神经影像学

对 Rasmussen 报道的最初 RE 患者行气脑造影(PEG)检查,发现单侧脑萎缩伴脑室扩张。CT 及后来 MRI 的出现,证实该病的主要特征为一侧半球进行性萎缩(Tampieri et al.,1991; Bien et al.,2002b; Chiapparini et al.,2003)。从 90 年代开始,MRI 的广泛使用能够更好地显示 RE 病理变化,有助于疾病的早期诊断,也可对脑损伤进行纵向评估(图 18-6)(Bien et al.,2002c; Chiapparini et al.,2003)。

在最初数月内,多数 RE 患者表现出一系列特征性的变化,尽管不具诊断价值,却足以引起人们考虑到 RE 的诊断。在疾病早期阶段,轻度局灶性皮质萎缩主要累及颞叶,伴同侧颞角及侧裂扩大,以及 T2 及 FLAIR 皮质和皮质下异常高信号。另一常见变化是疾病早期尾状核头部和壳核 T2 高信号或萎缩。短暂性、局灶性皮质肿胀有时可能先于上述发现。在发病进展过程中,尾状核萎缩逐渐加重,一侧皮质萎缩可扩展至整个半球。Bien 等在一项 MRI 和病理学对比研究中证实,MRI 信号增强与炎症活跃过程相关,如炎症细胞和反应性星形胶质细胞高信号,即与 T 细胞、小胶质结节和 GFAP 阳性星形胶质细胞的存在有关。

相反,无信号异常的 MRI 脑萎缩与组织丢失相关,主要发生在急性期后第一年(Bien et al.,2002c),幕上组织丢失伴对侧小脑半球和脑干萎缩,全脑萎缩很少见。最近 MRI 容积测量研究证实,在疾病最初数月,容量丢失率最高。在皮质下结构中,颞叶内侧和壳核是主要受累部位(Wagner et al.,2012)。进一步研究(Wang et al.,2016)比较了 19 例 RE 患者、42 例癫痫患者和 42 例健康对照者的容积 MRI,以确定容积测量的预测价值。作者证明容积测量,特别是大脑半球和额叶比值,对区分具有相同病程的

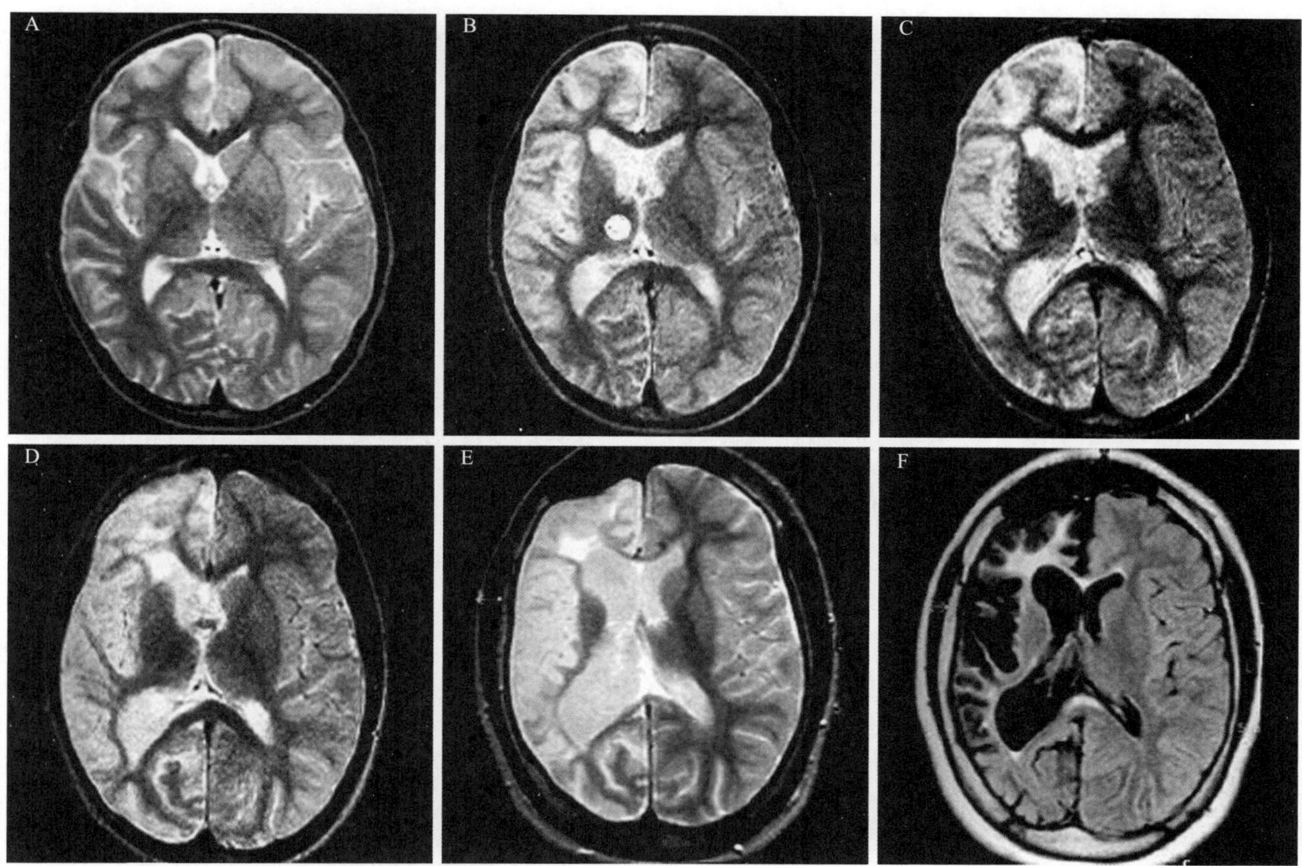

图 18-6 MRI 显示 RE 进展。起病后 10 天(A)、9 个月(B)、12 个月(C)、18 个月(D)轴位 T2 像示皮质萎缩和脑室扩大、异常信号扩散及基底节萎缩。该病进展主要发生在前 18 个月内,发病 8 年后轴位 T2(E)和 FLAIR(F)像示进一步损害。(Chiapparini et al.,2003)

RE 患者和非 RE 癫痫患者有较高的准确性。作者认为,在适当的临床环境下,该技术有助于 RE 早期诊断,并可作为疾病进展和治疗效果的标志(Wang et al.,2016)。

磁共振波谱(MRS)通过测量 N- 乙酰基 -D- 天冬氨酸(NAA)与胆碱相对共振强度(NAA/Cho)以提供神经元丢失或损伤指数,显示整个受累半球皮质和白质 NAA 信号强度减弱,(Cendes et al.,1995;Chiapparini et al.,2003)。MRS 改变有随时间的推移逐渐恶化趋势,但并不影响对侧半球。MRS 还可检测由癫痫活动所致乳酸峰升高。

即使在疾病早期阶段,FDG-PET 就能显示出葡萄糖低代谢区。SPECT 可显示发作间期半球低灌注和发作期多灶性高灌注(Burke et al.,1992;Banati et al.,1999;Fiorella,2001;Fogarasi,2003)。

最近,Kuki 等对 23 例患者(其中 12 例有病理学诊断)进行了(Kuki et al,2018)功能成像研究,在 22 例发作间期患者中,16 例患者 CBF-SPECT 低灌注;在 12 例发作期患者中,10 例高灌注,与发作期 EEG 发作起始区相关。5 例患者 FDG-PET 均观察到受累脑区(MR 未见异常)葡萄糖代谢降低。总之,功能成像研究提供了有价值的信息,包括早期发现的受累脑区及活检靶点。然而,在临床实践中,通过这些技术获得的数据必须与临床和 MRI 结果相结合,谨慎地予以解释。

(四)脑活检

在 RE 病例中通常无需病理学检查,因为大多数情况下,即使在疾病早期阶段,临床和影像学检查结果也可以正确诊断。对不典型病例,脑活检有助于准确诊断,在这种情况下,建议活检以避免假阴性结果,因为正常和异常组织界限不易区分。须在 MRIT2/FLAIR 高信号、非功能区取样,取样必须足够大以包括脑膜、灰质和白质,以便能够观察到伴活化小胶质细胞和反应性胶质增生的以 T 细胞为主的脑炎(Robitaille,1991;Pardo et al,2004)。特异性 T 细胞亚群的特征可能有助于 RE 与其他慢性炎症性疾病的鉴别诊断。

(五) 鉴别诊断

在疾病早期,RE 可能会与其他一些疾病相混淆,这些疾病的特点是局灶性、单侧脑损伤或 EPC。鉴别诊断包括:①半球性发作的癫痫,如局灶性或半球发育不良、肿瘤和神经皮肤综合征(如结节性硬化症和 Sturge-Weber)、卒中和偏侧惊厥 - 偏瘫 - 癫痫综合征(HHE);②进行性疾病,如 MELAS、POLG1 等线粒体疾病、脂褐素沉着症和 Alpers 病;③系统性疾病中的脑血管炎,如红斑狼疮或 Derry 血管炎;④罕见的感染性疾病,如猫抓病、HIV 感染。

最常见的鉴别诊断是皮质发育不良引起的癫痫,尤其是原本正常的儿童出现高频率的发作。首次 MR 检查可能会产生误导。因为,皮质发育不良相关的白质异常信号容易与 RE 最初的炎症相混淆。然而,皮质发育不良的特征是没有脑组织进行性萎缩,MR 随访可证实。此外,Longaretti 等(2012)指出早期的一侧慢活动和对侧持续性痫性放电,高度提示为 RE,该脑电图特征在 RE 和局灶性皮质发育不良的鉴别中有重要的意义。

Mameniskiene 和 Wolf(2017)最近发表了一篇关于 EPC 病因的综述,儿童 EPC 和癫痫持续状态的最常见原因是线粒体病。在这类疾病中,EPC 可累及单侧或双侧,常与枕区为著的局灶性癫痫相关。此外,线粒体病 MRI 示进行性脑萎缩或多灶性异常,与 RE 所见不同。

RE 须与自身免疫性脑炎相鉴别,据文献报道,自身免疫性脑炎越来越多地见于儿童和青少年期,更多地以非副肿瘤综合征的形式出现,急性起病、神经精神症状及 MRI 局灶性信号异常,可能与 RE 的临床和影像学特征相似,很易误诊。同样,在 RE 中观察到的临床和实验室特征,尤其是晚发的或伴慢性局灶性变异的患者,与自身免疫性边缘脑炎的特征相似。后者典型的表现为亚急性发作性意识障碍、行为改变和精神病、短期记忆丧失和癫痫发作。

八、治疗

RE 是一种渐进性、炎症性疾病,主要症状是发作、运动和精神障碍。因此,RE 的治疗应包括对临床症状和炎症的治疗。疗效必须考虑发作的减轻和运动、认知功能的改善,并权衡相应的不良反应。此外,诊疗计划的制定需因年龄而异,因为随着年龄的变化,疾病的表现、进程及主要症状均不同;患者对疾病的认识也会随着年龄的增长而加深;对青少年和成年 RE 患者而言(儿童可忽略),患者年龄在决策中的作用至关重要,需要不同的沟通方式与青少年和成年 RE 患者进行交流,并兼顾来自家庭成员的不同意见(see the dedicated paragraph in Nabbout et al.,2017)。

在决策过程中必须牢记以下要点:①儿童使用免疫调节治疗可能会导致延迟手术,而患儿可从早期手术干预中受益;②经手术治疗成功的患儿不可避免地出现一定程度的运动障碍,随着年龄的增长,患儿意识到自身的残疾,将导致其行为和情绪障碍;③对未做手术或手术后预后不佳的患儿,与运动障碍、神经心理障碍和行为障碍有关的问题均会在青春期出现。理解能力降低和行为问题(包括攻击性、冲动性和强迫行为),导致患者对社会的适应不良和排斥(参见 Thiele 等撰写的专门段落 .2014)。

总之,鉴于不同患者和疾病的不同阶段症状严重程度不同,治疗策略必须根据每个患者的需要进行调整,除处理发作和神经功能缺陷外,还必须考虑短期和长期的心理和社会问题。

(一) 抗癫痫药物

发作(尤其是 EPC 和局灶性运动发作)总对常规 AEDs 耐药。无证据显示药物疗效优于其他治疗方式。因此,AEDs 的治疗目标是抑制致残性的发作,避免多药治疗,以减少药物的不良反应和药物间的相互作用。在接受免疫疗法的患者中,最好使用非酶诱导或抑制性 AEDs。

(二) 外科疗法

最初是从外科治疗的患者中发现并报道了 RE,至今已过去 60 年,虽然人们对 RE 的发病机制有了进一步的了解,但大多数患者仍须行手术治疗。现普遍接受的手术方式是半球离断术,可有效地抑制超过 80% 患者的发作及运动、精神的恶化(Vining et al.,1993;Kossoff et al.,2003;Thomas et al.,2003;Pulsifer et al.,2004;Tubbs et al.,2005;Villemure et al.,2006;Marras et al.,2010)。最近对 16 例行大脑半球离断术的 RE 患者进行了随访,平均随访时间为 9.5 年(3~20 年),结果显示 81% 患者在最后一次随访时完全控制住了发作,76% 无发作的患者停用了抗癫痫药(Granata et al.,2014)。尽管残留不可避免的后遗症(如偏盲、精细运动能力丧失、偏瘫、失语),大多数患者术后运动和认知功能均有明显改善。从起病到手术的病程长短对认知的预后影响很大。根据以往的经验，RE 起病后不久进行手术的患者与起病后较晚进行手术的患者相比，认知改善更为明显。（Jonas et al.，2004；Thomas et al.，2012）。上述长期的研究结果支持早期大脑半球离断术为治疗 RE 的首选手术方法，尤其是对年龄较小的患儿。

由于该病不可逆的进展及不良预后，一旦确诊，理论上所有患者都应行大脑半球切除术或大脑半球离断术。但每位患者的家庭背景不同、转诊医生的水平各异，会带来不同的问题。如果患者是婴幼儿，手术更易被接受，即便是优势半球受累，大脑可塑性可减少手术后遗症的发生。幼儿期右侧大脑半球有重组语言的潜在能力，即使手术后有失语的幼儿也有相当程度的恢复。最近有学者对接受手术治疗的 4—8 岁患儿进行长时间随访也证实了上述观点（Bulteau et al.，2015）。相反，对学龄儿童、青少年和成人而言，特别是在疾病早期阶段和优势半球受累时，手术可能会导致偏盲、偏瘫（尽管可保留行走能力）、精细运动能力丧失和失语。使得手术的适应证的选择和手术时间的决定变得相当困难。对晚发性 RE 患儿而言，保守性手术可能是治疗 RE 的另一种选择。Villani 等（2014）报道了 2 例成年期起病的 RE 患者，伴超级难治性 EPC 和 SE，该患者经有限的皮质切除手术后，发作完全控制，生活质量也得以改善。与其他作者类似报道（Ramesha et al.，2009；Abd-El-Barr et al.，2011）一样，他们认为在手术候选的患者中，有限的局灶性皮质切除是可行的，并提出预后参数是决定手术技术的必要条件。运动性发作、致痫区较局限、起病较晚、病程进展缓慢均局灶性皮质切除手术预后较好的参数，随访时间跨度至少 3~5 年。

当手术不可行或无效或患者及家属不接受手术时，RE 患者可尝试其他治疗策略。文献报道了使用迷走神经刺激术（vagus nerve stimulation，VNS）治疗 2 例 RE 患者。对药物难治性癫痫而言，VNS 是一种经典的神经调控治疗手段。Grujic 等（2011）报道了 1 例 41 岁的 RE 患者，该患者系部分性癫痫持续状态、抗癫痫药物耐药、缓慢进展的认知障碍，患者因避免永久性神经功能障碍，拒绝了手术治疗，接受了 VNS。6 个月后，该患者发作频率显著降低并伴认知改善。De Benedictis 等（2013）报道了 1 例 3 岁 RE 患儿，该患儿在 2 岁时出现运动性发作，后来发展为严重的致残性 EPC，并对类固醇、免疫球蛋白和咪达唑仑等药物耐药。由于出现严重的不典型早发性运动障碍和健侧半球慢活动，临床诊断考虑为 RE。同时，患儿在 3 岁时接受 VNS，EPC 渐进改善。2 年后行皮质切除术并确诊为 RE，并进行了半球离断术。

（三）药物治疗

1. 免疫调节治疗

在过去的 10 年中，关于免疫调节疗法的文献报道越来越多，表明了免疫调节疗法的潜在治疗作用。免疫调节药物作用机制复杂，除抗炎和免疫调节的作用外，还包括调节血脑屏障的通透性和直接抗癫痫作用。糖皮质激素和静脉注射免疫球蛋白（IVIg）是较为传统、应用较广的疗法。最近，随着对体液免疫和细胞免疫在 RE 发病机制中的新认识，人们提出了不同的免疫调节疗法，包括血浆置换、单克隆抗体和免疫抑制剂。

有以下几个问题限制了我们对免疫调节疗效的评估。首先，现有的研究病例数较少。其次，根据不同的诊疗计划，患者在疾病的不同阶段接受不同的治疗，通常是多种药物联合治疗。此外，疗效的评估难以细分，很少能够获得有关发作、运动 / 认知预后的分项数据，也很难定义完全预后的标准。

2. 皮质类固醇

目前，皮质类固醇至少在短期治疗中仍是最有效的治疗方法（Hart et al.，1994；Granata et al.，2003b；Bahi-Buisson et al.，2007）。Hart 等（1994）研究报道 19 例患儿接受了大剂量的类固醇、免疫球蛋白静脉注射或两者合用。接受大剂量类固醇治疗的患者中有 50% 以上发作改善，但大多数改善是暂时的，患者在停止治疗后数天或数周内恢复到治疗前的状态，而且常伴有明显的类固醇不良反应。然而，许多患者直到疾病晚期才开始治疗：14 例患者存在轻偏瘫、4 例患者存在认知障碍。有报道称静脉注射甲泼尼龙（MPN）能显著改善 1 例 29 岁患者（病程长达 14 年）的病情（Krauss et al.，1996）。在两项回顾性研究中，研究者证实了静脉注射甲泼尼龙对部分患者有短期疗效（Granata et al.，2003b；Bahi-Buisson et al.，2007）。根据 Bahi-Buisson 等报道（2007），11 例患儿在确诊后 1~36 个月使用 MPN 400mg/mq（译者注：mq，是意大利语 metro quadrato 的缩写，即平方米），然后口服泼尼松 2mg/（kg·day），持续时间为（24 ± 15）个月。根据临床表现对类固醇的疗效进行评估，发现 1 例患儿在接受类固醇治疗 3 年后发作完全停止，随后逐渐复发，但发作频率不高。4 例患儿发作频率显著降低，EPC 消失，运动功能改善，但长期随访未证实疗效。2 例患儿在发作控制后第5年和第7年均因意外猝死。另2例患儿在类固醇治疗1~4年后复发,需行半球离断术。

3. 静脉注射免疫球蛋白

据报道,常规每月2.0g/kg的静脉注射免疫球蛋白(IVIg)对部分RE患者有效(Granata et al.,2003c)。根据Hart等(1994)系列研究发现,9例患者接受IVIg治疗,7例患者在治疗初期阶段发作改善,但其中3例改善短暂;与发作频率缓解伴随的神经功能改善也是一过性的。Caraballo等(1998)报道了12例RE患者,使用IVIg治疗,7例患者神经功能和发作频率也获得了短暂的改善。Leach等发现2例成年RE患者使用IVIg治疗后,发作控制、偏瘫和认知能力显著改善。Granata等(2003b)报道12例RE患者每月输注IVIg 2g/kg,其中4例发作减少了50%,神经系统状况得到改善。以上这些疗效都是短暂的,所有患者最终都接受了手术治疗。

汇总文献的数据表明,高剂量甲泼尼龙(单独或联合长期口服泼尼松)连续静脉注射可终止癫痫状态并降低EPC的强度。长期类固醇治疗、反复给予IVIg或两者结合使用可减少发作和改善神经功能,但对疾病进展的影响有限,因为大多数报道的患者最终都进行了半球离断术。

4. 单克隆抗体

学者们已在RE中开展了单克隆抗体实验,目的是调节针对神经元和星形胶质细胞的免疫应答。

利妥昔单抗是一种鼠-人嵌合单克隆抗体,它与表面糖蛋白CD20结合,覆盖B细胞,导致B细胞耗尽。文献报道了1例20岁患者,该患者曾接受过类固醇、IVIg、他克莫司和免疫吸附治疗,使用该药后抗癫痫疗效佳(Thilo et al.,2009)。作者认为,B细胞消耗疗法是通过抗原呈递和细胞因子的产生来抑制B细胞在激活T细胞中的作用。疗效可能与体液免疫有关,尽管并非关键。一项基于多中心、开放标签、无对照临床试验,目的是研究利妥昔单抗的安全性、耐受性和有效性,9例患者接受利妥昔单抗静脉注射(375mg/mq),每周4次(Laxer et al.,2008)。8例患者癫痫发作的严重程度和频率有所改善,其中3例患者无发作(包括2例EPC患者),1例患者癫痫发作频率无明显变化。有关利妥昔单抗在RE中的长期疗效和耐受性的信息很少。El Tawil等(2016)报道了1例成年期起病RE患者,表现为语言诱发的反射性发作,静脉输注利妥昔单抗后疗效显著。但其他作者报道用药后会获得初步改善,随后复发,认为利妥昔单抗无效或仅部分有效。(Villani,personal communication;Bittner et al.,2013;Liba et al.,2017)。

那他珠单抗(α4-整联蛋白拮抗剂)是针对α4-整联蛋白的人源化单克隆抗体,α4-整联蛋白是在淋巴细胞和单核细胞表面表达的糖蛋白,可促进这些细胞黏附至内皮血管壁。其机制在于选择性阻止T细胞进入CNS。有学者提出了外周淋巴细胞侵入中枢神经系统导致疾病发生和癫痫发作的假说(Fabene et al.,2008),基于这一假说,有学者尝试使用那他珠单抗治疗,一项研究发现,患者在使用了数种免疫调节剂(地塞米松、IVIg、血浆置换)和免疫抑制剂(每月输注300mg)后,发作未得到明显控制,使用那他珠单抗治疗18个月后,该患者发作频率显著减少,达到了控制EPC的最佳疗效(Bittner et al.,2013)。

阿达木单抗是一种完全人源化的单克隆抗体,对肿瘤坏死因子α(TNF-α)具有亲和力。TNF-α是一种已知的细胞因子,可维持过度兴奋状态和增加发作的敏感性(Balosso et al.,2009;Balosso et al.,2013;Weinberg et al.,2013)。在一项多中心、无对照、开放标签的临床试验中,偶然观察到1例青少年特发性关节炎的RE患者,使用阿达木单抗治疗其特发性关节炎,结果却发现阿达木单抗能显著地控制发作,改善神经功能(Lagarde et al.,2016)。该研究纳入了11例1.5—37岁的RE患者,他们在既往的免疫治疗(皮质类固醇、免疫球蛋白、硫唑嘌呤)中未获益,且不符合手术指征。于首次发作后31个月(中位数)启动阿达木单抗(24mg/mq,每14天皮下注射一次,疗程为12个月)治疗,随访时间为18个月。根据作者的报告,所有接受治疗的患者,发作频率均显著下降:5例患者发作频率持续下降(与基线相比至少下降50%),其中3例患者神经功能下降趋于稳定。5例反应良好的患者起病年龄为4—37岁,其中4例病情进展缓慢,2例合并有自身免疫性疾病(葡萄膜炎、青少年关节炎)。以上初步的数据固然值得关注,但鉴于RE系罕见疾病、研究缺乏对照组、入组的患者数量少、年龄和病程异质性大的缘故,仍需进一步研究予以明确。

阿仑单抗是针对表达在T淋巴细胞、B淋巴细胞和其他免疫细胞表面上的CD52糖蛋白抗体,使用该单克隆人源化抗体的相关报道仅有1例,但疗效并不满意(Liba et al.,2017)。

5. 血浆置换

血浆置换(PEX)或蛋白A免疫吸附(PAIA)因可去除潜在致病性循环抗体的作用机制而广泛使

用。Andrews 等(1996)发现了 RE 与 GluR3 抗体之间存在关联后,第一次使用 PEX 治疗了 4 例患者(其中 2 例曾被 Rogers 等报道过),其中 3 例疗效非常明显,但疗效维持的时间很短,而第 4 例患者仅轻微改善。他们推荐的血浆置换方案为:最初使用 5 或 6 个单位体积的血浆置换(使用白蛋白和生理盐水置换),疗程 10~12 天,血浆置换后第 2 天静脉输注 IVIg 1g/kg。目的是延长每次血浆置换后的疗效,并降低费用。随后几年,多项报道均证实了(Antozzi et al.,1998; Granata et al.,2003b; Thilo et al.,2009)PEX 或 PAIA(包括选择性地从患者血浆中去除循环免疫球蛋白)在控制癫痫持续状态和延缓神经系统恶化方面具有显著的疗效。然而,血浆置换的长期疗效不佳。(Granata et al.,2003b; Bien, personal communication; Villani, personal communication on a series of 5 adult patients)。因此,血浆置换疗法适用于病情急性恶化或外科术前评估阶段。

6. 免疫抑制剂

越来越多的证据表明,颗粒酶 B 可介导 T 细胞细胞毒性作用,他克莫司作为一种 T 细胞抑制剂可用于 RE 的治疗。Bien 等对 7 例患者开展了开放式的临床研究,随访中位数为 22.4 个月。他们将患者发作频率、运动和认知功能及大脑半球萎缩的比例与 12 例历史对照进行比较。结果显示,在神经功能和脑萎缩进展方面,他克莫司治疗组均优于历史对照组,7 例患者均未行手术治疗(Bien et al.,2004)。

多年后的一项随机对照临床试验比较了 RE 患者两种免疫治疗方案,6 年内纳入了 16 例患者,随机分为他克莫司组(9 例)和 IVIg 组(7 例),随访至少 1 年。另选 7 例未经治疗的患者作为对照。运动指数(MI)和连续 MRI 用于评估患者运动能力和半球萎缩比率(HR)。结果显示两种免疫疗法均能减慢半球萎缩和改善运动功能,两组疗法无统计学差异,但就发作控制而言,疗效有限;未接受免疫治疗的对照组患者均发展为药物难治性癫痫。对已确诊的药物难治性癫痫患者,这两种疗法均不能控制发作(Bien et al.,2013)。

有关环磷酰胺、硫唑嘌呤、霉酚酸酯和其他免疫抑制剂的研究结果相互矛盾、结果有限,无法得出明确的结论。

在 4 例患者小样本的临床研究中,环磷酰胺无效(Granata et al.,2003b)。环磷酰胺另一个临床研究也证实了先前的观察(Liba et al.,2015)。

对少数一线免疫抑制剂长期疗效不佳的患者,可选用二线免疫抑制剂霉酚酸酯(Thilo et al.,2009; Liba et al.,2015,2017)。近年来,新的免疫抑制剂陆续上市了。如 Liba 等(2017)采用氨甲蝶呤联合阿仑单抗鞘内注射或单用阿仑单抗治疗 RE,对癫痫发作、运动和认知有短暂的、积极的疗效;米托蒽醌对 2 例晚期 RE 患者有效,癫痫发作频率和住院率均显著下降。

在寻找 RE 新的免疫学疗法的过程中,至少在理论上,已提出了靶向药物疗法,针对参与 RE 病理生理机制的细胞,如小胶质细胞。Mynocicline 和培哚普利已证实能抑制小胶质细胞,但在 RE 临床治疗经验中,仍然缺乏文献支持(Varadkar et al., 2014)。

综上所述,现有证据表明,类固醇、血浆置换和 IVIg 可能对 RE 急性期频繁癫痫发作或癫痫持续发作有效;免疫调节剂和免疫抑制疗法可有效减缓运动能力下降,并在一定程度上改善认知能力和大脑萎缩,但对癫痫发作疗效有限或无效。然而,免疫疗法目前疗效有限,这可能是由于 RE 患者启动免疫治疗的延误及对其复杂的病理生理机制了解有限所致。免疫调节治疗在带来新希望的同时,也带来了新的问题。至今为止,我们尚不清楚上述疗法能在多大程度上改变该疾病的结局;相反,一些药物能有效地预防运动功能退化和脑萎缩,使得临床医生对那些发作频繁(常易致残疾)的患者更难做出手术治疗的决策。由于免疫调节剂对癫痫发作和症状改善仅有短暂和部分的疗效,适用于那些暂不适合手术治疗的患者:包括①晚发型(青少年或成年患者)RE 患者,病程进展缓慢和症状较轻;②患者为优势半球受累,且病程进展缓慢,手术所致运动和语言能力下降的风险不能被患者和家属接受;③尚未发生神经功能恶化和半球萎缩的可疑 RE 患者;④已被证实或怀疑累及双侧大脑半球的 RE。

7. 抗病毒治疗

在 20 世纪 90 年代,几篇文献报道了 RE 的抗病毒和干扰素治疗,但由于缺乏数据支持,无法对它们的疗效得出任何结论。目前 RE 患者的常规治疗不包括抗病毒药物的使用。但为完整起见,我们总结了文献中抗病毒治疗的有限经验。McLachlan 等(1996)在 4 例 RE 患者中发现了巨细胞病毒,因此他们启动更昔洛韦治疗。对其中 3 例患者行巨细胞病毒基因组筛查,2 例患者存在巨细胞病毒基因组。1 例患者经抗病毒治疗后未见改善;2 例患者分别在起病后 34 个月和 72 个月开始接受治疗,结果显示出一定的疗效；另外1例患者，3个月内频繁发作，抗病毒治疗5d后无发作，认知功能和脑电图均得到改善，局灶性神经系统症状亦得到缓解。Maria等(1993)和Dabbagh等(1997)各自发表了脑室内注射干扰素治疗RE的病例报告，使用该疗法的理由是干扰素既有免疫调节作用，又能抑制病毒在感染细胞中的复制。在短期内两例患者发作得到了明显的控制。Dabbagh等认为患者还需要重复干扰素治疗以维持疗效。

致谢

本章作者感谢Andrea Stabile博士对本文修订提供了帮助。

"Besta"神经病学研究所对Rasmussen脑炎的研究得到了"Paolo Zorzi"神经科学协会和"Pierfranco and Luisa Mariani基金"的部分资助。

（李　卫　丁纪强 译　秦　兵 校）

参考文献

Abd-El-Barr MM, Wub B, Rahman M, Yachnis AT, Roper SN, Eisenschenk S (2011): Atypical Rasmussen's encephalitis treated with temporal lobectomy. *J Clin Neurosci* 18: 287–290.

Aguilar MJ, Rasmussen T (1960): Role of encephalitis in pathogenesis of epilepsy. *Arch Neurol* 2: 633–676.

Al Nimer F, Jelcic I, Kempf C, *et al.* (2018): Phenotypic and functional complexity of brain-infiltrating T cells in Rasmussen encephalitis. *Neurol Neuroimmunol Neuroinflamm* 5: e419.10.1212

Andermann F (1991): *Chronic Encephalitis and Epilepsy: Rasmussen Syndrome*. Boston, MA: Butterworth Heinemann.

Andrews PI, Dichter MA, Berkovic SF, Newton MR, McNamara JO (1996): Plasmapheresis in Rasmussen's encephalitis. *Neurology* 46: 242–246.

Antozzi C, Granata T, Aurisano N, *et al.* (1998): Long-term selective IgG immuno-adsorption improves Rasmussen's encephalitis. *Neurology* 51: 302–305.

Aravamuthan BR, Sánchez Fernández I, Zurawski J, Olson H, Gorman M, Takeoka M. (2015): Pediatric anti-Hu-associated encephalitis with clinical features of Rasmussen encephalitis. *Neurol Neuroimmunol Neuroinflamm* 2(5): e150.

Atkins MR, Terrell W, Hulette CM (1995): Rasmussen's syndrome: a study of potential viral etiology. *Clin Neuropathol* 14: 7–12.

Bahi-Buisson N, Villanueva V, Bulteau C, *et al.* (2007): Long term response to steroid therapy in Rasmussen encephalitis. *Seizure* 16: 485–492.

Balosso S, Ravizza T, Pierucci M, *et al.* (2009): Molecular and functional interactions between tumor necrosis factor-alpha receptors and the glutamatergic system in the mouse hippocampus: implications for seizure susceptibility. *Neuroscience* 161: 293–300.

Balosso S, Ravizza T, Aronica E, Vezzani A (2013): The dual role of TNF-alpha and its receptors in seizures. *Exp Neurol* 247: 267–271.

Banati RB, Goerres GW, Myers R, *et al.* (1999): [11C](R)-PK11195 positron emission tomography imaging of activated microglia *in vivo* in Rasmussen's encephalitis. *Neurology* 53: 2199–2203.

Barkley GL, Baumgartner C (2003): MEG and EEG in epilepsy. *J Clin Neurophysiol* 20: 163–178.

Bauer J, Bien CG, Lassmann H (2002): Rasmussen's encephalitis: a role for autoimmune cytotoxic T lymphocytes. *Curr Opin Neurol* 15: 197–200.

Bauer J, Elger CE, Hans VH, *et al.* (2007): Astrocytes are a specific immunological target in Rasmussen's encephalitis. *Ann Neurol* 62: 67–80.

Bhatjiwale MG, Polkey C, Cox TC, Dean A, Deasy N.(1998): Rasmussen's encephalitis: neuroimaging findings in 21 patients with a closer look at the basal ganglia. *Pediatr Neurosurg* 29(3): 142–148.

Bien CG, Bauer J, Deckwerth TL, *et al.* (2002a): Destruction of neurons by cytotoxic T cells: a new pathogenic mechanism in Rasmussen's encephalitis. *Ann Neurol* 51: 311–318.

Bien CG, Widman G, Urbach H, *et al.* (2002b): The natural history of Rasmussen's encephalitis. *Brain* 125: 1751–1759.

Bien CG, Urbach H, Deckert M, *et al.* (2002c): Diagnosis and staging of Rasmussen's encephalitis by serial MRI and histopathology. *Neurology* 58: 250–256.

Bien CG, Gleissner U, Sassen R, Widman G, Urbach H, Elger CE (2004): An open study of tacrolimus therapy in Rasmussen encephalitis. *Neurology* 62: 2106–2109.

Bien CG, Granata T, Antozzi C, *et al.* (2005): Pathogenesis, diagnosis and treatment of Rasmussen encephalitis: a European consensus statement. *Brain* 128: 454–471.

Bien CG, Elger CE, Leitner Y, *et al.* (2007): Slowly progressive hemiparesis in childhood as a consequence of Rasmussen encephalitis without or with delayed-onset seizure. *Eur J Neurol* 14: 387–390.

Bien CG, Tiemeier H, Sassen R, *et al.* (2013): Rasmussen encephalitis: Incidence and course under randomized therapy with tacrolimus or intravenous immunoglobulins. *Epilepsia* 54: 543–550.

Bittner S, Simon OJ, Göbel K, Bien CG, Meuth SG. (2013): Rasmussen encephalitis treated with natalizumab. *Neurology* 81: 395–398.

Bulteau C, Grosmaitre C, Save-Pédebos J, *et al.* (2015): Language recovery after left hemispherotomy for Rasmussen encephalitis. *Epilepsy Behav* 53: 51–57.

Burke GJ, Fifer SA, Yoder J (1992): Early detection of Rasmussen's syndrome by brain SPECT imaging. *Clin Nucl Med* 17: 730–731.

Caraballo R, Tenembaum S, Cersosimo R, *et al.* (1998): Rasmussen syndrome. *Rev Neurol (Madrid)* 26: 978–983.

Carreno M, Donaire A, Barcelo MI, *et al.* (2007): Parry Romberg syndrome and linear scleroderma in coup de sabre mimicking Rasmussen encephalitis. *Neurology* 68: 1308–1310.

Cendes F, Andermann F, Silver K, Arnold DL (1995): Imaging of axonal damage *in vivo* in Rasmussen's syndrome. *Brain* 118: 753–758.

Chiapparini L, Granata T, Farina L, *et al.* (2003): Diagnostic imaging in 13 cases of Rasmussen's encephalitis: can early MRI suggest the diagnosis? *Neuroradiology* 45: 171–183.

Chinchilla D, DulacO, Robain O, *et al.* (1994): Reappraisal of Rasmussen's syndrome with special emphasis on treatment with high doses of steroids. *J Neurol Neurosurg Psychiatry* 57: 1325–1333.

Dabbagh O, Gascon G, Crowell J, Bamoggodam F (1997): Intraventricular interferon-stops seizures in Rasmussen's encephalitis: a case report. *Epilepsia* 38: 1045–1049.

Dalmau J, Graus F. (2018): Antibody-Mediated Encephalitis. *N Engl J Med.* 378: 840–851.

Dandekar S, Wijesuriya H, Geiger T, Hamm D, Mathern GW, Owens GC. (2016): Shared HLA Class I and II Alleles and Clonally Restricted Public and Private Brain-Infiltrating $\alpha\beta$ T Cells in a Cohort of Rasmussen Encephalitis Surgery Patients. *Front Immunol* 7: 608.

Damasceno A, França M Jr, Queiroz LS, Cendes F, Nucci A, Damasceno BP (2009): Adult onset chronic unihemispheric vasculitis resembling Rasmussen encephalitis. *Neurologist* 15: 285–288.

De Benedictis A, Freri E, Rizzi M, *et al.* (2013): Vagus nerve stimulation for drug-resistant Epilepsia Partialis Continua: Report of four cases. *Epilepsy Res* 107: 163–171.

Deleo F, Matricardi S, Didato G, Pappalardo I, Villani F (2015): The dilemma of adult-onset Rasmussen encephalitis clinical assessment: Proposal for a new bedside tool to evaluate disease progression. *Epilepsy*

Behav 46: 249–251.

Dupont S, Gales A, Sammey S, Vidailhet M, Lambrecq V (2017): Late-onset Rasmussen Encephalitis: A literature appraisal. *Autoimmun Rev* 16: 803–810.

El Tawil S, Morris R, Mullatti N, Nashef L, Rajakulendran S (2016): Adult onset Rasmussen's encephalitis associated with reflex language induced seizures responsive to Rituximab therapy. *Seizure* 42: 60–62.

Fabene PF, Navarro Mora G, Martinello M, *et al.* (2008): A role for leukocyte-endothelial adhesion mechanisms in epilepsy. *Nat Med* 14: 1377–1383.

Farrell M, Cheng L, Cornford ME, Grody WW, Vinters HV (1991): Cytomegalovirus and Rasmussen's encephalitis. *Lancet* 337: 1551–1552.

Fiorella DJ, Provenzale JM, Edward CR, Crain BJ, Al Sugair A (2001): 18Ffluorodeoxyglucose positron emission tomography and MR imaging findings in Rasmussen encephalitis. *Am J Neuroradiol* 22: 1291–1299.

Firlik KS, Adelson PD, Hamilton R (1999): Coexistence of a gangioglioma and Rasmussen's encephalitis. *Pediat Neurosurg* 30: 278–282.

Fogarasi A, Hegyi M, Neuwirth M, *et al.* (2003): Comparative evaluation of concomitant structural and functional neuroimages in Rasmussen's encephalitis. *J Neuroimaging* 13: 339–345.

Frucht S (2002): Dystonia, athetosis, and epilepsia partialis continua in a patient with late-onset Rasmussen's encephalitis. *Mov Disord* 17: 609–612.

Fukuda T, Oguni H, Yanagaki S, *et al.* (1994): Chronic localized encephalitis (Rasmussen's syndrome) preceded by ipsilateral uveitis: a case report. *Epilepsia* 35: 1328–1321.

Gambardella A, Andermann F, Shorvon S, Le Piane E, Aguglia U (2008): Limited chronic focal encephalitis: another variant of Rasmussen syndrome? *Neurology* 70: 374–377.

Goyal M, Cohen ML, Bangert BA, Robinson S, Singer NG (2007): Rasmussen syndrome and CNS granulomatous disease with NOD2/CARD15 mutations. *Neurology* 69: 640–643.

Ghostine S, Raghavan R, Michelson D, *et al.* (2007): Gliomatosis cerebri mimicking Rasmussen encephalitis. Case report. *J Neurosurg* 107: 143–146.

Granata T, Gobbi G, Spreafico R, *et al.* (2003a): Rasmussen's encephalitis: early characteristics allow diagnosis. *Neurology* 60: 422–425.

Granata T, Fusco L, Gobbi G, *et al.* (2003b): Experience with immunomodulatory treatments in Rasmussen's encephalitis. *Neurology* 61: 1807–1810.

Granata T (2003c): Rasmussen's syndrome. *Neurol Sci* 24 (S4): 239–243.

Granata T, Cross H, Theodore W, Avanzini G (2011): Immune-mediated epilepsies. *Epilepsia* (Suppl 3): 5–11.

Granata T, Andermann F. (2013): Rasmussen encephalitis. *Handb Clin Neurol* 111: 511–519.

Granata T, Matricardi S, Ragona F, *et al.* (2014): Hemispherotomy in Rasmussen encephalitis: Long-term outcome in an Italian series of 16 patients. *Epilepsy Res* 108: 1106–1119.

Grenier Y, AntelJP, Osterland CK (1991): Immunologic studies in chronic encephalitis of Rasmussen. In: Andermann F (ed) *Chronic Encephalitis and Epilepsy: Rasmussen's Syndrome*, pp. 125–134. Boston: Butterworth-Heinemann.

Greiner H, Leach JL, Lee KH, Krueger DA (2011): Anti-NMDA receptor encephalitis presenting with imaging findings and clinical features mimicking Rasmussen syndrome. *Seizure* 20: 266–270.

Grujic J, Bien CG, Pollo C, Rossetti AO (2011): Vagus nerve stimulator treatment in adult-onset Rasmussen's encephalitis. *Epilepsy Behav* 20: 123–125.

Guan Y, Chen S, Liu C, *et al.* (2017): Timing and type of hemispherectomy for Rasmussen's encephalitis: analysis of 45 patients. *Epilepsy Res* 132: 109–115.

Gurcharran K, Karkare S (2017): Anti-N-Methyl-D-Aspartate Receptor Encephalitis and Rasmussen-like Syndrome: An Association? *Pediatr Neurol* 66: 104–107.

Hart YM, Cortez M, Andermann F, *et al.* (1994): Medical treatment of Rasmussen's syndrome (chronic encephalitis and epilepsy); effect of high-dose steroids or immunoglobulins in 19 patients. *Neurology* 44: 1030–1036.

Hart YM, Andermann F, Fish DR, *et al.* (1997): Chronic encephalitis and epilepsy in adults and adolescents: a variant of Rasmussen's syndrome? *Neurology* 48: 418–424.

Hart YM, Andermann F, Robitaille Y, Laxer KD, Rasmussen T, Davis R (1998): Double pathology in Rasmussen's syndrome: A window on the etiology? *Neurology* 50: 731–735.

Harvey AS, Andermann F, Hopkins IJ, Kirkham TH, Berkovic SF (1992): Chronic encephalitis (Rasmussen's syndrome) and ipsilateral uveitis. *Ann Neurol* 32: 826–829.

Jay V, Becker LE, Otsubo H, *et al.* (1995): Chronic encephalitis and epilepsy (Rasmussen's encephalitis): detection of cytomegalovirus and herpes simplex virus 1 by the polymerase chain reaction and in situ hybridization. *Neurology* 45: 108–117.

Jonas R, Nguyen S, Hu B, *et al.* (2004): Cerebral hemispherectomy: hospital course, seizure, developmental, language, and motor outcomes. *Neurology* 62: 1712–1721.

Korn-Lubetzki I, Bien CG, Bauer J, *et al.* (2004): Rasmussen encephalitis with active inflammation and delayed seizures onset. *Neurology* 62: 984–986.

Kossoff EH, ViningEP, Pillas DJ, *et al.* (2003): Hemispherectomy for intractable unihemispheric epilepsy etiology *vs.* outcome. *Neurology* 61: 887–890.

Kozhevnikov AY (translated by Asher DM) (1991): A particular type of cortical epilepsy (epilepsia corticalis sive partialis continua): In: Andermann F (ed) *Chronic Encephalitis and Epilepsy: Rasmussen's Syndrome*, pp. 245–261. Boston: Butterworth-Heinemann.

Krauss GL, Campbell ML, Roche KW, Huganir RL, Niedermeyer E (1996): Chronic steroid-responsive encephalitis without autoantibodies to glutamate receptor GluR3. *Neurology* 46: 247–249.

Kuki I, Matsuda K, Kubota Y, *et al.* (2018): Functional neuroimaging in Rasmussen syndrome. *Epilepsy Res.* 140: 120–127.

Lagarde S, Villeneuve N, Trébuchon A, *et al.* (2016): Anti-tumor necrosis factor alpha therapy (adalimumab) in Rasmussen's encephalitis: An open pilot study. *Epilepsia* 57: 956–966.

Larionov S, König R, Urbach H, Sassen R, Elger CE, Bien CG (2005): MRI brain volumetry in Rasmussen encephalitis: the fate of affected and "unaffected' hemispheres. *Neurology* 64: 885–887.

Laxer KD, Wilfong A, Morris GL, Andermann F (2008): Pilot study of rituximab to treat chronic focal encephalitis. *Epilepsia* 49 (Suppl 7): 121.

Leach JP, Chadwick DW, Miles JB, Hart IK (1999): Improvement in adult-onset Rasmussen's encephalitis with long-term immunomodulatory therapy. *Neurology* 52: 738–742.

Liba Z, Muthaffar O, Tang J, *et al.* (2015): Rasmussen encephalitis: Response to early immunotherapy in a case of immune-mediated encephalitis. *Neurol Neuroimmunol NeuroInflamm* 2: e69.

Liba Z, Sedlacek P, Sebronova V, *et al.* (2017): Alemtuzumab and intrathecal methotrexate failed in the therapy of Rasmussen encephalitis. *Neurol Neuroimmunol NeuroInflamm* 4: e354.

Longaretti F, Dunkley C, Varadkar S, Vargha-Khadem F, Boyd SG, Cross H (2012): Evolution of the EEG in children with Rasmussen's syndrome. *Epilepsia* 53: 1539–1545.

Mameniškienė R, Wolf P (2017): Epilepsia partialis continua: A review. *Seizure* 44: 74–80.

Mantegazza R, Bernasconi P, Baggi F, *et al.* (2002): The Italian Rasmussen's Encephalitis Study Group. Antibodies against GluR3 peptides are not specific for Rasmussen's encephalitis but are also present in epilepsy patients with severe, early onset disease and intractable seizures. *J Neuroimmunol* 131: 179–185.

Maria BL, Ringdahl DM, Mickle JP, *et al.* (1993): Intraventricular alpha interferon therapy for Rasmussen's syndrome. *Can J Neurological Sci* 20: 333–336.

Marras CE, Granata T, Franzini A, *et al.* (2010): Hemispherotomy and functional hemispherectomy: indications and outcome. *Epilepsy Res* 89: 104–112.

Martin-Blondel G, Brassat D, Bauer J, Lassmann H, Liblau RS (2016): CCR5 blockade for neuroinflammatory diseases – beyond control of HIV. *Nature Rev Neurol* 12: 95–105.

McLachlan RS, Levin S, Blume WT (1996): Treatment of Rasmussen's syndrome with ganciclovir. *Neurology* 47: 925–928.

Mirones I, de Prada I, Gómez AM, *et al.* (2013); A role for the CXCR3/CXCL10 axis in Rasmussen encephalitis. *Pediatr Neurol.* 49: 451–457.

Nabbout R, Andrade DM, Bahi-Buisson N, *et al.* (2017): Outcome of childhood-onset epilepsy from adolescence to adulthood: Transition issues. *Epilepsy Behav.* 69: 161–169.

Obeso JA, Rothwell JC, Marsden CD (1985): The spectrum of cortical myoclonus. From focal reflex jerks to spontaneous motor epilepsy. *Brain* 108: 193–224.

Oguni H, Andermann F, Rasmussen TB (1992): The syndrome of chronic encephalitis and epilepsy. A study based on the MNI series of 48 cases. *Adv Neurol* 57: 419–433.

Olson HE, Lechpammer M, Prabhu SP *et al.* (2013): Clinical application and evaluation of the Bien diagnostic criteria for Rasmussen encephalitis. *Epilepsia* 54: 1753–1760.

Owens GC, Erickson KL, Malone CC, *et al.* (2015): Evidence for the involvement of gamma delta T cells in the immune response in Rasmussen encephalitis. *J Neuroinflammation* 12: 134.

Owens GC, Chang JW, Huynh MN, Chirwa T, Vinters HV, Mathern GW. (2016): Evidence for Resident Memory T Cells in Rasmussen Encephalitis. *Front Immunol* 7: 64.

Palmer CA, Geyer JD, Keating JM, *et al.* (1999): Rasmussen's encephalitis with concomitant cortical dysplasia: the role of GluR3. *Epilepsia* 40: 242–247.

Pardo CA, Vining EP, Guo L, Skolasky RL, Carson BS, Freeman JM (2004): The pathology of Rasmussen syndrome: stages of cortical involvement and neuropathological studies in 45 hemispherectomies. *Epilepsia* 45: 516–526.

Power C, Poland SD, Blume WT, Girvin JP, Rice GPA (1990): Cytomegalovirus and Rasmussen's encephalitis. *Lancet* 336: 1282–1284.

Pulsifer MB, Brandt J, Salorio CF, Vining EP, Carson BS, Freeman JM (2004): The cognitive outcome of hemispherectomy in 71 children. *Epilepsia* 45: 243–254.

Quesada CM, Urbach H, Elger CE, Bien CG. (2007): Rasmussen encephalitis with ipsilateral brain stem involvement in an adult patient. *J Neurol Neurosurg Psychiatry*. 78: 200–201.

Rajesh B, Kesavadas C, Ashalatha R, Thomas B (2006): Putaminal involvement in Rasmussen encephalitis. *Pediatr Radiol* 36: 816–822.

Ramesha KN, Rajesh B, Ashalatha R, *et al.* (2009): Rasmussen's encephalitis: experience from a developing country based on a group of medically and surgically treated patients. *Seizure* 18: 567–572.

Rasmussen T, Olszewski J, Lloyd-Smith D (1958): Focal seizures due to chronic localised encephalitis. *Neurology* 8: 435–445.

Rasmussen T, McCann W (1968): Clinical studies of patients with focal epilepsy due to "chronic encephalitis". *Trans Am Neurol Assoc* 93: 89–94.

Rasmussen T, Andermann F (1991): Rasmussen's syndrome. Symptomatology of the syndrome of chronic encephalitis and seizures: 35-year experience with 51 cases. In: Luders H (ed) *Epilepsy Surgery*. New York: Raven Press Ltd, pp. 173–182.

Ravindra VM, Mazur MD, Mohila CA, Sweney MT, Hersh A, Bollo RJ. (2015) Rasmussen encephalitis with dual pathology in a patient without seizures: case report and literature review. *Childs Nerv Syst* 31: 2165–2171.

Robitaille Y (1991): Neuropathologic aspects of chronic encephalitis. In: Andermann F (ed) *Chronic Encephalitis and Epilepsy: Rasmussen's Syndrome.* Boston: Butterworth-Heinemann, pp. 79–110.

Rogers SW, Andrews PI, Gahring LC, *et al.* (1994): Autoantibodies to glutamate receptor GluR3 in Rasmussen's encephalitis. *Science* 265: 648–651.

Rossi Sebastiano D, Visani E, Duran D, *et al.* (2017): Epileptic spikes in Rasmussen's encephalitis: Migratory pattern and short-term evolution. A MEG study. *Clin Neurophysiol* 128: 1898–1905.

Samanta D, Gokden M, Albert GW (2016): Absence of seizures in Rasmussen encephalitis with active inflammation. *J Clin Neurosci.* 28: 175–178.

Schneider-Hohendorf T, Mohan H, Bien CG, *et al.* (2016): CD8(+) T-cell pathogenicity in Rasmussen encephalitis elucidated by large-scale T-cell receptor sequencing. *Nat Commun.* 7: 11153.

Schwab N, Bien CG, Waschbisch A, *et al.* (2009): CD8+ T-cell clones dominate brain infiltrates in Rasmussen encephalitis and persist in the periphery. *Brain* 132: 1236–1246.

Seifert F, Bien CG, Schellinger PD, *et al.* (2011): Parry-Romberg syndrome with chronic focal encephalitis: two cases. *Clin Neurol Neurosurg* 113: 170–172.

Shah JR, Juhâsz C, Kupsky WJ, *et al.* (2003): Rasmussen encephalitis associated with Parry-Romberg syndrome. *Neurology* 61: 395–397.

Silver K, Andermann F, Meagher-Villemure K (1998): Familial alternating epilepsia partialis continua with chronic encephalitis: another variant of Rasmussen syndrome? *Arch Neurol* 55: 733–736.

So NK, Gloor P (1991): Electorencephalographic and electorcorticographc findings in chronic encephalitis of the Rasmussen type. In: Andermann F (ed) *Chronic Encephalitis and Epilepsy: Rasmussen's Syndrom*. Boston: Butterworth-Heinemann, pp. 37–45.

Spitz MA, Dubois-Teklali F, Vercueil L, *et al.* (2014): Voltage-gated potassium channels autoantibodies in a child with Rasmussen encephalitis. *Neuropediatrics* 45: 336–340.

Stabile A, Deleo F, Didato G, *et al.* (2018): Adult-onset Rasmussen encephalitis treated with mitoxantrone. *Eur J Neurol* 25: e126.

Takahashi Y, Mori H, Mishina M, *et al.* (2005): Autoantibodies and cell-mediated autoimmunity to NMDA-type GluRepsilon2 in patients with Rasmussen's encephalitis and chronic progressive epilepsia partialis continua. *Epilepsia* 46 (S5): 152–158.

Takahashi Y, Mine J, Kubota Y, Yamazaki E, Fujiwara T (2009): A substantial number of Rasmussen syndrome patients have increased IgG, CD4+ T cells, TNFalpha, and Granzyme B in CSF. *Epilepsia* 50: 1419–1431.

Tampieri D, Melanson D, Ethier R (1991): Imaging of chronic encephalitis. In: Andermann F (ed) *Chronic Encephalitis and Epilepsy: Rasmussen's Syndrome*. Boston: Butterworth-Heinemann, pp. 47–60.

Thiele EA, Granata T, Matricardi S, Chugani HT (2014): Transition into adulthood: tuberous sclerosis complex, Sturge-Weber syndrome, and Rasmussen encephalitis. *Epilepsia.* 55 S 3: 29–33.

Thilo B, Stingele R, Knudsen K, *et al.* (2009): A case of Rasmussen encephalitis treated with rituximab. *Nat Rev Neurol* 5: 458–462.

Thomas P, Zifkin B, Ghetâu G, Delalande O (2003): Persistence of ictal activity after functional hemispherectomy in Rasmussen syndrome. *Neurology* 60: 140–142.

Thomas SG, Chacko AG, Thomas MM, Babu KS, Russell PS, Daniel RT (2012): Outcomes of disconnective surgery in intractable pediatric hemispheric and subhemispheric epilepsy. *Int J Pediatr* 2012: 527891.

Tobias SM, Robitaille Y, Hickey WF, Rhodes CH, Nordgren R, Andermann F (2003): Bilateral Rasmussen encephalitis: postmortem documentation in a five-year-old. *Epilepsia* 44: 127–130.

Tubbs RS, Nimjee SM, Oakes WJ (2005): Long-term follow-up in children with functional hemispherectomy for Rasmussen's encephalitis. *Childs NervSyst* 21: 461–465.

Tziperman B, Garty BZ, Schoenfeld N, *et al.* (2007): Acute intermittent porphyria, Rasmussen encephalitis, or both? *J Child Neurol* 22: 99–105.

Varadkar S, Bien CG, Kruse CA, *et al.* (2014): Rasmussen's encephalitis: Clinical features, pathobiology, and treatment advances. *Lancet Neurol* 13: 195–205.

Villani F, Spreafico R, Farina L, *et al.* (2001): Positive response to immunomodulatory therapy in an adult patient with Rasmussen's encephalitis. *Neurology* 56: 248–250.

Villani F, Pincherle A, Antozzi C, *et al.* (2006): Adult-onset Rasmussen's encephalitis: anatomical-electrographic-clinical features of 7 Italian cases. *Epilepsia* 47 (S5): 41–46.

Villani F, Didato G, Deleo F, *et al.* (2014): Long-term outcome after limited cortical resections in two cases of adult-onset Rasmussen encephalitis. *Epilepsia* 55: e38-e43.

Villemure JG, Andermann F, Rasmussen TB (1991): Hemispherectomy for the treatment of epilepsy due to chronic encephalitis. In: Andermann F (ed) *Chronic Encephalitis and Epilepsy: Rasmussen's Syndrome*. Boston: Butterworth-Heinemann, pp. 235–241.

Villemure JG, Daniel RT (2006): Peri-insular hemispherotomy in paediatric epilepsy. *Childs Nerv Syst* 22: 967–981.

Vining EP, Freeman JM, Brndt J, Carson BS, Uematsu S (1993): Progressive unilateral encephalopathy of childhood (Rasmussen's syndrome): a reappraisal. *Epilepsia* 34: 639–650.

Vinters HV, Wang R, Wiley CA (1993): Herpes viruses in chronic encephalitis associated with intractable childhood epilepsy. *Hum Pathol* 24: 871–879.

Wagner J, Schoene-Bake JC, Bien CG, Urbach H, Elger CE, Weber B. (2012) Automated 3D MRI volumetry reveals regional atrophy differences in Rasmussen encephalitis. *Epilepsia* 53: 613–621.

Walter GF, Renella RR (1989): Epstein-Barr virus in brain and Rasmussen's encephalitis. *Lancet* I: 279–280.

Wang ZI, Krishnan B, Shattuck DW, *et al.* (2016): Automated MRI Volumetric Analysis in Patients with Rasmussen Syndrome. *AJNR Am J Neuroradiol* 37: 2348–2355.

Watson R, Jepson JE, Bermudez I, *et al.* (2005): Alpha7-acetylcholine receptor antibodies in two patients with Rasmussen encephalitis *Neurology* 65: 1802–1804.

Weinberg MS, Blake BL, McCown TJ (2013): Opposing actions of hippocampus TNF alpha receptors on limbic seizure susceptibility. *Exp Neurol* 247: 429–437.

Wiendl H, Bien CG, Bernasconi P, *et al.* (2001): GluR3 antibodies: Prevalence in focal epilepsy but no specificity for Rasmussen's encephalitis. *Neurology* 57: 1511–1514.

Yacubian EM, Rosemberg S, Marie SK, Valerio RM, Jorge CL, Cukiert A (1996): Double pathology in Rasmussen's encephalitis: etiologic considerations. *Epilepsia* 37: 495–500.

Yang R, Puranam RS, Butler LS, *et al.* (2000): Autoimmunity to munc-18 in Rasmussen's encephalitis. *Neuron* 28: 375–383.

第 19 章 仅有全面性强直 - 阵挛发作的癫痫

作者：Philippe GÉLISSE[1]，Arielle CRESPEL[1]，Greta MACORIG[1]，Maria Del SOCORRO GONZALEZ SANCHEZ[2]，Pierre THOMAS[3]，Pierre GENTON[2]

单位：1. Epilepsy Unit，Montpellier Hospital，Montpellier，France
2. Centre Saint-Paul，Henri-Gastaut Hospital，Marseille，France
3. Department of Neurology，Pasteur Hospital，Nice，France

一、引言

1953 年，Janz 最早提出了觉醒癫痫的概念，通常认为觉醒癫痫与特发性全面性癫痫（Idiopathic generalized epilepsy，IGE）相似。在 1989 年国际抗癫痫联盟（International League Against Epilepsy，ILAE）分类中（Commission，1989）也涵盖了“癫痫伴觉醒大发作”（epilepsy with “grand mal” on awakening，EGMA）这一类型。但部分患者仅在某些特定的情况下（如睡眠剥夺、过量饮酒或滥用违禁药物）才会发生全面性强直 - 阵挛发作（generalized tonic-clonic seizures，GTCS）。另外，部分患者 GTCS 稀疏，与睡眠 - 觉醒期无特定关系，仅在睡眠或清醒期发生，也可在睡眠和清醒期均发生，无特定的诱因，难以归类到任何已知的 IGE 中。

ILAE 术语委员会（Engel，2001）经过激烈的讨论后，于 2001 年发表了癫痫的诊断框架，根据临床表型提出了更详尽的 IGE 分类方案，其中包括青少年肌阵挛癫痫、青少年失神癫痫和仅有全面性强直 - 阵挛发作的癫痫（除定义不明确的类型外，还包括 EGMA）。2006 年，ILAE 分类工作组又提出“癫痫伴全面性强直 - 阵挛发作不是一种综合征”（Engel et al.，2006）。ILAE 分类和术语委员会 2005—2009 年修改了这一结论，并将“癫痫伴全面性强直 - 阵挛发作”这一术语归类到青春期至成年期起病的诸多癫痫综合征中（Berg et al.，2010）。在最新修订的分类中（Scheffer et al.，2017），“全面性遗传性癫痫（generalized genetic epilepsy，GGE）”取代了 IGE，但目前学术界依然保留了 IGE 这一术语。

因此，“癫痫伴全面性强直 - 阵挛发作”定义并不明确，也不是一种明确的癫痫综合征，多数情况下系 IGE 的一个亚型。患者在 GTCS 前可有轻度肌阵挛或轻微的失神发作。临床医生对癫痫类型的精准诊断可能不太感兴趣，但不准确的诊断却会对流行病学和遗传学研究带来难度。本章的目的是从实用的角度总结 EGMA 的临床特征和诊断要点。EGMA 常用的其他名称还有：觉醒大发作（awakening grand mal）和癫痫伴觉醒时全面性强直 - 阵挛（epilepsy with GTCS on awakening）。目前的主要问题是，是否应该对 EGMA 规定严格的定义，将诊断限于确诊的或极有可能的 IGE 患者，明确发作与睡眠觉醒之间的密切相关；或者是否接受诸多伴 GTCS 的癫痫病例，不论癫痫可能病因和发作明确的时间，这种癫痫可称为伴随机性 GTC 的 IGE。

二、癫痫伴觉醒大发作

（一）历史背景

部分学者根据 19 世纪和 20 世纪癫痫患者大型队列研究提出以发作所处的睡眠 / 觉醒周期进行癫痫分类，建议将睡眠状态下的发作定义为睡眠癫痫，而将清醒状态下的发作定义为日间癫痫，将睡眠和清醒中均有发作的癫痫定义为弥漫性癫痫。1885 年，Gowers 对一家医疗机构 840 例癫痫患者的发作时间分布情况进行研究时发现睡眠癫痫占 24%、日间癫痫占 43%、弥漫性癫痫占 33%。1928 年，Langdon-Down 及 Brain 记录了 66 例癫痫患者的发作时间分布，发现睡眠癫痫发作高峰为夜晚 22：00—23：00 以及凌晨 4：00—5：00。而日间癫痫发作高峰为早上 7：00—8：00，第二个高峰为 14：00—15：00。

尽管早期各国学者都提到 GTCS 通常见于刚睡醒后，但直到 1953 年，德国癫痫病学家 Janz 才提出了"觉醒癫痫"（aufwach epilepsien）这一概念，认为这是一种特殊却相当普遍的癫痫，有明显的临床诱发因素，通常是良性的，无明显的病因。在这组癫痫患者中，他还发现了非常典型、易于诊断的"冲动性小发作"（impulsive petit mal）（Janz & Christian，1957），即青少年肌阵挛癫痫（juvenile myoclonic epilepsy，JME）。Janz（1953；1962；1974）还进行了病因学分析，认为睡眠癫痫系局灶性癫痫，觉醒癫痫系 IGE，弥漫性癫痫系症状性癫痫。在觉醒癫痫中，Janz 定义了觉醒大发作并确定了其临床特征，通常在觉醒后 2h 内发生 GTCS，偶尔可见于晚上放松时。

1964 年，Loiseau 在其综述中提出觉醒癫痫综合征。该类 GTCS 患者 EEG 系全面性放电，有时还有肌阵挛或失神发作。1982 年，Billiard 等对 320 例癫痫患者连续行 24h 脑电波监测，研究其发作昼夜分布规律，发现其中 141 例患者为 IGE，而在这些 IGE 患者中，77 例仅有 GTCS，36% 发生于清醒期、28.5% 发生在睡眠期和 16.8% 发生在觉醒后。尽管觉醒癫痫是一个表型异质性的诊断实体，但该这一概念在当时很流行，1989 年 ILAE 癫痫综合征分类也将癫痫伴觉醒大发作列为官方认可的综合征（Commission，1989）。

（二）定义

在 1989 年版的《癫痫和癫痫综合征国际分类》中，EGMA 归类为与年龄相关的 IGE："伴觉醒全面性强直 - 阵挛发作的癫痫是一种癫痫综合征，十余岁起病。GTCS 主要（超过 90%）发生于觉醒后不久（无论一天中的什么时间觉醒），或出现在夜晚休息时的第二个发作高峰时段。可有其他发作类型，如青少年肌阵挛性癫痫（juvenile myoclonic epilepsy，JME）患者一样，多数为失神或肌阵挛发作。睡眠剥夺和其他外部因素可诱发发作。EGMA 遗传易感性相对较高，EEG 表现为 IGE 的特征，与光敏性显著相关（Commission，1989）。"

根据 Janz & Wolf（1997）的建议，EGMA 的诊断至少需要 6 次觉醒后或休息时 GTCS。而少于 6 次的发作可归类为伴稀疏 GTCS 的癫痫（Janz & Wolf，1997）。

三、生理病理和遗传因素

研究证实 IGE 有遗传性，约 10% 的 EGMA 有癫痫家族史（Janz，1969；Tsuboi & Christian，1976）。而 Gélisse 等对连续纳入 168 例 JME 患者队列研究发现一级和二级亲属癫痫病史的比例为 36%（Gélisse et al.，2001a）。

2003 年，有学者在一个包括 EGMA 在内的具有不同亚型的 IGE 大家系中发现了编码氯离子通道的 *CLCN2* 基因突变，但该研究尚未得到进一步证实，作者做了撤稿处理（Haug et al.，2009）。Hempelmann 等（2006）对有多种表型的 IGE 大家族行全基因组非参数连锁检测，确认了 JME/EGMA 与染色体 6p12 连锁。他们还发现染色体 5q34 和 19q13 两个位点与肌阵挛发作和觉醒 GTCS 相关。其他学者（Mullen & Berkovic，2018）在 IGEs 的亚型中（包括仅有 GTCS 的患者）发现了 15 号染色体（15q13.3、15q11.2）和 16 号染色体（16p13.11）微缺失，这些微缺失系常见的 IGE 综合征遗传危险因素，但不是致病性的等位基因。拷贝数变异也是神经发育障碍疾病谱系的危险因素（Mullen & Berkovic，2018）。

有文献发现了 IGE 患者染色体 2p16.1 上 *VRK2* 基因变异。*VRK2* 基因参与丝氨酸 - 苏氨酸蛋白激酶信号转导和凋亡。该基因变异以前被认为是精神分裂症危险因素。然而该基因中一个单核苷酸多态性构成了 IGE 易感的等位基因，同时对精神分裂症有保护作用（Mullen & Berkovic，2018）。

IGE 患者对睡眠剥夺非常敏感，可以诱发觉醒后发作。对多导睡眠的研究表明，IGE 患者的睡眠不稳定（Janz & Wolf，1997）。

四、流行病学

Janz（1969）估算所有 GTCS 患者中 EGMA 的患病率约为 33%，但若使用严格的标准（至少 6 次 GTCS 仅见于或主要见于觉醒后），17% 的 EGMA 兼有 GTCS 和其他发作类型（轻度失神和肌阵挛），而仅有 GTCS 占 10%（Janz，1998）。一项基于人群的研究估算 EGMA 的发病率约为 1.8/100 000（Loiseau et al.，1990）。ECMA 不如 JME 和 CAE 常见，约占所有癫痫的 0.75%~1%。1986—1997 年连续纳入首次在马赛圣保罗儿童和成人癫痫中心就诊的 2 841 例患者，IGE 占所有病例的 15.3%，其中 JME 最常见（占 IGE 26.7%，占所有癫痫 4.1%），其次是儿童失神癫痫（占 IGE 23.3%，占所有癫痫 3.6%）、青少年失神癫痫（占 IGE 11%，占所有癫痫 1.7%)、光敏性癫痫(占 IGE 9.1%,占所有癫痫 1.4%)和 EGMA(占 IGE 6.2%,占所有癫痫 0.96%)(Genton et al.,2000a)。在蒙彼利埃青少年和成人癫痫中心连续就诊的 2 783 例患者中,确诊了 961 例 IGE 患者(34.5%)、21 例 EGMA 患者(占 IGE 2.75%、所有癫痫 0.75%)。"良性"癫痫在专业诊所中的总体比例较低,EGMA 和伴稀疏 GTCS 的其他 IGE 的诊断数量低于 JME,但他们都过度治疗并产生很多后续的问题。

ECMA 患者性别比接近 1∶1,在不伴失神发作或肌阵挛发作的 EGMA 中,男性多见(Janz & Wolf, 1997)。而在 JME 患者中,通过对 1 660 例 JME 患者的 Meta 分析发现,女 / 男性别比为 1.33(Gélisse et al.,2001a)。在蒙彼利埃 21 例 EGMA 患者中,13 例为男性(62%),8 例为女性(38%)。

五、临床表现

我们的研究提示 EGMA 患者首次发生 GTCS 的年龄通常为 5—25 岁,比其他类型的 IGE 年龄跨度更广。其他研究报道起病年龄范围也宽,78%~90% 的患者在 6—26 岁起病(Wolf,1992 年)。

表 19-1 总结了 1986—2002 年在马赛圣·保罗中心医院就诊的 41 例 EGMA 患者的临床特征。GTCS 临床表现可能比预期更复杂(图 19-1)。本书所附的视频记录到 EGMA 患者仅一次罕见的 GTCS。在 EGMA 患者中也可能会出现 IGE 的其他发作类型,4/41 患者有典型失神发作(散发性),9/41 患者有肌阵挛发作,后者与 GTCS 诱因相同,肌阵挛后可能紧接着 GTCS。

表 19-1 1986—2002 年马赛圣·保罗中心医院诊断的 41 例癫痫伴觉醒大发作患者的临床特征(其中 14 例患者完成了神经影像学检查,结果均为正常)

临床特征	
起病年龄(岁)	平均 15(5—25)
性别比例(男 / 女)	19/22
发作类型 全面性强直 - 阵挛发作 典型失神 肌阵挛发作	 41(100%) 4(9.8%) 9(22%)
EEG 光敏性	10(24.4%;7 女 3 男)
治疗前 GTCS 频率	<1 次 / 年:21(51.2%) >1 次 / 月:8(19.5%)
GTCS 总数量	仅 1 次:2 2~5 次:23(56.1%) 6~10 次:10(24.2%) 11~30 次:5(12.2%) 超过 30 次:1
EEG 常规 EEG(多)棘 - 慢波 常规 EEG 正常,仅睡眠期 EEG(多)棘 - 慢波 无(多)棘 - 慢波(仅常规 EEG) 无(多)棘 - 慢波(包含睡眠期 EEG)	41(100%) 18(44%) 13(31.7%) 4(9.8%) 6(14.6%)

注:GTCS. generalized tonic-clonic seizure,全面性强直 - 阵挛发作。

经典的 IGE 一般无先兆,但 Boylan 等(2006)报道了 5 例仅有 GTCS 的 IGE 患者,其中 3 例患者(60%)有先兆。Gélisse 等(2009)报道了 1 例仅有 GTCS 且有光敏性的患者、两例 GTCS 前伴光敏性的 JME 患者存在非常短暂的视觉先兆。后来的研究证实了在不同的 IGE 亚型中均可出现视觉先兆,尤其伴光敏性的患者(Gungor-Tuncer et al.,2012)。

睡眠剥夺是 EGMA 出现 GTCS 的主要诱因,此外,突然唤醒、过量饮酒也可诱发,而女性患者经前期有较高的发作风险。

六、脑电图

EGMA 的 EEG 通常表现为 2~4 Hz 棘 - 慢复合波（Spike-wave，SW）和多棘 - 慢复合波（polyspike-wave，pSW），形态不规则（Loiseau，1964）。常规 EEG 很难发现这种异常脑电：仅 44% 的患者在首次常规 EEG 中监测到 SW 和 pSW，而 26% 的患者即使在睡眠期也未发现任何 EEG 异常。另一项研究显示 23/41 例常规 EEG 正常的患者中，19 例行睡眠期 EEG 监测，其中 13 例有明显的脑电异常。我们建议对疑似 EGMA 行有更大诊断价值的睡眠剥夺的午后小睡 EEG 监测。整夜脑电波监测也很重要，特别适合于早醒的患者（图 19-2）：在 EGMA 患者中，棘 - 慢复合波最常见于觉醒后。很少能记录到发作期 EEG。图 19-1 为一例患者 GTCS 起始，可在本书所附的视频中观看。图 19-3 为另一例患者 GTCS 起始。两个发作期 EEG 都证实发作是全面性的。

在 IGEs 中，EGMA 有明显的光敏性，约 13% 的 EGMA（多数为女性）在监测中表现出光阵发性反应（photo-paroxysmal responses，PPR）（Janz & Wolf，1997）。我们的研究中有 10/41 例（24%，7 例女性和 3 例男性），Lu 等（2008）的研究中为 23/31（74%，13 例女性和 10 例男性）。但患者很少报告光敏性，PPRs 可以被认为是一种生物标记物，但不是临床标志物

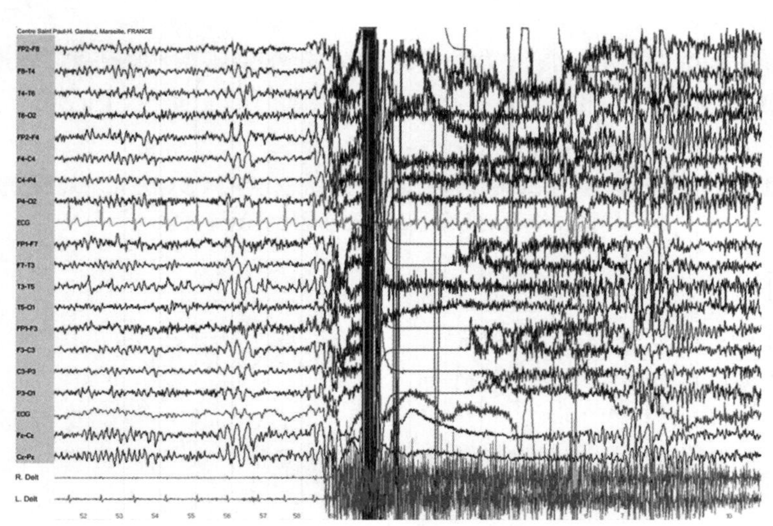

图 19-1　全面性强直 - 阵挛发作脑电起源（发作症状学见所附的光盘视频）

短阵的慢波爆发持续数秒后出现肌强直收缩所致的伪差，弥漫性快活动。此次发作为全面性起源。15mm/s-1cm/100μV

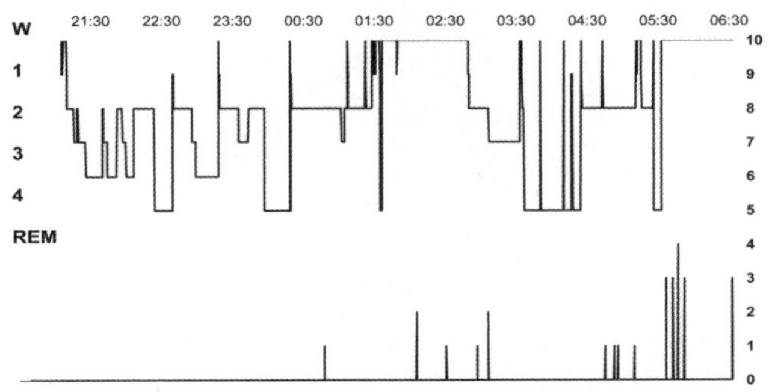

图 19-2　1 例未经治疗的男性 20 岁 EGMA 患者，对整夜脑电波监测的棘 - 慢复合波进行定量分析

上部：多导睡眠图。下部：棘 - 慢复合波（Spike-wave，SW）。觉醒后 SW 成簇发放，尤其是在凌晨 5：30 觉醒后（右下角的标尺：每 30 秒内 SW 的秒数）

七、诊断

EGMA 的诊断主要依靠临床表现。当患者出现觉醒 GTCS，而无频繁的肌阵挛，通常与睡眠剥夺等诱因相关，应怀疑为 EGMA。有 IGE 或 GTCS 家族史也是诊断要素之一。EGMA 的家族史很常见：在 Janz（1969）的经典研究中，12.5% 的患者有家族史，远较随机 GTCS 患者更常见。Unterberger 等（2001）强调了伴随机 GTCS 的 IGE 和 EGMA 之间的区别在于前者先证者无 EGMA 的家族患者，而后者总有家族性患者。

EEG 在 EGMA 的诊断中尤为重要。常规

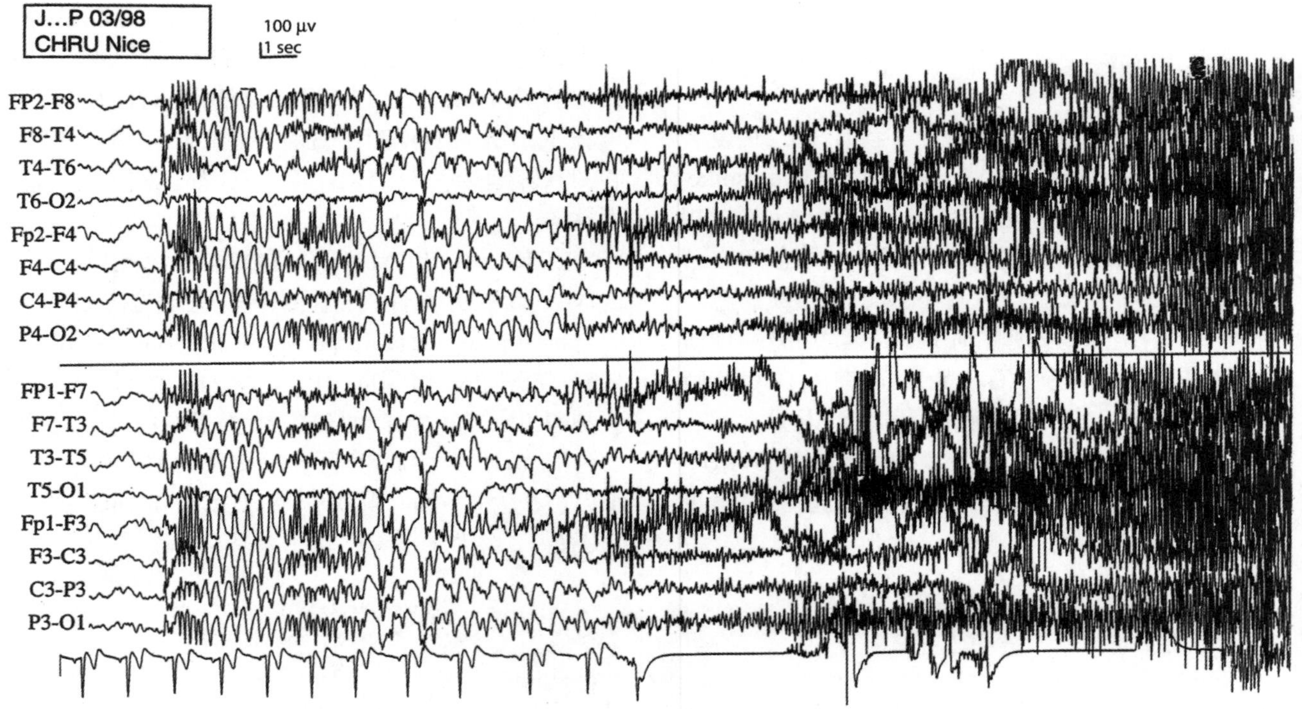

图 19-3 全面性强直 - 阵挛发作起始。强直前先出现多棘波爆发和不规则慢波。尽管发作起始特殊，但无任何局灶性脑电征象

EEG 通常无阳性发现，而睡眠期长程 EEG 监测更有可能记录到全面性棘 - 慢复合波，特别是觉醒后（图 19-4）。抗癫痫药物不当使用可诱发发作加重，发作间期 EEG 异常更为明显（图 19-5）。

EGMA 患者神经系统检查和头颅磁共振通常正常。

八、预后

EGMA 的一个重要特征就是大多数患者发作频率低。大多数患者在发作控制前仅有少量 GTCS。我们的患者大多仅有 2~5 次 GTCS。总发作频率介于 JME 和伴随机 GTCS 的 IGE 之间。

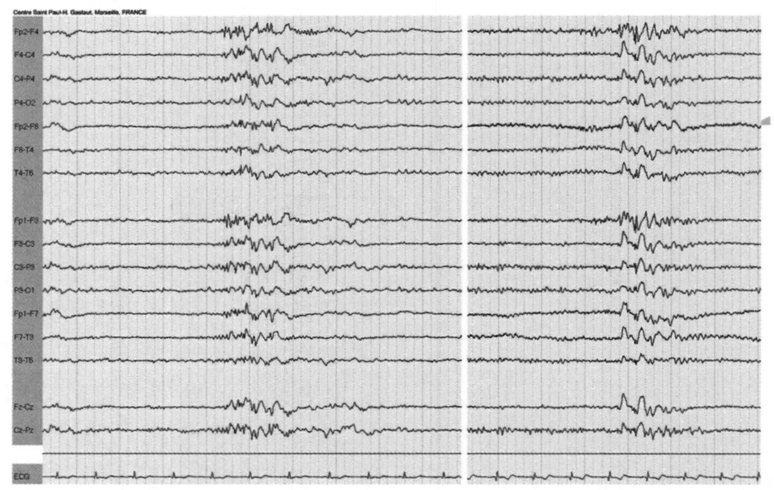

图 19-4 1 例 24 岁女性患者，一次短暂觉醒 GTCS 发作，睡眠剥夺后午间脑电图。EEG 记录到睡眠及觉醒后数分钟短暂的亚临床多棘 - 慢复合波爆发。15mm/s-1cm/100μV

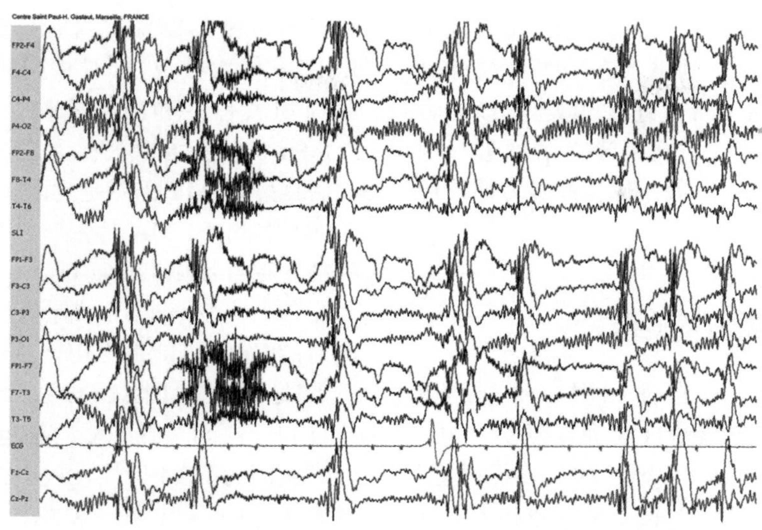

图 19-5　1 例 18 岁女性患者脑电图，发作稀疏的 GTCS（少于 1 次 / 年）。大部分为觉醒发作，常规 EEG 正常，未接受药物治疗。当拉莫三嗪逐渐加量到 200mg/d 时，发作频率明显增加（每月至少一次）。此时午睡后觉醒 EEG 为大量多棘 - 慢复合波。逐渐减少拉莫三嗪剂量后，发作缓解，患者最终可不用任何药物 15mm/s-1cm/100μV

由于发作频率低且对治疗的反应良好，EGMA 预后通常良好。最近一项对 57 例 EGMA 患者的长期随访研究（中位 37 年）显示其预后良好：患者 5 年的发作缓解率为 63%（Vorderwülbecke et al.，2017）。我们 21 例连续在蒙彼利埃癫痫中心就诊且随访 1 年以上（中位数为 20 年）的患者，15 例（71.4%）服用 AEDs 无发作。如果患者耐药，应考虑诊断是否正确、生活方式、依从性不佳及治疗不充分或用药不恰当等问题。据我们的经验（表 19-1），发作次数较多的患者（6/41 例患者 GTCS 超过 10 次）多为依从性差或拒绝治疗的患者。

起病早（年龄<13 岁）、病程长、有癫痫持续状态病史、EEG 全面性痫样放电（主要是多棘波）和 AEDs 不良反应是 EGMA 预后不良的危险因素（Gomez-Ibañez et al.，2017）。在一项 1981—1998 年连续就诊的 155 例 JME 患者的研究中，出现独立的精神障碍或同时存在三种发作类型（GTCS、肌阵挛和失神）为发生真性耐药的危险因素（占 15.5%）（Gélisse et al.，2001b）。目前尚不清楚失神和肌阵挛发作是否会恶化 EGMA 的预后。部分 EGMA 可从早期其他类型的 IGE（如儿童失神癫痫）演变而来。重要的是，与 JME 不同，许多 EGMA 患者撤药后会复发。Vorderwülbecke 等（2017）研究显示，57 例 EGMA 患者中的 16 例复发。在 Janz 等（1983）的大型队列研究中，83% 的 EGMA 复发。因此，EGMA 需要长期药物治疗。而目前尚未见 EGMA 演变到中老年的文献报道。

九、治疗

如果有明确的发作诱因，如睡眠剥夺或过量饮酒，应避免诱因。诊疗流程与 JME 相同，对药物敏感性也与 JME 相同。早期的研究（Genton et al.，2000a）发现，EGMA 对苯巴比妥和溴化物的反应比对苯妥英的反应更好。近期的研究和指南强调，丙戊酸为男性和绝经后女性 IGE 患者的一线用药，但不建议在育龄女性中使用。拉莫三嗪、左乙拉西坦、托吡酯和唑尼沙胺可作为替代方案。新药吡仑帕奈或拉考沙胺可用于添加治疗。布瓦西坦（Coppola et al.，2017）的研究数据较少。若出现耐药，建议联合用药。

与其他 IGE 一样，在仅有 GTCS 的患者中，AEDs 使用不当可引起发作加重。如 JME 患者服用卡马西平（Genton et al.，2000b）和奥卡西平（Gélisse et al.，2004）加重发作。在某些 EGMA 患者中，用药不当可能会改变临床表现，尤其是增加肌阵挛发作，这些患者随后可能会被误诊为 JME。有研究报道了 3 例仅有 GTCS 的 IGE 患者，服用拉莫三嗪引起新发的肌阵挛发作（Crespelet al.，2005），其中 2 例患者在拉莫三嗪滴定过程中出现了肌阵挛发作，而降低拉莫三嗪剂量后则肌阵挛发作停止。另 1 例患者在使用拉莫三嗪 1 年后出现肌阵挛持续状态。Thomas 等(2006)报道了 2 例 EGMA 患者的不典型失神发作持续状态,1 例患者在减少丙戊酸钠并增加卡马西平剂量后出现上述发作类型,该患者同时服用氨己烯酸。而另 1 例患者在增加卡马西平剂量,同时加用加巴喷丁时出现不典型失神持续状态。

十、疾病分类和总结

对青春期起病的 IGE 特征和进一步分类争论的焦点集中在单独或以 GTCS 为主的分类中。Unterberger 等(2001)列举了"纯粹的大发作癫痫"应归属于 IGE 并独立成组的证据:与随机 GTCS 相比,EGMA 癫痫活动期更长,且对诱因更敏感。有明确的家族史,EGMA 先证者的家系成员有 EGMA 患者,而其他类型的先证者家系成员有随机 GTCS。

确实,若仅考虑确诊 IGE(有 EEG 全面性放电的证据),或至少没有任何不符合 IGE 的证据(如无证据支持为局灶性发作),则可认为 EGMA 是一种较易诊断的癫痫综合征。EGMA 是一种良性的 JME,发作次数更少,对相同的发作诱因更不敏感,但药物敏感性和药物依赖性相同。因此,典型的 EGMA 实际上可以被视为是一种轻型的 JME,总体预后良好。JME 仍然是觉醒癫痫的典型代表(Janz,2000),因此,EGMA 是否应被视为有别于 JME 的一种独立综合征仍有待商榷。

与典型病例相反,那些仅有 GTCS 但不见于觉醒后的病例,可能系 IGE,也可能不是 IGE。大多数患者表现为全面性 EEG 改变(通常在反复行 EEG 检查和行夜间睡眠和醒后脑电图记录),而另外一部分病例因为 EEG 局灶性放电被疑为局灶性癫痫,或者 EEG 根本无异常。这些患者的治疗不成问题,因为多数患者发作稀疏,临床表现轻微。

需要注意的是,并非所有觉醒 GTCS 都是 IGE。临床上,应对疑似局灶性发作的患者仔细评估,寻找病灶或其他病因。应避免仅根据觉醒 GTCS,将患者诊断为 IGE。

(周 东 慕 洁 译 秦 兵 校)

参考文献

Berg AT, Berkovic SF, Brodie MJ, *et al.* (2010): Revised terminology and concepts for organization of seizures and epilepsies: report of the ILAE Commission on Classification and Terminology, 2005-2009. *Epilepsia* 51: 676–685.

Billiard M. (1982): Epilepsies and the sleep-wake cycle. In: Sterman MB, Shouse MN, Passouant P (eds) *Sleep and Epilepsy*. Academic Press, New York, pp. 269–286.

Boylan LS, Labovitz DL, Jackson SC, Starner K, Devinsky O (2006): Auras are frequent in idiopathic generalized epilepsy. *Neurology* 67: 34–345.

Commission on Classification and Terminology of the International League Against Epilepsy (1989): Proposal for revised classification of epilepsies and epileptic syndromes. *Epilepsia* 30: 389–399.

Coppola G, Piccorossi A, Operto FF, Verrotti A (2017): Anticonvulsant drugs for generalized tonic-clonic epilepsy. *Expert Opin Pharmacother* 18: 925–936.

Crespel A, Genton P, Berramdane M, *et al.* (2005): Lamotrigine associated with exacerbation or *de novo* myoclonus in idiopathic generalized epilepsies. *Neurology* 65: 762–764.

Engel J (2001): A proposed diagnostic scheme for people with epileptic seizures and with epilepsy: report of the ILAE Task Force on Classification and Terminology. *Epilepsia* 42: 796–803.

Engel J Jr (2006): Report of the ILAE classification core group. *Epilepsia* 47: 1558–1568.

Gélisse P, Malafosse A, Genton P, Thomas P, Moulard B, Baldy-Moulinier M (2001a): Aspects génétiques de l'épilepsie myoclonique juvénile. *Epilepsies* 13: 97–102.

Gélisse P, Genton P, Thomas P, Rey M, Samuelian JC, Dravet C (2001b): Clinical factors of drug resistance in juvenile myoclonic epilepsy. *J Neurol Neurosurg Psychiatry* 70: 240–243.

Gélisse P, Genton P, Kuate C, Pesenti A, Baldy-Moulinier M, Crespel A (2004): Worsening of seizures by oxcarbazepine in juvenile idiopathic generalized epilepsies. *Epilepsia* 45: 1282–1286.

Gélisse P, Coubes P, Crespel A (2008): Visual auras in idiopathic generalized epilepsy. *Rev Neurol* (Paris) 164: 258–263.

Genton P, Gélisse P, Thomas P (2000a): Juvenile myoclonic epilepsy today: current definition and limits. In Schmitz B, Sander T (eds) *Juvenile myoclonic epilepsy: The Janz Syndrome*, pp. 11-32. Petersfield and Philadelphia: Wrightson Medical Publishing.

Genton P, Gélisse P, Thomas P, Dravet C (2000b): Do carbamazepine and phenytoin aggravate juvenile myoclonic epilepsy? *Neurology* 55: 1106–1109.

Gomez-Ibañez A, McLachlan RS, Mirsattari SM, Diosy DC, Burneo JG (2017): Prognostic factors in patients with refractory idiopathic generalized epilepsy. *Epilepsy Res* 130: 69–73.

Gowers WR (1885): *Epilepsy and Other Chronic Convulsive Diseases*. London: William Wood and Co.

Gungor-Tuncer O, Baykan B, Altindag E, Bebek N, Gurses C, Gokyigit A (2012): Prevalence and characteristics of visual aura in idiopathic generalized epilepsy. *Epilepsy Behav* 25: 573–576.

Haug K, Warnstedt M, Alekov AK, *et al.* (2003): Mutations in CLCN2 encoding a voltage-gated chloride channel are associated with idiopathic generalized epilepsies. *Nat Genet* 33: 527–532.

Haug K, Warnstedt M, Alekov AK, *et al.* (2009): Retraction. *Nat Genet* 41: 1043.

Hempelmann A, Taylor KP, Heils A, *et al.* (2006): Exploration of the genetic architecture of idiopathic generalized epilepsies. *Epilepsia* 47: 1682–1690.

Janz D (1953): "Aufwach"-Epilepsien. (Als Ausdruck einer den "Nacht" -oder "Schlaf" - Epilepsien gegenüberzustellenden Verlausform epileptischer Erkrankungen). *Arch Psychiat Nervenkrh* 191: 73–98.

Janz D, Christian W (1957): Impulsiv Petit-Mal. *Dtsch Z Nervenheilk* 176: 346–386. (English translation by Genton P. In: Malafosse A, Genton P, Hirsch E, Marescaux C, Broglin D, Bernasconi M (eds) *Idiopathic generalized epilepsies*. John Libbey, London, pp. 229–251.

Janz D (1962): The grand mal epilepsies and the sleeping-waking cycle. *Epilepsia* 3: 69–109.

Janz D (1969): *Die Epilepsien. Spezielle Pathologie und Therapie*. Stuttgart: Thieme.

Janz D (1974): Epilepsy and the sleep waking cycle. In: Vinken PJ, Bruyn GW (eds) *Handbook of Clinical Neurology*, vol. 15, pp. 457-490. Amsterdam: North Holland Publishing Co.

Janz D, Kern A, Mössinger HJ, Puhlmann HU (1983): Rückfallprognose während und nach Reduktion der Medikamente bei Epilepsiebehandlung. In: Remschmidt H, Rentz R, Jungmann J (eds), *Epilepsie 1981, Verlauf und Prognose, neuropsychologische und psychologische Aspekte*. Thieme, Stuttgart, pp. 17–24.

Janz D, Wolf P (1997): Epilepsy with Grand Mal on awakening. In: Engel J, Pedley TA (eds). *Epilepsy. A comprehensive textbook*. Lippincott-Raven, Philadelphia, pp. 2347–2354.

Janz D (1998): *Die Epilepsien. Spezielle Pathologie und Therapie. 2nd ed.* Stuttgart: Thieme.

Janz D (2000): Epilepsy with grand mal on awakening and sleep-waking cycle. *Clin Neurophysiol* 111 (Suppl 2): 103–110.

Langdon-Down M, Brain W (1928): The relationship of time of day sleep, and other factors to the incidence of epileptic seizures. *Lancet* 1: 1029–1032.

Loiseau P (1964): Crises épileptiques survenant au réveil et épilepsie du réveil. *Sud Médical et Chirurgical* 99: 11492–11502.

Loiseau J, Loiseau P, Guyot M, Duche B, Dartigues JF, Aublet B (1990): Survey of seizure disorders in the French southwest. I. Incidence of epileptic syndromes. *Epilepsia* 31: 391–396.

Lu Y, Waltz S, Stenzel K, Muhle H, Stephani U (2008): Photosensitivity in epileptic syndromes of childhood and adolescence. *Epileptic Disord* 10: 136–143.

Mullen SA, Berkovic SF (2018): ILAE Genetics Commission. Genetic generalized epilepsies. *Epilepsia* 59: 1148–1153.

Scheffer IE, Berkovic S, Capovilla G, *et al.* (2017): ILAE classification of the epilepsies: Position paper of the ILAE Commission for Classification and Terminology. *Epilepsia* 58: 512-521.

Thomas P, Valton L, Genton P (2006): Absence and myoclonic status epilepticus precipitatedby antiepileptic drugs in idiopathic generalized epilepsy. *Brain* 129: 1281–1292.

Tsuboi T, Christian W (1976): *Epilepsy: a Clinical, Electroencephalographic and Statistical Study of 466 Patients*. New York: Springer.

Unterberger I, Trinka E, Luef G, Bauer G (2001): Idiopathic generalized epilepsies with pure grand mal: clinical data and genetics. *Epilepsy Res* 44: 19–25.

Vorderwülbecke BJ, Kowski AB, Kirschbaum A, *et al.* (2017): Long-term outcome in adolescent-onset generalized genetic epilepsies. *Epilepsia* 58: 1244–1250.

Wolf P (1992): Epilepsy with grand mal on awakening. In: Roger J, Bureau M, Dravet C, Dreifuss F, Perret A, Wolf P (eds) *Epileptic Syndromes in Infancy, Childhood and Adolescence*, 2nd ed, pp. 329–341. London: Libbey & Co Ltd.

附视频资源

20章

第 20 章 伴海马硬化颞叶内侧癫痫及颞叶附加癫痫综合征

作者：Jerome AUPY[1]，Elinor BEN-MENACHEM[2]，Patrick CHAUVEL[3]，Antonio V. DELGADO-ESCUETA[4]

单位：1. Bordeaux University Hospital，Department of Clinical Neurosciences，Bordeaux，France

2. Institute for Clinical Neurosciences，Sahlgrenska Academy，Goteborg，Sweden

3. Cleveland Clinic and Aix-Marseille Université，Marseille（AMU），France

4. Department of Neurology，David Geffen School of Medicine，University of California，Los Angeles，USA；Epilepsy Genetics and Genomics Labs，Neurology and ResearchServices，Veterans Affairs Greater Los Angeles Healthcare System，West Los Angeles，USA

一、历史：伴海马硬化颞叶内侧癫痫电生理 - 临床 - 神经病理综合征概念

1965 年，Bancaud 及其团队（法国国家健康与医学研究院 97 研究所、圣安娜医院）在他们的法语经典著作《癫痫的立体脑电图》一书中提出了“原发性嗅脑癫痫”，并描述了颞叶内侧癫痫（mTLE）的解剖 - 立体脑电图 - 临床特点。直到 18 年后，即 1983 年，Delgado-Escueta 和 Walsh 在神经精神疾病研究协会举办的会议上首次用英语展示了“杏仁核 - 海马癫痫”的发作录像。在 20 世纪 90 年代，洛杉矶的 Delgado-Escueta（1983，1984，1985，1988）、苏黎世的 Wieser（1983，1987）、纽黑文的 Williamson 和 Spencer（1983，1987）、温哥华的 Wada（1984，1987）及巴黎和雷恩的 Chauvel（1986，1987，1992）等所做的工作进一步将颞叶内侧癫痫（内侧颞叶癫痫曾隶属于“原发性嗅脑癫痫”“颞叶内侧 - 底面边缘系统”“杏仁核 - 海马癫痫”等不同的术语下）区别于颞叶外侧新皮质癫痫、颞叶 - 岛盖癫痫、额叶癫痫，从而推动颞叶内侧癫痫成为一个独立的临床综合征。

1990 年，Houser、Miyashiro 和 Swartz 等在人类颞叶癫痫中首次发现了强啡肽免疫反应性和苔藓纤维重组模式的改变，进一步阐明了伴海马硬化颞叶内侧癫痫综合征的机制。1988—1989 年，Sutula 在人类海马癫痫试验中发现海马内分子层、颗粒细胞终末和邻近门上区的细胞弥散生长，提示苔藓纤维或轴突侧支芽生。对颞叶癫痫样本检验后发现，细胞体和近端树突附近强啡肽样免疫反应和 Timm 染色提示海马 CA3 区神经元接受苔藓纤维的输入。此外，海马 CA2 区存在强啡肽放免活性结构，进一步表明其他异常连接存在的可能。Houser、Miyashiro、Swartz 等还将人类海马癫痫综合征与婴儿期热性惊厥联系起来，意味着复杂型热性惊厥与颞叶癫痫的发生相关，正如 Falconer 早些时候最先提出的理论。

随后，伴海马硬化颞叶内侧癫痫综合征，被认为是起始于婴儿期和儿童早期复杂型热性惊厥（热性惊厥持续状态或伴局灶性起始的持续状态或偏侧持续状态等）。对儿童后期和青少年期患者而言，在出现反复精神运动性发作（ILAE classification by Merlis group，1970）、复杂部分性发作（ILAE classification by Gastaut group，1970）或局灶性发作伴意识障碍前（ILAE classification by Fisher group，2018），常有一段持续数年无发作的潜伏期。海马硬化标本中可见颗粒细胞弥散性分布，颞叶内侧癫痫无症状先证者的兄弟姐妹行 MRI 检查提示存在海马硬化（Kobayashi et al.，2004），因此，有理由认为神经纤维再生和遗传因素可能是伴海马硬化颞叶内侧癫痫的重要发生机制（Baulac et al.，2004）。

颞叶内侧癫痫出现临床症状前存在较长时期的潜伏期，目前的解释认为与婴幼儿期复杂型热性

惊厥导致的海马早期损伤有关，齿状回神经元广泛（特别是苔藓细胞）丢失，减弱了对颗粒细胞的控制。因此，内嗅皮质的信号传入导致颗粒细胞兴奋性增高（Sloviter，1994）；当内嗅皮质受损时，兴奋性输入到齿状回颗粒细胞，导致更多的去抑制颗粒细胞连续激活，引起颗粒细胞自发性发作。长潜伏期的原因是内嗅皮质放电摆脱颗粒细胞的抑制需要一定的时间，同时颗粒细胞超兴奋性需要跨越皮质和皮质下的屏障才能使齿状回异常放电传播，并出现精神运动型发作（Sloviter，2012）。

二、网络和系统：发作前、发作间期和发作期症状学

伴海马硬化颞叶内侧癫痫是一组具特征性临床表现的综合征（No et al.，2017）。然而，必须注意的是，在临床、电生理或影像学上，也表现出某些非典型特征，这些特征也从侧面证实致痫网络比所预期更为广泛。

（一）发作前期症状

早期常表现为全面性发作或持续较长时间的局灶性发作，通常与婴儿期或儿童早期复杂型热性惊厥有关（Cendes et al.，1993a，b）。首次发作后通常会有数年的静息期 / 潜伏期，然后在儿童后期或青少年期再次出现临床发作，常发展为药物难治性癫痫（Semah et al.，1998）。

（二）发作间期：发作间期神经系统检查和神经心理评估

神经系统检查常无阳性体征，但神经心理评估常提示存在记忆障碍，这与癫痫所累及的大脑半球特定区域和海马硬化的程度有关（Jones-Gotman，1991；1993；Trenerry et al.，1996）。发作病程越长，记忆力下降和行为障碍越严重，提示颞叶内侧癫痫可能是一种进展性疾病。儿童神经心理缺陷缺乏特异性，可表现为语言学习、非语言学习或长期记忆损害，与海马硬化侧别无关。

（三）发作期典型表现

发作频率差异较大，从每周数次至每月一次不等，较少出现继发性全面性发作或癫痫持续状态。诱发因素包括压力、睡眠不足及月经周期相关的激素变化。发作前常有先兆，典型先兆包括上腹部不适、体验先兆如焦虑、恐惧、熟悉感（似曾相识感）或陌生感（旧事如新感）及自主神经症状（脸红、面色苍白、瞳孔扩大、心动过速等），也可出现幻嗅，有学者认为是颞外区域（如眶额皮质）受累所致（Bancaud & Talairach，1992）。在询问病史时发现，部分患者先兆症状在首次出现局灶性发作伴意识丧失数年前即出现。

当出现精神运动症状时，患者常表现为活动中止、愣神、口消化道自动症（如咂嘴、咀嚼）（Aupy et al.，2018；Maillard et al.，2004）。手部自动症也很常见，见于致痫区同侧，常伴致痫区对侧肢体远端肌张力障碍（Kotagal et al.，1989）。发作时常伴意识障碍，但部分患者在自动症发作时对外界环境仍有一定反应（Aupy et al.，2018；Ebneret al.，1995；Park et al.，2001）。部分患者在发作期或发作后可立即进行沟通，高度提示非优势侧半球受累（Gabr et al.，1989）。发作持续时间通常不超过 2min，但发作后可出现短暂的意识模糊伴不同程度的失语，这取决于发作起始的侧别。发作后患者用致痫区同侧手擦拭鼻子是一种常见的症状（Catenoix et al.，2004；Leutmezer et al.，1998）。尽管有些患者在发作时对外界环境存在一定的反应，通常他们意识不到发作。但是，患者常能回忆起先兆症状。

（四）电生理检查

发作间期头皮脑电图可见同侧前颞或中颞棘波（图 20-1）（Cascino et al.，1996；Gambardella et al.，1995；Gilliam et al.，1997），也可以在对侧出现独立的放电，但毋庸置疑发作侧别。但是，发作间期出现一侧或双侧颞外、后颞区频繁同步放电可能预示存在更广泛的致痫网络。婴儿和儿童发作间期脑电图不典型，可表现为多脑区放电，通常为一侧颞额区或双侧放电（Franzon et al.，2016；Mohamed et al.，2001）。

发作期头皮脑电图具有一定的特征。发作期 EEG 模式主要表现为发作时或发作 30s 内出现颞区（尤其是前中颞和下内颞）一侧性节律性波形圆钝的尖化 θ 活动（ >5Hz）（图 20-2）（Assaf & Ebersole，1999；Ebersole & Pacia，1996；Risinger et al.，1989；Wieser & Siegel，1991）。如果出现持续放电，则可定位致痫区，异常放电可迅速扩散至同侧颞叶新皮质和双侧大脑半球（Spanedda et al.，1997）。但是，仅 50%~60% 已确诊的颞叶内侧癫痫患者表现为这种典型的发作模式。另外，上述发作期 EEG 模式并不是颞叶癫痫所特有的，也可能是其他脑区异常放电向颞区扩散所致，因此，术前应准确识别上述发作期 EEG 模式，从而明确致痫区的位置。

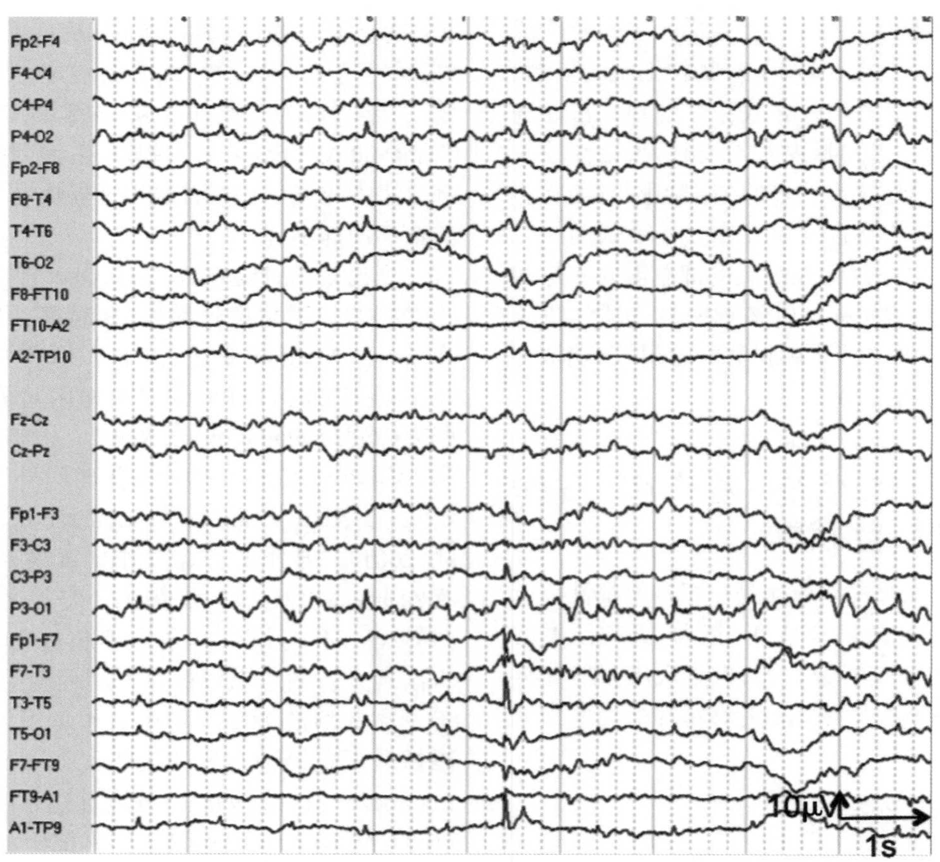

图 20-1　1 例伴海马硬化左颞叶内侧癫痫患者发作间期头皮脑电图(10/20 双极纵联,70Hz,0.3s,采样频率 512Hz)示发作间期左前颞和颞底部放电,其中 F7-T3 和 FT9-A1 导联波幅最高

(五) 致痫区影像学

头颅 MRI 可有效识别海马硬化(Jackson et al.,1990)。海马硬化通常表现为单侧海马萎缩伴 T1 低信号和 T2 高信号(Berkovic et al.,1991; Cheon et al.,1998; Heinz et al.,2013; Van Paesschen et al.,1995)(图 20-3)。磁共振容积成像可提高单侧轻度海马硬化的检出率(Ho et al.,1998; Jack et al.,1992; Watson et al.,1997)。另外,双侧海马萎缩提示双侧海马硬化,与手术预后较差有一定的关系(Berkovic et al.,1995; Jack et al.,1992; 1995)。单质子磁共振波谱和磁共振波谱成像(MRSI)显示,高达 75% 的颞叶内侧癫痫患者 N- 乙酰天冬氨酸与胆碱 - 肌酸比率降低,这种改变与致痫区的位置相关,55% 的患者可据此进行定侧。也有报道称利用 MRSI 技术在 45% 的颞叶内侧癫痫患者发现双侧异常(Kuzniecky et al.,1999; Li et al.,2000)。迄今为止,这些耗时的头颅 MRI 定量分析技术仍不能确定致痫区的具体范围。

发作间期 ^{18}F 脱氧葡萄糖(FDG)正电子发射断层扫描(PET)脑代谢成像提示颞叶内侧低代谢,并可延伸至颞极或颞叶新皮质(Hajek et al.,1993)(Semah et al.1995)。PET 已证实超过手术切除范围的低代谢区与手术预后较差有关,因此,颞外低代谢区提示可能存在颞叶内侧以外的致痫区(Arnold et al.,1996; Chassoux,2004; Henry et al.,2016)。一项对发作期患者行单光子发射计算机断层扫描(SPECT)的研究也证实了这一观点(Ho et al.,1997; Kazemi et al.,2010): SPECT 图像提示颞叶内、颞叶外甚至皮质下结构高灌注,尽管这些变化取决于癫痫所涉及的网络和扫描时药物注射时间(Aupy et al.,2018; Duncan et al.,1997; Shin et al.,2002),SPECT 仍对致痫区的定位和立体定向电极置入方案有较大的帮助。(Kaiboriboon et al.,2005; Newey et al.,2013; Van Paesschen et al.,2003)。

目前为止,尚无一种有效的形态学或代谢成像技术能在术前精准定位致痫区,从而确定手术切除的范围和边界,达到完全控制发作的目的。然而,电生理记录表明,随着病程的延长及发作次数的增加,致痫网络的范围可能会进一步扩大(Bartolomei et

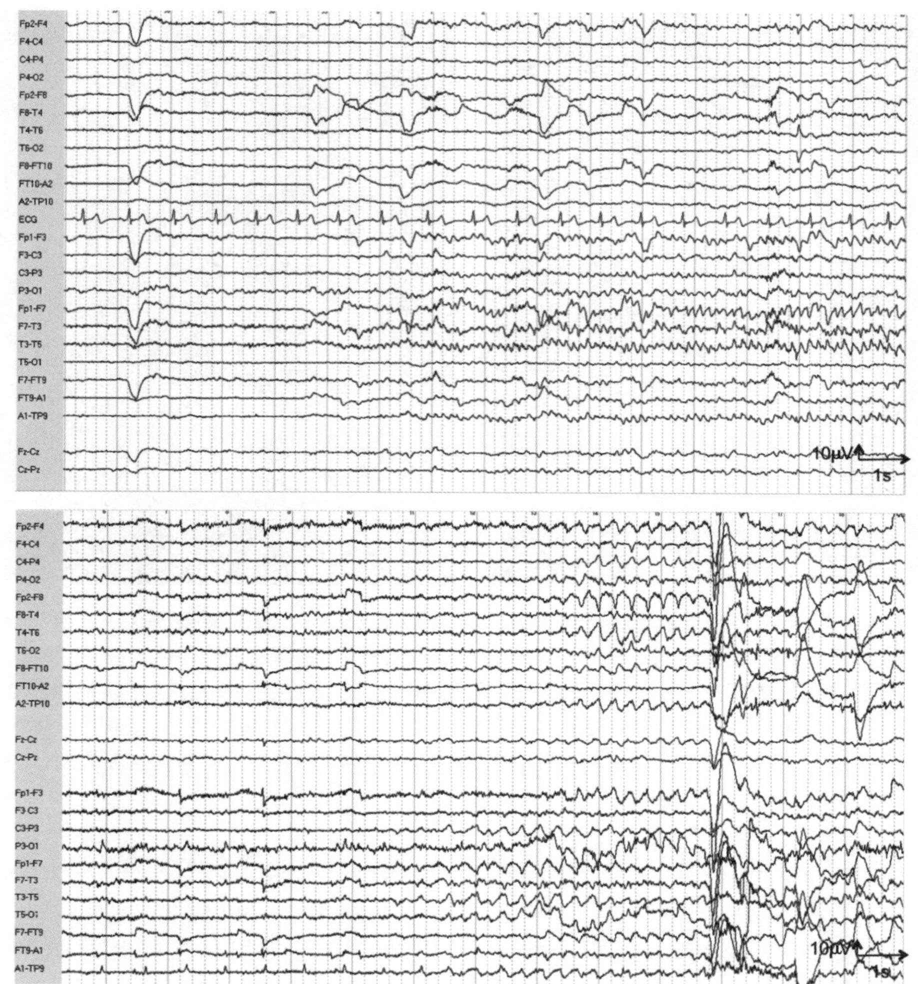

图 20-2　颞叶癫痫患者发作期头皮脑电图记录（10/20 双极纵联，70Hz，0.3s，采样频率 512Hz）。上图：1 例左侧颞叶内侧癫痫患者发作期脑电图示左前颞区（F7-T3）节律性 θ 活动起始，迅速扩散至颞底部，然后扩散至前额部。下图：1 例双侧颞叶内侧癫痫患者发作期脑电图：左前颞区 δ/θ 活动起始，迅速扩散到颞后部及颞底部，然后扩散至前额及对侧

al.，2008）。影像学研究证实颞叶癫痫的发生与灰质萎缩有关，反过来，灰质萎缩的进展又与频繁的发作相关（Coan et al.，2014）。但是，灰质萎缩也见于发作已得到控制的患者（Alvim et al.，2016），无论病程中是否继续发作，颞叶内侧癫痫可能是一种进展性疾病。

（六）网络、系统和立体脑电图（SEEG）的应用

符合上述典型临床电生理特征的患者应高度怀疑颞叶内侧癫痫（Hoffmann et al.，2010）。此外，当患者出现任何非典型特征时（包括临床、电生理或影像学表现），临床医生都应该重新考虑致痫区可能不仅仅局限于颞叶内侧，还可能累及颞极、颞叶外侧新皮质、额叶腹内侧、外侧裂区或顶枕区等部位。实际上，上述特征并不是海马硬化所特有的，在其他不伴海马病变或靠近颞叶病变的患者中也可见到，可能是由于颞叶其他部位或颞外脑区起始后放电扩散所致（Ludwig & Marsan，1975；Schneideret al.，1965）（Degado-Escueta，1991；Hirschet al.，1991；Isnard et al.，2000；Palmini et al.，1999）。相反，颞叶内侧癫痫发作也可能表现出一些非典型的临床症状，如过度运动（Nobiliet al.，2002；Vaugieret al.，2009）。伴海马硬化颞叶内侧癫痫手术前并非一定要行有创性评估（Cascino et al.，1996；Cendes et al.，2000），但对伴不典型电 - 临床特征的患者都应该行长程 SEEG 监测。尽管硬膜下条状或网格电极、卵圆孔电极等技术已广泛应用于致痫区定位，但 SEEG 仍然是致痫区定位的金标准，因为 SEEG 不仅可提供更精确的解剖学定位，而且能够直接记录

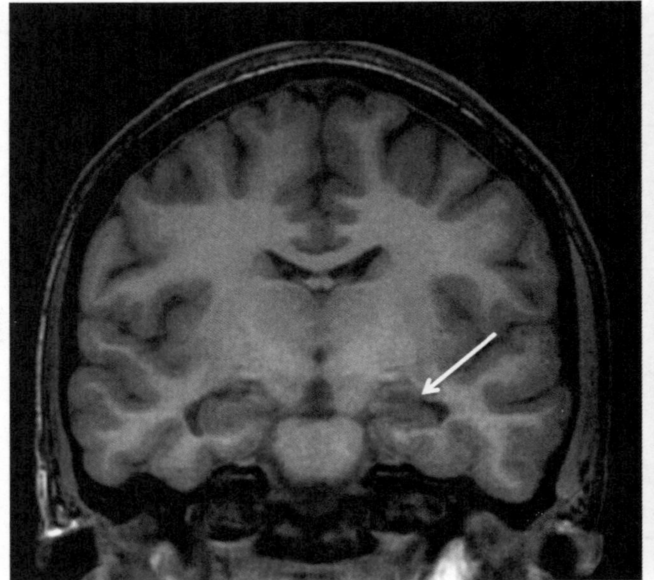
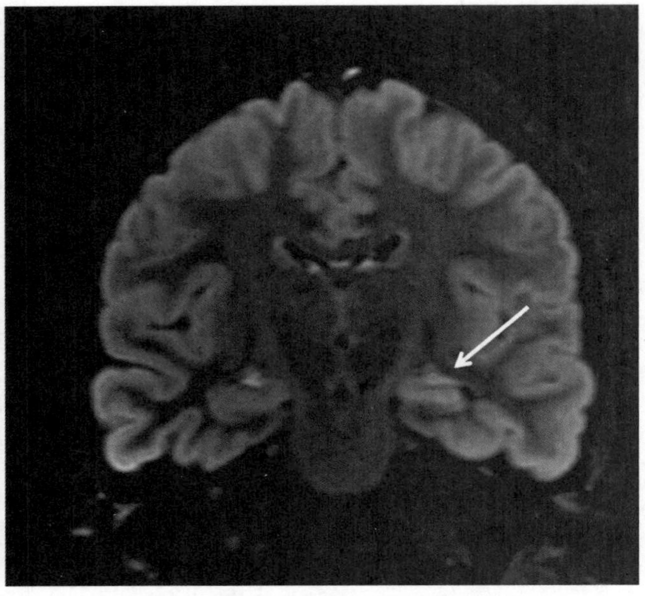

图 20-3 伴海马硬化左侧颞叶内侧癫痫患者 MRI 脑成像。左图：高分辨率 T1 加权 MRI（冠状位）示左侧海马萎缩扁平、内部结构消失（箭头所示）。T1 加权 MRI 可对海马的形态（体积、形状和方向）进行准确的评估。在 TLE 患者中，海马萎缩（箭头所示）是 MTS 最特异、最可靠的指标。冠状位有助于比较双侧海马结构。硬化的海马体通常扁平并伴随内部结构的消失，这是由于神经元丢失、胶质增生和锥体细胞层消失所致。右图：T2 液体衰减反转恢复序列（FLAIR）（冠状位）示左侧海马体高信号并向下倾斜（箭头）。T2 加权 MRI 可识别异常的信号强度。高信号的 T2 加权信号很容易识别，这是由于游离水在异常组织中聚集所致，也可能与胶质细胞密度相关

深部结构，如海马或杏仁核的电活动，还能凭借准确的时间及空间分辨率来研究致痫网络（Bartolomei et al.，2017；Bulacio et al.，2016；Talairach et al.，1962）。SEEG 相关研究表明，致痫区不仅仅局限于硬化的海马体，而是一个包含了较近或较远区域的更复杂、更广泛的致痫网络，如杏仁核、海马旁回或内嗅皮质（Bartolomei et al.，2001；Spanedda et al.，1997；Spencer and Spencer，1994；Wennberg et al.，2002）、颞极（Chabardès et al.，2005），甚至是外侧裂周围和岛叶（Isnard et al.，2000）（Aupy et al.，2018；Ostrowsky et al.，2000）（图 20-4）。包括颞叶内侧结构和颞外区域（眶额皮质、岛叶、额叶和岛盖顶部）在内的致痫网络被定义为“颞叶附加癫痫”（Barba et al.，2007；Bartolomei et al.，2010），这仍然是目前颞叶切除手术失败的关键因素（Barba et al.，2016）。

三、药物治疗

伴海马硬化颞叶内侧癫痫和颞叶附加癫痫都属于难治性局灶性癫痫。目前没有针对这些综合征的特效药物，治疗方案与其他局灶性癫痫相同（Glauser et al.，2013）。难治性局灶性癫痫药物治疗临床试验常纳入致痫区未明、单个或多个致痫区的患者，在这些试验中，一些颞叶内侧硬化（MTS）患者通过单药治疗后不再发作并进入缓解期（Brodie & Mohanraj，2003；Androsova et al.，2017）。然而，部分患者尽管单独或联合使用了一系列 AED 治疗，但最终仍进展为难治性癫痫（Schilller & Najjar，2008）；在另一组患者中，早期行药物治疗时发作得到有效控制，但随后又复发（Berg et al.，2003；Schiller，2009）。

由于治疗结局各异，应在治疗开始时积极制定用药方案，尽量阻止其发展为难治性癫痫，而不能等到癫痫发展为慢性疾病，出现如认知功能下降和社会心理功能障碍等一系列问题时才引起重视（Kwan & Brodie，2002）。因此，在最初确诊并开始治疗时的终极目标应是完全控制发作，并尽量避免或减少药物不良反应。

首次 AED 的选择将决定后续的治疗方案，因此应基于 ILAE 初始单药治疗的建议（Glauser et al.，2013）或随后出版的指南（Kanner et al.，2018）选择药物。根据荟萃分析和单药治疗对比研究结果（Lattanzi et al.，2019），首选药物主要有两种：一种是电压依赖性 Na^{+} 通道阻断剂，另一种是 SV2A 受体调节剂，（如左乙拉西坦）。最近，难治性局灶性癫痫的相关研究结果提示一些新型 AED 较安慰剂更有效，FDA 批准了多种新型 AED 为癫痫初始单药治疗，从而扩大了 AED 的选择范围。

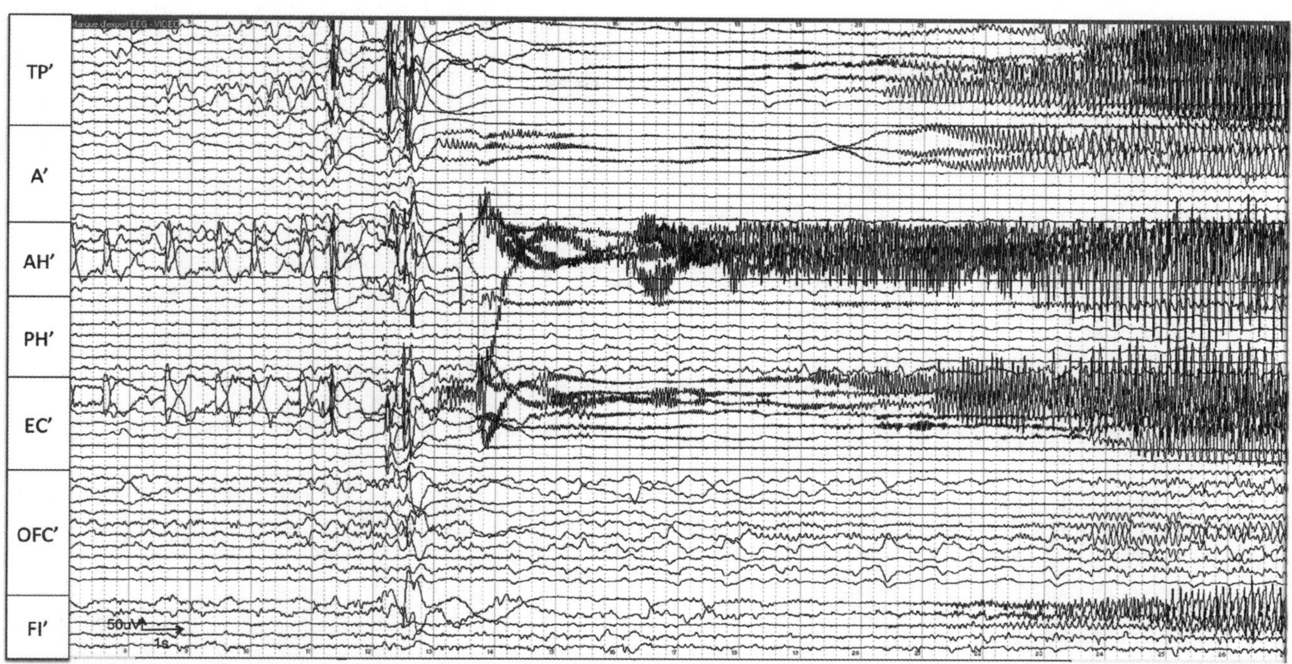

图 20-4　一例伴海马硬化的左侧颞叶内侧癫痫患者在癫痫发作时行立体脑电图记录（双极导联，120Hz，0.3s，采样频率 512Hz）显示，发作前在海马前部（HA′）和内嗅皮质（EC′）电极记录到棘波放电，随后出现低波幅快活动，并扩散至杏仁核（A′）和颞极（TP′），随后向额 - 岛（FI′）和眶额皮质（OFC′）扩散。致痫区不仅局限于硬化的海马体，而是包含了一个更复杂、更广泛的致痫网络，其中包括杏仁核、内嗅皮质和颞极。该患者行左前颞叶切除术（含杏仁核 - 海马）后未再发作

首次 AED 选择受多方面因素的影响，如费用、疗效、不良反应、年龄（老年人更敏感）、性别（潜在的激素和致畸作用）、代谢及药物之间潜在的相互作用、体重、健康状况、合并用药、依从性、静脉制剂的可行性及费用。任何 AED 给药剂量都应从小剂量开始，缓慢滴定至有效剂量，同时避免药物不良反应。由于个体差异，一些患者可耐受较高剂量的 AED，但其他患者却可能无法耐受。

如果单药治疗无效，尽管药物耐受，也应该尝试替换或添加不同作用机制的 AED（Brodie & Kwan，2002）。对替换或添加另一种 AED，目前尚无进一步证据表明哪种方案更好，应该根据每个患者的具体情况作出选择（Beghi et al.，2003）。

据估计，20%~30% 的局灶性起始的发作（包括 MTS）患者，初始单药治疗并不能完全控制发作（Glauser et al.，2013），利用现有药物联合治疗并成功控制发作的可能性很小（Schmidt & Gram，1995；Beghi et al.，2003），但是，多种新型 AED 有助于我们制定更多的药物治疗方案（Androsova et al.，2017）。

一些患者对不同作用机制或作用机制存在交叉的药物均有反应（Brodie & French，2000），这些积极的相互作用是药物协同作用还是累加作用有待确定（Deckers et al.，2000）。

迄今为止，高质量的研究数据肯定了丙戊酸钠与拉莫三嗪联用是合理的联合治疗方案（Brodie et al.，1997；Pisani et al.，1999）。但值得注意的是，这些研究的支持力度仍不够。由于丙戊酸有严重致畸作用，育龄期妇女需避免使用此类药物（Tomson et al.，2019）。目前关于 AED 联用原则的普遍共识是不同作用机制药物的联用（Santulli et al.，2016），如钠通道阻滞剂可与多种 AED 联用，如左乙拉西坦（SV2A 受体调节剂）、吡仑帕奈（AMPA 受体抑制剂）、唑尼沙胺（T 型钙通道阻滞剂）、氯巴占（GABA 受体）、拉考沙胺（钠慢通道受体调节剂）等。目前，一共有 25 种 AED 可供选择，AED 的数量还在不断增加，因此存在无限种 AED 联用方案的可能。然而，如果两种足量的 AED 联用仍不能完全控制发作，那么就应该考虑通过术前评估来确定手术治疗方案以控制发作。除此之外，还可通过迷走神经刺激、脑深部刺激和反应性神经刺激（RNS）等神经调控行姑息性治疗，有时也能获得较好的疗效（Kwon，2018；Markert，2018）。

四、外科治疗

癫痫外科学在过去 20 年里的不断进展深刻地影响了术前评估致痫区和致痫网络的定位、精准切除技术（Schmeiser et al.，2018；Aull-Watschinger et al.,2008)(图 20-5)。

对伴单侧海马硬化颞叶内侧癫痫患者而言,通常有以下 4 种手术方式:①开颅手术,采用 Falconer 开创的"整体"标准前颞叶切除术(sATL),并切除约 1.5cm 的海马前部;②选择性杏仁核 - 海马切除术(sAH);③联合标准前颞叶切除术和杏仁核 - 海马全切术;④ MRI 指导下立体定向激光间质热疗选择性杏仁核 - 海马毁损术,无须开颅。对于双侧海马硬化及双侧独立起源的颞叶内侧癫痫患者,通常可选择反应性神经刺激和脑深部刺激(DBS)。

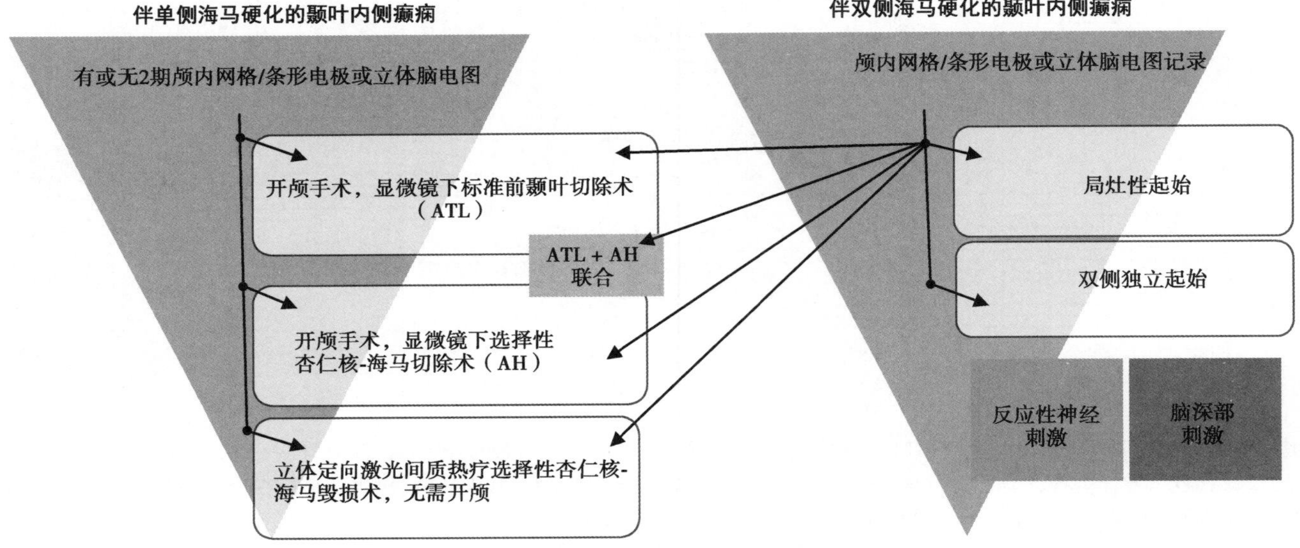

图 20-5　2019 年伴海马硬化(HS)颞叶内侧癫痫(mTLE)手术评估流程

(一) 伴单侧海马硬化颞叶内侧癫痫

1. 标准前颞叶切除术(sATL)与选择性杏仁核 - 海马切除术(sAH)

2001 年,Wiebe 及其同事开展了一项具有里程碑意义的颞叶癫痫手术随机对照研究(RC),其中实验组 40 例患者行手术治疗,对照组 40 例患者行药物治疗。如果发作间期和发作期脑电图提示发作起源于单侧或以单侧为主,则不再进行二期颅内电极置入;当发作起始无法明确时,则使用双颞硬膜下电极和颞外电极行二期颅内电极脑电图检查。研究者中一位具有丰富癫痫手术经验的神经外科医生优化了 Falconer 的标准前颞叶切除术,推荐切除范围为:非优势半球前外侧颞叶切除不超过 6.0~6.5cm,优势半球颞叶切除不超过 4.0~4.5cm,再切除包括杏仁核及海马前部至少 1.0~3.0cm(通常为 4.0cm)的组织。

1 年后随访结果提示手术组累积无发作率为 58%,而药物治疗组无发作率仅 8%,手术治疗组生活质量明显优于药物治疗组($P<0.001$)。药物治疗组中 1 例患者出现了癫痫猝死,而手术组中未出现死亡病例。

近 20 年,根据全世界外科中心的统计结果,癫痫患者术后 2 年无发作率为 52%~85%,单纯药物治疗无发作率为 5%~8%。研究人员对行手术治疗的患者随访 5~18 年(Hemp et al.,2013),发现 50%~80% 的患者发作可得到有效控制,生活质量得到提高,大多数患者可从中持续获益。

2. 选择性杏仁核 - 海马切除术(sAH)

自 1995 年 Wyler 等提出完全切除海马体这一主张以来,关于标准前颞叶切除术(sATL)与选择性杏仁核 - 海马切除术(sAH)疗效是否相当,以及 sATL 是否切除了足够的海马组织以控制伴单侧海马硬化颞叶内侧癫痫的争论一直持续到 21 世纪初。目前,一些研究团队为解决这一争论,对术后患者进行了长达 5~18 年的随访,Wendling 等(2013)对 46 例行选择性杏仁核 - 海马切除术(sAH)的患者与 49 例行标准前颞叶切除术(sATL)的患者进行对比时发现,sAH 组术后 7 年无发作率为 78%(27 例),而 sATL 组无发作率为 85.7%(33 例),sAH 治疗组和 sATL 治疗组生活质量改善率分别为 95.6% 和 89.8%,组间差异均无统计学意义。两组患者中,左侧颞叶癫痫患者术后言语记忆功能明显下降。但是,sAH 治疗组患者在视觉编码、言语及视觉短期记忆和视觉工作记忆等方面均有显著改善。

Dorfer(2018) 与 Wendling(2013) 对 sAH 术后

患者随访研究得到了相似的结论：sAH 术后 10 年，78.4% 的患者可以达到 Engel Ⅰ级，10.5% 的患者达到 Engel Ⅱ级，术后 10 年无发作率为 84%（包括二次手术）。上述结果也与 Wieser 等（2003 年）采用经侧裂 sAH 治疗的 369 例患者（151 例伴海马硬化）的结果相似，该研究术后 5~24 年无发作率为 66.9%，但部分患者仍有先兆发作（Engel Ⅰ级），57% 的患者既无癫痫发作也无先兆发作（ILAE Ⅰ级）。Schmeiser（2018 年）等再次证实了上述研究结果。

3. 标准前颞叶切除术（sATL）与 sATL 联合 sAH

Jeong 等（2005）研究结果显示 227 例行 sATL 的患者术后效果良好，术后 1 年发作完全控制率为 81%，术后 5 年降至 75%，对为期 5 年的随访结果进行纵向多因素 logistic 回归方程模型分析提示手术年龄小、无继发性全面性强直 - 阵挛发作和 MRI 海马硬化是手术预后良好的重要预测因素，Jeong 等（2005）也认为海马硬化是一种进展性疾病。

另外一些关于 sATL 的研究结果显示术后 5—10 年发作控制率较低且不稳定。Jeha 等（2006）对 371 例接受 sATL 治疗的患者分析发现，53% 的患者在 10 年内无发作；McIntosh 等（2004）纳入了 325 例接受 sATL 治疗的患者，经平均 9.5 年（±4 年）随访发现，2 年内无发作率为 55%，5 年内无发作率为 47.7%，10 年内无发作率 41%。

Spencer 等（2005）报道了来自七个外科中心总共 396 例患者的观察性研究结果，其中 269 例患者接受了颞叶内侧切除术（Spencer 切除术：联合前外侧颞叶切除术和杏仁核 - 海马全切除术），68%（183 例）患者术后 2 年内既无癫痫发作，也无先兆发作，其中 14 例患者 2 年后癫痫复发；随着随访时间的延长，后续研究结果显示术后 5 年 68% 患者无发作；Savitr Sastri 等（2014）分析了 87 例行联合 ATL 和 AH 手术的患者也得到类似的结论，89% 患者术后 1 年内无发作，76% 患者术后 5 年内无发作；Hembet 等（2013）纳入了 108 例伴单侧海马硬化颞叶内侧癫痫患者，均采用联合 ATL 和 AH 术式切除致痫区，结果显示 65% 患者术后 12 年无发作，62% 患者术后 18 年无发作。

Elliot 等（2018）反对在儿童患者中行 sAH，他们的研究纳入了 79 例初次行 sAH（n=18）和 sATL（n=61）治疗的患儿，初次手术平均年龄为（10.6±5）岁，平均随访时间为（5.3±4）年（范围 1~16 年），初次手术后 ATL 组（47/61，77%）无发作（Engel Ⅰ级）率明显高于 sAH 组（8/18，44%；P=0.017，Fisher's 精确检验），AH 组术后神经心理障碍发生率（8/18，44%）与 ATL 组（21/61，34%）相比无统计学差异。然而，初次行 sAH 后需再次手术的患者（8/18，44%）明显多于初次行 ATL 的患者（7/61，11%；P = 0.004），并且 sAH 失败后行 ATL 治疗的患者（7/8，88%）比 ATL 失败后行再切除的患者（1/7，14%）更容易达到 Engel Ⅰ（P=0.01），患者对二次手术耐受良好，无明显神经心理恶化，最近一次随访无发作率为 73%（58/79，其中包括 15 例再手术患者）。

4. 激光间质热疗（LITT）或立体定向杏仁核 - 海马激光毁损术（SLAH）替代选择性杏仁核 - 海马切除术

2010 年，MRI 引导下颞叶内侧结构激光消融术或立体定向杏仁核 - 海马激光毁损术（SLAH）或激光间质热疗术（LITT）首次用于颞叶内侧癫痫的治疗。磁共振热成像技术的发展及其在 LITT 中的应用，使激光能量传递过程中实时热成像和反馈控制成为可能，从而实现组织精准热疗；激光探头设计、外科立体定向定位硬件和计算机监控软件的改进加快了 LITT 替代神经外科手术治疗方案并应用于临床的进程。

放射外科伽马刀杏仁核 - 海马毁损术后 6~12 个月出现脑水肿晚期并发症令人感到不安，而 LITT 手术不仅可迅速毁损靶组织（如杏仁核和海马）、侵袭性小，而且可使患者术后 6~18 个月甚至 2 年无发作，这一优势使 LITT 逐渐取代开颅手术（Bezchlibnyk et al.，2018）。2010 至今，已发表 6 项关于 SLAH 的研究，总共纳入 187 例颞叶内侧癫痫患者，随访时间为 6 个月至 4 年，术后 2 年达到 Engel Ⅰ级的患者比例为 53%~65%（Hoppe & Helmstaedter，2018）。

Drane 等（2015）纳入了 19 例接受 SLAH 治疗的患者和 39 例接受标准前颞叶切除术（sATL）的患者，让他们对常见的物品和名人命名和识别，研究发现接受开颅 sATL 治疗的优势侧颞叶癫痫患者在对名人面孔及常见名词的命名方面评分下降，非优势侧颞叶癫痫患者识别名人面孔评分下降；当基于个体水平评估时，接受 SLAH 治疗的患者在这些项目中均未发现异常。相反，接受 sATL 治疗的 39 例患者中，32 例患者在两种项目中的一个或多个分项评分下降（$P < 0.001$，Fisher's 精确检验），22 例行开颅手术的左侧（优势侧）颞叶癫痫患者中 21 例一项或所有命名任务得分下降，而 17 例右侧（非优势侧）颞叶癫痫患者中 11 例面孔识别任务得分下降，Drane 等（2015 年）得出如下结论：①接受 SLAH 治

疗的颞叶癫痫患者保留了命名和识别功能；②海马可能不是常见物品和名人命名及识别的相关神经网络的必要组成部分。

Kang 等（2016）前瞻性地追踪了 2011 年 12 月至 2014 年 12 月在托马斯杰斐逊大学医院（Thomas Jefferson University Hospital）行 MRI 引导下 LITT 治疗的 20 例药物难治性颞叶内侧癫痫患者术后发作情况，无意识障碍的发作（包括仅有先兆）患者比例如下：随访 6 个月后为 53%（8/15），随访 1 年后为 36.4%（4/11），随访 2 年后为 60%（3/5）。LITT 术后中位随访时间为 13.4 个月（范围为 1.3 个月至 3.2 年），4 例患者在 LITT 后行前颞叶切除术（ATL），其中 3 例发作得到控制。Kang 等（2016 年）认为，对药物控制不佳的颞叶内侧癫痫患者，MRI 引导下立体定向 LITT 是 ATL 的安全替代方案。

Waseem 等（2017）报道了 38 例行 MRI 引导下立体定向杏仁核 - 海马毁损术的颞叶内侧癫痫患者的发作控制率、神经心理评估和并发症，随访时间为 6~38.5 个月，研究结果显示 18 例（53%）患者达到 Engel I 类结局，10 例患者需要再次手术，12 例患者出现术后并发症；与开颅手术相比，该治疗方式的手术时间、住院时间和镇痛需求均减少；在定位精确的颞叶内侧癫痫病例中，与传统的 sATL 手术相比，该方法的发作控制率相似（或略低）。

Le 等（2017）纳入了 2014 年 10 月—2017 年 10 月收治的 30 例难治性颞叶内侧癫痫（mTLE）患者，追踪在接受 LITT 治疗后的发作控制效果和并发症情况。对患者进行了为期（18 ± 12）个月（6~44 个月）的随访，发现 23/30（77%）例患者存在颞叶内侧硬化，18/29（62%）例患者达到 Engel Ⅰ级，其中 9/29（31%）例患者发作完全控制（Engel ⅠA 级），3 例（10%）患者仅有局灶性发作（Engel ⅠB 级），6/29（21%）例患者仅在停药后发作（Engel ⅠD 级），6/29（21%）例患者达到 Engel Ⅱ级，5/29（17%）例患者达到 Engel Ⅲ级，术后 10/29（34%）例患者出现围手术期癫痫发作，6/29（21%）例患者出现非癫痫相关的并发症，3 例（10%）患者伴神经功能缺损，包括永久性上象限盲 1 例、短暂性滑车神经麻痹 1 例和短暂性动眼神经麻痹 1 例。

Youngerman 等（2018）也报道了自 2013 年 1 月—2016 年 12 月收治的 30 例药物难治性颞叶内侧癫痫患者发作控制效果和并发症，患者均接受了 LITT-AH 治疗。将经 SEEG 证实的颞叶内侧起源的患者与未行 SEEG 但影像学证实存在 MTS 的患者进行比较，12 例经 SEEG 证实的不伴颞叶内侧硬化症的患者和 18 例 MRI 显示颞叶内侧硬化的患者均接受了 MRI 引导下 LITT-AH 治疗，与不伴颞叶内侧硬化的 mTLE 患者相比，伴颞叶内侧硬化的患者年龄更大（中位年龄为 50 岁 vs30 岁），癫痫病程更长（中位时间为 40.5 年 vs 5.5 年）。术后不伴颞叶内侧硬化的 12 例患者中 7 例（58%）达到了 Engel Ⅰ级，而伴颞叶内侧硬化的 18 例患者中 10 例（56%）达到 Engel Ⅰ级，两组的组间差异无统计学意义（OR=1.12，95%CI 0.26~4.91，P=0.88）。大多数患者的住院时间为 1 天（0~3 天），手术并发症少且无远期后遗症。Youngermann 等（2018 年）认为，应用该方法治疗经 SEEG 证实伴颞叶内侧硬化和不伴颞叶内侧硬化的颞叶癫痫患者的无发作率相似，研究结果与早期研究一致，比例略低于 sATL 的无发作率（60%~80%）。然而，与开颅手术相比，LITT-AH 的侵袭性更小、住院时间及康复期更短、手术严重并发症也更少。Youngerman 等（2018）进一步得出结论，对 SEEG 确诊的伴颞叶内侧硬化的颞叶内侧癫痫患者以及经 SEEG 证实的不伴颞叶内侧硬化的颞叶内侧癫痫患者而言，LITT-AH 是一个合理的一线手术选择方案，尽管该结论还有待于进一步研究。

Donos 等在 2018 年连续评估了 43 例行 LITT-AH 治疗的颞叶内侧癫痫患者的发作情况及消融体积对手术预后和认知的影响，术中消融了 73.7%（中位数）杏仁核、70.9%（中位数）海马及 28.3%（中位数）内嗅皮质体积。43 例患者在 6 个月和 20.3 个月时达到 Engel Ⅰ级比例分别为 79.5% 和 67.4%。不同亚组（如优势半球组与非优势半球组、海马硬化组与非海马硬化组、颅内评估组与非颅内评估组）间手术预后均无显著差异；预后为 Engel ⅠA 级和Ⅱ-Ⅳ级的患者在消融体积上未见显著差异。在接受优势半球 LITT 手术的患者中，言语记忆和叙事性记忆下降。Donos 等得出结论，对仔细筛选的伴或不伴颞叶内侧硬化的患者，经 LITT-AH 治疗后获得无发作的情况相似，与行开颅显微外科切除术患者的预后差别不大。致痫网络可能超出颞叶内侧范围，仅行 LITT-AH 手术可能导致手术失败，接受 LITT-AH 治疗后，患者出现认知功能轻度下降，主要表现为记忆功能受损。

2018 年，Grewal 等对梅奥诊所三个外科中心行 LITT 治疗的 23 例患者的术中消融量、手术预后、安全性和并发症进行了研究，该研究运用 Freesurfer 软件及基于术中 MRI 的机器边缘检测算法计算消融前与消融后的海马体积并进行对比。15 例患者进行了左侧大脑半球的 LITT 治疗，术后随访 12~70

个月（中位随访时间为 34 个月），最终有 11 例（48%）患者术后无发作；平均消融体积为 6 888mm^3，海马中位消融体积比例为 65%，杏仁核中位消融体积比例为 43%，结果显示，消融总体积与癫痫预后无关（P=0.69），杏仁核（P=0.28）或海马（P=0.82）的消融比例与癫痫预后亦无关联。对 12 例患者进行了计算机标准视野测试，67% 的患者存在视野改变，将临床上有明显视野缺损的 5 例患者与无视野缺损的患者相比，消融体积并无显著差别（P=0.94）。研究还对 11 例患者进行了神经心理评估分析，左侧大脑半球 LITT 术后患者言语学习保留功能下降了 23%，而右侧大脑半球 LITT 术后的患者言语学习保留功能下降了 11%。因此，Grewal 等认为 LITT 术中消融的脑组织体积大小与术后癫痫控制的结局并无关联，LITT 术后视野缺损较为常见，与行开颅颞叶切除术的患者类似。同年，Jermakowicz 等也对 LITT 治疗颞叶内侧癫痫进行了相关研究。

Carminucci 等研究发现，2 例患者在 LITT 后 1 年出现了囊肿转化。第一个病例是一位 59 岁女性，因辐射诱发的海绵状血管瘤行 LITT 治疗，病灶在消融 18 个月后转化为直径 2cm 的囊性病变，并导致反复癫痫发作；第二个病例是一位 53 岁女性患者，因左额转移瘤行 LITT，术后 30 个月转化为巨大囊性病灶。两例患者均行开颅囊肿病灶切除术，术后病理提示为反应性胶质增生和血管硬化。Carminucci 等推测 LITT 治疗后慢性胶质增生引起血管硬化、血脑屏障破坏和囊肿形成。

2019 年，Tatum 等探索了导致药物难治性癫痫 LITT-AH 治疗失败的生物标记，他们对 40 例行 LITT 治疗的患者进行回顾性分析，检测术后 EEG 短暂间歇性节律性 Delta 活动（Transient Intermittent Rythmic Delta Activity，TIRDA）的出现情况。中位随访时间为 15 个月，10 例患者出现同侧半球 TIRDA，2 例患者出现对侧半球 TIRDA，结果显示，术后出现 TIRDA 的患者发作均未得到控制。21%（6/29）的患者最终需要行 ATL，其中 4 例患者术后 EEG 随访出现了 TIRDA。LITT 术后是否出现 TIRDA 可预测手术治疗失败，其敏感性为 57.14%，特异性为 100%。

与 Tatum 等研究相反，Caligas 和 Ibrahim 等发现 LITT 手术消融结构在术前连接性较高，并试图从中找到 LITT 疗效好的生物标志物。研究者采集了患者术前 fMRI 像和术中结构像，并对消融结构进行细化分割，应用图论方法确定消融结构在全脑大尺度网络中的网络属性特征，并在术后发作控制组与未控制组中比较该指标的差异。研究共纳入 17 例患儿，5 例通过 MRI 介导的 LITT 未再发作。行 LITT 术后无发作的患儿，其消融结构在大尺度脑网络中表现为连接强度和特征向量中心度显著升高，因此认为消融结构和经典静息态脑网络之间功能连接增强，与无发作呈正相关（$P<0.05$，FDR 校正）。

以上基于 LITT-AH 的研究报道仍比较局限，有关患者术后更长时间随访（5~10 年）发作结局的数据收集尚未完成。运用图论方法研究致痫消融皮质与大尺度脑网络之间相互作用可用于术前规划和患者分级；术后 EEG 中出现 TIRDA 及远期并发症的识别则需要长期的随访研究；仍需进一步的研究以更好地认识微侵袭性技术在伴海马硬化颞叶内侧癫痫中的应用潜力。

（二）伴双侧海马硬化颞叶内侧癫痫

已有大量证据表明，MRI 双侧海马硬化的患者行 sATL 或 sAH 手术成功率较低。2008 年 Jehi 等研究表明单侧海马硬化颞叶内侧癫痫患者术后 2 年无发作率为 78%，而双侧海马硬化患者术后 2 年无发作率为 58%。另有研究显示，FDG-PET 成像显示单侧颞叶低代谢患者术后无发作率为 86%，而双侧颞叶或颞叶外脑低代谢患者，术后无发作率低至 50%（Casse et al.，2002；Choi et al.，2003）。

当发作间期或发作期头皮 EEG 示双侧前、中颞棘波放电时，需进一步行 SEEG 检查。Holmes 等研究表明，若 SEEG 记录到的痫性放电仅来源于单侧，同时头颅影像学、神经心理学测试、WADA 实验等也支持单侧，则无发作率可达 64%。对 MRI 双侧海马硬化患者，头皮 EEG 可捕获到后颞（T5 或 T6）间歇期或发作期放电及颞外（额顶叶等）间期棘波。T5 或 T6 电极间期或发作期放电提示存在颞叶内侧结构以外的病理改变或致痫区（Hennessy et al.，2001）。

（三）脑反应性神经刺激（RNS）

大部分伴双侧海马硬化颞叶内侧癫痫为药物难治性癫痫，无法行开颅切除手术。神经调控为患者提供了一种可选择的治疗方案。闭环刺激是神经调控的一种，如脑反应性神经刺激（RNS），该方法 2013 年获得 FDA 批准用于 18 岁以上成人患者。斯坦福大学 Martha Morrell 教授主持开展了 RNS 相关的临床试验，由硅谷 NEUROPACE 项目研发和制作。RNS 是一套程序响应式设备，由安置于致痫区的2个颅内指引器、1个脉冲发生器和1套外置程序组成，该系统通过检测颅内癫痫活动的特定模式并促发局部自我刺激以干扰发作。Martha Morrell教授在一项临床试验中纳入了一组成人药物难治性颞叶内侧癫痫患者，经过9年的RNS治疗，患者致残性癫痫发作频率下降了70%~79%(Skarpaas et al.,2019; Gelleret al.,2017)。

2014年，Heck等完成了由NEUROPACE支持、Martha Morrell教授主持的数项临床试验中的一项关键性试验。试验纳入了191例药物难治性部分性癫痫患者，置入了RNS系统，置入1月后将患者随机分为真刺激组和假刺激组，置入5个月后，开始反应性神经刺激，继续进行为期2年的开放性研究。在盲期研究结束时，真刺激组和假刺激组发作频率分别下降了37.9%和17.3%(P=0.012，广义估计方程)。在开放标签期，经治疗1年后和2年后患者中位发作频率分别下降了44%和53%(P<0.000 1)，这表明随着时间的推移，发作有了显著的改善。

在Heck等(2014)关键试验基础上，Bergey等(2015)进行了更深入的研究。他们对230例患者进行了长达7年的研究，患者中位年龄为34岁，癫痫中位病程为19.6年，置入RNS前患者的致残性部分性发作或全面性强直-阵挛发作频率中位数为10.2次/月，在随机盲法对照试验中，RNS治疗1年后和2年后发作频率分别下降了44%和53%(P=0.012，广义估计方程)，在RNS置入后3~6年期间，发作频率下降了48%~66%。

2017年Geller等重点研究了111例难治性颞叶内侧癫痫患者，其中72%为双侧起源。在置入RNS后，对发作频率进行2~6年的跟踪测算，平均随访(6.1±2.2)年，结果显示最终发作频率下降了70%。该研究中29%的患者至少获得一段持续6个月或更长时间的无发作期，15%的患者获得一段至少持续1年的无发作期。无论是否有颞叶内侧硬化(MTS)、是否为双侧MTLE、是否曾行手术切除、颅内监测或迷走神经刺激，受试者在发作减少方面均无差别。

2017年Jobst等将研究对象转向了126例累及运动性语言区药物难治性新皮质癫痫患者。该研究显示，经RNS治疗后，额叶或顶叶癫痫患者发作频率降低70%，颞叶新皮质癫痫发作频率降低58%，多脑叶癫痫发作频率降低51%。26%的患者至少获得一段持续6个月或更长时间的无发作期，14%的患者至少获得一段持续1年或更长时间的无发作期。MRI有病灶的患者和MRI阴性的患者均可从RNS中获益，发作分别减少77%和45%，其中MRI有病灶的患者对治疗的反应更稳定[P=0.02，广义估计方程(GEE)]。无论在RNS治疗前是否接受过手术或迷走神经刺激，受试者在发作减少方面均无差别。

一些研究中心也将RNS用于记录居家患者长程皮质脑电图，以确定双侧海马硬化主要的放电起始区(Di Lorenzo et al.,2014))。根据RNS系统长程颅内记录提供的信息，研究者判断5例患者需要重新考虑行切除性手术治疗，其中4例曾被认为不适合手术治疗的患者最终行切除性手术，术后均未再发作，另一例患者为双带状灰质异位，虽接受了切除性手术但发作并未明显减少。

最常见的设备相关的严重不良事件是置入部位软组织感染，置入后每人每年发生不良事件的总体比率为0.017~0.03，包括设备相关不良事件、非设备相关不良事件和不确定原因等。使用RNS设备围手术期出血不良事件发生率为0.8%，并不高于使用其他神经刺激设备的不良事件发生率。脑反应性神经刺激能够改善患者生活质量和认知功能。

(四) 脑深部刺激(DBS)

1973年，Cooper等首次将小脑DBS用于癫痫患者以控制发作。随后，为了减少发作，共计817例(52项临床研究)癫痫患者进行了脑深部刺激治疗。但是这些临床研究置入刺激电极的靶点分布在尾状核、蓝斑、丘脑底核、乳头体、丘脑中央中核、丘脑前核、海马和杏仁核、海马连合、胼胝体和新皮质等不同部位，刺激频率、振幅和持续时间等刺激参数各异。

关于DBS的两项大型随机对照研究，一项研究的刺激靶点位于丘脑前核，另一项研究的刺激靶点位于皮质或海马致痫区，均证实了DBS的有效性和耐受性。但关于DBS还有许多问题未解决：DBS的具体机制、最佳的刺激参数和最佳受益群体，如何预测治疗的有效性、为何脑刺激的疗效随着治疗时间的推移会逐渐增强以及是否存在长期的不良反应等仍有待解决，尚需要结合实验研究和临床经验来解答上述问题。

2010年由斯坦福大学Robert Fisher教授主持的SANTE试验是第一项大规模随机对照试验，该试验共纳入了17个癫痫外科中心110例药物难治性局灶性癫痫患者，平均每月发作约20次。刺激电极置入到丘脑前核，研究对象随机分配到刺激组与假刺激组，患者因感觉不到刺激，因此无法知晓分组情况。研究结果发现，刺激组发作减少 40%，假刺激组发作减少 15%，两组比较具有显著性差异，且刺激组患者发作造成的损伤较小，该研究首次证实了脑深部刺激可减少发作。

2015 年，Salanova 等在 SANTE 试验中报道了丘脑前核（ANT）脑深部刺激治疗局灶性癫痫的长期疗效和安全性，在置入装置 13 个月后开始长期随访，记录发作频率。与基线相比，随访 1 年及 5 年发作频率分别下降 41% 及 69%；随访 1 年及 5 年缓解率（发作频率下降 ≥ 50%）分别为 43% 及 68%；5 年随访期中，16% 的受试者至少 6 个月无发作。总体安全性良好，设备相关的严重不良事件发生率为 34%，与 DBS 其他适应证发生率类似；没有其他不可预知的设备不良反应或症状性颅内出血。与基线相比，1 年及 5 年随访中利物浦痫性发作严重程度分级（LSSS）和癫痫患者生活质量评定量表（QOLIF-31）显示患者生活质量有显著的改善，差异有统计学意义（$P<0.001$）。Salanova 等推断，ANT 深部脑刺激治疗药物难治性癫痫患者安全有效。对药物难治性局灶性癫痫患者，SANTE 试验为 DBS 提供了Ⅳ级证据，丘脑前核刺激可使 5 年发作频率下降 69%，设备相关的严重不良事件发生率为 34%。

2018 年 4 月，美国食品药品监督管理局（FDA）批准 DBS 用于癫痫的治疗。DBS 需要向置入丘脑前核的电极发送电信号，置入电极通过细线连接到患者胸部皮肤下的脉冲发生器，由脉冲发生器供能。

五、结束语：颞叶附加癫痫的概念

理想情况下，通过 SEEG 对伴海马硬化颞叶内侧癫痫患者的致痫网络进行准确定位，并彻底切除产生致痫网络的致痫区，可使患者不再发作（包括先兆）。

但实际上，伴单侧海马硬化的颞叶内侧癫痫手术仍存在许多挑战。如：①如何解释不同癫痫外科中心报告无发作的巨大差异？——手术后 2 年无发作率为 52%~85%，10 年无发作率为 50%~80%；②为何术后 5 年、10 年无发作率会下降？是癫痫复发吗？③这些差异是否可以用 SEEG 准确定位后再行裁剪式切除和“跳过术前评估第 2 阶段（颅内脑电监测）”直接行标准前颞叶切除术的不同方式来解释？④如果控制了婴儿期的热性惊厥（预后好）、继发性全面性强直 - 阵挛发作（预后差）、发病年龄小和手术年龄小（预后好）和癫痫病程长（预后差）等影响预后的因素，颞叶内侧海马切除疗效是否会不同？

多种因素可以解释不同癫痫外科中心报告的无发作率巨大差异以及 5 年、10 年随访时无发作率下降的原因。神经病理学家认为，组织病理性质是影响手术预后的最重要因素。8 年随访时，病理表现为非特异性 Chaslin 神经胶原纤维增生的患者无发作率为 44%；而病理提示海马硬化的患者无发作率为 64%，甚至有研究报道称严重海马硬化的癫痫患者无发作率高达 84%。

另一方面，神经外科医生则认为彻底切除致痫区、清除致痫网络的所有组分及任何可以激发苔藓纤维芽生和突触重组的结构，应能实现术后终生无发作。如海马后部癫痫及海马后部切除的范围影响术后无发作率，30% 海马癫痫的主要致痫网络位于其后 1/3 和尾部。Wyler 等研究表明，如果海马切除到上丘水平，69% 患者无发作，反之，如果海马切除范围至中脑外侧沟，仅 38% 的患者无发作。

即使采用标准前颞叶切除术联合选择性杏仁核 - 海马切除术，不同中心报道 5~10 年随访的无发作率和复发率也不一致，这与颞叶内侧癫痫诊断不准确，忽略了颞叶附加癫痫有关。事实上，颞叶附加癫痫不同于颞叶癫痫，其致痫网络和病理改变并不局限于颞叶。正如 Jean Bancaud 和 Patrick Chauvel 所说：“病理改变并不受限于颞叶的解剖学边界。”这一概念做了很好的解释。颞叶附加癫痫致痫网络（即致痫区）不仅包括颞叶内侧结构，还包括颞极和颞叶外侧新皮质及部分额叶腹内侧、外侧裂区或顶枕区等不同脑区，如颞 - 外侧裂癫痫，岛盖和岛叶皮质是致痫区，或仅是致痫区的一部分。通常情况下，MRI 能够识别海马硬化，PET 能发现颞叶低代谢区，但如果没有行 SEEG 评估，想要准确并完整地判断致痫区是非常困难的。研究表明，致痫区判断困难的原因是颞叶内侧癫痫的症状学大部分由颞外结构产生，特别是围侧裂区。前颞叶切除术后癫痫复发可能仅是因为被 AEDs 抑制的围侧裂区症状重新出现，这也解释了术后多年无发作的患者在逐渐减药后出现复发的原因。

另外，是否继发全面性癫痫、手术年龄、癫痫病程因素等同样影响预后。随着时间的推移，致痫网络进一步扩大，也再次提示颞叶附加癫痫病程是不断进展的。

（郑金瓯　译　王梦阳　秦　兵　校）

参考文献

Alvim MKM, Coan AC, Campos BM, *et al.* (2016): Progression of gray matter atrophy in seizure-free patients with temporal lobe epilepsy. *Epilepsia* 57: 621–629.

Androsova G, Krause R, Borghei M, *et al.* (2017): Comparative effectiveness of antiepileptic drugs in patients with mesial temporal lobe epilepsy with hippocampal sclerosis. *Epilepsia* 58: 1734–1741.

Arnold S, Schlaug G, Niemann H, *et al.* (1996): Topography of interictal glucose hypometabolism in unilateral mesio-temporal epilepsy. *Neurology* 46: 1422–1422.

Assaf BA, Ebersole JS. (1999): Visual and Quantitative Ictal EEG Predictors of Outcome After Temporal Lobectomy. *Epilepsia* 40: 52–61.

Aull-Watschinger S, Pataraia E, Czech T, Baumgartner C (2008): Outcome predictors for surgical treatment of temporal lobe epilepsy with hippocampal sclerosis. *Epilepsia* 49: 1308–1136.

Aupy J, Noviawaty I, Krishnan B, *et al.* (2018): Insulo-opercular cortex generates oroalimentary automatisms in temporal seizures. *Epilepsia* 72: 603–612.

Aupy J, Wongwiangjunt S, Wang ZI, Wu G, Alexopoulos A (2018): Subcortical SISCOM hyperperfusion: Should we pay more attention to it? *Seizure* 62: 43–48.

Bancaud J, Talairach J (1992): Clinical semiology of frontal lobe seizures. *Adv Neurol* 57: 3–58.

Bancaud J, Talairach J, Bonis A, *et al.* (1965): *La Stéréoélectroencéphalographie dans l'épilepsie.* Paris, Masson.

Barba C, Barbati G, Minotti L, Hoffmann D, Kahane P (2007). Ictal clinical and scalp-EEG findings differentiating temporal lobe epilepsies from temporal þlus' epilepsies. *Brain* 130: 1957–1967.

Barba C, Rheims S, Minotti L, *et al.* (2016): Temporal plus epilepsy is a major determinant of temporal lobe surgery failures. *Brain* 139: 444–451.

Bartolomei F, Chauvel P, Wendling F (2008): Epileptogenicity of brain structures in human temporal lobe epilepsy: a quantified study from intracerebral EEG. *Brain* 131: 1818–1830.

Bartolomei F, Cosandier-Rimele D, McGonigal A, *et al.* (2010): From mesial temporal lobe to temporoperisylvian seizures: A quantified study of temporal lobe seizure networks. *Epilepsia* 51: 2147–2158.

Bartolomei F, Lagarde S, Wendling F, *et al.* (2017): Defining epileptogenic networks: Contribution of SEEG and signal analysis. *Epilepsia* 58: 1131–1147.

Bartolomei F, Nica A, Valenti-Hirsch MP, Adam C, Denuelle M (2018): Interpretation of SEEG recordings. *Neurophysiol Clin* 48: 53–57.

Bartolomei F, Wendling F, Bellanger JJ, Regis J, Chauvel P (2001): Neural networks involving the medial temporal structures in temporal lobe epilepsy. *Clin Neurophysiol* 112: 1746–1760.

Baulac S, Gourfinkel-An I, Nabbout R, *et al.* (2004): Fever, genes, and epilepsy. *Lancet Neurology* 3: 421–430.

Beghi E, Gatti G, Tonini C, *et al.* (2003): Adjunctive therapy *vs.* alternative monotherapy in patients with partial epilepsy failing on a single drug: a multicenter, randomisedpragmatic trial. *Epilepsy Res* 57: 1–13.

Berg AT, Langfitt J, Shinnar S, *et al.* (2003): How long does it take for partial epilepsy to become intractable? *Neurology* 60: 186–190.

Bergey GK, Morrell MJ, Mizrahi EM, *et al.* (2015): Long-term treatment with responsive brain stimulation in adults with refractory partial seizures. *Neurology* 84: 810–817.

Bergey GK, Morrell MJ, Mizrahi EM, *et al.* (2015): Long-term treatment with responsive brain stimulation in adults with refractory partial seizures. *Neurology* 24; 84: 810–817.

Berkovic SF, Andermann F, Olivier A, *et al.* (1991): Hippocampal sclerosis in temporal lobe epilepsy demonstrated by magnetic resonance imaging. *Ann Neurol* 29: 175–182.

Berkovic SF, McIntosh AM, Kalnins RM, *et al.* (1995): Preoperative MRI predicts outcome of temporal lobectomy: An actuarial analysis. *Neurology* 45: 1358–1363.

Bezchlibnyk YB, Willie JT, Gross RE (2018): A neurosurgeon's view: Laser interstitial thermal therapy of mesial temporal lobe structures. *Epilepsy Res* 142: 135–139.

Brodie MJ, French JA (2000): Management of epilepsy in adolescents and adults. *Lancet* 356: 323–329.

Brodie MJ, Kwan P (2002): Staged approach to epilepsy management. *Neurology* 58(suppl 5): S2–S8.

Brodie MJ, Mohanraj R (2003): Response to treatmentin newly diagnosed epilepsy. *Epilepsia* 44 (Suppl 9): 14.

Brodie MJ, Yuen AWC; and the 105: study group (1997): Lamotrigine substitution study: evidence for synergism with sodium valproate? *Epilepsy Res* 26: 423–432.

Bulacio JC, Chauvel P, McGonigal A (2016): Stereoelectroencephalography. *J Clin Neurophysiol* 33: 503–510.

Cajigas I, Kanner AM, Ribot R, *et al* (2019): Magnetic Resonance-Guided Laser Interstitial Thermal Therapy for Mesial Temporal Epilepsy: A Case Series Analysis of Outcomes and Complications at 2-Year Follow-Up. *World Neurosurg* [Epub ahead of print].

Carminucci A, Parr M, Bitar M, Danish SF (2019): Delayed Onset Cyst Formation After Laser Interstitial Thermal Therapy: An Unreported Long-term Complication. *World Neurosurg* [Epub ahead of print].

Cascino GD, Trenerry MR, So EL, *et al.* (1996): Routine EEG and temporal lobe epilepsy: relation to long-term EEG monitoring, quantitative MRI, and operative outcome. *Epilepsia* 37: 651–656.

Catenoix H, Guénot M, Isnard J, Fischer C, Mauguiere F, Ryvlin P (2004): Intracranial EEG study of seizure-associated nose wiping. *Neurology* 63: 1127–1129.

Cendes F, Andermann F, Dubeau F, *et al* (1993a): Early childhood prolonged febrile convulsions, atrophy and sclerosis of mesial structures, and temporal lobe epilepsy: An MRI volumetric study. *Neurology* 43: 1083–1083.

Cendes F, Andermann F, Gloor P, *et al.* (1993b): Atrophy of mesial structures in patients with temporal lobe epilepsy: Cause or consequence of repeated seizures? *Ann Neurol* 34: 795–801.

Cendes F, Li LM, Watson C, Andermann F, Dubeau F, Arnold DL (2000): Is Ictal Recording Mandatory in Temporal Lobe Epilepsy: Not When the Interictal Electroencephalogram and Hippocampal Atrophy Coincide. *Arch Neurol* 57: 497–500.

Chabardès S, Kahane P, Minotti L, *et al.* (2005): The temporopolar cortex plays a pivotal role in temporal lobe seizures. *Brain* 128: 1818–1831.

Chassoux F (2004): Metabolic changes and electro-clinical patterns in mesio-temporal lobe epilepsy: a correlative study. *Brain* 127: 164–174.

Chauvel P, Trottier S, Bancaud J (1988): Seizures from the precentral and the premotor areas II: Neurophysiological Analysis. *Epilepsia* 29: 207.

Cheon JE, Chang KH, Kim HD, *et al.* (1998): MR of hippocampal sclerosis: comparison of qualitative and quantitative assessments. *AJNR Am J Neuroradiol* 19: 465–468.

Coan AC, Appenzeller S, Bonilha L, Li LM, Cendes F (2009): Seizure frequency and lateralization affect progression of atrophy in temporal lobe epilepsy. *Neurology* 15;73: 834–842.

Coan AC, Campos BM, Yasuda CL, *et al.* (2014): Frequent Seizures Are Associated with a Network of Gray Matter Atrophy in Temporal Lobe Epilepsy with or without Hippocampal Sclerosis. *PLoS ONE* 9: e85843–9.

Cooper IS, Amin I, Gilman S (1973): The effect of chronic cerebellar stimulation upon epilepsy in man. *Trans Am Neurol Assoc* 98: 192–196.

Deckers CLP, Czuczwar SJ, Hekster YA, *et al.* (2000): Selection of antiepileptic drugs polytherapy based on mechanisms of action: the evidence reviewed. *Epilepsia* 41: 1364–1374.

Delgado-Escueta AV (1991): Frontal lobe seizures and epilepsies in neurobehavioral disorders. *Adv Neurol* 55: 317–340.

Delgado-Escueta AV, Walsh GO (1983): The Selection Process for surgery of intractable complex partial seizures: surface EEG and depth electrocorticography. In: Ward AA Jr, Penry JK, Purpura DP (eds): *Epilepsy Proceedings of the Association for Research in Nervous and Mental Disorders.* vol 61, pp 295–326, Raven Press, New York.

Delgado-Escueta AV, Walsh GO (1985): Type I Complex Partial Seizures of Hippocampal origin: excellent results of anterior temporal lobectomy. *Neurology* 35: 143–154.

DiLorenzo DJ, Mangubat EZ, Rossi MA, Byrne RW (2014): Chronic unlimited recording electrocorticography-guided resective epilepsy surgery: technology-enabled enhanced fidelity in seizure focus localization with improved surgical efficacy. J *Neurosurg* 120: 1402–1414.

Donos C, Breier J, Friedman E, *et al.* (2018): Laser ablation for mesial temporal lobe epilepsy: Surgical and cognitive outcomes with and without mesial temporal sclerosis. *Epilepsia* 59: 1421–1432.

Dorfer C, Czech T, Aull-Watschinger S, *et al.* (2018): Mesial temporal lobe epilepsy: long-term seizure outcome of patients primarily treated with transsylvian selective amygdalohippocampectomy. *J Neurosurg* 129: 174–181.

Drane DL, Loring DW, Voets NL, *et al.* (2015): Better object recognition and naming outcome with MRI-guided stereotactic laser amygdalohippocampotomy for temporal lobe epilepsy. *Epilepsia* 56: 101–113.

Duncan R, Patterson J, Hadley D, Roberts R (1997): Ictal regional cerebral blood flow in frontal lobe seizures. *Seizure* 6: 393–401.

Ebersole JS, Pacia SV (1996): Localization of Temporal Lobe Foci by Ictal EEG Patterns. *Epilepsia* 37: 386–399.

Ebner A, Dinner DS, Noachtar S, Luders H (1995): Automatisms with preserved responsiveness: A lateralizing sign in psychomotor seizures. *Neurology* 45: 61–64.

Elliott CA, Broad A, Narvacan K, *et al.* (2018): Seizure outcome in pediatric medically refractory temporal lobe epilepsy surgery: selective amygdalohippocampectomy *vs.* anterior temporal lobectomy. *J Neurosurg Pediatr* 22: 276–282.

Falconer MA (1974): Mesial temporal (Ammon's horn) sclerosis as a common cause of epilepsy. Aetiology, treatment, and prevention. *Lancet* 2(7883): 767–70.

Fisher R, Salanova V, Witt T, *et al.* (2010): Electrical stimulation of the anterior nucleus of thalamus for treatment of refractory epilepsy. *Epilepsia* 51: 899–908.

Fisher RS, Uematsu S, Krauss GL, *et al.* (1992): Placebo-controlled pilot study of centromedian thalamic stimulation in treatment of intractable seizures. *Epilepsia* 33: 841–851.

Franzon RC, Montenegro MA, Guimarães CA, Guerreiro CAM, Cendes F, Guerreiro MM (2016): Clinical, Electroencephalographic, and Behavioral Features of Temporal Lobe Epilepsy in Childhood. *J Child Neurol* 19: 418–423.

Gabr M, Lüders H, Dinner D, Morris H, Wyllie E (1989): Speech manifestations in lateralization of temporal lobe seizures. *Ann Neurol* 25: 82–87.

Gambardella A, Gotman J, Cendes F, Andermann F (1995): The relation of spike foci and of clinical seizure characteristics to different patterns of mesial temporal atrophy. *Arch Neurol* 52: 287–293.

Gilliam F, Bowling S, Bilir E, *et al.* (1997): Association of combined MRI, interictal EEG, and ictal EEG results with outcome and pathology after temporal lobectomy. *Epilepsia* 38: 1315–1320.

Glauser T, Ben-Menachem E, Bourgeois B, *et al.* (2013): ILAE Subcommission on AED Guidelines: Updated ILAE evidence review of antiepileptic drug efficacy and effectiveness as initial monotherapy for epileptic seizures and syndromes. *Epilepsia*. 54: 551–563.

Grewal SS, Gorny KR, Favazza CP, Watson RE, Kaufman TJ, Van Gompel JJ (2018a). Safety of laser interstitial thermal therapy in patients with pacemakers. *Open Neurosurg* (Hagerstown) 15(5): E69–E72.

Grewal SS, Zimmerman RS, Worrell G, *et al.* (2018b): Laser ablation for mesial temporal epilepsy: a multi-site, single institutional series. *J Neurosurg* 1: 1–8.

Hajek M, Antonini A, Leenders KL, Wieser HG (1993): Mesiobasal *vs.* lateral temporal lobe epilepsy: Metabolic differences in the temporal lobe shown by interictal 18F-FDG positron emission tomography. *Neurology* 43: 79–86.

Heck CN, King-Stephens D, Massey AD, *et al.* (2014): Two-year seizure reduction in adults with medically intractable partial onset epilepsy treated with responsive neurostimulation: final results of the RNS System Pivotal trial. *Epilepsia* 55: 432–441.

Heinz ER, Crain BJ, Radtke RA, *et al.* (2013): MR imaging in patients with temporal lobe seizures: correlation of results with pathologic findings. *AJR Am j roentgenology* 155: 581–586.

Hemb M, Palmini A, Paglioli E, *et al.* (2013): An 18-year follow-up of seizure outcome after surgery for temporal lobe epilepsy and hippocampal sclerosis, *J Neurol Neurosurg Psychiatry* 84: 800–805.

Henry TR, Mazziotta JC, Jerome Engel J, *et al.* (2016): Quantifying Interictal Metabolic Activity in Human Temporal Lobe Epilepsy. *J Cereb Blood Flow Metab* 10: 748–757.

Hirsch LJ, Spencer SS, Williamson PD, Spencer DD, Mattson RH (1991): Comparison of bitemporal and unitemporal epilepsy defined by depth electroencephalography. *Ann Neurol* 30: 340–346.

Ho SS, Kuzniecky RI, Gilliam F, Faught E, Morawetz R (1998): Temporal lobe developmental malformations and epilepsy: Dual pathology and bilateral hippocampal abnormalities. *Neurology* 50: 748–754.

Ho SS, Newton MR, McIntosh AM, *et al.* (1997): Perfusion patterns during temporal lobe seizures: relationship to surgical outcome. *Brain* 120: 1921–1928.

Hoffmann JM, Elger CE, Kleefuss-Lie AA (2010): Analysis of the initial ictal phenomenon in patients with temporal lobe epilepsy. *Seizure* 19: 217–221.

Hoppe C, Helmstaedter C (2018): Laser interstitial thermotherapy (LiTT) in pediatric epilepsy surgery. *Seizure* pii: S1059-1311(18)30575-2.

Houser CR, Miyashiro JE, Swartz BE, Walsh GO, Rich JR, Delgado-Escueta AV (1990): Altered patterns of dynorphin immunoreactivity suggest mossy fiber reorganization in human hippocampal epilepsy. *J Neurosci* 10: 267–282.

Isnard J, Guénot M, Ostrowsky K, Sindou M, Mauguière F (2000): The role of the insular cortex in temporal lobe epilepsy. *Ann Neurol* 48: 614–623.

Jack CR, Sharbrough FW, Cascino GD, Hirschorn KA, O'Brien PC, Marsh WR (1992): Magnetic resonance image–based hippocampal volumentry: Correlation with outcome after temporal lobectomy. *Ann Neurol* 31: 138–146.

Jack CR, Trenerry MR, Cascino GD, Sharbrough FW, So EL, O'Brien PC (1995): Bilaterally symmetric hippocampi and surgical outcome. *Neurology* 45: 1353–1358.

Jackson GD, Berkovic SF, Tress BM, Kalnins RM, Fabinyi GCA, Bladin PF (1990): Hippocampal sclerosis can be reliably detected by magnetic resonance imaging. *Neurology* 40: 1869–1869.

Jeha LE, Najm IM, Bingaman WE, *et al.* (2006): Predictors of outcome after temporal lobectomy for the treatment of intractable epilepsy. *Neurology* 27;66: 1938–1940.

Jeong SW, Lee SK, Hong KS, Kim KK, Chung CK, Kim H (2005): Prognostic factors for the surgery for mesial temporal lobe epilepsy: longitudinal analysis. *Epilepsia* 46: 1273–1279.

Jermakowicz WJ, Cijigas I, Dan L, *et al.* (2018): Ablation dynamics during laser interstitial thermal therapy for mesio-temporal epilepsy. *PLoS One* 13: e0199190.

Jobst BC, Kapur R, Barkley GL, *et al.* (2017): Brain responsive neurostimulation in patients with medically intractable seizures arising from eloquent and other neocortical areas. *Epilepsia* 58: 1005–1014.

Jones-Gotman M (1991). Presurgical neuropsychological evaluation for localization and lateralization of seizure focus. In Luders H (ed). *Epilepsy Surgery* pp. 469–475. New York: Raven Press.

Jones-Gotman M (1993): Word and design list learning deficits related to side of hippocampal atrophy as assessed by volumetric MRI measurement. *Epilepsia* 34: 71.

Kaiboriboon K, Bertrand ME, Osman MM, Hogan RE (2005): Quantitative analysis of cerebral blood flow patterns in mesial temporal lobe epilepsy using composite SISCOM. *J Nucl Med* 46: 38–43.

Kang JY, Wu C, Tracy J, Lorenzo M, Evans J (2015): Laser interstitial thermal therapy for medically intractable mesial temporal lobe epilepsy. *Epilepsia* 24.

Kanner AM, Ashman E, Gloss D, *et al.* (2018): Practice guideline update summary: Efficacy and tolerability of the new antiepileptic drugs II: Treatment-resistant epilepsy: Report of the American Epilepsy Society and the Guideline Development, Dissemination, and Implementation Subcommittee of the American Academy of Neurology. *Epilepsy Curr* 18: 269–278.

Kazemi NJ, Worrell GA, Stead SM, *et al.* (2010): Ictal SPECT statistical parametric mapping in temporal lobe epilepsy surgery. *Neurology* 74: 70–76.

Kobayashi E, Li LM, Lopes-Cendes I, Cendes F (2002): Magnetic resonance imaging evidence of hippocampal sclerosis in asymptomatic, first-degree relatives of patients with familial mesial temporal lobe epilepsy. *Arch Neurol* 59: 1891–1894.

Kotagal P, Lüders H, Morris HH, *et al.* (1989): Dystonic posturing in complex partial seizures of temporal lobe onset: A new lateralizing sign. *Neurology* 39: 196–201.

Kuzniecky R, Hugg J, Hetherington H, *et al.* (1999): Predictive value of 1H MRSI for outcome in temporal lobectomy. *Neurology* 53: 694–694.

Kwan P, Brodie MJ (2002): Refractory epilepsy; a progressive, intractable but preventable condition? *Seizure* 11: 77–84.

Kwon CS, Ripa V, Al-Awar O, Panov F, Ghatan S, Jetté N (2018): Epilepsy and Neuromodulation-Randomized Controlled Trials. *Brain* 8: 8.

Lattanzi S, Zaccara G, Giovannelli F, *et al.* (2019): Antiepileptic monotherapy in newly diagnosed focal epilepsy. A network meta-analysis. *Acta Neurol Scand* 139: 33–41.

Le S, Ho AL, Fisher RS, *et al.* (2018): Laser interstitial thermal therapy (LITT): Seizure outcomes for refractory mesial temporal lobe epilepsy. *Epi Behav* 89: 37–41.

Leutmezer F, Serles W, Lehrner J, Pataraia E, Zeiler K, Baumgartner C (1998): Postictal nose wiping: A lateralizing sign in temporal lobe complex partial seizures. *Neurology* 51: 1175–1177.

Li LM, Cendes F, Antel SB, *et al.* (2000): Prognostic value of proton magnetic resonance spectroscopic imaging for surgical outcome in patients with intractable temporal lobe epilepsy and bilateral hippocampal atrophy. *Ann Neurol* 47: 195–200.

Ludwig BI, Marsan CA (1975): Clinical ictal patterns in epileptic patients with occipital electroencephalographic foci. *Neurology* 25: 463–463.

Maillard L, Vignal J-P, Gavaret M, *et al.* (2004): Semiologic and electrophysiologic correlations in temporal lobe seizure subtypes. *Epilepsia* 45: 1590–1599.

Maldonado HM, Delgado-Escueta AV, Walsh GO, Swartz BE, Rand RW (1988): Complex Partial Seizures of hippocampal and amygdalar origin. *Epilepsia* 29: 420–433.

Markert MS, Fisher RS (2018): Neuromodulation - Science and Practice in Epilepsy: Vagus Nerve Stimulation, Thalamic Deep Brain Stimulation, and ResponsiveNeuroStimulation. *Expert Rev Neurother* 11: 1–13.

McIntosh AM, Kalnins RM, Mitchell LA, Fabinyi GC, Briellmann RS, Berkovic SF (2004): Temporal lobectomy: long-term seizure outcome, late recurrence and risks for seizure recurrence. *Brain* 127(Pt 9): 2018-2030. Epub 2004 Jun 23.

Mohamed A, Wyllie E, Ruggieri P, *et al.* (2001): Temporal lobe epilepsy due to hippocampal sclerosis in pediatric candidates for epilepsy surgery. *Neurology* 56: 1643–1649.

Newey CR, Wong C, Irene Wang Z, Chen X, Wu G, Alexopoulos AV (2013): Optimizing SPECT SISCOM analysis to localize seizure-onset zone by using varying z scores. *Epilepsia* 54: 793–800.

No YJ, Zavanone C, Bielle F, *et al.* (2017): Medial temporal lobe epilepsy associated with hippocampal sclerosis is a distinctive syndrome. *J Neurol* 264: 875–881.

Nobili L, Francione S, Cardinale F, Lo Russo G (2002): Epileptic nocturnal wanderings with a temporal lobe origin: a stereo-electroencephalographic study. *Sleep* 25: 669–671.

Ostrowsky K, Isnard J, Ryvlin P, Guénot M, Fischer C, Mauguiere F (2000): Functional mapping of the insular cortex: clinical implication in temporal lobe epilepsy. *Epilepsia* 41: 681–686.

Palmini A, Andermann F, Dubeau F, *et al.* (1999): Occipitotemporal relations: evidence for secondary epileptogenesis. *Adv Neurol* 81: 115–129.

Park SA, Heo K, Koh R, Chang JW, Lee BI (2001): Ictal automatisms with preserved responsiveness in a patient with left mesial temporal lobe epilepsy. *Epilepsia* 42: 1078–1081.

Penfield W, Faulk ME (1955): The insula; further observations on its function. *Brain* 78: 445–470.

Pisani F, Otero G, Russo MF, Di Perri R, Perucca E, Richens A (1999): The efficacy of valproate-lamotrigine comedication in refractory complex partial epilepsy: evidence for a pharmacodynamics interaction. *Epilepsia* 40: 1141–1146.

Risinger MW, Engel J, Van Ness PC, Henry TR, Crandall PH (1989): Ictal localization of temporal lobe seizures with scalp/sphenoidal recordings. *Neurology* 39: 1288–1293.

Salanova V, Witt T, Worth R, *et al.* (2015): Long-term efficacy and safety of thalamic stimulation for drug-resistant partial epilepsy. *Neurology* 84: 1017–1025.

Santulli L, Coppola A, Balestrini S, Striano S (2016): The challenges of treating epilepsy with 25 antiepileptic drugs. *Pharmacol Res* 107: 211–219.

Savitr Sastri BV, Arivazhagan A, Sinha S, *et al.* (2014): Clinico-pathological factors influencing surgical outcome in drug resistant epilepsy secondary to mesial temporal sclerosis. *J Neurol Sci* 340: 183–190.

Schiller Y (2009): Seizure relapse and development of drug resistance following long-term seizure remission. *Arch Neurol* 66: 1233–1239.

Schiller Y, Najjar Y (2008): Quantifying the response to antiepileptic drugs: effect of past treatment history. *Neurology* 70: 54–65.

Schmeiser B, Wagner K, Schulze-Bonhage A, *et al.* (2017): Transsylvian Selective Amygdalohippocampectomy for Mesio-temporal Epilepsy: Experience with 162 Procedures. *Neurosurg* 80: 454–464.

Schmeiser B, Wagner K, Schulze-Bonhage A, *et al.* (2018): Surgical Treatment of Mesio-temporal Lobe Epilepsy: Which Approach is Favorable? *Neurosurgery* 81: 992–1004.

Schmidt D, Gram L (1995): Monotherapy *vs.* polytherapy in epilepsy. A reappraisal. *CNS Drugs* 3: 194–208.

Schneider RC, Crosby EC, Farhat SM (1965): Extratemporal Lesions Triggering the Temporal-Lobe Syndrome: The Role of Association Bundles. *J Neurosurg* 22: 246–263.

Semah F, Baulac M, Hasboun D, *et al.* (1995): Is Interictal Temporal Hypometabolism Related to Mesial Temporal Sclerosis? A Positron Emission Tomography/Magnetic Resonance Imaging Confrontation. *Epilepsia* 36: 447–456.

Semah F, Picot MC, Adam C, *et al.* (1998): Is the underlying cause of epilepsy a major prognostic factor for recurrence? *Neurology* 51: 1256–1262.

Shin WC, Hong SB, Tae WS, Kim SE (2002): Ictal hyperperfusion patterns according to the progression of temporal lobe seizures. *Neurology* 58: 373–380.

Skarpaas TL, Jarosiewicz B, Morrell MJ (2019): Brain-responsive neurostimulation for epilepsy (RNS System). *Epilepsy Res* [Epub ahead of print].

Spanedda F, Cendes F, Gotman J (1997): Relations Between EEG Seizure Morphology, Interhemispheric Spread, and Mesial Temporal Atrophy in Bitemporal Epilepsy. *Epilepsia* 38: 1300–1314.

Spencer S, Huh L (2008): Outcomes of epilepsy surgery in adults and children. *Lancet Neurol* 7: 525–537.

Spencer S, Spencer D, Williamson P, Mattson R (1983): Sexual Automatisms in complex partial seizures. *Neurology* 33: 527–533.

Spencer SS, Spencer DD (1994): Entorhinal-Hippocampal Interactions in Medial Temporal Lobe Epilepsy. *Epilepsia* 35: 721–727.

Sutula G, Xiao-Xian H, Cavazos J, Scott G (1988): Synaptic reorganization in the hippocampus induced by abnormal functional activity. *Science* 239: 1147–1150.

Sutula, T, Cascino G, Cavazos J, Parada I, and Ramirez L (1989): Mossy fiber synaptic reorganization in the epileptic human temporal lobe. *Ann Neurol* 26: 321–330.

Talairach J, Bancaud J, Bonis A, Szikla G, Tournoux P (1962): Functional stereotaxic exploration of epilepsy. *SFN* 22: 328–331.

Tatum WO, Thottempudi N, Gupta V, Feyissa AM, Grewal SS, Wharen RE, Pizzi MA (2019): *De novo* temporal intermittent rhythmic delta activity after laser interstitial thermal therapy for mesial temporal lobe epilepsy predicts poor seizure outcome. *Clin Neurophysiol* 130: 122–127.

Tomson T, Battino D, Perucca E (2019): Teratogenicity of antiepileptic drugs. *Curr Opin Neurol* 32: 246–252.

Trenerry MR, Jack CR, Cascino GD, Sharbrough FW, So EL (1996): Bilateral Magnetic Resonance Imaging-Determined Hippocampal Atrophy and Verbal Memory Before and After Temporal Lobectomy. *Epilepsia* 37: 526–533.

Van Paesschen W, Dupont P, Van Driel G, Van Billoen H, Maes A (2003): SPECT perfusion changes during complex partial seizures in patients with hippocampal sclerosis. *Brain* 126: 1103–1111.

Van Paesschen W, Sisodiya S, Connelly A, *et al.* (1995): Quantitative hippocampal MRI and intractable temporal lobe epilepsy. *Neurology* 45: 2233–2240.

Vaugier L, Aubert S, McGonigal A, *et al.* (2009): Neural networks underlying hyperkinetic seizures of temporal lobe' origin. *Epilepsy Res* 86: 200–208.

Wada JA, Purves SJ (1984): Oral and bimanual-bipedal activity as ictal manifestations of frontal lobe epilepsy. *Epilepsia* 25: 668.

Walsh GO, Delgado-Escueta AV (1984): Type II complex partial seizures: poor results of anterior temporal lobectomy. *Neurology* (Cleveland) 34: 1–13.

Waseem H, Vivas AC, Vale FL (2017): MRI-guided laser interstitial thermal therapy for treatment of medically refractory non-lesional mesial temporal lobe epilepsy: Outcomes, complications, and current limitations: A review. *J Clin Neurosci* 38: 1–7.

Waterman L, Purves SJ, Kosaka B, Strauss E, Wada J (1987): An epileptic Syndrome caused by mesial frontal lobe foci. *Neurology* 7: 577–582.

Watson C, Jack CR, Cendes F (1997): Volumetric Magnetic Resonance Imaging: Clinical Applications and Contributions to the Understanding of Temporal Lobe Epilepsy. *Arch Neurol* 54: 1521–1531.

Wendling AS, Hirsch E, Wisniewski I, *et al.* (2013): Selective amygdalo-hippocampectomy *vs.* standard temporal lobectomy in patients with mesial temporal lobe epilepsy and unilateral hippocampal sclerosis. *Epilepsy Res* 104: 94–104.

Wennberg R, Arruda F, Quesney LF, Olivier A (2002): Preeminence of Extrahippocampal Structures in the Generation of Mesial Temporal Seizures: Evidence from Human Depth Electrode Recordings. *Epilepsia* 43: 716–726.

Wiebe S, Blume WT, Girvin JP, Eliasziv M (2001): Effectiveness and Efficiency of Surgery for Temporal Lobe Epilepsy Study Group. A randomized, controlled trial of surgery for temporal-lobe epilepsy. *N Engl J Med* 345: 311–318.

Wieser HG (1983): *Electroclinical Features of the Psychomotor Seizure.* Gustav Fisher, Butterworths, Stuttgart, London.

Wieser HG and Kausel W (1987): Limbic Seizures In: Wieser HG, Elger CE (eds): *Presurgical Evaluation of Epileptics.* pp 227–248. Berlin, Springer.

Wieser HG, Ortega M, Friedman A, Yonekawa Y (2003): Long-term seizure outcomes following amygdalohippocampectomy. *J Neurosurg* 98: 751–763.

Wieser HG, Siegel AM (1991): Analysis of Foramen Ovale Electrode-Recorded Seizures and Correlation with Outcome Following Amygdalo-hippocampectomy. *Epilepsia* 32: 838–850.

Wlliamson PD, Spencer SS (1986): Clinical and EEG features of complex partial seizures of extratemporal origin. *Epilepsia* 27 (Suppl. 2): S46–S63.

Wyler AR, Hermann BP, Somes G (1995): Extent of medial temporal resection on outcome from anterior temporal lobectomy: a randomized prospective study. *Neurosurgery* 37: 982–990; discussion 990–991.

Youngerman BE, Oh JY, Anbarasan D, Billakota S, *et al* (2018): Laser ablation is effective for temporal lobe epilepsy with and without mesial temporal sclerosis if hippocampal seizure onsets are localized by stereoelectroencephalography. *Epilepsia* 59: 595–606.

第 21 章
额叶癫痫综合征

作者：Stefano FRANCIONE[1]，Lino NOBILI[2]，Barbara SWARTZ[3]，Laura TASSI[1]，Roberto MAI[1]，Massimo COSSU[1]，Carlo Alberto TASSINARI[4] and Antonio V. DELGADO ESCUETA[5,6]

单位：1. Department of Neurosciences，Center for Epilepsy Surgery "C.Munari"，Hospital Niguarda，Milan，Italy

2. Child Neuropsychiatry Unit，IRCCS G. Gaslini Institute，DINOGMI-Department of Neurosciences，Rehabilitation，Ophthalmology，Genetics，Maternal and Child Health，University of Genoa，Genova，Italy

3. Hoag Memorial Hospital Presbyterian，Newport Beach，California，and Children's Hospital of Orange County，Orange，USA

4. University of Bologna，Bologna，Italy

5. Epilepsy Genetics/Genomics Lab，Neurology and Research Services，VA Greater Los Angeles Healthcare System（VA GLAHS），University of California，Los Angeles，United States

6. Department of Neurology，David Geffen School of Medicine，University of California，Los Angeles，USA

一、背景

通过癫痫外科手术数据分析，在药物难治性局灶性癫痫患者中，额叶癫痫（FLE）占 20%~30%。在额叶癫痫术前评估中，通常需要全面的检查和详细的评估（Jeha et al.，2007），以明确定位发作起始区和切除致痫区，从而实现术后无发作（Kellinghaus & Lüders，2004）。遗憾的是，有关儿童额叶癫痫手术的文献数据很少（Kral et al.，2001）。但实际上，许多有关额叶癫痫手术的研究包含了儿童患者（Talairach et al.，1992；Olivier，1995；Laskowitz et al.，1995；Jobst et al.，2000；Jeha et al.，2007；Nobili et al.，2007；Kim et al.，2010），儿童癫痫手术的研究也包含额叶癫痫（Fish et al.，1993；Wyllie et al.，1998；Paolicchi et al.，2000；Francione et al.，2003a；Sinclair et al.，2004a；Cossu et al.，2008；Krsek et al.，2008，2009a），通过这些研究资料，我们可以了解儿童额叶癫痫。

Bancaud & Talairach（1992），Fogarasi et al.（2001），Kellinghaus & Lüders（2004）总结归纳了额叶癫痫患者的一般临床特点、发作症状学、神经影像和病理学特征。在儿童，额叶癫痫可能比颞叶癫痫更常见（Lawson et al.，2002），儿童额叶癫痫手术预后一般比成人好（see Spencer & Huh，2008 for a review）。

另一有趣的发现是，尽管很多患者在成人期才接受了手术治疗，但大多数额叶癫痫患者在儿童期已起病，提示额叶癫痫可能是一种较常见的儿科疾病。因此，为了更好地了解额叶癫痫的特点，本研究收集了起病年龄早于 16 岁但在不同年龄段手术的额叶癫痫患者，这一纳入标准也有助于我们了解病程与手术预后的关系。

二、患者与研究方法

我们回顾性分析了 1996 年 5 月至 2006 年 12 月在意大利"Claudio Munari"癫痫中心接受手术治疗的 643 例难治性癫痫患者，排除了累及额叶初级运动皮质的病例，共纳入 125 例额叶手术病例，其中 106 例患者（84.8%）为 16 岁前发病。我们对这 106 例患者同时进行了总体和亚组分析（表 21-1），根据手术年龄小于或大于 16 岁分为儿童组（A 组）或成年组（B 组）

所有患者均经个体化的术前评估流程，包括：

（1）对既往资料的仔细分析，尤其是发作期主 / 客观症状、发作后神经功能缺失症状。

（2）发作间期脑电图，必要时行长程视频脑电图监测。

表 21-1 额叶癫痫患者及亚组(A 组:16 岁前手术;B 组:16 岁后手术)临床特征

	所有患者(106 例)	A 组(51 例)	B 组(55 例)
性别(男 / 女)	57/49	26/25	31/24
手术年龄	19.8 ± 11.9 岁	9.8 ± 4.0 岁	29.2 ± 8.8 岁
发病年龄	4.6 ± 4.4 岁	2.7 ± 3.0 岁	6.4 ± 4.7 岁
病程	15.2 ± 10.8 年	7.1 ± 3.8 年	22.8 ± 9.5 年
发作频率			
低	16(15.1%)	6(11.7%)	10(18.2%)
中	21(19.8%)	7(13.7%)	14(25.4%)
高	69(65.1%)	38(74.6%)	31(56.4%)
家族史	29(27.3%)	16(31.4%)	13(23.6%)
产前不良事件	13(12.2%)	12(23.5%)	1(1.8%)
围产期不良事件	16(15.1%)	2(3.9%)	14(25.4%)
热性惊厥	2(1.9%)	0	2(3.6%)
其他不良事件	2(1.9%)	2(3.9%)	0
神经查体	6(5.7%)	3(5.9%)	3(5.4%)
认知障碍	33(31.1%)	22(43.1%)	11(20%)

注:发作频率低:8 次 / 月;中:9~30 次 / 月; 高:超过 30 次 / 月。

(3)高分辨 MRI 扫描:采用 1.5T 核磁(Philips Medical Systems,Best,The Netherlands),并根据患者的主要电 - 临床特点进一步优化扫描序列。如患者电 - 临床资料提示额叶起源,采取平行和垂直于前 - 后连合连线方向扫描(Colombo et al.,2003)。

(4)适宜患者年龄的全面神经心理学评估。

(5)根据解剖 - 电 - 临床资料无法准确定位致痫区的患者,通过置入深部电极并采用立体脑电图进一步明确致痫区(Munari et al.,1994;Cossu et al.,2005)。在无创评估基础上做出定位假设,设计个体化深部电极置入方案。记录自发性发作,再通过电刺激行运动和语言区功能定位,并诱发癫痫发作,目的是更好地定位致痫区。

术前评估完成后,根据解剖 - 电 - 临床评估结果行切除性手术,切除致痫区的同时避免神经功能缺损。手术标本经处理后用于病理诊断。手术预后采用 Engel 分级评估(Engel et al.,1993)。术后 6 个月患者首次复诊时,复查脑电图、神经心理测试及术后 MRI 扫描,术后 5 年内至少每年复查一次。术后 1 年内抗癫痫药物一般不减量。

我们研究了以下因素与手术预后的关系。

(1)术前发作频率:分为低(<8 次 / 月)、中(8~30 次 / 月)、高(>30 次 / 月)。

(2)术前 MRI 结果:分为阴性、可疑病灶、单一阳性病灶(无论病灶大小)、多灶(存在多个病灶)。

(3)发作类型:参考国际抗癫痫联盟(ILAE)分类标准(Blume et al.,2001)和既往的额叶癫痫发作期症状学研究(Lüders et al.,1999;Jobst & Williamson,2005),对患者最常见发作类型的主要症状进行分类,分为:(a)强直(不区分单双侧);(b)愣神;(c)过度运动;(d)癫痫性痉挛;(e)阵挛。

(4)手术部位:(a)额叶内侧(可同时包括额上回);(b)额叶背外侧;(c)额叶内侧及背外侧;(d)额眶回和 / 或额极;(e)额叶(即额叶内侧和外侧面大部被切除)

(5)病理结果:(a)局灶性皮质发育不良(FCD)Ⅰ型:单一病灶表现为新皮质放射状或切线方向分层紊乱,可累及单个或多个脑叶;(b)FCD Ⅱ型:单一病灶表现为皮质分层紊乱和异型神经元,伴或不伴气球样细胞;(c)肿瘤性病变;(d)皮质结节;(e)其他。

三、结果

患者临床特征详见表 21-1。106 例患者分为两个亚组:A 组(51 例)为儿童期手术,手术年龄小于 16 岁;B 组(55 例)为成人期手术,手术年龄大于 16 岁。根据纳入标准,106 例额叶癫痫患者均在儿童期起病，平均起病年龄 4.6 岁，其中 A 组（2.7 岁）小于 B 组（6.4 岁）。两组中大部分患者发作频率>25 次 / 月，A 组稍高于 B 组（74.6% vs 56.4%；Fisher 精确检验无统计学差异）。约 1/4 患者有癫痫家族史。A 组患者产前不良事件（主要为先兆流产）高于 B 组（23.5% vs 1.8%）；但围产期不良事件 A 组显著低于 B 组（3.9% vs 25.4%，$p=2\times10^{-5}$；Fisher 精确检验）。患者既往热性惊厥史罕见。A 组认知障碍高于 B 组（43.1% vs 20%，p=0.01；Fisher 精确检验）。

在发作类型中，40 例患者表现为强直发作（表 21-2），在 A 组（21 例）和 B 组（19 例）中分布相当；24 例患者表现为愣神发作，同样在 A 组（10 例）和 B 组（14 例）中分布相当；B 组过度运动发作更常见（17 例 vs 5 例，p=0.02；Fisher 精确检验）；痉挛发作仅在 A 组少数患者中出现；阵挛发作共 7 例，其中 A 组 2 例，B 组 5 例。

表 21-2 额叶癫痫患者及亚组（A 组：16 岁前手术；B 组：16 岁后手术）术前资料和术后病理与手术预后关联分析

		所有患者	A 组			B 组		
		人数	人数	Engel Ⅰ级人数	非 Engel Ⅰ级人数	人数	Engel Ⅰ级人数	非 Engel Ⅰ级人数
发作频率	低	16（87.5）	6	6（100）	–	10	8（80）	2（20）
	中	20（70）	7	6（85.7）	1（14.3）	13	8（61.5）	5（38.5）
	高	69（69.5）	38	26（68.4）	12（31.6）	31	22（70.9）	9（29.1）
MRI	阴性	16（50）	5	3（60）	2（40）	11	5（45）	6（65）
	可疑	10（50）	7	4（57）	3（43）	3	1（33.4）	2（66.6）
	多灶	7（29）	4	0	4（100）	3	2（66.6）	1（33.4）
	单灶	72（85）	35	31（89）	4（11）	37	30（81）	7（19）
症状学	强直	40（57.5）	21	14（66.7）	7（33.3）	19	9（47.4）	10（52.6）
	愣神	24（91.3）	10	10（100）	0	14	11（78.6）	3（21.4）
	过度运动	22（81.8）	5	3（60）	2（40）	17	15（88.2）	2（11.8）
	痉挛	13（76.9）	13	10（76.9）	3（23.1）	–	–	–
	阵挛	7（57.1）	2	1（50）	1（50）	5	3（60）	2（40）
切除范围	内侧面	33（66.7）	11	8（72.7）	3（27.3）	22	14（63.6）	8（36.4）
	背外侧面	26（73.1）	16	11（68.7）	5（31.3）	10	8（80）	2（20）
	内侧 + 背外侧面	19（68.4）	7	6（85.7）	1（14.3）	12	7（58.3）	5（41.7）
	额眶回	10（90）	7	6（85.7）	1（14.3）	3	3（100）	–
	额叶	17（76.5）	10	7（70）	3（30）	7	6（85.7）	1（14.3）
组织病理	FCD Ⅰ型	18（44.4）	10	6（60）	4（40）	8	2（25）	6（75）
	FCD Ⅱ型	47（89.4）	22	18（81.8）	4（18.2）	25	24（96）	1（4）
	肿瘤	18（77.7）	7	6（85.7）	1（14.3）	11	8（72.7）	3（27.3）
	结节	13（61.5）	11	7（63.6）	4（36.4）	2	1（50）	1（50）
	其他	9（44.4）	1	1	–	8	3（37.5）	5（62.5）

注：所有患者一列中括号内数字指该小格的患者术后 Engel Ⅰ级百分比；A 组和 B 组中每一行括号内数字指该小格人数在这一行亚组总人数中的占比。

患者诊断和手术情况详见表 21-3。两个亚组中，大部分患者 MRI 上均存在明确的局限性病灶。B 组患者 MRI 阴性比例高于 A 组；而 A 组多灶性病灶和可疑病灶比例稍高于 B 组（无统计学差异）。小部分 MRI 上存在明确病灶，病灶位置与症状学符合的患者，在未行发作期脑电记录的情况下完成了手术。B 组患者接受立体脑电图评估的比例稍高于 A 组。总体上，右侧额叶手术患者多于左侧。在所有患者和 B 组患者中，额叶内侧面切除最多见；而 A 组中额叶背外侧切除最多（p=0.08；Fisher 精确检验)。部分患者术后出现短暂并发症,大多为对侧肢体无力,可能与辅助感觉运动区切除有关(Krainik et al.,2001)。

不论总体还是分组患者,FCD Ⅱ型(48 例)是最常见的病理诊断,肿瘤性病变共 18 例,包括胚胎发育不良性神经上皮瘤 10 例、毛细胞型星形细胞瘤 6 例、神经节神经胶质瘤和Ⅱ级少突胶质细胞瘤各 1 例。其他病理结果共 9 例,包括胶质增生 6 例、皮质瘢痕 2 例、海绵状血管瘤 1 例。肿瘤性病变在 B 组中更常见,而皮质结节大多见于 A 组。

表 21-3　额叶癫痫患者及亚组(A 组:16 岁前手术;B 组:16 岁后手术)诊断和手术情况

	所有患者	A 组	B 组
MRI			
阴性	17(16.1%)	5(9.8%)	12(21.8%)
可疑	10(9.4%)	7(13.7%)	3(5.5%)
多灶	7(6.6%)	4(7.8%)	3(5.5%)
单灶	72(67.9%)	35(68.6%)	37(67.2%)
术前评估			
无发作期记录	7(6.6%)	3(5.9%)	4(7.2%)
视频脑电	34(32.1%)	19(37.2%)	15(27.3%)
SEEG	65(61.3%)	29(56.9%)	36(65.5%)
手术侧别(右 / 左)	61/45	30/21	31/24
手术部位			
内侧	33(31.1%)	11(21.6%)	22(40%)
背外侧	26(24.5%)	16(31.4%)	10(18.3%)
内侧 + 背外侧	19(17.9%)	7(13.7%)	12(21.8%)
额眶回 - 额极	11(10.4%)	7(13.7%)	4(7.3%)
额叶	17(16.1%)	10(19.6%)	7(12.7%)
组织病理			
FCD Ⅰ型	18(17.0%)	10(19.6%)	8(14.5%)
FCD Ⅱ型	48(45.3%)	22(43.2%)	26(47.3%)
肿瘤	18(17.0%)	7(13.7%)	11(20.0%)
结节	13(12.2%)	11(21.6%)	2(3.7%)
其他	9(8.5%)	1(1.9%)	8(14.5%)

注:每一列括号内百分比指该小格患者数在该列患者总人数中的占比

平均随访 93.4 个月后,共 72.4% 患者达到术后无发作(Engel Ⅰ级),其中 A 组(74.5%)稍高于 B 组(70.4%)。B 组患者中 Engel Ⅱ级比例高于 A 组(无统计学差异)。A 组 49% 的患者已实现停药,而 B 组为 37%,大多数患者仍在逐渐减药(详见表 21-4)。

表 21-2 列举了患者发作频率及症状、MRI、手术和病理资料及对手术预后的影响。

患者发作频率与手术预后呈负相关,在 A 组中尤为明显。A、B 两组患者在总体预后上无明显差异。MRI 局灶性病灶的患者手术预后较好,而 MRI 阴性或多个病灶的患者预后较差。

在发作期症状学上,强直发作的患者较其他发作类型预后差(p=0.02;Fisher 精确检验),其中 A 组患者预后相对较好。相反,愣神发作患者较其他发作类型预后更好(p=0.04;Fisher 精确检验),尤其是 A 组患者。B 组的过度运动发作患者手术预后良好,A 组癫痫性痉挛发作患者手术预后也较好。A、B 两组中的阵挛发作患者预后均较差,组间无显著差异。

表 21-4 额叶癫痫及各亚组患者手术预后及术后用药

	所有患者	A 组	B 组
随访时间	93.4 ± 32.8 月	92.0 ± 33.4 月	94.7 ± 32.1 月
Engel 分级			
Ⅰ	76(72.4%)	38(74.5%)	38(70.4%)
Ⅰa	68(64.7%)	34(66.7%)	34(62.9%)
Ⅱ	7(6.6%)	1(1.9%)	6(11.1%)
Ⅲ	13(12.4%)	7(13.7%)	6(11.1%)
Ⅳ	9(8.6%)	5(9.8%)	4(7.4%)
术后用药			
维持	26(24.8%)	13(25.5%)	13(24.1%)
减药	34(32.4%)	13(25.5%)	21(38.9%)
停药	45(42.8%)	25(49.0%)	20(37.0%)

在切除不同脑区中,额眶回和/或额极切除的患者预后最好。A 组中额叶内侧-背外侧联合切除的患者预后较好,B 组中额叶大范围切除的患者预后也较好。

在不同病理类型中,FCD Ⅱ型患者手术预后显著优于 FCD Ⅰ型(p=0.000 3;Fisher 精确检验)。总体上 FCD Ⅰ型患者手术预后较差,其中 A 组 FCD Ⅰ型患者术后无发作比例高于 B 组,但无统计学差异。在各组中 FCD Ⅱ型患者术后无发作比例最高,其中 B 组高于 A 组,但无统计学差异。在肿瘤患者中,A 组术后无发作比例高于 B 组,但样本量太小,无统计学意义。

四、讨论

在癫痫手术患者中,额叶癫痫较为常见,本研究通过回顾性分析"Claudio Munari"癫痫中心手术病例发现,约 20% 患者为额叶癫痫,进一步证实了这一观点。既往报道中,额叶癫痫占比可高达手术病例的 30%,可能是由于本研究未纳入切除中央前回的患者所致。

本文通过对大样本药物难治性额叶癫痫的研究表明,额叶癫痫是儿科常见的癫痫综合征。84% 额叶癫痫患者在 16 岁前起病,平均起病年龄为 4.4 岁,表明绝大多数患者在青春期前已发病。

本研究中患者总体手术预后较好,72.4% 达到 Engel Ⅰ级。儿童组患者手术预后略好于成年组,尽管无统计学差异,但这一趋势提示我们,尽早手术有利于改善额叶癫痫预后。本研究将患者分为儿童组和成人组,患者总体临床特征与既往报道相符,但既往文献没有直接比较儿童和成人额叶癫痫患者的差别。

我们发现额叶癫痫患者发作频率相当高,65.1% 的患者每天均有发作,这与既往文献报道相符(Lawson et al.,2002;Sinclair et al.,2004b),此外我们发现儿童患者发作频率更高。

值得注意的是,在产前和围产期不良事件上,儿童和成人患者存在差异,但目前缺乏对这一现象的合理解释。目前关于产前和围产期不良事件与癫痫的研究极少,儿童患者中,围产期不良事件可能与"低级别皮质发育障碍"相关(Krsek et al.,2010),但该研究缺乏对孕早期不良事件的观察以及与成年患者的对比。本研究发现,孕早期不良事件(主要为先兆流产)与额叶癫痫手术年龄提前至儿童期关联,提示这些患者的癫痫可能更加严重,需要尽早手术治疗。因此,孕期、围产期不良事件与额叶癫痫的关系值得进一步研究。

我们的研究发现,与颞叶癫痫相比,额叶癫痫中热性惊厥极少见(Fish et al.,1993;Lawson et al.,2002)。

儿童组患者的认知障碍比例较高可能与癫痫严重程度有关,这也可能是儿童患者更早行手术的原因。目前仅有少量文献报道了儿童额叶癫痫(Braakman et al.,2011),包括接受手术治疗的患者(Lendt et al.,2002;Chieffo et al.,2011),注意缺陷、执行功能和运动协调功能障碍发生率较高。相反,这些功能障碍在成人患者中发生率较低,可能是因为:①成人患者功能缺陷(主要是运动功能)随发育得到了代偿；②儿童患者癫痫更严重，对认知功能损害更大；③伴严重认知障碍的成人患者较少考虑切除性手术，这部分患者未被纳入对比。

我们研究中发作症状学与既往报道相符，即过度运动发作在儿童患者中少见，而癫痫性痉挛几乎仅见于儿童患者（Fogarasi et al.，2001）。

本研究中远超半数的患者需要颅内电极脑电图评估，这与既往文献报道符合，因为额叶癫痫难以精确定位（Bancaud & Talairach，1992；Swartz et al.，1998；Jobst et al.，2000；Jeha et al.，2007）。值得注意的是，即使是在额叶癫痫这一较难定位的癫痫综合征中，也有部分患者经详细评估后，若症状学与影像学相符，即使无发作期视频脑电进一步证实，也可直接切除，与既往报道相符（Mariottini et al.，2001；Kim et al.，2010）。

本研究发现，FCD 是额叶癫痫最常见的病理类型，肿瘤性病变其次（仅儿童组患者皮质结节多于肿瘤），结果与既往报道类似（Frater et al.，2000）。

既往两项关于额叶癫痫术后复发的研究表明，复发多见于术后 3 年内，此后基本趋于稳定（Jeha et al.，2007；Kim et al.，2010）。因此，我们认为，额叶癫痫术后应随访至少 4 年，本研究的随访结果可认为是最终的手术预后。

本研究总体手术预后良好，长期随访 72.4% 的患者为 Engel Ⅰ级，这一结果优于既往文献。既往两项研究术后随访至少 3 年，仅约 50% 的额叶癫痫患者达到 Engel Ⅰ级。考虑到儿童患者手术预后优于成年患者，本研究进一步提示，早期手术可提高额叶癫痫疗效。既往关于术后撤药的文献报道未研究手术部位和年龄对术后撤药的影响，我们的结果表明，儿童期手术患者术后撤药的比例更高（49% vs 37%），提示在额叶癫痫中，病程短的患者更容易实现术后撤药。

表 21-4 中数据提示，某些解剖 - 电 - 临床特征对手术预后有预测价值。发作频率高一般认为与不良预后相关，但在本研究中无统计学差异。虽然本研究中高发作频率组预后较差，但 Engel Ⅰ级比例也高于 70%。

在以往文献中，认为与预后相关的变量之一是 MRI，对手术预后的重要性几乎是全球共识。当神经影像学无明确指向性时（如阴性、可疑或多灶病变），手术预后往往较差（Mosewich et al.，2000；Chapman et al.，2005；Lee et al.，2005；Bien et al.，2009）。本研究中，若 MRI 未发现局灶性病灶，术后无发作的几率仅为 50%。这一结果不应简单解读为致痫区总局限于 MRI 病灶内（Awad et al.，1991；Bourgeois et al.，1999；Aubert et al.，2009），而是因为，局灶性病灶往往是皮质结节（Teutonico et al.，2008）和 FCD Ⅱ型，均具有很强的致痫性（Tassi et al.，2002；2012），其电 - 临床特点常与 MRI 吻合，利于手术切除。大多数情况下，MRI 在术前评估中具有指导价值。如在本研究中，MRI 病灶为颅内电生理评估提供了指引，有助于明确致痫区边界和范围。图 21-1 展示了不同 MRI 病灶对手术预后的影响。例 1 MRI 表现为局灶性皮质结节，病灶切除后无发作；而例 2 有多个皮质结节，尽管根据电生理评估切除了致痫性结节，但术后仍有发作。

发作期症状学与致痫区位置密切相关（Bancaud & Talairach，1992；Lüders et al.，1993；Bartolomei & Chauvel，2000）。强直发作的患者手术预后较差，可能与发作早期累及初级运动皮质有关，而本研究中并未切除患者初级运动皮质。有趣的是，儿童组强直发作患者手术预后较好，这可能是由于成人组患者病程更长，原发性致痫区（可能为运动前区）发作期和发作间期长期异常放电，初级运动皮质长期暴露在这种环境中，形成了自发性、稳定性、继发性致痫区（Baumgartner et al.，1996；Morris et al.，1998；Nobili et al.，2003）。这一假设同样适用于阵挛发作，表现为阵挛发作的儿童和成人组患者手术预后均不佳。

癫痫性痉挛发作的形成机制一直存在争议（see Holmes & Vigevano，1997 and Wong & Trevathan，2001 for a review）。目前越来越多证据表明，癫痫性痉挛适用于手术治疗（Kramer et al.，1997；Asano et al.，2001）。我们的研究表明，伴癫痫性痉挛发作的儿童额叶癫痫患者可通过手术治愈。癫痫性痉挛发作患者手术失败并非该发作形式不适宜手术，而是潜在的病理类型所致，如多灶性皮质结节（Teutonico et al.，2008）和 FCD Ⅰ型（Krsek et al.，2008，2009a）。

过度运动发作的患者预后良好，尤其是成人患者。过度运动发作是额叶癫痫的一种独特发作形式，具有复杂的症状学特点（Wash & Delgado-Escueta，1984；Wada & Purves，1984；Williamson et al.，1985；Wada，1989；Fusco et al.，1990；Montagna，1992；Swartz，1994；Hirsch et al.；1994，Oldani et al.，1998；Provini et al.，1999），称为 hypermotor（Luders et al.，1999）或 hyperkinetic 发作（Blume et al.，2001）。

1. 早在 1972 年，Tharp 报道了 3 例症状非常类似的患儿，表现为"突然发生的恐惧表情伴跺脚或跑步样动作，多于夜间出现，其中 1 例 11 岁男性患儿表现为突然从床上坐起，前后摇摆，大声尖叫呼唤家属，随后发作突然结束并继续睡眠”。其中 1 例患儿接受了右额额叶手术，术后病理提示额眶回外侧胶质增生，患儿术后未再发作，能继续上学。

2. Wada 和 Purves 随后在 1984 年报道了成人患者的类似发作，表现为“夜间突发频繁的尖叫、大喊、咳嗽、抱怨、过度换气，同时伴四肢动作，有时可伴扭转、发笑、口部自动症和摆弄生殖器，发作期可有不完整的意识和间断应答，有时则完全不能应答。发作间期脑电图可完全正常”。

过度运动若在清醒期发生，易误诊为癔症；在睡眠期发作则易与异态睡眠混淆，诊断上极具挑战性(Scheffer et al.，1994；Biraben et al.，2001；Proserpio et al.，2001；Bartolomei et al.，2004；Mai et al.，2005；Gardella et al.，2006；Tinuper et al.，2007；Derry et al.，2009；Gibbs et al.，2019 a，b)。某些癫痫发作与异态睡眠在症状上有相似的特征，这与它们激活了相同的神经网络——中枢模式发生器(Central Pattern Generators，CPG)相关。CPG 是所有脊椎动物均有的一组神经功能结构，分布于脑干和脊髓中，参与一系列先天性节律性活动，包括呼吸、吞咽、繁衍和情绪表达(Tassinari et al.，2003)，即一系列与生存相关的特殊行为(Grillner & Wallen，1985)。CPG 受哺乳动物大脑新皮质控制，当大脑缺氧(Iani et al.，1996；Ambrosetto et al.，2009)，或因癫痫发作、睡眠相关唤醒障碍如异态睡眠(Parrino et al.，2006)等短暂失去对 CPG 的控制时，CPG 系统即产生释放症状。

上述解释机制(Tassinari et al.，2005，2006，2009)得到了以下研究的支持：

1. 旨在通过 PET 揭示过度运动发作累及脑区的研究发现，皮质下结构包括双侧中脑和尾状核异常低代谢(Guedj et al.，2012)，而这些脑区属于控制产生原始动作的结构如 CPG。

2. 发作期 SPECT 研究发现脑干在过度运动发作时高灌注，这可能是 CPG 系统中脑干部分激活所致(Masuda et al.，2012)。

3. 颅内脑电研究发现，起源于不同脑区右侧颞叶、左侧颞叶外侧及侧裂周围脑区的过度运动发作，尽管起源部位不同，但发作期症状学十分相似。这一发现支持皮质下环路作为“最后的共同通路”参与了过度运动的产生(Vaugiers et al.，2009，2017)。

与此同时，已发现起源于颞叶(Swartz，1994；Nobili et al.，2002，2004)、岛叶(Ryvlin et al.，2006)或顶叶(Swartz，1995)的过度运动发作。因此，2016 年发表的一项专家共识建议使用“睡眠相关过度运动癫痫(sleep related hypermotor epilepsy，SHE)”替代原先的“夜发性额叶癫痫(nocturnal frontal lobe epilepsy)”。这种不同致痫区产生相同症状的现象引入了“钟琴理论(carillon theory)”：虽然病因和致痫区不同，当钟琴的盖子打开时，便会出现相同的“旋律”。

在一项纳入 139 例患者的大样本回顾性研究中，睡眠相关过度运动癫痫患者内科治疗的远期(随访 16 年)预后不佳，凸显了手术治疗的重要性。

运动抑制性发作(hypokinetic seizures)也称为额叶假性失神或愣神发作，针对运动抑制性发作患者，尤其是儿童患者的手术疗效良好。与既往文献报道类似，我们发现，这类发作主要起源于额叶前部。额眶回和额极切除术预后良好也支持这一点。图 21-2 系 2 例患术前和术后 MRI。患者均表现为典型的运动抑制性发作，MRI 示额极肿瘤性病灶(胚胎发育不良性神经上皮瘤)。例 1 为 14 岁女性患者，病程较短，切除病灶后治愈；例 2 为病程超过 40 年的男性患者，完整切除了肿瘤及周边发育不良的皮质，发作次数和严重程度减轻，但仍有发作，该病例也支持了长期运动抑制性发作诱发病灶外脑组织产生致痫性的假设。

在切除部位上，额眶回和额极切除术疗效佳，可能是由于这些部位缺乏功能区，致痫区切除更加充分。相反，在额叶内侧面后部(靠近旁中央小叶)和优势半球额叶背外侧，手术切除范围常较小，因此手术疗效较差。由于儿童患者的大脑神经可塑性高，手术切除导致功能缺损恢复的可能性高，因此在儿童患者中相对较少受到出于功能保护的切除限制。

按照国际抗癫痫联盟提出的病理分类标准(Blumcke et al.，2011)，我们发现，局灶性癫痫病理类型对手术预后有明显影响，特别是 FCD Ⅰ型与Ⅱ型，FCD Ⅱ型术后无发作比例系 FCD Ⅰ型患者的两倍。这一现象已经在文献中广泛报道，目前一致认为这是因为 FCD Ⅰ型病灶范围广，而 FCD Ⅱ型病灶局限。

FCD Ⅰ型切除手术效果不佳的原因可能是部分病灶未被切除。但是这种不完全切除似乎很少导致 16 岁前手术的儿童患者术后复发。虽然儿童患者中 FCD Ⅰ型术后无发作率(60%)低于其他病理类型，但却明显高于成人 FCD Ⅰ型患者(25%)。FCD Ⅰ型病灶大小、诊断和手术方案在儿童和成人患者中并无差别，因此我们推断，这种预后差异并非由于儿童患者的病灶被完整切除，而是发育不良的大脑皮质致痫性并不均一，手术较早的患儿更有机会切除其中的“核心”致痫皮质，而剩余的异常皮质不再能自发诱发癫痫（图 21-4~图 21-7 病例）。

相反，FCD Ⅱ型的儿童和成年患者手术预后均较好，但成年患者预后好于儿童。可能系多种因素所致：首先，儿童大脑发育未成熟，术前 MRI 不能准确显示儿童患者 FCD Ⅱ型病灶的边界，增加了儿童患者病灶完整切除的难度，而 FCD Ⅱ型必须完整切除才能达到术后无发作（Krsek et al.，2009b）。此外，当病灶靠近功能区时，成人患者能更好地配合功能区定位。如功能磁共振（fMRI）作为一种简单无创的评估手段能可靠地定位语言区，但大多数儿童患者并不能配合 fMRI 检查。图 21-3 系一例成年患者通过 fMRI 定位了额叶语言区，实现了 FCD 病灶的完整切除并达到术后无发作。而另一例 6 岁额叶癫痫男性患儿在首次手术时无法通过 fMRI 和颅内电极电刺激完成语言区定位，从而采取了保守的切除策略，导致预后不佳，目前正考虑二次手术。

最后，在病理类型为肿瘤的患者中，儿童患者手术预后较好，再次印证了病程对致痫皮质范围扩大的重要作用。

本研究结果与既往文献报道相符，证实了额叶癫痫是儿童常见的癫痫综合征，FCD 也是额叶癫痫最常见的病理类型。本研究的对象均为手术患者，能客观反映额叶癫痫的解剖 - 电 - 临床特征。考虑到额叶癫痫的耐药比例很高，我们的结果提示，对额叶癫痫而言，手术是一种值得考虑的治疗手段。此外，本研究通过对比儿童和成人患者手术预后的差异，额叶癫痫应尽早考虑手术，以提高患者术后停药的可能性，减轻癫痫对患者生活质量的负面影响。

（一）病例图 1（图 21-1）

例 1（A，B）为 1 例右利手女性患儿，约 7 岁时行手术治疗，无癫痫家族史和个人史。患儿 11 月龄时起病，表现为短暂的、频发的愣神，随后双眼向左偏斜。第一次脑电图示左侧额颞区棘波，予丙戊酸钠治疗后维持无发作至 2 岁。患儿复发后曾服用多种抗癫痫药物，疗效不佳。视频脑电图记录到大量的临床发作，就临床而言，尽管患儿发作期症状不尽相同，但发作起始阶段均出现持续凝视伴头眼左偏，发作期脑电均起始于左前额。发作间期脑电进行性恶化，左侧额区棘波、慢波及弥漫性棘 - 慢复合波长程爆发，睡眠期尤著。患儿 2000 年首次磁共振扫描提示左额上回前部病灶。2003 年 5 月手术前，患儿每日均有发作，以清醒期为主；认知功能评估提示发育迟缓，智商为正常下限，语言功能、写作和阅读能力有明显缺陷，不能按时上小学。核磁共振（A）发现左额上回前部 T2 和 FLAIR 异常高信号，T1 和 IR 结节样低信号病灶，符合皮质结节核磁共振特点。体格检查、心脏及肝肾超声和眼科检查均无异常发现。手术完整切除了磁共振所示的病灶；病理证实为皮质结节。患儿术后无发作，术后 1 年逐渐减药，术后 4 年停药。目前该患者正在上中学，认知功能恢复良好。术后 6 个月复查核磁共振（B）提示病灶已完整切除。

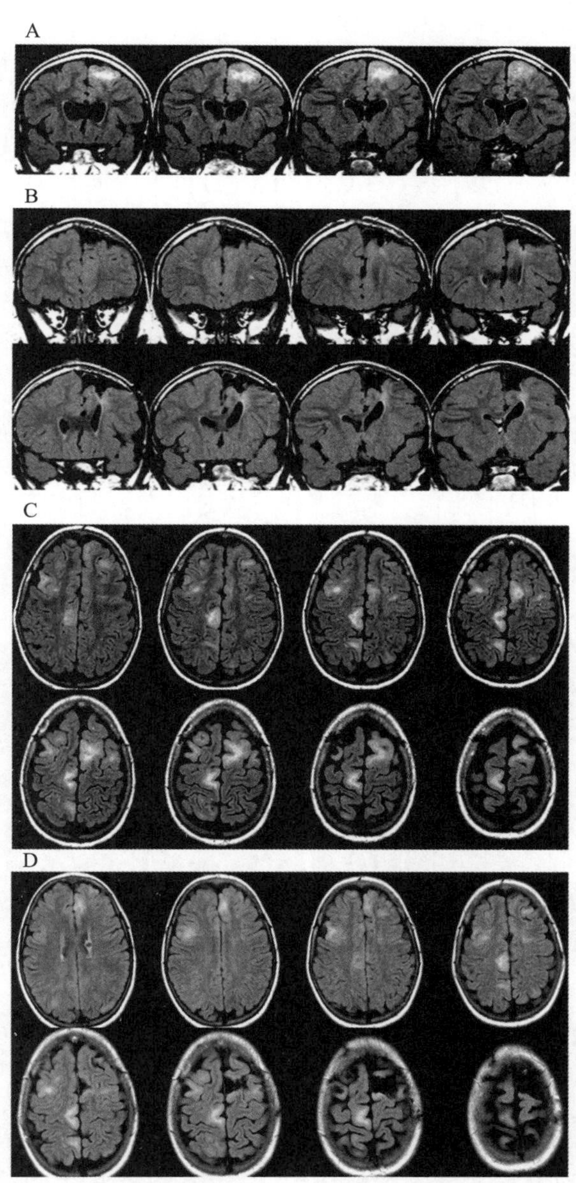

图 21-1　2 例接受手术的患者，术前（A、C）和术后（B、D）MRI（Flair 序列）

例 2（C，D）为 1 例 13 岁时接受手术的右利手女性患儿。患儿表弟患有结节性硬化，患者无癫痫个人史。患儿 10 月龄时起病，表现为右侧肢体较长时间的抽搐伴头眼右偏斜。服用抗癫痫药物治疗，但疗效不佳，每日均有发作，夜间为主。直到手术前，多次药物调整均不起效，发作期症状固定，发作时患儿感到全身刺痛感，能够呼喊父母，不能成句，随后出现愣神，全身强直，右侧肢体明显。每次发作一般不超过30s，期间意识未完全丧失，发作后伴右侧肢体肌张力下降，无明显语言障碍，每月成簇发作。患者首次CT扫描示双侧半球多发钙化灶，伴多发皮肤色素脱失斑和鼻周皮脂腺瘤，诊断为结节性硬化。超声提示肾脏及心脏异常病灶。认知评估示患儿智商70，其中视觉测验结果优于语言。患儿在不同年龄段行多次视频脑电记录，证实了以上描述的发作症状学特点，明确了发作期意识完全丧失，并有较长的发作后失语。发作间期脑电背景活动良好；左中央前区(F3-C3和F3-Fz)可见棘波和尖波。发作期放电为脑电压低随后左中央前区出现节律性棘波，有时累及对侧，发作前常伴左中央前区棘波频率增加。核磁共振(C)示双侧多发性皮质结节，其中一个结节累及左侧额上回和额叶内侧面上部，解剖-电-临床资料一致。患者于2000年12月手术，切除左额上回和内侧面病灶。术后MRI示病灶完整切除，病理证实了术前诊断，但术后每天仍有发作，清醒时为主。术后发作持续时间变短，术后精神状态和认知功能改善，但未经神经心理学检查证实。术后5年随访，患者神经心理学检测结果无明显提高，术后疗效为Engel Ⅳa级。

(二) 病例图2(图21-2)

例1(A,B)为1例女性患儿，右利手，14岁接受手术。患者9岁起病，在无任何先兆的情况下突然跌倒，但具体情况不详。首次发作未确诊，随后1年无发作。第二次发作表现为长时间凝视，诊断为癫痫，开始服用卡马西平，随后又增加了3种抗癫痫药物，发作仍不能控制。直到手术前，每周均有发作(2~4次/周)，表现为无先兆下突然失去意识、凝视和轻微的姿势性自动症，持续20~30s，无发作后神经功能障碍。脑电图后头部背景活动正常，发作间期右侧前额区慢波和棘-慢波。首次CT扫描示右侧额叶前内侧面病灶。MRI示T2和FLAIR序列高信号，提示神经胶质瘤可能，但病灶在随访中无增强和体积改变。术前矢状位FLAIR序列(A)示病灶位于右侧前额叶内侧面和额眶回。术前神经心理评估无明显异常。患者于2004年12月手术，病理提示为胚胎发育不良性神经上皮瘤，无皮质发育不良。患者术后无发作，术后6个月首次随访逐渐减量抗癫痫药物，并于术后2年停药。术后6月随访认知功能正常，2年和5年后随访语言测试明显改善。患者完成了中学学业，并考取了驾照，目前正在大学学习。术后6个月、2年和5年MRI(C)无肿瘤复发迹象。

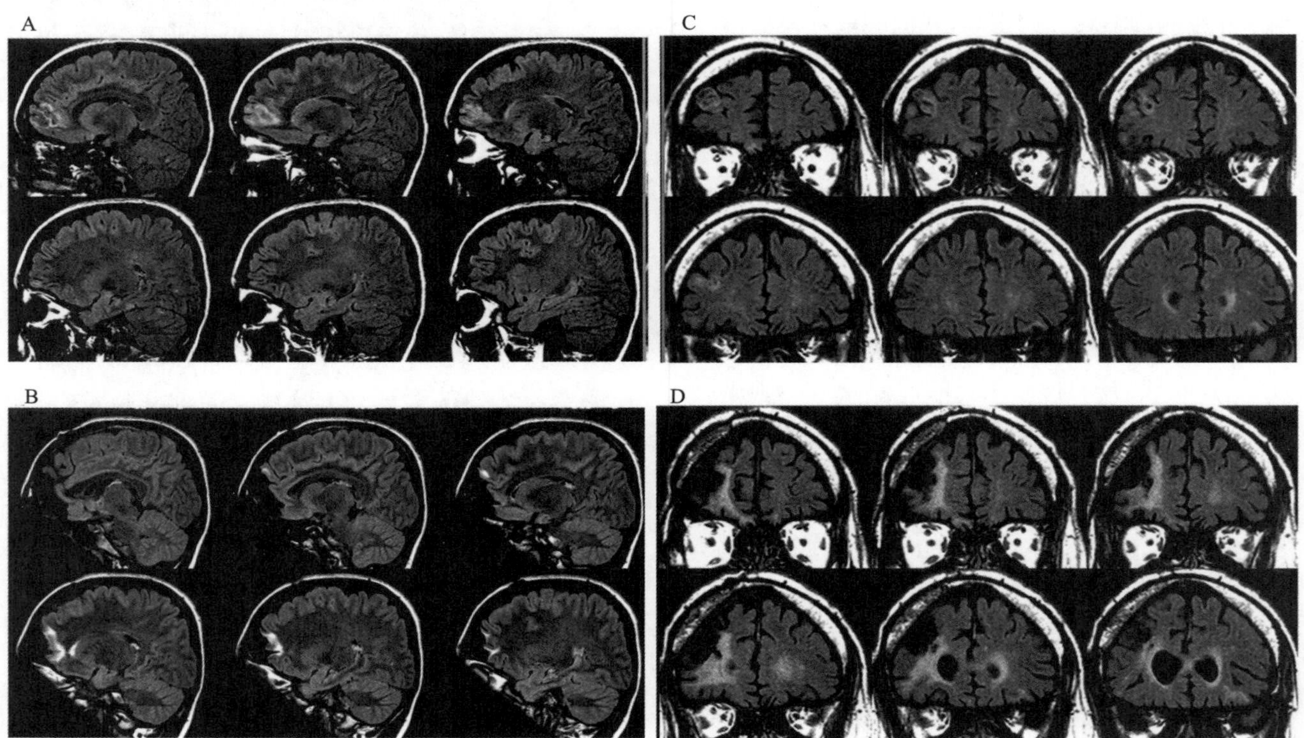

图21-2　2例接受手术的患者，术前(A、C)和术后(B、D)MRI(Flair序列)

例 2（C，D）为 1 例男性患者，右利手，57 岁手术。15 岁时开始发作，夜间发作为主，表现为头左偏转后继发全面性发作。患者服用苯巴比妥治疗后曾长时间无发作。约 20 岁时再发，但发作频率较低。直到 55 岁时，发作频率明显增加。磁共振检查提示右侧前额叶背侧神经胶质瘤可能。术前每日均有发作，表现为突发的愣神，发作前无先兆。有时仅表现为凝视，无自动症；有时可继发头及躯干向右偏转，全面性阵挛。患者无明显发作后神经功能缺损症状。发作间期脑电图示右侧额区持续性、节律性 δ 活动，类似棘 - 慢复合波。同时也记录到右侧额区亚临床阵发性放电，表现为电压降低后节律性 θ、δ 活动，同时累及额中央区和前颞区。患者术前核磁共振冠状位 FLAIR 序列（C）示病灶位于右侧额叶背外侧前部（额下沟及附近 2 个脑回）。术前认知评估（患者是一名律师，仍在执业）显示长期和短期视觉空间记忆和视觉构建行为有明显缺陷，同时语言表达、工作记忆和视觉运动规划等执行功能也有所下降。在本中心首次评估后，我们与患者讨论了诊治方案，包括对右侧额中央区和前颞区行 SEEG 评估，而患者更倾向于直接切除肿瘤病灶及周围组织。2005 年 11 月手术，术后病理诊断为胚胎发育不良性神经上皮瘤（DNET），肿瘤后方额中回系皮质发育不良 Ⅰ 型。随访 6 个月后，患者有 2 次发作，与自行减药有关。MRI 证实肿瘤完整切除，认知评估显示执行功能改善，但视空间及行为缺陷持续存在。随后数月中癫痫复发，但发作频率、持续时间和程度均改善。术后 5 年 MRI（d 图冠状位 FLAIR 序列）示无肿瘤复发，认知评估稳定，手术预后为 Engel Ⅱb 级。

（三）病例图 3（图 21-3）

例 1 为男性患儿，左利手，8 岁时首次手术。患儿母亲在妊娠前 3 月有先兆流产史。

患者 4 岁时起病，表现为全身颤抖感，随后双侧眨眼和语言障碍（构音障碍？表达性失语？）。随后数天多次发作，伴右侧面部阵挛。首次发作数天后患者接受卡马西平治疗，但未能完全控制发作，6 岁至本中心评估，一直有数周发作一次。头颅磁共振示左侧额下回（岛盖部）可疑皮质发育不良（A）。尽管患者系左利手，但神经心理测试示语音流畅性和语言理解能力明显下降，提示左侧大脑为优势半球。患者 7 岁半时接受了立体脑电图评估，以明确致痫性病灶并确定其与额叶语言区的关系。发作期和发作间期 SEEG 记录到典型的痫样放电，本可通过病灶切除达到良好预后，但不幸的是，在行病灶周围皮质电刺激时诱发了语言障碍，因此未能完整切除病灶（2001 年 12 月），见首次术后矢状位 FLAIR 序列（B）。病理学提示为 FCD Ⅱ 型。术后不久癫痫复发，但频率和强度降低，调整用药后暂时控制。因此，二次手术评估推迟至 2008 年，患者完善了双侧 Wada 检测，证实左侧大脑为优势半球，功能磁共振成像发现残余病灶附近脑区无明显激活。在视频脑电图重新记录发作后，决定对患者再次行病灶切除术。二次手术在 2009 年 6 月完成（C），患者术后未再发作。由于本研究中我们只纳入了术后随访 4 年以上的患者，因此该患者的预后被归为 Engle Ⅳa 级，实际上在完整切除病灶后，患者已无发作。

例 2 为 1 例右利手女性患者，23 岁时手术。该患者无阳性家族史和个人史，3 岁时首次发作，表现为身体突然向右旋转，随后右臂肌张力增高。起病后发作非常频繁，服用卡马西平后很快得到控制，并维持无发作至 7 岁。但癫痫复发后，服用其他抗癫痫药物均不能有效控制发作。发作频率很高，每日均有发作。患者于 21 岁时前来就诊，完善视频脑电图和 MRI 后发现，左侧额下回三角部有一个明确的病灶。视频脑电图示 F7 近连续性棘波，发作期放电也起始于 F7，以无任何先兆的害怕表情起始，随后是过度运动发作，伴较长持续时间的发作后失语。因此，我们推测患者可能系皮质发育不良，适合手术。发作后失语和认知测试（语言功能障碍）提示语言优势半球为左侧半球，Wada 试验进一步得到证实。因此，患者接受了语言功能磁共振、语言流利性范式测验结果如图 21-3E 所示，清楚地显示病灶前、后方正常皮质 BOLD 信号明显增强，但发育异常的皮质病灶并未被激活。该患者是我们中心最早接受语言功能核磁共振成像的患者之一，为进一步明确该结果，我们采用了立体脑电图。颅内电生理评估结果符合预期，均在病灶内记录到了符合皮质发育不良的发作期和发作间期异常脑电模式。病灶内电刺激未引起语言障碍，而病灶后方行皮质电刺激诱发了言语停止。患者于 2003 年 12 月行病灶全切除术（图 21-3F 为术后 MRI），术后无发作。病理学提示皮质结节（无其他结节性硬化征象）。患者术后，甚至是术后急性期也无语言功能恶化，术后 5 年认知测试显示语言功能恢复。

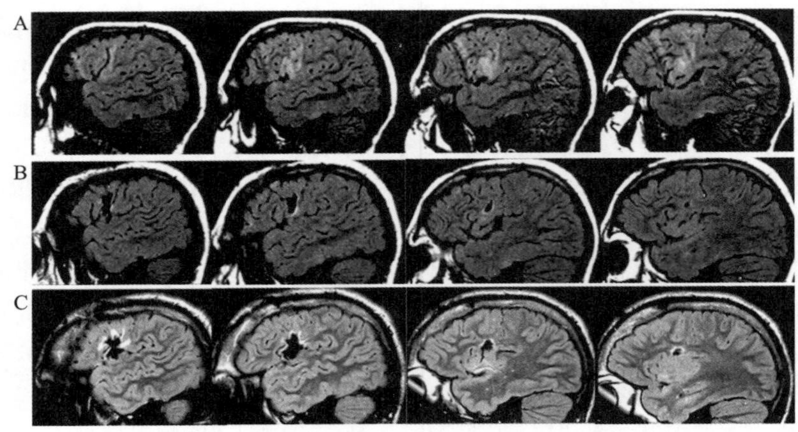

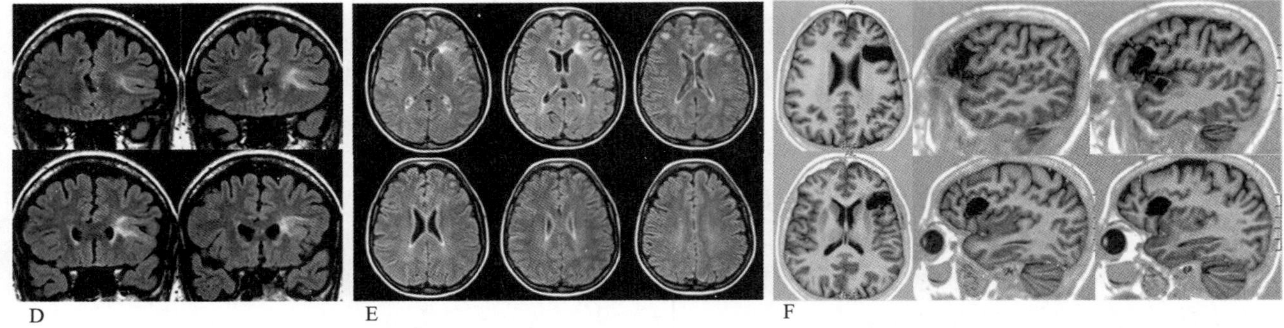

图 21-3 A,B,C 为 1 例在儿童期接受了两次手术患者的术前(A)和术后(B、C)MRI；D,E,F 为 1 例成年期接受手术患者术前(D、E；其中 E 为语言功能磁共振)和术后(F)MRI

(四) 病例图 4 至病例图 7(图 21-4~ 图 21-7)

该患者是 1 例女性患儿,3 岁半时接受了手术,无癫痫家族史或个人史。病史如下：4 月龄时首次发作,表现为成簇的痉挛发作,脑电图呈高度失律。诊断为 West 综合征,经 ACTH 治疗后痉挛发作缓解。18 月龄时,患儿癫痫复发,既有短暂的“失神”发作,也有清醒时成簇的痉挛发作,脑电图为右侧额区棘 - 慢波。患者开始服用丙戊酸钠治疗,但疗效不佳。再次接受 ACTH 治疗,疗效有限,1 个月后患者不但痉挛和“失神”发作复发,还出现了左腿失张力发作导致突然摔倒。患儿 3 岁时在我们中心进行了首次评估,清醒期可见多次成簇的痉挛发作,发作从很轻微的症状起始,如短暂的双眼向左偏斜,在成簇发作中逐渐加重演变为典型的屈曲性痉挛。在认知方面,患者存在明显但较轻的发育迟缓,语言能力缺乏。视频脑电图示背景活动变慢,尤其是左侧后头部,伴右侧后颞区 delta 波和慢棘 - 慢复合波(A)。睡眠期,大部分异常波形局限于右侧额中央区,包括棘波(B)、慢波(C)和低波幅节律性活动(D,E),常扩散至右侧半球,而节律性棘 - 慢波爆发常同步累及双侧半球(B,C,E)。在夜间、早晨和下午醒来时均记录到多次成簇的痉挛发作。

临床发作期症状学：双眼向左偏斜,随后躯干完全向前屈曲、双臂抬起(左侧为著)。在整个成簇发作过程中,患者变得迟钝、呻吟和反应性逐渐降低。发作期脑电模式非常一致：以 F4-C4 及顶区低波幅节律性活动短暂爆发起始(F),波幅快速演变(G)；患者最明显的发作期症状与典型的痉挛发作期脑电图相似,即首先出现一串快活动(部分叠加在慢波上),继之出现爆发性高波幅慢波(H)。

患者住院期间 MRI 如图 21-5 所示,MRI 轴位 IR 序列显示双侧额叶皮质明显不对称(A),右侧额叶 FLAIR 高信号,在矢状面(B)上显示病灶累及旁中央小叶。基于视频脑电图和 MRI 结果,我们与患者父母讨论了两种不同的诊治方案：手术切除右侧额叶,癫痫治愈的可能性较大,但旁中央小叶皮质可能存在发育不良,首次手术(保留旁中央小叶)后,若发作未消失,会面临二次手术；另一方案右侧额叶置入电极,目的是对右侧运动区定位,尤其是支配左下肢的皮质,通过颅内电生理评估,确定或排除右侧旁中央小叶皮质发育不良。患者父母选择了第二种方案。 3 个月后给患者行 SEEG 电极置入,在右侧额叶和中央区共置入 14 根电极,覆盖了额眶回皮质(内侧和外侧,电极 O)、前

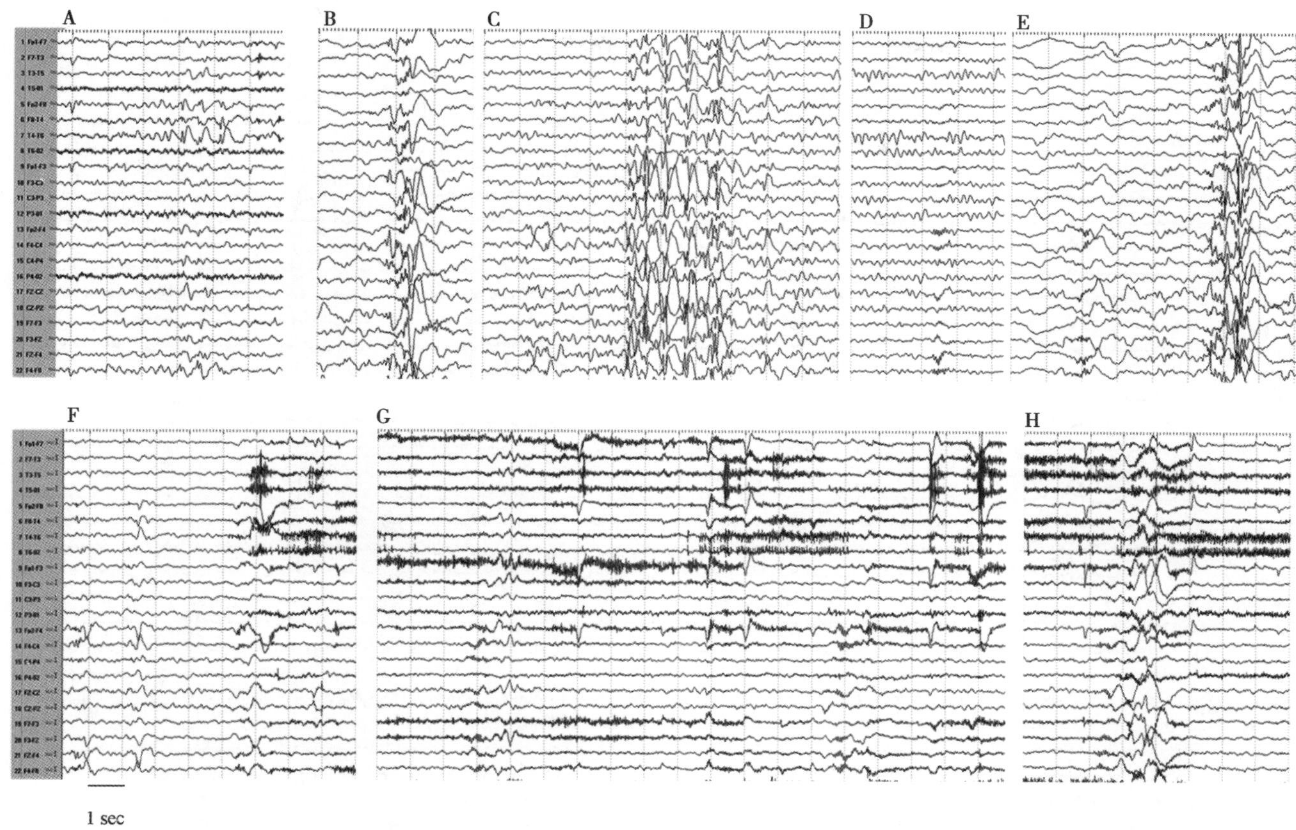

图 21-4　1 例儿童局灶性皮质发育不良 I 型患者，发作间期（A，B，C，D，E）和发作期（F，G，H）头皮脑电图特征

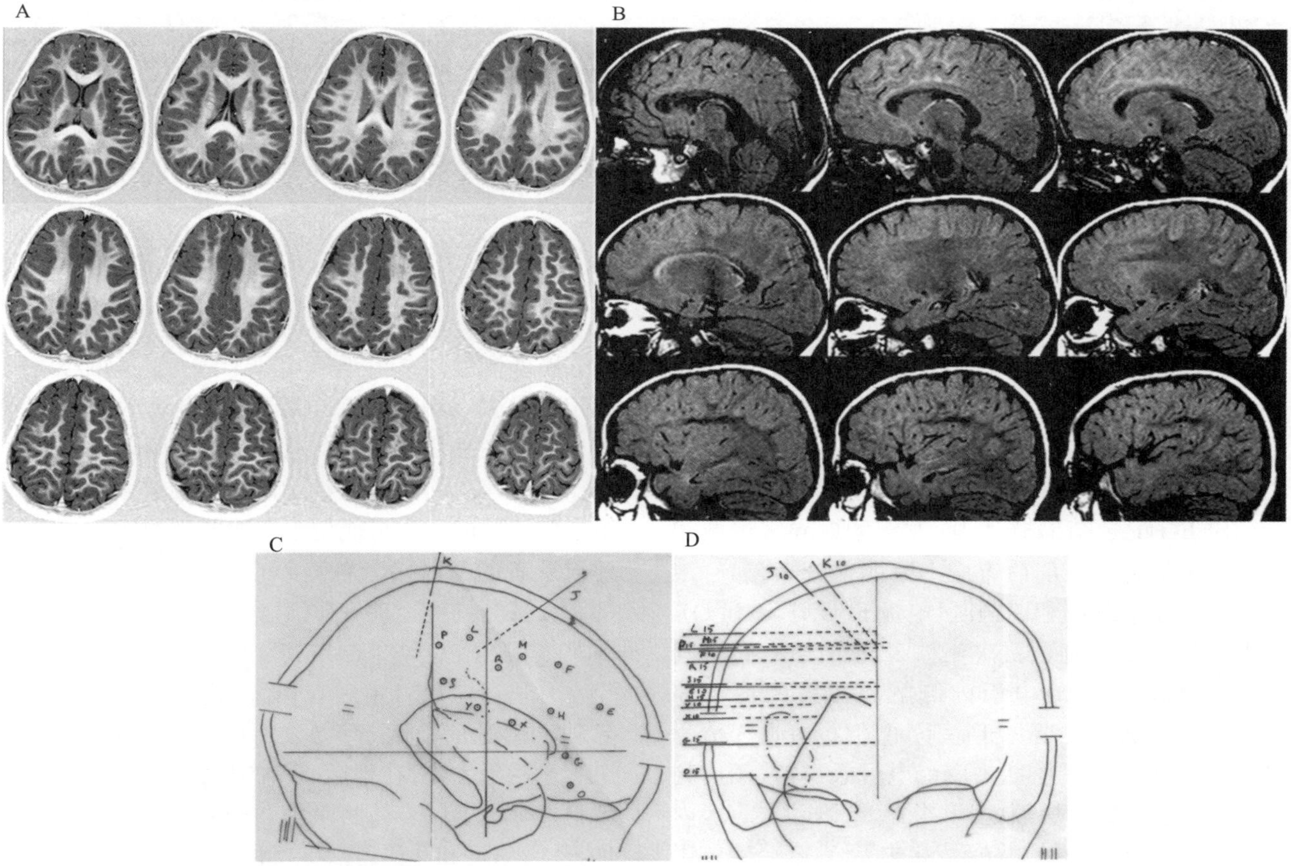

图 21-5　与图 21-4 所示系同一例患者术前 MRI 轴位 IR 序列（A）、矢状位 FLAIR 序列（B）及立体脑电图电极埋置方案矢状位（C）冠状位（D）图示

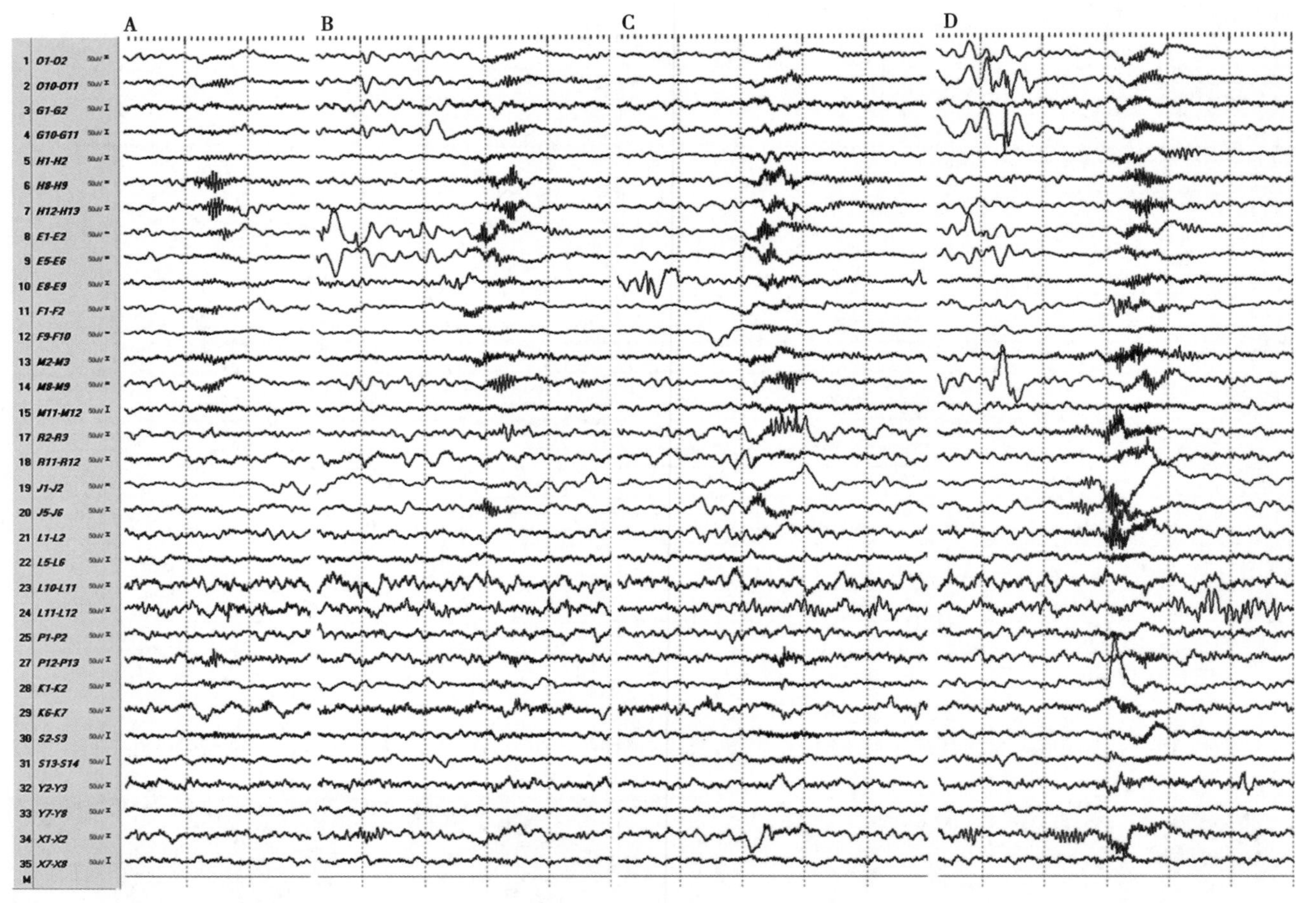

图 21-6 与图 21-4 和图 21-5 所示系同一例患者的立体脑电图，记录到一次成串的痉挛发作

额叶内侧和外侧(从前下到后上的电极 G、E、H 和 F)、岛盖和岛叶(电极 X 和 Y)、额叶运动前区内外侧(从前到后的电极 M、R、J 和 L)及中央前后回(电极 S、P、K)。SEEG 结果如图 21-6 所示。

SEEG 记录结果概括为：发作间期异常慢波和慢棘 - 慢复合波在前后方向上有明显分布差异，绝大多数见于额眶回和前额区(电极 F、E、H、G 和 O)。这些脑区还记录到数百次亚临床发作性快活动，同时累及 M、R、J 和 L 电极内侧触点覆盖的运动前区。亚临床放电主要见于睡眠期，但也可见于清醒期。与成簇痉挛发作期头皮脑电记录类似，颅内脑电显示，痉挛发作从额眶回、前额叶和运动前区内侧面以短暂爆发的低波幅节律电活动起始(A)，逐渐累及运动前区上部和岛盖部(B、C)，最终累及除 L 电极外侧触点外的所有电极。通过电刺激，我们确定手部运动区位于 L 电极外侧，电刺激未诱发下肢反应。中央前回置入的电极也未能刺激出下肢运动，包括 M、J 及辅助感觉运动区的 L 电极，我们推测支配下肢的皮质可能位于上述电极的后方。因此建议患者的父母接受右侧额叶次全切除术，保留盖部和大部分初级运动皮质。

根据 SEEG 结果制定切除方案后，手术于 2006 年 9 月进行。患者术后有轻微的运动障碍，这与切除辅助感觉运动区有关，数周后基本可恢复正常。患者术后无发作，在术后 4 年的最近一次随访中，患者已基本停药(卡马西平 100mg/d)，神经心理学评估显示，语言和非语言功能都恢复较好，但仍低于同年龄段正常水平，尤其是在视觉运用方面。

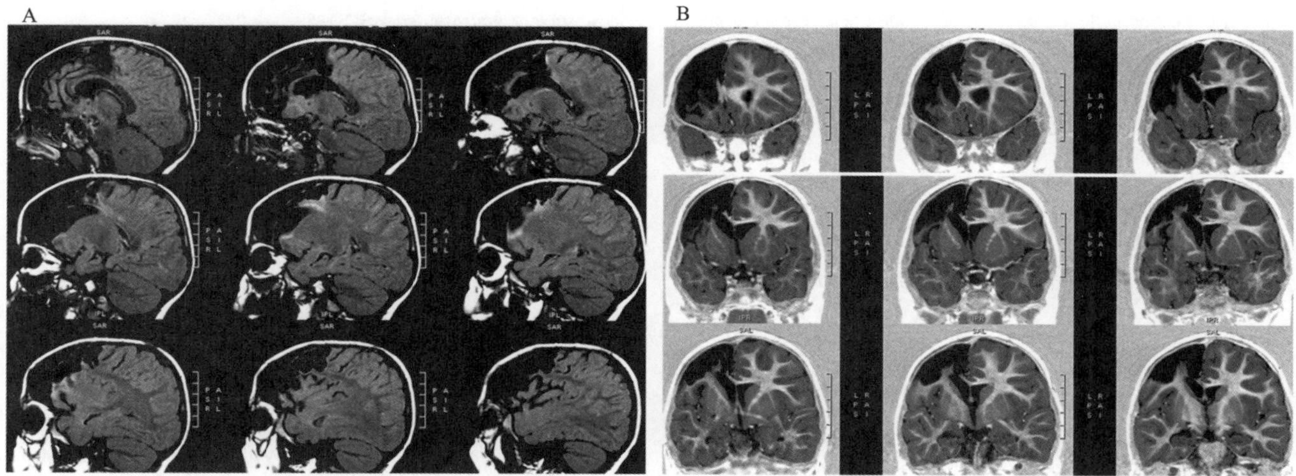

图 21-7　与图 21-4、图 21-5、图 21-6 所示为同一例患者术后 MRI 矢状位 FLAIR 序列(A)和冠状位 IR 序列(B)

(王　爽 译　周渊峰　李　卫　秦　兵 校)

参考文献

Ambrosetto G, Montagna P, Vetrugno R, Cortelli P (2009): Paroxysmal bipedal activity during syncope related to carotid body tumor. *Epilepsy Behav* 15: 338–390.

Asano E, Chugani DC, Juhász C, Muzik O, Chugani HT (2001): Surgical treatment of West syndrome. *Brain Dev* 23: 668–676.

Aubert S, Wendling F, Regis J, *et al.* (2009): Local and remote epileptogenicity in focal cortical dysplasias and neurodevelopmental tumours. *Brain* 132: 3072–3086.

Awad IA, Rosenfeld J, Ahl J, Hahn JF, Lüders H (1991): Intractable epilepsy and structural lesions of the brain: mapping, resection strategies, and seizure outcome. *Epilepsia* 32: 179–186.

Bancaud J, Talairach J (1992): Clinical semiology of frontal lobe seizures. *Adv Neurol* 57: 3–58.

Bartolomei F, Chauvel P (2000): Seizure symptoms and cerebral localization: frontal and Rolandic seizures. In: Oxbury JM, Polkey CE, Duchowny M (eds) *Intractable Focal Epilepsy*, pp. 55–62. London: Saunders.

Bartolomei F, Guye M, Wendling F, Gavaret M, Regis J, Chauvel P (2002): Fear, anger and compulsive behavior during seizure: involvement of large scale frontotemporal neural networks. *Epileptic Disord* 4: 235–241.

Baumgartner C, Flint R, Tuxhorn I, *et al.* (1996): Supplementary motor area seizures: propagation pathways as studied with invasive recordings. *Neurology* 46: 508–514.

Bien CG, Szinay M, Wagner J, Clusmann H, Becker AJ, Urbach H (2009): Characteristics and surgical outcomes of patients with refractory magnetic resonance imaging–negative epilepsies. *Arch Neurol* 66: 1491–1499.

Biraben A, Taussig D, Thomas P, *et al.* (2001): Fear as the main feature of epileptic seizures. *J Neurol Neurosurg Psychiatry* 70: 186–191.

Blumcke I, Thom M, Aronica E, *et al.* (2011): The clinico-pathologic spectrum of focal cortical dysplasias: A consensus classification proposed by an ad hoc Task Force of the ILAE Diagnostic Methods Commission. *Epilepsia* 52: 158–174.

Blume WT, Lüders HO, Mizrahi E, Tassinari CA, van Emde Boas W, Engel J (2001): Glossary of descriptive terminology for ictal semiology: report of the ILAE task force on classification and terminology. *Epilepsia* 42: 1212–1218.

Bourgeois M, Sainte-Rose C, Lellouch-Tubiana A, *et al.* (1999): Surgery of epilepsy associated with focal lesions in childhood. *J Neurosurg* 90: 833–842.

Braakman HM, Vaessen MJ, Hofman PA, *et al.* (2011): Cognitive and behavioral complications of frontal lobe epilepsy in children: A review of the literature. *Epilepsia* 52: 849–856.

Chapman K, Wyllie E, Najm I, *et al.* (2005): Seizure outcome after epilepsy surgery in patients with normal preoperative MRI. *J Neurol Neurosurg Psychiatry* 76: 710–713.

Chieffo D, Lettori D, Contaldo I, *et al.* (2011): Surgery of children with frontal lobe lesional epilepsy: neuropsychological study. *Brain Dev* 33: 310–315.

Colombo N, Tassi L, Galli C, *et al.* (2003): Focal cortical dysplasias: MR imaging, histopathologic, and clinical correlations in surgically treated patients with epilepsy. *AJNR Am J Neuroradiol* 24: 724–733.

Cossu M, Cardinale F, Castana L, *et al.* (2005): Stereoelectroencephalography in the presurgical evaluation of focal epilepsy: a retrospective analysis of 215 procedures. *Neurosurgery* 57: 706–718.

Cossu M, Lo Russo G, Francione S, *et al.* (2008): Epilepsy surgery in children: results and predictors of outcome on seizures. *Epilepsia* 49: 65–72.

Derry CP, Harvy AS, Wallace MG, Duncan JS, Berkovic SF (2009): NREM arousal parasomnias and their distinction from nocturnal frontal lobe epilepsy. A video EEG analysis. *Sleep* 32: 1637–1644.

Engel J, Van Ness P, Rasmussen T, Ojemann L (1993): Outcome with respect to epileptic seizures. In: Engel J Jr (ed) *Surgical Treatment of the Epilepsies*, 2nd ed, pp. 609–621. New York: Raven Press.

Fish DR, Smith SJ, Quesney LF, Andermann F, Rasmussen T (1993): Surgical treatment of children with medically intractable frontal or temporal lobe epilepsy: results, highlights of 40 years' experience. *Epilepsia* 34: 244–247.

Fogarasi A, Janszky J, Faveret E, Pieper T, Tuxhorn I (2001): A detailed analysis of frontal lobe seizure semiology in children younger than 7 years. *Epilepsia* 42: 80–85.

Francione S, Vigliano P, Tassi L, *et al.* (2003a): Surgery for drug resistant partial epilepsy in children with focal cortical dysplasia: anatomical-clinical correlations and neurophysiological data in 10 patients. *J Neurol Neurosurg Psychiatry* 74: 1493–1501.

Francione S, Nobili L, Cardinale F, Citterio A, Galli C, Tassi L (2003b): Intra-lesional stereo-EEG activity in Taylor's focal cortical dysplasia. *Epileptic Disord* 5: S105–S114.

Frater JL, Prayson RA, Morris HH III, Bingaman WE (2000): Surgical pathologic findings of extratemporal-based intractable epilepsy: a study of 133 consecutive resections. *Arch Pathol Lab Med* 124: 545–549.

Freitag H, Tuxhorn I (2005): Cognitive function in preschool children after epilepsy surgery: rationale for early intervention. *Epilepsia* 46: 561–567.

Fusco L, Iani C, Fredda MT, *et al.* (1990): Mesial frontal epilepsy: a clinical entity not sufficiently described. *J. Epilepsy* 3: 123–135.

Gardella E, Rubboli G, Francione S, *et al.* (2008): Seizure-related automatic locomotion triggered by intracerebral electrical stimulation. *Epileptic Disord* 10: 247–252.

Gardella E, Tassinari CA, Rubboli G (2006): Video analysis of ictal repetitive grasping in "frontal hyperkinetic seizures". *Epileptic Disord* 8: 1–8.

Gibbs SA, Proserpio P, Francione S, *et al.* (2018): Seizure duration and latency of hypermotor manifestations distinguish frontal from extra-frontal onset in sleep-related hypermotor epilepsy. *Epilepsia* 59: 130–134.

Gibbs S.A., Proserpio P, Francione S, *et al.* (2019): Clinical features of sleep-related hypermotor epilepsy in relation to the seizure -onset zone. A review of 135 surgically treated cases. *Epilepsia* 60: 1–11.

Grillner S, Wallen P (1985): Central Pattern Generators for locomotion with special reference to vertebrate. *Ann Rev Neurosci* 8: 233–261.

Guedj E, Mc Gonigal A, Vaugier L, Mundler O, Bartolomei F (2012): Metabolic brain PET underlying hyperkinetic seizures. *Epilepsy Res* 181: 237–245.

Hirsch E, Sellal F, Maton B, Rumbach L, Marescaux C (1994): Nocturnal paroxysmal dystonia: a clinical form of focal epilepsy. *Neurophysiol Clin* 24: 207–217.

Holmes GL, Vigevano F (1997): Infantile spasms. In: Engel Jr J, Pedley TA (eds) *Epilepsy: a Comprehensive Textbook*, pp. 627–642. Philadelphia, PA: Lippincott-Raven.

Iani C, Attanasio A, Manfredi M (1996): Paroxysmal staring and masticatory automatisms during postural hypotension in a patient with multiple system atrophy. *Epilepsia* 37: 690–693.

Jeha LE, Najm I, Bingaman W, Dinner D, Widdess-Walsh P, Lüders H (2007): Surgical outcome and prognostic factors of frontal lobe epilepsy surgery. *Brain* 130: 574–584.

Jobst BC, Siegel AM, Thadani VM, Roberts DW, Rhodes HC, Williamson PD (2000): Intractable seizures of frontal lobe origin: clinical characteristics, localizing signs, and results of surgery. *Epilepsia* 41: 1139–1152.

Jobst BC, Williamson PD (2005): Frontal lobe seizures. *Psychiatr Clin North Am* 28: 635–651.

Kellinghaus C, Lüders HO (2004): Frontal lobe epilepsy. *Epileptic Disord* 6: 223–239.

Kim CH, Chung CK, Lee SK (2010): Longitudinal change in outcome of frontal lobe epilepsy surgery. *Neurosurgery* 67: 1222–1229.

Krainik A, Lehericy S, Duffau H, *et al.* (2001): Role of the supplementary motor area in motor deficit following medial frontal lobe surgery. *Neurology* 57: 871–878.

Kral T, Kuczaty S, Blümcke I, *et al.* (2001): Postsurgical outcome of children and adolescents with medically refractory frontal lobe epilepsies. *Childs Nerv Syst* 17: 595–601.

Kramer U, Sue WC, Mikati MA (1997): Focal features in West syndrome indicating candidacy for surgery. *Pediatr Neurol* 16: 213–217.

Krsek P, Maton B, Korman B, *et al.* (2008): Different features of histopathological subtypes of pediatric focal cortical dysplasia. *Ann Neurol* 63: 758–769.

Krsek P, Pieper T, Karlmeier A, *et al.* (2009a): Different presurgical characteristics and seizure outcomes in children with focal cortical dysplasia type I or II. *Epilepsia* 50: 125–137.

Krsek P, Maton B, Jayakar P, *et al.* (2009b): Incomplete resection of focal cortical dysplasia is the main predictor of poor postsurgical outcome. *Neurology* 72: 217–223.

Krsek P, Jahodova A, Maton B, *et al.* (2010): Low-grade focal cortical dysplasia is associated with prenatal and perinatal brain injury. *Epilepsia* 51: 2440–2448.

Laskowitz DT, Sperling MR, French JA, O'Connor MJ (1995): The syndrome of frontal lobe epilepsy: characteristics and surgical management. *Neurology* 45: 780–787.

Lawson JA, Cook MJ, Vogrin S, *et al.* (2002): Clinical, EEG, and quantitative MRI differences in pediatric frontal and temporal lobe epilepsy. *Neurology* 58: 723–729.

Lee SK, Lee SY, Kim KK, Hong KS, Lee DS, Chung CK (2005): Surgical outcome and prognostic factors of cryptogenic neocortical epilepsy. *Ann Neurol* 58: 525–532.

Lendt M, Gleissner U, Helmstaedter C, Sassen R, Clusmann H, Elger CE (2002): Neuropsychological outcome in children after frontal lobe epilepsy surgery. *Epilepsy Behav* 3: 51–59.

Lichetta L, Bisulli F, Vignatelli L, Zenesini C, Di Vito L (2017): Sleep related hypermotor epilepsy . Long Term outcome in a large cohort. *Neurology* 88: 1–8.

Loddenkemper T, Holland KD, Stanford LD, Kotagal P, Bingaman W, Wyllie E (2007): Developmental outcome after epilepsy surgery in infancy. *Pediatrics* 119: 930–935.

Lüders HO, Engel J Jr, Munari C (1993): General principles. In: Engel J Jr (ed) *Surgical Treatment of the Epilepsies*, 2nd ed, pp. 137–153. New York: Raven Press.

Lüders H, Acharya J, Baumgartner C, Benbadis S, Bleasel A, *et al.* (1999): A new epileptic seizure classification based exclusively on ictal semiology. *Acta Neurol Scand* 99: 137–141.

Mai R, Sartori I, Francione S, *et al.* (2005): Sleep related hyperkinetic seizures: always a frontal onset? *Neurol Sci* 26: s220–224.

Mariottini A, Lombroso CT, De Girolami U, *et al.* (2001): Operative results without invasive monitoring in patients with frontal lobe epileptogenic lesions. *Epilepsia* 42: 1308–1315.

Masuda H, Sharif E, Tohyam J, Murakami H, Kameyama S (2012): Clinical patterns and pathophysiology of hypermotor seizures: an ictal SPECT study. *Epileptic Disord* 14: 32–40.

McGonigal A, Bartolomei F, Régis J, *et al.* (2007): Stereoelectroencephalography in presurgical assessment of MRI-negative epilepsy. *Brain* 130: 3169–3183.

Montagna P (1992): Nocturnal paroxysmal dystonia and nocturnal wandering. *Neurology* 42: S61–S67.

Morris HH, Dinner DS, Lüders HO, Wyllie E, Kramer R (1988): Supplementary motor seizures: clinical and electroencephalographic findings. *Neurology* 38: 1075–1082.

Mosewich RK, So EL, O'Brien TJ, *et al.* (2000): Factors predictive of the outcome of frontal lobe epilepsy surgery. *Epilepsia* 41: 843–849.

Munari C, Bancaud J (1992): Electroclinical symptomatology of partial seizures of orbital frontal origin. *Adv Neurol* 57: 257–265.

Munari C, Hoffmann D, Francione S, *et al.* (1994): Stereo-electroencephalography methodology: advantages and limits. *Acta Neurol Scand* Suppl 152: 56–67.

Munari C, Tassi L, Di Leo M, *et al.* (1995): Video-stereo-electroencephalographic investigation of orbitofrontal cortex: ictal electroclinical patterns. *Adv Neurol* 66: 273–295.

Nobili L, Francione S, Cardinale F, Lo Russo G (2002): Epileptic nocturnal wanderings with a temporal lobe origin: a stereo-electroencephalographic study. *Sleep* 25: 669–671.

Nobili L, Francione S, Mai R, *et al.* (2003): Nocturnal frontal lobe epilepsy: intracerebral recordings of paroxysmal motor attacks with increasing complexity. *Sleep* 26: 883–886.

Nobili L, Cossu M, Mai R, *et al.* (2004): Sleep-related hyperkinetic seizures of temporal lobe origin. *Neurology* 62: 482–485.

Nobili L, Francione S, Mai R, *et al.* (2007): Surgical treatment of drug-resistant nocturnal frontal lobe epilepsy. *Brain* 130: 561–573.

Oldani A, Zucconi M, Asselta R, *et al.* (1998): Autosomal dominant nocturnal frontal lobe epilepsy. A videopolysomnographic and genetic appraisal of 40 patients and delineation of the epileptic syndrome. *Brain* 121: 205–223.

Olivier A (1995): Surgery of frontal lobe epilepsy. *Adv Neurol* 66: 321–348.

Palmini A, Najm I, Avanzini G, *et al.* (2004): Terminology and classification of the cortical dysplasias. *Neurology* 62 (6 Suppl 3): S2–S8.

Paolicchi JM, Jayakar P, Dean P, *et al.* (2000): Predictors of outcome in pediatric epilepsy surgery. *Neurology* 54: 642–647.

Parrino L, Halasz P, Tassinari CA, Terzano MG (2006): CAP, epilepsy and motor events during sleep: the unifying role of arousal. *Sleep Med Rev* 10: 267–285.

Proserpio P, Cossu M, Francione S, *et al.* (2011): Insular-Opercular seizures manifesting with sleep-related paroxysmal motor behaviors: a stereo EEG study. *Epilepsia* 52: 1781–1791.

Provini F, Plazzi G, Tinuper P, Vandi S, Lugaresi E, Montagna P (1999): Nocturnal frontal lobe epilepsy. A clinical and polygraphic overview of

100 consecutive cases. *Brain* 122: 1017–1031.

Ryvlin P, Minotti L, Demarquay G, *et al.* (2006): Nocturnal hypermotor seizures, suggesting frontal lobe epilepsy, can originate in the insula. *Epilepsia* 47: 755–765.

Scheffer IE, Bhatia KP, Lopes-Cendes I, *et al.* (1994): Autosomal dominant frontal epilepsy misdiagnosed as sleep disorder. *Lancet* 343: 515–517.

Schmidt D, Baumgartner C, Löscher W. (2004): Seizure recurrence after planned discontinuation of antiepileptic drugs in seizure-free patients after epilepsy surgery: a review of current clinical experience. *Epilepsia* 45: 179–186.

Schramm J, Kral T, Kurthen M, Blumcke I (2002): Surgery to treat focal frontal lobe epilepsy in adults. *Neurosurgery* 51: 644–655.

Sinclair DB, Aronyk K, Snyder T, McKean JD, Wheatley M, *et al.* (2004a): Extratemporal resection for childhood epilepsy. *Pediatr Neurol* 30: 177–185.

Sinclair DB, Wheatley M, Snyder T (2004b): Frontal lobe epilepsy in childhood. *Pediatr Neurol* 30: 169–176.

So NK (1998): Mesial frontal epilepsy. *Epilepsia* 39: S49–S61.

Spencer S, Huh L (2008): Outcomes of epilepsy surgery in adults and children. *Lancet Neurol* 7: 525–537.

Swartz BE (1994): Electrophysiology of bimanual bipedal automatisms. *Epilepsia* 35: 264–274.

Swartz BE (1995): Unusual seizure types. *Semin Neurol* 15: 151–157.

Swartz BE, Delgado-Escueta AV, Walsh GO, *et al.* (1998): Surgical outcomes in pure frontal lobe epilepsy and foci that mimic them. *Epilepsy Res* 29: 97–108.

Talairach J, Bancaud J, Bonis A, *et al.* (1992): Surgical therapy for frontal epilepsies. *Adv Neurol* 57: 707–732.

Tassi L, Colombo N, Garbelli R, *et al.* (2002): Focal cortical dysplasia: neuropathological subtypes, EEG, neuroimaging and surgical outcome. *Brain* 125: 1719–1732.

Tassi L, Garbelli R, Colombo N, *et al.* (2012): Electroclinical, MRI and surgical outcomes in 100 epileptic âtients with type II FCD. *Epileptic Disord* 14: 257–266.

Tassinari CA, Gardella E, Rubboli G, *et al.* (2003): Facial Expression of Emotion in Human Frontal and Temporal Lobe Epileptic seizures. In: Ekman P, Campos JJ, Davidson RJ, de Waal F (eds). "Emotions inside out: 130 years after Darwin's". The expression of emotions in man and animals. *Ann NY AcadSci* 1000: 393–394.

Tassinari CA, Rubboli G, Gardella E, *et al.* (2005): Central pattern generators for a common semiology in fronto-limbic seizures and in parasomnias. A neuroethologic approach. *Neurol Sci* 26: S225–S232.

Tassinari CA, Meletti S, Gardella E, *et al.* (2006): Emergence des comportements moteurs communs aux crises frontales nocturnes et aux parasomnies. Approche etologique. In: Amman JP, Chiron C, Dulac O, Fagot-Largeault A (eds). *Epilepsie, Connaissance du cerveau et Societé* . Collège de France. pp. 81–91. Quebec: Presse Laval.

Tassinari CA, Cantalupo G, Högl B, *et al.* (2009): Neuroethological approach to frontolimbic epileptic seizures and parasomnias: the same central pattern generators for the same behaviours. *Rev Neurol* 165: 762–768.

Teutonico F, Mai R, Devinsky O, *et al.* (2008): Epilepsy surgery in tuberous sclerosis complex: early predictive elements and outcome. *Childs Nerv Syst* 24: 1437–1445.

Tharp BR (1972): Orbitofrontal seizures. A unique electroencephalographic and clinical syndrome. *Epilepsia* 13: 627–642.

Tinuper P, Bisulli F, Cross JH, *et al.* (2016): Definition and diagnostic criteria of sleep-related hypermotor epilepsy. *Neurology* 86: 1–9.

Tinuper P, Provini F, Bisulli F, *et al.* (2007): Movement disorders in sleep: Guidelines for differentiating epileptic from non epileptic motor phenomena arising from sleep. *Sleep Medicine Review* 11: 255–267.

Vaugier L, Aubert S, Mc Gonigal A, *et al.* (2009): Neural networks underlying hyperkinetic seizures of "temporal lobe" origin. *Epilepsy Res* 86: 2000–2008.

Vaugier L, Mc Gonigal A, Lagarde S, *et al.* (2017): On the origin of hyperkinetic motor behavior: same semiology produced by two different cortical seizure zones. *Epileptic Disord* 19: 362–366.

Wada JA, Purves SI (1984): Oral and Bimanual Bipedal activity as Ictal Manifestations of Frontal lobe Epilepsy. *Epilepsia* 25: 668.

Wada JA (1989): Predominantly nocturnal recurrence of intensely affective vocal and facial expression associated with powerful bimanual, bipedal and axial activity as ictal manifestations of mesial frontal lobe epilepsy. *Adv Epileptol* 17: 261–277.

Walsh GO, Delgado-Escueta (1984): Type II complex partial seizures: poor results of anterior temporal lobectomy. *Neurology* 34: 1–13.

Williamson PD, Jobst BC (2000): Frontal lobe epilepsy. *Adv Neurol* 84: 215–242.

Williamson PD, Spencer DD, Spencer SS, Novelly RA, Mattson RH (1985): Complex partial seizures of frontal lobe origin. *Ann Neurol* 18: 497–504.

Wong M, Trevathan E (2001): Infantile spasms. *Pediatr Neurol* 24: 89–98.

Wyllie E, Comair YG, Kotagal P, Bulacio J, Bingaman W, Ruggieri P (1998): Seizure outcome after epilepsy surgery in children and adolescents. *Ann Neurol* 44: 740–748.

第 22 章 光敏性及综合征

作者：Dorothée KASTELEIJN-NOLST TRENITÉ[1]，Stefano MELETTI[2]，Stephan WALTZ[3] and Guido RUBBOLI[4]

单位：1. Department of Functional Neurosurgery and Epilepsy，University Medical Center Utrecht，the Netherlands and Faculty of Medicine and Psychology Sapienza，Rome，Italy

2. Department of Biomedical，Metabolic，and Neural Science，University of Modena and Reggio Emilia，Italy；Neurology Unit，Azienda Ospedaliera-Universitaria Modena，Italy

3. Child Neurology，Children's Hospital of Cologne，Cologne，Germany

4. Danish Epilepsy Center，Epilepsihospitalet，Dianalund，Filadelfia，Denmark；University of Copenhagen，Copenhagen，Denmark

一、引言

在 19 世纪末，Gowers 最先报道了 1 例对日光敏感患者。此后报道了越来越多病例。虽然发作主要由闪烁的光线和人造光、电视和条纹图案引起，但在过去的数十年中，电脑显示器、程序和视频游戏也会诱发发作。1997 年，《口袋妖怪》(Pokemon) 动画片在日本传播后，人们注意到颜色在诱发发作中的重要性。2012 年伦敦夏季奥运会预告片上也出现了类似的闪烁颜色，组委会在接到光敏性癫痫患者的投诉后，就不再播放预告片了。现代城市充满了不同的屏幕、图案（服装、建筑等）、迪斯科灯光和节目，个体患者对刺激性视觉刺激的识别越来越困难。因此，标准化闪光刺激实验（2012 年欧洲指南，见 ILAE 网站）对检测和监测光敏性越来越重要。脑电图发明后，证实了间断性闪光刺激（intermittent photic stimulation，IPS）可在大多数患者中诱发出特定的枕区节律（光驱动），部分患者可诱发出全面性痫样放电。由于 EEG 和临床信息的不匹配，人们对 IPS 诱发的全面性痫样放电（经典的光阵发性反应，photoparoxysmal response，PPR）在癫痫诊断中的意义，特别是在日常生活中视觉诱发发作的意义，存在着一些争议。随着对视觉诱发性癫痫兴趣的日益增加，提高了我们对仅限于枕区的伴 PPR 的光敏性枕叶癫痫的认识，常在长时间视觉刺激后发生。枕叶癫痫和肌阵挛性可见于同一患者。特别是在儿童患者中，偏头痛可能是视觉诱发枕叶痫样放电的唯一症状。光敏性病理生理学机制越来越清楚：病理性同步化至关重要。

即便同一个实验室，也会使用多种不同类型的闪光刺激器，方法不同，对结果的解释也不尽相同：因此，即使对同一患者，也很难比较结果。此外，术语不一致性，很难在不同患者群体之间进行比较。欧洲的临床脑电图指南不仅改进了光敏性的试验方法，而且制定了标准化流程和术语（Kasteleijn-NolstTrenite et al，2001；2012 年见 ILAE 网站）。遗传学研究证实了视觉敏感性患者及其亲属临床和脑电图的多样性。

二、术语

在这里，我们尽可能地区分 IPS 引起的脑电图痫样放电，即所谓的光阵发性反应（PPRs）和 IPS 或日常生活中视觉刺激诱发的临床体征和症状（视觉诱发的发作）。因此，如果患者出现 PPR，则认为是 IPS 阳性或有光敏性。视觉敏感性是指在日常生活中由于物理性质的视觉刺激（日光闪烁、监视器、条纹图案等）或 IPS 诱发的发作。PPRs 可局限于枕区（枕区棘波、尖波和棘 - 慢波），也可以是全面性（规则和不规则多棘 - 慢波）。这些不同的模式可见于同一个患者，取决于闪光频率，患者接受检查时的年龄以及服用的药物，尽管有些患者多以局灶性 PPRs 形式出现，而另一些患者表现为全面性 PPRs。光敏性枕叶癫痫患者及家系成员，即使没有明确的发作，也可以出现局灶性 PPRs。因此，对某些特定频率或各种不同频率闪光刺激产生的全面性 PPRs 的患者有必要进行更深入的研究，在接下来的讨论中，除非另有说明，否则我们认为 PPR 是全面性的。

三、流行病学

大多数关于视觉敏感性和 PPRs 患病率的流行病学数据来源于特定人群的回顾性研究。在一般人群常规脑电图中，全面性 PPRs 患病率在波士顿地区所有年龄段人群为 1%，5—18 岁澳大利亚儿童为 6%（Nagarajan et al，2003；Jayakar & Chiappa，1990）。

唯一一项基于人群的发病率研究来自英国，1992 年曾报道任天堂出品的游戏《马里奥世界》可诱发发作（Quirk et al.，1995）。这是一项全英国范围的前瞻性研究，旨在明确 3 个月内新诊断的癫痫患者视觉诱发发作和 PPRs 的发生率。在 191 例癫痫患者中，143 例为全面性 PPR。由于不是所有儿童都有脑电图记录，所使用 IPS 方法也不同，因此某些结果仅是粗测的结果。据保守估计，癫痫患者视觉敏感性和 PPRs 的年发病率为 1.1/10 万，约占所有新发癫痫病例的 2%。如果将年龄范围限制在 7—19 岁，则每年的发病率提升到 5.7/10 万（占所有新发病例的 10%）。

1997 年 12 月在日本发生 Pokemon 事件后 2 个月内对所有门诊就诊的患者进行了流行病学调查：约 1% 患者有癫痫发作（约 75% 为首次发作），10% 患者有头痛、恶心、视物模糊、眩晕等症状（Takada et al.，1999；Furusho et al.，2002）。约 40% 的患者可见 PPRs。

虽然在诸多研究中，采用的概念、研究人群和方法各有不同，但仍可对 IPS 诱发的痫样脑电图的患病率及其与日常生活中视觉诱发发作的关系进行综合分析，详见下文所述。

四、性别

无论是基于 PPRs 患病率的研究，还是视觉诱发发作临床病史的研究，在儿童、青少年和成人患者中，女性患者占 60% 左右，有显著的优势（Herrlin，1954；Jeavons & Harding，1975；Wolf & Goosses，1986；Kas teleijn-Nolst Trenité，1989；Clement & Wallace，1990；Obeid et al.，1991；Familusi，1998；Nagarajan et al.，2003）。电子游戏诱发的癫痫男性比女性更常见，可能是因为男性患儿比女性更经常玩电子游戏。然而，也有研究表明，在某一年龄段，男性患者的光敏性比女性更高（Kasteleijn-Nolst Trenité，1989；Anyanwu et al.，2003）。

大多数癫痫综合征无性别差异：在那些有性别差异的癫痫综合征中，男性患者通常占 60%（如 West 综合征、Dravet 综合征、肌阵挛失神癫痫、伴中央 - 颞区棘波的特发性局灶性癫痫）。女性患者仅在儿童失神癫痫（childhood absence epilepsy，CAE）和青少年肌阵挛性癫痫（juvenile myoclonic epilepsy，JME）中占优，对光敏感。然而，CAE 中的性别差异与光敏性无关，因为在 20% 的对 IPS 敏感的 CAE 患者中，两性比例相同（Wolf & Goosses，1986）。令人惊讶的是，不伴 PPR 的 JME 患者无任何性别差异，而另一种以肌阵挛为特征的肌阵挛失神癫痫综合征，则男性优势。在“觉醒时癫痫大发作”的患者中，光敏性约占 10% 患者，其中大多数为女性。

直到今天，还未发现上述性别差异的明确解释；激素的变化、遗传差异和表观遗传学可能起一定的作用（Taylor et al.，2007）。

总之，在有视觉诱发发作或 PPR 病史的患者中，女性占优势（3∶2）。然而，不仅女性患者光敏性的患病率较高，而且光敏性中位数范围也较大（图 22-1）。

五、年龄

光敏性可见于不同年龄，这取决于癫痫综合征。在 Dravet 综合征中（Dravet et al.，2005），PPRs 最早可见于 2 岁甚至 1 岁左右患儿，约 40% 患者较为显著。在遗传性全面性癫痫（CAE、JAE、JME）中，光敏性始于青春期早期，一般在青春期光敏性最明显（Clement & Wallace，1990；Kasteleijn-Nolst Trenité，1989；Shiraishi et al.，2001）。1 例 14 岁女性患者 PPRs 及伴随症状（图 22-2）。Koutroumanidis 等（2015）描述了一组成年期首次出现光敏性的患者，表现为特发性枕叶光敏性癫痫或特发全面性癫痫。Harding 等（1997）未发现光敏性随年龄增长而下降，而其他学者则发现 25 岁后（Shiraishi et al.，2001；Kasteleijn-Nolst Trenité et al.，1994；Jeavons et al.，1986）甚至 15 岁后（Melsen，1959；Verrotti et al.，2004）光敏性明显下降。一些女性 GGE 青少年患者光敏性可持续到 70 岁（个人数据）。有趣的是，1 例 74 岁的女性患者，有阵发性肌阵挛发作病史 8 周，睁眼时 16~22Hz 闪光刺激诱发全面性 PPR。患者 10 岁时曾经发生过一次 GTCS，在随后 64 年内一直无任何症状(Jacob et al.,2006)。在有视觉敏感性家族史的视觉敏感患者中,未见 PPRs 消失(Anyanwu et al.,2003)。

因此,症状取决于不同的基因,从而导致不同的综合征(见下文)。

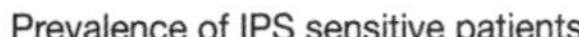

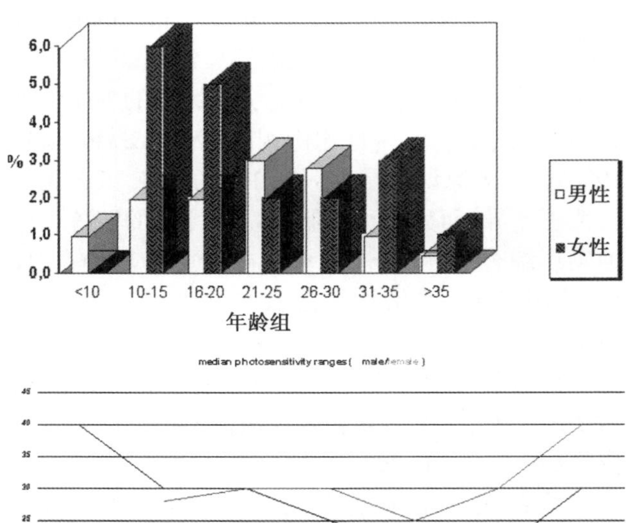

图 22-1 癫痫中心 EEG 光阵发性反应(PPR)的患病率,按年龄和性别分列。在与(a)相同的人群中,每个年龄组和每个性别组平均光敏性范围(对 IPS 痫样反应阈值的上限和下限)。根据调查时年龄的不同而有差异。在 16—25 岁,女性比男性更敏感。性别差异不能用药物来解释。需要注意的是,小于 10 岁和大于 25 岁的年龄组相对较小。这些数据最初发表于 1989 年《斯堪的纳维亚神经病学学报》1989,第 80 卷,增刊 125

六、正常人的 PPRs

1976 年,Papatheophilou 和 Turland 研究了 12—16 岁的普通学校男生的脑电图;研究对象限定于男性,以排除激素变化可能带来的影响。他们调查了来自英国伯明翰地区不同社会阶层的 223 例受试者。闪光刺激器与网格配合使用,每个闪光的强度为 0.12J。三例 12 岁、14 岁和 15 岁男孩在闪光刺激时出现全面性多棘 - 慢波;其中两例在看电视时出现经常性头痛,另一例仅报告在 8 岁上学时出现偏头痛和晕厥(患病率为 1.3%)。在 Teilo Otoni

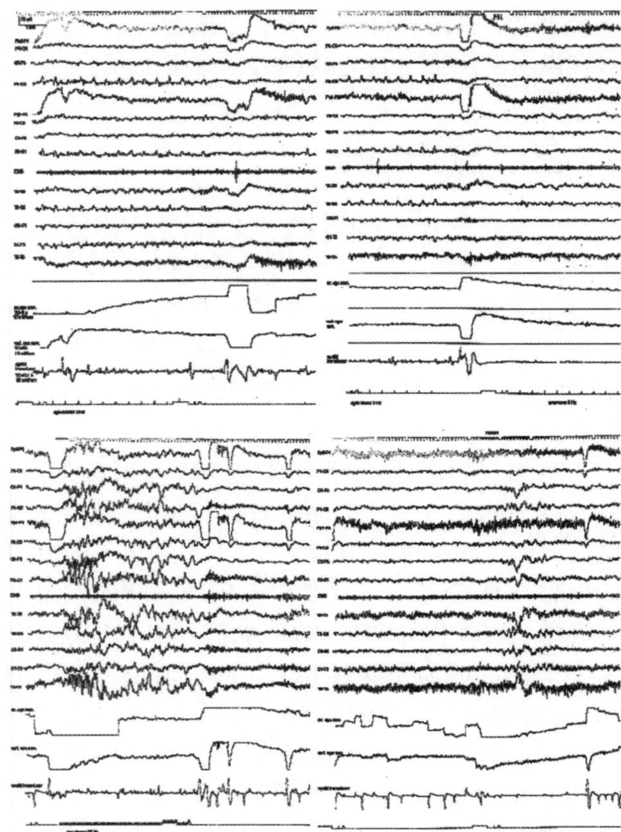

图 22-2 1 例 14 岁女性患者,13 岁时在迪斯科舞池发生一次强直 - 阵挛发作,随后服用丙戊酸 600mg。(A)正常脑电图,(B、C)IPS 和黑白条纹图案诱发的脑电图痫样放电。患者无任何临床症状,对电视(50Hz、100Hz,各种电视节目)刺激无反应。(a)光驱动反应;在闭眼时最明显。(b)合眼时 25HzIPS 诱发全面性不规则棘 - 慢波;患者感到头晕,感觉好像睡着了,无明显的发作症状。(c)黑白条纹图案诱发痫样放电,位于后头部,半径 13cm,垂直方向

(巴西)进行的一项研究中也得出了类似的结果,510 例学龄儿童中 7 例(1.4%)出现 PPR,与年龄无关(Kasteleijn-Nolst Trenité et al.,2003)。

来自斯堪的纳维亚的一项研究显示,涵盖了 20 例正常女孩和 50 例正常男孩,IPS 阳性患病率为 1.4%,而在另外一组 389 例女孩和 184 例男孩同年龄段(0—15 岁)正常儿童中,IPS 阳性患病率为 8.9%(Herrlin,1954;Eeg-Olofsson et al.,1971)。除了性别差异外,上述结果的巨大差异还与受试者来源(年龄、病史、出生史等)、刺激方法(闪光刺激器、闪光频率、睡眠记录等)和结果的解释(包括波型和定位)有关。

其他“正常”人群,包括荷兰、美国、英国和印度对男性飞行员受试者进行的研究,PPR 患病率分别为 0.5%、2%、0.5% 和 0.7%(Hendriksen & Elderson,2001;Robin et al.,1978;Gregory et al.,1993;Roy et al.,2003)。Roy 等(2003 年)还使用相同的方法对已确诊的癫痫患者(723 名男性和 277 名女性,年龄 8—20 岁)进行了比较,发现了 30 例(3%)患者为 PPR。

七、非癫痫患者的 PPRs

3% 的精神病患者可见 PPRs,其中女性发病率是男性的 5 倍,与精神病诊断或药物使用无关(Small,1971)。

虽然缺乏确切的数据,但在儿童和青少年偏头痛患者的脑电图研究中,经常可发现 PPR,在有先兆的偏头痛亚组中,PPR 为 30%;17 例患者中,7 例患者同时有偏头痛和 PPR,与对照组 100 例中出现 10 例相比,闪光刺激是偏头痛最常见的诱发因素($P<0.01$)(Piccinelli et al.,2006)。

在光敏性患者中,头痛的主诉更常见(是非光敏性患者的两倍),而且在 PPR 过程中也经常可见头痛(Kasteleijn-Nolst Trenité et al.,1987;Kasteleijn-Nolst Trenité,1989;Papetti et al.,2013)。因此,头痛也可能是癫痫性事件的唯一表现,AED 治疗依然存在(Parisi et al.,2007),特别见于有偏头痛和癫痫家族史的患者中(Piccioli et al.,2009)。

PPRs 也见于帕金森病、甲状腺功能减退、脑炎、脑肿瘤、脑血管病、Kleine-Levin 综合征、服用抗抑郁药、酗酒和脑外伤的个案报道中(Gerken & Doose,1969;Hegedüs & Csibia,1982;Papacostas,2003;Solomon,1960;Scarpino et al.,1990;De Keyser et al.,1984)。上述疾病自愈或治疗后,PPRs 可消失。

有学者对诊断前后均无癫痫发作的患者行脑电图检查,发现了 33 例患者有 PPRs,也验证了上文提到的情况(So et al.,1993)。头痛患者 PPRs 为 50%、眩晕或昏厥为 20%、学习障碍者为 10%、记忆障碍者为 10%、脑肿瘤为 5%,乏力为 5%、精神疾病为 5%、脑外伤为 5%、热性惊厥为 5%、不明原因为 10%。

八、不同种族(遗传)背景癫痫患者 PPR

多年来,世界各国开展了很多流行病学研究。如果我们选择相同的闪光刺激器和类似的方法研究,在随机入组的可疑癫痫患者中发现全面性 PPRs 患病率各不相同。在荷兰、德国、英国、南非和澳大利亚,PPR 患病率为 5%~8%(Kasteleijn-Nolst Trenité,1989;Danesi,1985;Doose & Gerken,1973;De Graaf,1995;Nagarajan et al.,2003),但在印度、日本、尼日利亚和津巴布韦,PPR 患病率仅为 1%~2%(Saleem et al.,1994;Shiraishi et al.,2000;Danesi,1985;Familusi et al.,1998)。De Graaf 等(1995 年)和 Familusi 等(1998 年)比较了生活在同一地区的不同种族群体 PPR 患病率。在纳米比亚,1 493 例可疑癫痫患者(80% 黑人,10% 有色人种和 8% 白人)行 EEG 监测,在 0.4% 的黑人,4% 有色人种和 5.2% 白人中发现了 PPR。在津巴布韦 0—25 岁 9 082 例人群中,白人和黑人数大致相等(约 48%),白人(2.1%)和亚洲人(2.1%)PPRs 患病率明显高于黑人(0.2%),而有色人种则处于中等水平(0.6%)。有趣的是,生活在津巴布韦的亚洲人患病率要高于生活在印度的亚洲人,这可以用津巴布韦人群中的混血遗传来解释。无论是日照时间、日照强度,还是眼睑和视网膜(白化黑人)色素含量,都不能解释这种差异(Familusi et al.,1998;Bental,1979;Scott et al.,1985;Danesi,1985),因此,PPRs 主要取决于遗传因素。由于各个国家癫痫的患病率大致相似,因此 PPRs 作为一种独立的遗传特征,对其他癫痫基因有强化或修饰作用(另请参见遗传学部分)。

综上所述:PPR 是一种与年龄和性别相关的现象,与癫痫综合征有显著的相关性。然而,PPR 也可见于正常儿童和青少年,可伴或不伴头痛或其他相关疾病(见下文)。白种人 PPRs 患病率最高(5%~8%)。

九、遗传学

PPR 在普通儿童人群中的患病率分别为 7.6% 和 8.3%(Eeg-Olofsson et al.,1971;Doose & Gerken,1973)。女性比男性更易受累。PPR 与年龄相关,最大外显在 5—15 岁(Waltz,1994)。

(一) 家系研究

单卵双生子研究显示 PPR 的一致性近于 100%(Daly & Bickford,1951;Davidson & Watson,1956;Herrlin,1960),但尚未对单卵双生子和双卵双生子进行系统研究。

大家系的光敏性研究为 PPR 的遗传传递提供了证据,不同学者报道的同胞兄妹患病风险为 26.2%(Doose et al.,1969)、22.0%(Rabending & Klepel,1970)和 22.9%(Doose & Gerken,1973)。在最

大外显年龄时，高达50%的同胞兄妹受累（Doose et al.，1969；Doose & Gerken，1973；Waltz et al.，1992）。父母受累比例为10.2%（Rabending & Klepel，1970）。上述研究中的病例脑电图均有PPR，但上述病例的癫痫表型尚未明确。Waltz和Stephani（2000）对两组不同的同胞兄妹进行了研究，在双亲为光敏性的家系中，50%的同胞兄妹受累；在另一组中，仅15%的同胞兄妹受累（Waltz & Stephani，2000）。上述数据表明，纳入研究的病例呈年龄和性别依赖性外显，符合常染色体显性遗传（Davidson & Watson，1956；Waltz & Stephani，2000）。

一项临床研究涵盖了至少包括两例特发性癫痫和EEG或临床表现为光敏性的家系，发现了三种主要的光敏性表型：①遗传性（特发性）全面性癫痫（GGE）；②特发性光敏性枕叶癫痫（idiopathic photosensitive occipital lobe epilepsy，IPOE）；③混合型（GGE/IPOE）。总的来说，这项研究的结论是，GGE、IPOE和光敏性是一个连续的遗传性疾病谱系，这些疾病的复杂遗传模式可能有共同的遗传因素（Taylor et al.，2013）。

（二）连锁分析

有学者发现阿扑吗啡、溴隐亭和肠外左旋多巴对光敏性有一过性抑制作用。（Quesney et al.，1980；1981），对37个PPR核心家系DRD1-DRD5的5个多巴胺受体基因的候选基因进行连锁分析。在同一项研究中，对先前报道的进行性肌阵挛癫痫EPM1（21q22.3）、EPM2（6q24）和IGE（1p、2q36、3p14、3q26、4p，6p11、6p21.3、8p11、15q14）基因座进行分析，未发现任何位点与PPR相关（Neubauer et al.，2005）。

对16个荷兰PPR家系行全基因组连锁扫描，这些家系有肌阵挛性发作的重要背景，使用了广义的PPR模型（包括PPR Ⅰ-Ⅳ型患者）和狭义的PPR模型（排除PPR Ⅰ型和Ⅱ型及枕叶癫痫）（Pinto et al.，2005），发现了PPR与7q32和16p13染色体连锁的证据（Pintoet al.，2005）。

Tauer等（2005年）对来源于德国的两个家系亚群行全基因组连锁扫描。其中19个家系为纯PPR和光敏性癫痫（PPR家系）；在另外25个家系中，PPR与IGE密切相关（PPR/IGE家系）。他们在PPR家系中发现了与6p21.2区域连锁的重要证据，在PPR/IGE家系中发现了与13.q31.3区域连锁的提示性证据。

在一项大型分析中，有研究者将Pinto等和Tauer等两项研究（Pinto et al.，2005；Tauer et al.，2005）合并，并补充了其他家系的资料（de Kovel et al.，2010），上述不同家系亚群的结合并未强化PPR与先前发现的基因座连锁。连锁的证据减少或完全消失。目前已发现了三个提示性连锁区，分别为16 p13.3、5q35.3和8q 21.13，先前仅发现了PPR与16p13.3连锁（Pinto et al.，2005）。作者发现，不同的亚组负责不同的峰，表明了遗传的异质性。上述发现可部分解释多个基因的候选位点在癫痫发生中起作用（Tauer et al.，2005）。

（三）光敏性单基因癫痫综合征

高光敏性单基因癫痫综合征的报道为光敏性遗传异质性和病理生理机制提供了证据。Dravet综合征的一个重要特征是光敏性（Verbeketal，2017），Dravet综合征是由编码Ⅰ型电压门控性钠通道*SCN1A*基因突变所致。光敏性也见于钾通道突变所致的肌阵挛癫痫伴共济失调（Oliver et al.，2017）。

最近有学者在一个大家庭中，报道了两种形式的反射性癫痫组合，即说话引起的下颌肌阵挛和闪光所致的肢体肌阵挛。所有光敏性家系成员均发现了*SCNM1*基因R129C杂合突变，该突变调控电压门控性离子通道的剪接。有学者对134例与癫痫和PPR无关的患者及95例健康对照者行突变基因的筛查，未重复上述发现（Kasteleijn-Nolst Trenité et al.，2015）。

有学者在一种与Dravet综合征有一些共同特征的癫痫性脑病中发现了编码染色体解螺旋酶DNA结合蛋白2（*CHD2*）基因突变（Carvill et al.，2013；Thomas et al.，2015），10例患者中有7例表现出极端的光敏性，其中6例患者可见自我诱发的发作。一项GGE队列*CHD2*基因突变的研究发现，在伴光敏性和眼睑肌阵挛伴失神（Jeavons综合征）患者中，*CHD2*基因变异过度表达，无发作的PPR受试者则不存在这种现象（Galizia et al.，2015）。在*CHD2*基因突变的斑马鱼模型中，观察到自发性异常放电爆发在光“ON”状态下比光“OFF”状态下显著增加（Galizia et al.，2015）。有趣的是，*CHD2*基因不编码离子通道，这一发现可能为皮质超兴奋性的研究和理解开辟新的前景。

在一种新的动物模型中，Wielader等（2017）描述了光敏性全面性肌阵挛癫痫罗得西亚脊背犬，系DIRAS家族GTPase 1（*DIRAS1*）基因完全外显的隐性4bp缺失突变导致DIRAS1蛋白在受累脑中的表达模式发生改变所致，该基因在胆碱能传递中起着重要作用。

一项关于 $GABA_A$ 受体(GABRA1)α1 亚单位突变的队列研究,发现 50% 的患者可见 PPR。PPR 与癫痫异质性相关,表明 PPR 病理生理机制可能与 GABA 抑制的其他疾病相同(Johannesen et al.,2016)。因此,目前的数据表明,尚无一个单基因与 PPR 有关(de Kovel et al.,2010)。此外,一些数据可能有助于进一步理解光敏性的病理生理学(Galizia et al.,2015;Johannesen et al.,2016)。未来我们需要对临床和脑电图定义明确的同质组开展进一步的分子机制的研究,以明确 PPR 和光敏性的责任基因。

十、诱发因素

(一) 临床因素

自远古时期(Radovicci et al.,1932)以来,日光一直是一个重要的诱发因素,自 20 世纪 50 年代电视机出现以来,电视也是一个重要的诱发因素(Pan Telakis et al.,1962)。到 1964 年,欧洲报告了 50 例与电视(50Hz 为主)有关的发作病例,而美国则少得多(60Hz 为主)(Charlton & Hoefer,1964)。此外,文献报道不同类型的闪光也有诱发性,如日光穿过树叶或旋转的直升机叶片、阳光在雪、水面上(Van Gijn,2001)、汽车保险杠上反射等。人造光包括迪斯科灯光(Berney et al.,1981)、突然闪烁的弧光灯(Cobb,1947)和物理实验室中闪烁性灯光也有致痫性。虽然正常的荧光灯(100Hz 灯管不会引起痫样放电)(Binnie et al.,1979),但一些光敏性患者一致、反复地报告说,商店和教室中不规律闪烁的、陈旧的、运行障碍的荧光灯会导致发作(Specchio et al.,2010)。使用电子高频灯具驱动器和及时的维修可避免工厂和教室荧光灯和加油站充电灯的闪烁。电影一般不会诱发发作,可能是由于电影画面变化频率为 24Hz 以及与屏幕距离相对较远有关(Gastaut & Bert,1954)。

许多儿童在观看有故障的频道、近距离切换频道、特别闪烁的广告节目或电子游戏时,可诱发首次发作(Ricci et al.,1998;Demarco & Ghersini,1985)。现在家中和患儿卧室里都有各式各样的新、旧电视机显示器,这些电视机的图像不太稳定,患儿在近距离观看闪屏和高对比度动画片和音乐节目时,很容易诱发发作。电视可自我诱发;可见患儿们坐在电视机前精神恍惚(Aso et al.,1994),上述症状不易被识别,因为儿童都喜欢端坐在电视屏幕前并沉迷于节目中。100Hz 电视机比普通的 50Hz 电视机诱发作用轻微很多,但特殊电子游戏如 Super Mario World 对 IPS 阳性的患儿仍有诱发作用(Badinand-Hubert et al.,1998;Kas-teleijn-Nolst Trenité et al.,2002)。如果屏幕刷新频率低于 70Hz,则计算机屏幕(阴极射线管)也有诱发作用(Kasteleijn-Nolst Trenité et al.,1994b)。现代显示器,如 LCD(液晶显示器)、TFT(薄膜晶体管)、OLED(有机发光二极管)、PolyLED(聚合物发光二极管)和 PDP(等离子驱动面板)都以不同的方式产生光线,因而对视觉敏感的人群产生特定的影响:一些人会更易诱发(大小、对比度和颜色),而另一些则不易诱发(主电源 60Hz 和 70Hz)。有文献报道将一台 50Hz 的电视机换成等离子屏幕,可大大减少 1 例 9 岁女性患儿的自我诱发发作(Sharma & Cameron,2007)。

显示器闪烁可能有多种原因。总体而言,使用小型显示器、调整亮度和对比度及按规定的距离观看(水平距离电脑显示器 0.7 m,高度为电视机屏幕 6 倍高),可将诱发发作的可能性降至最低(see KasteleijnNolst Trenité et al.,2004 for more details)。

房间里的照明可能对电视敏感性没有太多的额外影响,尽管对此有不同的看法(Jeavons & Harding,1975;Binnie et al.,1980)。

有色光可能对某些人有强烈的影响;通过 IPS 和选择有色眼镜的研究发现,一些患者佩戴蓝色眼镜可改善发作,另一些患者佩戴红色、绿色或茶色眼镜可改善(Rao & Prichard,1955;Andermann,1971;Takahashi Tsukahara,1992;Wilkins et al.,1999;Capovilla et al.,1999;Kepecs et al.,2004)。在日常生活中,儿童不喜欢长时间佩戴眼镜,但在特定的情况下,佩戴有色眼镜非常有用。

在现代社会中,儿童和青少年越来越多地面临着各种潜在的致痫性视觉刺激,因此,可以预期有更多的儿童在早年出现癫痫发作。由于无法避免潜在的刺激性视觉刺激,有必要对更多的患者行预防性抗惊厥治疗。

总结:闪烁的光线(透过树叶、反射在雪、水面上、旋转的直升机叶片)、人工光(迪斯科舞厅、娱乐厅、日光灯故障)、电视屏幕(旧屏幕、近距离观看、带彩色和白色闪光灯的特殊节目、特殊的电子游戏)、黑白条纹图案(百叶窗、滚动人行道和自动扶梯、衣服、建筑物等)是日常生活中最容易诱发发作的刺激。电脑屏幕也有诱发性。

新型显示器,如液晶、有机和聚合物发光二极管及等离子驱动面板，可以不同的方式产生光线，能否诱发光敏性发作取决于屏幕的大小、对比度、颜色和亮度。

（二）病理生理学

虽然视觉敏感性癫痫是已知的最常见的反射性癫痫，但其病理生理学机制仍不完全清楚。学者们已使用了以下方法来研究人类的光敏性，要么通过触发痫样放电和视觉敏感性发作来研究其机制，尤其是对图形敏感患者，要么通过使用一些技术来探索对光异常反应的皮质机制，而不诱发阵发性放电（Rubboli et al.，2004）。

人类光敏性的病理生理机制如下：

发作的触发部位在枕叶皮质；图形敏感的患者暴露于明亮、高对比度的连续照明条纹模式会诱发PPR；图形刺激的几个特性对诱发PPR至关重要，如条纹图案、轮廓长度、图形位置、空间位置、图形运动和双眼视功能的影响，都与皮质神经元的参与一致。特别是，观察到来自异常反应的神经元表现出与视野位置无关的空间调谐，支持视觉皮质复杂细胞的参与（Wilkins et al.，2004）。此外，位于上、下半视野或外侧半视野的图形刺激引起头皮脑电反应的定位分布与位于视觉皮质的触发器相一致（Wilkins et al.，2004）。经颅磁刺激研究也证实了光敏性癫痫患者初级视觉皮质的局部超兴奋性，该研究显示视觉皮质兴奋性快速恢复和持续经胼胝体导致对侧去抑制（Bocci et al.，2016），以及磁刺激诱导光幻视的较低阈值（Brigo et al.，2013）。

枕区神经元功能异常可能导致对比增益-控制机制受损：在特发性光敏枕叶癫痫中，用特定参数的图形视觉诱发电位研究了痫性电活动的皮质机制：结果表明，相对较低的时间频率和对比度较高的图形在揭示皮质过度兴奋性方面是有效的，可能是由于对比增益-控制机制受损（Porciatti et al.，2000）。近年来利用不同种类视觉刺激研究所得到的最新数据表明兴奋性神经递质的改变提高了皮质的兴奋性（Shepherd & Siniatchkin，2009；Moeller et al.，2009）。

发作可起始于一侧大脑半球或两侧大脑半球独立起始：学者们注意到一侧大脑半球对刺激反应的不对称性和间断性闪光刺激反应的不对称性，这支持了一侧半球可能更易产生异常反应的假说。在这些受试者中，PPR可能起源于一侧大脑半球并局限于一侧半球。另一方面，在没有上述不对称性现象的患者中，也可观察到痫性异常放电可交替地起源于一侧大脑半球或另一侧半球，表明双侧大脑半球均可独立地诱发痫性放电（Wilkins et al.，2004）。光敏性肌阵挛相关的皮质电位双侧大脑半球之间出现时间延迟这一现象进一步支持了上述结论（Rubboli et al.，1999）；

引发痫样反应需要激活足够数量的大脑皮质神经元：只要激活足够数量的皮质组织，任一视觉皮质区都可触发PPR。尽管每个患者对图形刺激获得异常反应的概率可能不同，但每个患者产生异常反应的阈值可用引发放电所需的皮质面积来表示。

大的神经元聚集的生理活动必须同步化才能诱发癫痫发作：同步化神经元放电对诱发癫痫发作至关重要，如垂直条纹来回摆动的图形刺激诱发的同步化放电（Wilkins et al.，2004）。此外，脑磁图研究表明，γ频段同步化活动增强先于PPR起始，这一发现可能表明对以短暂方式干预的高频振荡过程失去了控制，可连接可能与感知功能有关的神经组织（Parra et al.，2003）。在正常人群中，引起视觉不适的图形刺激可增强γ振荡，其频率与诱发PPR的频率相似（Adjamianet al.，2004）。

大细胞和小细胞系统可以协同或独立地产生PPR：纯亮度或光量（黑色和白色）的改变由大细胞途径处理，而视觉刺激的波长差异由小细胞处理。大量数据表明，大细胞神经元通常不处理颜色，可编码方位、调节双眼视差，比小细胞的空间分辨率低、时间分辨率高，表明了大细胞参与以纯亮度变化为特征的刺激（如图形刺激）（Wilkins et al.，1979）。实验结果表明，波长700nm左右的低亮度、高度饱和的红光可能比黑白闪光更具刺激性，这表明了小细胞途径的参与（Takahashi et al.，1999）。在Pokemon事件中，12Hz红色和蓝色闪光产生的类似刺激诱发大量受试者痫性发作，其中大多数系非癫痫患者。

脑电图研究证实了彩色Pokemon序列的强烈刺激作用（表22-1）。这种现象可能系视网膜中数量最多的红色视锥细胞受刺激所致，而不是通过刺激互补的视锥来补偿，这种刺激与诱导的颜色对比效应相关，这种颜色组合在诱导PPR方面特别有效（Harding，1998；Shirakawa et al.，2001）。据报道，颜色敏感性取决于两种机制：一种与颜色调制有关，低于30Hz时可进行干预；另一种有赖于单色光强度调制，与白光敏感度有关，在较高频率时激活（Parra et al.，2007）。已经有研究提出选择性激活小细胞或大细胞可诱发不同类型的PPR：色彩对小细胞系统的刺激更类似于癫痫发作，诱发全面性PPR；而色彩对大细胞系统的刺激会诱发相对温和PPR，表现为枕区棘波（Harding & Fylan，1999）。

表 22-1　在脑电图室对 12 例患者行视觉刺激，从 1 级（高度敏感）至 6 级（不敏感）

就每例患者对实验室中各种不同视觉刺激诱发放电及放电持续时间，对敏感性进行分级（1—5；6 为不敏感）：IPS、黑白条纹图案、50Hz 电视和 100Hz 电视（彩色和黑白 Pokemon 卡通节目）。在全部 12 例患者中，IPS 诱发性最强；黑白条纹图案和 100Hz 电视上黑白 Pokemon 卡通节目诱发作用最弱。然而，值得注意的是，个体差异与抗癫痫药物应用无关。另外有 5 例可疑视觉诱发发作病史的患者也接受了上述各种刺激，但均不敏感。

性别	IPS	图形	50Hz 电视白色屏幕红 / 蓝切换录像，画面稳定	100Hz 电视黑白 Pokemon	100Hz 电视彩色 Pokemon	抗癫痫药物
男	1	5	3	4	2	拉莫三嗪
男	1	6	6	6	2	拉莫三嗪
男	1	5	2	4	2	拉莫三嗪
女	1	6	6	6	2	–
女	1	2	2	6	6	–
女	1	6	6	6	2	丙戊酸 + 乙琥胺
女	1	6	6	6	2	–
女	1	6	6	6	6	丙戊酸
女	1	6	2	4	2	拉莫三嗪
女	1	2	2	6	2	拉莫三嗪 + 乙琥胺
女	1	6	1	4	1	–
女	1	6	2	2	2	拉莫三嗪 + 丙戊酸
共计 9 女 /3 男	12	62	44	60	31	
平均分数	1	5.17	3.67	5.0	2.58	

异常的视觉运动整合可促进视觉诱发的痫性放电进一步扩散：在光敏性癫痫患者（Strigaro et al.，2015；Suppa et al.，2015）和动物模型（Szabo et al.，2016）中，过度活跃的视觉运动连接和运动皮质功能反应性增加可能是产生光诱发发作症状（如肌阵挛）的基础（Rubboli et al.，1999；Mukundan et al.，2014）；

认知过程和动作重编程的作用：电视或电子游戏诱发发作的癫痫患者，无光敏性（Kasteleijn-Nolst Trenité et al.，2002），表明强烈认知过程可诱发发作，可能系动作重编程的皮质活动受累所致（Zifkin & Inoue，2004）。

十一、神经影像学在阐明光敏性病理生理学机制中的作用

虽然视觉皮质超兴奋性可以解释发作和脑电图异常，但不能完全阐明光敏性相关脑电图及其和临床的相关性。PPR 通常是全面性的，闪光刺激最终会诱发运动性发作，这是 IGE 患者最常见的反射性特征。以前有学者使用经颅磁刺激研究已证明 PPR 超出了视觉系统的功能障碍，研究记录了 IGE 患者在闪光刺激下视觉运动超兴奋性的增高（Strigaro et al.，2012，2015；Groppa et al.，2008），即便在伴 PPR 的健康人群中也是如此（Strigaro et al.，2012，2015；Groppa et al.，2008）。在这方面，先前的脑电图 - 功能磁共振（EEG-fMRI）研究已检测到 PPR 相关的顶区和运动前区皮质激活（Moeller et al.，2009 a，b；Bartolini et al.，2014）。

迄今为止，大多数光敏性癫痫都集中在对视觉刺激有反应的皮质。然而，有研究表明在没有外界刺激的情况下，静息态脑节律也可阐明光敏性癫痫的神经机制。Vaudano 及其同事报道了来自光敏性癫痫患者静息状态下同步 EEG-fMRI 研究的发现（Vaudano et al.，2017）。首先，他们研究了脑电图自发性 α 节律的血流动力学相关因素。在行 EEG-fMRI 检查过程中获取后头部 α 功率的波动。然后计算 α 波频率及随时间变化的相应功率波动，与血流动力学响应函数结合，并作为 fMRI 信号分析的回归变量。与对照组和其他癫痫组相比，IGE 光敏性癫痫组脑电图平均 α 功率更大（图 22-3）。fMRI 分析揭示了与 α 波相关的血氧水平依赖性（blood oxygen level-dependent，BOLD）变化，其分布与先

前报道的健康组（Laufs et al.，2003；Liu et al.，2012）和非光敏性患者组相似，大脑皮质较广泛的区域 BOLD 信号降低，包括顶上小叶和顶下小叶、枕叶、楔前叶、运动前区和运动区。相反，光敏性癫痫患者（图 22-3）枕叶 α 功率波动和 BOLD 信号之间存在较弱的负相关或不存在负相关，而基底神经节和扣带回前部有明显正相关。然后，Vaudano 等基于 EEG-fMRI 分析和先前的研究报告，选择丘脑背内侧核和丘脑枕作为“种子区”进行研究。他们发现，与对照组和其他癫痫组相比，IGE 光敏性癫痫组有着显著性差异。具体而言，IGE 光敏性癫痫组，丘脑背内侧核和双侧额眶回皮质静息态 BOLD 活动与丘脑枕神经核和基底神经核（壳核和尾状核）、前扣带回、前额叶背外侧和顶叶皮质静息态 BOLD 活动的相关性增加。尽管解释 BOLD 反应存在一定的困难，但这些发现表明静息态脑监测可提示光敏性癫痫的存在，且将参与 α 波产生和参与光敏性癫痫的神经过程联系起来。此外，越来越多的文献表明光敏性癫痫不仅枕区过度兴奋，皮质下（丘脑结构）结构和额叶运动区更广泛的网络受累。这反映了光敏性癫痫在不同的癫痫综合征中有不同的发作传播途径。值得注意的是，眼睑肌阵挛伴失神（EMA，myoclonia with absences）患者的合眼反应与枕叶 - 运动前区有关，患者脑电图上甚至无异常放电（图 22-4）。在所有反射性癫痫中，合眼敏感（ECS，eye-closure sensitivity）是光敏性癫痫最具代表性的特征。ECS 和 PS 是 EMA 的主要特征，说明反射性癫痫这些特征之间存在着严密的联系。根据这一观点，EMA 患者对合眼的 BOLD 反应和 PPR 患者对间断性光刺激的 BOLD 反应的本质特征是相同的脑网络受累（Moeller et al.，2009 a，b；Vaudano et al.，2014）。该网络包括后视区、顶叶皮质（顶内沟）和前额叶皮质（即 SMA、扣带回、额眼区）。有趣的是，Vaudano（2014 年）和 Moeller（2009 a，b）均在棘 - 慢复合波出现前记录到 BOLD 信号异常增加。鉴于 BOLD 信号增加与 γ 频率增加相关，上述功能磁共振数据是对脑磁图 / 脑电图的补充，证明了 γ 频段的同步化先于 PPR 出现（Parra et al.，2003；Perry et al.，2014）。EMA 和 PPR 之间的 ECS 现象存在的一个重要区别是，即使在没有任何后续癫痫放电的情况下，在 ECS 中也可观察到 BOLD 信号的改变，因此强调它可能与该网络内在功能障碍有关，而与后续任何脑电图阵发性放电无关。

总的来说，目前通过多模态成像和神经生理学技术获得的研究结果证实了光敏性癫痫内在“视 - 运动过度兴奋”的假说。事实上，这种上调存在于静息（非刺激）条件下，甚至存在于 α 节律（是大脑静息状态的标志）中，表明遗传易感性可产生同步化阵发性活动。

总的来说，光敏性癫痫患者癫痫发作和（或）痫性放电的“持久易感性”与视觉系统内在的易感性有关，不仅局限于枕叶皮质，还表现为一个扩展性和功能性的系统。

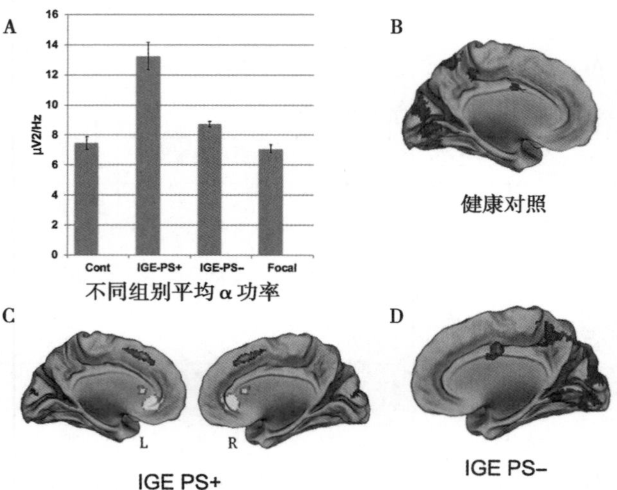

图 22-3 光敏性癫痫 α 节律及相关血流动力学变化

A. 直方图显示了不同癫痫组和对照组平均 α 功率。与其他组相比，IGE PS+ 组 α 功率更高（P<0.01）。条形代表标准误。B、C、D. 显示每组 α-BOLD 信号的相关定位图（P< 0.05，FDR 校正）。右（R）和左（L）大脑半球的功能图已转换为 PALS-B12 图谱（内侧和外侧）。黄色 - 红色表示与 α 功率正相关，浅蓝色表示负相关。在健康对照（B）和无光敏性的 IGE（D）中，α 功率与大脑皮质广泛区域的活动呈负相关，包括顶上和顶下小叶、枕叶皮质（枕中回和舌回）、楔前叶、运动前区和运动区。相反，在光敏性癫痫组（C）中，枕区 α 功率的波动和 BOLD 信号之间存在较弱的负相关或不存在负相关，基底神经核和扣带回前部存在明显正相关（Vaudanoet et al，2017）。Cont：对照组；IGE PS+：伴光敏性的特发性全面性癫痫；IGE PS–：不伴光敏性的特发性全面性癫痫；Focal：局灶性癫痫组

十二、IPS 诱发的光阵发性反应的临床相关因素

1953 年，Bickford、Daly 和 Keith 详细报道了 27 例患儿（2—13 岁，6 例为精神发育迟滞）IPS 诱发发作的全部临床症状和体征：失神发作（小发作）；手臂、头部、眼睑或上肢肌阵挛；言语障碍；头左或右偏转或出现全面性强直 - 阵挛发作（右侧枕区痫样活动增强随后泛化）。两例患儿只有眩晕症状。20 例患儿有自发性全面性或局灶性痫样放电，常局限

失神发作给予闪光刺激时合眼fMRI变化

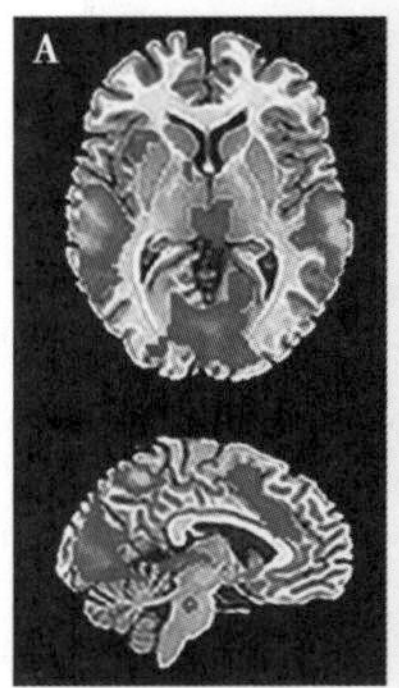

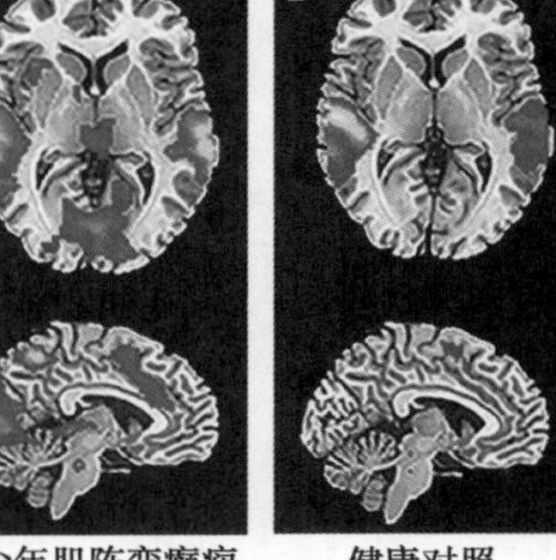

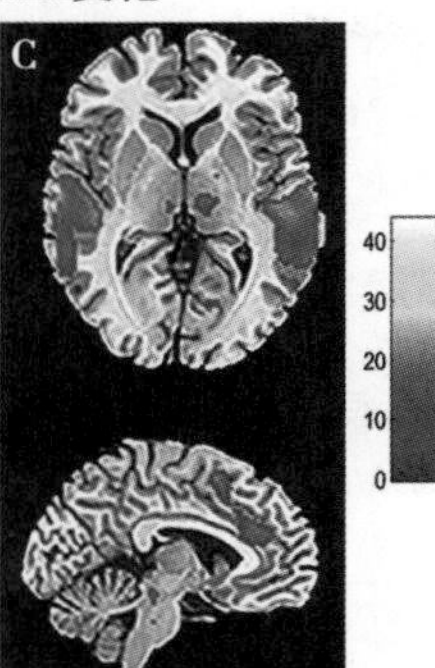

青少年肌阵挛癫痫和眼睑肌阵挛伴失神癫痫PPR阳性　健康对照　不伴PPR的特发性全面性癫痫

图 22-4　眼睑肌阵挛伴失神，无闪光刺激时的合眼敏感

合眼敏感 fMRI 结果。分组分析结果（经 FWE 校正后 $P < 0.05$）显示，（A）EMA 和 JME、（B）健康对照和（C）无 PPR 的 IGE 中，合眼后立即出现短暂的 BOLD 信号改变。BOLD 信号改变呈现在标准 T1 像、轴位和矢状位上，如 SPM8 中所呈现。在三个组别中未检测到 BOLD 信号降低。合眼时的随机效应模型显示双侧颞叶皮质均有 BOLD 信号增高（系听觉指令的处理）。在 EMA/JME 组中，皮质下（包括丘脑和脑干）、双侧前扣带 / 辅助运动区均有 BOLD 信号增高。此外，只有 EMA/JME 组在邻近顶内沟的顶叶皮质 BOLD 信号增高，枕叶皮质 BOLD 信号增高。值得注意的是，这一发现独立于合眼后脑电图的阵发性放电（Vaudanoet al，2014）

于枕区。18 例患儿在日常生活中有发作或自我诱发发作病史（2 例）。这项 50 多年前的研究足以证明光敏性癫痫患者临床和脑电图表现各有不同。

在对 36 例光敏性癫痫患者进行类似的研究发现（Kasteleijn-Nolst Trenit et al.，1987），75% 患者出现临床症状，最常见的是肌阵挛发作，另有自发性睁眼和意识丧失。诱发性痫性放电的持续时间与临床症状之间没有关系。约 75% 患者诉眼睛、头部或胃部疼痛不适。值得注意的是，在 16 例眼睑肌阵挛患者中，仅两例患者出现上述症状。共有 20 例患者（56%）出现临床表现但无上述主观症状（图 22-3）。对 IPS 和电子游戏敏感的癫痫患者行视频脑电图研究发现全部患者均出现临床症状（Piccioli et al.，2003）。虽然视觉诱发性发作类型报道最多的是强直 - 阵挛发作，但很多患者只出现失神发作或上肢肌阵挛发作。头痛可能是患者唯一的主观症状（Tozzi et al.，1998）。在 IPS 诱发的发作中，患者常诉眼睛疲劳和疼痛。在临床实践中，很难区分偏头痛、普通头痛或视觉诱发的癫痫性头痛（Kasteleijn et al.，2010）。

因此，光敏性癫痫患者很可能在日常生活中出现临床发作，但可能意识不到发作，即使意识到了，也不去就医。正如在家家系研究中看到的那样：由视觉刺激诱发的发作和不适在家系成员中屡有发生，但并不被视为异常。患者通常只有在出现强直 - 阵挛发作时才会就诊，而病历上通常记录了以前就存在的肌阵挛或愣神发作。此外，由于遗忘或诱发因素和发作间隔时间较长，某些强直 - 阵挛发作患者并不知道其发作是由视觉诱发的，尤其是光敏性枕叶癫痫患儿。后一种情况现在似乎更常见，很可能系工作和休闲时各种诱发性视觉刺激的时间更长所致。从视频游戏、商业广告或卡通所致的发作流行性爆发可见，视觉诱发性发作的患者人数逐年增加，这并不奇怪（Graf et al.，1994；Ricci et al.，1998；Takahashi，1999b）。Bickford，Daly 和 Keith（1953 年）首次对他们调研的 27 例光敏性癫痫患者进行区分，分为三个不同的类别以方便临床医生分辨光敏性严重程度：①临床敏感性组，日常生活中的光线强度即可诱发临床发作；②敏感性较低组，只在强光和快速闪光时才能诱发临床发作；③轻度敏感组，仅 IPS 诱发痫样放电，不出现任何癫痫发作的临床证据。其他研究人员也使用过这种分组法（Wadlington & Riley，1965；Jeavons & Harding，1975；Kasteleijn-Nolst Trenité et al.，1987），但由于转诊患者的不同、方法学差异和患者对光源注视的不同，所得结果也不尽相同（Jeavons et al.，1971）。见表 22-2。

日本 Pokemon 事件后，在东京南部地区开展了一项流行病学调查（Furusho et al.，2002）：在 2 个月内，对 14 家儿科门诊所有就诊的患儿父母进行了问卷调查。仅 30% 的家长填写了问卷（共 1 373 例患儿），但其中 80% 的患儿观看了这部卡通节目，其中 67 例（6.1%）出现神经系统症状：10 例患儿（0.9%）在观看节目时出现发作；28 例患儿（2.6%）在观看卡通片时出现头痛、恶心、视物模糊或眩晕等症状，29 例患儿（2.7%）在卡通播放结束后 30min 内出现症状和体征。

上述癫痫患儿年龄较大（超过 8 岁），通常有癫痫发作史或家族史。在 10 例有发作的患儿中，仅 3 例有明确的 PPR。日本卫生部开展的一项包括较大年龄的儿童和青少年调研中，10.4% 受试者有症状，1.4% 有发作。

日本 61 家医院开展的另一项多中心 Pokemon 研究中，医生填写的问卷显示，在绝大多数患者（78/103 人；76%）首次发作是诱发性发作，PPR 可见于 43% 患儿，PPR 不仅见于有癫痫病史的患儿（54%），也见于无癫痫病史的患儿（38%）（Takada et al.，1999；Ishiguro et al.，2004）。经 3 年短期随访，约

表 22-2 日常生活中伴或不伴视觉诱发性发作的 IPS 敏感性患者

IPS 敏感性患者（PPRs）分组：在日常生活中出现症状者（A 组）、仅实验室光刺激诱发发作者（B 组）和无任何临床症状者（C 组）

患者数	发表的研究	A 组		B 组		C 组	
		日常生活中视觉诱发的发作		仅 IPS 诱发的发作		有 PPR，但无任何临床症状	
27	Bickford et al.（1953）	5	18%	15	56%	7	26%
250	Wadlington & Riley（1965）	8	3%	17	7%	225	90%
460	Jeavons & Harding（1975）	232	51%	222	48%	6	1%
205	Fujiwara et al.（1983）	16	8%	31	15%	158	77%
36	Kasteleijn et al.（1987）	22	61%	5	14%	9	25%

30% 的患儿癫痫复发。此外，未发现复发与 PPR 有明显的相关性。但是，这项研究也有许多缺陷，研究报告书写方式、药物方式和脑电图检查方法差等对结果都产生一定的影响。

美国罗切斯特 28 215 份脑电图检查中，所有 PPR 患者（188 例）均入组，其中 75% 患者曾在某一时间段有一次发作（So et al.，1993），在持续 6~12 年（平均 9 年）的随访中，33 例（18%）无发作史（年龄 3—44 岁），但诉有头痛、头晕、脑肿瘤病史等，这些患者均未出现癫痫发作。在另一项美国的研究中，从 3 557 例癫痫患者和 48 名正常受试者也得出类似的结果（Jayakar & Chiappa，1990）。35 例（1%）患者存在 PPRs，其中 27 例（77%）有明确的癫痫病史、3 例（9%）有可疑的癫痫病史、5 例（14%）无癫痫病史。

在荷兰一家癫痫中心开展的一项前瞻性研究中，100 例伴全面性 PPR 持续时间超过闪光刺激时间的患者中，94 例有一次发作史，而不伴 PPR 的 84 例有一次发作史。在 94 例 IPS 阳性患者中，55 例（59%）在日常生活中有明显的视觉诱发发作史（Kasteleijn-Nolst Trenité，1989）。

在澳大利亚的一项研究中，21 例 PPR 患儿，86% 患有癫痫，而同一家医院的脑电图显示只有 18% 患有癫痫，而没有 PPR。50% 光敏性患儿有一次全面性 PPR（Nagarajan et al.，2003）。

尽管 Reilly 和 Peters（1973）强调了一串闪光后出现持续性痫样放电的预测价值，但其他学者并未发现有自发性持续性 PPRs 和无自发性持续性 PPRs 两组患者预后的差异（Jakayar & Chiappa，1990；Puglia et al.，1992；Nagarajan et al.，2003）。在特发性枕叶光敏性癫痫（局灶性癫痫）中，PPRs 常局限于枕叶。因此，可在局灶性和全面性 PPRs 患者发现临床相关性。

超过 60% 的 PPR 患者会出现自发性痫样放电。除了与癫痫发作史显著相关外（$P<0.000\,1$），发作类型与自发性放电类型密切相关（局灶性与全面性，$P<0.000\,1$；Gilliam & Chiappa，1995）。局灶性放电的患者往往有局灶性发作，而全面性放电的患者往往只有全面性强直 - 阵挛或失神发作。

总结：脑电监测发现，75% 或更多的 PPR 患者的脑电图将会提示出现临床症状，60%~90% 患者有癫痫病史，约 50% 患者日常生活中将会出现视觉刺激诱发的发作。并非所有 PPR 患者都会关注其临床症状（或光敏性范围非常小，以至在日常生活中患者不太可能受到这一特定范围内的光刺激诱发发作）。大多数文献报道的诱发性发作是强直 - 阵挛发作，但在许多患者中可见失神发作和上肢肌阵挛发作，与自发性痫样放电相关。头痛、头晕和恶心可能是唯一的主诉，也是枕叶癫痫的特征。

十三、癫痫综合征

（一）总的考虑

脑电图实验室中的光刺激主要诱发失神发作和肌阵挛，通常认为"光源性"和后来的"光敏性"癫痫系遗传性（特发性）全面性癫痫（Penfield & Jasper，1954；Gastaut，1969）。在日常生活中，这些患者常因视觉刺激诱发 GTCS 和肌阵挛。在其他癫痫综合征中，对 IPS 异常反应似乎是偶然现象，仅仅是诱发性癫痫发作的诱因之一。据我们所知，目前还没有在非选择性无偏倚的人群中按照综合征分类方法进行有关光敏性发作和视觉诱发性发作的发病率和患病率的流行病学研究报道。不过确实已有光敏性癫痫队列研究报道，Wolf 和 Goosses（1986 年）对 103 例脑电图 PPR 的各年龄段患者和无 PPR 的患者进行了比较，并随后对他们分类。在全面性癫痫中，15% 为光敏性癫痫，而局灶性癫痫仅 3% 为光敏性癫痫。在不同的癫痫综合征中，青少年肌阵挛癫痫最容易出现 PPR（30%），其次是儿童失神癫痫（18%）和隐源性全面性综合征（17%）。在青少年失神癫痫患者中，有 8% 出现 PPR。

Shiraishi 等（2001）采用 1989 年癫痫综合征分类开展了另一个类似的队列研究：来自日本癫痫中心 2 187 例未经选择的患者（年龄范围 1—81 岁；平均 24.2 岁；男性占 56%），发现 37 例患者（1.7%）在 18Hz 和 / 或其他频率的刺激下具有自我维持的全面性 PPR。与局灶性癫痫（0.7%）相比，大多数 PPR 患者为特发性全面性癫痫（5.6%）。在 IGE 组中，JME（17.4%）和清醒时大发作（7.6%）PPR 最显著，而局灶性癫痫中，PPR 最显著者为枕叶癫痫（6.1%）。在症状性全面性癫痫中，2.0% 有 PPR。尽管日本的 PPR 总患病率较低，但 PPR 在各种综合征中的分布大致相同。

在日本的另一项研究中（Aso et al.，1994），对 17 例视觉诱发的癫痫患儿进行分类：分为 JME、婴儿重症肌阵挛癫痫（SMEI）及局灶性癫痫。不过这项研究未设对照组，可能存在选择性偏倚。然而，他们的结果发现视觉诱发性发作及 PPR 也可见于局灶性癫痫和其他类型的癫痫，许多学者也证明了这一点（Tassinari et al.，1988；Brinciotti et al.，1994）。

总之，大多数视觉诱发性癫痫或 PPR 可见于遗传性（特发性）、全面性、局灶性癫痫（枕叶）及儿童期重症癫痫（如 Dravet 综合征）（Verbeek et al.，2017）。在上面提到的分类体系中，发作频率和严重程度会常导致忽略视觉诱发因素的存在。

（二）分类系统

在 1989 年国际癫痫和癫痫综合征分类中，包括视觉敏感性在内的反射性癫痫被归为一种特殊的综合征，就如同热性惊厥、酒精或药物诱发的发作归类为状态相关的发作。2001 年 ILAE 工作组（Engel，2001）提出的诊断方案改变了这一概念，建议将反射性癫痫综合征限制在仅由感觉刺激诱发发作的患者中。此外，反射性癫痫已细分为特发性光敏性枕叶癫痫、其他视觉敏感性癫痫、原发阅读性癫痫和惊吓性癫痫。2010 年在 ILAE 关于癫痫分类和术语的报告中（Berg et al.，2010）将反射性发作和癫痫归为“电临床综合征和其他与年龄关系不太明确的癫痫”类别下的“反射性癫痫”中。同样，ILAE 分类和术语委员会最近关于发作分类（Fisher et al.，2017）和癫痫（Scheffer et al.，2017）的建议未能明确这一大组癫痫。Shorvon（2011）和 Panayiotopoulos（2012）在点评 2010 年 ILAE 的建议时（Berg et al.，2010）都注意到了这一不足：“该报告没有考虑到反射性癫痫，尽管它们应该被分类和精确定义，建议中甚至都未提及（Panayiotopoulos，2012）”。

1991 年世界卫生组织国际疾病分类（1991）不包括反射性癫痫或视觉诱发性癫痫。

由于光敏性遗传特征的表达可以以不同的方式启动，受年龄、性别、伴随的大脑状态和周围环境视觉刺激的影响，我们建议使用 PSE 特征作为一个额外的亚分类。因为 IPS 敏感性、视觉诱发发作和 IGE 中的癫痫常关联发生，我们建议在 IGE 中分出一个单独的类别，称为视觉敏感性 IGE（包括纯光敏性失神癫痫和眼睑肌阵挛伴失神）。

总结：目前视觉敏感性癫痫或脑电图特征 PPR 还没有明确的归类。因此，提出视觉敏感性癫痫的分类和术语，明确其临床和脑电图特征，有助于区分光敏性和非光敏性患者，有助于开展合作研究，也有助于我们了解其更多的潜在机制、光敏性患者的各种亚型及其各自与治疗相关的预后，从而在未来的癫痫分类系统中满足各种特定的需要（Kasteleijn-Nolst Trenité et al.，2001）。鉴于目前官方分类和术语的混乱，我们认为建立一个用于遗传学研究的多层次分类体系是明智之举：发作类型、视觉诱发性发作、PPR 类型、特定综合征如 CAE、JME 和 GGE 等癫痫综合征。

十四、遗传性（特发性）全面性癫痫（IGE 或 GGE）

PPRs 与 IGEs 密切相关，PPRs 见于 50% 以上的 GGE；包括 10%~40% 的婴儿肌阵挛癫痫、30%~40% 的 JME 和 13%~18% 的 CAE 或 JAE。与普通人群 0.5%~7.6% 的患病率相比，PPRs 在 IGE 或 GGE 中的高患病率，与局灶性癫痫综合征如颞叶癫痫（4%）的较低患病率相比，支持 PPRs 参与了 GGE 的易感性（另见遗传学部分）。

光敏性和视觉诱发发作见下述 GGE 的各综合征。

（一）婴儿良性肌阵挛癫痫（benign myoclonic epilepsy in infancy，BMEI）

BMEI 是最早发现的光敏性特发性全面性癫痫

(不到 0.5% 的肌阵挛癫痫发生在婴儿期)。1981 年,Dravet 和 Bureau 首次报道了婴儿良性肌阵挛癫痫,患儿 4 月龄至 3 岁开始出现频繁肌阵挛。肌阵挛发作与全面性棘 - 慢波相关,约 10% 的患儿可通过闪光刺激诱发肌阵挛发作(Aird,1984)。丙戊酸钠治疗有效,并可预防患儿精神运动迟缓的发展(Dravet et al,1992);通常,维持 AED 的血药浓度高水平是必要的(Capovilla et al,1997)。尽管该综合征是"良性的",但伴光敏性的 BMEI 患儿尤其需要持续治疗,且应该持续到 6 岁后(Guerrini & Aicardi,2003)。

(二) 儿童失神癫痫

2%~15% 的 CAE 与光敏性有关(Wolf & Goosses,1986;Shiraishi et al,2001 年)。研究表明,超过 80% 的光敏性 CAE 患儿为女性,64% 患儿有视觉诱发发作的病史(Baykan et al,2005)。尽管土耳其的研究表明光敏性 CAE 难以缓解(Baykan 等,2005),但 PPR 阳性的患儿预后是否比 PPR 阴性的患儿更差,依然存在争议(Loiseau & Duché,1995)。众所周知,儿童失神发作可能是 JME 的首发症状(6%)(Janz & Durner,1991)。

(三) 青少年失神癫痫

与儿童失神癫痫不同,青少年失神癫痫(juvenile absence epilepsy,JAE)的性别分布均等,仅 8% 的 JAE 可见 PPR(Wolf & Goosses,1986)。另一方面,人们预计会有更多的光敏患者,因为最高的患病率是在 13 岁左右。16% 的 JAE 患者会发展为 JME(Janz & Waltz,1995),但这些患者 PPRs 实际发生率是否更高尚不清楚。

(四) 青少年肌阵挛癫痫

特发性全面性癫痫与 PPR 有最密切的联系,尽管视觉诱发的发作较少。从 12%(日本和印度,Shiraishi et al,2001;Mehndiratta & Aggarwal,2002)~50% 的 JME 患者(40%~75% 高加索女性患者;Wolf & Goosses,1986;Panayiotopoulos et al,1994;Sofia et al,1999),甚至 67% 的巴西患者(De Araujo,2009)存在 PPR。当 IPS 持续长达 5min 时,90% 的 JME 患者可诱发出 PPR(Appleton et al,2000)。在一项 57 例 JME 患者的研究中(Panayiotopoulos et al,1994),21 例患者出现了光敏性,其中 8 例(14%)确认有 PPR。另外 10 例无光敏性临床病史的患者经 IPS 诱发出 PPR。因此,总共 31 例患者(54.4%)有光敏性临床或实验室证据。丙戊酸钠(VPA)对 PPR 患者更有效(Jain et al,2003),可解释 PPR 患病率的变异。另一个因素可能是脑电图检查当天的时间,正如在意大利 JME 患者中观察到的:8 例 PPR 阳性的 JME 患者中,5 例下午不再出现 PPR(Labate et al,2007)。众所周知,尽管 JME 患者主要在早晨发作(Kasteleijn Nolst-Trenit et al,2013)。首先,因为 PPR 阳性的 JME 患者通常不会抱怨清晨光敏性更强;其次,在过去 20 年的研究中,PPR 阳性的患者白天给予每小时一次的光刺激后,并未观察到类似的结果。最后,系列研究设置了对照组、在实验室内,睁眼、闭眼和合眼三种不同的情况下给予 2~60Hz(Grass PS 22)闪光刺激,10%~20% 的患者可诊断为 JME(Binnie et al,1986;Trenitéet al,2007;Kasteleijn-Nolst Trenitéet al,2007)。因此,仅部分 JME 患者清晨时的光敏性更高。

与 PPR 阴性的患者相比,PPR 阳性的 JME 患者(n=72)肌阵挛发作更频繁,一级亲属患 IGE 的更多(Sofia et al,1999)。睡眠剥夺等诱因未见明显差异(Sofia et al,1999),人格障碍也未见明显差异(De Araujo et al,2009)。

最近,磁共振弥散张量成像研究表明,PPR 阳性的 JME 患者存在广泛的白质微结构异常。相对于 PPR 阴性患者和健康对照,PPR 阳性患者的上行网状激活系统和丘脑腹内侧各向异性分数增加,提示丘脑 - 运动前区连接在光敏性发病机制中的作用(von Podewils et al,2015)。伴或不伴 PPR 的 JME 患者脑电图研究发现,PPR 阳性的受试者,后头部皮质兴奋性增加,可能与 PPR 阴性受试者不存在结构性和生理性异常有关(Bauer et al,2017)。PPR 阳性的 IGE 患者中央前回、顶、枕叶、丘脑和楔前叶可见皮质下微观结构的改变(Groppa et al,2012)。

总之,在 JME 的研究中,有不同的纳入标准,越重视脑电图标准,越容易会发现更多的 PPRs。

JME 和光敏性之间有明显的重叠。然而,伴或不伴视觉诱发发作史的光敏性患者几乎仅表现为由 IPS 或其他视觉刺激诱发的眼睑和上肢的肌阵挛,均为视觉敏感性癫痫。

(五) 觉醒时全面性强直 - 阵挛发作(GTCS)

与儿童失神癫痫一样,7%~13% 的觉醒时全面性强直 - 阵挛发作患者可见 PPR。PPRs 发生率普遍高于 GTCS(Janz & Wolf,1997;Shiraishi et al,2001)。

（六）原发性阅读性癫痫

阅读性癫痫不是光敏性的一种变异。然而，有趣的是，在少数病例中除了参与阅读和说话的肌肉会出现典型的运动性发作外，还有视觉或眼部症状。视觉症状可以是简单的视觉幻觉，也可以是复杂的视觉幻觉，9% 的原发性阅读性癫可见 PPR 阳性。部分患者系局灶性发作，属于图形敏感，而并非特定类型的阅读性癫痫（Wolf，1994；Wilkins，1995）。

（七）光敏性 IGE，眼睑肌阵挛伴失神和自我诱发行为

在该 GGE 亚组中，患者主要有视觉诱发的发作或 IPS 诱发的临床症状，包括“纯”光敏组。尽管肌阵挛发作常见，但首次可识别的发作通常是强直 - 阵挛，多见于电视机前或舞厅。其他常见的发作类型还包括伴或不伴肌阵挛的失神发作或眼睑肌阵挛伴失神。Jeavons（1977）首次报道了这一发作类型：“眼睑肌阵挛伴失神（eyelid myoclonus with absence，EMA）表现为合眼后即刻发生的眼睑肌阵挛，脑电图为双侧一过性棘 - 慢波。在黑暗环境中不会发生放电，显然系光敏性”。事实上，EMA 的主要特征是：①眼睑肌阵挛频发，伴或不伴失神，合眼诱发全面性放电；②全面性光阵发性反应，通常有视觉诱发发作史；③儿童期起病，6—8 岁为高峰期。全面性强直 - 阵挛发作虽然罕见，但可见于大多数患者，通常与睡眠剥夺、酗酒、药物依从性差、看电视或打电子游戏等诱发因素有关（图 22-5）。最近有报道称，全面性强直 - 阵挛发作和除失神以外的发作类型可预测抗癫痫药物疗效不佳（Smithet et al，2018）。除眼睑肌阵挛外，很少发生肌阵挛发作（Covanis，2005）。光敏性通常随年龄增长而降低，并可为抗癫痫药物抑制，而眼睑肌阵挛持续存在（Strian et al，2002；Panayiotopoulos，2005）。虽然文献报道过一些精神发育迟缓的病例（Scuderi et al，2000），但患者精神状态通常正常。关于遗传因素，尚未明确，但有同卵双胎的证据（（Parker et al，1996；Striano et al，2002；Adachi et al，2005）。最近的研究强调了在全面性放电前，可见后头部发作间期和发作期局灶性异常放电，进一步表明 EMA 放电起源于枕叶皮质（Viravan et al，2012；Dragoumiet et al，2018）。

有关 EMA 的争论一直持续（Striano et al，2009；Nar Senol et al，2015）。至少部分患者系自我诱发（Duncan & Panayiotopoulos，1996；Nar Senol，1996）。

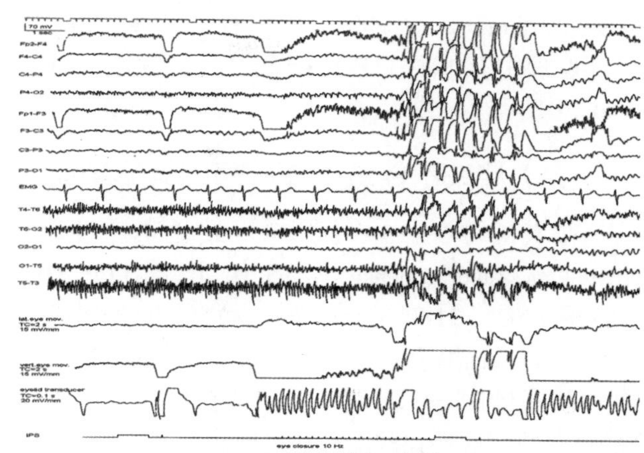

图 22-5　1 例 14 岁女性患者，在靠近电视时出现强直 - 阵挛和肌阵挛发作，未服用任何抗癫痫药物。10~30Hz 间断闪光刺激，眼睛状态：合眼和闭眼，但不睁眼。诱发的痫样放电伴以下临床症状：眼睑肌阵挛和眼球上翻，伴躯干上部和上肢轻微肌阵挛。患者看上去面无表情，神情呆滞。患者坐在离 50Hz 电视机 1 m远的地方，不管电视上放映的是什么节目，都出现了同样的脑电图反应和临床症状

1932 年才认识到光敏性患者的自我诱发现象（Radovicci et al，1932），在许多病例中记录到这种诱发现象。许多患者承认，他们把自我诱发视作一种放松或逃避的方式以获得良好的自我感觉（KasteleijnNolst Trenité，1989；Tassinari et al，1989）。自我诱发患者最典型的表现之一是他们否认光敏性，尽管他们是光敏性最高的患者（Kasteleijn-Nolst Trenitéet al，1989、1998）。此外，他们非常不愿意讨论他们的行为，由于依从性差导致疗效不佳。与这些患者建立了良好关系的孩子和成年人则透露他们愉快的感受。另一方面，很难区分自我诱发的行为和自发性眼睑肌阵挛，尤其是极度敏感患儿，他们一闭眼就会出现痫样放电。普遍认为，在眼睛前挥动手产生的闪光的患者即为自我诱发的患者。许多患者采用这种方式诱发眼睑肌阵挛和失神。高达 30% 的光敏性患者为自我诱发，尽管最终证据是患者本人承认是故意行为。对这种现象的诊断在很大程度上取决于脑电图记录的持续时间、周围环境的光线强度（最好是自然光）、坐姿（眼睛可以向上直视光）和患者配合的程度。

（八）失对焦敏感（fixation-off sensitivity，FOS）

FOS 与光敏性相反，只有当合眼或失对焦时才会出现痫样放电，已有两者并存的文献报道

(Agathonikou et al, 1998)。最近有学者在 CHD2 相关的癫痫中有报道了 FOS 自我诱发的发作(Caputo et al, 2018)。

(九) 伴或不伴癫痫性脑病的其他癫痫

在大部分 5—15 岁肌阵挛 - 站立不能性癫痫(myoclonic-astatic epilepsy, MAE)患儿中, PPR 阳性(Doose, 1992)。31 例 3 个月至 6 岁的婴儿严重肌阵挛癫痫或 Dravet 综合征(DS, Dravet syndrome)患儿中, 40% 患儿 PPR 阳性, 8 例患儿持续存在。此外,还可观察到合眼(或自我诱发)效应(Dravet et al, 2005)。最近一项有关 DS 的研究证实,超过 40% 的患儿 PPR 阳性,可能预示疾病程度更为严重(Verbeek et al, 2017)。

电压门控钠通道亚单位 *SCN1A* 基因突变可见于 Dravet 综合征(Fujiwara et al, 2003; Sugawara et al, 2003; Ohmori et al, 2003; Mulley et al, 2005),较 MAE 多见(Ebach et al, 2005)。然而,无症状的基因突变携带者及携带者的差异性表达表明其他因素也可能起修饰作用。如在有些家族性病例报道中,携带突变基因的父母无症状或表型不太严重,推测的修饰作用即为 PPR。然而,迄今为止,伴或不伴 *SCN1A* 基因突变的 PPR 阳性和 PPR 阴性患者数量太少,无法得出任何明确的结论。对 Dravet 患者行 PPR 和 *SCN1A* 基因突变大规模筛查将有助于阐明 Dravet 综合征 PPR 和 *SCN1A* 基因突变的相关性。

(十) 进行性肌阵挛癫痫

视觉诱发发作和 PPR 是进行性肌阵挛癫痫(progressive myoclonus epilepsies, PME)的共同特征。神经元蜡样质脂褐质沉积症(晚期婴儿和成人型)的诊断要点之一是对低频闪光刺激甚至单次闪光产生巨大的诱发电位。其他 PME,如 Unverricht-Lundborg 病(ULD)、肌阵挛癫痫伴破碎红纤维、Lafora 病,在疾病的某一阶段可见明显的 IPS 诱发反应。通常,光敏性、视觉敏感性与自发性肌阵挛癫痫的治疗一样困难,这一点可与特发性全面性癫痫相鉴别。某些 ULD 患者起病时表现与家族性特发性全面性视觉敏感性癫痫相同(Roger et al, 1983),临床症状非常轻微,但 PPR 持续存在(de Haan,待发表的资料)。PPRs 和光敏性也见于其他罕见的退行性疾病(Harbord et al, 1990; Rubboli et al, 2011; Boisse Lomax et al, 2013; Albert et al, 2016; Specchio et al, 2017)和 Ⅲ 型 Gaucher 病(Nishimura et al, 1980)。一种罕见的常染色体显性遗传性肌阵挛性癫痫,枕叶光敏性肌阵挛性癫痫伴肌张力障碍(myoclonic occipital photosensitive epilepsy with dystonia, MOPED)包括多种表型,如 JME、IPOE、PME 及最近报道的发作性肌张力障碍。在更重的病例中,可见肌张力障碍持续状态、癫痫持续状态、共济失调和进行性眼肌麻痹,可发生过早死亡(Sadleir et al, 2015)。

十五、局灶性发作或综合征

约 20% 的 PPR 患者为局灶性癫痫;有局灶性发作史,发作间期脑电图主要为颞区(50%)和额区(25%)痫样放电。在表 22-3 中,记载了一些有局灶性发作史的病例,脑电图有明确的额颞区或颞区异常放电,甚至在一次全面性 PPR 期间,出现了颞叶受累的临床表现。

表 22-3 局灶性颞叶癫痫患者全面性 PPR 发作期症状个案报道

(Kasteleijn-Nolst Trenité D, Genton P, Brandt C, Reed RC, Epilepsy Res 2017)

作者	国家	患者	病史	脑电图	PPR
Seddigh 等, 1999	德国	女性, 44 岁	33 岁起病,复杂部分性发作,有时演变为 GTCS, MRI 正常 CBZ 无效	右额棘波	起源于前颞区,随后泛化 口 - 消化道自动症,与既往病史相符
Seddigh 等, 1999	德国	女性, 19 岁	2 岁起病,复杂部分性发作(恐惧和自动症)演变为 GTCS,曾被迪斯科舞厅闪光诱发发作, MRI 正常, PET: 右颞和颞 - 顶区低代谢 VPA 无效	右颞局灶性慢波	眼睑肌阵挛伴额区为著的全面性棘 - 慢波 右颞起始,恐惧和言语重复,后演变为 GTCS
Inoue 等, 2000	日本	女性, 16 岁	1 岁起病,上腹部先兆和头痛→手和口面部自动症 MRI 正常, SPECT: 右颞低灌注 VPA 治疗失败	右颞棘波	右颞枕棘 - 慢波伴扩散

续表

作者	国家	患者	病史	脑电图	PPR
Benbadis 等，1996	美国	女性，28 岁	7 岁起病，头部轻微外伤后，先兆（欣快感）→意识丧失、手和口面部自动症，有时演变成 GTCS MRI 正常，PET：右颞区低代谢 CBZ，PHT，FBM，VPA，CLZ 和 PB 无效	右颞棘波	深部脑电图：右侧前颞基底 - 内侧部局灶性快活动伴扩散
Lee 等，2014	韩国	女性，12 岁	1 岁起病，GTCS3 次	正常	15HzIPS 诱发全面性棘 - 慢波左侧颞区起始，头部右侧偏转 → GTCS

CBZ. 卡马西平；VPA. 丙戊酸钠；PHT. 苯妥英；FBM. 非氨酯；CLZ. 氯硝西泮；PB. 苯巴比妥

然而，IPS 诱发的发作与全面性癫痫患者的发作（强直 - 阵挛发作、失神发作或非对称性肌阵挛）并不一定不同（Kasteleijn-Nolst Trenité，1989）。大多数视觉诱发的发作起源于颞顶枕区，再扩布至其他脑区。临床症状和体征取决于放电扩散的脑区。原则上，所有视觉诱发的发作都是局灶性的，但快速的继发全面性放电干扰了脑电图的识别，也干扰了患者对最初视觉症状的回忆。完全由视觉诱发发作的光敏性患儿，SPECT 显示额叶受累（其次）：7 例患者中，6 例患者发作间期额叶低灌注，而 IPS 期额叶高灌注（Kapucu et al，1996）。

（一）特发性光敏性枕叶癫痫（idiopathic photosensitive occipital lobe epilepsy，IPOE）

在某些患者中，诱发的痫样放电仅局限于枕区，持续数分钟，与刺激的持续时间无关（自我维持）。在此期间，患者会出现视物模糊或失明，初级视幻觉如白色或彩色闪光等症状（Ricci et al，1998；Tassinari et al，1988；Guerrini et al，1998）。只有在放电扩布后，患者才会失去意识，最终出现强直 - 阵挛发作。意识丧失前出现伴随的上腹部不适和呕吐也是枕叶癫痫发作的典型体征和症状（Guerrini et al，1995、1998）。持续时间较长的视觉症状，无眼睑肌阵挛和上肢肌阵挛，这些特征都有助于鉴别 IPOE 与更常见的视觉诱发的发作。有些 IPOE 可由典型的良性 Rolandic 癫痫发展而来（Guerrini et al，1997）。枕叶癫痫很难与偏头痛鉴别，因为两者都有视觉先兆和头痛症状（Andermann & Zifkin，1998）。偏头痛的视觉先兆通常是黑白色的，而枕叶癫痫的视觉先兆通常是彩色的、简单或复杂的视觉症状（Panayiotopoulos，1999）。需要细致甄别发作后头痛与发作期头痛（Lortie et al，1993）。

自 20 世纪 50 年代以来，虽然已有不少典型的枕叶局灶性癫痫的个案报道，但 IPOE 特征性的临床表现直到 20 世纪 90 年代才逐渐得到认识（Guerrini et al，1998）。

IPOE 系特发性癫痫的一种亚型（Guerrini et al，1995），不仅包括由 IPS 诱发的视觉或枕叶发作，还包括电视和电子游戏诱发的视觉或枕叶发作（Tassinari et al，1988；Yalcin et al，2000；Aso et al，1987；Demarco et al，1985）。近来有文献报道称，IPOE 可与其他形式的枕叶癫痫，甚至 JME 共存，IPO 也可演变为 IGE（Yalcin et al，2000；Taylor et al，2004；Bonini et al，2014）。

（二）非特发性光敏性枕叶癫痫

文献报道了 IPS 诱发的视觉发作可见于伴枕叶钙化和乳糜泻的症状性癫痫（Ambrosetto et al，1992 年）及 Lafora 型症状性进行性肌阵挛癫痫（Tinuper et al，1983；Guerrini et al，1998）。

闪光刺激诱发的视觉或枕叶发作近年来才得以认识，尚缺乏系统的流行病学研究：在 2104 例儿童癫痫患者中，IPS 诱发的视觉或枕叶发作的患病率约为 0.6%，IPS 诱发的全面性癫痫患病率为 3%（Guerrini et al，1998）。枕叶发作的起病年龄为 5—17 岁，青春期前后达到高峰，与全面性光敏性癫痫类似。预后取决于脑电图背景异常和发作间期放电（Michelucci & Tassinari，1993）。

由于发作症状学出现的时间落后于诱发因素，因此局灶性视觉发作通常不被认为是视觉敏感性发作。自发性和诱发性枕叶视觉发作的鉴别诊断仍有一定的困难。

光敏性枕叶癫痫患者的自我诱发行为尚未见文献报道。据我们所知，可能的解释是，枕叶发作有自我维持的特性，也与恐惧性幻觉和视力丧失有关。有自我诱发行为的视觉敏感性儿童和成人所诱发的全面性放电持续时间短暂(3~6s),对日常生活影响最小,对愉悦和逃避感的影响最大(Kasteleijn-Nolst Trenité,1989)。

十六、治疗

避免诱因(迪斯科舞厅、百叶窗)或改变诱发因素(使用特殊的电视或屏幕、佩戴有色眼镜等)常不足以控制发作,还需服用抗癫痫药物。尤其是对光刺激敏感的儿童和青少年患者(频率范围较宽)更需抗癫痫药物治疗,在PPRs期间可见自发性放电、而无轻微的临床症状。

如果患儿有PPR而无伴随的明显临床症状,PPR可导致50%患儿出现简单运动任务的延迟(Fallah & Nair,2009),相当于自发性全面性痫样放电所致(Kasteleijn-Nolst Trenit et al,1990)。因此,PPR不仅是诱发性和自发性发作风险增加的标志,也是短暂性认知障碍的标志。

(一)非药物治疗

关于非药物预防措施的文献大多基于实际经验和相同患者使用不同设备行脑电图研究的结果。由于大多数建议在临床实践中有效,基于病理生理学(见上文),我们提出以下建议。①遮挡优势眼:如有先兆、靠近电视机或无法避免闪光刺激时(在迪斯科舞厅等)。②佩戴深色眼镜,最好是偏光眼镜,一些患者对正交偏光镜更有效(Jain et al,2001)。③有色眼镜:特别蓝色眼镜(Zeiss Clarlt F133Z1)有效(Capovilla et al,2006; Kepecs et al,2004)。有趣的是,不同颜色的眼镜可能对不同的患者有益,IPS实验是必要的,以确保所选择的颜色对患者来说是最合适的(Wilkins et al,1999);④电视和其他显示器:使用小型电视屏幕,最好是100Hz或液晶/薄膜晶体管或等离子型屏幕;应在至少2m远的地方观看电视,并使用遥控器。附加防护屏(VHB)可有效预防节目诱发的发作。在日本,这些新设备已证明能有效预防闪烁和图形诱发的发作(Takahashi et al,2001)。

(二)药物治疗

可用脑电图评估抗癫痫药物的预防作用,最好是用上下阈值(所谓的光敏范围)测量。下降的程度等同于抗癫痫药物的保护作用。无须完全消除光敏性就能产生临床疗效。

实际上,抗全面性发作的药物对视觉诱发发作的疗效最好,特别是丙戊酸钠(valproate,VPA)、左乙拉西坦(levetiracetam,LEV),而乙琥胺(ethosuximide,ESM)、拉莫三嗪(lamotrigine,LTG)和苯二氮䓬类药物系第二选择(Jeavons & Harding,1975; Covanis et al,2004)。苯巴比妥(phenobarbitone,PB)疗效较弱(Harding & Jeavons,1994)。8例视觉性癫痫患者LTG单药治疗有效,5例完全控制(Covanis et al,2004)。在另一项视频脑电图前瞻性对照研究中,47例各种类型的IGE患者服用LTG治疗,其中11例患者无发作,上述11例患者中3例为单纯视觉敏感性癫痫(Gericke et al,1999)。新型抗癫痫药物对其他类型的全面性癫痫疗效有限,如托吡酯(topiramate,TPM)、唑尼沙胺(zonisamide,ZNS)、拉考沙胺(lacosamide,LSM)、卢非酰胺(rufinamide,RFM)、布瓦西坦(brivaracetam,BRV)和吡仑帕奈(perampanel,PER)。TPM对JME有效(Wheless,2000)。ZNS对儿童和成人各种类型的发作均有效(Wilfong,2005),并对PME有效(Kinrions et al,2003)。1例Unverricht-Lundborg患者服用ZNS后PPR完全得到控制(Kagitani-Shimono et al,2002)。广谱抗癫痫药物可有效地控制各种发作,且不会导致发作加重,如VPA、LTG和TPM(Bourgeois,2003)。然而,抗癫痫药物缓慢滴定非常重要,尤其是对儿童和青少年患者而言,视觉敏感性癫痫患者服用相对较低剂量的AEDS即可控制发作(Albsoure-Younes et al,2004; Kasteleijn & Hirsch,2003)。上述所有药物均可用于视觉敏感性癫痫患者,可根据癫痫综合征选择药物。

(三)自我诱发的治疗

尽管在某些情况下,大剂量VPA(2 000~3 000mg/d)早期可成功治疗自我诱发的患儿,但很难终止患儿晃手和故意眨眼等强迫行为(Singhi & Bansal,2004)。不到10%的视觉敏感性癫痫患者为药物难治性癫痫,但这些患者大多为自我诱发,依从性较差(Duncan & Panayiotopoulos,1996)。据报道,其他神经活性剂对儿童和成人自我诱发的光敏性癫痫有效,如多巴胺能受体拮抗剂匹莫齐特(Kasteleijn-Nolst Trenit et al,1989)及5-HT能激动剂芬氟拉明(Boel & Casaer,1996),但上述药物本身可能会加重IPS的敏感性。因此,可将这些药物与丙戊酸钠合用(Boel & Casaer,1996)。自我诱发的患者可佩戴深色或有色隐形眼镜。1例2岁的Dravet综合征患儿,通过手在眼前晃动和强迫眨眼诱发失神和肌阵挛性，佩戴蓝色隐形眼镜降低光敏性，晃手行为也得到了抑制（Takahashi et al，1995）。

（四）急性期和稳定期药物疗效的监测

反射性癫痫的一大优点是可以进行标准化的重复检测，以评估药物疗效。抗癫痫药物可抑制光敏性（脑电图特征）。治疗局灶性癫痫有效的药物（卡马西平、苯妥英、加巴喷丁）对视觉敏感性癫痫的长期疗效不佳，但能在短期给药后数小时内暂时控制发作（Hirsch et al，2000）。LEV 及其类似物（BRV）可消除 PPR 及伴随的、自发性肌阵挛（Kasteleijn-Nolst Trenit et al，1996；2007）。

在临床实践中，可结合患者的临床病史来评估药物（稳态）疗效。可通过药物治疗前后光敏性范围来监测光敏性。可根据性光敏范围对个体患者进行抗癫痫药物滴定（Jeavons & Harding，1975）。多数患者，尤其是儿童，相对低剂量的抗癫痫药物即可达到治疗目的。在青春期，通常需要增加药物剂量，一部分原因是患者体重增加，一部分原因是光敏性增加。药物治疗常需要维持到 25 岁左右。有些患者的光敏性甚至可以持续到 70 岁。实验室 IPS 有助于预测抗癫痫药物部分或全部停药后的复发率，VPA 早期停药是癫痫复发的高风险因素。

十七、展望

患者在学校、工作场所、家庭和娱乐场所时会不可避免地接触到电视、电脑屏幕及荧光灯，视觉敏感性越来越引起重视。许多问题仍待解答，包括遗传学、病理生理学、分类和预后。为从相对有限的患者中获得更多的信息，我们应该在研究的方法学和术语上尽量做到统一。

（何　倩　罗结仪　齐　霜 译　秦　兵 校）

参考文献

Agathonikou A, Koutroumanidis M, Panayiotopoulos CP (1998): Fixation-off (Scoto) sensitivity combined with photosensitivity. *Epilepsia* 39: 552–555.

Aird RB (1983): The importance of seizure-inducing factors in the control of refractory forms of epilepsy. *Epilepsia* 24: 567–583.

Albert DV, Yin H, De Los Reyes EC, Vidaurre J (2016): Unique characteristics of the photoparoxysmal response in patients with neuronal ceroid lipofuscinosis type 2: Can EEG Be a Biomarker? *J Child Neurol* 31: 1475–1482.

Albsoul-Younes AM, Salem HA, Ajlouni SF, Al-Safi SA (2004): Topiramate slow dose titration: improved efficacy and tolerability. *Pediatr Neurol* 31: 349–352.

Ambrosetto G, Antonini L, Tassinari CA (1992): Occipital lobe seizures related to clinically asymptomatic celiac disease in adulthood. *Epilepsia* 33: 476–481.

Andermann F (1971): Self-induced television epilepsy. *Epilepsia* 12: 269–275.

Andermann F, Zifkin B (1998): The benign occipital epilepsies of childhood: an overview of the idiopathic syndromes and of the relationship to migraine. *Epilepsia* 39 S4: 9–23.

Anyanwu EC, Ehiri JE, Jones J (2003): Photosensitive epilepsy beyond adolescence: is freedom from photosensitivity age-dependent? *Int J Adolesc Med Health* 5: 125–132.

Appleton R, Beirne M, Acomb B (2000): Photosensitivity in juvenile myoclonic epilepsy. *Seizure* 9: 108–111.

Aso K, Watanabe K, Negoro T, *et al*. (1994): Photosensitivity epilepsy in children, *Seizure* 3: 67–71.

Badinand-Hubert N, Bureau M, Hirsch E, *et al*. (1998): Epilepsies and video games: results of a multicentric study. *Electroenceph Clin Neurophysiol* 107: 422–427.

Bartolini E, Pesaresi I, Fabbri S, *et al*. (2014): Abnormal response to photic stimulation in juvenile myoclonic epilepsy: an EEG-fMRI study. *Epilepsia* 55: 1038–1047.

Bauer PR, Gorgels K, Spetgens W, *et al*. (2017): The topographical distribution of epileptic spikes in juvenile myoclonic epilepsy with and without photosensitivity. *Clin Neurophysiol* 128: 176–182.

Baykan B, Matur Z, Gürses C, Aykutlu E, Gökyiğit A (2005): Typical absence seizures triggered by photosensitivity. *Epilepsia* 46: 159–163.

Benbadis SR, Gerson WA, Harvey JH, Lüders HO (1996): Photosensitive temporal lobe epilepsy. *Neurology* 46: 1540–1542. Review.

Bental EL (1979): Observations on the electroencephalogram and photosensitivity of South African Black Albinos. *Epilepsia* 22: 593–597.

Berney TP, Osselton W, Kolvin I, Day MJ (1981): Effect of discothèque environment on epileptic children. *Brit Med J* 282: 180–182.

Berg AT, Berkovic SF, Brodie MJ, *et al*. (2010): Revised terminology and concepts for organization of seizures and epilepsies: report of the ILAE Commission on Classification and Terminology, 2005–2009. *Epilepsia* 51: 676–685.

Bickford RG, Daly D, Keith HM (1953): Convulsive effects of light stimulation in children. *Am J Dis Child* 86: 170.

Binnie CD, De Korte RA, Wisman T (1979): Fluorescent lighting and epilepsy. *Epilepsia* 20: 725–727.

Binnie CD, Darby, E, De Korte RA, Veldhuizen R, Wilkins AJ (1980): EEG sensitivity to television effects of ambient lighting, *Electroenceph Clin Neurophysiol* 50: 329–331.

Binnie CD, Kasteleijn-Nolst Trenité DG, De Korte R (1986): Photosensitivity as a model for acute antiepileptic drug studies. *Electroenceph Clin Neurophysiol* 63: 235–241.

Binnie CD (1996): Differential diagnosis of eyelid myoclonia with absences and self-induction by eye closure. In: Duncan JS, Panayiotopoulos CP (eds) *Eyelid Myoclonia with Absences*, London: John Libbey & Co, pp. 89–92.

Bocci T, Caleo M, Restani L, Barloscio D, Rossi S, Sartucci F (2016): Altered recovery from inhibitory repetitive transcranial magnetic stimulation (rTMS) in subjects with photosensitive epilepsy. *Clin Neurophysiol* 127: 3353–3361.

Boel M, Casaer P (1996): Add-on therapy of fenfluramine in intractable self-induced epilepsy. *Neuropediatrics* 27: 171–173.

Boissé Lomax L, Bayly MA, Hjalgrim H, *et al*. (2013): "North Sea" progressive myoclonus epilepsy: phenotype of subjects with GOSR2 mutation. *Brain* 136: 1146–1154.

Bonini F, Egeo G, Fattouch J, *et al.* (2014): Natural evolution from idiopathic photosensitive occipital lobe epilepsy to idiopathic generalized epilepsy in an untreated young patient. *Brain Dev* 36: 346–350.

Bourgeois BF (2003): Chronic management of seizures in the syndromes of idiopathic generalized epilepsy. *Epilepsia* 44S 2: 27–32.

Brigo F, Bongiovanni LG, Nardone R, *et al.* (2013): Visual cortex hyperexcitability in idiopathic generalized epilepsies with photosensitivity: a TMS pilot study. *Epilepsy Behav* 27: 301–306.

Brinciotti M, Matricardi M, Pelliccia A, Trasatti G (1994): Pattern sensitivity and photosensitivity in epileptic children with visually induced seizures. *Epilepsia* 35: 842–849.

Capovilla G, Beccaria F, Gambardella A, Montagnini A, Avantaggiato P, Seri S (1997): Photosensitive benign myoclonic epilepsy in infancy, *Brain Dev* 19: 473–479.

Capovilla G, Beccaria F, Romeo A, Veggiotti P, Canger R, Paladin F (1999): Effectiveness of a particular blue lens on photoparoxysmal response in photosensitive epileptic patients. *Ital J Neurol Sci* 20: 161–166.

Capovilla G, Gambardella A, Rubboli G, *et al.* (2006): Suppressive efficacy by a commercially available blue lens on PPR in 610 photosensitive epilepsy patients. *Epilepsia* 47: 529–533.

Caputo D, Trivisano M, Vigevano F, Fusco L (2018): CHD2-epilepsy: Polygraphic documentation of self-induced seizures due to fixation-off sensitivity. *Seizure* 57: 8–10.

Carvill GL, Heavin SB, Yendle SC, *et al.* (2013): Targeted resequencing in epileptic encephalopathies identifies *de novo* mutations in CHD2 and SYNGAP1. *Nat Genet* 45: 825–830.

Charlton MH, Hoefer PFA (1964): Television and epilepsy. *Arch Neurol* 11: 239–247.

Clement MJ, Wallace SJ (1990): A survey of adolescents with epilepsy. *Dev Med Child Neurol* 32: 849–857.

Cobb S (1947): Photic driving as a cause of clinical seizures in epileptic patients. *Arch Neurol Psychiat* 58: 239–247.

Commission on Classification and Terminology of the International League Against Epilepsy (1989): Proposal for revised classification of epilepsies and epileptic syndromes. *Epilepsia* 30: 389–399.

Covanis A, Stodieck SR, Wilkins AJ (2004): Treatment of photosensitivity. *Epilepsia* 45 S1: 40–45.

Daly D, Bickford RG (1951): Electroencephalographic studies of identical twins with photo-epilepsy. *Electroenceph Clin Neurophysiol* 3: 245–249.

Danesi MA (1985): Geographical and seasonal variations in the incidence of epileptic photosensitivity. *Electroenceph Clin Neurophysiol* 61: S216.

Davidson S, Watson CW (1956): Hereditary light sensitive epilepsy. *Neurology* 6: 235–261.

De Araujo Filho GM, Lin K, Lin G, Peruchi MM, Caboclo LOSF, Guaranha MSB, Guilhoto LMFF (2009): Are personality traits of juvenile myoclonic epilepsy related to frontal lobe dysfunctions? A proton MRS study. *Epilepsia* 50: 1201–1209.

De Graaf AS, Lombard CJ, Claassen DA (1995): Influence of ethnic and geographic factors on the classic photoparoxysmal response in the electroencephalogram of epilepsy patients. *Epilepsia* 36: 219–223.

De Keyser J, Michotte A, Ebinger G (1984): Television induced seizures in alcoholics. *Br Med J Clin Res* 289: 1191–1192.

De Kovel CGF, Pinto D, Tauer U, *et al.* (2010): Whole-genome linkage scan for epilepsy-related photosensitvity: a mega-analysis. *Epilepsy Res* 89: 286–294.

De Marco P, Ghersini L (1985): Video games and epilepsy, *Dev Med Child Neurol* 27: 519–521.

Donnet A, Bartolomei F (1997): Migraine with visual aura and photosensitive epileptic seizures. *Epilepsia* 38: 1032–1034.

Doose H (1992): Myoclonic astatic epilepsy of early childhood, In: Roger J, Bureau M, Dravet C, Dreifuss FE, Perret A, Wolf P (eds) *Epileptic Syndromes in Infancy, Childhood and Adolescence.* (2nd ed) London: John Libbey, pp. 103–114.

Doose H, Gerken H, Hien-Volpel K F, Volzke E (1969): Genetics of photosensitive epilepsy. *Neuropadiatrie* 1: 56–73.

Doose H, Gerken H (1973): On the genetics of EEG anomalies in childhood, IV: photoconvulsive reaction. *Neuropädiatria* 4: 162–171.

Dragoumi P, Emery J, Chivers F, Brady M, Desurkar A, Cross JH, Das KB (2018): Crossing the lines between epilepsy syndromes: a myoclonic epilepsy variant with prominent eyelid myoclonia and atonic components. *Epileptic Disord* 20: 35–41.

Dravet C, Bureau M (1981): L'épilepsie myoclonique bénigne du nourrisson. *Rev EEG Neurophysiol* 11: 438- 444.

Dravet C, Bureau M, Roger J (1992): Benign myoclonic epilepsy in infants, In: Roger J, Bureau M, Dravet Ch, Dreifuss FE, Perret A, Wolf P (eds) *Epileptic Syndromes in Infancy, Childhood and Adolescence.* (2nd ed) London: John Libbey, pp. 67–74.

Dravet C, Bureau M, Oguni H, Fukuyama Y, Cokar O (2005): Severe myoclonic epilepsy in infancy (Dravet Syndrome). In: Roger J, Bureau M, Dravet C, Genton P, Tassinari CA, Wolf P (eds) *Epileptic Syndromes in Infancy, Childhood and Adolescence* (4th ed) London: John Libbey, pp. 89–113.

Duncan JS, Panayiotopoulos CP (1996): The differentiation of "eye closure" from "eyes-closed" EEG abnormalities and their relation to photo- and fixation-off sensitivity, In: Duncan JS, Panayiotopoulos CP (eds) *Eyelid Myoclonia with Absences.* London: John Libbey & Co pp. 77–87.

Ebach K, Joos H, Doose H, *et al.* (2005): *SCN1A* mutation analysis in myoclonic astatic epilepsy and severe idiopathic generalized epilepsy of infancy with generalized tonic-clonic seizures. *Neuropediatrics* 36: 210–213.

Eeg-Olofsson O, Petersén I, Selldén U (1971): The development of the electroencephalogram in normal children from the age of 1 through 15 years: paroxysmal activity. *Neuropaediatrie* 2: 375–404.

Engel J (2001): A proposed diagnostic scheme for people with epileptic seizures and with epilepsy: report of the ILAE Task Force on Classification and Terminology. *Epilepsia* 42: 796–803.

Fallah A, Ramachandran Nair R (2009): Does photoparoxysmal response in children represent provoked seizure? Evidence from simultaneous motor task during EEG. *Clin Neurol Neurosurg* 111: 147–150.

Familusi JB, Adamolekun B, Olayinka BA, Muzengi D, Levy LF (1998): Electroencephalographic photosensitivity among Zimbabwean youths. *Ann Trop Paediatr* 18: 267–274.

Fisher RS, Cross JH, French JA, *et al.* (2017): Operational classification of seizure types by the International League Against Epilepsy: Position Paper of the ILAE Commission for Classification and Terminology. *Epilepsia* 58: 522–530.

Fujiwara T, Sugawara T, Mazaki-Miyazaki E, *et al.* (2003): Mutations of sodium channel alpha subunit type 1 (SCN1A) in intractable childhood epilepsies with frequent generalized tonic-clonic seizures. *Brain* 126: 531–546.

Furusho J, Suzuki M, Tazaki I, *et al.* (2002): A comparison survey of seizures and other symptoms of Pokémon phenomenon. *Pediatr Neurol* 27: 350–355.

Galizia EC, Myers CT, Leu C, *et al.* (2015): CHD2 variants are a risk factor for photosensitivity in epilepsy. *Brain* 138: 1198–207.

Gastaut H (1969): Classification of the epilepsies: proposal for an international classification, *Epilepsia* 10: S14–21.

Gastaut H, Bert J (1954): EEG changes during cinematographic presentation (Moving picture activation of the EEG). *Electroenceph Clin Neurophysiol* 6: 433–444.

Gastaut H, Tassinari CA (1966): Triggering mechanisms in epilepsy: the electroclinical point of view. *Epilepsia* 7: 85–138.

Gericke CA, Picard F, de Saint-Martin A, Strumia S, Marescaux C, Hirsch E (1999): Efficacy of lamotrigine in idiopathic generalized epilepsy syndromes: a video-EEG-controlled open study. *Epileptic Disord* 1: 159–165.

Gerken H, Doose H (1969): Encephalitis and photosensitivity. *Neuropädiatrie* 2: 235–238.

Gilliam FG, Chiappa KH (1995): Significance of spontaneous epileptiform abnormalities associated with a photoparoxysmal response. *Neurology* 45: 453–456.

Graf WD, Chatrian GE, Glass ST, Knauss TA (1994): Video game-related seizures: a report on 10 patients and a review of the literature. *Pediatrics* 93: 551–556.

Gregory RP, Oates T, Merry RT (1993): Electroencephalogram epileptiform abnormalities in candidates for aircrew training. *Electroenceph Clin Neurophysiol* 86: 75–77.

Groppa S, Moeller F, Siebner H, *et al.* (2012): White matter microstructural changes of thalamocortical networks in photosensitivity and idiopathic generalized epilepsy. *Epilepsia* 53: 668–676.

Guerrini R, Aicardi J (2003): Epileptic encephalopathies with myoclonic seizures in infants and children (severe myoclonic epilepsy and myoclonic-astatic epilepsy). *J Clin Neurophysiol* 20: 449–461.

Guerrini R, Dravet C, Genton P, *et al.* (1995): Idiopathic photosensitive occipital lobe epilepsy. *Epilepsia* 36: 883–891.

Guerrini R, Belmonte A, Veggiotti P, Mattia D, Bonanni P (1997): Delayed appearance of interictal EEG abnormalities in early onset childhood epilepsy with occipital paroxysms. *Brain Dev* 19: 343–346.

Guerrini R, Bonanni P, Parmeggiani L, *et al.* (1998): Induction of partial seizures by visual stimulation, Clinical and electroencephalographic features and evoked potential studies, In: Zifkin BJ, Andermann F, Beaumanoir A, Rowan AJ (eds) *Reflex Epilepsies and Reflex Seizures, Advances in Neurology*, 75, Philadelphia: Lippincott-Raven Publishers, pp. 159–176.

Harbord MG, Harden A, Harding B, Brett EM, Baraitser M (1990): Megalencephaly with dysmyelination spasticity ataxia seizures and distinctive neurophysiological finding in two siblings. *Neuropediatrics* 21: 164–168.

Harding GFA, Jeavons M (1994): *Photosensitive epilepsy*. London: Mac-Keith Press.

Harding GFA, Edson A, Jeavons PM (1997): Persistence of photosensitivity. *Epilepsia* 38: 663–669.

Harding GFA, Fylan F (1999): Two visual mechanisms for photosensitivity. *Epilepsia* 40: 1446–1451.

Hegedüs, Csibia L (1982): Photosensitive epilepsy and responses, *Electroenceph Clin Neurophysiol* 53: 14.

Hendriksen IJ, Elderson A (2001): The use of EEG in aircrew selection. *Aviat Space Environ Med* 72: 1025–1033.

Hennessy MJ, Binnie CD (2000): Photogenic partial seizures. *Epilepsia* 41: 59–64.

Herrlin KM (1954): EEG with photic stimulation: a study of children with manifest or suspected epilepsy. *Electroenceph Clin Neurophysiol* 6: 573–589.

Herrlin KM (1960): Epilepsy, light-sensitivity and left-handedness in a family with monozygotic triplets. *Pediatrics* 25: 385–399.

Hirsch E, de Saint-Martin A, Arzimanoglou A (2000): New insights into the clinical management of partial epilepsies. *Epilepsia* 41 S5: S13–17.

Inoue K, Mimori Y, Harada T, Oshita T, Kumagai R, Nakamura S (2000): The relationship between photosensitive temporal lobe epilepsy and eye closure activity. *Seizure* 9: 347–351.

Ishiguro Y, Takada H, Watanabe K, Okumura A, Aso K, Ishikawa T (2004): A follow-up survey on seizures induced by animated cartoon TV program "Pocket Monster". *Epilepsia* 45: 377–383.

Jacob S, Martin D, Rajabally YA (2006): Juvenile myoclonic epilepsy in an elderly patient. *Age Ageing* 35: 194–196.

Jain S, Woodruff G, Bissessar EA (2001): Cross polarized spectacles in photosensitive epilepsy. *J Pediatr Ophthalmol Strabismus* 38: 331–334.

Jain S, Tripathi M, Srivastava AK, Narula A (2003): Phenotypic analysis of juvenile myoclonic epilepsy in Indian families. *Acta Neurol Scand* 107: 356–562.

Janz D, Wolf P (1997): Epilepsy with grand mal on awakening. In: Engel J Jr, Pedley TA (eds) *Epilepsy, A Comprehensive Textbook*. Philadelphia, Lippincott-Raven: pp. 2347–2354.

Janz D, Durner M (1991): Verlauf und Genetik der Juvenilen Myoklonischen Epilepsie. In: Jacobi G, Meier-Ewert K (eds) *Epilepsien im Kindesalter, Therapie und Prognose*, Stuttgart: Fischer, pp. 67–82.

Janz D, Waltz S (1995): Juvenile myoclonic epilepsy with absences. In: Duncan JS, Panayiotopoulos DP. *Typical Absences and Related Epileptic Syndromes*. London: Churchill Livingstone, pp. 174–183.

Jayakar P, Chiappa KH. (1990) Clinical correlations of photoparoxysmal responses. *Electroenceph Clin Neurophysiol* 75: 251–254.

Jeavons PM (1977): Nosological problems of myoclonic epilepsies in childhood and adolescence. *Dev Med Child Neurol* 19: 3–8.

Jeavons PM, Harding GFA (1975): *Photosensitive Epilepsy*. London: Heinemann.

Jeavons PM, Harding GFA, Panayiotopoulos CP (1971): Photosensitive epilepsy and driving. *Lancet* 1: 1125.

Jeavons PM, Bishop A, Harding GFA (1986): The prognosis of photosensitivity. *Epilepsia* 27: 569–575.

Johannesen K, Marini C, Pfeffer S, *et al.* (2016): Phenotypic spectrum of GABRA1: From generalized epilepsies to severe epileptic encephalopathies. *Neurology* 87: 1140–1151.

Kagitani-Shimono K, Imai K, Okamoto N, Ono J, Okada S (2002): Unverricht-Lundborg disease with cystatin B gene abnormalities. *Pediatr Neurol* 26: 55–60.

Kapucu LO, Gucuyener K, Vural G, *et al.* (1996): Brain SPECT evaluation of patients with pure photosensitive epilepsy. *J Nucl Med* 37: 1755–1759.

Kasteleijn-Nolst Trenité DGA (1989): Photosensitivity in epilepsy: electrophysiological and clinical correlates, *Acta Neurol Scand* 80 S25: 1–150.

Kasteleijn-Nolst Trenité DGA (1994): Video-game epilepsy. *Lancet* 344: 1102–1103.

Kasteleijn-Nolst Trenité DGA (1998): Reflex seizures induced by intermittent light stimulation. In: Zifkin BJ, Andermann F, Beaumanoir A, Rowan AJ (eds) *Reflex Epilepsies and Reflex Seizures, Advances in Neurology* Vol. 75. Philadelphia: Lippincott-Raven Publishers, pp. 99–121.

Kasteleijn-Nolst Trenité DGA, Binnie CD, Meinardi H (1987): Photosensitive patients: symptoms and signs during intermittent photic stimulation and their relation to seizures in daily life. *J Neurol Neurosurg Psychiat* 50: 1546–1549.

Kasteleijn-Nolst Trenité DGA, Binnie CD, Overweg J, Oosting J, Van Emde Boas W (1989): Treatment of self-induction in epileptic patients –Who wants it? In: Beaumanoir A, Gastaut H, Naquet R (eds) *Reflex Sseizures and Reflex Epilepsy*. Geneva: Médecine et Hygiène, pp. 439–445.

Kasteleijn-Nolst Trenité, DGA, Smit AM, Velis DN, Willemse J, Van Emde Boas W(1990): On-line detection of transient neuropsychological disturbances during EEG-discharges in children with epilepsy. *Dev Med Child Neurol* 32: 46–50.

Kasteleijn-Nolst Trenité DGA, Van Emde Boas W, Binnie CD (1994): Photosensitive epilepsy as an age-related genetic disorder. In: Wolf P (ed) *Epileptic Seizures and Syndromes*. London: John Libbey & Co, Ltd, pp. 41-48.

Kasteleijn-Nolst Trenité DG, Marescaux C, Stodieck S, Edelbroek PM, Oosting J (1996): Photosensitive epilepsy: a model to study the effects of antiepileptic drugs, Evaluation of the piracetam analogue, levetiracetam. *Epilepsy Res* 25: 225–230.

Kasteleijn-Nolst Trenité DGA, Binnie CD, Harding GFA, Wilkins A (1999a): Photic stimulation: standardization of screening methods. *Epilepsia* 40 (S4): 75–79.

Kasteleijn-Nolst Trenité DGA, Binnie CD, Harding GFA, *et al.* (1999b): Medical technology assessment, Photic stimulation – Standardization of screening methods. *Neurophysiol Clin* 29: 318–324.

Kasteleijn-Nolst Trenité DGA, Guerrini R, Binnie CD, Genton P (2001): Visual sensitivity and epilepsy: A proposed terminology and classification for clinical and EEG phenomenology. *Epilepsia* 42: 692–701.

Kasteleijn-Nolst Trenité DGA, Martins da Silva A, Ricci S, Rubboli G, Tassinari CA, Segers JP (2002): Video games are exciting. *Epileptic Disord* 4: 121–128.

Kasteleijn-Nolst Trenité DG, Silva LCB, Manreza MLG (2003): Prevalence of photoparoxysmal EEG responses in normal children and adolescents in Teofile Otoni, Brazil: 2001–2002. *Epilepsia* 44 (S8): 48.

Kasteleijn-Nolst Trenité DGA, Hirsch E (2003): Levetiracetam: preliminary efficacy in generalized seizures, *Epileptic Disord* 5 (S1): 39–44.

Kasteleijn-Nolst Trenité DG, Van Der Beld G, Heynderickx I, Groen P (2004): Visual stimuli in daily life. *Epilepsia* 45 (Sl): 2–6.

Kasteleijn-Nolst Trenité D, Genton P, Parain D, *et al.* (2007): Evaluation of brivaracetam, a novel SV2A ligand, in the photosensitivity model. *Neurology* 69: 1027–1034.

Kasteleijn-Nolst Trenité DG, Verrotti A, Di Fonzo A, *et al.* (2010): Headache, epilepsy and photosensitivity: how are they connected? *J Headache Pain* 11: 469–476.

Kasteleijn-Nolst Trenité DG, Schmitz B, Janz D, *et al.* (2013): Consensus on diagnosis and management of JME: From founder's observations to current trends. *Epilepsy Behav* 28: S87–S90.

Kasteleijn-Nolst Trenité DG, Volkers L, Strengman E, *et al.* (2015): Clinical and genetic analysis of a family with two rare reflex epilepsies. *Seizure* 29: 90–96.

Kasteleijn-Nolst Trenite D, Genton P, Brandt C, Reed RC (2017): The "Photosensitivity Model" is (also) a model for focal (partial) seizures. *Epilepsy Res* 133: 113–120.

Kepecs MR, Boro A, Haut S, Kepecs G, Moshe SL (2004): A novel nonpharmacologic treatment for photosensitive epilepsy: a report of three patients tested with blue cross-polarized glasses. *Epilepsia* 45: 1158–1162.

Kinrions P, Ibrahim N, Murphy K, Lehesjoki AE, Jarvela I, Delanty N (2003): Efficacy of levetiracetam in a patient with Unverricht-Lundborg progressive myoclonic epilepsy. *Neurology* 60: 1394–1395.

Koutroumanidis M, Tsirka V, Panayiotopoulos C (2015): Adult-onset photosensitivity: clinical significance and epilepsy syndromes including idiopathic (possibly genetic) photosensitive occipital epilepsy. *Epileptic Disord* 17: 275–286.

Labate A, Ambrosio R, Gambardella A, Sturniolo M, Pucci F, Quattrone A (2007): Usefulness of a morning routine EEG recording in patients with juvenile myoclonic epilepsy. *Epilepsy Res* 77: 17–21.

Laufs H, Kleinschmidt A, Beyerle A, *et al.* (2003): EEG-correlated fMRI of human alpha activity. *Neuroimage* 19: 1463–1476.

Lee CY, Jeon JY, Cho YW, Moon HJ (2014): A case of temporal onset partial seizure induced by photic stimuli. *J Epilepsy Res* 30: 18–20.

Liu Z, de Zwart JA, Yao B, van Gelderen P, Kuo LW, Duyn JH (2012): Finding thalamic BOLD correlates to posterior alpha EEG. *Neuroimage* 63: 1060–1069.

Loiseau P, Duché B (1995): Childhood absence epilepsy. In: Duncan JS, Panayiotopoulos CP (eds) *Typical Absences and Related Epileptic Syndromes*. London: Churchill Livingstone, pp. 152–160.

Lortie A, Plouin P, Pinard JM, Dulac O (1993): Occipital epilepsy in neonates and infants, In: Andermann F, Beaumanoir A, Mira L, Roger J, Tassinari CA (eds). *Occipital Seizures and Epilepsies in Children*. London: John Libbey & Co, Ltd, pp. 121–132.

Matricardi M, Brinciotti M, Benedetti P (1989): Outcome after discontinuation of antiepileptic drug therapy in children with epilepsy. *Epilepsia* 30: 582–589.

Mehndiratta MM, Aggarwal P (2002): Clinical expression and EEG features of patients with juvenile myoclonic epilepsy (JME) from North India. *Seizure* 11: 431–436.

Melsen S (1959): The value of photic stimulation in the diagnosis of epilepsy. *J Nerv Ment Dis* 128: 508–519.

Michelucci R, Tassinari CA (1993): Television-induced occipital seizures, In: Andermann F, Beaumanoir A, Mira L, Roger J, Tassinari CA (eds) *Occipital Seizures and Epilepsies in Children*. London: John Libbey & Co, Ltd pp. 165–171.

Moeller F, Siebner HR, Ahlgrimm N, *et al.* (2009): fMRI activation during spike and wave discharges evoked by photic stimulation. *Neuroimage* 48: 682–695.

Moeller F, Muthuraman M, Stephani U, Deuschl G, Raethjen J, Siniatchkin M (2013): Representation and propagation of epileptic activity in absences and generalized photoparoxysmal responses. *Hum Brain Mapp* 34: 1896–1909.

Mukundan L, Lie OV, Leary LD, Papanastassiou AM, Morgan LC, Szabó CÁ (2014): Subdural electrode recording of generalized photoepileptic responses. *Epilepsy Behav Case Rep* 3: 4–7.

Mulley JC, Scheffer IE, Petrou S, Dibbens LM, Berkovic SF, Harkin LA (2005): SCN1A mutations and epilepsy. *Hum Mutat* 25: 535–542.

Nagarajan L, Kulkarni A, Palumbo-Clark L, *et al.* (2003): Photoparoxysmal responses in children: their characteristics and clinical correlates. *Pediatr Neurol* 29: 222–226.

Nar Senol P, Tezer FI, Saygi S (2015): Eyelid myoclonia seizures in adults: An alternate look at the syndrome paradox. *Epilepsy Behav* 45: 265–270.

Neubauer BA, Waltz S, Grothe M, *et al.* (2005): Photosensitivity: genetics and clinical significance, *Adv Neurol* 95: 217–226.

Nishimura R, Omos-Lau N, Ajmone-Marsan,C, Barranger JA (1980): Electroencephalographic findings in Gaucher disease. *Neurology* 30: 152–159.

Obeid T, Daif AK, Waheed G, *et al.* (1991): Photosensitive epilepsies and photoconvulsive responses in Arabs. *Epilepsia* 32: 77–81.

Ohmori I, Ohtsuka Y, Ouchida M, *et al.* (2003): Is phenotype difference in severe myoclonic epilepsy in infancy related to *SCN1A* mutations? *Brain Dev* 25: 488–493.

Oliver KL, Franceschetti S, Milligan CJ, *et al.* (2017): Myoclonus epilepsy and ataxia due to *KCNC1* mutation: Analysis of 20 cases and K+ channel properties. *Ann Neurol* 81: 677–689.

Panayiotopoulos CP, Obeid T, Tahan AR (1994): Juvenile myoclonic epilepsy: a 5-year prospective study. *Epilepsia* 35: 285–296.

Panayiotopoulos CP (1999): Elementary visual hallucinations, blindness and headache in idiopathic occipital epilepsy: differentiation from migraine. *J Neurol Neurosurg Psych* 66: 536–540.

Pantelakis S, Bower BD, Jones HD (1962): Convulsions and television viewing. *Brit Med J* ii: 633–637.

Papacostas SS (2003): Photosensitivity during the hypersomnic phase in a patient with Kleine-Levin syndrome. *J Child Neurol* 18: 432–433.

Papatheophilou R, Turland DN (1976): The electroencephalogram of normal adolescent males: visual assessment and relationship with other variables. *Dev Med Child Neurol* 18: 603–619.

Papetti L, Nicita F, Parisi P, Spalice A, Villa MP, Kasteleijn-Nolst Trenité DG (2013): "Headache and epilepsy"–how are they connected? *Epilepsy Behav* 26: 386–393.

Parisi P, Kasteleijn-Nolst Trenité DGA, Piccioli M, *et al.* (2007): A case with atypical childhood occipital epilepsy "Gastaut type": an ictal migraine manifestation with a good response to intravenous diazepam. *Epilepsia* 48: 2181–2186.

Parra J, Kalitzin SN, Iriarte J, Blanes W, Velis DN, Lopes da Silva FH (2003): Gamma-band phase clustering and photosensitivity: is there an underlying mechanism common to photosensitive epilepsy and visual perception? *Brain*126: 1164–1172.

Parra J, Lopes da Silva FH, Stroink H, Kalitzin S (2007): Is colour modulation an independent factor in human visual photosensitivity? *Brain* 130: 1679–1689.

Perry G, Brindley LM, Muthukumaraswamy SD, Singh KD, Hamandi K (2014): Evidence for increased visual gamma responses in photosensitive epilepsy. *Epilepsy Res* 108: 1076–1086.

Piccinelli P, Borgatti R, Nicoli F, *et al.* (2006): Relationship between migraine and epilepsy in pediatric age. *Headache* 46: 413–421.

Piccioli M, Ricci S, Vigevano F, Buttinelli C, Kasteleijn-Nolst Trenité DGA (2003): Visual sensitive children: symptoms and signs during intermittent photic stimulation and video game playing. *Epilepsia* 44 S9: 307.

Piccioli M, Parisi P, Tisei P, Villa MP, Buttinelli C, Kasteleijn-Nolste Trenité DGA (2009): Ictal Headache and Visual Sensitivity. *Cephalalgia* 29: 194–203.

Pinto D, Westland B, de Haan GJ, *et al.* (2005): Genome-wide linkage scan of epilepsy-related photoparoxysmal electroencephalographic response: evidence for linkage on chromosomes 7q32 and 16p13. *Hum Mol Genet* 14: 171–178.

Pinto D, Kasteleijn-Nost Trenité DG, Coerdell HJ, *et al.* (2007): Explorative two-locus linkage analysis suggests a multiplicative interaction between the 7q32 and 16p13 myoclonic seizures-relates photosensitivity loci. *Genet epidemiol* 31: 42–50.

Porciatti V, Bonanni P, Fiorentini A, Guerrini R (2000): Lack of cortical contrast gain control in human photosensitive epilepsy. *Nat Neurosci* 3: 259–263.

Puglia JF, Brenner RP, Soso MJ (1992): Relationship between prolonged and self-limited photoparoxysmal responses and seizure incidence: study and review. *J Clin Neurophysiol* 9: 137–144.

Quesney LF, Andermann F, Gloor P (1981): Dopaminergic mechanism in generalized photosensitive epilepsy. *Neurology* 31: 1542–1544.

Quesney LF, Andermann F, Lal S, Prelevic S (1980): Transient abolition of generalized photosensitive epileptic discharge in humans by apomorphine, a dopamine-receptor agonist. *Neurology* 30: 1169–1174.

Quirk JA, Fish DR, Smith SJ, Sander JW, Shorvon SD, Allen PJ (1995):

Incidence of photosensitive epilepsy: a prospective national study. *Electroencephalogr Clin Neurophysiol* 95: 260–267.

Rabending G, Klepel H (1970): Photoconvulsive and photomyoclonic reactions: age-dependent, genetically determined variants of enhanced photosensitivity. *Neuropadiatrie* 2: 164–172.

Radovicci A, Misirliou V, Gluckman M (1932): Epilepsie réflexe provoquée par excitations optiques des rayons solaires. *Rev Neurol (Paris)* 1: 1305–1308.

Rao KS, Prichard JS (1955): Photogenic epilepsy. *J Pediatr* 47: 619–623.

Reilly EL, Peters JF (1973): Relationship of some varieties of electroencephalographic photosensitivity to clinical convulsive disorders. *Neurology* 23: 1050–1057.

Ricci S, Vigevano F, Manfredi M, Kasteleijn-Nolst Trenité DGA (1998): Epilepsy provoked by television and video games: Safety of 100 Hz screens. *Neurology* 50: 790–793.

Robin JJ, Tolan GD, Arnold JW (1978): Ten-year experience with abnormal EEGs in asymptomatic adult males. *Aviat Space Environ Med* 49: 732–736.

Roger J, Pellissier JF, Bureau M, Dravet C, Revol M, Tinuper P (1983): Le diagnostic précoce de la maladie de Lafora, importance des manifestations paroxystiques visuelles et intérêt de la biopsie cutanée. *Rev Neurol* 139: 115–124.

Roy AK, Pinheiro L, Rajesh SV (2003): Prevalence of photosensitivity- an Indian experience. *Neurol India* 51: 241–243.

Rubboli G, Meletti S, Gardella E, *et al.* (1999): Photic reflex myoclonus: a neurophysiological study in progressive myoclonus epilepsies. *Epilepsia* 40 S4: 50–58.

Rubboli G, Parra J, Seri S, Takahashi T, Thomas P (2004): EEG diagnostic procedures and special investigations in the assessment of photosensitivity. *Epilepsia* 45 (S1): 35–39.

Rubboli G, Franceschetti S, Berkovic SF, *et al.* (2011): Clinical and neurophysiologic features of progressive myoclonus epilepsy without renal failure caused by SCARB2 mutations. *Epilepsia* 52: 2356–2363.

Sadleir LG, Paterson S, Smith KR, *et al.* (2015): Myoclonic occipital photosensitive epilepsy with dystonia (MOPED): A familial epilepsy syndrome. *Epilepsy Res* 114: 98–105.

Saleem SM, Thomas M, Jain S, Maheshwari MC (1994): Incidence of photosensitive epilepsy in unselected Indian epileptic population. *Acta Neurol Scand* 89: 5–8.

Scarpino O, Pelliccioni G, Guidi M, Mauro AM, Mercante O (1990): Parkinson disease and photosensitive epilepsy. *Rev Neurol* 146: 36–40.

Scheffer IE, Berkovic S, Capovilla G, *et al.* (2017): ILAE classification of the epilepsies: Position paper of the ILAE Commission for Classification and Terminology. *Epilepsia* 58: 512–521.

Scott DF, Furlong PF, Moffett AM, Harding GFA (1985): Is sunshine protective in photosensitive epilepsy? *Electroenceph Clin Neurophysiol* 61: S216.

Seddigh S, Thömke F, Vogt TH (1999): Complex partial seizures provoked by photic stimulation. *J Neurol Neurosurg Psych* 66: 801–802.

Sharma A, Cameron D (2007): Reasons to consider a plasma screen TV-photosensitive epilepsy. *Epilepsia* 48: 2003.

Shepherd AJ, Siniatchkin M (2009): Visual pattern adaptation in subjects with photoparoxysmal EEG response: evidence for increased visual cortical excitability. *Invest Ophthalmol Vis Sci* 50: 1470–1476.

Shiraishi H, Fujiwara T, Inoue Y, Yagi K (2001): Photosensitivity in relation to epileptic syndromes: a survey from an epilepsy center in Japan. *Epilepsia* 42: 393–397.

Shirakawa S, Funatsuka M, Osawa M, Fujita M, Oguni H (2001): A study of the effect of color photostimulation from a cathode-ray tube (CRT) display on photosensitive patients: the effect of alternating red-cyan flicker stimulation. *Epilepsia* 42: 922–929.

Singhi PD, Bansal D (2004): Self-induced photosensitive epilepsy. *Indian J Pediatr* 71 (7): 649–651.

Small JG (1971): Photoconvulsive and photomyoclonic responses in psychiatric patients. *Clin Electroencephal* 2: 78–88.

Smith KM, Youssef PE, Wirrell EC, *et al.* (2018): Jeavons Syndrome: Clinical Features and Response to Treatment. *Pediatr Neurol* 86: 46–51.

So EL, Ruggles KH, Ahmann PA, Olson KA (1993): Prognosis of photoparoxysmal response in non-epileptic patients. *Neurology* 43: 1719–1722.

Sofia V, Proietto M, Poidomani A, *et al.* (1999): Ruolo della fotosensibilita nell'epilessia mioclonica giovanile. *Boll lega It Epil* 106/7: 175–176.

Specchio N, Trenité DG, Piccioli M, *et al.* (2010): Diagnosing photosensitive epilepsy: Fancy new *versus* old fashioned techniques in patients with different epileptic syndromes. *Brain Dev* 33: 294–300.

Specchio N, Bellusci M, Pietrafusa N, Trivisano M, de Palma L, Vigevano F (2017): Photosensitivity is an early marker of neuronal ceroid lipofuscinosis type 2 disease. *Epilepsia* 58: 1380–1388.

Striano S, Capovilla G, Sofia V, *et al.* (2009): Eyelid myoclonia with absences (Jeavons syndrome), a well-defined idiopathic generalized epilepsy syndrome or a spectrum of photosensitive conditions? *Epilepsia* 50 (S5): 15–19.

Strigaro G, Prandi P, Varrasi C, Monaco F, Cantello R (2012): Defective visual inhibition in photosensitive idiopathic generalized epilepsy. *Epilepsia* 53: 695–704.

Strigaro G, Falletta L, Varrasi C, Rothwell JC, Cantello R (2015): Overactive visuomotor connections underlie the photoparoxysmal response. A TMS study. *Epilepsia* 56: 1828–1835.

Sugawara T, Mazaki-Miyazaki E, Fukushima K, *et al.* (2002): Frequent mutations of SCN1A in severe myoclonic epilepsy in infancy. *Neurology* 58: 1122–1124.

Suppa A, Rocchi L, Li Voti P, *et al.* (2015): The photoparoxysmal response reflects abnormal early visuomotor integration in the human motor cortex. *Brain Stimuli* 8: 1151–1161.

Szabó CA, Salinas FS, Li K, *et al.* (2016): Modeling the effective connectivity of the visual network in healthy and photosensitive, epileptic baboons. *Brain Struct Funct* 221: 2023–2033.

Takada H, Aso K, Watanabe K, Okumura A, Negoro T, Ishikawa T (1999): Epileptic seizures induced by animated cartoon, "Pocket Monster". *Epilepsia* 40: 997–1002.

Takahashi T, Tsukahara Y (1992): Usefulness of blue sunglasses in photosensitive epilepsy. *Epilepsia* 33: 517–521.

Takahashi T, Nakasato N, Yokoyama H, Tsukahara Y (1999a): Low luminance visual stimuli compared to stroboscopic IPS in eliciting PPR in photosensitive patients. *Epilepsia* 40 (S4): 44–9.

Takahashi T, Tsukahara Y, Nomura M, Matsuoka H (1999b): Pokemon seizures. *Neurol J Southeast Asia* 4: 1–11.

Takahashi Y, Shigematsu H, Fujiwara T, Yagi K, Seino M (1995): Self-induced photogenic seizures in a child with severe myoclonic epilepsy in infancy: optical investigations and treatments. *Epilepsia* 36: 728–732.

Takahashi Y, Sato T, Goto K, *et al.* (2001): Optical filters inhibiting television-induced photosensitive seizures, *Neurology* 57: 1767–1773.

Tassinari CA, Rubboli G, Plasmati R, *et al.* (1988): Television-induced epilepsy with occipital seizures, A variety of idiopathic partial seizures. In: Beaumanoir A, Gastaut H, Naquet R (eds) *Reflex Seizures and Reflex Epilepsies.* Geneva: Médecine et Hygiène, pp. 241–243.

Tassinari CA, Michelucci R, Rubboli G, *et al.* (1989): Self-induced seizures, In: Beaumanoir A, Gastaut H, Naquet R. (eds) *Reflex Seizures and Reflex Epilepsies*, Geneva: Médecine et Hygiène, pp. 363–368.

Taylor I, Marini C, Johnson MR, Turner S, Berkovic SF, Scheffer IE (2004): Juvenile myoclonic epilepsy and idiopathic photosensitive occipital lobe epilepsy: is there overlap? *Brain* 127: 1878–1886.

Taylor I, Berkovic SF, Scheffer IE (2013): Genetics of epilepsy syndromes in families with photosensitivity. *Neurology* 80: 1322–1329.

Tauer U, Lorenz S, Lenzen KP, *et al.* (2005): Genetic dissection of photosensitivity and its relation to idiopathic generalized epilepsy. *Ann Neurol* 57: 866–873.

Thomas RH, Zhang LM, Carvill GL, *et al.* (2015): CHD2 myoclonic encephalopathy is frequently associated with self-induced seizures. *Neurology* 84: 951–958.

Tinuper P, Aguglia U, Pellissier JF, Gastaut H (1983): Visual ictal phenomena in a case of Lafora diseas proved by skin biopsy. *Epilepsia* 24: 214–218.

Tozzi E, Florio I, Mesturino A, Marrelli A, Criscione S (1998): Hemicrania and photosensitive epilepsy in pediatric age. *Clin Ter* 149: 357–360.

Trenité DG, French JA, Hirsch E, *et al.* (2007): Evaluation of carisbamate, a novel antiepileptic drug, in photosensitive patients: An exploratory, placebo-controlled study. *Epilepsy Res* 74: 193–200.

Van Gijn J (2001): The uses of error: Sharing with colleagues. *Lancet* 357: 2128.

Vaudano AE, Ruggieri A, Tondelli M, *et al.* (2014): The visual system in eyelid myoclonia with absences. *Ann Neurol* 76: 412–427.

Vaudano AE, Ruggieri A, Avanzini P, *et al.* (2017): Photosensitive epilepsy is associated with reduced inhibition of alpha rhythm generating networks. *Brain* 140: 981–897.

Verbeek NE, Kasteleijn-Nolst Trenité D, Wassenaar M, *et al.* (2017): Photosensitivity in patients with SCN1A-related Dravet Syndrome is underrecognized and related to prognosis. *Clin Neurophysiol* 128: 323–330.

Verrotti A, Trotta D, Salladini C, *et al.* (2004): Photosensitivity and epilepsy: a follow-up study. *Dev Med Child Neurol* 46: 347–351.

Viravan S, Go C, Ochi A, Akiyama T, Carter Snead O 3rd, Otsubo H (2011): Jeavons syndrome existing as occipital cortex initiating generalized epilepsy. *Epilepsia* 52: 1273–1279.

Von Podewils F, Runge U, Krüger S, *et al.* (2015): Diffusion tensor imaging abnormalities in photosensitive juvenile myoclonic epilepsy. *Eur J Neurol* 22: 1192–1200.

Wadlington WB, Riley HD (1965): Light-induced seizures. *J Pediat* 66: 300–312.

Waltz S (1994): Photosensitivity and epilepsy: a genetic approach. In: Malafosse A, Genton P, Hirsch E, Marescaux C, Broglin D, Bernasconi R (eds) *Idiopathic Generalized Epilepsies: Clinical, Experimental and Genetic Aspects*. London: John Libbey and Co Ltd, pp. 317–328.

Waltz S, Christen HJ, Doose H (1992): The different patterns of the photoparoxysmal response – a genetic study, *Electroenceph Clin Neurophysiol* 83: 138–145.

Waltz S, Stephani U (2000): Inheritance of photosensitivity. *Neuropediatrics* 31: 82–85.

Wheless JW (2000): Use of topiramate in childhood generalized seizure disorders. *J Child Neurol* 15 (S1): 7–13.

Wielaender F, Sarviaho R, James F, *et al.* (2017): Generalized myoclonic epilepsy with photosensitivity in juvenile dogs caused by a defective DIRAS family GTPase 1. *Proc Natl Acad Sci USA* 114: 2669–2674.

Wilfong AA (2005): Zonisamide monotherapy for epilepsy in children and young adults. *Pediatric Neurol* 32: 77–80.

Wilkins A. (1995): *Visual Stress*. Oxford Psychology Series, no 24.

Wilkins AJ, Baker A, Amin D, *et al.* (1999): Treatment of photosensitive epilepsy using coloured filters. *Seizure* 8: 444–449.

Wilkins AJ, Bonanni P, Porciatti P, Guerrini R (2004): Physiology of human photosensitivity. *Epilepsia* 45 (S1): 7–13.

Wolf P (1994): Reading epilepsy, In: Wolf P (ed) *Epileptic seizures and syndromes*, London: John Libbey & Co, Ltd, pp. 67–73.

Wolf P, Goosses R (1986): Relation of photosensitivity to epileptic syndromes. *J Neurol Neurosurg Psychiatry* 49: 1386–1391.

World Health Organisation (1991): International classification of diseases. Geneva: WHO.

Yalcin AD, Kaymaz A, Forta H (2000): Reflex occipital lobe epilepsy. *Seizure* 9: 436–441.

Zifkin B, Inoue Y (2004): Visual reflex seizures induced by complex stimuli. *Epilepsia* 45 (S1): 27–29.

第 23 章 老年期癫痫综合征

作者：Javier SALAS-PUIG
单位：Epilepsy Unit, Neurology Department, Hospital Universitari Vall d'Hebron, Autonoma University, Barcelona, Spain

一、引言

长期以来，人们认为癫痫起始于婴儿、儿童、青春期和成年早期的疾病。然而，流行病学研究表明，在 65 岁及以上的人群中，癫痫更为常见（Hauser, 1993）。在老年，癫痫是仅次于卒中和痴呆的第三大常见脑部疾病。

与年轻人群相比，老年期癫痫存在多种病因，面临不同的诊断和治疗的挑战，更易发生药物不良反应。此外，老年期癫痫持续状态发生率、死亡率更高。另外，由跌倒和癫痫发作导致身体伤害的可能性更高，引发更深层次的社会和家庭依赖，导致患者的生活质量更差。有些老年期癫痫患者满足癫痫综合征的定义，我们将在本章中重点介绍这些内容。

二、鉴别诊断和发作类型

不同类型的发作主要取决于病因。尽管全面性发作可能为特发性病因，但全面性强直 - 阵挛发作（generalized tonic-clonic seizures, GTCS）主要病因为代谢或中毒性。老年期癫痫发作几乎总是局灶性的（Mc Bride, 2002），属于局灶性症状性癫痫（表 23-1）。老年期癫痫发作常无法及时识别，易被误诊为起源不明的精神症状、意识模糊、晕厥、记忆障碍、眩晕、嗜睡或睡眠障碍。

先兆症状在老年患者中很少见。缺乏先兆使癫痫发作难以识别和分类（Silveira., 2011）。老年患者中很少见 GTCS。因此，局灶性发作进展为全面性惊厥发作的可能率较低，普遍缺乏运动症状如自动症和先兆均易导致诊断困难。此外，发作后意识模糊状态可能持续数小时甚至数天，从而导致误诊（Abubark & Wambacq, 2005）。当老年患者出现急性意识模糊，神经影像学检查未发现任何结构性病变，没有代谢或感染等其他病因可以解释时，必须考虑癫痫发作或非惊厥性癫痫持续状态，应尽快行脑电图检查（Sheth., 2006）。

表 23-1 老年期癫痫和急性症状性发作病因（Seang Lim & Tin Tan, 2010）

癫痫		急性症状性发作	
隐源性	33%~50%	急性卒中	40%~54%
卒中	33%~40%	中毒 - 代谢	15%~30%
痴呆	11%~16%	肿瘤	8%~10%
肿瘤	4%~6%	外伤	4%~10%
外伤	1%~3%	酒精	3%~5%
		中枢神经系统感染	2%~3%

有关老年期癫痫发作症状学的研究表明，与年轻人相比，老年患者较少出现局灶性单纯运动性发作和双侧单纯运动性发作（Kellinghaus., 2004; Silveira., 2011）。

最困难的诊断是短暂性癫痫性遗忘。短暂性遗忘是一种显著的临床症状。患者暂时无法形成新记忆（顺行性遗忘）或恢复已建立的记忆（逆行性遗忘）或两者兼而有之。短暂性遗忘的原因包括短暂性全面遗忘（transient global amnesia, TGA）、短暂性脑缺血发作、偏头痛、药物不良反应等。短暂性遗忘可能是癫痫发作的一种独特表现（Butler., 2007）。短暂性癫痫性遗忘的特点是，在大多数情况下，老年患者短暂（少于 30min）反复发作性遗忘，通常在觉醒状态下发生。此外，短暂性癫痫性遗忘患者经常报告两种类型的发作间期持续性记忆障碍：①在数天或数周内加速遗忘新获得的信息；②对更远的过去发生的自传体记忆部分丢失。2007 年，基于 50 例短暂性癫痫性遗忘患者的研究准确地描述了其主要特征(Butler.,2007):男女比例为 2∶1。遗忘发作为顺行性和逆行性遗忘,患者时常会反复询问。通常在觉醒状态下发作,这些都是有用的诊断线索。有些发作可能伴幻觉、自动症或短暂的意识障碍。发作持续时间通常少于 1h,但可能会更长。短暂性癫痫性遗忘对抗癫痫药物反应良好。然而,许多患者在发作停止后仍有持续的记忆力减退。

相对而言,TGA 的特征是频繁的顺行性遗忘发作,通常由情绪或躯体应激诱发,持续 4~10h,很少复发。TGA 与持久性记忆障碍无关。脑电图痫样放电、其他癫痫发作症状如自动症、幻嗅、似曾相识或意识障碍以及对抗癫痫药物反应良好均支持短暂性癫痫性遗忘的诊断。颞叶内侧特别容易受缺氧性损伤的影响,因此这种特殊类型的部分性发作的病因可能是缺血性脑血管病。在上述研究中,与对照组相比,该类患者心血管病发生率并无明显增加(Butler.,2007)。最近一项基于 30 例患者的研究发现,30% 的患者有自身免疫异常(Mosbah.,2016)。

短暂性癫痫性遗忘的主要特征之一是自传性遗忘、空间遗忘和遗忘加速,这意味着迅速遗忘所学内容,提示记忆巩固过程受损(Butler.,2009)。目前推测系维持片段性记忆的海马神经网络功能障碍(Mosbah et al.,2016)。尽管临床发现可将老年性短暂性癫痫性遗忘与其他病因的遗忘症区分开来,但个体患者的鉴别诊断非常困难(Bilo.,2009)。

三、病因

老年期癫痫是一种大脑潜在疾病的表现。病因是决定预后的重要因素。我们需要区分老年性急性症状性发作和癫痫(Loiseau,1997)。

(一) 急性症状性发作

急性卒中是最常见的病因。2.3%~10.5% 的卒中患者会出现发作(Stefan,2011)。急性症状性发作的卒中患者死亡率高于无发作的患者。代谢紊乱(低血糖、高血糖、低钠血症、低钙血症、尿毒症、肝功能衰竭、甲状腺功能减退)也是急性症状性发作的常见原因。酗酒和酒精戒断很少是老年期癫痫发作的中毒原因。

老年期癫痫最易识别的临床综合征是由非酮症高血糖相关的运动诱发的局灶性反射性发作。这在老年患者中经常发生,是代谢紊乱的首要临床表现。治疗在于改善胰岛素代谢紊乱,通常不需要使用抗癫痫药物。上述运动诱发的反射性发作特征如此突出,以至于老年性反射性癫痫和非酮症性高血糖被认为是一种特定类型的神经内分泌综合征(Brick.,1989)。癫痫发作是由运动诱发,这是一个关键的诊断线索(Suarez-Moro.,1999)。大多数作者将上述局灶性发作归因于先前存在的结构性病变,该结构性病变由高血糖、轻度高渗、低钠血症和非酮症酸中毒引起。局灶性静脉血栓形成也可能是代谢紊乱的结果。高血糖引发血栓形成,导致小脑梗塞和癫痫发作。

与感染相关的急性症状性发作较少见,但可见于脑炎或脑膜脑炎(图 23-1)。

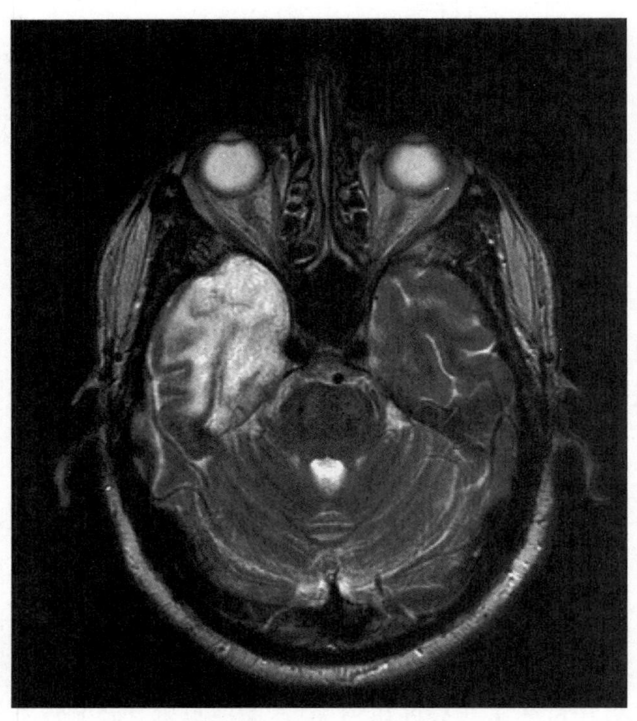

图 23-1　感染性病因导致的急性症状性发作。71 岁女性患者,非惊厥性持续状态和发热,单纯疱疹性脑炎。

很多药物可诱发癫痫发作(表 23-2)

(二) 癫痫

卒中是老年期癫痫发生的最重要因素(表 23-3)。在卒中后第一年,癫痫的风险增加了 20 倍,约 8% 的卒中患者会发展为癫痫(So.,1996)。在明确病因的病例中,卒中占 50%。大多数卒中后发作在卒中发生后一年内复发(图 23-2)。累及皮质的大面积卒中和多发性卒中或存在急性症状性发作时,癫痫发病率更高(Pitkänen.,2016)。据报道,出血性卒中后癫痫的发病率更高(Brodie.,2009)。

表 23-2　文献报道可诱发发作的药物

▼精神类药物： 三环、四环类抗抑郁药 血清素再摄取抑制剂 精神抑制药（吩噻嗪、氟哌啶醇、氯氮平） 锂盐 安非他酮
甲基黄嘌呤（茶碱）
麻醉镇痛药（哌替啶、丙氧芬）
▼抗菌药物： 青霉素、头孢菌素亚胺培南 异烟肼 抗疟药 环孢菌素 萘啶酸
化疗药（氨甲蝶呤、苯丁酸氮芥）
全身麻醉药（氯胺酮、恩氟烷）
局部麻醉药（利多卡因）
兴奋剂（苯丙胺、可卡因）
抗心律失常药（维拉帕米、美西律、普鲁卡因胺、普萘洛尔过量）
抗组胺药（苯海拉明）
巴氯芬
止吐药（氯丙嗪）

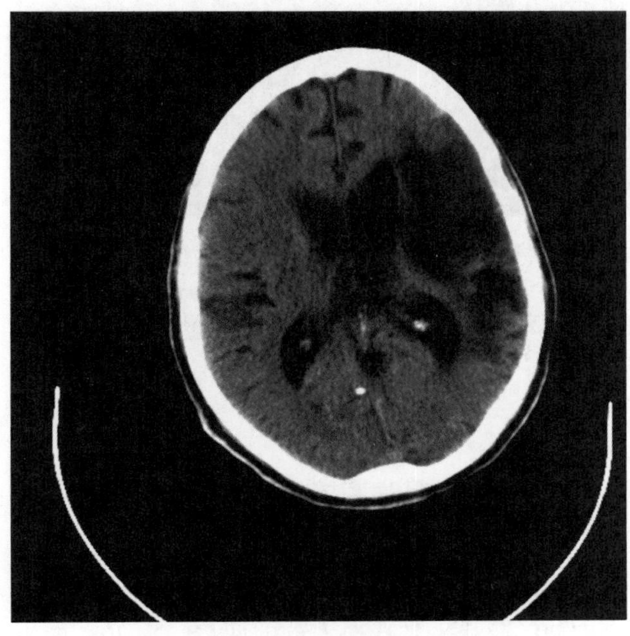

图 23-2　血管性病因导致的局灶性症状性发作。78 岁男性患者，大脑中动脉缺血性梗死，七个月后出现右手局灶性癫痫发作，左乙拉西坦 1 000mg/ 天反应良好。

表 23-3　西班牙巴塞罗那 Vall d'Hebron 大学医院癫痫中心 2010 年连续调查 279 例年龄大于 65 岁癫痫患者的病因

局灶性症状性	193（69.1%）	
	血管性	108
	肿瘤	25
	创伤	20
	中枢神经系统感染	11
	颞叶内侧硬化	7
	皮质发育异常	4
	其他	18
局灶性隐源性	50（17.9%）	
全面性特发性	14（5%）	
未确定（纯睡眠期）*	9（3.2%）	
无法分类的	12（4.3%）	
症状性全面性	1	

* 未确定：睡眠中惊厥性发作，脑电图和 MRI 检查正常的患者。

老年期癫痫发作也可能是脑血管疾病的最初征兆。在一项针对 4 709 例 60 岁以上、没有任何先前已知的脑血管事件、外伤、痴呆或酒精中毒病史癫痫患者的研究中发现，他们罹患卒中的五年风险是对照组的 2.89 倍（Cleary.，2004）。因此，任何首次癫痫发作的老年人都应接受脑血管危险因素的评估，并行相应的卒中预防治疗。在某些罕见情况下，癫痫发作可能预示着缺血性或出血性卒中。为卒中后癫痫的诊断，必须在卒中和癫痫发作这两个事件之间建立时间和空间的联系（García-García.，2004）。

伴认知障碍的神经退行性疾病是老年期癫痫的常见病因之一。阿尔茨海默病患者发生癫痫发作的可能性是没有阿尔茨海默病患者的十倍。在一项前瞻性研究中，随访 7 年，癫痫的累积发病率接近 8%。年轻的阿尔茨海默病患者（50—59 岁：4.3%）人均年发病率显著高于老年患者（80 岁以上：0.55%）。合并癫痫的其他危险因素是痴呆的严重程度和脑电图痫样放电（Amatniek.，2006）。在老年期癫痫患者的病因中，痴呆占 10%~20%。癫痫发作可发生在痴呆的任何阶段，但在疾病更晚期更常见（Scaldaferri.，2010）。随着痴呆的进展，对痴呆合并癫痫及治疗不良反应的识别更具挑战。

唐氏综合征患者年龄较大时常会出现癫痫发作。文献报道一种称为老年性肌阵挛癫痫的癫痫综合征是衰老和痴呆性唐氏综合征患者的典型表现

(De Simone.,2010)。在这些患者中,肌阵挛发作与认知能力下降有关,后者与阿尔茨海默型痴呆相对应。严重的、双侧肌阵挛有时会导致跌倒,是该类癫痫发作的主要特征。脑电图呈现背景活动慢、全面性棘波、多棘慢波伴光阵发反应。起初,肌阵挛发作主要见于觉醒状态下,随后在清醒期发生。GTCS见于痴呆进展后期。

最近的发现表明,新发癫痫的老年患者更易出现认知能力下降,癫痫被认为是痴呆的危险因素。目前人们对脑血管病、阿尔茨海默病和癫痫的共同机制有了更深入的认识(Sen.,2018)。

10%~30% 的癫痫发作与肿瘤,尤其是神经胶质瘤、脑膜瘤和肿瘤脑转移有关。

自身免疫性脑炎是包括老年人在内的迟发性发作和癫痫的一个日益增加的病因。最近有报道发现,65 岁以上患者患有抗 NMDA 脑炎。LGI1 脑炎也见于老年患者。桥本氏脑病是老年期癫痫的另一种可能病因,对类固醇和免疫疗法反应较好。

颅脑损伤尤其是脑挫裂伤伴硬膜下血肿,颅骨骨折伴意识丧失是老年期癫痫的常见病因(图 23-3)。

在老年患者中,与睡眠相关的癫痫发作相对常见(图 23-4)。在纯睡眠期癫痫中,一组患者发作起始于 65 岁以后(Benavente & Salas-Puig,2007),属于局灶性症状性癫痫、局灶性隐源性癫痫或未明确的癫痫。未明确的癫痫表现为典型全面性惊厥性发作、脑电图和神经影像学无异常发现,这类患者预后良好,单药治疗无发作超过 75%。但撤药后觉醒状态下复发的可能性高(D'Alessandro.,2004;Benavente & Salas-Puig,2007)。

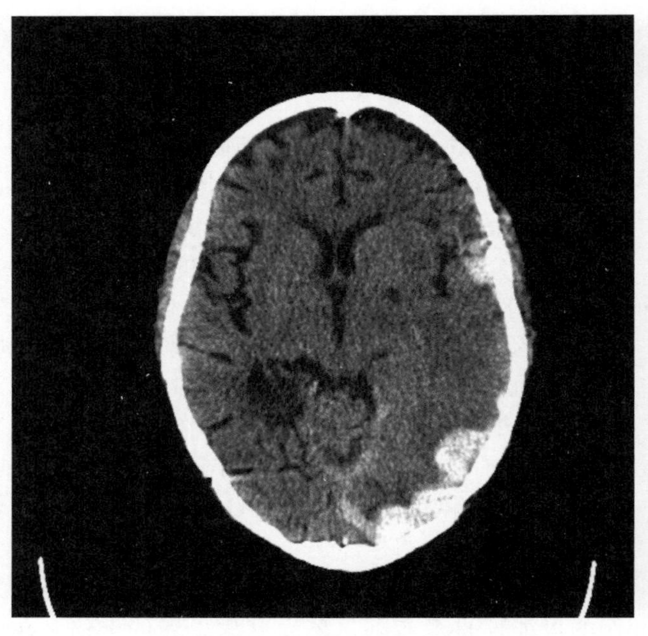

图 23-3　外伤性病因导致的急性症状性发作。81 岁男性患者,之前有血栓栓塞,给予华法林治疗。颅外伤、意识丧失和惊厥性发作,CT 扫描:硬膜下血肿。

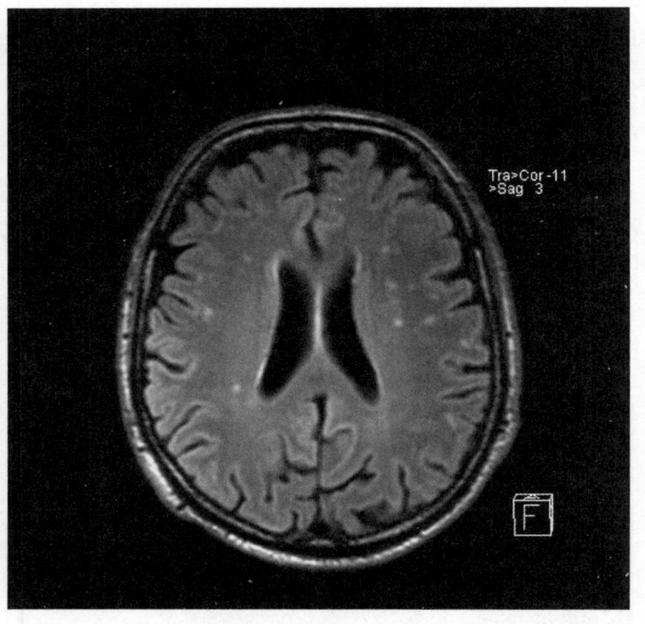

图 23-4　纯睡眠期癫痫。75 岁男性患者,在 69 岁时,睡眠期间出现全面性惊厥性发作,每年 2~3 次,神经系统查体正常,MRI 脑小血管缺血性病变,奥卡西平 900mg/ 天,反应良好。

特发性全面性癫痫主要见于儿童期或青春期,但也见于老年期。在 30 个月内转诊接受脑电图检查的 1 000 多例老年患者中,有 10 例为特发性全面性癫痫,其中 8 例在儿童期或青春期起病,另 2 例患者起病较晚(Michel.,2011)。

需要提醒的是,我们需要考虑到老年人也存在心因性发作的可能性(Kawai.,2007)。

(三) 老年期癫痫持续状态

老年患者的癫痫持续状态(Status pilepticus,SE)并不少见。老年人群中 SE 的发病率为每 10 万人中 90 例,几乎是普通人群的两倍。约 30% 的老年期癫痫表现为 SE。SE 死亡率很高,60 岁以上人群中死亡率为 38%,80 岁以上的人群为 50%。急性卒中或既往卒中病史是 SE 最常见的病因。1% 的卒中患者出现过惊厥性 SE，卒中后第一周 SE 发生率为 0.1%~0.2%（Santamarina.，2018）。

非惊厥性癫痫持续状态（Nonconvulsive status epilepticus，NCSE）在老年期癫痫患者中十分常见，但有一定的挑战性（Veran.，2010）。老年期癫痫患者 NCSE 占所有年龄段 SE 总和的 10%。

NCSE 可表现为伴失语或忽视综合征的局灶性认知障碍，也可表现为意识模糊、行为障碍、嗜睡或昏迷，上述非特异性临床表现可能导致诊断延迟。NCSE 相关的脑电图改变包括局灶性节律性放电，通常为额或颞起源，或全面性棘或尖慢波。在一项为期一年的前瞻性研究中，年龄 60 岁或以上且存在意识模糊的患者中，16% 存在 NCSE（Veran et al.，2010）。半数以上的 NCSE 见于急性医疗状况下，如器官衰竭、药物中毒、酒精或苯二氮䓬戒断和其他代谢紊乱。在老年期癫痫患者中，有以下两种情况相对较常见：首次出现的失神癫痫持续状态，表现为意识模糊伴全面性棘慢波放电（Thomas et al.，1992）和意识模糊伴单侧周期性痫样放电（periodic lateralized epileptiform discharges，PLEDs）（Thomas et al.，1992）。很多首次出现的失神状态见于苯二氮䓬类药物或精神药物戒断后。

与特发性全面性癫痫患者的失神持续状态一样，发作间期的行为状态从轻微的行为变化到深度昏迷。脑电图通常表现为 1~4Hz 弥漫性、双侧对称的棘慢波。静脉注射苯二氮䓬类药物总可以使患者的行为和脑电图正常化。除非再次出现药物戒断的情况，否则上述持续状态不会复发（Thomas 等，1992）。

伴 PLEDs 的意识模糊癫痫持续状态是一种特征性的、长时程的意识模糊发作且脑电图上出现周期性、有时为单侧性痫样放电。行为恢复正常时，脑电图也恢复正常，多见于老年期癫痫患者（Terzano 等，1986）。神经影像学研究表明，PLEDs 可能源于多种结构性病变，包括皮质和皮质下病变；也可见于没有任何明显脑部病变的患者（Kalamangalam 等，2007）。SPECT 发现的局部高灌注进一步表明 PLEDs 可能与局灶性癫痫持续状态有关（Assal et al.，2001）。

在重症监护病房中，NCSE 常见于危重症疾病。据文献报道，电临床差异可鉴别 NCSE（非卧床型）和昏迷型。研究人员发现，既往有癫痫病史的患者更易出现 NCSE。昏迷型 NCSE 更多见于老年人群，预后较差（Fernandez-Torre et al.，2012）。

四、治疗

随着年龄的增长，以下数种情况可能会影响抗癫痫药物的药代动力学：胃肠道吸收、血流灌注和运动的减少；肝脏体积减小伴蛋白产量减少和代谢活动的变化；在肾脏中，正常的衰老过程伴肾小球和肾小管水平的生理变化，从而导致抗癫痫药肾脏清除作用减少（Krämer，2001）。此外，由于脂肪组织比例增加，老年患者的药物分布容积也发生了变化，药物蛋白质结合也减少（Stefan，2011）。

老年人的药代动力学很复杂。不良反应发生率和严重程度往往会更高。相对于年轻癫痫患者而言，大多数抗癫痫药物需要减少剂量，以避免不良反应。从低剂量开始、缓慢加量为前提，这是非常有用的建议。

药物之间相互作用常见，使得癫痫发作的治疗更加复杂。合并服用多种药物是老年患者的常态，随着处方药数量的增加，患者用药的依从性下降（Brodie et al.，2009）。

大多数老年期癫痫可通过单药治疗控制发作，但在一系列研究中，文献报道约 21% 的患者为耐药性癫痫（Hernández-Ronquillo et al.，2018）。

目前倾向于对单次非诱发发作伴脑部病变或脑电图痫样放电的患者进行治疗。对于首次未知起源的癫痫发作，应个体化治疗。与传统抗癫痫药物（卡马西平、苯妥英钠、丙戊酸钠、苯巴比妥钠）相比，新型抗癫痫药物如左乙拉西坦、拉考沙胺、拉莫三嗪、艾司利卡西平、奥卡西平、唑尼沙胺、吡仑帕奈和加巴喷丁有更好的耐受性，因此更倾向于使用新型抗癫痫药物。

与卡马西平（42%）相比，拉莫三嗪保留率（71%）明显提升，而且因不良反应而退出研究的患者较少【拉莫三嗪（18%），卡马西平（42%）】（Brodie et al.，1999）。在另一项比较研究中，拉莫三嗪比卡马西平或加巴喷丁的耐受性更好（Rowan，2005）。就保留率而言，与左乙拉西坦（73%）、加巴喷丁（59%）、苯妥英钠（59%）、托吡酯（56%）、卡马西平（48%）和奥卡西平（24%）相比，拉莫三嗪治疗 12 个月后保留率最高（79%）。拉莫三嗪 12 个月无发作率最高（54%），其次是左乙拉西坦（43%）（Arif et al.，2010）。其他观察性研究发现，小剂量拉莫三嗪单药治疗老年期癫痫患者有效（Mauri et al.，2005）。最近的研究表明，使用拉考沙胺、吡仑帕奈和唑尼沙胺均有效。静脉注射新型抗癫痫药物（左乙拉西坦、拉考沙胺、布瓦西坦）有优势，可用于老年期癫痫患者的治疗。

老年期癫痫患者很少接受手术治疗，因为抗癫痫药治疗有效。但也有文献报道了某些成功的切除性癫痫手术（Stefan，2011）。

五、结论

老年期癫痫患者急性症状性发作和癫痫常见，诊断上有一定的困难，在药物治疗中需要特别注意。

老年期癫痫患者中有一些特殊电临床模式，下述我们考虑为真正的癫痫综合征。

1. 短暂性癫痫性遗忘的特征如下。

（1）觉醒状态下反复、频繁的发作性遗忘。

（2）持续时间短（中位数：30~60min）。

（3）发作过程中其他认知功能完好无损。

（4）40% 的病例出现嗅觉或味觉幻觉和自动症。

（5）常见持续性记忆困难。

（6）超过 30% 的患者出现发作间期脑电图局灶性异常。

（7）神经影像学检查无异常。

（8）对抗癫痫药物反应良好。

2. 与 PLEDs 相关的意识模糊状态综合征，不仅见于老年患者，也是一种特殊的电临床综合征，其特征如下。

（1）急性意识模糊状态。

（2）脑电图周期性痫样放电。

（3）大多数病例神经影像学上表现为皮质或皮质下病变。

（4）发作期 SPECT 提示高灌注。

（5）临床表现和脑电图异常存在明显的相关性。

3. 患有唐氏综合征和阿尔茨海默病的老年肌阵挛癫痫综合征，其特征如下。

（1）肌阵挛发作主要见于觉醒状态下，后继 GTCS。

（2）脑电图出现双侧棘慢波和多棘慢波放电，伴光阵发反应。

（3）进行性认知功能下降。

4. 晚年首次出现失神癫痫持续状态，其特征如下。

（1）突然出现的意识模糊状态可能持续数小时甚至数天。

（2）在多数情况下，患者早年有长期缓解的失神癫痫病史。

（3）在大多数情况下，由精神药物中毒或戒断所致（尤其是苯二氮䓬类药物）。

（4）全面性棘慢波放电。

（5）静脉注射苯二氮䓬后临床和脑电图好转。

（6）没有复发的趋势（通常不需要长期抗癫痫治疗）。

首次出现的失神癫痫持续状态可能是由药物、药物戒断或代谢紊乱如低血糖、低钙血症或尿毒症导致的急性症状性癫痫。

5. 局灶性反射性发作伴非酮症高血糖，系老年急性症状性癫痫综合征，其特征如下。

（1）随意运动诱发的局灶性运动性发作。

（2）高血糖且无酮症酸中毒。

（3）对代谢紊乱的改善反应极好。

（周 东 慕 洁 译 秦 兵 校）

参考文献

Abubakr A, Wambacq I (2005): Seizures in the elderly: Video/EEG monitoring analysis. *Epilepsy Behav* 7: 447–450.

Amatniek JC, Hauser WA, Del Castillo-Manzaneda C, *et al.* (2006): Incidence and predictors of seizures in patients with Alzheimer's disease. *Epilepsia* 47: 867–872.

Arif H, Buchsbaum R, Pierro J, *et al.* (2010): Comparative effectiveness of 10 antiepileptic drugs in older adults with epilepsy. *Arch Neurol* 67: 408–415.

Assal F, Papazyan JP, Slosman DO, Jallon P, Goerres GW (2001): SPECT in periodic lateralized epileptiform discharges (PLEDs): a form of partial status epilepticus? *Seizure* 10: 260–264.

Benavente LF, Salas-Puig J (2007): Pure Sleep Seizures risk of seizures while awake. *Epileptic Disord* 9: 65–70.

Bilo L, Meo R, Ruosi P, de Leva MF, Striano S (2009): Transient epileptic amnesia: an emerging late-onset epileptic syndrome. *Epilepsia* (Suppl 5): 58–61.

Brick JF, Gutrecht JA, Ringel RA (1989): Reflex epilepsy and nonketotic hyperglycemia in the elderly: a specific neuroendocrine syndrome. *Neurology* 39: 394.

Brodie MJ, Overstall PW, Giorgi L(1999): Multicentre, double-blind, randomised comparison between lamotrigine and carbamacepine in elderly patients with newly diagnosed epilepsy. *Epilepsy Res* 37: 81–87.

Brodie MJ, Elder MT, Kwan P (2009): Epilepsy in later life. *Lancet Neurol* 8: 1019–1030.

Butler CR, Graham KS, Hodges JR, Kapur N, Wardlaw JM, Zeman AZJ (2007): The syndrome of transient epileptic amnesia. *Ann Neurol* 61: 587–598.

Butler CR, Bhaduri A, Acosta-Cabronero J, *et al.* (2009): Transient epileptic amnesia: regional brain atrophy and its relationship to memory deficits. *Brain* 132: 357–368.

Cleary P, Shorvon S, Tallis R (2004): Late-onset seizures as a predictor of subsequent stroke. *Lancet* 363: 1184–1186.

D'Alessandro R, Guarino M, Greco G (2004): Risk of seizures while awake in pure sleep epilepsies: a prospective study. *Neurology* 62: 254–257.

De Simone R, Salas-Puig X, Gélisse P, Crespel A, Genton P (2010): Senile myoclonic epilepsy: Delineation of a common condition associated with Alzheimer's disease in Down syndrome. *Seizure* 19: 383–389.

Fernandez-Torre JL, Rebollo M, Gutiérrez A, López-Espadas F, Hernández-Hernández MA (2011): Nonconvulsive status epilepticus in adults: Electroclinical differences between proper and comatose forms. *Clin Neurophysiol* 123: 244–251.

García-García J, Calleja S, De la Vega V, Salas-Puig J, Lahoz CH (2004): Heraldic seizure. *Seizure* 13: 328–330.

Hernández-Ronquillo L, Adams S, Ballendine S, Téllez-Centeno JF (2018): Epilepsy in elderly population: Classification, etiology and drug resistance. *Epilepsy Res* 140: 90–94.

Hauser WA, Annegers JF, Kurland LT (1993): Incidence of epilepsy and unprovoked seizures in Rochester, Minnesota: 1935–1984 *Epilepsia* 34: 453–468.

Kalamangalam GP, Diehl B, Burgess RC (2007): Neuroimaging and Neurophysiology of Periodic Lateralized Epileptiform Discharges: Observations and Hypotheses. *Epilepsia* 48: 1396–1405.

Kawai M, Hrachovy RA, Franklin PJ, Foreman PJ (2007): Video-EEG monitoring in a geriatric veteran population. *J Clin Neurophysiol* 24: 429–432.

Kellinghaus C, Loddenkemper T, Dinner DS, Lachwani D, Lüders HO (2004): Seizure semiology in the elderly: A video analysis. *Epilepsia* 45: 263–267.

Krämer G (2001): Epilepsy in the Elderly: Some clinical and pharmacotherapeutic aspects. *Epilepsia* 42 (Suppl 3): 55–59.

Loiseau P (1997): Pathologic processes in the Elderly and their association with seizures. In: Rowan AJ, Ramsay RE (eds). *Seizures and Epilepsy in the Elderly*. pp. 63–86. Boston: Butterwoth-Heinemann.

Mauri JA, Tejero C, Mercade JM, Padro L, Salas-Puig J (2005): Lamotrigine and epilepsy in the elderly: observational study of low-dose monotherapy. *Int J Clin Pract* 59: 651–654.

Mc Bride AE, Shih TT, Hirsch LJ (2002): Video-EEG monitoring in the Elderly: A review of 94 patients. *Epilepsia* 43: 165–169.

Michel VH, Sebban C, Debray-Meignan S, *et al.* (2011): Electroclinical features of idiopathic generalized epilepsies in the elderly: a geriatric hospital-based study. *Seizure* 20: 292–298.

Mosbah A, Tramoni E, Guedj E, *et al.* (2016): Clinical, neuropsychiological and metabolic characteristics of transient epileptic amnesia syndrome. *Epilepsia* 55: 699–706.

Pitkänen A, Roivainen R, Lukasiuk K (2016): Development of epilepsy after ischemic stroke. *Lancet Neurol* 15: 185–197.

Rowan AJ, Ramsay RE, Collins JF (2005): New onset geriatric epilepsy: a randomized study of gabapentin, lamotrigine and carbamazepine. *Neurology* 64: 1868–1873.

Santamarina E, Abraira L, Toledo M, *et al.* (2018): Prognosis of post-stroke status epilepticus: Effects of time difference between the two events *Seizure* 60: 172–177.

Scaldaferri BS, Vanacore N, Trebbastoni A, Francia A, D'Amico A, Prencipe M (2010): Seizures in Alzheimer's disease: A retrospective study of a cohort of outpatients. *Epileptic Disord* 12: 16–21.

Seang Lim K, Tin Tan C (2010): Epilepsies in the Elderly. In: Panayiotopoulos CP (ed). *Atlas of Epilepsies*. pp: 1314–1320. London: Springer.

Sen A, Capelli V, Husain M (2018): Cognition and dementia in older patients with epilepsy. *Brain* 141: 1592–1608.

Sheth RD, Drazkowski MD, Sirven JI, Gidal BE, Hermann BP (2006): Protracted ictal confusion in elderly patients. *Arch Neurol* 63: 529–532.

Silveira DC, Jehi L, Chapin J, *et al.* (2011). Seizure semiology and aging. *Epilepsy Behav* 20: 375–377.

So EL, Annegers JF, Hauser WA, O'Brien PC, Whisnant JP (1996): Population based-study of seizure disorders after cerebral infarction. *Neurology* 46: 350–355.

Stefan H (2011): Epilepsy in the elderly: facts and challenges. *Acta Neurol Scand* 124: 223–237.

Suarez-Moro R, Salas-Puig J, Amorin M, Roiz C, Lahoz CH (1999): SPECT findings in reflex seizures induced by movement in non-ketotic hyperglycemia. *Epileptic Disord* 1: 199–201.

Terzano MG, Parrino L, Mazzuchi A, Moretti G (1986): Confusional states with periodic latealized epileptiform discharges (PLEDs): a peculiar epileptuc syndrome in the elderly. *Epilepsia* 27: 446–457.

Thomas P, Beaumanoir A, Genton P (1992): "*De novo*" absence status of late onset: report of 11 cases. *Neurology* 42: 104–110.

Veran O, Kahane P, Thomas P, Hamelin S, Sabourdy C, Vercueil L (2010): *De novo* epileptic confusion in the elderly: A 1-year prospective study. *Epilepsia* 51: 1030–1035.

第 24 章 癫痫与遗传性代谢缺陷病

作者：Douglas R NORDLI[1], Jr, Christian KORFF[2] and Thomas BAST[3]

单位：1. Pediatric Epilepsy, Children's Memorial Hospital, Feinberg School of Medicine, Northwestern University, Chicago, USA

2. Pediatric Neurology, University Hospitals, Geneva, Switzerland

3. Department of children and adolescents, Epilepsy Centre Kork, Kehl, Germany

一、引言

识别遗传性代谢缺陷病(inborn errors of metabolism, IEM)所致的癫痫对其预后和治疗十分关键。鉴于这一大类疾病遗传方式多为常染色体隐性遗传，有强烈的遗传倾向，易于累及家族中其他成员，识别该类疾病有助于临床医生及时向患者提供准确的信息。最重要的是，其中某些疾病是可治的，早期、有效的治疗对患儿未来的生活将产生持续而深远的影响。

对临床医生而言，IEMs 的诊断难点在于，仅凭临床表现通常难以得出结论。一般情况下，常规的实验室检查发现异常，如全面的新生儿筛查；或当患者出现病因不明的脑病、难治性癫痫或两者兼而有之时，需要怀疑 IEMs 的诊断，这与本书其他章节所述的诊断和综合征截然不同。事实上，临床癫痫病学的成就在于一个有经验的医生凭借精确的病史、全面的体格检查和脑电图细节特征就可以准确地诊断出癫痫综合征，遗憾的是，这一点对 IEMs 并不适用。对 IEMs 中许多疾病而言，患者发病年龄很小，在这样的年龄段所表现出的发作期症状相对较少(Nordli et al., 1997)，新生儿和婴儿发作类型相对较少，脑电图特征也同样有限，从而导致约 50 种表现为癫痫发作的遗传性代谢缺陷病的临床特点十分相似。

串联质谱和二代测序最新技术扩展对新生儿筛查(newborn screening, NBS)已经完全改变了这一格局，许多疾病得以通过综合筛查项目或全外显子测序确诊，NBS 的知识普及有助于我们明白这些检测既不是多余的，也不是有害的。

鉴于以上诊疗现状，作为临床医生，我们应如何做才能获得更加高效的诊治？作为神经科医生和小儿神经科医生，我们的临床思路习惯于从患者的年龄入手，这是鉴别诊断中最重要的切入点。于是，本章将按照年龄段对这一大类疾病进行分类，即新生儿、婴儿、儿童和青少年。本章不对众多 IEMs 进行详尽的讨论，关于各类疾病的详细、最新的信息大家可从网络资源中获取，如 Online Mendelian Inheritance in Man(www.ncbi.nlm.nih.gov/omim)。相反，我们应关注于在何种情况下须考虑 IEMs。相应的，在本章的每一节开头，我们将简要讨论每个年龄段 IEMs 典型的癫痫综合征。我们对疾病的分类方式按照临床表现或其他共同点，如受累的亚细胞结构或同一类型的生物化学损伤(如氨基酸缺陷)。另外，我们还重点列出该类疾病突出临床特征、典型的 EEG 表现，便于医生识别这类疾病。除此之外，我们列出了确诊疾病重要的筛查项目，我们还重点突出了那些有治疗意义的疾病，最后，在本章结尾部分，我们给出一种条理化诊断 IEMs 的方法。

二、共同的致病机制

如果我们关注一幅生物化学通路的图表，将会发现维持细胞健康和功能的正常运行有赖于成千上万同步化学反应之间的平衡，而这些同步化学反应涉及成百上千的通路和各种大量的化合物。分子在通路间转换，有时是一个通路的构成模块，有时又是另一个通路的代谢产物。某一化合物，可能同时调控多种酶促反应速度，影响细胞的生物能量；可能又是一种关键的神经递质。因此，不难想象，极少有 IEMs 仅通过一种发病机制导致癫痫发作和神经元损伤，更多的时候是多种机制的共同作用，其中包括兴奋性和抑制性神经递质失衡、正常细胞活动供能不足、毒性物质的蓄积、细胞毒性水肿致低灌注及神经系统发育过程中受到干扰。

(一) 能量衰竭

关于 IEMs 的致痫机制，其中一种主要且关键的理论为能量衰竭。GLUT1DS 或 De Vivo 病就是这类疾病的典型代表(De Vivo et al.,1991)。葡萄糖转运体突变导致不能将足够的葡萄糖转运入中枢神经系统，而外周葡萄糖储备充足，因此无全身性症状和酮症；但大脑能量来源被剥夺，从而既出现发作性症状，又出现持续性脑功能紊乱。De Vivo 病常在 1 岁以内出现，因为此时大脑相对于身体其他部位所需的能量远高于其他时期，此外，并非大脑所有区域都受到同样的影响，PET 研究证实了丘脑和其他深部灰质结构受累(Pascual et al.,2002)，这可以解释全面性棘 - 慢波和难治性失神发作，因为目前已知全面性棘 - 慢波和失神发作系丘脑 - 皮质环路受损所致。对其余的 IEMs，剥夺大脑供能的机制包括呼吸链酶复合物缺陷和线粒体病，对深部灰质核团的损伤更为明显，以至磁共振图像上出现肉眼可见的病灶(Lee et al.,2008)。正是由于离子逆电化学梯度转运和调控神经递质的产生都需要能量，能量不足时发生难治性癫痫，尤其易于出现在大脑代谢易损区就可以理解了。

(二) 兴奋和抑制的失衡

有些情况下，IEMs 会导致兴奋性和抑制性神经递质比例失衡，典型例子是维生素 B_6 依赖性癫痫。当胎儿期储备的维生素 B_6 耗尽时，谷氨酸不能通过脱羧反应转变为 GABA(Stockler et al.,2011)，从而导致神经元过度兴奋、发作，典型的 EEG 异常包括爆发 - 抑制和高度失律。

(三) 毒性物质的蓄积

毒性物质的蓄积见于多种贮积病、鸟氨酸循环缺陷、氨基酸尿症和有机酸尿症。血氨对神经系统的功能有直接且严重的损害，可导致脑病和发作。

三、新生儿

新生儿期典型的癫痫综合征有四种，其中两种是良性新生儿惊厥和良性家族性新生儿惊厥，脑电图正常且与 IEMs 无关，另外两种为早发性肌阵挛脑病(early myoclonic encephalopathy, EME)(Aicardi & Goutières,1978)和大田原综合征(Ohtahara syndrome)(Ohtahara et al.,1976)，脑电图上有明显的背景活动异常和爆发 - 抑制，EME 是发生于此年龄段的典型的癫痫综合征，常与先天缺陷有关，但大田原综合征中少有 IEMs 的报道。

(一) 早发性肌阵挛脑病

新生儿癫痫综合征中与 IEMs 最为相关的是早发性肌阵挛脑病，最初由 Aicardi 报道(Aicardi & Goutières,1978)。典型表现为难治性癫痫，通常为肌阵挛发作，伴爆发 - 抑制。已知的 EME 病因包括非酮症高甘氨酸血症、甲基丙二酸血症、丙酮酸血症、甘油酸血症、亚硫酸盐氧化酶缺乏 / 钼辅因子缺乏症、Leigh's 综合征、氨甲酰磷酸合成酶缺乏症、吡哆醇依赖症、Menkes 病和过氧化物酶体病(Vigevano & Bartuli,2002)。以上所列举的多数为有机酸尿症或氨基酸尿症，而其中最主要的病因为非酮症高甘氨酸血症。我们可将上述病因简化为以下五种：有机酸 / 氨基酸尿症、尿素循环缺陷、线粒体病、过氧化物酶体病、Menkes 病和吡哆醇依赖症。所有疾病分类如下表所示，包括了能量代谢紊乱、神经传递紊乱和神经毒性病(表 24-1)。

表 24-1　可致 EME 的新生儿遗传代谢性缺陷

非酮症高甘氨酸血症
丙酮酸血症
甲基丙二酸血症
甘油酸血症
氨甲酰磷酸合成酶缺乏症
吡哆醇依赖症
钼辅因子缺乏症
Menkes 病
脑肝肾综合征
可能的线粒体病
或可简化为
有机酸 / 氨基酸尿症
尿素循环缺陷
亚细胞器异常
- 过氧化物酶体
- 线粒体
Menkes 病
吡哆醇依赖症

续表

EME 重要的诊断性检查
全血细胞计数
生化全项（包括肝功能）
尿有机酸
脑脊液、血、尿中氨基酸全项
脑脊液、血乳酸 / 丙酮酸
血氨
血铜蓝蛋白和铜
新鲜尿液中的亚硫酸根测试
极长链脂肪酸
吡哆醇激发试验

婴儿期早发性癫痫性脑病或 Ohtahara 综合征最早于 1976 年报道，与 EME 有一些相似的特征，不同之处在于前者以强直发作为主，爆发 - 抑制模式不随状态而明显改变，影像学上结构性异常居多。细胞色素 C 氧化酶缺乏症或 Leigh 脑的报道罕见（Tatsuno et al.，1984）。

（二）新生儿 IEM 中除 EME 以外的癫痫病

少数患儿在新生儿期即表现出特征明显的癫痫综合征。有些作者将既不属于大田原综合征也不属于 EME 的重症癫痫患者称为早发性癫痫性脑病（early-onset epileptic encephalopathy，EOEE，Deprez et al.，2010），重要的是，这些作者已经发现该类患者有明确的基因突变，如 *STXBP1* 基因突变。有些患者表现为局灶性发作、肌阵挛及强直发作等多种发作类型，脑电图背景异常，却不符合爆发 - 抑制的诊断标准。IEMs 患者中所有类型的发作都报道过，因此发作类型不能作为 IEMs 的鉴别特征之一，同样地，IEMs 的脑电图缺乏特异性，通常表现为过度的连续性及极度爆发 - 抑制和（或）大量的多灶性尖波。因此，新生儿如表现出病因不明的持续性发作，应考虑为 IEMs 或新近发现的离子通道病，尤其是合并脑病的患者。

新生儿期起病的 IEMs 包括：非酮症高甘氨酸血症，异戊酸、甲基丙二酸和丙酮酸尿症，枫糖尿症，吡哆醛依赖症，磷酸吡哆醛依赖症，羧化全酶缺乏症，羟基戊二酸尿症，3- 磷酸甘油酸脱氢酶缺乏症，腺苷酸基琥珀酸裂解酶缺乏症，亚甲基四氢叶酸还原酶（methylene tetrahydrofolate reductase deficiency，MTHFR）缺乏症，GABA 转氨酶缺乏症，先天性糖基化病，发育迟缓、癫痫和新生儿糖尿病（developmental delay，epilepsy and neonatal diabetes，DEND），高胰岛素血症，高氨血症（hyperammonemia，HiHA），新生儿蜡样质脂褐质沉积病伴组织蛋白酶缺乏症，肌酸缺乏症，过氧化物酶体病，尿素循环缺陷，二氢吡啶脱氢酶缺乏症，钼辅因子缺乏症，肉毒碱棕榈酰转移酶缺乏症 Ⅰ、Ⅱ 型，丙酮酸羧化酶缺乏症，丙酮酸脱氢酶缺乏症和生物素相关疾病（Cook & Walker，2011；Prasad & Hoffmann，2010）。总之，各种代谢紊乱都可在很早期发生，其中大部分都难以鉴别（表 24-2）。

表 24-2 新生儿癫痫性脑病

非酮症高甘氨酸血症
异戊酸、甲基丙二酸和丙酮酸尿症
枫糖尿症
吡哆醛依赖症、磷酸吡哆醛依赖症
羧化全酶缺乏症
羟基戊二酸尿症
3- 磷酸甘油酸脱氢酶缺乏症
腺苷酸基琥珀酸裂解酶缺乏症
亚甲基四氢叶酸还原酶（MTHFR）缺乏症
GABA 转氨酶缺乏症
先天性糖基化病
发育迟缓、癫痫和新生儿糖尿病（DEND）
高胰岛素血症、高氨血症（hyperammonemia，HiHA）
新生儿蜡样质脂褐质沉积病伴组织蛋白酶缺乏症
肌酸缺乏症
过氧化物酶体病
尿素循环缺陷
二氢吡啶脱氢酶缺乏症
钼辅因子缺乏症
肉毒碱棕榈酰转移酶 Ⅰ、Ⅱ 型缺乏症
丙酮酸羧化酶缺乏症
丙酮酸脱氢酶缺乏症
生物素相关疾病

四、婴儿

（一）婴儿期典型的 IEM：West 综合征

West 综合征是婴儿期最多见的遗传代谢性障碍相关癫痫综合征。West 综合征典型三联征是痉挛发作、发育迟缓和高度失律。目前已发现诸多 IEMs，最常见的有：生物素酶缺乏症、吡哆醇缺乏症、线粒体病（Shah et al.，2002；Sadleir et al.，2004）、Menkes 病（Prasad et al.，2011）、先天性糖基化病 Ⅲ 型（Stibler et al.，1999）、有机酸 / 氨基酸尿症［包括丙酮酸尿症（Low et al.，1957）及其他（Wolf et al.，2009）］、过氧化物酶体病（Buoni et al.，

2007）和溶酶体病（Nordli & De Vivo，2002）。另外，还发现了越来越多 West 综合征的遗传学病因，本章不做叙述（Paciorkowski et al.，2011）。Vigevano 和 Bartuli（2002）认为尽管许多 IEMs 都与 West 综合征有关，但仍只占 West 综合征总体的很小部分（表 24-3）。

表 24-3　与 West 综合征相关的新生儿代谢性缺陷

生物素酶缺乏症
吡哆醇依赖症
Menkes 病
线粒体病
有机酸尿症
氨基酸尿症
先天性糖基化病Ⅲ型
溶酶体水解酶缺乏症

（二）伴 IEMs 的非综合征型婴儿癫痫

与新生儿类似，许多婴儿期癫痫也无法与已知的综合征相对应。这些患儿表现出难以解释的、难以控制的发作和脑病，应考虑为 IEMs 的可能。导致婴儿发作的其他病因有：GM1、GM2 神经节苷脂贮积病，神经元蜡样质脂褐质沉积症，婴儿神经轴索营养不良，Glut-1 缺乏症，晚发型多种羧化酶缺乏症，中枢及外周叶酸代谢紊乱，神经递质合成紊乱，精氨酸酶缺乏症（尿素循环障碍），氨基酸 / 有机酸尿症，唾液酸贮积症（Prasad & Hoffmann，2010）。

五、儿童 / 青少年

进行性肌阵挛癫痫

进行性肌阵挛癫痫（progressive myoclonus epilepsy，PME）常见于儿童期后期或青少年期。典型症状为肌阵挛发作、强直 - 阵挛发作、进行性加重的共济失调和进行性痴呆（Ramachandran et al.，2009；Berkovic et al.，1993）。已知的 PME 病因包括：Unverricht-Lundborg 综合征，肌阵挛癫痫伴破碎红纤维综合征（myoclonus epilepsy with ragged red fibers，MERRF），拉福拉病（Lafora disease），神经元蜡样质脂褐质沉积症（neuronal ceroid lipofuscinoses，NCL），唾液酸贮积症Ⅰ、Ⅱ型。上述综合征在临床表现上有较多的重叠，但也有区别。如视力检查：视神经萎缩提示 NCL；樱桃红斑或晶状体浑浊则提示唾液酸贮积症；肌病、听力受损和脂肪瘤见于 MERRF。以上所有疾病除 MERRF 外均以常染色体隐性方式遗传，而 MERRF 为母系遗传，库夫斯病（Kufs disease）为罕见的显性遗传。以上各类疾病 EEG 最初均表现为正常背景节律上叠加全面性或多灶性棘波，大多数情况下 EEG 会随着时间恶化，表现为睡眠节律消失，伴波幅显著降低，多数有光敏性，某些婴儿期晚发型 NCL 示较高幅度的视觉诱发电位，拉福拉病典型 EEG 表现出枕区棘波；但枕区棘波也见于其他疾病；唾液酸贮积症顶区可见显著的快节律，随后出现粗大的肌阵挛发作。

[治疗]

到目前为止，上述疾病均缺乏特异的治疗手段，但 FDA 已批准 α 神经脂酶用于治疗三肽基肽酶 -1（tripeptidyl peptidase-1TPP1）缺乏所致的 CLN2。该疗法已被批准用于减缓 3 岁及以上行走能力丧失的有症状的患者。

对 Unverricht-Lundborg 综合征而言，应避免使用苯妥英，而诸多抗癫痫药物已广泛应用于肌阵挛癫痫。

[诊断]

此前，活检对于明确诊断至关重要，但现在基因和酶学检测可应用于各类疾病的诊断（www.genetests.org）。商业化基因检测包目前仅需一份样本即可同时检测拉福拉病、Unverricht-Lundborg 综合征和 MERRF。眼科检查可区分唾液酸贮积症和 NCL，前者还可检测尿液中的唾液酸寡糖。大多数 NCL 可通过酶学检测、基因或二者联合（表 24-4）。最后，针对进行性肌阵挛癫痫，商业化实验室提供的新一代测序技术检测包可基本完全覆盖上述病因。

表 24-4　PME 的病因

Unverricht-Lundborg 综合征
肌阵挛性癫痫伴碎红纤维综合征（MERRF）
拉福拉病
神经元蜡样质脂褐质沉积症： 婴儿晚发型 芬兰变异型 婴儿晚发变异型 土耳其变异型 青少年型 成人型
唾液酸贮积症Ⅰ型、Ⅱ型

六、IEMs 综述

(一) 有机酸尿症和氨基酸尿症概述

所谓的氨基酸尿症，是指正常存在于尿液中的氨基酸浓度的异常。氨基酸参与众多复杂的通路，在神经传递中的作用尤其重要，因此与癫痫相关(Lee，2011)。氨基酸代谢紊乱可影响支链氨基酸、含硫氨基酸和芳香族氨基酸。有机酸尿症指的是类似的紊乱，但涉及的化合物是有机酸，没有氨基。这些都有非常相似的特征，因为大多数有机酸尿症来源于氨基酸代谢的改变。其他一些有机酸尿症涉及脂肪酸氧化缺陷，因此，出现一定程度上的能量代谢障碍。最严重的病例通常出现在新生儿期，在开始喂养后不久即出现，表现为精神异常和癫痫发作。临床特征上的差异甚微，确诊依赖尿液中有机酸的测定及脑脊液、血液和尿液中氨基酸的测定。

有机酸尿症的分类包括枫糖尿症(maple syrup urine disease，MSUD)、丙酸血症、甲基丙二酸血症(methymalonic acidemia，MMA)、甲基丙二酸尿症和同型胱氨酸尿症、异戊酸血症、非生物素依赖 3-甲基巴豆酰辅酶 A 羧化酶缺乏症、3- 羟基 -3- 甲基戊二酸单酰辅酶 A(HMG-CoA)裂解酶缺乏症、铜硫解酶缺乏症和 Ⅰ 型谷氨酸血症(glutaricacidemia type 1，GA1)。大多数情况下，疾病的确诊是需要检测出特定的过量化合物。然而也有例外，如丝氨酸病，空腹时抽血化验和常规脑脊液化验均发现丝氨酸和甘氨酸水平过低。

(二) 枫糖尿症(MSUD)：一种经典的有机酸尿症

1954 年，Menkes 及其同事最早发现了 MSUD，系调控支链 α- 酮酸脱氢酶复合体的四个基因发生了突变(Chuang，1998)，从而导致亮氨酸、异亮氨酸和缬氨酸蓄积。检测通常在多数扩大的新生儿中进行，以致无症状个体也可被确诊。否则，患儿会在出生 1 周内呈现昏睡状态，或出现间歇性语调升高、震颤、肌阵挛发作及反复的肢体屈伸动作，未经治疗的患儿会出现局灶性发作和难以控制的颅内水肿。尿液和耵聍中存在一种特殊的气味，此病由此得名。神经病理学特征为弥散性脱髓鞘和白质囊性变，有时伴神经元迁移障碍。有文献报道 EEG 呈梳状 mu 节律伴 7~9Hz 纺锤状尖波爆发(Tharp，1992)。

[**重要的诊断性检测**]

检测血、尿液和脑脊液中的氨基酸，为支链氨基酸增多，也可出现代谢性酸中毒和酮症。

[**治疗**]

主要治疗手段为限制蛋白质，补充硫胺素及避免饮食中摄入支链氨基酸(Chuang et al.，2006)。肝移植可部分恢复酶的功能，可用于症状尚未出现的患者(Feier et al.，2016)。

(三) 经典的氨基酸尿症：非酮症高甘氨酸血症或甘氨酸脑病

该种常染色体隐性遗传病是由于大型甘氨酸裂解酶系统缺陷所致，该系统负责全身甘氨酸降解，包括大脑的甘氨酸降解(Applegarth & Toone，2004)。线粒体脂酸合成障碍和甘氨酸向细胞外转运失调也会产生类似的表现(Baker et al.，2014；Kurolap et al.，2016)。甘氨酸在大脑中蓄积过多，达到毒性水平。线粒体酶系统由四个单元组成(分别为 P、H、L 和 T)，最常见的为 *GLDC* 基因突变，导致 P 蛋白失去功能。甘氨酸在脑内的作用为兴奋性，相反在脊髓中起抑制作用。患儿常在出生 48h 内即昏睡、呼吸暂停和癫痫发作，呃逆出现于出生第 4—5 天，也可合并皮质发育不良和胼胝体发育不良。

[**重要的诊断性检测**]

同时收集血液和脑脊液，分别检测其中甘氨酸的含量。

[**治疗**]

本疾目前尚无长期有效的治疗方式，地西泮可终止癫痫发作。而右美沙芬作为 NMDA 激动剂有一定优势，但有时作用是短暂的(Hamosh et al.，1998；Zammarchi et al.，1994)。将血浆中的甘氨酸(如苯酸盐)降至正常水平，可提高患者运动功能，并减少癫痫发作(Bjoraker et al.，2016)。

(四) 尿素循环障碍

尿素循环障碍(urea cycle disorders，UCDs)是由于未能清除体内过多的氮所致。串联质谱检测示尿素循环障碍在新生儿中的发生率约为 1/70 000(Couce et al.，2011)。UCDs 大部分为常染色体隐性遗传，但也有例外，最常见的是鸟氨酸转氨甲酰酶(ornithine transcarbamylase，OTC)缺乏症，为 X 连锁显性遗传。该病常见于新生儿期，临床症状类似，全部或部分源自血氨水平升高所致。患儿表现为食欲缺乏、昏昏欲睡、出生 1—5 天出现抽搐，如有广泛脑组织水肿可导致颅内压升高，进一步发展为脑疝。症状轻者出现较晚，而对杂合突变女性患儿而言，若无应激性事件，可无症状。

[诊断性检测]

当出现血氨升高、尿中无酮体及呼吸性碱中毒可考虑上述诊断，血氨基酸和尿有机酸检测有助于鉴别诊断，基因测序是诊断的最终金标准。

该类患儿脑电图示低电压、背景慢活动及多灶性痫样放电，1984 年 Verma 和 coworkers 对两例患者的脑电图监测，发现有持续性单节律 θ 活动阵发性出现（Verma et al.，1984）。

[治疗]

紧急情况下血液透析可以降低血氨，挽救生命，随后，可采取限制蛋白质摄入及其他临床手段降低血氨。

（五）线粒体病

发育初期的大脑对能量的需求很大，因此线粒体病患儿常表现出神经系统症状。已有文献综述了线粒体病合并癫痫的相关研究（Rahman，2012）。多器官受累和乳酸酸中毒较为常见，但也并非必然出现。难治性癫痫有时是唯一的症状，有时合并视网膜色素变性、视神经萎缩、听力丧失、发育迟缓、神经病和肌病等神经系统疾病，有时可见肌阵挛发作，不过几乎所有发作类型都可以出现。脑电图表现各异，如线粒体脑肌病伴高乳酸血症和卒中样发作（mitochondrial encephalopathy with lactic acidosis and stroke-like events，MELAS）可表现为局灶性慢波和发作间期痫样放电，但 MERRF 则表现为全面性棘 - 慢波。超过 2 000 个核 DNA 基因和 37 个母系遗传的线粒体 DNA（mtDNA）基因参与调控线粒体功能。约 80% 的线粒体病为常染色体隐性遗传，其余则具有母系遗传的特点。

[诊断]

血氨基酸、酰基肉碱、乳酸盐、丙酮酸盐和尿有机酸异常提示线粒体病，可检测各种组织中线粒体酶的活性并有针对性开展基因检测（Rahman，2012）。

[治疗]

治疗的关键在于减少代谢和生理应激带来的损伤，常使用多种辅酶因子和补充剂。某些特定的呼吸链受损时，生酮饮食疗法值得推荐（Lee et al.，2008）。当病因不明时应尽量避免使用丙戊酸，对 *POLG1* 基因突变所致的 Alpers 病而言，丙戊酸禁用（Alpers disease）（Saneto et al.，2010）。

（六）丙酮酸脱氢酶缺乏症

丙酮酸脱氢酶（pyruvate dehydrogenase，PDH）复合物由三种酶组成：丙酮酸脱羧酶（E1）、二氢硫辛酸乙酰转移酶（E2）、二氢硫辛酸脱氢酶（E3）。E1α 亚单位尤为重要，因为该亚基中包含了 E1 的活性位点，因此该亚基突变是 PDH 缺乏症的最常见病因（Chun et al.，1995）。

婴儿期急性乳酸酸中毒的临床表现各异，男性患儿可表现为严重的神经受损，缓慢进行性神经退行性病变更常见于女性患儿。典型表现为乳酸和丙酮酸同时升高，但其比值不变，可出现胼胝体发育不全及其他结构的异常，婴儿痉挛和肌阵挛性发作较为常见，EEG 示多灶性慢棘 - 慢波和高度失律。生酮饮食有不同程度的疗效（Sofou et al.，2017）。

（七）丙酮酸脱羧酶缺乏症

在生物素为辅酶因子的介导下，丙酮酸脱羧酶将丙酮酸转化为草酰乙酸。如丙酮酸脱羧酶缺乏，新生儿可出现严重的乳酸血症，在出生的最初数月即死亡，婴儿可出现一系列感染诱发的乳酸血症、生长停滞以及肌张力低下等症状。乳酸和丙酮酸比值常升高，血氨基酸和尿有机酸显著异常，可能出现婴儿痉挛和高度失律，柠檬酸循环紊乱继发的能量障碍可导致癫痫发作。生酮饮食或促肾上腺皮质激素可能恶化该病，应避免使用。

（八）Leigh 综合征

亚急性坏死性脑脊髓病又称 Leigh 综合征，病因除已明确的丙酮酸脱氢酶缺乏外，目前还发现细胞核和线粒体复合体 1-5 的缺陷。该综合征的遗传方式可能为常染色体隐性、显性、X 连锁或母系遗传（DiMauro & De Vivo，1996）。

婴儿通常表现为急性至亚急性消退、张力减退、乳酸性酸中毒和发育不良。随着疾病的进展，会出现痉挛、眼球运动异常和中枢性呼吸衰竭。双侧深部灰质受累程度很明显，在神经影像学上也可能存在白质病变，尽管生物素和硫胺素反应性疾病以及维加巴林毒性是这些影像学表现的其他考虑因素。

患儿常表现为急性 - 亚急性退化、肌张力减低、乳酸酸中毒及发育停滞，随着疾病的进展，还会出现痉挛、眼球运动异常及中枢性呼吸衰竭。神经影像学证据为双侧深部灰质受累，有时也有白质病变，但这种影像学特征也可见于生物素、硫胺素反应性疾病及氨己烯酸中毒。

(九) 适合中枢替代疗法的疾病

1. Glut1DS

葡萄糖转运蛋白 -1 缺乏症,系能量耗竭最典型的疾病,1991 年 De Vivo 率先发现(De Vivo et al., 1991)。该综合征系常染色体显性遗传疾病,由跨血脑屏障的葡萄糖转运体功能障碍所致,该葡萄糖转运体由 *SLC2A* 基因编码。该综合征的症状谱在不断完善中,典型的临床表现包括发育迟滞、共济失调、肌张力减退、婴儿惊厥、获得性小头畸形,发作性头眼运动、阵发性呼吸困难、偏瘫型偏头痛和难治性失神发作(Pearson et al.,2017)。由于葡萄糖转运体功能障碍使得脑脊液和血液中葡萄糖含量降至正常水平的 50%(通常脑脊液中葡萄糖含量少于 40mg/dl)。另外,乳酸盐含量也可降低。明确葡萄糖转运体受损可检测红细胞和基因。大部分患者都有癫痫发作,婴儿常为局灶性。随着年龄的增长,其他的发作类型,如失神、肌阵挛、失张力及全面性强直 - 阵挛发作均可见。发作间期 EEG 无异常,而在大于 2 岁的患儿中,1/3 以上可见全面性 2.5~4Hz 棘 - 慢波(Leary et al.,2003)。

[诊断]

对于难治性癫痫患儿,都应行腰椎穿刺检查。确诊同样依靠红细胞转运体测定和基因检测。

[治疗]

早期生酮饮食对于发作十分有效(Wang et al., 2005),根据报道,超过 90% 的发作减轻,同时也改善了认知功能(Kass et al.,2016; Ramm-Pettersen et al.,2014)。

2. 叶酸缺乏症

正如 Ramaekers 和 Blau 所定义的,大脑叶酸缺乏可导致神经系统症状,该病患者脑脊液中 5- 四氢叶酸(5-methyltetrahydrofolate,5-MTHF)含量降低,而外周组织叶酸代谢正常(Ramaekers & Blau, 2004),这与多种机制有关,包括饮食摄入不足、先天或获得性吸收障碍综合征,后者外周血中叶酸含量也降低;另外,有文献报道少数患儿出现孤立性大脑叶酸缺乏症,典型表现为非特异性神经系统症状,如 4 月龄左右出现易激惹和睡眠障碍,随后出现发育迟滞、双侧痉挛性瘫痪、不自主运动、共济失调、头颅发育迟缓及孤独症,失张力、失神或全面性强直 - 阵挛发作也报道于少部分病例中,但脑电图无特异性发现。孤立性大脑叶酸缺乏症可能是由于脑中出现了抗叶酸受体的自身抗体或编码 FR1 叶酸受体蛋白 1 的 *FOLR1* 基因突变所致(Ramaekers & Blau,2004; Hyland et al.,2010)。大脑叶酸缺乏还与其他疾病相关,如 Rett 综合征、Aicardi-Goutières 综合征、髓鞘过少伴基底节萎缩和二氢蝶啶还原酶缺乏症(Hyland et al.,2010),这些疾病导致叶酸消耗的机制存在一定争议,仍有待更深入的理解。

[诊断]

婴儿出现难以解释的进行性神经系统症状,特别是当临床表现与上述孤立性疾病一致时,应考虑检测脑脊液 5-MTHF 含量,同时排除可能导致外周叶酸代谢障碍的病因。

[治疗]

补充叶酸可能是有害的,因此禁忌盲目补充。然而,以 0.5~1mg/(kg·d)的剂量补充更稳定的、体内代谢活性更高的叶酸复合物 - 叶醛酸有助于改善神经系统症状,尤其是 6 岁前初次诊断的患者(Ramaekers & Blau,2004)。

3. 脑肌酸缺乏症

肌酸的作用在于能量储存和运输,主要在中枢神经系统和肌肉中。食物中摄取和内生合成是肌酸的两大来源,肌酸的生物合成步骤如下:第一步,精氨酸和甘氨酸在精氨酸 - 甘氨酸脒基转移酶(arginine: glycine amidinotransferase, AGAT)作用下转化为胍基乙酸(guanidinoacetate, GAA)和鸟氨酸;第二步,经胍基乙酸甲基转移酶(guanidinoacetate methyltransferase,GAMT)催化, GAA 甲基化生成肌酸。脑肌酸缺乏症的原因可能为遗传性 AGAT 和 GAMT 缺陷,或负责将肌酸从血液转运至中枢神经系统的蛋白功能失调,后者可能为编码肌酸转运体的 *SLC6A8* 基因突变所致。患者主要的临床症状包括发育迟滞、孤独症和癫痫。发作见于超过 80% 的 GAMT 缺乏或 SLC6A8 功能异常的患者。GAMT 缺乏所致的发作尤为难治(Mikati et al.,2013)。患者通常在 10 月龄至 3 岁起病,表现为肌阵挛、全面性强直 - 阵挛、局灶性发作、点头和跌倒发作(Nasrallah et al.,2010)。明确与 *SLC6A8* 基因突变相关的发作较易治疗。

[诊断]

检测尿 GAA 和肌酸含量、计算 GAA/ 肌酐比和肌酸 / 肌酐比及质子磁共振波谱都是有效的检测方法。可检测上述 3 种基因(Nasrallah et al.,2010)。

[治疗]

口服补充肌酸水化物 300~400mg/(kg·d),有助于改善上述两种酶缺乏导致的临床症状(Wolf et al.,2009; Stockler-Ipsiroglu et al.,2014),补充鸟氨酸及限制精氨酸摄入可能同样有效。但是,在转运体异常时加强肌酸摄入是无效的。

4. 生物素病

生物素是一种必需维生素，在人体内为 4 种羧化酶的辅酶，包括乙酰辅酶 A 羧化酶 α 和乙酰辅酶 A 羧化酶 β、丙酰辅酶 A 羧化酶（propionyl-CoA carboxylase，PCC）、3- 甲基巴豆酰辅酶 a 羧化酶（3-methylcrotonyl-CoA carboxylase，MCC）和丙酮酸羧化酶（pyruvate carboxylase，PC）（Zempleni et al.，2008）。这些酶的众多功能在脂肪酸代谢、氨基酸和糖代谢方面比较活跃，还能调控糖类代谢相关的基因。稳定、充足的生物素浓度有助于维持重要器官（如心脏、大脑）的正常工作。生物素稳态受 3 种主要蛋白质的调节：生物素酶（Biotinidase），负责从分解后的蛋白和生物胞素中游离生物素释放出来的胰酶，该酶还参与生物素向外周的转运和全羧化酶合成酶降解产物的回收；钠依赖性多种维生素转运体，负责从各种组织（如肠、肾和肝脏）中吸收生物素；全羧化酶合成酶，负责催化生物素与上述酶和组蛋白的附着。

生物素缺陷可能导致严重的临床表现，包括神经和皮肤表现（Zempleni et al.，2008）。生物素酶缺乏症，又称晚发性多羧酶缺乏症，通常在出生后 3—6 月龄起病，表现为肌阵挛、发育迟缓和肌张力降低，婴儿痉挛也有报道。其他重要体征包括喉鸣、脂溢性或异位性皮炎、脱发、结膜炎，以及后来的孤独症、听力减退和视神经萎缩（Lyon et al.，2006）。大多数患者可能出现代谢性酸中毒，并因此导致昏迷和死亡。80% 的患者在病程中会出现间歇性有机酸尿，这是诊断的重要线索。

［诊断］

对所有表现为难治性癫痫和发育迟滞的患儿，均应行尿和脑脊液有机酸筛查和分析。在生物素酶缺乏症中，血清、白细胞、成纤维细胞和脑脊液中剩余酶活性通常极低（Lyon et al.，2006a，b）。也可以开展基因测序。

［治疗］

在生物酶缺乏和某些羧化全酶缺乏的病例中，口服生物素（10~100mg/d）可快速控制癫痫发作，根本性改善临床症状（Wolf et al.，2009；Lyon et al.，2006a，b）。

5. 丝氨酸代谢病

L- 丝氨酸是一种非必需氨基酸，对中枢神经系统的发育和功能有重要作用。其主要的来源是饮食摄取和体内代谢，后者通过蛋白和磷脂降解或体内合成。一种为甘氨酸（可逆地）经丝氨酸羟甲基转移酶（serine-hydroxymethyl transferase，SHMT）合成，另一种为 3- 磷酸甘油酸经 3- 磷酸甘油酸脱氢酶（3-phosphoglycerate dehydrogenase，3-PGDH）、磷酸丝氨酸氨基转移酶（phosphoserine aminotransferase，PSAT）和磷酸丝氨酸磷酸化酶（PSPH）合成。在中枢神经系统，合成发生的场所是星形胶质细胞。另外，相邻的突触前细胞释放谷氨酸，兴奋星形胶质细胞的 AMPA 受体，经丝氨酸蛋白酶（serine racemase，SR）激活 L- 丝氨酸转化为 D- 丝氨酸，随后可开放突触后 NMDA 受体。中枢神经系统中丝氨酸缺乏可能是丝氨酸转运体 ASCT1 缺乏所致（Damseh et al.，2015）。

3-PGDH 缺乏症经典表现为发育迟滞、先天性小头畸形和各种类型的难治性癫痫，包括癫痫性痉挛。儿童晚发病例中已有较温和的表型报道。PSAT 缺乏和 PGDH 缺乏有类似的特征，同样可引起发育迟滞、难治性癫痫、肌张力过高和获得性小头畸形。至今为止，文献无 PSPH 患者癫痫发作的报道（Tabatabaie et al.，2010）。

［诊断］

大多数情况下，常规的氨基酸分析可发现血和脑脊液中 L- 丝氨酸和甘氨酸含量很低。仅有两种例外的情况：青少年 3-PGDH 缺乏症和 PSPH 缺乏症，血、脑脊液中甘氨酸浓度均正常（Tabatabaie et al.，2010）。

［治疗］

口服补充 L- 丝氨酸，剂量达到 300~500mg/(kg·d)（Wolf et al.，2009）或可显著改善临床症状（Tabatabaie et al.，2010；Livet et al.，2005），添加甘氨酸至 300mg/(kg·d) 对难治性癫痫获益。

6. 吡哆醇依赖性癫痫

吡哆醇依赖性癫痫（Pyridoxine-dependent epilepsy，PDE）是一种常染色体隐性遗传病，系编码遗蛋白（ATQ）的 *ALDH7A1* 基因突变导致 α- 氨基己二酸半醛脱氢酶缺陷所致（Stockler et al.，2011）。ATQ 是赖氨酸降解通路上的一种乙醛脱氢酶，其缺乏导致 α- 氨基己二酸半醛（α-aminoadipic semialdehyde，AASA）、6- 六氢吡啶羧酸（P6C）和哌可啉酸的累积，AASA、P6C 和哌可啉酸在脑脊液、尿液和血浆中可作为诊断标记物。患儿常在出生后第一周出现难治性癫痫，表现为局灶性发作、肌阵挛或癫痫性痉挛。EEG 为不连续的弥漫性高幅 δ 活动爆发，其后紧跟波幅衰减波形（即爆发 - 抑制），治疗后不久即可见爆发 - 抑制，连续吡哆醇治疗后，脑电图基本正常，高度失律较为罕见。

最初发现叶酸对该疾病有效，后来发现是一个偶然事件。随后发现PDE的治疗也一样，有些患者对吡哆醇治疗没有反应，却对吡哆醛磷酸盐（pyridoxal-L-phosphate，PLP）反应很明显。大部分患者PLP酶异常，也有部分患者未见异常。有学者提倡以30mg/（kg·d）剂量给予PLP，以替代吡哆醇，但也有学者建议此治疗方案应用于吡哆醇治疗3d仍无效果的情况。

［重要的诊断性检测］

可对血液或尿液中AASA和P6C含量及血液中哌啶酸的含量进行筛检。基因突变可确诊该病。

［治疗］

可试验性使用吡哆醇100mg/d或30mg/（kg·d）治疗，直到生化检测结果排除该病。如果吡哆醇无效，可使用PLP 30mg/（kg·d）（Stockler et al.，2015）。药物敏感的患者可能会导致窒息，所以在无呼吸支持的情况下不宜选择静脉注射。目前不建议通过限制赖氨酸和补充精氨酸治疗（Coughlin et al.，2015；Al Teneiji et al.，2017）。

（十）溶酶体水解酶缺陷

溶酶体贮积病是一组遗传性疾病，多数为常染色体隐性遗传。不完全降解的大分子聚集导致各种细胞和器官的功能异常，如中枢神经系统（Kruer & Steiner，2011）。溶酶体活性降低、蛋白合成及活化过程中异常蛋白的聚集、已分解的小分子从溶酶体向其他细胞器转运障碍都会导致贮积病。经典的分类方法根据贮积物质的不同，包括糖原贮积病2型、黏多糖病、脂质沉积症、神经鞘脂贮积病、黏脂贮积病和寡糖贮积症。尽管癫痫并不是其中大部分疾病的主要症状，但对其中某些疾病，发作和EEG改变相对常见，有提示该疾病的价值。

神经元蜡样质脂褐质沉积症和皮质功能障碍突出的溶酶体贮积病治疗方法不同。

家族性黑矇性痴呆（Tay-Sachs disease）是一种神经鞘脂沉积症，由氨基己糖酶A缺陷导致的神经节苷脂、GM2在神经元中蓄积所致。典型的症状包括过度惊吓反应、进行性巨头畸形、运动及认知功能受损。眼底检查可发现典型的樱桃红斑。可出现肌阵挛癫痫伴全面性棘-慢波，起病初期发作间期的EEG正常，但随着疾病进展，脑电图波幅逐渐降低（Gaitanis，2011）。该病的生存期为3~5年。GM1神经节苷脂贮积病，是β-半乳糖苷酶异常导致的另一种类鞘脂沉积，脑电图表现为颞区为著的θ频段的慢活动（Gaitanis，2011）。

Ⅲ型黏多糖病1—6岁起病，表现为发育迟滞和行为异常，逐渐演化为进行性痴呆和癫痫。发作间期EEG可正常或表现为弥漫性慢波或低波幅快活动（Gaitanis，2011）。

尼曼-皮克病（Niemann-Pick disease）系酸性鞘磷脂酶缺陷所致。其中C型患者通常于3—8岁起病，表现为共济失调、垂直凝视麻痹、肝大、脾大，随时间的推移还可出现肌阵挛发作。发作间期EEG为弥散性慢波或α频段的高波幅弥漫活动，闪光刺激可增强。

戈谢病（Gaucher disease）是由于葡糖脑苷脂酶缺陷导致葡糖脑苷脂在巨噬-单核细胞系统中蓄积，导致肝大、脾大和神经功能受损，如动眼神经麻痹；Ⅲ型还可见脑萎缩，Ⅱ型和Ⅲ型可见癫痫发作。发作间期脑电图为6~10Hz节律性尖波、多棘波和棘-慢波（Gaitanis，2011）。可见发作和背景慢活动为主的非特异性EEG异常，也可见于异染性脑白质营养不良，系芳基硫酸酯酶A缺陷导致的硫化糖脂蓄积疾。

克拉伯病（Krabbe disease）由半乳糖神经酰缺陷所致，患儿出生后第1年即可表现为强直痉挛发作。

［诊断］

当怀疑溶酶体贮积病时，应行骨X线片、眼科和听力检查、超声心动图和外周血涂片，尿液中低聚糖和黏多糖可能增多，可测定白细胞和成纤维细胞中的酶活性。DNA分析可用于基因缺陷的确诊。

［治疗］

酶替代疗法可用于治疗溶酶体贮积病，但在改善神经系统功能方面收效甚微。造血干细胞移植可能有效，尤其在早期确诊时。两种方法联合使用更有利于改善预后。目前对于戈谢病有两种治疗方式：酶替代疗法和底物降低疗法。

（十一）过氧化物酶体病

过氧化物酶体病是由于极长链脂肪酸（VLCFA）和支链脂肪酸无法降解所致，同时有血纤维蛋白溶酶原合成缺陷。癫痫发作症状不明显，不能仅通过临床表现来描述，大部分疾病的癫痫发作出现于新生儿期或婴儿期。EEG特征受年龄和疾病的严重程度影响很大，年龄较小或病情更重的患者表现为多灶性发作，年龄较大的婴儿可表现为高度失律，更大一些的患者则表现出全面性脑电图异常。过氧化物酶体病分为三类：①过氧化物酶合成异常（脑-肝-肾综合征谱系［ZSS］）；②单种过氧化物酶异常(X- 连锁肾上腺脑白质营养不良[X-linked adrenoleukodystrophy,XALD],酯酰辅酶A[acyl-CoA]氧化酶缺乏);③多种过氧化物酶缺乏病(肢近端型点状软骨发育不良)。以上疾病均可通过检测样本中的 VLCFA 筛查出来。ZSS 患者表现出局灶性运动性发作,不伴继发性全面性发作,是此谱系疾病中最特殊的一种,有明确的皮质发育不良,发作间期脑电图表现为少见的双侧独立的多灶性放电,主要位于额中央区,也有更少见的高度失律的报道(Takahashi et al.,1997)。高度失律见于新生儿肾上腺脑白质营养不良和 D- 双功能蛋白缺乏(D-bifunctional protein deficiency,DBPD)。

[治疗]

主要为对症治疗。基因疗法包括骨髓移植已用于 XALD,该病的筛查也已纳入新生儿筛查项目中。

(十二)神经元蜡样质脂褐质沉积症

神经元蜡样质脂褐质沉积症(neuronal ceroid lipofuscinoses,NCL)是遗传性(多数为常染色体隐性遗传)溶酶体贮积病。蜡样脂褐质是一种自体荧光降解产物,在溶酶体中聚集并启动神经元变性(Mole & Williams,1993)。目前已发现了 NCL10 种亚型(NCL1-NCL10)。NCL 表现为进行性痴呆和运动症状、难治性癫痫和早逝。另外,大多数患者表现为意向性肌阵挛(或多灶性肌阵挛)、视网膜变性和继发失明。头颅 MRI 示大脑皮质、小脑进行性萎缩。目前并未发现神经系统以外的症状。可根据起病年龄对 NCLs 进行分类。

起病最早的是 NCL10 亚型,表现为先天性小头畸形和新生儿(有时在出生前)癫痫发作,系编码维持神经元稳定的组织蛋白酶 D 的 *CTSD* 基因突变所致(Kohlschutter & Schulz,2009)。

婴儿型 NCL(Santavuori-Haltia-Hagberg 病)/NCL1 是 *CLN1* 基因突变导致棕榈酰蛋白硫脂酶(palmitoyl-protein thioesterase,PPT1)缺陷所致,多数在 6~24 月龄起病,特点是对神经元的破坏特别迅速和广泛,表现为孤独症性倒退,随后出现发作、肌阵挛、共济失调、视力衰退及整体健康状况的下降,很快发展为植物状态,在 7 岁左右死亡(Lyon et al.,2006b)。脑电图表现为早期波幅降低,最终在 2 岁以内发展为平坦波("脑电图消失"),早期的特征为睁眼后 α 节律无衰减。

婴儿晚发型 NCL/NCL2(Jansky-Bielschowsky 病)是由于 *CLN2* 基因突变,导致三肽基肽酶(tripeptidylpeptidase,TPP1)缺陷,常于 2—4 岁起病,伴睡眠障碍和癫痫发作(全面性强直 - 阵挛发作、失张力或凝视)。随着疾病进展,随后出现多灶性肌阵挛、共济失调、视神经萎缩和黄斑变性导致的失明。脑电图,尤其在疾病早期,可出现巨大体感诱发电位和低频(1~2Hz)闪光刺激诱发的特征性巨大视觉诱发电位。患者通常在十岁左右死亡,但预期寿命或许更长(Lyon et al.,2006a)。

青少年型 NCL(Batten 病 /Spielmeyer-Vogt 病)是 NCL 最常见的亚型,占约 50%((Lyon et al.,2006)。除 *CLN3* 基因突变导致的经典型 NCL3,青少年型 NCL 包括多种亚型,如 *CLN5* 基因突变导致的芬兰型及 *CLN8* 基因突变导致的芬兰北方癫痫变异型。不同于大多数其他类型,后者极少表现出失明和肌阵挛。NCL3 型常 4—6 岁起病,表现为进行性视力下降,2~4 年即完全失明,随后进一步出现痴呆、发作和运动障碍。脑电图表现包括广泛失律和弥漫性棘 - 慢波复合波(Gaitanis,2011)。Kuf's 病,即成人型神经元蜡样质脂褐质沉积症,30 岁左右起病。

[诊断]

根据不同的起病年龄,诊断的第一步是酶活性检测,基因分析可明确诊断。NCL3 型的特征是淋巴细胞细胞质空泡,常规血涂片即可发现;视网膜电图可筛查出大多数 NCL,甚至在视力受损前即可检测出异常;皮肤超微结构活检(通常为腋下)可观察到各年龄组特征性细胞内包涵体(Lyon et al.,2006a,b);产前基因筛查同样可行。

[治疗]

FDA 已批准 CLN2 型酶替代(活性成分)疗法,针对 NCLs 的基因疗法和干细胞疗法目前尚处于评估阶段,支持性治疗包括对行为和精神障碍、肌张力障碍和强直状态的治疗及抗癫痫药物。

(十三)先天性糖基化病

1980 年首次被报道该病,目前已发现超过 100 种先天性糖基化病(congenital disorders of glycosylation,CDG)。CDG 导致蛋白折叠和稳定性异常,可造成多系统受累和多器官衰竭。此类疾病多为 N- 多聚糖或 O- 多聚糖附着不能,导致蛋白低糖基化所致,目前已有文献报道在某些疾病中,N- 糖基化和 O- 糖基化异常可同时出现,脂质低糖基化疾病也有报道(Jaeken,2010)。CDG 可影响包括中枢神经系统在内的所有器官。根据某些作者的观点,在诊断任何病因不明的临床综合征时,都应警惕该病的可能。最常见的 CDG 亚型是磷酸甘露糖酶-2缺乏症(phosphomannomutase 2 deficiency, PMM2-CDG),以前称作CDG-Ⅰa,是N-糖基化异常导致的常染色体隐性遗传病,多数在婴儿期起病,也可见于各个年龄段,成年起病则临床表现较轻,典型的临床特征是非进展性神经系统体征,包括共济失调、眼球运动异常、肌张力减退、腱反射减退,皮下脂肪组织异常分布、乳头内陷和小脑萎缩;也可能出现不同程度的发育迟缓、发育停滞和畸形等其他表现;在婴儿期后可见卒中样发作和癫痫(Jaeken, 2010)。各类难治性癫痫,包括癫痫性痉挛,多见于更罕见的CDGs(Sparks & Krasnewich, 2011)。在这类疾病中,明确诊断PIGM-CDG尤为重要,因为目前已有针对性的治疗方法,PIGM-CDG中糖基磷脂酰肌醇(glycosylphosphatidylinositol, GPI)-锚定的糖基化异常系*PIGM*基因启动子缺陷所致的组蛋白低乙酰化(Jaeken, 2010),在婴儿期表现为内脏静脉血栓和癫痫。

[诊断]

血清转铁蛋白糖基化分析是筛查CDG常推荐的方法,为进一步分析,尚需酶活性、多糖中间体测定以及分子遗传学检测。根据实际情况和临床表现,进一步确定CDG各类亚型(Jaeken, 2010; Sparks & Krasnewich, 2011),新一代基因测序可覆盖已知的CDGs。

[治疗]

目前的治疗仅对3种亚型的CDG有效:MPI-CDG和SLC35C1-CDG这2种,通常不表现出神经系统症状,而PIGM-CDG,丁酸盐作为组蛋白脱乙酰化抑制剂,如上文所述,可提高PIGM转录水平,有利于控制发作(Jaeken, 2010)。

七、评估IEM的流程

(一)第一步 获取筛检所需血液和尿液样本

此步骤的目的在于迅速明确是否存在亟待处理的代谢紊乱,并为常见和可治疗的临床病例收集数据依据。首先要做的是除外低血糖(不论是否合并酮症)、酸中毒、高氨基酸血症或电解质紊乱。对所有患者,至少要完善清醒期和睡眠期的基线脑电图。对重症新生儿和婴儿,连续脑电图监测不仅可用于评估发作,也可观察治疗对背景节律的影响。

1. 血糖
2. 血气
3. 血乳酸
4. 血氨
5. 血生化
6. 全血细胞计数
7. 血、尿氨基酸
8. 尿有机酸
9. 血、尿肌酸、胍基乙酸
10. 血酰基肉碱
11. 生物素酶
12. 尿液分析

(二)第二步 完善包含波谱分析的磁共振检查

可通过MRI病变特征和分布,提示潜在的代谢性疾病。位于白质的病灶提示脑白质营养不良,如果病变累及深部灰质,则提示能量衰竭障碍或其他(Rahman, 2012)。

(三)第三步 完善腰穿以评估可治疗的疾病

如果最初的血尿筛查和影像学检查不能很好地提示某一特定的诊断,下一步就要完善腰椎穿刺以寻找其他潜在的可治性疾病。具体的检测项目包括葡萄糖、乳酸/丙酮酸和氨基酸,标本送检还可评估维生素B_6依赖症、叶酸和生物胺缺乏,还可以检测出神经递质水平,包括生物胺(多巴胺和5-羟色胺代谢物)、新蝶呤和生物蝶呤。

(四)第四步 治疗中加入维生素B_6和磷酸吡哆醛

无论静脉注射吡哆醛是否有脑电图反应,几乎所有的专家都建议口服补充吡哆醇,剂量为30mg/(kg·d),持续口服至少3~5d,但仍有不同的治疗方案。有学者建议以吡哆醛-5-磷酸代替吡哆醛或在吡哆醛试验性使用后再给药。

(五)第五步 如果条件允许,考虑NGS或完善其他检测

如果条件允许,NGS将会是对评估病情最有效的步骤。如果至此仍没有证据提示其他可能的疾病,较为理性的做法为先暂停,日后再重新对患者进行评估。如果仍高度怀疑IEM,条件不支持进行NGS,也可开展如下筛选检测。

1. VLCFA(极长链脂肪酸)
2. 白细胞溶酶体酶检测

3. 琥珀酰腺苷(腺苷基琥珀酸酶缺乏症,乳酸/丙酮酸代谢紊乱)

4. PPT1/TPP1(神经元蜡样质脂褐质沉积症)

5. 通过质谱法分析转铁蛋白糖基化(以前系转铁蛋白等电聚集电泳)

6. 血浆铜/铜蓝蛋白(Menkes 综合征)

如果有特定的异常临床表现,特定的酶学分析和/或基因分析有助于明确诊断。

(秦晓筱 王 群 译 徐惠琴 秦 兵 校)

参考文献

Aicardi J, Goutières F (1978): Encéphalopathie myoclonique néonatale. *Rev EEG Neurophysiol* 8: 99–101.

Al Teneiji A, Bruun TU, Cordeiro D, *et al.* (2017): Phenotype biochemical features, genotype and treatment outcome of pyridoxine-dependent epilepsy. *Metab Brain Dis* 32: 443–451.

Applegarth DA, Toone JR (2004): Glycine encephalopathy (nonketotic hyperglycinaemia): review and update. *J Inherit Metab Dis* 27: 417–422.

Baker PR 2nd, Friederich MW, Swanson MA, *et al.* (2014): Variant non ketotic hyperglycinemia is caused by mutations in LIAS, BOLA3 and the novel gene GLRX5. *Brain* 137: 366–379.

Berkovic SF, Cochius J, Andermann E, Andermann F (1993): Progressive myoclonus epilepsies: clinical and genetic aspects. *Epilepsia* 34 (Suppl 3): S19–30.

Bjoraker KJ, Swanson MA, Coughlin CR 2nd, *et al.* (2016): Neurodevelopmental outcome and treatment efficacy of benzoate and dextromethorphan in siblings with attenuated nonketotic hyperglycinemia. *J Pediatr* 170: 234–239.

Buoni S, Zannolli R, Waterham H, Wanders R, Fois A (2007): D-bifunctional protein deficiency associated with drug resistant infantile spasms. *Brain Dev* 29: 51–54.

Chuang DT (1998). Maple syrup urine disease: it has come a long way. *J Pediatr* 132: S17–S23.

Chuang DT, Chuang JL, Wynn RM (2006): Lessons from genetic disorders of branched-chain amino acid metabolism. *J Nutr* 136 (1 Suppl): 243S–249S.

Chun K, MacKay N, Petrova-Benedict R, *et al.* (1995): Mutations in the X-linked E1 alpha subunit of pyruvate dehydrogenase: exon skipping, insertion of duplicate sequence, and missense mutations leading to the deficiency of the pyruvate dehydrogenase complex. *Am J Hum Genet* 56: 558–569.

Cook P, Walker V (2011): Investigation of the child with an acute metabolic disorder. *J Clin Pathol* 64: 181–191.

Couce ML, Castiñeiras DE, Bóveda MD, *et al.* (2011): Evaluation and long-term follow-up of infants with inborn errors of metabolism identified in an expanded screening programme. *Mol Genet Metab* 104: 470–475.

Coughlin CR 2nd, van Karnebeek CD, Al-Hertani W, *et al.* (2015): Triple therapy with pyridoxine, arginine supplementation and dietary lysine restriction in pyridoxine-dependent epilepsy: Neurodevelopmental outcome. *Mol Genet Metab* 116: 35–43.

Damseh N, Simonin A, Jalas C, *et al.* (2015): Mutations in SLC1A4, encoding the brain serine transporter, are associated with developmental delay, microcephaly and hypomyelination. *J Med Genet* 52: 541–547.

Deprez L, Weckhuysen S, Holmgren P, *et al.* (2010): Clinical spectrum of early-onset epileptic encephalopathies associated with *STXBP1* mutations. *Neurology* 75: 1159–1165.

De Vivo DC, Trifiletti RR, Jacobson RI, Ronen GM, Behmand RA, Harik SI (1991): Defective glucose transport across the blood-brain barrier as a cause of persistent hypoglycorrhachia, seizures, and developmental delay. *N Engl J Med* 325: 703–709.

De Vivo DC, Haymond MW, Leckie MP, Bussman YL, McDougal DB Jr, Pagliara AS (1977): The clinical and biochemical implications of pyruvate carboxylase deficiency. *J Clin Endocrinol Metab* 45: 1281–1296.

DiMauro S, De Vivo DC (1996): Genetic heterogeneity in Leigh syndrome. *Ann Neurol* 40: 5–7.

Feier F, Schwartz IV, Benkert AR, *et al.* (2016): Living related versus deceased donor liver transplantation for maple syrup urine disease. *Mol Genet Metab* 117: 336–343.

Gaitanis J (2011). EEG of degenerative disorders of the central nervous system. In: Schomer D and Lopes da Silva FH (eds) *Niedermeyer's Electroencephalography: Basic Principles, Clinical Applications and Related Fields*, pp. 281–298. Philadelphia: Lippincott Williams and Wilkins.

Hamosh A, Maher JF, Bellus GA, Rasmussen SA, Johnston MV (1998): Long-term use of high-dose benzoate and dextromethorphan for the treatment of nonketotic hyperglycinemia. *J Pediatr* 132: 709–713.

Hyland K, Shoffner J, Heales SJ (2010): Cerebral folate deficiency. *J Inherit Metab Dis* 33: 563–570.

Jaeken J (2010): Congenital disorders of glycosylation. *Ann N Y Acad Sci* 1214: 190–198.

Kass HR, Winesett PT, Bessone SK, Turner Z, Kossoff EH (2016): Use of dietary therapies amongst patients with GLUT1 deficiency syndrome. *Seizure* 35: 83–87.

Kohlschutter A, Schulz A (2009). Towards understanding the neuronal ceroid lipofuscinoses. *Brain Dev* 31: 499–502.

Kruer M, Steiner R. (2011). Lysosomal storage diseases. Medscape Reference, from http://emedicine.medscape.com/article/1182830-overview#showall.

Kurolap A, Armbruster A, Hershkovitz T, *et al.* (2016): Loss of Glycine Transporter 1 Causes a Subtype of Glycine Encephalopathy with Arthrogryposis and Mildly Elevated Cerebrospinal Fluid Glycine. *Am J Hum Genet* 99: 1172–1180.

Leary LD, Wang D, Nordli DR Jr, Engelstad K, De Vivo DC (2003): Seizure characterization and electroencephalographic features in Glut-1 deficiency syndrome. *Epilepsia* 44: 701–707.

Lee W T (2011): Disorders of amino acid metabolism associated with epilepsy. *Brain Dev* 33: 745–752.

Lee YM, Kang HC, Lee JS, *et al.* (2008): Mitochondrial respiratory chain defects: underlying etiology in various epileptic conditions. *Epilepsia* 49: 685–690.

Livet MO, Aicardi J, Plouin P, Mancini J, Chabrol B (2005): Epilepsy and inborn errors of metabolism. In: Roger J, Bureau M, Dravet C, Genton P, Tassinari CA, Wolf P (eds) *Epileptic syndromes in infancy, childhood and adolescence*, pp. 423–440. Montrouge: John Libbey Eurotext.

Low NL, Bosma JF, Armstrong MD (1957): Studies on phenylketonuria. VI. EEG studies in phenylketonuria. *AMA Arch Neurol Psychiatry* 77: 359–365.

Lyon G, Kolodny EH, *et al.* (2006a): Late infantile progressive genetic encephalopathies. In: Lyon G, Kolodny EH, Pastores GM (eds) *Neurology of hereditary metabolic diseases of children*, pp. 179–242. New York: McGraw-Hill.

Lyon G, Kolodny EH, *et al.* (2006b): Early infantile progressive metabolic encephalopathies: clinical problems and diagnostic considerations. In: Lyon G, Kolodny EH, Pastores GM (eds) *Neurology of hereditary metabolic diseases of children*, pp. 65–178. New York: McGraw-Hill.

Mikati AG, Abu Gheida I, Shamseddine A, Mikati MA, Karam PE (2013): Epileptic and electroencephalographic manifestations of guanidinoacetate-methyltransferase deficiency. *Epileptic Disord* 15: 407–416.

Mole SE, Williams RE (1993): Neuronal Ceroid-Lipofuscinoses. In: Pagon A, Bird TD, Dolan CR, Stephens K (eds) GeneReviews [Internet]. Seattle (WA): University of Washington, Seattle; 1993-.2001 Oct 10 [updated 2010 Mar 02].

Nasrallah F, Feki M, Kaabachi N (2010): Creatine and creatine deficiency syndromes: biochemical and clinical aspects. *Pediatr Neurol* 42: 163–171.

Nordli DR.Jr, C W Bazil, Scheuer ML, Pedley TA (1997): Recognition and classification of seizures in infants. *Epilepsia* 38: 553–560.

Nordli DR Jr, DeVivo DC (2002): Classification of infantile seizures: implications for identification and treatment of inborn errors of metabolism. *J Child Neurol* 17 (Suppl 3): 3S3–7; discussion 3S8.

Ohtahara S, Ishida T, Oka E, *et al.* (1976): On the specific age-dependent epileptic syndromes: the early-infantile epileptic encephalopathy with suppression-burst. *No To Hattatsu* 8: 270–280.

Paciorkowski AR, Thio LL, Dobyns WB (2011): Genetic and biologic classification of infantile spasms. *Pediatr Neurol* 45: 355–367.

Pascual JM, Van Heertum RL, Wang D, Engelstad K, De Vivo DC (2002): Imaging the metabolic footprint of Glut1 deficiency on the brain. *Ann Neurol* 52: 458–464.

Pearson T S, Pons R, Engelstad K, Kane SA, Goldberg ME, De Vivo DC (2017): Paroxysmal eye-head movements in Glut1 deficiency syndrome. *Neurology* 88: 1666–1673.

Prasad AN, Hoffmann GF (2010): Early onset epilepsy and inherited metabolic disorders: diagnosis and management. *Can J Neurol Sci* 37: 350–358.

Prasad AN, Levin S, Rupar CA, Prasad C (2011). Menkes disease and infantile epilepsy. *Brain Dev* 33: 866–876.

Rahman S (2012): Mitochondrial disease and epilepsy. *Dev Med Child Neurol* 54: 397–406.

Ramachandran N, Girard JM, Turnbull J, Minassian BA (2009): The autosomal recessively inherited progressive myoclonus epilepsies and their genes. *Epilepsia* 50 (Suppl 5): 29–36.

Ramaekers VT, Blau N (2004): Cerebral folate deficiency. *Dev Med Child Neurol* 46: 843–851.

Ramm-Pettersen AK, Stabell E, Nakken KO, KK Selmer (2014): Does ketogenic diet improve cognitive function in patients with GLUT1-DS? A 6- to 17-month follow-up study. *Epilepsy Behav* 39: 111–115.

Rutledge SL, Snead OC 3rd, Kelly DR, *et al.* (1989): Pyruvate carboxylase deficiency: acute exacerbation after ACTH treatment of infantile spasms. *Pediatr Neurol* 5: 249–252.

Sadleir LG, Connolly MB, Applegarth D, *et al.* (2004): Spasms in children with definite and probable mitochondrial disease. *Eur J Neurol* 11: 103–110.

Saneto RP, Lee IC, Koenig MK, *et al.* (2010): POLG DNA testing as an emerging standard of care before instituting valproic acid therapy for pediatric seizure disorders. *Seizure* 19: 140–146.

Shah NS, Mitchell WG, Boles RG (2002): Mitochondrial disorders: a potentially under-recognized etiology of infantile spasms. *J Child Neurol* 17: 369–372.

Sofou K, Dahlin M, Hallbook T, Lindefeld M, Viggedal G, Darin N (2017): Ketogenic diet in pyruvate dehydrogenase complex deficiency: short- and long-term outcomes. *J Inherit Metab Dis* 40: 237–245.

Sparks S, Krasnewich D (2011): Congenital disorders of glycosylation Overview. In: Pagon RA, Bird TD, Dolan CR, Stephens K, editors. GeneReviews [Internet]. Seattle (WA): University of Washington, Seattle; 1993-.2005 Aug 15 [updated 2011 Aug 11].

Stibler H, Gylje H, Uller A (1999): A neurodystrophic syndrome resembling carbohydrate-deficient glycoprotein syndrome type III. *Neuropediatrics* 30: 90–92.

Stockler S, Plecko B, Gospe SM Jr *et al.* (2011): Pyridoxine dependent epilepsy and antiquitin deficiency: clinical and molecular characteristics and recommendations for diagnosis, treatment and follow-up. *Mol Genet Metab* 104: 48–60.

Stockler-Ipsiroglu S, van Karnebeek C, Longo N, *et al.* (2014): Guanidinoacetate methyltransferase (GAMT) deficiency: outcomes in 48 individuals and recommendations for diagnosis, treatment and monitoring. *Mol Genet Metab* 111: 16–25.

Tabatabaie L, Klomp LW, Berger R, de Koning TJ (2010): L-serine synthesis in the central nervous system: a review on serine deficiency disorders. *Mol Genet Metab* 99: 256–262.

Takahashi Y, Suzuki Y, Kumazaki K, *et al.* (1997): Epilepsy in peroxisomal diseases. *Epilepsia* 38: 182–188.

Tatsuno M, Hayashi M, Iwamoto H, Sasaki Y, Hara M (1984): Autopsy case of Leigh's encephalopathy with wide lesions in central nervous system and early infantile epileptic encephalopathy with burst suppression. *No To Hattatsu* 16: 68–75.

Tharp BR (1992): Unique EEG pattern (comb-like rhythm) in neonatal maple syrup urine disease. *Pediatr Neurol* 8: 65–68.

Verma NP, Hart ZH, Kooi KA (1984): Electroencephalographic findings in urea-cycle disorders. *Electroencephalogr Clin Neurophysiol* 57: 105–112.

Vigevano F, Bartuli A (2002): Infantile epileptic syndromes and metabolic etiologies. *J Child Neurol* 17 (Suppl 3): 3S9–13; discussion 13S14.

Wang D, Pascual JM, Yang H, *et al.* (2005): Glut-1 deficiency syndrome: clinical, genetic, and therapeutic aspects. *Ann Neurol* 57: 111–118.

Wolf NI, García-Cazorla A, Hoffmann GF (2009): Epilepsy and inborn errors of metabolism in children. *J Inherit Metab Dis* 32: 609–617.

Zammarchi E, Donati MA, Ciani F, Pasquini E, Pela, P Fiorini P (1994): Failure of early dextromethorphan and sodium benzoate therapy in an infant with nonketotic hyperglycinemia. *Neuropediatrics* 25: 274–276.

Zempleni J, Hassan YI, Wijeratne SS (2008): Biotin and biotinidase deficiency. *Expert Rev Endocrinol Metab* 3: 715–724.

第 25 章 遗传性局灶性癫痫

作者：Fabienne PICARD[1]，Ingrid E. SCHEFFER[2]

单位：1. Department of Neurology，University Hospital and Medical School of Geneva，Switzerland

2. Epilepsy Research Centre，Department of Medicine，the University of Melbourne，Austin Health，Department of Paediatrics，the University of Melbourne，Royal Children's Hospital，Florey and Murdoch Children's Research Institutes，Melbourne，Australia

随着 2017 年癫痫新分类（Scheffer et al.，2017）对癫痫病因学的重视，我们越来越关注局灶性癫痫的遗传学病因，这包括以前在旧分类中对局灶性癫痫的病因学分类："特发性、症状性或隐源性。"而现在癫痫的病因分为六类：结构性、遗传性、感染性、代谢性、免疫性和未知病因。这六类病因并不是排他性的，因此，患者的病因可能包括两类或多类，如结节性硬化同属结构性和遗传性病因。遗传病因学从前以孪生子和家系的临床遗传学证据为基础，但现在越来越依赖于对基因突变（或致病性变异）的识别。

癫痫的遗传学是一个快速发展的领域，依赖于临床医生对特定癫痫综合征的识别。过去，识别癫痫综合征的遗传模式是揭示其遗传基础的第一步。然而，由于临床癫痫病学的重大进展，加上近年来分子和影像技术方面的巨变，使得癫痫综合征的诊断变得越来越复杂，为癫痫遗传学的发展奠定了基础。

在过去的 24 年里，临床医生已发现了数个新的局灶性（先前称为部分性，Fisher et al，2017）癫痫综合征，包括常染色体显性遗传夜发性额叶癫痫（ADNFLE）、家族性颞叶癫痫（FTLE）、伴可变病灶的家族性局灶性癫痫（FFEVF）及罕见的家族性 Rolandic 癫痫等诸多单基因遗传病。上述各类综合征并不对应于个体的癫痫综合征，而是对应于"家族性癫痫综合征"。这意味着对每个受累的家系成员，其临床表现并不相同，与没有家族史的散发的局灶性癫痫患者可能相似，耐药率可能高于非遗传性局灶性癫痫（高于 30%），这可能取决于其潜在的基因突变。受累个体的神经系统和智力通常正常。在一些癫痫综合征中很少见到发作间期脑电图异常。遗传性局灶性癫痫的特点是有家族的聚集性，与遗传性分子缺陷相关，外显率为 60%~70%，因此，在一个家系中，常有致病基因的携带者而无癫痫病史。

鉴于这些家族性癫痫综合征的表型重叠，根据发作症状学和头皮脑电图对其定位可能很困难，因此，并非总是能将家族性癫痫综合征归属于某一种公认的综合征。此外，一些家系规模太小，以至于无法识别 FFEVF 综合征，因为个体太少，无法表现出多病灶的典型家系模式（Dibbens et al.，2013）。未来的分子遗传学发现可能有助于区分诸多家族性局灶性癫痫综合征之间的界限。

一、采集癫痫家族史

了解患者癫痫的遗传因素是诊断的重要线索。患者详细的家族史应作为常规癫痫评估的一部分。临床医生应掌握快速勾画癫痫患者的家系图，标明患者与其他受累家系成员的关系，还应获得相关亲属发作的详细资料，这有助于诊断家族性癫痫综合征。临床医生须进一步询问家系成员是否患有任何类型的发作，包括热性惊厥、孤立的发作或其他发作性神经系统疾病，如运动障碍。

应该要特别询问血缘关系，因为患者可能不会主动提供，但却提示了遗传的可能。双系遗传并不罕见，即母系和父系均有癫痫病史，这是复杂遗传的线索，也即患者可能不止一个癫痫致病基因。

患者往往不知道自己的家族史，应鼓励他们与家系中的其他成员交谈，特别是那些可能知道其他家族成员幼儿期发作的母系年长成员，因为这些发作可能早就被遗忘了。因此，应鼓励患者在随后的随诊中提供更多有关家族史的重要细节。老一辈人最初可能并不愿讨论癫痫的家族史，因为他们会对

"遗传"该病感到内疚。但是，通过对遗传问题循序渐进的宣教，他们往往能够承担起自愿保护具有重大意义家族秘密的责任。

二、常染色体显性遗传夜发性额叶癫痫/睡眠相关的过度运动性癫痫（SHE）

1994年，在澳大利亚、加拿大和英国的家系中，首次明确了常染色体显性遗传夜发性额叶癫痫（autosomal dominant nocturnal frontal lobe epilepsy，ADNFLE）为家族性局灶性癫痫（Scheffer et al.，1994）。此前，ADNFLE最初被描述为运动障碍，即夜发性肌张力障碍（Lugaresi & Cirignotta，1981；Lugaresi et al.，1986）。该综合征特征为起始于睡眠中成簇的运动性发作，系常染色体显性遗传，有70%的外显率。在家系内，不同成员的癫痫严重程度有相当大的差异（Schefferet al.，1995a；Picard et al.，2000）。该综合征并不罕见，迄今已报道了150多个ADNFLE家系（Scheffer et al，1995a；Magnusson et al，1996；Oldani et al，1996，1998；Phillips et al，1998；Khatami et al，1998；Picard et al，2000；Ito et al，2000；Combi et al，2004；Hwang et al，2011；Chen et al，2017）。夜发性额叶癫痫（nocturnal frontal lobe epilepsy，NFLE）散发病例有相似的临床表现，甚至更为常见（Oldani et al，1998）。其中一些可能为尚未确认的家系病例或导致ADNFLE的新生基因突变（Phillips et al，2000；Heron et al，2012）。

最近，有学者提出了一个新术语"睡眠相关的过度运动性癫痫（sleep-related hypermotor epilepsy，SHE）"，因为发作与睡眠相关，而不是严格意义上的夜间发作。致痫区定位可能并不在额叶，可能与岛盖有关（Tinuper et al，2016）。因此，对于常染色体显性遗传的家族性病例，建议采用"ADSHE"这一术语。

（一）临床特征

ADNFLE平均起病年龄为8—11.5岁（Scheffer et al，1995a；Oldani et al，1998；Picard et al，2000）。85%的病例起病年龄在20岁以下，从2个月至56岁。发作多见于睡眠中，常成簇，平均每晚8次，持续数小时（Scheffer et al，1995a）。在更严重的病例中，特别是当发作控制不佳时，白天亦可发作，成簇的发作可持续至夜间。发作先兆为非特异性先兆，然后是运动性发作，表现为过度运动（双足蹬踏、骨盆剧烈扭动）、强直或肌张力障碍。在后一种情况下，可观察到肢体和躯干突然、快速变化的运动，导致各种短暂的肌张力障碍。在发作间期，多数患者诉有一种无法"正常呼吸"的感觉，类似于窒息感。发作间期意识可保留，常被误诊为异睡症、夜惊甚至癔症（Scheffer et al，1995a）。

ADNFLE的发作是刻板的，持续时间短（通常少于1min）（Scheffer et al，1995a）。在Picard等（2000年）对23位患者的研究中，发现发作平均持续时间为30s。Oldani等视频多导睡眠研究（1998年）记录了患者所有的夜间重复性运动性发作，并根据持续时间、发作症状学和运动行为的复杂性将其分为四类（最短、较短、较长和长程发作）。尽管对照组的夜发性运动类似于最小发作（持续时间3~10s）或较小发作（持续时间10~30s），但发作症状学表明对照组和患者之间具有明显区别：患者的发作是刻板的，总包括伴运动障碍或肌张力障碍的突然动作（Oldani et al，1996）。

发作的主要诱因是睡眠剥夺（30%）和压力（30%）。近50%患者会出现罕见的局灶性发作继发双侧强直-阵挛发作（以前称为部分性继发全面性发作），可见于发作起始阶段或进展过程中。患者神经系统检查正常。

患者的精神和神经心理障碍并不少见。在某些情况下，很难被临床医师察觉，需要重点测试是否有额叶功能障碍。据报道，大约25%的患者有精神障碍，特别是在发作活跃期。最常见的是行为障碍，包括易怒、攻击性和冲动行为及青春期神游状态（Picard et al，2000）。在一个ADNFLE的挪威家系中，有1例精神分裂症患者和3例其他精神疾病患者（Magnusson et al，2003）。此外，文献还报道了2个患典型的ADNFLE和智力低下的家系（Khatami et al，1998；Cho et al，2003）、2个异常严重的ADNFLE家系伴相关的精神、行为、神经发育和认知退化（Derry et al，2008）。在后一类家系中，患儿的行为障碍有多种表现形式，从攻击性和破坏性行为到显著的注意力分散和多动症。患儿成年后，最常见的精神病诊断是抑郁症、人格障碍和偏执型精神分裂症。1/4的受累家系成员有智力障碍。

Picard等对来自4例ADNFLE家系的11例成员开展了一项神经心理学的初步研究，发现了烟碱样受体亚基不同的突变（见下文"分子遗传学研究”），大多数受试者认知功能障碍为额 - 颞模式（Picard et al，2009）。在最初首个发现 ADNFLE 基因突变的原始大家系中，患者智力正常，但认知灵活性测试存在障碍（Wood et al.，2010）。

就癫痫的严重程度、对抗癫痫药物治疗的反应、神经心理和精神合并症方面，而言，家系内和家系间有相当大的差异。在一个家系中，每个成员的发作症状各不相同，发作期视频脑电图和功能神经影像学也证实不同家系成员额叶发作起始区各不相同（Hayman et al.，1997）。

（二）脑电图和神经影像学

发作间期脑电图通常正常。有研究表明，12%~65% 的患者出现前头部局灶性痫样放电（Scheffer et al，1995a；Oldani et al，1998；Picard et al，2000），但无特异性。值得注意的是，75% 的患者只有在睡眠期才能记录到异常放电（Oldani et al，1998）。发作期脑电图也可能无法记录到任何异常放电，研究表明，只有 40%~88% 的患者出现发作期脑电图改变。发作期脑电图由尖波或节律性 8~11Hz 棘波组成，很少以募集形式出现，或为双侧额区或单侧额区节律性 θ 活动，或为弥漫性去同步快活动。

发作期脑电图常为运动伪迹掩盖。难以记录到痫样放电反映了头皮脑电图的局限性，难以记录到深部或半球内侧面的放电。局灶性放电可能仅在高度特异性深部电极中才能记录到。在 Oldani 等研究（1998）中，26% 的患者发作间期和发作期头皮脑电图均正常。值得注意的是，当发现单侧发作间期或发作期脑电图异常时，侧向性均恒定地见于疾病进展的过程中。

视频多导睡眠脑电图记录示发作见于非快速眼动（non rapid eye movement，NREM）睡眠期，主要为 2 期睡眠。此外，发作多从睡眠纺锤波开始（图 25-1），睡眠纺锤波是一种生理性神经元振荡，由丘脑皮质回路产生，在 2 期 NREM 睡眠期通常每隔 5~10s 出现一次，多见于在额区。

1 例典型的 ADNFLE 患者颅内电极脑电图示发作起源于左侧岛叶皮质，这让人很惊讶。发作开始时，发作期头皮脑电图示弥漫性脑电低平或左额中央区快活动。^{99}mTc- 胱氨酸乙酯二聚体（ECD）发作期 SPECT 示左额高灌注，与右侧优势的发作性运动症状相关（Picardet al，2000；Ryvlin et al，2006）。该患者的发作先兆（背部刺痛感）可通过刺激岛叶皮质重现。

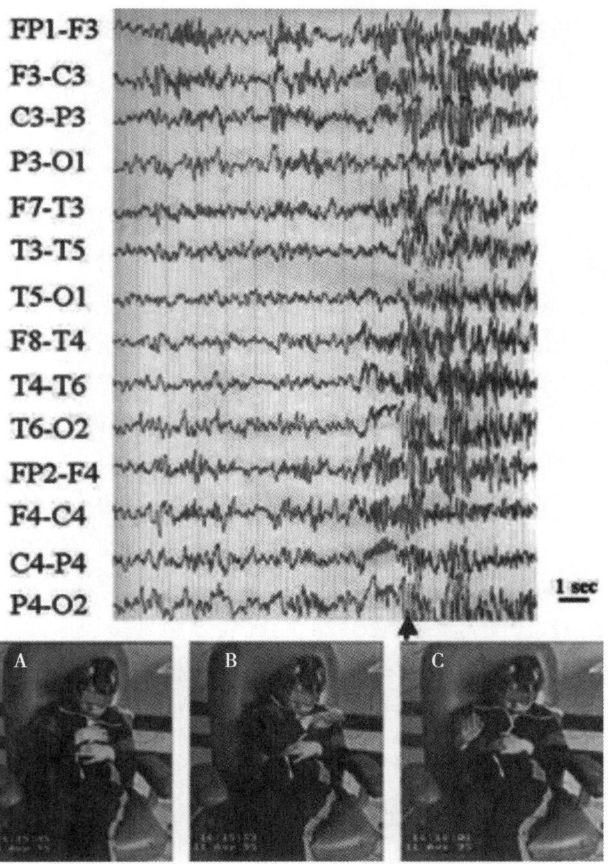

图 25-1　ADNFLE 患儿发作期脑电图（纸速，15mm/s）。发作起于 NREM 睡眠 2 期，该阶段以睡眠纺锤波为特征。脑电图改变始于第一个临床症状前 1s（箭头），双额区高波幅快活动，频率为 12Hz，其定位和形态与之前数秒钟内观察到的纺锤波非常相似。随后系肌电伪迹，无明显的脑电图异常。临床表现为呼吸急促、随后出现四肢和躯干被动、突然和不规则运动（照片 A，B，C）。照片 A 箭头示最初的临床表现后 8s

所有患者的 MRI 正常。然而，最近在一些家族性局灶性癫痫患者中（包括 ADSHE 和携带基因突变的 GATOR1 复合体）发现了局灶性皮质发育不良（focal cortical dysplasia，FCD），彻底革新了遗传性局灶性癫痫的概念（Scheffer et al，2014）。这意味着，无论是病灶性（或“结构性”）癫痫，还是非病灶性 SHE，均可见于 ADSHE 和 FFEVF 家系中（Weckhuysen et al.，2016）。

功能影像学包括发作期 SPECT 和发作间期氟脱氧葡萄糖（fluoro-deoxyglucose，FDG）PET。1997 年，Hayman 等报道了 2 例来自不同家系 ADNFLE 患者的 PET 成像结果，1 例患者发作间期 PET 示左额极局灶性低代谢，发作期 SPECT 示左额极局灶性高灌注；而另 1 例伴烟碱乙酰胆碱受体 α4 亚基基因突变的患者，发作期 SPECT 示右矢状旁、额中回高灌注。Picard 等(2000)对 1 例患者行 ^{99}mTc-ECD 发作期 SPECT 检查,结果示左额高灌注(如上所述)。对其他患者发作期 SPECT,其中 1 例患者双侧额区低灌注(Ito et al,2000),另外两例患者中扣带回高灌注(Cho et al,2008)。

对一个韩国家系 6 例患者行 FDG-PET 检查,结果未发现明显异常。然而,在经 SPM 分析后,额上、额中回、中央区和顶叶前区可见低代谢(Cho et al,2003)。在 5 例不同烟碱受体基因突变 ADNFLE 患者的 FDG-PET 研究中,可见右侧和左侧前眶回皮质、右侧和左侧岛盖及右侧缘上回低代谢(Picard et al,2006)。

在 12 例烟碱样受体基因突变的 ADNFLE 患者中,[^{11}C]-SCH23390 和 PET 分析了多巴胺能受体 D(1)的密度(Fedi et al,2008)。在右侧壳核中观察到 D(1)受体结合减少,可能代表细胞外多巴胺水平升高,或更有可能系受体下调。中脑纹状体多巴胺能回路的改变是导致 ADNFLE 夜间发作性运动的原因。

(三)疾病进展和治疗

当发作持续贯穿患者一生时,发作症状刻板,且无任何进展是 ADNFLE 的一个显著特征。一个例外是当发作始于儿童早期时,从强直发作演变为伴肌张力障碍或过度运动的典型 NFLE 发作。此后,尽管发作可能会变得更加轻微,但即使经历 30 年的病程,同一患者的发作症状也不会改变。少数情况下,发作可能只持续数月(Scheffer et al,1995a)。许多患者发作持续多年,但往往随年龄增长而消失,患者约在第四或第五个十年,有时甚至在第三个十年时,停药后不复发。这一现象见于多年对抗癫痫药物耐药的患者中。

卡马西平是治疗 ADNFLE 最有效的抗癫痫药,可完全抑制约 70% 患者的发作。在该综合征中,卡马西平比丙戊酸更有效(Scheffer et al,1995a; Picard et al,2000)。低剂量的卡马西平(成人约 600mg/d)就能控制发作,为 ADNFLE 与其他癫痫综合征不同的病理生理学机制提供了证据。值得注意的是,这种对卡马西平的高度敏感性也见于发作性神经系统疾病(发作性运动性舞蹈徐动症),致病机制涉及基底节和相关结构。根据 Hirose & Kurahashi(2010)的研究,伴特定烟碱受体基因突变(α4 受体 S252L 突变)的 ADNFLE 患者(见下文“分子遗传学研究”),唑尼沙胺的疗效比卡马西平更好。30% 的患者对卡马西平和其他抗癫痫药耐药。有趣的是,两项前期研究表明,尼古丁贴剂可能对耐药性患者有益(Willoughby et al,2003; Brodtkorb & Picard,2006)。据文献报道,1 例反复癫痫持续状态的严重 ADNFLE 患者经迷走神经刺激后病情明显改善(Carreno et al,2010),而另一例耐药性且夜间频繁过度运动性发作的病例,迷走神经刺激术无效(个人观察)。

对确诊的 FCD 患者,手术是一个很好的选择,因为预后极好(参见有可变病灶的家族性局灶性癫痫)。

据文献报道,许多 ADNFLE 家系都有耐药性的个体,而其他受累家系成员对抗癫痫药物反应良好,证实了家系内癫痫严重程度有高度的变异性。

(四)分子遗传学研究

ADNFLE 是首个鉴定出系致病基因突变所致的非病灶性“特发性”癫痫。现有数个与 ADNFLE 相关的基因,包括编码神经元烟碱乙酰胆碱受体(nAChR)亚基的基因、与重症 ADNFLE 相关的钾通道亚基基因(*KCNT1*)及与 mTOR(西罗莫司机制或哺乳动物靶标)通道相关的基因。

在 20 个家族性(相当于已报道的 ADNFLE 家族中的 10%)和 5 个散发性病例中,已发现了 3 个编码 nAChR 亚基的基因突变。nAChRs 是五聚体配体门控性离子通道受体,由不同功能的亚基组合组成,目前已鉴定出十二个亚基(α2-α10 和 β2-β4)(Buisson et al,1999; Sgard et al,2000)。人脑主要受体是由 α4 和 β2 亚基(以 2α/3β 的比例)组成,可解释了为什么这两个亚基都与 ADNFLE 相关。nAChRs 是可通过阳离子(Na^+、K^+、Ca^{2+})的兴奋性离子通道受体,其内源性配体是乙酰胆碱(ACh),而烟碱是外源性配体。nAChRs 有两种异构体:(α4)3(β2)2 亚型呈低亲和力,(α4)2(β2)3 亚型呈高亲和力,对乙酰胆碱和烟碱的亲和力高 100 倍。大多数 nAChRs 为突触前受体,有神经调节作用,包括增强它们所位于的神经元中的神经递质(GABA、谷氨酸、多巴胺、去甲肾上腺素、5- 羟色胺或乙酰胆碱)释放。其他 nAChRs 是突触后受体,介导快速兴奋性突触传递。nAChRs 还参与认知和睡眠 / 唤醒周期的调节。

编码 nAChR 的 α4 亚基 *CHRNA4* 基因突变如下:①分别在澳大利亚、西班牙、挪威和苏格兰四个家系中检测到“*S248F*”(或 *S280F*)错义突变,其氨基酸序列中第 248 位的苯丙氨酸取代了丝氨酸(Steinlein et al,1995、2000; Saenz et al,1999;

McLellan et al,2003); ②“*776ins3*”(或 *L291 dup*)是在核苷酸 776 位点插入了三个核苷酸,导致挪威家系的氨基酸序列中插入了一个亮氨酸(Steinlein et al,1997);③在日本、波兰、韩国家系及一对黎巴嫩母子的新生突变和一个散发的澳大利亚女性患儿中检测到“*S252*”(或 S284L)错义突变,其氨基酸序列第 252 位的丝氨酸被亮氨酸取代(Hirose et al.,1999;Rozycka et al,2003;Cho et al.,2003;Phillips et al.,2000;未发表的数据);④在德国家系中检测到“*T265I*”(或 *T293I*)(Leniger et al,2003);⑤“*R308H*”(或 *R336H*)是跨膜结构域外的氨基酸交换发生在第三和第四跨膜结构域之间的第二个细内环中的突变基因(Chen et al,2009);⑥ *I275F* 见于中国患者的新生突变(Wang et al,2014)。前四种突变位于外显子 5,编码 α4 亚基的第二跨膜结构域(TM2),该结构域构成烟碱受体离子通道孔壁(Buisson et al,1999)。

在意大利、苏格兰、英国、西班牙、中国和土耳其家系中发现了 *CHRNB2* 基因(编码 nAChRβ2 亚基的基因)的六种突变(*V287L*、*V287M*、*I312M*、*V308A*、*V337G* 和 *L301V*)(De Fusco et al,2000;Phillips et al,2001;Bertrand et al,2005;Diaz Otero et al,2008;Liu et al,2011;Chen et al,2015;Hoda et al.,2008)。上述突变位于 nAChRβ2 亚基的第二个(TM2)和第三个(TM3)跨膜结构域,在门控通道中起重要作用。*V337G* 位于 TM3 和 TM4 之间的 C2 环。

最后,在 *CHRNA2*(编码 nAChR α2 亚基的基因,分别位于第一和第二跨膜结构域)基因中发现了两个突变(*I279N* 和 *I297F*),一个家系中发现了一个突变(Aridon et al,2006;Conti et al,2015)。

因此,不仅在与离子门控结构直接相关的片段(TM2 中的 8/14 突变)中发现了突变,而且在靠近 TM2 外环或不属于离子通道内壁的跨膜域也发现了突变。

McLellan 等通过比较伴 *CHRNA4* 基因突变的苏格兰家系和伴 *CHRNB2* 基因突变的另一个苏格兰家系的 ADNFLE 表型,发现不同基因型相关的表型无区别(McLellan et al,2003)。

(五) 功能研究

为反映 ADNFLE 显性遗传模式会导致杂合突变受体的表达,向卵母细胞注射了等量的突变和野生型(非突变)*CHRNA4* 等位基因,对其进行电生理学研究发现不同突变型的唯一共同效果是突变的受体显著地增加了对 Ach 的敏感性。(Phillips et al,2001;Moulard et al,2001;Bertrand et al,2002;Leniger et al,2003;Hoda et al,2009)。另一个突变是 *CHRNB2* 基因 *V287*L 突变,导致通道脱敏延迟(De Fusco et al,2000)。因此,与最初从纯合子突变受体评估中得出的结论相反,最近的研究表明,尽管对不同的突变有不同的影响,但突变的尼古丁受体在不同的突变中获得了功能的增强。相反,另一项对五种突变的研究表明,ACh 反应对 Ca^{2+} 的依赖性降低,这可能解释了在同步活动期间谷氨酸释放增加的原因,这是另一种常见的机制(Rodrigues Pinguet et al,2003)。Son 等(2009)发现,携带可能致病的 ADNFLE 突变的尼古丁受体,其胞内亚基化学计量比存在调节缺陷,在尼古丁作用下这一缺陷的化学计量比可正常化,可解释尼古丁贴片是如何抑制 ADNFLE 患者的发作(Son et al,2009)。研究者已发现对某些突变,高亲和力受体 / 低亲和力受体的比例增加(Steinlein et al,2012;Nichols et al,2016)。

然而,ADNFLE 确切的致痫机制仍未明。

[^{18}F]-F-A-85380(一种对 α4β2 nAChRs 有高度亲和力、特异性配体)PET 扫描,可对携带 nAChR 突变的 ADNFLE 患者组与对照组 nAChR 的脑分布比较(Picard et al,2006)。在患者中脑内发现烟碱受体密度显著增加,表明脑干上行胆碱能系统的作用,该系统投射到丘脑并在觉醒时激活。一些作者提出睡眠纺锤波与 ADNFLE 发作之间的关系(Picardet al,2007);而另一些作者则怀疑 ADNFLE 发作可能由 K 复合波激发(El Helouet al,2008)。

卡马西平对 ADNFLE 患者有效,更有趣发现是,突变的 α4β2 烟碱受体比正常受体对该药物更敏感,在药物治疗浓度下很容易抑制发作(Picard et al,1999;Bertrand et al,2002)。但药效因突变而异(Di Restaet al,2010),其他突变不会改变受体对卡马西平的敏感性,甚至可能降低受体对卡马西平的敏感性(Hoda et al,2009)。根据实验数据,在携带这些特定突变的 ADNFLE 患者中,卡马西平疗效不佳很常见(Hoda et al,2009)。Di Resta 等(2010)还发现了奥卡西平对突变受体的作用增强。

目前已构建了数种 ADNFLE 转基因动物(小鼠和大鼠)模型(Zhu et al,2008;综述参见 Boillot & Baulac,2016)。与野生型相比,*CHRNA4* 基因敲除小鼠的行为学表型为过度的焦虑,但无自发性发作(Ross et al,2000)。带有高度超敏的 α4 烟碱样受体的点突变敲入小鼠表现出过度焦虑和多巴胺能缺陷(Labarca et al,2001),及对激动剂诱发的发作敏感性增加(Fonck et al,2003),支持功能获得型α4受体可能参与了ADNFLE的发病机制。携带在人类ADNFLE中发现的突变(α4-S248F)敲入小鼠对适度的尼古丁注射表现出与ADNFLE发作时头部和肢体肌张力障碍非常相似的症状(Teper et al,2007)。在*α4-L9'A*和转基因*β2-V286L*大鼠中,尼古丁诱导的发作敏感性也有所增加(Fonck 2005; Shiba,2015)。*CHRNB2*基因敲除小鼠在膝状体背外侧核中表现出异常的功能组织结构(Grubb et al.,2003),对尼古丁诱导的运动抑制的敏感性降低(Tritto et al.,2004),并减少了微觉醒导致的非快速眼动睡眠片段化(Lena et al.,2004)。一项研究表明,突变的尼古丁受体在发育过程中具有潜在的致病性:在小鼠模型中,突变的受体负责发育中的大脑神经环路的异常形成和/或网络组装的长期改变(Manfredi et al,2009)。

在ADNFLE家系中,*CHRNA4*和*CHRNB2*基因突变只占少数(约10%)。在大多数家系中确实排除了与α4和β2亚单位的连锁(Steinlein et al,1995; Phillips et al,1998; Picard et al,2000)。研究人员已证明一个家系与15q24的连锁,该连锁靠近包含α3、α5和β4烟酸亚基基因的区域(Phillips et al,1998);然而,这种连锁实际上位于包含烟酸亚基簇的区间外(Bonati et al,2000)。有学者曾在一个家系中报道了促肾上腺皮质激素释放激素(CRH)基因的启动子突变(Combi et al,2005)。但在ADNFLE中,CRH和nAChRs之间的病理生理联系尚不清楚。

鉴于食欲素是除ACh外另一种引起觉醒的主要物质,因此我们检测了食欲素系统的突变(单食欲素前体基因*HCRT*编码食欲素A和食欲素B,*HCRTR1*和*HCRTR2*基因编码两者的受体)。然而,对21个ADNFLE无关先证者的三个基因进行分析未能发现任何致病性变异(Bouchardy et al,2011)。

最近,在12%的ADNFLE家系中发现了三个基因(*DEPDC5*,*NPRL2*,*NPRL3*)的突变,这三个基因组成了GATOR1复合体。由于NFLE/SHE是FFEVF的表型之一,所以较小的家系有个体患有这种局灶性癫痫综合征也就不足为奇了(见"伴可变灶的家族性局灶性癫痫")(Scheffer et al,2014; Dibbens et al,2013; Picard et al,2014)。

三、家族性颞叶癫痫

家族性颞叶癫痫(familial temporal lobe epilepsy,FTLE)可分为内侧型(familial mesial temporal lobe epilepsy,FMTLE)和外侧型,后者又称为伴听觉特征的常染色体显性遗传性癫痫(Ottman et al,1995),在某些家系中是常染色体显性遗传,但其他家系则表现出更加复杂的遗传模式(Crompton et al,2010)。这两种类型常始于青春期或成年期,平均年龄为24岁(1—63岁,中位数:15—18.5岁)。

(一)家族性颞叶内侧型癫痫

［电临床特征］

经典的FMTLE,患者无热性惊厥史且MRI无异常。文献据报道了20多个家系(无家族性热性惊厥史)(Berkovic et al,1996; Cendes et al,1998; Gambardella et al,2000; Regesta et al,2002)。FMTLE的特征是颞叶内侧癫痫先兆,表现为精神或较罕见的自主或特殊感觉先兆(Berkovic et al,1996)。似曾相识感是最常见的精神先兆。其他常见症状包括恐惧、恶心、心动过速、动作变慢及复杂的视觉或听觉错觉,躯体感觉先兆包括弥漫性麻木或刺痛感。先兆可见于90%的患者,而65%的患者出现意识障碍前常伴先兆。约70%的患者出现罕见的局灶继发双侧强直-阵挛发作。发作症状学在家系内存在变异,患者症状轻微时不易诊断,容易被忽视或视为正常。发作间期脑电图异常罕见,预后较好。家族性颞叶内侧型癫痫与常见的伴海马硬化的颞叶癫痫相比,后者常有热性惊厥史,发作时间较长,起病年龄约9岁,常为耐药性癫痫。

当家系中有更严重的TLE综合征时,FMTLE的异质性尤为显著,常伴海马硬化、与热性惊厥相关(Vadlamudi et al,2003; Gambardellaet al,2009)。在FMTLE病例中,发作始于10—30岁(平均起病年龄约为10岁)。发作间期脑电图为颞区频繁放电,此类患者常耐药。关于海马硬化是否可能是热性惊厥(在某些情况下)、持续性癫痫发作或早期发育异常的结果,仍有争议。

也有文献报道了一些家系,某些患者热性惊厥和颞叶癫痫并存,但MRI无海马异常。这两种发作类型可能具有共同的遗传易感性(Baulac et al,2001; Claes et al,2004)。

［分子遗传学］

未发现经典的FMTLE(无海马硬化、无热性惊厥)或伴海马硬化和热性惊厥的FMTLE的致病基因。但是,在某些MTLE家族GATOR1复合体中发现了基因突变。较小的家系可能只有FMTLE表型,而较大的FFEVF家系则有常见的异质性表型(Dibbens et al,2013)。

（二）常染色体显性遗传性颞叶外侧型癫痫（或伴听觉特征的常染色体显性遗传性癫痫）

［电临床特征］

常染色体显性遗传性颞叶外侧型癫痫（autosomal dominant lateral temporal lobe epilepsy，ADLTLE）是一种自限性、药物反应良好的癫痫综合征，于青春期后期起病（Ottman et al，1995；Poza et al，1999；Michelucci et al，2000）。最常见的发作症状学包括听幻觉，如响声或嗡嗡声（36%~55% 的患者），但一些患者还有其他症状，单独或联合出现，如视幻觉、嗅觉症状或失语发作（Winawer et al，2000；Michelucci et al，2003）。发作有时可由外界噪声诱发，（Michelucci et al，2009）。发作间期脑电图正常或轻度异常。以前文献报道所有患者 MRI 正常，仅一个家系存在颞叶外侧皮质异常（Kobayashi et al.，2003）。然而，听觉诱发电位（AEP）、听觉任务和语调辨别任务 fMRI 及听觉刺激脑磁图（MEG）发现患者存在语言加工障碍（Brodtkorb et al，2005；Ottman et al，2008）。患者对抗癫痫药物反应良好，总体预后较好（Michelucci et al，2009），除一个有两例耐药性和复发性局灶性癫痫持续状态患者的家系外（Di Bonaventura et al，2009）。

［分子遗传学］

约半数 ADLTLE 家系的基因突变位于 10q 染色体 *LGT1* 基因（富含亮氨酸的神经胶质瘤灭活基因 1，也称为 Epitempin）（Kalacikov et al，2002；Michelucci et al，2003；Ottman et al，2004；Berkovic et al，2004a；Kawamata et al，2010）。*LGI1* 突变的外显率估计为 67%（约有 2/3 的 *LGI1* 基因突变个体会发展为癫痫）（Rosanoff & amp；Ottman，2008）。

有趣的是，即使在无听觉症状伴感觉性失语发作的家系中也检测出 *LGI1* 基因突变（Michelucci et al，2003）。Pisano 等（2005）报道了一个家系，其中 *LGI1* 基因突变可能是 ADLTLE 和一种特殊的与发作间期异常语音处理有关的神经心理障碍的致病基础。*LGI1* 基因突变家系和非突变家系之间无临床差异。*LGI1* 基因突变见于 2% 的病因未知、伴听觉特征的局灶性癫痫散发病例中（Nobile et al，2009）。在家族性和散发性颞叶外侧型癫痫中，发现 25 例患者的 *LGI1* 基因突变。突变分布于整个基因中，而错义突变主要发生在蛋白质结构域 N- 端和 C- 端。未发现明显的基因型 - 表型相关性，表型较为一致。截短突变和错义突变都会抑制突变蛋白的表达，表明 *LGI1* 突变导致功能丧失（Nobile et al，2009；Striano et al，2008）。

LGI1 最初被认为是肿瘤抑制基因，其蛋白功能尚不清楚，但序列分析表明它不是一个离子通道亚单位，不与膜结合，与另一个癫痫基因 *MASS1/VLGR1* 基因共享 epitempin 重复序列，该基因突变见于听源性发作的 Frings 小鼠模型（Skradski et al，2001）及一个热性惊厥小家系（Nakayama et al.，2002）。LGI1 蛋白在转基因小鼠海马谷氨酸能回路出生后发育中起作用：突变蛋白 LGI1 抑制树突修剪并增加树突棘密度，从而显著增加兴奋性突触传递（Zhou et al，2009）。跨膜蛋白 ADAM22 和 ADAM23 构成了 LGI1 受体。Owuor 等（2009）证明了 LGI1 与 ADAM23 的结合对正确形成神经元形态和神经元之间的连通性是必要的。而另一项研究（Thomas et al，2010）表明，特定的 Nogo 受体 1 促进 LGI1 与 ADAM22 的结合。*LGI1* 基因杂合突变小鼠模型表明了发作阈值较低，并为 LGI1 如何成为大脑兴奋性的主要决定性因素提供了证据（Fukata et al.，2010）："胞外的 LGI1 可能连接了大脑中两个与癫痫相关的受体 ADAM22 和 ADAM23，并组建了一个包括突触前钾通道和突触后 AMPA 受体在内的起支架作用的跨突触蛋白复合体。LGI1 缺乏会破坏突触蛋白的连接，选择性降低海马 AMPA 受体介导的突触传递"。

有趣的是，LGI1 也是边缘性脑炎相关的自身抗原，边缘性脑炎以前归因于电压门控性钾通道（Lai et al，2010），而 LGI1 是钾通道抗体的主要靶点（Irani et al，2010；Yates，2010）。

除 *LGI1* 基因突变外，最近也发现了 *RELN* 基因突变。*RELN* 编码一种调节神经元迁移的糖蛋白 reelin（Hong et al，2000），它不干扰通道。一项对意裔美国人的研究发现，在 7 个无 *LGI1* 基因突变的伴听觉特征的常染色体显性遗传性癫痫家系中，发现了 *RELN* 基因 7 个杂合错义突变（Dazzo et al，2015）。最近对 40 个患 ADLTE 的意大利家系的研究表明，18% 家系发现了 *RELN* 基因突变（Michelucci et al，2017）。伴 *LGI1* 基因突变的家系与伴 *RELN* 基因突变家系之间无显著性的临床差异，但 *RELN* 家系 EEG 左侧半球异常率较高。

（三）伴可变病灶的家族性局灶（部分）性癫痫（FFEVF）

［电临床特征］

伴可变病灶的家族性局灶（部分）性癫痫是一

种常染色体显性遗传癫痫，在不同的家系成员中，局灶性发作起源于不同的皮质区域（Scheffer et al，1998），因此，单个家系可能包括额叶癫痫、颞叶癫痫、顶叶癫痫或枕叶癫痫患者，但每一患者发作症状都恒定不变。在明确基因型前，迄今为止已报道了11个大家系（Scheffer et al，1998；Xiong et al，1999；Picard et al，2000；Callenbach et al，2003；Berkovic et al，2004b；Klein et al，2012）。FFEVF外显率不全（估计为60%左右），表明一些致病基因的携带者并无癫痫发作史，发作平均年龄为13岁（中位年龄为10岁），从1月龄至52岁不等（Berkovic et al，2004b）。并非所有的脑区都表现出同样的易感性，发作期症状学提示大多数患者的致痫区都集中在额区或颞区，产生伴或不伴意识障碍的局灶性发作，颞叶发作可表现为精神症状或嗅幻觉。60%~86%的患者为局灶性发作演变为双侧强直-阵挛发作。在同一个家系中，癫痫的严重程度差异很大。

在不同的家系中，FFEVF的表型有细微的差异，在一些家系中，发作仅见于或主要发生在睡眠中，表现为典型的夜发性额叶癫痫（或睡眠相关的过度运动性癫痫）（Xiong et al，1999；Picard et al，2000；Berkovic et al，2004b；Scheffer et al，2014）；这种相似性导致一些家系被诊断为ADNFLE，这种情况下，表明ADNFLE可能是FFEVF的一个亚型。在这些家系中，发作间期痫样放电很少见。在其他家系中（Scheffer et al，1998；Callenbach et al，2003；Klein et al，2012），发作主要见于清醒状态下，发作间期脑电图可见频繁的痫样放电。即使无持续的发作，受累患者的痫性放电部位可保持多年恒定不变（Scheffer et al，1998）。

在8个FFEVF家系中，其中7个家系发现了*DEPDC5*基因突变，研究者还发现了更多的FFEVF小家系（Dibbens et al，2013，请参见下文）。*DEPDC5*基因编码mTOR通路GATOR1复合体。超过70%的*DEPDC5*基因突变患者为额颞叶癫痫，包括NFLE。后来又在诸多家系中发现了GATOR1复合体其他成员、*NPRL2*和*NPRL3*基因突变（见"分子遗传学研究"）。*NPRL2*和*NPRL3*基因突变最常见的表型为NFLE（或SHE），其次为TLE，最后为FLE（不伴夜发性特征）（Ricos et al.，2016）。FFEVF耐药性高于其他家族性局灶性癫痫（Picard et al，2014；Tsai et al，2017），SUDEP发生的风险也较大（Bagnall et al，2016；Weckhuysen et al，2016）。

在一些无癫痫发作的高危个体中也发现了痫样放电（占高危成员的16%~18%）（Scheffer et al.，1998；Picard et al.，2000），这可能是FFEVF基因突变携带者的标志。患病的家系成员罕有智力缺陷，但可见孤独症谱系障碍（Klein et al.，2012），神经系统检查通常正常。

尽管最初认为所有患者的MRI均正常，但随着*DEPDC5*基因突变的发现，2013年，在常染色体显性遗传的非病灶性局灶性癫痫，MRI取得了重大发现。自那以后，超过15例携带*DEPDC5*基因突变的患者MRI发现了局灶性皮质发育不良（FCD）（Scheffer et al.，2014；Baulac et al.，2015；Scerri et al.，2015；D'Gamaet al.，2015），至少4例*NPRL2*或*NPRL3*基因突变的患者MRI发现了局灶性皮质发育不良（FCD）（Sim et al.，2016；Weckhuysen et al.，2016）（见下文，分子遗传学研究）。MRI通常表现为脑沟底部发育不良（Scheffer et al，2014），伴灰白质交界模糊，可能有transmantle征。文献也曾报道过更罕见的微小的带状灰质异位、双外侧裂多小脑回畸形（Ricos et al.，2016）和半侧巨脑回畸形（D'gama et al.，2015）。病灶最常位于额叶、运动前回、额上回、额下回、前额叶内侧面、中央前回或额叶盖部、岛叶或扣带回等部位。FCD患者耐药性比率非常高（Scheffer et al，2014；Baulac et al，2015），智能障碍和精神障碍更为常见。

大多数FFEVF患者对抗癫痫药物的治疗反应良好。对少数FCD患者而言，癫痫手术是很好的选择，6/8患者手术后无发作，1例发作有明显的改善（Baulac et al，2015；Sim et al，2016；Scerri et al，2015）。就病理学而言，文献已经报道了FCD Ⅱa型（Baulac et al.，2015；Scerri et al.，2015）和Ⅱb型（D'Gama et al.，2015）。鉴于FCD的位置或其他局限性，存在手术禁忌的情况下，生酮饮食疗法有助于治疗FCD和癫痫患者，在儿童患者中已被证实（Guerrini，2015）。依维莫司已应用于结节性硬化（TSC）相关的癫痫，在对GATOR1相关疾病的开展正式临床试验后，依维莫司是一个有前景的治药物。

［分子遗传学研究］

对最初的澳大利亚家系连锁研究表明，FFEVF与2号染色体连锁（Scheffer et al.，1998），7个家系定位到22q11-q12号染色体，包括重新分析后的澳大利亚家系（Xiong et al.，1999；Callenbach et al，2003；Berkovic et al，2004b；Klein et al，2012）。在8个FFEVF大家族中，7个发现了22号染色体*DEPDC5*基因突变（Dibbens et al.，2013），在82个常染色体显性遗传局灶性癫痫家系中，有10个家系很小，无法诊断为FFEVF。Ishida等（2013年）

还发现了两个较大 FFEVF 家系和四个小家系的 *DEFFDC5* 基因突变。Tsai 等(2017)报道了一个台湾 FFEVF 家族的 *DEFFDC5* 基因突变。*DEPDC5* 与 *NPRL2* 和 *NPRL3* 组成了 GATOR1 复合体。GATOR1 是西罗莫司的治疗靶点(以前是哺乳动物)抑制物,也称为 mTOR,与其他蛋白质一起构成 mTORC1 复合体。该复合体调节细胞增殖、运动、存活和蛋白质合成。后来也在家族性和散发性局灶性癫痫(包括无症状的家系成员)中发现了 *NPRL2* 和 *NPRL3* 基因突变(Sim et al,2016; Ricos et al,2016; Weckhuysen et al,2016)。约 80% 明确诊断为 FFEVF 家系存在 *GATOR1* 基因突变。

四、常染色体显性遗传 Rolandic 癫痫伴言语失用和癫痫 - 失语症谱系障碍

Scheffer 于 1995 年最早在常染色体显性遗传澳大利亚家系中报道了这种罕见的综合征(Scheffer et al,1995b),大多数家系成员患典型 Rolandic 癫痫,先证者为发育性癫痫性脑病。受累患者有言语失用,并且持续到成年(Turner et al,2015)。发作平均年龄为 5 岁(中位数年龄为 6 岁,年龄范围为 1.5—10 岁)。发作通常在入睡前 2h 内发生,包括一侧面部和上肢强直 - 阵挛发作,有时先有感觉异常。所有受累患者均很少出现局灶性发作演变为双侧强直 - 阵挛发作。除其中 1 例年龄较大且无儿童期癫痫病史的患者外,所有患病者均有癫痫和言语失用。言语障碍表现为构音障碍和言语失用(Turner et al.,2015),言语失用包括高速运动的组织和协调障碍,而这是产生流利和(或)可理解的语音所必需的。其他与协调相关的口部运动执行障碍,如舌头进出或左右移动。认知障碍在年轻患者中表现很明显。

发作间期脑电图表现为频繁的痫样放电。局灶性痫样放电位于中央、颞区,可为单侧或双侧独立放电,睡眠期更多,也可见水平偶极子。神经影像学检查(头颅 MRI 或 CT 扫描)正常。

在一个法国家系中,其中受累患者为伴口部和言语失用的 Rolandic 癫痫,并有不同程度的智力障碍,定位于 Xq 染色体,并在 *SRPX2* 基因中发现了一个变异(Roll et al,2006)。SRPX2 是一种分泌型 sushi 重复蛋白,在成年人脑神经元中表达,包括 Rolandic 区。突变导致了蛋白糖基化。在一个患 Rolandic 癫痫和双外侧裂多小脑回的男性患者中,发现了该基因的另一个突变,而患者无癫痫病史、但有智障的姨妈也携带了该突变。后来发现该家系也有 *GRIN2A* 突变(见下文)。Kugler 等在伴 Rolandic 癫痫、言语障碍、口部运动失用和认知功能障碍的第三个家系中也发现了该突变(Kugler et al,2008)。

分子遗传学研究

研究者鉴定致病基因花了 8 年的时间,结果发现它与癫痫 - 失语症谱系有关(Tsai et al,2013)。*GRIN2A* 基因编码 N- 甲基 -D- 天冬氨酸(NMDA)受体 NR2A(GluN2A)亚基,这是一种重要的兴奋性谷氨酸能受体。学者们在最初的澳大利亚和法国家系中发现了 *GRIN2A* 基因突变。同样重要的是,在 9%~20% 的癫痫失语症谱系障碍的先证者中也发现了该突变,如睡眠期持续棘 - 慢波的癫痫性脑病和 Landau-Kleffner 综合征(Carvill et al,2013; Lesca et al,2013)。虽然受累个体有更复杂的表型,提示系癫痫 - 失语症谱系障碍,但在约 5% 伴中央 - 颞区棘波的良性癫痫患者中也发现了该突变(Lemke et al.,2013)。突变以常染色体显性遗传或散发病例出现新生突变。功能研究示 NMDA 受体功能丧失(Carvill et al,2013; Lesca et al,2013)。越来越多的 *GRIN2A* 基因突变的患者正被发现,这些患者有构音障碍和言语失用障碍的独特语言模式,有助于识别该病(Turner et al,2015)。

五、常染色体隐性遗传 Rolandic 癫痫伴发作性运动诱发的肌张力障碍和书写痉挛

在一个近亲婚配的意大利家系中,两姐弟和他们的表亲患有这种罕见的疾病(Guerrini et al,1999)。在儿童期,所有受累个体都有清醒期罕见的单侧口面臂发作、构音障碍,但能应答。发作间期脑电图示 Rolandic 区棘波。发作性运动诱发的肌张力障碍也见于儿童期,表现为偏身肌张力障碍,可左右交替或累及中轴肌。书写痉挛始于儿童期,一直持续到青春期。发作间期或青春期神经系统检查仅见轻度水平眼球震颤。这 3 例患者 MRI 均正常。

按照常染色体隐性遗传进行的连锁分析,发现 16 号染色体上 6cm 范围内共同的纯合单倍体型,家族性婴儿惊厥和发作性舞蹈手足徐动症也定位于该区域内(Szepetowski et al,1997)。因此,这两种疾病可能由同一基因变异所致。

六、伴围中央区棘波的局灶性(部分性)癫痫(PEPS)

在一个巴西家系中,报道了伴围中央区棘波的局灶性癫痫,为一种良性综合征:① 10—20 岁起病;②脑电图为特征性围中央区棘波;③ MRI 正常,无高热惊厥。

文献报道的发作类型为:偏侧阵挛、偏侧强直、发作性上腹痛和颞区起源的局灶性发作。该综合征的一个特点是患者可能出现不止一种的局灶性发作类型。已证实与染色体 4p15 连锁(Kinton et al,2002)。

Limviphuvadh 等(2010)基于蛋白序列分析和患者特异性的染色体缺失,在基因组 4p15 已知的 52 个基因中,*LGI2* 是 PEPS 的主要候选基因。他们建议诊断为 PEPS 或类似表型的患者应筛查 *LGI2*(和其他候选基因)的突变,以验证这一假设。

七、伴局灶性和全面性发作的新遗传综合征

(一) 家族性成人肌阵挛癫痫(FAME)

家族性成人肌阵挛癫痫(familial adult myoclonic epilepsy,FAME)的定义:常染色体显性遗传,成人起病,四肢肌阵挛发作,某些家系成员中有罕见的强直 - 阵挛发作和良性病程(Uyama et al,2005)。它与常染色体显性遗传皮质性肌阵挛与癫痫(autosomal dominant cortical myoclonus and epilepsy,ADCME)、家族性成人良性肌阵挛癫痫(benign adult familial myoclonic epilepsy,BAFME)和家族性皮质性肌阵挛震颤伴癫痫(familial cortical myoclonic tremor associated with epilepsy,FCMTE)重叠。

Guerrini 等在一个 8 例受累成员的家系中已报道了常染色体显性遗传皮质性肌阵挛与癫痫(ADCME)伴局灶性和全面性发作(Guerrini et al,2001,2005),可能系 FAME 的一种变异。ADCME 起病年龄为 12—50 岁,所有患者均以躯体远端半连续性、节律性肌阵挛和全面强直 - 阵挛发作为主,3 例患者系伴意识障碍的局灶性发作。所有患者发作间期脑电图为额颞区或全面性放电。

60 个日本 FAME 家系和 1 个中国 FAME 家系定位于染色体 8q24(Plaster et al,1999),而意大利 FAME 家系和澳大利亚 - 新西兰 FAME 家系则定位于染色体 2p11.1-q12.2(de Falco et al,2003;Guerrini et al,2001、2005;Crompton et al,2012)。更多的 FAME 家系定位于染色体 2q11,已发现了其中一个 *ADRA2B* 基因突变;文献已报道了染色体 5p15 的 *CTNND2* 基因突变(van Rootselaar et al,2017)及染色体 3q26.32-q28 和染色体 1q32 的 *CNTN2* 基因突变。最近,在日本家系中发现了一种有趣的新突变类型,该突变位于 2 号染色体,系 *SAMD12* 基因内含子区 TTTCA/TTTTA 五核苷酸重复序列扩增(Ishiura et al.,2018)。有趣的是,在两个未携带上述重复序列的家系中,不同基因(*TNRC6A* 或 *RAPGEF2*)内含子区发现类似的非编码区五核苷酸重复序列。推测 TTTCA 或 TTTAA 序列扩增是通过 RNA 介导的毒性机制起作用,而与五核苷酸重复序列所处的基因位置无关。

(二) 遗传性癫痫伴热性惊厥附加症(GEFS+)

尽管 GEFS + 最初被认为是家族性全面性癫痫综合征,但随后的报告显示许多家系中还包括一些局灶性发作的成员(Scheffer Berkovic,1997;Scheffer et al,2009;Zhang et al,2017),如颞叶和额叶发作,在许多情况下(但不是全部),可能有经典的热性惊厥或热性惊厥附加症的病史(abu-khalil et al.,2001;Ito et al,2002;Baulac et al,2001)。在某些情况下,颞叶癫痫与海马硬化有关,而在另一些情况下,病理上已证实无海马硬化的患者手术成功率高。

分子遗传学研究显示,少数 GEFS + 家系为钠通道亚基的基因突变,包括编码 α 亚基的 *SCN1A* 基因和 β 亚基的 *SCN1B* 基因(Abou-Khalil et al,2001;Ito et al,2002;Wallace et al,2002;Scheffer et al,2007;Zhang et al,2017)。此外,$GABA_A$ 受体亚基 *GABRG2* 基因突变与偏侧阵挛性发作相关(Baulac et al,2001)。

(三) GLUT1 缺乏综合征

研究表明,常染色体显性遗传葡萄糖转运蛋白 1 缺乏综合征与 *SLC2A1* 基因突变相关,该综合征家系中可能有全面性和局灶性癫痫患者。虽然全面性失神性癫痫占主导地位,但少数家系成员为多灶性或颞叶癫痫(Mullen et al.,2010)。

(齐 婧 王 群 译 徐惠琴 秦 兵 校)

参考文献

Abou-Khalil B, Ge Q, Desai R, *et al.* (2001): Partial and generalized epilepsy with febrile seizures plus and a novel *SCN1A* mutation. *Neurology* 57: 2265–2272.

Aridon P, Marini C, Di Resta C, *et al.* (2006): Increased sensitivity of the neuronal nicotinic receptor alpha 2 subunit causes familial epilepsy with nocturnal wandering and ictal fear. *Am J Hum* Genet 79: 342–350.

Bagnall RD, Crompton DE, Petrovski S, *et al.* (2016): Exome-based analysis of cardiac arrhythmia, respiratory control, and epilepsy genes in sudden unexpected death in epilepsy. *Ann Neurol* 79: 522–534.

Baulac S, Huberfeld G, Gourfinkel-An I, *et al.* (2001): First genetic evidence of GABA(A) receptor dysfunction in epilepsy: a mutation in the gamma2-subunit gene. *Nat Genet* 28: 46–48.

Baulac S, Ishida S, Marsan E, *et al.* (2015): Familial focal epilepsy with focal cortical dysplasia due to DEPDC5 mutations. *Ann Neurol* 77: 675–683.

Berkovic SF, McIntosh A, Howell RA, Mitchell A, Sheffield LJ, Hopper JL (1996): Familial temporal lobe epilepsy: A common disorder identified in twins. *Ann Neurol* 40: 227–235.

Berkovic SF, Izzillo P, McMahon JM, *et al.* (2004a): LGI1 mutations in temporal lobe epilepsies. *Neurology* 62: 1115–1119.

Berkovic SF, Serratosa JM, Phillips HA, *et al.* (2004b): Familial partial epilepsy with variable foci: clinical features and linkage to chromosome 22q12. *Epilepsia* 45: 1054–1060.

Bertrand D, Picard F, Le Hellard S, *et al.* (2002): How mutations in the nAChRs can cause ADNFLE epilepsy. *Epilepsia* 43 (Suppl 5): 112–122.

Bertrand D, Elmslie F, Hugues E, *et al.* (2005): The CHRNB2 mutation I312M is associated with epilepsy and distinct memory deficits. *Neurobiol Dis* 20: 799–804.

Boillot M, Baulac S (2016): Genetic models of focal epilepsies. *J Neurosci Methods* 260: 132–143.

Bonati MT, Asselta R, Duga S, *et al.* (2000): Refined mapping of CHRNA3/A5/B4 gene cluster and its implications in ADNFLE. *Neuroreport* 11: 2097–2101.

Bouchardy I, Steinlein O, Combi R, *et al.* (2011): Mutations of the orexin system, a regulator of sleep arousal, are not a common cause of ADNFLE. *Neurology* 76: 1272–1273.

Brodtkorb E, Steinlein OK, Sand T (2005): Asymmetry of long-latency auditory evoked potentials in LGI1-related autosomal dominant lateral temporal lobe epilepsy. *Epilepsia* 46: 1692–1694.

Brodtkorb E, Picard F (2006): Tobacco habits modulate autosomal dominant nocturnal frontal lobe epilepsy. *Epilepsy Behav* 9: 515–520.

Buisson B, Curtis L, Bertrand D (1999): Neuronal nicotinic acetylcholine receptor and epilepsy. In: Berkovic S, Genton P, Hirsch E, Picard F (eds) *Genetics of Focal Epilepsies*, pp. 187–202. London: John Libbey.

Callenbach PM, van den Maagdenberg AM, Hottenga JJ, *et al.* (2003): Familial partial epilepsy with variable foci in a Dutch family: clinical characteristics and confirmation of linkage to chromosome 22q. *Epilepsia* 44: 1298–1305.

Carreno M, Garcia-Alvarez D, Maestro I, *et al.* (2010): Malignant autosomal dominant frontal lobe epilepsy with repeated episodes of status epilepticus: successful treatment with vagal nerve stimulation. *Epileptic Disord* 12: 155–158.

Carvill GL, Regan BM, Yendle SC, *et al.* (2013): *GRIN2A* mutations cause epilepsy-aphasia spectrum disorders. *Nat Genet* 45: 1073–1076.

Cendes F, Lopes-Cendes I, Andermann E, Andermann F (1998): Familial temporal lobe epilepsy: A clinically heterogeneous syndrome. *Neurology* 50: 554–557.

Chen Y, Wu L, Fang Y, *et al.* (2009): A novel mutation of the nicotinic acetylcholine receptor gene CHRNA4 in sporadic nocturnal frontal lobe epilepsy. *Epilepsy Res* 83: 152–156.

Chen Z, Wang L, Wang C, *et al.* (2015): Mutational analysis of CHRNB2, CHRNA2 and CHRNA4 genes in Chinese population with autosomal dominant nocturnal frontal lobe epilepsy. *Int J Clin Exp Med* 8: 9063–9070.

Cho YW, Motamedi GK, Laufenberg I, *et al.* (2003): A Korean kindred with autosomal dominant nocturnal frontal lobe epilepsy and mental retardation. *Arch Neurol* 60: 1625–1632.

Cho YW, Yi SD, Lim JG, Kim DK, Motamedi GK (2008): Autosomal dominant nocturnal frontal lobe epilepsy and mild memory impairment associated with CHRNB2 mutation I312M in the neuronal nicotinic acetylcholine receptor. *Epilepsy Behav* 13: 361–365.

Claes L, Audenaert D, Deprez L, *et al.* (2004): Novel locus on chromosome 12q22-q23.3 responsible for familial temporal lobe epilepsy associated with febrile seizures. *J Med Genet* 41: 710–714.

Combi R, Dalprà L,Tenchini ML, Ferini-Strambi L (2004): Autosomal dominant nocturnal frontal lobe epilepsy. A critical overview. *J Neurol* 251: 923–934.

Combi R, Dalpra L, Ferini-Strambi L, Tenchini ML (2005): Frontal lobe epilepsy and mutations of the corticotropin-releasing hormone gene. *Ann Neurol* 58: 899–904.

Conti V, Aracri P, Chiti L, *et al.* (2015): Nocturnal frontal lobe epilepsy with paroxysmal arousals due to CHRNA2 loss of function. *Neurology* 84: 1520–1528.

Crompton DE, Scheffer IE, Taylor I, *et al.* (2010): Familial mesial temporal lobe epilepsy: a benign epilepsy syndrome showing complex inheritance. *Brain* 133: 3221–3231.

Crompton DE, Sadleir LG, Bromhead CJ, *et al.* (2012): Familial Adult Myoclonic Epilepsy (FAME): recognition of mild phenotypes and refinement of the 2q locus. *Arch Neurol* 69: 474–481.

Dazzo E, Santulli L, Posar A, *et al.* (2015): Autosomal dominant lateral temporal epilepsy (ADLTE): novel structural and single-nucleotide LGI1 mutations in families with predominant visual auras. *Epilepsy Res* 110: 132–138.

De Falco FA, Striano P, de Falco A, *et al.* (2003): Benign adult familial myoclonic epilepsy: genetic heterogeneity and allelism with ADCME. *Neurology* 60: 1381–1385.

De Fusco M, Becchetti A, Patrignani A, *et al.* (2000): The nicotinic receptor b2 subunit is mutant in nocturnal frontal lobe epilepsy. *Nat Genet* 26: 275–276.

Derry CP, Heron SE, Phillips F, *et al.* (2008): Severe autosomal dominant nocturnal frontal lobe epilepsy associated with psychiatric disorders and intellectual disability. *Epilepsia* 49: 2125–2129.

D'Gama AM, Geng Y, Couto JA, *et al.* (2015) Mammalian target of rapamycin pathway mutations cause hemimegalencephaly and focal cortical dysplasia. *Ann Neurol* 77: 720–725.

Diaz-Otero F, Quesada M, Morales-Corraliza J, *et al.* (2008): Autosomal dominant nocturnal frontal lobe epilepsy with a mutation in the CHRNB2 gene. *Epilepsia* 49: 516–520.

Dibbens LM, de Vries B, Donatello S, *et al.* (2013): Mutations in *DEPDC5* cause Familial Focal Epilepsy with Variable Foci. *Nat Genet* 45: 546–551.

Di Bonaventura C, Carni M, Diani E, *et al.* (2009): Drug resistant ADLTE and recurrent partial status epilepticus with dysphasic features in a family with a novel LGI1mutation: electroclinical, genetic, and EEG/fMRI findings. *Epilepsia* 50: 2481–2486.

Di Resta C[1], Ambrosi P, Curia G, Becchetti A (2010): Effect of carbamazepine and oxcarbazepine on wild-type and mutant neuronal nicotinic acetylcholine receptors linked to nocturnal frontal lobe epilepsy. *Eur J Pharmacol* 643: 13–20.

El Helou J, Navarro V, Depienne C, *et al.* (2008): K-complex-induced seizures in autosomal dominant nocturnal frontal lobe epilepsy. *Clin Neurophysiol* 119: 2201–2204.

Fedi M, Berkovic SF, Scheffer IE, *et al.* (2008): Reduced striatal D1 receptor binding in autosomal dominant nocturnal frontal lobe epilepsy. *Neurology* 71: 795–798.

Fisher RS, Cross JH, French JA, *et al.* (2017): Operational classification of seizure types by the International League Against Epilepsy: Position Paper of the ILAE Commission for Classification and Terminology. *Epilepsia* 58: 522–530.

Fonck C, Nashmi R, Deshpande P, *et al.* (2003): Increased sensitivity to agonist-induced seizures, straub tail, and hippocampal theta rhythm in knock-in mice carrying hypersensitive alpha 4 nicotinic receptors. *J Neurosci* 23: 2582–2590.

Fonck C, Cohen BN, Nashmi R, *et al.* (2005): Novel seizure phenotype and sleep disruptions in knock-in mice with hypersensitive alpha 4* nicotinic receptors. *J Neurosci* 25: 11396–11411.

Fukata Y, Lovero KL, Iwanaga T, *et al.* (2010): Disruption of LGI1-linked synaptic complex causes abnormal synaptic transmission and epilepsy. *Proc Natl Acad Sci USA* 107: 3799–3804.

Gambardella A, Messina D, Le Piane E, *et al.* (2000): Familial temporal lobe epilepsy-Autosomal dominant inheritance in a large pedigree from Southern Italy. *Epilepsy Res* 38: 127–132.

Gambardella A, Labate A, Giallonardo A, Aguglia U (2009): Familial mesial temporal lobe epilepsies: clinical and genetic features. *Epilepsia* 50 (Suppl 5): 55–57.

Grubb MS, Rossi FM, Changeux JP, Thompson ID (2003): Abnormal functional organization in the dorsal lateral geniculate nucleus of mice lacking the beta 2 subunit of the nicotinic acetylcholine receptor. *Neuron* 40: 1161–1172.

Guerrini R, Bonanni P, Nardocci N, Parmeggiani L, Casari G (1999): Autosomal recessive Rolandic epilepsy with paroxysmal exercise induced dystonia and writer's cramp: delineation of the syndrome and gene mapping to chromosome 16p12–11.2. *Ann Neurol* 45: 344–352.

Guerrini R, Bonanni P, Patrignani A, *et al.* (2001): Autosomal dominant cortical myoclonus and epilepsy (ADCME) with complex partial and generalized seizures: A newly recognized epilepsy syndrome with linkage to chromosome 2p11.1-q12.2. *Brain* 124: 2459–2475.

Guerrini R, Parmeggiani L, Marini C, Brovedani P, Bonanni P (2005): Autosomal dominant cortical myoclonus and epilepsy (ADCME) with linkage to chromosome 2p11.1-q12.2. *Adv Neurol* 95: 273–279.

Guerrini R, Duchowny M, Jayakar P, *et al.* (2015): Diagnostic methods and treatment options for focal cortical dysplasia. *Epilepsia* 56: 1669–1686.

Hayman M, Scheffer IE, Chinvarun Y, Berlangieri SU, Berkovic SF (1997): Autosomal dominant nocturnal frontal lobe epilepsy: demonstration of focal frontal onset and intrafamilial variation. *Neurology* 49: 969–975.

Heron SE, Smith KR, Bahlo M, *et al.* (2012): Missense mutations in the sodium-gated potassium channel gene *KCNT1* cause severe autosomal dominant nocturnal frontal lobe epilepsy. *Nat Genet* 44: 1188–1190.

Hirose S, Iwata H, Akiyoshi H, *et al.* (1999): A novel mutation of *CHRNA4* responsible for autosomal dominant nocturnal frontal lobe epilepsy. *Neurology* 53: 1749–1753.

Hirose S, Kurahashi H (2010): Autosomal dominant nocturnal frontal lobe epilepsy. In: Pagon RA, Bird TC, Dolan CR, Stephens K (eds) *GeneReviews*, online. Seattle (WA): University of Washington.

Hoda JC, Wanischeck M, Bertrand D, Steinlein OK (2009): Pleiotropic functional effects of the first epilepsy-associated mutation in the human *CHRNA2* gene. *FEBS Lett* 583: 1599–1604.

Hwang SK, Makita Y, Kurahashi H, Cho YW, Hirose S (2011): Autosomal dominant nocturnal frontal lobe epilepsy: a genotypic comparative study of Japanese and Korean families carrying the CHRNA4 Ser284Leu mutation. *J Hum Genet* 56: 609–612.

Irani SR, Alexander S, Waters P, *et al.* (2010): Antibodies to Kv1 potassium channel-complex proteins leucine-rich, glioma inactivated 1 protein and contactin-associated protein-2 in limbicencephalitis, Morvan's syndrome and acquired neuromyotonia. *Brain* 133: 2734–2748.

Ishida S, Picard F, Rudolf G, *et al.* (2013): Mutations of DEPDC5 cause autosomal dominant focal epilepsies. *Nat Genet* 45: 552–555.

Ishiura H, Doi K, Mitsui J, *et al.* (2018): Expansions of intronic TTTCA and TTTTA repeats in benign adult familial myoclonic epilepsy. *Nat Genet* 50: 581–590.

Ito M, Kobayashi K, Fujii T, *et al.* (2000): Electroclinical picture of autosomal dominant nocturnal frontal lobe epilepsy in a Japanese family. *Epilepsia* 41: 52–58.

Ito M, Nagafuji H, Okazawa H, *et al.* (2002): Autosomal dominant epilepsy with febrile seizures plus with missense mutations of the (Na+)-channel alpha 1 subunit gene, SCN1A. *Epilepsy Res* 48: 15–23.

Kalachikov S, Evgrafov O, Ross B, *et al.* (2002): Mutations in LGI1 cause autosomal-dominant partial epilepsy with auditory features. *Nat Genet* 30: 335–341.

Kawamata J, Ikeda A, Fujita Y, Usui K, Shimohama S, Takahashi R (2010): Mutations in LGI1 gene in Japanese families with autosomal dominant lateral temporal lobe epilepsy: the first report from Asian families. *Epilepsia* 51: 690–693.

Khatami R, Neumann M, Schulz H, Kölmel HW (1998): A family with autosomal dominant nocturnal frontal lobe epilepsy and mental retardation. *J Neurol* 245: 809–810.

Kinton L, Johnson MR, Smith SJ, *et al.* (2002): Partial epilepsy with pericentral spikes: a new familial epilepsy syndrome with evidence for linkage to chromosome 4p15. *Ann Neurol* 51: 740–749.

Klein KM, O'Brien TJ, Praveen K, *et al.* (2012): Familial focal epilepsy with variable foci mapped to chromosome 22q12: expansion of the phenotypic spectrum. *Epilepsia* 53: e151–5.

Kobayashi E, Santos NF, Torres FR, *et al.* (2003): Magnetic resonance imaging abnormalities in familial temporal lobe epilepsy with auditory auras. *Arch Neurol* 60: 1546–1551.

Kugler SL, Bali B, Lieberman P, *et al.* (2008): An autosomal dominant genetically heterogeneous variant of Rolandic epilepsy and speech disorder. *Epilepsia* 49: 1086–1090.

Labarca C, Schwarz J, Deshpande P, *et al.* (2001): Point mutant mice with hypersensitive alpha 4 nicotinic receptors show dopaminergic deficits and increased anxiety. *Proc Natl Acad Sci USA* 98: 2786–2791.

Lai M, Huijbers MG, Lancaster E, *et al.* (2010): Investigation of LGI1 as the antigen in limbic encephalitis previously attributed to potassium channels: a case series. *Lancet Neurol* 9: 776–785.

Lemke JR, Lal D, Reinthaler EM, *et al.* (2013): Mutations in *GRIN2A* cause idiopathic focal epilepsy with rolandic spikes. *Nat Genet* 45: 1067–1072.

Lena C, Popa D, Grailhe R, Escourrou P, Changeux JP, Adrien J (2004): Beta2-containing nicotinic receptors contribute to the organization of sleep and regulate putative micro-arousals in mice. *J Neurosci* 24: 5711–5718.

Leniger T, Kananura C, Hufnagel A, Bertrand S, Bertrand D, Steinlein OK (2003): A new mutation with low penetrance in nocturnal frontal lobe epilepsy. *Epilepsia* 44: 981–985.

Lesca G, Rudolf G, Bruneau N, *et al.* (2013): *GRIN2A* mutations in acquired epileptic aphasia and related childhood focal epilepsies and encephalopathies with speech and language dysfunction. *Nat Genet* 45: 1061–1066.

Limviphuvadh V, Chua LL, Eisenhaber F, Adhikari S, Maurer-Stroh S (2010): Is LGI2 the candidate gene for partial epilepsy with pericentral spikes? *J Bioinform Comput Biol* 8: 117–127.

Liu H, Lu C, Li Z, *et al.* (2011): The identification of a novel mutation of nicotinic acetylcholine receptor gene CHRNB2 in a Chinese patient: Its possible implication in non-familial nocturnal frontal lobe epilepsy. *Epilepsy Res* 95: 94–99.

Lugaresi E, Cirignotta F (1981): Hypnogenic paroxysmal dystonia: epileptic seizure or a new syndrome? *Sleep* 4: 129–138.

Lugaresi E, Cirignotta F, Montagna P (1986): Nocturnal paroxysmal dystonia. *J Neurol Neurosurg Psychiatry* 49: 375–380.

Magnusson A, Nakken KO, Brubakk E (1996): Autosomal dominant frontal lobe epilepsy. *Lancet* 347: 1191–1192.

Magnusson A, Stordal E, Brodtkorb E, Steinlein O (2003): Schizophrenia, psychotic illness and other psychiatric symptoms in families with autosomal dominant nocturnal frontal lobe epilepsy caused by different mutations. *Psychiatr Genet* 13: 91–95.

Manfredi I, Zani AD, Rampoldi L, *et al.* (2009): Expression of mutant beta2 nicotinic receptors during development is crucial for epileptogenesis. *Hum Mol Genet* 18: 1075–1088.

McLellan A, Phillips HA, Rittey C, *et al.* (2003): Phenotypic comparison of two Scottish families with mutations in different genes causing autosomal dominant nocturnal frontal lobe epilepsy. *Epilepsia* 44: 613–617.

Michelucci R, Passarelli D, Pitzalis S, Dal Corso G, Tassinari CA, Nobile C (2000): Autosomal dominant partial epilepsy with auditory features: description of a new family. *Epilepsia* 41: 967–970.

Michelucci R, Poza JJ, Sofia V, *et al.* (2003): Autosomal dominant lateral lobe epilepsy: clinical spectrum, new epi-tempin mutations, and genetic heterogeneity in seven European families. *Epilepsia 44:* 1289–1297.

Michelucci R, Pasini E, Nobile C (2009): Lateral temporal lobe epilepsies: clinical and genetic features. *Epilepsia* 50 (Suppl 5): 52–54.

Michelucci R, Pulitano P, Di Bonaventura C, *et al.* (2017): The clinical phenotype of autosomal dominant lateral temporal lobe epilepsy related to reelin mutations. *Epilepsy Behav* 68: 103–107.

Moulard B, Picard F, le Hellard S, *et al.* (2001): Ion channel variation causes idiopathic epilepsies. *Brain Res Rev* 36: 275–284.

Mullen SA, Suls A, De Jonghe P, Berkovic SF, Scheffer IE (2010): Absence epilepsies with widely variable onset are a key feature of familial GLUT1 deficiency. *Neurology* 75: 432–440.

Nakayama J, Fu YH, Clark AM, *et al.* (2002): A nonsense mutation of the *MASS1* gene in a family with febrile and afebrile seizures. *Ann Neurol* 52: 654–657.

Nichols WA, Henderson BJ, Marotta CB, *et al.* (2016): Mutation Linked to Autosomal Dominant Nocturnal Frontal Lobe Epilepsy Reduces Low-Sensitivity α4β2, and Increases α5α4β2, Nicotinic Receptor Surface Expression. *PLoS One* 11: e0158032.

Nobile C, Michelucci R, Andreazza S, *et al.*(2009). LGI1 mutations in autosomal dominant and sporadic lateral temporal epilepsy. *Hum Mutat* 30: 530–536.

Oldani A, Zucconi M, Ferini-Strambi L, Bizzozero D, Smirne S (1996). Autosomal dominant nocturnal frontal lobe epilepsy: electroclinical picture. *Epilepsia* 37: 964–976.

Oldani A, Zucconi M, Asselta R, *et al.* (1998): Autosomal dominant nocturnal frontal lobe epilepsy. A video-polysomnographic and genetic appraisal of 40 patients and delineation of the epileptic syndrome. *Brain* 121: 205–223.

Ottman R, Risch N, Hauser WA, *et al.* (1995): Localization of a gene for partial epilepsy to chromosome 10q. *Nat Genet* 10: 56–60.

Ottman R, Winaver MR, Kalachikov S, *et al.* (2004): LGI1 mutations in autosomal dominant partial epilepsy with auditory features. *Neurology* 62: 1120–1126.

Ottman R, Rosenberger L, Bagic A, *et al.* (2008): Altered language processing in autosomal dominant partial epilepsy with auditory features. *Neurology* 71: 1973–1980.

Owuor K, Harel NY, Englot DJ, Hisama F, Blumenfeld H, Strittmatter SM (2009): LGI1-associated epilepsy through altered ADAM23-dependent neuronal morphology. *Mol Cell Neurosci* 42: 448–457.

Phillips HA, Scheffer IE, Crossland KM, *et al.* (1998): Autosomal dominant nocturnal frontal lobe epilepsy: genetic heterogeneity and a probable second locus at 15q24. *AmJ Hum Genet* 63: 1108–1116.

Phillips HA, Marini C, Scheffer IE, Sutherland GR, Mulley JC, Berkovic SF (2000): A *de novo* mutation in a family with autosomal dominant nocturnal frontal lobe epilepsy. *Ann Neurol* 48: 264–267.

Phillips HA, Favre I, Kirkpatrick M, *et al.* (2001): CHRNB2 is the second acetylcholine receptor subunit associated with autosomal dominant nocturnal frontal lobe epilepsy. *Am J Hum Genet* 68: 225–231.

Picard F, Bertrand S, Steinlein O, Bertrand D (1999): Mutated nicotinic receptors responsible for autosomal dominant nocturnal frontal lobe epilepsy are more sensitive to carbamazepine. *Epilepsia* 40: 1198–1209.

Picard F, Baulac S, Kahane P, *et al.* (2000): Dominant partial epilepsies: a clinical, electrophysiological and genetic study of 19 European families. *Brain* 123: 1247–1262.

Picard F, Bruel D, Servent D, *et al.* (2006): Alteration of the *in vivo* nicotinic receptor density in ADNFLE patients: a PET study. *Brain* 129: 2047–2060.

Picard F, Mégevand P, Minotti L, *et al.* (2007): Intracerebral recordings of nocturnal hyperkinetic seizures: demonstration of a longer duration of the pre-seizure sleep spindle. *Clin Neurophysiol* 118: 928–939.

Picard F, Pegna AJ, Arntsberg V, *et al.* (2009): Neuropsychological disturbances in frontal lobe epilepsy due to mutated nicotinic receptors. *Epilepsy Behav* 14: 354–359.

Picard F, Makrythanasis P, Navarro V, *et al.* (2014): *DEPDC5* mutations in families presenting as autosomal dominant nocturnal frontal lobe epilepsy. *Neurology* 82: 2101–2106.

Pisano T, Marini C, Brovedani P, *et al.* (2005): Abnormal phonologic processing in familial lateral temporal lobe epilepsy due to a new LGI1 mutation. *Epilepsia* 46: 118–123.

Plaster NM, Uyama E, Uchino M, *et al.* (1999): Genetic localization of the familial adult myoclonic epilepsy (FAME) gene to chromosome 8q24. *Neurology* 56: 1180–1183.

Poza JJ, Saenz A, Martinez-Gil A, *et al.* (1999): Autosomal dominant lateral temporal epilepsy: clinical and genetic study of a large basque pedigree linked to chromosome 10q. *Ann Neurol* 42: 182–188.

Regesta G, Tanganelli P (2002): Temporal lobe epilepsy of adult age of possible idiopathic nature. *Seizure* 11: 131–135.

Ricos MG, Hodgson BL, Pippucci T, *et al.* (2016): Mutations in the mammalian target of rapamycin pathway regulators NPRL2 and NPRL3 cause focal epilepsy. *Ann Neurol* 79: 120–131.

Rodrigues-Pinguet N, Jia L, Li M, *et al.* (2003): Five ADNFLE mutations reduce the Ca2+ dependence of the mammalian alpha4beta2 acetylcholine response. *J Physiol* 550: 11–26.

Roll P, Rudolf G, PereiraS, *et al.* (2006): SRPX2 mutations in disorders of language cortex and cognition. *Hum Mol Genet* 15: 1195–1207.

Rosanoff MJ, Ottman R (2008): Penetrance of LGI1 mutations in autosomal dominant partial epilepsy with auditory features. *Neurology* 71: 567–571.

Ross SA, Wong JYF, Clifford JJ, *et al.* (2000): Phenotypic characterization of an α4 neuronal nicotinic acetylcholine subunit knockout mouse. *J Neuroscience* 20: 6431–6441.

Rozycka A, Skorupska E, Kostyrko A, Wieslaw H, Trzceciak H (2003): Evidence for S284L mutation of the CHRNA4 in a white family with autosomal dominant nocturnal frontal lobe epilepsy. *Epilepsia* 44: 1113–1117.

Ryvlin P, Minotti L, Demarquay G, *et al.* (2006): Nocturnal hypermotor seizures, suggesting frontal lobe epilepsy, can originate in the insula. *Epilepsia* 47: 755–765.

Saenz A, Galan J, Caloustian C, *et al.* (1999): Autosomal dominant nocturnal frontal lobe epilepsy in a Spanish family with a ser252phe mutation in the CHRNA4 gene. *Arch Neurol* 56: 1004–1009.

Scerri T, Riseley JR, Gillies G, *et al.* (2015): Familial cortical dysplasia type IIA caused by a germline mutation in DEPDC5. *Ann Clin Transl Neurol* 2: 575–580.

Scheffer IE, Berkovic SF (1997): Generalized epilepsy with febrile seizures plus. A genetic disorder with heterogeneous clinical phenotypes. *Brain* 120: 479–490.

Scheffer IE, Bhatia KP, Lopes-Cendes I, *et al.* (1994): Autosomal dominant frontal epilepsy misdiagnosed as sleep disorder. *Lancet* 343: 515–517.

Scheffer IE, Bhatia KP, Lopes-Cendes I, *et al.* (1995a): Autosomal dominant nocturnal frontal lobe epilepsy. A distinctive clinical disorder. *Brain* 118: 61–73.

Scheffer IE, Jones L, Pozzebon M, Howell RA, Saling MM, Berkovic SF (1995b): Autosomal dominant Rolandic epilepsy and speech dyspraxia: A new syndrome with anticipation. *Ann Neurol* 38: 633–642.

Scheffer IE, Phillips HA, O'Brien CE, *et al.* (1998): Familial partial epilepsy with variable foci: A new partial epilepsy syndrome with suggestion of linkage to chromosome 2. *Ann Neurol* 44: 890–899.

Scheffer IE, Harkin LA, Grinton BE, *et al.* (2007): Temporal lobe epilepsy and GEFS+ phenotypes associated with SCN1B mutations. *Brain* 130: 100–109.

Scheffer IE, Zhang YH, Jansen FE, Dibbens L (2009): Dravet syndrome orgenetic (generalized) epilepsy with febrile seizures *plus*? *Brain Dev* 31: 394–400.

Scheffer IE, Heron SE, Regan BM, *et al.* (2014): Mutations in mammalian target of rapamycin regulator DEPDC5 cause focal epilepsy with brain malformations. *Ann Neurol* 75: 782–787.

Scheffer IE, Berkovic S, Capovilla G, *et al.* (2017): ILAE classification of the epilepsies: Position paper of the ILAE Commission for Classification and Terminology. *Epilepsia* 58: 512–521.

Sgard F, Bertrand S, Charpantier E, *et al.* (2000): Alpha10, a novel human nicotinic acetylcholine receptor subunit. XXXth Annual congress of the Society For Neurosciences. New-Orleans USA; Poster 613.5.

Shiba Y, Mori F, Yamada J, *et al.* (2015): Spontaneous epileptic seizures in transgenic rats harboring a human ADNFLE missense mutation in the β2-subunit of the nicotinic acetylcholine receptor. *Neurosci Res* 100: 46–54.

Sim JC, Scerri T, Fanjul-Fernández M, *et al.* (2016): Familial cortical dysplasia caused by mutation in the mammalian target of rapamycin regulator NPRL3. *Ann Neurol* 79: 132–137.

Skradski SL, Clark AM, Jiang H, White HS, Fu YH, Ptâcek LJ (2001): A novel gene causing a mendelian audiogenic mouse epilepsy. *Neuron* 31: 537–544.

Son CD, Moss FJ, Cohen BN, Lester HA (2009): Nicotine normalizes intracellular subunit stoichiometry of nicotinic receptors carrying mutations linked to autosomal dominant nocturnal frontal lobe epilepsy. *Mol Pharmacol* 75: 1137–1148.

Steinlein OK, Mulley JC, Propping P, *et al.* (1995): A missense mutation in the neuronal nicotinic acetylcholine receptor α4 subunit is associated with autosomal dominant nocturnal frontal lobe epilepsy. *Nat Genet* 11: 201–203.

Steinlein OK, Magnusson A, Stoodt J, *et al.* (1997): An insertion mutation of the CHRNA4gene in a family with autosomal dominant nocturnal frontal lobe epilepsy. *Hum Mol Genet* 6: 943–948.

Steinlein OK, Stoodt J, Mulley JC, Berkovic SF, Scheffer IE, Brodtkorb E (2000): Independent occurence of the CHRNA4 Ser248Phe mutation in a Norwegian family with nocturnal frontal lobe epilepsy. *Epilepsia* 41: 529–535.

Steinlein OK, Hoda JC, Bertrand S, Bertrand D (2012): Mutations in familial nocturnal frontal lobe epilepsy might be associated with distinct neurological phenotypes. *Seizure* 21: 118–123.

Striano P, de Falco A, Diani E, *et al.* (2008): A novel loss-of-function LGI1 mutation linked to autosomal dominant lateral temporal epilepsy. *Arch Neurol* 65: 939–942.

Szepetowski P, Rochette J, Berquin P, Piussan C, Lathrop GM, Monaco AP (1997): Familial infantile convulsions and paroxysmal choreoathetosis: a new neurological syndrome linked to the pericentromeric region of human chromosome 16. *Am J Hum Genet* 61: 889–898.

Teper Y, Whyte D, Cahir E, *et al.* (2007): Nicotine-induced dystonic arousal complex in a mouse line harboring a human autosomal-dominant nocturnal frontal lobe epilepsy mutation. *J Neurosci* 27: 10128–10142.

Thomas R, Favell K, Morante-Redolat J, *et al.* (2010): LGI1 is a Nogo receptor 1 ligand that antagonizes myelin-based growth inhibition. *J Neurosci* 30: 6607–6612.

Tinuper P, Bisulli F, Cross JH, *et al.* (2016): Definition and diagnostic criteria of sleep-related hypermotor epilepsy. *Neurology* 86: 1834–1842.

Tritto T, McCallum SE, Waddle SA, *et al.* (2004): Null mutant analysis of responses to nicotine: deletion of beta2 nicotinic acetylcholine receptor subunit but not alpha7 subunit reduces sensitivity to nicotine-induced locomotor depression and hypothermia. *Nicotine Tob Res* 6: 145–158.

Tsai MH, Vears DF, Turner SJ, *et al.* (2013): Clinical genetic study of the epilepsy-aphasia spectrum. *Epilepsia* 54: 280–287.

Tsai MH, Chan CK, Chang YC, *et al.* (2017): DEPDC5 mutations in familial and sporadic focal epilepsy. *Clin Genet* 92: 397–404.

Turner SJ, Mayes AK, Verhoeven A, Mandelstam SA, Morgan AT, Scheffer IE (2015): *GRIN2A*: an aptly named gene for speech dysfunction. *Neurology* 84: 586–593.

Uyama E, Fu YH, Ptacek LJ (2005): Familial adult myoclonic epilepsy (FAME). *Adv Neurol* 95: 281–288.

Vadlamudi L, Scheffer IE, Berkovic SF (2003): Genetic of temporal lobe epilepsy. *J Neurol Neurosurg Psychiatry* 74: 1359–1361.

van Rootselaar AF, Groffen AJ, de Vries B, *et al.* (2017): delta-Catenin (CTNND2) missense mutation in familial cortical myoclonic tremor and epilepsy. *Neurology* 89: 2341–2350.

Wallace RH, Scheffer IE, Parasivam G, *et al.* (2002): Generalized epilepsy with febrile seizures plus: mutation of the sodium channel subunit SCN1 B. *Neurology* 58: 1426–1429.

Wang MY, Liu XZ, Wang J, Wu LW (2014): A novel mutation of the nicotinic acetylcholine receptor gene CHRNA4 in a Chinese patient with non-familial nocturnal frontal lobe epilepsy. *Epilepsy Res* 108: 1927–1931.

Weckhuysen S, Marsan E, Lambrecq V, *et al.* (2016): Involvement of GATOR complex genes in familial focal epilepsies and focal cortical dysplasia. *Epilepsia* 57: 994–1003.

Willoughby JO, Pope KJ, Eaton V (2003): Nicotine as an antiepileptic agent in ADNFLE: an N-of-one study. *Epilepsia* 44: 1238–1240.

Winaver MR, Ottman R, Hauser WA, Pedley TA (2000): Autosomal dominant partial epilepsy with auditory features: defining the phenotype. *Neurology* 54: 2173–2176.

Wood AG, Saling MM, Fedi M, *et al.* (2010): Neuropsychological function in patients with a single gene mutation associated with autosomal dominant nocturnal frontal lobe epilepsy. *Epilepsy Behav* 17: 531–535.

Xiong L, Labuda M, Li DS, *et al.* (1999): Mapping of a gene determining familial partial epilepsy with variable foci to chromosome 22q11-q12. *Am J Hum Genet* 65: 1698–1710.

Yates D (2010): Neuroimmunology: Antibodies target LGI1 rather than potassium channels in limbic encephalitis. *Nat Rev Neurol* 6: 467.

Zhang Y-H, Burgess R, Malone JP, *et al.* (2017): Genetic Epilepsy with Febrile Seizures Plus: Refining the spectrum. *Neurology* 89: 1210–1219.

Zhou YD, Lee S, Jin Z, *et al.* (2009): Arrested maturation of excitatory synapses in autosomal dominant lateral temporal lobe epilepsy. *Nat Med* 15: 1208–1214.

Zhu G, Okada M, Yoshida S, *et al.* (2008): Rats harboring S284L Chrna4 mutation show attenuation of synaptic and extrasynaptic GABAergic transmission and exhibit the nocturnal frontal lobe epilepsy phenotype. *J Neurosci* 28: 12465–12476.

第 26 章 自身免疫性癫痫和脑病

作者：SukhvirWRIGHT[1,2]，Angela VINCENT[3]

单位：1. School of Life and Health Sciences，Aston University，Birmingham，United Kingdom

2. Department of Paediatric Neurology，Birmingham Children's Hospital，Birmingham，United Kingdom

3. Weatherall Institute of Molecular Medicine and Nuffield Department of Clinical Neurosciences，John Radcliffe University Hospital，Oxford，United Kingdom

一、引言

当 Jules Bordet 于 20 世纪初在血液中首次发现抗体时，学者们认为，抗体和免疫系统是为了保护我们免受疾病的侵袭。自身免疫性疾病的概念由 Paul Ehrlich 提出，即免疫系统本身成为一种破坏性的力量，攻击宿主自身细胞。Ehrlich 将其命名为"恐怖的自体毒性"，意思是免疫系统永远不会自我启动。Ehrlich 在实验中未能证实山羊自身红细胞刺激机体产生抗体，该实验说明免疫系统不会自我启动（Chang，2014；Mackay，2010）。Ehrlich 对自身免疫的批判盖过了后续 30 年的重要发现，包括与多发性硬化相关的实验性自身免疫性脑脊髓炎（experimental autoimmune encephalomyelitis，EAE）早期模型（Rivers & Schwentker，1935）。20 世纪 40~50 年代，Coombs 发现了自身免疫性溶血性贫血、系统性红斑狼疮中的抗核抗体、类风湿因子和甲状腺受体抗体，此后人们开始接纳"自身免疫是一种病理过程"的观点。这些发现后来应用于动物模型及使用改良的显微镜检测组织冷冻切片中的免疫沉淀和疑似自身免疫性疾病患者的血清抗体（Mackay，2010）。

1957 年，Witebsky（Witebsky et al.，1957）发布了人类疾病是否起源于自身免疫的指南，该指南仿照 Koch 定义微生物致病性的假设。这些定义自身抗体致病性的标准根据分子生物学的进展进行了修订，需要来自三个主要领域的证据，如表 26-1 所列（Rose & Bona，1993）。随后 Rose 和 Bona 等根据分子生物学的进展和三个主要方面的证据（表 26-1），进一步修订了自身抗体致病性的标准（Rose & Bona，1993）。

20 世纪 70 年代，重症肌无力（乙酰胆碱受体抗体）和 Lambert-Eaton 综合征（突触前电压门控钙通道（VGCC：P/Q 型））等周围神经系统致病性自身抗体的发现，证实了自身免疫是周围神经系统疾病的一种致病机制。这些经典的自身抗体介导的疾病符合 Witebsky 的标准，因为自身抗体结合到膜蛋白的胞外域，在体内和体外引起相关病理反应，可以很容易地在患者血清中检测到，而免疫治疗可实质性改善患者预后（Lang et al.，1984；Newsom-Davis et al.，1978b；Newsom-Davis et al.，1978a；Toyka et al.，1977）。以上特征同样适用于中枢神经系统自身抗体，如 N- 甲基 -D- 天门冬氨酸受体（acid acceptor，NMDAR），这些抗体在成人和儿童癫痫性脑病中都有致病性。在这一章中，我们将讨论炎症、自身免疫性疾病和癫痫之间的联系；与儿童脑病和癫痫最相关的神经元自身抗体；以及现有的诊断、治疗和致病性证据。

二、炎症、自身免疫性疾病和癫痫

中枢神经系统不再被视为有"免疫特权"，或不受大脑和全身先天及适应性免疫系统的影响（Kipnis，2016；Ransohoff et al.，2003；Banks & Erickson，2010）。炎症可通过神经元超兴奋性引发和维持痫性发作，长期可发展成为难治性癫痫（Vezzani et al.，2011；Marchi et al.，2014）。

热性惊厥和 Rasmussen 脑炎是与脑部炎症密切相关的儿童癫痫综合征（详见本书第 9 章和第 18 章）。而其他的儿童癫痫综合征，虽然不属于"神经免疫学"范畴，但也可采用免疫疗法，且治疗反应良好。如 West 综合征，又称婴儿痉挛，是一种婴儿癫痫性脑病，激素单独治疗［促肾上腺皮质激素和（或）泼尼松龙］或与氨己烯酸联合治疗可有效终止痉挛发作（O'Callaghan et al.，2017；Hancock et al.，2013）。其他免疫疗法如皮质类固醇和静脉注射免疫球蛋白（intravenous immunoglobulin，IVIG）等也已用于治疗癫痫－失语谱系患者，包括Landau-Kleffner综合征（LKS）和慢波睡眠期持续性棘－慢波综合征（continuous spike and waves during slow-wave sleep syndrome，CSWSS）（Buzatu et al.，2009；Mikati et al.，2002；Arts et al.，2009）。然而，目前有效性证据仅限于病例报道和回顾性研究，自身免疫与疾病进程的相关性尚未得到证实（Granata et al.，2011）。此外，两篇Cochrane系统评价尚未发现充足的证据证明皮质类固醇对儿童癫痫（癫痫性痉挛除外）有效（Mehta et al.，2015；Gayatri et al.，2007）。

自身免疫性系统性/炎症性疾病（包括系统性红斑狼疮和桥本甲状腺炎）与癫痫和其他神经系统疾病风险增加相关，在系统性红斑狼疮中，罹患癫痫的比例明显高于对照组（Watad et al.，2018），尽管确切的发病机制尚不清楚（Palace & Lang，2000）。上述研究及其他类似的观察结果促进了癫痫和自身免疫性疾病之间关系的研究。美国一项基于人群的研究发现，在自身免疫性疾病患者中，癫痫的发生风险显著增加，尤其是儿童（Ong et al.，2014）。

本章内容主要讲述中枢神经系统特异性自身抗体，首先是讨论抗体的检测，这也是最为重要的内容。

表26-1 改良的Witebsky致病性假设定义自身免疫性疾病

能与目标抗原或组织结合的抗体
通过直接转移自身抗体在正常受体体内复制疾病
如经胎盘将致病性自身抗体从受感染的母亲传播至宫内的胎儿。也适用于将人类致病性自身抗体直接注入实验动物
自身免疫性疾病在实验动物模型中的复制
一旦在人类疾病中确定了抗原，就会在实验动物中分离出等效的抗原，并通过主动免疫来复制疾病的基本特征
来自临床的间接证据
包括同一个体或家庭成员其他自身免疫性疾病的临床病史、靶器官淋巴细胞浸润、HLA相关性和对免疫治疗的良好反应

三、神经元抗体检测

（一）免疫组化

免疫组化可用于检测与神经元蛋白相结合的抗体。大致步骤为：固定啮齿类动物脑切片，置于稀释的血清或脑脊液中，然后用酶或荧光探针标记的抗人IgG二抗检测IgG抗体。这种方法可检测出部分抗体，但大多数抗体需特异性的检测方法。

（二）细胞分析法

在过去的20年里，抗原特异性细胞分析法（cell-based assay，CBA）常用于检测新抗体，检测原理是患者的IgG抗体与已转染抗原DNA的人胚胎肾（human embryonic kidney，HEK）细胞表面相结合（Leite et al.，2010；Irani et al.，2010b）。CBA有两种方式：第一种是将活体状态的转染细胞（即固定前）置于患者抗体中，使其只识别与胞外域结合的抗体；第二种是在给抗体前，固定和透化转染细胞，可在4℃储存，因此操作更方便，但也会检测到与细胞内非致病性表位结合的抗体，因此敏感性低。

目前市场已有商品化抗体试剂盒可供使用，其表面为有不同细胞抗原的抗体芯片。稀释后的血清或CSF中的抗体可与不同的抗原（如NMDAR、AMPAR、GABA）结合并被检测到。这些试剂盒实用性高，目前应用十分广泛。

血清和脑脊液抗体检测十分重要，检测时血清需稀释，而脑脊液可不稀释。两者最好都进行检测（即配对的血清和脑脊液样本）。对NMDAR、AMPAR和GABAR抗体，通常建议检测CSF，但由于LGI1和CASPR2的CSF抗体滴度往往较低，因此血清检测更有意义。

四、神经元抗体介导的癫痫性脑病抗NMDA受体抗体脑炎

（一）临床表现

突触的功能和传递对中枢神经系统信息的处理

和存储必不可少。兴奋性突触传递由谷氨酸和谷氨酸受体介导，后者包括代谢型受体（如 mGluRs，G 蛋白偶联受体）和离子型受体（配体门控离子通道）。N-甲基-D-天冬氨酸受体（N-methyl-D-aspartic receptor，NMDAR）是一种离子型谷氨酸受体，其激活为长时程增强和长时程抑制所必需，后者是学习和记忆的基础（Bear & Malenka，1994）。NMDAR-Ab 脑炎患者出现的灾难性神经免疫综合征最能说明 NMDAR-Ab 对维持正常脑功能和神经可塑性十分重要，当特定的循环抗体与受体胞外膜部分结合，导致正常突触功能缺陷时，NMDAR-Ab 脑炎患者会出现灾难性的神经免疫综合征（Dalmau et al.，2008）。

首次报道的抗 NMDAR 抗体脑炎病例见于年轻女性患者（14—44 岁），表现为严重的脑病，包括精神症状、发作、认知和自主神经功能障碍、运动障碍和意识水平下降，少数患者出现通气不足、昏迷甚至死亡（Dalmau et al.，2007）。有趣的是，该病例系列中所有患者均伴畸胎瘤（11 例卵巢畸胎瘤、1 例纵隔成熟的畸胎瘤），肿瘤切除和免疫治疗有效，因此抗 NMDAR 抗体脑炎最初被称为“年轻女性的副肿瘤性脑炎”。随后，也有文献报道了男性和女性、成人和儿童、有 / 无肿瘤的病例（Irani et al.，2010b；Armangue et al.，2013；Titulaer et al.，2013，Florance et al.，2009，Wright et al.，2015a）。英国一项研究表明，儿童抗 NMDAR 抗体脑炎的发病率约为每年每百万儿童 0.85 例（Wright et al.，2015a）。抗 NMDAR 抗体脑炎相关的肿瘤常见于女性患者（14—45 岁），几乎所有患者（96%）都伴卵巢畸胎瘤（Titulaer et al.，2013），如首个病例系列所述。在抗 NMDAR 抗体脑炎患者中还发现了其他恶性肿瘤，包括睾丸畸胎瘤、霍奇金淋巴瘤、小细胞癌、胶质母细胞瘤和神经母细胞瘤（Irani et al.，2010b；Zandi et al.，2009；Fujii et al.，2013）。在幼儿中，肿瘤很少见，据文献报道抗 NMDAR 抗体脑炎和肿瘤患者最小年龄是 7 岁（Titulaer et al.，2013）。

尽管上述特征性症状均可见于成人和儿童患者，但这两组患者的疾病症状表现仍存在一些争议（Rosenfeld et al.，2012）。总的来说，成年人中最常见的是神经精神症状，如妄想、幻觉、精神错乱和行为异常。一些研究表明，儿童首发症状多为异常运动、发作和局灶性或感觉障碍（Armangue et al.，2013；Favier et al.，2018）。但年龄最小的患者也会出现怪异和不典型行为，需要从临床病史中仔细甄别（Wright et al.，2015a；Goldberg et al.，2014）。言语迟缓、“孤独症样退化”及刻板印象、语言表达障碍和缄默症，见于孤独症和抗 NMDAR 抗体脑炎患者，以上症状出现在病史小于 3 年的亚急性神经功能退化的患者时，需要尽早检测抗 NMDAR 抗体（Hacohen et al.，2016；Scott et al.，2014）。与年轻患者一样，在有智力残疾、孤独症或沟通困难的成人患者中，抗 NMDAR 抗体脑炎复杂的神经精神症状，常导致诊断延误。睡眠障碍、情绪低落、神志不清，甚至自主神经症状常归因于抗精神病药恶性综合征（Kiani et al.，2015）。因此，充分提高对抗 NMDAR 抗体脑炎的认识，确保尽早检测、尽早治疗，才能更好地改善预后。

抗 NMDAR 抗体脑炎表型进一步扩大，包括以一种主要症状（无共存的脑病）为主的患者，如运动障碍（Hacohen et al.，2014b）、精神症状（Kayser et al.，2013）和发作（Niehusmann et al.，2009）。Niehusmann 等报道 5 例患颞叶癫痫的年轻女性，均有抗 NMDAR 抗体脑炎的相关特征，包括精神障碍、言语障碍及意识水平下降。80% 的患者对免疫治疗有效（Niehusmann et al.，2009）。一项观察性研究发现，在 13 例男性成年患者中，61.5%（8/13）的患者多以发作起病，其中 5 例为局灶性发作（Viaccoz et al.，2014）。相比之下，女性患者中只有 8/58（12%）首发症状为发作，且多为全面性发作。一项包括 577 例患者在内的队列研究发现，以发作作为首发症状，男性患者比女性更常见（男性 27%；女性 11%），但精神症状仍然是两组患者最常见的首发症状（Titulaer & Dalmau，2014）。

抗 NMDAR 抗体脑炎也可首发于病毒性脑炎恢复期，如单纯疱疹病毒（Herpes simplex virus，HSV）脑炎，常被误诊为 HSV 复发，但 CSF 中未分离出病毒，临床表现也多以运动障碍为主（特别是儿童），这表明复发实质上是由 NMDAR 抗体介导的（Hacohen et al.，2014a；Mohammad et al.，2014；Hoftberger et al.，2013a）。免疫调节治疗有效，且在治疗期间未出现病毒复发（Armangue et al.，2015；Armangue et al.，2014）。

抗 NMDAR 抗体脑炎易感因素主要包括恶性肿瘤和既往 HSV 感染，遗传因素尚未明确。新西兰一个小儿病例系列研究发现，在毛利人和太平洋群岛祖先的患儿中，抗 NMDAR 抗体脑炎发病率更高，表型更严重，这表明遗传易感性可能是某些人群的一个影响因素（Jones et al.，2017）。

（二）检查方法

抗 NMDAR 抗体脑炎患者脑脊液和血清中均

存在抗 NMDAR 抗体，可通过免疫组化（抗体与啮齿动物脑片结合）、免疫细胞化学（抗体与体外培养神经元结合）和细胞分析法（CBA）相结合的方法测定。为确保敏感性和特异性，所有疑似自身免疫性脑炎的病例，包括抗 NMDAR 抗体脑炎，均需同时送检血清和脑脊液样本（Irani et al.，2014）。与血清相比，脑脊液抗体滴度可更好地预测复发（Gresa-Arribas et al.，2014）。

79% 的患者常规脑 MRI 扫描正常（Titulaer et al.，2013；Wright et al.，2015a；Irani et al.，2010b），或存在可逆、轻微的灰白质无强化病变。临床表现和影像学的相互矛盾进一步由脑功能成像研究予以解释，脑功能成像证实了大尺度功能连接的改变和损害（Finke et al.，2013；Peer et al.，2017），结果发现记忆障碍与海马和内侧颞叶网络连接相关，精神病性症状与额顶叶网络连接受损相关，为主要临床症状提供了一些解释（Peer et al.，2017）。

常规 MRI 诊断阳性率低，而抗 NMDAR 抗体脑炎 EEG 异常率超过 90%（Armangue et al.，2013；Titulaer et al.，2013；Wright et al.，2015a），最常见的是伴或不伴痫样放电的脑病。“极度 δ 刷”是一种独特的 EEG 波形，见于多达 30% 的抗 NMDAR 抗体脑炎患者，特征是节律性 δ 活动上叠加 β 频率振荡（Schmitt et al.，2012；Kirkpatrick et al.，2011；Veciana et al.，2015）。早先仅见于早产儿，最常见于重度成人患者（病程长，重症监护患者）。小儿患者脑电图报告表明，早期纵向导联脑电图与病因学有关，有助于区分痫样和非痫样活动（Gitiaux et al.，2013；Nosadini et al.，2014；Gataullina et al.，2011）。最近基于抗 NMDAR 抗体脑炎患者脑电图的研究，使用动态因果模型非侵袭性评估突触功能障碍（Symmonds et al.，2018；Cooray et al.，2015）。这些方法为未来非侵入性评估患者的治疗效果和预后提供了希望。

表 26-2 总结了目前成人抗 NMDAR 抗体脑炎诊断标准的专家共识（Graus et al.，2016）。这些诊断标准在小儿患者也有高度的敏感性和特异性，适用于所有首次症状出现的中位数时间为 2 周（范围 1~6 周）的阳性患者（Ho et al.，2017）。在抗体检测结果出来前，该标准可用于指导免疫治疗。

表 26-2 NMDAR 抗体脑炎的诊断标准

可能的抗 NMDAR 脑炎

必须同时满足以下 3 项标准可诊断：

1. 急性起病（病程<3 个月），临床表现具备其中 6 项主要症状中的至少 4 项：

①异常行为（精神症状）或认知功能障碍

②语言功能障碍（强制言语、言语减少、缄默）

③发作

④运动障碍、异动症或肌强直 / 异常姿势

⑤意识水平下降

⑥自主神经功能障碍或中枢性通气不足

2. 至少 1 项辅助检查异常：

①异常脑电图［局灶性或弥漫性慢波或节律紊乱、痫样放电或极度 δ 刷（extreme δ brush）］

②脑脊液细胞数增多或出现寡克隆带

3. 合理地排除其他可能的病因

如伴发畸胎瘤则只需满足 6 项主要症状中的 3 项即可诊断

确诊的抗 NMDAR 脑炎

临床表现出现前述 6 项症状中 1 项或多项；且抗 NMDAR（GluN1 亚基）IgG 抗体阳性；排除其他可能病因即可诊断

注：数周前有单纯疱疹病毒脑炎病史的患者可能会出现免疫介导的神经症状复发（单纯疱疹病毒性脑炎后）。抗体检测应包括脑脊液，如仅有血清样本，血清抗体阳性后需再做验证检测方可认为自身抗体结果阳性。（如除基于细胞分析外，还应包括神经元或免疫组织化学）

（三）治疗和预后

与大多数自身抗体介导的疾病一样，抗 NMDAR 抗体脑炎一线免疫疗法是血浆置换清除循环抗体、类固醇激素抑制免疫系统，或使用利妥昔单抗和其他免疫调节剂减少抗体产生，也称为二线疗法。如果存在肿瘤，肿瘤切除及其相关治疗也是必要的，且与整体预后改善有关（Dalmau et al.，2008）。通过早期识别和及时治疗，81% 的患者神经功能可得到显著改善（Titulaer et al.，2013）。目前尚

无临床对照研究的高质量证据提供最佳治疗策略。一项大型队列分析研究表明，当一线治疗失败时，二线治疗也可获益（Titulaer et al.，2013）。12%~23%患者可复发，通常比原发病轻，且免疫治疗有效（Titulaer et al.，2013；Wright et al.，2015a；Irani et al.，2010b）。

（四）抗 NMDAR 抗体的致病性和致痫性

抗 NMDAR 抗体的致病作用在体外和体内均有研究。在啮齿动物分离的海马神经元中，抗 NMDAR 抗体（通常是 CSF）导致膜表面 NMDARs 选择性减少，以致“NMDAR 功能低下”（Hughes et al.，2010）。这在移除抗 NMDARs 抗体后是可逆的，这一作用由自身抗体受体交联和内化介导（Moscato et al.，2014）。与 Witebsky 的致病性假设一致，用人类 NMDAR-Ab 进行的体内被动转移实验已经成功地部分复制了 NMDAR 抗体脑炎的症状（Planaguma et al.，2014；Wright et al.，2015b）。小鼠在注射含 NMDAR 抗体的人脑脊液 14 天后出现认知和记忆障碍（Planaguma et al.，2014）。尸检分析示总 NMDAR 突触簇逐渐减少。另一种脑室内被动转移小鼠模型，给注射抗 NMDAR IgG 的小鼠植入无线 EEG 发射器（Wright et al.，2015b），当给予亚惊厥剂量的 PTZ 时，癫痫发作阈值降低。在两种模型中都未见自发性发作或运动障碍，也未评估精神症状。

（五）展望

在过去 10 年内，抗 NMDAR 抗体脑炎的治疗没有多少变化，有关一线和二线免疫疗法的时机选择，目前尚无随机对照试验的证据。在临床诊疗中，应遵循安全有效的免疫调节治疗原则，结合经验用药，个体化给出治疗方案。未来的研究，包括总结长期预后和临床医生的治疗策略，应有助于设计新的免疫疗法临床试验（Bartolini & Muscal，2017；Titulaer et al.，2013）。

五、LGI1 抗体介导的边缘性脑炎和面臂肌张力障碍发作

富含亮氨酸胶质瘤灭活蛋白 1（Leucine-rich glioma inactivated 1，LGI1）与电压门控钾通道形成复合物（VGKC 复合物），可控制膜兴奋性。LGI1 是一种分泌性突触蛋白，与 ADAM22/23 蛋白形成跨突触复合物，可调节 AMPAR 介导的突触传递功能（Fukata et al.，2006）。LGI1 蛋白还可通过细胞质调节蛋白 kvβ 防止电压门控钾通道（voltage-gated potassium channels，VGKCs）失活（Schulte et al.，2006），LGI1 蛋白是神经发育所必需的蛋白（Ribeiro et al.，2008；Xie et al.，2015）。

一直以来，放射免疫法都将 LGI1 抗体认定为 VGKC 复合物抗体（Buckley et al.，2001），直到 LGI1 抗体与 VGKCs 一起构成复合体，才揭示出其真实的抗原性（Irani et al.，2010a），LGI1 抗体也可单独检测（Lai et al.，2010）。在儿童中，LGI1 抗体并不常见，尽管在部分神经炎性疾病的患者中发现了 VGKC- 复合体抗体（Hacohen et al.，2015），但它们多与细胞内抗原结合，不太可能有致病性（Lang et al.，2017）。

在成人，LGI1 抗体可见于面臂肌张力障碍发作（facio-brachial dystonic seizures，FBDS），可发展为边缘性脑炎（limbic encephalitis，LE）（Irani et al.，2011）或成为其临床表现的一部分。FBDS 最常见于老年男性，每天数百次短暂的肌张力障碍样发作（Irani et al.，2011；Irani et al.，2013；Andrade et al.，2011）。在 FBDS 早期，无 LE 特征性低钠血症和 MRI 颞叶改变，多数患者头皮 EEG 正常。免疫疗法能明显减少发作，阻止 LE 进展，从而改善患者认知。抗癫痫药物通常无效。有趣的是，超过 41% 的患者可观察到抗癫痫药物相关的严重皮肤不良反应（Irani et al.，2011），可能与最新研究报道的 LGI1 脑炎患者中特定的 HLA 亚型有关（Mueller et al.，2018；Binks et al.，2018；Kim et al.，2017）。

迄今为止报道的最年轻的 LGI1 抗体患者是一例 14 岁男性患者，患有 1 型糖尿病，表现为亚急性记忆功能障碍，影像学检查可见左海马肿胀（图 26-1A~D 为该患者检查结果），脑脊液寡克隆带阳性（Schimmel et al.，2018）。患者有精神症状，但无 FBDS，而是持续长达 1min 的偏侧面色苍白和面部感觉异常，并伴上睑下垂。脑电图正常，血浆交换和免疫治疗后恢复良好，仅有部分记忆障碍。患者同时存在自身免疫性疾病，对免疫治疗的反应表明，LGI1 抗体在该病例中是致病的，尽管只有部分表型。此前的研究中，与抗 NMDAR 抗体相比，小儿自身免疫性脑炎队列研究中未检测到 LGI1 抗体阳性（图 26-1E）。未来的研究应包括部分表型和具有风险因素（如先前存在的自身免疫性疾病）的病例。

六、γ- 氨基丁酸 A($GABA_A$)和 γ- 氨基丁酸 B($GABA_B$)受体脑炎

GABA 受体介导中枢神经系统抑制性突触传递,GABA 能突触也是小儿癫痫常用抗癫痫药物的靶点,如苯二氮䓬类、维卡他汀、托吡酯和丙戊酸酯等(Rogawski & Loscher,2004)。

(一) $GABA_A$ 脑炎

$GABA_A$ 受体介导大脑中大部分的快速抑制传递。GABA 受体是由 16 个亚基相互组合形成的五聚体通道(Barnard et al.,1998)。GABA 受体发挥功能至少需要两个 α 和 β 亚基及一个功能性 γ 或 δ 辅助亚基(Galanopoulou,2008)。最近,在伴难治性癫痫及 MRI-FLAIR 皮质 / 皮质下广泛异常的重度自身免疫性脑炎中发现了 GABA 受体抗体,(Petit-Pedrol et al.,2014; Pettingill et al.,2015; Ohkawa et al.,2014)。大多数抗体与 α1/β3 或 α1、γ2 亚基结合(Pettingill et al.,2015)。癫痫发作的严重程度是该病的特征之一,50% 患者有难治性癫痫持续状态和部分性癫痫持续状态(Petit-Pedrol et al.,2014)。本病例系列中 3 例患儿均出现癫痫持续状态、记忆、认知和情感障碍及运动障碍。最新一份病例报道在热性感染相关癫痫综合征(febrile infection-related epilepsy syndrome,FIRS)中发现了抗 GABA 受体抗体(Caputo et al.,2018),大剂量类固醇和静脉输注氯胺酮联合治疗有效,患者神经功能完全恢复,这在 FIRS 患儿中非常少见(Kramer et al.,2011)。在抗 GABA 受体抗体患者(如 $GABA_BR$、GAD65 和 TPO)、副肿瘤(如侵袭性胸腺瘤、霍奇金淋巴瘤)、其他自身免疫性疾病(眼阵挛 - 肌阵挛、1 型 IDDM、僵人综合征)及类似于抗 NMDAR 抗体脑炎的病毒性脑膜炎中,也发现了其他抗体(Petit-Pedrol et al.,2014; Pettingill et al.,2015; Ohkawa et al.,2014; Nikolaus et al.,2018)。在致病性方面,一项电生理研究发现,$GABA_AR$ 抗体降低了 $GABA_AR$ 水平(Pettingill et al.,2015; Petit-Pedrol et al.,2014), 在不影响 EPSCs 前提下,选择性降低 IPSC 的幅度和频率(Ohkawa et al.,2014)。内化导致突触 $GABA_A$ 受体缺失被认为是难治性癫痫持续状态(Goodkin et al.,2005)对苯二氮䓬类药物耐药的神经基础(Goodkin et al.,2005),可能解释了该疾病中难治性癫痫的原因。

(二) $GABA_B$ 脑炎

G 蛋白偶联的 $GABA_B$ 受体由 $GABA_B1$ 和 $GABA_B2$ 两个亚基组成,介导突触前和突触后抑制。在一些成人病例中发现了 GABA 受体自身抗体(Lancaster et al.,2010; Hoftberger et al.,2013b; Dogan Onugoren et al.,2015);在伴 LE 症状的患者,通常有早期或显著癫痫发作,也发现了 GABA 受体自身抗体(Lancaster et al.,2010)。EEG 表现为脑病特征,部分伴痫样放电(Dogan Onugoren et al.,

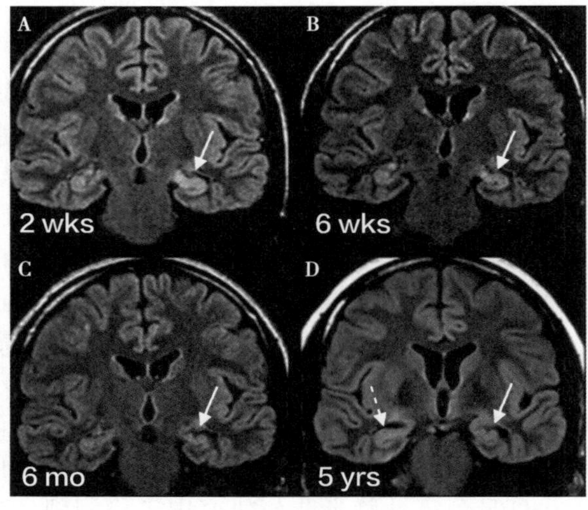

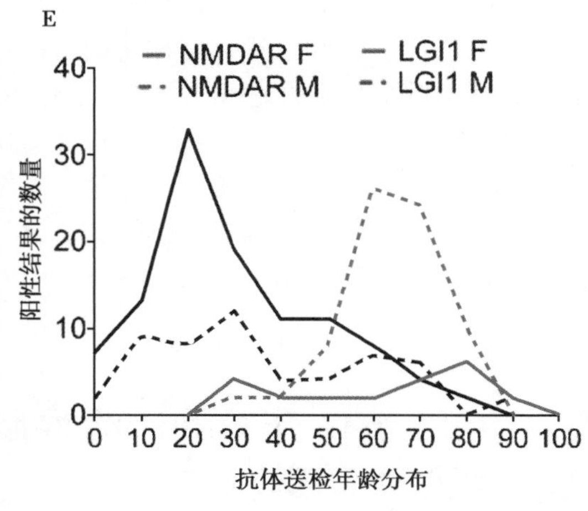

图 26-1 A~D. 14 岁男性患儿,LGI-Ab 脑炎 MRI 和儿童期 LGI-Ab 的发生率。Flair 相示左侧海马硬化的进展(箭头)。在图 D 中,右侧海马内部结构缺失及信号略增强,表明右侧海马也已硬化(虚线箭头),(Schimmel et al.,2018 年)。E. 1 年内(2015 年)通过细胞分析法(牛津诊断公司)检测不同抗体患者的年龄分布,NMDAR(红色)抗体在儿童和年轻女性中比男性更普遍,尤其是 30 岁以下。相比之下,LGI1(紫色)抗体常见于老年男性,女性较少,(Hacohen & Vincent 2018)

2015)。高达 50% 的病例罹患小细胞肺癌(small cell lung cancer,SCLC),免疫治疗和抗肿瘤治疗疗效不同,据报道完全或部分改善率为 20%~83%(Hoftberger et al.,2013b;Dogan Onugoren et al.,2015)。

对免疫治疗反应最佳的 $GABA_BR$ 抗体脑炎患者都是伴 SCLC 的 LE 患者(Jeffery et al.,2013)。小儿 $GABA_B$ 脑炎患者罕见,有 1 例 3 岁患儿的病例报道,表现为脑病、难治性癫痫和混合性运动障碍(眼阵挛、共济失调和舞蹈症)(Kruer et al.,2014)。不幸的是,尽管该患儿接受了皮质类固醇和免疫球蛋白静脉注射治疗,还是死于严重的脓毒症。与 $GABA_AR$ 抗体不同,离体海马神经元暴露于 $GABA_BR$ 抗体后,$GABA_BR$ 水平不会降低(Lancaster et al.,2010)。有限的电生理学研究表明,对受体的直接抑制作用会导致网络效应(Nibber et al.,2017)。

儿童中抗 GABA 受体抗体很少见,但考虑到免疫治疗对特定病例有效,因此,应重点研究难治性癫痫持续状态的病例。

七、癫痫性脑病中其他神经元表面抗体

(一) 抗 α- 氨基 -3 羟基 -5 甲基 -4 异噁唑受体(α-amino-3-hydroxy-5-methyl-4-isoxazolepropionic acid,AMPA)受体

AMPA 受体[α-amino-3-hydroxy-5-methyl-4-isoxazolepropionic acid(AMPA)receptor,AMPAR]是由 4 个亚基(GluA1-4)组成的异聚体,是一种离子型跨膜谷氨酸受体,介导大多数中枢神经系统快速突触传递。AMPA 受体抗体罕见,主要见于成人边缘性脑炎,常伴恶性肿瘤,预后不良(Hoftberger et al.,2015;Joubert et al.,2015;Lai et al.,2009)。20 世纪 90 年代,有文献报道在 Rasmussen 脑炎患儿中发现了 AMPAR 抗体。Rasmussen 脑炎是一种罕见的进行性疾病,特征是严重频繁的一侧性发作,导致认知能力下降和患侧偏瘫(见第 18 章)(Rogers et al.,1994)。随后的文献未再见重复报道(Watson et al.,2004),但最新的一份报道指出,在 2/52 例 Rasmussen 脑炎患者血清培养的细胞系中,当 GluA2 和 GluA3 亚基共表达时会产生抗体(Nibber et al.,2016)。然而,这些抗体是在疾病进程中检测到的,而不是起病时,因此这些抗体的致病性可疑。

(二) 甘氨酸受体抗体

甘氨酸受体属于配体门控离子通道超家族,主要功能是介导脊髓和脑干的抑制性神经传递。该五聚体受体是由两个 α 亚基和三个 β 亚基组成。首次在伴强直和肌阵挛的进展性脑脊髓炎(progressive encephalomyelitis with rigidity and myoclonus,PERM)和僵人综合征(SPS)患者中发现了甘氨酸受体抗体,但随着该抗体在 LE、癫痫性脑病和脑干脑炎患者中也被检测出,该抗体的表型谱已扩展(Carvajal-Gonzalez et al.,2014;Crisp et al.,2017)。只有 1 例 14 月龄的 PERM 患儿,尽管复发,但免疫治疗疗效很好(Damasio et al.,2013)。其他罕见表现包括局灶性癫痫持续状态、进行性运动障碍和脑病,免疫治疗同样有效(Chan et al.,2017;Carvajal-Gonzalez et al.,2014)。

八、非细胞表面 / 细胞内神经元抗体

谷氨酸 D- 羧化酶(glutamic acid D-carboxylase,GAD)是细胞质中 GABA 合成的限速酶。GAD 抗体主要与成人 SPS 有关(Solimena et al.,1990),但现在发现也与 LE、局灶性癫痫和小脑性共济失调相关(Honnorat et al.,2001;Malter et al.,2010;Lilleker et al.,2013)。免疫治疗的反应各不相同,儿童常受累,且预后不佳(Lilleker et al.,2014;Haberlandt et al.,2011)。有关 GAD 抗体的致病性尚存争议,许多有关 GAD 抗体及其与神经系统疾病相关性的研究,往往是在发病多年后才开始取样检测和治疗(Veri et al.,2013)。因此需要更多的长期前瞻性试验来进一步阐明 GAD 抗体在癫痫中的临床意义。

(一) 神经肿瘤抗体

抗 Hu 抗体是最常见的副肿瘤抗体,在儿童中罕见。最近的一项单中心研究发现,只有 8 例抗 Hu 抗体阳性患者年龄小于 18 岁。在这些患者中,有 2 例患神经母细胞瘤和眼球阵挛 - 肌阵挛,其余 6 例患者系典型的 LE,但未见肿瘤(Honnorat et al.,2013)。这 6 例患者均接受了抗癫痫药物和免疫治疗,所有病例的癫痫都很难控制。

与小儿癫痫性脑病相关的其他神经肿瘤抗体如表 26-3 所示。

(二) 儿童脱髓鞘疾病抗体检测

局灶性或全面性癫痫可为急性播散性脑脊髓炎(acute disseminated encephalomyelitis, ADEM)的临床表现。ADEM 是一种儿童 CNS 炎性脱髓鞘病，特征是脑病、多灶性 CNS 缺陷和 MRI 多灶性损害(Pohl et al., 2016; Pohl & Tenembaum, 2012; Dale, 2003)。ADEM 对免疫治疗反应好，尽管某些患者会复发，但总体预后良好(Pohl et al., 2016)。在 ADEM 患者中已发现髓鞘少突胶质细胞糖蛋白(myelin-oligodendrocyte protein, MOG)抗体，可预测非多发性硬化，但倾向于多相疾病病程(Baumann et al., 2016; Hacohen et al., 2018)。MOG 抗体相关疾病包括成人单侧皮质脑炎，表现为全面性发作，伴或不伴脑病，抗癫痫药物和免疫治疗有效(Ogawa et al., 2017)。事实上，儿童和成人的最新队列研究表明，MOG 抗体相关疾病出现癫痫发作的可能性更大，自身免疫性癫痫发生的风险更高(Hamid et al., 2018; Rosser et al., 2019)。

小儿自身免疫性癫痫和脑病的所有相关神经元靶点汇总如表 26-3 所示。

表 26-3 小儿自身免疫性癫痫脑病神经元靶点

神经元靶点	细胞表面或细胞内	副肿瘤	儿童患者发病率和表型特征
NMDAR	细胞表面	卵巢畸胎瘤、神经母细胞瘤、睾丸生殖细胞瘤	常见，女性>男性，约 40% 脑病、神经精神症状、发作、运动障碍、自主神经功能障碍
AMPAR	细胞表面	肺癌、胸腺肿瘤、乳腺癌	罕见 脑炎、发作、精神症状
GABAA	细胞表面	侵袭性胸腺瘤	罕见，但病例报道数不断增加 脑炎、癫痫持续状态、难治性癫痫发作、热性感染相关性癫痫综合征
GABAB	细胞表面	小细胞肺癌	罕见 LE
LGI1	细胞表面	胸腺瘤、小细胞肺癌、乳腺癌，前列腺癌	罕见，1 例男性 IDDM 患者 LE、FBDS
Glycine receptor	细胞表面	约 15% 胸腺瘤、淋巴瘤	罕见，1 例小儿 PERM 患者。 PERM、SPS、癫痫性脑病
GAD65	细胞内	不常见但偶发的胸腺瘤、肾癌、乳腺癌	儿童罕见，预后不良 SPS、LE、难治性癫痫(颞叶)
Hu	细胞内	经典的小细胞癌、儿童神经母细胞瘤	罕见，但最常见的儿童副肿瘤抗体；并非总在儿童中发现肿瘤 LE、神经病变(自主、外周、感觉神经)、脑干脑炎
Ma1, Ma2	细胞内	睾丸癌、乳腺癌、结肠癌	罕见 1 例 14 岁女性伴严重脑病、发作、肌张力障碍、不伴肿瘤的 LE、多发性神经病、脑脊髓炎
Tr(Delta/Notch 样表皮生长因子相关受体)	细胞内	乳腺癌、小细胞肺癌和 Hodgkin 病	罕见 1 例 12 岁女性 Hodgkin 淋巴瘤患儿

GI. 胃肠道；LE. 边缘性脑炎；LEMS：Lambert Eaton 肌无力综合征；PERM：进行性脑脊髓炎伴僵直和肌阵挛；SPS：僵人综合征

(三) 小儿癫痫队列研究

与儿童和成人癫痫病因有关的抗体令人眼花缭乱，因此研究人员尝试对典型的癫痫队列(没有脑炎)进行系统评价，从而评估它们的发生率和重要性。

以往的队列研究表明，低滴度神经元抗体的阳性率在 9%~13%，多见于原因不明的癫痫和局灶性癫痫(Brenner et al., 2013; Majoie et al., 2006; Suleiman et al., 2013)。这些研究还包括 VGK 复合物抗体的检测，而不包括 LGI1 在内的特定抗原的检测，因此对自身免疫性癫痫的诊断意义不大。在长期研究（最长 15 年随访）中，抗体阳性和抗体阴性患者对标准抗癫痫药物的反应或长期预后无显著差异（Wright et al.，2016）。在一项最新的多中心前瞻性研究中，研究人员对就诊于瑞士医院 101 例新发癫痫患儿的血清进行了检测，使用现有的商业化检测方法并未检测出特异性神经元抗体（Garcia-Tarodo et al.，2018）。

小儿癫痫和不伴脑炎的新发癫痫很少发现神经元抗体，因此检测应仅限于与自身免疫性脑病相关的患儿，如神经精神症状、行为改变、运动障碍、自主神经症状及难治性癫痫持续状态。

（四）小儿自身免疫性脑炎和脑病的治疗

自身免疫性脑炎和脑病的治疗尚缺乏共识和指南，大多数临床医生在实践中遵循一种务实的、循序渐进的治疗方法（图 26-2）。与 NMDA 脑炎相似，自身免疫性癫痫性脑病一线治疗以大剂量类固醇静脉冲击、静脉注射免疫球蛋白和 / 或血浆交换为主。一线治疗失败、疾病复发或疾病严重时，则采取二线免疫疗法（Titulaer et al.，2013）。二线疗法包括利妥昔单抗、环磷酰胺、硫唑嘌呤、霉酚酸酯和氨甲蝶呤（Ramanathan et al.，2014；Lim et al.，2015；Toledano & Pittock，2015；Linnoila et al.，2014）。上述药物有一定的风险，需要仔细权衡并监测可能产生的严重不良反应（Dale et al.，2014）。早期诊断、早期治疗疗效最佳，必要时可切除肿瘤（Titulaer et al.，2013；Wright et al.，2015a；Byrne et al.，2015）。在实践中，每例患者都须制定个性化治疗方案，这取决于抗原类型、疾病阶段和治疗的反应。所有患者都需要快速诊断并尽早开始一线治疗。

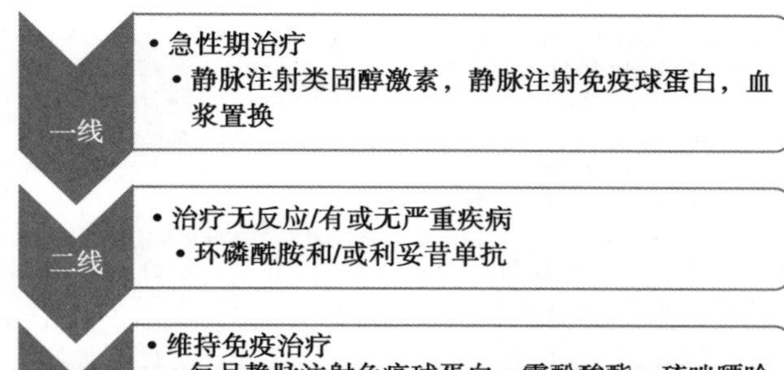

图 26-2 自身免疫性脑病推荐的治疗方法（Dale et al.，2016）

九、结论

基于 Witebsky 标准，有充分的证据表明神经元表面抗体在儿童自身免疫性脑炎和脑病中有致病性。通过特异性抗体检测方法、识别临床表型及合理应用辅助检查，可及时诊断和治疗。大量证据表明，早期确诊是影响预后的关键因素。随着神经系统发育，保护和支持儿童发育轨迹的完整性显得尤为重要。随着人们对 CNS 自身抗体致病机制、与免疫系统的关系及遗传易感性的进一步了解，对现有的和未来的疗法进一步进行研究的时机已经成熟，有望缩短患者康复时间，最终改善预后。

（王 群 张 倩 译 秦 兵 校）

参考文献

Andrade DM, Tai P, Dalmau J, Wennberg R (2011): Tonic seizures: a diagnostic clue of anti-LGI1 encephalitis? *Neurology* 76: 1355–1357.

Armangue T, Leypoldt F, Malaga I, *et al.* (2014): Herpes simplex virus encephalitis is a trigger of brain autoimmunity. *Ann Neurol* 75: 3173–3123.

Armangue T, Moris G, Cantarin-Extremera V, *et al.* (2015): Autoimmune post-herpes simplex encephalitis of adults and teenagers. *Neurology* 85: 1736–1743.

Armangue T, Titulaer MJ, Malaga I, *et al.* (2013): Pediatric anti-N-methyl-D-aspartate receptor encephalitis-clinical analysis and novel findings in a series of 20 patients. *J Pediatr* 162: 850–856.e2.

Arts WF, Aarsen FK, Scheltens-De Boer M, Catsman-Berrevoets CE (2009): Landau-Kleffner syndrome and CSWS syndrome: treatment with intravenous immunoglobulins. *Epilepsia* 50 (Suppl 7): 55–58.

Banks WA, Erickson MA (2010): The blood-brain barrier and immune function and dysfunction. *Neurobiol Dis* 37: 26–32.

Barnard EA, Skolnick P, Olsen RW, *et al.* (1998): International Union of Pharmacology. XV. Subtypes of gamma-aminobutyric acidA receptors: classification on the basis of subunit structure and receptor function. *Pharmacol Rev* 50: 291–313.

Bartolini L, Muscal E (2017): Differences in treatment of anti-NMDA receptor encephalitis: results of a worldwide survey. *J Neurol* 264: 647–653.

Baumann M, Hennes EM, Schanda K, *et al.* (2016): Children with multiphasic disseminated encephalomyelitis and antibodies to the myelin oligodendrocyte glycoprotein (MOG): Extending the spectrum of MOG antibody positive diseases. *Mult Scler* 22: 1821–1829.

Bear M F, Malenka R C (1994): Synaptic plasticity: LTP and LTD. *Curr Opin Neurobiol* 4: 389–399.

Binks S, Varley J, Lee W, *et al.* (2018): Distinct HLA associations of LGI1 and CASPR2-antibody diseases. *Brain* 141: 2263–2271.

Brenner T, Sills GJ, Hart Y, Howell S, Waters P, Brodie MJ, Vincent A, Lang B (2013): Prevalence of neurologic autoantibodies in cohorts of patients with new and established epilepsy. *Epilepsia* 54: 1028–1035.

Buckley C, Oger J, Clover L, *et al.* (2001): Potassium channel antibodies in two patients with reversible limbic encephalitis. *Ann Neurol* 50: 73–78.

Buzatu M, Bulteau C, Altuzarra C, Dulac O, Van Bogaert P (2009): Corticosteroids as treatment of epileptic syndromes with continuous spike-waves during slow-wave sleep. *Epilepsia* 50 (Suppl 7): 68–72.

Byrne S, Walsh C, Hacohen Y, *et al.* (2015): Earlier treatment of NMDAR antibody encephalitis in children results in a better outcome. *Neurol Neuroimmunol Neuroinflamm* 2, e130.

Caputo D, Iorio R, Vigevano F, Fusco L (2018): Febrile infection-related epilepsy syndrome (FIRES) with super-refractory status epilepticus revealing autoimmune encephalitis due to GABAAR antibodies. *Eur J Paediatr Neurol* 22: 182–185.

Carvajal-Gonzalez A Leite MI, Waters P, *et al.* (2014): Glycine receptor antibodies in PERM and related syndromes: characteristics, clinical features and outcomes. *Brain* 137: 2178–2192.

Chan DW, Thomas T, Lim M, Ling S, Woodhall M, Vincent A (2017): Focal status epilepticus and progressive dyskinesia: A novel phenotype for glycine receptor antibody-mediated neurological disease in children. *Eur J Paediatr Neurol* 21: 414–417.

Chang C (2014): Autoimmunity: from black water fever to regulatory function. *J Autoimmun* 48–49: 1–9.

Cooray GK, Sengupta B, Douglas P, Englund M, Wickstrom R, Friston K (2015): Characterising seizures in anti-NMDA-receptor encephalitis with dynamic causal modelling. *Neuroimage* 118: 508–519.

Crisp SJ, Balint B,Vincent A (2017): Redefining progressive encephalomyelitis with rigidity and myoclonus after the discovery of antibodies to glycine receptors. *Curr Opin Neurol* 30: 310–316.

Dale RC (2003): Acute disseminated encephalomyelitis. *Semin Pediatr Infect Dis* 14: 90–95.

Dale RC, Brilot F, Duffy LV, *et al.* (2014): Utility and safety of rituximab in pediatric autoimmune and inflammatory CNS disease. *Neurology* 83: 142–150.

Dale RC, Nosadini M, Lim M (2016): Therapeutic decision making in autoimmune and inflammatory disorders of the central nervous system in children. *JICNA* 16: 112.

Dalmau J, Gleichman AJ, Hughes EG, *et al.* (2008): Anti-NMDA-receptor encephalitis: case series and analysis of the effects of antibodies. *Lancet Neurol* 7: 1091–1098.

Dalmau J, Tuzun E, Wu HY, *et al.* (2007): Paraneoplastic anti-N-methyl-D-aspartate receptor encephalitis associated with ovarian teratoma. *Ann Neurol* 61: 25–36.

Damasio J, Leite MI, Coutinho E, *et al.* (2013): Progressive encephalomyelitis with rigidity and myoclonus: the first pediatric case with glycine receptor antibodies. *JAMA Neurol* 70: 498–501.

Dogan Onugoren M, Deuretzbacher D, Haensch CA, *et al.* (2015): Limbic encephalitis due to GABAB and AMPA receptor antibodies: a case series. *J Neurol Neurosurg Psychiatry* 86: 965–972.

Favier M, Joubert B, Picard G, *et al.* (2018): Initial clinical presentation of young children with N-methyl-aspartate receptor encephalitis. *European Journal of Paediatric Neurology* 22: 404–411.

Finke C, Kopp UA, Scheel M, *et al.* (2013): Functional and structural brain changes in anti-N-methyl-D-aspartate receptor encephalitis. *Ann Neurol* 74: 284–296.

Florance NR, Davis RL, Lam C, *et al.* (2009): Anti-N-methyl-D-aspartate receptor (NMDAR) encephalitis in children and adolescents. *Ann Neurol* 66: 11–18.

Fujii H, Kubo S, Yunoki T, *et al.* (2013): Glioblastoma with ovarian teratoma having N-methyl-D-aspartate receptor (NMDAR) antibody in CSF – a case report. *Rinsho Shinkeigaku* 53: 712–715.

Fukata Y, Adesnik H, Iwanaga T, Bredt DS, Nicoll RA, Fukata M (2006): Epilepsy-related ligand/receptor complex LGI1 and ADAM22 regulate synaptic transmission. *Science* 313: 1792–1795.

Galanopoulou AS (2008): GABA(A) Receptors in Normal Development and Seizures: Friends or Foes? *Curr Neuropharmacol* 6: 1–20.

Garcia-Tarodo S, Datta AN, Ramelli GP, Marechal-Rouiller F, Beni CG, Korff CM (2018): Circulating neural antibodies in unselected children with new-onset seizures. *Eur J Paediatr Neurol* 22: 396–403.

Gataullina S, Plouin P, Vincent A, Scalais E, Nuttin C, Dulac O (2011): Paroxysmal EEG pattern in a child with N-methyl-D-aspartate receptor antibody encephalitis. *Dev Med Child Neurol* 53: 764–67.

Gayatri NA, Ferrie CD, Cross H (2007): Corticosteroids including ACTH for childhood epilepsy other than epileptic spasms. *Cochrane Database Syst Rev* Cd005222.

Gitiaux C, Simonnet H, Eisermann M, *et al.* (2013): Early electro-clinical features may contribute to diagnosis of the anti-NMDA receptor encephalitis in children. *Clin Neurophysiol* 124: 2354–2361.

Goldberg EM, Titulaer M, De Blank PM, Sievert A, Ryan N (2014): Anti-N-methyl-D-aspartate receptor-mediated encephalitis in infants and toddlers: case report and review of the literature. *Pediatr Neurol* 50: 181–184.

Goodkin HP, Yeh JL, Kapur J (2005): Status epilepticus increases the intracellular accumulation of GABAA receptors. *J Neurosci* 25: 5511–5520.

Granata T, Cross H, Theodore W, Avanzini G (2011): Immune-mediated epilepsies. *Epilepsia* 52 (Suppl 3): 5–11.

Graus F, Titulaer MJ, Balu R, *et al.* (2016): A clinical approach to diagnosis of autoimmune encephalitis. *Lancet Neurol* 15: 391–404.

Gresa-Arribas N, Titulaer Mj, Torrents A, *et al.* (2014): Antibody titres at diagnosis and during follow-up of anti-NMDA receptor encephalitis: a retrospective study. *Lancet Neurol* 13: 167–177.

Haberlandt E, Bast T, Ebner A, *et al.* (2011): Limbic encephalitis in children and adolescents. *Arch Dis Child* 96: 186–191.

Hacohen Y, Deiva K, Pettingill P, *et al.* (2014a): N-methyl-D-aspartate receptor antibodies in post-herpes simplex virus encephalitis neurological relapse. *Mov Disord* 29: 90–96.

Hacohen Y, Dlamini N, Hedderly T, *et al.* (2014b): N-methyl-D-aspartate receptor antibody-associated movement disorder without encephalopathy. *Dev Med Child Neurol* 56: 190–193.

Hacohen Y, Singh R, Rossi M, *et al.* (2015): Clinical relevance of voltage-gated potassium channel-complex antibodies in children. *Neurology* 85: 967–975.

Hacohen Y, Wong YY, Lechner C, *et al.* (2018): Disease Course and Treatment Responses in Children With Relapsing Myelin Oligodendrocyte Glycoprotein Antibody-Associated Disease. *JAMA Neurol* 75: 478–487.

Hacohen Y, Wright S, Gadian J, *et al.* (2016): N-methyl-d-aspartate (NMDA) receptor antibodies encephalitis mimicking an autistic regression. *Dev Med Child Neurol* 58: 1092–1094.

Hamid SHM, Whittam D, Saviour M, *et al.* (2018): Seizures and Encephalitis in Myelin Oligodendrocyte Glycoprotein IgG Disease *vs.* Aquaporin 4 IgG Disease. *JAMA Neurol* 75: 65–71.

Hancock EC, Osborne JP, Edwards SW (2013): Treatment of infantile spasms. *Cochrane Database Syst Rev* 6: Cd001770.

Ho ACC, Mohammad SS, Pillai SC, *et al.* (2017): High sensitivity and specificity in proposed clinical diagnostic criteria for anti-N-methyl-D-aspartate receptor encephalitis. *Dev Med Child Neurol* 59: 1256–1260.

Hoftberger R, Armangue T, Leypoldt F, Graus F, Dalmau J (2013a): Clinical Neuropathology practice guide 4–2013: post-herpes simplex encephalitis: N-methyl-Daspartate receptor antibodies are part of the problem. *Clin Neuropathol* 32: 251–254.

Hoftberger R, Titulaer MJ, Sabater L, *et al.* (2013b): Encephalitis and GABAB receptor antibodies: novel findings in a new case series of 20 patients. *Neurology* 81: 1500–1506.

Hoftberger R, Van Sonderen A, Leypoldt F, *et al.* (2015): Encephalitis and AMPA receptor antibodies: Novel findings in a case series of 22 patients. *Neurology* 84: 2403–2412.

Honnorat J, Didelot A, Karantoni E, *et al.* (2013): Autoimmune limbic encephalopathy and anti-Hu antibodies in children without cancer. *Neurology* 80: 2226–2232.

Honnorat J, Saiz A, Giometto B, *et al.* (2001): Cerebellar ataxia with anti-glutamic acid decarboxylase antibodies: study of 14 patients. *Arch Neurol* 58: 225–230.

Hughes EG, Peng X, Gleichman AJ, *et al.* (2010): Cellular and synaptic mechanisms of anti-NMDA receptor encephalitis. *J Neurosci* 30: 5866–5875.

Irani SR, Alexander S, Waters P, *et al.* (2010a): Antibodies to Kv1 potassium channel-complex proteins leucine-rich, glioma inactivated 1 protein and contactin-associated protein-2 in limbic encephalitis, Morvan's syndrome and acquired neuromyotonia. *Brain* 133: 2734–2748.

Irani SR, Bera K, Waters P, *et al.* (2010b): N-methyl-D-aspartate antibody encephalitis: temporal progression of clinical and paraclinical observations in a predominantly non-paraneoplastic disorder of both sexes. *Brain* 133: 1655–1667.

Irani SR, Gelfand JM, Al-Diwani A, Vincent A (2014): Cell-surface central nervous system autoantibodies: Clinical relevance and emerging paradigms. *Ann Neurol* 76: 168–184.

Irani SR, Michell AW, Lang B, *et al.* (2011): Faciobrachial dystonic seizures precede Lgi1 antibody limbic encephalitis. *Ann Neurol* 69: 892–900.

Irani SR, Stagg CJ, Schott JM, *et al.* (2013): Faciobrachial dystonic seizures: the influence of immunotherapy on seizure control and prevention of cognitive impairment in a broadening phenotype. *Brain* 136: 3151–3162.

Jeffery OJ, Lennon VA, Pittock SJ, Gregory JK, Britton JW, Mckeon A (2013): GABAB receptor autoantibody frequency in service serologic evaluation. *Neurology* 81: 882–887.

Jones HF, Mohammad SS, Reed PW, *et al.* (2017): Anti-N-methyl-d-aspartate receptor encephalitis in Maori and Pacific Island children in New Zealand. *Dev Med Child Neurol* 59: 719–724.

Joubert B, Kerschen P, Zekeridou A, *et al.* (2015): Clinical Spectrum of Encephalitis Associated With Antibodies Against the alpha-Amino-3-Hydroxy-5-Methyl-4-Isoxazolepropionic Acid Receptor: Case Series and Review of the Literature. *JAMA Neurol* 72: 1163–1169.

Kayser MS, Titulaer MJ, Gresa-Arribas N, Dalmau J (2013): Frequency and characteristics of isolated psychiatric episodes in anti-N-methyl-d-aspartate receptor encephalitis. *JAMA Neurol* 70: 1133–1139.

Kiani R, Lawden M, Eames P, *et al.* (2015): Anti-NMDA-receptor encephalitis presenting with catatonia and neuroleptic malignant syndrome in patients with intellectual disability and autism. *BJPsych Bull* 39: 32–35.

Kim TJ, Lee ST, Moon J, *et al.* (2017): Anti-LGI1 encephalitis is associated with unique HLA subtypes. *Ann Neurol* 81: 183–192.

Kipnis J (2016): Multifaceted interactions between adaptive immunity and the central nervous system. *Science* 353: 766–771.

Kirkpatrick MP, Clarke CD, Sonmezturk HH, Abou-Khalil B (2011): Rhythmic delta activity represents a form of nonconvulsive status epilepticus in anti-NMDA receptor antibody encephalitis. *Epilepsy Behav* 20: 392–394.

Kramer U, Chi CS, Lin K L, *et al.* (2011): Febrile infection-related epilepsy syndrome (FIRES): pathogenesis, treatment, and outcome: a multicenter study on 77 children. *Epilepsia* 52: 1956–1965.

Kruer MC, Hoeftberger R, Lim KY, *et al.* (2014): Aggressive Course in Encephalitis With Opsoclonus, Ataxia, Chorea, and Seizures: The First Pediatric Case of gamma-Aminobutyric Acid Type B Receptor Autoimmunity. *JAMA Neurol* 71: 620–623.

Lai M, Hughes EG, Peng X, *et al.* (2009): AMPA receptor antibodies in limbic encephalitis alter synaptic receptor location. *Ann Neurol* 65: 424–434.

Lai M, Huijbers MG, Lancaster E, *et al.* (2010): Investigation of LGI1 as the antigen in limbic encephalitis previously attributed to potassium channels: a case series. *Lancet Neurol* 9: 776–785.

Lancaster E, Lai M, Peng X, *et al.* (2010): Antibodies to the GABA(B) receptor in limbic encephalitis with seizures: case series and characterisation of the antigen. *Lancet Neurol* 9: 67–76.

Lang B, Makuch M., Moloney T, *et al.* (2017): Intracellular and non-neuronal targets of voltage-gated potassium channel complex antibodies. *J Neurol Neurosurg Psychiatry* 88: 353–361.

Lang B, Molenaar PC, Newsom-Davis J, Vincent A (1984): Passive transfer of Lambert-Eaton myasthenic syndrome in mice: decreased rates of resting and evoked release of acetylcholine from skeletal muscle. *J Neurochem* 42: 658–662.

Leite MI, Waters P, Vincent A (2010): Diagnostic use of autoantibodies in myasthenia gravis. *Autoimmunity* 43: 371–379.

Lilleker J, Biswas V, Mohanraj R (2013): Relevance of Gad Antibodies in Adults with Epilepsy: Experience in a Tertiary Clinic. *J Neurol Neurosurg Psychiatry* 84: e2.

Lilleker JB, Biswas V, Mohanraj R (2014): Glutamic acid decarboxylase (GAD) antibodies in epilepsy: Diagnostic yield and therapeutic implications. *Seizure* 23: 598–602.

Lim M, Hacohen Y, Vincent A (2015): Autoimmune encephalopathies. *Pediatr Clin North Am* 62: 667–685.

Linnoila JJ, Rosenfeld MR, Dalmau J (2014): Neuronal surface antibody-mediated autoimmune encephalitis. *Semin Neurol* 34: 458–466.

Mackay IR (2010): Travels and travails of autoimmunity: a historical journey from discovery to rediscovery. *Autoimmun Rev* 9: A251–258.

Majoie HJ, De Baets M, Renier W, Lang B, Vincent A (2006): Antibodies to voltage-gated potassium and calcium channels in epilepsy. *Epilepsy Res* 71: 135–141.

Malter MP, Helmstaedter C, Urbach H, Vincent A, Bien CG (2010): Antibodies to glutamic acid decarboxylase define a form of limbic encephalitis. *Ann Neurol* 67: 470–478.

Marchi N, Granata T, Janigro D (2014): Inflammatory pathways of seizure disorders. *Trends Neurosci* 37: 55–65.

Mehta V, Ferrie CD, Cross JH, Vadlamani G (2015): Corticosteroids including ACTH for childhood epilepsy other than epileptic spasms. *Cochrane Database Syst Rev* Cd005222.

Mikati MA, Saab R, Fayad MN, Choueiri RN (2002): Efficacy of intravenous immunoglobulin in Landau-Kleffner syndrome. *Pediatr Neurol* 26: 298–300.

Mohammad SS, Sinclair K, Pillai S, *et al.* (2014): Herpes simplex encephalitis relapse with chorea is associated with autoantibodies to N-Methyl-D-aspartate receptor or dopamine-2 receptor. *Mov Disord* 29: 117–122.

Moscato EH, Peng X, Jain A, Parsons TD, Dalmau J, Balice-Gordon RJ (2014): Acute mechanisms underlying antibody effects in anti-N-methyl-D-aspartate receptor encephalitis. *Ann Neurol* 76: 108–119.

Mueller SH, Farber A, Pruss H, *et al.* (2018): Genetic predisposition in anti-LGI1 and anti-NMDA receptor encephalitis. *Ann Neurol* 83: 863–869.

Newsom-Davis J, Pinching AJ, Vincent A, Wilson SG (1978a): Function of circulating antibody to acetylcholine receptor in myasthenia gravis: investigation by plasma exchange. *Neurology* 28: 266–272.

Newsom-Davis J, Vincent A, Wilson SG, Ward CD, Pinching AJ, Hawkey C (1978b): Plasmapheresis for myasthenia gravis. *N Engl J Med* 298: 456–457.

Nibber A, Clover L, Pettingill P, *et al.* (2016): Antibodies to AMPA receptors in Rasmussen's encephalitis. *Eur J Paediatr Neurol* 20: 222–227.

Nibber A, Mann EO, Pettingill P, *et al.* (2017): Pathogenic potential of antibodies to the GABAB receptor. *Epilepsia Open* 2: 355–359.

Niehusmann P, Dalmau J, Rudlowski C, *et al.* (2009): Diagnostic value of N-methyl-D-aspartate receptor antibodies in women with new-onset epilepsy. *Arch Neurol* 66: 458–464.

Nikolaus M, Knierim E, Meisel C, *et al.* (2018): Severe GABAA receptor encephalitis without seizures: A paediatric case successfully treated with early immunomodulation. *Eur J Paediatr Neurol* 22: 558–562.

Nosadini M, Boniver C, Zuliani L, *et al.* (2014): Longitudinal Electroencephalographic (EEG) Findings in Pediatric Anti-N-Methyl-D-Aspartate (Anti-NMDA) Receptor Encephalitis: The Padua Experience. *J Child Neurol* 30: 238–245.

O'Callaghan FJ, Edwards SW, Alber FD, *et al.* (2017): Safety and effectiveness of hormonal treatment *versus* hormonal treatment with vigabatrin for infantile spasms (ICISS): a randomised, multicentre, open-label trial. *Lancet Neurol* 16: 33–42.

Ogawa R, Nakashima I, Takahashi T, *et al.* (2017): MOG antibody-positive, benign, unilateral, cerebral cortical encephalitis with epilepsy. *Neurol Neuroimmunol Neuroinflamm* 4: e322.

Ohkawa T, Satake S, Yokoi N, Miyazaki Y, Ohshita T (2014): Identification and characterization of GABA(A) receptor autoantibodies in autoimmune encephalitis. *J Neurosci* 34: 8151–8163.

Ong MS, Kohane IS, Cai T, Gorman MP, Mandl KD (2014): Population-level evidence for an autoimmune etiology of epilepsy. *JAMA Neurol* 71: 569–574.

Palace J, Lang B (2000): Epilepsy: an autoimmune disease? *J Neurol Neurosurg Psychiatry* 69: 711–714.

Peer M, Pruss H, Ben-Dayan I, Paul F, Arzy S, Finke C (2017): Functional connectivity of large-scale brain networks in patients with anti-NMDA receptor encephalitis: an observational study. *Lancet Psychiatry* 4: 768–774.

Petit-Pedrol M, Armangue T, Peng X, *et al.* (2014): Encephalitis with refractory seizures, status epilepticus, and antibodies to the GABAA receptor: a case series, characterisation of the antigen, and analysis of the effects of antibodies. *Lancet Neurol* 13: 276–286.

Pettingill P, Kramer HB, Coebergh JA, *et al.* (2015): Antibodies to GABAA receptor alpha1 and gamma2 subunits: clinical and serologic characterization. *Neurology* 84: 1233–1241.

Planaguma J, Leypoldt F, Mannara F, *et al.* (2014): Human N-methyl D-aspartate receptor antibodies alter memory and behaviour in mice. *Brain* 138: 94–109.

Pohl D, Alper G, Van Haren K, *et al.* (2016): Acute disseminated encephalomyelitis: Updates on an inflammatory CNS syndrome. *Neurology* 87: S38–45.

Pohl D, Tenembaum S (2012): Treatment of acute disseminated encephalomyelitis. *Curr Treat Options Neurol* 14: 264–275.

Ramanathan S, Mohammad SS, Brilot F, Dale RC (2014): Autoimmune encephalitis: recent updates and emerging challenges. *J Clin Neurosci* 21: 722–730.

Ransohoff RM, Kivisakk P, Kidd G (2003): Three or more routes for leukocyte migration into the central nervous system. *Nat Rev Immunol* 3: 569–581.

Ribeiro PA, Sbragia L, Gilioli R, Langone F, Conte FF, Lopes-Cendes I: (2008): Expression profile of Lgi1 gene in mouse brain during development. *J Mol Neurosci* 35: 323–329.

Rogawski MA, Loscher W (2004): The neurobiology of antiepileptic drugs. *Nat Rev Neurosci* 5: 5 553–64.

Rogers SW, Andrews PI, Gahring LC, *et al.* (1994): Autoantibodies to glutamate receptor GluR3 in Rasmussen's encephalitis. *Science* 265: 648–651.

Rose NR, Bona C (1993): Defining criteria for autoimmune diseases (Witebsky's postulates revisited). *Immunol Today* 14: 426–430.

Rosenfeld MR, Titulaer MJ, Dalmau J (2012): Paraneoplastic syndromes and autoimmune encephalitis: Five new things. *Neurol Clin Pract,* 2, 215–223.

Rossor T, Benetou C, Wright S, *et al.* (2019): Early predictors of epilepsy and subsequent relapse in children with acute disseminated encephalomyelitis. *Mult Scler* Feb 7: 1352458518823486 [In press].

Schimmel M, Fruhwald MC, Bien CG (2018): Limbic encephalitis with LGI1 antibodies in a 14-year-old boy. *Eur J Paediatr Neurol,* 22, 190–193.

Schmitt SE, Pargeon K, Frechette ES, Hirsch LJ, Dalmau J, Friedman D (2012): Extreme delta brush: a unique EEG pattern in adults with anti-NMDA receptor encephalitis. *Neurology* 79: 1094–1100.

Schulte U, Thumfart JO, Klocker N, *et al.* (2006): The epilepsy-linked Lgi1 protein assembles into presynaptic Kv1 channels and inhibits inactivation by Kvbeta1. *Neuron* 49: 697–706.

Scott O, Richer L, Forbes K, *et al.* (2014): Anti-N-methyl-D-aspartate (NMDA) receptor encephalitis: an unusual cause of autistic regression in a toddler. *J Child Neurol* 29: 691–694.

Solimena M, Folli F, Aparisi R, Pozza G, De Camilli P (1990): Autoantibodies to GABA-ergic neurons and pancreatic beta cells in stiff-man syndrome. *N Engl J Med* 322: 1555–1560.

Suleiman J, Wright S, Gill D, *et al.* (2013): Autoantibodies to neuronal antigens in children with new-onset seizures classified according to the revised ILAE organization of seizures and epilepsies. *Epilepsia* 54: 2091–2100.

Symmonds M, Moran CH, Leite MI, *et al.* (2018): Ion channels in EEG: isolating channel dysfunction in NMDA receptor antibody encephalitis. *Brain* 141: 1691–1702.

Titulaer MJ, Dalmau J (2014): Seizures as first symptom of anti-NMDA receptor encephalitis are more common in men. *Neurology* 82: 550–551.

TItulaer MJ, Mccracken L, Gabilondo I, *et al.* (2013): Treatment and prognostic factors for long-term outcome in patients with anti-NMDA receptor encephalitis: an observational cohort study. *Lancet Neurol* 12: 157–165.

Toledano M, Pittock SJ (2015): Autoimmune Epilepsy. *Semin Neurol* 35: 245–258.

Toyka KV, Drachman DB, Griffin DE, *et al.* (1977): Myasthenia gravis. Study of humoral immune mechanisms by passive transfer to mice. *N Engl J Med* 296: 125–131.

Veciana M, Becerra JL, Fossas P, *et al.* (2015): EEG extreme delta brush: An ictal pattern in patients with anti-NMDA receptor encephalitis. *Epilepsy Behav* 49: 280–285.

Veri K, Uibo O, Talvik T, *et al.* (2013): Newly-diagnosed pediatric epilepsy is associated with elevated autoantibodies to glutamic acid decarboxylase but not cardiolipin. *Epilepsy Res* 105: 86–91.

Vezzani A, French J, Bartfai T, Baram TZ (2011): The role of inflammation in epilepsy. *Nat Rev Neurol* 7: 31–40.

Viaccoz A, Desestret V, Ducray F, *et al.* (2014): Clinical specificities of adult male patients with NMDA receptor antibodies encephalitis. *Neurology* 82: 556–563.

Watad A, Tiosano S, Bragazzi NL, *et al.* (2018): Epilepsy among Systemic Lupus Erythematosus Patients: Insights from a Large Database Analysis. *Neuroepidemiology* 50: 1–6.

Watson R, Jiang Y, Bermudez I, *et al.* (2004): Absence of antibodies to glutamate receptor type 3 (GluR3) in Rasmussen encephalitis. *Neurology* 63: 43–50.

Witebsky E, Rose NR, Terplan K, Paine J R, Egan RW (1957): Chronic thyroiditis and autoimmunization. *J Am Med Assoc* 164: 1439–1447.

Wright S, Geerts AT, Jol-Van Der Zijde CM, *et al.* (2016): Neuronal antibodies in pediatric epilepsy: Clinical features and long-term outcomes of a historical cohort not treated with immunotherapy. *Epilepsia* 57: 823–831.

Wright S, Hacohen Y, Jacobson L, *et al.* (2015a): N-methyl-D-aspartate receptor antibody-mediated neurological disease: results of a UK-based surveillance study in children. *Arch Dis Child* 100: 521–526.

Wright S, Hashemi K, Stasiak L, *et al.* (2015b): Epileptogenic effects of NMDAR antibodies in a passive transfer mouse model. *Brain* 138: 3159–3167.

Xie YJ, Zhou L, Jiang N, *et al.* (2015): Essential roles of leucine-rich glioma inactivated 1 in the development of embryonic and postnatal cerebellum. *Sci Rep* 5: 7827.

Zandi M S, Irani S R, Follows G, Moody AM, Molyneux P, Vincent A (2009): Limbic encephalitis associated with antibodies to the NMDA receptor in Hodgkin lymphoma. *Neurology* 73: 2039–2040.

第 27 章
脑寄生虫感染

作者：Sofia S.SANCHEZ[1,2]，Isidro GONZALES[2]，Marco T. MEDINA[3]，Antonio DELGADO-ESCUETA[4] and Hector H. GARCIA[2,5]

单位：1. Universidad Peruana Cayetano Heredia，Lima，Peru

2. Cysticercosis Unit，Instituto Nacional de Ciencias Neurologicas，Jirón Ancash 1271，Lima，Peru

3. School of Medical Sciences，University of Honduras，Tegucigalpa，Honduras

4. Epilepsy Genetics-Genomics Labs，Neurology and Research Services，Veterans Affairs Greater Los Angeles Healthcare System，West Los Angeles，USA

5. Center for Global Health-Tumbes and Department of Microbiology，Universidad Peruana Cayetano Heredia

发展中国家癫痫患病率上升是多种因素综合作用的结果，其中包括感染（细菌、寄生虫、病毒）、创伤、分娩条件差和遗传因素（Newton & Garcia，2012；Gracia et al.，2010）。多种寄生虫感染可累及人脑，其中至少有两种（脑囊虫病和疟疾）是造成发作和癫痫全球疾病负担的重要因素（Newton & Garcia，2012；Ndimubanzi et al.，2010）。

在所有人类感染的寄生虫中，大多数寄生虫可侵入大脑。许多线虫有一个生活史，包括幼虫进入循环系统，通过肺、消化道，然后滞留在肠腔。其他一些原虫（E.hystolitica）、吸虫和绦虫可穿透肠壁、小血管后通过循环系统到达神经系统，也可通过嗅上皮进入神经系统。一旦进入大脑，寄生虫可能通过多种机制引起发作，包括弥漫性损伤和缺血（疟疾）、局部损伤和炎症（绦虫、弓形虫、颚口线虫、弓形虫）、占位效应（棘球蚴病、囊虫病）。然而，脑部受侵犯并不一定会引起明显的症状，绝大多数个体可能无明显症状。大多数寄生虫感染后，仅发现少数病例有中枢神经受累的症状（Kristensson et al.，2013）。最近，在点头综合征中证实了河盲症病原体旋盘尾丝虫的交叉免疫反应可间接损害神经细胞，这是一种发生于非洲的特殊类型的癫痫（Johnson et al.，2017）。

一、癫痫的重要病因：疟疾和脑囊虫病

（一）疟疾（恶性疟原虫）

疟疾是世界上最常见的寄生虫源性神经系统疾病。根据世界卫生组织统计数据显示（世卫组织，2018），在感染人类的四种疟原虫中，只有恶性疟原虫才可引起脑疟疾（cerebral malaria，CM）。脑疟疾是指疟原虫病患者不明原因的昏迷。约 10% 的患者会导致慢性癫痫（Postels & Birbeck，2013）。在撒哈拉以南的非洲地区，多见于 6 月龄至 5 岁的儿童，病情严重；而在东南亚（传播较低的地区），年龄较大的儿童和成人更常见（Newton & Warrell，1998）。

1. 生活史

疟原虫是由疟疾感染的雌蚊叮咬传播所致，将疟原虫孢子接种到人类宿主身上，从而感染肝细胞并成熟为裂殖体。随后，裂殖子从肝释放到血液中，侵入到红细胞。然后，疟原虫在红细胞内进行无性繁殖。环状滋养体成熟为裂殖体，裂殖体释放裂殖子（Marsh et al.，1996；Newton & Krishna，1998；Newton et al.，1998；Postels & Birbeck，2013）。

此后，Anopheles蚊子吸血摄取配子体入胃；它们穿透大配子产生合子，合子侵入蚊子的肠壁后发育成卵囊。卵囊继续生长、破裂并释放孢子，进入到蚊子的唾液腺(Marsh et al.,1996; Newton & Krishna,1998; Newton et al.,1998; Postels & Birbeck,2013)。

2. 临床表现

几乎50%的感染者无症状(O'Meara et al.,2008)。常见的前驱症状可表现为发热、厌食、咳嗽或呕吐，持续时间通常不到1d。随后，患儿陷入昏迷或出现癫痫发作。非洲患儿通常仅表现为脑病：突发的昏迷、发作和神经系统损害。在成人，中枢神经系统损害与其他器官的衰竭一并发生，主要为肾和呼吸衰竭(图27-1)(Birbeck et al.,2010; Idro et al.,2005; Molyneux et al.,1989)。

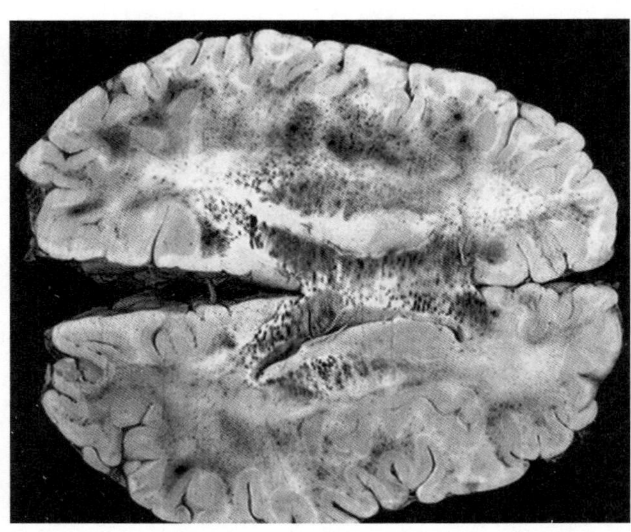

图27-1 脑疟疾大体标本示大量点状出血(From Chimelli.Amorphological approach to the diagnosis of protozoal infections of the central nervous system. *Pathol Res Int*,2011,with permission)

40%~80%的患者可见全面性或部分性发作(Birbeck et al.,2010b; Crawley et al.,1996)。眼球震颤、双眼同向性偏斜、呼吸改变和自主神经症状均与脑电图痫样放电有关，提示上述症状可能是发作期表现(Birbeck et al.,2010 b; Hold et al.,1999)。对那些幸存的CM患者而言，神经系统后遗症常见，如癫痫、认知障碍、行为障碍和神经功能缺陷，包括运动、感觉和语言障碍(Birbeck et al.,2010a)。

通过间接检眼镜可检测到视网膜恶性病变，在儿童疟原虫所致昏迷的诊断中，该方法的敏感性为95%，特异性为90%。疟疾所致的视网膜病变有以下四个主要表现：视网膜苍白、视网膜出血、视盘水肿和视网膜血管的改变(Beare et al.,2006)。脑疟疾的严重程度与死亡风险呈正相关(Beare et al.,2004)。

3. 实验室和影像学检查

实验室检查可发现低血糖、代谢性酸中毒、低钠血症和血小板减少(Enwere et al.,1998)。在昏迷开始后，脑电图可见全面性(对称或不对称)或局灶性慢活动(Crawley et al.,2001)。发作通常是部分性伴或不伴全面性发作，但主要是全面性发作(Postels & Birbeck,2013)。20%的昏迷后无发作的患儿，脑电图监测到亚临床发作(Birbeck et al.,2010a)。约28%的患者监测到癫痫持续状态(伴临床表现或仅脑电图持续状态)(Idro et al.,2005)。长期昏迷和视网膜病变的患儿CT扫描可见异常，如幕上、脑干大血管梗死和脑水肿；而在成人中，颅脑MRI异常包括皮质和皮质下梗死、弥漫性脑水肿、丘脑和小脑灰白质异常及脑干脱髓鞘(Postels & Birbeck,2013; Potchen et al.,2010; Vyas et al.,2012)。

4. 脑疟疾和癫痫

脑电图发作或临床发作是死亡、残障及后期发展为癫痫的预测因素，表明对疟疾等传染性疾病长期预后研究的重要性(Birbeck et al.,2010; Christensen & Eslick,2015; Holding et al.,1999)。发作可见于疾病急性期后期，与单纯型热性惊厥相比，脑疟疾急性发作很大一部分为长程的、反复的复杂型热性惊厥(Christensen & Eslick,2015)。CM神经功能损害机制尚不清楚，研究表明，脑损伤是由疟原虫感染的红细胞所致，从而导致缺氧和随后的缺血(Idro et al.,2010; Postels & Birbeck,2013)。

5. 治疗

未经治疗的CM可能是致命的，尽管经过抗疟疾治疗(青蒿素和金鸡纳生物碱的衍生物)和支持性护理，仍有15%~30%患者死亡(Newton & Krishna,1998)。在治疗成功的患者中，24h时内复苏。昏迷时间较长的患者可能系非惊厥性发作、代谢异常、合并细菌感染或其他情况所致。发作的初步治疗应采用苯二氮䓬类药物，并根据需要长期服用抗癫痫药物(Christensen & Eslick,2015; Ngoungou & Preux,2008; Postels & Birbeck,2013)。

(二) 脑囊虫病(绦虫)

在发展中国家(除穆斯林外)，猪肉绦虫囊尾蚴感染人脑所致的脑囊虫病很常见。在疫区，脑囊虫病(neurocysticercosis,NCC)占癫痫病的30%左右，系成人获得性癫痫最常见的病因（Garcia et al.，1993；Ndimubanzi et al.，2010；Medina et al.，1990）。

1. 生活史

卫生条件差和家庭养猪，猪能够接触和摄入含有绦虫卵的人类粪便。虫卵中的胚胎在小肠释放，附着在肠黏膜上，可穿过肠壁到达循环系统，从而播散到中间宿主的大多数组织中，发育为成熟的、有活力的囊尾蚴。当人类（唯一的终末宿主）摄入含囊尾蚴的未煮熟的猪肉时，囊尾蚴会逃逸出肠道，长成一条成年绦虫，通常长 2~4m。末端绦虫节段充满了成熟的卵，排放到环境中可感染另一个中间宿主并继续繁殖。人类可通过粪 - 口传播而感染虫卵并发展为囊虫病（Flisser，1994）。由于血脑和血眼屏障的保护，囊尾蚴到达神经系统或眼睛优先成活下来，并成为成熟的囊虫。

2. 临床特点及诊断

囊虫可位于任何脑区，产生不同的神经症状，发作、头痛和颅内高压是最常见的临床表现。发作系脑实质型脑囊虫病（parenchymal NCC）所致；颅内高压和脑积水通常系脑室内及蛛网膜下腔型脑囊虫病所致，特别是外侧裂和基底池（extraparenchymal NCC）（Garcia et al.，2014a）。NCC 症状常于 20—30 岁开始。这是由于囊虫病的潜伏期长，成功逃避了宿主的免疫监测。随着囊虫周围炎症的发展，囊虫最终被宿主的免疫反应摧毁，这一过程涉及局部的炎症和水肿。诊断依赖于神经影像技术（CT、MRI），约 30% 患者在数月后可见残留钙化（DelBut to et al.，2017b）；诊断还需要特异性血清学检查的结果，即使用扁豆凝集素糖蛋白（LLGP）的酶联免疫电转印（EITB）行抗体检测或基于单克隆抗体的酶联免疫吸附试验（ELISA）行抗原检测的结果（Rodriguez et al.，2012）。ELISA 仅为次选方法，不是首推的方法（Garcia et al.，2018）。

3. 治疗

一些临床医生认为，囊虫变性时一般无症状，因此没必要使用抗寄生虫药物。然而，存活的病灶在短期内不会变性（Garcia et al.，2014b）；此外，囊虫变性并不意味着所有囊虫将在短时间内消失，因为患者脑内可能还有其他存活多年的囊虫。目前的指南建议使用阿苯达唑或吡喹酮联合类固醇治疗（White et al.，2018）。可能需要多疗程的抗寄生虫治疗来解决所有存活的病灶。随访发现，囊虫治愈与发作复发率降低相关（Garcia et al.，2004；Garcia et al.，2014b）。

4. 囊虫病和癫痫

血清学或神经影像学对照研究发现，囊虫病感染导致发作和癫痫的风险是对照组的 2~3 倍（Garcia et al.，1993；Ndimubanzi et al.，2010）。部分患者，特别是单个、脑囊虫变性的患者，在囊虫开始变性后的短时间内可出现发作，往往预后良好且复发率低（低于 30%）（Rajshekhar & Jeyaseelan，2004）。相反，对有多个囊虫、症状首发时病灶已钙化的患者，发作可重复出现，在 AED 减量过程中复发风险相当高。（Del Brutto，1994）（图 27-2）。

最近一个有趣的发现是钙化的 NCC（海马区外）和海马区硬化之间的相关性，无论是在临床癫痫病例中，还是在明显无症状的普通人群中均如此。它表明，NCC 可通过慢性炎症或亚临床痫性放电成为致病因素（Bianchin et al.，2017；Del Brut to et al.，2017a）。

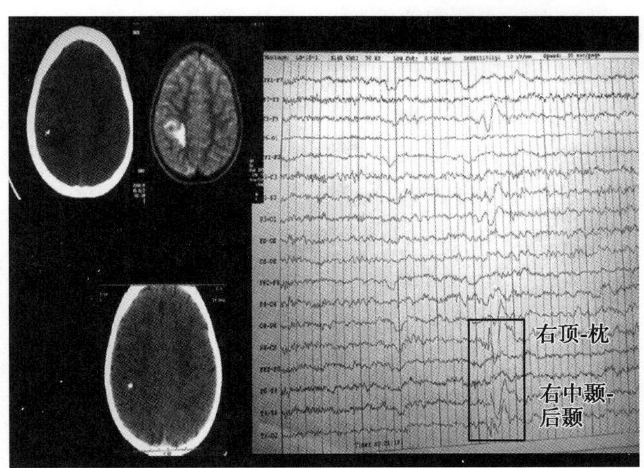

图 27-2　1 例局灶性发作的 6 岁患儿，脑囊虫病灶已钙化伴周围水肿。左上图：CT 和 MRI 示病灶钙化伴病灶周围水肿。左下图：随访 CT 示水肿消退。右图：脑电图示右侧顶、颞区棘 - 慢复合波

5. 儿童 NCC

不同于与其他原因所致的局灶性、强化的脑实质病灶，大多数 NCC 患儿表现为单个、变性的病灶，偶见钙化的 NCC。确诊感染多个存活囊虫的情况很少见，蛛网膜下腔 NCC 也很少见（Singhi & Saini，2017）。当怀疑儿童 NCC 时，应重视在所有家庭成员中寻找绦虫携带者，既可支持诊断，又可消除传染源。可通过社区干预降低 NCC 相关癫痫的发生率（Medina et al.，2011；Garcia et al.，2016）。

二、中枢神经系统其他寄生虫感染

(一) 弓形虫病(犬弓形虫、猫弓形虫)

弓形虫病是世界范围内最流行的蠕虫感染病之一。在工业化国家,城市患病率为2%~5%,农村地区高达37%。在热带地区,血清阳性率为39%~93%(Bachli et al.,2004; Fan et al.,2015; Finsterer 和 Auer,2007; Kazek,2006; Magnaval et al.,2001; Moiyadi et al.,2007)。最常见的种类是犬弓形虫和猫弓形虫,分别感染犬和猫。

1. 生活史

一只成年雌性弓形虫每天产约20万个卵,这些卵随着感染犬的粪便释放到环境中。一旦进入土壤,它们需要1~2周的潜伏期才具有传染性(Glickman & Schantz,1981)。多年来,弓形虫卵可在环境中保持感染力数年,被狗或猫摄入后,幼虫可通过从孕狗的胎盘传给胎儿。狗和猫的患病率在24周龄时最高(O'Lorcain,1994)。人类食入虫卵污染的食物而感染,摄入后,幼虫在肠壁释放、孵化,迁移到肝和肺,当进入循环系统时,它可以迁移到任何器官(Nichols,1956; Nicoletti,2013; Sprent,1952)。

2. 临床特点及诊断

最常见的临床表现为内脏幼虫移行和眼幼虫移行。近年来,隐匿性弓形虫病和普通弓形虫病被描述为弓形虫轻微感染,其特点是全身症状不太严重。前者多见于儿童,而后者多见于成人(Taylor et al.,1987)。

无症状性中枢神经系统感染很常见。临床上明显的神经弓形虫病有广泛的神经系统表现,从脑膜炎、脑炎和脊髓炎到脑血管炎(Fan et al.,2015)。周围神经系统表现如神经根炎、脑神经或肌肉 - 骨骼损害的报道很少。自1956年以来,已有约100例神经弓形虫病的病例报道(Finster & Auer,2007)。

神经弓形虫病的诊断依据是脑脊液或血清中存在高滴度的抗弓形虫抗体、血清或脑脊液中嗜酸性粒细胞增多及驱虫治疗后临床和影像学改善(Finster & Auer,2007; Nicoletti,2013; Sanchez et al.,2018)。

最常见的表现是孤立性脊髓炎,临床表现包括感觉和运动障碍,主要累及下肢伴自主神经功能障碍(Ota,2010; Lee,2009)。累及脑或脑膜的弓形虫病临床表现多样,包括头痛、发作、局灶性神经功能缺失、精神错乱状态和认知损害,可伴或不伴发热。中枢神经系统血管炎是一种罕见和严重的临床表现,表现为头痛、认知障碍和急性缺血性事件(Fellrath & Magnaval,2014; Feske et al.,2015)。

标准的血清学试验是用酶联免疫吸附试验(ELISA)检测犬弓形虫第二期幼虫的分泌 - 排泄抗原(TES)。

血清学标准试验是一种ELISA方法,用于弓形虫幼虫第二期分泌排泄抗原。用于检测血清中TES特异性IgG抗体的ELISA法,对VLM的敏感性为78%,特异性为92%,尽管与其他线虫感染的交叉反应降低了其特异性,特别是在热带地区(Fillaux & Magaval,2013; Ma et al.,2018)。用间接TES-IgG-ELISA进行筛选,然后用TES- 蛋白免疫印迹法(TES-WB)进行确认,是一种有效的方法(Ma et al.,2018; Rubinsky-Elefant et al.,2010)。

3. 治疗

目前尚无临床对照研究,常规的治疗方法是使用阿苯达唑800mg/d或15mg/(kg·d),疗程为2周至3个月不等。大多数临床医生也会使用类固醇,有报道称仅使用类固醇也可改善病情(Jabbour et al.,2011)。

4. 弓形虫病和癫痫

几项病例对照研究表明,在群体水平上犬弓形虫与癫痫之间可能存在关联。包括七项病例对照研究的Meta分析显示,优势比(OR)为1.92[95%可信区间(CI)1.50~2.44,P<0.001],存在正相关(Deshayes et al.,2016; Quattrocchi et al.,2012)。在七项研究中,癫痫患者血清中抗弓形虫抗体阳性率均高于对照组。但这些研究是回顾性的,不能建立因果关系(Akyol et al.,2007; Arpino et al.,1990; Glickman & Schantz,1981; Nicoletti,2013; Nicoletti et al.,2002、2007、2008; Quattrocchi et al.,2012)。

印度的一项基于人群的调查显示,犬弓形虫抗体在活动性癫痫患者中的患病率(4.7%; 106人中5人)与对照组(5.7%; 106人中6人)相似(Singh et al.,2012)。相反,玻利维亚和布隆迪农村社区的研究数据及意大利一项基于医院的研究表明,犬弓形虫暴露与癫痫之间存在关联(Nicoletti et al.,2002、2007、2008)。在玻利维亚的研究中,调整后的OR为2.70(95%可信区间为1.4~5.2),而在布隆迪研究中为2.1(95%可信区间为1.2~3.8),在意大利研究中为3.9(95%可信区间为1.9~8.0)。

（二）弓形虫病

弓形虫病可能是人类神经系统最常见的感染。这种寄生虫遍布世界各地，人类很容易接触这种寄生虫。在热带国家，大多数人均可产生特异性抗体，在工业化国家，特异性抗体的人群比例为 10%~50%（Pappas et al.，2009；Torgerson & Mastroiacovo，2013）。

1. 生活史

在通常的感染周期中，弓形虫（一种专门寄生在细胞内的寄生原虫）被猫摄入。在猫的肠道中有性生殖，大量卵囊逸出排到环境中。数天后，这些卵囊即有感染性，被中间宿主（通常是啮齿动物或鸟类）摄入后，卵囊成熟后成为速殖子，可感染中间宿主的组织，并在肌肉或神经系统中形成组织卵囊（充满了缓殖子）。当猫摄入已感染的中间宿主含卵囊的肌肉或虫卵时，这个循环就结束了。人类感染途径包括摄入带有组织卵囊的已感染的肉类或土壤中的虫卵、母婴经胎盘感染、器官移植或输血（Soldati & Meissner，2004；Tenter et al.，2000）。

2. 临床特征和诊断

人类疾病取决于它是发生在怀孕期间（以先天性异常和脑实质钙化为特征）、儿童早期（视网膜瘢痕）还是儿童后期（沉默期的组织卵囊，一旦发生免疫抑制，如艾滋病毒感染，组织卵囊可能被重新激活；弓形虫病仍是艾滋病患者神经系统疾病的常见病因，尤其是在那些不易获得高效抗逆转录病毒治疗的地区）。更罕见的是，在弓形虫急性感染期，免疫功能强的宿主可能会发生神经弓形虫病，患者表现为发热、头痛、局灶性体征、发作、精神症状或颅内高压。

脑弓形虫病变多位于基底节或皮质下白质，CT 或 MRI 表现为环状强化病变并伴有明显的病灶周围水肿。在组织学上，病变可表现为寄生虫缓殖子或速殖子伴中央坏死。

脑弓形虫病变常位于基底节区或皮质下白质，CT 或 MRI 表现为环状强化病变伴明显的病变周围水肿。在病理上，病变表现为寄生虫缓殖子或速殖子并伴中央坏死。

尽管在染色的活检标本中可观察到组织卵囊，但诊断通常依靠血清学检测。由于在发展中国家的普通人群和 HIV 患者中弓形虫感染的血清阳性率很高，因此，在流行地区 IgG 阳性检测的预测能力很差，需要提高滴度或 IgM 检测呈阳性才能提示急性感染，尽管成人的大多数疾病是由旧感染重新激活所致。羊水 PCR 可显示先天性感染，而脑脊液 PCR 对神经损害有诊断价值。血液 PCR 的敏感性较差，但阳性结果可提供可靠的诊断。（Kotresha 和 Noordin，2010；Luft 和 Remington，1992；Montoya 和 Rosso，2005；Remington et al.，2004；Swisher et al.，1994；Dard et al.，2016；Villard et al.，2016）。

3. 治疗

如早期诊断和治疗，弓形虫脑炎临床疗效显著。可采用乙胺嘧啶和磺胺嘧啶联合治疗 6 周或更长时间，目的是摧毁速殖子。甲酰四氢叶酸与乙胺嘧啶联合使用，可降低血液毒性。磺胺嘧啶疗效不佳时，克林霉素可作为替代治疗药物。需影像学随访以评估疗效。

4. 弓形虫病和癫痫

与 NCC、疟疾或弓形虫病不同，神经弓形虫病是急性发作的主要病因，特别见于艾滋病毒患者，但很少是慢性癫痫的病因。

（三）自由生活阿米巴（棘阿米巴、狒狒巴拉姆希阿米巴、福氏纳格里阿米巴、Sappinia 属阿米巴）

自由生活的棘阿米巴、狒狒巴拉姆希阿米巴、福氏纳格里阿米巴及更罕见的 Sappinia 属阿米巴，在人体内可引起中枢神经系统感染（Visvesvara，2013；Gelman et al.，2001；Qvarnstrom et al.，2009）。福氏纳格里阿米巴原虫感染会导致一种非常急性的疾病（原发性阿米巴脑膜脑炎，primary amebic meningoencephalitis，PAM），而棘阿米巴和狒狒巴拉姆希阿米巴病程更慢性，表现为肉芽肿性阿米巴脑炎（granulomatosis amebic encephalitis，GAE）。上述两种类型在罕见的幸存者中都是高度致命的。

1. 生活史

阿米巴的生活史包括一个包囊期（对不利的环境条件有很强的抵抗力）及一个滋养体，滋养体可通过二分裂方式增殖。人类通过嗅觉途径或皮肤损伤而被滋养体感染。

2. 临床表现

PAM 表现为非常剧烈的头痛、发热、颈强直、共济失调、畏光、发作、颅内高压、嗜睡、精神错乱、昏迷和死亡。临床上类似急性细菌性脑膜炎，这可能会使临床医生在鉴别诊断时不一定能够想到 PAM。通常只有通过免疫组化或 DNA 检测才能明确诊断（Carter，1972；Martinez，1985；Marciano-Cabral，1988；Martinez & Visvesvara，1997；Schuster & Visvesvara，2004；Visvesvara & Maguire，2006；Visvesvara，2007；

Visvesvara et al.,2007b; Qvarnstrom et al.,2006; Guarner et al.,2007)。PAM 神经影像显示脑部弥漫性炎症和水肿,偶有梗死区(Razek,2011)。

棘阿米巴原虫所致的 GAE 在免疫力低下的宿主中更为常见。通常症状出现得并不突然,呈慢性过程,表现为精神状态改变、头痛、神经功能缺陷和发作(Martinez,1985; Martinez & Visvesvara,1997; Marciano-Cabral & Cabral,2003; Schuster & Visvesvara,2004; Khan,2006; Visvesvara & Maguire,2006; Visvesvara,2007; Visvesvara et al.,2007b)。狒狒巴拉姆希阿米巴原虫所致的 GAE,面部、胸部或四肢皮肤损害先于神经损害(Bravo et al.,2006; Bravo et al.,2011)。GAE 神经影像表现为占位性病变、肉芽肿或囊性变,病变周围伴不同程度的水肿。神经影像学鉴别诊断包括多发性细菌性脑脓肿、神经结核或脑囊虫病(Martinez 和 Visvesvara,1997; Schuster 和 Visvara,2004; Visvesvara,2007; Visvavara et al.,2007 b)。唯一 1 例 Sappinia 阿米巴原虫感染病例临床表现为意识丧失、头痛、呕吐和视力改变。对该患者行颞叶占位病变手术切除及 1 个疗程的抗生素治疗后,患者康复(Qvarnstrom et al.,2009)。

3. 治疗

联合使用抗生素(戊烷脒、磺胺嘧啶、克拉霉素、氟康唑和氟西托星)对 Balamuthia 感染所致肉芽肿性阿米巴脑炎(Granulomatous Amebic Encephalitis,GAE)治疗有效(Deetz et al.,2003; Jung et al.,2004; Cary et al.,2010; Doyle et al.,2011)。此外,秘鲁报道的两例患者对阿苯达唑和伊曲康唑联合手术切除病灶有效(Bravo et al.,2006)。PAM 患者仅有少数病例存活,通常采用两性霉素 B、咪康唑和利福平联合治疗。米替福新也是一个有希望的替代药物。

4. 阿米巴病和癫痫

与神经肿瘤一样,中枢神经系统阿米巴感染是急性发作的主要原因,很少是慢性癫痫的原因。

三、结语

寄生虫入侵人类中枢神经系统并不罕见,大多数感染的人(与大多数传染病一样)很可能无明显症状。然而,在有症状患者中,相当数量的患者会出现发作和癫痫。特别是,NCC 和疟疾是全世界许多癫痫患者的罪魁祸首。移民和旅行促使这些疾病在工业化国家流行,因此,在鉴别诊断时应牢记住它们。

(王 晓 秦 兵 译 秦 兵 校)

参考文献

Abdel Razek AA, Watcharakorn A, Castillo M (2011): Parasitic diseases of the central nervous system. *Neuroimaging Clin N Am* 21: 815–841.

Akyol A, Bicerol B, Ertug S, Ertabaklar H, Kiylioglu N (2007): Epilepsy and seropositivity rates of *Toxocara Canis* and *Toxoplasma Gondii*. *Seizure* 16: 233–237.

Arpino C, Gattinara GC, Piergili D, Curatolo P (1990): Toxocara infection and epilepsy in children: a case-control study. *Epilepsia* 31: 33–36.

Bachli H, Minet JC, Gratzl O (2004): Cerebral toxocariasis: a possible cause of epileptic seizure in children. *Childs Nerv Syst* 20: 468–472.

Beare NA, Riva CE, Taylor TE, *et al.* (2006): Changes in optic nerve head blood flow in children with cerebral malaria and acute papilloedema. *J Neurol Neurosurg Psychiatry* 77: 1288–1290.

Beare NA, Southern C, Chalira C, Taylor TE, Molyneux ME, Harding SP (2004): Prognostic significance and course of retinopathy in children with severe malaria. *Arch Ophthalmol* 122: 1141–1147.

Bianchin MM, Velasco TR, Wichert-Ana L, Dos Santos AC, Sakamoto AC (2017): Understanding the association of neurocysticercosis and mesial temporal lobe epilepsy and its impact on the surgical treatment of patients with drug-resistant epilepsy. *Epilepsy Behav* 76: 168–177.

Birbeck GL, Beare N, Lewallen S, *et al.* (2010a): Identification of malaria retinopathy improves the specificity of the clinical diagnosis of cerebral malaria: findings from a prospective cohort study. *Am J Trop Med Hyg* 82: 231–234.

Birbeck GL, Molyneux ME, Kaplan PW, *et al.* (2010b): Blantyre Malaria Project Epilepsy Study (BMPES) of neurological outcomes in retinopathy-positive paediatric cerebral malaria survivors: a prospective cohort study. *Lancet Neurol* 9: 1173–1181.

Bravo F G, Cabrera J, Gotuzzo E (2006): Cutaneous manifestations of infection by free-living amebas. In: Tyring SK, Lupi O, Hengge UR (eds.). *Tropical Dermatology*. Edinburgh, New York: Elsevier Churchill Livingstone, pp. 49–55.

Bravo F G, Alvarez P J, Gotuzzo E (2011): *Balamuthia mandrillaris* infection of the skin and central nervous system: an emerging disease of concern to many specialties in medicine. *Curr Opin Infect Dis* 24: 112–117.

Carter RF (1972): Primary amoebic meningo-encephalitis. An appraisal of present knowledge. *Trans. Roy Soc Trop Med Hyg* 66: 193–208.

Cary LC, Maul E, Potter C, Wong P, Nelson PT, Given C II, Robertson W Jr (2010): *Balamuthia mandrillaris* meningoencephalitis: survival of a pediatric patient. *Pediatrics* 125: 699–703.

Christensen SS, Eslick GD (2015): Cerebral malaria as a risk factor for the development of epilepsy and other long-term neurological conditions: a meta-analysis. *Trans R Soc Trop Med Hyg* 109: 233–238.

Crawley J, Smith S, Kirkham F, Muthinji P, Waruiru C, Marsh K (1996): Seizures and status epilepticus in childhood cerebral malaria. *QJM* 89: 591–597.

Crawley J, Smith S, Muthinji P, Marsh K, Kirkham F (2001): Electroencephalographic and clinical features of cerebral malaria. *Arch Dis Child* 84: 247–253.

Dard C, Fricker-Hidalgo H, Brenier-Pinchart MP, Pelloux H (2016): Relevance of and new developments in serology for toxoplasmosis. *Trends Parasitol* 32: 492–506.

Deetz TR, Sawyer MH, Billman G, Schuster FL, Visvesvara GS (2003): Successful treatment of *Balamuthia* amoebic encephalitis: presentation of 2 cases. *Clinical Infectious Diseases* 37: 1304–1312.

Del Brutto OH (1994): Prognostic factors for seizure recurrence after withdrawal of antiepileptic drugs in patients with neurocysticercosis. *Neurology* 44: 1706–1709.

Del Brutto OH, Issa NP, Salgado P, *et al.* (2017a): The association between neurocysticercosis and hippocampal atrophy is related to age. *Am J Trop Med Hyg* 96: 243–248.

Del Brutto OH, Nash TE, White AC Jr, *et al.* (2017b): Revised diagnostic criteria for neurocysticercosis. *J Neurol Sci* 372: 202–210.

Deshayes S, Bonhomme J, De La Blanchardiere A (2016): Neurotoxocariasis: a systematic literature review. *Infection* 44: 565–574.

Doyle JS, Campbell E, Fuller A, *et al.* (2011): *Balamuthia mandrillaris* brain abscess successfully treated with complete surgical excision and prolonged combination antimicrobial therapy. *J Neurosurg* 114: 458–462.

Dubey JP (1998): Re-examination of resistance of *Toxoplasma gondii* tachyzoites and bradyzoites to pepsin and trypsin digestion. *Parasitology* 116: 43–50.

Enwere G, Van Hensbroek MB, Adegbola R, *et al.* (1998): Bacteraemia in cerebral malaria. *Ann Trop Paediatr* 18: 275–278.

Fan CK, Holland CV, Loxton K, Barghouth U (2015): Cerebral toxocariasis: silent progression to neurodegenerative disorders? *Clin Microbiol Rev* 28: 663–686.

Fellrath JM, Magnaval JF (2014): Toxocariasis after slug ingestion characterized by severe neurologic, ocular, and pulmonary involvement. *Open Forum Infect Dis* 1. doi: 10.1093/ofid/ofu063.

Feske SK, Goldberg M, Dudzinski DM, Gonzalez RG, Kovach AE (2015): Case records of the Massachusetts general hospital. Case 29–2015. A 38-year-old pregnant woman with headache and visual symptoms. *N Engl J Med* 373: 1154–1164.

Fillaux J, Magnaval JF (2013): Laboratory diagnosis of human toxocariasis. *Vet Parasitol* 193: 327–336.

Finsterer J and Auer H (2007): Neurotoxocarosis. *Rev Inst Med Trop Sao Paulo* 49: 279–287.

Flisser A (1994): Taeniasis and cysticercosis due to *Taenia solium*. *Prog Clin Parasitol* 4: 77–116.

Garcia HH, Castillo Y, Gonzales I, *et al.* (2018): Low sensitivity and frequent cross-reactions in commercially available antibody detection ELISA assays for taenia solium cysticercosis. *Trop Med Int Health* 23: 101–105.

Garcia HH, Gilman R, Martinez M, *et al.* (1993): Cysticercosis as a major cause of epilepsy in Peru. *Lancet* 341: 197–200.

Garcia HH, Gonzales I, Lescano AG, *et al.* (1981): Epidemiology and pathogenesis of zoonotic toxocariasis. *Epidemiol Rev* 3: 230–250.

Garcia HH, Nash TE, Del Brutto OH (2014b): Clinical symptoms, diagnosis, and treatment of neurocysticercosis. *Lancet Neurol* 13: 1202–1125.

Garcia HH, Pretell EJ, Gilman RH, *et al.* (2004): A trial of antiparasitic treatment to reduce the rate of seizures due to cerebral cysticercosis. *N Engl J Med* 350: 249–258.

Gavidia M, Rodriguez L, Najar E, Umeres H, Pretell EJ (2014a): Efficacy of combined antiparasitic therapy with praziquantel and albendazole for neurocysticercosis: a double-blind, randomised controlled trial. *Lancet Infect Dis* 14: 687–695.

Gelman BB, Rauf SJ, Nader R, *et al.* (2001): Amoebic encephalitis due to *Sappinia Diploidea*. *JAMA* 285: 2450–2451.

Goswick SM, Brenner GM (2003): Activities of therapeutic agents against *Naegleria Fowleri* and in a mouse model of primary amebic meningoencephalitis. *J Parasitol* 89: 837–842.

Gracia F, de Lao SL, Castillo L, *et al.* (1990). Epidemiology of epilepsy in Guaymi Indians from Bocas del Toro Province, Republic of Panama. *Epilepsia* 31: 718–23.

Guarner J, Bartlett J, Shieh WJ, Paddock CD, Visvesvara GS, Zaki SR (2007): Histopathologic spectrum and immunohistochemical diagnosis of amebic meningoencephalitis. *Mod Pathol* 20: 1230–1237.

Holding PA, Stevenson J, Peshu N, Marsh K (1999): Cognitive sequelae of severe malaria with impaired consciousness. *Trans R Soc Trop Med Hyg* 93: 529–534.

Idro R, Jenkins NE, Newton CR (2005): Pathogenesis, clinical features, and neurological outcome of cerebral malaria. *Lancet Neurol* 4: 827–840.

Idro R, Marsh K, John CC, Newton CR (2010): Cerebral malaria: mechanisms of brain injury and strategies for improved neurocognitive outcome. *Pediatr Res* 68: 267–274.

Jabbour RA, Kanj SS, Sawaya RA, Awar GN, Hourani MH, Atweh SF (2011): *Toxocara canis* myelitis: clinical features, magnetic resonance imaging (MRI) findings, and treatment outcome in 17 patients. *Medicine (Baltimore)* 90: 337–343.

Johnson TP, Tyagi R, Lee PR, *et al.* (2017): Nodding syndrome may be an autoimmune reaction to the parasitic worm *Onchocerca volvulus*. *Sci Transl Med* 9: 377.

Jung S, Schelper RL, Visvesvara GS, Chang HT (2004): *Balamuthia mandrillaris* meningoencephalitis in an immunocompetent patient: an unusual clinical course and a favorable outcome. *Arch Pathol Lab Med* 128: 466–468.

Kazek B, Jamroz E, Mandera M, Bierzyńska-Macyszyn G, Kluczewska E, Marszał E (2006): The cerebral form of toxocarosis in a seven-year-old patient. *Folia Neuropathol* 44: 72–76.

Khan Na (2006): *Acanthamoeba*: biology and increasing importance in human health. *FEMS Microbiol Rev* 30: 564–595.

Kotresha D and Noordin R (2010): Recombinant proteins in the diagnosis of toxoplasmosis. *APMIS* 118: 529–542.

Kristensson K, Masocha W, Bentivoglio M (2013): Mechanisms of CNS invasion and damage by parasites. In: Garcia HH, Tanowitz HB, Del Brutto OH (eds) *Neuroparasitology and Tropical Neurology*. Amsterdam: Elsevier. Vol 114. pp. 11–22.

Luft BJ and Remington JS (1992): Toxoplasmic encephalitis in AIDS. *Clin Infect Dis* 15: 211–222.

Ma G, Holland CV, Wang T, *et al.* (2018): Human toxocariasis. *Lancet Infect Dis* 18: E14–E24.

Magnaval JF, Glickman LT, Dorchies P, Morassin B (2001): Highlights of human toxocariasis. *Korean J Parasitol* 39: 1–11.

Marciano-Cabral F (1988): Biology of *Naegleria spp*. *Microbiol Rev* 52: 114–133.

Marciano-Cabral F and Cabral G (2003): *Acanthamoeba spp*. as agents of disease in humans. *Clin Microbiol Rev* 16: 273–307.

Marsh K, English M, Crawley J, Peshu N (1996): The pathogenesis of severe malaria in african children. *Ann Trop Med Parasitol* 90: 395–402.

Martinez AJ (1985): Free-living amebas: natural history, prevention, diagnosis, pathology, and treatment of disease. CRC Press. Boca Raton, Florida. pp: 156.

Martinez AJ, Visvesvara GS (1997): Free-living, amphizoic and opportunistic amebas. *Brain Pathol* 7: 583–598.

Medina MT, Rosas E, Rubio-Donnadieu F, Sotelo J (1990): Neurocysticercosis as the main cause of late-onset epilepsy in Mexico. *Arch Intern Med* 150: 325–327.

Medina MT, Aguilar-Estrada RL, Alvarez A, *et al.* (2011): Reduction in rate of epilepsy from neurocysticercosis by community interventions: the Salama, Honduras study. *Epilepsia* 52: 1177–1185.

Moiyadi A, Mahadevan A, Anandh B, Shivashankar RS, Chickabasavaiah YT, Shankar SK (2007): Visceral larva migrans presenting as multiple intracranial and intraspinal abscesses. *Neuropathology* 27: 371–374.

Molyneux, ME, Taylor, TE, Wirima, JJ, Borgstein A (1989): Clinical features and prognostic indicators in paediatric cerebral malaria: a study of 131 comatose malawian children. *Q J Med* 71: 441–459.

Montoya JG, Rosso F (2005): Diagnosis and management of toxoplasmosis. *Clin Perinatol* 32: 705–726.

Ndimubanzi PC, Carabin H, Budke CM, *et al.* (2010): A systematic review of the frequency of neurocysticercosis with a focus on people with epilepsy. *Plos Negl Trop Dis* 4: E870.

Newton CR, Garcia HH (2012): Epilepsy in poor regions of the world. *The Lancet* 380: 1193–1201.

Newton CR, Krishna S (1998): Severe falciparum malaria in children: current understanding of pathophysiology and supportive treatment. *Pharmacol Ther* 79: 1–53.

Newton CR, Taylor TE, Whitten RO (1998): Pathophysiology of fatal falciparum malaria in african children. *Am J Trop Med Hyg* 58: 673–683.

Newton CR, Warrell DA (1998): Neurological manifestations of falciparum malaria. *Ann Neurol* 43: 695–702.

Ngoungou EB and Preux PM (2008): Cerebral malaria and epilepsy. *Epilepsia* 49: 19–24.

Nichols (1956): The etiology of visceral larva migrans: I. diagnostic morphology of infective second-stage *Toxocara* larvae. *J Parasitol* 42: 349–362.

Nicoletti A (2013): Toxocariasis. In: Garcia HH, Tanowitz HB, Del Brutto OH (eds.), *Neuroparasitology and tropical neurology*. Handbook of clinical neurology, vol. 114, pp. 217–228.

Nicoletti A, Bartoloni A, Reggio A, *et al.* (2002): Epilepsy, cysticercosis, and toxocariasis: a population-based case-control study in rural Bolivia. *Neurology* 58: 1256–1261.

Nicoletti, A, Bartoloni A, Sofia V, *et al.* (2007): Epilepsy and toxocariasis: a case-control study in Burundi. *Epilepsia* 48: 894–899.

Nicoletti A, Sofia V, Mantella A, *et al.* (2008): Epilepsy and toxocariasis: a case-control study in Italy. *Epilepsia* 49: 594–599.

O'lorcain P (1994): Epidemiology of *Toxocara spp.* in stray dogs and cats in Dublin, Ireland. *J Helminthol* 68: 331–336.

O'meara WP, Bejon P, Mwangi TW, *et al.* (2008): Effect of a fall in malaria transmission on morbidity and mortality in Kilifi, Kenya. *Lancet* 372: 1555–1562.

Page FC (1967): Re-definition of the genus *Acanthamoeba* with descriptions of three species. *J Protozool* 14: 709–724.

Page FC (1988): *A New Key to Freshwater and Soil Gymnamoebae: with Instruction for Culture*. Ambleside. Cumbria: Freshwater Biological Association, p. 122.

Pappas G, Roussos N, Falagas ME (2009): Toxoplasmosis snapshots: global status of *Toxoplasma gondii* seroprevalence and implications for pregnancy and congenital toxoplasmosis. *Int J Parasitol* 39: 1385–1394.

Postels DG and Birbeck GL (2013): Cerebral Malaria. In: Garcia HH, Tanowitz HB, Del Brutto OH (eds.), *Neuroparasitology and Tropical Neurology*. Handbook of clinical neurology, vol. 114, pp. 91–102.

Potchen MJ, Birbeck GL, Demarco JK., *et al.* (2010): Neuroimaging findings in children with retinopathy-confirmed cerebral malaria. *Eur J Radiol* 74: 262–268.

Quattrocchi G, Nicoletti A, Marin B, Bruno E, Druet-Cabanac M, Preux PM (2012): Toxocariasis and epilepsy: systematic review and meta-analysis. *Plos Negl Trop Dis* 6: E1775.

Qvarnstrom Y, Visvesvara GS, Sriram R, Da Silva AJ (2006): Multiplex real-time PCR assay for simultaneous detection of *Acanthamoeba spp.*, *Balamuthia mandrillaris*, and *Naegleria fowleri*. *J Clin Microbiol* 44: 3589–3595.

Qvarnstrom Y, Da Silva AJ, Schuster FL, Gelman BB, Visvesvara GS (2009): Molecular confirmation of *Sappinia pedata* as a causative agent of amoebic encephalitis. *J Infect Dis* 199: 1139–1142.

Rajshekhar V, Jeyaseelan L (2004): Seizure outcome in patients with a solitary cerebral cysticercus granuloma. *Neurology* 62: 2236–2240.

Remington JS, Thulliez P, Montoya JG (2004): Recent developments for diagnosis of toxoplasmosis. *J Clin Microbiol* 42: 941–945.

Rodriguez S, Wilkins P, Dorny P (2012): Immunological and molecular diagnosis of cysticercosis. *Pathog and Glob Health* 106: 286–298.

Rubinsky-Elefant G, Hirata CE, Yamamoto JH, Ferreira MU (2010): Human toxocariasis: diagnosis, worldwide seroprevalences and clinical expression of the systemic and ocular forms. *Ann Trop Med Parasitol* 104: 3–23.

Sanchez SS, Garcia HH, Nicoletti A (2018): Clinical and magnetic resonance imaging findings of neurotoxocariasis. *Front Neurol* 9: 53.

Schuster FL, Visvesvara GS (2004): Free-living amoebae as opportunistic and non-opportunistic pathogens of humans and animals. *Int J Parasitol* 34: 1001–1027.

Schuster FL, Guglielmo BJ, Visvesvara GS (2006a): *In vitro* activity of miltefosine and voriconazole on clinical isolates of free-living amebas: *Balamuthia mandrillaris, Acanthamoeba spp., and Naegleria fowleri*. *J Eukaryot Microbiol* 53: 121–126.

Singh G, Bawa J, Chinna D, *et al.* (2012): Association between epilepsy and cysticercosis and toxocariasis: a population-based case-control study in a slum in india. *Epilepsia* 53: 2203–2208.

Singhi P, Saini AG (2019): Pediatric neurocysticercosis. *Indian J Pediatr* 86: 76–82.

Soldati D, Meissner M (2004): Toxoplasma as a novel system for motility. *Curr Opin Cell Biol* 16: 32–40.

Sprent JF (1952): On the migratory behavior of the larvae of various *Ascaris* species in white mice. Distribution of larvae in tissues. *J Infect Dis* 90: 165–176.

Swisher CN, Boyer K, Mcleod R (1994): Congenital toxoplasmosis, the toxoplasmosis study group. *Semin Pediatr Neurol* 1: 4–25.

Taylor MR, Keane CT, O'connor P, Girdwood RW, Smith H (1987): Clinical features of covert toxocariasis. *Scand J Infect Dis* 19: 693–696.

Tenter AM, Heckeroth AR, Weiss LM (2000): *Toxoplasma gondii*: from animals to humans. *Int J Parasitol* 30: 1217–1258.

Torgerson PR, Mastroiacovo P (2013): The global burden of congenital toxoplasmosis: a systematic review. *Bull World Health Organ* 91: 501–508.

Villard O, Cimon B, L'Ollivier C, *et al.* (2016): Serological diagnosis of *Toxoplasma gondii* infection: recommendations from the french national reference center for toxoplasmosis. *Diagn Microbiol Infect Dis* 84: 22–33.

Visvesvara GS (2007): Pathogenic and opportunistic free-living amebae. In: Murray PR, Baron EJ (eds.), *Manual of clinical microbiology*. Washington DC: ASM Press, pp. 2082–2091.

Visvesvara GS, Moura H, Schuster FL (2007b): Pathogenic and opportunistic free-living amoebae: *Acanthamoeba spp.*, *Balamuthia mandrillaris*, *Naegleria fowleri*, and *Sappinia diploidea*. *FEMS Immunol Med Microbiol* 50: 1–26.

Visvesvara GS, Maguire JH (2006): Pathogenic and opportunistic free-living amebas: *Acanthamoeba spp. Balamuthia mandrillaris, Naegleria fowleri*, and *Sappinia diploidea*. In: Guerrant RL, Walker DH, Weller PF (eds.), *Tropical Infectious Disease: Principles, Pathogens and Practice*, vol. 2. Philadelphia: Churchill Livingstone (Elsevier), pp. 1114–1125.

Visvesvara GS, Schuster FL, Martinez AJ (1993): *Balamuthia mandrillaris*, N. G., N. Sp, agent of amebic meningoencephalitis in humans and other animals. *J Eukaryot Microbiol* 40: 504–514.

Visvesvara GS, Stehr-Green JK (1990): Epidemiology of free-living ameba infection. *J Protozool* 37: 25s–33s.

Visvesvara GS (2013): Infections with free-living amebae. In: Garcia HH, Tanowitz HB, Del Brutto OH (eds.) *Neuroparasitology and Tropical Neurology*. Handbook of clinical neurology, vol. 114. pp. 153–168.

Vyas S, Gupta V, Hondappanavar A, *et al.* (2012): Magnetic resonance imaging of cerebral malaria. *J Emerg Med* 42: E117–E119.

World Health Organization (2018). Malaria Fact Sheet No. 94 Retrieved 11 April 2018, From: http://www.who.int/mediacentre/factsheets/fs094/en/

第 28 章 复杂性反射性癫痫

作者：Yushi INOUE[1] and Peter WOLF[2]
单位：1. National Epilepsy Centre, Shizuoka Institute of Epilepsy and Neurological Disorders, Japan
2. Danish Epilepsy Centre Filadelfia, Dianalund, Denmark

一、引言

“反射性癫痫(reflex epilepsy, RE)”通常是指由特定的感觉或认知刺激诱发的发作，见于包括特发性癫痫和症状性癫痫在内的多种癫痫综合征。光敏性和合眼敏感可能与遗传相关，可与其他临床症状一同出现于诸多癫痫综合征中。当患者只有(或几乎只有)反射性发作时，就将其诊断为一种独立的综合征，这毕竟是很少见的。此外，光敏性主要见于，但又不只见于特发性全面性癫痫(idiopathic generalized epilepsies, IGE)，其中青少年肌阵挛癫痫(juvenile myoclonic epilepsy, JME)最为多见。当患者仅有光敏性现象时，称为光敏性癫痫，然而光敏性癫痫本身并不是一种公认的癫痫综合征，它更多见的是作为 IGE 的一种表现，而作为孤立存在的症状不多见。

根据反射机制的不同，“反射性”发作可分为简单性“反射性”发作和复杂性“反射性”发作。前者包括由简单的感觉刺激和运动诱发的发作，后者包括由复杂的心理和情绪刺激诱发的发作。通常，从刺激开始到产生临床或脑电发作的潜伏期，复杂性发作比简单性发作更长。

本章讨论三种复杂性反射性癫痫的发作机制：①音乐和声音；②语言，包括阅读；③其他复杂的认知活动。

二、音乐和声音诱发的发作

听到某种音乐，如“旋律或和声”(Zifkin & Zatorre, 1998)，特别是带有情感效果的音乐片段，有些患者可能会出现发作(Critchley, 1937)。

(一) 人口统计学特征

Wieser 等(1997, 2004)、Avanzini(2003)分别回顾了 83 例、88 例音乐性癫痫，平均起病年龄为 27.7 岁(±12.5 岁)，其中首次音乐诱发发作的平均年龄为 28.1 岁(±9.8 岁)。有时也有例外，如曾有文献报道仅 6 个月大的男婴出现音乐性癫痫(Lin et al., 2003)。在这些患者中，14 例患者仅有音乐反射性发作，48 例患者同时有音乐反射性发作和自发发作。在资料记载完整的患者中，半数患者听到的导致发作的音乐是特定的，如某种特定风格的音乐或某个作曲家的音乐，甚至是某段特定的音乐作品，有时甚至想到或梦到音乐也会诱发发作(Jallon et al., 1989)；在有些病例中，任何类型的音乐均可诱发发作(Vizioli, 1989)；在有些病例中，发作最初仅为音乐诱发，随后其他听觉刺激也可诱发发作，如语音或非音乐性声音(Genc et al., 2001；Gelisse et al., 2003)；而在有些病例中，起初为非音乐性发作，随后才完全为音乐性发作。研究还发现，在资料记载完整的患者中，超过 70% 的音乐性癫痫患者在音乐方面很有天赋，或对音乐感兴趣，这种对诱发因素感兴趣的现象，在其他类型的高级脑功能活动诱发发作中也可见到。

1/3 的报道认为，熟悉感和 / 或情感是音乐诱发机制中非常重要的一个方面。与逻辑性语言相比，音乐传达的信息主要是情感性的，这种情感可能十分重要。

当诱发的发作为复杂部分性发作(伴 / 不伴继发性全面性发作)时，发作前常有先兆：简单听幻觉(单纯的声音)、复杂听幻觉(曲调、节奏、声调)、上腹不适、气味、某种体验、焦虑和恐惧等情绪。图 28-1 展示的是 1 例真实生活中听歌诱发复杂部分性发作的病例。通常，发作前的先兆中，不愉悦感(76%)要多于愉悦感(Pittau et al.,2008)。发作前通常有数分钟的潜伏期,在此期间内患者必须持续暴露于刺激下才会发生,在出现明显的临床发作前,患者可能伴有自主神经症状和体征。

对某些患者而言,演奏乐器或歌唱比单纯地听音乐更容易诱发发作(Tayah et al.,2006; Duanyu et al.,2010)。

(二) 脑电图及影像学

63% 的音乐性癫痫致痫区位于颞叶,尤其为右侧颞叶。多项研究显示发作期脑电起源于颞叶,在一项有关 60 例发作期脑电的研究中,右颞起源占 48%、左颞起源占 32%、双颞起源占 8%、其余 12% 的患者脑电图表现为全面性或非局灶性放电(Pittau et al.,2008)。一项有关发作间期脑电图的研究显示,等效电流偶极子位于右侧颞横回后部(Shibata et al.,2006)。

除一些个案外,音乐性癫痫患者脑部通常无明显结构性病灶(Kaplan,2003)。根据 Pittau 等(2008)文献综述,在 14 例行头颅 MRI 扫描的患者中,11 例正常,2 例右侧大脑半球病变(但未详细说明),1 例左侧星形细胞瘤(Anneken et al.,2006)。在一项 6 例患者发作期 SPECT 研究中,4 例右侧高灌注、2 例左侧高灌注。在一项 4 例患者 PET 研究中,3 例正常,1 例发作期 PET 右前、中颞高代谢(Mehta et al.,2009)。有研究发现发作早期,左前颞和右直回 fMRI 信号增高(Morocz et al.,2003);有研究发现发作起始前,右额 - 颞 - 枕区 fMRI 信号增高(Pittau,2008);甚至有研究在致痫区以外的其他脑区也发现了 fMRI 信号增高(Marrosu et al.,2009; Diekmann et al.,2014)。

Tayah 等(2006)对 3 例音乐性癫痫患者行颅内电极脑电图检查,3 例患者发作分别起源于右颞叶外侧、右颞叶内侧和双侧颞叶内侧;第 1 例患者行保留海马的右前颞叶切除术,术后 12 年无发作;第 2 例患者行右颞叶内侧切除术,术后 3 年无发作;作者总结认为,虽然右侧大脑半球与情感的联系更加紧密,但音乐性癫痫可能系颞区多灶起源。Mehta 等(2009)报告 1 例 24 岁女性患者,头颅 MRI 阴性,颅内电极脑电图示发作期放电起源于右侧海马和杏仁核,随后扩散至海马旁回和颞叶外侧,最后至颞横回和右侧额叶,该患者行右颞叶切除,术后无发作。Duanyu 等(2010)对 1 例 14 岁男孩行颅内电极脑电图监测,发现致痫区位于左颞外侧中部,进而行颞叶新皮质切除术,术后无发作,病理提示局灶皮质发育不良 1b 型。Wang 等(2012)对 1 例 42 岁作曲家行侵入性脑电波监测,熟悉的旋律和歌词可诱发患者的先兆发作,表现为不断的嗡嗡声或低沉的声音,包括脑磁图(magnetoencephalography,MEG)在内的所有电生理检查均将致痫区准确定位于左侧颞平面,该患者行保留语言区的左颞上回部分切除术,术后无发作,病理提示局灶皮质发育不良 1 型。Tezer 等(2014)报道了 1 例女性患者,在听母语情感类音乐时,会出现右侧海马起源的发作,而其自发性发作起源于左侧海马,作者推测,由音乐诱发的与过去忧虑相关的情绪和记忆导致了右侧起源的发作。Diekmann 等(2014)报道了 1 例 32 岁的男性患者,某段特定的俄罗斯音乐可诱发患者发作,发作时伴某种愉悦的感觉,fMRI-EEG 显示左侧额颞致痫区 BOLD 信号改变,而且在情绪处理相关的脑区也发现了 BOLD 信号改变,作者推测,癫痫发作不是由音乐刺激本身所致,而是由音乐诱发的情绪调节功能紊乱所致。

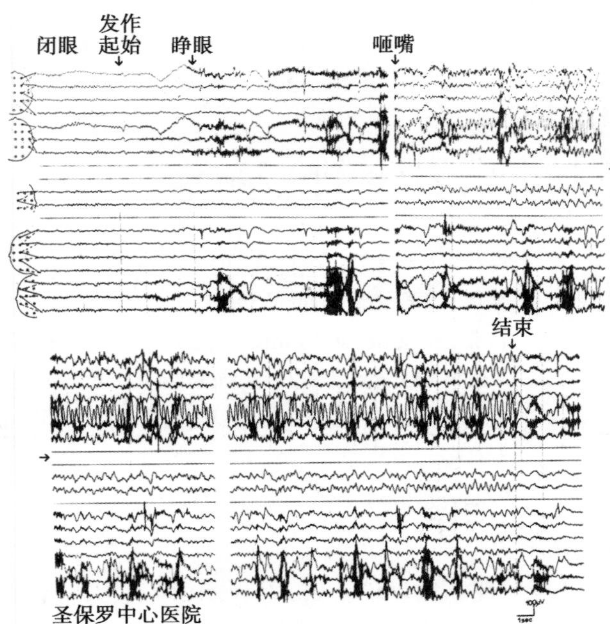

图 28-1　1 例 45 岁女性音乐性癫痫患者发作期脑电图,总共持续时间为 1 分 48 秒,图为其中的部分片段。该患者于 2 年前由一段曲调诱发了首次发作,发作最初表现为焦虑不安,但脑电图无明显改变,随后脑电图示右颞区节律性 θ 活动,随着音乐停止,临床发作及脑电异常放电均停止,患者无继发性全面性发作。该患者后来演变为左颞起源、由音乐或特定声音诱发的发作,为药物难治性癫痫

(三) 音乐诱发机制

音乐诱发发作的机制尚不清楚。Sparr(2003)

提到了音乐感知与多种因素相关(音高、旋律、节奏和情绪反应),人类的音乐能力具有多样性,性别和个人经历的差异导致音乐在大脑中应答的位置不同,因此音乐刺激在大脑和个体中的反应非常复杂。专家认为,起诱发作用的不是声音刺激的音色或音质,而是更复杂的或相互作用的因素(Kaplan,2003)。音乐刺激可能对人类颞叶神经活动产生广泛的影响,其影响范围远远超出了初级听觉皮质,对优势半球在右半球的人而言,神经系统中专门处理与音乐相关听觉特征的脑区,包括双侧皮质和皮质下脑区,均可能被激活,此外情绪对音乐的刺激也有一定重要的作用。

(四) 治疗

Joynt 等(1966)报道了 1 例采用感觉消退法进行治疗的患者,即在播放可引起发作的音乐前,先播放一段正常的音乐或一小段令人不愉快的音乐。目前使用常规的抗癫痫药物治疗音乐性癫痫的疗效尚无明确的总结,但毫无疑问,部分患者属于药物难治性癫痫,需要进行癫痫外科手术。目前的报道显示手术预后大多较好,但是,由于患者通常无明显影像学上的结构异常,术前评估具有一定的挑战性。

(五) 音乐以外的复杂听觉诱发的癫痫

其他相关的复杂诱发机制罕见。曾有文献报道一位小男孩,因唱歌和背诵(而不是听音乐)引起转头样发作,脑电图示中央 - 颞区棘波(Herskowitz et al.,1984)。Forster 等(1969) 报道 1 例 53 岁女性,患有外伤后局灶性癫痫,表现为发作性失语,该患者听到三位特定播音员的声音即可诱发发作,但与播音的内容无关,其他声音也不会诱发发作,作者认为,是否能诱发发作可能与韵律的组成成分有显著关系,也可能与情绪相关。Ramani(1991)报道了一个类似的案例,一位 45 岁的女性患者,在收看一档流行电视娱乐节目时,听到一位女主持人的声音而诱发了隐源性右侧颞叶癫痫,通过全面检查发现,患者对该女主持人的声音敏感,而对视觉、情感或背景音乐不敏感,对其他节目或其他女性声音也不敏感。Tsuzuki & Kasuga(1978)报道了另 1 例女性声音诱发的发作,言语刺激可诱发痫性放电,尤其是当有人直接与患者说话时。这些病例与语言诱发性癫痫有一定相似之处,将在下一节中一并讨论。

(六) 分类说明

音乐性癫痫的特点是起病年龄较晚,症状学多表现为颞叶发作,影像学多无明显异常,脑电图痫样放电多位于颞叶,右侧多见。根据症状学和发作期颅内电极脑电图结果,颞叶内侧可能并不是最初的发作起始区,但必然参与了音乐性癫痫的形成;癫痫的触发可能与处理音乐相关的听觉神经系统以及情绪相关的边缘系统有关。Mameniskiene 和 Wolf(2018)的研究发现,TLE 患者中很少有音乐性发作,但很多患者的音乐水平高于平均水平,这提示我们,癫痫发作可能产生于预先存在的密集功能解剖网络中。因此,音乐性癫痫的发生机制可能介于以下两种机制之间,一是起源于生理性功能解剖网络,二是起源于与致痫区相关的特定病理性网络。

音乐性癫痫均为症状性或隐源性局灶性癫痫。

三、语言诱发的癫痫发作

极少数情况下,一些语言形式可能也会诱发发作。Michelucci 等(2004)报道了 1 例电话诱发的颞叶癫痫,该患者发作表现为头晕、听到的声音失真及变弱、语言理解障碍、语速减慢或停顿,患者只有在接听电话时才会诱发发作,发作期脑电图提示发作可能起源于语言优势侧颞叶。该作者随后(2007)又报告了另 1 例具有类似症状的患者,几乎完全只在接听电话时才会诱发发作,发作表现为主观感觉到周围环境的声音失真或减弱、语言理解障碍、言语错乱、沟通能力丧失,有时还可继发全面性发作;有时在发作起始时出现复杂的幻听,如音乐或声音,基因检测发现富亮氨酸胶质瘤失活基因 1(*leucine-rich*,*glioma-inactivated 1*,*LGI1*)/*Epitempin* 基因新生突变。

Brodtkorb 等(2005)描述了 1 例患者,给予一个突然的口头指令时即可诱发发作,发作时表现为听到的声音失真、无法理解对话内容、无法判别声音来源和方向、患者觉得音节与回声漂浮在一起、无法理解语言文字、也无法表达,但其他听觉刺激不会诱发发作。该患者系 *LGI1* 基因突变所致的常染色体显性遗传颞叶外侧癫痫(autosomal dominant lateral temporal lobe epilepsy,ADLTE)家系中一员。

发作期言语不能的显著特征和听觉诱发发作的特点,有助于我们识别 *LGI1* 基因相关的癫痫综合征。Usui 等(2009) 证实 ADLTE 患者中存在显著的 N100m 信号(EEG 中 N1/N100 对应的磁信号)。

也有与上述案例类似的报道。Inoue 等(1999) 研究了一组患者,这组患者经常在对话或阅读等与语言相关的行为时诱发发作,发作多表现为语言不流畅、书写错误和理解障碍,发作时患者常发出很多新音节或不断重复的音节,常常是押韵的音节,研究显示这组患者致痫区位于左侧大脑半球。

Lee 等(1980) 描述了 1 例 48 岁的男性患者,在行左侧颞浅动脉与左侧大脑中动脉吻合术后出现了反复的发作,发作表现为:言语诱发的下颌抽搐,默读诱发的右侧面部、下颌和及颈部抽搐,大声阅读诱发的口吃,书写诱发的书写障碍。Canevini 等(2001) 报道了 1 例 57 岁左侧额叶软化灶患者,发作表现为言语和倾听口语诱发的面部肌阵挛。

一份关于 Rasmussen 脑炎的报道中提到,Rasmussen 脑炎早期,患者在倾听演讲、对话或阅读时可诱发痫性失语发作,但患者自己讲话则将不诱发发作(El Tawil et al.,2016)。

Geschwind 和 Sherwin(1967) 报道了 1 例患者,与上述明确的局灶性癫痫病例不同,该患者发作可由三种语言方式诱发,包括阅读、书写和讲话,发作期脑电图示双侧对称的棘 - 慢波和多棘 - 慢波,作者推测该患者致痫区位于所谓的中心脑中轴线的某个部分,作者使用了“语言诱发性癫痫”一词来描述该患者,并提出要注意语言诱发性癫痫、原发性阅读性癫痫(下文将提及)和书写性癫痫(下文将提及)这三者之间的密切联系。

口面部反射性肌阵挛(orofacial reflex myoclonic,ORM)

口面部反射性肌阵挛(orofacial reflex myoclonic, ORM)是语言诱发发作中最常见的一种类型,表现为嘴唇、舌头、喉咙或下颌闪电样肌阵挛,由阅读和言语诱发,单一出现或短暂成簇出现,幅度小,主要见于原发性阅读性癫痫和 JME 这两种综合征中。

1. 原发性阅读性癫痫

Bickford 等(1956) 率先报道了两种类型的阅读性癫痫(reading epilepsy,RE),并分别命名为原发性阅读性癫痫(primary reading epilepsy,PRE) 和继发性阅读性癫痫(secondary reading epilepsy,SRE),其中“原发性”变异型受到了更多的关注。本书第 2 版(Wolf,1992) 中有一篇全面的文献综述,纳入 60 篇文献共 111 例患者,通过 Meta 分析得出如下结论:RE 是一种良性特发性癫痫综合征,多以语言优势半球颞 - 顶叶受累为主,但也可累及与阅读相关的其他脑区。此后相关文献报道也很多,但不能从根本上推翻这一结论。

(1) 发作特征和脑功能检查结果

PRE 的临床特征是在清醒状态下,经过一定量的阅读后,出现感觉异常或运动异常(强直或肌阵挛),以参与阅读和言语的肌肉组织(舌头、下颌、嘴唇、脸部及喉咙)为主。Wolf(1992) 报道的 111 例患者中,除 4 例患者外,均有这种类型的发作。也有文献报道(Michel et al.,2004) 患者发作期语言暂停,类似口吃。

当 PRE 患者继续阅读时,运动性发作或早或迟(大部分迟发)会继发全面性强直 - 阵挛发作(generalized tonic-clonic,GTC)。在一篇综述中,报道了 19 例患者,均有不同程度的眼球运动性发作和视觉性发作,但症状学不恒定,或与前述的运动性症状伴随或独立出现。其中 6 例有明显的阅读障碍、3 例可能为阅读障碍、4 例为闪光幻觉或其他简单视幻觉、3 例为眼球运动症状、3 例不能明确分类。

1 例个案报道了一位沙特阿拉伯女孩,从 10 岁起就因阅读阿拉伯语《古兰经》及过度换气诱发典型的失神发作,伴 3Hz 全面性棘 - 慢波(Singh et al.,1995) 发放,但由于这一案例调查不够深入,以至于无法证实患者是通过阅读诱发的发作,而不是通过其他如情绪影响(如 Ribble,1936 曾提及) 致过度换气而诱发发作。也有学者报道了因阅读、看电视及棋盘格图案诱发的失神发作,但学者们并不视之为 PRE(Matricardi et al.,1991)。

尽管上述眼球运动性发作和视觉性发作均为典型的局灶性发作,而且多与枕叶和角回相关,但 PRE 中更常见的运动性发作的起源并不明确。在大多数报道中,没有说明它们是单侧还是双侧起源,很显然学者们对起源部位缺乏足够的重视。然而,根据我们自己的病例和本综述中其他学者报道的病例,结合视频脑电图记录,分析发作有两种情况:单侧面肌阵挛伴 EEG 双侧放电、双侧面肌阵挛伴 EEG 单侧放电。由于大部分发作累及的肌肉接受双侧大脑半球支配,因此局灶性痫样放电所致的双侧运动现象是可以解释的。与此相反,真正意义上的全面性放电引发单侧局灶性运动症状十分少见。

在 95 例患者中,虽然发作间期脑电图正常占 80%,但在经历阅读刺激诱发实验后,有 73 例(77%)患者脑电图出现阵发性放电,包括尖波、单个棘 - 慢波、偶发性棘 - 慢波节律等;其中 23 例为双侧对称放电(占脑电图阳性患者的 32%),22 例(30%)为单侧或局灶性放电,剩余 28 例(38%)为双侧非对称性放电。39 例位于左半球、5 例位于右半球、6 例双侧交替出现。Gastaut 和 Tassinari(1966)报道了 1 例特殊患者,记录到两次发作(一次是长时间的部分性发作,另一次是 GTC),其中一次为始于 P3 的局灶性放电,另一次为始于 P4 的局灶性放电。Maillard 等(2010)还报道了 2 例阅读诱发的双侧独立的颞叶发作。在上述 95 例患者中,有 55 例患者可确定痫样放电的分布,其中 44 例位于顶 - 颞区(有时扩散至中央区或枕区),其余 11 例为额区(可能扩散至中央区或前颞区)。

Vaudano 等(2012)分析了 1 例患者发作期 MEG,发现放电从中央前区扩散至 Brodmann 6 区。Anzellotti 等(2013)还对 1 例患者行 EEG/MEG 研究,发现发作早期左侧、右侧额中回过度兴奋,双侧向左侧、自前向后的皮质募集。

除特定刺激任务的脑电图 / 脑磁图研究外,其他脑功能研究也发现了一些重要的信息。对 1 例右利手 RE 患者行发作期 HMPAO-SPECT 检查,示双侧额叶和左侧颞叶局部高灌注(Miyamoto et al., 1995);另 1 例右利手 RE 患者示发作期右侧颞上回高灌注(Kücük et al., 1999)。Koepp 等(1998a)对 5 例 RE 患者行发作间期和阅读诱发发作期[^{11}C]二丙诺啡(DPN)-PET 扫描,示发作后丘脑、左额叶、右颞叶后部和左顶下小叶 DPN 分布减少,表明在阅读诱发发作后,这些部位释放了内源性阿片类物质。Koepp 等(1998b)对 1 例患者 EEG、MRI 和 PET 进行了比较研究,证实 RE 是由于参与阅读的双侧复杂神经网络异常活动所致。

Gavaret 等(2009)报道了 1 例右利手 RE 患者,发作期症状学表现为复视和阅读障碍,发作期脑电图示左侧颞 - 顶 - 枕交界区节律性放电,左枕 - 颞区优势,发作期和发作间期锝 ^{99}m 标记的半胱氨酸乙酯二聚体 SPECT 与 MRI 融合,显示左枕 - 顶交界区、左颞中下回外侧和左额叶下部高灌注;作者认为,除阅读诱发的下颌肌阵挛外,阅读性癫痫第二种发作变异型可能为视觉症状和 / 或阅读障碍,这种发作起源于优势半球枕颞区,对应于阅读功能区神经网络后部。Olberg 等(2016)还报道了 1 例患者,在写字时出现眼前字母跳舞及下颌肌阵挛,PET 示左颞 - 枕叶皮质、额叶 / 眶额区代谢均降低。但是,如上所述,这 2 个病例之间有太多重叠,以至于无法说明它们是互相独立的变异型。

Archer 等(2003)通过棘波触发的 fMRI 对 RE 患者进行了研究,发现这类患者左侧中央沟前有异常脑回分支,并发现棘波活动与参与工作记忆认知的左侧额中回的阅读活动重叠,因此,作者推测 RE 的棘波从工作记忆区域扩散到邻近的运动皮质区,从而激活皮质—皮质下环路。一项对 9 例 PRE 患者进行的系列 fMRI 研究显示(Salek-Haddadi et al., 2009),在阅读诱发的发作过程中,皮质(右额内侧回)和皮质下(左壳核)均被激活,虽然认知或运动功能没有明显的异常,但大多数皮质区要么与认知或运动区非常接近,要么直接与认知和运动功能激活的区域重叠,这些皮质下脑区可能与过度兴奋皮质脑区紧密相连,后者是构成正常阅读网络或生理运动功能的一部分。另一项 EEG-fMRI 研究(Vaudano et al., 2012)发现,在发作前,左侧梨状皮质深部(piriform cortex, PFC)和左侧 Brodmann 6 区 BOLD 信号发生了变化;且该区的信号改变要早于丘脑和右额下回(BA44);作者认为,深部皮质和皮质下结构,特别是额叶 PFC,是启动和调节癫痫活动的关键区域。Fumuro 等(2015)在 1 例日语音节(与欧洲语言中的字母相似)诱导的阅读性癫痫患者中,进行了一项多模式研究(MEG、EEG、弥散张量成像、fMRI),发现阅读可激活左侧颞叶后基底部和左侧额叶外侧脑区;作者认为,包括负责发音和形态学处理的选择性子系统充当了癫痫发作的起始区和症状区,而左半球网络的过度兴奋促进了临床上的癫痫发作。

因此,临床症状和脑功能检查的一致性表明,RE 的产生既不是局灶性的,也不是“双侧同步”的(即全面性的),而是与一组功能上相互作用的解剖脑区有关。在部分病例中,这些脑区主要位于优势半球的语言区和运动区,而在另一部分病例中集中于其他部位。后文将进一步讨论。

(2)RE 综合征的特点、治疗和病程

RE 通常有较高的遗传易感性。Wolf(1992)对记载了家系资料的 75 例患者进行了 Meta 分析(1992),发现其中 34 例患者(46%)有亲属受累。在共计 47 例受累的亲属中,有 20 例提供了详细的信息,而这 20 例中有 11 例系 PRE。

PRE 是一种好发于男性的综合征。在 104 例患者中,男女比例为 67∶37(即 1.8∶1)。青春期起病，平均发病年龄为17—18岁，12岁以下仅3例，25岁以上仅5例。表明其主要的病理机制与早年就获得的阅读能力无关，而与某个子系统的生物学发育有关，而该子系统恰好与阅读相关，并将在以后发展成为致痫区。

所有患者都可因阅读某种文字形式的语言材料而诱发发作，包括无意义的文字、认识或不认识的外语、各种字母表、速记码、排列方向异常的文字，甚至盲文（Forster & Daly，1973）；还包括用文字形式表达的数学资料，但可能不包括用数字表示的数学资料（Wolf，1992；Meyer & Wolf，1973）。在阅读诱发发作中不需要患者能理解所阅读的资料。大声朗读比默读更具诱发性，且诱发性随着阅读材料的难度增加而增强（Yalçin et al.，1998）。诱发机制也可能包括一些阅读相关性活动，如讲话（占27%）、写作（占11%）或阅读乐谱（3例）。仅有4例患者有单次自发发作史。当所有典型特征都存在时，则应考虑阅读性癫痫的诊断。

RE可通过避免某些刺激来进行治疗，尤其是对那些很少继发GTC或晚发性GTC的病例，可通过严格控制阅读量，必要时通过停止阅读从而避免发作。如果以上方法不可行，则可选择药物治疗，首选丙戊酸，氯硝西泮和左乙拉西坦也有效（Haykal et al.，2012），文献报道奥卡西平也有效（Gregory et al.，2013），但也有文献报道奥卡西平无效（Mayer et al.，2006）。

有文献对29例患者随访10年以上，预后良好（Wolf，1992），另一项研究来自梅奥诊所（Mayo Clinic），对18例患者随访4~40年，也证实了这一结论（Radhakrishnan et al.，1995）。然而，发作完全缓解的病例很少见。

（3）分类说明

在癫痫和癫痫综合征国际分类（Commission，1989）中，RE归类为特发性局灶性癫痫，RE患者脑部无病灶，常有特殊的遗传学背景，完全符合特发性癫痫的诊断标准。如上所述，临床表现和辅助检查结果均提示发作起源于中枢神经系统功能上相互作用的子系统，因此将其归类为局灶性癫痫是合理的。2012年Avanzini等将其纳入到了癫痫的概念中，而ILAE分类委员会官方文件（Schefferet et al.，2017）则认为它们是“自限性局灶性癫痫”，但由于缺乏局灶性病因，“自限性局灶性癫痫”这一术语有误导性。经典的“自限性局灶性癫痫”是伴中央-颞区棘波的特发性儿童癫痫。如一篇文献报道了1例30岁患者，从8岁起患有典型的夜发性局灶性运动性发作，12岁时自发缓解，而在17岁时开始出现典型的阅读性癫痫（Valentiet et al.，1999）。

2. JME中的ORM

由于发现了阅读性癫痫与青少年肌阵挛癫痫并存，Radhakrishnan等（1995）认为应当把阅读性癫痫归类为全面性癫痫，此种并存现象在其所报道的18例患者中有4例。从全部文献来看，此种并存现象很少见，在我们自己的患者中仅有2例。在这全部6例患者中，JME典型的上肢肌阵挛不是通过阅读诱发的，而是自发性的，主要发生在清晨醒后和睡眠剥夺后，因此Radhakrishnan主张RE和JME为并存关系，而非同一综合征。然而有关分类问题仍有待进一步深入研究。

Mayer（Mayer & Wolf，1997）对这个问题有新的见解，他常规性地询问新入院的JME患者是否有阅读过程中口周肌阵挛的情况，并对其中许多患者进行了VEEG检查。初步结果显示约1/4的JME患者可能具有这种特征。此外，在没有系统性调查的情况下，该院其他12例JME患者其中10例为症状性或隐源性局灶性癫痫，2例为觉醒期大发作（Wolf & Mayer，2000）。然而，在这些非RE的病例中，口周肌阵挛更多的是通过说话来诱发而不是阅读。随后，Da Silva Sousa等（2005）报道了4例JME患者，同时存在认知诱发的肌阵挛及语言（阅读、讲话）诱发的肌阵挛。Mayer等（2006）对25例JME患者行VEEG及神经心理学方面测试，观察到了9例患者有ORM（36%）。

Guaranha等（2011）对65例JME患者行系统的VEEG检查和认知测试，发现26%的患者存在ORM。因此，ORM不是PRE所特有的，在JME中也十分常见的。然而在JME中，最常见的是通过交谈尤其是富有感情的交谈而诱发，仅约40%的病例通过阅读诱发发作。

此外，ORM对两种综合征预后的判断意义是不同的。PRE患者不一定需要药物治疗，而JME患者中具有ORM表现的则预后较差，Guaranha等（2011年）发现，在随访过程中仍有发作的JME患者中，53.8%的患者对语言敏感，只有16.7%的患者不敏感。

3. 其他情况

正如前文所提到的，全面询问病史可发现ORM存在于某些症状性和隐源性局灶性癫痫中（Wolf & Mayer，2000）。Valenti等（2006）报道了一个可由言语、阅读和计算引起口吃的大家系，他们的口吃是由明显的下颌部局灶性肌阵挛所致，其中一些家族成员的手臂也会有肌阵挛。Kasteleijn-Nolst Trenité 等(2015)报道了一个相似但略有不同的家系,在这个家系的 18 个家族成员中,4 例为光敏性肢体肌阵挛而不是通过阅读或写作诱发的(3 例为自发发作),而言语诱发的下颌肌阵挛出现在 50 岁左右,此家系存在 *SCNM1* 基因突变。

这些新的发现提示 ORM 不是 PRE 特有的,而是一种容易漏诊的常见特征,提醒需要全面的筛查诊断(Yacubian et al.,2015)。这种特征是 PRE 的表现,在 JME 中也很常见,也可以合并出现在其他癫痫综合征(全面性或局灶性)中。

4. ORM 的诱发机制

关于诱发机制,特别是在 PRE 早期的诱发机制,人们提出了许多理论。通常,这些理论很大程度上受到个案(有时是特殊患者)观察结果的影响。然而,然而随着观察病例数的增加以及更多先进的检查技术的应用,诱发机制越来越清晰。

对所有患者而言,诱发机制的基本内容都是相同的,唯一特征是将某些图形系统中显示的语言材料转换为语音(可听见的或默读的)的行为过程,这是一种下意识的行为,并不需要语义上的理解,常见于所有患者。这项行为越困难就越具诱发性。大声朗读比默读更具诱发性,而打断这一行为(如图像、语音或语义的困扰)可明显干扰诱发。

阅读的现代神经生理学概念与 RE 的临床和脑电图特点一致,这有助于我们理解 RE(Ritaccio et al.,1992; Wolf,1994; Koutroumanidis et al.,1998; Pegna et al.,1999)。阅读被认为是双侧大脑半球的一种协同行为(Taylor,1988),其中语音控制区更多的在左侧,语义控制区更多的在右侧。在阅读性癫痫的发病机制中,语音的参与是必不可少的,而语义则可能通过阅读过程中大脑半球之间不断的交流参与进来。Pegna 等(1999)按照这些思路对 1 例患者进行了实验性研究,认为可能存在两种形式的 PRE,词汇的和非词汇的(后者由非文字阅读而诱发)。

日语使用的是语标脚本系统,基本的语义阅读刺激性较弱,因而真正的 RE 在日本罕见。Miyamoto 等在 1995 年报道了 1 例在阅读英语教科书时发作的日本患者。

RE 的病理生理学机制涉及多种过程,包括感觉运动、认知和皮质功能的整合,其复杂性不能完全用反射性理论来解释。有趣的是,周围机制以简单真实的反射形式参与其发病机制(Wolf,1994),如来自语言相关肌肉的“本体感觉冲动”可导致“同一运动节段的反射性放电”(Bickford et al.,1956),如有患者在阅读盲文诱发发作时,右手出现肌阵挛反应(Forster & Daly,1973)。

JME 中的 ORM 不那么典型,因为它们的生成不一定包括阅读,而是与负责语言交流的功能解剖网络有关(Wolf,2017)。

四、认知诱发性发作

一些作者(Goossens et al.,1990; Inoue et al.,1994)收集了各种发作的诱发因素,并冠以多种命名:算术性癫痫,绘画性癫痫,棋牌性癫痫,纸牌游戏、国际跳棋诱发的发作,决策或特定精神活动诱发的反射性癫痫,魔方诱发的发作,思考诱发的发作,博弈、计算和空间决策诱发的反射性癫痫以及书写性癫痫。Inoue 等(Inoue et al.,1994)据此提出了认知诱发性(praxis-induced,PI)发作这一术语。

在本章节中,我们将总结 92 例患者临床、脑电图及其他特征,这些患者描述的发作均由上述高级精神活动所致,见于 2004 年前发表的文献中(Wolf & Inoue,2012)。此后有更多的新近文献报道(Yacubian & Wolf,2014)。

(一) 人口统计学特征

上述 92 例癫痫患者中,女性 31 例(33.7%)、男性 61 例(66.3%)。发作常始于青春期(11 个月至 67 岁,平均年龄为 15 岁,中位数为 14 岁)。其中 16 例有高热惊厥史、8 例有头部轻微外伤史、3 例有脑膜炎或脑病史、2 例有围产期缺氧病史、2 例有偏头痛病史。在 84 例记载相关具体信息的患者中,57 例患者无特殊病史、其中 1 例患者有不明原因的 Horner 综合征、其余 83 例患者无神经系统损伤。作者检查了其中 60 例患者的智力水平,为平均或高于平均智力水平,2 例患者低于平均智力水平,其中 22 例患者进行了 IQ 检查,平均 IQ 为 92.6(74~121)。

(二) 发作类型

发作类型包括肌阵挛(78 例,84.8%)、失神(34 例,37%)、发作性意识障碍(复杂部分性发作 2 例)、跌倒发作(1 例)、视觉和 Jackson 运动性发作(1 例)及全面性强直 - 阵挛发作(80 例,87%)。全面性强直 - 阵挛发作可突然开始,或一串频率渐增的肌阵挛性发作后继全面性强直 - 阵挛发作。其中 25 例患者(27%)有非对称性或局灶性特征：18 例患者以单手肌阵挛著(左手 4 例)、8 例患者发作起始时出现偏转运动、2 例以局灶性发作起始。几乎所有患者(69 例患者中的 57 例)除反射性发作外，还有自发性发作。

(三) 脑电图

资料完整的 73 例患者中，54 例(74%)发作间期或过度换气可见双侧棘波、棘 - 慢波或多棘 - 慢波，7 例为局灶性痫样放电，8 例有其他形式的局灶性棘慢波，1 例视觉和 Jackson 运动性发作的患者仅有局灶性棘波(Maruko et al.，1974)，18 例发作间期无痫样放电。62 例患者中的 12 例(19.4%)出现光敏性反应。但由于行脑电图检查时患者平均年龄已达 26.2 岁(84 例患者，13~67 岁)，因此某些早期光敏性的患者可能被遗漏了。

(四) 诱发因素

在病史中，最常见的诱发因素为：计算 42 例(45.7%)、书写 34 例(37%)、玩纸牌 31 例(33.7%)、下棋或类似的游戏 27 例(29.3%)、其他游戏(如 punchi 游戏、电子游戏)15 例(16.3%)、创造性活动 12 例(13%)、绘画 11 例(12%)、思维尤其是空间思维占十分之一(10.9%)、决策 2 例、复杂的手指操作 19 例(20.7%)、演奏乐器 7 例、谈话 2 例、阅读 2 例及进食 2 例。由谈话和阅读诱发的发作常不累及手臂，但累及口周肌肉。其中 58 例患者(63%)有一个以上的有效诱发因素。由于患者很少主动报告发作诱因，因此要特别注意询问有关的反射性因素。注意力集中、压力、疲劳和强烈的动机也可能是导致发作的重要因素(Striano et al.，1993)。

(五) 反射性脑电激活

通过各种神经心理学测验，在 82 例患者中证实有诱发性阵发性放电，其中 15 例患者常规脑电图无痫样放电。2 篇文献报道了从无反射性发作的患者，算术和几何运算可诱发脑电图放电(Wiebers et al.，1979；Anderson & Wallis，1986)，因此也将这两例患者纳入分析。诱发性痫性放电几乎与发作间期相同：60 例患者中 57 例双侧棘波、棘 - 慢波或多棘 - 慢波、14 例局灶性放电、1 例散在的局灶性棘波、3 例仅局灶性棘波。以前并不是每位患者都能注意到神经心理学活动可诱发反射性脑电活动，这些神经心理学活动包括创造性活动 31 例、计算 21 例、绘画 13 例、书写 10 例、象棋 7 例、玩纸牌 4 例、空间思维 2 例及阅读 4 例。通常认为，在脑电图室中很难再现现实生活中神经心理学活动诱发发作的场景，因为现实生活中常有压力和情绪的参与，而脑电图室内患者注意力高度集中。

Matsuoka 等(2000)报道了 480 例日本癫痫患者行标准认知作业脑电图检查(脑电图神经心理活化试验，Neuropsychological EEG activation：NPA)的结果，认知任务包括阅读、讲话、写作、书面运算以及空间结构。有 38 例患者(7.9%)诱发出痫样放电，其中 15 例患者伴肌阵挛发作、8 例伴失神发作、1 例伴单纯部分性发作。研究发现在 146 例 IGE 患者中，36 例(24.7%)NPA 阳性，特别是在 JME 患者中(45 例患者 22 例阳性，49%)。认知任务中最有效的反射性因素是书写(38 例患者中 26 例，68.4%)，其次是空间结构(63.2%)、书面运算(55.3%)、行为(7.9%)和阅读(5.3%)。这些活动诱发的痫样放电与自发性放电非常相似，多由弥漫性、对称性棘 - 慢波或多棘 - 慢波组成，但有时可同时伴双侧对称和不对称性棘 - 慢复合波，而后者多见于中央区起源的痫样放电。

Hasegawa 等(1981)报道了 1 例左利手患者，写作和计算可诱发右半球痫样放电，而由创造性活动诱发的痫样放电则常在左半球。

抽象思维活动(诸如空间任务或行为等)多诱发失神发作和其他非惊厥性发作，而涉及手或手指的活动多诱发肌阵挛发作(Ohtaka et al.，1977；Yamamoto et al.，1990)。

(六) 神经影像学

45 例患者发现了神经影像学异常，其中 2 例侧脑室不对称，1 例皮质轻度萎缩。Yamamoto 等(1992)对 12 例因高级精神活动诱发 JME 和 EEG 痫样放电的患者行 SPECT 检查，发现其中 8 例患者 SPECT 异常，表现为单侧大脑前头部皮质局部脑血流量(regional Cerebral Blood Flow，rCBF)升高、单侧丘脑 rCBF 降低，或两者兼具。

(七) 遗传学

在 84 例详细记录了家族史的患者中，60 例家族史阴性，18 例(21%)患者其家族成员患有癫痫，6 例患者家族成员有偶发发作。然而，上述病例中大多数癫痫类型还无法确定。目前除了一对孪生子外(Goossens et al.，1990)，尚无反射性发作家族病例的报道，很可能与我们不充分的病史询问有关。

（八）治疗

大多数患者兼具自发性发作和反射性发作，但在某些情况下可全部为反射性发作，这种情况下，通过避免反射性因素可完全控制发作。Goossens 等（1990）报道的 25 例患者中，3 例患者在没有使用药物治疗的情况下，通过避免特定的反射性因素达到了无发作。在文献报道的各种抗癫痫药物中，丙戊酸钠和苯二氮䓬类药物（如氯硝西泮、氯巴占）是最常用、最有效的药物。

值得注意的是，在日本静冈癫痫中心统计的 JME 患者中，PI 组无发作率仅为 31%，而非 PI 组为 69%，几乎所有患者都能预感到可能发生的发作，并试图避免日常生活中的反射性因素。文献报道中最有效的药物是丙戊酸钠、氯硝西泮或唑尼沙胺（Inoue et al.，1994）。Matsuoka 等（2002）对 2 例 JME 患者发作易感性进行了长期随访，发现患者保持对神经心理学任务的敏感性超过了 20 年。

（九）新近相关研究结果

电脑游戏反射性发作的患者人数有所增加（Chuang，2006a）。Chuang 等（2006b）调查了由各种游戏或与游戏相关的事物诱发发作的案例，特别是打麻将或观看打麻将这种需要思考、记忆、决策和手动处理的复杂游戏（Kwan et al.，2000；Wan et al.，2005；Chang et al.，2007）。这些患者被分为两类，第一类患者（10 例）的发作是由于某些局灶性或弥漫性皮质病理改变引起的，其起病年龄较大；第二类患者（12 例）既有游戏诱发性发作又有自发性发作，发作类型有失神、肌阵挛或 GTC 发作，第二类患者起病年龄多在青春期，药物治疗有效，在 IGE 的背景下，第二类患者被归为认知诱发性癫痫。随后，An 等（2015）对 56 例第一类患者的临床特征进行了进一步研究，总结为男性好发，成年起病［平均起病年龄（35.1 ± 16.3）岁，17—70 岁］，属于部分性发作（单纯部分性发作或继发 GTC），发作平均潜伏期为打麻将后 6.1h（1~15h）。Wu 等（2010）报道了 5 例打麻将诱发的癫痫，在发作时出现非酮症性高血糖。Lee 等（2006）调查了 17 例因玩纸牌或棋盘游戏（花牌或巴杜卡）而诱发癫痫发作的患者，总结为男性好发，起病年龄较大（18—66 岁，平均 42.3 岁），其中 24% 的患者有癫痫家族史，76% 的患者 MRI 正常，EEG 无全面性痫样放电，实际发作（GTC 或失神样发作）潜伏期为 2~20h，82% 的患者存在睡眠剥夺，这些案例可能包括了第一类和第二类患者。

另一篇文献（Lee et al.，2012）对 11 例因玩花牌或巴杜卡游戏诱发发作的患者进行了研究，也得出了相似的结论，并认为年龄可能是导致这种成年起病、由认知任务诱发发作的反射性癫痫的一个重要因素。

Fukuma 等（2016）记录了 1 例患者发作期脑电图，该患者在 62 岁时开始出现麻将游戏诱发发作，并在 81 岁后发作变得频繁，发作期脑电图清晰显示右顶叶起源，发作后 SPECT 显示右顶叶低灌注。

Feddersen 等（2015）报道了 1 例因数独（逻辑）游戏诱发缺氧后意向性肌阵挛发作和局灶性运动性发作的患者，发作期脑电图示右侧中央 - 顶区起源，发作期 fMRI 显示右侧中央区激活，发作期或发作间期 SPECT 示后扣带回高灌注。

Racicot 等（2016）描述了 1 例认知诱发性癫痫并手术治疗成功的病例，这是一位 23 岁的左利手女性患者，从 10 岁开始即为药物难治性认知诱发发作，主要由书写诱发，选择性切除右侧顶下小叶沟底微小的皮质发育不良，术后随访无发作。Oshima 等（2003）报道了 1 例患者，仅由书写诱发发作，发作表现为运动和言语停止并伴右手肌阵挛感觉（有或无实际肌阵挛），作者认为这些具有发作性 θ 活动的无病灶病例属于书写性癫痫，是一种语言反射性癫痫的变异型，该例反射性书写性癫痫系症状性局灶性癫痫。

以下报告的病例归类为伴认知诱发性发作的特发性癫痫。Abreu 等（2005）描述了 1 例右利手患者，书写可诱发右手发作，发作期脑电图示全面性多棘 - 慢复合波，右中央 - 顶区最明显，发作期 SPECT 示右额顶区高灌注，fMRI 显示左额叶激活，作者猜测书写性癫痫的潜在机制可能系局灶皮质激活引起的全面性发作。Kho 等（2006）报道了一个类似病例，但该患者仅由绘画引起双上肢肌阵挛发作；Mikati & Shamseddine（2005）报道了 1 例计算诱发的肌阵挛；Tatsuzawa 等（2010）报道了 1 例右利手患者，在进行棋游戏（日本国际象棋）、威斯康星州卡片分类测验和积木设计测验期间，脑电图监测到了全面性痫样放电；一篇文献报道了 1 例 13 岁男孩，在玩乐高积木时诱发了肌阵挛和全面性强直 - 阵挛发作（Zylicz et al.，2013），脑电图表现为全面性多棘 - 慢波发放；Glenn 等（2012）报道了 1 例从 39 岁开始因体力劳动诱发肌阵挛发作的患者，在搭建鸟屋时诱发肌阵挛，视频脑电图示双侧放电，作者认为认知诱发性癫痫也可出现在成人肌阵挛性癫痫 IGE 亚组中。

Man 等（2004）利用脑电图检测了 1 例 JME 患者的逆向平均脑电活动，这例患者的主要反射性因素是 Kohs 立方体组合智力测验，脑电图记录了该患者在象棋比赛和用 Kohs 立方体组合智力测验行神经心理学测试期间的逆向平均脑电活动，显示双侧额 - 中央区棘波发放。Tanaka 等（2006）对 2 例书写性癫痫患者（右利手）行书写激活任务 MEG 检查，发现左侧中央顶区有等效电流偶极子聚集。De León 等（2016）也进行了一项 MEG 研究，重建显示致痫区位于右侧额叶运动前区。Vidal-Dourado 等（2016）通过体感诱发电位显示 JME 患者的感觉皮质兴奋性增高。

Karachristianou（2005）研究了神经心理学任务对 30 例 JME 患者脑电的影响，发现至少一项神经心理学任务即可诱发 76.6% 患者的痫性放电，并有 4 项神经心理学任务与高频脑电（43%~60%）相关，这 4 项任务中的 2 项任务涉及手的使用，另外 2 项无手的参与（如行为和心理空间操纵）。

Guaranha 等（2009）对 76 例 JME 患者进行全面的神经心理学激活研究，这 76 例患者均已接受了视频脑电图检查。76 例患者中 29 例（38.2%）脑电图出现了激活效应。在诱发痫样放电方面，动作编程任务（如大声朗读、演讲、书写、书面计算、绘画和空间结构）比思考（如默读、行为）更有效（23.7%∶11%）。他们还发现这些任务对 31 例患者中 28 例（90.3%）有抑制作用，支持了 JME 非药物治疗干预的可能性。

Beniczky 等（2012）研究了 60 例 JME 患者，发现 18% 的患者存在认知激活（特定性任务），而 29% 的患者存在认知抑制（非特异性），作者认为可能系痫样放电自发性波动所致。

关于反射性发作的发生机制，Ferlazzo 等（2005）总结了前人的观点，推测从被反射激活的过度兴奋的系统和区域（可以是弥漫性的，但不一定是均匀的，在程度和范围上可以有所不同）可累及皮质 - 网状、皮质 - 皮质通路，产生痫样活动，从而导致全面性癫痫。Vollmar 等（2011）使用视觉运动协调和工作记忆模式 fMRI 检查了 30 例 JME 患者和 26 例健康对照者，结果显示，随着认知需求的增加，初级运动皮质和辅助运动区协同活动相应增加，运动系统和额 - 顶叶认知网络之间的功能连接也有所增加。此外，在认知任务期默认模式网络的生理性失活受损，这些发现可能有助于解释 JME 的行为反射性现象。

关于治疗和预后，Guaranha 等（2011）随访了 65 例 JME 患者，发现对行为敏感性是提示癫痫发作控制欠佳的重要因素之一。Uchida 等（2015）认为 JME 患者认知诱发性特征与无昼夜节律的发作有关，降低了抗癫痫药治疗反应性，具有认知诱发性特征的 JME 患者与无任何诱发性发作特征的 JME 患者相比，应激诱发发作的相对风险增加了 3.82 倍。

（十）认知诱发性癫痫涉及的心理过程

很多研究者试图阐明 PI 所涉及的心理过程。Ingvar & Nyman（1962）强调了注意力集中的作用，Forster（1977）提出决策的复杂性、决策的序贯性和压力这三个因素可能在 PI 发作中起着决定性作用，Cirignotta 等（1980）提出了预测决策后果的重要性，并引入了“战略思维”一词，即在评估先前行动结果的基础上考虑接下去的一系列行动（Siegel et al.，1992），Wilkins 等（1982）强调空间处理过程参与了由思考诱发的发作，这些发现使作者得出结论，光敏性和行为敏感性反映了大脑皮质兴奋性的增加，但其兴奋性在空间分布上却有所不同。

回顾上文提到的 92 例患者，有 48 例患者来自日本，如果考虑到日本患者中阅读性癫痫罕见这种现象，这种不均匀的分布可能会引起人们的关注，但是在其他国家，JME 患者中 PI 发作的高发生率也引发广泛关注。Wolf & Mayer（2000）在一项问卷调查中发现，62 例 JME 患者中 19 例（31%）提到了认知诱发性因素。这些因素包括写作（7 例）、决策（4 例）、计算机任务和电子游戏（6 例）、计算（6 例）、思考（8 例）和弹钢琴（1 例）等。

Chifari 等（2004）报道了一对孪生子，在注意力高度集中书写时可诱发右臂和右手肌阵挛，书写任务的复杂性和书写长度在诱发肌阵挛中起着重要作用，用母语书写或抄写哲学文本，尤其是用外语听写很容易诱发肌阵挛，但是阅读、思考、计算、绘图或打字从来不会诱发。这篇文献在两个方面引起了人们的兴趣：第一，它确定了诱发反射性书写发作的有效性梯度，该梯度与书写测试的难度成正比，与 RE 中所描述的情况类似；第二，它进一步支持了这样一种概念，即书写诱发性癫痫和其他认知诱发性癫痫一样，有特定的反射性模式诱发发作的遗传特征，主要见于 IGE 患者中。

五、阅读和认知诱发发作的比较

由于写作在阅读性癫痫中是偶然的反射性因素，而在认知诱发性癫痫中是频繁的反射性因素，阅读性癫痫和认知诱发性癫痫有一定程度的重叠。

在个别病例中，一种类型的癫痫患者也会对另一种典型的刺激产生反应，他们往往具有相似的起病年龄，通常是特发性癫痫。阅读性癫痫和认知诱发性癫痫一般都是良性的，对同一种药物治疗反应较好，光敏性比率相似（9%∶19%），这两类癫痫的反射性刺激一般都需要维持足够长的时间才能诱发发作，作用机制都非常复杂，它们都同时涉及高级皮质功能和运动执行功能，而发作性运动症状起始的部位与反射性发作运动发生的部位相同。

但是，除反射性方式不同外，两者在其他诸多方面也有不同。

1. 发作类型：RE 为口周反射性肌阵挛和独特的局灶性视觉性发作；PI 为青少年 IGE 典型的发作类型。

2. 非诱发发作：RE 极少见；PI 常见。

3. 对刺激的临床反应：RE 仅限于局限的功能皮质系统，除非发生继发性全面性发作；PI 快速出现全面性发作，首先是非惊厥性全面性发作，最后发生惊厥性全面性发作。

4. 发作间期脑电图：RE 大部分未见痫样放电；PI 大部分可见痫样放电。

5. 发作期脑电图：在 RE 中可见双侧对称或不对称痫样放电、单侧或局灶性痫样放电，频率恒定，表现为单个尖波或一过性棘 - 慢波；在 PI 中几乎总是双侧、对称性、连续棘 - 慢波发放。

6. 遗传学：强烈提示 RE 中有特定遗传基因存在；而 PI 中的 JME 为多基因遗传。

7. 分类：RE 本身就是癫痫综合征；PI 是青少年 IGE 的一个亚组，与光敏性癫痫相似。

考虑到 RE、PI 与 JME 的关系，两者重要的区别是，尽管 RE 和 PI 都是最常表现为口周反射性肌阵挛的癫痫综合征，但 RE 和 JME 同时发生却很罕见，而且在这些病例中从未有过阅读诱发 JME 患者典型肌阵挛的报道，与此相反，行为可能诱发青少年 IGE 患者的典型发作，尽管常伴有不寻常的局灶起始。

（徐惠琴　王新施 译　秦　兵 校）

参考文献

Abreu P, Ribeiro M, Forni A, Pires I, Sousa G (2005): Writing epilepsy: a neurophysiological, neuropsychological and neuroimaging study. *Epilepsy Behav* 6: 463–466.

An D, Zou X, Chen T, Yan B, Liu L, Zhou D (2015): Clinical characteristics and prognosis of mah-jong-induced epilepsy: A cohort review of 56 patients. *Epilepsy Behav* 53: 117–119.

Anderson NE, Wallis WE (1986): Activation of epileptiform activity by mental arithmetic. *Arch Neurol* 43: 624–626.

Anneken K, Fischera M, Kolska S, Evers S (2006): An unusual case of musicogenic epilepsy in a patient with a left fronto-temporal tumour. *J Neurol* 253: 1502–1504.

Anzellotti F, Franciotti R, Onofrj M (2013): Temporal recruitment of cortical network involved in reading epilepsy with paroxysmal alexia: a combined EEG/MEG study. *Seizure* 22: 156–158.

Archer JS, Briellmann RS, Syngeniotis A, Abbott DF, Jackson GD (2003): Spike-triggered fMRI in reading epilepsy: involvement of left frontal cortex working memory area. *Neurology* 60: 415–421.

Avanzini G (2003): Musicogenic seizures. *Ann NY Acad Sci* 999: 95–102.

Avanzini G, Manganotti P, Meletti S, *et al.* (2012). The system epilepsies: A pathophysiological hypothesis. *Epilepsia* 53: 771–778.

Beniczky S, Guaranha MS, Conradsen I, *et al.* (2012): Modulation of epileptiform EEG discharges in juvenile myoclonic epilepsy: an investigation of reflex epileptic traits. *Epilepsia* 53: 832–839.

Bickford RG, Whelan JL, Klass DW, Corbin KB (1956): Reading epilepsy: clinical and electroencephalographic studies of a new syndrome. *Trans Amer Neurol Assoc* 81: 100–102.

Brodtkorb E, Michler RP, Gu W, Steinlein OK (2005): Speech-induced aphasic seizures in epilepsy caused by *LGI1* mutation. *Epilepsia* 46: 963–966.

Canevini MP, Vignoli A, Sgro V, *et al.* (2001): Symptomatic epilepsy with facial myoclonus triggered by language. *Epileptic Disord* 3: 143–146.

Chang RS, Cheung RT, Ho SL, Mak W (2007): Mah-jong-induced seizures: case reports and review of twenty-three patients. *Hong Kong Med* J 13: 314–318.

Chifari R, Piazzini A, Turner K, Canger R, Canevini MP, Wolf P (2004): Reflex writing seizures in two siblings with juvenile myoclonic epilepsy. *Acta Neurol Scand* 109: 232–235.

Chuang YC (2006a): Massively multiplayer online role-playing game-induced seizures: a neglected health problem in Internet addiction. *Cyberpsychol Behav* 9: 451–456.

Chuang YC, Chang WN, Lin TK, Lu CH, Chen SD, Huang CR (2006b): Game-related seizures presenting with two types of clinical features. *Seizure* 15: 98–105.

Cirignotta R, Cicogna P, Lugaresi E (1980): Epileptic seizures during card games and draughts. *Epilepsia* 21: 137–140.

Commission on Classification and Terminology of the ILAE (1989): Proposal for revised classification of epilepsies and epileptic syndromes. *Epilepsia* 30: 389–399.

Critchley M (1937): Musicogenic epilepsy. *Brain* 60: 13–27.

da Silva Sousa P, Lin K, Garzon E, Ceiki Sakamoto A, Yacubian EM (2005): Language- and praxis-induced jerks in patients with juvenile myoclonic epilepsy. *Epileptic Disord* 7: 115–121.

de León SC, Niso G, Canuet L, *et al.* (2015): Praxis-induced seizures in a patient with juvenile myoclonic epilepsy: MEG-EEG coregistration study. *Epilepsy Behav* 5: 1–5.

Diekmann V, Hoppner AC (2014): Cortical network dysfunction in musicogenic epilepsy reflecting the role of snowballing emotional processes in seizure generation: an fMRI-EEG study. *Epileptic Disord* 16: 31–44.

Duanyu N, Yongjie L, Guojun Z, Lixin C, Liang Q (2010): Surgical treatment for musicogenic epilepsy. *J Clin Neurosci* 17: 127–129.

El Tawil S, Morris R, Mullatti N, Nashef L, Rajakulendran S (2016): Adult onset Rasmussen's encephalitis associated with reflex language induced seizures responsive to Rituximab therapy. *Seizure* 42: 60–62.

Feddersen B, Vollmar C, Rémi J, Stephan T, Flanagin VL, Noachtar S (2015): Seizures from solving Sudoku puzzles. *JAMA Neurology* 72: 1524–1526.

Ferlazzo E, Zifkin BG, Andermann E, Andermann F (2005): Cortical triggers in generalized reflex seizures and epilepsies. *Brain* 128: 700–710.

Forster FM, Hansotia P, Cleeland CS, Ludwig A (1969): A case of voice-induced epilepsy treated by conditioning. *Neurology* 19: 325–331.

Forster FM, Daly RF (1973): Reading epilepsy in identical twins. *Trans Amer Neurol Ass* 98: 186–188.

Forster FM (1977): *Reflex Epilepsy, Behavioral Therapy and Conditional Reflexes*, pp. 94–134. Springfield: Thomas.

Fukuma K, Ihara M, Miyashita K, *et al.* (2016): Right parietal source in Mahjong-induced seizure: a system epilepsy of focal origin. *Clin Case Rep* 4: 948–951.

Fumuro T, Matsumoto R, Shimotake A, *et al.* (2015): Network hyperexcitability in a patient with partial reading epilepsy: converging evidence from magnetoencephalography, diffusion tractography, and functional magnetic resonance imaging. *Clin Neurophysiol* 126: 675–681.

Gastaut H, Tassinari CA (1966): Triggering mechanisms in epilepsy: the electroclinical point of view. *Epilepsia* 7: 85–138.

Gavaret M, Guedj E, Koessler L, *et al.* (2010): Reading epilepsy from the dominant temporo-occipital region. *J Neurol Neurosurg Psychiatry* 81: 710–715.

Gelisse P, Thomas P, Padovani R, Hassan-Sebbag N, Pasquier J, Genton P (2003): Ictal SPECT in a case of pure musicogenic epilepsy. *Epileptic Disord* 5: 133–137.

Genc BO, Genc E, Tastekin G, Iihan N (2001): Musicogenic epilepsy with ictal single photon emission computed tomography (SPECT): could these cases contribute to our knowledge of music processing? *Eur J Neurol* 8: 191–194.

Geschwind N, Sherwin I (1967): Language-induced epilepsy. *Arch Neurol* 16: 25–31.

Glenn M, Carrazana EJ, Lopez MR, Wallace DM (2012): Late-onset, praxis-induced myoclonic epilepsy. *Epileptic Disord* 14: 167–171.

Goossens L, Andermann F, Andermann E, Remillard GM (1990): Reflex seizures induced by calculation, card or board games, and spatial tasks: a review of 25 patients and delineation of the epileptic syndromes. *Neurology* 40: 1171–1176.

Gregory LK, Broomail EM (2013): Teaching Video NeuroImages: Reading epilepsy: A seizure in a thousand words (or less). *Neurology* 81: e100.

Guaranha MS, da Silva Sousa P, de Araujo-Filho GM, *et al.* (2009): Provocative and inhibitory effects of a video-EEG neuropsychologic protocol in juvenile myoclonic epilepsy. *Epilepsia* 50: 2446–2455.

Guaranha MS, Filho GM, Lin K, Guilhoto LM, Caboclo LO, Yacubian EM (2011): Prognosis of juvenile myoclonic epilepsy is related to endophenotypes. *Seizure* 20: 42–48.

Hasegawa T, Matsuoka H, Takahashi T, Okuma T (1981): Myoclonic seizures induced by writing, calculation with figures and constructive acts – with special reference to neuropsychological EEG activation. *Psychiatry Neurol Japan* 83: 199–210.

Haykal MA, El-Feki A, Sonmezturk HH, Abou-Khalil BW (2012): New observations in primary and secondary reading epilepsy: excellent response to levetiracetam and early spontaneous remission. *Epilepsy Behav* 23: 466–470.

Herskowitz J, Rosman NP, Geschwind N (1984): Seizures induced by singing and recitation: a unique form of reflex epilepsy in childhood. *Arch Neurol* 41: 1102–1103.

Ingvar DH, Nyman GE (1962): Epilepsia arithmetices: a new psychologic trigger mechanism in a case of epilepsy. *Neurology* 12: 282–287.

Inoue Y, Seino M, Tanaka M, Kubota H, Yamakaku K, Yagi, K (1994): Epilepsy with praxis-induced seizures. In: Wolf P (ed) *Epileptic Seizures and Syndromes*, pp. 81–91. London: John Libbey.

Inoue Y, Mihara T, Fukao K, Kudo T, Watanabe Y, Yagi K (1999): Ictal paraphasia induced by language activity. *Epilepsy Res* 35: 69–79.

Jallon P, Heraut LA, Vanelle JM (1989): Musicogenic epilepsy. In: Beaumanoir A, Gastaut H, Naquet R (eds) *Reflex Seizures and Reflex Epilepsies*, pp. 269–274. Geneva: Éditions Médecine & Hygiène.

Joynt RJ, Green D, Green R (1966): Musicogenic epilepsy. *JAMA* 179: 501–504.

Kaplan PW (2003): Musicogenic epilepsy and epileptic music: a seizure's song. *Epilepsy Behav* 4: 464–473.

Karachristianou S, Bostantjopoulou S, Katsarou Z, Kazis A (2005): Neuropsychological EEG activation in patients with juvenile myoclonic epilepsy. *Functional Neurology* 19: 185–189.

Kasteleijn-Nolst Trenité DG, Volkers L, Strengman E, *et al.* (2015): Clinical and genetic analysis of a family with two rare reflex epilepsies. *Seizure* 29: 90–96.

Kho KH, van den Bergh WM, Spetgens WP, Leijten FS (2006): Figuring out drawing-induced epilepsy. *Neurology* 66: 723–726.

Koepp MJ, Richardson MP, Brooks DJ, Duncan JS (1998a): Focal cortical release of endogenous opioids during reading-induced seizures. *Lancet* 352: 952–955.

Koepp MJ, Hansen ML, Pressler RM, *et al.* (1998b): Comparison of EEG, MRI and PET in reading epilepsy: a case report. *Epilepsy Res* 29: 251–257.

Koepp MJ, Caciagli L, Pressler RM, Lehnertz K, Beniczky S (2016): Reflex seizures, traits, and epilepsies: from physiology to pathology. *Lancet Neurol* 15: 92–105.

Koutroumanidis M, Koepp MJ, Richardson MP, *et al.* (1998): The variants of reading epilepsy. A clinical and video-EEG study of 17 patients with reading-induced seizures. *Brain* 121: 1409–1427.

Kücük NÖ, Yigit A, Ibis E, Aras G, Sener HÖ, Mutluer N (1999): Functional imaging in reading epilepsy: A case report. *Ann Nucl Med* 13: 355–356.

Kwan SY, Su MS (2000): Mah-jong epilepsy: a new reflex epilepsy. *Zhonghua Yi Xue Za Zhi (Taipei)* 63: 316–321.

Lee SI, Sutherling WW, Persing JA, Butler AB (1980): Language-induced seizure: a case of cortical origin. *Arch Neurol* 37: 433–436.

Lee SA, Choi EJ, Kang JK (2006): Reflex epilepsy induced by playing oriental card or board games. *J Clin Neurol* 2: 262–267.

Lee MK, Yoo JS, Cho YJ, Lee BI, Heo K (2012): Reflex epilepsy induced by playing Go-stop or Baduk games. *Seizure* 21: 770–774.

Lin KL, Wang HS, Kao PF (2003): A young infant with musicogenic epilepsy. *Pediatr Neurol* 28: 379–381.

Maillard L, Vignal JP, Raffo E, Vespignani H (2009): Bitemporal form of partial reading epilepsy: Further evidence for an idiopathic localization-related syndrome. *Epilepsia* 51: 165–169.

Mameniskiene R, Wolf P (2018): Precipitation and inhibition of seizures in focal epilepsies. *Expert Rev Neurother* [Epub ahead of print].

Mann MW, Gueguen B, Guillou S, Debrand E, Soufflet C (2004): Chess-playing epilepsy: a case report with video-EEG and back averaging. *Epileptic Disord* 6: 293–296.

Marrosu F, Barberini L, Puligheddu M, *et al.* (2009): Combined EEG/fMRI recording in musicogenic epilepsy. *Epilepsy Res* 84: 77–81.

Maruko K, Ono T, Ishige K, Takaya Y, Yashima Y (1975): A case of Mah-jong induced epilepsy. *Psychiatry* (Japan) 17: 709–715.

Matricardi M, Brinciotti M, Paciello F (1991): Reading epilepsy with absences, television-induced seizures, and pattern sensitivity. *Epilepsy Res* 9: 145–147.

Matsuoka H, Takahashi T, Sasaki M, *et al.* (2000): Neuropsychological EEG activation in patients with epilepsy. *Brain* 123: 318–330.

Matsuoka H, Takahashi T, Sasaki M, Yoshida S, Numachi Y, Sato M (2002): The long-term course of seizure susceptibility in two patients with juvenile myoclonic epilepsy. *Seizure* 11: 126–130.

Mayer T, Wolf P (1997): Reading epilepsy: related to juvenile myoclonic epilepsy? *Epilepsia* 38 (Suppl 3): 18–19.

Mayer TA, Schroeder F, May TW, Wolf P (2006): Perioral reflex myoclonias: a controlled study in patients with JME and focal epilepsies. *Epilepsia* 47: 1059–1067.

Mehta AD, Ettinger AB, Perrine K, *et al.* (2009): Seizure propagation in a patient with musicogenic epilepsy. *Epilepsy Behav* 14: 421–424.

Meyer J, Wolf P (1973): Über primäre Leseepilepsie. Mit einem kasuistischen Beitrag. *Nervenarzt* 44: 155–160.

Michel V, Burbaud P, Taillard J, *et al.* (2004): Stuttering or reflex seizure? A case report. *Epileptic Disord* 6: 181–185.

Michelucci R, Gardella E, de Haan GJ, *et al.* (2004): Telephone-induced seizures: a new type of reflex epilepsy. *Epilepsia* 45: 280–283.

Michelucci R, Mecarelli O, Bovo G, *et al.* (2007): A *de novo* LGI1 mutation causing idiopathic partial epilepsy with telephone-induced seizures. *Neurology* 68: 2150–2151.

Mikati MA, Shamseddine AN (2005): Refractory calculation-induced idiopathic generalized epilepsy: a case report and review of the literature. *Epilepsia* 46 (Suppl 10): 48–50.

Miyamoto A, Takahashi S, Tokumitsu A, Oki J (1995): Ictal HMPAO-single photon emission computed tomography findings in reading epilepsy in a Japanese boy. *Epilepsia* 36: 1161–1163.

Morocz IA, Karni A, Haut S, Lantos G, Liu G (2003): fMRI of triggerable aurae in musicogenic epilepsy. *Neurology* 60: 705–709.

Ohtaka T, Miyasaka M (1977): A case of language-induced epilepsy precipitated mainly by writing. *Psychiatry Neurol Japan* 79: 587–601.

Olberg HK, Eichele T, Schwarzlmüller T, Lind J, Hjelland IE, Engelsen BA (2016): Combined variants in reading epilepsy; coexisting anterior and posterior variants camouflaged as heat cramps where the patient finds his own diagnosis searching the internet. *Epilepsy Behav Case Rep* 5: 75–77.

Oshima T, Hirose K, Murakami H, Suzuki S, Kanemoto K (2003): Graphogenic epilepsy: a variant of language-induced epilepsy distinguished from reading- and praxis-induced epilepsy. *Seizure* 12: 56–59.

Pegna AJ, Picard F, Martory MD, *et al.* (1999): Semantically-triggered reading epilepsy: An experimental case study. *Cortex* 35: 355–356.

Pittau F, Tinuper P, Bisulli F, *et al.* (2008): Videopolygraphic and functional MRI study of musicogenic epilepsy. A case report and literature review. *Epilepsy Behav* 13: 685–692.

Racicot F, Obaid S, Bouthillier A, *et al.* (2016): Praxis-induced reflex seizures mainly precipitated by writing due to a parietal focal cortical dysplasia. *Epilepsy Behav Case Rep* 6: 52–54.

Radhakrishnan K, Silbert PL, Klass DW (1995): Reading epilepsy. An appraisal of 20 patients diagnosed at the Mayo Clinic, Rochester, Minnesota, between 1949 and 1989, and delineation of the epileptic syndrome. *Brain* 118: 75–89.

Ramani V (1991): Audiogenic epilepsy induced by a specific television performer. *N Engl J Med* 325: 134–135.

Ribble M (1936): Ego dangers and epilepsy. *Psychoanal Quart* 5: 71–86.

Ritaccio AL, Hickling EJ, Ramani V (1992): The role of dominant premotor cortex and grapheme to phoneme transformation in reading epilepsy. *Arch Neurol* 49: 933–939.

Salek-Haddadi A, Mayer T, Hamandi K, *et al.* (2009): Imaging seizure activity: a combined EEG/EMG-fMRI study in reading epilepsy. *Epilepsia* 50: 256–264.

Shibata N, Kubota F, Kikuchi S (2006): The origin of the focal spike in musicogenic epilepsy. *Epileptic Disord* 8: 131–135.

Siegel M, Kurzrok N, Barr WB, Rowan AJ (1992): Game-playing epilepsy. *Epilepsia* 33: 93–97.

Striano S, Orsini A, Vitolo S (1983): Epilepsia arithmetices: clinical and EEG study of a case and characteristics of precipitating factors. *Acta Neurol* (Napoli) 38: 14–19.

Singh B, Anderson L, Al Gashlan M, Al-Shahwan SA, Riela AR (1995): Reading-induced absence seizures. *Neurology* 45: 1623–1624.

Sparr SA (2003): Amusia and musicogenic epilepsy. *Curr Neurol Neurosci Rep* 3: 502–507.

Tanaka N, Sakurai K, Kamada K, Takeuchi F, Takeda Y, Koyama T (2006): Neuromagnetic source localization of epileptiform activity in patients with graphogenic epilepsy. *Epilepsia* 47: 1963–1967.

Tatsuzawa Y, Yoshino A, Nomura S (2010): A case of seizures induced by abstract reasoning. *Epilepsy Behav* 17: 552–554.

Tayah TF, Abou-Khalil B, Gilliam FG, Knowlton RC, Wushensky CA, Gallagher MJ (2006): Musicogenic seizures can arise from multiple temporal lobe foci: intracranialEEG analyses of three patients. *Epilepsia* 47: 1402–1406.

Taylor MM (1988): The bilateral cooperative model of reading. In: De Kerckhove D, Lumsden CJ (eds) *The Alphabet and the Brain*, pp. 322–361. Berlin, Heidelberg: Springer.

Tezer FI, Bilginer B, Oguz KK, Saygi S (2014): Musicogenic and spontaneous seizures: EEG analyses with hippocampal depth electrodes. *Epileptic Disord* 16: 500–505.

Tsuzuki H, Kasuga I (1978): Paroxysmal discharges triggered by hearing spoken language. *Epilepsia* 19: 147–154.

Uchida CG, de Carvalho KC, Guaranha MS, G *et al.* (2015): Phenotyping juvenile myoclonic epilepsy. Praxis induction as a biomarker of unfavorable prognosis. *Seizure* 32: 62–68.

Usui K, Ikeda A, Nagamine T, *et al.* (2009): Abnormal auditory cortex with giant N100m signal in patients with autosomal dominant lateral temporal lobe epilepsy. *Clin Neurophysiol* 120: 1923–1926.

Valenti MP, Tinuper P, Cerullo A, Carcangiu R, Marini C (1999): Reading epilepsy in a patient with previous idiopathic focal epilepsy with centrotemporal spikes. *Epileptic Disord* 1: 167–171.

Valenti MP, Rudolf G, Carre S, *et al.* (2006): Language-induced epilepsy, acquired stuttering, and idiopathic generalized epilepsy: phenotypic study of one family. Epilepsia 47: 766–772.

Vaudano AE, Carmichael DW, Salek-Haddadi A, *et al.* (2012): Networks involved in seizure initiation A reading epilepsy case studied with EEG-fMRI and MEG. *Neurology* 79: 249–253.

Vidal-Dourado M, Nunes KF, Guaranha MS, Giuliano LM, Yacubian EM, Manzano GM (2016): Expression of praxis induction on cortical excitability in juvenile myoclonic epilepsy. *Clin Neurophysiol* 127: 2551–2560.

Vizioli R (1989): Musicogenic epilepsy. *Int J Neurosci* 47: 159–164.

Vollmar C, O'Muircheartaigh J, Barker GJ, *et al.* (2011): Motor system hyperconnectivity in juvenile myoclonic epilepsy: a cognitive functional magnetic resonance imaging study. *Brain* 134: 1710–1719.

Wan CL, Lin TK, Lu CH, Chang CS, Chen SD, Chuan YC (2005): Mah-Jong-induced epilepsy: a special reflex epilepsy in Chinese society. *Seizure* 14: 19–22.

Wang ZI, Jin K, Kakisaka Y, Burgess RC, *et al.* (2012): Interconnections in superior temporal cortex revealed by musicogenic seizure propagation. *J Neurol* 259: 2251–2254.

Wiebers DO, Westmoreland BF, Klass DW (1979): EEG activation and mathematical calculation. *Neurology* 29: 1499–1503.

Wieser HG, Hungerbühler H, Siegel AM, Buck A (1997): Musicogenic epilepsy: review of the literature and case report with ictal single photon emission computed tomography. *Epilepsia* 38: 200–207.

Wieser HG (2004): Musicogenic seizures and findings on the anatomy of musical perception. In: Wolf P, Inoue Y, Zifkin B (eds) *Reflex Epilepsies-Progress in Understanding*, pp. 79–91. Montrouge: John Libbey.

Wilkins A, Zifkin B, Andermann F, McGovern E (1982): Seizures induced by thinking. *Ann Neurol* 11: 608–612.

Wolf P (1992): Reading epilepsy. In: Roger J, Bureau M, Dravet C, Dreifuss FE, Perret A, Wolf P (eds) *Epileptic Syndromes in Infancy, Childhood and Adolescence*, 2nd ed, pp. 281–298. London: John Libbey.

Wolf P (1994): Reading epilepsy. In: Wolf P (ed) Epileptic Seizures and Syndromes, pp. 67–73. London: John Libbey.

Wolf P (2017): Reflex epileptic mechanisms in humans: Lessons about natural ictogenesis. *Epilepsy Behav* 71: 118–123.

Wolf P, Mayer T (2000): Juvenile myoclonic epilepsy: a syndrome challenging syndromic concepts? In: Schmitz B, Sander T (eds): *Juvenile Myoclonic Epilepsy. The Janz Syndrome*, pp. 33–39. Petersfield: Wrightson Biomedical.

Wolf P, Inoue Y (2012): Complex reflex epilepsies. In: Bureau M, Genton P, Dravet C, Delgado-Escueta A, Tassinari CA, Thomas P, Wolf P (eds). *Epileptic syndromes in infancy, childhood and adolescence* (5th ed), pp. 529–543. Montrouge: John Libbey Eurotext.

Wu YJ, Tsai JJ, Huang CW (2010): Nonketotic hyperglycemia-related reflex epileptic seizures induced by mah-jong playing. *Epilepsy Behav* 19: 533–535.

Yacubian EM, Wolf P (2014): Praxis induction. Definition, relation to epilepsy syndromes, nosological and prognostic significance. A focused review. *Seizure* 23: 247–251.

Yacubian EM, Wolf P (2015): Orofacial reflex myocloni. Definition, relation to epilepsy syndromes, nosological and prognosis significance. A focused review. *Seizure* 30: 1–5.

Yamamoto S, Yamamoto J, Kawasaki T, *et al.* (1992): A pathophysiological consideration of 21 cases of reflex epilepsy induced by higher mental activity. *Jpn J Psychiat Neurol* 46: 440–443.

Yalçin AD, Forta H (1998): Primary reading epilepsy. *Seizure* 7: 325–327.

Yamamoto S, Egawa I, Yamamoto J, *et al.* (1990): A case of reflex epilepsy induced by higher mental activities, mainly by arithmetices. *J Jpn Epil Soc* 8: 22–28.

Zifkin BG, Zatorre RJ (1998): Musicogenic epilepsy. In: Zifkin BG, Andermann F, Beaumanoir A, Rowan AJ (eds) Reflex Epilepsies and Reflex Seizures: *Advances in Neurology*, vol. 75, pp. 273–281. Philadelphia: Lippincott-Raven.

Zylicz SA, Schippers HM, Tromp SC (2013): Lego®-induced seizures: from an exceptional case towards the building blocks of generalised epilepsy. *Seizure* 22: 326–327.

附视频资源

第 29 章 癫痫和染色体异常

作者：Pierre Genton[1]，Carla Marini[2]，Nadia Bahi Buisson[3]，Anna Kaminska[3]，Maurizio Elia[4]，Giuseppe Gobbi[5]

单位：1. Centre Saint-Paul，Henri-Gastaut Hospital，Marseille，France

2. Children's Hospital A.Meyer and University of Florence，Florence，Italy

3. Pediatric Neurology，Hôpital Necker Enfants-Malades，Paris，France

4. IRCCS Oasi Maria SS，Troina（EN），Italy

5. Child Neurology and Psychiatry Unit，Maggiore "C.A.Pizzardi" Hospital，Bologna，Italy

一、引言

染色体异常不是癫痫的常见病因（Jennings & Bird，1981），但染色体异常导致发作的风险很高（Holmes，1987）。染色体异常与中枢神经系统畸形和伴智力低下的神经系统疾病相关，相对于正常人群发作的风险增高（Kumada et al.，2005）。某些特定的染色体综合征与特定的癫痫相关，临床及脑电图（electroencephalogram，EEG）有一定的特异性。如染色体 1p36 缺失综合征、Wolf-Hirschhorn 综合征、Angelman 综合征、20 号环状染色体综合征、Miller-Dieker 综合征、18q 综合征和唐氏综合征（Down syndrome，DS）等（Pollack et al.，1978；Boyd et al.，1988；Musumeci et al.，1988；Guerrini et al.，1989，1990a，b；Sgrò et al.，1995；Viani et al.，1995；Guerrini et al.，1997；Bahi-Buisson et al.，2005；Sorge & Sorge，2010）。一些与癫痫有关的染色体异常无特定的发作模式，如 14 号环状染色体综合征、Klinefelter 综合征和脆性 X 综合征。

与染色体异常相关癫痫的电 - 临床特征系统分析可指导临床实践。约 6% 的中枢神经系统发育异常由染色体异常所致（Carter，1977），电 - 临床特征系统分析对鉴别癫痫是由于基因功能异常导致的发作易感性增加还是中枢神经系统结构性异常所致十分重要。

我们对癫痫认识的进步主要得益于高分辨率的染色体条带、荧光原位杂交（fluorescent in situ hybridization，FISH）和分子生物学技术在内的新型遗传学技术发展。由于寡核苷酸阵列比较基因组杂交（阵列 CGH）和单核苷酸多态性（single nucleotide polymorphisms，SNP）阵列技术的建立，我们有机会对微染色体变异行全基因组探索。对癫痫电 - 临床特征更详细的分析有助于发现特异性的癫痫易感性基因（Anderson & Hauser，1990）。我们用一个与 2q24 染色体重排相关的临床病例说明如下：癫痫的表型取决于基因缺失的程度，各种不同的表型与基因的缺失相关，这些差异主要取决于缺失的基因片段是否包含神经元受体基因（Pereira et al.，2006）。

本章仅描述与癫痫高度相关的染色体异常。我们将集中讨论染色体异常所致的特定癫痫综合征，以及拷贝数变异（copy number variants，CNVs）在癫痫病因中的作用。

二、Wolf-Hirschhorn 综合征（WHS，4p 综合征，4p 部分单体综合征，还包括 Pitt-Rogers-Danks 综合征）

WHS 是由于 4 号染色体短臂末端缺失导致的综合征。WHS 的发病率为 1/50 000~1/20 000；女性患儿为主，男女比例约为 1∶2。单个基因缺失及基因突变不会导致 WHS 的表型完全外显（Battaglia et al.，2008a）。

WHS 临床表现包括出生时低体重，严重的发育迟缓，骨龄延迟，严重智力缺陷，小头畸形，"古希腊武士头盔"（小头畸形），闭合畸形（唇腭裂、眼组织缺损、心肌间隔缺损），高发作风险（80%~90%）。其他临床特征还包括前额血管瘤、眼距过宽、鹰钩鼻、人中过短、小颌畸形、鱼嘴样口、耳位低、睑裂宽而下斜、内眦赘皮、肾发育不全、尿道下裂、肺异构、肠系膜粘连、真皮嵴异常、骶骨凹陷和膈疝。文献也报道过其他异常如小头畸形、脑回结构异常、灰质异位、脑核团结构异常(特别是外侧膝状体和齿状核)及胼胝体发育不全等(Guthrie et al.,1971; Lazjuk et al.,1980; Gottfried et al.,1981; Battaglia et al.,2008a)。1/3 以上的患儿由于严重的全身畸形、心衰或肺部感染在 1 岁内死亡(Wolf et al.,1965; Hirschhorn et al.,1965; Fujimoto & Wilson,1990)。此外,患儿罹患肝癌及其他肿瘤的发生率也较正常人群高(Battaglia et al.,2018)。

WHS 表型完全外显的必要条件是 4p16 条带的缺失(Buli et al.,1990)。4p16 的新发缺失也已相继为 Quarrell 等(1991)和 Thies 等(1992)报道。分子生物学研究结果显示,缺失片段可能来自父系或母系(Thies et al.,1992)。Wright 等(1998)通过对 1 例 WHS 患儿及 2 例 Pitt-Rogers-Danks 综合征患儿的研究也得出了相似的结论。他们发现这两种综合征均由相同的基因片段缺失所致,指出二者临床症状不同可能是同源等位基因突变所致。因此,上述两种综合征应归类为同一种类型的遗传病。约 85% 的 4p 综合征是散发病例,而剩余 15% 的 4p 综合征系父母基因相互异位不均衡分离所致(Lurie et al., 1980; StengelRutkowski et al.,1984),多见于 4 号与 8 号染色体、4 号与 19 号(Quarrel et al.,1991)或 4 号与 12 号染色体之间(McKeown et al.,1987)。

在 WHS 患儿中观察到缺失重叠的最短区域,即 WHS 关键区域,限定在 165kb 的区域内(Wright et al.,1997),位于 D4S166 和 D4S3327 之间。该区域还涵盖了亨廷顿病相关基因(Baxendale et al., 1993)。尽管目前已发现许多 WHS 的候选基因,但尚不能明确 WHS 的表型究竟系单基因还是多基因调控,这些候选基因包括:*WHSC1*(Stec et al.,1998; Zollino & Doronzio,2018)、*LETM1* 和 *FGFRL1* 基因(Stec et al.,1998; Zollino & Doronzio,2018),其中 *LETM1* 基因是导致典型面部畸形的致病基因。

(一) 癫痫和脑电图

癫痫发作是幼龄期 WHS 患儿出生后 1 岁内最主要的症状之一,见于 50%~100% 的患儿(Guthrie et al.,1971; Centerwall et al.,1975; Jennings & Bird,1981; De Grouchy & Turleau,1984; Stengel-Rutkowski et al.,1984; Kagitani Shimono et al., 2005; Battaglia et al.,2008)。发作高峰年龄为 9—10 月龄,多为一侧性阵挛或强直伴或不伴继发性全面性发作,或以强直 - 阵挛发作起始(Estabrooks et al., 1994; Reid et al.,1996; Ogle et al.,1996; Battaglia, 1997; Battaglia et al.,1999a,b; Battaglia & Carey 1999,2000; Battaglia et al.,2008a)。即使服用足量抗癫痫药物治疗,在病程早期数年中,仍可能存在局灶性或全面性强直、阵挛癫痫持续状态等(Battaglia et al.,2008a)。1—5 岁,近 2/3 的患者会出现不典型失神发作,常伴轻微的肌阵挛成分,主要累及眼睑、躯干或四肢肌肉(Sgrò et al.,1995; Battaglia,1997; Battaglia et al.,1999,2004,2008a)。其他与 WHS 相关的发作类型包括游走性局灶性发作、癫痫性痉挛、肌阵挛、强直和复杂部分性发作(complex focal seizures,CFS)(Kanazawa et al.,1991; Zankl et al., 2001; Motoi et al.,2016; Itakura et al.,2016)。

约 70% 的患者有特定的 EEG 模式,主要分为两种类型:① 频繁的、弥漫性、不典型的尖波,慢波睡眠期可见长程棘 - 慢复合波爆发,不典型失神相关的阵发性放电,类似 Angelman 综合征(Angelman syndrome,AS)(Kanazawa et al.,1991; Zankl et al.,2001; Motoi et al.,2016; Itakura et al.,2016); ②合眼诱发后头部频发高幅、快棘波、多棘 - 慢波(Parmeggiani et al.,1993; Sgrò et al.,1995; Battaglia et al.,2003)。上述 EEG 异常也见于无发作的患者(Bahi-Buisson et al.,2005)。

目前已证实编码 GABAAα2、α4、β1 和 γ1 亚基受体基因分布于 4p13-4q11 区(Bahi-Buisson et al., 2005)。而分子生物学研究则发现 4p- 综合征关键区域位于 4p16.3 区内(Anvret et al.,1991)。编码 GABAA α2 和 β1 亚基受体基因均位于 4p12 和 p13 区,两者相邻(Buckle et al.,1989)。尽管 4p- 综合征基因缺失不涵盖 4p12-p13 全部区域,但相邻区带基因产物的减少也可导致该综合征癫痫发生率增高。WHS 脑电图全面性棘 - 慢波与 GABA 能抑制的癫痫模型一致,也与 AS 中 GABAA 受体功能缺陷所致的电 - 临床模式一致。WHS 和 AS 电 - 临床表现相似,提示上述两种综合征有共同的病理生理机制。

(二) 诊断

标准染色体分析法在 50%~60% 无细胞遗传学异常的 WHS 患者(“纯缺失”)中可检测出 4p16.3 大片段缺失;但 G 带细胞遗传学研究或荧光标记探针(fluorescently labelled probes,FISH)可能无法发现导致 4p16.3 缺失的重排类型等复杂基因组改变。40%~50% 的 WHS 存在不平衡易位,即同时存在 4p

缺失和另一条染色体部分三体。不平衡易位可能是新生的或由存在平衡移位的父本或母本遗传而来。其余患者则系其他复杂的重排导致 4p16.3 缺失，如 4 号环状染色体（South et al.，2008）。产前诊断可能有也提示意义，如宫内发育迟缓、典型面部表现和特征性唇腭裂，通过核型分析和（或）SNP 阵列分析可确诊（Xing et al.，2018）。

（三）治疗

丙戊酸单药或与乙琥胺（ESM）联合治疗可有效控制发作。少数患者还需要添加苯二氮䓬类药物（BZD）。推荐溴化物为首选治疗药物，可预防癫痫持续状态（Kagitani-Shimono et al.，2005）。一项大规模回顾性研究显示，氯巴占、拉莫三嗪和左乙拉西坦有效；卡马西平、奥卡西平和苯妥英钠无效，甚至可加重发作（Ho et al.，2018）。尽管癫痫早期较严重，长期预后却较好，发作随年龄的增长而消失（Battaglia，2005b；Battaglia & Carey，2005）。

三、Angelman 综合征（15q 部分单体）

Angelman 综合征（Angelman syndrome，AS），AS 是一种严重的神经发育障碍疾病，有不同的遗传学病因，与母系来源的 15q11-q13 染色体缺失相关（Knoll et al.，1990）。Angelman1965 年首次报道了 3 例智力严重低下患儿，称之为“木偶娃娃”。Bower 和 Jeavons1967 年将其命名为“快乐木偶综合征”。鉴于“快乐木偶”存在贬义，Williams 及 Frias1982 年将其更名为“Angelman 综合征”。1995 年 Williams 等制定了 AS 的诊断标准（Williams et al.，1995）。特征性表现（100% 出现）包括严重的发育迟缓、语言障碍（词汇使用不能或减少）、语言理解及非语言交流尚可、共济失调、四肢震颤、行为异常（如多动、拍手、与情景不符的频繁发笑等）。超过 80% 的患者表现为小头畸形、发作（通常 3 岁前起病）、特异性 EEG 异常（如合眼诱发 2~3Hz 高波幅尖 - 慢波）。20%~80% 患者可出现后头部扁平、枕沟突出、伸舌、嘴宽、色素脱失（类似 Prader-Willi 综合征，仅见于染色体缺失的病例）、睡眠障碍。

鉴于其典型的行为学特征易被忽略，畸形不典型，多数 AS 未能在婴儿期确诊。但随时间推移，患儿会出现显著的发育延迟、头围发育缓慢、语言发育滞后、癫痫、多动及睡眠障碍。

（一）遗传及病理生理

最初可通过高分辨率染色体分析发现 AS 染色体 15q11-q13 缺失，后续研究发现该缺失主要为母系来源（父系来源的相同缺失见于 Prader-Willi 综合征，Kapian et al.，1987；Buxton et al.，1994；Magenis et al.，1990）。研究显示 15q11-q13 区易形成基因印迹，这是一种表观遗传修饰，根据亲本来源不同而差异表达（Williams et al.，1995）。依据遗传学病因的不同，AS 可分为 4 类：① 15q11-q13 新生缺失（70%）；②父系单亲二倍体（5%）（Freeman et al.，1993；Malcolm et al.，1991）；③印迹缺失（5%）；④母系泛素 - 蛋白连接酶基因（*UBE3A*）突变（Matsuura et al.，1997）。仅少数情况下无法发现 AS 患者的基因异常（Fiumara et al.，2010）。

不同类型的遗传性再发风险也存在差异（Stalker & Williams，1998）。大多数新生缺失的 AS 再发风险低（<1%），单亲二倍体再发风险亦是如　此（Antonarakis et al.，1993；Greger et al.，1997；Robinson et al.，1993a）。而印迹中心或 *UBE3A* 基因突变的 AS，再发风险高达 50%（Moncla et al.，1999）。在常见的 15q11-q13 基因缺失，即编码 GABAa 受体复合体（β3，α5，γ3）亚基的基因，影响 GABA 递质的传递，可能参与了 AS 的病理生理机制。对 GABA 能抑制作用的降低可导致皮质过度兴奋（Guerrini et al.，1996）。对小脑皮质神经生化分析显示 GABA 明显下降，可能与 Purkinje 细胞的发育障碍、丢失及抑制性 GABA 能中间神经元减少相关（Jay et al.，1991）。此外，研究发现突变小鼠大部分脑区 BDZ 结合力下降 60%~80%，染色体缺失与 AS 患者中的发现类似（Nakatsu et al.，1993）。

在小鼠模型中，印迹中心缺失导致母体 *UBE3A* 表达减少（Lewis et al.，2019）。小鼠 *UBE3A* 基因突变则导致癫痫表型，可通过出生后修复 *UBE3A* 基因控制癫痫（Gu et al.，2019）。在人类中，*UBE3A* 基因突变与症状较轻的 AS 相关（Sadhwani et al.，2018）。

（二）癫痫和脑电图

AS 患儿癫痫常见于 3 岁前：1 岁内癫痫发病率约为 25%，3 岁内癫痫发病率接近 90%（Guerrini et al.，1993；Matsumoto et al.，1992；Sugimoto et al.，1994；Viani et al.，1995；Zori et al.，1992；Clayton-Smith，1993；Saitoh et al.1994；Fiumara et al.，2010）。在婴儿中，发作常有热敏性。癫痫起病常早于 AS

的确诊(Valente et al.,2006)。AS的主要发作类型包括不典型失神、肌阵挛、全面性强直-阵挛和一侧阵挛发作(Guerrini et al.,1996; Matsumoto et al.,1992; Sugimoto et al.,1994; Viani et al.,1995)。伴眼球偏斜和呕吐的局灶性发作很常见(Viani et al.,1995),常提示枕叶起源。相反,伴高度失律的婴儿痉挛较为少见。超过50%的患者可见非惊厥性癫痫持续状态(Matsumoto et al.,1992; Sugimoto et al.,1994),这也是导致共济失调和肌阵挛加重的原因。Viani等1995年报道了18例AS患者,9例患者有短暂性肌阵挛持续状态的EEG证据。1985年,Dalla Bernardina等将肌阵挛持续状态描述为"非进行性脑病中的肌阵挛癫痫"("肌阵挛持续状态"),后来更名为"非进行性疾病中的肌阵挛脑病"(Berg et al.,2010)。AS也可见于其他遗传性脑病,如WHS和Willi-Prader综合征(Darra et al.,2017)。

AS特征性脑电图改变。1988年,Boyd等总结了AS3种典型的EEG模式:①全面性4~6Hz节律,不受合眼影响(图29-1);②前头部2~3Hz节律性delta活动(Laam et al.,1996);③波幅大于200μV 3~4Hz慢波混杂棘、尖波,后头部为著,可由合眼诱发。

在非惊厥性持续状态期间,觉醒和睡眠期脑电图表现为高幅棘-慢波持续发放(图29-2左)。用药后可显著改善上述异常EEG,同时临床症状也明显改善。

肌阵挛持续状态或稍短的肌阵挛发作期多导电生理显示,每个棘波均伴肌阵挛电位(Darra et al.,2017),为快速爆发的皮质肌阵挛(Goto et al.,2015)。皮质棘波之间可见半球间潜伏期,与经胼胝体从一侧半球传播到另一侧半球的时间一致。肌阵挛从前到后的激活模式提示为皮质起源而非脑干起源(Guerrini et al.,1996)。然而,Elia等2009年的研究表明,在某些情况下,肌阵挛与EEG阵发性异常无关(图29-2右)。另外一些患者的肌阵挛不规则,未记录到EEG异常放电(Viani et al.,1995)。肌阵挛常在睡眠期消失(Viani et al.,1995; Guerrini et al.,1996),但持续性EEG异常仍可见(Viani et al.,1995; Guerrini et al.,1996)。此外,AS患儿可表现为近连续性局灶性或多灶性11Hz节律性肌阵挛,主要累及手和面部,肌阵挛非常轻微(图29-3)。

这些发作模式可见于4月龄,是早期诊断的重要标志。随着时间推移,EEG异常放电模式也将发生改变。Buoni等(1999)和Laan等(2005)描述了4岁以下患儿异常脑电图表现为1~3Hz高幅慢波混杂4~6Hz高幅慢波,而4岁至青春期前则演变为后头部4~6Hz慢波夹杂棘波。Uemura总结了AS

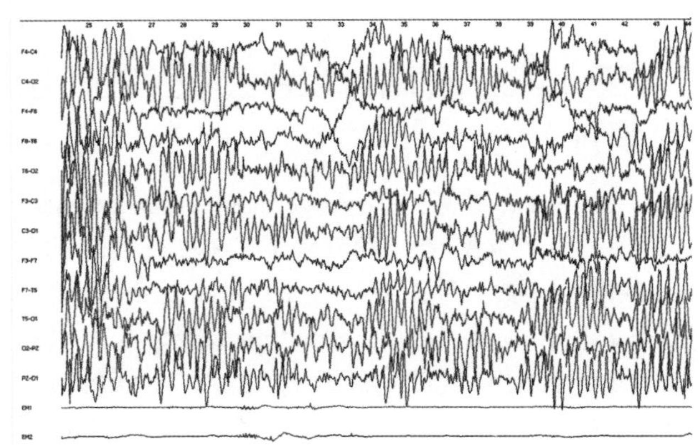

图29-1　3岁Angelman综合征患儿觉醒期脑电图。背景活动:弥漫性高波幅单一节律5~6Hzθ波,后头部为著(波幅:150μV/cm)

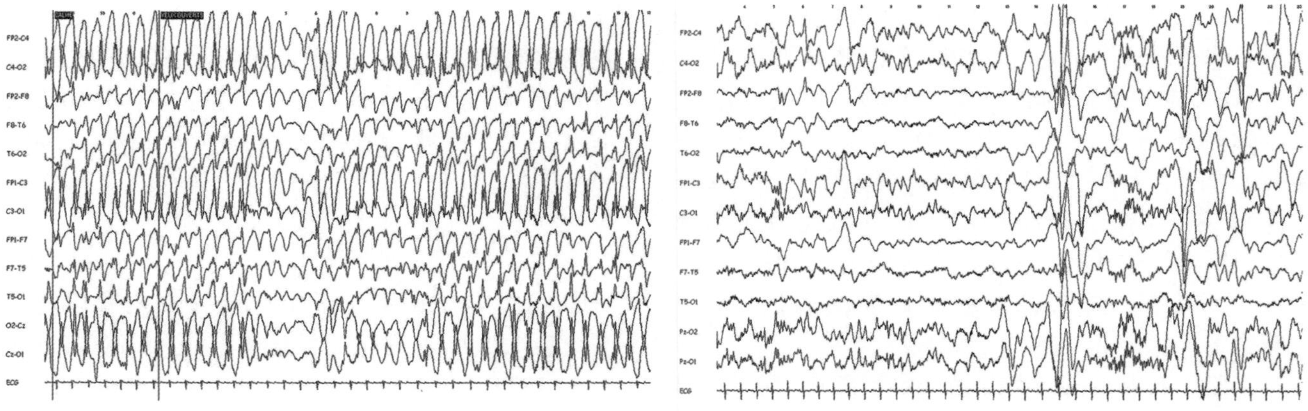

图29-2　Angelman综合征

左图.2岁患儿觉醒期EEG:失神持续状态双侧额区2Hz高幅棘-慢波节律。右图.3岁患儿觉醒期EEG示:三角肌肌电图粗大肌阵挛、同步EEG棘波爆发(波幅:100μV/cm)

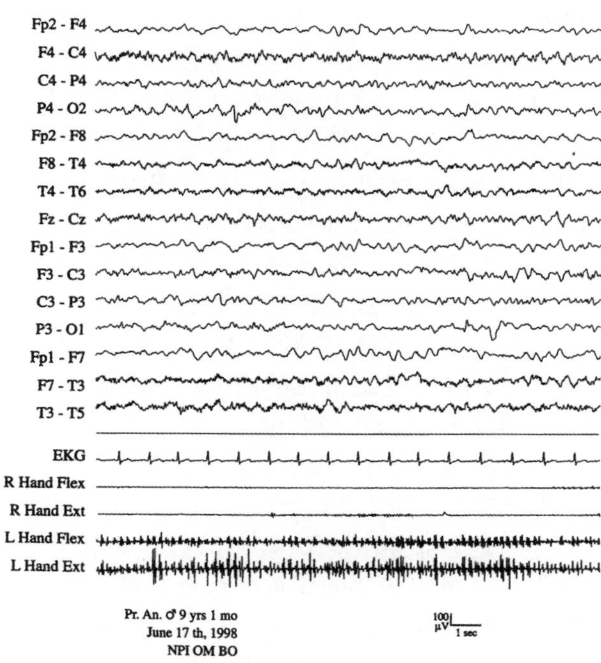

图 29-3　Angelman 综合征。9 岁患者，左手肌电图近持续性约 11Hz 的节律性肌阵挛，类似震颤

特征性脑电和癫痫发作（Uemura et al.，2005）：大多数患者在 20 岁后进入发作缓解期，但 30 岁后仍可出现散在的癫痫发作；EEG 异常随年龄增加而减少，20 岁后痫样放电趋于消失。有学者指出，脑电图异常和癫痫发作可能在起病后 8 年缓解（Galvan-Manso et al.，2005）。成年 AS 患者背景节律变慢，杂有局灶性或多灶性棘波，而棘 - 慢波持续发放与肌阵挛持续状态相关（图 29-4）。Prasad 等对 53 例青少年和成人 AS 患者分析后发现，随着年龄增长，癫痫发作相对缓解，但震颤和肌阵挛增多，伴焦虑和行为障碍。Pollack 也强调非痫性肌阵挛可能是患儿后期的主要表现。

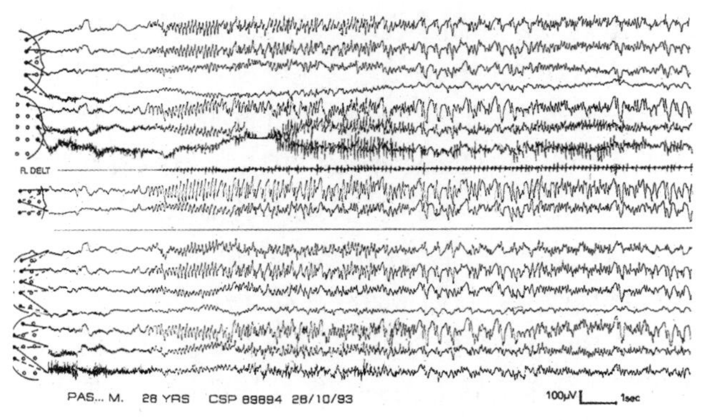

图 29-4　Angelman 综合征。28 岁女性患者，肌阵挛持续状态。EEG 示：快波及慢波活动交替出现，右侧三角肌记录到肌阵挛快速爆发

（三）诊断

AS 的临床表现有一定的特征性，诊断主要依靠临床。由于婴儿期脑病所致的非痫性异常运动常会干扰肌阵挛的识别（Dalla Bernardina et al.，1985），导致幼儿 AS 的诊断困难。幼儿由于缺乏典型表现、年长患儿由于行为特征改变，AS 的诊断依旧困难。EEG 对任何年龄 AS 患儿均有用。临床确诊需要高分辨率的染色体分析（Saitoh et al.，1994），如染色体分析分析阴性，需要检测 *UBE3A* 基因突变。*UBE3A* 基因检测阴性的患者可能存在尚未明确的、涉及 *UBE3A* 活性相关的基因异常。对细胞分裂中期染色体行 FISH 分析有助于发现缺失和微小易位。可通过市售探针与 α 卫星探针和单拷贝对照探针结合完成对常见缺失区的定位（Delach et al.，1994）。PCR 微阵列分析可用于检测缺失和单亲二倍体，可证实非母系遗传病系父本单亲二倍体或母本 15q11-q13 缺失所致（Mutirangura et al.，1993）。甲基化检测基于 Southern 杂交分析，探针根据甲基化状态检测等位基因亲本来源。就 AS 而言，仅存在父本来源（Giliessen-Kaesbach et al.，1995）。对临床上高度提示 AS 而无典型分子异常的病例可进一步寻找是否存在 *UBE3A* 基因突变。但最终仍有约 5% 的 AS 病例未发现分子生物学异常。

缺失患者常有更严重的临床表型（Minassian et al.，1998）。伴 UPD 的患者临床症状较轻，仅约 20% 的患者出现癫痫发作（Lossie et al.，2001）。印迹异常的患者症状更轻、沟通技巧较好（Nicholls et al.，1998）。*UBE3A* 基因突变患者的癫痫发作、小头畸形和语言障碍等症状与缺失患者相似。

（四）治疗

尽管婴儿期和儿童早期 AS 患儿发作多耐药，但发作的严重程度从儿童后期开始减轻或消失（Zori et al.，1992）。与先前的报道相反，Lann 等（1996、1997）发现 92% 的 AS 成年患者仍有癫痫发作。BZD 常可终止肌阵挛持续状态或非惊厥性癫痫持续状态（Viani et al.，1995；Guerrini et al.，1996），但部分患者发作难以控制，Viani 等（1995）曾经报道了 2 例患者。BZD 与 VPA 联用对癫痫长期疗效较好（Viani et al.，1995），VPA 和 ESM 联用对肌阵挛持续状态复发的患者有效。CBZ 可加重肌阵挛和失神发作（Viani et al.，1995）。文献报道 TPM 对 5 例 AS 患儿有效，可能系 TPM 的 GABA 能作用（Franz et al.，2000）。在美国，一项基于互联网的 AS 专业

组织调查问卷结果提示VPA与氯硝西泮联用最为广泛,TPM和ESM联用有效(Nolt et al.,2003)。该研究也提到部分患者服用PHT联合CBZ错误方案,可能系病史资料不完善所致。大剂量吡拉西坦(>140mg/kg/d)对AS皮质性肌阵挛疗效良好(Guerrini et al.,1996)。

新型抗癫痫药物的研究显示,5例AS患者服用拉莫三嗪,3例有效(Dion et al.,2007)。有报道发现,左乙拉西坦对非惊厥性癫痫持续状态患儿有效(Weber,2010),AS专业组织调查问卷建议左乙拉西坦联合拉莫三嗪作为主要治疗选择(Thibert et al.,2009)。近期回顾性研究表明,生酮饮食可使大部分患儿发作减少50%以上(Caraballo et al.,2017)。类固醇激素或迷走神经刺激术的疗效有待进一步研究。

儿童和青少年AS的睡眠研究证实,AS患儿普遍存在睡眠结构紊乱(Miano et al.,2004)。需要进行干预。

四、20号环状染色体综合征

Borgaonkar等首先于1976年提出了20号环状染色体综合征(ring chromosome 20 syndrome,r20S),特征系轻中度的精神障碍、行为障碍和癫痫(Jalbert et al.,1977;Herva et al.,1977;Porfirio et al.,1987)。在癫痫相关染色体疾病中,r20S最突出的特征是无明显的畸形,因此常导致基因检测的延迟;该综合征表现如下的三联征:反复发作的非惊厥性癫痫持续状态、药物难治性额叶癫痫和特征性EEG表现,但三联征并非均典型(Gago-Veiga et al.,2018)。常于儿童期起病,表现为日间频繁的不典型失神发作,同步EEG为持续性双侧慢波夹杂棘波(Inoue et al.,1997;Canevini et al.,1998;Roubertie et al.,2000;Petit et al.,2000)。大多患者发作难以控制,共患智力缺陷、智能倒退、行为障碍,甚至畸形等,部分患者智力正常:此前报道在4例患者中,仅1例出现明显的智力障碍(Biraben et al.,2001)。r20S中癫痫及其外显率较低的共患病病因不明。大多数病例散发,系环状染色体嵌合;也有家族病例的报道(Back et al.,1989;Canevini et al.,1998;Unterberger et al.,2018)。

(一)癫痫和脑电图

r20S患者发作始于儿童期,主要症状为对外界失去反应、持续数秒至数分钟,甚至数小时,表现为非惊厥性癫痫持续状态:发作症状学有时与患者平时的行为无明显区别,可早于其他发作类型多年存在,伴自动症行为、游走和恐惧。肌阵挛以口周肌阵挛或眼睑肌阵挛为著,见于非惊厥性癫痫发作某一时段或全过程(Petit et al.,1999;Biraben et al.,2001;Vignoli et al.,2016)。非惊厥性癫痫发作或持续状态较为频繁,有时甚至每周数次,可由特定因素或环境触发:Takahashi等1995年报道了1例青少年男性患者,由电子游戏诱发发作。此外,不良的心理事件(如争吵)是最常见的诱因(Roubertie et al.,2000)。此类诱发因素与非惊厥性持续状态期间特殊的行为障碍可能导致患者被误诊为假性发作。其他发作类型包括持续性局灶性运动性发作和伴恐惧或幻觉的复杂部分性发作;复杂部分性发作继发全面性发作。睡眠相关的频繁的额叶轻型发作也是该综合征特征性的表现(Augustijn et al.,2001)。也有文献报道了r20S患者的痴笑发作(Dimova et al.,2012)及难治性癫痫持续状态(Hirano et al.,2016)。

r20S患者的发作多为耐药性癫痫,也不会在成年后缓解。尽管大多数患者呈慢性稳定期,部分患者可能会出现精神或行为恶化(Augustijn et al.,2001)。神经影像学检查多正常,目前仅有1例额叶皮质发育异常的报道(Takahashi et al.,1995;Inoue et al.,1997),切除该病灶并未改善发作。也有文献报道提示严重、难治性非惊厥性癫痫持续状态可造成长期昏迷和死亡(Jacobs et al.,2008)。

r20S患者发作间期EEG可以正常,或表现为单侧或双侧尖-慢波;无特异性。有时表现为持续θ节律不伴有临床症状(Biraben et al.,2001)。当患者出现非惊厥性癫痫持续状态时,EEG表现为额区为著2~3Hz高幅慢波节律,叠加棘-慢波(图29-5)(Inoue et al.,1997;Canevini et al.,1998)。非惊厥性癫痫持续状态的出现和结束都很突然,某些患者可能会出现节律性高幅慢波,或仅为波幅较低的节律性慢波活动(图29-6)。与其他反复发作的失神持续状态癫痫类型相比,r20S患者EEG特点为棘波波幅较低,不够尖锐(Inoue et al.,1997),典型的表现为弥漫性θ慢活动。其他发作类型,如全面性强直-阵挛或运动性发作,通常与强直发作类似,EEG发作起始为弥漫性改变。目前是否存在局灶性EEG改变仍待讨论。Biraben等在2001年记录了数次短暂的运动性发作,发作期脑电图系弥漫性快活动。这种发作类型可穿插在长时程非惊厥性癫痫持续状态中,且不中断癫痫持续状态的发生。脑磁图定位于额叶内侧面,可能向双侧颞叶扩散(Tanaka et al.,2004)。

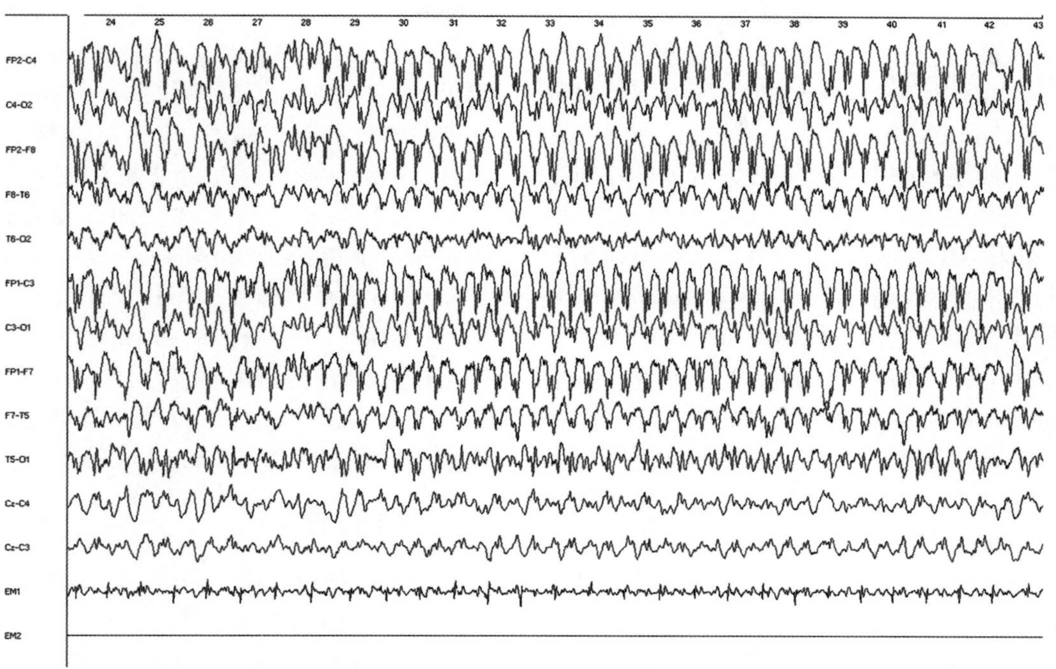

图 29-5 12 岁 r20S 患者。觉醒期脑电图，意识在清醒和缄默中波动。双侧额区为著的弥漫性持续性 2~3Hz 高幅慢棘 - 慢波（波幅：100μV/cm）

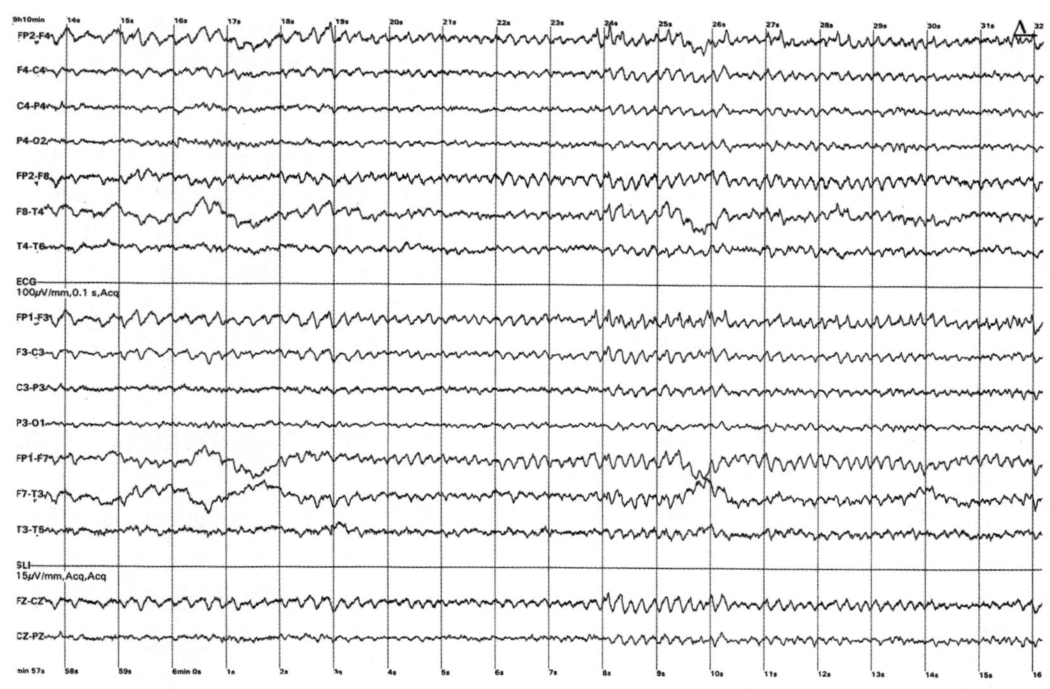

图 29-6 20 岁 r20S 患者。觉醒期 EEG 提示不典型失神发作。额区为著的弥漫性 3~4Hz θ 活动，持续 15min。波幅 100μV/cm

（二）遗传学与诊断

目前 r20S 患者多为散发病例，但也有家族性病例的报道（Back et al.，1989）：在该家系中，3 例异常环状染色体携带者中，其中 2 例患者受累，有典型的临床表现，包括癫痫。无症状的 r20S 发生率目前尚未报道。嵌合体多在合子后期产生，环形结构的形成与 20 号染色体两个臂端粒物质丢失有关。端粒物质丢失可通过分子细胞遗传学技术证实(Brandt et al.,1993)。目前认为 r20S 智力低下严重程度与异常淋巴细胞百分比相关,而癫痫严重程度与之无关(Inoue et al.,1997)。但是,这一假说受到了挑战,研究观察到一些严重智力低下合并癫痫的患者异常淋巴细胞百分比非常低,而部分患者尽管有丝分裂阳性比例很高,但智力正常。当临床上高度怀疑 r20S 的诊断时,至少应检查 100 个有丝分裂细胞,因为仅极少比例的外周细胞呈特征性的环状结构。染色体末端缺失可通过分子细胞遗传学技术(Brandt et al.,1993)或 FISH 证实。回顾性研究提示,r20S 患者癫痫发作期与血外周细胞嵌合程度呈负相关,癫痫发作越早,环状染色体负荷越高(Nishiwaki et al.,2005;Herrgard et al.,2007)。

数据表明,r20S 有嵌合和非嵌合型两种类型的环(Conlin et al.,2011),大多数患者均为嵌合型。仅在非嵌合型患者中检测到缺失,表明两组患者的病理机制有很大差异。嵌合组通过端粒 - 端粒融合形成环,而非嵌合体组在减数分裂过程中形成环。癫痫发作较晚的嵌合型患者存在表型 - 基因型相关性,智力障碍或畸形等发生的可能性较低。根据 Corbin 等(2011)的研究,目前有以下数种理论可以解释 r20S 的表型,包括①候选基因缺失;②端粒位置效应抑制基因表达;③环不稳定性对细胞活力和功能的不良影响。20 号染色体端粒区包含两个基因,这两个基因系以下两个常染色体显性遗传性癫痫的发生机制:良性新生儿家族性惊厥(*KCNQ2*)(Singh et al.,1998)和常染色体显性遗传夜间额叶癫痫(*CHRNA4*)(Steinlein et al.,1995),与 r20S 无重叠。大多数 r20s 变异患者无明显的基因缺失,对检测到基因缺失的患者,缺失存在异质性,并非所有患者的缺失均一致(Conlinet al.,2011)。然而,端粒的位置效应可能影响基因的表达,这也许可以解释为何 20 号染色体无环缺失的患者未表现出 r20S 的表型。

发作期 SPECT 研究发现弥漫性和部分皮质结构异常提示皮质下机制参与(Biraben et al.,2001)。一些学者发现了 r20S 临床和 EEG 局灶性特征(Holopainen et al.,1994;Yamadera et al.,1998)。曾有文献报道 1 例 r20S 患者编码人羧肽酶 L 基因表达缺失(Halal et al.,1992)。

临床上,r20S 不同于其他以反复发作的非惊厥性癫痫持续状态为特征的癫痫类型,非惊厥性癫痫持续状态既可以是青少年特发性全面性癫痫的并发症,亦可为老年人状态相关发作的并发症(Thomas et al.,1992)。此外尚需与下面两种癫痫综合征鉴别:第一种系伴反复发作的失神持续状态和罕见的 GTCS"幻影失神"综合征(Panayiotopoulos et al.,1995a);第二种是"失神状态癫痫"(Genton et al.,2008)。第一种综合征累及成人,智商正常、无行为障碍,属于特发性全面性癫痫;与儿童期失神持续状态反复发作同属一类(Santucci et al,,1985)。第二种综合征属于口周肌阵挛伴失神综合征(Panayiotopoulos et al.,1995b):患者常有轻度到中度的智力障碍,有些患者可能存在 r20S。此外,曾有文献报道发现 1 例 17 号环状染色体综合征有类似于 r20S 的表型(Ricard-Mousnier et al.,2007)。

(三)治疗

所有的报道均认为 r20S 患者癫痫耐药,但是目前尚无抗癫痫药加重发作的报道。个案报道中,拉科酰胺(Onder & Tezer,2016)、瑞替加滨(Walleig et al.,2013)疗效良好,2 例非惊厥性癫痫持续状态患者采用丙戊酸钠与拉莫三嗪联合治疗取得很好疗效(Vignoli et al.,2009)。一项 PET 研究表明,基底神经节 DOPA 摄取减少,表明基底节可能参与了癫痫发生(Biraben et al.,2004;Del-Sole et al.,2010),这也给我们提出了新的治疗方向。1 例伴额叶皮质发育不良的 r20S 患者接受了手术治疗,疗效不佳(Inoue et al.,1997)。1 例 6 岁女性 r20S 患儿通过迷走神经刺激术控制了发作(Chawla et al.,2002),但 VNS 疗效尚未进一步得到证实。考虑到可能有重要的诱发因素,对 r20S 患者提供心理治疗可能有积极作用。未公开发表的结果显示,6 例患者每日口服 20mg 帕罗西汀,3 例患者发作频率明显降低。

五、21- 三体综合征(唐氏综合征)

唐氏综合征(Down syndrome,DS)发病率约为 1/800,是一种最常见的染色体病,也是先天性智力低下的常见病因。DS 与癫痫显著相关。可在出生时,甚至产前诊断 DS,有明显的畸形特征:发育迟缓、肌张力低、颜面部扁平伴短头畸形、上斜视、内眦赘皮、小耳、类猿皱痕、性腺功能减退和先天性心脏畸形等。DS 患白血病的风险较高,35 岁以上 DS 可出现类 Alzheimer 痴呆。DS 患者中,癫痫患病率随年龄的增长而增加:婴儿和儿童 DS 癫痫患病率与一般儿童无差异,为 1.4%(Tatsuno et al.,1984),但 35 岁以上 DS 患者癫痫患病率达 12.2%(Veall,1974)。癫痫发病率呈双峰分布,40% 在出生后第 1

年发病，40% 在 30 岁后发病（Pueschel et al., 1991）。在 DS 患者中，影响发作的相关因素众多，起病年龄与发作类型关系密切。

（一）遗传学和生理病理学

21 号染色体额外拷贝加上 21 号染色体和非 21 号染色体基因表达的不平衡导致了 DS 众多特征性表型（Wiseman et al., 2009）。21 号染色体三体基因对多个组织的发育均有显著的影响。其中，双底物特异性酪氨酸磷酸化调节激酶 1A（*DYRK1A*）和钙调神经磷酸酶调节因子 1（*RCAN1*）的上调，可导致神经元分化异常及细胞发育异常，从而导致心脏缺陷、学习和记忆异常（Arron et al., 2006）。

21q22.3 为 DS 关键区。DS 患者大脑的大小和重量为同龄正常低限，与同龄患者比仍有显著差异。由于患者脑回减少、细胞构筑异常，如 GABA 能抑制作用的小颗粒细胞减少、神经元密度降低、髓鞘化延迟、树突棘发育不良（Becker et al., 1986；Ross et al., 1984；Wisniewski 和 Schmidt-Sidor, 1989）。上述异常改变矛盾性地导致过度抑制，可以解释 DS 患者有较高的癫痫患病率（Araujo et al., 2015）。这些变化也见于晚发型年龄相关性癫痫，如 IS、LGS 及反射性癫痫（Guerrini et al., 1990a）。在痴呆和非痴呆的老年 DS 患者中，均可观察到阿尔茨海默病样的神经病理性改变。患者的痴呆非常常见（患病率：13.3%），发病年龄较早（平均为 54.7 岁），与晚发性癫痫显著相关（Tyrrell et al., 2001；Menendez, 2005）。获得性因素如缺血缺氧性脑损伤，在 DS 癫痫发展中起重要作用（Stafstrom et al., 1991；Stafstrom, 1993）。

（二）癫痫和脑电图

DS 患者发作可由多种原因引起，包括心功能不全和缺氧。虽可见一些特定的癫痫类型，但是本章主要关注年轻癫痫患者以及与 DS 显著相关的癫痫。

在 DS 中，IS 最为常见（Tatsuno et al., 1984；Stafstrom et al., 1991）。DS 中 IS 发病率高达 2%~5%，而普通活婴中 IS 发病率仅为 0.03%~0.05%（Pueschel et al., 1991）。在某些情况下，患 DS 的 Ts65Dn 小鼠模型可表现出伸展型痉挛（Cortez et al., 2009）。在 DS 中，EEG 表现为“特发性”West 综合征对称性高度失律的特征，系发作间期脑电图表现（Silva et al., 1996）。患者家属往往无法识别 IS，导致诊断延迟、疗效较差（Eisermann et al., 2003）。然而，DS 总体预后略好于 IS，患者出现慢性癫痫的可能性较低，但发育迟缓的可能性较高（Beatty et al., 2017）。5 例 DS 患者中，4 例对氨己烯酸（Vigabatrin, VGB）或促肾上腺皮质激素（ACTH）反应良好（Nabbout et al., 2001）。在一项 37 例 DS 患者的病例研究中，发现 DS 合并心脏畸形的患儿更易发生 IS（Daniels et al., 2011）。

在 DS 患儿中，热性惊厥患病率仅为 0.9%，普通人群总患病率为 3%（Stafstrom et al., 1991）。回顾性研究表明，6%（15/252）的小儿和青少年 DS 患者并发癫痫：局灶性发作 8 例、1 婴儿痉挛例、Lennox-gastaut 综合征 1 例、GTCS5 例（SMIGIELSKA-KUZIA et al., 2009）。DS 合并癫痫的患儿可有以下特征。

1. 最典型的特征是反射性发作患病率高（Guerrini et al., 1990a；Pueschel & Louis, 1993），可表现为全面性或局灶性癫痫（图 29-7）。可见多种发作类型，包括肌阵挛、跌倒发作、强直痉挛发作等。刺激诱因包括光、声音、接触和自我诱导。

2. LGS 可见于 DS 患者中，但不常见。在 6 例伴反射性癫痫的 DS 患者中，3 例患者系 LGS（Guerrini et al., 1989）。在 2 例 DS 患者中，LGS 与反射性癫痫起病一致（图 29-7），而在最后 1 例病例中，反射性癫痫始于 LGS 发病 1 年后。部分病例开始仅有单纯的反射性发作，对外界刺激的敏感性降低，随后出现 LGS 临床和 EEG 特征（Lugo et al., 1999；Ferlazzo et al., 2009）。在 DS 患者中，LGS 起病较晚，约为 10 岁，病程通常较严重。

3. 对中年 DS 患者，无论是否有癫痫病史，常表现为精神发育迟滞，主要表现为肌阵挛发作，称为“老年性肌阵挛癫痫”（Genton & Paglia, 1994；De Simone et al., 2010；d'Orsi et al., 2014）或“DS 晚发性肌阵挛性癫痫”（Moller et al., , 2002）。尸检病理可见阿尔茨海默型退行性改变（Wisniewski et al., 1985；Pueschel et al., 1991；Pueschel & Louis, 1993；Stafstrom, 1993）。老年性肌阵挛癫痫几乎发生在所有表现为阿尔茨海默样痴呆的 DS 患者中，肌阵挛多伴棘 - 慢波放电，随后继发 GTCS 和不规则肌阵挛，EEG 背景减慢。人们逐渐认识到 DS 可能是进行性肌阵挛癫痫的最常见类型（De Simone et al., 2010；d'Orsi e et al., 2014）（图 29-8）。其患病率确实很高：在 60 例伴痴呆的 DS 患者中，26 例患者 2 年内可见发作（16 例有明显的肌阵挛）（Gholipour et al., 2017）。

4. 部分 DS 酷似特发性全面性癫痫，良性病程，治疗反应良好，（Guerrini et al., 1990b，病例 1），目前尚不清楚这类病例是否系巧合。必须注意的是，这些患者另有其他不同的特征，如光敏性，这可能与 DS 中反射性癫痫高患病率有关。

在年长儿童、青少年及成年 DS 患者中，各种不同的局灶性或全面性癫痫的患病率略高于普通人群，并无特异性表现。

因此，在所有年龄段的 DS 患者中，癫痫患病率相对较高，可表现为多种发作形式，预后和对治疗的反应也不尽相同，可以是良性的癫痫类型、易于治疗；也可以是严重的难治性症状性全面性癫痫。因此，应基于癫痫综合征进行治疗：DS 最常见的癫痫类型为老年性肌阵挛，最初对 VPA 和 LEV 有反应，但逐渐发展为耐药性癫痫；发作常在 4~8 年后慢慢减少（De Simone et al.，2010）。

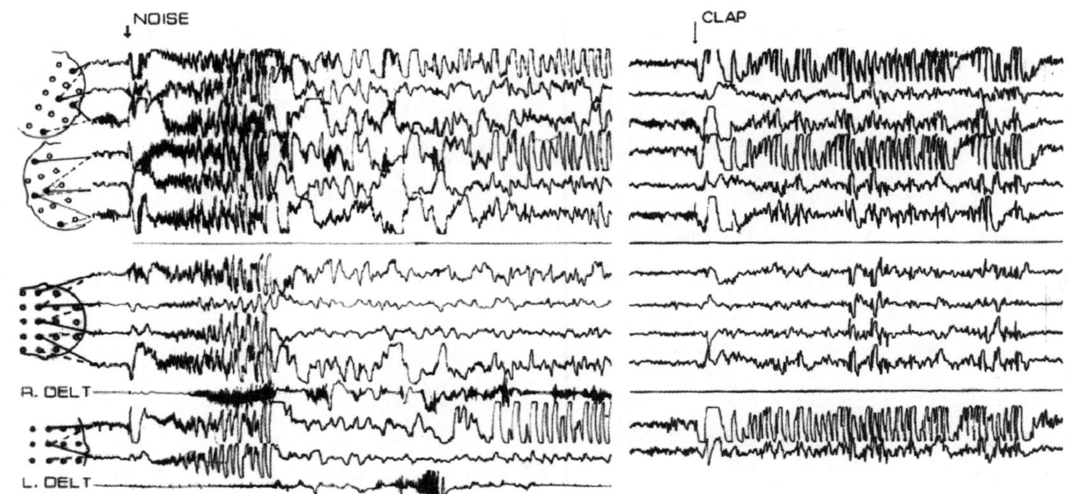

图 29-7　12 岁女性唐氏综合征患者。该患者 9 岁时由惊吓或突发的声音引起了反射性失神，随后出现反射性强直发作及 Lennox-Gastaut 综合征。多导 EEG：(左图）突发的声音引起的短暂性强直性发作；(右图）意外拍打引起的不典型性失神发作。波幅 100μV/cm

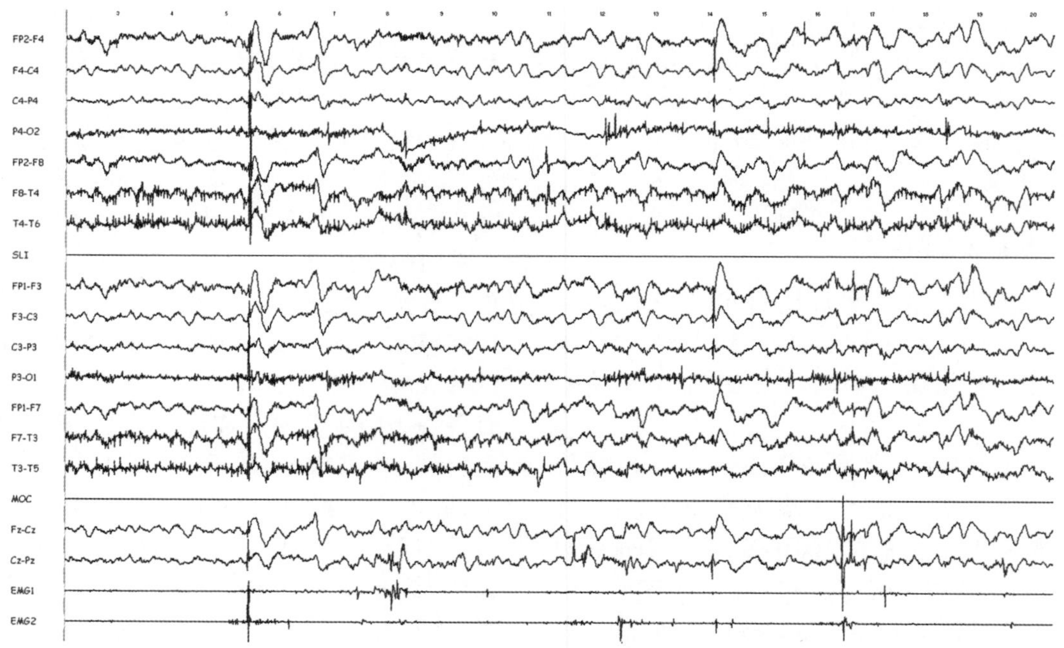

图 29-8　55 岁女性唐氏综合征患者。51 岁时出现类 Alzheimer 痴呆，肌阵挛发作后不久，2 年内发生 GTCS。可见弥漫性慢波、全面性棘波（与双侧肌阵挛同步）和不规则肌阵挛共存，EEG 变化不明显相关。EMG1、2 右、左三角肌肌电图。

(15mm/s；100mV/10mm)

六、1p36 单体综合征（1p36 缺失综合征）

1p36 单体是人类最常见的染色体末端缺失综合征，每 5 000 例婴儿中约有 1 例（Jordan et al.，2015）。受累患者可见以下表型：75% 以上的受累者可见小头畸形、短头畸形、前囟门大而晚闭、前额突出、眉毛直、小睑裂、眼睛深陷、鼻梁扁平、颜面中部发育不全、人中过长、尖下颌、面部肌肉松弛、耳低位畸形和后旋耳。75% 以上的受累者可见智力障碍、语言障碍或失语、肌张力低下、指短屈曲、短足和大脑发育异常。小部分患者可见先天性心脏病、视力障碍如视物不能聚焦、听力丧失（主要为感音性）、骨骼异常、胃肠道和泌尿生殖系统异常、心肌病、先天性甲状腺功能减退和行为障碍（Battaglia et al.，2008b；Battaglia & Shaffer，2008）。

44%~58% 的患者可有发作。88% 的患者存在脑结构异常，包括侧脑室和蛛网膜下腔扩张、皮质萎缩和发育不全、胼胝体变薄或发育不全。少见的异常包括髓鞘发育延迟、白质多灶高信号和室周结节性异位（Neal et al.，2006）。

（一）癫痫和脑电图

癫痫表型易变（Bahi-Buisson et al.，2008）。发作起始于婴儿期或儿童期，年龄为 4 天至 2 年 8 月（Heilstett et al.，2001、2003；Bahi-Buisson et al.，2008；Battaglia et al.，2008b）。发作类型包括 IS、GTCS、复杂或单纯局灶性发作、肌阵挛和失神发作，AEDs 疗效较好。EEG 异常包括高幅失律、局灶性和多灶性棘波及不对称性慢波活动（图 29-9）。首次发作可以是全面性发作，也可以是局灶性发作。IS 是最常见的发作类型（根据 2018 年 Verrotti 等的研究，22 例患者中，36.4% 为 IS），脑电图表现为高幅失律。IS 是主要的发作类型，也伴其他发作类型。所有发作类型随时间而改善，难治性癫痫报道极少。难治性癫痫主要见于脑结构异常的患者中。当青少年或成人出现发作时，表型轻微，因为大多数患者已能够行走，已获得语言技能（Brazil et al.，2014）。

（二）诊断 / 检测

通过检测 1 号染色体短臂（1p36）最远端的缺失，可明确 1p36 缺失综合征的临床诊断。传统的 G 显带染色体分析、FISH 或 GH 阵列都可用来检测缺失，后者可检测出更复杂的重排。重排涵盖以下四类（Battaglia & Shaffer，2008）：新生的“纯”末端缺失（52%）、间质性缺失（29%），更复杂的重排包括一个以上的缺失或缺失和重复、三联体、插入和 / 或反转（12%）及由不平衡易位引起的 1 号衍生染色体（7%）。

研究人员已发现 1p 缺失的大小与临床症状严重程度之间的相关性。Wu 等（1999）和 Heilstedt 等（2003b）发现了基因型 - 表型相关性，确定了某些特征的关键区域，并将 1p36 缺失综合征视为一个连续

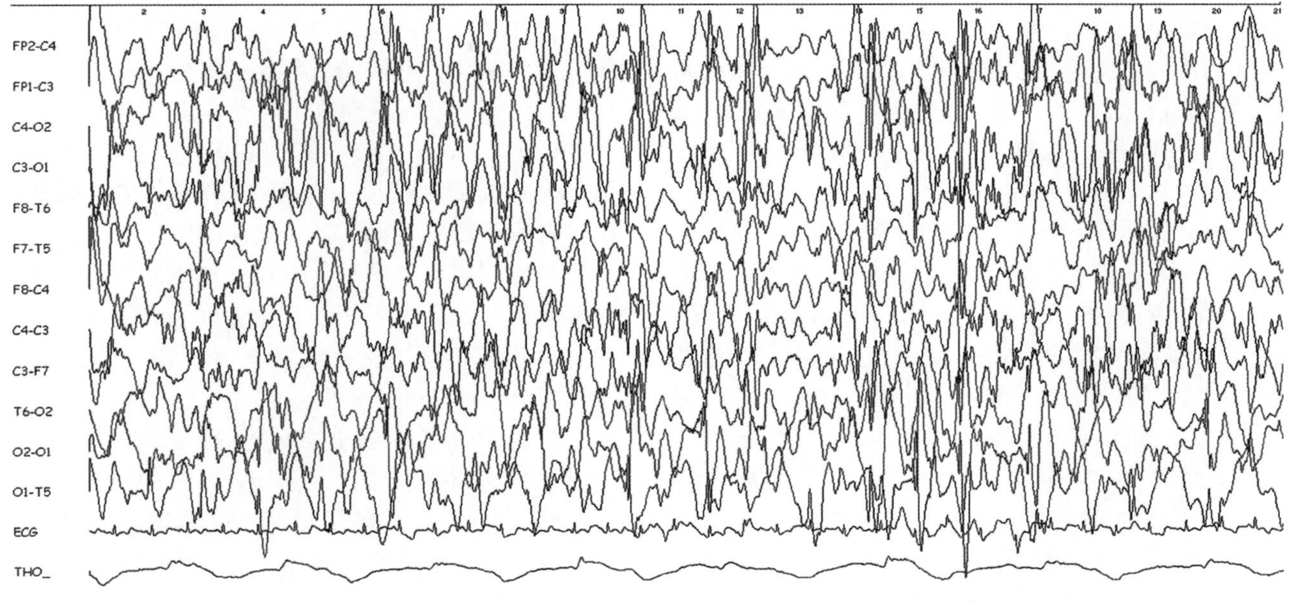

图 29-9　12 月龄 1p36 单体患儿，睡眠脑电图：高幅 δ 慢波夹杂 θ 活动和多灶性棘波，系高幅失律，灵敏度 100μV/cm

的基因缺失综合征。超过 6.2Mb 缺失与最严重的神经障碍相关(Shimada et al.,2015)。但 Gajecka 等(2007)在一个大规模队列研究中发现,缺失大小与观察到的临床特征数量之间无相关性;即使是 1p36 基因缺失少(<3mb)的个体也表现出与该综合征相关的特征。Redon 等(2005)认为 1p36 缺失综合征相关的临床特征可能与位置有关,而不是相邻基因缺失综合征。

Rosenfeld 等(2010)报道了 5 例 1p36.33 近端重叠缺失 200-823kb 患者,其中 4 例系新生变异。重叠缺失的最小区域为 174Kb,包含 5 个基因;这些基因可能是 1p36 单体某些表型的候选基因。位于缺失区近端的 *RERE* 基因可能是喉食管畸形的病因(Pelizzo et al.,2019),*RERE* 基因的新生突变可能导致 1p36 缺失综合征表型(Fregeau et al.,2016)。其他基因缺失可能在表型中起共同作用,包括 *GABRD* 基因和发作、*PRKCZ* 基因和神经系统改变、*SKI* 基因与畸形和神经系统改变。此外,有文献报道在产前诊断中使用 SNP 阵列检测多发畸形(Ji et al.,2017)。

七、脆性 X 综合征(Martin Bell 综合征)

脆性 X 综合征(Fragile-X syndrome,FraXS)是遗传性精神发育迟滞的另一个常见原因,严重程度轻重不等。男和女均可受累,但由于系 X 连锁遗传,男性患儿症状更重。不过部分男性患儿仅表现为学习障碍。相关的临床特征包括语言发育迟缓、肌张力低下、关节活动度大、青春期后男性巨睾症、面部畸形脸长而窄、前额突出、大耳、小下颚和高腭弓,多动或孤独症行为常见,与智力发育迟缓无关。直到最近才发现 FraXS 中癫痫发病率较高,癫痫发作与智力发育迟缓程度无关。

研究表明,FraXS 男性患病率为 1/2 610~1/1 000,该项研究基于经典的研究,Xq27.3 脆性位点为该综合征的细胞遗传学标记(Webb et al.,1986;Turner et al.,1986)。在发现 FMR1 基因和并利用分子诊断技术明确 FXS 诊断后,男性患儿患病率估计值约为 1/4 000(Turner et al.,1996)。随后的研究显示欧洲血统普通人群患病率介于 1/8 918~1/3 717(De Vries et al.,1997;Crawford et al.,2001)。通过对 36 124 名新生男婴的分析,发现男性发病率为 1/5 161(Coffee et al.,2009)。据估计,每 1 000 名女性中就有 1 人是携带者(Blomquist et al.,1983)。

(一) 遗传学和病理生理理学

当细胞在无叶酸的培养基中生长时,发现该综合征患者 X 染色体长臂 27.3 的脆性位点。最近的分子遗传学研究表明,FraXS 系 1 号外显子 CGG-三核苷酸序列的扩增而导致 FMR1 基因的动态突变,突变的结果是基因不转录。多数情况下通过分子遗传学和 Southern 印迹分析可检测携带者和受累个体。

正常的 FMR-1 等位基因含有 6~52 个 CGG 重复拷贝,而重复超过 200 个拷贝的男性患病(完全突变)。男性正常携带者有 50~200 次拷贝。前突变女性表型正常,也通常无脆性位点的表达。前突变扩增在一般人群中很常见,据估计为 1/113~259 名女性和 1/260~800 名男性(Bourgear et al.,2009)。然而,最近的研究改变了先前临床表现与前突变无关的观点。前突变患者可能会出现迟发性神经退行性疾病,脆性 X- 相关震颤 / 共济失调综合征(Fragile X-associated tremor/ataxia syndrome,FXTAS),该综合征见于在 50 岁以上人群,近 40% 的前突变男性和 8% 的前突变女性患者受累(Jacquemont et al.,2004)。此外,16%~25% 的前突变女性可见原发性卵巢功能不全(primary ovarian insufficiency,POI)。共患精神疾病也常见于前突变携带者,不论男性和女性、儿童和成人(Bourgea et al.,2009)。

重复超过 200 个拷贝(完全突变)的女性智能正常或智能受损(约 30%),伴 FraXS 轻微的面部特征。当女性携带者传递给后代时,前突变容易扩增,完全突变扩增风险与前突变的大小相关(Heitz et al.,1992)。与完全突变相关的 *FMR1* 基因启动子高度甲基化,基因的转录受到抑制(Pieretti et al.,1991)。位于 *Xq* 远端的两个脆性位点命名为 *FraXE* 和 *FraXF*。*FraXF* 与特定表型之间的关系尚不明确,但 *FraXE* 可导致精神障碍,比在 *FraXA* 位点有突变携带者所出现的症状要轻。此种资料对了解本病的真实易患因素非常重要。*FraXF* 与特定的表型没有明显的联系,但是 *FraXE* 可能会导致精神损害,常比 *FraXF* 基因突变的患者症状轻。这些信息对于了解易染病体质非常重要。

尸检研究发现皮质长而薄、畸形或增厚;脑部 MRI 示海马体积增加。利用 *FraXS* 转基因小鼠进行研究,与野生型小鼠相比,*FMR1* 基因完全突变的小鼠更易发生听源性癫痫,这一发现证实了皮质高兴奋性导致 *FraXS* 癫痫。(Musumeci et al.,2000,2007)。

FMRP 可能参与了皮质树突 mRNA 的调控。在 *FMR1* 敲除小鼠视觉皮质 V 层锥体细胞中，树突棘较长，形态不成熟。在同一动物模型中，海马齿状回苔藓纤维分布异常。GluR1 受体在皮质的表达受抑制，长时程增强作用减弱（Musumeci et al.，2000）。mGlu5 受体数量减少与 Homer 蛋白的构形有关，导致突触可塑性改变（Giuffrida et al.，2005）。

现有大量证据表明，在无 *FMRP* 的情况下，第 1 组代谢型谷氨酸受体（Gp1-mGluR）激活效应增强，反映了树突状蛋白合成的改变。异常的 mGluR 信号可能是 FraXS 患者出现神经精神症状的重要原因，包括发作、认知发育迟缓、焦虑和运动障碍（Bear，2005）。目前已开发出一种 *FMR-1* 基因敲除小鼠模型，但其表型明显不同于人类（Telias，2019）。dFMR1 突变体果蝇可模拟人类 FraXS 的模型，突触活动减少（Specchia et al.，2019）。

（二）癫痫和脑电图

FMRl 基因前突变（55~200 次重复）携带者并未显示出癫痫患病率增加，而表现为多种神经精神疾病，儿童包括焦虑、ADHD 或孤独症谱系障碍；成人包括焦虑、抑郁和强迫症（Hagerman et al.，2018）。Fraxs 癫痫患病率为 10%~20%（Wisniewski et al.，1985；Musumeci et al.，1999；Incorpora et al.，2002；Berry-Kravis，2002）。癫痫发作 15 岁前起病，大多数患者在 2—12 岁（Wisniewski et al.，1985；Guerrini et al.，1993；Musumeci et al.，1999；Berry Kravis，2002）。

FraXS 发作类型各异，复杂部分性发作约为 89.3%，单纯部分性发作约为 25%（Musumeci et al.，1999）。在同一项研究中，GTCS 约为 46.4%，另 50% 的患者很少出现 GTCS。在其他研究中，GTCS 是最常见的发作类型（Finelli et al.，1985；Wisniewski et al.，1985；Guerrini et al.，1993）。文献报道 1 例伴 West 综合征的 FraXS 患者，随后演变为 LGS（Musumeci et al.，1988）。文献报道 28 例 FraXS 患者中，仅两例有热性惊厥。1 例 FraXS 患者停用 PB 和 PHT 药物后出现了癫痫持续状态（Musumeci et al.，1999）。在另一系列研究中（Berry-Kravis，2002），12 例 FraXS 患者（75%）为局灶性癫痫，4 例男性 FraXS 患者（25%）仅有全面性发作。12 例局灶性癫痫患者中，4 例为局灶性运动发作伴语言不能，仅于睡眠时发作；4 例清醒和睡眠时均出现复杂部分性发作，4 例同时有局灶性和 GTCS；4 例全面性发作患者均有 GTCS。FraXS 癫痫通常不严重，发作复发频率较低，对抗癫痫药物反应良好。2 例患者仅有孤立性发作（Guerrini et al.，1993）。最后一次发作的年龄在 2—47 岁。3 例患者有类似 Panayiotopoulos 综合征的表型，发作始于 4—7 岁，14 岁前癫痫缓解（Bonnani et al.，2017）。

根据 Musumeci 等（1999）的研究，FraXS 患者年龄相关性皮质兴奋性可通过发作间期 EEG 棘波予以证实，敲击患者手指可诱发棘波及巨大的躯体感觉诱发电位。事实上，在年轻的 FraXS 男性中已经描述了一种特征性 EEG 模式（Musumeci et al.，1988，1999；Kluger et al.，1996），并被认为是一种“标记物”：中高振幅双相或三相棘波，通常在中央区或中央颞区，但有时在后头部，有时是多灶的、独立的或短暂的棘波，很少出现棘慢复合波，多见于在睡眠期，类似于伴中央颞区棘波（Benign childhood epilepsy with centro-temporal spikes，BECTS）的儿童良性癫痫（图 29-10）。Musumeci 等在 12 岁以下有或无癫痫发作的患者中发现了这种模式（1988）并得到其他人的证实（Wisniewski et al.，1991；Berry Kravis，2002），而其他研究人员在同一年龄组 33 例和 30 例患者中分别发现了 9% 和 10% 的 Rolandic 棘　波（Guerrini et al.，1993；Incorpora et al.，2002）。棘波往往在成年后消失，若成年患者仍然有棘波，那它们通常与症状不相关，通常罕见且 EEG 所示放电部位非常局限。在青春期前儿童中未观察到其他类型的 EEG 异常。在 FraXS 智力低下 -1 基因 1 号外显子完全突变的 8 例患者中，6 例在睡眠期发生局灶性发作。FMR-1 蛋白与 FraXS 皮质高兴奋性的关系尚不明确。

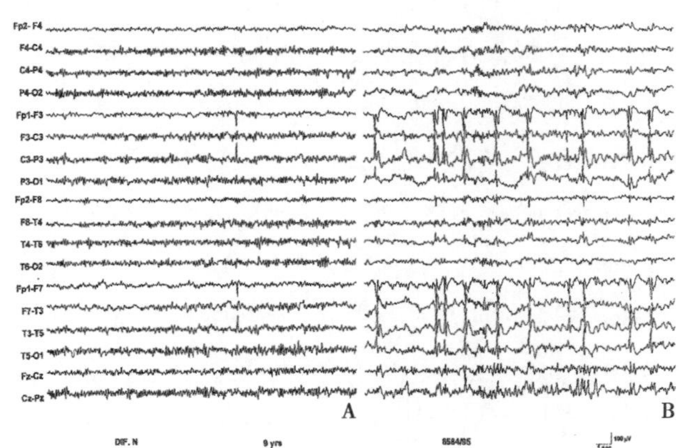

图 29-10　9 岁 FraXS 男性患儿脑电图。清醒 EEG 示：右侧中央 - 颞区单个棘波（A）；睡眠期中央 - 颞区棘波明显增多（B）。

通过连锁分析排除了 FraXS 与 BECTS 的相关性，也排除了脆性 -X 位点为 BECTS 候选基因

(Rees et al.,1993,Musumeci et al.,1999)。此外,Kluger(1996)等对BECTS患儿行FraXS分子机制的研究,仅发现1例患儿携带脆性-X前突变(50~200中等程度重复)。

(三)诊断

所有精神发育迟滞的男性患者均应行FraXS检查。临床和EEG对诊断有提示作用,FMR-1基因检测是必需的。在女性脆性X综合征患者中,很少出现癫痫发作,包括局灶性运动性发作、复杂部分性发作伴或不伴继发全面性发作和局灶性EEG异常均少见。然而,有学者认为对精神发育迟滞的女性患者及部分伴局灶性发作智能正常的女性患者也应行脆性X筛查(Singh et al.,1999)。

(四)治疗

单药治疗即可控制发作(Wisniewski et al.,1985)。25% FraXS的发作会持续到成年(Musumeci et al.,1999)。丙戊酸钠、卡马西平、苯妥英钠、乙琥胺等药物可完全或较好控制发作(Berry-Kravis,2002)。1例药物难治性颞叶癫痫伴海马硬化的患者手术获得成功(Kenmuir et al.,2015)。此外,病毒介导的基因治疗或靶向激活沉默的FMR1基因等也可用于FraXS的治疗(Kumari et al.,2019)。

八、无脑回畸形:Miller-Dieker综合征和孤立性无脑回畸形

Miller-Dieker无脑回畸形综合征(the Miller-Dieker lissencephaly syndrome,MDS)表现为1型无脑回畸形,即典型的无脑回畸形,具有特征性的面部畸形和17p13-3大片段缺失。典型的无脑回畸形皮质由“四层细胞”构成,即分子层、外细胞层(真皮层),细胞稀疏层和由迁徙不完全的异位神经元组成的深层细胞层(Barkowich,1991)。典型的无脑回可以是完全或不完全性的无脑回,后者可见无脑回和巨脑回。无脑回畸形的产生源于胎儿发育第四个月时神经元正常迁徙的停滞,这一时期正常胎儿皮质与无脑回畸形类似。

典型的无脑回畸形患儿神经系统症状非常相似,表现为严重的精神发育迟滞、严重的运动障碍、肌张力极度低下、痉挛性四肢瘫痪、喂养困难问和癫痫。仅有上述临床症状而无典型面部畸形的无脑回畸形称为孤立性无脑回畸形综合征(iolated lissencephaly sequence,ILS)。在MDS中,有以下典型的面部畸形:双颞狭窄、前额突出、短鼻伴鼻孔上翻、上唇细长、下颌小。其他相关的畸形包括耳低位并后卷、轻度先天性心脏畸形、指侧弯、先天性屈曲

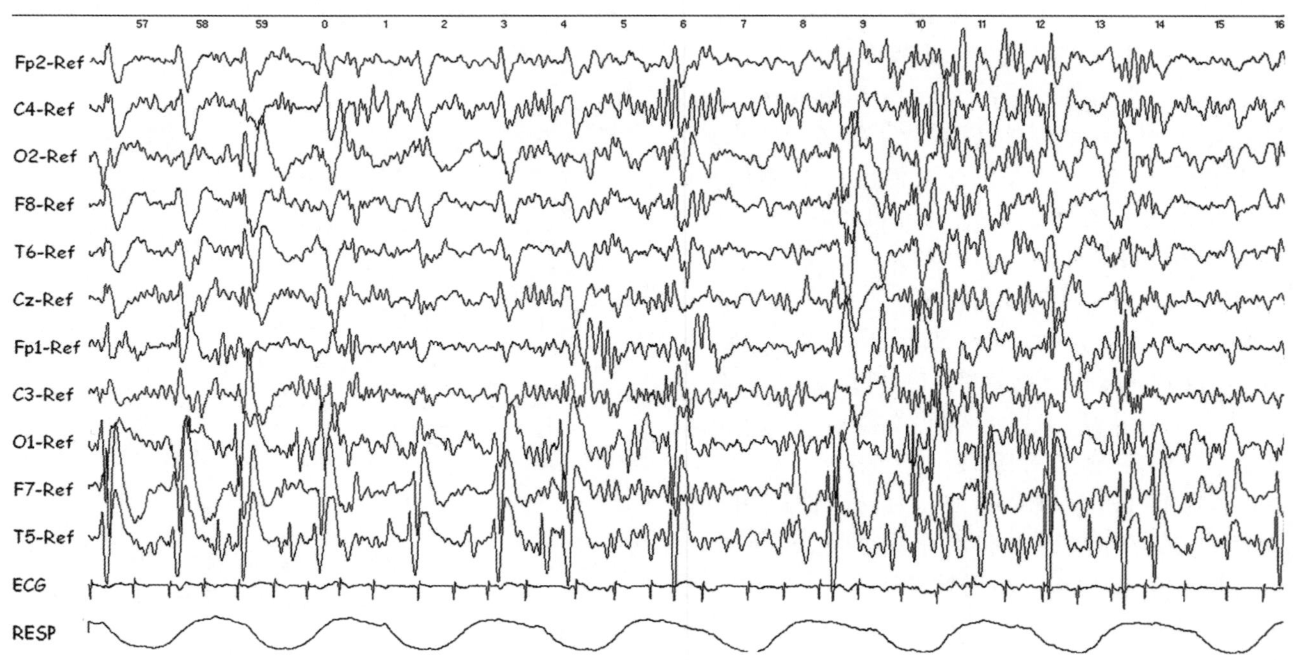

图29-11 9月龄无脑回患者脑电图。睡眠EEG:“α波样”活动,双侧中央区波幅最高;右额、颞-枕区多相棘波(波幅:200μV/cm)

指、隐睾症和骶骨凹陷等。

(一) 遗传与生理病理学

与典型无脑回畸形相关的两个基因已被克隆(Dobyns et al.,1999),位于 17p13.3 染色体上的 *LIS1* 基因和 Xq22.3-q23 染色体上的 *XLIS*(*DCX*)基因。从 LIS1 基因向 17p 端粒延伸的 200kb 以上的大片段缺失导致 MDS,而在受累男性中,*LIS1* 基因较小的缺失或点突变和 *XLIS*(*DCX*)基因突变导致 ILS(分别称之为 ILS17 和 ILSX)。在受累的女性患者中,基因突变可引起皮质下带状灰质异位(也称为"双皮质")(Dobyns et al.,1999)。携带 ILS17 的男性患儿面部外观可完全正常或存在细微异常如宽鼻梁与内眦赘皮,与 MDS 完全不同(Dobyns et al.,1999)。

神经影像学研究表明,脑回畸形的表现各有不同。LIS1 患者(包括 MDS 或 ILS17)后头部畸形更严重,而 XLIS(DCX)突变患者前头部畸形更严重(Dobyns et al.,1999)。MDS 与 ILS17 脑回畸形严重程度也不一样,MDS 脑回畸形更为严重。*XLIS*(*DCX*)基因突变患者的小脑蚓部发育不全更常见。MDS、ILS17 和 ILSX 神经功能异常有少许不同。总的来说,神经功能异常与无脑回畸形分级、突变类型和癫痫的严重程度相关(Dobyns et al.,1999)。大多数 MDS 患儿的寿命较短。

当 FISH 检测无异常且基因测序无突变时,多重连接依赖性探针扩增(Multiplex ligation-dependent probe amplification,MLPA)技术可增加 *LIS1* 基因缺失 / 重复的检出率。*LIS1* 基因异常通常与影像学后 - 前梯度头部畸形相关(Dobyns et al.,1999; Mei et al.,2008)。

少数伴 *TUBA1A* 基因突变的无脑回畸形呈影像学后 - 前梯度头部畸形(Poirier et al.,2007)。*DCX*、*LIS1* 和 *TUBA1A* 基因调节微管和胞浆动力功能、干扰神经元迁徙。*LIS1* 基因对细胞增殖和细胞内运输也是必需的(Leventer et al.,2001)。一小部分患者发现有 *reelin*(*RELN*)基因的突变,该基因可能与阻止神经元迁徙和促进正常皮质分层有关(Dulabon et al.,2000)。*RELN* 基因突变与常染色体隐性遗传无脑回畸形伴小脑发育不全相关(Hong et al.,2000)。

最近文献报道了 17p13.3 亚显微重复,表型较轻:有认知、精神行为异常和大脑结构异常(胼胝体发育不全、小脑、枕叶和大脑轻度萎缩)。但这些患儿并无发作,而患儿母亲系携带者,有癫痫发作。*LIS1* 过表达的突变型小鼠大脑较小,尽管皮质层可辨认,放射状胶质细胞支架以正常方式排列,但脑室区结构紊乱(Bi et al.,2009)。另一种罕见的无脑回畸形见于 *ARX* 基因突变的患儿,*ARX* 基因突变与生殖器畸形相关(伴或不伴胼胝体发育不全)(Kato et al.,2004)。有趣的是,该基因突变也见于无皮质迁徙异常的 West 综合征患者中。*ARX* 基因在前脑表达,调节中间神经元的非径向迁徙(Kitamura et al.,2002)。

(二) 癫痫和脑电图

早发性癫痫(通常在出生后 8 周内,根据 2016 年 Herbst 等的研究,82% 患者在出生后 6 个月内发病)和难治性癫痫是伴或不伴面部畸形的无脑回畸形患者主要临床表现(Daube & Chou,1966; Garcia et al.,1978; Jones et al.,1980)。Dulac et al.、(1983),Gastaut 等(1987)和 Mori 等(1994)详细描述了典型无脑回畸形患者的 EEG 表现。

通常,患儿在出生后数月内出现发作,表现为双侧粗大的肌阵挛或不伴典型高度失律的痉挛发作(Gastaut et al.,1987)或局灶性运动性发作。痉挛发作前可能有窒息或强直发作(Miller,1963; Mori et al.,1994)。尽管痉挛和双侧肌阵挛发作常见,但不是所有病例均可见(Gastaut et al.,1987)。周期性痉挛作为一种特殊的发作类型,高度提示为典型的无脑回畸形,包括 MDS(Gobbi et al.,1987,1996)。周期性痉挛可持续到 1 岁后。强直发作多见于出生后 2 岁末,是年长患儿常见的发作类型,也可见部分性发作继发全面性发作。这种强直发作与 Lennox-Gastaut 综合征发作间期典型的慢棘 - 慢波不同(Gastaut et al.,1987)。

各年龄段发作间期脑电主要表现为异常的高幅快活动,主要为 α 和 β 频段。在出生后 6—8 个月快活动数量变异较大。在一些患者中,出生后 5 个月内以 β 活动为主,慢波活动很少。而在另外一部分患者中,δ 和 θ 活动显著占优势。当快活动和慢波活动叠加在一起时,较慢的波可能会出现切迹,类似于棘 - 慢波。与 Gastaut 等(1987)的报道类似,我们发现这种类型的脑电图曾被误诊为高度失律。这种快活动睁眼时持续存在,睡眠期变化不大。深睡期几乎没有顶尖波、睡眠纺锤波和 θ 活动,但婴儿早期可见 14Hz 睡眠纺锤波。已商业化的带 LIS1 探针的 FISH 法可确诊 MDS。此外,对那些无大片段缺失的患者,需进行 *DCX* 或 *LIS1* 基因点突变分析。对 *LIS1* 或 *DCX* 基因缺失 / 突变阴性的患者,

行 *LIS1* 基因 MLPA 分析及 *TUBA1A*、*RELN* 和 *ARX* 基因突变检测是很有必要的。

MDS 和其他无脑回畸形患者通常表现为难治性癫痫。类固醇激素或苯二氮䓬类药物对一些患者可能有效。苯巴比妥或氨己烯酸可能有效（Herbst et al.，2016）。吡仑帕奈可使 4/5 患者发作缓解，特别是肌阵挛发作（Ikemoto et al.，2019）。

九、其他与癫痫相关的染色体病

（一）12p 三体综合征

12 号染色体短臂三体综合征是一种罕见的先天性多发性颅面畸形 / 智力低下综合征，可见于约 1/50 000 新生儿中（Stengel-Rutkowski et al.，1981），是导致流产的主要原因。新生患儿常是嵌合型（Roberts et al.，2016）。神经系统表现包括严重智力低下、语言发育障碍和全身肌张力低下。外观畸形表现为圆脸、短颈、前额突出、枕部扁平或未发育、眼距过宽、双侧内眦赘皮、宽鼻梁、长人中、下唇突出、低耳位和小颌。纯 12p 三体综合征不影响患者预期寿命，嵌合体患者的预后比完全性 12p 三体综合征患者更好。神经病理学检查结果各不相同，可完全正常，也可为严重的皮质发育不良（Fryns et al.，1974；Nielsen et al.，1977）。神经影像学可表现为基底节钙化、皮质 - 皮质下萎缩、枕大池和白质信号异常（Guerrini et al.，1990b；Elia et al.，1995a）。

染色体病可能是由于父母染色体重排易位或以嵌合或常规的方式发生新生变异所致（McKusick，1994）。多数情况患者染色体断点位于 12p11。Allen 等（1996）认为染色体断点不同，表型不同，并建议根据 12p 三体的范围及是否存在其他染色体异常，将 12p 三体综合征分为以下五类：①复制位点远离 12p11 的单纯部分性 12p 三体综合征，无其他染色体畸变（Tayei et al.，1989）；②与细胞系嵌合相关的 12p 三体综合征（Karki & Walters，1990）；③纯 12p 三体综合征并近端着丝粒染色体短臂单倍体或三倍体；④完全性 12p 三体综合征并 12p 以外的非近端着丝粒染色体单倍体或三倍体；⑤完全性 12p 三体综合征并 12q 三体。

据报道，上述五个类别均有癫痫发作。与其余四个类型不同的是，第一个类型即部分性 12p 三体综合征，表型偏良性。大多数患者在 7 岁后出现癫痫发作（Segel et al.，2006）。癫痫发作的易感性受大脑结构异常的严重程度和分布及围产期是否有窒息等因素的影响。大多数发作类型为全面性发作，无论婴儿或儿童期热性惊厥或肌阵挛。Guerrini 等（1990b）详细报道了其电 - 临床特征。3 岁后出现肌阵挛 - 失神发作，发作期或发作间期 EEG 表现为 3Hz 棘 - 慢波和多棘 - 慢波（Guerrini et al.，1990b；Elia et al.，1995a）。这种特殊类型的 EEG 也见于两例 12 号染色体臂间倒位的患者（Grosso et al.，2004a）。三个电压门控性 K 通道基因也聚中分布在 12p13 区（McKusick，1994，第 176-260 页）。AEDs 治疗效果良好。

（二）14 环状染色体综合征

14 环状染色体综合征（Ring chromosome 14，r14）是一种有特征性临床表现的罕见染色体病，以癫痫为主要特征。遗传学异常是嵌合性的；但有文献报道同源性 r14 患者与其他患者无差异（Raoul et al.，1984）。r14 异常患者与相同区域有染色体缺失但无环形结构的患者在表型上无明显的差异，但分子标记发现缺失基因的数量和性质有明显的差异（Wintle et al.，1995）。r14 是 14q 单倍体的最小形式。已知 14 号染色体长臂末端携带免疫球蛋白重链基因簇，但在 r14 患者中未发现明显的免疫球蛋白异常。基因缺失更倾向于发生在远端（Krawczun et al.，1984）。有文献报道患者存在 *FOXG1* 基因的调节异常（Alosi et al.，2015）。

学术界早在多年前即明确了 r14 综合征的临床表现，随后还进行了更新（Réthoré et al.，1984；Zollino et al.，2009）：身材矮小、早发性癫痫、智力低下（大多数患者很严重）、言语障碍、小头畸形和面部畸形，面部畸形包括长脸、上唇短呈弧形，睑裂短，鼻梁平坦和下颌后缩。眼部异常包括白内障、视网膜近周边区黄白斑和屈光不正等（Hisatomi et al.，2000）。文献报道 1 例患者 MRI 胼胝体轻度发育不全（Ono et al.，1999），另 1 例患者 CT 左颞低密度（Shirasaka et al.，1992），除此之外，神经影像学未见其他结构性异常。部分患者可表现出孤立性畸形，如 1 例患者仅有“杏仁眼”伴癫痫、智力低下和视网膜黄斑（de Blois et al.，1990）。

癫痫早发，常见于 1 岁前（Ville et al.，2009），癫痫发生率为 100%（Giovannini et al.，2013）。患者大多为全面性症状性癫痫，但也可表现为成簇的复杂部分性发作，某些患者发作起源于额 - 中央区（Ono et al，1999）。大多数患者为药物难治性癫痫，癫痫持续状态也很常见。癫痫的严重程度与智力发育呈负相关（Giovannini et al.，2013）。1 例 r14 嵌合男性患儿主要表现为生长发育迟缓和睑裂狭小、癫痫、精神障碍和畸形（Hou，2004）。而另外 3 例 r14 嵌合或单倍体患者为局灶性癫痫（Morimoto et al.，2003）。

（三）15 号染色体倒位重复综合征（Inv-dup（15）syndrome）

15 号染色体倒位重复综合征是最常见的额外结构异常染色体（extra structurally abnormal chromosomes，ESAC）遗传病，可导致 15p 四倍体和部分 15q 四倍体。虽然鲜为人知，inv-dup（15）综合征出生时患病率估计为 1/30 000，性别比接近 1（Schinzel & Niedrist，2001；Battaglia，2008）。由于诊断率不高，其发病率可能还要高。

inv-dup（15）综合征典型的临床表现为中重度精神发育迟滞、严重的语言发育迟滞和缺陷、肌张力低下、共济失调、孤独症或孤独症样行为和癫痫。轻微畸形表现为小头畸形、前额隆起、眼睑水肿、小阴茎和尿道下裂。所有患者均表现出严重程度不同的行为异常，包括广泛性发育障碍（Pervasive developmental disorders，PDD）或孤独症（Battaglia et al.，1997；Cabrera et al.，1998；Takeda et al.，2000；Buoni et al.，2000。Borgatti et al.，2001；Battaglia et al.，2008）。患者存活率未受明显影响。

在一项纳入 45 例 inv-dup（15）综合征的回顾性研究中，Matricardi 等（2018）发现痉挛发作比例为 51%，局灶性发作为 26%，不典型失神为 11%，猝倒发作为 9%。最常见的癫痫类型是 LGS（Battaglia et al.，1997；Borgatti et al.，2001；Takeda et al.，2000；Takeda et al.，2000；Torrisi et al.，2001；Battaglia et al.，2008；Battaglia et al.，2016）。也有文献报道患者可先表现为 West 综合征，而后演变为药物难治性隐源性肌阵挛癫痫（Cabrera et al.，1998）。Aguglia 等（1999）报道了 1 例 inv-dup（15）综合征，在患者母亲反复亲吻脸颊后 5~20s，或回忆起愉快事件后出现反射性发作。EEG 系双侧颞区为主的放电，并演变为肌阵挛 - 失神样发作。非情感刺激，如捏、吮吸、摩擦脸颊，或亲吻声则不能诱发发作，均为药物难治性癫痫。Borgatti 等（2001）报道了 1 例 inv-dup（15）综合征，为局灶性症状性癫痫，后演变为发作更频繁的 LGS。我们观察到 1 例 inv-dup（15）综合征患者，表现为伴中央 - 颞区棘波的良性癫痫，预后良好，其 EEG 表现为 BECTS 的典型模式（图 29-12）。另有文献报道了 2 例 inv-dup（15）综合征，大片段缺失，但临床表现轻微（Chifari et al.，2002）。

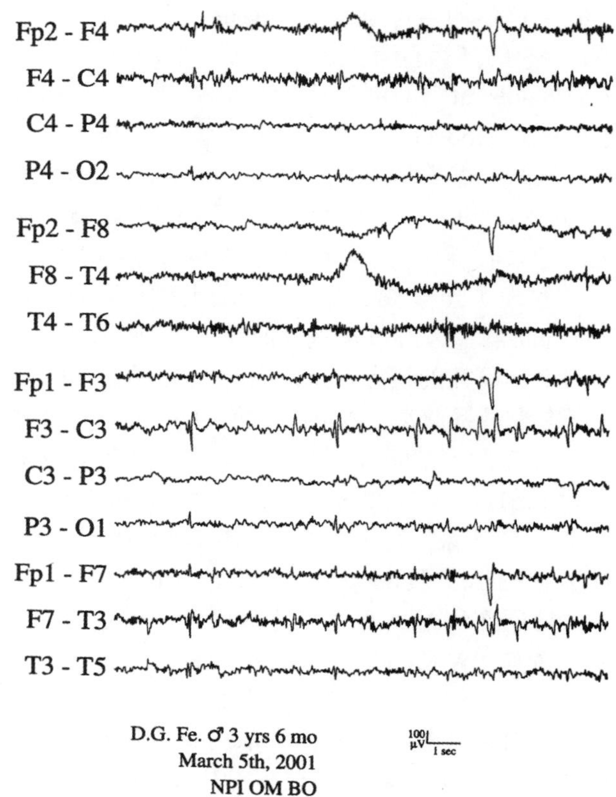

图 29-12　患者 47，xy，inv-dup 15 综合征，脑电图左中央 - 颞区中高波幅双相 - 三相棘波

1997 年，Battaglia 等报道了 4 例 15 号染色体倒位重复综合征患者详细的 EEG 异常，表现为①背景活动变慢；②合眼时后头部节律活动减少或缺如；③一侧半球为著的多脑区放电；④大量高波幅全面性尖 / 棘 - 慢复合波发放，持续 2~20s，常伴不典型失神；⑤ 4 例患者中有 2 例在慢波睡眠中全面性快节律爆发，伴呼吸急促和（或）眼球上翻和（或）强直；⑥睡眠结构紊乱。其他 EEG 异常表现包括全面性 3.5~4Hz 棘波发放，持续 4~6s（Chifari et al.，2002），弥漫性棘波、多棘波和多棘波 / 复合波（Battaglia，2008）。

在细胞遗传学研究中，经常会发现含有标记的副染色体，称之为额外结构异常染色体（extrastructurally abnormal chromosomes，ESAC）（Hook & Cross，1987）。原位杂交证实其中 50% 来自 15 号染色体近着丝粒区，这些 ESAC 被定义为 inv-dup（15）（Schreck et al.，1977）。来源于 15 号染色体的额外染色体是 inv-dup（15）综合征的病因，该染色体可包含了 Prader-Willi/Angelman 综合征（PWS/AS）相关的基因（LeanaCoxetal，1994）。Robinson 等（1993b）证实了 inv-dup（15）综合征可能是由两个不同的 15 号染色体之间的错误重组所致，并且所有患者重复的染色体均为母系来源。病情严重程度似乎与PWS/AS的基因量有关，而与复制节段的长度不相关。Wandstrat等（1998）报道了包括了PWS/AS染色体区域（15q 11-q 13）在内的大型inv-dup（15）断点。他们报道了两种类型的inv-dup（15）：一种断点在D15S12和D15S24之间，紧邻PWS/AS染色体区的远端临界区；另一种断点紧邻D15S1010。研究还发现了至少两个可形成小型和中型inv-dup（15）的断点。因为包含重复的序列，这四个断点是基因重排研究的热点。亲源研究表明，所有invdup（15）均为母系起源。Aguglia等（1999）通过分子遗传学研究发现患者15号染色体的正确甲基化模式和15q11-q13节段的三个拷贝（两个来自母系，一个来自父系），其中包括GABRB3基因。由此，有学者提出了假说，大脑γ-氨基丁酸（GABA）介导的抑制作用过度表达与这些患者的重症癫痫相关。确实，PWS/AS区域包含这两种综合征的致病基因，*GABRB3*、*GABRA5*及*P*基因。*P*基因似乎更重要。因为敲除小鼠*P*等位基因导致了GABRB3和GABRA5受体重排，小鼠出现共济失调和癫痫发作（Nakatasu et al.，1993）。同样，另一个可能的假设是这些基因的一个四倍体可能会改变受体活性，已在一个大的inv-dup（15）患者中观察到（Battaglia et al.，1997）。一定量标记物染色体基因，特别是三个γ-GABA-A受体亚单位基因的作用，可能是癫痫、智力低下和PDD之间产生联系的关键（Borgatti et al.，2001）。

位于SLC12A6区域更远端的另一个基因（溶质载体家族12成员6）编码阳离子氯化物共转运蛋白，在脑、心脏、骨骼肌和肾脏中表达，与癫痫的发病机制有关（Caron et al.，2000）。对两个分别患有15q11-13六体和15q11-13四体的患者死后脑组织进行研究表明，遗传性CNVs，再加上表观遗传学机制额外的遗传或环境因素，综合起来对表型的异质性和预后有重要的影响（Hogart et al.，2009）。

（四）Klinefelter（XXY）综合征

Klinefelter综合征（Klinefelter syndrome，KS）（Klinefelter et al.，1942）是一种仅见于男性青春期后期的综合征，表现为不育、轻至中度智障和/或精神行为异常。男性总体患病率约为1.7/1 000（Court Brown，1969）。很少以癫痫为主要症状，癫痫患病率为2%~10%（Becker et al.，1966；Zuppinger et al.，1967；Nielsen & Pedersen，1969；Genton et al.，1992）。尽管其患病率超过了正常人群，接近于精神疾病或智力障碍人群的总患病率（Boltshauser et al.，1978）。遗传学异常表现为一个或多个额外的X染色体，主要是因为减数分裂过程中未分离所致。约80%的患者只有一个多余的X染色体。同时存在正常（46，XY）和异常（46，XXY）嵌合的患者较常见，仅少数患者为混倍体。通常有多个X染色体的患者症状更严重。

一些患者的临床表现非常有特征性，而另一些患者则没有明显的临床症状，如仅有男性不育（通常为无精症、无明显的周围性腺功能低下）或轻度智力低下。青春期后期患者睾丸萎缩（伴或不伴睾丸异位），神经科医生易忽视该临床体征。最特征性但不常见的畸形表现为青少年或成年男性性腺功能减退症（“类无睾症”）：男性乳房女性化、体重增加、四肢长、肩窄和臀部宽阔、体毛减少。多数患者精神正常，但智商比正常人群平均低10~15点，只有15%~20%的患者出现精神症状（English et al.，1989）。某些患者精神症状可能较为突出，包括严重的焦虑症状、精神病样行为（Yeragani & Hopkinson，1981；Miyamoto et al.，1992），也可表现为震颤（Boltshauser，1978）。尽管文献报道1例患者表现为多小脑回和巨脑畸形（Budka，1978），但神经病理为非特异性改变。

即使患者无发作，EEG也可异常，但通常系非特异性异常：背景轻微变慢，伴或不伴局灶性尖波（Nielsen & Pedersen，1969；Nielsen & Tsuboi，1974）。有癫痫的患者可能表现出各种临床症状和EEG变化。有文献报道表现为婴儿痉挛（Inoue et al.，2012）。Tatum等（1998）报道了已知最庞大的KS合并癫痫患者群，值得注意的是其中大多数患者为全面性发作，包括典型的失神和全面性强直-阵挛性发作，EEG都表现为典型的全面性放电（Genton et al.，1992；Tatum et al.，1998）。而其他文献报道了局灶性发作及EEG变化。我们的研究结果与Elia等一致（1995b），KS患者癫痫较轻，很容易通过药物控制发作。但发作被认为是导致KS高死亡率的重要原因（Swerdlow et al.，2005）。总体而言，KS合并癫痫并没有统一的临床表现。这一点不同于另一种X染色体异常——X-三染色体综合征，表现为后头部异常EEG，癫痫易控制（Grosso et al.，2004b）。

（五）18q综合征

18q缺失综合征是由18号染色体长臂末端缺失所致，缺失的断裂点可变。可导致不同的畸形，如小头畸形、头颅畸形、眼窝内陷、鲤鱼嘴、宽鼻梁、上唇短呈弧形或腭裂、手脚细小、心血管系统损害。患者表现为中重度智力低下、攻击性行为、共济失调、辨距不良和肌张力低下。此外，18q 缺失综合征还与髓鞘碱性蛋白基因单倍体不足和心脏异常所致的髓鞘形成障碍相关。MRI 白质高信号与常见的髓鞘功能障碍（髓鞘碱性蛋白基因位于 18q23）无关，而与胶质增生有关（Tanaka et al.，2011）。

一些研究报告表明癫痫与 18q 综合征有关（Sturm et al.，2000；Grosso et al.，2005；Stephenson，2005）。早发型癫痫可能是该综合征的特征性表现，发作常为伴心律失常的自主神经发作和类似非癫痫性晕厥的呼吸暂停。

（六）6q 末端缺失综合征

6q 末端缺失综合征是一种罕见的连续性基因缺陷综合征，表现为智力低下、面部畸形、生殖器发育不全和中枢神经系统结构异常，包括脑室旁灰质异位、胼胝体发育不全、多小脑回畸形（Conti et al.，2013）。文献报道了有特定临床和 EEG 表现的 5 例 6q 末端缺失综合征患者（缺失了 9-16Mb）（Elia et al.，2006），发作均表现为呕吐、发绀、头眼偏转，伴或不伴意识丧失。4 例患者发作间期睡眠期 EEG 为后头部棘 - 慢复合波（图 29-13），无癫痫持续状态或长时间的发作。MRI 显示 4 例患者有胼胝体和脑干发育不良，3 例患者为 hypertrophic massa intermedia。所有患者癫痫预后均较好。

十、罕见非重复的拷贝数变异和癫痫

DNA 拷贝数缺失和重复统称为拷贝数变异（copy number variants，CNVs）。尽管罕见的 CNVs 不超过 1%（Valsesia et al.，2013），却是儿童和成人癫痫的重要危险因素（Meffor，2014；Kessi et al.，2018；Borlot et al.，2017；Coppola et al.，2019）。CNVs“热点”容易导致各种不同类型的癫痫，包括局灶性癫痫、全面性癫痫（Heinzen et al.，2010；Olson et al.，2014）、癫痫性脑病（Mefford et al.，2011）、伴智能障碍的遗传性全面性癫痫（De Kovel et al.，2010；Mullen et al.，2013）、不典型 Rolandic 癫痫（Reinthaler et al.，2016）、发热相关的综合征（Hartmann et al.，2015）和失神癫痫（Addis et al.，2016）。

根据纳入标准及检测方法的不同，携带致病性 CNVs 的癫痫患者比例在 5%~12%（Mefford et al.，2010；Olson et al.，2014；Borlot et al.，2017；Kessi et al.，2018；Coppola et al.，2019）。在癫痫合并神经

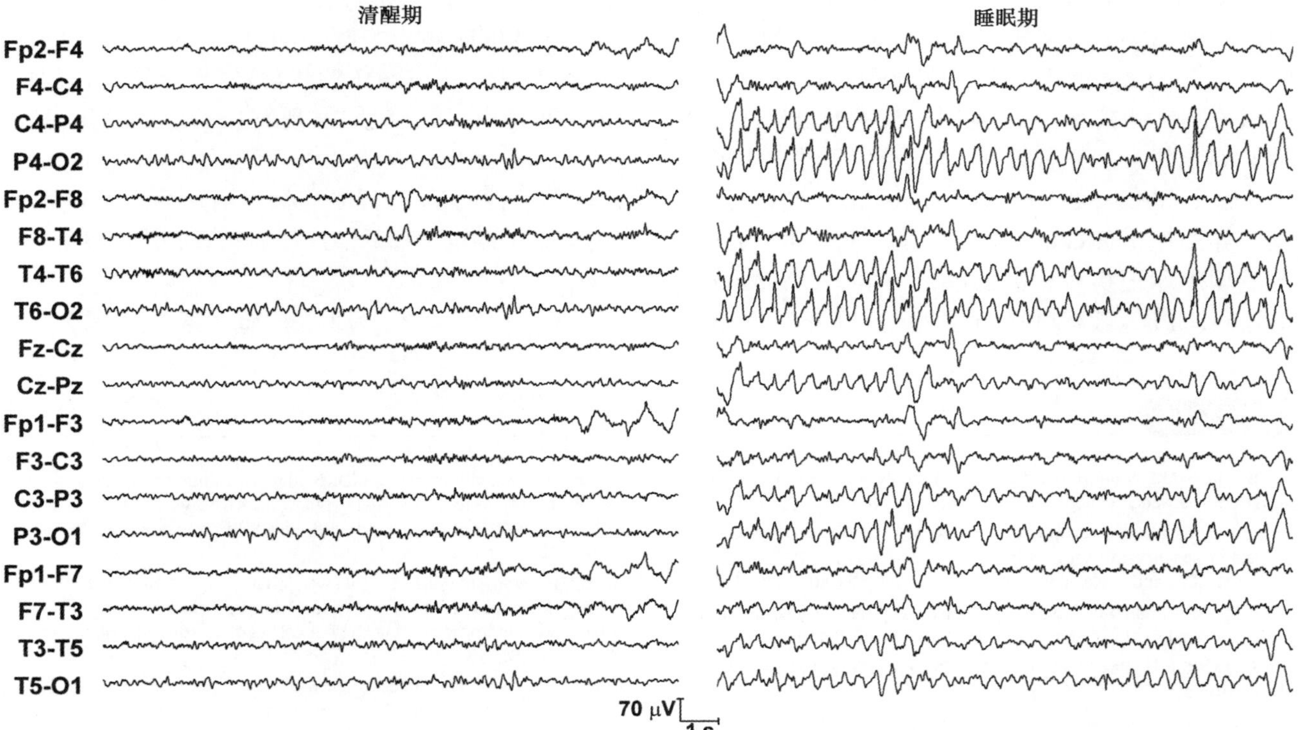

图 29-13　6q 末端缺失综合征男性患者清醒期脑电图

左图．右侧大脑半球后头部棘波；右图．睡眠期后头部长时程慢波或棘慢复合波

发育异常、精神异常的患者中,CNVs 比例大幅增加(Coppola et al.,2019)。尽管在癫痫患者中寻找 CNV 无疑是值得的。但并不意味着 CNV 仅导致癫痫。实际上 CNVs 还可导致神经发育异常或非神经系统合并症。具有上述表现的患者发现潜在致病性 CNVs 的可能性较高(Coppola et al.,2019)。

5 年前,CNVs 多通过微阵列比较基因组杂交技术(array-based comparative genomic hybridization,aCGH)及单核苷酸多态性(single nucleotide polymorphism,SNP)阵列技术检测出来。上述技术可检测到常规核型分析无法识别的亚显微水平 CNV。得益于基于阵列的技术可发现大型 CNVs(>50Kbp),首次发现了 15q11.2 和 16p13.11 基因组热点 CNVs 与全面性癫痫相关(Helbig et al.,2009; De Kovel et al.,2010)。其他研究进一步表明大型 CNVs 和新生的 CNVs 的重要性,并指出它们与特定的基因关联(Saitsu et al.,2008)。罕见的 CNVs 可见于 10% 癫痫患者(Mefford et al.,2010; Mefford et al.,2011; Adis et al.,2018)。与对照组相比,大于 1Mbp 的 CNVs 在癫痫患者中更常见(Lal et al.,2015)。不幸的是,使用这些技术无法有效地检测到小型 CNVs 和其他类型 SVs。

最新的二代测序(CNVs seq)和全基因组测序(Whole genome sequencing,WGS),均有检出致病性 CNVs 的潜力。这些新技术有助于我们更全面地了解 CNVs 与癫痫的关系(Carvill & Mefford,2015; Monlong et al.,2018; Coppola et al.,2019)。与微阵列检测技术相比,基因组技术通过检测致病性 CNVs,进一步完善诊断方法,可以评估更多的患者、确保了更小的 CNVs(Gilissen et al.,2014)及结构变异的检出(Redin et al.,2017)。此外,可检测出与基因组印记疾病相关的单亲二倍体(Uniparental disomy,UPD)。以 WGS 方法检测 CNVs 需要恰当的算法(Monlong et al.,2018)。

使用 NGS 或 WGS 方法检测 CNV 将不可避免地产生非常大量的基因数据。为在如此海量的数据中确定可疑的致病性 CNVs,我们需要制定一些规则和规定。实际上,国际指南强调了考虑普通人群中 CNVs 的发生率、与类似表型相关的 CNVs、父母遗传、CNVs 大小和基因含量的重要性(Nowakowska,2017)。因此,WGS 具有较高的诊断率并降低了成本,在部分患者中会取代微阵列比较基因组杂交技术。

十一、结论

染色体异常不是癫痫的常见病因,但染色体异常综合征患者癫痫发作的风险较高。而发作也可以是染色体病的临床表现。某些染色体异常会导致难治性癫痫;而另一些染色体异常所致的癫痫预后较好。

发作的易感性可能与脑部结构异常的严重程度或与染色体异常程度有关。发作的易感性也可能与皮质兴奋性变化因素相关,如神经递质的变化,可能取决于受累的特定基因。可见于以下数种综合征,如 AS、4p 综合征、12p 三倍体、脆性 X 综合征和 15 号染色体倒位重复综合征,取决于基因异常的长度,这也能解释 AS 和 4p 综合征 EEG 的相似性。

对染色体病相关癫痫的电 - 临床行更详细的分析,尤其是获得发作症状学、发作期及发作间期 EEG 资料,有助于我们发现发作易感的特定基因(Anderson & Hauser,1990)。对染色体异常和癫痫之间相关性的认识,以及它们对治疗的反应和预期的预后,可制定合理的治疗计划和开展遗传咨询。

(周 东译 秦 兵校)

参考文献

Addis L, Rosch RE, Valentin A, *et al.* (2016): Analysis of rare copy number variation in absence epilepsies. *Neurol Genet* 2(2): e56.

Aguglia U, Le Piane E, Gambardella A, *et al.* (1999): Emotion-induced myoclonic absence-like seizures in a patient with inv-dup (15): syndrome: a clinical, EEG, and molecular genetic study. *Epilepsia* 40: 1316–1319.

Allen TL, Brothman AR, Carey JC, Chance PF (1996): Cytogenetic and molecular analysis in trysomy 12p. *Am J Med Genet* 63: 250–256.

Alosi D, Klitten LL, Bak M, et al. (2015): Dysregulation of FOXG1 by ring chromosome 14. *Mol Cytogenet* 8: 24.

Anderson EV, Hauser WA (1990): Genetics. In: Dam M, Gram M, eds. *Comprehensive Epileptology*, pp. 57–74. New York: Raven Press.

Angelman H (1965): "Puppet" children: a report on three cases. *Dev Med Child Neurol* 7: 681–683.

Antonarakis SE, Avramopoulos D, Blouin JL, Talbot CC Jr, Schinzel AA (1993): Mitotic errors in somatic cells cause trisomy 21 in about 4.5% of cases and are not associated with advanced maternal age. *Nat Genet* 3: 146–150.

Anvret M, Nordenskjold M, Stolpe L, Johansson L, Brondum-Nielsen K (1991): Molecular analysis of 4p deletion associated with the Wolf-Hirschhorn syndrome moving the critical segment towards the telomere. *Hum Genet* 86: 481–483.

Araujo BH, Torres LB, Guilhoto LM (2015): Cerebal overinhibition could be the basis for the high prevalence of epilepsy in persons with Down syndrome. *Epilepsy Behav* 53: 120–125.

Arron JR, Winslow MM, Polleri A, *et al.* (2006): NFAT dysregulation by increased dosage of DSCR1 and DYRK1A on chromosome 21. *Nature* 441: 595–600.

Augustijn PB, Parra J, Wouters CH, Joosten P, Lindhout D, van Emde Boas W (2001): Ring chromosome 20 epilepsy syndrome in children: electroclinical features. *Neurology* 57: 1108–1111.

Back E, Voiculescu I, BrÂnger M, Wolff G (1989): Familial ring (20) chromosomal mosaicism. *Hum Genet* 83: 148–154.

Bahi-Buisson N, Ville D, Eisermann M, Plouin P, Kaminska A, Chiron C (2005): Epilepsy in chromosome aberrations. *Arch Pediatr* 12: 449–458.

Bahi-Buisson N, Guttierrez-Delicado E, Soufflet C, *et al.* (2008): Spectrum of epilepsy in terminal 1p36 deletion syndrome. *Epilepsia* 49: 509–515.

Barkovich AJ, Koch TK, Carrol CL (1991): The spectrum of lissencephaly: report of ten patients analyzed by magnetic resonance imaging. *Ann Neurol* 30: 139–146.

Battaglia A (2005): Del 1p36 syndrome: a newly emerging clinical entity. *Brain Dev* 27: 358–361.

Battaglia A (2008): The inv dup (15) or idic (15) syndrome (Tetrasomy 15q). *Orphanet J Rare Dis* 19: 3–30.

Battaglia A, Shaffer LG (2008): 1p36 deletion syndrome. In: Pagon RA, Bird TD, Dolan CR, Stephens K (eds) *Source Gene Reviews* [Internet].

Battaglia A, Gurrieri F, Bertini E, et al. (1997): The inv-dup(15) syndrome: a clinically recognizable syndrome with altered behavior, mental retardation, and epilepsy. *Neurology* 48: 1081–1086.

Battaglia D, Zampino G, Zollino M, *et al.* (2003): Electroclinical patterns and evolution of epilepsy in the 4p- syndrome. *Epilepsia* 44: 1183–1190.

Battaglia A, Filippi T, Carey JC (2008a): Update on the clinical features and natural history of Wolf-Hirschhorn (4p-) syndrome: experience with 87 patients and recommendations for routine health supervision. *Am J Med Genet C Semin Med Genet* 148C (4): 246–251.

Battaglia A, Hoyme HE, Dallapiccola B, *et al.* (2008b): Further delineation of deletion 1p36 syndrome in 60 patients: a recognizable phenotype and common cause of developmental delay and mental retardation. *Pediatrics* 121: 404–410.

Battaglia A, Bernardini L, Torrente I, Novelli A, Scarselli G (2016): Spectrum of epilepsy and electroencephalogram patterns in idic (15) syndrome. *Am J Med Genet* 170: 2531–2539.

Battaglia A, Calhoun ARUL, Lortz A, Carey JC (2018): Risk of hepatic neoplasms in Wolf-Hirschhorn syndrome (4p-): Four new cases and review of the literature. *Am J Med Genet* 176: 2389–2394.

Baxendale S, MacDonald ME, Mott R, *et al.* (1993): A cosmid contig and high resolution restriction map of the 2 megabase region containing the Huntington's disease gene. *Nat Genet* 4: 181–186.

Bear MF (2005): Therapeutic implications of the mGluR theory of fragile X mental retardation. *Genes Brain Behav* 4: 393–398.

Beatty CW, Wrede JE, Blume HK (2017): Diagnosis, treatment, and outcomes of infantile spasms in the Trisomy 21 population. *Seizure* 45: 184–188.

Becker KL, Hoffman DL, Albert A, Underdahl LO, Mason HL (1966): Klinefelter syndrome: clinical and laboratory findings in 50 patients. *Arch Intern Med* 118: 314–321.

Becker KL, Armstrong DL, Chan F (1986): Dendritic atrophy in children with Down's syndrome. *Ann Neurol* 20: 520–526.

Berg AT, Berkovic SF, Brodie MJ et al. (2010): Revised terminology and concepts for organization of seizures and epilepsies: report of the ILAE Commission on Classification & Terminology, 2005-2009. *Epilepsia* 51: 676–685.

Berry-Kravis E (2002): Epilepsy in fragile X syndrome. *Dev Med Child Neurol* 44: 724–728.

Bi W, SapirT, Shchelochkov OA, *et al.* (2009): Increased LIS1 expression affects human and mouse brain development. *Nat Genet* 41: 168–177.

Biraben A. Odent S, Lucas J, *et al.* (2001): Chromosome 20 en anneau et épilepsie: diversité des crises étudiées en vidéo-EEG. Un mécanisme sous-cortical d'épileptogénèse est-il au premier plan ? *Épilepsies* 13: 9–15.

Biraben A, Semah F, Ribeiro MJ, Douaud G, Remy P, Depaulis A (2004): PET evidence for a role of the basal ganglia in patients with ring chromosome 20 epilepsy. *Neurology* 63: 73–77.

Blomquist HK, Gustavson KH, Hoimgren G, Nordenson 1, Palsson-Strae U (1983): Fragile X syndrome in mildly retarded children in a northern Swedish country. *Clin Genet* 24: 393–398.

Boltshauser E, Meyer M, Deonna T (1978): Klinefelter syndrome and neurological disease. *J Neurol* 219: 253–259.

Bonanni P, Casellato S, Fabbro F, Negrin S (2017): Epilepsy in fragile-X-syndrome mimicking panayiotopoulos syndrome: Description of three patients. *Am J Med Genet A* 173: 2753–2757.

Borgaonkar DS, Lacassie YE, Stoll C (1976): Usefulness of chromosome catalog in delineating new syndromes. *Birth Defect* 12: 87–95.

Borlot F, Regan BM, Bassett AS, Stavropoulos DJ, Andrade DM (2017): Prevalence of Pathogenic Copy Number Variation in Adults With Pediatric-Onset Epilepsy and Intellectual Disability. *JAMA Neurol* 74: 1301–1311.

Borgatti R, Piccinelli P, Passoni D, *et al.* (2001): Relationship between clinical and genetic features in "inverted duplicated chromosome 15" patients. *Pediatr Neurol* 24: 111–116.

Bourgeois JA, Coffey SM, Rivera SM, *et al.* (2009): A review of fragile X premutation disorders: expanding the psychiatric perspective. *J Clin Psychiatry* 70: 852–862.

Bower BD, Jeavons PM (1967): The "happy puppet" syndrome. *Arch Dis Child* 42: 298–302.

Boyd SG, Harden A, Patton MA (1988): The EEG in early diagnosis of Angelman's (happy puppet) syndrome. *Eur J Pediatr* 147: 508–513.

Brandt CA, Kierkegaard O, Hindkjaer J, Jensen PKA, Pedersen S, Therkelsen AJ (1993): Ring chromosome 20 with loss of telomeric sequences detected by multicolour PRINS. *Clin Genet* 44: 26–31.

Brazil A, Stanford K, Smolarek T, Hopkin R (2014): Delineating the phenotype of 1p36 deletion in adolescents and adults. *Am J Med Genet* 164 A: 2496–2503.

Buckle VJ, Fujita N, Ryder-Cook AS, *et al.* (1989): Chromosomal localization of GABA(A) receptor subunit genes: relationship to human genetic disease. *Neuron* 3: 647–654.

Budka H (1978): Megalencephaly and chromosomal anomaly. *Acta Neuropathol* 43: 263–266.

Buli M, Warburton D (1990): Monosomy 4p. In: Buyse ML (ed) *Birth Defect Encyclopedia*, pp. 334–335. Cambridge, MA: Blackwell Scientific Publications.

Buoni S, Sorrentino L, Farnetani MA, Pucci L, Fois A (2000): The syndrome of inv-dup (15) clinical, electroencephalographic, and imaging findings. *J Child Neurol* 15: 380–385.

Buoni S, Grosso S, Pucci L, Fois A (1999): Diagnosis of Angelman syndrome: clinical and EEG criteria. *Brain Dev* 21: 296–302.

Buxton JL, Chan CJ, Gilbert H, *et al.* (1994): Angelman syndrome associated with a maternal 15q11-13 deletion of less than 200 kb. *Hum Molec Genet* 3: 1409–1413.

Cabrera JC, Marti M, Toledo L, Gine R, Vazquez C (1998): West's syndrome associated with inversion duplication of chromosome 15. *Rev Neurol* 26: 77–79.

Canevini MP, Sgro V, Zuffardi O, *et al.* (1998): Chromosome 20 ring: a chromosomal disorder associated with a particular electroclinical pattern. *Epilepsia* 39: 942–951.

Caraballo R, Darra F, Reyes G, Armeno M, Cresta A, Mestre G, Bernardina BD (2017): The ketogenic diet in patients with myoclonic status in non-progressive encephalopathy. *Seizure* 51: 1–5.

Caron L, Rousseau F, Gagnon E, Isenring P (2000): Cloning and functional characterization of a cation-Cl- cotransporter-interacting protein. *J Biol Chem* 13: 32027–32036.

Carter CO (1977): Genetics of common singie malformations. *Br Med Bull* 32: 21–28.

Centerwall WR, Thompson WP, Allen IE, Fobes CD (1975): Translocation 4p- syndrome. *Am J Dis Child* 122: 366–370.

Chawla J, Sucholeiki R, Jones C, Silver K (2002): Intractable epilepsy with ring chromosome 20 syndrome treated with vagal nerve stimulation: case report and review of the literature. *J Child Neurol* 17: 778–780.

Chifari R, Guerrini R, Pierluigi M, et al. (2002): Mild generalized epilepsy and developmental disorder associated with large inv dup(15). *Epilepsia* 43: 1096–1100.

Clayton-Smith J (1993): Clinical research on Angelman syndrome in the United Kingdom: observations on 82 affected individuals. *Am J Med Genet*

46: 12–15.

Coffee B, Keith K, Albizua I, *et al.* (2009): Incidence of fragile X syndrome by newborn screening for methylated FMR1 DNA. *Am J Hum Genet* 85: 503–514.

Conlin LK, Kramer W, Hutchinson AL, *et al.* (2011): Molecular analysis of ring chromosome 20 syndrome reveals two distinct groups of patients. *J Med Genet* 48: 1–9.

Conti V1, Carabalona A, Pallesi-Pocachard E, *et al.* (2013): Periventricular heterotopia in 6q terminal deletion syndrome: role of the C6orf70 gene. *Brain* 136: 3378–3394.

Coppola A, Cellini E, Stamberger H, *et al.* (2019): Diagnostic implications of genetic copy number variation in epilepsy plus. *Epilepsia* 2019, in press

Cortez MA, Shen L, Wu Y, *et al.* (2009): Infantile spasms and Down syndrome: a new animal model. *Pediatr Res* 65: 499–503.

Court Brown WM (1969): Sex chromosome aneuploidy in man and its frequency, with special reference to mental subnormality and criminal behavior. *Int Rev Exp Pathol* 7: 31–38.

Crawford DC, Acuna JM, Sherman SL (2001): FMR1 and the fragile X syndrome: human genome epidemiology review. *Genet Med* 3: 359–371.

Dalla Bernardina B, Trevisan E, Colamaria V, Magaudda A (1985): Myoclonic epilepsy ("myoclonic status") in non-progressive encephalothies. In: Roger J, Dravet C, Bureau M, Dreifuss FE, Wolf P (eds) *Epileptic Syndromes in Infancy, Childhood and Adolescence*, pp 68–72. London: John Libbey

Darra F, Fontana E, Dalla Bernardina B (2017): Myoclonic Status in non-progressive Encephalopathies. In: Pellock JM, Nordli DR Jr, Sankar R, Wheless JW (eds) *Pellock's Pedaitric Epilepsy Diagnosis and Therapy*, pp. 373–382. New York: Demos Medical Publishing.

Daube JR, Chou SM (1966): Lissencephaly: two cases. *Neurology* 16: 179–191.

d'Orsi G, Specchio LM; Apulian Study Group on Senile Myoclonic Epilepsy (2014): Progressive myoclonus epilepsy in Down syndrome patients with dementia. *J Neurol* 261: 1584–1597.

De Blois MC, Caille B, Rethore MO, Dufier JL, Lejeune J (1990): r14 syndrome without major dysmorphism. *Ann Genet* 33: 155–158.

De Grouchy J, Turleau C (1984): Clinical Atlas of Human Chromosomes, 2nd ed. New York: John Wiley.

de Kovel CG, Trucks H, Helbig I, *et al.* (2010): Recurrent microdeletions at 15q11.2 and 16p13.11 predispose to idiopathic generalized epilepsies. *Brain* 133: 23–32.

De Simone R, Puig XS, Gélisse P, Crespel A, Genton P (2010): Senile myoclonic epilepsy: delineation of a common condition associated with Alzheimer's disease in Down syndrome. *Seizure* 19: 383–389.

De Vries BB, van der Ouweland AM, Duivenvoorden HJ and the collaborative fragile X study group (1997): Screening and diagnosis for the fragile X syndrome among the mentally retarded: an epidemiological and psychological survey. *Am J Hum Genet* 61: 660–667.

Delach JA, Rosengren SS, Kaplan L, *et al.* (1994): Comparison of high resolution chromosome banding and fluorescent in situ hybridization (FISH) for the laboratory evaluation of Prader-Willi syndrome and Angelman syndrome. *Am J Med Genet* 52: 85–91.

Del Sole A, Chiesa V, Lucignani G, *et al.* (2010): Exploring dopaminergic activity in ring chromosome 20 syndrome: a SPECT study. QJ Nucl Med Mol Imaging 54: 564–569.

Dimova P1, Boneva I, Todorova A, Minotti L, Kahane P (2012): Gelastic seizures in ring chromosome 20 syndrome: a case report with video illustration. *Epileptic Disord* 14: 181–186.

Dion MH, Novotny EJ Jr, Carmant L, Cossette P, Nguyen DK (2007): Lamotri-gine therapy of epilepsy with Angelman's syndrome. *Epilepsia* 48: 593–596.

Dobyns WB, Truwit CL, Ross ME, *et al.* (1999): Differences in the gyral pattern distinguish chromosome 17-linked and X-linked lissencephaly. *Neurology* 53: 270–277.

Dulabon L, Olson EC, Taglienti MG, *et al.* (2000): Reelin binds alpha3beta1 integrin and inhibits neuronal migration. *Neuron* 27: 33–44.

Eisermann MM, De La Raillere A, Dellatolas G, *et al.* (2003): Infantile spasms in Down syndrome-effects of delayed anticonvulsive treatment. *Epilepsy Res* 55: 21–27.

Elia M (2009): Myoclonic status in nonprogressive encephalopathies: an update. *Epilepsia* 50 (Suppl 5): 41–44.

Elia M, Musumeci SA, Ferri R, *et al.* (1995a): Trisomy 12p and epilepsy with myoclonic absences: a new case. *Epilepsia* 36 (Suppl. 3): S2.

Elia M, Musumeci SA, Ferri R, Scuderi C, Del Gracco S, Stefanini MC (1995b): Seizures in Klinefelter's syndrome: a clinical and EEG study of five patients. *Ital J Neurol Sci* 16: 231–238.

Elia M, Striano P, Fichera M, *et al.* (2006): 6q terminal deletion syndrome is associated with a distinctive EEG and clinical pattern. A report of five cases. *Epilepsia* 47: 830–838.

English CJ, Davison EV, Bhatei MS, Barrett L (1989): Chromosome studies of males in an institution for the mentally handicapped. *J Med Genetics* 26: 379–381.

Ferlazzo E, Adjien CK, Guerrini R, *et al.* (2009): Lennox-Gastaut syndrome with late-onset and prominent reflex seizures in trisomy 21 patients. *Epilepsia* 50: 1587–1594.

Finelli PF, Pueschei SM, Padre-Mendoza T, O Brien MM (1985): Neurological findings in patients with fragile-X syndrome. *J Neurol Neurosurg Psychiatry* 48: 150–153.

Fiumara A, Pittalà A, Cocuzza M, Sorge G (2010): Epilepsy in patients with Angelman syndrome. *Italian Journal of Pediatrics* 36: 31.

Franz DN, Glauser TA, Tudor C, Williams S (2000): Topiramate therapy of epilepsy associated with Angelman's syndrome. *Neurology* 54: 1185–1188.

Freeman SB, May KM, Pettay D, Fernhoff PM, Hassold TJ (1993): Paternal uniparental disomy in a child with a balanced 15;15 translocation and Angelman syndrome. *Am J Med Genet* 45: 625–630.

Fregeau B, Kim BJ, Hernández-García A, *et al.* (2016): *De novo* Mutations of RERE Cause a Genetic Syndrome with Features that Overlap Those Associated with Proximal 1p36 Deletions. *Am J Hum Genet* 98: 963–970.

Fryns JP, Van den Berge H, Van Herck G, Cassimpan JJ (1974): Trisomy 12p due to familial t (2p-; 6q+) translocation. *Hum Genet* 24: 247–252.

Fujimoto A, Wilson MG (1990): Growth retardation in Wolf-Hirschhorn syndrome. *Hum Genet* 84: 296–297.

Gago-Veiga AB, Toledano R, García-Morales I, *et al.* (2018): Specificity of electroclinical features in the diagnosis of ring chromosome 20. *Epilepsy Behav* 80: 215–220.

Gajecka M, Mackay KL, Shaffer LG (2007): Monosomy 1p36 deletion syndrome. *Am J Med Genet C Semin Med Genet* 145: 346–356.

Galvan-Manso M, Campistol J, Conill J, Sanmarti FX (2005): Analysis of the characteristics of epilepsy in 37 patients with the molecular diagnosis of Angelman syndrome. *Epileptic Disord* 7: 19–25.

Garcia CA, Dunn D, Trevor R (1978): The lissencephaly (Agyria): syndrome in siblings. Computerized tomographic and neuropathologic findings. *Arch Neurol* 35: 608–611.

Gastaut H, Pinsard N, Raybaud C, Aicardi J, Zifkin B (1987): Lissencephaly (Agyria-Pachygyria) clinical findings and serial EEG studies. *Dev Med Child Neurol* 29: 167–180.

Genton P, Medina MT, Roger J, Murcia de Medina M, Mattei MG, Guerrini R (1992): Syndrome de Klinefelter (dysgénésie gonadique avec caryo-type 47, XXY) et épilepsie: 5 observations. *Boll Lega It Epil* 79/80: 69–70.

Genton P, Paglia G (1994): Épilepsie myoclonique sénile? Myoclonies épileptiques d'apparition tardive dans le syndrome de Down. *Epilepsies* 6: 5–11.

Genton P, Ferlazzo E, Thomas P (2008): Absence status epilepsy: delineation of a distinct idiopathic generalized epilepsy syndrome. *Epilepsia* 49: 642–649.

Gholipour T, Mitchell S2 Sarkis RA, Chemali Z (2017): The clinical and neurobehavioral course of Down syndrome and dementia with or without new-onset epilepsy. *Epilepsy Behav* 68: 11–16.

Giliessen-Kaesbach G, Cross S, Kaya-Westerloh S, Passarge E, Horsthemke B (1995): DNA methylation based testing of 450 patients suspected of having Prader-Willy syndrome. *J Med Genet* 32: 88–92.

Gilissen G, Hehir-Kwa JY, Thung DT, *et al.* (2014): Genome sequencing identifies major causes of severe intellectual disability. *Nature* 511: 344–347.

Giovannini S1, Marangio L, Fusco C *et al.* (2013): Epilepsy in ring 14 syndrome: a clinical and EEG study of 22 patients. *Epilepsia* 54: 2204–2213.

Giuffrida R, Musumeci S, D'Antoni S, *et al.* (2005): A reduced number of metabotropic glutamate subtype 5 receptors are associated with constitutive homer proteins in a mouse model of fragile X syndrome. *J Neurosci* 25: 8908–8916.

Gobbi G, Bruno L, Pini A, Giovanardi Rossi P, Tassinari CA (1987): Periodic spasms: an unclassified type of epileptic seizure in childhood. *Dev Med Child Neurol* 29: 766–775.

Gobbi G, Pini A, Parmeggiani A, *et al.* (1996): Periodic spasms in Cortical dysplasia. In: Guerrini R, Andermann F, Canapicchi R, Roger J, Zifkin BJ, Pfanner P (eds), *Dysplasias of Cerebral Cortex and Epilepsy*, pp. 311–321. Philadelphia: Lippincott-Raven Publishers.

Goto M, Saito Y, Honda R *et al.* (2015): Episodic tremors representing cortical myoclonus are characteristic in Angelman syndrome due to UBE3A mutations. *Brain Dev* 37:,216–222.

Gottfried M, Lavine L, Roessmann U (1981): Neuropathological findings in Wolf-Hirschhorn (4p-) syndrome. *Acta Neuropathol* (Berl) 55: 163–165.

Greger V, Knoll JHM, Wagstaff J, *et al.* (1997): Angelman syndrome associated with an inversion of chromosome 15q11.2q24.3. *Am J Hum Genet* 60: 574–580.

Grosso S, Pucci L, Farnetani M, *et al.* (2004a): Epilepsy and electroencephalographic findings in pericentric inversion of chromosome 12. *J Child Neurol* 19: 604–608.

Grosso S, Farnetani MA, Di Bartolo RM, *et al.* (2004b): Electroencephalographic and epileptic patterns in X chromosome anomalies. *J Clin Neurophysiol* 21: 249–253.

Grosso S, Pucci L, Di Bartolo RM, *et al.* (2005): Chromosome 18 aberrations and epilepsy: a review. *Am J Med Genet* 134: 88–94.

Gu B, Carstens KE, Judson MC *et al.* (2019): Ube3a reinstatement mitigates epileptogenesis in Angelman syndrome model mice. *J Clin Invest* 129:,163–168.

Guerrini R, Battaglia A, Stagi P, *et al.* (1989): Caratteristiche elettrocliniche dell'epilessia nella Sindrome di Down. *Boll Lega It Epil* 66/67: 317–319.

Guerrini R, Bureau M, Mattei MG, Battaglia A, Galland MC, Roger J (1990): Trisomy 12p syndrome: a chromosomal disorder associated with generalized 3-Hz spike and wave discharges. *Epilepsia* 31: 557–566.

Guerrini R, Genton P, Bureau M, Dravet C, Roger J (1990): Reflex seizures are frequent in patients with Down syndrome and epilepsy. *Epilepsia* 31: 406–417.

Guerrini R, Dravet C, Ferrari AR, *et al.* (1993): Evoluzione dell'epilessia nelle più frequenti forme genetiche con ritardo mentale (sindrome di Down e sindrome dell'X fragile). *Ped Med Chir* 15: 19–22.

Guerrini R, De Lorey TM, Bonanni P, *et al.* (1996): Cortical myoclonus in Angelman syndrome. *Ann Neurol* 40: 39–48.

Guthrie RD, Aase JM, Asper AC, *et al.* (1971): The 4p-syndrome: a clinically recognizable chromosomal deletion syndrome. *Am J Dis Child* 122: 421–425.

Hagerman RJ, Protic D, Rajaratnam A *et al.* (2018): Fragile X-Associated Neuropsychiatric Disorders (FXAND). *Front Psychiatry* 9: 564. eCollection 2018.

Halal F, Chitayat D, Parikh H, *et al.* (1992): Ring chromosome 20 and possible assignment of the structural gene encoding human carboxypeptidase-L to the distal segment of the long arm of chromosome 20. *Am J Med Genet* 43: 576–579.

Hartmann C, von Spiczak S, Suls A, *et al.* (2015): Investigating the genetic basis of fever-associated syndromic epilepsies using copy number variation analysis. *Epilepsia* 56: e26–e32

Heilstedt HA, Burgess DL, Anderson AE, *et al.* (2001): Loss of the potassium channel beta-subunit gene, KCNAB2, is associated with epilepsy in patients with 1p36 deletion syndrome. *Epilepsia* 42: 1103–1111.

Heilstedt HA, Ballif BC, Howard LA, *et al.* (2003): Physical map of 1p36, placement of breakpoints in monosomy 1p36, and clinical characterization of the syndrome. *Am J Hum Genet* 72: 1200–1212.

Heinzen EL, Radtke RA, Urban TJ, *et al.* (2010): Rare deletions at 16p13.11 predispose to a diverse spectrum of sporadic epilepsy syndromes. *Am J Hum Genet* 86: 707–718.

Helbig I, Mefford HC, Sharp AJ, *al.* (2009): 15q13.3 microdeletions increase risk of idiopathic generalized epilepsy. *Nat genet* 41: 160–172

Heitz D, Devys D, Imbert G, Kretz C, Manciel JL (1992): Inheritance of the fragile X permutation is a major determinant of the transition to full mutation. *J Med Genet* 29: 794–801.

Herbst SM, Proepper CR, Geis T, *et al.* (2016): LIS1-associated classic lissencephaly: A retrospective, multicenter survey of the epileptogenic phenotype and response to antiepileptic drugs. *Brain Dev* 38: 399–406.

Herrgard E, Mononen T, Mervaala E, *et al.* (2007): More severe epilepsy and cognitive impairment in the offspring of a mother with mosaicism for the ring 20 chromosome. *Epilepsy Res* 73: 122–128.

Herva R, Saarinen I, Leikkonen L (1977): The r (20) syndrome. *J Med Genet* 14: 281–283.

Hirano Y, Oguni H, Nagata S (2016): Refractory and severe status epilepticus in a patient with ring chromosome 20 syndrome. *Brain Dev* 38: 746–749.

Hirschhorn K, Cooper HL, Firschein IL (1965): Deletion of short arms of chromosome 4-5 in a child with defects of midline fusion. *Humancenetik* 1: 479–482.

Hisatomi T, Kira R, Sakamoto T, Inomata H (2000): A case of ring 14 chromosome with ocular manifestations. *Nippon Ganka Gakkai Zasshi* 104: 121–124.

Ho KS, Markham LM, Twede H, *et al.* (2018): A survey of antiepileptic drug responses identifies drugs with potential efficacy for seizure control in Wolf-Hirschhorn syndrome. *Epilepsy Behav* 81: 55–61.

Hogart A, Leung KN, Wang NJ, *et al.* (2009): Chromosome 15q11-13 duplication syndrome brain reveals epigenetic alterations in gene expression not predicted from copy number. *J Med Genet* 46: 86–93.

Holmes GL (1987): *Diagnosis and Management of Seizures in Children.* Philadelphia: W. B. Saunders, pp. 56–71.

Holopainen I, Penttinen M, Lakkala T, Aarimaa T (1994): Ring chromosome 20 mosaicism in a girl with complex partial seizures. *Dev Med Child Neurol* 36: 70–73.

Hong SE, Shugart YY, Huang DT, *et al.* (2000): Autosomal recessive lissencephaly with cerebellar hypoplasia is associated with human RELN mutations. *Nat Genet* 26: 93–96.

Hook EB, Cross K (1987): Extra structurally abnormal chromosomes (ESAC): detected at amniocentesis: frequency in approximately 75,000prenatal cytogenic diagnoses and associations with maternal and paternalage. *Am J Hum Genet* 54: 748–756.

Hou JW (2004): Mosaic ring chromosome 14 and monosomy 14 presenting with growth retardation, epilepsy, and blepharophimosis. *Chang Gung Med J* 27: 373–378.

Ikemoto S, Hamano SI, Hirata Y, Matsuura R, Koichihara R (2019): Perampanel in lissencephaly-associated epilepsy. *Epilepsy Behav* Case Rep 11: 67–69.

Incorpora G, Sorge G, Sorge A, Pavone L (2002): Epilepsy in fragile X syndrome. *Brain Dev* 24: 766–769.

Inoue Y, Fujiwara T, Matsuda K, *et al.* (1997): Ring chromosome 20 and non convulsive status epilepticus. A new epileptic syndrome. *Brain* 120: 939–953.

Inoue H, Orita T, Matsushige T, Hasegawa S, Ichiyama T (2012): Klinefelter's syndrome complicated with West syndrome in a 4-month-old boy. *Brain Dev* 34: 148–150.

Itakura A, Saito Y, Nishimura Y, *et al.* (2016): Successful treatment of migrating partial seizures in Wolf-Hirschhorn syndrome with bromide. *Brain Dev* 38: 658–662.

Jacobs J, Bernard G, Andermann E, Dubeau F, Andermann F (2008): Refractory and lethal status epilepticus in a patient with ring chromosome 20 syndrome. *Epileptic Disord* 10: 254–259.

Jacquemont S, Hagerman RJ, Leehey MA, *et al.* (2004): Penetrance of the fragile X-associated tremor/ataxia syndrome in a premutation carrier population. *JAMA* 291: 460–469.

Jalbert P, Jalbert H, Sele B, *et al.* (1977): Chromosome 20 en anneau: un nouveau syndrome. *Ann Genet* 20: 258–262.

Jay V, Becker LE, Chan F-W, Perry TL (1991): Puppet-like syndrome of Angelman: a pathologic and neurochemical study. *Neurology* 41: 416–422.

Jennings MT, BirdTD (1981): Genetic influences in the epilepsies. *Am J Dis Child* 135: 450–457.

Ji X, Hu H, Wang Y, *et al.* (2017): Prenatal diagnosis of two fetuses with chromosome 1p36 deletion syndrome. *Zhonghua Yi Xue Yi Chuan Xue Za Zhi* 34: 853–856.

Jones KL, Gilbert EF, Kaveggia EG, Opitz JM (1980): The Miller-Dieker syndrome. *Pediatrics* 66: 277–281.

Jordan VK, Zaveri HP, Scott DA (2015): 1p36 deletion syndrome: an update. *Appl Clin Genet* 8: 189–200.

Kagitani-Shimono K, Imai K, Otani K, *et al.* (2005): Epilepsy in Wolf-Hirschhorn syndrome (4p-). *Epilepsia* 46: 150–155.

Kanazawa O, Irie N, Kawai I (1991): Epileptic seizures in the 4p syndrome. Report of 2 cases. *Jpn J Psychiatry Neurol* 45: 653–659.

Kapian LC, Wharton R, Elias E, *et al.* (1987): Clinical heterogenicity associated with deletions in the long ann of chromosorne I 5: report of 3 new cases and their possible genetic significance. *Am J Med Genet* 28: 45–53.

Karki CB, Walters RM (1990): Trisomy 12p mosaicism syndrome. *J Ment Def Res* 34: 75–80.

Kato M, Das S, Petras K, *et al.* (2004): Mutations of ARX are associated with striking pleiotropy and consistent genotype-phenotype correlation. *Hum Mutat* 23: 147–159.

Kenmuir C, Richardson M, Ghearing G (2015): Surgical treatment for medically refractory focal epilepsy in a patient with fragile X syndrome. *Brain Dev* 37: 916–918.

Kessi M, Xiong J, Wu L *et al.* (2018): Copy Number Variations and predictors in children with intellectual disability and epilepsy. *Front Neurol* 9: 947.

Kitamura K, Yanazawa M, Sugiyama N, *et al.* (2002): Mutation of ARX causes abnormal development of forebrain and testes in mice and X-linked lissencephaly with abnormal genitalia in humans. *Nat Genet* 32: 359–369.

Klinefelter HF Jr, Reifenstein EC Jr, Albright F (1942): Syndrome characterized by gynecomastia, aspermatogenesis without aleydigism and increased secretion of follicle-stimulating hormone. *J Clin Endocrinol* 2: 615–627.

Kluger G, Bohm I, Laub MC, Waldenmaier C (1996): Epilepsy and fragile X gene mutations. *Pediatric Neurology* 15: 358–360.

Knoll JHM, Nicholls RD, Magenis R, *et al.* (1990): Angelman syndrome: three molecular classes identified with chromosome 15q11q13-specific DNA markers. *Am J Hum Genet* 47: 149–155.

Krawczun M, Melink G, Cervenka J (1984): Ring chromosome 14 and immunoglobulin locus. *Am J Med Genet* 17: 465–469.

Kumada T, Ito M, Miyajima T (2005): Multi-institutional study on the correlation between chromosomal abnormalities and epilepsy. *Brain Dev* 2: 127–134.

Kumari D, Gazy I, Usdin K (2019): Pharmacological Reactivation of the Silenced FMR1 Gene as a Targeted Therapeutic Approach for Fragile X Syndrome. *Brain Sci* 9(2). E39.

Laan LA, Den Boer AT, Hennekam RC, Renier WO, Brouwer OF (1996): Angelman syndrome in adulthood. *Am J Med Genet* 66: 356–360.

Laan LA, Renier WO, Arts LFM, Buntinx IM, *et al.* (1997): Evolution of epilepsy and EEG findings in Angelman syndrome. *Epilepsia* 38: 195–199.

Laan LA, Vein AA (2005): Angelman syndrome: is there a characteristic EEG? *Brain Dev* 27: 80–87.

Lal D, Ruppert AK, Trucks H, *et al.* (2015): Burden Analysis of Rare Microdeletions Suggests a Strong Impact of Neurodevelopmental Genes in Genetic Generalised Epilepsies. *PLOS Genetics* 11:e1005226.

Leana-Cox J, Jenkis L, Palmer CG, *et al.* (1994): Molecular cytogenetic analysis of inv dup (15) chromosomes, using probes specific for Prader-Willi/Angelman syndrome region: clinical implications. *Am J Hum Genet* 54: 748–756.

Leventer RJ, Cardoso C, Ledbetter DH, Dobyns WB (2001): LIS1: from cortical malformation to essential protein of cellular dynamics. *Trends Neurosci* 24: 489–492.

Lewis MW, Vargas-Franco D, Morse DA, Resnick JL (2019): A mouse model of Angelman syndrome imprinting defects. *Hum Mol Genet* 28: 220–229.

Lossie AC, Whitney MM, Amidon D, *et al.* (2001): Distinct phenotypes distinguish the molecular classes of Angelman syndrome. *J Med Genet* 12: 834–845.

Lugo R, Bureau M, Dravet C, Viallat D, Genton P (1999): Particularités du syndrome de Lennox-Gastaut dans la trisomie 21. *Épilepsies* 11: 213.

Lurie IW, Lazjuk GI, Ussova YI, *et al.* (1980): The Wolf-Hirschhorn syndrome. *Clin Genet* 17: 375–385.

Magenis RE, Toth-Fejel S, Allen LJ, *et al.* (1990): Comparison of the 15q deletions in Prader-Willi and Angelman syndromes: specific regions, extent of deletions, parental origin, and clinical consequences. *Am J Med Genet* 35: 333–349.

Malcolm S, Clayton-Smith J, Nichols M, *et al.* (1991): Uniparental paternal disomy in Angelman's syndrome. *Lancet* 337: 694–697.

Matricardi S, Darra F, Spalice A, *et al.* (2018): Electroclinical findings and long-term outcomes in epileptic patients with inv dup (15). *Acta Neurol Scand* 137: 575–581.

Matsumoto A, Kumagai T, Miura K, Miyazaki S, Hayakawa C, Yamanaka T (1992): Epilepsy in Angelman syndrome associated with chromosome 15q deletion. *Epilepsia* 33: 1083–1090.

Matsuura T, Sutcliffe JS, Fang P, *et al.* (1997): *De novo* truncating mutations in E6-AP ubiquitin-protein ligase gene (UBE3A) in Angelman syndrome. *Nat Genet* 15: 74–77.

McKeown C, Read AP, Dodge A, Stecko O, Mercer A, Harris R (1987): Wolf-Hirschhorn locus is distal to D4S10 on short arm of chromosome 4. *J Med Genet* 24: 410–412.

McKeman RM, Whiting PJ (1996): Which GABAA-receptor subtypes really occur in the brain? 19: 139–143.

McKusick VA (1994): *Mendelian Inheritance in Man. A Catalog of Human Genes and Genetic Disorders,* 11th ed. Baltimore: John Hopkins University Press.

Mei D, Lewis R, Parrini E, Lazarou LP, Marini C, Pilz DT, Guerrini R (2008): High frequency of genomic deletions-and a duplication-in the LIS1 gene in lissencephaly: implications for molecular diagnosis. *J Med Genet* 45: 355–361.

Mefford HC (2014): CNVs in epilepsy. *Curr Genet Med Rep* 2: 162–167.

Mefford HC, Muhle H, Ostertag P, *et al.* (2010): Genome-Wide Copy Number Variation in Epilepsy: Novel Susceptibility Loci in Idiopathic Generalized and Focal Epilepsies. *PLoS Genetics* 6 (5): e1000962.

Mefford HC, Yendle SC, Hsu C, *et al.* (2011): Rare copy number variants are an important cause of epileptic encephalopathies. *Ann Neurol* 70: 974–985.

Menendez M (2005): Down syndrome, Alzheimer's disease and seizures. *Brain Dev* 27: 246–252.

Miano S, Bruni O, Leuzzi V, Elia M, Verrillo E, Ferri R (2004): Sleep polygraphy in Angelman syndrome. *Clin Neurophysiol* 115: 938–945.

Minassian BA, DeLorey TM, Olsen RW, *et al.* (1998): Angelman syndrome: correlations between epilepsy phenotypes and genotypes. *Ann Neurol* 43: 485–493.

Miyamoto A, Kitawaki K, Koida H, Nagao K (1992): Klinefelter's syndrome and epileptic psychosis: a case report. *Jpn J Psychiatry Neurol* 46: 61–65.

Miller JQ (1963): Lissencephaly in two siblings. *Neurology* 13: 841–850.

Mizuguchi M, Tsukamoto K, Suzuki Y, *et al.* (1994): Myoclonic epilepsy and a maternally derived deletion of 15pter? q 13. *Clin Genet* 45: 44–47.

Moller JC, Hamer HM, Oertel WH, Rosenow F (2002): Late-onset myoclonic epilepsy in Down's syndrome (LOMEDS). *Seizure* (Suppl. A): 303–305.

Moncla A, Malzac P, Voelckel MA, Auquier P, Girardot L, Mattei MG, *et al.* (1999): Phenotype-genotype correlation in 20 deletion and 20 non-deletion Angelman syndrome patients. *EurJ Hum Gen* 7: 131–139.

Monlong J, Girard SL, Meloche C (2018): Global characterization of copy number variants in epilepsy patients from whole genome sequencing. *PLoS Genet* 14: e1007285.

Mori K, Hashimoto T, Tayama M, *et al.* (1994): Serial EEG and sleep plygraphic studies on lissencephaly (agyria-pachygyria). *Brain Dev* 16: 365–373.

Morimoto M, Usuku T, Tanaka M, *et al.* (2003): Ring chromosome 14 with localization-related epilepsy: three cases. *Epilepsia* 44: 1245–1249.

Motoi H, Okanishi T, Kanai S, *et al.* (2016): Wolf-Hirschhorn (4p-) syndrome with West syndrome. *Epilepsy Behav* Case Rep 6: 39–41.

Mullen SA, Carvill GL, Bellows S, *et al.* (2013): Copy number variants are frequent in genetic generalized epilepsy with intellectual disability. *Neurology* 81: 1507–1515.

Mutirangura A, Greenberg F, Butier MG, *et al.* (1993): Multiplex PCR of three dinucleotide repeats in the Prader-Willi/Angelman critical region (15q11-q13): molecular diagnosis and mechanism of uniparental disomy. *Hum Mol Genet* 2: 143–151.

Musumeci SA, Colognola RM, Ferri R, *et al.* (1988): Fragile X syndrome: a particular epileptogenic EEG pattern. *Epilepsia* 29: 41–47.

Musumeci SA, Hagerman RJ, Ferri R, *et al.* (1999): Epilepsy and EEG findings in males with fragile X syndrome. *Epilepsia* 40: 1092–1099.

Musumeci SA, Bosco P, Calabrese G, *et al.* (2000): Audiogenic seizures susceptibility in transgenic mice with fragile X syndrome. *Epilepsia* 41: 19–23.

Musumeci SA, Calabrese G, Bonaccorso CM, *et al.* (2007): Audiogenic seizure susceptibility is reduced in fragile X knockout mice after introduction of FMR1 transgenes. *Exp Neurol* 203: 233–240.

Nabbout R, Melki I, Gerbaka B, Dulac O, Akatcherian C (2001): Infantile spasms in Down syndrome: good response to a short course of vigabatrin. *Epilepsia* 42: 1580–1583.

Nakatsu Y, Tyndale RF, DeLorey TM, *et al.* (1993): A cluster of three GABAA receptor subunit genes is deleted in a neurological mutant of the mouse p locus. *Nature* 364: 448–450.

Neal J, Apse K, Sahin M, Walsh CA, Sheen VL (2006): Deletion of chromosome 1p36 is associated with periventricular nodular heterotopia. *Am J Med Genet A* 140: 1692–1695.

Nicholls RD, Saitoh S, Horsthemke B (1998): Imprinting in Prader-Willi and Angelman syndromes. *Trends Genet* 14: 194–200.

Nielsen J, Pedersen E (1969): Electro-encephalographic findings in patients with Klinefelter's syndrome and the XYY syndrome. *Acta Neurol Scand* 45: 87–94.

Nielsen J, Tsuboi T (1974): Electroencephalographic examination in the XYY syndrome and in Klinefelter's syndrome. *Br J Psychiatry* 125: 236–237.

Nielsen J, Venter M, Holm V, Askjaer SA, Reske-Nielsen E (1977): A newborn child with karyotype 47,XX, + der(12) (12pter?12q12: 8q24?8qter),t(8;12) (q24;q12) pat. *Hum Genet* 35: 357–362.

Nolt DH, Mott JM, Lopez WL (2003): Assessment of anticonvulsant effectiveness and safety in patients with Angelman's syndrome using an Internet questionnaire. *Am J Health Syst Pharm* 60: 2583–2587.

Nowakowska B (2017): Clinical interpretation of copy number variants in the human genome. *J Appl Genet* 58: 449–457.

Onder H, Tezer FI (2016): Significant Improvements of EEG and Clinical Findings With Oral Lacosamide in a Patient With Ring Chromosome 20. *Clin EEG Neurosci* 47: 330–332. Epub 2015 Aug 2.

Ono J, Nishiike K, Imai K, Otani K, Okada S (1999): Ring chromosome 14 complicated with complex partial seizures and hypoplastic corpus callosum. *Pediatr Neurol* 20: 70–72.

Panayiotopoulos CP, Giannakodimos S, Chroni E (1995a): Typical absences in adults. In: Duncan JS, Panayiotopoulos CP (eds) *Typical Absences and Related Epileptic Syndromes,* pp. 289–297. London: Churchill Livingstone.

Panayiotopoulos CP, Ferrie CD, Giannakodimos S, Robinson RO (1995b): Perioral myoclonia with absences. In: Duncan JS, Panayiotopoulos CP (eds) *Typical Absences and Related Epileptic Syndromes,* pp. 221–230. London: Churchill Livingstone.

Parmeggiani A, Gobbi G, Guerrini R, Poggioli D, Giovanardi Rossi P (1993): Epileptic seizures in patients with 4p- syndrome. *Epilepsia* 34 (Suppl. 2): 177.

Pelizzo G, Puglisi A, Lapi M, *et al.* (2018): Type IV Laryngotracheoesophageal Cleft Associated with Type III Esophageal Atresia in 1p36 Deletions Containing the RERE Gene: Is There a Causal Role for the Genetic Alteration? *Pediatr Case Rep* 4060527.

Pereira S, Vieira JP, Cau P, Genton P, Szepetowski P (2006): Epilepsy and deletions at chromosome 2q24. *Am J Med Genet* 140: 1354–1355.

Petit J, Roubertie A, Inoue Y, Genton P (1999): Non-convulsive status in the ring chromosome 20 syndrome: a video illustration of 3 cases. *Epileptic Disorders* 1: 237–241.

Pieretti M, Zhang FP, Fu YH, *et al.* (1991): Absence of expression of the FMR-1 gene in fragile X syndrome. *Cell* 66: 817–822.

Poirier K, Keays DA, Francis F, *et al.* (2007): Large spectrum of lissencephaly and pachygyria phenotypes resulting from *de novo* missense mutations in tubulin alpha 1A (TUBA1A). *Hum Mutat* 28: 1055–1064

Pollack MA, Golden GS, Schnlidt R, *et al.* (1978): Infantile spasms in Down syndrome: a report of 5 cases and review of the literature. *Ann Neurol* 3: 406–408.

Pollack SF, Grocott OR, Parkin KA, *et al.* (2018): Myoclonus in Angelman syndrome. *Epilepsy Behav* 82: 170–174.

Porfirio B, Valorani MG, Giannotti A, Sabetta G, Dalla Piccola B (1987): Ring chromosome 20 phenotype. *J Med Genet* 24: 375–377.

Prasad A, Grocott O, Parkin K, Larson A, Thibert RL (2018): Angelman syndrome in adolescence and adulthood: A retrospective chart review of 53 cases. *Am J Med Genet* 176: 1327–1334.

Pueschel SM, Louis S, McKnight P (1991): Seizure disorders in Down syndrome. *Arch Neurol* 48: 318–320.

Pueschel SM, Louis S (1993): Reflex seizures in Down syndrome. *Child's Nerv Syst* 9: 23–24.

Quarrell OWJ, Snell RG, Curtis MA, Roberts SH, Harper PS, Shaw DJ (1991): Paternal origin of the chromosomal deletion resulting in Wolf-Hirschhorn syndrome. *J Med Genet* 28: 256–259.

Olson H, Shen Y, Avallone J, *et al.* (2014): Copy number variation plays an important role in clinical epilepsy. *Ann Neurol* 75: 943–958.

Raoul O, Razavi F, Lescs MC, Bouhanna A (1984): Ring chromosome 14. I. A case report on homogeneous r(14). *Ann Genet* 27: 88–90.

Redin C, Brand H, Collins RL, *et al.* (2017): The genomic landscape of balanced cytogenetic abnormalities associated with human congenital anomalies. *Nat Genet* 49: 36–45

Redon R, Rio M, Gregory SG, *et al.* (2005): Tiling path resolution mapping of constitutional 1p36 deletions by array-CGH: contiguous gene deletion or "deletion with positional effect" syndrome. *J Med Genet.* 42: 166–171.

Reinthaler EM, Lal D, Lebon S, *et al.* (2014): Duplications confer risk for typical and atypical Rolandic epilepsy. *Hum Mol Genet* 23: 6069–6080.

Rethore MO, Caille B, Huet de Barochez Y, de Blois MC, Ravel A, Lejeune J (1984): Ring chromosome 14. II. A case report of r(14) mosaicism. The r(14) phenotype. *Ann Genet* 27: 91–95.

Ricard-Mousnier B, N'Guyen S, Dubas F, Pouplard F, Guichet A (2007): Ring chromosome 17 epilepsy may resemble that of ring chromosome 20 syndrome. *Epileptic Disord* 9: 327–331.

Roberts W, Zurada A, Zurada-Zielinska A, *et al.* (2016): Anatomy of trisomy 12. *Clin Anat* 29: 633–637.

Robinson WP, Binkert F, Gine R, *et al.* (1993): Clinical and molecular analysis of five inv dup(15) patients. *Eur J Hum Genet* 1: 37–50.

Robinson WP, Bernasconi F, Mutirangura A, et al. (1993): Nondisjunction of chromosome 15: origin and recombination. *Am J Hum Genet* 53: 740–751.

Rosenfeld JA, Crolla JA, Tomkins S, *et al.* (2010): Refinement of causative genes in monosomy 1p36 through clinical and molecular cytogenetic characterization of small interstitial deletions. *Am J Med Genet A* 152: 1951–1959.

Ross MH, Galaburda AM, Kemper TL (1984): Down's syndrome: is there a decreased population on neurons? *Neurology* 34: 909–916.

Roubertie A, Petit J, Genton P (2000): Chromosome 20 en anneau: un syndrome épileptique identifiable. *Rev Neurol* 156: 149–153.

Sadhwani A1, Sanjana NE2, Willen JM *et al.* (2018): Two Angelman families with unusually advanced neurodevelopment carry a start codon variant in the most highly expressed UBE3A isoform. *Am J Med Genet* 176: 1641–1647.

Saitoh S, Harada N, Jinno Y, *et al.* (1994): Molecular and clinical study of 61 Angelman syndrome patients. *Am J Med Genet* 52: 158–163.

Saitsu H, Kato M, Mizuguchi T, *et al.* (2008): *De novo* mutations in the gene encoding STXBP1 (MUNC18-1) cause early infantile epileptic encephalopathy. *Nat Genet* 40: 782–788.

Santucci M, Giovanardi Rossi P, Salvi F, Ambrosetto G (1985): Stato di assenza isolato nel bambino. *Boll Lega It Epil* 49/50: 143–144.

Schinzel A, Niedrist D (2001): Chromosome imbalances associated with epilepsy. *Am J Med Genet* (Semin Med Genet). 106: 119–124.

Schreck RR, Breg WR, Erlanger BF, *et al.* (1977): Preferential derivation of abnormal human G-Group-like chromosomes from chromosome 15. *Hum Genet* 36: 1–12.

Segel R, Peter I, Demmer LA, *et al.* (2006): The natural history of trisomy 12p. *Am J Med Genet* 140: 695–703.

Sgro V, Riva E, Canevini MP, *et al.* (1995): 4p(-) syndrome: a chromosomal disorder associated with a particular EEG pattern. *Epilepsia* 36: 1206–1214.

Shimada S, Shimojima K, Okamoto N *et al.* (2015): Microarray analysis of 50 patients reveals the critical chromosomal regions responsible for 1p36 deletion syndrome-related complications. *Brain Dev* 37: 515–526.

Shirasaka Y, Ito M, Okuno T, Fujii T, Nozaki K, Mikawa H (1992): Ring 14 chromosome with complex partial seizures: a case report. *Brain Dev* 14: 257–260.

Silva ML, Cieuta C, Guerrini R, Plouin P, Livet MO, Dulac O (1996): Early clinical and EEG features of infantile spasms in Down syndrome. *Epilepsia* 37: 977–982.

Smigielska-Kuzia J, Sobaniec W, Kulak W, Bockowski L (2009): Clinical and EEG features of epilepsy in children and adolescents in Down syndrome. *J Child Neurol* 24: 416–420.

Singh N.A, Charlier C, Stauffer D, *et al.* (1998): A novel potassium channel gene, KCNQ2, is mutated in an inherited epilepsy of newborns. *Nat Genet* 18: 25–29.

Singh R, Sutherland G, Manson J (1999): Partial seizures with focal epileptogenic electroencephalographic patterns in three related female patients with fragile-X syndrome. *J Child Neurol* 14: 108–112.

Sorge G, Sorge A (2010): Epilepsy and chromosomal abnormalities. *Ital J Pediatr* 3: 36: 36????????????. **ATTENTION À REVOIR**

South ST, Hannes F, Fisch GS, Vermeesch JR, Zollino M (2008): Pathogenic significance of deletions distal to the currently described Wolf-Hirschhorn syndrome critical regions on 4p16.3. *AmJ Med Genet C Semin Med Genet* 148 C: 270–274.

Specchia V, Puricella A, D'Attis S *et al.* (2019): Drosophilia melanogaster as a Model to Study the Multiple Phenotypes, Related to Genome Stability of the Fragile-X Syndrome. *Front Genet* 10: 10.

Stafstrom CE, Patxot OF, Gilmore HE, Wisniewski KE (1991): Seizures in children with Down syndrome: etiology, characteristics and outcome. *Dev Med Child Neurol* 33: 191–200.

Stafstrom CE (1993): Epilepsy in Down syndrome: clinical aspects and possible mechanisms. *Am J Ment Retard* 98 (Suppl.): 12–26.

Stalker HJ, Williams CA (1998): Genetic counseling in Angelman syndrome: the challenges of multiple causes. *Am J Med Genet* 77: 54–59.

Stec I, Wright TJ, Van Ommen G-JB, De Boer PAJ, *et al.* (1998): WHSC1, a 90 kb SET domain-containing gene, expressed in early development and homologous to a Drosophila dysmorphy gene maps in the Wolf-Hirschhorn syndrome critical region and is fused to IgH in t(4;14) multiple myeloma. *Hum Molec Genet* 7: 1071–1082.

Stengel-Rutkowski S, Warkotsch A, Schimanek P, *et al.* (1984): Familial Wolf's syndrome with a hidden 4p deletion by translocation of an 8p segment. Unbalanced inheritance from a maternal translocation (4;8) (p15.3;p22). Case report, review and risk estimates. *Clin Genet* 25: 500–521.

Stengel-Rutkowski S, Alber A, Manken JD, *et al.* (1981): New chromosomal dysmorphic syndromes. *Eur J Pediatr* 136: 249–262.

Steinlein OK, Mulley JC, Propping P, Wallace RH, Phillips HA, Sutherland GR (1995): A missense mutation in the neuronal nicotinic acetylcholine receptor a-4 subunit is associated with autosomal dominant nocturnal frontal lobe epilepsy. *Nat Genet* 11: 201–203.

Stephenson JB (2005): Autonomic seizures in 18q- syndrome. *Brain Dev* 2: 125–126.

Sturm K, Knake S, Schomburg U, *et al.* (2000): Autonomic seizures versus syncope in 18q- deletion syndrome: a case report. *Epilepsia* 8: 1039–1043.

Sugimoto T, Yasubara A, Ohta T, *et al.* (1992): Angelman syndrome in three siblings: characteristic epileptic seizures and EEG abnormalities. *Epilepsia* 33: 1078–1082.

Sugimoto T, Araki A, Yasuhara A, Woo M, Nishida N, Sasaki T (1994): Angelman syndrome in three siblings: genetic model of epilepsy associated with chromosomal DNA deletion of the GABAA receptor. *Jpn J Psychiatry Neurol* 42: 271–273.

Swerdlow AJ, Higgins CD, Schoemaker MJ, *et al.* (2005): Mortality in patients with Klinefelter syndrome in Britain: a cohort study. *J Clin Endocrinol Metab* 90: 6516–6522.

Takahashi Y, Shigematsu H, Kubota H, Inoue Y, Fujiwara T, Yagi K, Seino M (1995): Non photosensitive video game-induced partial seizures. *Epilepsia* 36: 837–841.

Takeda Y, Baba A, Nakamura F, *et al.* (2000): Symptomatic generalized epilepsy associated with an inverted duplication of chromosome 15. *Seizure* 9: 145–150.

Tanaka N, Kamada K, Takeuchi F (2004): Ictal magnetoencephalographic study in a patient with ring 20 syndrome. *J Neurol Neurosurg Psychiatry* 75: 488–490.

Tanaka R, Iwasaki N, Hayashi M, *et al.* (2012): Abnormal brain MRI signal in 18q-syndrome not due to dysmyelination. *Brain Dev* 34: 234–237.

Tatsuno M, Hayashi M, Iwamoto H, Suzuki Y, Kuroki Y (1984): Epilepsy in childhood Down syndrome. *Brain Dev* 6: 37–44.

Tatum WO, Passaro EA, Elia M, Guerrini R, Gieron M, Genton P (1998): Seizures in Klinefelter's syndrome. *Pediatr Neurol* 19: 275–278.

Tayei S, McCorquodale MM, Rutherford, *et al.* (1989): A case of *de novo* trisomy 12p syndrome. *Clin Genet* 35: 382–386.

Telias M (2019): Fragile X Syndrome Pre-Clinical Research: Comparing Mouse- and Human-Based Models. *Methods Mol Biol* 1942: 155–162.

Thibert RL, Conant KD, Braun EK, Bruno P, Said RR, Nespeca MP, Thiele EA (2009): Epilepsy in Angelman syndrome: a questionnaire-based assessment of the natural history and current treatment options. *Epilepsia* 50: 2369–2376.

Thies U, Back E, Wolff G, Schroeder-Kurth T, Hager H-D, Schroder K (1992): Clinical, cytogenetic and molecular investigations in three patients with Wolf-Hirschhorn syndrome. *Clin Genet* 42: 201–205.

Thomas P, Beaumanoir A, Genton P, Dolisi C, Chatel M (1992): *De novo* Absence Status of Late Onset. Report of 11 cases. *Neurology* 42: 104–110.

Torrisi L, Sangiorgi E, Russo L, Gurrieri F (2001): Rearrangements of chromosome 15 in epilepsy. *Am J Med Genet, Seminars in Medical Genetics* 106: 125–128.

Turner G, Robinson H, Laing S, Purvis-Smith S (1986): Preventive screening for the fragile X syndrome. *N Engl J Med* 315: 607–609.

Turner G., Webb T, Wake S, Robinson H (1996): Prevalence of fragile X syndrome. *Am J Med Genet* 64: 196–197.

Uemura N, Matsumoto A, Nakamura M, *et al.* (2005): Evolution of seizures and electroencephalographical findings in 23 cases of deletion type Angelman syndrome. *Brain Dev* 27: 383–388.

Unterberger I, Dobesberger J, Schober H, *et al.* (2018): A further case of familial ring chromosome 20 mosaicism - molecular characterization of the ring and review of the literature. *Eur J Med Genet* S1769-7212(18)30256-8.

Valente KD, Koiffmann CP, Fridman C, *et al.* (2006): Epilepsy in patients with Angelman syndrome caused by deletion of the chromosome 15q11-13. *Arch Neurol* 63: 122–128.

Veall RM (1974): The prevalence of epilepsy among mongols related to age. *J Ment Defic Res* 18: 99–106.

Verrotti A1, Greco M1, Varriale G *et al.* (2018): Electroclinical features of epilepsy monosomy 1p36 syndrome and their implications. *Acta Neurol Scand* 138: 523–530.

Viani F, Romeo A, Viri M, *et al.* (1995): Seizure and EEG Patterns in Angelman Syndrome. *J Child Neurol* 10: 467–471.

Vignoli A, Canevini MP, Darra F, *et al.* (2009): Ring chromosome 20 syndrome: a link between epilepsy onset and neuropsychological impairment in three children. *Epilepsia* 50: 2420–2427.

Vignoli A, Bisulli F, Darra F, *et al.* (2016): Epilepsy in ring chromosome 20 syndrome. *Epilepsy Res* 128: 83–93.

Ville D, De Bellescize J, Nguyen MA, *et al.* (2009): Ring 14 chromosome presenting as early-onset isolated partial epilepsy. *Dev Med Child Neurol* 11: 917–922.

Walleigh DJ, Legido A, Valencia I (2013): Ring chromosome 20: a pediatric potassium channelopathy responsive to treatment with ezogabine. *Pediatr Neurol* 49: 368–369.

Wandstrat AE, Leana-Cox J, Jenkins L, Schwartz S (1998): Molecular cytogenetic evidence for a common breakpoint in the largest inverted duplications of chromosome 15. *Am J Hum Genet* 62: 925–936.

Webb TP, Bundey SE, Thacke AI, Todd I (1986): Population incidence and segregation ratios in the Martin-Bell syndrome. *Am J Med Genet* 23: 573–580.

Weber P (2010): Levetiracetam in non-convulsive status epilepticus in a child with Angelman syndrome. *J Child Neurol* 25: 393–396.

Williams CA, Frias JL (1982): The Angelman ("happy puppet"): syndrome. *Am J Med Genet* 11: 463–460.

Williams CA, Zori RT, Stone JW, *et al.* (1990): Maternal origin of 15q11-13 deletions in Angelman syndrome suggests a role forgenomic imprinting. *Am J Med Genet* 35: 350–353.

Williams CA, Angelman H, Clayton-Smith J, *et al.* (1995): Angelman syndrome: consensus for diagnostic criteria. *Am J Med Genet* 56: 237–238.

Wintle RF, Costa T, Haslam RH, Teshima IE, Cox DW (1995): Molecular analysis redefines three human chromosome 14 deletions. *Hum Genet* 95: 495–500.

Wiseman FK, Alford KA, Tybulewicz VLJ, Elizabeth MC, Fisher EMC (2009): Down syndrome-recent progress and future prospects. *Hum Mol Genet*: 18, Review Issue R75–R83.

Wisniewski KE, French JH, Fernando S, *et al.* (1985): Fragile X syndrome: associated neurological abnormalities and developmental disabilities. *Ann Neurol* 18: 665–669.

Wisniewski KE, Dalton AJ, McLachlan DRC, Wen G, Wisniewsky HM (1985): Alzheimer's disease in Down syndrome: clinicopathologic studies. *Neurology* 35: 957–961.

Wisniewski KE, Schmidt-Sidor B (1989): Postnatal delay of myelin formation in brains from Down syndrome infants and children. *Clin Neuropathol* 8: 55–62.

Wisniewski KE, Segan SM, Miczejesji EA, Sersen EA, Rudelli RD (1991): The Fra (X): syndrome: neurological, electrophysiological, and neuropathological abnormalities. *Am J Med Genet* 38: 47–80.

Wolf U, Reinwein H, Porsch R, *et al.* (1965): Defizienz an den kurzen Armen eines Chromosoms Nr. 4. *Humancenetik* 1: 397–413.

Wright TJ, Ricke DO, Denison K, *et al.* (1997): A transcript map of the newly defined 165 kb Wolf-Hirschhorn syndrome critical region. *Hum Molec Genet* 6: 317–324.

Wright TJ, Clemens M, Quarrell O, Altherr MR (1998): Wolf-Hirschhorn and Pitt-Rogers-Danks syndromes caused by overlapping 4p deletions. *Am J Med Genet* 75: 345–350.

Wu YQ, Heilstedt HA, Bedell JA, *et al.* (1999): Molecular refinement of the 1p36 deletion syndrome reveals size diversity and a preponderance of maternally derived deletions. *Hum Mol Genet* 8: 313–321.

Xing Y, Holder JL Jr, Liu Y *et al.* (2018): Prenatal diagnosis of Wolf-Hirschhorn syndrome: from ultrasound findings, diagnostic technology to genetic counseling. *Arch Gynecol Obstet* 298: 289–295.

Yamadera H, Kobayashi K, Sugai K, Suda H, Kaneko S (1998): A study of ring 20 chromosome karyotype with epilepsy. *Psychiatry Clin Neurosci* 52: 63–68.

Yamamoto-Shimojima K, Kouwaki M, Kawashima Y *et al.* (2018): Natural histories of patients with Wolf-Hirschhorn syndrome derived from variable chromosomal abnormalities *Congenit Anom* (Kyoto), *in press*.

Yeragani VK, Hopkinson G (1981): Klinefelter's syndrome with atypical presenting features. *Can J Psychiatry* 26: 567–568.

Zollino M, Doronzio PN (2018): Dissecting the Wolf-Hirschhorn syndrome phenotype: WHSC1 is a neurodevelopmental gene. *J Hum Genet* 63: 859–861.

Zollino M, Seminara L, Orteschi D, *et al.* (2009): The ring 14 syndrome: clinical and molecular definition. *Am J Med Genet* 149: 1116–1124.

Zuppinger K, Engel E, Forbes AP, Mentooth L, Claffey J (1967): Klinefelter's syndrome: a clinical and cytogenetic study in 24 cases. *Acta Endocrinol* 54: 5–48.

第 30 章
进行性肌阵挛癫痫

作者：Roberto MICHELUCCI[1], Jose Maria SERRATOSA[2], Antonio V.DELGADO ESCUETA[3], Pierre GENTON[4], Patrizia RIGUZZI[1], Carlo Alberto TASSINARI[1] and Michelle BUREAU[4]

单位：1. IRCCS Istituto delle Scienze Neurologiche di Bologna, Bologna, Italy

2. Neurology Service, Hospital Universitario Fundacion Jiménez Diaz, Universidad Autonoma de Madrid and Ciberer, Madrid, Spain

3. Department of Neurology, David Geffen School of Medicine, University of California, Los Angeles, USA

4. Centre Saint-Paul, Hospital Henri Gastaut, Marseille, France

一、引言与历史概述

进行性肌阵挛癫痫（progressive myoclonus epilepsies, PMEs）是一组异质性、少见的、与遗传密切相关的异质性疾病，共同的临床特征包括癫痫发作、突出的肌阵挛、进行性神经功能退化。1891 年 H.Unverricht 发表了一个以“肌阵挛”为特征的家族性病例；1903 年 H.Lundborg 参考了前者的描述，首次提出了 PME 的概念。该病起始症状是阵挛或阵挛 - 强直 - 阵挛，随后出现肌阵挛和共济失调，这就是后来众所周知的 Unverricht-Lundborg 病（Unverricht-Lundborg disease, ULD），随后其他疾病也逐渐归类为 PME，疾病名称多以报道者的姓氏命名（如 Ramsay-Hunt 综合征）。1911 年 Lafora 发现了神经元内 PAS 染色阳性的包涵体，学者们随后陆续发现了神经元蜡样质脂褐质沉积症（neuronal ceroid-lipofuscinoses, NCL）特异性病理性包涵体、肌阵挛癫痫伴破碎红纤维（myoclonic epilepsy with ragged-red fibres, MERRF）（Fukuhara et al., 1980），上述发现引起了对本类疾病的诸多争议。

1989 年在法国马赛举办的国际专题研讨会上，专家们共同努力澄清了该领域存在问题（Roger., 1985；Berkovic & Andermann, 1986；Berkovic et al., 1986；Tassinari et al., 1989；Roger et al., 1990；Genton et al., 1990），会上修订了 PMEs 分类（Marseille Consensus Group, 1990）。随着疾病分类学的发展，对 PMEs 临床表现和遗传缺陷方面的阐述也取得了巨大的进步。

二、定义和分类

PMEs 特征：

1. 肌阵挛包括局限性、节段性、非节律性、非同步性、不对称性肌阵挛和粗大的肌阵挛。

2. 癫痫通常表现为全面性强直 - 阵挛发作、阵挛 - 强直 - 阵挛发作、阵挛发作；也可有其他发作类型，如失神和局灶性发作（Michelucci et al., 2002）。

3. 智能减退，最终出现痴呆；小脑症状几乎见于所有病例中。

4. 遗传模式各异，以常染色体隐性遗传为主。

不同病因所致的 PMEs 临床特征不同。如 ULD 智能障碍一般见于疾病后期。而 Lafora 病（Lafora disease, LD）痴呆进展迅速，并出现神经功能衰退。大多数 NCL 缓慢进展至痴呆，可出现一系列神经系统症状和感觉系统症状，如青少年型 NCL 可出现视网膜损害所致的失明；MERRF 出现耳聋或视神经萎缩。疾病进展因病因不同差异较大，ULD 比 LD、NCL 病情更轻、进展更慢。然而，即使是同一类疾病和同一家系（如 ULD），症状严重程度及进展程度都有显著的差异。

ULD 整体预后有改善，这要归功于早期基因诊断及治疗进展，如苯妥英钠有加重神经系统症状的不良反应，现已避免使用（Elridge et al., 1983）；丙戊酸钠、苯二氮䓬类、吡拉西坦以及近年来唑尼沙胺、托吡酯、左乙拉西坦等药物对 ULD 的肌阵挛及癫痫疗效明显。然而，就针对病因的治疗而言，方法依然很少。来自社会和教育机构的支持也有助于减缓疾病的进展。到目前为止，试图减缓、改善、治愈婴儿型、晚期婴儿型 NCL 和死亡率高的 Lafora 型 PMEs 的药物均未获得成功。随着一些药物临床试验取得成功，如 Nusinersen（Spinraza）治疗脊髓性肌萎缩症（SMA）、Cerliponase alfa（Brineura）治疗晚期婴儿型 NCL 或 Batten 病、Eteplersen（Exondys51）治疗 Duchenne 肌营养不良、依达拉奉治疗肌萎缩侧索硬化、以自身互补腺相关病毒血清型 9（scAAV9）为载体的基因替代疗法治疗 *SMN1* 基因突变相关的 SMA 均取得了成功，我们对多种类型 PMEs 的临床治疗充满了期待。

在 1989 年癫痫和癫痫综合征国际分类中（国际抗癫痫联盟分类和术语委员会，1989），PMEs 被归类为症状性全面性癫痫范畴。在 2010 年新分类中，PMEs 被归类为遗传性癫痫综合征中的一个独立类别（Berg et al.，2010）。在 2017 年国际抗癫痫联盟分类和术语委员会发布的最新分类中（Scheffer et al.，2017），尽管 PMEs 被归入局灶和全面性癫痫共存或发育性癫痫性脑病等“癫痫综合征”类别，但并未对 PMEs 进一步细化分类。

事实上，对 PMEs 细分仍有较大困难。本章中我们按 PMEs 发病频率进行分类，阐明这类罕见疾病的常见类型。

三、发病频率和分布

西方发达国家 PMEs 发病率偏低，不同医疗中心对 PMEs 分类异议较大，因为 PMEs 是罕见病。各种类型的 PMEs 在不同国家的患病率差异较大，甚至在同一国家的不同地区间，患病率差异也很大。PMEs 符合常染色体隐性遗传，在地理位置相对闭塞的地区（如发现 NCL 的斯堪的纳维亚、发现 ULD 的法国留尼汪岛）、支持近亲结婚的地方（如北非的 ULD 或印度南部卡纳卡塔邦的 LD）有相对高的患病率（Acharya et al.，1993）。尽管其他地区也曾诊断了 PMEs，但某些疾病似乎集中在某一种族或地区：如齿状核红核苍白球路易体萎缩症（dentato-rubral-pallido-luysian atrophy，DRPLA）（Naito & Oyanagi，1982）及半乳糖唾液酸贮积症大都分布于日本和亚洲国家。有些看似罕见的疾病实际上在人群分布上还是很广泛的，如 Gaucher's 病及线粒体脑肌病合并肌阵挛癫痫（MERRF 型）。欧洲西北部青少年型 NCL 较常见，而晚期婴儿型 PMEs 则见于其他地区。有必要指出的是部分“基因检测结果阴性”的患者有典型的 PME 特征，类似 ULD，这有助于我们找到罕见的 PMEs 新类型；有文献报道了伴特殊类型的 PME 单个家系，期待后期同类型病例的报道。即使在今天，部分散发或家族性 PMEs 的病因仍未明确，也无法归类到任何已知的类型中。PMEs 真实的发病率目前未知，特别在发展中国家，准确做出 PMEs 诊断都很困难。

因此，诊断 PMEs 时应考虑患者的地域及种族。法国马赛圣保罗癫痫中心随访了大量癫痫患者，发现 PMEs 占比不足 1%。1960—2011 年共随访 154 例患者，绝大多数为 ULD（70 例，45%）和 LD（45 例，29%），而 NCL（18 例，12%）患病率较低，还有其他病因未明的病例（21 例，14%）。同样，意大利开展了一项包括 25 个癫痫中心在内的大型研究，1998 年 1 月至 2012 年 12 月的 15 年间共收集了 204 例 PME 病例。在这组病例中，ULD 和 LD 分别占 37.7% 和 18.1%，15% 的病例为各种罕见的遗传病（NCL6%、MERRF、Gaucher's 病、涎酸贮积症及其他），仍有约 28% 的病例无法确诊（Franceschetti et al.，2014）。直到近期，随着 PMEs 致病基因逐渐被发现及基因诊断技术的逐步提升，未确诊患者数量呈逐渐减少趋势。部分未确诊的患者经基因检测确诊为一类新的疾病，如钾通道突变所致的肌阵挛癫痫和共济失调（myoclonus epilepsy and ataxia due to potassium channel mutation，MEAK）。法国和意大利的系列病例也十分相似，这反映了地中海 PMEs 聚集的特征。在芬兰，NCL 和 ULD 病例多见，几乎见不到 LD。加拿大纽芬兰 NCL 有“群集发病”的特征，很多 NCL 患者在加拿大蒙特利尔神经科学研究所获得有效治疗。

四、诊断

表 30-1 总结了 PME 主要类型的临床特征，我们将下文中详细阐述。临床上常根据以下特征需要考虑某种特殊类型 PME 的诊断。

1. 既往信息（家族、种族、地域及起病年龄、症状进展顺序）。

2. 精准的临床评估：是否有肌阵挛、发作和相关症状，特别是认知功能减退、感觉障碍和小脑症状。

3. 清醒期、睡眠期脑电图和多导视频脑电图。

诊断 PMEs 需要满足表 30-1 中所列的条件。借助分子遗传学方法有助明确疾病类型，但我们仍须牢记既往用于诊断 PMEs 经典的生化和病理学方法。目前包括 *EPM1*、*EPM2A*、*EPM2B*、线粒体和

表 30-1 进行性肌阵挛癫痫（PME）主要类型及临床特征

PME 类型	特有的临床症状和体征	起病年龄（岁）	演变 / 预后
Unverricht-Lundborg 型（EPM1）	无伴随症状 认知障碍：从无至中度 部分病例只表现为肌阵挛 部分病例肾衰 / 肾病综合征	7—16 （86%：9—13）	少数病例症状严重 常为轻度 / 慢性 某些病例为轻度异常 成年后稳定
Scarb2/LIMP2 变异型	起病初期共济失调突出 部分病例肾衰 / 肾病综合征	15—25	大多数病例症状严重
PRICKLE 变异型	发病初期共济失调突出	5—10	智力保留
MEAK（钾通道突变所致 PME 和共济失调）	早期发病，肌阵挛明显，新生突变，发热时症状减轻	3—15	智力保留，青少年后期需坐轮椅
北海 PME	起病初期共济失调、多种发作类型、反射消失、脊柱侧弯	2—5	智力保留，青春期需坐轮椅，成年时死亡
Lafora 病（EPM2）	抑郁症，快速进展为痴呆 视觉症状（发作期） 进展快速	6—19 （典型 14—15）	极严重 2 至 10 年内死亡 部分病例进展缓慢
蜡样脂质褐质沉积症（Batten 病）			
晚期婴儿型（Jansky-Bielschowsky）	视力损害或失明	1—4	所有症状均重
青少年型（Spielmeyer-Vogt）	认知障碍，进展速度不等	4—14	所有症状均重
成人型（Kufs）	多样；部分病例有不同程度视力障碍	11—50	通常较重
肌阵挛癫痫伴破碎红纤维（MERRF）	母系遗传，伴神经、肌肉及感觉障碍（耳聋最常见），临床表现形式不同	3—65	多样性，从非常轻微到极重度；病情与线粒体 DNA 异常程度有关
唾液酸贮积症（1 型）	突出的面部肌阵挛 手足烧灼热、樱桃红斑	8—25	程度不同，有时为良性 多数智力保留
唾液酸贮积症（2 型）	骨骼改变，粗糙的面部特征 先天性、婴儿、青少年	比 1 型早	多数病例症状极严重 发育落后
半乳糖唾液酸贮积症，晚期婴儿型 半乳糖唾液酸贮积症，青少年型	畸形、精神发育迟滞、共济失调、视力丧失、血管角化瘤	儿童早期 青春期或以后	严重（但在 PME 中罕见） 一般较严重（PME 中常见）
齿状核红核苍白球路易体萎缩症（DRPLA）	舞蹈症，不同程度的痴呆	儿童 - 青春期	程度不同，常常较重
青少年型亨廷顿舞蹈症	全面性强直 - 阵挛发作、痴呆，后期出现肌阵挛	儿童期	极严重
老年性肌阵挛癫痫	痴呆，随后是肌阵挛发作，全面性强直 - 阵挛发作和不规则肌阵挛	成年 / 中年	早发性阿尔茨海默病，尤其是唐氏综合征

NCL 基因在内的基因包已实现商业化，基因包内涵盖的基因也在不断更新。类 ULD 的 PMEs 基因正被添加到 PMEs 基因包中。经 FDA 批准已开展了 Batten 病的临床试验，FDA 也刚批准了 NCL 和 LD 的临床试验。更多情况下最好应先明确 PMEs 的基因型，再开展临床试验。表 30-2 列出了各种类型 PME 的诊断方法。临床上 PMEs 发病初期即可获得确诊，并能找到最佳治疗方案。

目前婴儿和年幼的儿童可在疾病初期即能确诊，并可归类为先天性代谢性缺陷（这组疾病与 PMEs 重叠，见第 24 章）或各种癫痫性脑病，包括 Dravet 和 Lennox-Gastaut 综合征（见第 9 章和第 11 章）。在年长的儿童和青少年中，ULD、LD 与更为常见的青少年肌阵挛癫痫（juvenile myoclonic epilepsy，JME）或其他特发性全面性癫痫（idiopathic generalized epilepsy，IGE）非常类似，在很长一段时间内难以鉴别，因为上述综合征的癫痫发作及肌阵挛均以醒后为主。然而，某些临床特征，如发作间期肌阵挛、游走性肌阵挛、轻度认知障碍（尤其是 LD）、EEG 背景异常，特别是耐药性患者，具备上述特征的患者均应早期行基因检测以明确诊断。部分JME患者如用药剂量不足，肌阵挛加重，极可能系PME（Genton et al.，2000）。

下文简述边缘型PMEs：

进行性肌阵挛性共济失调（progressive myoclonus ataxia，PMA）是常见的一类疾病（Marsden et al.，1990），肌阵挛伴共济失调为主要临床特征；癫痫发作即便出现，也较少见。PMA的病因很大程度上与PMEs重叠，但部分PMA不符合任何已知的PMEs类型。

表 30-2　进行性肌阵挛癫痫（PME）诊断方法

PME 类型	方法	生理和/或病理	遗传分子生物学
Unverricht-Lundborg 型（EPM1）	分子生物学	无	EPM1（cystatin B）-21q22.3 CCCCGCCCCGCG 十二聚体扩增或点突变
Scarb2/LIMP2 变异型	分子生物学	肾活检	4q13-21 *Scarb2/LIMP2* 基因
PRICKLE 变异型	分子生物学	无	12q12 *PRICKLE1* 基因
MEAK（钾通道突变引起的肌阵挛癫痫和共济失调）	分子生物学	无	*kCN1* 基因新生突变 c.959G>A
北海 PME	分子生物学	无	*GOSR2* 基因突变
Lafora 病（EPM2）	活检：皮肤（腋窝、汗腺），肝脏、肌肉、大脑 分子生物学	Lafora 小体（葡聚糖），汗腺导管细胞最明显	6q23-q25 *EMP2A*（*laforin*） 6p22 *EMP2B*（*malin*） 其他
蜡样质脂褐质沉积症（Batten）：			
晚期婴儿型（Jansky-Bielschowsky）	活检（电镜）：皮肤，直肠黏膜，脑…	溶酶体内脂褐质沉积 曲线状、颗粒状包涵体 指纹样图谱（FPP）	11p15.5 CLN2 13q21.1-q32 CLN5（芬兰变异型） 15q21-q23 CLN6（Gypsy 变异型）-CLN7，CLN8
青少年型（Spielmeyer-Vogt）	同上	FPP 和嗜锇颗粒图谱	CLN3（16S298）-CLN9
成人型（Kufs）	脑活检		CLN6 最多见
肌阵挛癫痫伴破碎红纤维（MERRF）	肌肉活检 分子生物学 尿液	光镜下破碎红纤维、呼吸代谢链缺陷 尿低聚糖增加	线粒体 DNA A8344G 突变、多其他多个混合/重叠型（MELAS…） 6p21.3 α-神经氨酸酶 -
唾液酸贮积症（1 型和 2 型）	淋巴细胞、成纤维细胞 分子生物学	唾液酸酶的评定	
半乳糖唾液酸贮积症	淋巴细胞、成纤维细胞 分子生物学	相关 β-半乳糖苷酶缺陷	20q13 蛋白质/组织蛋白酶 A
齿状核红核苍白球路易体萎缩症（DRPLA）	分子生物学	无	12p13Atrophin，CAG 扩增
Gaucher's 病（Ⅲ型）	淋巴细胞、成纤维细胞、骨髓、肝脏…	酸性磷酸酶升高 β-葡萄糖脑苷脂酶缺乏 葡萄糖脑苷脂贮积	1q21GBA 突变 Leu444Pro 最常见
青少年亨廷顿舞蹈症	分子生物学	无	4p16.3 CAG 扩增
早发型 PME（Van Bogaert）	分子生物学	无	7q11.2*KCTD7* 突变

芬兰报道的北方癫痫是一类以儿童期起始的全面性发作、后期出现痴呆、病程长、无肌阵挛发作为特征的综合征（review in Ranta & Lehesjoki，2000）。*CLN8* 基因突变与该病有关，随后在芬兰以外的地方发现了“婴儿晚期变异型”NCL（Mitchell et al.，2001）。

日本报道的家族性成人良性肌阵挛癫痫（familial adult myoclonic epilepsy，FAME）（Okino，1997）是一类成年期起病、表现为全面性发作和皮质性肌阵挛的良性综合征，与8q24相关（Mikami et al.，1999）。然而，在符合FAME诊断标准的几个意大利家系中，发现了2p上一个特殊位点，提示该病的遗传异质性（Guerrini et al.，2001）。有报道称与2p连锁的两个无关联的意大利家系中，发现了编码 α_2 肾上腺素能受体亚型 b

的 *ADRAB* 基因插入 / 缺失突变(De Fusco et al.,2014)。有学者在两个相似的非进展性家系中发现了另外两个基因位点(5p 和 3q)(Depienne et al.,2010,Yeetong et al.,2013)。

五、Unverricht-Lundborg 病(ULD 或 EPM1)

ULD 主要在两个地域高发,波罗的海和斯堪的纳维亚地区(Unverricht,1891; Koskiniemi et al.,1974; Koskiniemi,1986)及南欧和地中海(Roger et al.,1968; Tassinari et al.,1989; Genton et al.,1990)。该病曾以不同地域命名。以前认为“波罗的海肌阵挛”和“地中海肌阵挛”(以前称为 Ramsay-Hunt 综合征)是不同的疾病,波罗的海肌阵挛临床症状更严重。而造成这种显著差异主要原因与北欧广泛使用苯妥英钠、南欧广泛使用苯巴比妥及丙戊酸钠有关,苯妥英钠可加重 ULD,而苯巴比妥则不会,丙戊酸钠可改善肌阵挛。临床医师最后达成共识:在遗传学检查前表型一致家系中,21q 胱抑素 B(cystatin B,*CSTB*)突变系 ULD 的病因(Lehesjoki et al.,1991; Malafosse et al.,1992),仅一个家系例外(马赛专家共识,1990)。在无 *CSTB* 基因突变患者中发现三个新的基因突变(*PRICKLE1*、*Scarb2*、*KCN1*),临床上表现出类似 ULD 的症状(Bassuk et al.,2008; Berkovic et al.,2008; Dibbens et al.,2009; Muona et al.,2015)。明确上述致病基因后,这类疾病统称为类 ULD 的 PMEs。与 *CSTB* 突变相关的经典 ULD 临床表型将在下文详述。

ULD 是全世界最常见的 PME 类型,亦是地中海地区最常见的 PME 类型。在斯堪的纳维亚,尤其是芬兰多见,而日本等国的患病率很低(Kagitani-Shimono et al.,2002)。有趣的是,在印度洋留尼旺岛,ULD 患病率高、有显著的血缘关系和奠基者效应,可追溯到 1750 年一位共同的祖先,他是来自法国的移民(Moulard et al.,2003)。

ULD 起病年龄为 6—18 岁,86% 的病例始于 9—13 岁。文献报道了 1 例晚发型女性患者,18 岁起病,青春期发育延迟,月经初潮在 18 岁。另外 1 例早发型患儿,来自 Emirati 家系,3 岁起病,基因明确为 *EPM1*(Saadah et al.,2014)。起病隐匿,晨起清醒后可见动作诱发或刺激敏感性肌阵挛,也可出现夜发性阵挛或阵挛 - 强直 - 阵挛发作。肌阵挛呈逐渐加重趋势,尤其在早晨醒来或活动时明显,而自发性肌阵挛少见。肌阵挛导致一些动作难以完成,如从坐位或仰卧位转为站立位,或行走时改变方向。患者执行这些动作前常需要做运动的准备工作,需要延迟一段时间才能完成上述动作。患者饮食困难,饮水更困难。部分肌阵挛由执行复杂的动作诱发,可能会发展为全面性阵挛或阵挛 - 强直 - 阵挛发作,持续时间不等,伴不同程度的意识障碍。失神发作少见,见于复合杂合突变的患者。文献报道患者仅表现为肌阵挛而无明显的全面性强直 - 阵挛发作,或非常轻微的肌阵挛,并不影响日常生活,提示系轻型 ULD 患者,患者没有 ULD 典型的全部症状学。正如 Marsden 等(1990 年)预想的那样,所谓的“进行性肌阵挛性共济失调”患者即为 ULD。

共济失调、构音障碍和协调性差是 ULD 常见的临床表现,程度不同,但由于肌阵挛的存在而难以评估。ULD 其他神经系统体征较少见,如弓形足(我们收集的病例中仅有 3 例),1 例症状表现轻微、恒定,另 2 例表现为腱反射消失。我们从未发现视神经萎缩、感觉障碍、锥体及锥体外系损伤或肌萎缩。有学者认为 ULD 对认知功能影响不大或患者认知功能改变非常微小,甚至认为 ULD 是不伴痴呆的 PME 表现形式。然而,患者起病初期或病程中常规神经心理学测试可见不同程度的精神症状(Lehesjoki et al.,2009)。另外,反应性精神障碍也很常见且症状典型。Ferlazzo 等对 20 名 *CSTB* 基因突变患者展开研究,发现观察组与对照组相比,短期记忆和执行任务功能评分均较低,认知障碍严重程度与疾病持续时间和肌阵挛严重程度相关。同样,Giovagnoli 等(2009 年)对 21 例 ULD 患者、对照组及隐源性颞叶癫痫患者进行比较,发现 ULD 患者抽象推理、注意力、构思、语言流畅性、结构能力、视觉空间记忆和学习能力受损明显。

肌阵挛、共济失调、构音障碍和协调性差等症状在数年内逐渐加重。随着时间的推移,药物疗效越来越差。ULD 有一个非常典型的临床特征,患者病情在“缓解期”(只有轻度的功能障碍)和“加重期”(肌阵挛更加明显,有时以发作或一系列发作结束)间波动。缓解期可从 1d 持续到数周,但在疾病进展阶段,缓解期渐趋缩短,一般而言,这取决于疾病的进展速度,ULD 成年后趋于稳定,肌阵挛致残能力也随之减弱。在随访至少 20 年的患者中,我们发现惊厥性发作在起病 5 年后逐渐减少,而肌阵挛至少在 10 年后才逐渐稳定或进展(Magaudda et al.,2006)。

Canafoglia 等(2017 年)回顾了 59 例 *CSTB* 基因突变的意大利患者,分析了这些患者起病后症状持续时间及预测因素。发现致残性肌阵挛多见于起病后 32 年，认知功能障碍出现得更晚。此外，起病年龄小于 12 岁、肌阵挛严重程度及发作时间超过 10 年等指标影响肌阵挛致残及认知功能，可能是预后不良的预测因素。

ULD 起病初期头颅 MRI 正常。文献报道 ULD 疾病晚期可见皮质运动区、脑桥、延髓、小脑半球萎缩（Koskenkorva et al.，2009；Mascalchi et al.，2002）、额骨内侧骨质增生（Korja et al.，2007a）。三维 MRI 示丘脑和壳核受累（Suoranta et al.，2016）。ULD 病理学可见脑组织广泛退行性变，未见沉积物。

疾病初期脑电图背景活动基本正常，伴少量慢波。随着疾病的进展，慢波逐渐增多（图 30-1）。可见短暂的、全面性 4~6Hz 棘 - 慢波或多棘慢波（PSWs），也可记录到动作幅度较大的肌阵挛，但肌阵挛与异常放电无锁时关系。从临床症状学和脑电图来看，几乎 90% 的患者均有光敏感性。可见生理性睡眠，慢波睡眠期阵发性异常放电并不明显。而在快速动眼期，83% 的患者顶区可见快棘波和多棘波（Tassinari et al.，1974）（图 30-2）。体感诱发电位波幅异常增高（Mauguière et al.，1981；Tassinari et al.，1989），提示皮质运动的兴奋性增强。

经颅磁刺激显示运动皮质可塑性受损、兴奋性异常（Danner et al.，2011），与大脑皮质结构改变一致。头颅 MRI 皮质厚度分析有助于大脑皮质损害的诊断（Danner et al.，2013）。上述异常（快速眼动期自发性棘 - 慢波、光敏性、快速眼动期多棘波）常随时间的推移而逐渐减少。疾病初期，发作频繁时

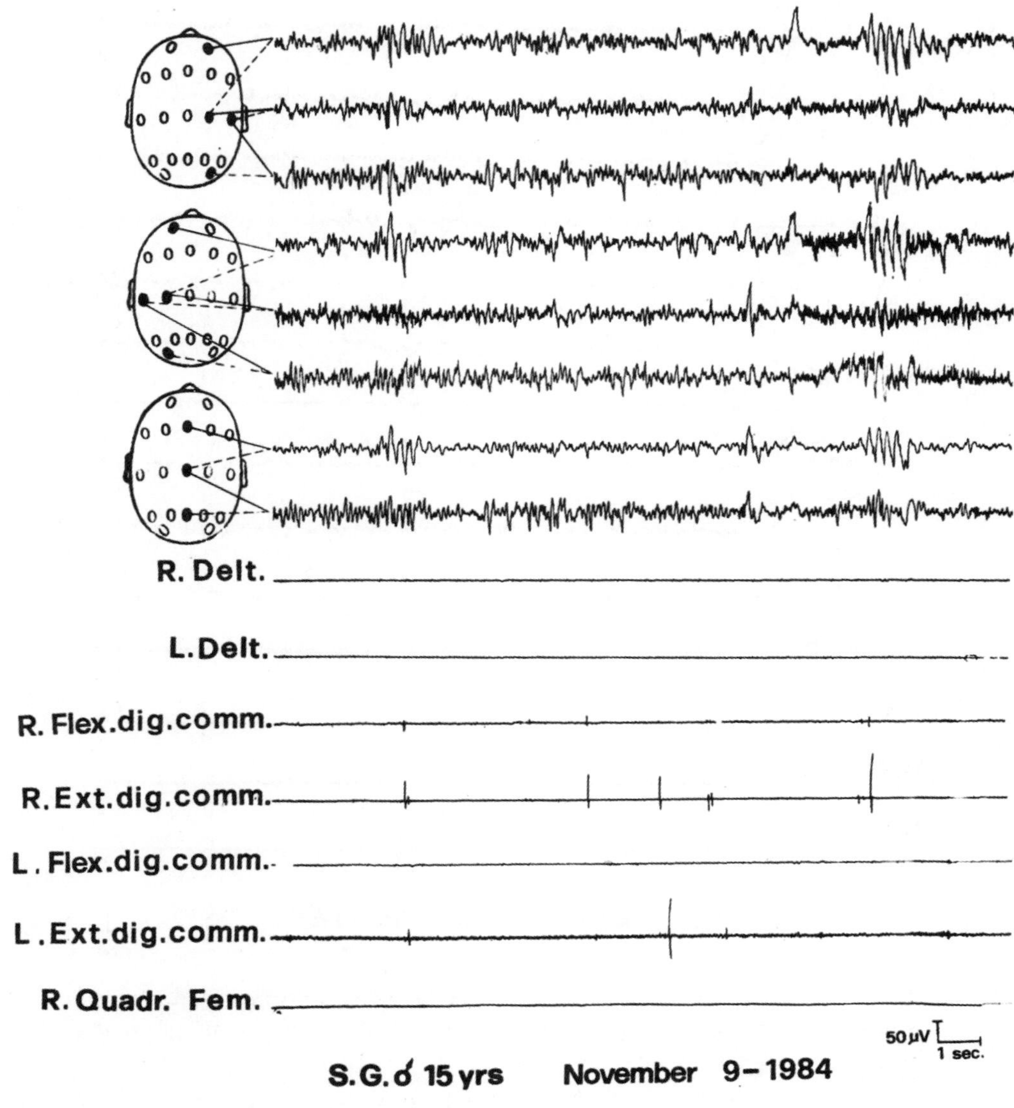

图 30-1　患者男性，15 岁，清醒状态下肌阵挛和强直 - 阵挛发作，病程 2 年，ULD 基因检测结果阳性。注意：背景活动基本正常，可见棘 - 慢波、无规则肌阵挛与棘波无锁时关系

脑电异常更为明显。大多数长期随访的病例可在慢波睡眠期观察到背景活动减慢和生理性睡眠轻微受损。研究显示随访超过 15 年的患者，光敏性特征减弱（图 30-3）、自发性棘波逐渐消失（Ferlazzo et al.，2007）。其他研究也表明，ULD 患者大脑皮质异常兴奋性有远期减弱的趋势（Kobayashi et al.，2011）。其他脑功能研究提示 ULD 患者存在多巴胺能缺陷（Korja et al.，2007b）。

（一）胱抑素 B 缺乏

来自芬兰的 ULD 家系基因检测结果提示 ULD 致病基因定位于 21q22.3 远端（Lehesjoki et al.，1991）。在地中海患者中进一步得到证实（Malafosse et al.，1992），命名为 *EPM1* 基因，系 PME 发现的首个基因。Pennacchio 等（1996 年）应用位点克隆技术获得了缺陷基因产物 - 胱抑素 B（cystatin B，CSTB，又称为 stefin B）。CSTB 蛋白是一种广泛表达的蛋白酶抑制剂，由 98 个氨基酸合成，分子量约 11kDa。经体外实验证实，它通过紧密的、可逆的结合方式抑制溶酶体半胱氨酸蛋白酶，也称为组织蛋白酶，该酶非选择性降解细胞内蛋白并参与细胞凋亡。

Pennacchio 等（1996 年）在 *CSTB* 基因中发现了两个杂合突变位点。由于 ULD 是一种常染色体隐性遗传病，这一发现一直无法得到解释，直到 Lalioti 等发现了最常见的突变是 *CSTB* 基因启动子区 12-

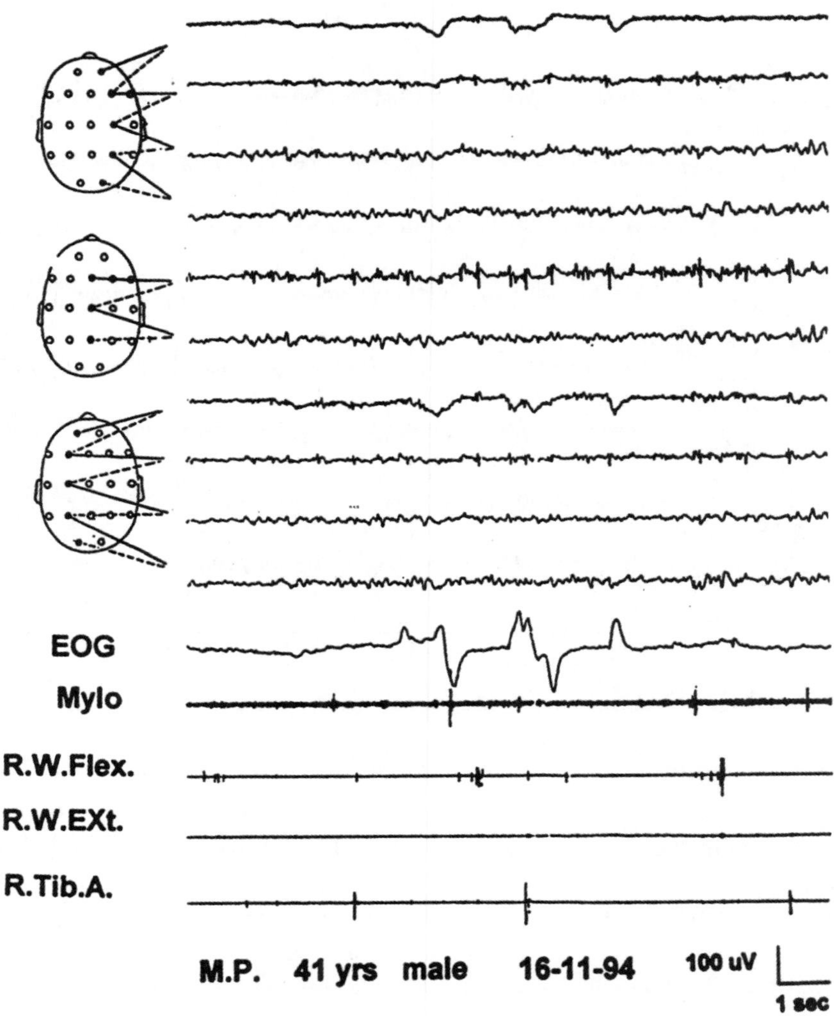

图 30-2　患者男性，41 岁，肌阵挛病史 25 年，罕见的全面性运动性发作和小脑功能障碍。分子遗传学提示 ULD。快速动眼期可在顶区和中央区记录到快棘波及无规则的肌阵挛

注：EOG. 眼电图；Mylo. 下颌舌骨肌；R.W.Flex. 右腕屈肌；R.W.Ext. 右腕伸肌；R Tib A. 右胫前肌

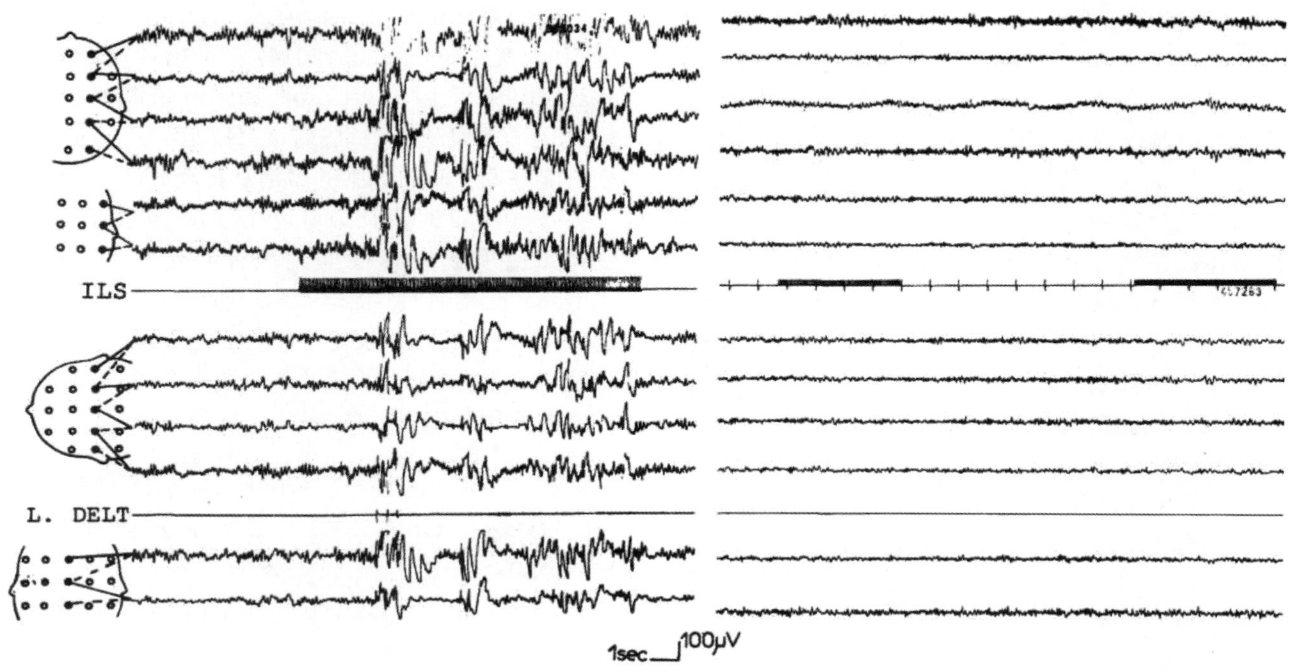

图 30-3　ULD 男性患儿，13 岁起病，脑电图光敏性演变。左图：14 岁时间断闪光刺激（ILS）诱发弥漫性快多棘 - 慢伴轻微的肌阵挛（左侧三角肌）。右图：患者 28 岁时脑电图背景正常，ILS 诱发实验无反应

核苷酸十二聚体重复序列（5'-CCCCGCCCCGCG-3'）不稳定扩增所致（Lalioti et al.，1997b；Virtaneva et al.，1997）。正常多态性为两三个拷贝数。据报道 *EPM1* 相关等位基因至少含 30 个重复拷贝数。在全世界约 90% 患者等位基因中发现了重复扩增，大多数患者为纯合子突变，特别是有奠基者效应人群。早期研究中，Lalioti 等认为重复扩增的序列长度与起病年龄、疾病严重程度无显著相关性（Lalioti et al.，1998）。直到最近，随着对患者进行更详细的表型分析，发现 *CSTB* 等位基因扩增长度的不同可能对起病年龄、肌阵挛严重程度和皮质神经电生理学特征有预测价值（Hypponen et al.，2015）。很少有 EPM1 相关纯合点突变的报道（Lalioti et al.，1997b；Pinto et al.，2012）。EPM1 患者中发现的所有点突变都是等位基因复合杂合突变（Lalioti et al.，1997a）。上述点突变改变单个氨基酸、影响了剪接位点或形成截短蛋白。错义突变可能影响 CSTB 蛋白与其靶点半胱氨酸蛋白酶的相互作用。伴重复扩增和错义点突变的复合杂合突变患者约占 EPM1 的 11%，临床表现更严重，难治性癫痫、严重的认知功能障碍和特征性脑电图表现（图 30-4）（Koskenkorva et al.，2011；Canafoglia et al.，2012），性别上也可能存在差异（Assenza et al.，2017）。

与 *CSTB* 基因突变相关的大部分功能变化可能改变了胱抑素 B 溶酶体相关的生理功能（Alakurtti et al.，2005）。CSTB 蛋白表达减少、组织蛋白酶 B 活性增加、氧化还原稳态受损和细胞凋亡增多是大多数 EPM1 重复序列扩增突变的主要病理学改变。重复序列扩增突变减少了观察组 CSTBmRNA 的表达，与对照组相比约减少 10%（Joensuu et al.，2007）。因此，EPM1 患者细胞中 CSTB 蛋白表达减少，对组织蛋白酶的抑制作用也显著降低。CSTB 抑制活性的降低与组织蛋白酶 B、L 和 S 活性的增高有关，提示细胞死亡增多（Rinne et al.，2002）。至于 ULD 点突变，错义突变在细胞内短暂过度表达的蛋白不能与溶酶体结合，提示溶酶体在 CSTB 生理调节过程中扮演重要的作用（Lalioti et al.，1997a；Joensuu et al.，2007）。

EPM1 小鼠模型证明了 CSTB 缺陷型 ULD 是一种原发性神经退行性疾病，细胞凋亡可影响特定的神经元群。*Cstb–/–* 小鼠在 1 个月时出现肌阵挛，在 6 个月时出现进展性共济失调，模拟了 EPM1 的两个临床特征。在转基因小鼠中，CSTB 缺陷引起组织蛋白酶 S、补体 C1qB 链（C1qB）、β_2 微球蛋白、胶质纤维酸性蛋白（Gfap）、载脂蛋白 D、纤维结合蛋白 1 和金属硫蛋白Ⅱ的异常激活，他们参与了蛋白分解、细胞凋亡和胶质细胞活化（Lieuallen et al.，2009）。*Cstb–/–* 小鼠神经病理学特征为小脑颗粒细胞持续性凋亡，而海马结构、内嗅皮质和海马后脚神经元凋亡并不明显。CA1 区传入刺激时，*Cstb–/–* 小鼠脑片呈高兴奋性，表现为痫样放电增多。在红

藻氨酸灌注时，*Cstb*–/– 小鼠比野生型小鼠更早出现痫样放电（Francheschetti et al.，2007）。小脑神经元氧化还原稳态受损是 CSTB 缺陷触发神经退行性变的关键机制。敲除大鼠和小鼠的 *CSTB* 基因均使颗粒细胞对溶酶体组织蛋白酶 B 介导的氧化应激所致的坏死变得敏感。CSTB 缺陷导致小脑神经细胞被氧化应激损伤，细胞内抗氧化能力下降和脂质过氧化增强（Lehtinen et al.，2009）。与仅有 *CSTB* 基因缺陷小鼠相比，CSTB 和组织蛋白酶 B 基因同时存在缺陷的小鼠，小脑颗粒细胞变性减少，这一结果与上述研究结果一致（Houseweart et al.，2003）。双基因敲除的小鼠保持有肌阵挛和共济失调，这意味着氧化应激和 *CSTB* 可以调控神经元的兴奋性、*CSTB* 可独立调控组织蛋白酶活性。最近有关 *CSTB* 缺陷小鼠的研究表明炎性病变可能加剧 EPM1 所致的病理学变化（Okuneva et al.，2016），如小胶质细胞的激活、血清趋化因子和促炎症因子的高表达。该发现可能为临床治疗开辟新前景。事实上，无论是小鼠模型（Manninen et al.，2014）还是患者（Manninen et al.，2015），采用磁共振成像和弥散张量成像分析后发现早期大脑白质呈进行性纤维束变性，这些病变可能继发于胶质细胞的激活和神经元坏死。

基于 *CSTB* 基因敲除小鼠的研究显示皮质 GABA 递质缺失导致抑制性神经传导通路障碍（Buzzi et al.，2012）。皮质 GABA 能神经元突触末端的 γ- 氨基丁酸（GABA）抑制性神经递质传导障碍可能导致皮质神经网络兴奋性增高和 5- 羟色胺能神经递质传导障碍。

（二）类 ULD 的 PMEs（与 *PRIKLE1*、*SCARB2*、*KCNC1* 和 *GOSR2* 基因相关的 PMEs）

近年来，人们陆续发现了类 ULD 电 - 临床表型的基因型。

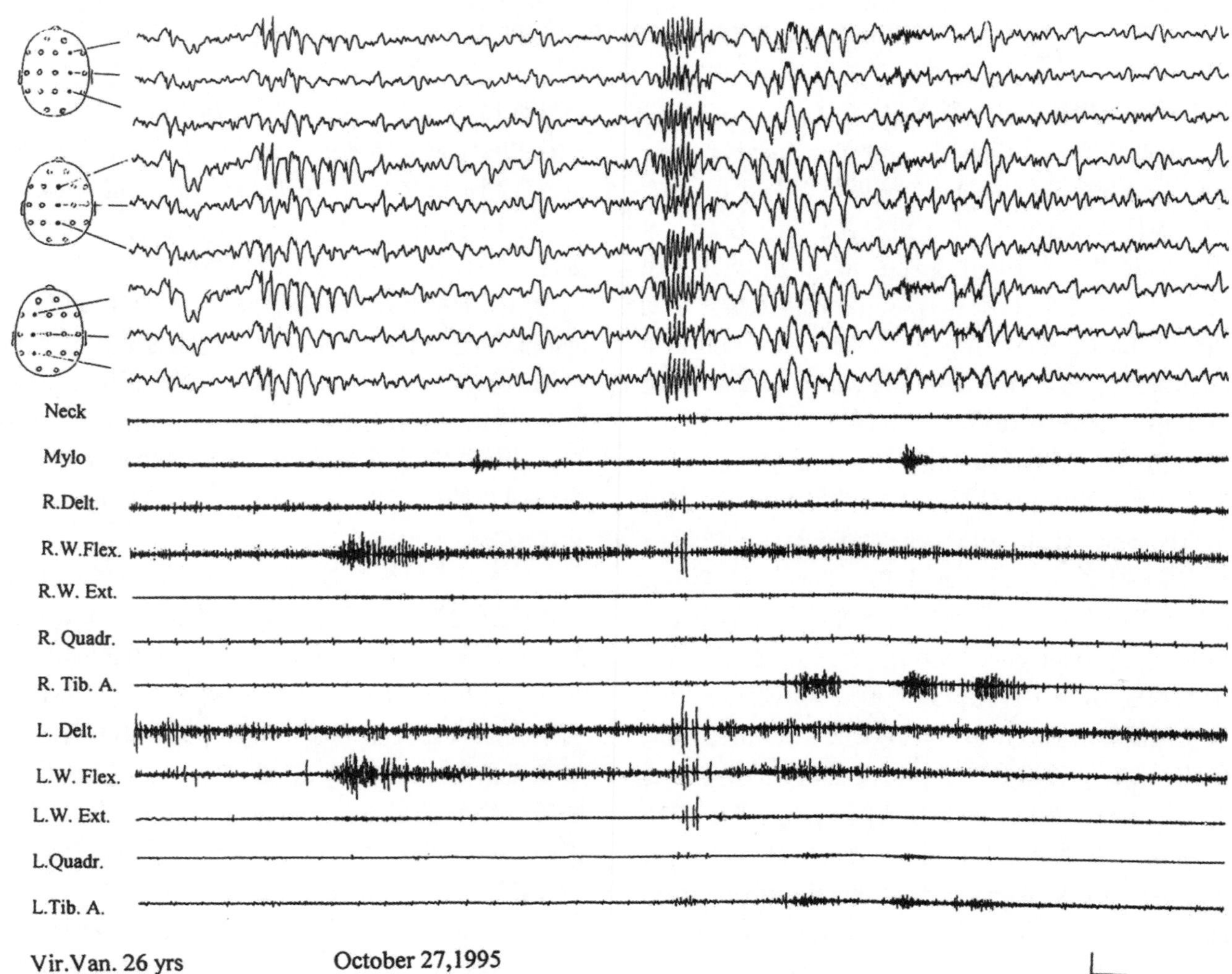

图 30-4 ULD 男性患者，26 岁，病情快速进展，表现为难治性运动性发作和致残性肌阵挛。脑电背景呈慢波活动，弥漫性慢或快棘 - 慢波和多棘 - 慢波，临床可见频发的肌阵挛发作，与阵发性放电相关或无关。患者系 *CSTB* 基因复合杂合突变

Berkovic 等在一个巴勒斯坦阿拉伯血统家系中发现了位于 12 号染色体上 *EPM1b* 基因（Berkovic et al.，2005）。根据上述家系及另外两个可能相关的家系，Bassuk 等（2008 年）后续发现了编码非经典性 WNT 信号通路的 *PRICKLE1* 基因 p.Arg104Gln 突变。起病年龄一般为 5—10 岁，略小于 EPM1，以共济失调为首发症状，随后出现肌阵挛和发作，智力通常正常。Damiano 等在另外一个巴勒斯坦阿拉伯血统家系中发现了编码核纤层蛋白的 *LMNB2* 基因突变，患者系常染色体隐性遗传，伴早发性共济失调（Damiano et al.，2015）。

Berkovic（2008 年）等报道了动作性肌阵挛 - 肾衰竭综合征（action myoclonus-renal failure syndrome，AMRF），发现了编码清道夫受体 B2 蛋白（scavenger receptor class B，member 2，SCARB2）的 *SCARB2* 基因突变或编码溶酶体膜蛋白的溶酶体膜蛋白 2 基因（lysosomal membrane protein2，*LIMP2*）突变。Portugal 几乎在同一时间段报告了患肾病综合征和 PME 的两兄弟（Balreira et al.，2008）。AMRF 通常在 15—25 岁出现震颤、动作性肌阵挛、发作和共济失调，伴蛋白尿并逐渐进展为肾衰。Dibbens 等（2009 年）还报道了 5 例意大利患者 *SCARB2* 基因新生突变，在长达 15 年的随访中未现肾衰的迹象，4 例为纯合突变（其中 2 例为近亲结婚），1 例为复合杂合突变，突变系基因剪接异常，也可能系移码突变所致的蛋白截短。Rubboli 等（2011 年）对这 5 例患者电 - 临床表型进行了总结，起病初期与 ULD 典型电 - 临床表型相似（图 30-5），然而，随后的病程差别较大（无肾衰的情况下），其中 4 例患者在 30 岁左右死于并发症（癫痫持续状态或肺炎）。Hopfner 等在一个德国 AMRF 家系中发现了更多的临床表型，包括脱髓鞘性多发性神经病和扩张型心肌病（Hopfner et al.，2011）。Fu 等报道 2 例日本 *SCARB2* 基因相关性 PME 患者，神经病理学示神经元周边棕色物质沉积（尤其在小脑、大脑皮质）和神经系统退变（弥漫性神经元丢失和胶质细胞增生，包括苍白球和小脑橄榄系统）（Fu et al.，2014）。

Muona 等对 84 例病因不明、无关联的患者行基因检测，发现 *KCNC1* 基因新生突变 c.959G>A（p.Arg320His）反复出现，进而明确了 *KCNC1* 基因为 PME 的新致病基因（Muona et al.，2015），编码 KV3 电压门控钾离子通道亚基（KV3.1），主要调节神经元高频放电，以前认为该基因与人类疾病无关。在体外实验中发现了 KV3.1 通道的异常，患者可出现功能丧失型显性负效应。新发现的 PMEs 类型称为 MERK，其特征为 3—15 岁起病，表现为进行性加重的肌阵挛和罕见的强直 - 阵挛发作。在青少年后期，50% 的患者须坐轮椅，认知功能轻度下降，未见早期死亡。脑电图表现为全面性棘 - 慢波、多棘 - 慢波，多数患者有光敏性。有趣的是 6 例患者发热后临床症状短暂改善，可能与高温下离子通道开放有关（Oliver et al.，2017）。

另一类常染色体隐性遗传、表型一致的 PMEs 系编码高尔基 Qb-SNARE 复合体的 *GOSR2* 基因突变所致（Corbett et al.，2011），其临床特征为发作性共济失调（平均 2 岁）、腱反射消失、动作性肌阵挛（平均起病年龄为 6.5 岁）和发作、脊柱侧弯、肌酸激酶增高，到疾病晚期认知功能相对保留。这类患者表现为多种发作类型（包括强直 - 阵挛、失神和跌倒发作），典型脑电图表现为全面性棘 - 慢波（头后部优势）、光敏性。由于这些病例均来自北海周边国家，延伸至挪威北部沿海地区，所以这一类疾病又被命名为“北海”PME（Boissé Lomax et al.，2013）。

六、Lafora 病（EPM2 和 EPM2B）

1911 年，Gonzalo Rodriguez Lafora 在 1 例 18 岁男性中枢神经系统中发现了“淀粉样”小体（葡萄糖聚合物或“葡聚糖”在细胞内沉积）。临床表现为对刺激敏感的安静状态下肌阵挛和动作性肌阵挛、癫痫和进行性智力减退、小脑功能减退和神经系统功能衰退。此后，“Lafora 包涵体”（Lafora inclusion bodies，LBs）被认为是本病的特征。1963 年建立了该病的诊断标准：常染色体隐性遗传、伴 LBs 的致死性全身多系统病变，脑电图呈弥漫性 4~6Hz 多棘 - 慢波，快速进展的 PME 综合征，5~10 年死亡（Van Heycop Ten Ham & De Jager，1963）。LD 视觉先兆常见，癫痫发病后症状进展快速，10 年内死亡，病理学可见葡聚糖包涵体在大脑、肌肉、肝、心脏、视网膜、周围神经和皮肤中过度沉积，这些特征可以区分 LD 和其他类型的 PMEs。LD 在欧洲南部、非洲北部及中东的地中海国家更常见，在中亚和南亚及其他近亲结婚的国家也可见到。报告病例最多的地区是南欧、土耳其和北非，印度南部卡纳塔克邦的发病率也相当高（Acharya et al.，1989）。

LD 起病年龄在 6—19 岁，高发年龄 14—15 岁，即便是兄弟姐妹，起病年龄和病程也不一致（Tassinari et al.，1978）。首发症状是全面性强直 - 阵挛、阵挛、肌阵挛和失神发作，因此很难与全面性特发性癫痫鉴别。出现局灶性视觉发作包括简单或

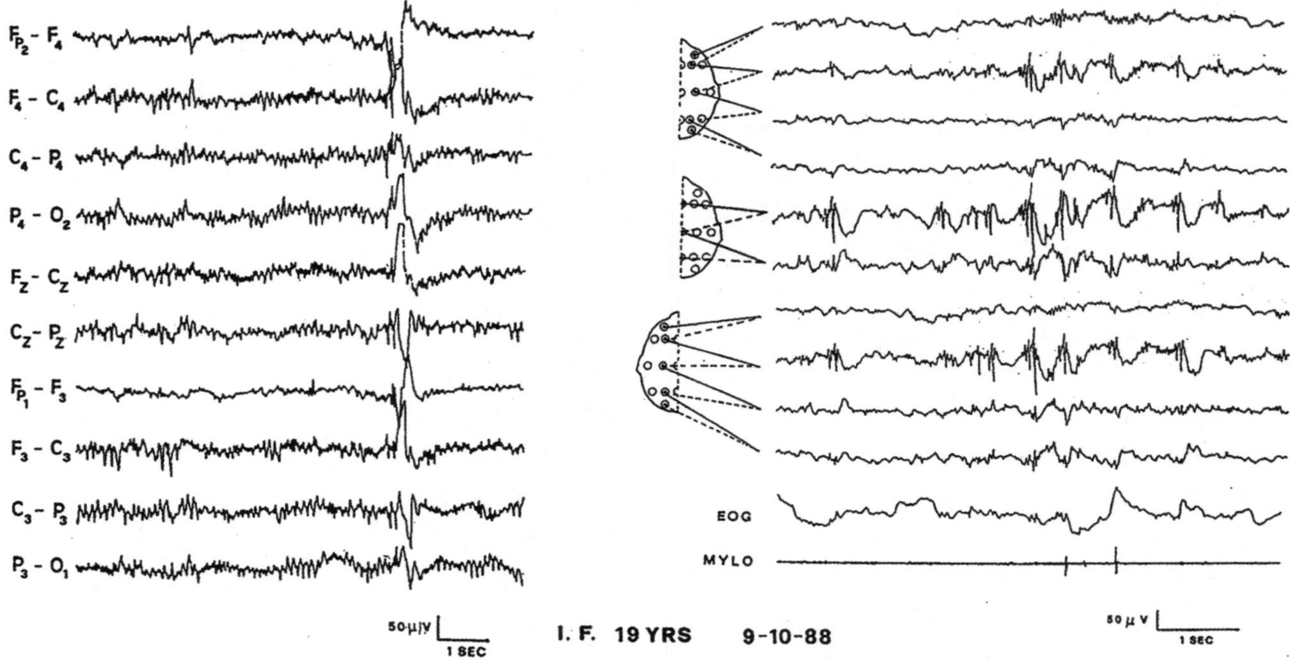

图 30-5 患者男性，19 岁，ULD 典型脑电图。左图：清醒状态下背景活动基本正常，可见全面性快棘 - 慢波。右图：快速动眼期顶区和中央区可见快棘波。病情严重，30 岁后死亡，仅发生于 *SCARB2* 基因突变确诊数年后

复杂幻觉或暗点时应该考虑 LD 诊断。视觉发作是 LD 的特征，有文献报道约 50% 患者起病初期有视觉症状（Roger et al.，1983；Tinuper et al.，1983）；安静状态下肌阵挛和动作性肌阵挛严重且进展迅速；常有严重的认知障碍伴学习困难及重度抑郁，多在发作后 1~2 年出现，有时更早期出现，随后成为主要的临床症状（Genton et al.，1989；Ganesh et al.，2000）。因为严重的肌阵挛会干扰医生对共济失调的判断，所以难以评估共济失调，以上所有症状均为 PME 的典型症状（De Graaf et al.，1989）。据文献报道，1 例有 LD 典型症状的南非土著和 2 例塞尔维亚兄弟发现了视神经萎缩。在个案中还发现了视网膜色素变性（Pinto et al.，2015）。

来自家系的研究表明脑电图改变可先于临床症状出现（Van Heycop Ten Ham & De Jager，1963），肌阵挛发作期脑电图与全面性特发性癫痫的脑电图通常没有区别，背景脑电基本正常，可夹杂孤立性棘波或弥漫性 4~6Hz 多棘 - 慢波（图 30-6A），一般有光敏性特征（图 30-7）。LD 睡眠期脑电图异常放电未见增多，与 IGE 一致。睡眠期多导描记有时可见亚临床或不规则的肌阵挛不伴脑电图异常。脑电图通常在数月内或数年后变得更为典型（图 30-6B，图 30-8，图 30-9）：背景活动逐渐减慢，阵发性放电貌似快棘 - 慢波和多棘 - 慢波、局灶性痫性放电（枕区为著）。睡眠期生理性活动消失。该期易记录到不规则肌阵挛。光敏性在整个病程中持续存在。疾病早期体感诱发电位波幅增高，脑干诱发电位潜伏期较正常人延长。

LD 病程，肌阵挛加重和发作频率增加，进展期与缓解期交替进行，发作性皮质盲。智力减退不断加剧，最终发展为痴呆，患者后期长期卧床，一般在数年内（通常 5~15 年）死亡，但由于护理技术的不断改善，即使长期卧床，长期存活的病例数也在不断增加。尽管如此，抗癫痫和改善肌阵挛药物有一定的疗效，至少在疾病早期有效。

基于临床症状和脑电图，大多数病例可诊断为 LD。由于该病预后差，应该早期开展 *EPM2A* 和 *EPM2B* 基因检测和腋窝皮肤活检，汗腺导管细胞发现糖原染色阳性的 LBs 即可诊断（Carpenter & Karpati，1981）。尸检可见 LBs 沉积于大脑和小脑皮质、海马和杏仁核、中脑、肝、横纹肌和心肌细胞，是一种密集的、过度磷酸化的聚糖，与老年人大脑中正常的淀粉样小体相似，有时也可见于年轻人（Cavanagh，1999）。生理性葡聚糖大部分存在于轴突和胶质细胞中，而 LBs 则聚集于核周体和树突，是 LD 的特征性表现。若腋窝皮肤活检发现汗腺中存在 LBs 则能确诊 LD。

遗传学研究发现 LD 存在临床变异，随着该病分子病理机制的完善，临床症状谱可能会进一步扩大。*EPM2A* 基因 1 号外显子突变可导致不同的临

A

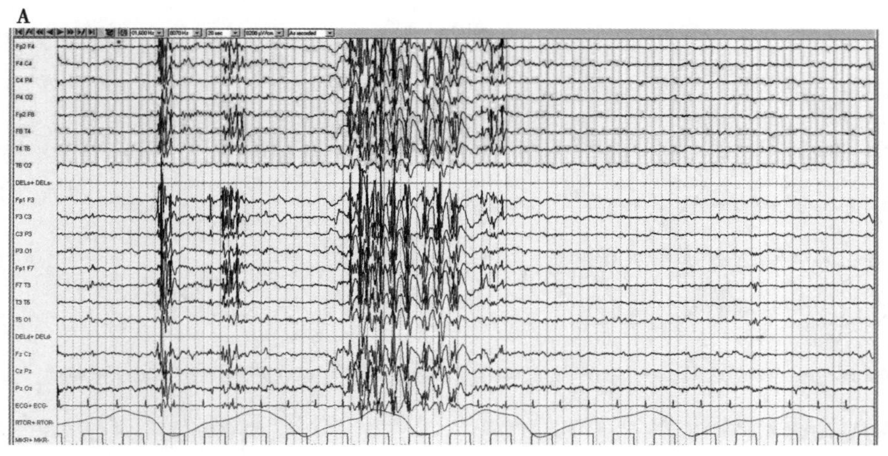

B

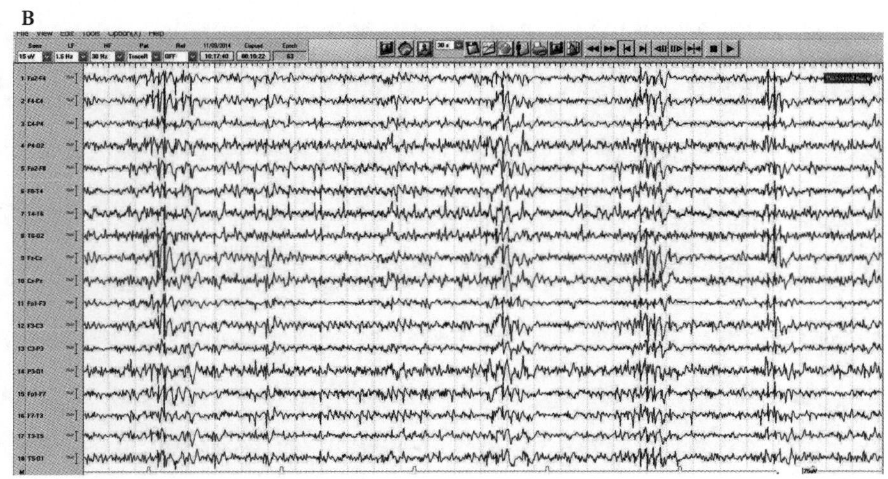

图 30-6　A. 患者女性，12 岁，罕见的长时程癫痫发作病程 1 年，表现为眼前出现彩色光斑的复杂视觉幻觉，随后呼之不应、恶心、呕吐和左上臂肌阵挛，偶尔也有短暂单色光斑和散发的强直 - 阵挛发作。起病初诊断婴儿良性枕叶癫痫。脑电图背景活动正常，发作间期为全面性多棘 - 慢波、左后头部局灶性棘波。B. 2 年后患儿出现与枕部放电相关的肌阵挛伴认知功能障碍。脑电图为背景活动减慢、弥漫性棘 - 慢波、双侧头后部多灶性棘波。基因检测确诊为 LD（*EPM2A* 基因 c.323G>T 纯合突变）

床表型，如儿童期起始的学习困难，随后才出现典型的临床症状（Ganesh et al.，2002）。据文献报道，*EPM2B* 基因突变的患者临床病情更轻，进展更缓慢（Gomez-Abad et al.，2005）。*EPM2B* 基因 D146N 杂合和纯合突变患者表现为不典型的轻型 LD，包括症状迟发、病程较长及日常生活功能不受影响（Baykan et al.，2005；Franceschetti et al.，2006；Singh et al.，2006；Ferlazzo et al.，2014）。值得注意的是，与典型的 LD 患者相比，这些“轻型”患者发作也并不严重（有时在不同的时段有一定程度的波动），光敏性和巨大体感诱发电位出现概率较低（Ferlazzo et al.，2014）。

60%~70% 的 LD 由 Laforin/ 双特异性磷酸酶（dual specificity phosphatase，DSP）或 *EPM2A* 基因突变所致，另外 30%~40% 的 LD 由 Malin/E3 泛素连接酶或 *EPM2B* 基因突变所致。

Serratosa 等（1995 年）利用连锁分析和纯合子定位法将 LD 基因（*EPM2A*）定位于 6q23-q25。Minassian 等（1998 年）和 Serratosa 等（1999 年）报道了 *EPM2A* 基因突变，*EPM2A* 基因编码 Laforin 蛋白，起初被认为是蛋白质酪氨酸磷酸酶，后来证明是不典型的双特异性磷酸酶（Ganesh et al.，2000）。突变分析提示 *EPM2A* 等位基因的异质性（GomezGarre et al.，2000）。

文献报道在西班牙约 40% LD 的患者中发现了 *R241stop* 突变，提示奠基者效应和复发均为 *R241stop* 突变在西班牙相对较高的原因之一。Laforin/DSP 与细胞膜和粗面内质网有关，它负责清除胞内葡萄糖，也可直接影响胞膜的兴奋性。（Minassian et al.，2001）。

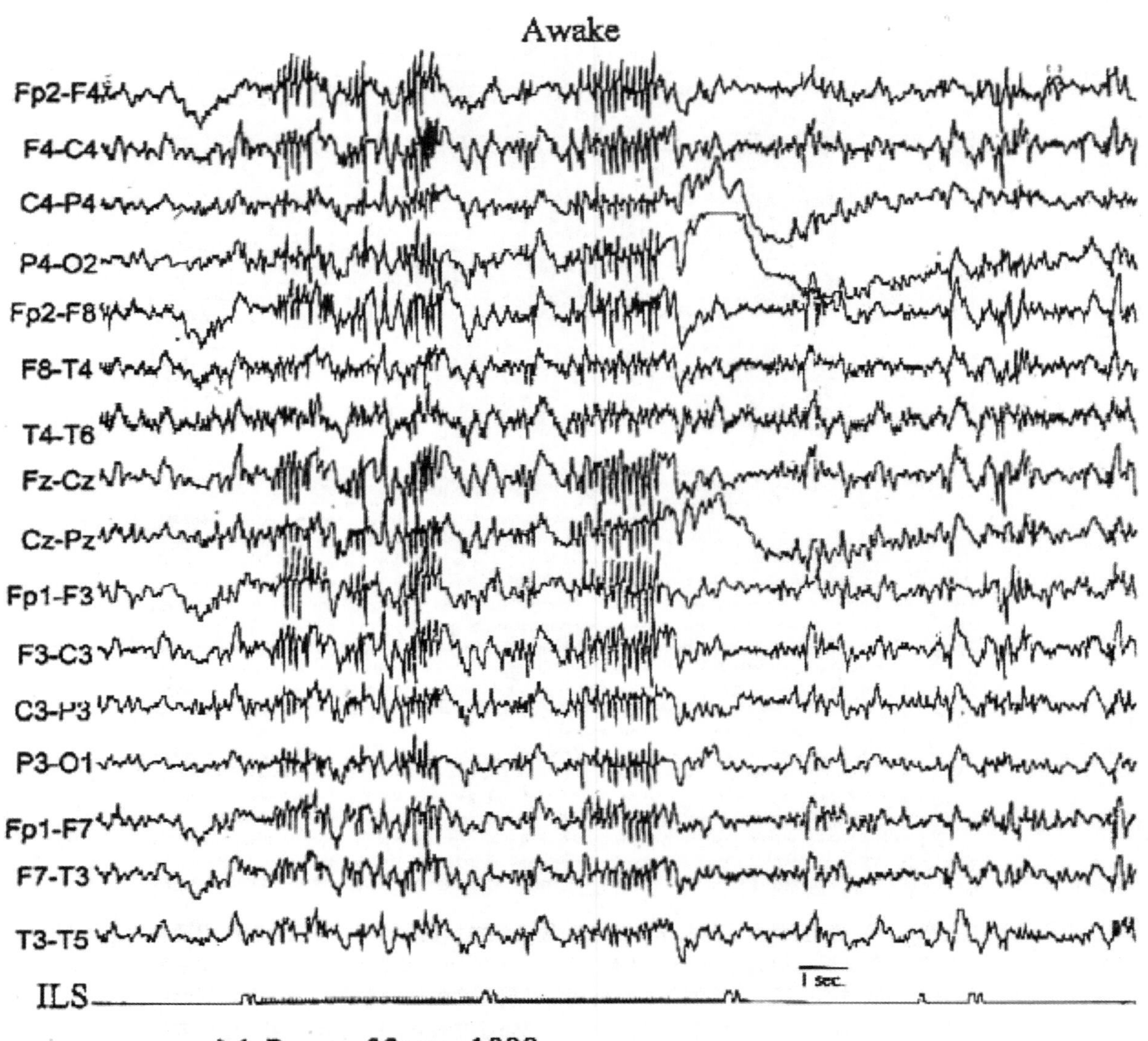

图 30-7　患者女性，32 岁，病程短。显著的光敏性，脑电图示背景脑电活动变慢、弥漫性多灶性棘波

第二个发现的 LD 基因为 *EPM2B* 或 *NHLRC1* 基因，定位于 6p22（Chan et al.，2003a，2003b）。*EPM2B* 基因编码 malin 蛋白，系 E3 泛素连接酶，具有一个环指结构域和六个 NHL 基序。malin 和 laforin 在细胞内共定位，提示 malin-laforin 相互作用可阻止葡聚糖形成和癫痫（Chan et al.，2003b）。

总之，*EPM2A* 和 *EPM2B* 基因突变的患者比例因不同的国家而异。在西班牙 EPM2A 基因突变更常见。相反，在意大利和法国 *EPM2B* 基因突变更常见（Lesca et al.，2010）。在印度和阿拉伯国家，*EPM2A* 和 *EPM2B* 基因突变分布无差别。

目前已构建了两种主要类型的 LD 小鼠模型：*epm2a–/–* 和 *epm2b–/–* 基因敲除小鼠。这两种模型可解释两类疾病的进展过程，包括细胞死亡、葡聚糖在细胞内的沉积及神经变性（Ganesh et al.，2002）。

EPM2A 基因突变引起 laforin 磷酸酶活性降低，导致糖原过度磷酸化，最终形成少枝状不溶水包涵体，称为 LBs（Delgado-Escueta，2007）。LBs 可诱导神经元凋亡，是 LD 的致病因素。继发性糖原合成缺陷假说认为糖原分支酶与糖原合成酶功能失衡，糖原合成酶加速了糖原过度磷酸化。LBs 和糖原分支酶缺陷所致沉积物是类似的，糖原合成酶过度表达也可导致葡聚糖沉积，以上研究结果支持了这一假说（Raben et al.，2001）。

PTG 变异可通过激活糖原合酶和抑制磷酸化酶从而减少糖原的合成，可解释了为何某些 LD 患者临床病程相对较轻（Guerrero et al.，2011）。

近期有假说提出如果 laforin 缺失会导致磷酸盐沉积，引起糖原结构异常。如果 malin 缺失，laforin 水平进一步下降导致糖原结构破坏，加速沉

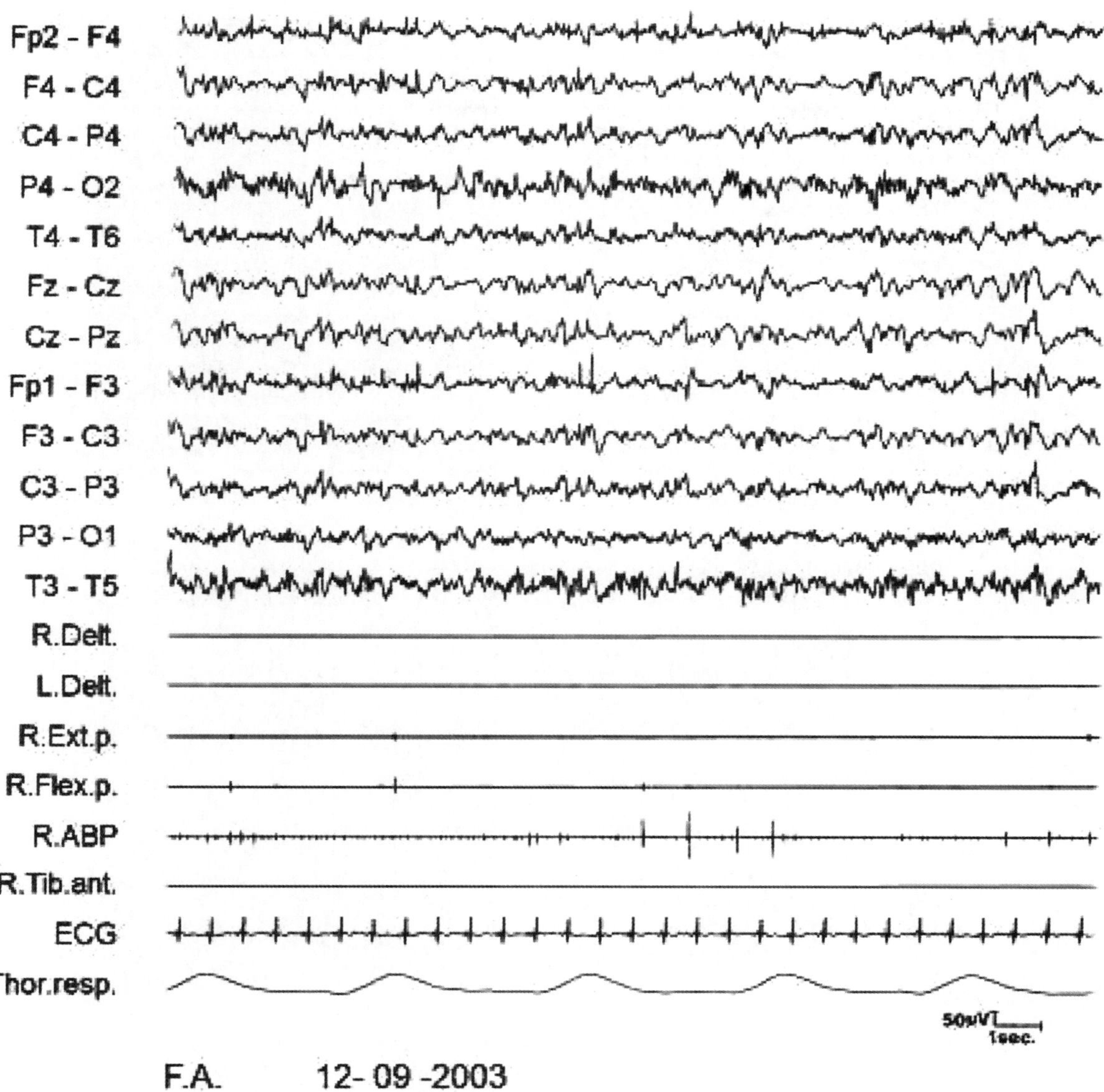

图 30-8　LD 患者男性，17 岁，脑电图示背景活动明显变慢，调节基本消失，中央区及后头部可见多灶性棘波。EMG 可见不规则肌阵挛

积物形成（Tiberia et al.，2012）。有关 LD 发病机制的最新综述也已见刊（Turnbull et al.，2016；Gentry et al.，2018）。

七、神经元蜡样质脂褐质沉积症

神经元蜡样质脂褐质沉积症（NCL），又称 Batten 病，是一组神经退行性疾病，特征性改变为神经元胞质内可见自发荧光沉积物（Mole et al.，2011）。NCL 系常染色体隐性遗传病，包括酶缺乏所致的溶酶体存储障碍及结构蛋白功能障碍所致的溶酶体贮积症，主要表现为神经系统功能障碍（Mole et al.，2005），通常表现为 PME，但并不总是 PME，伴神经系统和感觉系统（特别是视觉）症状、严重的认知功能衰退、运动障碍及预期寿命缩短。NCL 是罕见病，在全世界分布不均衡，局部地区患病率相当高，如斯堪的纳维亚地区。根据 NCL 症状首发时间，将其分为六类（先天型、婴儿型、晚期婴儿型、晚期婴儿变异型、青少年型及成人型）。然而，由于发病年龄和病情进程有显著的差异，部分患者很难进行分类。而且婴儿型和北方癫痫不属于 PMEs（Santavuori et al.，1974）。基因检测已经成为诊断 NCL 亚型有效手段。迄今为止发现 14 个基因（*CLN1* 至 *CLN14*）和 360 个突变，大部分已录入 NCL 突变数据库（www.ucl.ac.uk/ncl/mutation）（Kuosi et al.，2012b）。然而，NCL 是一组异质性疾病，大多数患者均可归类到基因检测确诊的那一类或其变异型。事实上可能存在更多亚型和变异型。尽管基因诊断取得了长

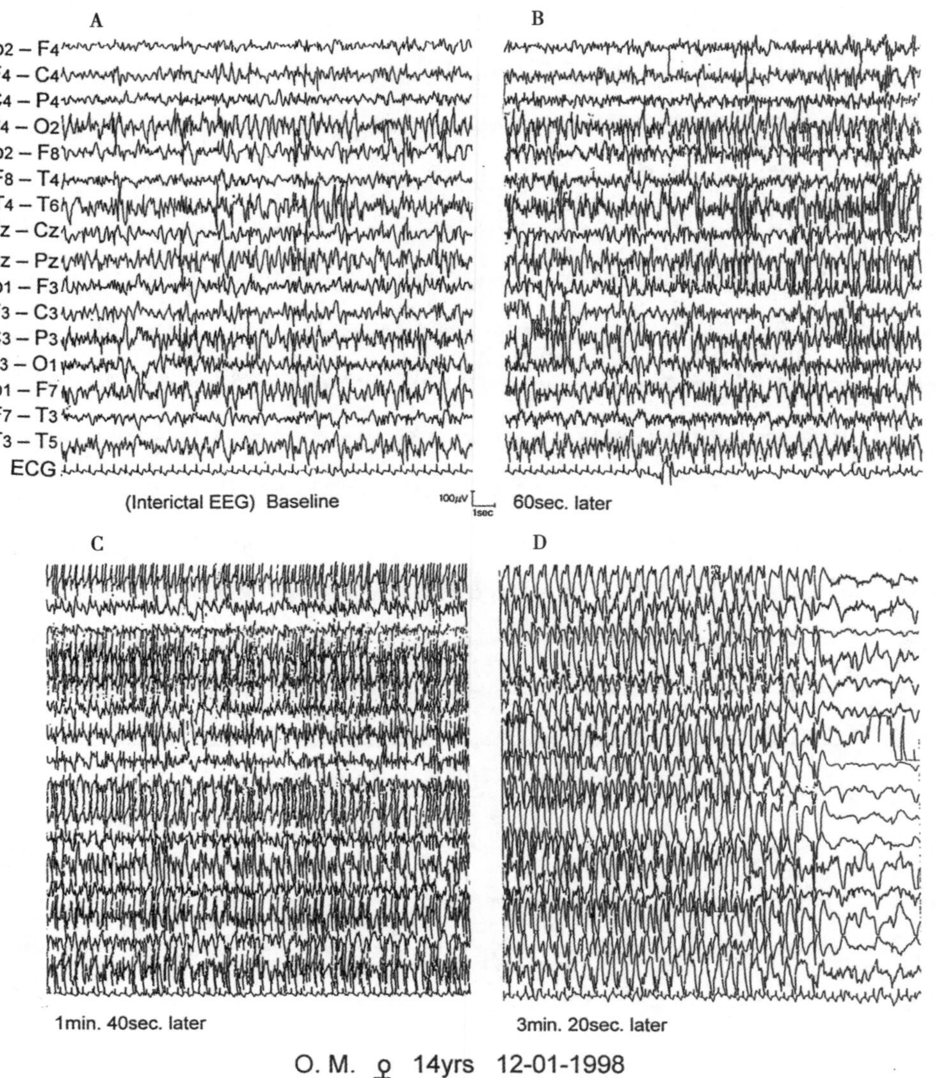

图 30-9　年轻女性 LD 患者，表现为全面性运动性发作。发作间期可见多灶性棘波（A）；发作期后头部可见募集节律（B）；然后扩散至整个半球（C）；全面性慢棘 - 慢波可见于发作最后阶段（D）

足的进步，但出于临床诊断要求，应根据首发症状出现的时间列出典型的临床表现。

（一）晚期婴儿型蜡样质脂褐质沉积症（Jansky-Bielschowsky 病）

晚期婴儿型 NCL 在不同种族均有报道（Zeman et al.，1970；Warburg，1982），是斯堪的纳维亚地区以外发病率最高的一种类型。1—4 岁起病，表现为运动障碍、共济失调、言语障碍、精神运动发育迟滞，很快出现强直 - 阵挛和肌阵挛发作。尽管最初数年内患儿视力保持较好，而实际上患儿 5 岁前就已开始出现视神经萎缩，并进展为双眼失明。视网膜电图（electroretinogram，ERG）早期示波幅低，最终波幅消失。病情进展迅速，常在 5 岁时卧床不起，3~10 岁死亡。

脑电图背景活动变慢，发作间期可见慢波、不规则棘波和多棘 - 慢波爆发。低频闪光刺激可诱发后头部特征性多位相棘波（图 30-10）。视觉诱发电位 P100 潜伏期延长，上述异常在疾病整个过程中持续存在（Pampiglione & Harden，1977）。

皮肤、周围神经或直肠黏膜活检电镜下可见曲线状、颗粒状包涵体，若发现即可确诊。文献报道了青少年早期或中期起病的青少年型 NCL，Lake & Cavanagh（1978 年）报道了 5 例青少年中期起病 NCL 病例，起病年龄为 5—8 岁，电镜下可见晚期婴儿型典型的曲线状包涵体和青少年型典型的“指纹”样包涵体。

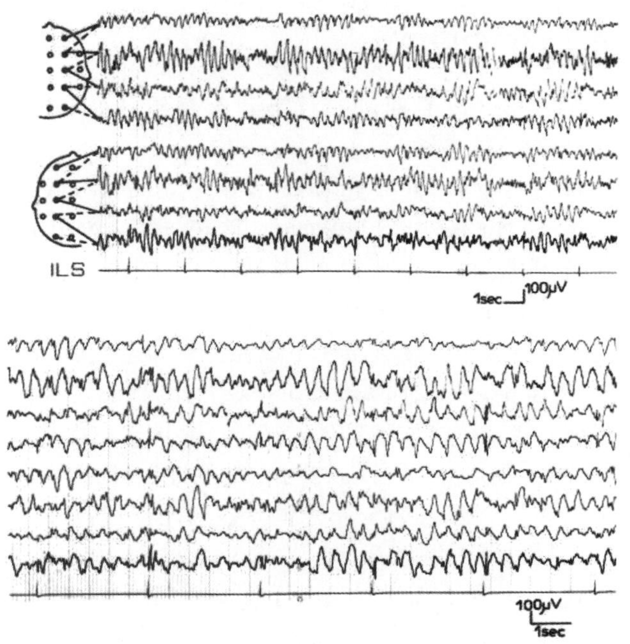

图 30-10　患儿女性，5 岁 10 个月，诊断晚期婴儿型 NCL。上图：脑电活动整体变慢，中央区近连续性慢波，0.5Hz 闪光刺激（ILS）诱发出枕区快棘波。下图：在更慢的记录速度下，后头部棘波与 ILS 闪光刺激锁时关系更明显

典型的晚期婴儿型 NCL（*CLN2*）基因定位于 11p15.5（Sleat et al.，1997；Haines et al.，1998）。*CLN2* 基因编码胃酶抑素不敏感性溶酶体肽酶。就产前诊断而言，采用未培养的羊膜细胞行基因突变分析或在电镜下寻找典型的曲线状包涵体都是较好的选择。有学者在芬兰的一个家系中发现了 *CLN5* 基因变异，定位于 13q21.1-q32（Savukoski et al.，1994），该基因编码一种大家公认的跨膜蛋白（Savukoski et al.，1998）。Sharp 等在印度两个有血缘关系的家系中发现 *CLN6* 基因变异（Sharp et al.，1997），并将其定位于 15q21-q23（Gao et al.，2002），与 Haines 等在哥斯达黎加西班牙裔定居者后裔中发现的变异一致。在巴基斯坦、罗马吉卜赛人、中欧（Sharp et al.，2003）、土耳其（Siintola et al.，2005）和意大利家系中（Canafoglia et al.，2015）也发现了 *CLN6* 基因变异。*CLN6* 基因编码一种大家公认的跨膜蛋白（Gao et al.，2002；Wheeler et al.，2002），与成年型 NCL 相关（见下文）。值得注意的是，因 *CLN6* 基因突变导致的青少年或成年患者在运动和认知障碍出现前可表现出典型的 PME（Canafoglia et al.，2015）。有学者在土耳其家系中发现了 *CLN7* 基因变异，患者有典型临床表现和遗传学特征。Ranta 等在土耳其的另一个家系中发现了 *CLN8* 基因变异，与北方癫痫有共同的突变位点（Ranta et al.，2004）。

（二）青少年型蜡样质脂褐质沉积症（Spielmeyer-Vogt-Sjögren 病）

1826 年挪威 Stengel 首次报道青少年型 NCL，后来 Sjögren（1931 年）和 Zeman 等（1970 年）对其进行了详细的阐述。该病在欧洲西北部的国家发病率较高，近 1% 的瑞典人中发现了致病基因，除此之外的地方并不常见本病。起病年龄为 4—14 岁（70% 的病例为 6—10 岁），发病形式相对刻板。首发症状是色素性视网膜炎导致的视力下降，随后出现精神障碍，进展相对缓慢、平稳。神经系统症状一般见于视觉症状出现后 2~3 年，首先为锥体外系症状，然后出现共济失调、锥体系统症状。一般在发病后 1~4 年出现失神或更常见的强直 - 阵挛发作。节段性肌阵挛也见于此期，面部肌肉尤其明显，最终发展为肌阵挛持续状态。被动运动可加重肌阵挛。粗大的肌阵挛可演变为阵挛发作，疾病终末期可见阵挛持续状态。在约 40% 的病例中，上述症状出现的先后顺序可以不同，癫痫发作和肌阵挛若早于特征性视力减退前出现，可加大早期诊断的困难（Berkovic & Andermann，1986）。

患儿 10 岁前一般仍能维持在校学习。这时患儿开始出现典型的弯腰姿势，由于构音障碍导致发音困难，由于肌阵挛和运动障碍，患儿只能坐在轮椅上。如出现精神障碍会使病情进一步复杂化，患者通常在 20 岁左右病亡。然而，随着社会和教育设施及医疗护理的改善，可延长患者的预期寿命。

疾病初期，脑电图背景活动变慢，出现持续性阵发性异常放电，睡眠期更明显。闪光刺激对脑电图和临床症状的影响不如晚期婴儿型明显，视觉诱发电位逐渐消失，体感诱发电位波幅明显增加。

如果外周血见空泡淋巴细胞，皮肤活检或淋巴细胞超微结构出现典型的指纹样包涵体，具备上述病理表现即可确诊；当然，也可检测到曲线状包涵体（Goebel et al.，1979）。沉积物的各种成分对于 NCL 临床分型无特异性（Carpenter et al.，1977）。电镜下绒毛超微结构可为 NCL 的产前诊断提供参考（Uvebrandt et al.，1987）。

青少年型 NCL 与 16 号染色体相关（Gardiner et al.，1990），已经发现该染色体 S298 位点的缺失变异（Taschner et al.，1995）。*CLN3* 基因编码含 438 个氨基酸残基的蛋白（国际 Batten 病协会，1995），该蛋

白是溶酶体膜或内涵体膜固有蛋白，尽管其功能尚不明确，然而溶酶体功能异常可能是本病的主要特征（Phillips et al.，2005）。羊膜腔穿刺术或绒毛膜活检可用于产前诊断（McLeod et al.，1988；Conradi et al.，1989）。Schulz 等在塞尔维亚和德国两个家系中发现 *CLN9* 基因变异，可引起广泛的细胞代谢异常，临床表现总体上与 *CLN3* 非常相似（Schulz et al.，2004）。

（三）成人型 NCL：Kufs 病

1925 年 Hugo Friedrich Kufs 首次报道了 Kufs 病，属于成人型 NCL，发病率较低，多为散发性，临床表型差异明显。A 型患者表现为 PME，B 型患者表现为痴呆伴各种类型的运动障碍，起病年龄在 11—50 岁（Berkovic et al.，1988）。随着疾病的进展，可表现为痴呆伴不同类型的运动障碍（共济失调、肌张力障碍、手足徐动症），终末期可见癫痫发作和肌阵挛，也可表现为肌阵挛和进行性痴呆，神经系统症状表现形式多样，多为非持续性。预后极差，常于起病后 10 年内死亡。

脑电图背景活动变慢，发作间期脑电图示全面性棘 - 慢波。另一个值得注意的特征是对低频闪光刺激高度敏感，可诱发脑电图异常和临床发作，这在成年人中罕见。视觉和听觉诱发电位正常，有时可见巨大的体感诱发电位。肝和皮肤活检样本行病理学诊断有一定难度，因为脂褐质生理性沉积随年龄增长也会明显增多。在电镜下典型病理学改变为“指纹”样沉积和嗜锇颗粒，仅脑组织活检时才能观察到。脑活检是诊断 Kufs 病的有效手段，而较少用于其他类型 PME 的诊断。

大多数 Kufs 病呈散发性，而 Callagy 等报道了一对爱尔兰兄弟均患病（Callagy et al.，2000）。荷兰亦有一个家系中 3 位成员患病的报道，确诊为成人型 NCL，系常染色体显性遗传（Nijssen et al.，2003），其超微结构与 *CLN1* 有所不同。一项散发性和家族性病例的遗传学研究显示 *CLN6*（以前认为与晚期婴儿型 NCL 相关）是 A 型的主要致病基因（Arsov et al.，2011），但对晚期婴儿型和成人型 NCL 之间的显著差异并未作解释。另外，在 Kufs 病 B 型中发现了编码组织蛋白酶 F（一种溶酶体半胱氨酸蛋白酶）*STSF* 基因突变（Smith et al.，2013）。

Berkovic 等（2016 年）通过重新评估全球收集的 47 例可能为 Kufs 病患者，经病理学和分子遗传学分析，仅 1/3 病例达到诊断标准。基于上述研究结果，我们认为该病的诊断仍然具有挑战性。

八、伴“破碎红纤维”肌阵挛癫痫（MERRF）

70 年代已有肌阵挛伴破碎红纤维（Myoclonic epilepsy associated with ragged-red muscular Fibres，MERRF）的初期报道（Tsairis et al.，1973；Shapira et al.，1975），1980 年 Fukuhara 等正式以 MERRF 进行报道，将其归类为线粒体脑病（mitochondrial encephalomyopathies，ME）。MERRF 仅占线粒体脑肌病中少数。大多数情况下线粒体肌病遵循母系遗传（Rosing et al.，1985；Harding & Holt，1988）。常可在上一代亲属中发现病理学特征。临床症状因人而异，甚至在同一家系成员间也是如此。MERRF 最初在日本发现，尽管分布于世界各地，但罕见。

起病年龄为 3—65 岁（Roger et al.，1991），可见到 PME 所有临床表型，可表现为局灶性发作或更典型的全面性发作，文献也报道过隐匿性肌阵挛（Koubeissi et al.，2009）。更多的神经系统症状有助于区分 MERRF 和其他类型的 PME，一项 48 例 MERRF 的回顾性分析显示耳聋 25 例、肌病 14 例、乳酸酸中毒 11 例、视神经萎缩 11 例、身材矮小 9 例、感觉障碍 9 例、痉挛性肌张力增高 8 例、临床表现和肌电图异常的周围神经病 6 例、腱反射消失 5 例、局灶性神经症状 3 例和脂肪瘤 1 例（Roger et al.，1991）。May 和 White（1968 年）报道了与肌阵挛、共济失调和耳聋相关的病例，Ekbom（1985 年）报道了共济失调、光敏性肌阵挛、骨骼异常和脂肪瘤相关的病例，可能均属于 MERRF。此外，在众多病例中，MERRF 与 PME 的症状有重叠。

MERRF 各种不同症状出现的顺序各有不同，神经、感觉或精神症状可在癫痫发作、肌阵挛和共济失调数年前出现。电生理学研究（So et al.，1989；Roger et al.，1991）显示背景脑电活动异常（80% 的病例）、棘 - 慢波和全面性多棘 - 慢波（73%）、弥漫性慢 δ 波爆发（33%）、局灶性异常（40%）和光敏性（26%）。正常的生理睡眠模式紊乱或消失，两例患者快速眼动期脑电图可见中央、顶区棘波（图 30-11）（Roger et al.，1991）。所有病例均记录到巨大的视觉诱发电位。MERRF 患者 CT 或 MRI 扫描可见弥漫性脑萎缩、不同程度的白质病变、基底节低密度或钙化、皮质局灶性低密度征象。

MERRF 病程和预后差异很大。死亡可见于 3—30 岁（Roger et al.，1991）。部分病例出现并发症前很长一段时间的病情进展类似 MERRF，如脑卒

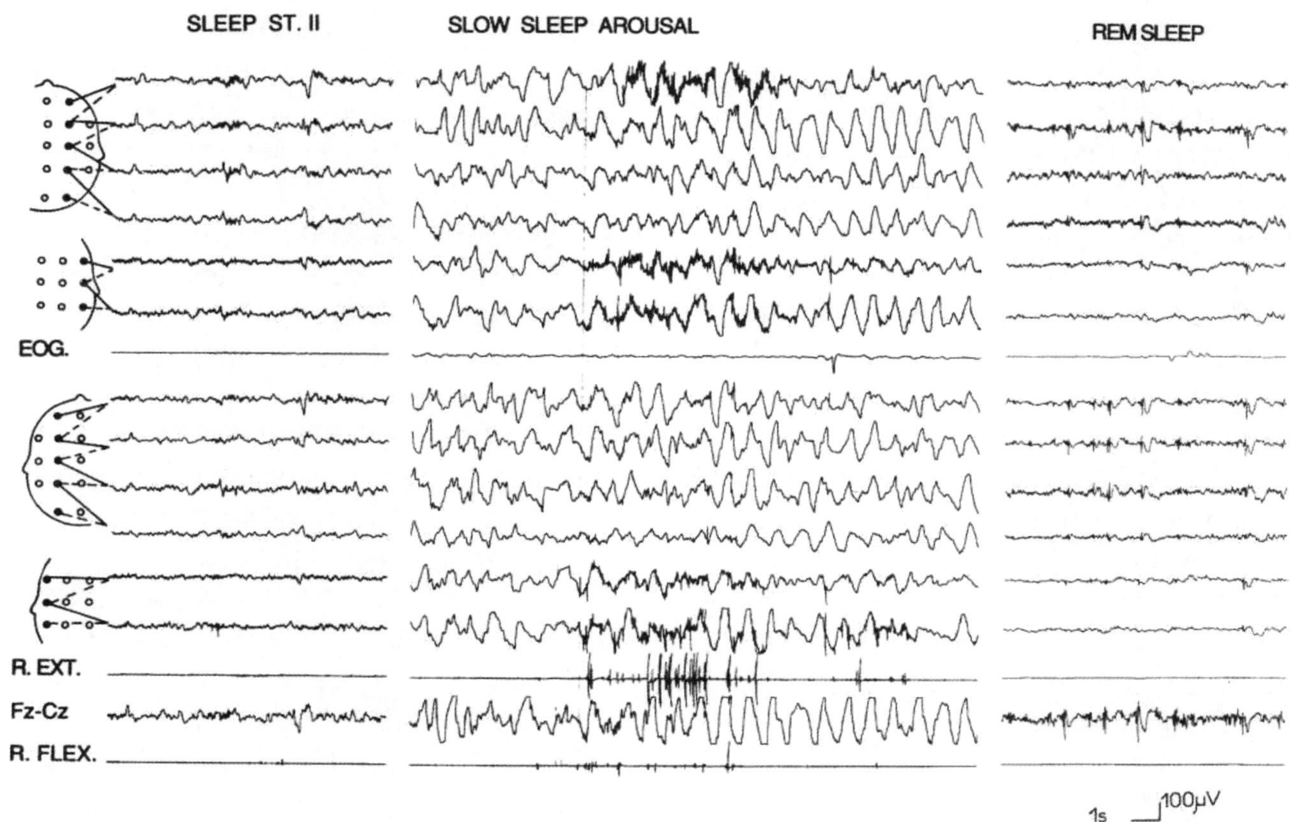

图 30-11　患者男性，17 岁，诊断为 MERRF。左图：非快速眼动睡眠期脑电图轻度异常，可见纺锤波，中央区可见低波幅棘波。中图：非快速眼动睡眠期唤醒后出现肌阵挛发作。右图：快速眼动期睡眠期顶、中央区快棘波和多棘波

中样发作让我们想到了线粒体脑肌病伴高乳酸血症和卒中样发作（Mitochondrial encephalomyopathy with lactic acidosis and stroke-like episodes，MELAS）（Byrne et al.，1988；Fukuhara，1991），这种不同类型的 MERRF 之间相互重叠并不少见（Mongini et al.，2002）。事实上，三种典型的 ME（MERRF、MELAS 和 Leigh 综合征）患者可有共同的神经系统症状：31 例 ME 中大多数（43% 的成人，70% 的儿童）临床表现不典型，53% 患者以发作为首发症状，光敏性常见于 MERRF，而在 1 例 MELAS 和 1 例 Leigh 综合征也可见光敏性（Canafoglia et al.，2001）。一个比利时家系包含了 5 代、12 个家系成员，发现了影响线粒体呼吸链复合体 I 的 m14487T>C 错义突变，以前曾在 Leigh 综合征散发儿童病例中报道过该突变，突变量的多少决定了临床表型的不同，成人型 PME 就是如此（Dermaut et al.，2010）。

肌肉活检观察到典型“破碎红纤维”，即可确诊 MERRF。当结果为阴性时，有必要在采集不同部位的肌肉重复检测。部分患者皮肤组织中可发现线粒体异常（Berkovic et al.，1989）。即使肌肉病理检查正常，也可对线粒体呼吸链进行生化分析来确定缺陷的位置（Bindoff et al.，1991）。这种技术较为复杂、有一定的难度，不能常规开展。无创技术如磁共振或 2- 酮［1-（13）C］异已酸呼气试验，也可用于线粒体疾病的筛查（review in Parra et al.，2001）。病理检查和生化结果正常并不能完全排除 MERRF 诊断，其诊断主要依赖线粒体基因检测（Mancuso et al.，2007）。

上述方法，如肌肉活检，应在临床症状不典型的情况下进行，如果是典型的 MERRF 病例（和其他线粒体疾病一样），主要通过分子生物学和线粒体 DNA（mitochondrial DNA，mDNA）突变检测来明确诊断。Shoffner 首次报道了线粒体 DNA 突变（1990 年）。在 1 例 MERRF 患者的数位亲属中也检测到该突变，他们表现为不伴肌阵挛的其他临床表型的线粒体脑肌病。该突变可见于临床表型完全不同的家系中（尽管很少见），包括眼肌麻痹和可逆性呼衰（Wiedermann et al.，2008）。此后，有研究表明 A8344G 突变是大多数 MERRF 的致病基因（Hammans et al.，1991）。随后数年内，在 MERRF 患者 mtDNA 的 *tRNALys* 基因中，还发现了三个点突变：T8356C、G8361A 和 G8363A（Rossmanith et al.,2003; Santorelli et al.,1996; Silvestri et al.,1992)。在 MERRF 合并有卒中样发作的患者中发现了 T8356C 点突变,提示 MERRF 和 MELAS 之间有共同的病因(Silvestri et al.,1992; Nakamura et al.,2010)。在伴耳聋和痴呆的 MERRF 患者中发现了 G8361A 点突变(Rossmanith et al.,2003)。G8363A 点突变可能与 MERRF 患者的心肌病和耳聋相关,在部分病例中,MERRF 和 Leigh 综合征在病因上有重叠(Santorelli et al.,1996)。预测 80% 以上的 MERRF 患者系 A8344G 突变所致,T8356C、G8361A 和 G8363A 突变约占 10%,其余的突变占比不超过 5%,还有高达 10% MERRF 患者,未发现 mtDNA 突变(Hammans et al.,1991; Fukuhara,1995)。A8344G 突变可能系 MERRF 患者所特有,因为该突变很少见于其他线粒体病(Zeviani et al.,1991),除此以外,其他 mtDNA 突变的 MERRF 患者通常还患有另外一种线粒体肌病,如 MELAS、Leigh 综合征、Kearns-Sayre 综合征、NARP、神经病变、耳聋或色素变性视网膜病变。在 MELAS/MERRF 型患者中发现了 G12147A 突变(Melone et al.,2004)或 5521G>A 突变(Herrero-Martin et al.,2010)。

Nishigaki 等在一个家系中发现了 G3255A 突变。与 Kearns-Sayre 综合征相关(Nishigaki et al.,2003)。Brackmann 等报道了 1 例典型的 MERRF 和 1 例典型 MELAS 的基因突变的案例(Brackmann et al.,2012)。临床表型多样性可能系由于不同个体(或不同组织)DNA 突变水平不同所致。虽然 mtDNA 点突变所致的线粒体肌病具有异质性,但 A8344G 点突变通常会导致 MERRF。在极少数情况下 mtDNA 重排缺失或核 DNA 聚合酶 γ (polymerase gamma,POLG) 基因隐性错义突变与 MERRF 有关(Van Goethem et al.,2003)。基于致痫区和致痫机制的相关研究研究均提示线粒体功能障碍参与了癫痫的病理生理机制(review in Kunz,2002)。包括 MERRF 在内的线粒体脑肌病可引起神经系统症状,可能机制之一就是线粒体病变增加了人体细胞对凋亡的敏感性(Liu et al.,2004)。

九、齿状核 - 红核 - 苍白球 - 路易体萎缩症(DRPLA)

1982 年日本报道了(Naito & Oyanagi,1982) DRPLA,主要累及齿状核 - 红核 - 苍白球 - 路易体系统(Iizuka et al.,1984),属于常染色体显性遗传病,神经系统退行性改变明显。在日本,DRPLA 患病率较高,但在其他地方,包括美国(美国称之为 Haw River 综合征,北卡罗来纳州非裔美国人患病率较高)(Burke et al.,1994)、法国(Destee et al.,2000; LeBer et al.,2003)、土耳其(Yis et al.,2009)、中国台湾(Lee et al.,2001)在内的各地区罕见。四个家系 DRPLA 葡萄牙患者与日本人有共同的祖先,因为他们和日本患者有相同的等位基因突变(Martins et al.,2003)。另一个女性患者因精神发育迟滞和发作的影响,直到发现其姨母患有更典型的 DRPLA 时,才得以确诊(Casseron et al.,2004)。

DRPLA 临床表现多样,起病年龄在 6—69 岁。20 岁前起病的患者常有 PME 的表现,包括肌阵挛、发作、共济失调和智能进行性减退。约 50% 的病例在儿童和成年期发病,除 PME 症状外,可伴有其他神经系统功能障碍,如舞蹈样手足徐动症、快速进展的痴呆或精神病及共济失调(Naito & Oyanagi,1982; Ikeuchi et al.,1995; Tsuji,2012)。还可以观察到各种类型的全面性发作,包括强直、失张力、阵挛或强直 - 阵挛(Tsuji,2012)。大部分患者会出现智力减退。脑电图示慢波和全面性棘 - 慢波,在所有患者中并不都能观察到光敏性。起病晚的患者可表现为各种运动障碍,舞蹈样手足徐动症也是年长者常见的症状。小脑和脑干萎缩,特别是脑桥被盖部萎缩是 DRPLA 患者 MRI 的典型表现。

文献报道 DRPLA 主要系 14 号染色体上 *atrophin* 基因 5 号外显子 CAG 三联密码子不稳定扩增所致(Koide et al.,1994)。一般而言,起病年龄与 ATN1 CAG 重复序列扩增数量呈负相关(Koide et al.,1994; Ikeuchi et al.,1995)。与其他不稳定扩增的遗传性疾病一样,遗传学预测是可能的,最严重和最早起病的病例通常系父系遗传。部分基因携带者可能无任何症状,特别是年长的携带者。DRPLA 患病率与一般人群中中等大小的等位基因 CAG 重复扩增 30 次以上有关:中国人群的患病率为 1%,日本人群的患病率为 3%,这可能是中国人群患病率较低的原因(Lee et al.,2001)。有趣的是,CAG 重复和其他三联密码子重复所致的疾病一样,本病也存在与重复扩增多少相关的体细胞嵌合现象。早发型 DRPLA 患者小脑胶质细胞和浦肯野细胞 CAG 扩增数量与颗粒细胞相比明显增多,而晚发型患者胶质细胞 CAG 扩增最多,浦肯野细胞 CAG 扩增较少(Hashida et al.,2001)。发生突变的 *Atrophin* 基因产物是突变蛋白 atrophin-1(其内包含更多的扩增产物多聚谷氨酰胺)。核内聚集体的形成可能在 DRPLA 神经元变性中起一定作用(Tsuji,2000; Yamada et al.,2002),主要的致病因素可能为突变的 atrophin-1 蛋白在细胞核中弥漫性聚集。通过建立 DRPLA 果蝇模型,发现 *atrophin-1* 在果蝇模型中的致病机制与人类疾病不同,其致病机制与溶酶体严重功能障碍相关(Charroux & Fanto,2010)。在一个 129 次 CAG 重复的基因突变小鼠模型中发现了与核内包涵体相关的、可致残的进行性神经系统疾病,但未发现明显的神经元死亡(Sato et al.,2008)。

十、痴呆和 PME

神经丝氨酸蛋白酶、阿尔茨海默病和具有唐氏综合征典型临床特征的老年性肌阵挛癫痫

神经源性丝氨酸蛋白酶抑制剂(Neuroserpin)是丝氨酸蛋白酶抑制剂超家族中的一员,在突触形成中起着重要作用,有神经保护作用。Neuroserpin 点突变可引起构象转换异常和内质网包涵体聚合物形成(Miranda & Lomas,2006)。家族性脑病伴 Neuroserpin 包涵体(familial encephalopathy with neuroserpin inclusion bodies,FENIB)是一种常染色体显性遗传病,表现为早老型痴呆(Bradshaw et al.,2001),可伴有 PME。在法国一个家系中发现了 *S52R* 突变与严重的 PME 和额叶综合征相关(Gourfinkel-An et al.,2007)。*S52R* 突变也可见于散发性非家族性病例(Hagen et al.,2011),如 *SERPIN1* 基因突变是儿童 PMEs 新发现的致病基因(Ranza et al.,2017)。

肌阵挛可能是已知的痴呆综合征中一个轻微的症状,如多系统萎缩、皮质基底节变性、进行性核上性麻痹、额颞叶痴呆、阿尔茨海默病(Alzheimer's disease,AD)、帕金森病和其他路易体病(review in Caviness,2003)。阿尔茨海默病后期阶段常出现肌阵挛。然而,不管是快速进展型 AD(Schmidt et al.,2010)还是早发型家族性 AD(review in Bird,2010)均可出现 PME,伴粗大的、游走性肌阵挛,典型的认知功能障碍总早于癫痫和肌阵挛。在日本的一个家系中,患者 50 岁时出现记忆障碍和定向障碍,随后出现明显 PME(Furuya et al.,2003)。因此,原发性痴呆的患者在某阶段可能出现 PME。有精神障碍和痴呆的青少年在后期出现 PME,经基因检测发现 C9orf72 突变(van den Ameele et al.,2018)。

中老年唐氏综合征患者也称为老年性肌阵挛癫痫(Genton & Paglia,1994; De Simone et al.,2010)或唐氏综合征晚发型肌阵挛癫痫(Möller et al.,2002),通常以认知障碍为主,每一例都表现出连续进展的相对固定的模式。首发症状为认知功能减退,1~2 年后出现粗大的肌阵挛,随后出现 GTCS 和不规则的肌阵挛,数年内快速进展为严重的痴呆,生活不能自理,最后死亡,病理学可见 AD 的神经病理学标志物。本书第 29 章曾对该病进行了详细的描述,老年唐氏综合征主要表现为 PMEs,也是 PMEs 所有类型中最常见的疾病。

十一、唾液酸贮积症

1978 年 Rapin 等报道的“樱桃红斑肌阵挛”(Rapin et al.)是正常躯体Ⅰ型唾液酸贮积症,与 2 型或半乳糖唾液酸贮积不同,后者多伴畸形。本病的生化异常为神经氨酸苷酶(α-2,6,唾液酸酶)缺陷,该酶是唾液酸化糖基复合物在溶酶体内分解代谢的关键酶,可清除末端唾液酸残基。该病系常染色体隐性遗传,男性和女性儿童均可发病,来自意大利报道较多(Lowden & O'Brien,1979),日本也有相关的报道。分子遗传学相关研究为唾液酸贮积症临床表型的多样性提供了依据。主要临床表型为:Ⅰ型和Ⅱ型(Lowden & O'Brien,1979),两种类型都可表现为 PME。Ⅰ型无骨发育障碍,认知功能正常。Ⅱ型(分为先天型、婴儿型和青少年型)病情较重,起病较Ⅰ型更早,有骨发育障碍,面部皮肤粗糙,还可能有视神经萎缩和发育迟缓。

Ⅰ型通常表现为典型的 PME,8—25 岁出现中度视力障碍、肌阵挛和全面性发作,也有中年阶段起病的报道(Sakazume et al.,2004)。伴随症状有“手足灼热”痛(如果暴露在高温下会加重疼痛)、共济失调。眼底检查可见樱桃红斑,有时伴玻璃体浑浊、斑点样沉积物(Durand et al.,1977)。中国台湾的一项研究发现(Lai et al.,2009)17.6% 患者有樱桃红斑,约 82.3% 患者 5 年内发展为典型的 PME;肌阵挛为自发性,主动运动、运动意念及触摸可诱发加重肌阵挛发作,感觉刺激可诱发双侧肌阵挛;面部肌阵挛最具特征性,呈自发性和不规律,主要出现在口周,对刺激不敏感,与四肢肌阵挛不同,面部肌阵挛在睡眠中可持续存在。

最近一项研究纳入了来自两个家系的 6 例成人患者,表现为高频的肌阵挛,无发作,无唾液酸贮积症的基本临床特征,如典型眼部体征和尿唾液酸明显增加(Canafoglia et al.,2014)。背景脑电活动正常或低电压,随着痴呆出现,背景活动变慢,无光敏性。粗大的肌阵挛伴全面性棘 - 慢波。视觉诱发电位波幅降低,体感诱发电位波幅增高。神经生理学研究强调了肌阵挛的严重性(Canafoglia et al.,2011)。由于肌阵挛进展快和致残性高，大多数病例预后很差。尽管抗癫痫药物对发作有效，但对肌阵挛无效。也有文献报道部分病例病程漫长，病情进展并不快。

体外研究发现淋巴细胞和成纤维细胞功能有缺陷，尿中低聚糖排泄量增加。杂合子父母可检查到唾液酸苷酶中度缺陷。羊水细胞培养检测结果可作为唾液酸贮积症产前诊断依据（Johnson et al.，1980）。

编码 α- 唾液酸酶的基因位于 6p21.3，至今已发现了多个基因突变，基因突变和临床表型之间可能存在关联（Bonten et al.，2000；Itoh et al.，2002）。该酶残基的活性与疾病严重程度呈高度负相关。基于 2 例不同基因突变患者的研究发现 V217M 突变的临床表现（起病晚、病程轻）比 G243R 突变（溶酶体唾液酸酶活性完全缺失）更轻（Naganawa et al.，2000）。Neu1 位点缺合子转基因小鼠出现了类似儿童早发型唾液酸贮积症，症状包括严重肾病、进行性水肿、脾大、脊柱后凸和尿唾液酸化低聚糖增多（De Geest et al.，2002）。

半乳糖唾液酸贮积症的特点是缺乏蛋白 / 组织蛋白酶 A（PPCA），导致唾液酸酶和 β- 半乳糖苷酶被溶酶体灭活。婴儿型无 PME 表现，主要表现为腹水、水肿、脊柱改变、心脏扩大，通常在 1 岁前死于心脏衰竭和肾衰竭。

婴儿晚期型以共济失调、面部粗糙、骨发育障碍、轻度智力减退和听力丧失为主要临床表现，发作少见。而青少年 / 成人型则表现为 PME，青春期或更后期起病，最迟可至三十多岁。可见樱桃红斑、角膜混浊、视力丧失、软骨营养障碍性身材矮小和非常典型的血管角化瘤。杂合子父母可见中度唾液酸酶缺乏，无 β- 半乳糖苷酶缺失。可通过绒毛取样（Kleijer et al.，1979）或羊膜腔穿刺取液用作产前诊断。

十二、其他少见类型的进行性肌阵挛癫痫

（一）Gaucher's 病

Ⅲ型 Gaucher's 病表现为 PME，较Ⅰ型和Ⅱ型 Gaucher's 病更罕见，有文献报道称Ⅲ型与Ⅱ型有重叠（Goker-Alpan et al.，2003）。Gaucher's 病在阿什肯纳吉犹太人中更普遍，Ⅲ型是相对较轻的类型。该病与葡萄糖脑苷脂在不同器官的沉积有关，起病年龄不一，一般于儿童期至青少年期起病。首发症状为眼球水平扫视运动和核上性凝视麻痹，伴斜视、全面性或局灶性发作。共济失调、中度智力损害和眼球运动障碍普遍存在（Benko et al.，2011），有时可出现肝脾大。典型的 PME 仅见于少数病例（Kraoua et al.，2010）。脑电图可见正常或慢波背景活动，头后部为著的多灶性棘波或多棘波（Nishimura et al.，1980）（图 30-12）。患者对光刺激敏感，可诱发肌阵挛。视觉诱发电位正常，部分患者可见巨大体感诱发电位（Halliday & Halliday，1980），听觉异常（包括脑干听觉诱发电位异常）（Bamiou et al.，2001）。MRI 示脑部白质广泛改变（Davies et al.，2011）。

根据葡萄糖脑苷脂在各脏器、周围淋巴细胞和骨髓细胞中贮积及在切除的阑尾组织或直肠活检中发现葡萄糖脑苷脂的沉积，即可确诊本病。血壳三糖苷酶水平升高。通过淋巴细胞或成纤维细胞培养可进一步检测酶缺陷（Wenger，1978）。本病系 1 号染色体 q21 区 *GBA*（酸性 β- 葡萄糖苷酶）基因突变所致，最常见突变是 *L444P*。不同患者预后差异很大，预期寿命 10 年以上。瑞士发现了 Gaucher's 病的一种特殊类型，所有患者典型症状表现一致，最终以发现地命名为 Norbottinian 型，提示可能存在单一遗传来源（Svennerholm et al.，1982）。

（二）亨廷顿舞蹈症青少年肌阵挛型

亨廷顿舞蹈症（Huntington's chorea，HC）青少年期起病较少见，占 HC 总数 10%~17%，儿童期起病的 HC 不到 10%（Gatto et al.，2012）。起病年龄多在 3 岁后，表现为后天操作技能的缺失、注意力缺陷多动障碍、小脑损害、伴情感障碍和肌张力障碍所致的肢体僵硬、过度眨眼（Xing et al.，2008；review in Gonzalez-Alegre & Afifi，2006），目前未见舞蹈样动作的相关报道。发作一般出现在起病后 2 年内，表现为强直 - 阵挛、不典型失神和粗大的肌阵挛。不规律、不对称、自发性或动作性肌阵挛可见于部分病例，多在发作恶化时出现，最终导致肌阵挛或强直 - 阵挛持续状态（Jervis，1963；Garrel et al.，1978）。甚至在发作前，脑电图表现为光敏性，随后出现自发性棘波和多棘波，特征性表现为后头部局灶性痫样放电和间歇性弥漫性 δ 波放电（Ullrich et al.，2004），预后很差，起病后平均 4~6 年死亡。HC 系常染色体显性遗传，以父系遗传为主，定位于 4p16.3，系 CAG（胞嘧啶 - 腺嘌呤 - 鸟嘌呤）三联密码子异常扩增所致，CAG ≥ 37 倍扩增，早发与扩增倍数有关：1 例智力发育迟缓、震颤、共济失调和小脑萎缩患儿在 18 个月大时诊断为该病，CAG 重复扩增了 210~250

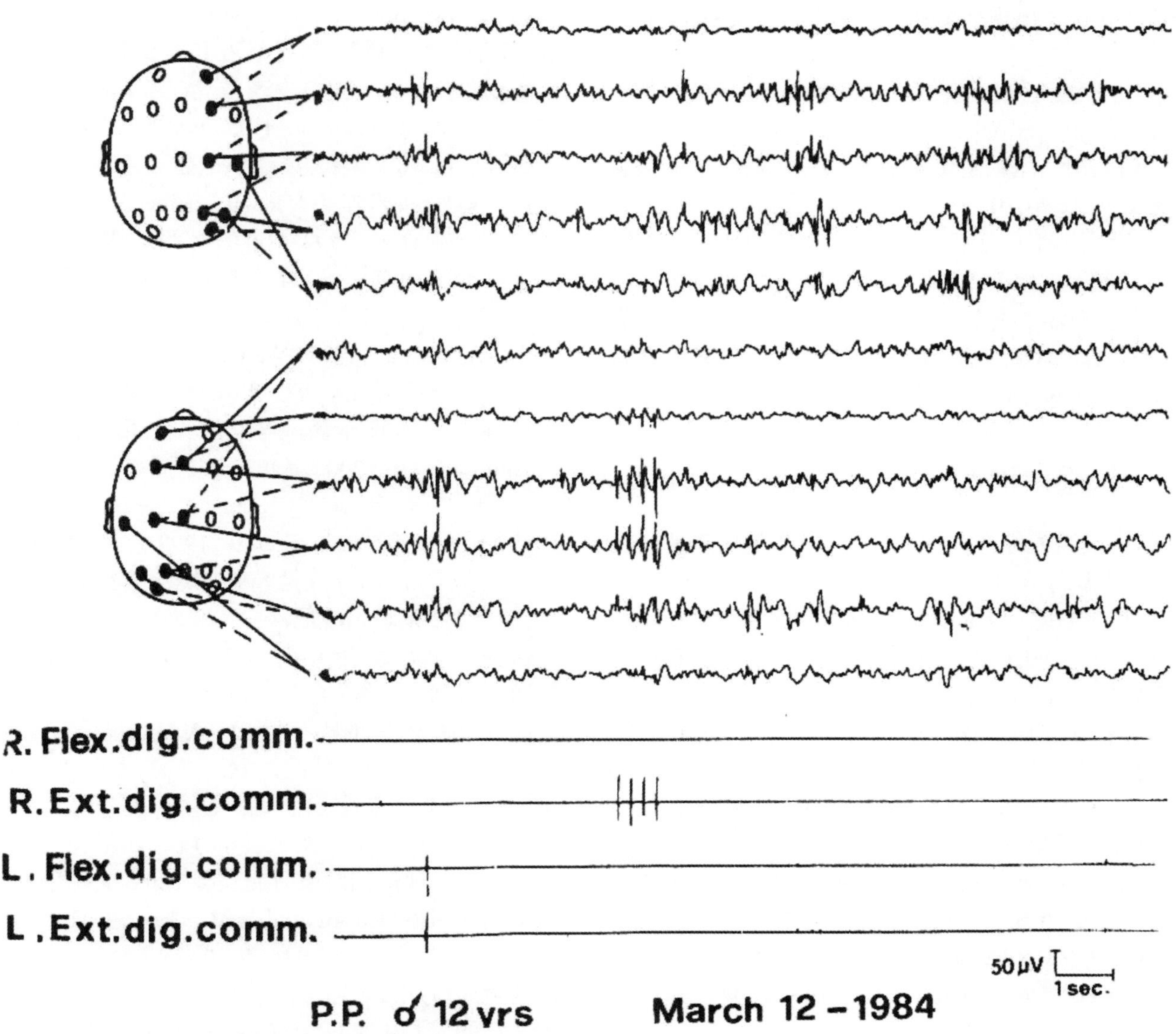

图 30-12　患者 12 岁，诊断为 Gaucher's 病。头后部活动变慢，中央区和双侧枕区多灶性棘波。左侧中央区 4 个棘波与右指总伸肌 4 次肌阵挛有明确的锁时关系

次（Nicolas et al.，2011）。但临床前期和产前诊断存在伦理问题。

十三、其他类型 PMEs

尽管在 PMEs 遗传机制方面有了一定进展，然而仍有一些诊断明确的疾病被排除在外。无论是基于临床还是遗传背景（或两者都有），仍然还有 PME 患者及家系未得到精准分类或数年后才能确诊。例如，一个具有不同临床表型的 PME 家系，典型临床表现为精神障碍、进展缓慢、耐药性肌阵挛和 GTCS，青春期起病，病前存在认知障碍（Ferlazzo et al.，2009b）（图 30-11），直到最近才发现系编码神经酰胺合酶 1 的 *CERS1* 基因突变所致（Vanni et al.，2014）。

Van Bogaert 等（2007 年）报告了摩洛哥一个常染色体隐性遗传的家系，患者婴儿期起病，表现为多灶性肌阵挛、GTCS，发现 7q11.2 钾通道四聚体结构域蛋白 7（potassium channel tetramerization domain containing 7，*KCTD7*）基因突变，该基因可调控神经元膜静息电位（Azizieh et al.，2011）。随后，在土耳其开展的队列研究中报道了 9 例婴儿期起病的患儿，表现为严重的 PMEs，发现了 *KCTD7* 基因突变，说明突变与这类疾病相关（Kousi et al.，2012a；Krabichler et al.，2012；Farhan et al.，2014）。患儿出现症状（肌阵挛或 GTCS）的平均年龄 19 个月，在起病后 0~22 个月精神运动衰退明显，所有的患儿均表现为严重的运动和智力障碍。若 PMEs 患者 2 岁左

右起病，很快出现智力和运动衰退，应行*KCTD7*基因筛查。

土耳其一个近亲结婚家系中发现一个早发型病例，临床表现为肌张力障碍相关的重症PME及10年内死亡，基因定位在16p，结果尚需进一步验证（Duru et al.，2010）。

乳糜泻临床症状复杂，可伴发各种神经系统症状，表现为类似PME症状（Javed et al.，2012）。1例表现为舞蹈样动作的类PME患儿，诊断为叶酸转运缺陷，系*LOLR1*基因*p.Cys105Arg*纯合突变所致（Perez-Duenas et al.，2010）。

十四、治疗

一般采取综合性方法治疗PME，不仅要重视肌阵挛和癫痫等对症治疗，还应该关注PME患者特有的生理缺陷（Genton & Dravet，1996）。

针对PMEs的病因治疗是可行的。目前尚无有效的基因疗法或干细胞疗法。酶替代疗法可用于Gaucher's病，但对神经系统症状改善有限，不能明显逆转神经系统症状（reviews in Germain，2004；Davies et al.，2007）。MERRF患者添加辅酶Q治疗未能获得满意的疗效，某些病例因大剂量辅酶Q治疗反而会加重病情（Wallace et al.，1991）。抗氧化剂N-乙酰半胱氨酸作为ULD病因治疗，远期结果似乎有效（Hurd et al.，1996）。抗氧化剂已在青少年型NCL患者中使用多年，发现有较显著的疗效（Santavuori et al.，1988）。

二甲双胍能够改善Lafora小鼠模型神经系统症状（Berthier et al.，2016；Sánchez-Elexpuru et al.，2017），被EMA和FDA指定为LD的"孤儿药"。然而，目前还没有研究证实降糖药对LD患者有效。阻断糖原合酶（通过反义寡核苷酸）或通过酶作用于LBs阻断lafora小体的形成或减少其数量的新疗法尚在研发中。

社会支持和心理援助也是非常重要的，这两方面促进了PME护理领域的重大进展。一般而言PME患者有权享受所有的社会福利，实际上他们因卫健部门重视程度不同获得福利也不同。病情严重患者往往早期就出现严重的抑郁，轻型PME患者如ULD，他们必须面对终生困难及疾病影响。物理治疗、护理水平和患者宣教水平的提升有助于改善病情。

PME药物治疗主要是针对癫痫和肌阵挛（表30-3）（for review，Michelucci et al.，2016）。部分抗癫痫药物（Antiepileptic drugs，AEDs）可加重病情，如卡马西平、加巴喷丁、氨己烯酸和苯妥英钠（Elridge et al.，1983）。Genton等发现拉莫三嗪治疗ULD可能会加重肌阵挛（Genton et al.，2006）。

丙戊酸钠和苯二氮䓬类（通常是氯硝西泮）药物治疗癫痫和肌阵挛有效（Iivanainen & Himberg，1983；Roger et al.，1992）。苯巴比妥类，特别是扑米酮这类老药均有效，乙琥胺能够改善负性肌阵挛。总之，丙戊酸钠和苯二氮䓬类药物治疗肌阵挛疗效肯定（Oguni et al.，1998；Wallace，1998）。

一些新型AEDs治疗PMEs疗效明显，可减少全面性发作和肌阵挛。唑尼沙胺已用于治疗LD（Yoshimura et al.，2001）和ULD（2例患者，Henry et al.，1988；7例患者，Kyllerman & Ben Menachem，1998；4例患者，Tassinari et al.，1999）。最近开展了一项关于ULD的开放性药物临床试验（Italiano et al.，2011），结果显示唑尼沙胺控制肌阵挛疗效显著。Vossler等早在2008年对30例常规AEDs耐药的不同类型PMEs添加唑尼沙胺治疗。托吡酯也有一定的抗肌阵挛作用，在少数LD（Aykutlu et al.，2005）和ULD（Topiramate YTC/YTCE Study Group，2000）患者中，已证实有效。

在重症肌阵挛癫痫患者中，吡拉西坦会明显缓解症状。一项病例对照研究表明16g/d大剂量吡拉西坦疗效明显（Koskiniemi et al.，1998），并且在高达37.5g/d剂量下，疗效可维持10年或更长（尽管在用药数周后疗效可能会出现一定程度的降低），未发现明显的药物不良反应（Genton et al.，1999）。尽管PME可接受大剂量治疗，然而临床推广性并不强。来自西坦家族的另一个代表性药物左乙拉西坦，该药对肌阵挛和光敏性癫痫都有很好疗效（Kasteleijn-Nolst Trénité et al.，1996）。我们不能把左乙拉西坦看作是疗效更好的吡拉西坦，实际上二者区别还是很大的（Genton & vanVleymen，2000），左乙拉西坦治疗ULD短期内有效（Genton & Gélisse，2000；Kinrions et al.，2003；Crest et al.，2004；Papacostas et al.，2007）。更多的经验告诉我们，左乙拉西坦不能替代吡拉西坦治疗，因为替换为左乙拉西坦后，肌阵挛加重。这种情况下2 000~3 000mg/d左乙拉西坦和10~15g/d相对小剂量吡拉西坦联合使用是一个更有效治疗方案（Magaudda et al.，2004）。左乙拉西坦已更广泛地用于治疗各种PMEs，包括伴癫痫持续状态的Gaucher's病（Vaca et al.，2012）、MERRF（Mancuso et al.，2006）、DRPLA（Kobayashi et al.，2012）、唐氏综合征及老年性肌阵挛癫痫（Sangani et al.,2010)。因此,左乙拉西坦可作为 PMEs 早期治疗药物。布瓦西坦是一种左乙拉西坦类似物,临床前期缺氧后肌阵挛动物模型研究(Tai & Truong,2007)和光敏性癫痫Ⅱ期实验(Kasteleijn-Nolst Trenitè et al.,2007)结果均显示布瓦西坦对肌阵挛有很好疗效。近期已完成了两项前瞻性、多中心、随机双盲设计的药物临床试验,分别采用 5mg、50mg、150mg 布瓦西坦添加治疗 106 例经基因确诊的 ULD 患者,分观察组和安慰剂组(Kalviainen et al.,2016)。

表 30-3　PMEs 的治疗 ^

一线 AEDs	二线 AEDs	三线治疗策略	紧急处理
丙戊酸钠	唑尼沙胺	5- 羟 -L- 色氨酸	苯二氮䓬类Ⅳ*
氯硝西泮	左乙拉西坦	拉莫三嗪	左乙拉西坦Ⅳ
	托吡酯	N- 乙酰半胱氨酸	丙戊酸钠Ⅳ
	吡拉西坦	VNS 或 DBS	苯妥英Ⅳ⁰
	苯巴比妥	实验性药物	
		布瓦西坦	
		吡仑帕奈 §	

注:AEDs:抗癫痫药物;VNS:迷走神经刺激术;DBS:脑深部电刺激术;

^ 通常需要多种药物联合

* 地西泮、劳拉西泮、氯硝西泮、咪达唑仑

⁰ 苯妥英治疗可用于晚期 PMEs 惊厥性癫痫持续状态

§ 目前用于 Lafora 病

这两项研究的主要评价目标均未达标,未观察到肌阵挛的明显改善,但布瓦西坦 50mg/d 剂量组观察到良好的肌阵挛改善趋势。因此,87% 的患者进入了长期随访。吡仑帕奈是一类 AMPA 型谷氨酸受体选择性非竞争性拮抗剂,能显著改善 LD 和 ULD 肌阵挛。Goldsmith 和 Minassian 报道了 10 例 LD 患者,其中肌阵挛 7 例,癫痫 4 例,吡仑帕奈平均 6.7mg/d 对 LD 有明显的改善。Crespel 等(2017 年)报道了 12 例 ULD 患者,吡仑帕奈 6mg/d 治疗,其中 10 例癫痫(在所有仍有发作的患者中)和肌阵挛均明显改善。

非常规药物巴氯芬(Awaad & Fish,1995)和水合氯醛(Pranzatelli & Tate,2001)可改善 PME 肌阵挛。罗匹尼罗属于一类多巴胺能药物,可改善 ULD 的运动障碍(Karvonen et al.,2010)。作为非常规药物,酒精对显著改善嗜酒患者肌阵挛,效果可持续数小时,可用于社交场合(Genton & Guerrini,1990)。

PME 肌阵挛和癫痫的非药物疗法相关研究发现迷走神经刺激术(vagus nerve stimulation,VNS)治疗 ULD(single case,Smith et al.,2000)、LD(two cases,Hajnsek et al.,2013;Mikati & Tabbara,2017)、MERRF 和 Gaucher's 病(two cases,Fujimoto et al.,2012)是有效的(单个病例,短期随访,所有病例的癫痫和小脑症状均明显减轻)。经 VNS 和多种药物联合治疗均无效的 1 例 PME 患者(很可能为 ULD 型),采用脑深部电刺激术(Deep brain stimulation,DBS)(双侧丘脑底核高频刺激),术后发作减少了 50%(Vesper et al.,2007)。同组另外 4 例患者在丘脑底核和腹侧中间核予电刺激后,肌阵挛减少了 30%~100%,症状相对较轻的患者 DBS 疗效较好(Wille et al.,2011)。

十五、总结

目前我们对 PMEs 的认识已有了巨大的进步,特别是分子遗传学为 PMEs 分类和病理生理学研究提供了新的线索。

PMEs 属于罕见病,并非所有病例预后都极差。目前,几乎所有病例都可在临床特征表现出来前,通过无创性检查明确诊断。治疗方法包括正确使用抗癫痫和抗肌阵挛发作的药物。患者的其他需求,如社会和工作需求,也应予充分关注。遗传咨询对于大多数患者是可行的,有些可在尚未出生时即可作出诊断。从过去积累的大量研究结果中将会产生新的治疗方法,这会给 PMEs 带来一次飞跃。后基

因组时代我们将更关注生物化学和药理学，希望为患者提供更好的治疗方法。预祝 PMEs 能够如其他神经系统遗传性疾病（如 SMA、Duchenne 肌营养不良）一样在治疗方面取得成功。

（冯占辉　董　楝 译　秦　兵 校）

参考文献

Acharya NJ, Satishchandra P, Asha T, Shankar SK (1993): Lafora disease in South India: a clinical, electrophysiological, and pathologic study. *Epilepsia* 34: 476–487.

Aykutlu E, Baykan B, Gurses C, Bebek N, Buyukbabani N, Gokyigit A (2005): Add-on therapy with topiramate in progressive myoclonic epilepsy. *Epilepsy Behav* 6: 260–263.

Alakurtti K, Weber E, Rinne R, *et al.* (2005): Loss of lysosomal association of cystatin B proteins representing progressive myoclonus epilepsy, EPM1, mutations. *Eur J Hum Genet* 13: 208–215.

Arsov T, Smith KR, Damiano J, *et al.* (2011): Kufs disease, the major adult form of neuronal ceroid lipofuscinosis, caused by mutations in CLN6. *Am J Hum Genet* 88: 566–573.

Assenza G, Benvenga A, Gennaro E, *et al.* (2017): A novel c132–134del mutation in Unverricht-Lundborg disease and the review of literature of heterozygous compound patients. *Epilepsia* 58: e31–e35.

Awaad Y, Fish I (1995): Baclofen in the treatment of polymyoclonus in a patient with Unverricht-Lundborg disease. *J Child Neurol* 10: 68–70.

Azizieh R, Orduz D, Van Bogaert P, *et al.* (2011): Progressive myoclonic epilepsy-associated gene KCTD7 is a regulator of potassium conductance in neurons. *Mol Neurobiol* 44: 111–121.

Balreira A, Gaspar P, Caiola D, *et al.* (2008): A nonsense mutation in the LIMP-2 gene associated with progressive myoclonic epilepsy and nephrotic syndrome. *Hum Mol Genet* 17: 2238–2243.

Bamiou DE, Campbell P, Liasis A, *et al.* (2001): Audiometric abnormalities in children with Gaucher disease type 3. *Neuropediatrics* 32: 136–141.

Bassuk AG, Wallace RH, Buhr A, *et al.* (2008): A homozygous mutation in human PRICKLE1 causes an autosomal-recessive progressive myoclonus epilepsy-ataxia syndrome. *Am J Hum Genet* 83: 572–581.

Baykan B, Striano P, Gianotti S, Bebek N, Gennaro E, Gurses C, Zara F (2005): Late-onset and slow-progressing Lafora disease in four siblings with EPM2B mutation. *Epilepsia* 46: 1695–1697.

Benko W, Ries M, Wiggs EA, Brady RO, Schiffmann R, Fitzgibbon EJ (2011): The saccadic and neurological deficits in type 3 Gaucher disease. *PLoS One* 6: e22410.

Berg AT, Berkovic SF, Brodie MJ, *et al.* (2010): Revised terminology and concepts for organization of seizures and epilepsies: report of the ILAE Commission on Classification and Terminology, 2005–2009. *Epilepsia* 51: 676–685.

Berkovic SF, Andermann F (1986): The progressive myoclonus epilepsies. In: Pedley TA, Meldrum BS (eds) *Recent Advances in Epilepsy*, vol. 3, pp. 157–187. Edinburgh: Churchill Livingston.

Berkovic S. Andermann F, Carpenter S. Andermann E, Wolfe LS (1986): Progressive myoclonus epilepsies: specific causes and diagnosis. *N Engl J Med* 315: 296–305.

Berkovic SF, Andermann F. Carpenter S, Andermann E, Wolfe LS (1988): Kufs' disease. A critical reappraisal. *Brain* 111: 27–62.

Berkovic SF, Carpenter S, Evans A, *et al.* (1989): Myoclonus epilepsy and ragged-red fibres. I. A clinical, pathological, biochemical, magnetic resonance spectrographic and positron emission tomographic study. *Brain* 112: 1231–1260.

Berkovic SF, Mazarib A, Walid S, *et al.* (2005): A new clinical and molecular form of Unverricht-Lundborg disease localized by homozygosity mapping. *Brain* 128: 652–658.

Berkovic SF, Dibbens LM, Oshlack A, *et al.* (2008): Array-based gene discovery with three unrelated subjects shows SCARB2/LIMP-2 deficiency causes myoclonus epilepsy and glomerulosclerosis. *AmJ Hum Genet* 82: 673–684.

Berkovic SF, Staropoli JF, Carpenter S, *et al.* (2016): Diagnosis and misdiagnosis of adult neuronal ceroid lipofuscinosis (Kufs disease). *Neurology* 87: 579–584.

Berthier A, Payá M, García-Cabrero AM, *et al.* (2016): Pharmacological Interventions to Ameliorate Neuropathological Symptoms in a Mouse Model of Lafora Disease. *Mol Neurobiol* 53: 1296–309.

Bindoff LA, Desnuelle C, Birch-Machin MA, *et al.* (1991): Multilple defects of the mitochondrial respiratory chain in mitochondrial encephalopathy (MERRF): a clinical, biochemical and molecular *study.J Neurol Sci* 102: 17–24.

Bird TD (2010): Early-Onset Familial Alzheimer Disease. In: Pagon RA, Bird TD, Dolan CR, Stephens K, Adam MP (eds) *GeneReviews* [Internet]. Seattle (WA): University of Washington, Seattle; 1993–2010.

Boissè Lomax L, Bayly MA, Hjalgrim H, *et al.* (2013): "North Sea" progressive myoclonus epilepsy: phenotype of subjects with GOSR2 mutation. Brain 136: 1146–1154.

Bonten EJ, Arts WF, Beck M, *et al.* (2000): Novel mutations in lysosomal neuraminidase identify functional domains and determine clinical severity in sialidosis. *Hum Mol Genet* 9: 2715–2725.

Brackmann F, Abicht A, Ahting U, Schröder R, Trollmann R (2012): Classical MERRF phenotype associated with mitochondrial tRNA(Leu) (m.3243A>G) mutation. *Eur J Pediatr* 171: 859–862.

Bradshaw CB, Davis RL, Shrimpton A, *et al.* (2001): Cognitive deficits associated with a recently reported familial neurodegenerative disease: familial encephalopathy with neuroserpin inclusion bodies. *Arch Neurol* 58: 1429–1434.

Burke JR, Winfield MS, Lewis KE, *et al.* (1994): The Haw River syndrome: dentatorubropallidoluysian atrophy (DRPLA) in an African family. *Nat Genet* 7: 521–524.

Buzzi A, Chikhladze M, Falcicchia C, *et al.* (2012): Loss of cortical GABA terminals in Unverricht-Lundborg disease. *Neurobiol Dis* 47: 216–24.

Byrne E, Trounce I, Dennett X, Gligaw B, Morley JB, Marzuki S (1988): Progress from MERRF to MELAS phenotype in a patient with respiratory complex I and IV deficiency. *J Neurol Sci* 88: 327–337.

Callagy C, O'Neill G, Murphy SF, Farrell MA (2000): Adult neuronal ceroid lipofuscinosis (Kufs' disease) in two siblings of an Irish family. *Clin Neuropathol* 19: 109–118.

Canafoglia L, Franceschetti S, Antozzi C, *et al.* (2001): Epileptic phenotypes associated with mitochondrial disorders. *Neurology* 56: 1340–1346.

Canafoglia L, Franceschetti S, Uziel G, *et al.* (2011): Characterization of severe action myoclonus in sialidoses. *Epilepsy Res* 94: 86–93.

Canafoglia L, Gennaro E, Capovilla G, *et al.* (2012): Electroclinical presentation and genotype-phenotype relationships in patients with Unverricht-Lundborg disease carrying compound heterozygous CSTB point and indel mutations. *Epilepsia* 53: 2120–2127.

Canafoglia L, Robbiano A, Pareyson D, *et al.* (2014): Expanding sialidosis spectrum by genome-wide screening: NEU1 mutations in adult-onset myoclonus. *Neurology* 82: 2003–2006.

Canafoglia L, Gilioli I, Invernizzi F, *et al.* (2015): Electroclinical spectrum of the neuronal ceroid lipofuscinoses associated with CLN6 mutations. *Neurology* 85: 316–332.

Canafoglia L, Ferlazzo E, Michelucci R, *et al.* (2017): Variable course of Unverricht-Lundborg disease: Early prognostic factors. *Neurology* 89: 1691–1697.

Carpenter S, Karpati G, Andermann F, *et al.* (1977): The ultrastructural characteristics of the abnormal cytosomes in Batten-Kuf's disease. *Brain* 100: 137–156.

Carpenter S, Karpati G (1981): Sweat gland duct cells in Lafora disease: diagnosis by skin biopsy. *Neurology* 31: 1564–1568.

Casseron W, Azulay JP, Broglin D, *et al.* (2004): Phenotype variability in a caucasian family with dentatorubral-pallidoluysian atrophy. *Eur Neurol* 52: 175–176.

Cavanagh JB (1999): Corpora amylacea and the family of polyglucosan diseases. *Brain Res Rev* 29: 265–295.

Caviness JN (2003): Myoclonus and neurodegenerative disease-what's in a name? *Parkinsonism Relat Disord* 9: 185–192.

Chan EM, Bulman DE, Paterson AD, *et al.* (2003a): Genetic mapping of a new Lafora progressive myoclonus epilepsy locus (EPM2B) on 6p22. *J Med Genet* 40: 671–675.

Chan EM, Young EJ, Ianzano L, *et al.* (2003b): Mutations on *NHLRC1* cause progressive myoclonus epilepsy. *Nat Genet* 35: 125–127.

Charroux B, Fanto M (2010): The fine line between waste disposal and recycling: DRPLA fly models illustrate the importance of completing the autophagy cycle for rescuing neurodegeneration. *Autophagy* 6.6 (5).

Commission on Classification and Terminology of the International League Against Epilepsy (1989): Proposal for revised classification of epilepsies and epileptic syndromes. *Epilepsia* 30: 389–399.

Conradi G, Uvebrant P, Hökegärd KH, *et al.* (1989): First trimester diagnosis of juvenile neuronal ceroid lipofuscinosis by demonstration of fingerprint inclusion in chorionic villi. *Prenatal Diagnosis* 9: 283–287.

Corbett MA, Schwake M, Bahlo M, *et al.* (2011): A mutation in the Golgi Qb-SNARE gene GOSR2 causes progressive myoclonus epilepsy with early ataxia. *Am J Hum Genet* 88: 657–663.

Crest C, Dupont S, Leguern E., Adam C, Baulac M (2004): Levetiracetam in progressive myoclonic epilepsy: an exploratory study in 9 patients. *Neurology* 62: 640–643.

Damiano JA, Afawi Z, Bahlo M, *et al.* (2015): Mutation of the nuclear lamin gene LMNB2 in progressive myoclonus epilepsy with early ataxia. *Hum Mol Genet* 24: 4483–4490.

Danner N, Säisänen L, Määttä S, *et al.* (2011): Motor cortical plasticity is impaired in Unverricht-Lundborg disease. *Mov Disord* 26: 2095–2100.

Danner N, Julkunen P, Hyppönen J, *et al.* (2013): Alterations of motor cortical excitability and anatomy in Unverricht-Lundborg disease. *Mov Disord* 28: 1860–1867.

Davies EH, Erikson A, Collin-Histed T, Mengel E, Tylki-Szymanska A, Vellodi A (2007): Outcome of type III Gaucher disease on enzyme replacement therapy: review of 55 cases. *J Inherit Metab Dis* 30: 935–942.

Davies EH, Seunarine KK, Banks T, Clark CA, Vellodi A (2011): Brain white matter abnormalities in paediatric Gaucher Type I and Type III using diffusion tensor imaging. *J Inherit Metab Dis* 34: 549–553.

De Fusco M, Vago R, Striano P, *et al.* (2014): The α2 B adrenergic receptor is mutant in cortical myoclonus and epilepsy. *Ann Neurol* 75: 77–87.

De Geest N, Bonten E, Mann L, De Sousa-Hitzler J, Hahn C, D'Azzo A (2002): Systemic and neurologic abnormalities distinguish the lysosomal disorders sialidosis and galactosialidosis in mice. *Hum Mol Genet* 11: 1455–1464.

De Graaf AS, Ancker E, Rutherfoord GS. Van der Walt JJ, Rossouw DJ (1989): Lafora body disease with optic atrophy, macular degeneration and cardiac failure. *J Neurol Sci* 93: 69–84.

De Simone R, Puig XS, Gélisse P, Crespel A, Genton P (2010): Senile myoclonic epilepsy: delineation of a common condition associated with Alzheimer's disease in Down syndrome. *Seizure* 19: 383–389.

Delgado-Escueta AV (2007): Advances in lafora progressive myoclonus epilepsy. *Epilepsy Curr 7:* 61–67.

Depienne C, Magnin E, Bouteiller D, *et al.* (2010): Familial cortical myoclonic tremor with epilepsy: the third locus (FCMTE3) maps to 5p. *Neurology* 74: 2000–2003.

Dermaut B, Seneca S, Dom L, *et al.* (2010): Progressive myoclonic epilepsy as an adult-onset manifestation of Leigh syndrome due to m.14487T>C. *J Neurol Neurosurg Psychiatry* 81: 90–93.

Destee A, Delalande I, Vuillaume I, Schraen-Maschke S, Defebvre L, Sablonniere B (2000): The first identified French family with dentatorubral-pallidoluysian atrophy. *Mov Disord* 15: 996–999.

Dibbens LM, Michelucci R, Gambardella A, *et al.* (2009): SCARB2 mutations in progressive myoclonus epilepsy without renal failure. *Ann Neurol* 66: 532–536.

Durand P, Gatti R, Cavalieri S, Borrone C, Tondeur M. Michalski JC, Stercker G (1977): Sialidosis (mucolipidosis I). *Helv Paediat Acta* 32: 391–400.

Duru N, Iseri SA, Selçuk N, Tolun A (2010): Early-onset progressive myoclonic epilepsy with dystonia mapping to 16pter-p13.3. *J Neurogenet* 24: 207–215.

Ekbom K (1985): Hereditary ataxia, photomyoclonus, skeletal deformities and lipomas. *Acta Neurol Scand* 51: 393–404.

Elridge R, Iivanainen M, Stern R, Koerber I, Wilder BJ (1983): "Baltic" myoclonus epilepsy: hereditary disorder of childhood made worse by phenytoin. *Lancet* ii: 838–842.

Farhan SM, Murphy LM, Robinson JF, *et al.* (2014): Linkage analysis and exome sequencing identify a novel mutation in KCTD7 in patients with progressive myoclonus epilepsy with ataxia. *Epilepsia* 55: 106–111.

Ferlazzo E, Magaudda A, Striano P, Vi-Hong N, Serra S, Genton P (2007): Long-term evolution of EEG in Unverricht-Lundborg disease. *Epilepsy Res* 73: 219–227.

Ferlazzo E, Gagliano A, Calarese T, *et al.* (2009a): Neuropsychological findings in patients with Unverricht-Lundborg disease. *Epilepsy Behav* 14: 545–549.

Ferlazzo E, Italiano D, An I, *et al.* (2009b): Description of a family with a novel progressive myoclonus epilepsy and cognitive impairment. *Mov Disord* 24: 1016–1022.

Ferlazzo E, Canafoglia L, Michelucci R, *et al.* (2014): Mild Lafora disease: clinical, neurophysiological and genetic findings. *Epilepsia* 55: e129–e133.

Franceschetti S, Gambardella A, Canafoglia L, *et al.* (2006): Clinical and genetic findings in 26 italian patients with Lafora disease. *Epilepsia* 47: 640–643.

Franceschetti S, Sancini G, Buzzi A, *et al.* (2007): A pathogenetic hypothesis of Unverricht-Lundborg disease onset and progression. *Neurobiol Dis* 25: 675–685.

Franceschetti S, Michelucci R, Canafoglia L, *et al.* (2014): Progressive myoclonic epilepsies: definitive and still undetermined causes. *Neurology* 82: 405–411.

Fu YJ, Aida I, Tada M, *et al.* (2014): Progressive myoclonus epilepsy: extraneuronal brown pigment deposition and system neiurodegeneration in the brains of japamese patients with novel SCARB2 mutations. *Neuropathol Appl Neurobiol* 40: 551–563.

Fujimoto A, Yamazoe T, Yokota T, *et al.* (2012): Clinical utility of vagus nerve stimulation for progressive myoclonic epilepsy. *Seizure* 21: 810–812.

Fukuhara N (1991): MERRF: a clinicopathological study. Relationships between myoclonus epilepsies and mitochondrial myopathies. *Rev Neurol* 147: 476–479.

Fukuhara N (1995): Clinicopathological features of MERRF. *Muscle Nerve* 18 (Suppl 14): S90–4.

Fukuhara N, Tokiguchi S, Shirakawa K, Tsubaki T (1980): Myoclonus epilepsy associated with ragged-red fibers (mitochondrial abnormalities). Disease entity or a syndrome? *J Neurol Sci* 47: 117–133.

Furuya H, Yasuda M, Terasawa KJ, *et al.* (2003): A novel mutation (L250V) in the presenilin 1 gene in a Japanese familial Alzheimer's disease with myoclonus and generalized convulsion. *J Neurol Sci* 209: 75–77.

Ganesh S, Agarwala KL, Ueda K, *et al.* (2000): Laforin, defective in the progressive myoclonus epilepsy of Lafora type, is a dual-specificity phosphatase associated with polyribosomes. *Hum Mol Genet* 9: 2251–2261.

Ganesh S, Delgado-Escueta AV, Sakamoto T, *et al.* (2002): Targeted disruption of the Epm2a gene causes formation of Lafora inclusion bodies, neurodegeneration, ataxia, myoclonus epilepsy and impaired behavioral response in mice. *Hum Mol Genet* 11: 1251–1262.

Gao H, Boustany RMN, Alroy J (2002): Mutations in a novel CLN6-encoded transmembrane protein cause variant neuronal ceroid lipofuscinosis in man and mouse. *Am J Hum Genet* 70: 324–335.

Gardiner M, Sandford A, Deadman M, *et al.* (1990): Batten disease (Spielmeyer-Vogt disease, juvenile onset neuronal ceroid lipofuscinosis) gene (CLN3) maps to chromosome 16. *Genomics* 8: 387–390.

Garrel S, Joannard A, Feuerstein C, Serre F (1978): Myoclonic type of Hun-tington's chorea. *Rev Electroencephalogr Neurophysiol Clin* 8: 123–128.

Gatto E, Parisi V, Persi G, *et al.* (2012): Clinical and genetic characteristics in patients with Huntington's Disease from Argentina. *Parkinsonism Relat Disord* 18: 166–169.

Genton P, Guerrini R (1990): Antimyoclonic effects of alcohol in progressive myoclonus epilepsy. *Neurology* 40: 1412–1416.

Genton P, Paglia G (1994): Épilepsie myoclonique sénile ? Myoclonies d'apparition tardive dans le syndrome de Down. *Épilepsies* 1: 5–11.

Genton P, Dravet C (1996): Treatment of epilepsies with myoclonias. In: Shorvon S, Dreifuss FE, Fish D, Thomas D (eds) *The Treatment of Epilepsy,* London: Blackwell Science, pp. 247–257.

Genton P, Gélisse P (2000): Antimyoclonic effect of levetiracetam. *Epileptic Disorders* 2: 209–212.

Genton P, van Vleymen B (2000): Piracetam and levetiracetam: close structural similarities but different phamacological profiles. *Epileptic Disorders* 2: 99–105.

Genton P, Borg M, Vigliano P, Pellissier JF, Roger J (1989): Semi-late onset and rapidly progressive case of Lafora's disease with predominant cognitive symptoms. *Europ Neurol* 29: 333–338.

Genton P, Michelucci R, Tassinari CA, Roger J (1990): The Ramsay Hunt Syndrome revisited: Mediterranean Myoclonus *versus* mitochondrialencephalomyopathy with ragged red fibers and Baltic Myoclonus. *Acta Neurol Scand* 81: 8–15.

Genton P, Guerrini R, Remy P (1999): Piracetam in the treatment of cortical myoclonus. *Pharmacopsychiatry* 32 (Suppl 1): 49–53.

Genton P, Gélisse P, Thomas P, Dravet C (2000): Do carbamazepine and phenytoin aggravate juvenile myoclonic epilepsy? *Neurology* 55: 1106–1109.

Genton P, Gélisse P, Crespel A (2006): Lack of efficacy and potential aggravation of myoclonus with lamotrigine in Unverricht-Lundborg disease. *Epilepsia* 47: 2083–2085.

Gentry MS, Guinovart JJ, Minassian, Roach PJ, Serratosa JM (2018): Lafora disease offers a unique window in neuronal glycogen metabolism. *J Biol Chem* 293: 7117–7125.

Germain DP (2004): Gaucher disease: clinical, genetic and therapeutic aspects. *Pathol Biol* (Paris) 52: 343–350.

Giovagnoli AR, Canafoglia L, Reati F, Raviglione F, Franceschetti S (2009): The neuropsychological pattern of Unverricht-Lundborg disease. *Epilepsy Res* 84: 217–223.

Goebel HH. Zeman W, Patel VK, Pullarkat RK, Lenard HG (1979): On the ultrastructural diversity and essence of residual bodies in neuronal ceroid lipofuscinosis. *Mech Aging Dev* 10: 53–70.

Goker-Alpan O, Schiffmann R, Park JK, *et al.* (2003): Phenotypic continuum in neuronopathic Gaucher disease: an intermediate phenotype between type 2 and type 3. *J Pediatr* 143: 273–276.

Gomez-Abad C, Gomez-Garre P, Gutierrez-Delicado E, *et al.* (2005): Lafora disease due to EPM2B mutations: a clinical and genetic study. *Neurology* 64: 982–986.

Gomez-Garre P, Sanz Y, Rodriguez de Cordoba SR, Serratosa JM (2000): Mutational spectrum of the EPM2A gene in progressive myoclonus epilepsy of Lafora: high degree of allelic heterogeneity and prevalence of deletions. *Eur J Hum Genet* 12: 946–954.

Gonzalez-Alegre P, Afifi AK (2006): Clinical characteristics of childhood-onset (juvenile) Huntington disease: report of 12 patients and review of the literature. *J Child Neurol* 21: 223–229.

Gourfinkel-An I, Duyckaerts C, Camuzat A, *et al.* (2007): Clinical and neuropathologic study of a French family with a mutation in the neuro-serpin gene. *Neurology* 69: 79–83.

Guerrero R, Vernia S, Sanz R, *et al.* (2011): A PTG variant contributes to a milder phenotype in Lafora disease. *PLoS One* 6: e21294.

Guerrini R, Bonanni P, Patrignani A, *et al.* (2001): Autosomal dominant cortical myoclonus and epilepsy (ADCME) with complex partial seizures and generalized seizures. A newly recognized epilepsy syndrome with linkage to chromosome 2p11–q12.2. *Brain* 124: 2459–2475.

Hagen MC, Murrell JR, Delisle MB, *et al.* (2011): Encephalopathy with neuroserpin inclusion bodies presenting as progressive myoclonus epilepsy and associated with a novel mutation in the Proteinase Inhibitor 12 gene. *Brain Pathol* 21: 575–582.

Haines JL, Boustany RMN, AlroyJ, *et al.* (1998): Chromosomal localization of two genes underlying late-infantile neuronal ceroid lipofuscinosis. *Neurogenetics* 1: 217–222.

Hajnsek S, Petelin Gadze Z, Borovecki F, *et al.* (2013): Vagus nerve stimulation in Lafora body disease. *Epilepsy Behav Case Rep* 1: 150–152.

Halliday AM, Halliday E (1980): Cerebro-somatosensory and visual evoked potentials in different clinical forms of myoclonus. In: Desmedt JE (ed) *Clinical Uses of Cerebral, Brainstem and Spinal Somatosensory Potentials*, vol. 7, Basel: Karger, pp. 292–310.

Hammans SR, Sweeney MG, Brockington M, Morgan-Hughes JA, Harding AE (1991): Mitochondrial encephalopathies: molecular genetic diagnosis from blood samples. *Lancet* 337 (8753): 1311–1313.

Harding AE, Holt IJ (1988): Mitochondrial genes and neurological disease. In: Rosenberg RN, Harding AE (eds) *The Molecular Biology of Neurological Disease*, London: Butterworths, pp. 199–210.

Hashida H, Goto J, Suzuki T, *et al.* (2001): Single cell analysis of CAG repeat in brains of dentatorubral-pallidoluysian atrophy (DRPLA). *J Neurol Sci* 190: 87–93.

Henry TR, Leppik IE, Gumnit RJ, Jacobs M (1988): Progressive myoclonus epilepsy treated with zonisamide. *Neurology* 38: 928–931.

Herrero-Martin MD, Ayuso T, Tunon MT, Martin MA, Ruiz-Pesini E, Montoya J (2010): A MELAS/MERRF phenotype associated with the mitochondrial DNA 5521G>A *mutation. J Neurol Neurosurg Psychiatry* 81: 471–472.

Hopfner F, Schormair B, Knauf F, *et al.* (2011): Novel SCARB2 mutation in action myoclonus-renal failure syndrome and evaluation of SCARB2 mutations in isolated AMRF features. *BMC Neurol* 11: 134.

Houseweart MK, Pennacchio LA, Vilaythong A, Peters C, NoebelsJL, Myers RM (2003): Cathepsin B but not cathepsins L or S contributes to the pathogenesis of Unverricht-Lundborg progressive myoclonus epilepsy (EPM 1). *J Neurobiol* 56: 315–327.

Hurd RW, Wilder BJ, Helveston WR, Uthman BM (1996): Treatment of foursiblings with progressive myoclonus epilepsy of the Unverricht-Lundborg type with N-acetylcysteine. *Neurology* 47: 1264–1268.

Hyppönen J, Äikiä M, Joensuu T, *et al.* (2015): Refining the phenotype of Unverricht-Lundborg disease (EPM1): A population-wide Finnish study. *Neurology* 84: 1529–1536.

Iivanainen M, Himberg JJ (1982): Valproate and clonazepam in the treatment of severe progressive myoclonus epilepsy. *Arch Neurol* 39: 236–238.

Iizuka R, Hirayama K, Maehara K (1984): Dentato-rubro-pallido-luysian atrophy: a clinicopathological study. *J Neurol Neurosurg Psychiatr* 47: 1288–1298.

Ikeuchi T, Koide R, Tanaka H, *et al.* (1995): Dentatorubral-pallidoluysian atrophy: clinical features are closely related to unstable expansions of trinucleotide (CAG) repeat. *Ann Neurol* 37: 769–775.

International Batten Disease Consortium (1995): Isolation of a novel gene underlying Batten disease, VLN3. *Cell* 82: 949–957. Italiano D, Pezzella M, Coppola, *et al.* (2011): A pilot open-label trial of zonisamide in Unverricht-Lundborg disease. *Mov Disord* 26: 341–343.

Italiano D, Pezzella M, Coppola A, *et al.* (2011): A pilot open-label trial of zonisamide in Unverricht-Lundborg disease. *Mov Disord* 26: 341–343.

Itoh K, Naganawa Y, Matsuzawa F, *et al.* (2002): Novel missense mutations in the human lysosomal sialidase gene in sialidosis patients and prediction of structural alterations of mutant enzymes. *J Hum* Genet 47: 29–37.

Javed S, Safdar A, Forster A, *et al.* (2012): Refractory coeliac disease associated with late onset epilepsy, ataxia, tremor and progressive myoclonus with giant cortical evoked potentials-A case report and review of literature. *Seizure* 21: 482–485.

Jervis GA (1963): Huntington's chorea in childhood. *Arch Neurol* 9: 244–257.

Joensuu T, Kuronen M, Alakurtti K, *et al.* (2007): Cystatin B: mutation detection, alternative splicing and expression in progressive myclonus epilepsy of Unverricht-Lundborg type (EPM 1) patients. *EurJ Hum Genet* 15: 185–193.

Johnson WG, Thomas GH, Miranda AF, *et al.* (1980): Congenital sialidosis: biochemical studies: clinical spectrum in 4 sibs; two successful prenatal diagnoses. *Am J Hum Genet* 32: 43A.

Kagitani-Shimono K, Imai K, Okamoto N, Ono J, Okada S (2002): Unverricht-Lundborg disease with cystatin B gene abnormalities. *Pediatr Neurol* 26: 55–60.

Kälviäinen R, Genton P, Andermann E, *et al.* (2016): Brivaracetam in Unverricht-Lundborg disease (EPM1): Results from two randomized, double-blind, placebo-controlled studies. *Epilepsia* 57: 210–221.

Karvonen MK, Kaasinen V, Korja M, Marttila RJ (2010): Ropinirole diminishes myoclonus and improves writing and postural balance in an ULD patient. *Mov Disord* 25: 520–521.

Kasteleijn-Nolst Trénité DGA, Marescaux C, Stodieck S, Edelbroek PM, Oosting J (1996): Photosensitive epilepsy: a model to study the effects of antiepileptic drugs. Evaluation of the piracetam analogue, levetiracetam. *Epilepsy Res* 25: 225–230.

Kasteleijn-Nolst Trenité, D.G., Genton, P., Parain, D., *et al.* (2007): Evaluation of brivaracetam, a novel SV2 A ligand, in the photosensitivity model. *Neurology* 69: 1027–1034.

Kinrions P, Ibrahim N, Murphy K, Lehesjoki AE, Jarvela I, Delanty N (2003): Efficacy of levetiracetam in a patient with Unverricht-Lundborg progressive myoclonus epilepsy. *Neurology* 60: 1934–1935.

Kleijer WJ, Hoogeveen A, Verheyen FW, *et al.* (1979): Prenatal diagnosis of sialidosis with combined neura-minidase and b-galactosidase deficiency. *Clin Genet* 16: 60.

Kobayashi K, Matsumoto R, Kondo T, *et al.* (2011): Decreased cortical excitability in Unverricht-Lundborg disease in the long-term follow-up: a consecutive SEP study. *Clin Neurophysiol* 122: 1617–1621.

Kobayashi K, Takeuchi A, Oka M, Akiyama M, Ohtsuka Y (2012): Amelioration of disabling myoclonus in a case of DRPLA by levetiracetam. *Brain Dev* 34: 368–371.

Koide R, Ikruchi T, Onodesa O, *et al.* (1994): Unstable expansion of CAG repeat in hereditary dentatorubral-pallidoluysian atrophy (DRPLA). *Nat Genet* 6: 9–12.

Korja M, Kaasinen V, Lamusuo S, Marttila RJ, Parkkola R (2007a): Hyperostosis frontalis interna as a novel finding in Unverricht-Lundborg disease. *Neurology* 68: 1077–1078.

Korja M, Kaasinen V, Lamusuo S, Parkkola R, Någren K, Marttila RJ (2007b): Substantial thalamostriatal dopaminergic defect in Unverricht-Lundborg disease. *Epilepsia* 48: 1768–1773.

Koskenkorva P, Khyuppenen J, Niskanen E, *et al.* (2009): Bilateral atrophy of the motor cortex and thalami in Unverricht-Lundborg disease: A voxel-based morphometric study. *Neurology* 73: 606–611.

Koskenkorva P, Hyppönen J, Aikiä M, *et al.* (2011): Severe phenotype in Unverricht-Lundborg disease (EPM1) patients compound heterozygous for the dodecamer repeat expansion and the c.202C>T mutation in the CSTB gene. *Neurodegener Dis* 8: 515–522.

Koskiniemi ML (1986): Baltic myoclonus. In: Fahn S, Marsden CD, Van Woert M (eds) *Myoclonus. Advances in neurology*, vol. 43, New York: Raven Press, pp. 57–64.

Koskiniemi M, Donner M, Majuri H, Haltia M, Norio R (1974): Progressive myoclonus epilepsy: a clinical and histopathological study. *Acta Neurol Scand* 50: 307–332.

Koskiniemi M, van Vleymen B, Hakamies L, Lamusuo S, Taalas J (1998): Piracetam relieves symptoms in progressive myoclonus epilepsy: a multicentre, randomised, double blind, crossover study comparing the efficacy and safety of three dosages of oral piracetam with placebo. *J Neurol Neurosurg Psychiatry* 64: 334–348.

Koubeissi MZ, Khongkhatithum C, Janus AI, Lüders H (2009): Scotosensitive myoclonic seizures in MERRF. *Neurology* 72: 858.

Kousi M, Anttila V, Schulz A, *et al.* (2012a): Novel mutations consolidate KCTD7 as a progressive myoclonus epilepsy gene. *J Med* Genet 49: 391–399.

Kousi M, Lehesjoki AE, Mole SE (2012b): Update of the mutation spectrum and clinical correlations of over 360 mutations in eight genes that underlie the neuronal ceroid lipofuscinoses. *Hum Mutat* 33: 42–63.

Krabichler B, Rostasy K, Baumann M, *et al.* (2012): Novel Mutation in Potassium Channel related Gene KCTD7 and Progressive Myoclonic Epilepsy. *Ann Hum* Genet 76: 326–331.

Kraoua I, Sedel F, Caillaud C, *et al.* (2010): A French experience of type 3 Gaucher disease: Phenotypic diversity and neurological outcome of 10 patients. *Brain Dev* 33: 131–139.

Kufs HF (1925): Über eine Spätform der amaurotischen Idiotie und ihre heredofamiliären Grundlagen. *Z ges Neurol Psychiatr* 95: 169–188.

Kunz WS (2002): The role of mitochondria in epileptogenesis. *Curr Opin Neurol* 15: 179–184.

Kyllerman M, Ben-Menachem E (1998): Zonisamide for progressive myoclonus epilepsy: long-term observations in seven patients. *Epilepsy Res* 29: 109–114.

Labauge P, Amer LO, Simonetta-Moreau M, *et al.* (2002): Absence of linkage to 8q24 in a European family with familial adult myoclonic epilepsy (FAME). *Neurology* 26: 941–944.

Lafora GR (1911): Über das Vorkommen amyloider Körperchen im Innerender Ganglienzellen. *Virchows Arch* 205: 295–303.

Lai SC, Chen RS, Wu Chou YH, *et al.* (2009): A longitudinal study of Taiwanese sialidosis type 1: an insight into the concept of cherry-red spot myoclonus syndrome. *Eur J Neurol* 16: 912–919.

Lake BD, Cavanagh NPC (1978): Early juvenile Batten's disease. A comparative subgroup distinct from other forms of Batten's disease. *J Neurol Sci* 36: 265–271.

Lalioti M, Scott HS, Buresi C, *et al.* (1997a): Dodecamer repeat in Cystatin B in progressive myoclonus epilepsy (EPM1). *Nature* 386: 847–851.

Lalioti M, Mirotsou M, Buresi C, *et al.* (1997b): Identification of mutations in Cystatin B, the gene responisble for the Unverricht-Lundborg type of progressive epilepsy (EPM1). *Am J Hum* Genet 60: 342–352.

Lalioti MD, Scott HS, Genton P, *et al.* (1998): A PCR amplification method reveals instability of the dodecamer repeat in progressive myoclonus epilepsy (EPM1) and no correlation between the size of the repeat and age at onset. *Am J Hum Genet* 62: 842–847.

Le Ber I, Camuzat A, Castelnovo G, *et al.* (2003): Prevalence of dentatorubral-pallidoluysian atrophy in a large series of white patients with cerebellar ataxia. *Arch Neurol* 60: 1097–1099.

Lee IH, Soong BW, Lu YC, Chang YC (2001): Dentatorubropallidoluysian atrophy in Chinese. *Arch Neurol* 58: 1905–1908.

Lehesjoki AE, Koskiniemi M, Sistonen P, *et al.* (1991): Localization of a gene for progressive myoclonus epilepsy to chromosome 21q22. *Proc Natl Acad Sci USA* 88: 3606–3699.

Lehesjoki AE, Kälviäinen R (2009): Unverricht-Lundborg Disease. In: Pagon RA, Bird TD, Dolan CR, Stephens K, Adam MP (eds) *Gene Reviews* [Internet]. Seattle (WA): University of Washington, Seattle; 1993–2004 [updated 2009 Jun 18].

Lehtinen MK, Tegelberg S, Schipper H, *et al.* (2009): Cystatin B deficiency sensitizes neurons to oxidative stress in progressive myoclonus epilepsy, EPM1. *J Neurosci* 29: 5910–5915.

Lesca G, Boutry-Kryza N, de Toffol B, *et al.* (2010): Novel mutations in EPM2A and NHLRC1 widen the spectrum of Lafora disease. *Epilepsia* 51: 1691–1698.

Lieuallen K, Pennacchio LA, Park M, Myers RM, Lennon GG (2001): Cystatin B-deficient mice have increased expression of apoptosis and glial activation genes. *Hum Mol Genet* 10: 1867–1871.

Liu CY, Lee CF, Hong CH, Wei YH (2004): Mitochondrial DNA mutation and depletion increase the susceptibility of human cells to apoptosis. *Ann N Y Acad Sci* 1011: 133–145.

Lowden JA, O'Brien JS (1979): Sialidosis: a review of human neuraminidase deficiency. *Am J Hum Genet* 31: 1–18.

Lundborg H (1903): *Die progressive Myoclonusepilepsie (Unverricht's Myoklonie)*. Uppsala: Almqvist and Wiskell.

Magaudda A, Gélisse P, Genton P (2004): Antimyoclonic effect of levetiracetam in 13 patients with Unverricht-Lundborg disease: clinical observations. *Epilepsia* 45: 678–681.

Magaudda A, Ferlazzo E, Nguyen VH, Genton P (2006): Unverricht-Lundborg disease, a condition with self-limited progression: long-term follow-up of 20 patients. *Epilepsia* 47: 860–866.

Malafosse A, Lehesjoki AE, Genton P, *et al.* (1992): Identical genetic locus for Baltic and Mediterranean myoclonus. *Lancet* 339 (8801): 1080–1081.

Mancuso M, Galli R, Pizzanelli C, Filosto M, Siciliano G, Murri L (2006): Antimyoclonic effect of levetiracetam in MERRF syndrome. *J Neurol Sci* 243: 97–99.

Mancuso M, Petrozzi L, Filosto M, *et al.* (2007): MERRF syndrome without ragged-red fibers: the need for molecular diagnosis. *Biochem Biophys Res Commun* 354: 1058–1060.

Manninen O, Laitinen T, Lehtimaki KK, *et al.* (2014): Progressive volume loss and white matter degeneration in cstb-deficient mice: a diffusion tensor and longitudinal volumetry MRI study. *PLoS One* 9: e90709.

Manninen O, Kostenkorva P, Lehtimaki KK, *et al.* (2015): White matter degeneration with Unverricht-Lundborg progressive myoclonus epilepsy: a translational diffusion-tensor imaging sstudy in pastients and in cystatin B deficien t mice. *Radiology* 269: 232–239.

Marsden CD, Harding AE, Obeso JA, Lu CS (1990): Progressive myoclonic ataxia (the Ramsay Hunt syndrome). *Arch Neurol* 47: 1121–1125.

Marseille Consensus Group (1990): Classification of progressive myoclonus epilepsies and related diseases. *Ann Neurol* 28: 113–116.

Martins S, Matama T, Guimaraes L, *et al.* (2003): Portuguese families with dentatorubropallidoluysian atrophy (DRPLA) share a common haplotype of Asian origin. *EurJ Hum* Genet 11: 808–811.

Mascalchi M, Michelucci R, Cosottini M, *et al.* (2002): Brainstem involvement in Unverricht-Lundborg disease (EPM1): An MRI and (1)H MRS study. *Neurology* 58: 1686–1689.

Mauguière F, Bard J, Courjon J (1981): Les potentiels évoqués somesthésiques précoces dans la dyssynergie cérébelleuse myoclonique progressive. *Rev EEG Neurophysiol* 11: 174–182.

May DL, White III (1968): Familial myoclonus, cerebellar ataxia and deafness. *Arch Neurol* 19: 331–338.

McLeod PM, Nag S, Berry G (1988): Ultrastructural studies as a method of prenatal diagnosis of neuronal ceroi lipofuscinosis. *Am J Med Genet* 5 (Suppl): 93–97.

Melone MA, Tessa A, Petrini S, *et al.* (2004): Revelation of a new mitochondrial DNA mutation (G12147A) in a MELAS/MERFF phenotype. *Arch Neurol* 61: 269–272.

Michelucci R, Serratosa J M, Genton P, Tassinari CA (2002): Seizures, myoclonus and cerebellar dysfunction in progressive myoclonus epilepsies. In: Guerrini R, Aicardi J, Andermann F, Hallett M (eds) *Epilepsy and Movement Disorders*. Cambridge: Cambridge University Press, pp. 227–249.

Michelucci R, Pasini E, Riguzzi P, Andermann E, Kalviainen R, Genton P (2016): Myoclonus and seizures in progressive myoclonus epilepsies: pharmacology and therapeutic trials. *Epileptic Disord* 18 (S2): 145–153.

Mikami M, Yasuda T, Terao A, *et al.* (1999): Localization of a gene for benign adult familial myoclonic epilepsy to chromosome 8q23.3–q24.1. *AmJ Hum Genet* 65: 745–751.

Mikati MA, Tabbara F (2017): Managing Lafora body disease with vagal nerve stimulation. *Epileptic Disord* 19: 82–86.

Minassian BA, Lee JR, Herbrick JA, *et al.* (1998): Mutations in a gene encoding a novel protein tyrosine phosphatase cause progressive myoclonus epilepsy. *Nat Genet* 2: 171–174.

Minassian BA, Andrade DM, Ianzano L, *et al.* (2001): Laforin is a cell membrane and endoplasmic reticulum-associated protein tyrosine phosphatase. *Ann Neurol* 49: 271–275.

Miranda E, Lomas DA (2006): Neuroserpin: a serpin to think about. *Cell Mol Life Sci* 63: 709–722.

Mitchell WA, Wheeler RB, Sharp JD, *et al.* (2001): Turkish variant late infantile neuronal ceroid lipofuscinosis (CLN7) may be allelic to CLN8. *Europ J Paediatr Neurol* 5 (Suppl A): 21–27.

Mittal S, Dubey D, Yamakawa K, Ganesh S (2007): Lafora disease proteins malin and laforin are recruited to aggresomes in response to proteasomal impairment. *Hum Mol Genet* 16: 753–762.

Miyahara A, Saito GY, Sugai K, *et al.* (2009): Reassessment of phenytoin for treatment of late stages progressive myoclonus epilepsy complicated with status epilepticus. *Epilepsy Res* 84: 801–809.

Mole SE, Williams RE, Goebel HH (2005): Correlations between genotype, ultrastructural morphology and clinical phenotype in the neuronal ceroid lipofuscinosis. *Neurogenetics* 6: 107–126.

Mole SE, Williams RE, Goebel HH (2011): The Neuronal Ceroid Lipofuscinoses (Batten Disease). 2nd ed. Oxford: Oxford University Press.

MöllerJC, Hamer HM, Oertel WH, Rosenow F (2002): Late-onset myoclonic epilepsy in Down's syndrome (LOMEDS). *Seizure* 11 (Suppl A): 303–305.

Mongini T, Doriguzzi C, Chiado-Piat L, Silvestri G, Servidei S, Palmucci L (2002): MERRF/MELAS overlap syndrome in a family with A3243G mtDNA mutation. *Clin Neuropathol* 21: 72–76.

Moulard B, Darcel F, Mignard D, *et al.* (2003): Founder effect in patients with Unverricht-Lundborg disease on reunion island. *Epilepsia* 44: 1357–1360.

Muona M, Berkovic SF, Dibbens LM, *et al.* (2015): A recurrent *de novo* mutation in KCNC1 causes progressive myoclonus epilepsy. *Nat Genet* 47: 39–46.

Naganawa Y, Itoh K, Shimmoto M, *et al.* (2000): Molecular and structural studies of Japanese patients with sialidosis type 1. *J Hum Genet* 45: 241–249.

Nakamura M, Yabe I, Sudo A, Hosoki K, Yaguchi H, Saitoh S, Sasaki H (2010): MERRF/MELAS overlap syndrome: a double pathogenic mutation in mitochondrial tRNA genes. *J Med Genet* 47: 659–664.

Naito H, Oyanagi S (1982): Familial myoclonus epilepsy and choreoathetosis: hereditary dentatorubral- pallidoluysian atrophy. *Neurology* 32: 798–807.

Nicolas G, Devys D, Goldenberg A, *et al.* (2011): Juvenile Huntington disease in an 18-month-old boy revealed by global developmental delay and reduced cerebellar volume. *Am J Med Genet* 155: 815–818.

Nijssen PC, Ceuterick C, van Diggelen OP, *et al.* (2003): Autosomal dominant adult neuronal ceroid lipofuscinosis: a novel form of NCL with granular osmiophilic deposits without palmitoyl protein thioesterase 1 deficiency. *Brain Pathol* 13: 574–581.

Nishigaki Y, Tadesse S, Bonilla E, *et al.* (2003): A novel mitochondrial tRNA(Leu(UUR)) mutation in a patient with features of MERRF and Kearns-Sayre syndrome. *Neuromuscul Disord* 13: 334–340.

Nishimura R, Omos-Lau N, Ajmone-Marsan C, Baranger JA (1980): Electroencephalographic findings in Gaucher Disease. *Neurology* 30: 152–159.

Oguni H, Uehara T, Tanaka T, Sunahara M, Hara M, Osawa M (1998): Dramatic effect of ethosuximide on epileptic negative myoclonus: implications forthe neurophysiological mechanism. *Neuropediatrics* 29: 29–34.

Okino S (1997): Familial benign myoclonus epilepsy of adult onset: a previously unrecognized myoclonic disorder. *J Neurol Sci* 145: 113–118.

Okuneva O, Li Z, Korber I, *et al.* (2016): Brain inflammation is accompanied by peripheral inflammation in Cstb-/- mice, a model for progressive myoclonus epilepsy. *J Neuroinflammation* 13: 298

Oliver KL, Franceschetti S, Milligan CJ, *et al.* (2017): Myoclonus Epilepsy and Ataxia due to KCNC1 Mutation: Analysis of 20 Cases and K1 Channel Properties. *Ann Neurol* 81: 677–689.

Pampiglione G, Harden A (1977): Neurophysiological identification of a late infantile form of "neuronal lipidosis". *J Neurol Neurosurg Psychiatr* 36: 323–330.

Papacostas S, Kkolou E, Papathanasiou E (2007): Levetiracetam in three cases of progressive myoclonus epilepsy. *Pharm World Sci* 29: 164–166.

Parra D, Gonzalez A, Mugueta C, Martinez A, Monreal I (2001): Laboratory approach to mitochondrial diseases. *J Physiol Biochem* 57: 267–284.

Pennacchio LA, Lehesjoki AE, Stone NE, *et al.* (1996): Mutations in the gene encoding cystatin B in progressive myoclonus epilepsy (EPM1). *Science* 271: 1731–1734.

Pérez-Duenas B, Toma C, Ormazâbal A, *et al.* (2010): Progressive ataxia and myoclonic epilepsy in a patient with a homozygous mutation in the FOLR1 gene. *J Inherit Metab Dis* 33: 795–802.

Phillips SN, Benedict JW, Weimer JM, Pearce DA (2005): CLN3, the protein associated with batten disease: structure, function and localization. *J Neurosci Res* 79: 573–583.

Pinto E, Freitas J, Duarte AJ, *et al.* (2012): Unverricht-Lundborg disease: homozygosity for a new splicing mutation in the cystatin B gene. *Epilepsy Res* 99: 187–190.

Pinto WB, de Souza PV, Pinheiro JR, *et al.* (2015): Retinitis pigmentosa in Lafora disease: expanding findings of progressivemyoclonic epilepsy. *Neurology* 85: 1087.

Pranzatelli MR, Tate ED (2001): Chloral hydrate for progressive myoclonus epilepsy: a new look at an old drug. *Pediatr Neurol* 25: 385–389.

Raben N, Lu N, Nagaraju K, *et al.* (2001): Conditional tissue-specific expression of the acid alpha-glucosidase (GAA) gene in the GAA knockout mice: implications for therapy. *Hum Mol* Genet 10: 2039–2047.

Ranta S, Lehesjoki AE (2000): Northern epilepsy, a new member of the NCL family. *Neurol Sci* 21 (Suppl 3): S43–S47.

Ranta S, Topcu M, Tegelberg S, *et al.* (2004): Variant late infantile neuronal ceroid lipofuscinosis in a subset of Turkish patients is allelic to Northern epilepsy. *Hum Mutat* 23: 300–305.

Ranza E, Garcia-Tarodo S, Varvagiannis K (2017): SERPINI1 pathogenic variants: An emerging cause of childhood-onset progressive myoclonic epilepsy. *Am J Med Genet* 173: 2456–2460.

Rapin I, Goldfisher S, Katzman R., Engel J, O'Brien JS (1978): The cherry-red spot myoclonus syndrome. *Ann Neurol* 3: 234–342.

Rinne R, Saukko P, Jarvinen M, Lehesjoki AE (2002): Reduced cystatin B activity correlates with enhanced cathepsin activity in progressive myoclonus epilepsy. *Ann Med* 34: 380–385.

Roger J (1985): Progressive myoclonic epilepsy in childhood and adolescence. In: Roger J, Dravet C, Bureau M, Dreifuss FE, Wolf P (eds). *Epileptic Syndromes in Infancy, Childhood and Adolescence*, 1st ed, pp. 302–310. London, Paris: John Libbey.

Roger J, Soulayrol R, Hassoun J (1968): La dyssynergie cérébelleuse myoclonique (syndrome de Ramsay-Hunt). *Rev Neurol* 119: 85–106.

Roger J, Pellissier JF, Bureau M, Dravet C, Revol M, Tinuper P (1983): Le diagnostic précoce de la maladie de Lafora. Importance des manifestations paroxystiques visuelles et intérêt de la biopsie cutanée. *Rev Neurol* 139: 115–124.

Roger J, Genton P, Bureau M (1990): Progressive myoclonus epilepsies. In: Dam M, Gram L (eds) *Comprehensive Epileptology*, New York: Raven Press, pp. 215–231.

Roger J, Bureau M, Dravet C, Genton P, Tassinari CA, Michelucci R (1991): La place des encéphalopathies mitochondriales dans les epilepsies-myoclonies progressives. *Rev Neurol* 147: 480–490.

Roger J, Genton P, Bureau M, Dravet C (1992): Progressive myoclonus epilepsies in childhood and adolescence. In: Roger J, Bureau M, Dravet C, Dreifuss FE, Perret A, Wolf P (eds) *Epileptic Syndromes in Infancy, Childhood and Adolescence*, 2nd ed, London: John Libbey, pp. 381–400.

Rosing HS, Hopkins LC, Wallace DC, Epstein CM, Weidenheim K (1985): Maternally inherited mitochondrial myopathy and myoclonic epilepsy. *Ann Neurol* 17: 228–237.

Rossmanith W, Raffelsberger T, Roka J, Kornek B, Feucht M, Bittner RE (2003): The expanding mutational spectrum of MERRF substitution G8361A in the mitochondrial tRNALys gene. *Ann Neurol* 54: 820–823.

Rubboli G, Franceschetti S, Berkovic SF, *et al.* (2011): Clinical and neurophysiologic features of progressive myoclonus epilepsy without renal failure caused by SCARB2 mutations. *Epilepsia* 52: 2356–2363.

Saadah M, El Beshari M, Saadah L, *et al.* (2014): progressive myoclonic epilepsy type 1: report of an Emirati family and literature review. *Epilepsy & Behavior Case Reports* 2: 112–117.

Sakazume Y, Tanaka M, Isobe I, *et al.* (2004): A case of middle-aged onset sialidosis type I. *Rinsho Shinkeigaku* 44: 541–544.

Sánchez-Elexpuru G, Serratosa JM, Sanz P, Sánchez MP (2017): 4-Phenylbutyric acid and metformin decrease sensitivity to pentylenetetrazol-induced seizures in a malin knockout model of Lafora disease. *Neuroreport* 28: 268–271.

Sangani M, Shahid A, Amina S, Koubeissi M (2010): Improvement of myoclonic epilepsy in Down syndrome treated with levetiracetam. *Epileptic Disord* 12: 151–154.

Santavuori P, Haltia M, Rapola J (1974): Infantile type of so-called neuronal ceroid lipofuscinosis. *Neuropaediatrie* 4: 375–387.

Santavuori P, Heiskala H, Westermarck T, Sainio K, Moren R (1988): Experience over 17 years with antioxidant treatment in Spielmeyer-Sjögren disease. *Am J Med* Genet (Suppl) 5: 265–274.

Santorelli FM, Mak SC, El-Schahawi M, *et al.* (1996): Maternally inherited cardiomyopathy and hearing loss associated with a novel mutation in the mitochondrial tRNA(lys) gene (G8363A). *Am J Hum Genet* 58: 933–939.

Sato T, Miura M, Yamada M, *et al.* (2008): Severe neurological phenotypes of Q129 DRPLA transgenic mice serendipitously created by en masse expansion of CAG repeats in Q76 DRPLA mice. *Hum Mol* Genet 18: 723–736.

Savukoski M, Kestila M, Williams R, *et al.* (1994): Defined chromosomal assignment of CLN5 demonstrates that at least four loci are involved in the pathogenesis of human ceroid lipofuscinosis. *Am J Hum* Genet 55: 695–701.

Savukoski M, Klockars T, Holmberg V, Santavuori P, Lander ES, Peltonen I (1998): *CLN5*, a novel gene encoding a putative transmembrane protein mutated in Finnish variant late infantile neuronal ceroid lipofuscinosis. *Nat Genet* 19: 286–288.

Schmidt C, Redyk K, Meissner B, *et al.* (2010): Clinical features of rapidly progressive Alzheimer's disease. *Dement Geriatr Cogn Disord* 29: 371–378.

Schulz A, Dhar S, Rylova S, *et al.* (2004): Impaired cell adhesion and apoptosis in a novel CLN9 Batten disease variant. *Ann Neurol* 5: 342–350.

Serratosa JM, Delgado-Escueta AV, Posada I, *et al.* (1995): The gene for progressive myoclonus epilepsy of the Lafora type maps to chromosome 6q. *Hum Mol Genet* 9: 1657–1663.

Serratosa JM, Gomez-Garre P, Gallardo ME, *et al.* (1999): A novel protein tyrosine phosphatase gene is mutated in progressive myoclonus epilepsy of the Lafora type (EPM2). *Hum Mol Genet* 8: 345–352.

Shapira Y, Cederbaum SD, Cancilia PA, Nielsen D, Lippe BM (1975): Familial poliodystrophy, mitochondrial myopathy and lactate acidemia. *Neurology* 25: 614–621.

Sharp JD, Wheeler RB, Lake BD, *et al.* (1997): Loci for classical and variant late infantile neuronal ceroid lipofuscinosis map to chromosome 11p15 and 15q21–23. *Hum Mol Genet* 6: 591–595.

Sharp JD, Wheeler RB, Parker KA, *et al.* (2003): Spectrum of CLN6 mutations in variant late infantile neuronal ceroid lipofuscinosis. *Hum Mutat* 22: 35–42.

Sheffer IE, Berkovic S, Capovilla G, *et al.* (2017): ILAE classification of the epilepsies: Position paper of the ILAE Commission for Classification and Terminology. *Epilepsia* 58: 512–521

Shoffner JM, Lott MT, Lezza AM, Seibel P, Ballinger SW, Wallace DC (1990): Myoclonic epilepsy and ragged-red fiber disease (MERRF) is associated with a mitochondrial DNA tRNA(Lys) mutation. *Cell* 61: 931–937.

Siintola E, Topcu M, Kohlschutter A, *et al.* (2005): Two novel CLN6 mutations in variant late-infantile neuronal ceroid lipofuscinosis patients of Turkish origin. *Clin Genet* 68: 167–173.

Silvestri G, Moraes CT, Shanske S, Oh SJ, DiMauro S (1992): A new mtDNA mutation in the tRNA-lys gene associated with myoclonic epilepsy and ragged-red fibers (MERRF). *Am J Hum Genet* 51: 1213–1217.

Singh S, Sethi I, Franceschetti S, *et al.* (2006): Novel NHLRC1 mutations and genotype-phenotype correlations in patients with Lafora's progressive myoclonic epilepsy. *J Med Genet* 43: e48.

Sjögren T (1931): Die amaurotische Idiotie. Klinische Beschreibung und Erblichkeit, medizinische Untersuchungen. *Lund: Hereditas* 14: 197–426.

Sleat DE, Donnelly RJ, Lackland H, *et al.* (1997): Association of mutations in a lysosomal protein with classical late-infantile neuronal ceroidlipofuscinosis. *Science* 277: 1802–1805.

Smith B, Shatz R, Elisevich K, Bespalova IN, Burmeister M (2000): Effects of vagus nerve stimulation on progressive myoclonus epilepsy of Unverricht-Lundborg type. *Epilepsia* 41: 1046–1048.

Smith KR, Dahl HHM, Canafoglia L, *et al.* (2013): Cathepsin F mutations cause Type B Kufs disease, an adult-onset neuronal ceroid lipofuscinosis. *Hum Molec Genetics* 22: 1417–1423.

So N, Berkovic S, Andermann F, Kuziecky R, Gendron D, Quesney LF (1989): Myoclonus epilepsy and ragged-red fibres (MERRF). 2. Electrophysiological studies and comparison with other progressive myoclonus epilepsy. *Brain* 112: 1261–1276.

Stengel E (1826): Account of a singular illness among four siblings in the vicinity of Reraas. Eyr (Christiana) 1: 347–352. English translation, 1982. In: Armstrong D, Koopand N, Rider JA (eds) *Ceroid lipofuscinosis (Batten's disease)*, Amsterdam, NewYork, Oxford: Elsevier Biomedical Press, pp. 17–19.

Suoranta S, Holli-Helenius K, Koskenkorva P, *et al.* (2013): 3D Texture Analysis Reveals Imperceptible MRI Textural Alterations in the Thalamus and Putamen in Progressive Myoclonic Epilepsy Type 1, EPM1.PlosOne 8: e69.

Svennerholm L, Dreborg S, Erikson A, *et al.* (1982): Gaucher disease of the Norbottinian type (type III). Phenotypic manifestation. In: Desnick RJ, Gan S, Grabowski GA (eds) *Gaucher disease: a century of delineation and research*, New York: Alan R. Liss, pp. 62–70.

Tai KK & Truong DD (2007): Brivaracetam is superior to levetiracetam in a rat model of post-hypoxic myoclonus. *J. Neural Transm* 114, 1547–1551.

Taschner PEM, de Vos N, Thompson AD, *et al.* (1995): Chromosome 16 microdeletion in a patient with juvenile neuronal ceroid lipofuscinosis (Batten disease). *Am J Hum* Genet 55: 695–701.

Tassinari CA, Bureau-Paillas M, Dalla Bernardina B, Grasso E, Roger J (1974): Etude électroencéphalographique de la dyssynergie cérébelleuse myoclonique avec épilepsie (syndrome de Ramsay-Hunt). *Rev EEG Neurophysiol* 4: 407–428.

Tassinari CA, Bureau-Paillas M, Dalla Bernardina B, *et al.* (1978): La maladie de Lafora. *Rev EEG Neurophysiol* 8: 107–122.

Tassinari CA, Michelucci R, Genton P, Pellissier JF, RogerJ (1989): Dyssynergia cerebellaris myoclonica (Ramsay Hunt syndrome): an autonomous condition unrelated to mitochondrial encephalomyopathies. *J Neurol Neurosurg Psychiatr* 52: 262–265.

Tassinari CA, Riguzzi P, Volpi L, *et al.* (1999): Zonisamide in the treatment of action myoclonus in progressive myoclonus epilepsies. Epilepsia 40: 242.

Tiberia E, Turnbull J, Wang T, *et al.* (2012): Increased laforin and laforin binding to glycogen underlie Lafora body formation in malin-deficient Lafora disease. *J Biol Chem* 287: 25650–25659.

Tinuper P, Aguglia U, Pellissier JF, Gastaut H (1983): Visual ictal phenomena in a case of Lafora disease proven by skin biopsy. *Epilepsia* 24: 214–218.

Topiramate YTC/YTCE Study Group. (2000): Nonfocal generalized tonic-clonic seizures: response during long-term topiramate treatment. *Epilepsia* 41 (Suppl 1): S77–81.

Tsairis P, Engel WK, Kark F (1973): Familial myoclonic epilepsy syndrome associated with skeletal muscle mitochondrial abnormalities. *Neurology* 23: 408.

Tsuji S (2000): Dentatorubral-pallidoluysian atrophy. *J Neural Transm* 58 (Suppl): 167–180.

Tsuji S (2012): Dentatorubral-pallidoluysian atrophy. *Handb Clin Neurol* 103: 587–594.

Turnbull J, Tiberia E, Striano P, *et al.* (2016): Lafora disease. *Epileptic Disord* 18 (52): 38–62.

Ullrich NJ, Riviello JJ Jr, Darras BT, Donner EJ (2004): Electroencephalographic correlate of juvenile Huntington's disease. *J Child Neurol* 19: 541–543.

Unverricht H (1891): Die Myoclonie, Leipzig, Wien: Franz Deuticke.

Uvebrant P, Conradi NG, Hokegard KH, Wahlstrom J, Mellqvist L (1987): First trimester diagnosis of neuronal ceroid-lipofuscinosis on chorionic villi. *Neuropediatrics* 18: 117.

Vaca GF, Lenz T, Knight EM, Tuxhorn I (2012): Gaucher disease: successful treatment of myoclonic status epilepticus with levetiracetam. *Epileptic Disord* 14: 155–158.

Van Bogaert P, Azizieh R, Désir J, *et al.* (2007): Mutation of a potassium channel-related gene in progressive myoclonic epilepsy. *Ann Neurol* 61: 579–586.

van den Ameele J, Jedlickova I, Pristoupilova A, *et al.* (2018): Teenage-onset progressive myoclonic epilepsy due to a familial C9orf72 repeat expansion. *Neurology* 90: e658–e663.

Van Goethem G, Mercelis R, Löfgren A, *et al.* (2003): Patient homozygous for a recessive POLG mutation presents with features of MERRF. *Neurology* 61: 1811–1813.

Van Heycop Ten Ham MW, De Jager H (1963): Progressive myoclonus epilepsy with Lafora bodies. Clinical-pathological features. *Epilepsia* 4: 95–119.

Vanni N, Fruscione F, Ferlazzo E, *et al.* (2014): Impairment of ceramide synthesis causes a novel progressive myoclonus epilepsy. *Ann Neurol* 76: 2016–2012.

Vesper J, Steinhoff B, Rona S, *et al.* (2007): Chronic high-frequency deep brain stimulation of the STN/SNr for progressive myoclonic epilepsy. *Epilepsia* 48: 1984–1989.

Virtaneva K, D'Amato E, Miao J, *et al.* (1997): Unstable minisatellite expansion causing recessively inherited myoclonus epilepsy, EPM1. *Nat Genet* 15: 393–396.

Vossler DG, Conry JA, Murphy JV, the ZNS-502/505 PME Study Group (2008): Zonisamide for the treatment of myoclonic seizures in progressive myoclonus epilepsy: an open label study. *Epileptic Disord* 10: 31–34.

Wallace DC, Shoffner JM, Lott MT, Hopkins LC (1991): Myoclonic epilepsy and ragged-red fiber disease (MERRF): a mitochondrial tRNALys mutation responsive to coenzyme Q10 (CoQ) therapy. *Neurology* 41 (Suppl 1): 586, S280.

Wallace SJ (1998): Myoclonus and epilepsy in childhood: a review of treatment with valproate, ethosuximide, lamotrigine and zonisamide. *Epilepsy Res* 29: 147–154.

Warburg M (1982): The natural history of Jansky-Bielschowsky's and Batten's diseases. In: Armstrong D, Koopand N, Rider JA (eds) *Ceroid Lipofuscinosis (Batten's disease)*, Amsterdam, New York, Oxford: Elsevier Biomedical Press, pp. 35–42.

Welch EM, Barton ER, Zhuo J, *et al.* (2007): PTC 124 targets genetic disorders caused by nonsense mutations. *Nature* 447: 88–93.

Wenger DA (1978): Assay of beta-glucosidase and sphingomyelinase for identification of patients and carriers of Gaucher's and Niemann-Pick eases. *Adv Exp Med Biol* 101: 707–717.

Wheeler RB, Sharp JD, Schultz RA, Joslin JM, Williams RE, Mole SE (2002): The gene mutated in variant late-infantile neuronal ceroid lipofuscinosis (CLN6) and in nclf mutant mice encodes a novel predicted transmembrane protein. *Am J Hum Genet* 70: 537–542.

Wiedemann FR, Bartels C, Kirches E, Mawrin C, Wallesch CW (2008): Unusual presentations of patients with the mitochondrial MERRF mutation A8344G. *Clin Neurol Neurosurg* 110: 859–863.

Wille C, Steinhoff BJ, Altenmüller DM, *et al.* (2011): Chronic high-frequency deep-brain stimulation in progressive myoclonic epilepsy in adulthood-report of five cases. *Epilepsia* 52: 489–496.

Wisniewski KE, Zhong N, Phillipart M (2001): Pheno/genotypic correlations of neuronal ceroid liposcinoses. *Neurology* 57: 576–581.

Xing S, Chen L, Chen X, Pei Z, Zeng J, Li J (2008): Excessive blinking as an initial manifestation of juvenile Huntington's disease. *Neurol Sci* 29: 275–277.

Yamada M, Tsuji S, Takahashi H (2002): Genotype-phenotype correlation in CAG-repeat diseases. *Neuropathology* 22: 317–322.

Yeetong P, Ausavarat S, Bhidayasiri R, *et al.* (2013): A newly identified locus for benign adult myoclonic epilepsy on chromosome 3 q26.32–3. *Eur J Hum Genet* 21: 225–228.

Yoshimura I, Kaneko S, Yoshimura N, Murakami T (2001): Long-term observations of two siblings with Lafora disease treated with zonisamide. *Epilepsy Res* 46: 283–287.

Yis U, Dirik E, Gündogdu-Eken A, Basak AN (2009): Dentatorubral pallidoluysian atrophy in a Turkish family. *TurkJ Pediatr* 51: 610–612.

Zeman W, Donahue S, Dyken P, Green J (1970): The neuronal ceroid-lipofuscinoses (Batten-Vogt syndrome). In: Vinken PS, Bruyn G (eds) *Handbook of Clinical Neurology*, vol. 10, Amsterdam: Else-vier North-Holland, pp. 588–679.

Zeviani M, Amati P, Bresolin N, *et al.* (1991): Rapid detection of the A-to-G(8344) mutation of mtDNA in Italian families with myoclonus epilepsy and ragged-red fibers (MERRF). *Am J Hum Genet* 48: 203–211.

第 31 章
癫痫和大脑皮质发育畸形

作者：Renzo GUERRINI and Elena PARRINI
单位：Pediatric Neurology Unit and Laboratories，Children's Hospital A. Meyer，University of Florence，Firenze，Italy

皮质发育不良是发育性残疾和癫痫的常见原因。磁共振成像（MRI）分辨率的提高使得脑沟分布及深度、皮质厚度、灰白质交界及信号强度变化的评估成为可能。可在不同的皮质发育畸形（malformations of cortical development，MCD）中观察到任一或所有特征性异常，这些异常或为局限性，或为弥漫性（Guerrini et al.，2008；Guerrini & Dobyns，2014）。现已开发了一种分类体系，将 MCD 分为 3 大类，主要发育阶段概括为细胞增殖、神经元迁移或迁移后皮质重构及连接。尽管 MCD 的分类在过去十年中有了实质性的进步，但在实践中仅使用了少数类别，包括无脑回（lissencephaly，LIS）、多小脑回、脑裂畸形、局灶性皮质发育不良（focal cortical dysplasia，FCD）和脑室旁结节状灰质异位（periventricular nodular heterotopia，PNH）。越来越多的证据表明，MCD 的异质性远多于该分类所列，理想情况下的分类应基于对神经生物学通路的理解（Guerrini & Dobyns，2014），然而，我们对神经生物学通路的认识还不全面，尚不足以支持提出新的分类建议。

一些皮质畸形似乎与特定癫痫综合征的表型直接相关。在以下章节中，我们将回顾数种最常见的大脑皮质畸形及其相关的癫痫类型。

一、与神经元和胶质细胞异常增生相关的畸形

（一）巨脑畸形

巨脑畸形这一术语是指大脑体积异常增长，超过年龄和性别平均值 2 个标准差（DeMyer，1986）。巨脑畸形通常归为大脑体积异常，但最近的研究表明，影像学发现的巨脑畸形、伴多小脑回的巨脑畸形、发育不良性巨脑畸形（包括典型的偏侧巨脑畸形）及局灶性皮质发育不良（FCD）均可由 PI3K-AKT-mTOR 通路中的基因突变所致（Lee et al.，2012；Poduri et al.，2012；Rivière et al.，2012b；Mirzaa et al.，2015）。

巨脑畸形中最常见的皮质畸形是侧裂周围多小脑回（perisylvian polymicrogyria），外观与正常或较小头围患者侧裂周围多小脑回非常相似。巨脑畸形心理和生理的并发症差异很大。最常见的障碍包括发育迟缓、智障和发作，上述症状可见于生命早期，系药物难治性癫痫。伴或不伴多小脑回弥漫性、对称性或轻度不对称巨脑畸形患儿，出生时头围较大，超过 3 个标准差（Mirzaa et al.，2012）。患儿早期发育迟缓，后期认知发育从正常到严重智力障碍不等。

巨脑畸形见于常染色体显性遗传良性巨脑畸形，系一种定义不明确的疾病。一些综合征与巨脑畸形相关，包括 *NF1* 微缺失及 *RNF135* 基因突变导致的 1 型神经纤维瘤病、Sotos 综合征（*NSD1* 基因突变）、Weaver 综合征（*EZH2* 基因突变）及 BannayanRiley-Ruvalcaba 综合征、Cowden 综合征和重度巨脑畸形伴孤独症（后三者均有 *PTEN* 基因突变）（Mirzaa et al.，2012）。伴多小脑回的巨脑畸形可见于巨脑 - 毛细血管畸形综合征（*PIK3CA* 基因突变）和巨脑 - 多小脑回 - 多指 - 脑积水综合征（*PIK3R2* 或 *AKT3* 基因突变）（Mirzaa et al.，2012，2015）。

（二）半侧巨脑畸形和局灶性皮质发育不良

半侧巨脑畸形（HME）与局灶性皮质发育不良（FCD）构成了具有共同神经病理特征的皮质发育畸形谱系。半侧巨脑畸形系一侧大脑半球扩大、结构异常、皮质增厚、脑回变宽、脑沟缩小（图 31-1A）。半侧巨脑畸形皮质改变很严重，哪一脑叶

扩大并无一致倾向性（Salamon et al.，2006）。尽管经典病理学研究（Robain & Gelot，1996）认为其结构异常为严格的单侧性，但也有巨大的发育不良性巨脑畸形的报道，其特征表现为双侧不对称性半侧巨脑畸形（Guerini & Dobyns，2014），这表明在一些患者中，发育动力学异常可能使一些患者看似正常的大脑半球存在结构异常，这一点提示应对手术候选者进行仔细的研究。皮质内无层状组织，灰白质分界不清，皮质和白质中存在异形神经元（直径超过80μm）。在约50%的病例中还观察到“气球细胞”。半侧巨脑畸形是一种异质性疾病，发病机制尚不明确，与多种疾病相关，包括表皮痣综合征（Zaremba et al.，1978；Vigevano et al.，1984；Choi & Kudo，1981；Sakuta et al.，1989；Pavone et al.，1991；Dodge & Dobyns，1995）、Klippel-Trenaunay-Weber 综合征（Cheruy & Heller；1987）、Proteus 综合征（Griffithset al.，1994）、神经纤维瘤病（Cusmai et al.，1990）、局灶性脱发（Pelayo et al.，1994）、结节性硬化（Maloof et al.，1994）、胚胎发育不良性神经上皮瘤（Guerrini et al.，1996a），但也可单独发生。尽管存在这些异质性关联，但半侧巨脑畸形常不伴综合征特征，与以下体细胞突变相关：*PIK3CA*、*AKT3* 和 *MTOR*（Lee et al.，2012）。半侧巨脑畸形也与线状痣皮脂腺综合征（也称为 Schimmelpenning 综合征）及罕见的 CLOVES 综合征（先天性脂肪瘤过度生长伴血管、表皮和骨骼异常）、偏侧肥大症和伊藤黑色素减少症（Peserico et al.，1988；Williams & Elster，1990；D'Agostinoet al.，2004；Tinkle et al.，2005）有关。

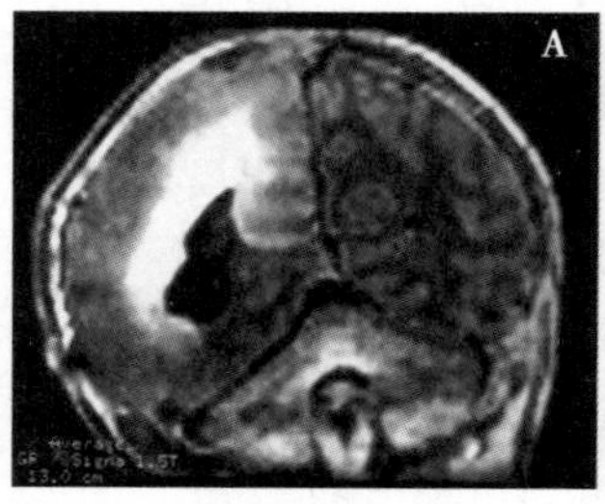

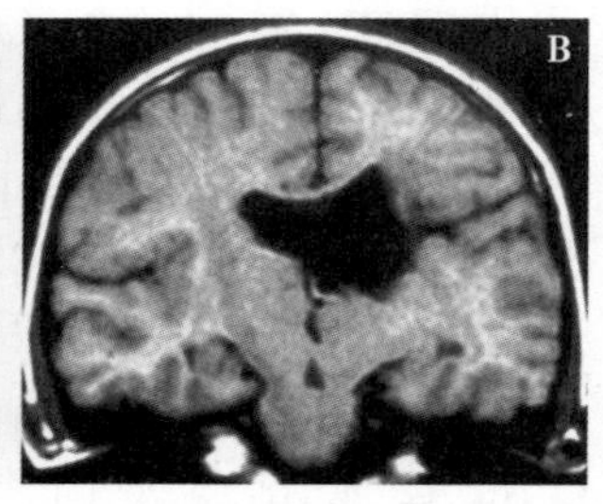

图 31-1 A. 一例 3 月龄男孩，半侧巨脑畸形伴难治性癫痫。MRI、SE、冠状位。右半球扩大，皮质增厚，表面光滑。灰白质之间缺乏指状突起。右半球白质高信号。B. 一例男性患儿，半侧闭唇脑裂畸形伴复杂部分性发作和轻偏瘫。MRI 自旋回波 T1 加权像，脑裂累及左半球，跨越蛛网膜下腔至侧脑室

半侧巨脑畸形临床谱系很广，从严重的新生儿癫痫性脑病到伴认知水平正常及迟发性局灶性发作的个体。典型受累患儿具有颅骨不对称伴巨颅畸形、轻偏瘫、偏盲、智力落后和难治性癫痫等特点。已有文献报道过半侧巨脑畸形痉挛发作和睡眠EEG 抑制 - 爆发（Paladin et al.，1989）。可在出生后1 年内行大范围切除或大脑半球切除术。大脑半球切除术可控制约 31% 患儿的发作，但对认知预后的影响不大（Pulsifer et al.，2004）。

半侧巨脑畸形组织学异常，可局限于一个脑叶或仅数厘米的局部皮质受累，最初称为局灶性皮质发育不良（FCD）（Taylor et al.，1971 年）。现在该术语包括一系列皮质层状结构异常，或多或少伴细胞病理学异常，包括巨大（或巨细胞）神经元、异形神经元和气球细胞（图 31-2 和图 31-3B）（Blumcke et al.，2011）。气球细胞来源未明，有丰富淡染的细胞质，细胞核分布在周围，无细胞突起和多能干细胞的细胞表面标记（Ying et al.，2005）。发育不良的脑组织通常与邻近组织分界不清。

基于对不同临床病理学 FCD 临床表现、影像学结果和病理学特征的评价，Blumcke 等提出了一个改良的 FCD 分类系统（Blumcke et al.，2011）。FCD Ⅰ型指孤立性病变，表现为新皮质放射状（FCD Ⅰa 型）或切线方向（FCD Ⅰb 型）分层异常，可见于一个或多个脑叶。FCD Ⅱ型亦是一种孤立性病变，特征为皮质分层异常和异形神经元，无气球细胞（Ⅱa 型）或可见气球细胞（Ⅱb 型）。FCD Ⅲ型见于合并海马硬化（FCD Ⅲa 型）、合并癫痫相关肿瘤（FCD Ⅲb 型）、合并毗邻的血管畸形（FCD Ⅲc 型）、合并幼年获得性致痫病变（如创伤性损伤、缺血性损伤或脑炎）为 FCD Ⅲd 型。

根据一般假设，FCD Ⅱ型（目前较为常见）源于个体发育过程中异常的神经元迁移、成熟和死亡（Ying，2005；Najm et al.，2007）。而 FCD Ⅰ型的起源仍不清楚，但单细胞二代测序研究提供的证据表明，与 FCD Ⅱ型组织学分类相似的病变系由体细胞 *AKT3*、*MTOR*、*PIK3CA* 基因激活突变及生殖系 *DEPDC5*、*NPRL2*、*TSC1/2* 基因功能丧失性突变导致。这些观察表明，同一基因的突变导致了从 FCD 到半侧巨脑畸形到双侧大脑半球过度生长的连续性疾病谱，反映了突变发生时的祖细胞和发育时间。许多研究证实了这一假设。有文献报道，在 FCD Ⅱa 和Ⅱb 型发育不良组织 PI3K-AKT-mTOR 通路中存在生殖系和嵌合体致病性基因突变（D'Gama et al.，2015；Lim et al.，2015；Sim et al.，2016）（图 31-4A，图 31-4B）。此外，包含 *AKT3* 基因的 1q 染色体体细胞重复与巨脑畸形、半侧巨脑畸形及 FCD Ⅰb 型相关（Poduriet al.，2012；Wanget al.，

2013；Conti et al.，2015）。在对可能由嵌合突变引起的疾病行基因检测时，可对多种组织（如血液、唾液和皮肤成纤维细胞）进行检测。虽然从血液中提取 DNA 是识别新生突变的金标准，但不同组织检测有助于识别仅存在于体细胞亚群的突变（Nellist et al.，2015）。

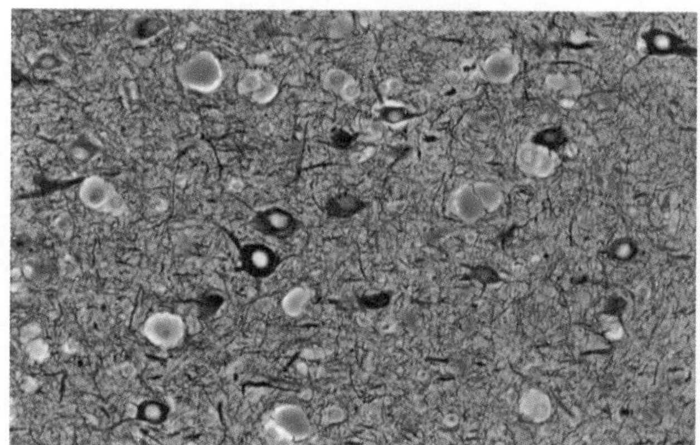

图 31-2　皮质发育不良。银染切片显示排列不规则的巨大神经元和浅褐色“气球细胞”（见文末彩插）

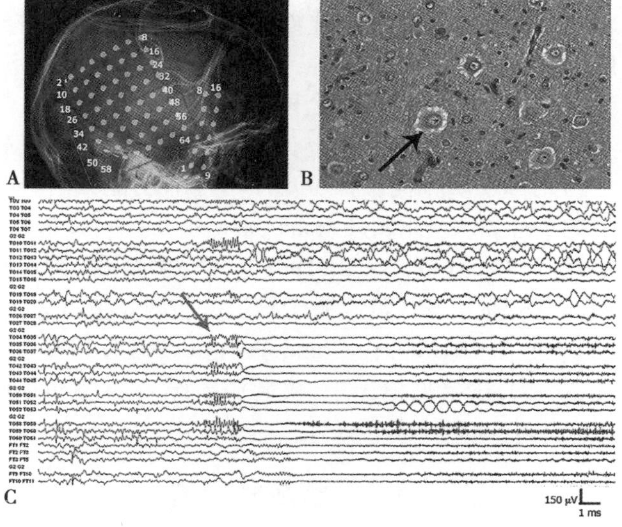

图 31-3　A. 右侧额颞叶和顶枕区置入栅状电极后行 X 线检查，致痫区位于红色矩形内，栅状电极触点按数字顺序编号。B. 神经病理学显示 Taylor 型发育不良：苏木精 - 伊红染色。黑色箭头示气球细胞。C. 栅状电极记录到发作间期节律性棘波爆发（红箭头）。发作起始时，间期放电停止，在同一电极触点出现低波幅快活动（见文末彩插）

然而，FCD 也可能源于非遗传性病因。推测 FCD 与围产期或出生后早期脑损伤存在关联，随后在瘢痕区出现细胞“去分化”（Golden & Harding，2004；Marìn-Padilla et al.，2002）。

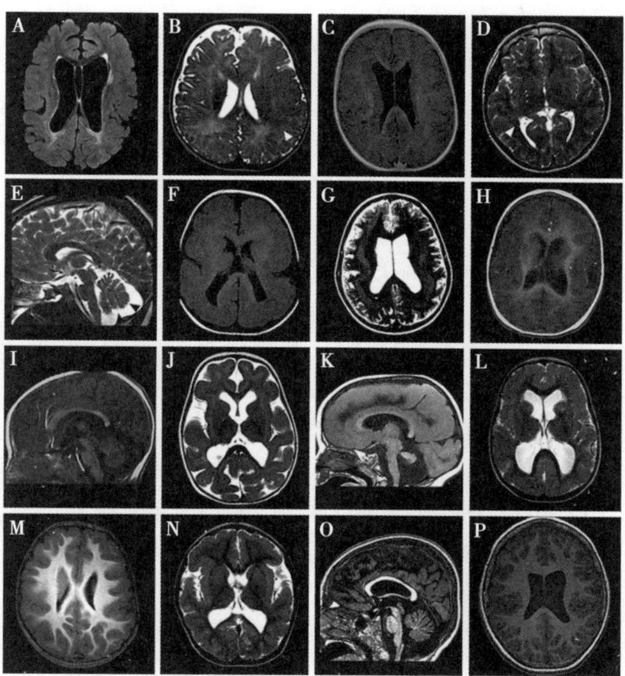

图 31-4　不同类型大脑皮质畸形患者头颅 MRI。A、B 图 .T1 和 T2 加权轴位像，患者携带不同百分比的 *MTOR* 基因嵌合体突变［A：p.Thr1977Ile，血液中嵌合体突变占 20%，B：p.Ser2215Phe，异常增生脑组织中嵌合体突变占 5.5%），MRI 示双侧皮质脑回异常（A）和局灶性皮质发育不良（B，白箭头）］。C 图 .T1 加权轴位像，1 例女性患儿，典型双侧 PNH，检测出 *FLNA* 基因突变。双侧室管膜下异位结节沿脑室壁呈连续性、较对称、广泛地排列分布。D、E 图 .T2 加权轴位像显示枕角轻度扩大伴单侧 PNH（白箭头），中线矢状位 T2 加权像显示携带染色体 6q27 缺失的患者小脑蚓部发育不全（黑箭头）伴小脑延髓池增宽。F 图 .T1 加权轴位像，1 例 *asn LIS1* 基因突变的男性患儿，从后至前延伸的巨脑回。G 图 .T2 加权轴位像，1 例携带 *DCX* 突变的女性患儿，弥漫性 SBH。H、I 图 .T1 加权轴位像和 T1 加权矢状位像，1 例携带 *TUBA1A* 基因突变的女性患儿，皮质增厚伴脑回减少及小脑发育不全。J、K 图 .T2 加权轴位和 T1 加权矢状位像，1 例携带 *RELN* 基因突变的女性患儿，无脑回和小脑发育不全。L 图 .T2 加权轴位像，1 例携带 *GPR56* 基因突变的男性患儿，双侧额顶叶多小脑回。M 图 .T1 加权轴位像，1 例携带 *TUBB2B* 基因突变的男性患儿，脑回弥漫性减少伴显著增厚且向外侧裂内折叠。N、O 图 .T2 加权轴位像和 T1 加权冠状位像，1 例携带 *DYNC1H1* 基因突变的女性患儿，无脑回和外侧裂多小脑回。P 图 .T1 加权轴位像，1 例患者携带 *PIK3R2* 基因嵌合突变

MRI 显示 FCD 患者脑回通常增大，皮质表面光滑或不规则，皮质 - 皮质下信号增强。一些 FCD Ⅱb 型患者在放射状高信号白质中可见神经元迁移束，从发育不良的皮质延伸至脑室周围，这种影像学特征称为发育异常的穿通征（transmantle）（Barkovich et al.,1997)。

尽管极早期出现的发作与伴局灶性特征的婴儿痉挛相关,但实际上所有FCD患者的病灶均在局灶性发作出现后才被发现(Guerrini & Filippi,2005)。FCD是局灶性癫痫持续状态的常见病因,也是癫痫外科最常见的病理类型,高达40%(Golden & Harding,2004)。颅内电极证明,致痫区常延伸至MRI可见病灶外(Tassi et al.,2002; Najm et al.,2007)。已有文献报道非连续脑区之间复杂的发作传播方式(Duchownyt et al.,2000)。Duchowny(2009)将FCD定义为功能、电生理和临床神经网络性疾病。因此,为了提高手术的成功率,有学者建议将FCD应定义为有多灶性特征的脑网络功能障碍,这更具操作性,而不应定义为局灶性脑部疾病(Duchowny,2009)。已有文献报道,与发作起始区毗邻或远隔部位的脑区可在发作中可被激活并产生独立的致痫性。对发作经传导通路扩散的程度并如何整合到异常功能网络,或持续的痫性放电是否对出生后额外的网络重组有多少贡献尚不清楚(Duchowny,2009)。头皮及颅内EEG记录到的局灶性棘波或快活动,致痫区消融后也显示这些脑电图波形与预后相关(见图31-3A、C)(Palmin iet al.,1995; Widdess-Walsh et al.,2007)。

大量有关人类皮质发育不良的手术切除研究聚焦于致痫机制。光学和电子显微镜显示,气球细胞不接受突触连接,而在异常巨大的异位神经元周围存在肥大的篮状细胞(Alonso-Nanclares et al.,2005)。FCD兴奋及抑制性突触的密度与邻近的正常皮质不同,表现为突触密度的增减及兴奋及抑制性突触比例的改变;这可能导致兴奋及抑制性回路中的多种变化(Alonso-Nanclares et al.,2005)。

电刺激研究显示,颞叶和额叶的新皮质发育不良,语言功能可保留(Duchowny et al.,1996),但若新皮质发育不良位于运动区,倒立小矮人的定位并不典型(Duchowny et al.,2000)。磁源成像提示,当FCD累及感觉运动皮质时,可在畸形脑区外观察到感觉功能的重组(Burneo et al.,2004)。相关的皮质电刺激和病理学研究表明,围Rolandic区和Broca区致痫区内有FCD伴气球细胞的病理学证据,则无语言或运动功能,而缺乏气球细胞时,则运动功能保留(Marusic et al.,2002)。虽然有学者争辩,皮质分层破坏程度越高,皮质功能保留的能力就越低,但个体差异极大(Guerrini et al.,2015)。

局灶性皮质发育不良最常见的临床表现是儿童或青少年期难治性局灶性癫痫。婴儿痉挛可以是首发表现(图31-5A~C)。局灶性发作无特异性,局灶性癫痫持续状态较为频繁(Desbiens et al.,1993; Palmini et al.,1992a; Palmini et al.,1995),局灶性癫痫持续状态与中央前回发育不良相关(Ferrer et al.,1992; Kuz-niecky et al.,1988; Kuzniecky & Powers et al.,1993)。除非发育不良面积较大,否则患者不会罹患严重的神经功能缺陷。

约50%的患者发作间期EEG示局灶性,常为节律性痫样放电(Gambardella et al.,1996)。该异常EEG有高度的特异性,位于致痫区,与皮质电图(EcoG)持续性痫样放电相关(Palmini et al.,1995,1996)。

二、神经元迁移异常导致的畸形

(一) 灰质异位

异位是指神经元在异常部位的聚集。这些神经元形态正常,以层状结构模式聚集(Harding,1996)。灰质异位可弥散或局灶。弥散型包括皮质下带状(或层状)异位(Barkovich et al.,1994)和脑室旁结节状灰质异位(PNH)。局灶型可位于单侧、双侧室管膜下型、单侧皮质下型(结节型、层状型),也可由室管膜下区扩展至一侧皮质下。

MRI较易诊断灰质异位,在各脉冲序列中其信号与正常皮质相同。异位皮质可能有功能,但它周边的皮质常发生重组(Richardson et al.,1998; Preul et al.,1997; Muller et al.,1998)。置入到深部结节的深部电极显示发作常起源于异位皮质内及被覆的大脑皮质(Tassi,2005; Mirandola et al.,2017; Pizzo et al.,2017),在罕见情况下,仅起源于结节内(Scherer et al.,2005)。

(二) 脑室旁结节状灰质异位

脑室旁结节状灰质异位(PNH)由位于侧脑室的融合性灰质结节组成(Barkovich et al.,2012; Guerrini & Dobyns,2014)(见图31-4C)。范围从孤立的单个结节到融合的双侧结节。典型的X连锁PNH患者通常有双侧连续性结节,颞角不受累,小脑蚓部轻度发育不良,伴小脑延髓池增宽(Parrini et al.,2006)。罕见的常染色体隐性双侧PNH患者可有严重的先天性小头畸形,皮质菲薄伴脑回异常(Sheen et al.,2004a)。在更常见的后头部优势综合征中,PNH仅限于三角区、颞角和枕角,可叠加多小脑回、海马及小脑发育不全或脑积水(Pisano et al.,

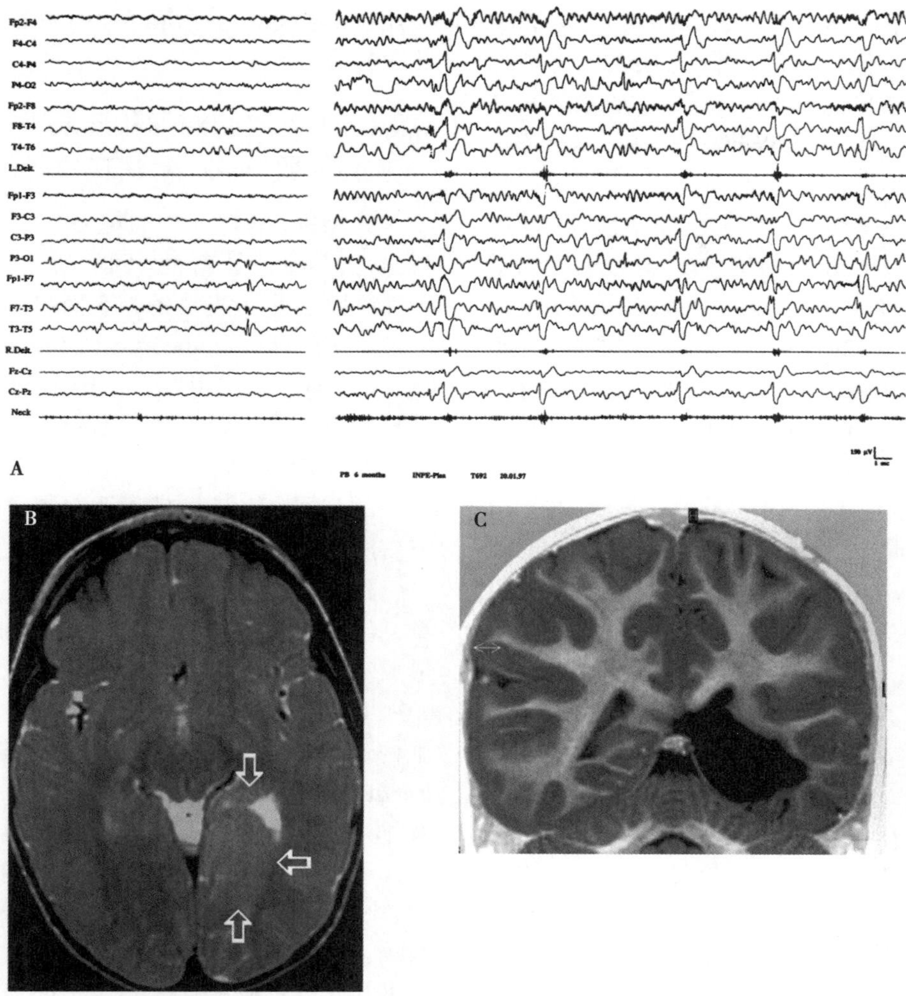

图 31-5　A. 6 月龄女性患儿，因婴儿痉挛引起了我们的注意。发作间期 EEG（左）示双侧颞区慢活动，左著；孤立性棘 - 慢波，前颞为著。左枕区可见独立尖波。成簇的痉挛发作期（右）示 EEG 活动变慢，约 2 秒内记录到 5 次痉挛发作。痉挛伴眼球向右偏斜。B. 与 A 为同一患者，MRI 示皮质发育不良累及部分左颞内侧底面、海马，向后延伸至颞枕交界处（箭头）。C. 与 A 和 B 为同一患者，1 岁时行颅内电极记录后切除大部分异位组织（Claudio Munari 教授及其同事），痉挛完全缓解、发育恢复。随访 15 年未复发

2012)。

PNH（X 连锁 PNH）包括双侧连续或近连续的结节，最常见的病因是 *FLNA* 基因突变，男胎产前致死率高，女性后代复发风险为 50%。其他类型的 PNH 综合征均罕见。几乎 100% 的家系和 20% 的散发病例携带 *FLNA* 基因突变或基因缺失 / 重复（Parrini et al.，2006；Clapham et al.，2012）。该基因突变也会导致凝血和心血管异常。*FLNA* 基因突变所致的室旁结节状灰质异位男性患者存活下来的报道较少（Sheen et al.，2001；Guerrini et al.，2004；Parrini et al.，2011）。轻度错义突变或嵌合突变可解释受累男性存活的原因，而这些男性患者又可将有缺陷的基因遗传给女儿。*FLNA* 基因位于染色体 Xq28，由 48 个外显子组成，跨越 26kb 基因组，编码分子量为 280kDa 的 filamin A 蛋白，有 3 个主要功能域，允许同源二聚体化并与肌动蛋白及细胞质信号传导蛋白在较大范围结合（Fox et al.，1998）。*FLNA* 基因可能影响脊椎动物皮质发育过程中神经母细胞的迁移，人类脑室旁灰质异位很可能是由于这一过程被破坏所致。*FLNA* 基因也促进肌动蛋白丝的正交分枝，这对凝血和血管发育很重要。与 *FLNA* 基因相关的凝血和血管功能及肠道畸形，可解释在大多数家系中观察到的男孩产前或早期死亡（Guerrini et al.，2004）。

男女两性均见其他基因突变导致的双侧脑室旁结节状灰质异位。有文献报告一种罕见的常染色体隐性遗传的室旁结节状灰质异位，由二磷酸腺苷核糖基化因子鸟嘌呤核苷酸交换因子 2 突变所

致（*ARFGEF2* 基因）（Sheen et al.，2004a）。该基因编码 brefeldin A 抑制性 GEF2 蛋白（BIG2），这是跨高尔基体网络囊泡和膜运输所必需的。受累患儿患有小头畸形、重度发育迟缓和早发性癫痫，包括婴儿痉挛。

PNH 的其他遗传形式与另外一些致病基因（*EML1*、*FAT4*、*DCHS1*、*NEDD4L*、*MAP1B* 基因）（Cappello，2013；Kielar et al.，2014；Broix et al.，2016；Heinzen et al.，2018）及染色体重排相关，尤其是 6q27 缺失，包含 C6orf70（也称为 ERMARD）（Conti et al.，2013）（见图 31-4D，E）。因室旁灰质异位与 30 种不同的拷贝数变异相关，证实了其遗传的异质性（Cellini et al.，2019）。有报告显示，在复杂表型中，室旁灰质异位与并指（趾）畸形（Dobyns et al.，1997；Finket al.，1997）、额鼻发育不良（Guerrini & Dobyns，1998）、脑积水（Sheenet al.，2004b）、多小脑回（Wieck et al.，2005）及重度小脑发育不全相关（Pisano et al.，2012）。

典型的室旁结节状灰质异位常见于女性，*FLNA* 基因突变致病的可能性较不典型病例更大。女性携带者约 50% 为 *FLNA* 基因的新生突变，而剩余 50% 为 *FLNA* 基因的遗传性突变。虽然母系遗传的可能性更大，但父亲遗传给女儿亦有可能（Guerrini et al.，2004），这意味着双亲之一可以将突变传递给女性先证者。*FLNA* 基因突变引起的男性脑旁结节状灰质异位患者除非系体细胞嵌合突变，否则预期突变将会传递给他所有的女儿。如果父母均无癫痫或认知障碍，应首先检测先证者的母亲，明确是否存在突变或大脑结构性异常。如果母亲为突变阴性且先证者为女性，还应检测父亲。鉴于从未报告过室旁结节状灰质异位 *FLNA* 基因生殖系嵌合突变，当先证者存在突变时，而父母均不是携带者，则其他孩子患病的风险可能性非常低。

尽管大多数 PNH 患者因严重程度不同的局灶性癫痫就诊，其临床表现谱较广，包括数种伴智力障碍和面部畸形的综合征。PNH 大小与皮质结构异常及临床严重程度存在一定的相关性（Parrini et al.，2006），但异位结节的大小和数量与认知预后或癫痫严重程度之间无相关性。约 90% 的 PNH 患者患有癫痫，可于任何年龄起病。Dubeau 等研究了 33 例脑室旁和皮质下结节状灰质异位患者，其中 29 例（88%）有癫痫发作，主要为伴颞顶枕先兆的部分性发作（Dubeau et al.，1995）。癫痫发作开始于 2 月龄至 33 岁，27 例患者（82%）为药物难治性癫痫。结节异位相关癫痫的手术方法复杂，大部分病例需要应用深部电极定位（Mirandola et al.，2017；Pizzo et al.，2017）。

（三）无脑回畸形和皮质下带状灰质异位（无脑回 - 巨脑回 - 带状灰质异位谱系）

典型的无脑回（LIS）是一种严重的神经元迁移异常，其特征是表面沟回的缺乏（无脑回）或减少（巨脑回），产生了光滑的脑表面（见图 31-4F）。皮质下带状灰质异位（Subcortical band heterotopia，SBH）（见图 31-4G）构成了同一组畸形的较轻一端，该组畸形相应地称为无脑回 - 巨脑回 - 带状灰质异位谱系。在 SBH 中，脑回形态可以是正常的，也可以为较宽的脑回。在皮质带正下方，有一层薄的白质带将皮质与灰质异位带隔开。

根据皮质分层的数量可确定 LIS 的不同亚型，包括 2 层、3 层和 4 层（Forman et al.，2005）。最常见、最典型的 LIS（4 层），特征为极厚的皮质（10~20mm，正常皮质 4mm），无其他严重脑畸形。细胞构筑由 4 个原始层组成，包括外缘层，包含 Cajal-Retzius 神经元（第 1 层）；浅细胞层，包含大量巨大及排列紊乱的相当于正常皮质的锥体神经元（第 2 层）；可变的细胞稀疏层（第 3 层）和深细胞层（由中、小神经元组成），可延伸超过脑实质宽度的一半（第 4 层）（Golden & Harding，2004）。SBH 是一种灰质带插入皮质和侧脑室之间白质的疾病。病理学证实，异位神经元通过层状结构与皮质毗邻。

无脑回畸形、皮质下带状灰质异位和无脑回畸形伴小脑发育不全均为遗传所致。迄今为止，已确定了 19 个无脑回基因，见于 90% 的患者（Parrini et al.，2016；Di Donato et al.，2017；Di Donato 等；2018）。然而，与经典 LIS 和 SBH 相关的基因主要有两个。*LIS1* 基因位于染色体 17p13.3，引起常染色体显性遗传的 LIS（Reiner et al.，1993），而双皮质基因（*DCX* 或 *XLIS* 基因）为 X 连锁遗传（des Portes et al.，1998；Gleeson et al.，1998）。尽管任一基因突变均可导致 LIS 或 SBH，但大多数典型 LIS 病例是由于 *LIS1* 基因突变所致（Mei et al.，2008），而大多数 SBH 病例是由于 *DCX* 基因突变所致（Matsumoto et al.，2001）。*LIS1* 基因相关的 LIS 在大脑后部更为严重（梯度：后部>前部），而 *DCX* 基因相关的 LIS 在大脑前部更为严重（梯度：前部>后部）。

LIS1 基因与孤立性 LIS 综合征密切相关。*LIS1* 基因突变类型和位点可能与表型无关（Uyanik et al.，2007）。*LIS1* 基因嵌合突变与大脑后部脑回减少伴 SBH 相关（Sicca et al.，2003）。Miller-Dieker

综合征的特征为严重的 4 层 LIS，伴弥漫性无脑回，缺乏明确的梯度，具有典型的外貌（前额突出、双颞凹陷、鼻短小伴鼻孔上翻、上唇突出和小下颌）及其他出生缺陷（如心脏畸形）(Cardoso et al.，2003)。Miller-Dieker 综合征（MDS）是由 *LIS1* 基因缺失所致，然而，另外两个基因的缺失，*LIS1* 基因尾端的 *CRK* 和 *YWHAE* 基因可能导致严重级别最高的 LIS 和畸形（Cardoso et al.，2003)。

一般情况下，大多数 *DCX* 基因突变可导致女性患儿前头部>后头部的 SBH/ 巨脑回及男性患儿 X 连锁无脑回（XLIS)。*DCX* 基因突变女性患儿表现为前头部优势的带状灰质异位 / 不同严重程度的巨脑回。有利的 X 染色体失活偏移或功能轻微的突变可解释较轻微的表型。在所有报告的家系中，包括患 SBH 的女性和患 LIS 的男性家系中均发现了 *DCX* 基因突变，约 80% 的女性散发病例和 25% 的男性散发病例患有 SBH（Matsumoto et al.，2001)。已在散发的女性 SBH 和男性 X 连锁无脑畸形患儿中发现了 *DCX* 基因组缺失（Mei et al.，2007)。在约 10% 的 SBH 或 XLIS 病例中可发生 *DCX* 基因母系生殖系或嵌合体突变（Gleeson et al.，2000a)。携带 *DCX* 基因半合子突变的男性患儿有典型的 LIS，但几乎无文献报道伴错义突变和前部优势的 SBH 男性患儿及伴 *DCX* 基因突变和脑部 MRI 正常的女性患儿（Guerrini et al.，2003；Pilz et al.，1999)。当在患 LIS 的男性患儿中发现 *DCX* 基因突变时，*DCX* 突变分析应扩展至先证者母亲，即便其脑部 MRI 正常。如果母亲是突变携带者，突变将根据孟德尔遗传进行传递。如果母亲不是携带者，仍有生殖系嵌合体的风险；传递突变的风险大致在 5% 左右（Gleeson et al.，2000b)。因此，每位妊娠女性如有一个携带 *DCX* 基因突变的患儿，表现出 XLIS 的特征，均提示有产前诊断的指征。

LIS1 编码一个分子量为 45kDa 的蛋白（PAFA-H1B1)，是血小板活化因子乙酰水解酶（PAF-AH）的调节亚基（Hirotsune et al.，1998)。DCX 编码在迁移神经母细胞中表达的 4kDa 微管相关蛋白（DCX）（Gleeson et al.，2000 b)。DCX 蛋白含有两个串联保守重复序列。每个重复序列均与微管蛋白结合，这两个重复序列对微管聚合和稳定是必要的。

LIS（或 SBH）患儿，通常在出生时表现正常。大多数受累患儿在出生后最初数月内因神经功能缺陷而就医（Barkovich et al.，2012)。主要病情是持续的喂养问题和多种不同类型的发作。重度 LIS 患儿早期出现发育迟缓、弥漫性肌张力低下，后期出现痉挛性四肢瘫痪，最终发展为重度精神发育迟滞。少数巨脑回患儿可有中度精神发育迟滞。寿命长短与不同因素相关，包括相关癫痫的严重程度。90% 以上的患儿会发生癫痫，约 75% 的患儿在 6 月龄前发作（Guerrini & Filippi，2005)。35%~85% 的典型 LIS 患儿表现为婴儿痉挛，通常无典型的高度失律。大多数 LIS 患儿随后仍有癫痫性痉挛，伴其他发作类型，包括持续性痉挛、局灶性和全面性强直发作、不典型失神发作、失张力和肌阵挛发作（Guerrini et al.，1996a)。无脑回畸形患儿有特征性脑电图改变，包括对睁眼无反应的弥漫性快节律（Hakamada et al.，1979）和具有高度特异性（<50%）的高波幅节律性活动（Quirk et al.，1993)。

由于多数无脑回畸形患儿临床和神经生理学研究都是在对 XLIS 和 LIS1 遗传学区分之前进行的，因此尚不清楚这两种类型是否具有特异的电临床模式。

皮质下带状灰质异位——SBH 的主要临床表现为认知障碍和癫痫（Barkovich et al.，1994)。巨脑回越重，异位灰质带越厚，越易发生 Lennox-Gastaut 综合征或症状性全面性癫痫（Barkovich et al.，1994)。极早起病的发作不常见。几乎所有患者均有癫痫，约 65% 的病例为难治性癫痫。其中约 50% 的癫痫患为局灶性癫痫，其余 50% 为全面性癫痫，常隶属于 Lennox-Gastaut 综合征谱系。MRI 异常更严重的患者，发作更早，更有可能发生 Lennox-Gastaut 综合征（Barkovich et al.，1994)。

深部电极已证明 SBH 的痫样活动可直接起源于异位神经元，几乎同时累及皮质（Mai et al.，2003)。胼胝体切开术与跌倒发作的改善相关（Landy et al.，2003；Palmini et al.，1991)。在大多数患者中，手术对局灶性发作的疗效较差（Bernasconi et al.，2001)。被覆在灰质异位上的皮质功能损害是可变的。正电子发射断层扫描（PET）显示层状灰质异位与正常皮质具有相同的代谢活性（Lee et al.，1994)，覆盖在异位灰质上的大脑皮质可以保留其原有的功能，也可发生广泛的重组（Richardson et al.，1998)。皮质电刺激研究也提示有广泛的重组（Little et al.，2007)。

某些 LIS 综合征（尤其是 Miller-Dieker 综合征和伴小脑发育不全的重度 LIS 或伴生殖器异常的 X- 连锁综合征）的患儿病程发展严重，最严重的类型死亡率高。然而，这些数据并不适用于患有较轻的 LIS、SBH 或 LIS 伴有小脑发育不全的患儿，因为所有这些疾病都与更好的运动和认知功能以及更长的生存期相关（Dobyns et al.，2012）。

罕见情况下，无脑回或皮质下带状灰质异位与基因突变相关。*ACTB* 和 *ACTG1* 基因突变与 Baraitser-Winter 脑额面综合征相关，该综合征的特征是眼距宽、鼻宽伴鼻尖大及鼻根突出、先天性非肌病性上睑下垂、额缝隆起、弓状眉、虹膜或视网膜缺损、感觉神经性耳聋、肩胛带肌肥大和进行性关节僵硬（Rivière et al.，2012a；Di Donato et al.，2014；Verloes et al.，2015）。伴 *ACTB* 和 *ACTG1* 基因突变的巨脑回患者有严重程度从前至后的梯度变化，与男性 *DCX* 基因突变相似（Rivière et al.，2012a；Verloes et al.，2015）。

（四）微管蛋白病和相关疾病

首次有文献报告微管蛋白基因突变可引起 LIS（*TUBA1A* 基因）（Keays et al.，2007）或多小脑回（*TUBB2B* 基因）（Jaglin et al.，2009）。然而，在伴微管蛋白或微管蛋白运动基因突变的大多数个体中观察到的皮质畸形组成了一个形态学异常的谱系，其特征有显著的差异，但也与 LIS 和多小脑回的影像学及神经病理特征有重叠（Cushion et al.，2013；Poirier et al.，2013）。整个畸形谱系从伴脑回完全缺失的极重型 LIS、胼胝体发育不全和小脑重度发育不全到小脑中 - 重度发育不全、严重程度较轻的 LIS；到经典型 LIS；到伴小脑发育不全的非典型多小脑回样皮质畸形（Cushion et al.，2013 年；Poirier et al.，2013），皮质厚度可变。大多数微管蛋白基因突变的患儿有严重的智力残疾和难治性癫痫。9 个基因（*KIF2A*、*KIF5 C*、*TUBA1A*、*TUBA8*、*TUBB*、*TUBB2B*、*TUBB3*、*TUBG1* 和 *DYNC1H1*）与微管蛋白病相关。功能研究表明，微管蛋白病脑发育异常是由于杂合错义突变（在无功能丧失突变的情况下）对祖细胞中微管依赖性有丝分裂过程有显著的负性调节作用，且对微管依赖的分子动力蛋白基因 *KIF2A*、*KIF5C* 及 *DYNC1H1* 在有丝分裂后神经元转运活动施加影响所致（Poirier et al.，2013）。微管蛋白病最严重的表型包括 LIS 伴小脑和脑干发育不全。这些患儿有严重缺陷、难治性癫痫，严重影响寿命。在微管蛋白病中，30% 患者可见 *TUBA1* 基因杂合错义突变（见图 31-4H、I）（Kumar et al.，2010；Cushion et al.，2013）。严重程度较轻的表型包括中度 LIS 伴小脑发育不全及巨脑回、伴胼胝体缺陷以及脑干和小脑中度发育不全（Morris-Rosendahl et al.，2008；Kumar et al.，2010）。1/3 的表型为散发的 LIS 伴后头部优势，与 LIS1 模式一致（Kumar et al.，2010）。一些患者可表现出多小脑回合并可变的胼胝体发育不全及脑干和小脑的持续发育不全（Kumar et al.，2010）。

（五）X 连锁无脑回伴胼胝体发育不全和生殖器辨别不清

X 连锁无脑回伴胼胝体发育不全和生殖器辨别不清（X-linked lissencephaly with absent corpus callosum and ambiguous genitalia，XLAG）为仅见于男性患儿的严重畸形。解剖临床谱系包括后头部较前头部为多的无脑回畸形，仅皮质中度增厚（X 连锁无脑回伴胼胝体发育不全仅 6~7mm，*LIS1* 或 *DCX* 基因突变相关的无脑回畸形皮质为 15~20mm）、生殖器辨别不清、胼胝体发育不全、基底节区轮廓不清和空洞、出生后小头畸形、新生儿癫痫，包括体温调节缺陷的下丘脑功能障碍、慢性腹泻、生殖器辨别不清伴小阴茎和隐睾症（Dobyns et al.，1999；Bonneau et al.，2002）。早期死亡并不少见（Kato et al.，2004）。神经病理学显示皮质分层异常，仅包含锥体神经元，为切线性和放射性迁移异常，基底节发育不良、嗅球和视神经发育不良、胶质细胞异常增生的白质含有大量异位神经元、胼胝体完全缺如、无 Probst 束（Bonneau et al.，2002）。

在 X 连锁无脑回伴胼胝体发育不全和生殖器辨别不清的个体及某些女性亲属中发现了 X 连锁 aristaless- 相关同源盒基因突变（*ARX*）（Kitamura et al.，2002）。携带 *ARX* 基因突变的女性通常认知水平及颅脑 MRI 正常或伴胼胝体发育不全。极少数女性携带者有轻度智障和癫痫。

在早期发育过程中，ARX 蛋白表达于神经节突起和脑室下区。其主要功能是调节 GABA 能中间神经元的增殖、锥体神经元切线方向迁移及放射状迁移（Friocourt et al.，2008）。早期已有研究表明，小鼠 *Arx* 基因在 GABA 能神经元谱系中特异性表达，控制 GABA 能神经元的特异性表达和迁移（Colombo et al.，2004）。然而，随后的研究证明，缺乏 *Arx* 基因的小鼠显示出神经节突起和新皮质中 GABA 能中间神经元切线方向迁移异常和分化的异常及锥体细胞放射状迁移异常，这些细胞通常不表达 *Arx*。

ARX 基因产物有两个功能域：一个 aristaless 域和一个 prd- 样同源结构域。影响这些结构域的突变导致 XLAG。c- 末端附近 aristaless 结构域非保守性错义突变常导致重度的 XLAG 伴小头畸形和小脑轻度发育不全。同源结构域突变为提前终止突

变；错义突变不太常见。其中，非保守性错义突变与轻型的 XLAG 相关，而保守区替换引起 Proud 综合征（胼胝体发育不全伴生殖器异常）。*ARX* 基因突变也与非畸形表型相关，包括 X 连锁婴儿痉挛症、Partington 综合征、运动障碍型四肢轻瘫伴肌张力障碍持续状态（Guerrini et al.，2007）和 X 连锁非综合征性精神发育迟滞（Gécz et al.，2006）。

（六）常染色体隐性无脑回畸形伴小脑发育不全

这种类型的无脑回与小脑、海马和脑干的严重异常相关，系 7q22 *RELN* 基因突变所致（Hong et al.，2000；Ross et al.，2001）（图 31-4J、K）。患者表现为面部畸形和全面性发作。*RELN* 基因编码一种巨大的（388kDa）细胞外基质蛋白，通过与极低密度脂蛋白受体（VLDLR）、载脂蛋白 E 受体 2、α3-β1 整合素和钙黏附蛋白相关受体（CNRs）结合，作用于正在迁移的皮质神经元（Hiesberger et al.，1999）。*RELN* 基因突变导致小鼠小脑发育不全、大脑皮质神经元迁移异常和轴突连接异常。受累小鼠的神经元无法到达正在发育大脑的正常部位，破坏了小脑和大脑皮质以及其他分层组织。在动物模型中，皮质分层出现倒置（D'Arcangelo，2006）。因此，*RELN* 基因被认为可控制细胞 - 细胞间的相互作用，对大脑中细胞定位很关键。

RELN 基因相关的无脑回患者临床信息有限，尚不足以勾画出其临床表现谱。

在 4 例 LIS 和小脑发育不全（来自高度近亲家族）的个体中发现了 *CDK5* 基因突变（Magen et al.，2015）。

Aicardi 综合征（Aicardi et al.，1969）仅见于女性患者，除了少数文献报道的具有两条 X 染色体的男性外，认为系由 X 连锁基因引起的，该基因在半合子男性中有致死性。

Aicardi 综合征遗传学病因仍未知，因新一代测序研究未能发现潜在的致病基因（Lund et al.，2016）。遗传异质性或体细胞嵌合体都可以解释为什么迄今为止尚未确定遗传学病因。美国和荷兰每活产儿的发生率分别为 1/105 000 和 1/93 000（Kroner et al.，2008）。在美国一项大型研究中，27 岁时的生存概率为 0.62（95%CI，0.47~0.77）（Kroner et al.，2008）。临床和神经影像学特征包括重度智障、婴儿痉挛、脉络膜视网膜裂和胼胝体发育不全。在一项研究中，估计 6 年生存率为 75%，15 年生存率为 40%（MacGregor et al.，1993）。较轻的病例，畸形特征不完全可能无法识别。神经病理学结果包括：①皮质薄、分层不清；②弥漫性无分层的多小脑回伴融合的分子层；③脑室旁和皮质下结节状灰质异位（Billette de Villemeur et al.，1992；Ferrer et al.，1986）。由于分子层的融合，微脑回密集排列，MRI 可能无法识别。

该综合征特异性电 - 临床特征包括早发性婴儿痉挛和局灶性发作。在文献已报道的患者中，47% 患者的痉挛发作是唯一的发作类型（Chevrie & Aicardi，1986）。局灶性发作常在出生后最初数天开始，早于痉挛发作。在少数患儿中观察到高度失律（Aicardi，1996）。发作间期 EEG 异常通常为不对称、不同步（裂脑型 EEG）。有时可见抑制 - 爆发。发作类型和 EEG 几乎无变化，如果有变化，就是随时间推移，癫痫常耐药。不易出现大龄患儿典型的发作类型。

三、与皮质结构异常相关的畸形

大多数皮质结构异常以多小脑回为代表，该术语是指脑回过多、小而突出的折叠，脑沟变浅增宽，皮质表面凹凸不平（Friede，1989；Barkovichet et al.，2012）。多小脑回可位于单个脑回，累及半球的一部分；可为双侧不对称；也可为双侧对称或弥漫性。多小脑回有时与脑裂相关，可穿过整个脑实质与侧脑室相通（称为脑裂畸形）（Barkovich & Kjos，1992）。在 MRI 上，很难识别多小脑回，难以将其与巨脑回区分开来，因为小脑回常皱缩、折叠并融合在一起。MRI 特征性征象为皮质皱褶增多和继发性不规则增厚。超高场强（7T）MRI 可显示低场强 MRI 遗漏的多小脑回，更轻微的皮质异常区证实与皮质结构紊乱相关（De Ciantis，2015）。大体上，多小脑回表现为皮质呈不规则或鹅卵石状外表，侧裂周围皮质最常受累。皮质常增厚至 8~12mm，但显微镜下观察时，皮质过度折叠，不一定增厚。虽然多小脑回畸形最常系孤立性畸形，但它可与其他数种脑畸形同时发生，包括小头畸形、巨脑畸形、灰质异位、脑室扩大及透明隔、胼胝体、脑干和小脑异常。如果存在脑裂畸形，皮质边缘可融合（闭唇型）或保持一定间距（开唇型）。脑裂畸形的裂隙可以是单侧或双侧的。多小脑回可见于单侧脑裂的对侧皮质（yakovistry & Wadsworth，1946）。

在分层不清的多小脑回中，外表面的分子层连续，无折叠，下层的神经元呈放射状（或垂直）分布，但无分层（Ferrer et al.，1986）。在脑裂畸形裂口边缘或 Aicardi 综合征的皮质可见未分层的多小脑回，可为局灶性(Becker et al., 1989; Galaburda et al., 1985)、多脑叶或弥漫性(Billette de Villemeur, 1992)，提示正常神经元迁移早期中断，伴随后的皮质结构紊乱。相比之下，四层多小脑回以中间层的原发性损伤为特征，由于皮质外层和内层生长速度的差异，导致皮质表面的过度折叠(Richman et al., 1974)。这两种组织学表现的组合并不罕见，皮质中间层和内层神经元发育异常或丢失，总是与未分层的皮质结构相关(Harding & Copp, 1997)。目前对多小脑回的发病机制知之甚少。

CT 和低场强 MRI 难以发现多小脑回，可能仅表现为皮质轻度增厚、不规则。因此，多小脑回常被误诊为巨脑回。应用高场强或超高场强 MRI，根据年龄用特定的扫描序列，可鉴别多小脑回与其他皮质畸形——特别是位于外侧裂的典型多小脑回、裂脑畸形及其他几种皮质畸形，其边界容易识别(De Ciantis et al., 2015)。多小脑回影像学表现随患者年龄而变化。在新生儿和小婴儿中，畸形的皮质非常薄，伴多发、微小的起伏。髓鞘形成后，多小脑回呈皮质增厚(通常为 6~10mm)、灰白质交界不清。在裂脑畸形中，脑裂内衬的灰质具有多小脑回的影像学表现，表面不规则、向深部(裂)折叠、皮质轻度增厚、灰白质交界不清。

多小脑回形式多样，与诸多综合征及数个基因突变相关(Guerrini & Parrini, 2010)。多小脑回临床表现差异很大，取决于数个因素。预后最严重的患儿出现重度小头畸形(低于 3 个标准差或更低)、神经系统异常、广泛的解剖异常和其他脑部畸形(如灰质异位或小脑发育不全)。预后最佳的患者表现为不伴其他畸形的单侧局部多小脑回(Guerrini & Dobyns, 2014)。多小脑回可影响语言或重要运动功能的表达皮质，但如皮质脑回化和厚度相对较薄，其功能可保留，很少有或没有功能障碍(Guerrini & Barba, 2010; Lenge et al., 2018)。

虽然多小脑回的位置变化很大(Leventer et al., 2010 年)，但我们已经认识到数种反复出现且解剖临床一致性相对较强的多小脑回综合征，包括双侧围外侧裂(Kuzniecky et al., 1993)、双侧矢状窦旁顶枕叶(Guerrini et al., 1997)、双侧额叶(Guerrini et al., 2000)、双侧额顶叶(Piaoet al., 2004)、单侧围侧裂或多脑叶(Guerrini et al., 1998)及弥漫性多小脑回。

(一) 双侧围外侧裂多小脑回

该畸形累及两侧大脑侧裂周边灰质。在典型病例中，畸形病灶几乎垂直于侧裂，并与中央沟或中央后沟延续。在获取遗传异质性证据前，有学者已在一些病例中开展了神经病理学研究(Kuzniecky et al., 1993; Ruton et al., 1994; Becker et al., 1989)。因此，尚不清楚这些病理学改变是否反映了具有同源病因的畸形谱系或不同病因相似的病灶。

患者表现为双侧面 - 咽 - 舌 - 咀嚼肌瘫痪，伴面部自主(保留)和随意性(受损)运动分离(Guerrini et al., 1992b; Kuzniecky et al., 1993)。语言障碍从轻度构音障碍至言语缺乏。几乎所有患者均有智力障碍，大多数有癫痫。癫痫发作通常从 4—12 岁开始，约 65% 的患者控制不佳。不典型失神发作、强直或失张力性跌倒发作及强直 - 阵挛发作是最常见的类型，与 Lennox-Gastaut 综合征类似(图 31-6)。少数患者(26%)可见部分性发作，主要累及口周或面部肌肉。伴跌倒发作的患者可从胼胝体前部切开术中获益(Kuzniecky et al., 1994; Guerrini et al., 1992b)。

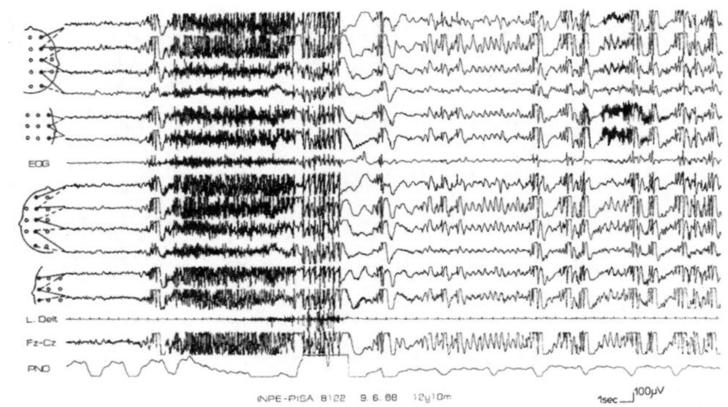

图 31-6　12 岁，女孩患者，双侧围外侧裂多小脑回和 Lennox-Gastaut 综合征。睡眠期记录到强直发作。全面性多棘 - 慢波后继高波幅快节律，肌电图示左三角肌肌强直电位。强直发作结束表现为多棘 - 慢波和脑电抑制，临床上表现为成簇的肌阵挛

(二) 双侧矢状窦旁顶枕多小脑回

在一组局灶性癫痫患者 MRI 中发现了该类畸形(Guerrini et al., 1997)。异常皮质向后延伸至枕叶，位于顶枕沟下方，向前紧邻楔前叶和顶上小叶后部。智能轻度障碍。癫痫发作始于 20 月龄至 15 岁(平均 9 岁)，7 例患者为药物难治性癫痫。大部分患者为复杂部分性发作，部分患者发作前有感觉先兆。在随访期间，所有患者发作症状持续存在。自首篇文章发表以来，已陆续报道了一些类似的散发病例。

(三) 双侧围外侧裂和顶枕多小脑回

部分患者双侧围外侧裂多小脑回向后延伸，侧

裂延长跨越整个半球凸面达内侧面。因此,这种畸形的后部与矢状窦旁顶 - 枕多小脑回、畸形的前部与围外侧裂多小脑回有很强的相似性。大多数患者为药物难治性癫痫(Pupillo et al.,1996),其特征与双侧围外侧裂综合征相似或表现为枕或顶起始的部分性发作。

(四)双侧额叶和额顶叶多小脑回

有学者在发育迟缓、轻度痉挛性四肢瘫和癫痫患儿中报道了双侧额叶多小脑回(Guerrini et al.,2000)。

癫痫见于大多数患者,其严重程度各不相同。大多数患者有不典型失神发作,有学者也报道了该畸形的 Lennox-Gastaut 综合征临床表现(Parrini et al.,2009)。

(五)单侧多小脑回或多脑叶多小脑回

单侧多小脑回可累及整个半球或部分半球,受累半球发育不良很常见。MRI 所示的单侧病变可能为双侧病变,显微镜下病变更广泛(Guerrini et al.,1992a)。

20 例单侧多小脑回患者临床特征显示(Guerrini et al.,1996b):75% 的患者有发作和轻至中度偏瘫,70% 的患者轻至中度智障。偏瘫常与受累上肢的镜像运动相关,系同侧手的感觉运动区皮质的表征(Maegaki et al.,1995)。发作起病年龄及癫痫严重程度差异很大(Guerrini et al.,1996a)。最常见的发作类型为局灶性运动发作(73%)、不典型失神发作(47%)、全面性强直 - 阵挛发作(27%)和复杂部分性发作(20%)。80% 患者发作系局灶性发作,20% 为全面性发作。大多数患者发作间期 EEG 提示皮质受累范围大于 MRI 预期。鉴于多种发作类型共存、致痫区内包含运动皮质、异常皮质的分界不清,大多数难治性癫痫患者和多小脑回患者难以手术。

在伴睡眠期癫痫电持续状态(electrical status epilepticus during sleep,ESES)或慢波睡眠期持续性棘慢波(continuous spike and waves during slow sleep,CSWS)癫痫患儿中发现多脑叶多小脑回(Guerrini et al.,1998;Caraballo et al.,1999;Bartolini et al.,2016)。该综合征有局灶性运动发作和不典型失神发作、间期脑电图可见局灶性和全面性放电。睡眠脑电图可见慢波睡眠期持续性全面性棘 - 慢复合波。该综合征常见于 2—10 岁,可持续数月至数年(图 31-7A~C)。青春期前发作完全缓解。尽管伴 CSWS 的癫痫并不常见,但在局限性多小脑回中,其发生率并不低(Guerrini et al.,1998,Caraballo et al.,1999),提示应对该畸形的患儿行睡眠脑电图检查。在一组 27 例癫痫患儿随访研究中,随访期延长至 ESES 停止后,发作预后良好(Bartolini et al.,2016),不能证实 CSWS 后认知功能的恶化。在同系列的研究中,CSWS 高峰年龄为 5—7 岁(平均起病年龄为 4.7 岁),CSWS 及癫痫的缓解发生于起病后 2 年内为 21%,4 年内为 50%,13 岁时为 100%。对多小脑回一侧半球及同侧丘脑的体积进行比较分析,与三个亚组多小脑回不伴 CSWS、良性 Rolandic 癫痫(BRE)和头痛相比,伴 CSWS 的多小脑回组丘脑及大脑半球体积较小。畸形半球及同侧丘脑的体积可准确识别出 CSWS 发生的风险,较诊断临界值的风险增加 68 倍。该研究得出结论,伴 CSWS 多小脑回的 CSWS 综合征可由皮质 - 丘脑畸形所致,以青少年早期癫痫缓解为特征,在多小脑回和癫痫的患儿中早期评估半球和丘脑体积可有效预测 CSWS 的发生。

尽管切除性手术在伴 ESES 的癫痫治疗中的作用尚不明确,有假设认为,当发现局灶性异常时,手术可能有效(Park et al.,1994 年)。然而,因 ESES 相关癫痫的预后良好、有自限性,不鼓励 CSWS 患者早期手术治疗。

(六)广泛性多小脑回

广泛性多小脑回常伴小头畸形和重度认知、运动发育迟滞及癫痫。广泛性多小脑回无论是否对称,并非一种明确的综合征,系部分已知和大部分未知的遗传和环境因素所致。累及一侧半球散在脑区的多小脑回,通常在患者发生局灶性发作后,建议行颅脑 MRI 时才发现。致痫区常较弥漫,即使看似为局限性异常。颅内电极记录提示存在巨大的致痫网络,远远超出了可见的异常范围(Chassoux et al.,2008)。因此,手术治疗仅适于有限数量的患者,癫痫缓解难以预期,应行大范围的切除(Chassoux et al.,2008;Ramantani et al.,2013)。一项大型的多中心回顾性研究分析了 58 例患者(49 例 SEEG 和 39 例皮质切除术或半球切除术),行 SEEG 或手术时的平均年龄为 28.3 岁(2—50 岁)(Maillard et al.,2017)。9 例(16%)患者为双侧多小脑回,49 例为单侧多小脑回,28 例(48%)患者还伴脑裂畸形、灰质异位或局灶性皮质发育不良。仅 8 例(16%)患者 SEEG 确定的致痫区与多小脑回完全一致,74% 部分一致,10% 不一致。21 例(43%)患者致痫区还包括远隔皮质,其中 5 例(10%)患者致痫区主要位于远隔皮质，均与内侧颞叶结构有关。在末次随访时（平均 4.6 年；1~16 年），28 例（72%）患者一直无发作，术前癫痫病程较短是无发作的独立预测因子。作者证实，尽管多小脑回相关的药物难治性癫痫需要行全面的术前检查，常包括 SEEG，但多数患者可实现无发作，病灶范围不应成为手术治疗的障碍。

在计划手术时面临的主要问题是，多小脑回皮质没有完全破坏，通常保持内在的功能（Barbaet al.，2010；Lengeet al.，2018）（图 31-8）。

结合 fMRI 及经颅磁刺激对多小脑回和偏瘫患者进行研究，结果表明，从多小脑回对侧半球至偏瘫侧手的同侧皮质脊髓投射、起源于多小脑回皮质至偏瘫侧手的皮质脊髓投射及双侧运动投射均可能存在（Guzzetta et al.，2007；Staudt et al.，2004）。

（七）遗传学基础

多小脑回与多种病因（包括遗传和非遗传）相关。除缺氧或低灌注，其他非遗传性病因大多与先天性感染有关，主要为巨细胞病毒感染（Evrard et al.，1989；Barkovich & Lindan，1994）。尽管继发

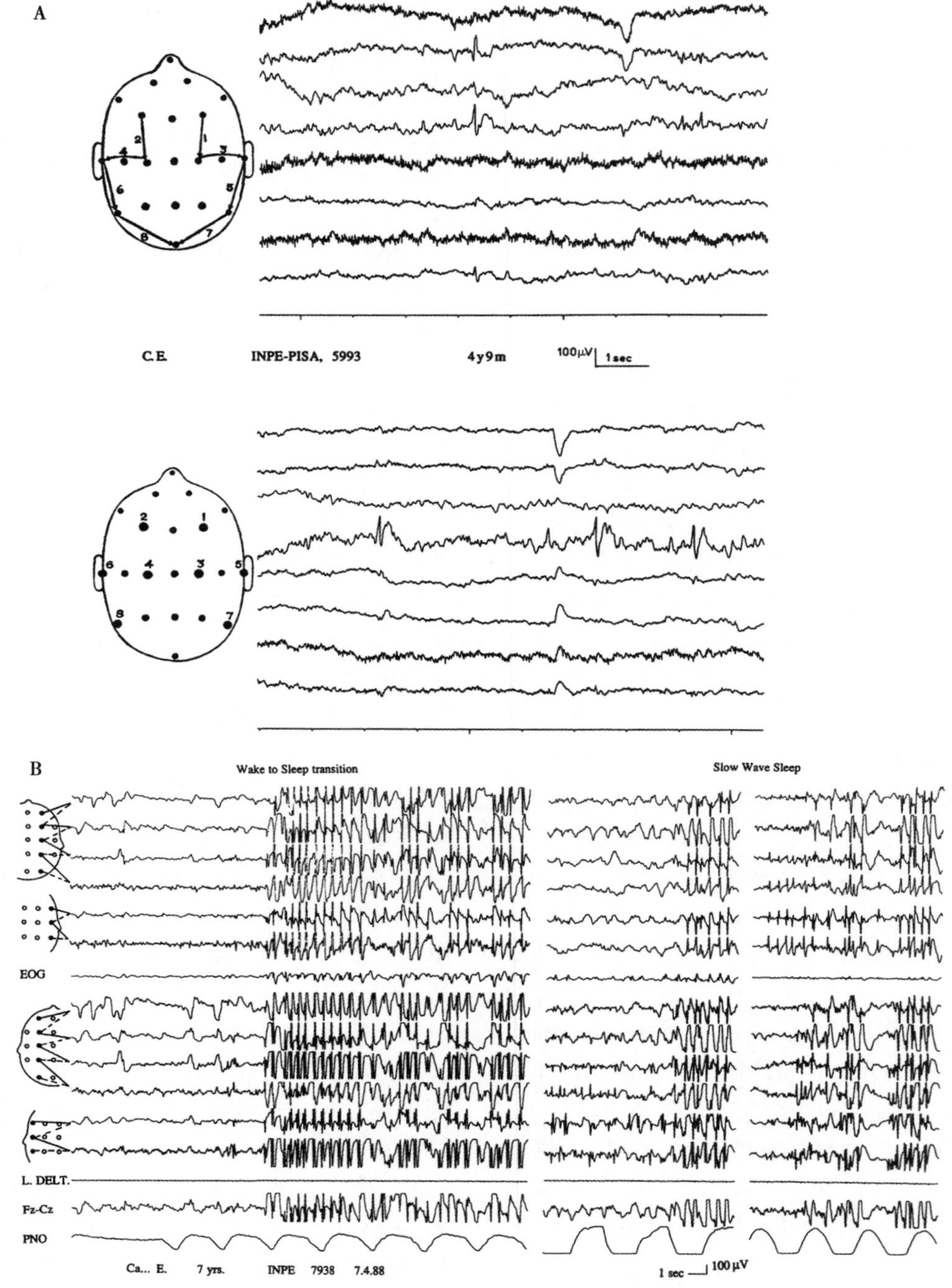

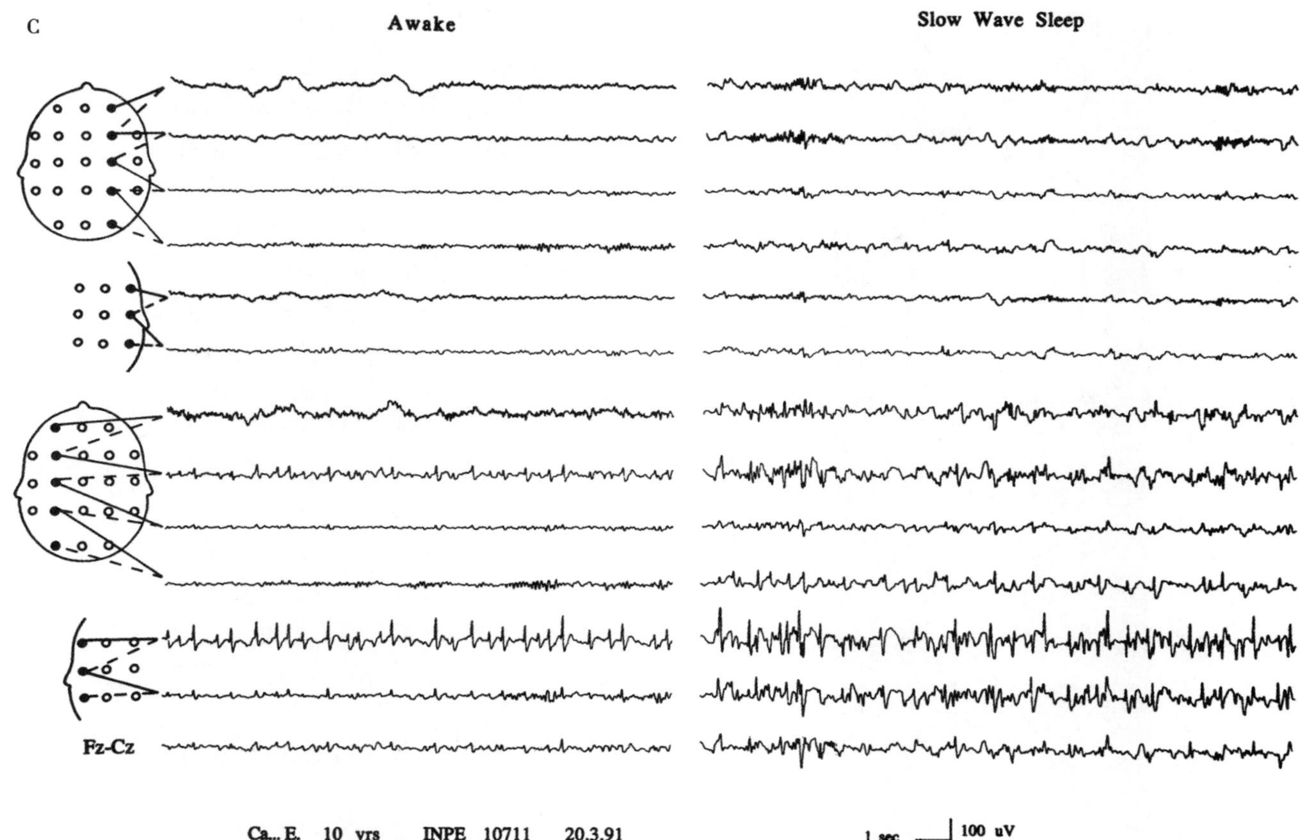

图 31-7　A. 4 岁 9 个月龄男性患儿，双侧大脑半球多小脑回，由于发育迟缓和构音障碍引起了我们的注意。脑电图示左侧中央区棘波；B. 患儿 6 岁开始出现罕见的睡眠相关的部分性运动发作，累及右臂，每天出现多次失张力 - 失神发作。睡眠脑电图记录示 ESES 和双侧颞区独立棘波；C. 自 8 岁起发作缓解，EEG 恢复至 ESES 前的状态。患者现在 20 岁，癫痫未复发

于巨细胞病毒的多小脑回病例数不明，但问题的重要性很可能被低估，应对患有该畸形的新生儿行干血纸片法分析巨细胞病毒感染。多小脑回与数个基因突变相关（Parrini et al.，2016）。根据对 X 连锁（Guerreiro et al.，2000；Villard et al.，2002；Santos et al.，2008）、常染色体显性遗传（Guerreiro et al.，2000；Chang et al.，2006）和常染色体隐性遗传（Guerreiroet al.，2000）家系观察的结果，已提出多小脑回存在多种类型的单基因遗传方式。双侧额顶叶多小脑回与 *GPR56* 基因隐性遗传相关（Piaoet al.，2004）（见图 31-4L）。然而，该畸形表现出的解剖特征更符合鹅卵石畸形谱（肌 - 眼 - 脑病和 Fukuyama 先天性肌萎缩）（Guerrini & Dobyns，2014）。多小脑回可见于严重先天性小头畸形的少数类型，如与 *WDR62*（Bilgüvar et al.，2010）、*NDE1*（Alkuraya et al.，2011）或 *KATNB1*（Mishra-Gorur et al.，2014）基因突变相关的常染色体隐性综合征。已报道小头畸形或头围正常的多小脑回患者发现几种微管蛋白和微管蛋白运动基因变异，尤其是 *TUBB2B*（见图31-4M）（Jaglin et al.，2009；Guerrini et al.，2012）和 *DYNC1H1* 基因（见图 31-4N，O）（Poirier et al.，2013）。染色体隐性遗传多小脑回常与 *RTTN* 基因突变相关（Kheradmand Kia et al.，2012）。此外，目前已报道多小脑回见于数种巨脑综合征中。15% 伴或不伴巨脑畸形双侧围外侧裂多小脑回患者检测出 PI3K-AKT-mTOR 通路上关键基因 *PIK3R2* 突变（Mirzaa et al.，2015）（见图 31-4P）。巨脑畸形的患者伴更广泛的多小脑回畸形、更严重的临床表现和生殖系突变，而头围正常的患者通常仅有外侧裂多小脑回畸形，受损程度较轻且表现为体细胞嵌合突变。拷贝数变异与多小脑回（Parrini et al.，2016）相关，但仅 1p36.3 和 22q11.2 缺失具有一致的表型（Robin et al.，2006；Dobyns et al.，2008）。

（八）脑裂畸形

脑裂畸形的特征为大脑半球的脑裂被多小脑回皮质包绕（Ferrer，1984），可与多小脑回同时存在，常见于同一个体或同一家系不同个体（Muntaner，

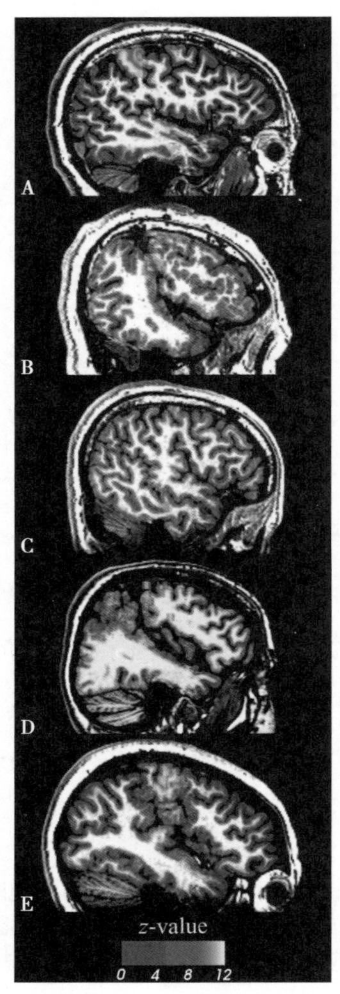

图 31-8 疑似隐源性癫痫患者矢状位 3T MRI 图像(A),4 例围外侧裂多小脑回患者(B-E)。在 MRI 上叠加的红 - 黄彩图表明当手在执行运动任务时,fMRI 激活的脑区。隐源性癫痫患者有正常的大脑外侧裂;患者表现为围外侧裂多小脑回,显示多小脑回与外侧裂垂直,与 Rolandic 裂相融合(见文末彩插)

1997),两者可能与产前巨细胞病毒感染(Barkovich & Lindan,1994)、孪生子相关的血管问题(Barth & van der Harten,1985)、*COL4A1* 基因突变有关(Yoneda et al.,2013;Khalid et al.,2018;Sato et al.,2018),上述病因亦常与脑穿通畸形有关。后一种关联证实脑裂畸形具有血管起源的因素。脑裂畸形也与环境因素相关,包括产伤、药物滥用(Barkovich & Kjos,1992;Curry et al.,2005),但上述因素也可能通过血管机制发挥作用。其他遗传原因包括染色体数目异常和一些罕见的综合征(Curry et al.,2005)。

有学者建议,应将多小脑回和脑裂畸形归为一个类别,因为它们之间存在着密切关联和共同的致病因素(Barkovichet al.,2005)。脑裂为单侧或双侧性,导致脑室及大脑周围的蛛网膜下腔完全相通。裂隙的两壁可相对分离(开唇型脑裂畸形)或紧密贴合(闭唇型脑裂畸形)(见图 31-1B)。脑裂可位于大脑半球的任何部位,但中央区和围外侧裂最常见(Friede,1989;Barkovich & Kjos,1992)。双侧脑裂常对称,但大小有差异。单侧脑裂,特别是巨大脑裂,对侧皮质可见局灶性多小脑回(Friede,1989)。约 30% 脑裂畸形伴透明隔发育不全,70% 伴胼胝体发育不全。6%~25% 可见单侧或双侧脑裂、透明隔发育不全和视神经萎缩(即视 - 隔发育不良)(Barkovich & Kjos,1992;Granata et al.,1999;Denis et al.,2000)。在散发病例和两兄妹 / 姐弟中发现了同源盒基因 *EMX2* 生殖细胞系突变,但在较大宗的病例中尚未证实该基因的参与(Merello et al.,2008)。

很难确定脑裂畸形起源于胚胎发育的哪一时期。对是否应将其归类为早期起源缺陷伴神经元增殖定位错误,目前尚无统一意见。然而,多小脑回皮质的出现是皮质分层障碍的标志,贯穿于皮质发育的整个后期。

临床中发现,如果存在双侧脑裂畸形,大部分患者常于 3 岁前出现局灶性发作(见于一篇综述中 81% 的患者)。双侧脑裂畸形常与严重的神经系统异常有关,而单侧脑裂畸形常伴偏瘫,或神经系统正常的个体首次癫痫发作后行 MRI 检查才发现。双侧脑裂畸形患者通常表现为四肢痉挛性瘫痪,伴失用症、假性延髓性麻痹和小头畸形(Granata et al.,2005)。30%~80% 单侧脑裂畸形患者认知水平正常,而大多数双侧脑裂畸形患者认知水平为中重度损害(Barkovich & Kjos,1992;Denis et al.,2000)。

36%~65% 脑裂畸形患者伴癫痫,其中 9%~38% 的患者对抗癫痫药物耐药(Barkovich & Kjos,1992;Packard et al.,1997;Denis et al.,2000)。在两组不同的临床研究中(Granata et al.,1999;Denis et al.,2000),癫痫更常见于单侧脑裂畸形,但与双侧脑裂畸形相比,难治性癫痫较少。其他学者(Packard et al.,1997;Barkovich & Kjos,1992)指出,双侧开唇型脑裂畸形癫痫起病年龄更早,更易耐药。癫痫发作的严重程度、发作类型与脑裂部位无关(Leventer et al.,2008)。

一些经挑选的脑裂畸形患者已接受手术治疗(Lee et al.,1999;Maillard et al.,2017)。术前细致的临床、神经电生理(包括 SEEG)和功能成像学检查是必要的。

(王梦阳 译 秦 兵 李 卫 校)

参考文献

Aicardi J (1996): Aicardi syndrome. In: Guerrini R, Andermann F, Canapicchi R, Roger J, Zifkin BG, Pfanner P (eds). *Dysplasias of Cerebral Cortex and Epilepsy*. Philadelphia-New York: Lippincott-Raven, pp. 211–216.

Aicardi J, Chevrie JJ, Rousselie F (1969): Le syndrome agénésie calleuse, spasmes en flexion, lacunes choriorétiniennes. *Arch Franc Pédiatr* 26: 1103–1120.

Alkuraya FS, Cai X, Emery C, *et al.* (2011): Human mutations in *NDE1* cause extreme microcephaly with lissencephaly [corrected]. *Am J Hum Genet* 88: 536–547.

Alonso-Nanclares L, Garbelli R, Sola RG, *et al.* (2005): Microanatomy of the dysplastic neocortex from epileptic patients. *Brain* 128: 158–173.

Barba C, Montanaro D, Cincotta M, Giovannelli F, Guerrini R (2010): An integrated fMRI, SEPs and MEPs approach for assessing functional organization in the malformed sensorimotor cortex. *Epilepsy Res* 89: 66–71.

Barkovich AJ, Kjos BO (1992): Schizencephaly: correlation of clinical findings with MR character istics. *AJNR Am J Neuroradiol* 13: 85–94.

Barkovich AJ, Lindan CE (1994): Congenital cytomegalovirus infection of the brain: imaging analysis and embryologic considerations. *AJNR Am J Neuroradiol* 15: 703–715.

Barkovich AJ, Guerrini R, Battaglia G, *et al.* (1994): Band heterotopia: correlation of outcome with magnetic resonance imaging parameters. *Ann Neurol* 36: 609–617.

Barkovich AJ, Kuzniecky RI, Bollen AW, Grant PE (1997): Focal transmantle dysplasia: a specific malformation of cortical development. *Neurology* 49: 1148–1152.

Barkovich AJ, Kuzniecky RI, Jackson GD, Guerrini R, Dobyns WB (2005): A developmental and genetic classification for malformations of cortical development. *Neurology* 65: 1873–1887.

Barkovich AJ, Guerrini R, Kuzniecky RI, Jackson GD, Dobyns WB (2012): A developmental and genetic classification for malformations of cortical development: update 2012. *Brain* 135: 1348–1369.

Barth PG, van der Harten JJ (1985): Parabiotic twin syndrome with topicalisocortical disruption and gastroschisis. *Acta Neuropathol* 67: 345–349.

Bartolini E, Falchi M, Zellini F, *et al.* (2016): The syndrome of polymicrogyria, thalamic hypoplasia, and epilepsy with CSWS. *Neurology* 86: 1250–1259.

Becker PS, Dixon AM, Troncoso JC (1989): Bilateral opercular polymicrogyria. *Ann Neurol* 25: 90–92.

Bernasconi A, Martinez V, Rosa-Neto P, *et al.* (2001): Surgical resection for intractable epilepsy in "double cortex" syndrome yields inadequate results. *Epilepsia* 42: 1124–1129.

Bilgüvar K, Oztürk AK, Louvi A, *et al.* (2010): Whole-exome sequencing identifies recessive WDR62 mutations in severe brain malformations. *Nature* 467: 207–210.

Billette de Villemeur T, Chiron C, Robain O (1992): Unlayered polymicrogyria and agenesis of the corpus callosum: a relevant association? *Acta Neuropathol* 83: 265–270.

Blümcke I, Thom M, Aronica E, *et al.* (2011): The clinicopathologic spectrum of focal cortical dysplasias: a consensus classification proposed by an ad hoc Task Force of the ILAE Diagnostic Methods Commission. *Epilepsia* 52: 158–174.

Bonneau D, Toutain A, Laquerriere A, *et al.* (2002): X-linked lissencephaly with absent corpus callosum and ambiguous genitalia (XLAG): Clinical, magnetic resonance imaging, and neuropathological findings. *Ann Neurol* 51: 340–349.

Broix L, Jagline H, Ivanova E, *et al.* (2016): Mutations in the HECT domain of NEDD4L lead to AKT-mTOR pathway deregulation and cause periventricular nodular heterotopia. *Nat Genet* 48: 1349–1358.

Burneo JC, Bebin M, Kuzniecky RI, Knowlton RC (2004): Cortical reorganization in malformations of cortical development: a magnetoencephalographic study. *Neurology* 63: 1818–1824.

Cappello S, Gray MJ, Badouel C, *et al.* (2013): Mutations in genes encoding the cadherin receptor-ligand pair DCHS1 and FAT4 disrupt cerebral cortical development. *Nat Genet* 45: 1300–1308.

Caraballo R, Cersosimo R, Fejerman N (1999): A particular type of epilepsy in children with congenital hemiparesis associated with unilateral polymicrogyria. *Epilepsia* 40: 865–871.

Cardoso C, Leventer RJ, Ward HL, *et al.* (2003): Refinement of a 400-kb critical region allows genotypic differentiation between isolated lissencephaly, Miller-Dieker syndrome, and other phenotypes secondary to deletions of 17p13.3. *Am J Hum Genet* 72: 918–930.

Cellini E, Vetro A, Conti V, *et al.* (2019): Multiple genomic copy number variants associated with periventricular nodular heterotopia indicate extreme genetic heterogeneity. *Eur J Hum Genet* Jan 25. doi: 10.1007/s13258-019-00788-9

Chassoux F, Landre E, Rodrigo S, *et al.* (2008): Intralesional recordings and epileptogenic zone in focal polymicrogyria. *Epilepsia* 49: 51–64.

Chang BS, Apse KA, Caraballo R, *et al.* (2006): A familial syndrome of unilateral polymicrogyria affecting the right hemisphere. *Neurology* 66: 133–135.

Cheruy M, Heller FR (1987): An unusual variant of Klippel Trenaunay syndrome. *Acta Chir Belg* 87: 73–76.

Chevrie JJ, Aicardi J (1986): The Aicardi syndrome. In: Pedley TA, Meldrum BS (eds). *Recent advances in epilepsy*. Edinburgh: Churchill Livingston. pp. 189–210.

Choi BH, Kudo M (1981): Abnormal neuronal migration and gliomatosis cerebri in epidermal naevus syndrome. *Acta Neuropatho.* 53: 319–325.

Clapham KR, Yu TW, Ganesh VS, *et al.* (2012): FLNA genomic rearrangements cause periventricular nodular heterotopia. *Neurology* 78: 269–278.

Colombo E, Galli R, Cossu G, Gécz J, Broccoli V (2004): Mouse orthologue of *ARX*, a gene mutated in several X-linked forms of mental retardation and epilepsy, is a marker of adult neural stem cells and forebrain GABAergic neurons. *Dev Dyn* 231: 631–639.

Conti V, Carabalona A, Pallesi-Pocachard E, *et al.* (2013): Periventricular heterotopia in 6q terminal deletion syndrome: role of the *C6orf70* gene. *Brain* 136: 3378–3394.

Conti V, Pantaleo M, Barba C, *et al.* (2015): Focal dysplasia of the cerebral cortex and infantile spasms associated with somatic 1q21.1-q44 duplication including the AKT3 gene. *Clin Genet* 88: 241–247.

Curry CJ, Lammer EJ, Nelson V, Shaw GM (2005): Schizencephaly: heterogeneous etiologies in a population of 4 million California births. *Am J Med Genet A* 137: 181–189.

Cushion TD, Dobyns WB, Mullins JG, *et al.* (2013): Overlapping cortical malformations and mutations in TUBB2B and TUBA1A. *Brain* 136: 536–548.

Cusmai R, Curatolo P, Mangano S, Cheminal R, Echenne B (1990): Hemimegalencephaly and neurofibromatosis. *Neuropediatrics* 21: 179–182.

D'Agostino MD, Bastos A, Piras C, *et al.* (2004): Posterior quadrantic dysplasia or hemi-hemimegalencephaly: a characteristic brain malformation. *Neurology* 62: 2214–2220.

D'Arcangelo G (2006): Reelin mouse mutants as models of cortical development disorders. *Epilepsy Behav* 8: 81–90.

D'Gama AM, Geng Y, Couto JA, Martin B, Boyle EA, LaCoursiere CM, *et al.* (2015): Mammalian target of rapamycin pathway mutations cause hemimegalencephaly and focal cortical dysplasia. *Ann Neurol* 77: 720–725.

Denis D, Chateil JF, Brun M, *et al.* (2000): Schizencephaly: Clinical and imaging features in 30 infantile cases. *Brain Dev* 22: 475–483.

De Ciantis A, Barkovich AJ, Cosottini M, *et al.* (2015): Ultra-high-field MR imaging in polymicrogyria and epilepsy. *AJNR Am J Neuroradiol* 36: 309–316.

DeMyer W (1986): Megalencephaly: types, clinical syndromes, and management. *Pediatr Neurol* 2: 321–328.

Des Portes V, Pinard JM, Billuart P, *et al.* (1998): Identification of a novel CNS gene required for neuronal migration and involved in X-linked subcortical laminar heterotopia and lissencephaly syndrome. *Cell* 92: 51–61.

Desbiens R, Berkovic SF, Dubeau F, *et al.* (1993): Life-threatening focal status epilepticus due to occult cortical dysplasia. *Arch Neurol* 50: 695–700.

Di Donato N, Rump A, Koenig R, *et al.* (2014): Severe forms of Baraitser-Winter syndrome are caused by ACTB mutations rather than ACTG1 mutations. *Eur J Hum Genet* 22: 179–183.

Di Donato N, Chiari S, Mirzaa GM, *et al.* (2017): Lissencephaly: Expanded imaging and clinical classification. *Am J Med Genet A* 173: 1473–1488.

Di Donato N, Timms AE, Aldinger, *et al.* (2018): Analysis of 17 genes detects mutations in 81% of 811 patients with lissencephaly. *Genet Med* 20: 1354–1364.

Dobyns WB, Guerrini R, Czapansky-Beilman DK, *et al.* (1997): Bilateral periventricular nodular heterotopia (BPNH) with mental retardation and syndactyly in boys: a new X-linked mental retardation syndrome. *Neurology* 49: 1042–1047.

Dobyns WB, Truwit CL, Ross ME, *et al.* (1999): Difference in the gyral pattern distinguish chromose 17-linked and X-linked lissencephaly. *Neurology* 53: 270–277.

Dobyns WB, Mirzaa G, Christian SL, *et al.* (2008): Consistent chromosome abnormalities identify novel polymicrogyria loci in 1p36.3, 2p16.1-p23.1, 4q21.21-q22.1, 6q26-q27, and 21q2. *Am J Med Genet A* 146A: 1637–1654.

Dobyns WB, Guerrini R, Leventer RL (2012): Malformations of cortical development, in Swaiman KF, Ashwal S, Ferriero DM, Schor NF (eds). *Swaiman's Pediatric Neurology: Principles and Practice* (ed 5), Edinburgh: Elsevier Saunders, pp. 202–231.

Dodge NN, Dobyns WB (1995): Agenesis of the corpus callosum and Dandy-Walker malformation associated with hemimegalencephaly in the sebaceous nevus syndrome. *Am J Med Genet* 56: 147–150.

Dubeau F, Tampieri D, Lee N, *et al.* (1995): Periventricular and subcortical nodular heterotopia. A study of 33 patients. *Brain* 118: 1273–1287.

Duchowny M (2009): Clinical, functional, and neurophysiologic assessment of dysplastic cortical networks: implications for cortical functioning and surgical management. *Epilepsia* 50: 19–27.

Duchowny M, Jayakar P, Harvey AS, *et al.* (1996): Language cortex representation: effects of developmental *versus* acquired pathology. *Ann Neurol* 40: 31–38.

Duchowny M, Jayakar P, Levin B. Neurology (2000): Aberrant neural circuits in malformations of cortical development and focal epilepsy. *Neurology* 55: 423–428.

Evrard P, de Saint-Georges P, Kadhim HJ, Gadisseux JF (1989): Pathology of prenatal encephalopathies. In: French JH, De Vivo DC, Rapin I, *et al.* (eds): *Child Neurology and Developmental Disabilities*, Baltimore: Paul H. Brookes, pp. 153–176.

Ferrer I (1984): A Golgi analysis of unlayered polymicrogyria. *Acta Neuropathol* 65: 69–76.

Ferrer I, Cusi MV, Liarte A, Campistol J (1986): A Golgi study of the polymicrogyric cortex in Aicardi syndrome. *Brain Dev* 8: 518–525.

Ferrer I, Pineda M, Tallada M, *et al.* (1992): Abnormal local circuit neurons in epilepsia partialis continua associated with focal cortical dysplasia. *Acta Neuropathol* 83: 647–652.

Fink JM, Dobyns WB, Guerrini R, Hirsch BA (1997): Identification of a duplication of Xq28 associated with bilateral periventricular nodular heterotopia. *Am J Hum Genet* 61: 379–387.

Forman MS, Squier W, Dobyns WB, Golden JA (2005): Genotypically defined lissencephalies show distinct pathologies. *J Neuropathol Exp Neurol* 64: 847–857.

Fox JW, Lamperti ED, Eksioglu YZ, *et al.* (1998): Mutations in filamin 1 prevent migration of cerebral cortical ceurons in human periventricular heterotopia. *Neuron* 21: 1315–1325.

Friede RL (1989): *Developmental neuropathology* (2nd ed). New York: Springer-Verlag, p. 577.

Friocourt G, Kanatani S, Tabata H, *et al.* (2008): Cell-autonomous roles of ARX in cell proliferation and neuronal migration during corticogenesis. *J Neurosci* 28: 5794–5805.

Galaburda AM, Sherman GF, Rosen GD, Aboitiz F, Geschwind N (1985): Developmental dyslexia: four consecutive patients with cortical anomalies. *Ann Neurol* 18: 222–233.

Gambardella A, Palmini A, Andermann F, *et al.* (1996): Usefulness of focal rhythmic discharges on scalp EEG of patients with focal cortical dysplasia and intractable epilepsy. *Electroencephalogr Clin Neurophysiol* 98: 243–249.

Gécz J, Cloosterman D, Partington M (2006): ARX: a gene for all seasons. *Curr Opin Genet Develop* 16: 308–316.

Gleeson JG, Allen KM, Fox JW, Lamperti ED, *et al.* (1998): Doublecortin, a brain-specific gene mutated in human X-linked lissencephaly and double cortex syndrome, encodes a putative signaling protein. *Cell* 92: 63–72.

Gleeson JG, Minnerath S, Kuzniecky RI, *et al.* (2000a): Somatic and germline mosaic mutations in the doublecortin gene are associated with variable phenotypes. *Am J Hum Genet* 67: 574–581.

Gleeson JG, Luo RF, Grant PE, *et al.* (2000b): Genetic and neuroradiological heterogeneity of double cortex syndrome. *Ann Neurol* 47: 265–269.

Golden JA and Harding BN (2004): Pathology and Genetics: Developmental Neuropathology. ISN Neuropath Press.

Granata T, D'Incerti L, Freri E, *et al.* (1999): Schizencephaly: Clinical and genetic findings in a case series. In Spreafico R, Avanzini G, Andermann F (eds). *Abnormal Cortical Development and Epilepsy*. London: John Libbey, pp. 181–189.

Granata T, Freri E, Caccia C, Setola V, Taroni F, Battaglia G (2005): Schizencephaly: clinical spectrum, epilepsy, and pathogenesis. *J Child Neurol* 20: 313–318.

Griffiths PD, Welch RG, Gardner-Medwin D, Gholkar A, McAllister V (1994): The radiological features of hemimegalencephaly including three cases associated with Proteus syndrome. *Neuropediatrics* 25: 140–144.

Guerreiro MM, Andermann E, Guerrini R, *et al.* (2000): Familial perisylvian polymicrogyria: a new familial syndrome of cortical maldevelopment. *Ann Neurol.* 48: 39–48.

Guerrini R, Dobyns B (1998): Bilateral periventricular nodular heterotopia with mental retardation and frontonasal malformation. *Neurology* 51: 499–503.

Guerrini R, Dobyns WB (2014): Malformations of cortical development: clinical features and genetic causes. *Lancet Neurol* 13: 710–726.

Guerrini R and Filippi T (2005): Neuronal migration disorders, genetics, and epileptogenesis. *J Child Neurol* 20: 287–299.

Guerrini R, Parrini E (2010): Neuronal migration disorders. *Neurobiol Dis* 38: 154–166.

Guerrini R, Barba C (2010): Malformations of cortical development and aberrant cortical networks: epileptogenesis and functional organization. *J Clin Neurophysiol* 27: 372–379.

Guerrini R, Dravet C, Raybaud C, *et al.* (1992a). Epilepsy and focal gyral anomalies detected by magnetic resonance imaging: electroclinico-morphological correlations and follow-up. *Dev Med Child Neurol* 34: 706–718.

Guerrini R, Dravet C, Raybaud C, *et al.* (1992b). Neurological findings and seizure outcome in children with bilateral opercular macrogyric-like changes detected by magnetic resonance imaging. *Dev Med Child Neurol* 34: 694–705.

Guerrini R, Dravet C, Bureau M, *et al.* (1996a): Diffuse and localized dysplasias of cerebral cortex: clinical presentation, outcome, and proposal for a morphologic MRI classification based on a study of 90 patients. In: Guerrini R, Andermann F, Canapicchi R, RogerJ, Zifkin BG, Pfanner P (eds). *Dysplasias of Cerebral Cortex and Epilepsy*. Philadelphia-New York: Lippincott-Raven. pp. 255–269.

Guerrini R, Parmeggiani A, Bureau M, *et al.* (1996b): Localized cortical dysplasia: good seizure outcome after sleep-related electrical status epilepticus. In: Guerrini R, Andermann F, Canapicchi R, Roger J, Zifkin B, Pfanner P (eds). *Dysplasias of cerebral cortex and epilepsy*, Philadelphia-New-York: Lippincott-Raven, pp. 329–335.

Guerrini R, Dubeau F, Dulac O, *et al.* (1997): Bilateral parasagittal parieto-occipital polymicrogyria and epilepsy. *Ann Neurol* 41: 65–73.

Guerrini R, Genton P, Bureau M, *et al.* (1998): Multilobar polymicrogyria, intractable drop attack seizures and sleep-related electrical status epilepticus *Neurology* 51: 504–512.

Guerrini R, Barkovich AJ, Sztriha L, Dobyns WB (2000): Bilateral frontal polymicrogyria: a newly recognized brain malformation syndrome. *Neurology* 54: 909–13.

Guerrini R, Moro F, Andermann E, *et al.* (2003): Nonsyndromic mental retardation and cryptogenic epilepsy in women with doublecortin gene mutations. *Ann Neurol* 54: 30–37.

Guerrini R, Mei D, Sisodiya S, *et al.* (2004): Germline and mosaic mutations of FLN1 in men with periventricular heterotopia. *Neurology* 63: 51–56.

Guerrini R, Moro F, Kato M, *et al.* (2007): Expansion of the first PolyA tract of ARX causes infantile spasms and status dystonicus. *Neurology* 69: 427–433.

Guerrini R, Dobyns W, Barkovich A (2008): Abnormal development of the human cerebral cortex: genetics, functional consequences and treatment options. *Trends Neurosci* 31: 154–162.

Guerrini R, Mei D, Cordelli DM, Pucatti D, Franzoni E, Parrini E (2012): Symmetric polymicrogyria and pachygyria associated with TUBB2B gene mutations. *Eur J Hum Genet* 20: 995–998.

Guerrini R, Duchowny M, Jayakar P, *et al.* (2005): Diagnostic methods and treatment options for focal cortical dysplasia. *Epilepsia* 56: 1669–1686.

Guzzetta A, Bonanni P, Biagi L, *et al.* (2007): Reorganisation of the somatosensory system after early brain damage. *Clin Neurophysiol* 118: 1110–1121.

Hakamada S, Watanabe K, Hara K, Miyazaki S (1979): The evolution of electroencephalographic features in lissencephaly syndrome. *Brain Dev* 4: 277–283.

Harding B (1996): Gray matter heterotopia. In: Guerrini R, Andermann F, Canapicchi R, Roger J, Zifkin BG, Pfanner P (eds). *Dysplasias of Cerebral Cortex and Epilepsy*. Philadelphia-New-York: Lippincott-Raven, pp. 81–88.

Harding B, Copp A (1997): Malformations of the nervous system. In: Graham J, Lantos PL (Eds.), *Greenfields Neuropathology*. Edward Arnold, London-Melbourne-Auckland, pp. 521–538.

Heinzen EL, O'Neill AC, Zhu X, *et al.* (2018): *De novo* and inherited private variants in MAP1B in periventricular nodular heterotopia. *PLoS Genet* 14: e1007281.

Hiesberger T, Trommsdorff M, Howell BW, *et al.* (1999): Direct binding of Reelin to VLDL receptor and ApoE receptor 2 induces tyrosine phosphorylation of disabled-1 and modulates tau phosphorylation. *Neuron* 24: 481–489.

Hirotsune S, Fleck MW, Gambello MJ, *et al.* (1998): Graded reduction of Pafah1b1 (Lis1) activity results in neuronal migration defects and early embryonic lethality. *Nat Genet* 19: 333–339.

Hong SE, Shugart YY, Huang DT, *et al.* (2000): Autosomal recessive lissencephaly with cerebellar hypoplasia is associated with human RELN mutations. *Nat Genet* 26: 93–96.

Jaglin XH, Poirier K, Saillour Y, *et al.* (2009): Mutations in the beta-tubulin gene TUBB2B result in asymmetrical polymicrogyria. *Nat Genet* 41: 746–752.

Kato M, Das S, Petras K, *et al.* (2004): Mutations of ARX are associated with striking pleiotropy and consistent genotype-phenotype correlation. *Hum Mutat* 23: 147–159.

Keays DA, Tian G, Poirier K, *et al.* (2007): Mutations in alpha-tubulin cause abnormal neuronal migration in mice and lissencephaly in humans. *Cell* 128: 45–57.

Khalid R, Krishnan P, Andres K, *et al.* (2018): COL4A1 and fetal vascular origins of schizencephaly. *Neurology* 90: 232–234.

Kheradmand Kia S, Verbeek E, Engelen E, *et al.* (2012): RTTN mutations link primary cilia function to organization of the human cerebral cortex. *Am J Hum Genet* 91: 533–540.

Kielar M, Tuy FP, Bizzotto S, *et al.* (2014): Mutations in Eml1 lead to ectopic progenitors and neuronal heterotopia in mouse and human. *Nat Neurosci* 17: 923–933.

Kitamura K, Yanazawa M, Sugiyama N, *et al.* (2002): Mutation of ARX causes abnormal development of forebrain and testes in mice and X-linked lissencephaly with abnormal genitalia in humans. *Nat Genet* 32: 359–369.

Kroner BL, Preiss LR, Ardini MA, Gaillard WD (2008): New incidence, prevalence, and survival of Aicardi syndrome from 408 cases. *J Child Neurol* 23: 531–535.

Kumar RA, Pilz DT, Babatz TD, *et al.* (2010): TUBA1A mutations cause wide spectrum lissencephaly (smooth brain) and suggest that multiple neuronal migration pathways converge on alpha tubulins. *Hum Mol Genet* 19: 2817–2827.

Kuzniecky R, Powers R. (1993): Epilepsia partialis continua due to cortical dysplasia. *J Child Neurol* 8: 386–388.

Kuzniecky R, Berkovic S, Andermann F, Melanson D, Olivier A, Robitaille Y (1988): Focal cortical myoclonus and rolandic cortical dysplasia: clarification by magnetic resonance imaging. *Ann. Neurol* 23: 317–325.

Kuzniecky R, Andermann F, Guerrini R, CBPS Multicenter Collaborative Study (1993): Congenital bilateral perisylvian syndrome: study of 31 patients. *Lancet* 341: 608–612.

Kuzniecky R, Andermann F, Guerrini R, CBPS Multicenter Collaborative Study (1994): The epileptic spectrum in the congenital bilateral perysilvian syndrome. *Neurology* 44: 379–385.

Landy HJ, Curless RG, Ramsay RE, Slater J, Ajmone-Marsan C, Quencer RM (1993): Corpus callosotomy for seizures associated with band heterotopia. *Epilepsia* 34: 79–83.

Lenge M, Barba C, Montanaro D, Aghakhanyan G, Frijia F, Guerrini R (2018): Relationships between morphologic and functional patterns in the polymicrogyric cortex. *Cereb Cortex* 28: 1076–1086.

Lee N, Radtke RA, Gray L, Burger PC, *et al.* (1994): Neuronal migration disorders: positron emission tomography correlations. *Ann Neurol* 35: 290–297.

Lee HK, Kim JS, Hwang YM, *et al.* (1999): Location of the primary motor cortex in schizencephaly. *AJNR Am J Neuroradiol* 20: 163–166.

Lee JH, Huynh M, Silhavy JL, *et al.* (2012): *De novo* somatic mutations in components of the PI3K-AKT3-mTOR pathway cause hemimegalencephaly. *Nat Genet* 44: 941–945.

Leventer RJ, Guerrini R, Dobyns WB (2008): Malformations of cortical development and epilepsy. *Dialogues Clin Neurosci* 10: 47–62.

Leventer RJ, Jansen A, Pilz DT, *et al.* (2010): Clinical and imaging heterogeneity of polymicrogyria: a study of 328 patients. *Brain* 133: 1415–1427.

Lim JS, Kim WI, Kang HC, *et al.* (2015): Brain somatic mutations in MTOR cause focal cortical dysplasia type II leading to intractable epilepsy. *Nat Med* 21: 395–400.

Little AS, Ng YT, Kerrigan JF, Treiman DM, Fram E, Rekate HL (2007): Anterior motor strip displacement in a boy with right frontal gray matter heterotopia undergoing epilepsy surgery. *Epilepsy Behav* 11: 241–246.

Lund C, Striano P, Sorte HS, *et al.* (2016): Exome Sequencing Fails to Identify the Genetic Cause of Aicardi Syndrome. *Mol Syndromol* 7: 234–238.

MacGregor DL, Menezes A, Buncic JR (1993): Aicardi syndrome (AS): – natural history and predictors of severity. *Can J Neurol Sci* 20 (Suppl 2): S36.

Maegaki Y, Yamamoto T, Takeshita K (1995): Plasticity of central motor and sensory pathways in a case of unilateral extensive cortical dysplasia: investigation of magnetic resonance imaging, transcranial magnetic stimulation, and short-latency somatosensory evoked potentials. *Neurology* 45: 2255–2261.

Magen D, Ofir A, Berger L, *et al.* (2015): Autosomal recessive lissencephaly with cerebellar hypoplasia is associated with a loss-of-function mutation in CDK5. *Hum Genet* 134: 305–314.

Mai R, Tassi L, Cossu M, *et al.* (2003): A neuropathological, stereo-EEG, and MRI study of subcortical band heterotopia. *Neurology* 60: 1834–1838.

Maillard LG, Tassi L, Bartolomei F, *et al.* (2017): Stereoelectroencephalography and surgical outcome in polymicrogyria-related epilepsy: A multicentric study. *Ann Neurol* 82: 781–794.

Maloof J, Sledz K, Hogg JP, Bodensteiner JB, Schwartz T, Schochet SS (1994): Unilateral megalencephaly and Tuberous Sclerosis: related disorders? *J Child Neurol* 9: 443–446.

Marín-Padilla M, Parisi JE, Armstrong DL, Sargent SK, Kaplan JA (2002): Shaken infant syndrome: developmental neuropathology, progressive cortical dysplasia, and epilepsy. *Acta Neuropathol* 103: 321–332.

Marusic P, Najm IM, Ying Z, *et al.* (2002): Focal cortical dysplasias in eloquent cortex: functional characteristics and correlation with MRI and histopathologic changes. *Epilepsia* 43: 27–32.

Matsumoto N, Leventer RJ, Kuc JA, *et al.* (2001): Mutation analysis of the DCX gene and genotype/phenotype correlation in subcortical band heterotopia. *Eur J Hum Genet* 9: 5–12.

Mei D, Parrini E, Pasqualetti M, *et al.* (2007): Multiplex ligation-dependent probe amplification detects DCX gene deletions in band heterotopia. *Neurology* 68: 446–450.

Mei D, Lewis R, Parrini E, Lazarou L, Marini C, Pilz D, Guerrini R (2008): High frequency of genomic deletions and duplication in the LIS1 gene in lissencephaly: implications for molecular diagnosis. *J Med Genet* 45: 355–361.

Merello E, Swanson E, De Marco P, *et al.* (2008): No major role for the EMX2 gene in schizencephaly. *Am J Med Genet A* 146A: 1142–1150.

Mirandola L, Mai RF, Francione S, *et al.* (2017): Stereo-EEG: Diagnostic and therapeutic tool for periventricular nodular heterotopia epilepsies. *Epilepsia* 58: 1962–1971.

Mishra-Gorur K, Çağlayan AO, Schaffer AE, *et al.* (2014): Mutations in KATNB1 cause complex cerebral malformations by disrupting asymmetrically dividing neural progenitors. *Neuron* 84: 1226–1239.

Mirzaa GM, Conway RL, Gripp KW, *et al.* (2012): Megalencephaly-capillary malformation (MCAP) and megalencephaly-polydactyly-polymicrogyria-hydrocephalus (MPPH) syndromes: two closely related disorders of brain overgrowth and abnormal brain and body morphogenesis. *Am J Med Genet* A 158A: 269–291.

Mirzaa GM, Conti V, Timms AE, *et al.* (2015): Characterisation of mutations of the phosphoinositide-3-kinase regulatory subunit, PIK3R2, in perisylvian polymicrogyria: a next-generation sequencing study. *Lancet Neurol* 14: 1182–1195.

Morris-Rosendahl DJ, Najm J, Lachmeijer AM, *et al.* (2008): Refining the phenotype of alpha-1a Tubulin (TUBA1A) mutation in patients with classical lissencephaly. *Clin Genet* 74: 425–433.

Muller RA, Behen ME, Muzik O, *et al.* (1998): Task-related activations in heterotopic brain malformations: a PET study. *Neuroreport* 9: 2527–2533.

Muntaner L, Pe'rez-Ferro'n J, Herrera M, Rosell J, Taboada D, Climent S (1997): MRI of a family with focal abnormalities of gyration. *Neuroradiology* 39: 605–608.

Najm IM, Tilelli CQ, Oghlakian R (2007): Pathophysiological mechanisms of focal cortical dysplasia: a critical review of human tissue studies and animal models. *Epilepsia* 48: 21–32.

Nellist M, Brouwer RW, Kockx CE, *et al.* (2015): Targeted Next Generation Sequencing reveals previously unidentified TSC1 and TSC2 mutations. *BMC Med Genet* 16: 10.

Packard AM, Miller VS, Delgado MR (1997): Schizencephaly: Correlations: Septo-optic-dysplasia-schizencephaly: Radiographic and clinical features. *Neurology* 48: 1427–1434.

Paladin F, Chiron C, Dulac O, Plouin P, Ponsot G (1989): Electroencephalographic aspects of hemimegalencephaly. *Dev Med Child Neurol* 31: 377–383.

Palmini A, Andermann F, Olivier A, Tampieri D, Robitaille Y (1991): Focal neuronal migration disorders and intractable partial epilepsy: results of surgical treatment. *Ann Neurol* 30: 750–757.

Palmini A, Gambardella A, Andermann F, *et al.* (1995): Intrinsic epileptogenicity of human dysplastic cortex as suggested by corticography and surgical results. *Ann Neurol* 37: 476–487.

Palmini A, Gambardella A, Andermann F, *et al.* (1996): The human dysplastic cortex is intrinsically epileptogenic. In: Guerrini R, Andermann F, Canapicchi R, Roger J, Zifkin BG, Pfanner P (eds) *Dysplasias of Cerebral Cortex and Epilepsy*. Philadelphia-New York: Lippincott-Raven. pp. 43–52.

Park YD, Hoffman JM, Radtke RA, DeLong GR (1994): Focal cerebral metabolic abnormality in a patient with continuous spike waves during slow-wave sleep. *J Child Neurol* 9: 139–143.

Parrini E, Ramazzotti A, Dobyns WB, *et al.* (2006): Periventricular heterotopia: phenotypic heterogeneity and correlation with Filamin A mutations. *Brain* 129: 1892–1906.

Parrini E, Ferrari AR, Dorn T, Walsh CA, Guerrini R (2009): Bilateral frontoparietal polymicrogyria, Lennox-Gastaut syndrome, and *GPR56* gene mutations. *Epilepsia* 50: 134413–134453.

Parrini E, Rivas IL, Toral JF, Pucatti D, Giglio S, Mei D, Guerrini R (2011): In-frame deletion in FLNA causing familial periventricular heterotopia with skeletal dysplasia in males. *Am J Med Genet A* 155A: 1140–1146.

Parrini E, Conti V, Dobyns WB, Guerrini R (2016): Genetic Basis of Brain Malformations. *Mol Syndromol* 7: 220–233.

Pavone L, Curatolo P, Rizzo R, *et al.* (1991): Epidermal nevus syndrome: A neurologic variant with hemimegalencephaly, giral malformation, mental retardation, seizures, and facial hemihypertrophy. *Neurology* 41 (2 (Pt 1)): 266–271.

Pelayo R, Barasch E, Kang H, Marion R, Moshé LS (1994): Progressively intractable seizures, focal alopecia, and hemimegalencephaly. *Neurology* 44: 969–971.

Peserico A, Battistella P, Bertoli P, Drigo P (1988): Unilateral hypomelanosis of Ito with hemimegalencephaly. *Acta Paediatr Scand* 77: 446–447.

Piao X, Hill RS, Bodell A, *et al.* (2004): G protein-coupled receptordependent development of human frontal cortex. *Science* 303: 2033–2036.

Pilz DT, Kuc J, Matsumoto N, *et al.* (1999): Subcortical band heterotopia in rare affected males can be caused by missense mutations in DCX (XLIS) or LIS1. *Hum Mol Genet* 8: 1757–1760.

Pisano T, Barkovich J, Leventer R, *et al.* (2012): Peritrigonal and temporo-occipital heterotopia with corpus callosum and cerebellar dysgenesis. *Neurology* 79: 1244–1251.

Pizzo F, Roehri N, Catenoix H, *et al.* (2017): Epileptogenic networks in nodular heterotopia: A stereoelectroencephalography study. *Epilepsia* 58: 2112–2123.

Poduri A, Evrony GD, Cai X, *et al.* (2012): Somatic activation of AKT3 causes hemispheric developmental brain malformations. *Neuron* 74: 41–48.

Poirier K, Lebrun N, Broix L, *et al.* (2013): Mutations in TUBG1, DYNC1H1, KIF5C and KIF2A cause malformations of cortical development and microcephaly. *Nat Genet* 45: 639–647.

Preul MC, Leblanc R, Cendes F, *et al.* (1997): Function and organization in dysgenetic cortex. Case report. *J Neurosurg* 87: 113–121.

Pulsifer MB, Brandt J, Salorio CF, Vining EP, Carson BS, Freeman JM (2004): The cognitive outcome of hemispherectomy in 71 children. *Epilepsia* 45: 243–254.

Pupillo GT, Andermann F, Dubeau F (1996): Bilateral sylvian parieto-occipital polymicrogyria. *Neurology* 46 (Suppl 2): A303.

Quirk JA, Kendall B, Kingsley DPE, Boyd SG, Pitt MC (1993): EEG features of cortical dysplasia in children. *Neuropediatrics* 24: 193–199.

Ramantani G, Koessler L, Colnat-Coulbois S, *et al.* (2013): Intracranial evaluation of the epileptogenic zone in regional infrasylvian polymicrogyria. *Epilepsia* 54: 296–304.

Reiner O, Carrozzo R, Shen Y, *et al.* (1993): Isolation of a Miller-Dieker lissencephaly gene containing G protein beta-subunit-like repeats. *Nature* 364: 717–721.

Richardson MP, Koepp MJ, Brooks DJ, *et al.* (1998): Cerebral activation in malformations of cortical development. *Brain* 121 (Pt 7): 1295–1304.

Richman DP, Stewart RM, Caviness VS Jr (1974): Cerebral microgyria in a 27-weeks fetus: an architectonic and topographic analysis. *J Neuropathol Exp Neurol* 33: 374–384.

Rivière JB, van Bon BW, Hoischen A, *et al.* (2012a): *De novo* mutations in the actin genes ACTB and ACTG1 cause Baraitser-Winter syndrome. *Nat Genet* 44 (S1–2): 440–444.

Rivière JB, Mirzaa GM, O'Roak BJ, *et al.* (2012b): *De novo* germline and postzygotic mutations in *AKT3*, *PIK3R2* and *PIK3CA* cause a spectrum of related megalencephaly syndromes. *Nat Genet* 44: 934–940.

Robain O, Gelot A (1996): Neuropathology of Hemimegalencephaly. In: Guerrini R, Andermann F, Canapicchi R, Roger J, Zifkin BG, Pfanner P. eds *Dysplasias of Cerebral cortex and Epilepsy*. Philadelphia-New York: Lippincott-Raven. pp. 89–92.

Robin NH, Taylor CJ, McDonald-McGinn DM, *et al.* (2006): Polymicrogyria and deletion 22q11.2 syndrome: window to the etiology of a common cortical malformation. *Am J Med Genet* A 140: 2416–2425.

Ross ME, Swanson K, Dobyns WB (2001): Lissencephaly with cerebellar hypoplasia (LCH): a heterogeneous group of cortical malformations. *Neuropediatrics* 32: 256–263.

Ruton MC, Expert-Bezançon MC, Bursztyn J, Mselati JC, Robain O (1994): Polymicrogyrie bioperculaire associée a une ophtalmoplégie congénitale par atteinte du noyau du nerf moteur oculaire commun. *Rev Neurol* 150: 363–369.

Sakuta RH, Alkawa H, Takashima S, Yoza A, Ryo S (1989): Epidermal nevus syndrome with hemimegalencephaly. *Brain Dev* 11: 191–194.

Salamon N, Andres M, Chute DJ, *et al.* (2006): Contralateral hemimicrencephaly and clinical-pathological correlations in children with hemimegalencephaly. *Brain* 129: 352–365.

Santos NF, Secolin R, Brandão-Almeida IL, *et al.* (2008): A new candidate locus for bilateral perisylvian polymicrogyria mapped on chromosome Xq27. *Am J Med Genet* 146A: 1151–1157.

Sato Y, Shibasaki J, Aida N, *et al.* (2018): Novel *COL4A1* mutation in a fetus with early prenatal onset of schizencephaly. *Hum Genome Var* 5: 4.

Scherer C, Schuele S, Minotti L, Chabardes S, Hoffmann D, Kahane P (2005): Intrinsic epileptogenicity of an isolated periventricular nodular heterotopia. *Neurology* 65: 495–496.

Sheen VL, Dixon PH, Fox JW, *et al.* (2001): Mutations in the X-linked filamin 1 gene cause periventricular nodular heterotopia in males as well as in females. *Hum Mol Genet* 10: 1775–1783.

Sheen VL, Ganesh VS, Topcu M, *et al.* (2004a): Mutations in ARFGEF2 implicate vesicle trafficking in neural progenitor proliferation and migration in the human cerebral cortex. *Nat Genet* 36: 69–76.

Sheen VL, Basel-Vanagaite L, Goodman JR, *et al.* (2004b): Etiological heterogeneity of familial periventricular heterotopia and hydrocephalus. *Brain Dev* 26: 326–334.

Sicca F, Kelemen A, Genton P, *et al.* (2003): Mosaic mutations of the LIS1 gene cause subcortical band heterotopia. *Neurology* 61: 1042–1046.

Sim JC, Scerri T, Fanjul-Fernández M, *et al.* (2016): Familial cortical dysplasia caused by mutation in the mammalian target of rapamycin regulator NPRL3. *Ann Neurol* 79: 132–137.

Staudt M, Krägeloh-Mann I, Holthausen H, Gerloff C, Grodd W (2004): Searching for motor functions in dysgenic cortex: a clinical transcranial magnetic stimulation and functional magnetic resonance imaging study. *J Neurosurg* 101: 69–77.

Tassi L, Colombo N, Garbelli R, *et al.* (2002): Focal cortical dysplasia: neuropathological subtypes, EEG, neuroimaging and surgical outcome. *Brain* 125: 1719–1732.

Tassi L, Colombo N, Cossu M, *et al.* (2005): Electroclinical, MRI and neuropathological study of 10 patients with nodular heterotopia, with surgical outcomes. *Brain* 128: 321–337.

Taylor DC, Falconer MA, Bruton CJ, Corsellis JAN (1971): Focal dysplasia of the cerebral cortex in epilepsy. *J Neurol Neurosurg Psychiatry* 34: 369–387.

Tinkle BT, Schorry EK, Franz DN, Crone KR, Saal HM (2005): Epidemiology of hemimegalencephaly: a case series and review. *Am J Med Genet A* 139: 204–211.

Uyanik G, Morris-Rosendahl DJ, Stiegler J, *et al.* (2007): Location and type of mutation in the LIS1 gene do not predict phenotypic severity. *Neurology* 69: 442–447.

Verloes A, Di Donato N, Masliah-Planchon J, *et al.* (2015): Baraitser-Winter cerebrofrontofacial syndrome: delineation of the spectrum in 42 cases. *Eur J Hum Genet* 23: 292–301.

Villard L, Nguyen K, Cardoso C, *et al.* (2002): A locus for bilateral perisylvian polymicrogyria maps to Xq28. *Am J Hum Genet* 70: 1003–1008.

Vigevano F, Aicardi J, Lini M, Pasquinelli A (1984): La sindrome del nevo sebaceo lineare: presentazione di una casistica multicentra. *Boll Lega It Epil* 45/46: 59–63.

Wang D, Zeesman S, Tarnopolsky MA, Nowaczyk MJ (2013): Duplication of AKT3 as a cause of macrocephaly in duplication 1q43q44. *Am J Med Genet A* 161: 2016–2019.

Widdess-Walsh P, Jeha L, Nair D, Kotagal P, Bingaman W, Najm I (2007): Subdural electrode analysis in focal cortical dysplasia: predictors of surgical outcome. *Neurology* 69: 660–667.

Wieck G, Leventer RJ, Squier WM, *et al.* (2005): Periventricular nodular heterotopia with overlying polymicrogyria. *Brain* 128: 2811–2821.

Williams D, Elster A (1990): Cranial MR imaging in hypomelanosis of Ito. *J Comput Assist Tomogr* 14: 981–983.

Yakovlev PI, Wadsworth RC (1946): Schizencephalies; a study of the congenital clefts in the cerebral mantle; clefts with hydrocephalus and lips separated. *J Neuropathol Exp Neurol* 5: 169–206.

Ying Z, Gonzalez-Martinez J, Tilelli C, Bingaman W, Najm I (2005): Expression of neural stem cell surface marker CD133 in balloon cells of human focal cortical dysplasia. *Epilepsia* 46: 1716–1723.

Yoneda Y, Haginoya K, Kato M, *et al.* (2013): Phenotypic spectrum of COL4A1 mutations: porencephaly to schizencephaly. *Ann Neurol* 73: 48–57.

Zaremba J, Wislawski J, Bidzinski J, Kanski J, Bogna S (1978): Jadassohn's naevus phakomatosis: a report of two cases. *J Ment Def Res* 22: 91–102.

附录

本书所附视频目录及说明

第 6 章　良性新生儿和婴儿发作与癫痫

视频 6-1　良性家族性新生儿发作(1)
视频 6-2　良性家族性婴儿发作
视频 6-3　良性家族性新生儿发作(2)
视频 6-4　一例 13 岁男性患儿运动诱发的发作性运动障碍

视频 6-1　良性家族性新生儿发作(1)

4 日龄新生儿,有良性家族性新生儿惊厥病史。出生史正常。首次发作为 3 日龄。此后反复发作,发作间期神经系统检查正常。出生第 4 天记录到刻板性癫痫发作,开始时四肢强直,头向右侧偏转,手指伸展,四肢和面部不规则阵挛,然后眼睛凝视,眼睑肌阵挛和姿势性自动症。脑电图显示弥漫性波幅降低,随后右额叶慢波,然后是右颞尖波。发作间期脑电图正常。预后较好。

(视频由法国巴黎圣文生保罗医院的 IP. Plouin 和法国巴黎内克尔医院的 A. Kaminska 提供,时长 1 分 39 秒)

视频 6-2　良性家族性婴儿发作

6 月龄的男性患儿,记录到丛集性发作。在觉醒期,凝视后头眼缓慢向左偏斜,然后是弥漫性强直伴发绀、双侧不同步阵挛。发作期脑电图示后头部枕区起始,右侧半球更著。

(视频由意大利罗马巴比诺隔宿医院的 F. Vigevano 提供,时长 2 分 23 秒)

视频 6-3　良性家族性新生儿发作(2)

2 天以来,这例 5 月龄的男性患儿出现反复发作,伴凝视、发绀、头眼缓慢左偏斜、弥漫性强直、双侧不同步阵挛。发作期放电起始于右侧颞区。

(视频由意大利罗马巴比诺隔宿医院的 F. Vigevano 提供,时长 2 分 12 秒)

视频 6-4　一例 13 岁男性患儿运动诱发的发作性运动障碍

13 岁男性患儿,运动诱发的发作性运动障碍,PRRT2 基因突变(c.649_650dupC),跑步会诱发上下肢、左半身肌张力障碍,迅速累及双侧,以双肩不自主运动结束。发作过程中意识保留,患儿头部屈曲,发作持续约 10 秒。患儿每天发作数十次,未接受药物治疗。

(视频由意大利罗马巴比诺隔宿医院的 M. Trivisano 和 F. Vigevano 提供,时长 43 秒)

第 7 章　新生儿和婴儿早发性重症癫痫

视频 7　新生儿重症脑病伴抑制 - 爆发

1 月龄新生儿,神经系统检查异常,肌张力减退,粗大肌阵挛,常在清醒时反复发作。

脑电图显示抑制 - 爆发模式,无任何背景生理活动。脑电图波幅弥漫性降低,持续长达 10 秒,交替出现短暂性全面性尖慢波爆发,伴或不伴肌阵挛,病因不明。

(视频由法国巴黎圣文生保罗医院的 IP. Plouin 和法国巴黎内克尔医院的 A. Kaminska 提供,时长 1 分 55 秒)

第 8 章　婴儿痉挛

视频 8-1　婴儿痉挛

视频 8-2 部分性发作与婴儿痉挛
视频 8-3 伴局灶性特征的不典型癫痫性痉挛

视频 8-1 婴儿痉挛

6 月龄新生儿，在录制这段视频前 1 个月诊断为 West 综合征，癫痫性痉挛、高度失律和精神运动衰退。该病与先天性糖基化障碍（CDG 综合征）相关。视频脑电图显示一簇四次痉挛发作。腿部弯曲后紧接着手臂外展。脑电图显示与痉挛同步的弥漫性高振幅慢波，随后是短暂性弥漫性波幅降低，同步三角肌 EMG 显示短暂性肌强直电位。

（视频由法国巴黎圣文生保罗医院的 IP. Plouin 和法国巴黎内克尔医院的 A. Kaminska 提供，29 秒）

视频 8-2 部分性发作与婴儿痉挛

4 月龄婴儿，在 2 个月大时开始出现痉挛发作。MRI 显示多个结节，包括一个右侧中央区结节。尽管服用了氨己烯酸和类固醇激素，痉挛发作仍然存在。视频脑电图显示局灶性发作，先是右侧面部抽搐伴咀嚼运动和唾液分泌过多，随后头眼右侧偏转，然后是眼睑肌阵挛和左上肢阵挛。随后是一串痉挛。脑电图显示发作期右中央区放电，传播到右颞（T4）和左中央（C4）区。

（视频由法国巴黎圣文生保罗医院的 IP. Plouin 和法国巴黎内克尔医院的 A. Kaminska 提供，时长 1 分 29 秒）

视频 8-3 伴局灶性特征的不典型癫痫性痉挛

5 月龄男性患儿，最初精神运动发育正常，因伴局灶性特征的不典型癫痫性痉挛入院，每次发作包括意识丧失、双眼向左偏斜、颈部和双侧上肢短暂性、对称性屈肌收缩，随后垂直眼球震颤，随后未更持久的对称性痉挛，右上肢局灶性强直持续超过 10 秒。核磁共振正常。诊断为伴局灶性痉挛的 West 综合征，开始服用氨己烯酸后 48 小时内发作完全停止。在最后一次随访时（14 个月大），轻度发育迟缓和右侧偏瘫。

（视频由瑞士日内瓦小儿神经科的 Garcia Tarodo S 等提供，时长 2 分 10 秒。发表于 *Epileptic Disorders* 杂志：https：//www.jle.com/fr/revues/epd/...）

第 9 章 热性惊厥与遗传性癫痫伴热性惊厥附加症

视频 9-1 热性惊厥
视频 9-2 3 岁患儿，全面性癫痫伴热性惊厥，*SCN1A* 基因新生变异

视频 9-1 热性惊厥

10 月龄男性患儿，患儿母亲有特发性全面性癫痫病史，神经系统正常。在中耳炎复发情况下，患儿 8 个月和 9 个月大时出现两次热性惊厥。视频脑电图午睡期间记录到一次新发的热性惊厥，双侧轻微不对称的阵挛。体温 39.2℃）和中耳炎。

（视频由法国格勒诺布尔大学医院的 S. Hamelin 和 L.Vercueil 提供，时长 1 分 33 秒）

视频 9-2 3 岁患儿，全面性癫痫伴热性惊厥，*SCN1A* 基因变异

3 岁患儿，时长 2.5 分钟的发作以全面性肌阵挛（14：25：44）开始，随后是头部伸展和向左偏斜伴阵挛。14：25：55，患儿试图爬上床，伴 5 秒全面性阵挛。患儿身体向左侧转（14：26：08），右腿伸展和右上肢阵挛。患儿发绀，左上肢阵挛也很明显。发作期脑电图右后头部受累，快活动迅速传播到右额区，14：25：54，放电逐渐演变为全面性 1Hz 尖慢波，直到 14：28：29 突然停止。

（视频由中国广州医科大学神经科学研究所邓宇虹提供，时长 2 分 54 秒。发表于 *Epileptic Disorders* 杂志：https：//www.jle.com/fr/revues/epd/...）

第 10 章 Dravet 综合征（以前称为婴儿重症肌阵挛癫痫）

视频 10-1 Dravet 综合征，假性全面性发作
视频 10-2 Dravet 综合征，青春期“假性全面性”发作

视频 10-3 Dravet 综合征,肌阵挛性抽搐
视频 10-4 Dravet 综合征,交替发作
视频 10-5 Dravet 综合征,意识模糊持续状态
视频 10-6 Dravet 综合征,成人交替性发作
视频 10-7 Dravet 综合征,成人早期发作

视频 10-1 Dravet 综合征,假性全面性发作

5 岁男性患儿,夜间"假性全面性"发作。患儿仰卧,稍微向左转身。发作起始:面部肌肉非常快速阵挛,随后是睁眼和双眼向左偏斜,头部伸展、向左旋转、张嘴,右上肢屈曲、内收、抬高,四肢复杂、不对称运动。

四肢逐渐节律性阵挛,首先是同步的,然后是不同步阵挛。脑电图全面性慢棘慢波后跟电位低平,然后是弥漫性高波幅不规则棘慢波。随后是双侧高波幅快速活动,后为棘波、棘慢波,频率渐减,持续到发作后。

在脑电图起始 22 秒后才在 EMG 看到轻微的肌强直电位收缩。然后强直幅度增加,发作结束时合并为左上肢阵挛之前变得震颤。最初短暂的呼吸暂停之后是快速呼吸。

(视频由法国马赛圣·保罗中心医院的 C. Dravet 提供,时长 2 分 34 秒)

视频 10-2 Dravet 综合征,青春期"假性全身性"发作

与视频 11-1 相同的患者。在儿童后期发作变得不频繁。患者 17 岁午睡期记录到发作。请注意与同一患者在 5 岁时记录的相同类型发作相似,尽管发作时间较短。这是该患者儿童期的发作类型唯一被保留下来了。

(视频由法国马赛圣·保罗中心医院的 P. Genton 提供,时长 59 秒)

视频 10-3 Dravet 综合征,肌阵挛性抽搐

2 岁女性患儿,发作期和发作间期肌阵挛。患儿多动,必须加以适当的约束才能行多导视频记录。患儿动作明显笨拙,节段性肌阵挛干扰了患儿的行动。间断闪光刺激会诱发粗大肌阵挛。多导记录显示不稳定的肌电爆发伴低波幅肌阵挛,脑电图未见异常相关性。在视频 38 秒时,由 ILS 间断闪光刺激诱发粗大肌阵挛性与全面性棘慢波爆发有锁时关系。

(视频由法国马赛圣·保罗中心医院的 C. Dravet 提供,时长 45 秒)

视频 10-4 Dravet 综合征,交替发作

4 岁男性患儿,发作录像被其父母在家里录了下来。患儿表现出两种截然不同的半侧阵挛发作,交替出现。视频的第一部分:右侧阵挛长时间(超过 1 小时)发作的不同阶段,先在家中,然后在医院。右上肢、腿和颈部及左脸相继受累。注意伴发的进行性发绀。视频的第二部分:另外一天,左侧阵挛发作的不同阶段伴左眼偏转、眨眼。

(视频由法国马赛圣·保罗中心医院的 C. Dravet 提供,时长 1 分 23 秒)

视频 10-5 Dravet 综合征,意识模糊持续状态

4 岁男性患儿,父母在家中记录到在昏迷状态。视频为左腿孤立性低幅肌阵挛,然后,患儿跳上蹦床。在视频第 41 秒,患儿失神,可以走路但不再跳跃,也不回答他的父亲,没有反应,似乎"迷失了"。

(视频由法国马赛圣·保罗中心医院的 C. Dravet 提供,时长 1 分 17 秒)

视频 10-6 Dravet 综合征,成人交替性发作

24 岁女性患者,婴儿期诊断为 Dravet 综合征,随后在成年期出现智力低下和顽固性癫痫发作。视频脑电图记录到一次左岛盖起始的长时程强直 - 阵挛交替发作,开始时右面部强直,随后是同侧头部和眼睛偏斜,然后是右侧肢体的强直性姿势。发作中段以右下肢快速阵挛为标志,然后播散到左下肢、左上肢和左面部。

(视频由法国尼斯大学医院的 P. Thomas 提供,时长 2 分 22 秒)

视频 10-7 Dravet 综合征,成人早期发作

21 岁男性患者,诊断为 Dravet 综合征(*SCN1A* 突变),伴意识障碍的局灶性发作和一次意识模糊状态的双侧强直—阵挛发作。

1. 患者平卧于床上,四肢屈曲,头微左转,睁眼,无自发性动作。当患者妈妈给他穿上睡衣时,患者会移动其左腿,后来,会移动其右手。这种意识模糊持续约 10 分钟。

2. 在视频开始后 17 秒,患者开始发作。右手慢慢移动、头眼左转,然后右转,接着患者大叫一声,四肢屈曲,右上肢突然伸展。

3. 患者再次用力大喊,再次左转,保持极度强直,四肢屈曲,面部强直数秒,再次大喊并呈现典型的震颤阶段,随后是快速而剧烈的双侧肌阵挛,右

侧可能更剧烈，数秒钟后，患者右嘴角仍然有快速肌阵挛。

4. 发作似乎已经结束，但患者仍呈木僵状态，左上肢强烈肌阵挛。最后发作在总持续时间为 1 分 45 秒后结束。

在意识模糊状态期间，脑电图特点为连续性、弥漫性、高波幅 δ 活动，其上叠加快活动。在左半球，慢波与棘波构成了不规则棘慢波。

运动性发作起始的特征是慢波消失，取而代之的是左半球和顶区更显著的快速活动。然后，脑电被肌电伪迹所掩盖。肌电图（三角肌）显示肌强直电位，然后是快速阵挛。发作结束的标志是电位低平。

（视频由法国马赛 Henri-Gastaut 医院的 C Dravet 和意大利罗马 Sacro Cuore 天主教大学的 Fondazione A Gemelli 提供，时长 4 分 07 秒）

第 11 章　婴儿和儿童早期肌阵挛癫痫

视频 11-1　婴儿良性肌阵挛癫痫，自发性发作
视频 11-2　婴儿良性肌阵挛癫痫，反射性发作
视频 11-3　肌阵挛 - 失张力癫痫，轴性肌阵挛
视频 11-4　肌阵挛 - 失张力癫痫，肌阵挛 - 失张力发作
视频 11-5　肌阵挛 - 失张力癫痫，阵挛 - 强直 - 震颤发作
视频 11-6　肌阵挛 - 失张力癫痫，同一患儿 3 岁和 14 岁

视频 11-1　婴儿良性肌阵挛癫痫，自发性发作

14 月龄男性患儿，4 次连续的典型肌阵挛发作，在午睡后不久记录到：数次头部低幅度肌阵挛；累及双上肢更明显的肌阵挛；头部和上肢肌阵挛伴明显的眼睛向上偏斜；上肢数次肌阵挛，眼睛略向上偏斜。肌阵挛与 2.5Hz 全面性棘波同步。

自服用丙戊酸以来无发作，精神运动发育正常。

（视频由法国蒙彼利埃大学医院 de A. Crespel 和 P. Gélisse 提供，时长 38 秒）

视频 11-2　婴儿良性肌阵挛癫痫，反射性发作

19 月龄男性患儿，无癫痫个人或家族史，从 17 月龄时，每天都会出现肌阵挛发作。视频脑电图显示由叩击胸部诱发的双上肢反射性肌阵挛，与双侧多棘慢波有锁时关系。

（视频由法国斯特拉斯堡大学医院的 E. Hirsch 提供，时长 7 秒）

视频 11-3　肌阵挛 - 失张力性癫痫、轴性肌阵挛

3 岁男性患儿，粗大的肌阵挛发作：主要累及上肢近端的短暂性全面性肌阵挛发作，躯干和头部突然屈曲伴全面性棘慢复合波。三角肌肌电图记录到 100ms 的肌电爆发。

（视频由法国巴黎圣文生保罗医院的 IP. Plouin 和法国巴黎内克尔医院的 A. Kaminska 提供，时长 18 秒）。

视频 11-4　肌阵挛 - 失张力癫痫，肌阵挛 - 失张力发作

3 岁男性患儿，肌阵挛发作。视频的第一部分：连续两次发作伴随短暂的全面性肌阵挛，随后是失张力，导致突然跌倒。视频的第二部分：一簇非常频繁的肌阵挛 - 失张力发作，导致失张力持续状态，患儿很难再次站起来。肌阵挛 - 失张力发作与全面性棘慢复合波相关。EMG 爆发对应于棘波，而失张力成分对应于慢波起始。

（视频由法国巴黎圣文生保罗医院的 IP. Plouin 和法国巴黎内克尔医院的 A. Kaminska 提供，时长 45 秒）

视频 11-5　肌阵挛 - 失张力癫痫，阵挛 - 强直 - 震颤发作

3 岁男性患儿，失张力发作紧跟一次阵挛发作，随后是频繁的阵挛发作，伴全面性快棘 - 慢复合波。在发作中期，快速肌阵挛导致强直和震颤。

（视频由法国巴黎圣文生保罗医院的 IP. Plouin 和法国巴黎内克尔医院的 A. Kaminska 提供，时长 35 秒）

视频 11-6　肌阵挛 - 失张力癫痫，同一患儿 3 岁和 14 岁

肌阵挛 - 失张力癫痫严重演变。患儿 3 岁时，出现肌阵挛和跌倒发作（向后跌倒）。疾病进展严重，进行性智力减退、产生耐药性。患儿 14 岁时，持续性肌阵挛发作。

（视频由法国马赛圣·保罗中心医院的 P. Genton 提供，时长 1 分 07 秒）

第 12 章 Lennox-Gastaut 综合征

视频 12-1 Lennox-Gastaut 综合征睡眠期强直发作

6 岁女性患儿，夜间强直发作。第一个视频是在家中睡眠期记录到一组连续的 3 次不同强度的轴性强直发作。第二个视频是在医院中，患者正在睡觉时，记录到手臂外展和半屈曲状态，短暂的弥漫性强直性痉挛、随后是强直发作，伴上肢缓慢抬高和腿部伸展，患者睁眼时眼球上斜。发作结束以短暂的微笑为标志。脑电图显示高波幅多棘波，随后是单个 δ 波，然后是低波幅快活动。在发作后阶段，慢波和伪迹后是弥漫性慢棘慢波和多棘慢波。

（视频由法国马赛圣·保罗中心医院的 C. Dravet 提供，时长 1 分 8 秒）

视频 12-2 Lennox-Gastaut 综合征清醒期强直发作

8 岁男性患儿，两次典型的强直发作。视频第一部分，患儿坐在床上，一边写一边和妈妈说话，突然出现头部屈曲伴肩部收缩，2 秒后上肢缓慢强直伴伸展、外展和半屈曲，持续 5 秒，意识模糊。脑电图显示弥漫性高幅慢波，随后是 θ 活动。2 秒后，肌肉收缩掩盖了 EEG 活动，紧随其后的是双额区高波幅 δ 活动。在第二个视频中，患儿坐在一张桌子旁画画。强直发作开始于突然的头部下垂，随后上肢缓慢伸展和抬高，右侧更为突出，持续 8 秒。然后失神约 10 秒钟伴咀嚼和不自主动作。在强直期，脑电图顶区两个导联（Fz-Cz、Cz-Pz）快活动持续 8 秒，双额区 θ-δ 波切迹伴低波幅节律性尖波持续 10 秒。

（视频由法国马赛圣·保罗中心医院的 C. Dravet 提供，时长 1 分 10 秒）

视频 12-3 Lennox-Gastaut 综合征不典型失神发作

6 岁男性患儿，出现两次非典型失神发作。患儿停止活动并保持不动 5 秒，随后，躯干和上肢突然运动导致患儿向右侧跌倒。患者仍失神，双眼向右上偏斜。双上肢上抬外展，周期性缓慢摆动。脑电图示弥漫性、高波幅、不规则 θ 活动，对应于最初的静止凝视。短暂的电位低平对应于跌倒阶段。多形性慢波后跟节律性慢棘慢波，持续 10 秒。请注意这两段刻板性发作视频。

（视频由法国马赛圣·保罗中心医院的 C. Dravet 提供，时长 1 分 44 秒）

视频 12-4 成人 Lennox-Gastaut 综合征

3 例 Lennox-Gastaut 综合征患者发作的演变，均为成人期发作。

第一例是 32 岁男性患者，有认知障碍和白天发生的、严重对称的强直发作，伴眼球向上偏斜。发作期脑电图最初为慢多棘 - 慢波，随后是弥漫性电位低平、波幅渐高的全面性棘波。

第二例是 28 岁女性患者，智力一般，在醒来或入睡时仅表现为非常短暂的强直发作，伴刺耳的喊叫声和手臂不对称抬高。慢动作视频显示，强直姿势是双侧的，右侧优势。头颅 MRI 正常。发作期脑电图弥漫性电位低平。

第三例是 30 岁女性患者，有认知障碍和行为问题，长期、持续、粗大对称性强直发作伴跌倒，最终通过包括大剂量托吡酯在内的综合疗法得到控制。发作期 EEG 显示弥漫性电位低平，随后是低波幅快速活动、慢波。

（视频由法国马赛圣·保罗中心医院的 C. Dravet 和法国尼斯大学医院的 P. Thomas 提供，时长 1 分 32 秒）

第 13 章 儿童期自限性局灶性癫痫

视频 13-7 儿童特发性枕叶癫痫,Gastaut 型

视频 13-1 伴中央颞区棘波的癫痫,醒来后左侧面部局灶性发作

8 岁男性患儿,醒来后不久被记录下来。视频脑电图记录到典型的左侧单纯性部分性发作,以舌和嘴的强直左偏开始,随后出现左半面部强直、流涎和无法说话。请注意发作间期 EEG 右侧中央颞区双相棘波,该活动在发作期为低波幅快活动所取代。

(视频由法国兰斯美国纪念医院小儿神经电室的 J. Motte 提供,时长 2 分 02 秒)

视频 13-2 伴中央颞区棘波的癫痫,夜间发作(1)

10 岁男性患儿,无癫痫个人或家族史,自 9 岁起每月有一次夜间左侧面部简单部分性发作,视频脑电图显示特征性发作,在 1 个月内发作频率增加。最后一次发作见于 11 岁,6 个月后停用氯巴占。患者 20 岁时无发作,过着正常的生活。

(视频由法国斯特拉斯堡大学医院的 E. Hirsch 提供,时长 49 秒)

视频 13-3 伴中央颞区棘波的癫痫,夜间发作(2)

10 岁女性患儿,发育正常,未经治疗,睡眠期有数次运动性发作。午睡脑电图记录到半侧面部阵挛发作。患儿发作期醒来,无法说话。

(视频由法国尼斯大学医院的 P. Thomas 提供,时长 1 分 05 秒)

视频 13-4 伴中央颞区棘波的癫痫,负性肌阵挛

6 岁女性患儿,最近患有癫痫,未经治疗。当被要求举起双臂时,患儿左臂负性肌阵挛,这让患儿觉得很有趣。多导记录仪逆向平均锁时电位记录明确了负性肌阵挛诊断,显示右侧中央区棘波与负性肌阵挛起始之间有 60 毫秒的延迟。

(视频由法国马赛圣·保罗中心医院的 P. Genton 提供,时长 1 分 18 秒)

视频 13-5 儿童特发性枕叶癫痫,Panayiotopoulos 型

6 岁男性患儿,发育正常。视频显示了典型的癫痫发作,觉醒后凝视,右脚肌张力障碍、眼球缓慢向左斜 30 秒,左侧躯体轻度肌张力减退。两次呕吐发生在醒来后约 2 分钟和 3 分钟。患儿在整个发作过程中没有反应。EEG 右枕区起始的放电。

(视频由土耳其伊斯坦布尔小儿神经科的 V. Demirbilek 提供,时长 1 分 21 秒)

视频 13-6 儿童特发性枕叶癫痫,Panayiotopoulos 型,家庭录像记录

3 岁男性患儿,发育正常。初始正常行为。发作开始时,持续至少 10 分钟中,患儿保持不动、眼睛向左看、干呕和流涎,后来呕吐。

(视频由法国马赛圣保罗中心的 P. Genton 提供,时长 59 秒)

视频 13-7 儿童特发性枕叶癫痫,Gastaut 型

10 岁男性患儿,枕区单纯性部分视觉发作。前两次发作始于视物模糊和对刺眼光线的感知。随后头眼缓慢向右侧偏斜,伴意识受损。发作后立即检查发现右侧偏盲。

第三次发作以继发全面性发作,发作起始头眼向左阵挛性旋转。请注意,发作起始双侧枕顶区快活动,波幅迅速增加,右侧略占优势。

(视频由法国尼斯大学医院的 P. Thomas 提供,时长 2 分 47 秒)

第 14 章 包括 Landua-Kleffner 综合征在内的 ESES 相关脑病

视频 14-1 症状性 ESES,睡眠期起始

视频 14-2 Landau-Kleffner 综合征,听觉失认

视频 14-3 Landau-Kleffner 综合征中的 ESES,睡眠期起始和地西泮的作用

视频 14-1 症状性 ESES,睡眠期起始

8 岁男性患儿,从小就患有局灶性癫痫,小学一年级时出现行为和认知能力明显下降。由于之前缺乏睡眠脑电图记录,ESES 的诊断被推迟了。在睡眠开始时,EEG 记录到 ESES,而清醒期仅记录到散在、短暂的放电。

注意睡眠开始时双侧同步化放电,左半球波幅略高。头颅 MRI 左外侧裂弥漫性多小脑回。

(视频由法国马赛圣·保罗中心医院的 P. Genton 提供,时长 59 秒)

视频 14-2 Landau-Kleffner 综合征,听觉失认

7 岁男性患儿,有严重的听觉失认,不能识别出

与情境理解相关的孤立词。图片审查员陈列出的图片很少显示文字。然而，患儿能够通过模仿来表达。

（视频由法国巴黎莱克朗兰比塞特尔大学医院的 C. Billard 提供，时长 3 分 26 秒）

视频 14-3　Landau-Kleffner 综合征中的 ESES，睡眠期起始和地西泮的作用

7 岁男性患儿，Landau-Kleffner 综合征，5 岁时视频脑电图显示 ESES。视频的第一部分显示睡眠开始立即出现全面性棘慢波。分屏的左侧是黑暗的，因为患者躺在完全黑暗的环境中。在视频的第二部分，静脉注射苯二氮䓬类药物，脑电图显示 ESES 终止、F4 和 Fz 局灶性放电。

（视频由意大利博洛尼亚贝拉里亚医院的 CA Tassinari 提供，时长 34 秒）

第 15 章　失神癫痫

视频 15-1　典型失神，家庭录像
视频 15-2　视频脑电图记录到典型的失神
视频 15-3　过度换气诱发的典型失神
视频 15-4　典型失神伴自动症
视频 15-5　典型失神伴口消化道自动症
视频 15-6　眼睑肌阵挛伴失神（Jeavons 综合征）
视频 15-7　青少年失神癫痫中的失神
视频 15-8　12 岁男性患者，青少年失神癫痫
视频 15-9　肌阵挛失神（1991 年视频）
视频 15-10　肌阵挛失神伴孤独症
视频 15-11　青春期肌阵挛失神
视频 15-12　成人肌阵挛失神
视频 15-13　8 月龄早发性失神

视频 15-1　典型失神，家庭录像

4 岁女性患儿，发育正常，患儿父亲记录到自发性失神发作。患儿停止唱歌，呼之无反应，随后又恢复反应和唱歌。服用丙戊酸后失神得到缓解，患儿 9 岁时停药。最后一次随访是 11 岁时，脑电图正常，换气过度诱发试验阴性。

（视频由法国马赛圣·保罗中心医院的 P. Genton 提供，时长 33 秒）

视频 15-2　视频脑电图记录到典型的失神

7 岁女性患儿。过度换气诱发意识丧失，突然发作和突然消失，脑电图显示双侧同步对称 3Hz 棘慢波。在视频第二段中，可以注意到细微的咀嚼动作。癫痫发作期与患儿的互动表明，患儿可以记住一些简单的命令。丙戊酸单药治疗疗效好。

（视频由法国尼斯大学医院的 P. Thomas 提供，时长 1 分 34 秒）

视频 15-3　过度换气诱发的典型失神

13 岁男性患儿，青春期，自儿童期持续短暂失神发作。在换气过度期间，出现短暂（5 秒）的全面性棘慢波。短暂延迟后，患儿停止拍手并在失神结束后恢复此动作。

（视频由法国马赛圣·保罗中心医院的 P. Genton 提供，时长 35 秒）

视频 15-4　典型失神伴自动症

6 岁女性患儿，无癫痫个人或家族史，患儿从 5 岁 11 个月开始经常出现刻板的意识改变，服用丙戊酸治疗时行视频脑电图检查，显示失神发作，意识障碍和正在进行活动的停止，伴运动、手势、口和言语（发出“a-tchatchacha”声音）自动症。患儿口服丙戊酸和拉莫三嗪治疗，随访 6 年，疗效良好。

（视频由法国马赛圣·保罗中心医院的 P. Genton 提供，时长 35 秒）。

视频 15-5　典型失神伴口消化道自动症

7 岁女性患儿，发育正常，但多动。因每天多次出现短暂突然的意识改变而入院。视频脑电图显示与间断闪光刺激无关、但由换气过度诱发的典型失神发作。在失神发作期行神经心理学测试显示，患儿意识明显受损，伴典型的口消化自动症，咀嚼自动症，下肢简单姿势性自动症，持续时间为 12~16 秒的典型 3Hz 棘慢波。丙戊酸 500mg/ 天随后加量到 750mg/ 天，疗效良好。

（视频由法国尼斯大学医院的 P. Thomas 提供，时长 1 分 37 秒）。

视频 15-6　眼睑肌阵挛伴失神（Jeavons 综合征）

15 岁女性患儿，从 12 岁起就患有罕见的强直一阵挛发作，有光敏性。口服 1 000mg/ 天的丙戊酸治疗，但依从性很差。每天数次发作，尤其是在光线充足的环境中，患儿还有与刻板的眼睑抽动发作现象，一度受到家庭成员的嘲笑。

视频脑电图显示眼睑肌阵挛伴短暂、明显的间歇性眼睑抽动，颞导联可见肌电伪迹。眼睑肌阵挛由缓慢的合眼运动诱发，随后常出现短暂的失神：2~3 秒凝视，EEG 全面性快棘慢波。丙戊酸添加左乙拉西坦 1 000mg/ 天时，明显控制住发作。

（视频由法国尼斯大学医院的 P. Thomas 提供，时长 1 分 46 秒）

视频 15-7　青少年失神癫痫中的失神

两例青少年患者。视频的第一部分（17 岁女性患者）：首次短暂失神发作（13h05）没有引起注意，第二次失神发作被患者的朋友指出。视频的第二部分（22 岁男性患者）：失神发作时敲击桌面的动作中断。然后经脑电图技师提醒，患者并以更高的频率恢复敲击动作。

（视频由法国尼斯大学医院的 P. Thomas 提供，时长 1 分 07 秒）

视频 15-8　12 岁男性患者，青少年失神癫痫

13 岁男性患儿，发育正常，因反复失神发作和一次 GTCS 入院，未经治疗。视频脑电图记录到典型的电 - 临床发作。失神时间相当长，意识明显受损。脑电图显示典型的全面性 3Hz 棘慢复合波，突发和突终。药物疗效好（丙戊酸 500mg/d 和拉莫三嗪 400mg/d）。

（视频由法国尼斯大学医院的 P. Thomas 提供，时长 1 分 28 秒）

视频 15-9　肌阵挛失神（1991 年视频）

9 岁男性患儿，上肢肌阵挛发作，头眼轻微右偏斜，属于过度换气诱发典型的肌阵挛失神发作。

（视频由意大利博洛尼亚贝拉里亚医院的 CA Tassinari 提供，时长 39 秒）

视频 15-10　肌阵挛失神伴孤独症

7 岁女性患儿，发育迟缓和病因不明的孤独症，每天有数次刻板的意识障碍和肌阵挛。视频脑电图显示双侧对称棘慢波，与肌阵挛同步。患者服用丙戊酸和拉莫三嗪治疗，疗效满意。

（视频由法国尼斯大学医院的 P. Thomas 提供，时长 1 分 23 秒）

视频 15-11　青春期肌阵挛失神

17 岁男性患者，轻微的发育迟缓和家族性 Becker 型肌病。在不频繁的 GTCS 之后，患者 16 岁时出现了典型的肌阵挛失神发作。注意视频中，患者头向左侧轻微、节律性偏斜、眼球上翻和口周肌阵挛。脑电图全面性放电。

（视频由法国普罗旺斯地区艾克斯神经病学诊所 P. Genton 提供，时长 27 秒）

视频 15-12　成人肌阵挛失神

20 岁男性患者，在两次短暂的肌阵挛性失神发作中出现累及多个肌群的肌阵挛发作。请注意患者紧贴床边，掩盖了部分症状。

（视频由意大利博洛尼亚贝拉里亚医院的 CA Tassinari 提供，时长 39 秒）

视频 15-13　8 月龄早发性失神

11 月龄女性患儿，8 月龄时出现顽固性失神发作，特点是失去反应，眼睛向上漂移，上下肢肌阵挛性。脑电图双侧对称高振幅 2~2.5Hz 全面性棘慢波。

（视频由日本新潟市西新潟中央医院癫痫中心儿科的 Y. Kobayashi 等提供，时长 25 秒。发表于 *Epileptic Disorders* 杂志：https: //www.jle.com/fr/revues/epd/…）

第 17 章　青少年肌阵挛癫痫

视频 17-1　青少年肌阵挛癫痫的肌阵挛发作
视频 17-2　具有光敏性的青少年肌阵挛癫痫
视频 17-3　青少年肌阵挛癫痫的阵挛 - 强直 - 阵挛发作
视频 17-4　不恰当的抗癫痫药物恶化青少年肌阵挛癫痫
视频 17-5　老年妇女青少年肌阵挛癫痫的回顾性诊断
视频 17-6　青少年肌阵挛癫痫典型的失神持续状态

视频 17-1　青少年肌阵挛性癫痫的肌阵挛发作

患者 1：17 岁男性患者，诊断为未经治疗的典型青少年肌阵挛癫痫，在醒来后不久发作。中等强度肌阵挛发作导致手持杯中咖啡洒出，肌阵挛主要累及双上肢。

患者 2：34 岁女性患者，未确诊的青少年肌阵挛癫痫，在午睡醒来时出现大量双侧肌阵挛。患者每次发作后都会诅咒。

（视频由法国尼斯大学医院的 P. Thomas 提供，时长 39 秒）

视频 17-2 具有光敏性的青少年肌阵挛性癫痫

20 岁女性患者，12 岁起就出现自发性肌阵挛和全面性强直 - 阵挛发作。虽然口服丙戊酸 1 000mg/d 完全控制发作，但患者主诉在合眼时出现频繁、持续的肌阵挛，多发生在上午。视频脑电图显示，患者合眼后，双上肢近端和近端 - 远端出现典型的中等幅度肌阵挛，成簇出现。每个肌阵挛与单一、高幅、全面性 3~5Hz 多棘慢波有锁时关系。在黑暗环境中重复失对焦敏感检查序列时，未发现失对焦敏感（视频中未显示）。

在视频的第二部分，睁眼时间断闪光刺激未见异常。患者合眼时，对 16~30Hz 的所有频率均有显著的光敏性。请注意，在间断闪光刺激时，闪光灯必须在 5~8 秒的延迟后执行闪光任务，以排除与即刻合眼相关的肌阵挛。当患者添加左乙拉西坦 1 500mg/d 后，合眼诱发的肌阵挛消失，间断闪光刺激诱发实验阴性。

（视频由法国尼斯大学医院的 P. Thomas 提供，时长 1 分 56 秒）

视频 17-3 青少年肌阵挛性癫痫的阵挛 - 强直 - 阵挛发作

26 岁女性患者，因用药不当（卡马西平 800mg/d 和苯妥英钠 300mg/d）加重青少年肌阵挛癫痫，在肌阵挛癫痫持续状态期出现阵挛 - 强直 - 阵挛发作。患者清晨 5：05 和 5：09 醒来后视频记录到持续 5~15 秒的短暂成簇的肌阵挛发作，意识清楚，每簇时间间隔 5~10 秒。上述癫痫持续状态在 45 分钟后以全面强直 - 阵挛发作结束，开始时肌阵挛逐渐加强。癫痫持续状态发作每月发生数次。停用卡马西平和苯妥英钠，服用丙戊酸 1 250mg/d 后，癫痫得到完全控制，肌阵挛癫痫持续状态和阵挛 - 强直 - 阵挛发作消失。

（视频由法国尼斯大学医院的 P. Thomas 提供，时长 19 秒）

视频 17-4 不恰当的抗癫痫药物恶化青少年肌阵挛性癫痫

29 岁男性青少年肌阵挛癫痫患者，因服用卡马西平和氨己烯酸恶化发作，出现肌阵挛癫痫持续状态。合眼诱发快速、低幅眼周肌阵挛。但嘱患者睁眼时，患者延迟 12 秒执行命令，但无意识改变。

（视频由法国尼斯大学医院的 P. Thomas 提供，时长 2 分 03 秒）

视频 17-5 老年妇女青少年肌阵挛性癫痫的回顾性诊断

76 岁女性患者，无认知障碍，头颅 MRI 无异常，因 GTCS 入院，自 18 岁起出现觉醒期频繁肌阵挛。接受苯巴比妥 50mg/d、苯妥英钠 300mg/d 治疗，偶尔服用苯二氮䓬类药物。睡眠剥夺视频脑电图显示典型的肌阵挛发作，每个肌阵挛对应多棘慢波复合波，脑电图背景活动正常。请注意在视频中的假性强直发作序列末尾对应了一次不完成的阵挛 - 强直 - 阵挛发作。对上述这些细节进行回顾性诊断。给予丙戊酸 1 250mg/d 单药治疗，随访 3 年，发作完全停止。

（视频由法国尼斯大学医院的 P. Thomas 提供，时长 1 分 43 秒）

视频 17-6 青少年肌阵挛性癫痫典型的失神持续状态

24 岁女性患者，诊断为青少年肌阵挛癫痫和双相情感障碍，停用氯硝西泮（14mg/d）5 天后出现意识模糊状态，随后出现木僵状态，伴面部和上肢轻微肌阵挛。脑电图显示失神持续状态。患者无法服从命令（如“闭眼”）。患者上肢轻微肌阵挛，注射氯硝西泮 1mg 后癫痫持续状态结束，意识水平恢复正常，当问及患者是否有男朋友时，患者笑了。

（视频由法国蒙彼利埃 Gui de Chauliac 医院癫痫中心的 Ph. Gélisse 和 A. Crespel 提供，时长 1 分 54 秒，发表于 *Epileptic Disorders* 杂志：https：//www.jle.com/fr/revues/epd…）

第 18 章 Rasmussen 脑炎

视频 18-1 Rasmussen 综合征早期阶段，运动性发作

视频 18-2 Rasmussen 综合征，局灶性肌阵挛癫痫持续状态

视频 18-3　Rasmussen 综合征晚期阶段，部分性癫痫持续状态
视频 18-4　Rasmussen 综合征不典型表现

视频 18-1　Rasmussen 综合征早期阶段，运动性发作

8 岁女性患儿，1 年前出现局灶性发作，很快为药物难治性癫痫，表现为长时程的癫痫持续状态。数月后患儿认知能力开始恶化。头颅 MRI 正常，只有轻微的、短暂的、发作后左侧偏瘫。进一步的进展证实为 Rasmussen 综合征。视频记录到起源于右侧额区的两次局灶性发作。

（视频由法国马赛圣·保罗中心医院的 P. Genton 提供，时长 2 分 3 秒）。

视频 18-2　Rasmussen 综合征，局灶性肌阵挛癫痫持续状态

14 岁女性患儿，6 岁起局灶性左侧运动性发作。患儿 7 岁时出现左上肢部分性癫痫持续状态，14 岁时出现左侧进行性偏瘫。视频脑电图显示患儿左肩持续性局灶性肌阵挛。连续头颅 MRI 示右侧半球进行性萎缩，患儿 15 岁行功能性大脑半球切开术，随访时未出现发作。

（视频由法国斯特拉斯堡大学医院的 E. Hirsch 提供，时长 22 秒）

视频 18-3　Rasmussen 综合征晚期阶段，部分性癫痫持续状态

15 岁女性患儿，Rasmussen 综合征晚期，伴非常频繁的躯体感觉运动性发作，偶尔继发性全面性发作。神经系统检查有语言障碍和观念性运动失用。视频显示局灶性癫痫持续状态，伴左腿周期性 0.5Hz 低幅缓慢肌阵挛及痉挛发作，1 年后行左侧功能性大脑半球切除术，发作得到完全控制。

（视频由法国尼斯大学医院的 P. Thomas 提供，时长 21 秒）

视频 18-4　Rasmussen 综合征不典型表现

5.5 岁女性患儿，因周期性痉挛入院，特征是轴性和近端肌肉突然不对称屈曲，主要见于左上肢，常伴龇牙咧嘴型鬼脸。患儿无任何意识障碍，能够回答问题。发作期脑电图呈周期性、恒定性和刻板性棘慢复合波。连续头颅 MRI 显示右半球进行性萎缩，T2 信号增加。患儿行右半球切除术，术后病理显示炎症和局灶性皮质发育不良。

（视频由巴西圣保罗联合大学神经病学和神经外科系 T. P.F. Ferraria 等提供，时长 36 秒。发表于 *Epileptic Disorders* 杂志：https://www.jle.com/fr/revues/epd...）

第 19 章　仅有全面性强直 - 阵挛发作的癫痫

视频 19-1　仅有全面性强直 - 阵挛发作的癫痫
视频 19-2　仅有全面性强直 - 阵挛发作的癫痫，发作初始有定侧体征
视频 19-3　仅有全面性强直 - 阵挛发作的癫痫伴症状恶化

视频 19-1　仅有全面性强直 - 阵挛发作的癫痫

40 岁男性患者，因抗癫痫药物治疗不当导致发作恶化。午睡后不久视频脑电图记录到发作，发作始于突然尖叫，伴双侧轴性屈曲和双上肢内旋，头部向右轻微非强制性旋转，然后是阵挛。第二个强直发作发生在发作起始后 55 秒，随后是双侧阵挛、震颤、发作后头痛和肢体僵硬。

（视频由法国尼斯大学医院的 P. Thomas 提供，时长 2 分 17 秒）

视频 19-2　仅有全面性强直 - 阵挛发作的癫痫，发作初始有定侧体征

32 岁女性患者，15 岁诊断为仅有全面性强直 - 阵挛发作的癫痫，丙戊酸无法控制，每天 1 000mg，6 个月内有 7 次严重的发作，药物治疗导致体重增加。在未停服药的情况下行睡眠剥夺脑电图检查，记录到一次惯常发作。注意发作开始时眼睛睁得很大，最初为眼球向左侧短暂、不持续强直性偏转伴眼球向上偏斜，发作结束时有明显的发绀和震颤（删除了发作中间阶段 20 秒视频）。背景脑电图正常，发作间期脑电图全面性快棘慢复合波。头颅 MRI 正常。服用左乙拉西坦 1 500mg/d 和托吡酯 100mg/d，随访 6 年，疗效良好，无发作。

（视频由法国尼斯大学医院的 P. Thomas 提供，时长 50 秒）

视频 19-3　仅有全面性强直 - 阵挛发作的癫痫伴症状恶化

18 岁男性患者，诊断为药物难治性癫痫，每周至少有一次严重的发作。发作间期阵发性脑电图活动轻微不对称性，发作起始头部右偏转，第一个综合征诊断是隐源性部分性癫痫伴躯体运动性发作和继发性全面性发作。服用卡马西平 1 200mg/d 和氨己烯酸 2 000mg/d 治疗。视频脑电图显示强直一阵挛发作从一开始就呈全面性特征，尽管发作起始头部轻微、非强迫性向右侧倾斜。强直阶段的标志是发声、尖叫、强直屈曲，然后是双臂和双腿强直伸展，眼睛睁开。在阵挛期，最初低幅快速阵挛逐渐被高幅粗大的肌阵挛取代。发作后标志是与鼾声相关的意识模糊及体位诱发的粗大的、反射性肌阵挛。患者自每天丙戊酸 1 200mg 和拉莫三嗪 200mg 治疗后，该患者在 12 年随访中一直无发作。

（视频由法国尼斯大学医院的 P. Thomas 提供，时长 1 分 23 秒）

第 20 章　伴海马硬化颞叶内侧癫痫及颞叶附加癫痫综合征

视频 20-1　儿童左侧颞叶内侧癫痫
视频 20-2　5 岁男性患儿，左侧颞叶症状性癫痫
视频 20-3　9 岁女性患儿，左侧颞叶症状性癫痫
视频 20-4　13 岁女性患儿，右侧岛盖隐源性癫痫
视频 20-5　成人右侧颞叶内侧癫痫
视频 20-6　成人左侧颞叶内侧癫痫

视频 20-1　儿童左侧颞叶内侧癫痫

9 岁男性患儿，1 岁时曾有一次长时间的热性惊厥。从 6 岁起，反复发作性无热惊厥。视频脑电图显示过度换气诱发的典型的左颞叶复杂部分性发作，特征是上腹部胃气上升感，随后出现咀嚼、脸色苍白、意识障碍、恶心和呕吐。发作后早期短暂性发作后失语。发作期 EEG 显示左额颞区放电。头颅 MRI 左侧海马硬化。患儿 9 岁时行左颞叶切除术，现已无发作。

（视频由法国斯特拉斯堡大学医院的 E. Hirsch 提供，时长 3 分 06 秒）

视频 20-2　5 岁男性患儿，左侧颞叶症状性癫痫

5 岁男性患儿，左侧颞叶癫痫发作，左侧颞极错构瘤，患儿睁开眼睛，突然出现右上肢强直，随后伴数次阵挛，并向左蹬踏和旋转。

（视频由法国格勒诺布尔大学医院的 P. Kahane 提供，时长 59 秒）

视频 20-3　9 岁女性患儿，左侧颞叶症状性癫痫

9 岁女性患儿，左侧颞叶发作，诊断为左侧海马硬化和脆性 X 综合征。患者在癫痫发作时没有先兆，症状学为呕吐，然后出现明显的咀嚼自动症，右臂肌张力障碍姿势。发作后失语。

（视频由法国格勒诺布尔大学医院的 P. Kahane 提供，时长 1 分 12 秒）

视频 20-4　13 岁女性患儿，右侧岛盖隐源性癫痫

13 岁女性患儿，右侧岛盖癫痫发作，头颅 MRI 正常。以左侧为主的双侧强直姿势演变为继发性强直一阵挛发作。

（视频由法国格勒诺布尔大学医院的 P. Kahane 提供，时长 2 分 43 秒）

视频 20-5　成人右侧颞叶内侧癫痫

43 岁男性患者，从 16 岁起就患有药物难治性癫痫。患者可用手预示快要发作了，随后一动不动地瞪眼、噘嘴。左半身明显的肌张力障碍姿势伴咀嚼运动和鼻子吸气动作，可以完成基本的指令。癫痫发作结束时，意识受损，左腿刻板的运动自动症。癫痫发作结束后，语言和反应能力恢复正常。视频脑电图检查后 6 个月行右颞叶切除术，预后良好(法国格勒诺布尔大学医院)，神经病理为海马硬化。

（视频由法国尼斯大学医院的 P. Thomas 提供，时长 2 分 11 秒）

视频 20-6　成人左侧颞叶内侧癫痫

28 岁女性患者，从 12 岁起就患有药物难治性癫痫。癫痫发作是由换气过度诱发，患者停止呼吸，口中发声："T-T-T"，再次换气过度，有节奏地鼓起脸颊，然后失去意识、咀嚼，右臂肌张力障碍姿势。不能服从简单的命令。1 分钟后发作终止，随后出现严重的找词困难。视频脑电图检查 1 年后行左颞叶切除术，预后良好(法国格勒诺布尔大学医院)，神经病理结果为海马硬化。

（视频由法国尼斯大学医院的 P. Thomas 提供，时长 1 分 52 秒）

第21章　额叶癫痫综合征

视频21-1　伴局灶性皮质发育不良的症状性额叶癫痫
视频21-2　癫痫性痉挛
视频21-3　右额叶运动前区强直发作
视频21-4　过度运动发作和左额叶扣带回皮质发育不良
视频21-5　运动减少发作
视频21-6　10岁女性患者，左侧辅助运动区发作
视频21-7　24月龄男性幼儿偏转发作，左中央前回皮质发育不良
视频21-8　6岁男性患儿，右侧运动前区发作
视频21-9　6岁男性患儿，左侧额眶回发作
视频21-10　发笑发作，下丘脑错构瘤

视频21-1　伴局灶性皮质发育不良的症状性额叶癫痫

7岁女性患儿，11月龄出现夜间丛集性过度运动性发作和罕见的白天发作。视频脑电图显示局灶性过度运动发作伴换气过度和惊恐。头颅MRI显示左额叶局灶皮质发育不良。患儿9岁时经SEEG评估后行左额叶皮质切除术。12岁时，患儿单药治疗下无发作，智力正常，学习成绩良好。

（视频由法国斯特拉斯堡大学医院的E. Hirsch提供，时长1分04秒）

视频21-2　癫痫性痉挛

该视频为患者屈曲型痉挛，其病史详见第21章图21-4~图21-7，特别是图21-4f、g、h，为成簇痉挛的临床表现，相应的脑电图如图21-4h所示。成簇痉挛发作其特征是眼球轻微向左偏转，随后是持续数分钟的行为改变、以躯干强烈的屈曲型癫痫性痉挛发作结束。

（视频由意大利米兰尼瓜尔达医院Claudio Munari癫痫外科中心S. Francione提供，时长16秒）

视频21-3　右额叶运动前区强直发作

5岁男性患儿，10月龄时癫痫发作，很快产生耐药性。视频脑电图记录到右额叶运动前区发作：突然的姿势改变，左半身出现轻微的运动症状，紧接着是右侧（痫性放电同侧）眼头偏斜，右臂外展，前臂伸展。在整个发作过程中，与右侧相比，左侧肢体尤其是左下肢强直。患儿6岁时右侧运动前区经SEEG评估后，接受了手术。组织学诊断为Ⅱb型局灶性皮质发育不良。随后3年内无发作。减药导致9岁时癫痫复发。患儿11岁第二次手术前，行fMRI以绘制腿部功能图。第二次手术后，患者无致残性癫痫发作，但仍有短暂性上腹不适先兆感觉，可能与中扣带回残留的发育不良皮质有关。

（视频由意大利米兰尼瓜尔达医院Claudio Munari癫痫外科中心S. Francione提供，时长28秒）

视频21-4　过度运动发作和左额叶扣带回皮质发育不良

18岁女性患者，8岁时癫痫发作，最初服用卡马西平后发作得到控制，但1年后，患者出现了耐药性、大量夜间发作和过度运动发作。清醒时，患者报告以上腹部胃气上升感、心动过速和恐惧为特征的短暂的先兆。头颅MRI显示左额扣带回发育不良。19岁时切除了病灶连同对应的额上回。术后无发作，随访了5年，逐渐将所有的抗癫痫药减量物。

（视频由意大利米兰尼瓜尔达医院Claudio Munari癫痫外科中心S. Francione提供，时长1分16秒）

视频21-5　运动减少发作

8岁男性患儿，3月龄时开始癫痫发作，特征是先出现长时间的凝视，头眼左偏斜，可累及左半身的运动。在SEEG评估后，患儿接受了右额叶扩大的、复杂的皮质畸形手术。术后持续发作，13岁时行第二次右额叶切除术。患者现年23岁，服用低剂量丙戊酸后无发作。SEEG记录到孤立性运动减少发作，患者旁边的母亲甚至都没有注意到。患儿在缓慢的发作期放电结束时完全能够执行命令。

（视频由意大利米兰尼瓜尔达医院Claudio Munari癫痫外科中心S. Francione提供，时长16秒）

视频21-6　10岁女性患者，左侧辅助运动区发作

10岁女性患者，左侧辅助运动区（SMA）发作，左侧中央顶区脑穿通性囊肿和右侧偏瘫。视频记录到右上肢突然伸展和外展起始的双侧自发性强直发作。意外噪声引起惊吓也会诱发类似的发作。这段视频没有声音。

（视频由法国格勒诺布尔大学医院P. Kahane提供，时长29秒）

视频 21-7 24 月龄男性幼儿偏转发作，左中央前回皮层发育不良

24 月龄男性患儿，自 6 月龄以来每天都有局灶性发作，特征是运动停止、轴性肌张力减低、头眼左偏斜、脸红和流涎过多。发作间期脑电图示左额中央区尖波。头颅 MRI 左侧中央前回局灶性皮质发育不良。

（视频由法国斯特拉斯堡大学医院的 E. Hirsch 提供，时长 54 秒）

视频 21-8 6 岁男性患儿，右侧运动前区发作

6 岁男性患儿，右侧运动前区，右侧辅助眼区局灶性皮质发育不良。患儿醒来后突然出现四肢不对称强直姿势，头眼左侧偏转，这段视频没有声音。

（视频由法国格勒诺布尔大学医院的 P. Kahane 提供，时长 25 秒）

视频 21-9 6 岁男性患儿，左侧额眶回发作

13 岁男性患儿，左额胚胎发育不良性神经上皮肿瘤，左额眶回癫痫发作。患儿醒来后尖叫，烦躁，刻板性动作，摇摆和踢腿。请注意，癫痫发作时右臂肌张力障碍。当患儿站起来时癫痫发作结束。

（视频由法国格勒诺布尔大学医院的 P. Kahane、L. Minotti 提供，时长 44 秒）

视频 21-10 发笑发作，下丘脑错构瘤

患者 1：10 岁男性患儿，3 岁起每天都有发笑发作，9 岁时进入青春期早期。在发作期视频脑电图示典型的发笑发作，与下丘脑错构瘤有关。2 年后经伽玛刀治疗。患者 15 岁时，患者仍遗有罕见的“发笑冲动”发作。

患者 2：有相同临床表现的 11 岁男性患者，左侧下丘脑错构瘤。

（视频由法国斯特拉斯堡大学医院的 E. Hirsch 提供，时长 2 分 05 秒）

第 22 章 光敏性及综合征

视频 22-1 光敏性
视频 22-2 自我诱发
视频 22-3 纯光敏性癫痫、间断性闪光刺激反应和图形敏感
视频 22-4 间断性闪光刺激诱发的精神源性反应
视频 22-5 男性患儿间断性闪光刺激伴光阵发性反应
视频 22-6 间断性闪光刺激诱发典型失神发作
视频 22-7 用 5 种不同类型的镜片测试光敏性青少年肌阵挛癫痫

视频 22-1 光敏性

间断性闪光刺激诱发的各种类型的肌阵挛发作，25 岁女性患者，智力正常，纯光敏性癫痫，20 岁时起病，间断性闪光刺激诱发全面性光阵发性反应和光阵挛性发作，丙戊酸显著改善肌阵挛癫痫和脑电图。

（视频由荷兰阿尔克马尔神经病学系 DGA Kasteleijn Nolst Trénité 提供，时长 1 分钟）

视频 22-2 自我诱发

患者 1：17 岁女性，智力正常，12Hz 间断性闪光刺激诱发频繁眨眼为唯一发作症状，EEG 表现为光阵发性反应。对丙戊酸反应不佳。匹莫齐特起效一段时间，但引起锥体外系症状。患者现已约 15 年没有服药了。

患者 2：18 岁某收容机构女性患者，自我诱发的眨眼。13 岁时，患者通过挥手进行自我诱发失神和 GTCS。随后出现眨眼。数种药物均未能控制自我诱发的发作。

（视频由荷兰阿尔克马尔神经病学系 DGA Kasteleijn Nolst Trénité 提供，时长 1 分 23 秒）

视频 22-3 纯光敏性癫痫、间断性闪光刺激反应和图形敏感

12 岁女性患者，纯光敏性癫痫（无自发性发作），未经治疗，也有图形敏感。当呈现条纹图案时，1.5 秒后诱发全面性发作。无独有偶，患者某天看到脑电图医生时也诱发了发作，那天脑电图医生早上偶然穿了一件黑白图案对比鲜明的裙子。

（视频由法国尼斯大学医院的 P. Thomas 提供，时长 48 秒）

视频 22-4 间断性闪光刺激诱发的精神源性反应

45 岁患者，非痫性发作。间断性闪光刺激诱发明显的全面性肌阵挛，但脑电图未见明显变化，仅为肌电伪迹。

（视频由法国马赛圣·保罗中心医院 P. Genton 提供，时长 12 秒）

视频 22-5　男性患儿间断性闪光刺激伴光阵发性反应

男性患儿，光敏性癫痫，直立伸臂，行间断性闪光刺激。请注意患者因为强烈的肌阵挛 - 失张力发作导致手中持物掉地。

（视频由意大利基耶蒂大学儿科 A. Verrotti 等提供，时长 9 秒。发表于 *Epileptic Disorders* 杂志：https://www.jle.com/fr/revues/epd…）

视频 22-6　间断性闪光刺激诱发典型失神发作

5 岁女性患儿，间断性闪光刺激期诱发典型失神发作，仅限于在光照环境中。

（视频由意大利基耶蒂大学儿科 A. Verrotti 等提供，时长 40 秒。发表于 *Epileptic Disorders* 杂志：https://www.jle.com/fr/revues/epd…）

视频 22-7　用 5 种不同类型的镜片测试光敏性青少年肌阵挛癫痫

青少年肌阵挛癫痫患者，测试了五种不同类型的镜片，对一种特殊镜片（Z1）与其他 4 种商业彩色（3 种蓝色和 1 种棕色）镜片进行了比较。先在没戴镜片的情况下使用间断性闪光刺激，随后第二、第三和第四次间断性闪光刺激时佩戴蓝色镜片，第五次间断性闪光刺激时佩戴棕色镜片，第六次间断性闪光刺激时佩戴 Z1 镜片。只有佩戴特殊的 Z1 镜片才有疗效。第一和第六次间断性闪光刺激频率相同。

（视频由意大利基耶蒂大学儿科 A. Verrotti 等提供，时长 1 分 25 秒。发表于 *Epileptic Disorders* 杂志：https://www.jle.com/fr/revues/epd…）

第 23 章　老年期癫痫综合征

视频 23-1　晚发性新发失神癫痫持续状态

81 岁女性患者，既往无癫痫病史，因急性心功能不全入院，接受了高剂量利尿药治疗，出现低钠血症，血钠 124Meq/L。患者长期服用苯二氮䓬类药物，多年来每天服用 3 种不同的药物，上述药物在急诊室突然停用，未重新服用。患者心脏病很快康复，但随后出现反应迟钝、意识模糊。视频显示轻微波动的波动性木僵状态伴双侧负性肌阵挛，脑电图为持续性全面性慢多棘 - 慢波。注射苯二氮䓬类药物后，上述放电消失，神经系统症状明显改善，患者可以服从简单的命令，48 小时内完全恢复。

（视频由法国尼斯大学医院的 P. Thomas 提供，时长 1 分 12 秒）

视频 23-2　晚发性症状性复杂部分性癫痫持续状态

82 岁男性患者，患有新发的左侧硬脑膜瘘，因反复发作性非惊厥性癫痫发作入院，48 小时内逐渐演变为复杂部分性癫痫持续状态伴中度意识模糊、失认、轻度右偏瘫及明显的失语和失用。脑电图为左侧颞顶枕叶持续阵发性活动。磷苯妥英静脉注射和硬脑膜瘘血管内治疗后，预后良好。

（视频由法国尼斯大学医院的 P. Thomas 提供，时长 1 分 29 秒）

第 24 章　癫痫与遗传性代谢缺陷病

视频 24　Alpers 综合征

该例新生儿出现早发性药物难治性癫痫，神经功能迅速恶化，包括失明，与头颅 MRI 进行性皮质萎缩相关，考虑 Alpers 综合征。视频可见双下肢 1Hz 节律性肌阵挛，右侧更明显。同步脑电图显示与肌阵挛同步的全面性周期性棘慢波。

（视频由法国巴黎圣文生保罗医院的 IP. Plouin 和法国巴黎内克尔医院的 A. Kaminska 提供，时长 39 秒）

第 25 章　遗传性局灶性癫痫

视频 25-1　常染色体显性遗传夜发性额叶癫痫，儿童

视频 25-2　常染色体显性遗传夜发性额叶癫痫，成人

视频 25-3　常染色体显性遗传夜发性额叶癫痫，成人睡眠期发作

视频 25-1　常染色体显性遗传夜发性额叶癫痫，儿童

4 岁女性患儿，每晚多次发作。家系未检测到烟碱型乙酰胆碱受体突变。视频显示突然患儿惊醒，随后是双下肢蹬车动作、惊恐表情伴激越和流泪。

（视频由澳大利亚墨尔本癫痫研究所 I. Scheffer 提供，时长 25 秒）

视频 25-2　常染色体显性遗传夜发性额叶癫痫，成人

36 岁男性患者，澳大利亚家系的先证者，检测到 *CHRNA4* 基因 S248F 突变，该基因编码烟碱型乙酰胆碱受体 alpha-4 亚基。视频记录到两次刻板的癫痫发作，伴觉醒、定向障碍、缓慢的轴性运动：身体摇晃和擦鼻子。

（视频由澳大利亚墨尔本癫痫研究所 I. Scheffer 提供，时长 1 分 12 秒）

视频 25-3　常染色体显性遗传夜发性额叶癫痫，成人睡眠期发作

39 岁女性患者，3 岁起诊断为常染色体显性遗传性额叶癫痫，患者母亲和兄弟均受累。睡眠期记录到两次夜间刻板性发作。发作始于睁眼和咀嚼运动，然后身体向左侧轴向旋转与有节奏的低幅骨盆运动。发作以左臂缓慢抬高伴手指展开终止，随后患者再次入睡，基因检测显示该患者及其两个未患病的孩子 DEPDC5 基因突变。

（视频由法国尼斯大学医院的 P. Thomas 提供，时长 1 分 33 秒）

第 26 章　自身免疫性癫痫和脑病

视频 26-1　复杂部分性癫痫持续状态，抗 NMDA 受体脑炎（卵巢畸胎瘤），起病阶段和演变

视频 26-2　CASPR-2 抗体相关的自身免疫性脑炎，表现为肌阵挛癫痫持续状态

视频 26-3　LGI1 脑炎伴面臂肌张力障碍性发作的典型表现

视频 26-1　复杂部分性癫痫持续状态，抗 NMDA 受体脑炎（卵巢畸胎瘤），起病阶段和演变

患者在最初的复杂部分性癫痫持续状态中表现为意识波动伴口消化道自动症。静脉注射地西泮（10mg）后 2 分钟，患者明显好转、意识恢复。视频第二部分为患者家属在 7 周内连续拍摄的视频，显示了抗 NMDA 受体脑炎不同类型的异常运动。患者初始为左脸和左上肢重复刻板的肌张力障碍。随后可观察到数次口面部发作性运动障碍，有时伴过度流涎或伸舌；后来出现角弓反张姿势、口下颌运动障碍，包括磨牙、持续性张口肌张力障碍和重复性小幅度肌阵挛。第三段视频是患者在从 ICU 出院后 1.5 年记录的（视频法国里昂的 J. Honnorat 教授提供），手术切除卵巢畸胎瘤后，该患者存活下来，无任何后遗症。

（视频由法国尼斯大学医院的 C. Giordana 和 P. Thomas 提供，时长 2 分 30 秒，见于 *Epileptic Disorders* 杂志：https://www.jle.com/fr/revues/epd...）。

视频 26-2　CASPR-2 抗体相关的自身免疫性脑炎，表现为肌阵挛癫痫持续状态

视频第一部分：35 岁女性患者，起病前三天有病毒感染史，伴嗜睡、肌痛、呕吐和非特异性头痛。患者因嗜睡、反复发作性全面性发作入院，后气管插管和进入 ICU。脑电图为 2Hz 全面性周期性尖慢波或多棘慢波。记录到面部频繁的多灶性肌阵挛，左脸最突出，包括眼睑、嘴和舌，也有躯干和四肢肌阵挛。视频第二部分：患者入院已 20 个月，能够独立行走，有轻度残留的中线共济失调。患者虽没有自发性肌阵挛，但在她试图说话时，动作诱发的肌阵挛很明显，尤其累及患者面部和声带。

（视频由澳大利亚悉尼大学悉尼医学院 Westmead 医院神经病学系 S. Ramanathan 等提供，时长 1 分 33 秒。见于 *Epileptic Disorders* 杂志：https：//www.jle.com/fr/revues/epd...）

视频 26-3　LGI1 脑炎伴面臂肌张力障碍性发作的典型表现

69 岁男性患者，LGI1 自身抗体边缘性脑炎，每天数十次右侧臂肌张力障碍发作。抗癫痫药物无效。通过免疫疗法完全控制住精神症状和发作。

（视频由法国尼斯大学医院的 V. Bourg 和 P Thomas 提供，时长 16 秒）

第 28 章　复杂性反射性癫痫

视频 28-1　青少年肌阵挛癫痫伴思维活动（听写和计算）诱发

视频 28-2　青少年肌阵挛性癫痫伴思维（玩扑克牌）诱发

视频 28-3　音乐源性癫痫

视频 28-1　青少年肌阵挛癫痫伴思维活动（听写和计算）诱发

47 岁女性患者，自 14 岁起出现累及上肢的反复发作性肌阵挛及全面性强直 - 阵挛发作，符合青少年肌阵挛癫痫的诊断。在检查过程中，发现只有当患者进行某些神经心理学任务时才会诱发肌阵挛或棘慢波，上述任务包括复杂的思维过程（决策）和特别涉及手指和手臂的自主运动活动，如计算、玩游戏、写作、设计构造。患者知道这些诱发因素，并尽可能避免这些诱因。视频的第一部分显示了患者在听写时轻微的肌阵挛；视频的第二部分显示了患者在书面计算过程中出现明显的肌阵挛发作。

（视频由日本静冈国立癫痫中心 Y. Inoue 提供，时长 49 秒）

视频 28-2　青少年肌阵挛性癫痫伴思维（玩扑克牌）诱发

16 岁男性患儿，因打牌诱发觉醒期双侧大幅度肌阵挛发作。当患者被要求思考和操作扑克牌时，肌阵挛往往更频繁、成簇发作。

（视频由法国尼斯大学医院的 P. Thomas 提供，时长 45 秒）

视频 28-3　音乐源性癫痫

一位女性患者，患严重的音乐源性癫痫，因聆听安德烈亚·波切利《告别的时刻》歌曲而诱发癫痫发作。2 年前，同样的曲调诱发了患者首次癫痫发作。请注意，发作期脑电图没有变化，症状学是焦虑和咀嚼运动，随后右颞区出现节律性 θ 活动。一旦音乐停止，临床和脑电图发作就会停止。患者从未有继发性全面性发作。患者 MRI 正常，发作期 SPECT 显示右颞区受累，药物难治性癫痫，因患者无法完全避免接触音乐刺激（任何类型的音乐都可能诱发发作）。

（视频由法国马赛圣·保罗中心医院 P. Genton 提供，时长 1 分 41 秒）

第 29 章　癫痫和染色体异常

视频 29-1　Angelman 综合征

视频 29-2　20 号环状染色体综合征

视频 29-3　13 岁 20 号环状染色体综合征女性患儿，发笑、过度运动发作

视频 29-4　20 号环状染色体综合征表现为失神癫痫持续状态

视频 29-5　唐氏综合征的老年患者，疾病早期和晚期阶段

视频 29-6　脆性 X 综合征

视频 29-1　Angelman 综合征

20 岁时诊断为 Angelman 综合征女性患者，注意患者面部畸形、轴性肌张力减低、对任何刺激都有反应的特征性大笑及与典型的快速爆发的皮质肌阵挛相对应的手部细微的“颤抖”。

（视频由法国马赛圣·保罗中心医院 P. Genton 提供，时长 61 秒）

视频 29-2　20 号环状染色体综合征

25 岁女性患者，诊断为 20 号环状染色体综合征。由于中度智力低下，18岁时行核型分析发现20号染色体环综合。视频脑电图记录到长时程中度意识模糊与智能衰退和波动。注意EEG背景整体变慢，单一形态、缓慢的节律性theta活动。发作期脑电图也记录到强直发作（视频第二部分），发作并未中断其意识模糊状态。

（视频由法国马赛圣·保罗中心医院P. Genton提供，时长60秒）

视频29-3　13岁20号环状染色体综合征女性患儿，发笑、过度运动发作

13岁女性患儿，患有20号环状染色体综合征，过度运动和发笑发作。症状按以下顺序出现：一动不动地凝视、环顾四周、微笑、大笑、持续大笑伴激越和过度运动，无发作后语言和运动障碍。发作期脑电图额叶优势多相位电活动，发笑起始对应右额叶低波幅快活动。

（视频由保加利亚索菲亚圣瑙姆大学神经病学和精神病学医院小儿神经科P Dimova等提供，时长1分49秒。见于*Epileptic Disorders*杂志，https：//www.jle.com/fr/revues/epd…）

视频29-4　20号环状染色体综合征表现为失神癫痫持续状态

1例智力正常的20岁女性患者，患20号环状染色体综合征。每周数次长时程失神发作，持续数分钟至数小时。视频脑电图显示非典型失神状态，从一或两个额叶导联的局灶性放电起始，数分钟内发展为继发性双侧同步化。患者表现出进行性反应迟钝，服从简单命令明显延迟，能够对话和运动功能难以持续。视频的最后部分显示失神癫痫持续状态自发缓解，恢复正常的反应能力。

（视频由法国尼斯大学医院的P. Thomas提供，时长2分28秒）

视频29-5　唐氏综合征的老年患者，疾病早期和晚期阶段

第一位患者：48岁男性，在过去2年内，庇护所中发现该患者行为和认知恶化。数月来，患者常在醒后不久出现肌阵挛发作，肌阵挛很剧烈，多次摔倒。这是典型的“老年性”肌阵挛癫痫，多见于老年唐氏综合征患者，通常出现在认知退化和阿尔茨海默型痴呆最初迹象后。随后，此类患者通常还会出现全面性强直一阵挛发作。药物可以很好地控制肌阵挛发作，但对认知恶化的进展无效果。

第二位患者：46岁女性患者，在癫痫发作和病情恶化4年后记录发作，注意不规则肌阵挛。

（视频由法国CHU Nice的P. Thomas提供，时长1分08秒）

视频29-6　脆性X综合征

18岁的男性患者，脆性X综合征相关的原发性孤独症。患者两个弟弟也患有表型不太严重的脆性X综合征。童年后期发展为药物难治性癫痫。该视频记录到午睡期间复杂局灶性发作及清醒期的另一次发作。注意面部典型的、明显的畸形。

（视频由法国尼斯大学医院的P. Thomas提供，时长1分31秒）

第30章　进行性肌阵挛癫痫

视频30-1　Unverricht-Lundborg病
视频30-2　Unverricht-Lundborg病，吡拉西坦反应
视频30-3　Lafora病，发作后2年
视频30-4　Lafora病的演变，1994—1997
视频30-5　进行性肌阵挛癫痫（非特异性诊断）

视频30-1　Unverricht-Lundborg病

38岁女性，16岁起病。视频第一部分：指鼻动作时出现假性小脑综合征。事实上，不同强度的永久性、弥漫性或局灶性肌阵挛会干扰正确的动作。肌阵挛均由动作的准备或启动诱发。视频第二部分：加用吡拉西坦每天27克后，症状有较大改善。

（视频由法国尼斯大学医院的P. Thomas提供，时长1分25秒）

视频30-2　Unverricht-Lundborg病，吡拉西坦效应

14岁女性患儿，8岁起病，患有Unverricht-Lundborg病。因肌阵挛癫痫持续状态从重症监护病房转出。每隔48小时录制两次视频。第一次视频是严重的肌阵挛，患者无法从轮椅上站起来。第二次视频，患儿加用吡拉西坦36g/d，2天后，肌阵挛基本消失，情绪明显好转，无共济失调。这种惊人的改善可以在大剂量吡拉西坦开始时看到，随后效果往往会在数周内逐渐减弱，但留下了值得的整体

改善。

（视频由法国马赛圣·保罗中心医院 P. Genton 提供，时长 2 分 44 秒）

视频 30-3　Lafora 病，发作后 2 年

17 岁男性患者，15 岁首次 GTCS 后诊断为青少年肌阵挛癫痫，很快产生耐药性，在 17 岁时被转诊进行重新评估，发现已有严重的认知障碍。经基因检测发现 laforin 基因突变证实系 Lafora 病。注意视频中自发性和间断性闪光刺激诱发的肌阵挛以及自发性负性肌阵挛发作。同时注意相关 EEG 的改变，包括大量棘慢波放电和背景活动减慢。

（视频由马赛圣·保罗中心医院 P. Genton 提供，时长 42 秒）

视频 30-4　Lafora 病的演变，1994—1997

13 岁女孩患儿 1994 年的经皮肤活检证实为 Lafora 病。视频第一部分显示双上肢非节律性和不对称性负性肌阵挛。视频第二部分显示：1997 年该患儿 16 岁，患儿坐在轮椅上，患有严重的痴呆症。每次刺激都会诱发高波幅、多种形态的肌阵挛。注意典型的双侧口周低波幅快速肌阵挛。患者于 1999 年死于严重痴呆伴恶病质的照片。

（视频由法国尼斯大学医院的 P. Thomas 提供，时长 1 分 33 秒）

视频 30-5　进行性肌阵挛癫痫（非特异性诊断）

女性患者，6 岁起病，肌阵挛、阵挛 - 强直发作和光敏性。患者现在 32 岁，肌阵挛非常严重，以至于只能坐在轮椅上。无明显的智力障碍。服用大剂量吡拉西坦、丙戊酸和左乙拉西坦症状改善不明显。Unverricht-Lundborg 病、Lafora 病、MERRF 突变和 SCARB2 基因突变检测呈阴性。未确诊类型的 PME 患者并不少见。

（视频由法国尼斯大学医院的 P. Thomas 和法国马赛圣·保罗中心医院 P. Genton 提供，时长 1 分 29 秒）

（秦　兵　唐　芬　译　秦　兵　校）

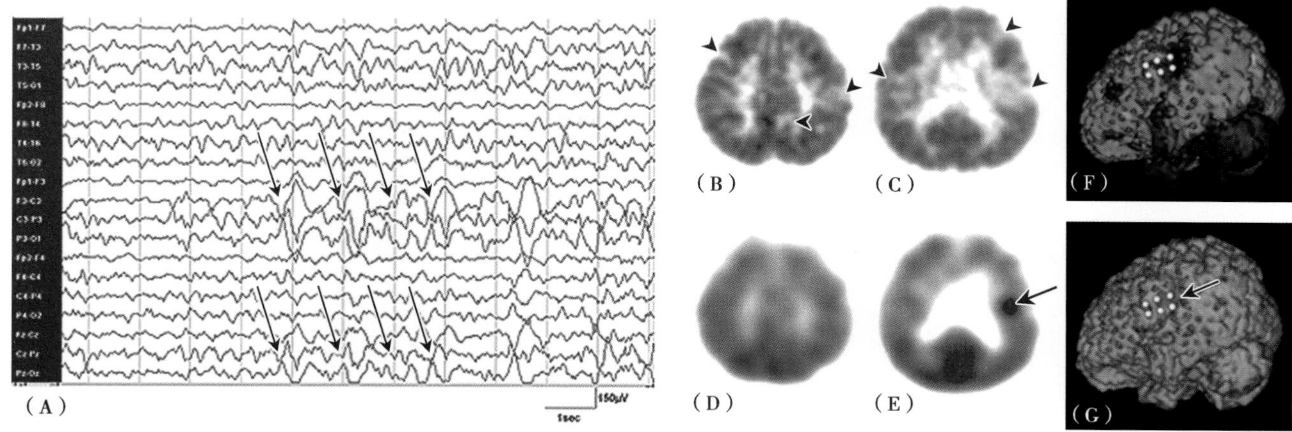

图 8-8 1 岁男孩，结节性硬化症、药物难治性部分性癫痫及婴儿痉挛

A. 头皮 EEG 示左侧中央 - 顶区发作起始。B 和 C. FDG PET 示结节低代谢区，每一个低代谢区代表了皮质结节的位置。D 和 E. AMT PET 示左侧中央 - 顶区外侧皮质结节示踪剂摄取增加（箭头）。F. 在左侧半球置入硬膜下电极；在左侧中央顶区和额区可见结节状葡萄糖低代谢区（深紫色）。G. AMT 摄取增加仅见于左侧中央顶区外侧面（红色）。硬膜下电极长程 EEG 记录示发作起始（白色电极）于 AMT 摄取增加的结节皮质

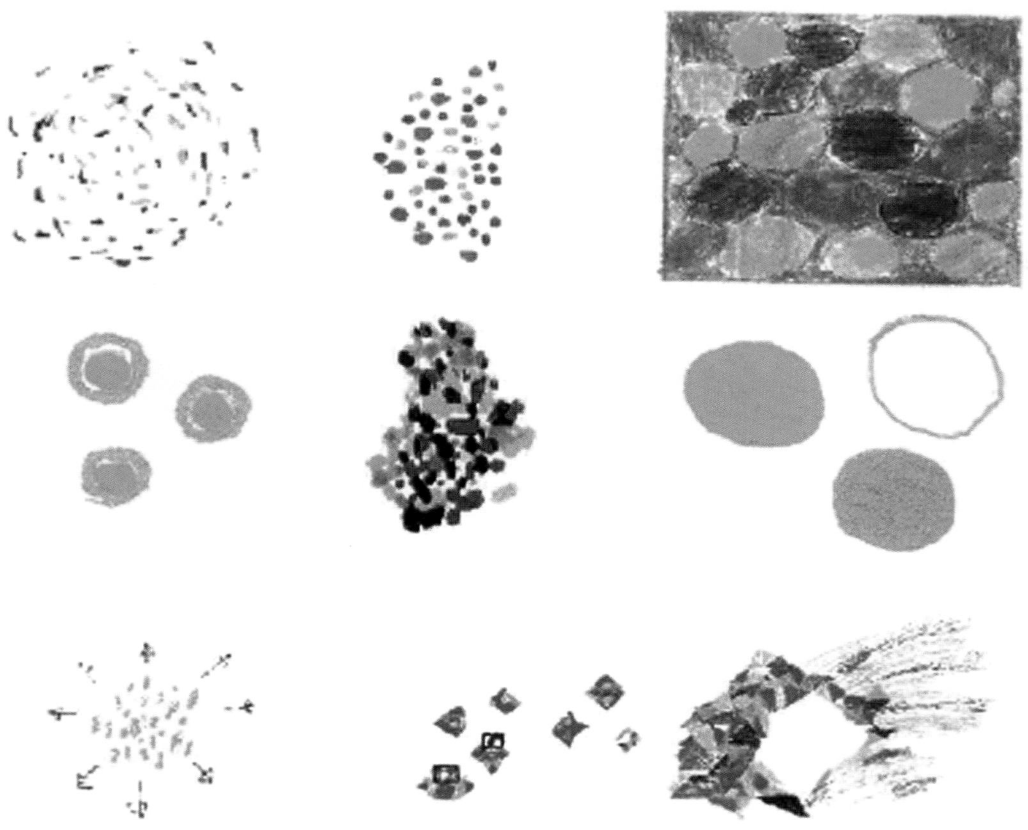

图 13-11 COE-G 患者感知和描绘的简单视幻觉[From Panayiotopoulos（1999a）]

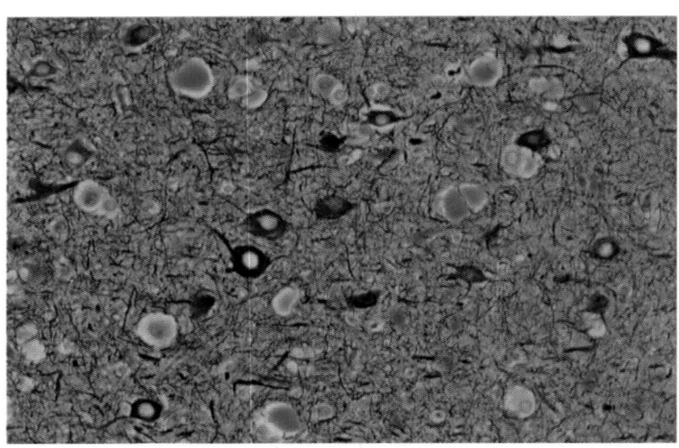

图 31-2 皮质发育不良。银染切片显示排列不规则的巨大神经元和浅褐色“气球细胞”

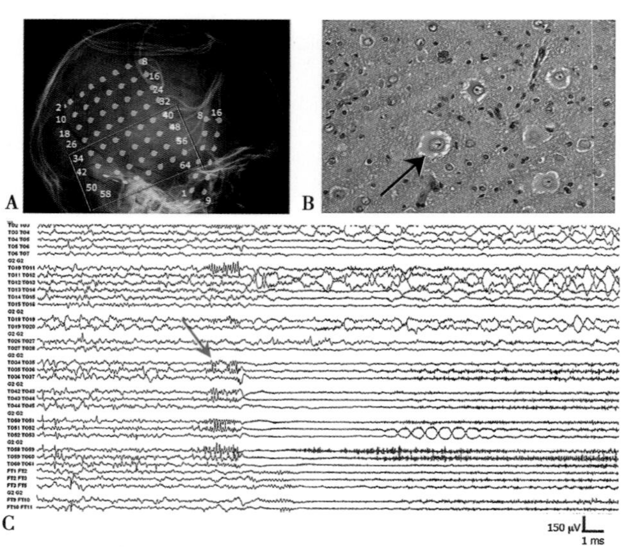

图 31-3 A. 右侧额颞叶和顶枕区置入栅状电极后行 X 线检查，致病区位于红色矩形内，栅状电极触点按数字顺序编号。B. 神经病理学显示 Taylor 型发育不良：苏木精 - 伊红染色。黑色箭头示气球细胞。C. 栅状电极记录到发作间期节律性棘波爆发（红箭头）。发作起始时，间期放电停止，在同一电极触点出现低波幅快活动

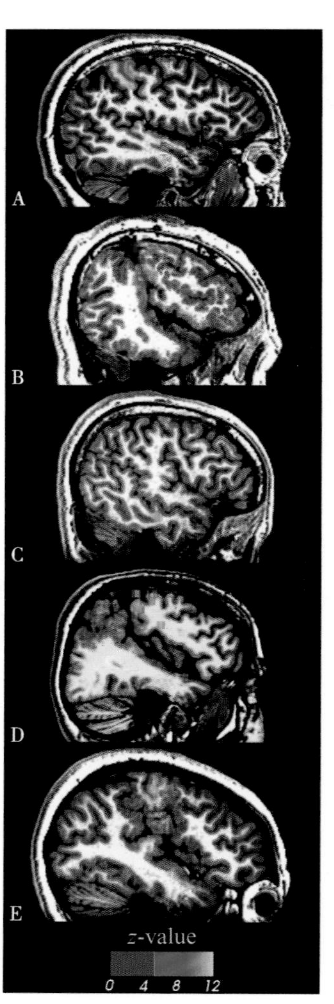

图 31-8 疑似隐源性癫痫患者矢状位 3T MRI 图像（A），4 例围外侧裂多小脑回患者（B-E）。在 MRI 上叠加的红 - 黄彩图表明当手在执行运动任务时，fMRI 激活的脑区。隐源性癫痫患者有正常的大脑外侧裂；患者表现为围外侧裂多小脑回，显示多小脑回与外侧裂垂直，与 Rolandic 裂相融合